PATHOPHYSIOLOGIA
DIENCEPHALICA

SYMPOSIUM INTERNATIONALE
MILANO 1956

EDITORES

S. B. CURRI
MILANO

L. MARTINI
MILANO

REDACTOR

W. KOVAC
WIEN

MIT 607 ZUM TEIL FARBIGEN ABBILDUNGEN
IM TEXT UND AUF TAFELN

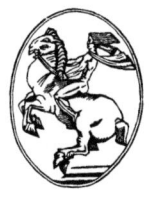

SPRINGER-VERLAG WIEN GMBH 1958

ALLEINIGER VERTRIEB FÜR ALLE LÄNDER MIT AUSNAHME VON ITALIEN
SOLE DISTRIBUTORS FOR THE WORLD EXCEPT ITALY

SPRINGER-VERLAG WIEN GMBH

ISBN 978-3-7091-2112-2   ISBN 978-3-7091-2111-5 (eBook)
DOI 10.1007/978-3-7091-2111-5

ATTI DEL

SYMPOSIUM INTERNAZIONALE SUL DIENCEFALO

MUSEO NAZIONALE
DELLA SCIENZA E DELLA TECNICA
MILANO 3-4-5 MAGGIO 1956

PRESIDENTE
PROF. **EMILIO TRABUCCHI**
MILANO

PRESIDENTE ONORARIO
PREMIO NOBEL PROF. **W. R. HESS**
ZURIGO

Index

I. Historia

Relatio

II. Anatomia et Anatomia Experimentalis

Relationes

Communicationes

III. Physiologia et Pharmacologia

Relationes

Communicationes

IV. Histochemia

Relatio

V. Anatomia Pathologica

Relatio

VI. Pathologia Experimentalis

Relationes

Communicationes

VII. Clinica

Relationes

Communicationes

VIII. Epilogus

Collaboratores

Belgique

DESCLIN, Prof. Dr. L., Université Libre de Bruxelles, Faculté de Médecine et de Pharmacie, Laboratoire d'Anatomie Pathologique, Hôpital Universitaire Brugmann, 4, Place Van Gehuchten, *Bruxelles*.

Canada

SAFFRAN, Dr. M., Allan Memorial Institute of Psychiatry, McGill University, 1025 Pine Avenue West, *Montreal* 2, P. Q.

SCHALLY, Dr. A. V., Allan Memorial Institute of Psychiatry, McGill University, 1025 Pine Avenue West, *Montreal* 2, P. Q.

Chile

AVILÉS, Dr. S., Universidad de Chile, Facultad de Filosofía y Educación, Laboratorio de Biología y Fisiología, *Santiago*.

CROXATTO, Prof. Dr. H., Universidad Católica, Laboratorio de Fisiología, Casilla 114 D, *Santiago*.

GONZÁLEZ, Dr. I., Universidad Católica, Laboratorio de Fisiología, Casilla 114 D, *Santiago*.

MUÑOZ-MARDONES, Dr. G., Universidad de Chile, Facultad de Filosofía y Educación, Laboratorio de Biología y Fisiología, *Santiago*.

ROSAS, Dr. R., Universidad Católica, Laboratorio de Fisiología, Casilla 114 D, *Santiago*.

SILVA-MORENO, Dr. V., Universidad de Chile, Facultad de Filosofía y Educación, Laboratorio de Biología y Fisiología, *Santiago*.

ZAMORANO, Dr. B., Universidad Católica, Laboratorio de Fisiología, Casilla 114 D, *Santiago*.

Deutschland

BARGMANN, Prof. Dr. W., Anatomisches Institut der Universität Kiel, (24b) *Kiel*, Neue Universität, Haus 30.

BRILMAYER, Dr. H., Max-Planck-Institut für Hirnforschung, Abteilung für Tumorforschung und experimentelle Pathologie, Neurochirurgische Universitätsklinik, (22c) *Köln-Lindenthal*, Joseph-Stelzmann-Straße 9.

DIEPEN, Dr. R., Max-Planck-Institut für Hirnforschung, Neuroanatomische Abteilung, (16) *Gießen*, Friedrichstraße 24.

ENGELHARDT, Dr. FR., Max-Planck-Institut für Hirnforschung, Neuroanatomische Abteilung, (16) *Gießen*, Friedrichstraße 24.

KAHLE, Dr. W., Max-Planck-Institut für Hirnforschung, Neuroanatomische Abteilung, (16) *Gießen*, Friedrichstraße 24.

KRUMHOLZ, Dr., Endokrinologisches Laboratorium der Universitäts-Frauenklinik, (17) *Freiburg i. Br.*, Hugstetterstraße 55.

SCHWAB, Privatdozent Dr. R., Innere Abteilung des Juliusspitales Würzburg, (13a) *Würzburg*, Juliuspromenade 19.

SPATZ, Prof. Dr. H., Max-Planck-Institut für Hirnforschung, Neuroanatomische Abteilung, (16) *Gießen*, Friedrichstraße 24.

STURM, Prof. Dr. A., Städtische Krankenanstalten, Medizinische und Nervenklinik, (22a) *Wuppertal-Barmen*, Heusnerstraße 29.

THAUER, Prof. Dr. R., William-G.-Kerckhoff-Herzforschungsinstitut der Max-Planck-Gesellschaft, (16) *Bad Nauheim*, Parkstraße 1.

WEZLER, Prof. Dr. K., Institut für animalische Physiologie, (16) *Frankfurt am Main*, Ludwig-Rehn-Straße 14 (Theodor-Stern-Haus).

France

ASSENMACHER, Dr. I., Laboratoire d'Histophysiologie du Collège de France, 4, Avenue Gordon-Bennett, *Paris 16°*.

BARRY, Prof. Dr. J., Laboratoire d'Histologie, Ecole Nationale de Médecine, 4, Place St. Jacques, *Besançon* (Doubs).

BENOIT, Prof. Dr. J., Laboratoire d'Histophysiologie du Collège de France, 4, Avenue Gordon-Bennett, *Paris 16°*.

CHAUVET, Dr. J., Université de Paris, Faculté des Sciences, Laboratoire de Chimie Biologique, 96, Boulevard Raspail, *Paris 6°*.

DA LAGE, Dr. C., Laboratoire d'Histophysiologie du Collège de France, 4, Avenue Gordon-Bennett, *Paris 16°*.

GIABICANI-TEYSSEYRE, Dr. J., Université de Paris, Faculté des Sciences, Laboratoire de Psychophysiologie, 1, Rue Victor Cousin, *Paris 5°*.

KLOTZ, Dr. H. P., 31, Rue Spontini, *Paris 16°*.

LEGAIT, Prof. Dr. E., Faculté de Médecine de Nancy, Laboratoire d'Histologie, 31, Rue Lionnois, *Nancy*.

LEGAIT, Dr. H., Faculté de Médecine de Nancy, Laboratoire d'Histologie, 31, Rue Lionnois, *Nancy*.

LEGRAND, Dr. G., 40, Rue Trébois, *Levallois* (Seine).

MIALHE-VOLOSS, Dr. C., Laboratoire d'Histophysiologie du Collège de France, 11, Place Marcelin-Berthelot, *Paris 5°*.

MOSINGER, Prof. Dr. M., Université d'Aix-Marseille, Faculté de Médecine, Institut de Médecine Légale, de Médecine du Travail et d'Hygiène Industrielle, Palais du Pharo, *Marseille*.

REGNER, Dr. J., 32, Rue la Boëtie, *Paris 8°*.

SOULAIRAC, Prof. Dr. A., Université de Paris, Faculté des Sciences, Laboratoire de Psychophysiologie, 1, Rue Victor Cousin, *Paris 5°*.

SOULAIRAC, Prof. Dr. M. L., Université de Paris, Faculté des Sciences, Laboratoire de Psychophysiologie, 1, Rue Victor Cousin, *Paris 5°*.

STORA, Dr. C., 13, Rue Bassano, *Paris 16°*.

STUTINSKY, Prof. Dr. F., Université de Paris, Faculté des Sciences, Laboratoire de Physiologie Comparée, 12, Rue Cuvier, *Paris 5°*.

THÉBAUT, Dr. Y., 66, Boulevard Malesherbes, *Paris 8°*.

Italia

ALBANESE, Prof. Dr. P., Clinica Odontoiatrica dell'Università di Siena, *Siena*.

ALICE, Dr. C., Piazza S. Agostino 24, *Milano*.

AZZALI, Dr. G., Istituto di Anatomia Umana Normale dell'Università di Parma, Ospedale Maggiore, *Parma*.

BARBIERI, Dr. L. L., Istituto di Clinica Medica Generale e Terapia Medica dell'Università di Bologna, *Bologna*.

BARDELLI, Prof. Dr. S., Istituto di Clinica Medica Generale e Terapia dell'Università di Firenze, Viale Morgagni, *Firenze*.

BARONE, Dr. A., Clinica Neurologica dell'Università di Napoli, Via M. Gaetani 22, *Napoli*.

BARTOLOMEI, Prof. Dr. G., Clinica Ostetrica-Ginecologica dell'Università di Padova, *Padova*.

BELLONI, Prof. Dr. G. B., Clinica Neuropsichiatrica dell'Università di Padova, *Padova*.

BELLONI, Prof. Dr. L., Piazza Wagner 4, *Milano*.

BENASSI, Prof. Dr. P., Istituto Neuropsichiatrico "San Lazzaro", *Reggio Emilia*.

BIANCHI, Prof. Dr. C., Istituto di Patologia Medica dell'Università di Parma, *Parma*.

BIANCHI, Prof. Dr. P. G., Ospedale Fatebenefratelli-Fatebenesorelle-Ciceri-Agnesi, *Milano*.

BONAMINI, Dr. F., Clinica Neuropsichiatrica dell'Università di Genova, *Genova*.

BONATI, Dr. B., Istituto di Clinica Medica Generale e Terapia Medica dell'Università di Modena, Viale Cialdini 4, *Modena*.

BONATI, Dr. F., Istituto di Patologia Medica dell'Università di Parma, *Parma*.

BORGHESE, Prof. Dr. E., Istituto di Anatomia Umana Normale dell'Università di Pavia, *Pavia*.

CAVALCA, Dr. G. G., Clinica delle Malattie Nervose e Mentali dell'Università di Bologna, Porta Saragozza, *Bologna*.

CAVALLERO, Prof. Dr. C., Istituto di Anatomia e Istologia Patologica dell'Università di Pavia, Via Forlanini 14—18, *Pavia*.

CHELI, Prof. Dr. E., Istituto di Clinica Pediatrica dell'Università di Modena, Via Ramazzini 11, *Modena*.

CONTI, Dr. R., Istituto di Clinica Medica Generale e Terapia dell'Università di Firenze, Viale Morgagni, *Firenze*.

COSTA, Prof. Dr. A., Ospedale Mauriziano, Corso G. Ferraris 51, *Torino*.

CUCURACHI, Dr. L., Istituto di Patologia Medica dell'Università di Parma, *Parma*.

CURRI, Prof. Dr. S. B., Istituto di Anatomia e Istologia Patologica dell'Università di Padova, *Padova;* attualmente Istituto "Aesculapius" di Biologia Sperimentale, Via Angera 3, *Milano*.

CURTO, Dr. G. M., Istituto di Anatomia e Fisiologia della Facoltà di Agraria dell'Università di Milano, Via Celoria 2, *Milano*.

D'ADDABBO, Dr. A., Istituto di Clinica Medica dell'Università di Bari, Via del Collettore 7, *Bari*.

D'ANTONA, Dr. N., Istituto di Clinica Medica dell'Università di Bari, Via del Collettore 7, *Bari*.

DE GAETANI, Prof. Dr. G., Istituto di Anatomia e Istologia Patologica dell'Università di Modena, *Modena*.

DE NATALE, Dr. L., Clinica Neurologica dell'Università di Napoli, Via M. Gaetani 22, *Napoli*.

D'INCERTI BONINI, Prof. Dr. L., Clinica Ostetrica e Ginecologica dell'Università di Milano, Via Commenda 12, *Milano*.

DOLCE, Dr. G., Clinica Neuropsichiatrica dell'Università di Genova, *Genova*.

FABBRINI, Dr. A., Istituto di Patologia Speciale Medica e Metodologia Clinica dell'Università di Pisa, *Pisa*.

FEDELI, Dr. S., Istituto di Patologia Speciale Medica e Metodologia Clinica dell'Università di Pavia, *Pavia*.

FICINI, Dr. M., Istituto di Clinica Medica Generale e Terapia dell'Università di Firenze, Viale Morgagni, *Firenze*.

FRASSINETI, Dr. A., Istituto di Clinica Medica Generale e Terapia dell'Università di Firenze, Viale Morgagni, *Firenze*.

FUMAGALLI, Dr. P., Istituto di Anatomia Umana Normale dell'Università di Messina, *Messina*.

GALLINI, Dr. R., Istituto di Clinica Medica Generale e Terapia dell'Università di Firenze, Viale Morgagni, *Firenze*.

GARELLO, Dr. L., Clinica Neuropsichiatrica dell'Università di Genova, *Genova*.

GIANAROLI, Prof. Dr. L., Clinica Ostetrica e Ginecologica dell'Università di Bologna, *Bologna*.

GIOCOLI, Dr. G., Viale Bruno Buozzi 87, *Roma*.

GREPPI, Prof. Dr. E., Istituto di Clinica Medica Generale e Terapia dell'Università di Firenze, Viale Morgagni, *Firenze*.

GUALANDI, Prof. Dr. G., Istituto di Clinica Medica Generale e Terapia Medica dell'Università di Modena, Viale Cialdini 4, *Modena*.

LONGO, Dr. V. G., Laboratorio di Chimica Terapeutica, Istituto Superiore di Sanità, Viale Regina Elena 299, *Roma*.

LOSCALZO, Dr. B., Istituto di Farmacologia e Tossicologia dell'Università di Napoli, Via Costantinopoli 16, *Napoli*.

LUNEDEI, Prof. Dr. A., Istituto di Patologia Medica dell'Università di Firenze, *Firenze*.

LUZZATTO, Prof. Dr. A., Clinica Neuropatologica dell'Università di Pavia, *Pavia*.

MALAMANI, Prof. Dr. V., Istituto di Patologia Speciale Medica e Metodologia Clinica dell'Università di Pavia, *Pavia*.

MALANDRA, Dr. B., Istituto di Anatomia e Istologia Patologica dell'Università di Pavia, Via Forlanini 14—18, *Pavia*.

MALANDRA, Prof. Dr. V., Istituto di Anatomia e Istologia Patologica dell'Università di Pavia, Via Forlanini 14—18, *Pavia*.

MARCHETTO, Prof. Dr. G., Clinica Ostetrica-Ginecologica dell'Università di Padova, *Padova*.

MARINONE, Prof. Dr. G., Istituto di Clinica Medica Generale e Terapia Medica dell'Università di Pavia, *Pavia*.

MARTINI, Dr. L., Istituto di Farmacologia dell'Università di Milano, Via Andrea del Sarto 21, *Milano*.

MASTROGIOVANNI, Dr. P. D., Clinica Neurologica dell'Università di Napoli, Via M. Gaetani 22, *Napoli*.

MAURIZIO, Prof. Dr. E., Istituto di Clinica Ostetrica e Ginecologica dell'Università di Genova, *Genova*.

MAZZUOLI, Dr. G. F., Istituto di Patologia Speciale Medica e Metodologia Clinica dell'Università di Pisa, *Pisa*.

MUNARINI, Dr. D., Istituto Neuropsichiatrico "San Lazzaro", *Reggio Emilia.*
NAPOLITANO, Dr. L., Laboratorio di Chimica Terapeutica, Istituto Superiore di Sanità, Viale Regina Elena 299, *Roma.*
NERINI, Dr. U., Istituto di Clinica Medica dell'Università di Bari, Via del Collettore 7, *Bari.*
PARIANTE, Dr. F., Clinica Neurologica dell'Università di Napoli, Via M. Gaetani 22, *Napoli.*
PASETTO, Prof. Dr. N., Istituto di Clinica Ostetrica e Ginecologica dell'Università di Genova, *Genova.*
PELLEGRINI, Prof. Dr. G., Istituto di Patologia Speciale Medica e Metodologia Clinica dell'Università di Pavia, *Pavia.*
PENDE, Prof. Dr. N., Via Anapo 20, *Roma.*
PERRINI, Dr. M., Istituto di Clinica Medica dell'Università di Bari, Via del Collettore 7, *Bari.*
PIANA, Dr. G., Istituto di Anatomia e Fisiologia della Facoltà di Agraria dell'Università di Milano, Via Celoria 2, *Milano.*
PISANI, Dr. G., Centro Studi di Oncologia del C. N. R., Sezione Novarese, *Novara.*
PREZIOSI, Prof. Dr. P., Istituto di Farmacologia e Tossicologia dell'Università di Napoli, Via Costantinopoli 16, *Napoli.*
REDUZZI, Dr. F., Istituto di Farmacologia e Tossicologia dell'Università di Napoli, Via Costantinopoli 16, *Napoli.*
REGGIANI, Dr. R., Clinica delle Malattie Nervose e Mentali dell'Università di Bologna, Porta Saragozza, *Bologna.*
RIGOTTI, Prof. Dr. S., Clinica Neuropsichiatrica dell'Università di Padova, *Padova.*
SACCHI, Dr. U., Clinica Neuropsichiatrica dell'Università di Genova, *Genova.*
SANTINI, Dr. L., Istituto di Clinica Medica Generale e Terapia dell'Università di Firenze, Viale Morgagni, *Firenze.*
SCALABRINO, Prof. Dr. R., Ospedale Fatebenefratelli-Fatebenesorelle-Ciceri-Agnesi, *Milano.*
SCARLATO, Dr. G., Clinica Neurologica dell'Università di Napoli, Via M. Gaetani 22, *Napoli.*
SERRA, Dr. C., Clinica Neurologica dell'Università di Napoli, Via M. Gaetani 22, *Napoli.*
USUELLI, Prof. Dr. F., Istituto di Anatomia e Fisiologia della Facoltà di Agraria dell'Università di Milano, Via Celoria 2, *Milano.*
VENTRA, Prof. Dr. F., Clinica Neurologica dell'Università di Napoli, Via M. Gaetani 22, *Napoli.*
ZACCO, Prof. Dr. M., Istituto di Clinica Medica dell'Università di Bari, Via del Collettore 7, *Bari.*
ZAMBIANCHI, Dr. A., Clinica Neuropatologica dell'Università di Pavia, *Pavia.*
ZUCCHELLI, Dr. G. P., Istituto di Patologia Speciale Medica e Metodologia Clinica dell'Università di Pisa, *Pisa.*
ZURLO, Dr. A., Istituto di Clinica Medica Generale e Terapia dell'Università di Firenze, Viale Morgagni, *Firenze.*

Jugoslawija

MIHAJLOV, Dr. A., Institut de Pharmacologie et de Toxicologie de la Faculté de Médecine de Sarajevo, *Sarajevo.*
MILIN, Prof. Dr. R., Institut d'Histologie et d'Embryologie de la Faculté de Médecine de Sarajevo, *Sarajevo.*
ŠERSTNEV, Dr. E., Institut de Pharmacologie et de Toxicologie de la Faculté de Médecine de Sarajevo, *Sarajevo.*
ŠTERN, Prof. Dr. P., Institut de Pharmacologie et de Toxicologie de la Faculté de Médecine de Sarajevo, *Sarajevo.*

Nederland

METUZALS, Dr. J., Zoölogisch Laboratorium der Rijks-Universiteit te Groningen, Hortus De Wolf, *Haren (Gr.).*
WIED, Dr. D. DE, Pharmacologisch Laboratorium der Rijks-Universiteit, Bloemsingel 1, *Groningen.*

Österreich

BIRKMAYER, Privatdozent Dr. W., Neurologische Abteilung des Alterskrankenhauses der Stadt Wien-Lainz, *Wien* XIII, Wolkersbergenstraße 1.
CORONINI, Prof. Dr. C., Experimentell patho-histologische Abteilung des Hygiene-Institutes der Universität Wien, *Wien* IX, Kinderspitalgasse 15.

Kovac, Dr. W., Experimentell patho-histologische Abteilung des Hygiene-Institutes der Universität Wien, *Wien* IX, Kinderspitalgasse 15.
Smereker, Dr. J., Experimentell patho-histologische Abteilung des Hygiene-Institutes der Universität Wien, *Wien* IX, Kinderspitalgasse 15.

Schweiz

Hess, Prof. Dr. W. R., *Zürich* 6, Goldauerstraße 25.

Sverige

Euler, Prof. Dr. U. S. von, Karolinska Institutet, Fysiologiska Institutionen, Solnavägen 1, *Stockholm* 60.

Türkiye

Eser, Dr. S., Institut de Physiopathologie de l'Université d'Istanbul, *Istanbul*.
Tüzünkam, Dr. P., Institut de Physiopathologie de l'Université d'Istanbul, *Istanbul*.

Ungarn

Kiss, Prof. Dr. F., Anatomisches Institut der Universität Budapest, *Budapest* IX, Tüzoltó-ut. 58.
Korpássy, Prof. Dr. B., Pathologisch-anatomisches Institut der Universität Szeged, *Szeged*.
Szentágothai, Prof. Dr. J., Anatomisches Institut der Universität Pécs, *Pécs*, Dischka-ut. 5.

United Kingdom

Chester Jones, Dr. I., The University of Liverpool, Department of Zoology, *Liverpool*.
Crooke, Dr. A. C., The United Birmingham Hospitals, Department of Clinical Endocrinology, The Birmingham and Midland Hospital for Women, Showell Green Lane, Sparkhill, *Birmingham* 11.
Cross, Dr. B. A., The University of Cambridge, Department of Zoology, Downing Street, *Cambridge*.
Harris, Prof. Dr. G. W., The University of London, Institute of Psychiatry, Department of Neuroendocrinology, Maudsley Hospital, Denmark Hill, *London* S. E. 5.
Heller, Prof. Dr. H., The University of Bristol, Department of Pharmacology, *Bristol* 8.
Nowell, Prof. Dr. N. W., The University of Hull, Department of Zoology, *Hull*.
Pearse, Dr. A. G. E., Postgraduate Medical School, Department of Pathology, Ducane Road, *London* W. 12.
Walker, Dr. J. M., Department of Pharmacology, Worcester College, *Oxford*.

U. S. A.

George, Dr. R., University of California Medical Center, School of Medicine, Department of Pharmacology and Experimental Therapeutics, *San Francisco* 22, California.
Guillemin, Prof. Dr. R., Baylor University College of Medicine, Texas Medical Center, Department of Physiology, *Houston*, Texas.
Hume, Prof. Dr. D. M., Medical College of Virginia, Department of Surgery, 1200 East Broad Street, *Richmond* 19, Virginia.
Leveque, Dr. T. F., University of Maryland School of Medicine, Department of Anatomy, Bressler Research Laboratory, 29 S. Greene Street, *Baltimore* 1, Maryland.
Way, Prof. Dr. E. L., University of California Medical Center, School of Medicine, Department of Pharmacology and Experimental Therapeutics, *San Francisco* 22, California.

I. HISTORIA

"Rete mirabile"

Introduzione storica

L. Belloni, Milano

Con 15 Figure

Ciascuno di noi, immergendosi nello studio dei classici, ha certamente provato quello stato d'animo che il MACHIAVELLI[1] ha così ben tradotto in equivalenti d'abbigliamento: "Venuta la sera, mi ritorno in casa ed entro nel mio scrittoio, e in su l'uscio mi spoglio quella veste cotidiana, piena di fango e di loto, e mi metto panni reali e curiali; e rivestito condecentemente, entro nelle antique corti delli antiqui uomini...". Ma ora che il mio colloquio coi classici è reso anche fisico dalla presenza di studiosi che hanno già inciso il loro nome nella storia del sapere umano, misuro la povertà dei miei panni, e sentendomi vestito tutt'altro che "condecentemente", ricorro all'aiuto di vaga donzella "vestita di nobilissimo colore, umile e onesto, sanguigno, cinta e ornata a la guisa che a la sua giovanissima etade si convenia". Così, nella primavera del 1274, BEATRICE apparve per la prima volta agli occhi di DANTE[2], e scatenò in lui quella violenta e protratta tempesta psicosomatica, che il Sommo Poeta ha tramandato nel racconto della *Vita Nuova* (II e IV):

In quello punto dico veracemente che lo *spirito de la vita*, lo quale dimora ne la secretissima camera de lo cuore, cominciò a tremare sì fortemente, che appariva ne li menimi polsi orribilmente; e tremando disse queste parole: "Ecce deus fortior me, qui veniens dominabitur michi".

In quello punto lo *spirito animale*, lo quale dimora ne l'alta camera ne la quale tutti li spiriti sensitivi portano le loro percezioni, si cominciò a maravigliare molto, e parlando spezialmente a li spiriti del viso, sì disse queste parole: "Apparuit iam beatitudo vestra".

In quello punto lo *spirito naturale*, lo quale dimora in quella parte ove si ministra lo nutrimento nostro, cominciò a piangere, e piangendo disse queste parole: "Heu miser, quia frequenter impeditus ero deinceps!".

E infatti, continua DANTE: "Da questa visione innanzi cominciò lo mio spirito naturale ad essere impedito ne la sua operazione, però che l'anima era tutta data nel pensare di questa gentilissima; onde io divenni in picciolo tempo poi di sì fraile e debole condizione, che a molti amici pesava de la mia vista..."

Penso che ben raramente capiti di trovar racchiusi in così leggiadra descrizione episodica i capi sostanziali di una complessa dottrina: di una dottrina, che dominò incontrastata per oltre un millennio, accettata non soltanto dai medici, ma anche dai filosofi e dai massimi dottori della Chiesa. Questa dottrina — in cui si riflette quella unitarietà psicosomatica dell'individuo umano, che aveva un'importanza così preponderante nella medicina antica e che noi abbiamo esumato soltanto recentemente dopo la parentesi materialista dell'Ottocento — si ricollega al sistema anatomo-fisiologico di GALENO (II sec. d. Cr.), il grande medico che tirò per così dire le somme della medicina antica e fu uno dei massimi anatomici

---

[1] Nella lettera a FRANCESCO VETTORI in data 10 dicembre 1513.

[2] L. GIUFFRÈ, Dante e le scienze mediche (anatomia e fisiologia generale, espressione organica delle passioni), Bologna 1924.

di tutti i tempi. Questa dottrina localizzava alla base cranica l'organo della conversione dello spirito vitale in spirito animale, ossia, come oggi diremmo, il contatto tra funzioni vegetativo-affettive e funzioni intellettive: è il "plexus ille, qui ab HEROPHILO[1] reticularis est vocatus" (δικτυοειδὲς πλέγμα)[2], detto anche θαυμαστὸν πλέγμα[2] e μέγιστον θαῦμα[3], è il "rete mirabile" nella terminologia prediletta dagli Autori medioevali.

Secondo la versione medioevale del sistema galenico, il chilo, giunto al fegato attraverso le meseraiche e la porta, viene trasformato in sangue venoso e imbevuto di uno spirito o pneuma: lo spirito naturale, che è innato in ogni sostanza vivente e deriva in ultima analisi dallo spirito cosmico. Dal fegato, il sangue venoso, carico di spirito naturale, viene distribuito per le cave a tutti gli organi, e ne assicura la nutrizione: per la cava ascendente giunge al cuor destro, donde trapela, attraverso i pori del setto, nel ventricolo sinistro, che è la sede del fuoco interno e il luogo d'origine dello spirito vitale. Infatti, sotto l'azione dell'aria ispirata e giunta al ventricolo sinistro attraverso gli stomi tra le diramazioni bronchiali e quelle delle vene polmonari, lo spirito naturale legato al sangue, viene elaborato in una forma più alta di spirito, lo spirito vitale, che col sangue arterioso viene distribuito a tutto il corpo attraverso l'aorta e i suoi rami.

Penetrate nella cavità cranica, le carotidi interne si suddividono in ramuscoli minutissimi che si anastomizzano in modo da costituire un delicatissimo plesso: è la rete mirabile (figg. 1, 2, 3 e 5), termine conservato, ma con altro significato, nella odierna nomenclatura anatomica, mentre allora indicava l'importantissimo organo, in cui il sangue ristagna e si suddivide in minuscole particelle, compiendosi così la sublimazione dello spirito vitale e la sua conversione nello spirito animale, il più fine ed elevato di tutti gli spiriti. Dai ventricoli cerebrali (figg. 1 e 2), sede delle funzioni psichiche superiori (senso comune, fantasia, immaginazione, pensiero, giudizio, memoria), gli spiriti animali imboccano i nervi, cui si attribuisce una struttura vascolare, e raggiungono tutti gli organi, e in particolare i muscoli, assicurando la vita di relazione.

Ecco la descrizione della struttura e della funzione della rete mirabile secondo la *Anatomia* di MONDINO DE' LIUZZI (ca. 1275—1325) nel testo latino originale e in una sua volgarizzazione quattrocentesca[4]:
    "Et ex his procedendo eleva totum cerebrum: et tunc tibi apparebunt duo panniculi inferiores existentes supra os basilare, quod est basis et fundamentum cerebri et totius capitis. Et tunc eleva hos duos panniculos ab osse: et in medio basilari in directo colatorii invenies rete mirabile, contextum cum textura fortissima et miraculose duplicata ex arteriis subtilissimis ad invicem contextis, que sunt rami arteriarum appoplecticarum ascendentium.
    In illo rete, sive venis illius retis, continetur spiritus vitalis, ascendens a corde ad cerebrum ad hoc ut fiat animalis. Et quia spiritus hic melius alteratur divisus ad

    [1] EROFILO (330—250 av. Cr.) rilevò anche la distinzione fra i ventricoli cerebrali, e in essi pose la sede dell'anima, che GALENO localizzava invece nella sostanza encefalica. Cf. W. SUDHOFF, Die Lehre von den Hirnventrikeln in textlicher und graphischer Tradition des Altertums und Mittelalters, Arch. Gesch. Med. 7, 149—222 (1913); K. SCHLECHTA, Hirnforschung und philosophische Spekulation im griechischen Altertum, Centaurus 1, 334—355 (1951).
    La localizzazione dell'anima nei ventricoli cerebrali fu sostenuta anche da SAMUEL THOMAS SOEMMERING (1755—1830) nella celebre opera, dedicata ad IMMANUEL KANT, Ueber das Organ der Seele, Königsberg 1796. Cf. W. RIESE, The 150th Anniversary of S. T. SOEMMERINGS "Organ of the Soul". The Reaction of His Contemporaries and Its Significance Today. Bull. Hist. Med. 20, 310—321 (1946).
    [2] GALENI de usu pulsuum (KÜHN V 155).
    [3] GALENI de usu partium corporis humani IX 4 (KÜHN III 696).
    [4] MONDINO DE' LIUCCI, Anatomia riprodotta da un codice bolognese del secolo XIV e volgarizzata nel secolo XV, a cura del Prof. LINO SIGHINOLFI, Classici italiani della medicina (Bologna) 1, 177—178 (1930).

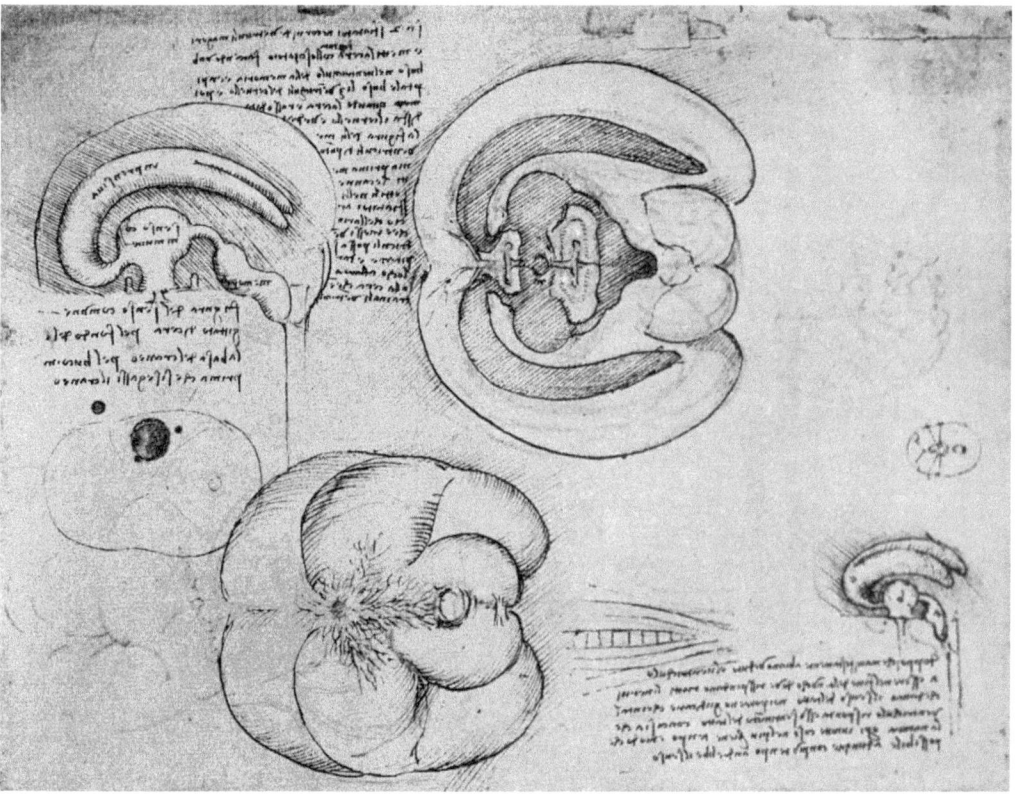

Fig. 1. La rete mirabile disegnata alla base del cranio, attorno all'infundibolo pituitario da LEONARDO DA VINCI (1452—1519) nei *Quaderni d'anatomia V.* al f.° 7¹, dove sono rappresentati anche i celebri getti in cera dei ventricoli cerebrali.
La rete mirabile è menzionata da LEONARDO al f.° 6ᵛ : "similmente se taglieraj per lo mezo la testa dell'omo, tu taglieraj prima i chapellj, po' la codjga e lla carne muscolosa e'l periecraneo, poi il cranio e dentro la dura madre e lla pia madre e'l cielabro, poj dj novo la pia e lla dura madre e lla *rete merabole* e ll'osso, fondamenta dj quelle"

minima, et tunc maxime dividitur ad minima quando est contentus in arteriis parvissimis et subtilissimis, imo istud rete fuit contextum ex venulis sive arteriis minimis subtilissimis, ut spiritus contentus in eis a cerebro faciliter alteretur et temperetur et ad formam animalis spiritus convertatur. licet formam perfectiorem acquirat in ventriculis cerebri, sicut sanguis in ventriculis cordis. Et hec est una ex causis quare rete mirabile fuit contextum vel conflatum sub cerebro, ut ponit GALIENUS Xᵒ de iuvamentis et in libro de utilitate pulsus.

Est et alia causa: quia membrum hoc est dignum multa custodia, quare natura locavit ipsum in loco tutissimo. Et forte hoc etiam fecit natura, ut ex vaporibus ciborum et potuum condensatis a complexione cerebri et cadentibus deorsum ut aliqua oppilatio ad tempus fieret in hoc rete mirabili, ex qua oppilatione causatur somnus. Istud rete sustentant due carnes glandose, facte principaliter ad ipsum sustentandum, ad replendum vacuitates, et ad sustentandum duas venas ascendentes ad cerebrum et duas arterias ascendentes ad ventriculos cerebri."

"Dopo i predetti nervi immediate toccheremo i due pannicoli che sono sopra il predetto osso basilare, il quale è base fondamento del cerebro e di tutto il capo e per questo è così detto basilare, quasi base portante tutt'il peso del capo. Elevati questi pannicoli, in mezzo del predetto osso, per diritto dal colatorio, del quale di sopra abbiam parlato, troverai quel rete, chiamato mirabile, il quale è così detto, perchè

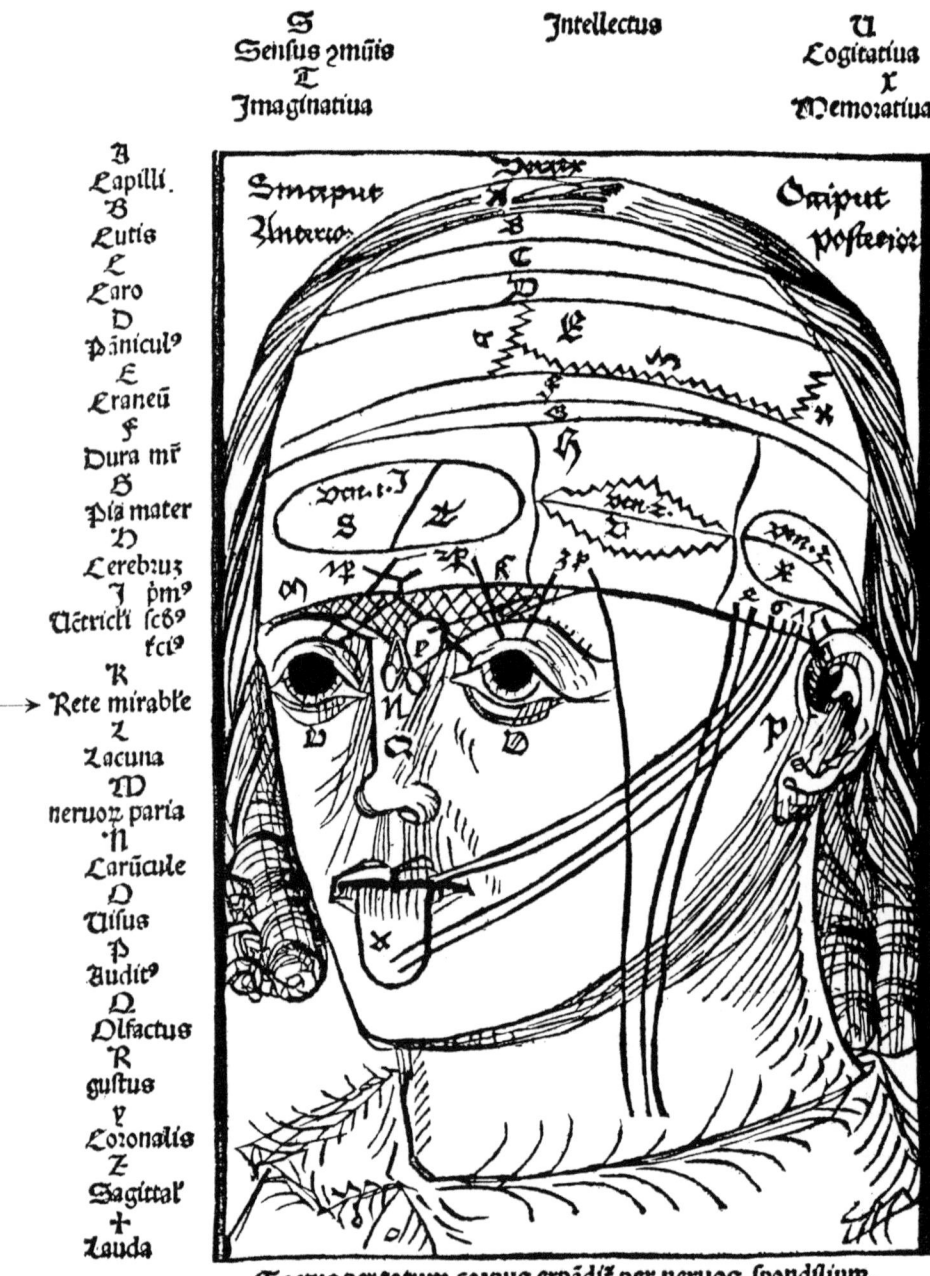

Fig. 2. Schema della testa umana nel verso del frontespizio (= c. A jᵛ) dell'*Antropologium* di MAGNUS HUNDT (Lipsia 1501). Il "Rete mirabile" (come si legge nel margine laterale in corrispondenza della lettera di richiamo *R*) è rozzamente tratteggiato a livello della base cranica ed è sovrastato dai ventricoli cerebrali, le cui funzioni sono indicate, sempre attraverso lettere di richiamo, nel margine superiore: il I ventricolo, con le sue due camere, corrisponde al "Sensus communis" e all'"Imaginativa", il II alla "Cogitativa", e il III alla "Memorativa"

è contesto di una fortissima tessura, miracolosamente da natura fabbricata di sottilissimi rami d'arterie e vene, procedenti dall'arterie e vene ascendenti, chiamate apoplettiche, delle quali di sopra facemmo menzione.

Ma è qui da notare che non senza cagione usò natura nel predetto rete tanta sollecitudine e magistero, ma solo per manifesta necessità e opportuno giovamento. E questo è, che essendo il predetto rete quel membro nel quale lo spirito vitale, memorato di sopra nell'anatomia del cuore, si doveva dearticolare e lasciare la propria sua complessione, acquistandone una altra, mediante la quale, non più vitale, ma animale, dovesse essere appellato, bisognava il predetto rete essere in tal modo disposto che debitamente lo spirito prenarrato vitale si potesse alterando dalla propria complessione alla complessione finalmente conveniente dearticolare. Ma perchè tale dearticolazione non si poteva comodamente fare, se non per divisione del predetto spirito in parti minime, e non potendosi detto spirito debitamente convertire in parti minime, se non per essere ricevuto in luoghi angustissimi e sottilissimi, per questo fu necessario detto rete essere di sottilissime parti, delle predette arterie e vene sì miracolosamente composto. Per la qual cosa essendo tutto secondo il predetto modo composto, facilmente il prenarrato spirito riceve dal cerebro la virtù a lui conveniente, mediante la quale portato poi da' nervi per tutto'l corpo e distribuito per ciascun membro finalmente a tutto'l corpo e ad ogni membro, tribuisce virtù, insieme sensibile e mobile, secondo la necessità dell'operazione da ciascuno requisita. E qui devi sapere la cagione perchè il predetto rete più tosto in questo luogo che in alcun altro fosse situato. E fu. come testifica GALENO nel libro: Dell'utilità de' membri, e così in quello: Dell'utilità de' polsi, quivi più comodamente poteva ricevere la disposizione conveniente alla predetta dearticolazione.

Similmente fu cagione di questo sito un'altra cosa, e questo è, ch'essendo il predetto rete, membro degnissimo, dal quale doveva ancora uscire degnissimo frutto, fu degno dovere essere con somma custodia guardato; per la qual cosa natura, questo intendendo, lo pose in luogo abdito e nascoso. Puossi similmente ancora aggiungere la terza cagione, ed è che, essendo posto di sotto al cerebro, i vapori elevati dal cibo e dal predetto cerebro ingrossati potessero al predetto rete pervenire, dove poi, di quello i forami otturando, e finalmente la sua sostanza oppilando, venissero a indurre sonno, mediante il quale, cessando l'uomo dalle consuete operazioni per la fatica delle quali, essendo sommamente stracco, viene a sentire dolcissimo riposo. Il predetto rete è sostenuto da due frustri di carne, chiamata glandosa, fatta solamente per la sostentazione di esso, e delle predette arterie e vene apoplettiche, e per riempire le vacuità che in detto ventricolo si trovano."

Col rinascere degli studi anatomici si comincia a dubitare dell'esistenza della rete mirabile nell'uomo. BERENGARIO DA CARPI (1460 ca. — 1530 ca.) ebbe per primo il coraggio di negarla con queste ardite parole "istud tamen rete nunquam vidi"[1], e ancor più decisamente piglia posizione ANDREA VESALIO (1514—1564) nel *De humani corporis fabrica* (1543), dove denuncia chiaramente l'abbaglio preso da GALENO, che aveva attribuito all'uomo una formazione che è invece presente negli Ungulati:

"Quantum GALENO dissectionis professorum facile principi a medicis et Anatomicis illum secutis nonnunquam præter rationem attributum sit, vel beatus ille et mirabilis plexus reticularis attestatur, quem is nullibi non in suis libris inculcat, quoque nihil frequentius medici in ore habent, eumque etiamsi nunquam (uti fere nulla in humano corpore) viderint, ex GALENI sententia enarrant. Verum ut alios taceam, ipse meam stupiditatem et nimiam in GALENI aliorumque Anatomicorum scriptis fidem haud satis demirari possum, qui adeo in GALENUM affectu laboraverim, ut nunquam in publicis sectionibus humanum caput, absque agnino aut bovino ostendere aggressus fuerim, ut quod in homine neutiquam reperirem, id ovillo capite resarcirem, spectatoribusque imponerem, ne plexum illum nomine omnibus notissimum, neutiquam invenisse dicerer. Nihil enim minus a soporalibus arterijs, quam eiusmodi reticularis plexus, quem GALENUS recenset, perficitur."

---

[1] Isagoge breves (Bologna 1522), c. 56ᵛ. Nella stessa opera la rete mirabile è accennata a c. 37ᵛ. Nei Commentaria cum amplissimis additionibus super anatomia Mundini (Bologna 1521; comm. XXXV, cc. CCCCLVIII—CCCCLIX) Berengario si era già largamente diffuso su questo argomento, che sembra averlo particolarmente appassionato: "Nota lector quod ego multum laboravi in cognoscendo hoc Rhete: et locum suum: et plusquam centies anatomizavi capita humana quasi solum propter hoc Rhete: et adhuc in eo sum confusus."

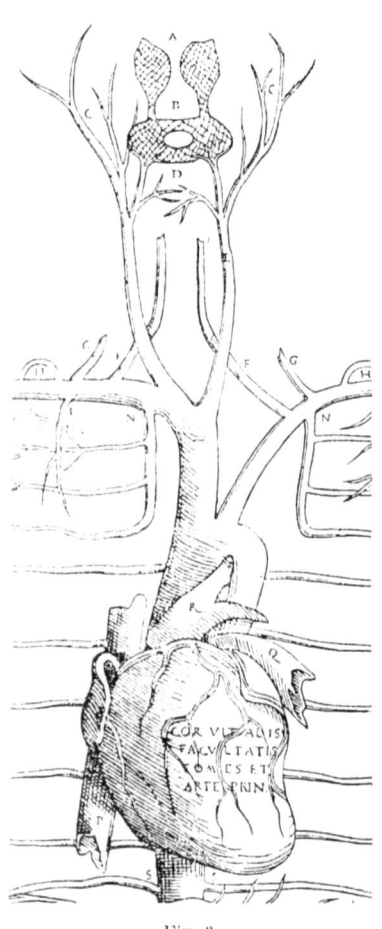

Fig. 3

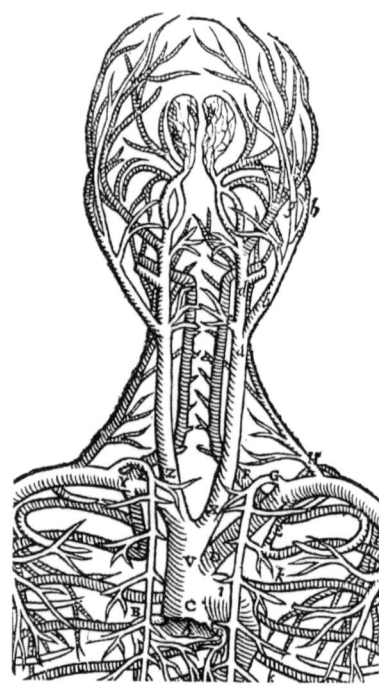

Fig. 4

Figg. 3 e 4. Entrambe le figure appartengono ad ANDREA VESALIO (1514—1564).

La fig. 3 (a sin.) è tratta dalle *Tabulæ anatomicæ sex* (Venezia 1538), ed è precisamente un dettaglio della tavola III, dedicata all'albero arterioso. Le carotidi (*E*) formano in *B* il "Plexus reticularis ad cerebri basim, Rete mirabile, in quo vitalis spiritus ad animalem præparatur", che si continua nel "Plexus choriformis" (*A*).
La fig. 4 (a destra) si riferisce invece ai *De humani corporis fabrica libri septem* (Basilea 1543), ed è precisamente un dettaglio dell'albero arterioso raffigurato a p. 295. Mentre i plessi corioidei sono rimasti evidentissimi, la rete mirabile è invece scomparsa

Così nel cap. 12 del libro VII (p. 642), mentre nel cap. 14 del libro III (p. 310) Vesalio aveva già affermato "GALENUM, boum cerebri dissectione delusum, non hominis cerebrum, uti neque ipsius vasa, sed boum recensuisse ... Cæterum si bovis arteriam indagaveris, duramque cerebri membranam, iuxta glandis pituitam cerebri excipientis latera diviseris, aliquid GALENI reticulari plexui simile comperies."

La rete mirabile nel cranio del vitello[1] fu rappresentata dal WILLIS nella figura qui riprodotta al numero 10.

Mentre in questi brani sulla rete mirabile rifulge il riformatore dell'anatomia, VESALIO si dimostra invece tradizionalista a proposito dell'antichissima dottrina della secrezione del cervello e del trasporto del secreto (figg. 7, 8 e 9), che oggi è ritornata in onore sotto nuova veste - e particolarmente per l'ipotalamo — coi nomi di neuricrinia, neurocrinia, idroencefalocrinia. Secondo la dottrina ippocratica dei quattro umori, il cervello, organo di natura fredda e umida,

---

[1] Per avere un'idea della struttura della rete mirabile nei bovini si può ricorrere alla fig. 23 a p. xli di CH. SINGER e C. RABIN, A Prelude to Modern Science, Cambridge 1946.

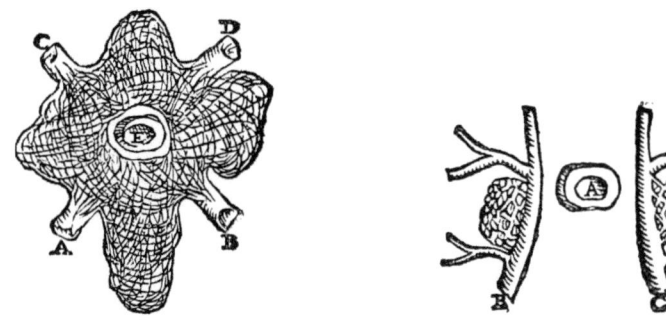

Fig. 5 Fig. 6

Figg. 5 e 6. Dalla *Fabrica* (1543) di A. Vesalio, libro VII, fig. 17, p. 621.

Nella fig. 5 (a sin.) "plexum finximis, cuiusmodi is esse deberet, qui GALENI in libris de Usu partium descriptionibus conveniret. Significet itaque hic *A* et *B* arterias calvariam subeuntes, mosque in mirabilem illum plexrm diffusas. *C* vero et *D* ramos in quos plexus illius propagines colliguntur, quoque illis prorsus arteriarum magnitudine respondent, quas *A* et *B* indicavimus. Caeterum *E* glandem notat, pituitam cerebri excipientem."

Nella fig. 6 (a destra) "arteriarum sub dura cerebri membrana consistentium, ac ad glandis cerebri pituitam admittentis latus reptantium seriem depinximus, quam in ovium ac bovum capitibus observamus. Atque hanc proponere libuit, ne quis nos latere arbitraretur, quae illorum animalium hic cum homine sit differentia. Significat autem in hac figura *A* dictam iam saepius glandem, *B* et *C* arteriarum sedem, qua primum in calvariam ingrediuntur"

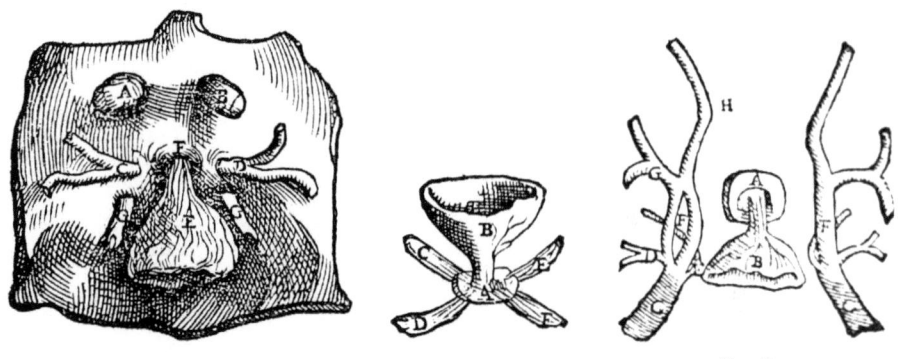

Fig. 7 Fig. 8 Fig. 9

Figg. 7, 8 e 9. Iconografia infundibolo-pituitaria nella *Fabrica* (1543) di A. Vesalio libro VII fgg. 15, 18 e 16, pp. 620 – 621.

Fig. 7. "*E* Hic pelvis collecta propendet, cerebri pituitam ex tertio defluentem ventriculo excipiens *F* Foramen, quo pelvis huius infundibuli modo extructæ finis glandem petit, cerebri pituitam excipiens."

Fig. 8. *B* l'infundibolo rappresentato eretto: *A* la ghiandola pituitaria, donde partono i condotti "a glande pituitam per proxima glandi foramina deferentes". Infatti l'Autore rappresenta in *C D, I I* "meatus ad faciliorem pituitæ huc decumbentis egressum paratos".

Nella fig. 9 "nudam depinximus glandem, qua cerebri pituita excipitur, una cum pelvi seu infundibulo pituitam huc deferente, et huc flaccido propendente A lateribus vero arteriarum soporalium portiones quae reticulatem plexum efformare dicuntur, ita hic expressimus, uti nobis inter secandum occurrere

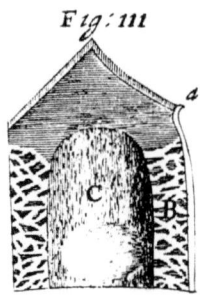

Fig. 10

Fig. 10. Da Thomas Willis (1621 1675). Cerebri anatome cui accessit nervorum descriptio et usus. Londini 1664. fig. III della tav. a pp. 106 107 La figura "exhibet Rete mirabile, cum glandula pituitaria in cranio vitulino". *A. a.* Arteriæ Canalis directus. *B.* Vasorum plexus retiformis Canali isto versus glandulam pituitariam protensus. *C.* Glandula Pituitaria

era deputato alla secrezione del muco, detto anche pituita o flemma, ossia dell'umore tipicamente freddo e umido. La pituita secreta dal cervello veniva poi convogliata, attraverso l'infundibolo (o imbuto), alla pituitaria, che è infatti denominata da Vesalio "glans cerebri pituitam excipiens", e che aveva il compito di eliminare la pituita nelle fosse nasali attraverso i forami della base cranica. Questa teoria cadde soltanto nel 1660, quando, per merito del *De catarrhis* di Konrad Victor Schneider (1614—1680), riuscì finalmente a prevalere l'argomentazione che i canali scavati nella base cranica macerata sono impervi allo stato fresco[1].

Ma ritornando alla rete mirabile, è particolarmente significativo della mentalità e del modo di procedere di Vesalio il confronto (figg. 3 e 4) fra gli alberi arteriosi figurati nella *Fabrica* e nelle *Tabulae anatomicae sex* (Venezia 1538) edite dallo stesso Autore 5 anni prima. Mentre nelle *Tabulae* (fig. 3) le carotidi interne si sfioccano nella rete mirabile e questa si continua nei plessi corioidei, nella *Fabrica* (fig. 4) invece la rete mirabile è scomparsa e sono rappresentati soltanto i plessi. E appunto nei plessi corioidei Realdo Colombo (1559) credette di poter identificare la rete mirabile di Galeno, spostando così dalla regione ipotalamica a quella epitalamica l'organo del miracoloso trapasso.

Ecco il relativo brano al lib. VIII, cap. I, p. 191, *De re anatomica* (Venezia 1559), la celebre opera in cui è descritta la circolazione polmonare:
"Per hos superiores cerebri ventriculos" e per superiori il Colombo intende i ventricoli che prima di lui erano generalmente detti anteriori e che noi chiamiamo laterali "feruntur plexus coriformes, quos reticulares appellavimus. Usus autem horum est animalium spirituum generatio. Atque hoc quod nunc dicam, quoniam meum inventum est; obsecro, diligenter attende. Horum ventriculorum origo est supra os sphænoides ithmoides versus: aer autem per nares attractus, in frontis cunealisque cavitate aliquandiu conservatur: alteratus deinde ad hos binos ventriculos, quos ego superiores appellavi, per foramina ithmoidis ascendit. At in his ventriculis, ob assiduam tum cerebri, tum huius reticularis plexus motum, miscetur cum vitalibus spiritibus aer: itaque spiritus animales evadunt ex aere eo, quo diximus modo præparato, et ex vitalibus dictis spiritibus. Quæ res a nemine ante me observata fuit: de his loquor qui suos de Anatomicis rebus conceptus in vulgus edidere."

Ma un ulteriore spostamento subirà la rete mirabile nella prima metà del Seicento, ad opera di René Descartes (1596—1650). L'autore di *Les passions de l'âme* (1649) aveva scritto anche un *Traité de l'homme* (1632), pubblicato postumo a Leida nel 1662[2]. Scopo di questo trattato[3] è la descrizione tanto del corpo quanto dell'anima, ma soprattutto lo studio del come "ces deux Natures doiuent estre iointes et vnies, pour composer des hommes qui nous ressemblent" (ediz. naz., p. 120).

---

[1] M. Volterra, Notizie storiche sulla "ghiandola pituitaria" (hypophysis cerebri). Riv. stor. sci. med. nat. **14**, 267—285 (1923); W. Solheid, Zur Geschichte der Hypophyse, Inaug.-Dissertation, Düsseldorf 1937.

[2] Renatus des Cartes, De homine figuris et latinitate donatus a Florentio Schuyl, Lugduni Batavorum 1662. Dal titolo stesso risulta che all'editore spetta non soltanto la traduzione latina, ma anche l'ottima iconografia che accresce l'interesse del volume.

[3] Trovasi nel tomo XI (Parigi 1909) dell'edizione nazionale Œuvres de Descartes publiées par Charles Adam et Paul Tannery sous les auspices du Ministère de l'Instruction Publique, ed è analizzato a pp. 156—164 del tomo supplementare (Parigi 1910) Vie et œuvres de Descartes: étude historique par Charles Adam. Cf. anche J. Dankmeijer, Les travaux biologiques de René Descartes, Arch. internat. hist. sci. **4**, 675—680 (1951); W. Riese e E. C. Hoff, A History of the Doctrine of Cerebral Localization. Sources, Anticipations, and Basic Reasoning, J. Hist. Med. **5**, 50—71 (1950); **6**, 439—470 (1951); H. E. Hoff e P. Kellaway. The Early History of the Reflex, J. Hist. Med. **7**, 211—249 (1952).

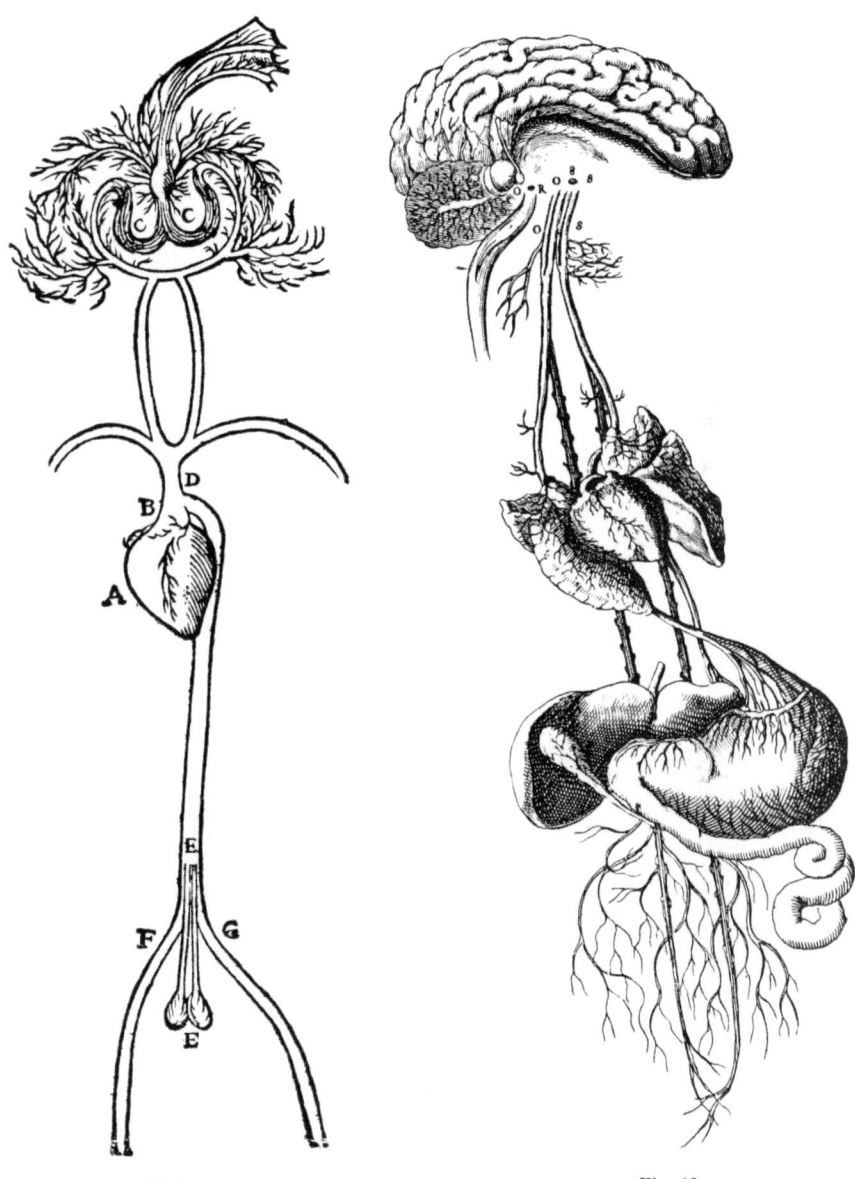

Fig. 11 Fig. 12

Figg. 11 e 12. Queste figure corrispondono rispettivamente alla fig. 5 a p. 14 e alla fig. 49 a p. 110 de *De homine* di CARTESIO nell'edizione princeps di Leida (1662).

La fig. 12 tradisce nettamente l'influenza vesaliana (cf. in parte la fig. 2 a p. 319 e, molto meglio, la fig. 12 a p. 365 della *Fabrica*)

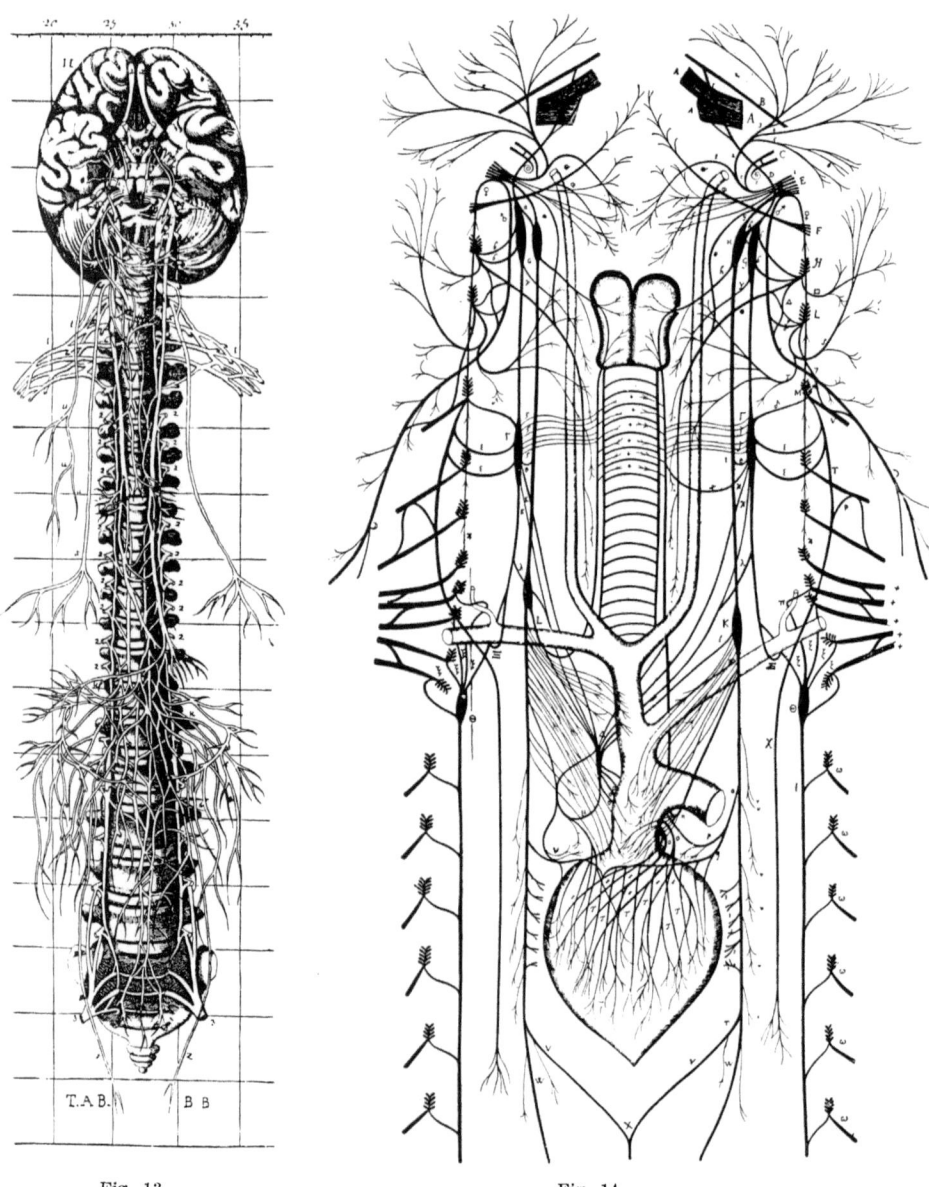

Fig. 13   Fig. 14

Fig. 13. Origine e distribuzione del "nervo intercostale" secondo la XVIII delle tavole anatomiche di
Bartolomeo Eustachi, che, già pronte nel 1552, furono date alle stampe soltanto nel 1714, a Roma,
per merito di G. M. Lancisi. La tavola XVIII fu riprodotta anche da Jacques-Benigne Winslow
(1669–1760), Exposition anatomique de la structure du corps humain, Paris 1732, tome I, table BB,
fig. II donde è tratto il presente dettaglio.

Fig. 14. Origine e distribuzione dei nervi "intercostale" e vago, sec. Thomas Willis (1621–1675),
Cerebri anatome: cui accessit nervorum descriptio et usus, tav. IX. a p. 425. Londini 1664

Secondo CARTESIO (fig. 11), le carotidi interne "apres s'estre diuisées en vne infinité de petites branches, et auoir composé ces petits tissus, qui sont estendus come des tapisseries au fond des concauitez du cerueau", ossia i plessi corioidei, "se rassemblent autour d'vne certaine petite *glande* , située enuiron le milieu de la substance de ce cerueau, tout à l'entrée de ses concauitez" (p. 129): è la ghiandola pineale, dove le particelle più attive e sottili del sangue, giunte dal cuore, si convertono negli spiriti animali. Questi impregnano la sostanza cerebrale, che è l'organo del "sensorium commune", sede dell'immaginazione e della memoria, e attraverso i pori si incalano nei nervi, assicurando non soltanto la motilità e la sensibilità, ma anche le reazioni emotive e vegetative. Particolarmente interessante in proposito è lo schema (fig. 12) dei due pori, *OR* e *OS*, destinati al passaggio degli spiriti "l'vn desquels, à sçauoir *OR*, les conduit en tous les nerfs qui seruent à mouuoir les membres exterieurs... Et par l'autre *OS*, ils vont en tous ceux qui seruent à causer des émotions interieures... qu'on nomme communement les *passions,* qui seruent à disposer le cœur et le foye, et tous les autres organes desquels le temperament du sang et en suite celuy des esprits peut dependre..." (pp. 192—193).

Per quanto rozzo, e malgrado tutte le sue manchevolezze, lo schema aggiunto da F. SCHUYL all'edizione Cartesiana, traendolo evidentemente dalla *Fabrica* Vesaliana, potrebbe costituire una specie di embrione degli attuali schemi sulle efferenze diencefaliche. In esso riconosciamo che la catena gangliare del simpatico, allora denominata "nervo intercostale", si diparte dal vago e quindi dall'encefalo. Infatti l'emergenza del simpatico dai nervi cranici figura anche nelle superbe tavole (1552) di BARTOLOMEO EUSTACHIO (fig. 13) e fu sostenuta dai grandi neuroanatomisti del Seicento, come THOMAS WILLIS (1621—1675)[1] (fig. 14) e RAYMOND VIEUSSENS (1641—1715)[2].

Una data fondamentale è l'anno 1727, in cui il chirurgo francese FRANÇOIS POURFOIR DU PETIT (1664—1741)[3] priva l'encefalo della paternità della catena gangliare, basandosi non soltanto su minute dissezioni (fig. 15), ma anche su fini esperimenti fisiologici (alterazioni indotte nell'organo visivo dalla sezione del simpatico cervicale). Esperimenti in proposito furono da lui compiuti a Namur nel 1712 e ripetuti a Parigi nel 1725, dove "Mrs. WINSLOW, SENAC et HUNAUT de cette Académie, ont été témoins de ces expériences": e fu appunto JACQUES-BENIGNE WINSLOW (1669—1760)[4] l'anatomico che nel 1732 diede al "nervo intercostale" il nome di "gran simpatico", per sottolineare la sua funzione di mettere in "simpatia" le diverse parti dell'organismo, di assicurare cioè il "consensus partium".

POURFOIR DU PETIT apre pertanto l'era che dopo oltre un secolo e mezzo, nel 1898, sfocerà, ad opera di LANGLEY, nel concetto di "sistema nervoso au-

---

[1] THOMAS WILLIS, Cerebri anatome: cui accessit nervorum descriptio et usus, Londini 1664.

[2] RAYMOND VIEUSSENS, Nevrographia universalis. Hoc est, omnium corporis humani nervorum, simul et cerebri, medullæque spinalis descriptio anatomica, Lugduni 1685.

[3] Memoire dans lequel il est démontré que les Nerfs Intercostaux fournissent des rameaux qui portent des esprits dans les yeux, Histoire de l'Académie Royale des Sciences, Année MDCCXXVII, pp. 1—19, Paris 1729.

[4] Exposition anatomique de la structure du corps humain, vol. III, pp. 314—337, Paris 1732, §§ 357—428, intitolati "Les grands nerfs sympathiques, communément dits nerfs intercostaux".

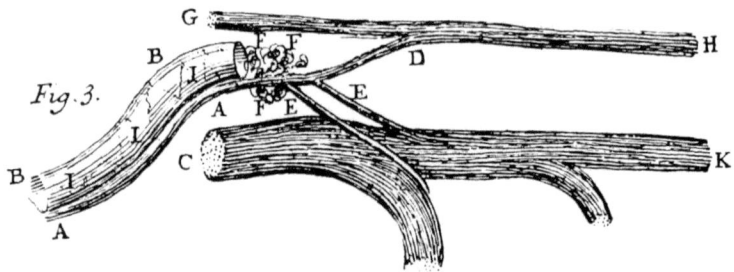

Fig. 15. Da FRANÇOIS POURFOIR DU PETIT (1664—1741), Memoire dans lequel il est démontré que les Nerfs Intercostaux fournissent des rameaux qui portent des esprits dans les yeux, Histoire de l'Académie Royale des Sciences, Anné MDCCXXVII, pp. 1—19. Paris 1729. Mentre le figg. 1 e 2 della tavola riproducono gli schemi di WILLIS (1664) e di VIEUSSENS (1685), nei quali il nervo intercostale vien fatto nascere da ramuscoli forniti dal V e VI paio di nervi cranici (secondo la numerazione di allora), F. POURFOIR DU PETIT dimostra in questa fig. 3 che:

"Le Nerf Intercostal *AA* entre dans le Crâne avec l'artère Carotide *BB*, perce d'abord la capsule dont cette artère est enveloppée dans le conduit osseux et tortueux qu'elle parcourt, ce Nerf jette quantité de filets *iii* qui environnent l'artère, sur laquelle ils se divisent et se réünissent souvent les uns aux autres. Ils arrivent ensemble dans la fosse ou receptacle de la Selle Sphenoïde; j'ai coupé l'artère Carotide en cet endroit pour laisser voir le plexus *FF* que ce Nerf forme par ces divisions et réünions dans ce receptacle, il conserve pourtant presque toûjours sa branche principale. On trouve souvent dans ce plexus plusieurs Ganglions très petits. WILLIS, et d'autres Anatomistes ont pris ce plexus pour un petit ret admirable, il est très beau dans le Chien et dans le Loup. Il fournit des rameaux plus ou moins déliés à la dure-mere, à la glande pituitaire, à l'artère Carotide avec laquelle ces rameaux se distribuent: mais les plus considérables *EE* se joignent au cordon anterieur de la 5e paire *CK*. Ils sont pour l'ordinaire deux, comme on le voit dans cette figure. Il y en a un troisième *D* qui se joint à la 6e paire *GH;* il s'en trouve quelquefois trois, et quelquefois on ne s'apperçoit point qu'il en aille à la 5e paire."

"On doit observer ici deux choses; la 1ere, c'est que si on examine bien l'Intercostal à son entrée dans le Crâne, on le trouve d'une certaine grosseur qui est beaucoup diminuéc lorsqu'il s'unit à la 5e et à la 6e paire: la 2e, c'est qu'il est aisé de s'appercevoir dans l'Homme, et dans les Animaux à quatre pieds, que la 6e paire *GH* est plus menüe à son origine *G*, et qu'elle est plus grosse en *DH* du côté des Yeux après avoir reçu le rameau de l'Intercostal *D*, ce que l'on peut remarquer dans les planches de WILLIS et de VIEUSSENS, quoiqu'un peu obscurement. On ne peut faire cette observation sur le Nerf de la 5e paire, à cause de sa grosseur considérable et de son adherence avec la dure-mere"

tonomo". Una tappa importante su questa strada è segnata da XAVIER BICHAT (1771—1802)[1], il quale considera la catena gangliare come un insieme di centri nervosi affatto indipendenti dal sistema nervoso centrale: mentre questo è preposto alla "vie animale", i centri simpatici regolano invece la "vie organique", e costituiscono pertanto quel sistema nervoso che nel 1807 riceverà da JOHANN CHRISTIAN REIL il nome di "vegetativo"[2].

Da allora le scoperte si susseguono a ritmo accelerato: descrizione delle fibre amieliniche e loro origine dai gangli simpatici (REMAK 1838), distinzione tra rami comunicanti bianchi e grigi e relativo significato (BECK 1846), scoperta dei nervi vasomotori e origine delle fibre vasomotorie dal segmento toraco-

---

[1] Recherches physiologiques sur la vie et la mort, Paris 1800. Cito dalla IV edizione (1822) alcuni brani dell'art. 6/IV, nota 1, pp. 89—94: "... il n'existe point de nerf grand sympathique... ce qu'on désigne par ce mot n'est qu'un assemblage de petits systèmes nerveux à fonctions isolées, mais à branches communicantes." La catena gangliare non è infatti "qu'une suite de communications entre divers centres nerveux placés à différentes distances les uns des autres. Ces centres nerveux sont les ganglions. Disséminés dans les différentes régions, ils ont tous une action indépendente et isolée."

[2] Da qui in poi sarò più avaro di citazioni bibliografiche, dato che il Lettore potrà facilmente reperirle nel lungo ed esauriente elenco raccolto da JOHN F. FULTON, Physiology of the nervous system, London-New York-Toronto 1943 (II ediz.). Preziose sono anche le note storiche premesse a ciascun capitolo di quest'opera, nel cui Autore non sappiamo se debbasi maggiormente ammirare il neurofisiologo o lo storico della medicina.

lombare del midollo spinale (CLAUDE BERNARD e BROWN-SÉQUARD, 1851—2), inibizione del vago sul cuore (fratelli WEBER, 1845), effetti della stimolazione della chorda tympani sulla secrezione salivare (LUDWIG 1851), descrizione dei nervi erigenti (ECKARD 1885).

Verso la fine del secolo è ormai pronto il terreno per i classici lavori di W. H. GASKELL (1847—1914) e di J. N. LANGLEY (1852—1925), che sistematizzano le nostre conoscenze sul sistema nervoso autonomo. GASKELL definisce nettamente le tre emergenze separate — la bulbare, la toraco-lombare e la sacrale — e suppone per primo l'esistenza di due sistemi antagonisti — l'uno eccitatore e catabolico, l'altro inibitore e anabolico — che saranno meglio definiti nella distinzione tra ortosimpatico e parasimpatico ad opera di LANGLEY. Questi, determina la distribuzione dei nervi pregangliari e postgangliari, ricorrendo al suo metodo dell'interruzione nicotinica delle sinapsi, che va inquadrato nello studio farmacodinamico del simpatico così rigogliosamente fiorito a cavaliere tra i due secoli.

Ma attorno alla metà dell'Ottocento la detronizzazione del cervello, iniziata per il simpatico da POURFOIR DU PETIT, subisce una ulteriore evoluzione grazie alla rinascita in una veste completamente nuova dell'umoralismo ippocratico. L'esperimento di A. A. BERTHOLD (1849) dimostra che per mantenere la sessualità in tutto l'organismo del gallo è sufficiente il testicolo trapiantato, e quindi privato delle sue connessioni nervose. Il "consensus partium", la "simpatia", può esser quindi assicurata per via umorale, anche indipendentemente dal sistema nervoso, di cui era prima ritenuta esclusivo monopolio. I successivi progressi dell'endocrinologia porteranno nel 1905 alla definizione, ad opera di E. H. STARLING, del concetto di "ormoni" quali sostanze chimiche che, per via umorale, regolano le funzioni dell'organismo, stabilendone la correlazione.

I due apparati regolatori e correlatori — il nervoso e l'umorale — non dovranno però tardare ad incontrarsi: e all'inizio del nostro secolo si va sempre più imponendo il concetto di apparato endocrino-simpatico: nel 1904 T. R. ELLIOTT sostiene che la trasmissione dell'impulso nervoso simpatico alla cellula muscolare liscia si traduce in una liberazione di adrenalina, aprendo così la via anche alle ricerche sulla mediazione chimica degli impulsi nervosi, che porteranno agli studi fondamentali di O. LOEWI (1921—1924), alle ricerche di W. B. CANNON e Z. M. BACQ (1931) sulla simpatina, e a quelle di W. FELDBERG e J. H. GADDUM (1933) sulla comparsa di acetilcolina a livello delle sinapsi gangliari nella trasmissione dell'impulso nervoso da neurone a neurone[1].

Ma già LANGLEY, introducendo il termine di "sistema nervoso autonomo", aveva avvertito che esso "esprime un grado di indipendenza dal sistema nervoso centrale molto superiore a quanto in realtà non sia"; e d'altra parte, anche per l'attività endocrina si cominciò a supporre l'esistenza se non di veri e propri centri regolatori, per lo meno di "campi di proiezione centrale". E' proprio su questa via che negli ultimi decenni si è andata stabilendo l'importanza fisiologica dell'ipotalamo, che appariva prima come una zona muta nella carta geografica dell'encefalo.

HARVEY W. CUSHING (1869—1939)[2], che oltre al grande neurochirurgo che tutti sappiamo, fu anche un acutissimo storico della medicina, ha ricordato una

---

[1] W. B. CANNON, The story of the development of our ideas of chemical mediation of nerve impulses, Amer. J. Med. Sci. **188**, 145—159 (1934).

[2] Peptic ulcers and the interbrain, Surg. Gyn. Obstetr. **55**, 1—34 (1932).

priorità in proposito di CARL VON ROKITANSKY (1804—1878)[1]: il grande anatomo-patologo di Vienna, sostenitore della genesi nervosa dell'ulcera gastrica, descriveva nel 1841 i processi acuti di rammollimento e ulcerazione della muccosa gastrica secondari a lesioni meningoencefaliche, e soprattutto a meningiti della base, per lo più di natura tubercolare.

Nel 1890 l'oftalmologo viennese L. MAUTHNER — riferendo la sonnolenza della "nona" alla localizzazione del processo encefalitico alla base cerebrale — inaugura la moderna osservazione anatomo-clinica del diencefalo, mentre la fase sperimentale è inaugurata nel 1909 da J. P. KARPLUS e A. KREIDL, che studiano gli effetti della stimolazione elettrica delle pareti del III ventricolo. Nel 1913 J. CAMUS e G. ROUSSY, praticando la puntura ipotalamica transfenoidale, sono i primi a provocare deliberatamente una lesione sperimentale dell'ipotalamo. Questa metodica permetterà di attribuire all'ipotalamo alcune funzioni già ritenute appannaggio dell'ipofisi: e in proposito va ricordato l'anno 1912, quando B. ASCHNER trasferisce dall'ipofisi all'ipotalamo la sede etiologica della distrofia adiposo-genitale, descritta da J. BABINSKI (1900) e A. FRÖHLICH (1901) e riprodotta sperimentalmente da CUSHING (1912).

Ormai l'era ipotalamica è aperta: grazie a un poderoso complesso di ricerche, su cui sorvolo per non portar vasi a Samo, l'ipotalamo è oggi concepito come il centro della vita vegetativa ed affettivo-emotiva in rapporto, attraverso complessi processi di integrazione, col mantello cerebrale e la vita di relazione: esso è il punto cruciale della sindrome di adattamento, che è l'equivalente novecentesco dei grandi sistemi medici del passato, ed occupa una posizione di primo piano nella moderna medicina psicosomatica. Così l'ipotalamo è oggi il μέγιστον θαῦμα di GALENO, l'organo in cui si congiungono le due nature di CARTESIO: al lume delle attuali conoscenze ammiriamo con un certo senso di stupore la sagace intuizione degli Antichi, che proprio in questa sede avevano localizzato quell'incontro fra somatico e psichico, onde nasce la nostra personalità.

Riassunto

Nel sistema anatomo-fisiologico di GALENO (II sec. d. Cr.) occupa un posto importante una formazione situata alla base cranica attorno all'infundibolo ipofisario: era detta "rete mirabile" perchè, secondo una concezione che dominò per tutto il Medioevo, a questo livello si svolgeva il "miracoloso" trapasso dallo spirito vitale — giunto col sangue dal cuore sinistro attraverso le carotidi — allo spirito animale: le funzioni superiori dell'anima erano poi localizzate nelle cellule o cavità cerebrali. Partendo da questa dottrina l'A. passa in rassegna le varie fasi (fase simpatica, fase umorale, ecc.) percorse fino a giungere all'attuale concezione per cui il diencefalo è il centro regolatore della vita vegetativa e della vita emotiva, in rapporto, attraverso complessi processi di integrazione, col mantello cerebrale e la vita di relazione. Riferimenti alle antiche dottrine della secrezione cerebrale.

Summary

In the anatomicophysiological system of GALEN (2nd cent. A.D.) an important place is occupied by a formation situated at the base of the cranium around the hypophyseal infundibulum: it was called "rete mirabile" because, according to an

---

[1] Handbuch der pathologischen Anatomie, III. Band, II. Lieferung, pp. 195 ss. Vienna 1841. L'A. distingue due forme di rammollimento dello stomaco ("gallertige Magenerweichung"), di cui la prima detta gelatinosa ("gallertartige") "ist häufig in einer nachweisbaren Gehirnkrankheit ... begründet ... Sie basirt vielleicht zunächst auf einer erkrankten Innervation des Magens mittels des Nervus vagus und Übersäuerung des Magensaftes." Quanto alla seconda forma "Einmal kömmt dieselbe im Gefolge von Krankheiten des Gehirns und seiner Häute, und zwar acuter, vor Allen der Meningitis auf der Gehirnbasis besonders der tuberkulösen, bei Kindern und Erwachsenen vor. Sie ist derselbe Proceß, wie die gallertartige Magenerweichung, für sie hat die für diese oben angedeutete Theorie ihre volle Geltung desto mehr, je ausgeprägter das Leiden der Gehirnbasis ist."

opinion that prevailed all through the Middle Ages, at this level the "miraculous" transfer from the vital spirit — brought by the blood stream from the left heart through the carotids — to the animal spirit: the higher functions of the soul, on the other hand, were localized in the cerebral cells or cavities. Starting from this doctrine the Author reviews the various phases (sympathetic phase, humoral phase, etc.) gone through until the present conception was arrived at, according to which the diencephalon is the regulating centre of the vegetative life and the emotional life, in connection, through complex processes of integration, with the cerebral cortex and the conscious life. References to the ancient doctrines on cerebral secretion are made.

Zusammenfassung

Im anatomo-physiologischen System GALENS (2. Jahrhundert n. Chr.) spielt ein an der Schädelbasis um das Hypophyseninfundibulum gelegenes Organ eine wichtige Rolle: es wurde „rete mirabile" genannt, weil, einer Vorstellung nach, die während des ganzen Mittelalters herrschte, in diesem Bereich der „wunderbare" Übergang vom Lebensgeist — der durch das Blut vom linken Herz durch die Carotiden kam — zum Tiergeist stattfand: überdies waren die höheren Funktionen der Seele in den Hirnzellen oder in den Hirnhöhlen lokalisiert. Vom Standpunkt dieser Lehre aus gibt der Verfasser einen Überblick über die verschiedenen Phasen (sympathische Phase, humorale Phase usw.), die aufeinanderfolgten, bis zur gegenwärtigen Vorstellung, nach der das Diencephalon in Zusammenhang (durch komplexe Integrationsvorgänge) mit der Hirnrinde und dem bewußten Leben das Regulationszentrum des vegetativen und emotionalen Lebens ist. Die alten Hirnsekretionslehren werden ebenfalls erwähnt.

Résumé

Dans le système anatomo-physiologique de GALIEN (deuxième siècle après Christ) une place importante est couverte par une formation située à la base du crâne, autour du tige pituitaire: on l'appelait "rete mirabile", car, selon une conception qui domina pendant l'entier Moyen Âge, à ce niveau avait lieu le passage de l'esprit vital — arrivé avec le sang du cœur gauche à travers les carotides — à l'esprit animal: les fonctions supérieures de l'âme étaient successivement localisées dans les cellules ou cavités cérébrales. En partant de cette doctrine, l'auteur passe en revue les différentes phases (phase sympathique, phase humorale, etc.) parcourues jusqu'à arriver à l'actuelle conception selon laquelle le diencéphale est le centre régulateur de la vie végétative et de la vie émotive, en rapport, par de complexes procédés d'intégration, avec le cortex cérébral et la vie de relation. On fait des références aux anciennes doctrines de la sécrétion cérébrale.

Professor Dr. LUIGI BELLONI, Piazza Wagner 4, *Milano*, Italia.

II. ANATOMIA ET ANATOMIA EXPERIMENTALIS

Die endokrine Tätigkeit des Zwischenhirns und seine Beziehungen zu anderen endokrinen Drüsen[1]

Von

W. Bargmann

Mit 5 Abbildungen

Das Phänomen der Neurosekretion ist, wie wir heute wissen, in der Tierreihe weit verbreitet. Kolloidbildende oder körnchenproduzierende Ganglienzellen kommen besonders im Nervensystem von Vertretern aller Klassen der Wirbellosen vor. Es ist nicht mehr zweifelhaft, daß komplizierte Vorgänge wie die der Häutung, der Verpuppung, des Farbwechsels usw. durch die Tätigkeit derartiger Zellen gesteuert werden. Bei den Wirbeltieren finden sich neurosekretorische Ganglienzellen in erster Linie im Diencephalon, und zwar bei den niederen Formen im Nucleus praeopticus, bei den höheren Formen, d. h. von den Reptilien an aufwärts, im Nucleus supraopticus und paraventricularis; diese Kerne gelten bekanntlich als Abkömmlinge des Nucleus praeopticus, der bei den Fischen eine erstaunliche Größe erreichen kann und bei manchen Arten den umfangreichsten

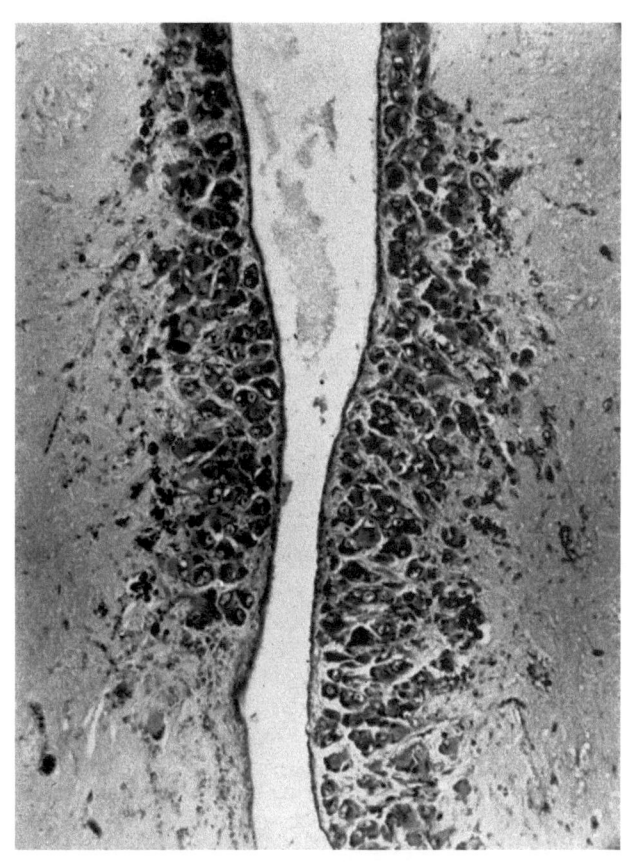

Abb. 1. Frontalschnitt durch das Diencephalon des Teleostiers *Gadus virens*. Beiderseits des 3. Ventrikels die dichtgedrängten Ganglienzellen des Nucleus praeopticus. Stellenweise Kolloidtropfen (schwarz) deutlich sichtbar. Chromalaunhämatoxylin-Phloxinfärbung, Vergr. 100fach

[1] Herrn Prof. Doktor B. Hanström, Lund, zum 65. Geburtstage freundschaftlich gewidmet.

Kern des Zentralnervensystems überhaupt darzustellen scheint (Abb. 1).

Die folgende Darstellung befaßt sich zunächst mit den neurosekretorischen Kernen des Zwischengehirns der warmblütigen Wirbeltiere. Die Ganglienzellen des Nucleus supraopticus und paraventricularis der Vögel und der Säugetiere zeichnen sich durch den Besitz tropfig-granulärer Einschlüsse aus, deren Menge nach Scharrers und unseren Beobachtungen in umgekehrtem Verhältnis zur Ausbildung der Nissl-Substanz steht. Aus diesem Grunde halten wir es für möglich, daß die Nissl-Substanz etwas mit der Bildung des neurosekretorischen Materials zu tun hat. Diese Vorstellung erscheint auch deswegen einleuchtend, weil die Nissl-Substanz in ihrem elektronenmikroskopischen Verhalten dem Ergastoplasma echter Drüsenzellen weitgehend ähnelt, also jenem basophilen Cytoplasma, das für die Bildung von Sekretkörnchen im Zelleib verantwortlich gemacht wird.

Die ersten histologischen Darstellungen von Neurosekret im Inneren von Ganglienzellen ließen diese Substanz nur in nächster Nachbarschaft des Zellkernes — im Perikaryon — erkennen. Die Anwendung neuerer Färbemethoden hat dann gezeigt, daß das neurosekretorische Material über die ganze Länge der Neurone des Nucleus supraopticus und paraventricularis verteilt ist, also von der Kernregion im Hypothalamus durch den Hypophysenstiel bis in den Hinterlappen der Hypophyse verfolgt werden kann. Dort findet sich das Neuro-

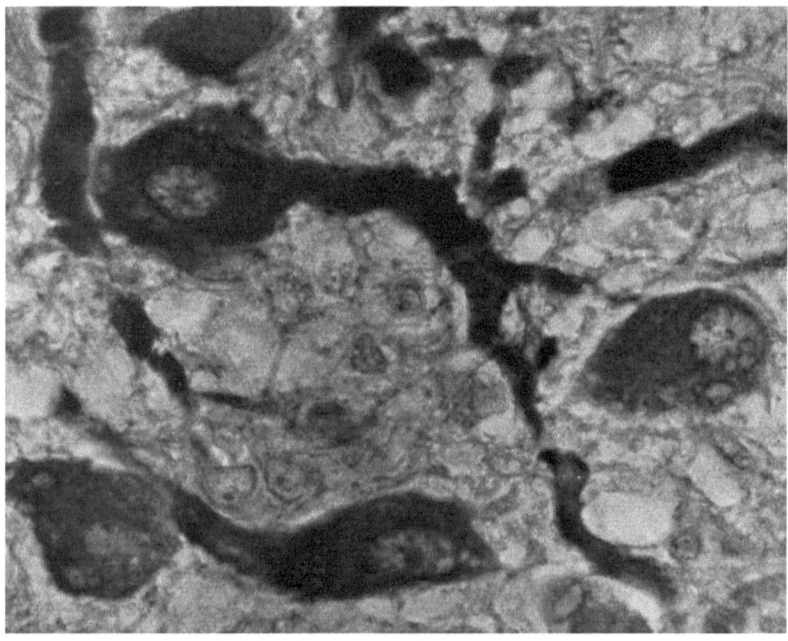

Abb. 2. Mit Neurosekretkörnchen beladene Ganglienzellen des Nucleus supraopticus vom Hunde. Chromalaunhämatoxylinfärbung. Vergr. 980fach

sekret in der Nachbarschaft der Blutgefäße angereichert. Man kann die neurosekretorische Bahn — die „via neurosecretoria", den „neurosecretory pathway" — nach Bargmann mit Chromalaunhämatoxylin, mit Paraldehydfuchsin nach Gabe und Dawson oder durch die Perameisensäure-Alcianblau-Reaktion für Cystin nach Adams und Sloper in ihrer gesamten Ausdehnung elektiv zur Darstellung bringen. Dabei zeigt sich, daß das Neurosekret im Inneren der Axone, also im

Neuroplasma gelegen ist. Im Hinterlappen scheinen die feinsten Neurosekret-tröpfchen aus den zarten Nervenfasergeflechten herauszutreten. Beobachtungen an lebenden Neuronen sprechen ebenso wie Durchschneidungsversuche dafür, daß auf dem Wege der neurosekretorischen Bahn ein Stofftransport zum Hinterlappen der Hypophyse erfolgt. In diesem Zusammenhang ist auf Beobachtungen von HILD an in vitro lebenden Neuronen des Nucleus supraopticus vom Hunde hinzu-weisen, in denen eine Körnchenwanderung in distaler Richtung nach-gewiesen werden konnte, die mikrokinematogra-phisch festgehalten wur-de. Der Hinterlappen der Hypophyse stellt mithin ein Stapelorgan für Neurosekret, das hypo-thalamische Kerngebiet dessen Bildungsort dar. Nach histochemischen Untersuchungen von SCHIEBLER besteht das neurosekretorische Ma-terial aus einem Gly-kolipoproteinkomplex. Neuere Beobachtungen von SLOPER sprechen da-für, daß diese Substanz reichlich Cystin enthält.

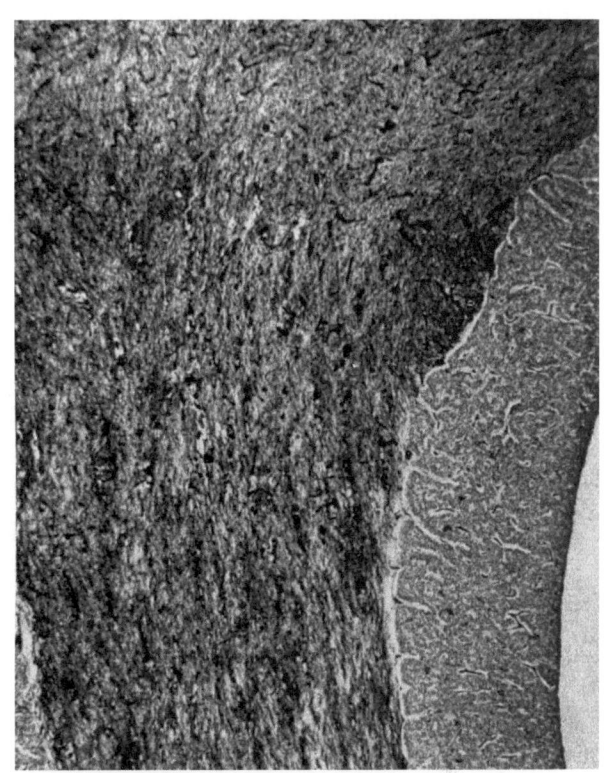

Abb. 3. Ausschnitt aus der Wand des Trichters der Ziege. Rechts Pars tuberalis. Beachte den Reichtum an dichtgedrängten neuro-sekrethaltigen Nervenfasern des Tractus supraoptico-hypophyseus. Chromalaunhämatoxylinfärbung, Vergr. etwa 40fach

Die Frage nach der funktionellen Bedeutung des Neurosekrets wird auf Grund zahlreicher pharmakologischer Untersuchungen von HILD und ZETLER dahingehend beantwortet, daß das Neurosekret die Trägersubstanz der Hormone Adiuretin-Vasopressin und Oxytocin verkörpert. Es gelang nämlich, diese Hormone aus dem Neurosekret durch Extraktion zu gewinnen und man konnte zeigen, daß sie in den benachbarten, d. h. sekretfreien Hirnbezirken nicht ent-halten sind. Ferner ist hervorzuheben, daß zwischen der Menge des Neurosekrets und der Menge von Hormonen eine direkte Beziehung besteht. In diesem Zusam-menhang ist u. a. die Beobachtung HELLERS zu erwähnen, wonach der Hinter-lappen des Neugeborenen nur einen Bruchteil der Menge an Adiuretin enthält, die man in der Neurohypophyse des Erwachsenen findet; der Hinterlappen des Neugeborenen enthält nur Spuren von Neurosekret, der Hinterlappen des Erwachsenen ist reich an dieser Substanz. Es gelingt weiterhin, die Neuro-hypophyse von Versuchstieren durch Belastung des Wasserhaushaltes von Sekret zu entleeren und nachzuweisen, daß der Adiuretingehalt des an Neuro-sekret verarmten Hinterlappens außerordentlich gering ist.

Gegen unsere Auffassung, die Bildung des Neurosekrets beruhe auf einem Sekretionsvorgang, wurde von HAGEN der Einwand erhoben, der Entstehung dieser Substanz liege ein Degenerationsvorgang zugrunde. Ganz abgesehen von der Überlegung, daß die Produktion so komplizierter Moleküle wie derjenigen der Hinterlappenhormone kaum auf eine sogenannte physiologische Degeneration zurückzuführen sein dürfte, spricht folgende Beobachtung gegen die Degenerationshypothese: Die Bildung des Neurosekrets setzt bereits in der Fetalzeit ein. Wie RODECK und CAESAR in meinem Institut zeigen konnten, ist die Ausreifung der neurosekretorischen Bahn von einem bestimmten, für die verschiedenen Tierarten unterschiedlichen Zeitpunkt an vollzogen, der in jedem Falle in der frühen Kindheit erreicht wird. Ich bin daher der Ansicht, man solle die Hypothese der Entstehung des Neurosekrets auf dem Wege einer Degeneration ad acta legen.

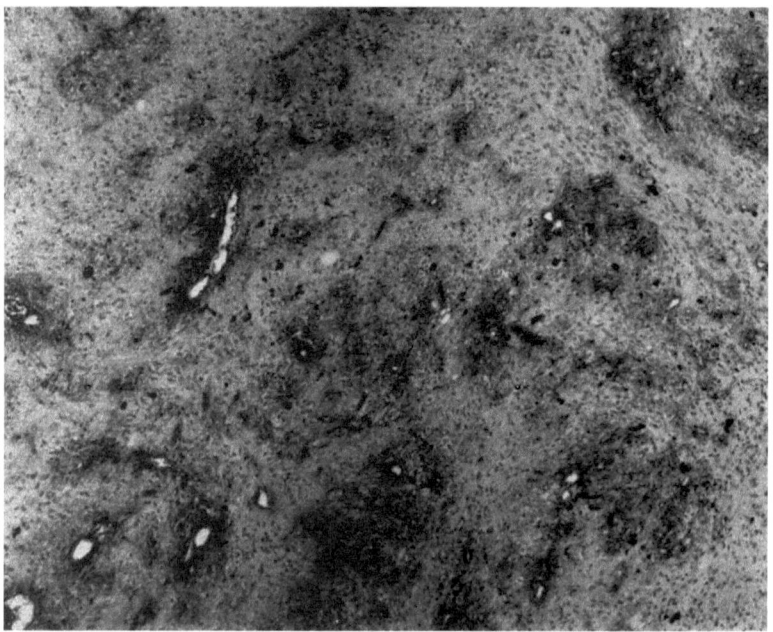

Abb. 4. Ausschnitt aus dem Hinterlappen der Hypophyse des Hundes mit perivasculärer Anreicherung von Neurosekret. Chromalaunhämatoxylinfärbung, Vergr. etwa 90fach

Da sich alle bisher vorliegenden Beobachtungen dahingehend interpretieren lassen, daß das System Nucleus supraopticus-Nucleus paraventricularis-Hinterlappen die Rolle eines innersekretorischen Elementes spielt, liegt es nahe, die Frage der Beziehungen der neurosekretorischen Bahn zu anderen innersekretorischen Organen zu prüfen. Diese Frage kann zunächst mit morphologischen Methoden angegriffen werden.

In erster Linie verdient die bekannte, immer wieder als rätselhaft empfundene Verbindung zwischen Neurohypophyse und Adenohypophyse Berücksichtigung. Wir fragen uns also, ob zwischen der neurosekretorischen Bahn und der Adenohypophyse morphologisch faßbare Beziehungen bestehen. Zu berücksichtigen sind dabei einmal Verknüpfungen des Vorderlappens einschließlich der Pars tuberalis mit der Neurohypophyse, dann der Neurohypophyse mit der Pars intermedia.

Es ist seit längerer Zeit bekannt, daß eigenartig gebaute Blutgefäße in den Stiel der Neurohypophyse eindringen, die mit glomerulumartigen Schlingen versehen sind. Diese Gefäße sind ein Bestandteil des vielerörterten Pfortadersystems, das den Hypothalamus mit der Hypophyse verbindet. Der Blutstrom

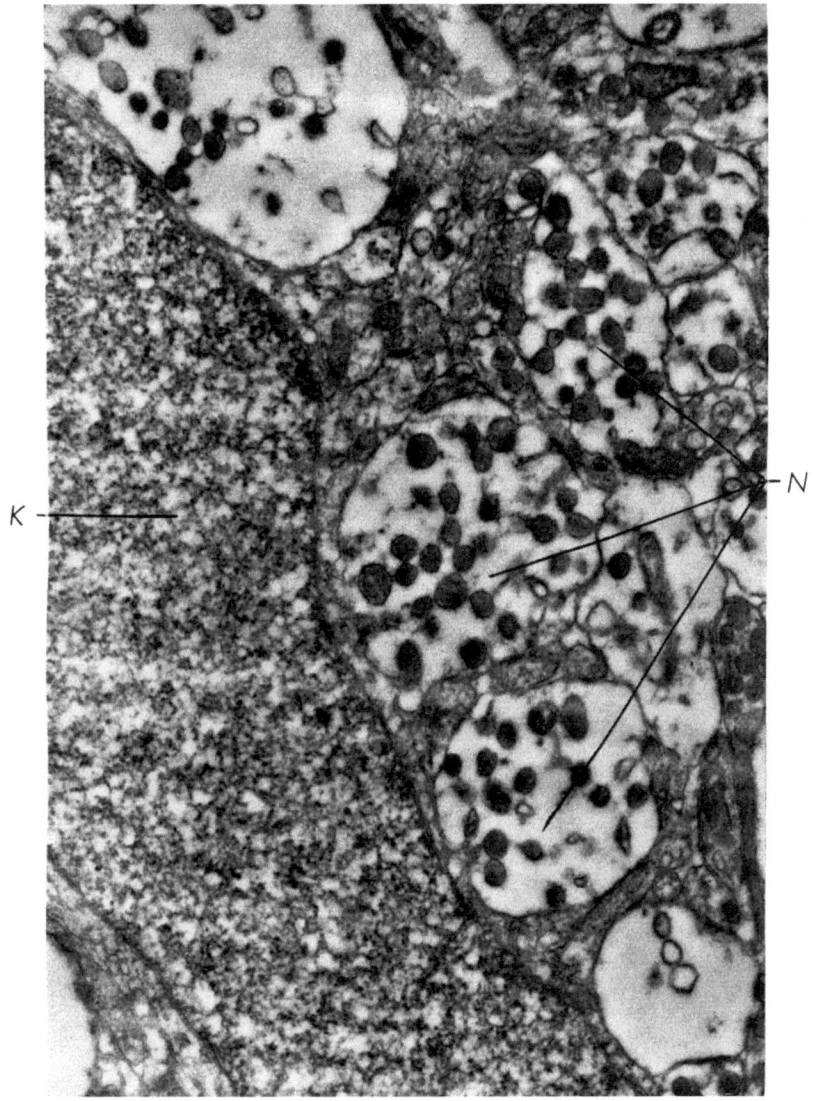

Abb. 5. Elektronenmikroskopische Aufnahme eines Dünnschnittes durch den Hinterlappen der Katzenhypophyse. *N* quergetroffene marklose Nervenfasern mit granulärem Inhalt, in das Cytoplasma eines Pituizyten eingebettet. *K* Kern eines Pituizyten. Vergr. etwa 270000fach

fließt in diesem System vom Zwischenhirn zur Hypophyse, d. h. in distaler Richtung. An Schnittpräparaten, die mit Chromalaunhämatoxylin oder Paraldehydfuchsin gefärbt wurden, kann man feststellen, daß ein Teil der sekrethaltigen Fasern des Tractus supraoptico-hypophyseus engstens mit den Kapillarschlingen der sogenannten Spezialgefäße verbunden ist. Daher ist mit der Möglichkeit zu rechnen, daß an diesen Kontaktstellen ein Übertritt von Wirkstoffen in das Pfortadersystem erfolgt, sei es von Adiuretin-Vasopressin und Oxytocin oder anderen, uns noch nicht bekannten Substanzen. Diese Stoffe könnten auf dem Blutwege an die Zellen der Adenohypophyse herangetragen werden und an ihnen eine Wirkung entfalten. Abgesehen von dem Kontakt der neurosekretorischen Bahn mit den Spezialgefäßen ist ferner der Übertritt neurosekretorischer Fasern in das kapillarreiche Bindegewebe der Pars tuberalis der Adenohypophyse zu erwähnen, den ich bei Hund und Seehund wiederholt beobachten konnte. Scharrer (1954) erörtert im Hinblick auf diese Tatsache folgende Möglichkeiten: Bekanntlich verursacht Stress eine Ausschwemmung von ACTH und Adiuretin. Das an das Pfortadersystem abgegebene Adiuretin veranlaßt möglicherweise die Abgabe des ACTH. Mit dieser Hypothese befindet sich die Feststellung von Moehlig und Osius (1931) in Einklang, wonach anhaltende Zufuhr von Hinterlappenextrakt eine Hypertrophie der Nebennierenrinde verursacht. Martini und Morpurgo (1955) konnten zeigen, daß antidiuretisches Hinterlappenhormon die Abgabe von ACTH durch den Vorderlappen bewirkt. Die Autoren sind der Meinung, das Adiuretin sei „a possible neurohormonal transmitting agent". Ferner liegen Anhaltspunkte für eine Koppelung der Abgabe von Adiuretin und den Gonadotropinen des Vorderlappens vor. Optische Reize, die vom Auge über den Hypothalamus auf den Hinterlappen einwirken, beeinflussen nicht allein den Wasserhaushalt durch Ausschwemmung von Adiuretin, sondern verursachen auch eine Abgabe von Gonadotropin durch den Vorderlappen. Wird der Zusammenhang von neurosekretorischer Bahn und Vorderlappen beim Vogel operativ gestört, so kommt es zu einer Atrophie der Keimdrüsen. Auf die einschlägigen interessanten Untersuchungen von Benoit und seiner Schule an Vögeln sei besonders hingewiesen. Beachtung verdienen weiterhin die Angaben von Saffran und Schally (1955), wonach in Warburg-Flaschen gehaltenes Vorderlappengewebe besonders große Mengen von ACTH dann abgibt, wenn es mit Hinterlappengewebe kombiniert wird. Die erwähnten Beobachtungen sprechen also dafür, daß zwischen Vorderlappen und Neurohypophyse enge, noch zu wenig beachtete funktionelle Beziehungen bestehen, deren Substrat möglicherweise durch die Verknüpfung des Tractus supraoptico-hypophyseus mit den Spezialgefäßen gegeben ist.

Während wenigstens einige Hinweise darauf vorliegen, worin der Sinn des Zusammenhanges von neurosekretorischem System und Vorderlappen bestehen könnte, ist die morphologisch sehr viel leichter darstellbare Verbindung neurosekretorischer Fasern mit der Pars intermedia, dem Bildungsort des Melanophorenhormons, vorerst noch ganz rätselhaft. Vor allem bei niederen Wirbeltieren, insbesondere bei Fischen, ist es nicht möglich, eine klare Trennung der Pars intermedia und des Tractus praeopticus-hypophyseus vorzunehmen. Die neurosekretorischen Fasern dringen nämlich in Strähnen in das Epithelgewebe der Pars intermedia ein, wo sie sich in Einzelfasern aufsplittern, welche die Intermediazellen umgeben. Diese Feststellung wurde von Scharrer (1952) bei Scyllium, ferner von mir bei Rochen und Teleostiern erhoben (Bargmann 1953). Ferner sieht man bei einer Reihe von Säugern mit Neurosekret reichbeladene Fasern in die Pars intermedia eindringen, z. B. bei Hund (Bargmann) und Goldhamster (Eichner). Die enge Verfilzung von Zwischenlappen und Nervensystem wird auch durch den Nachweis von Gliaelementen in der Pars intermedia unterstrichen. So konnte Oberti in noch nicht veröffentlichten Untersuchungen einen reichentwickelten Gliaapparat in der Pars intermedia der Katze darstellen.

In Analogie zu den Verhältnissen im Grenzgebiet zwischen Vorder- und Hinterlappen liegt es nahe, einen Einfluß der neurosekretorischen Fasern auf die Epithelzellen der Pars intermedia anzunehmen. Neuerdings wird darauf hingewiesen, daß das im Zwischenlappen entstehende Pigmenthormon eine gonadotrope Wirkung entfaltet, die bei anhaltender Belichtung — d. h. auf dem Wege Retina—Hypothalamus—Hypophyse — zustande kommt (vgl. JÖCHLE 1956), deren Pars intermedia durch neurosekretorische Fasern mit dem Tractus supraoptico-hypophyseus in Zusammenhang steht. Interessanterweise übt Intermedin nach LEGAIT (1955) bei Hühnern eine aktivierende Wirkung auf einen Teil der Zellen des Nucleus supraopticus aus, wenn sich die Zufuhr über nur kurze Zeit erstreckt, während längere Zeit andauernde Injektionen zu einer Anreicherung von Neurosekret in der neurosekretorischen Bahn führen. Auch diese Mitteilungen sprechen für das Bestehen von Beziehungen zwischen Pars intermedia und neurosekretorischem Zwischenhirnsystem. Man muß die Ergebnisse experimenteller Untersuchungen abwarten, die sich mit der Frage der Beziehungen zwischen der Hormonproduktion durch den Zwischenlappen und dem neurosekretorischen Zwischenhirnsystem befassen. Sowohl im Falle des Vorderlappens als auch der Pars intermedia wird man dabei das Augenmerk nicht allein auf den Zusammenhang zwischen neurosekretorischem System und Adenohypophyse richten. Vielmehr ist auch auf den Konnex zwischen nicht-neurosekretorischen Fasersystemen des Zwischenhirnes und der Hypophyse zu achten. Es besteht nämlich kein Zweifel darüber, daß man mit Silbermethoden in der Pars tuberalis und in der Pars intermedia Fasern darstellen kann, die kein Neurosekret enthalten. Von welchen Kerngebieten des Hypothalamus diese Fasern stammen, konnte bisher nicht ermittelt werden.

War bisher von gesicherten morphologischen und mutmaßlich humoralen Beziehungen zwischen dem neurosekretorischen Hypothalamussystem einerseits, den Gliederungen der Adenohypophyse andererseits die Rede, so soll nun ein Licht auf die funktionellen Verknüpfungen des neurosekretorischen Apparates mit der Nebennierenrinde im Dienste des Wasserhaushaltes geworfen werden, mit denen sich Untersuchungen meines früheren Mitarbeiters EICHNER befassen. Diese Untersuchungen gingen von der verschiedentlich getroffenen Feststellung einer Vermehrung antidiuretischer Substanz in Blut und Harn nach totaler Adrenalektomie aus. Es wird angenommen, daß es sich bei dieser Substanz um Adiuretin handelt. EICHNER fand nun schon 18 Stunden nach totaler Adrenal-ektomie bei der Ratte eine histologisch faßbare Herabsetzung des Neurosekret-bestandes in der Neurohypophyse. Da eine enge Relation zwischen Neurosekret-menge und Adiuretingehalt nachgewiesen ist, darf man den Schluß ziehen, daß die Nebennierenentfernung zu einer Abnahme des Adiuretinvorrates im Hinter-lappen der Ratte führt. Da Stress recht verschiedener Art den gleichen Effekt hervorruft, kann man aus diesem operativen Versuch zunächst noch nicht auf eine normalerweise bestehende funktionelle Korrelation zwischen neurosekretorischem System und Nebenniere schließen. Dagegen sprechen folgende Beobachtungen EICHNERS für ein antagonistisches Verhalten von Nebennierenrinde und Zwischenhirnsystem im Elektrolyt- und Wasserhaushalt: Belastung des Natriumhaushaltes durch vermehrte Kochsalzzufuhr bewirkt eine gesteigerte Abgabe des Neurosekrets in allen Teilen des Systems, ferner eine Vergrößerung der Zellkerne und Nucleolen in den Ganglienzellen des Nucleus supraopticus und paraventricularis. In der Zona glomerulosa der Nebennierenrinde nehmen die Kernvolumina geringfügig ab; es kommt ferner zu einer Herabsetzung des Lipoidbestandes. Dagegen steigen die Kernvolumina in der Zona fasciculata um 27% gegenüber der Norm. Auch hier wurde eine Abnahme der Lipoide festgestellt.

Erhalten die Versuchstiere eine natriumarme Ernährung durch Zusatz eines Kationen-Austauschers zum Futter und Verabfolgung von Aqua destillata als Trinkwasser, dann wurde keine Verringerung des Neurosekretgehaltes oder sonstige Veränderung im Zwischenhirnhypophysen-System beobachtet. Dagegen ließ sich eine erhebliche Verbreiterung der Zona glomerulosa nachweisen. Das Volumen ihrer Zellkerne nahm um 36% gegenüber der Norm zu, der Lipoidbestand erschien nicht verändert. Die Kernvolumina in der Zona fasciculata waren um etwa 6% verkleinert. In diesem Falle lag — nach dem Verhalten der Kerne zu urteilen — eine Aktivitätssteigerung der Zona glomerulosa vor, im Falle der vermehrten Natriumzufuhr eine Tätigkeitsminderung bei Steigerung der Aktivität in der Zona fasciculata. Eichner ist auf Grund dieser Beobachtungen der Auffassung, daß das neurosekretorische Zwischenhirnsystem und die Zona glomerulosa der Nebennierenrinde sich bezüglich des Natriumhaushaltes antagonistisch verhalten. Die Frage, welcher biologische Sinn diesem Antagonismus zugrunde liegt, muß ebenso geklärt werden wie die nach dem Mechanismus des gegensätzlichen Verhaltens.

Die hier in summarischer Form vorgelegten morphologischen Beobachtungen am neurosekretorischen Zwischenhirnsystem stellen zweifellos mehr Fragen als sie Fragen beantworten. Bei aller Problematik lassen sie aber erkennen, daß das Neuronensystem des Nucleus praeopticus bzw. supraopticus und paraventricularis eine bemerkenswerte Sonderstellung im Gefüge des Zentralnervensystems einnimmt, die es in das interessante Grenzgebiet zwischen Neurophysiologie und Endokrinologie einreiht. Weitere experimentell-morphologische Untersuchungen müssen sich der Frage zuwenden, ob und welche Beziehungen zwischen dem neurosekretorischen System und den hier nicht berücksichtigten endokrinen Organen wie Schilddrüse und Inselapparat bestehen.

Literaturverzeichnis

Bargmann, W.: Z. Zellforsch. **34**, 610—634 (1949).
— Mikroskopie (Wien) **5**, 289—292 (1950).
— Z. Zellforsch. **38**, 275—298 (1953).
— Das Zwischenhirn-Hypophysensystem. Berlin-Göttingen-Heidelberg: Springer. 1954.
Bargmann, W. und K. Jacob: Z. Zellforsch. **36**, 556—562 (1952).
Benoit, J. et I. Assenmacher: Arch. Anat. Microsc. **42**, 334—386 (1953).
— — J. Physiol. **47**, 427—567 (1955).
Eichner, D.: Z. Zellforsch. **37**, 406—414 (1952).
— Z. Zellforsch. **38**, 488—508 (1953).
Green, J. D. and V. L. van Breemen: Amer. J. Anat. **97**, No. 2, 177—228 (1955).
Hagen, E.: Acta Anat. (Basel) **25**, 1—33 (1955).
Heller, H. and E. J. Zaimis: J. Physiol. **109**, 162—169 (1949).
Hild, W.: Z. Zellforsch. **40**, 257—312 (1954).
Hild, W. und G. Zetler: Experientia (Basel) **7**, 189 (1951).
— — Arch. exper. Path. Pharmak. **213**, 139—153 (1951).
— — Klin. Wschr. **1952**, 433—439.
— — Dtsch. Z. Nervenhk. **167**, 205—214 (1952).
— — Pflügers Arch. **257**, 169—201 (1953).
— — Z. exper. Med. **120**, 236—243 (1953).
Jöchle, W.: Endokrinologie **33**, 129—138 (1956).
— Endokrinologie **33**, 190—194 (1956).
Legait, H.: Compt. Rend. Soc. Biol. **149**, 1016 (1955).
— Arch. Anat. Microsc. **44**, No. 4, 323—343 (1955).
Martini, L. and C. Morpurgo: Nature **175**, 1127 (1955).
Rodeck, H. und R. Caesar: Z. Zellforsch. **44**, 666—691 (1956).
Saffran, M. and A. V. Schally: Canad. J. Biochem. Physiol. **33**, 408—415 (1955).
Sloper, J. C.: J. Anat. **89**, Part 3, 301—316 (1955).
Scharrer, E.: Z. Zellforsch. **37**, 196—204 (1952).

SCHARRER, E.: Experientia **10**, 264 (1954).
SCHARRER, B. und E. SCHARRER: Biol. Bull. **87**, 242—251 (1944).
— — Neurosekretion. In Handbuch der mikroskopischen Anatomie des Menschen VI.
Berlin-Göttingen-Heidelberg: Springer. 1954.
SCHIEBLER, TH. H.: Acta Anat. (Basel) **13**, 233—255 (1951).
— Z. Zellforsch. **36**, 563—576 (1952).
— Exper. Cell. Res. **3**, 249—250 (1952).
— Acta Anat. (Basel) **15**, 393—416 (1952).
— Verh. Anat. Ges., Erg.-H. z. Anat. Anz. **99**, 91—93 (1952).

Professor Dr. WOLFGANG BARGMANN, Anatomisches Institut der Universität, *Kiel*,
Neue Universität, Haus 30, Bundesrepublik Deutschland.

Disputatio

G. W. HARRIS (London): I would only like to make one comment, and that very briefly. It concerns the old and much debated problem of a direct innervation to the pars distalis of the anterior pituitary. The problem in the last 20 years has mainly revolved around methods of staining — as to whether fibres seen in the pars distalis are nerve fibres or whether they are reticular connective tissue fibres. Two recent communications from independent groups in the United States have informed us that electron-microscopic studies failed to reveal any nerve fibres in the pars distalis. Now, that does not include the pars tuberalis nor the pars intermedia and it can be taken that in these two parts of the adenohypophysis nerve fibres are undoubtedly present. But in the pars distalis apparently, the electron-microscope, which differentiates clearly between nerve fibres and reticular fibres, shows the absence of nerve fibres to parenchymal cells.

W. BARGMANN (Kiel): I expected that you would mention the question of nervous fibres in the pars distalis, and I think the best thing is to demonstrate this microphotograph of a light microscope slide showing nerve fibers within the pars distalis of the cat.

M. MOSINGER (Marseille): Messieurs. Le problème de l'innervation du lobe antérieur est vraiment irritant. Ce matin, Monsieur STUTINSKY a eu raison de dire qu'il faut recommencer son étude. Monsieur BARGMANN vient de montrer des fibres nerveuses dans le lobe antérieur. Or, je rappelle qu'en 1939 nous avons montré avec ROUSSY de telles fibres. Nous avons été beaucoup critiqués mais nous avons publié des figures absolument démonstratives. Je rappelle qu'en matière de neuro-histologie et d'imprégnation métallique seuls les résultats positifs comptent. Je n'ai pas réussi à Marseille à réimprégner les mêmes fibres alors que j'ai réussi à nouveau à Paris et je pense qu'il y a une question d'eau.

A côté de ceux qui n'ont jamais vu de fibres, il y a d'autres auteurs qui les voient innombrables. C'est le cas de Mademoiselle EMMI HAGEN. Au sujet du travail de Mademoiselle EMMI HAGEN je pose une question importante. Suivant cet auteur, il y a continuité entre le réseau nerveux du lobe intermédiaire et celui de la pars distalis. Le même auteur admet que les fibres hypothalamiques vont au lobe intermédiaire et que le lobe intermédiaire reçoit des fibres du sympathique cervical. Dans ces conditions, je ne comprends pas pourquoi les fibres hypothalamiques n'iraient pas jusqu'au lobe intermédiaire.

Je voudrais soulever une autre question. La régénération du système porte semble suffisante pour que la transmission hypothalamique passe au lobe intermédiaire. Mais cela ne veut pas dire qu'il n'existe pas dans les conditions physiologiques des fibres nerveuses hypothalamo-hypophysaires. Il est tout à fait évident que toutes les fibres nerveuses agissent par l'intermédiaire de neurohormones. C'est ce que nous avons toujours soutenu et nous avons toujours prétendu que le faisceau hypothalamo-hypophysaire agit comme toutes les voies nerveuses sur l'hypophyse par des neurohormones. La conception humorale et la conception nerveuse ne font donc que se compléter dans la région hypothalamo-hypophysaire comme dans tous les autres organes.

H. SPATZ (Gießen): Das den Untersuchungen BARGMANNS zugrunde liegende neurosekretorische (GOMORI-positive) System des *Tractus supraoptico-hypophyseus* dient der Produktion der Hinterlappenhormone (Anhäufung des Neurosekrets im Hinterlappen der Neurohypophyse, wo sich die Endigungen der Nervenfasern des Systems befinden). Von diesem System ist ein anderes (zusammengesetztes) System abzutrennen. Dieses steht im Dienste der Regulation der Tätigkeit der Gonaden und verbindet das Tuber cinereum mit dem proximalen Anteil der Adenohypophyse (sogenannter Pars tuberalis). Der aus zarten Gomori-negativen Fasern bestehende *Tractus tubero-hypophyseus* endigt in der Hauptsache in der Gomori-negativen Zona externa der proximalen Neurohypophyse (Infundibulum) an der Stelle des Kontakts mit der proximalen Adenohypophyse und um die aus dem Drüsenteil in den Nerventeil eintretenden eigenartigen Gefäßschlingen. Über die Art der Verbindung gehen die Ansichten zur Zeit auseinander, aber es besteht ziemlich allgemeine Übereinstimmung darüber, daß hier die konstante Verknüpfung von Hypothalamus und Adenohypophyse zu suchen ist. Dagegen sind die Beziehungen des Hinterlappens zur Pars intermedia inkonstant; sie fehlen nicht nur bei den Vögeln, sondern auch bei einzelnen Säugetieren (Walen, Elefanten). — Die beiden Systeme sind voneinander zu unterscheiden, wenn sie auch Beziehungen untereinander haben mögen.

H. Heller (Bristol): I want to ask Professor Bargmann a short question. We have now, I think, evidence for quick repletion of the neural lobe with active substances. Scharrer has explained the supply of neuro-secretory material to the gland in terms of *axoplasmatic* flow and has adduced some observations by Carlisle on invertebrates. I was therefore very interested in Professor Bargmann's *serial* photographs. Can he give me the time intervals between exposures and tell me whether he thinks that the rate of transport in the mammalian axon is sufficient to account for quick repletion — considering of course, that the transport occurs not in one fibre but in many.

W. Bargmann (Kiel): I think that the answer to Dr. Heller's question can be given very briefly. There are not so many experimental data, of course, concerning living neurons, and Hild has been able to show it in this single micro-film we have seen the pictures of; and the time you are interested in, in which the flow may occur, is approximately between one and two hours. I do not know whether this time is in sufficient agreement with your physiological conceptions but we must consider the fact that this cultivated tissue is not the same thing as the living brain and therefore, I think, we must be very careful in making any final conclusions concerning this point.

De l'existence, dans le diencéphale de certains mammifères, de groupes cellulaires neurosécrétoires distincts des noyaux supraoptiques et paraventriculaires

Par

J. Barry, Nancy

Avec 9 Figures et 3 Schémas

Introduction

Au cours de nos recherches sur la neurosécrétion diencéphalique, nous avons été conduits à examiner en détail le cerveau de plusieurs espèces de Mammifères appartenant aux ordres des Rongeurs (rat blanc, souris blanche, lapin, cobaye, campagnol, hamster), des Carnivores (chat), des Insectivores (taupe, musaraigne) et des Cheiroptères (Rhinolophidés et Myotis). Dans le diencéphale de certaines de ces espèces, nous avons observé des cellules de morphologie neurosécrétoire plus ou moins évidente, distinctes topographiquement et morphologiquement des cellules neurosécrétoires qui entrent dans la constitution des noyaux paraventriculaires et supraoptiques. Jusqu'à ce jour nous avons rencontré de telles cellules chez le rat blanc et la souris blanche, chez la taupe et chez le cobaye.

I. Les cellules neurovégétatives à inclusions colloïdes acidophiles de l'hypothalamus du rat blanc et de la souris blanche

Chez le rat blanc et la souris blanche, il existe, au niveau de l'hypothalamus, une importante proportion de cellules de type neurovégétatif renfermant une ou plusieurs inclusions de type colloïde (Fig. 1—2 et Schéma n° I). Topographique-ment ces cellules occupent une aire assez vaste et peuvent se rencontrer dans tout l'hypotha-lamus, avec une plus grande fréquence dans les régions ven-tromédiane et infun-dibulo-tubérienne. Il en existe également, mais en petit nombre, dans le complexe amygdalien.

Morphologique-ment, elles offrent l'aspect soit d'élé-ments à noyau dense

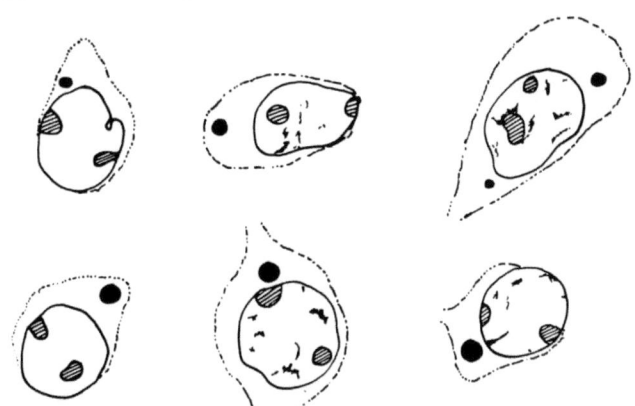

Schéma n° I. Cellules à inclusions colloïdes du diencéphale de la souris blanche (en haut) et du rat blanc (en bas). Dessins à la chambre claire O. P. L.; monoculaire Stiassnie; objectif à immersion $^1/_{12}$; oculaire 10 (grossissement 2.500 environ)

et cytoplasme chromatophile, sans corps de Nissl décelables; soit de cellules à cytoplasme chromophobe ou peu colorable, parfois à peine visible, et à corps de Nissl généralement très discrets; soit enfin de cellules à noyau clair et péricaryon vésiculeux rappelant les cellules parenchymateuses de Gersh. Les inclusions colloïdes présentes dans ces cellules sont bien fixées par le Bouin, le Bouin-Hollande et le Helly, sont insolubles dans le fixateur alcool absolu-chloroforme, sont bien mises en évidence par les colorants acides (fuchsine acide, phloxine etc.) et l'hématoxyline de Regaud, mais ne se colorent pas par l'hématoxyline chromique de Gomori.

Régulièrement sphériques elles sont en nombre variable dans une même cellule : ordinairement uniques, parfois au nombre de 2 ou 3, rarement plus nombreuses. Elles présentent généralement un diamètre de l'ordre de 2 à 3 microns, c'est à dire comparable à celui des nucléoles, mais peuvent atteindre 5 et même 7 microns.

Il semble exclu que ces inclusions puissent résulter d'une colloïdopexie neuronale. Selon toute vraisemblance il s'agit au contraire de produits d'élaboration intra-cellulaire, certaines images conduisant à penser qu'elles prennent naissance au voisinage ou au contact de la membrane nucléaire, peut-être même à partir d'éléments nucléaires figurés affectant l'aspect de granules acidophiles.

L'hypothèse selon laquelle ces inclusions auraient la signification d'un véritable produit de sécrétion nous semble corroborée par le fait qu'elles sont fréquemment libérées dans le tissu nerveux, le plus souvent au niveau ou à peu de distance des péricaryons, sans doute à la suite d'un processus d'excrétion de type mérocrine.

Leur destinée ultérieure ne peut-être établie avec certitude, mais certaines d'entre elles présentent des images de migration à travers l'épendyme de la région infundibulaire (hydrencéphalocrinie de substance colloïde gomorinégative d'origine neurosécrétoire), tandis que d'autres peuvent se rencontrer au voisinage de capillaires sanguins ou agir peut-être par voie neurocrine, à la suite d'une lyse locale.

II. Les cellules à gouttes acidophiles de l'hypothalamus de la taupe

Nous avons observé chez la taupe (*Talpa europea*), dans la région hypothalamique médio-latérale, des cellules très particulières, généralement volumineuses et remplies de nombreuses gouttes acidophiles (Fig. 3—4 et Schéma n° II)

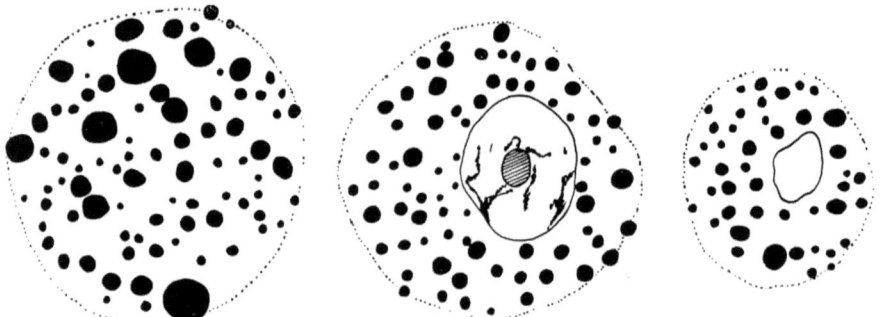

Schéma n° II. Cellule à gouttes acidophiles de l'hypothalamus de la taupe. Cette cellule est intéressée par 3 coupes successives. Le reste comme pour le schéma précédent

dont la taille varie d'une fraction de micron à 3 ou 4 microns environ. Ces cellules, peu nombreuses (quelques unités au total dans chaque moitié latérale du diencéphale, chez un même individu), entretiennent fréquemment des rapports très étroits avec les capillaires sanguins.

Topographiquement, les plus internes d'entre elles sont situées immédiatement à l'extérieur du noyau paraventriculaire (noyau filiforme de FORTUYN, 1912 et GURDJIAN, 1927). Elles sont dispersées à l'intérieur d'une région assez vaste, limitée en avant par le chiasma optique et en arrière par un plan frontal passant immédiatement en avant des tubercules mamillaires; elles semblent localisées électivement dans la partie moyenne de cette région, au voisinage du pilier antérieur du trigone.

Morphologiquement, leurs caractères très spéciaux et leurs rapports avec les capillaires sanguins conduisent, à défaut de preuves directes, à considérer leur signification neurosécrétoire comme très probable.

III. Les cellules à gouttelettes acidophiles du noyau hypothalamique latero-dorsal interstitiel du cobaye

Nous insisterons un peu plus sur ces cellules que nous avons particulièrement étudiées sur un assez grand nombre de sujets: 15 cobayes, dont 7 normaux et 8 ayant reçu une ou plusieurs injections d'alloxane, soit au total 13 mâles et 2 femelles, de poids variant de 400 à 700 grammés.

Ayant découvert fortuitement ces cellules chez des cobayes traités par l'alloxane, nous avions été frappés alors par leur quantité et leurs caractères morphologiques très spéciaux.

Le petit nombre de sujets que nous avons examinés tout d'abord (2 cobayes traités par l'alloxane et 4 cobayes normaux) nous avait conduit à admettre une action probablement élective de l'alloxane sur ces éléments, mais nos recherches ultérieures n'ont pas confirmé cette hypothèse.

Nous pouvons affirmer actuellement que ces cellules ne présentent pas de variations numériques significatives sous l'influence de l'alloxane et que ce produit ne paraît pas non plus modifier leur morphologie.

Topographiquement, ces cellules sont localisées dans la région hypothalamique latéro-dorsale, en arrière et au-dessus du pilier antérieur du trigone (fornix), au-dessous du faisceau de VICQ D'AZYR, en arrière de la commissure blanche antérieure et en avant des noyaux mamillaires. Par rapport à la ligne médiane, elles sont situées entre, d'une part, la moitié interne du noyau hypothalamique latéral (nucleus hapothalamicus lateralis de NISSL, 1913 et de WINKLER et POTTER, 1914), généralement en dedans du faisceau olfactif basal d'EDINGER (faisceau médian du télencéphale, medial forebrain bundle des Anglo-Saxons) et, d'autre part, la partie externe du noyau hypothalamique dorso-médian.

Chez un cobaye normal, nous avons fait le décompte des cellules situées à l'extérieur d'un plan sagittal tangent au bord externe du fornix et des cellules situées à l'extérieur de ce plan (la plupart de ces dernières étant comprises entre le plan précédent et un second plan sagittal tangent au bord interne du fornix). Ces deux groupes représentaient respectivement $1/_3$ et $2/_3$ du total des cellules acidophiles présentes chez l'individu examiné. La limite inférieure de la zône à l'intérieur de laquelle ces cellules peuvent se rencontrer est représentée par un plan horizontal tangent à l'extrémité supérieure des nerf optiques et du chiasma.

Exceptionnellement, il peut s'en rencontrer jusqu'à quelques dizaines de microns au-dessus du noyau supraoptique, dans la région post-chiasmatique. De façon exceptionnelle également ces cellules peuvent s'observer à l'intérieur d'un plan sagittal tangent à la face externe du noyau paraventriculaire; quelques unes enfin sont au contact des faisceaux constitutifs du fornix ou disséminées entre eux. Leur extension s'apprécie plus commodément sur coupes sagittales que sur coupes frontales. En définitive ces cellules peuvent être considérées comme des éléments magno-cellulaires diffus au sein d'une région qui, du fait de sa situation entre le noyau hypothalamique latéral et le noyau hypothalamique

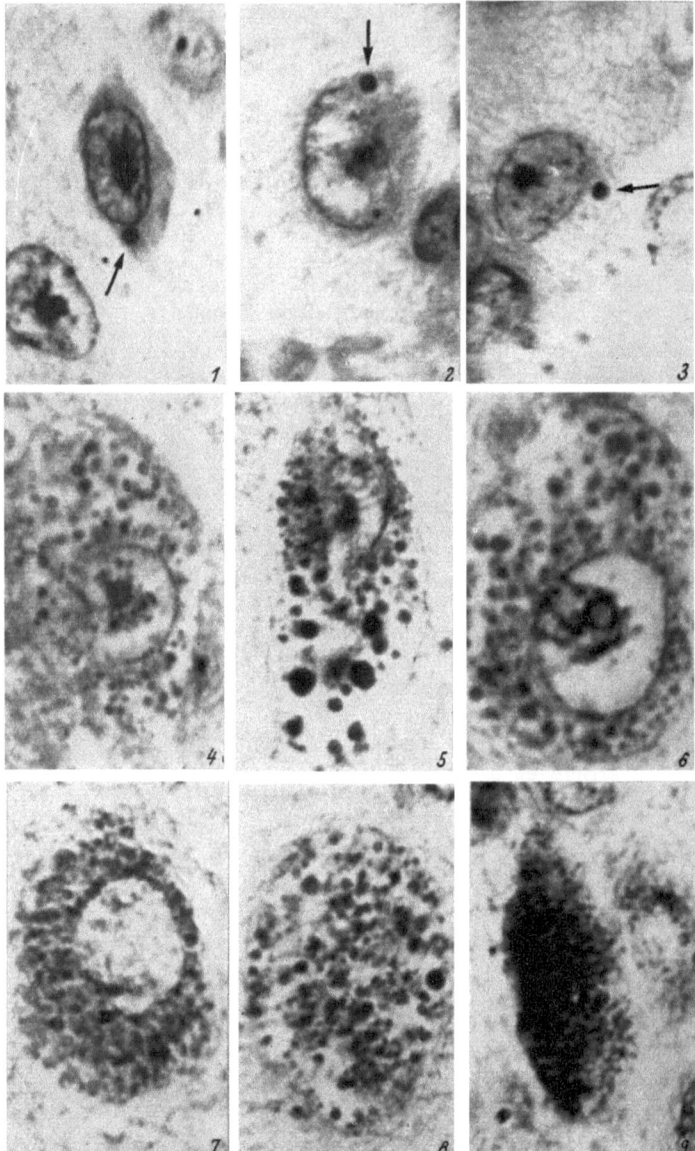

Fig. 1, 2 et 3. Cellules à inclusions colloïdes du diencéphale de la souris blanche et du rat blanc. Les flèches indiquent les inclusions
Fig. 4, 5 et 6. Cellules à gouttes acidophiles de l'hypothalamus de la taupe
Fig. 7, 8 et 9. Cellules à gouttelettes acidophiles de l'hypothalamus du cobaye

dorso-médian, pourrait être désignée comme *noyau hypothalamique latéro-dorsal interstitiel.*

Quantitativement, il importe de noter *que le nombre de ces cellules est extrêmement variable selon les sujets.* Chez un cobaye mâle normal, de 600 grs, nous n'avons observé, dans toute une moitié du diencéphale, qu'une seule cellule renfermant des gouttelettes acidophiles; par contre dans un groupe de 6 cobayes (3 normaux, 3 traités par une injection de 50 mg d'alloxane), dont les cerveaux avaient été débités en coupes sériées de 10 microns, nous avons trouvé respectivement les nombres suivants de coupes de cellules renfermant des grains acidophiles: 345, 827, 467, 446, 343 et 298. Nous n'avons compté que les cellules dont le diagnostic ne prêtait pas à contestation et nous avons admis qu'une même cellule était, en moyenne du point de vue statistique, intéressée par trois coupes successives. Dans ces conditions et pour les 6 cobayes précédents, les nombres (minima) de cellules à gouttelettes acidophiles présentes dans chaque moitié du diencéphale peuvent être estimés, respectivement, à 113, 275, 155, 148, 114 et 100.

Etant donné que les animaux étudiés étaient de poids voisins (400 grs environ), élevés et sacrifiés dans les mêmes conditions et, dans chaque groupe apparemment dans des états physiologiques comparables, des différences numériques du simple au double semblent s'inscrire dans le cadre des variations normales.

En fait si les cellules à granulations acidophiles typiques (c'est à dire en état de charge granulaire caractéristique) ne représentent qu'un stade fonctionnel de cellules spécifiques succeptibles de passer par des étapes de dégranulation, d'épuisement et de repos, etc..., il semble que le nombre de ces éléments spécifiques doit être relativement important.

Morphologiquement, ces cellules sont caractérisées par la présence de granulations ou gouttelettes de taille variant d'une fraction de micron à 2 ou 3 microns. Ces granulations se colorent plus ou moins vivement par les colorants acides (éosine, érythrosine, bleu d'aniline, fuchsine acide, phloxine) et par l'hématoxyline ferrique de REGAUD; elles ne se colorent pas par l'hématoxyline chromique de GOMORI, donnent une réaction négative au tanin-perchlorure de fer (réaction de DERRIEN et TURCHINI) et ne se colorent pas par le noir Soudan B. Assez généralement le cytoplasme de ces cellules est d'autant moins chromophile que leurs granulations acidophiles sont plus volumineuses.

Dans certains cas ces granulations peuvent être groupées en petits amas rappelant par leur disposition celle des corps de NISSL au niveau desquels elles paraissent se former, selon un processus comportant une sorte de virage acidophile de plages primitivement basophiles. Leur évolution semble se faire le plus souvent vers une augmentation progressive de taille, mais comporte peut-être dans certains cas des phénomènes de co-agglutination suivis d'une coalescence plus ou moins complète. Ainsi peuvent prendre naissance certaines cellules hyperchromatophiles "pourpres" qui ne doivent pas être confondues avec les cellules de type "sclérotique" décrites par certains auteurs dans les noyaux neurosécrétoires, mais qui peuvent se rencontrer également dans d'autres régions. (Ces cellules "sclérotiques" sont des éléments à cytoplasme dense, acidophile, à noyau parfois indistinct, saisis selon nous à un stade fonctionnel rappelant l'état "pycnomorphe" de NISSL, mais que certains auteurs interprètent comme des formes en voie de dégénérescence).

L'évolution des grains vers une perte progressive de leur colorabilité n'est pas exclue, mais les formes à grains très peu contrastés, peu nombreux, à la limite de visibilité et groupés en un ou quelques petits amas intracytoplasmiques nous semblent plutôt être des éléments chez lesquels le cycle sécrétoire a débuté depuis peu.

Quoi qu'il en soit de ce point il importe de noter que la *morphologie des cellules à granulations acidophiles est susceptible de variations extrêmement importantes* (cf. Schéma n° III), compte non tenu, il va de soi des différences liées aux plans de coupes: — cellules à noyau dense, à péricaryon d'aspect rétracté ou chiffonné, à grains petits et très serrés; — cellules à grain peu nombreux, parfois peu contrastés, en petits amas séparés par des travées cytoplasmiques plus ou moins larges; — cellules à grains nombreux, de taille moyenne, peu espacés les uns des

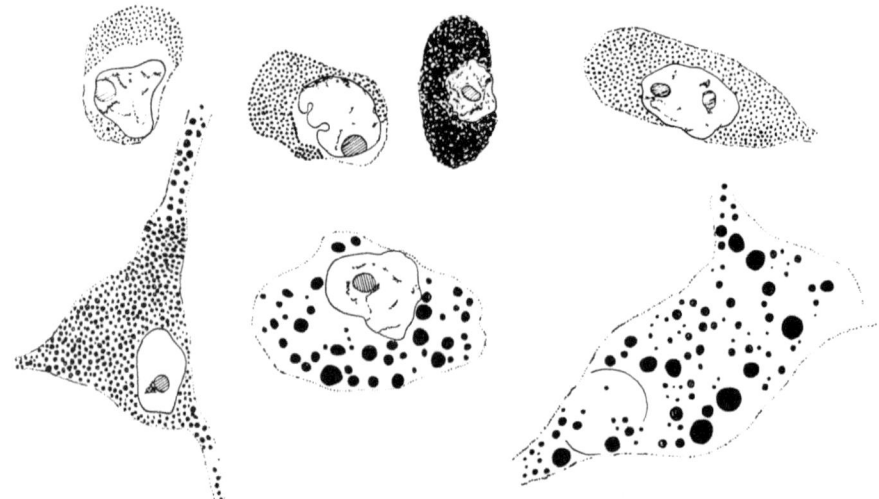

Schéma n° III. Divers types morphologiques de cellules à gouttelettes acidophiles du noyau hypothalamique latéro-dorsal interstitiel du cobaye. Le reste comme pour le schéma précédent

autres, à noyau clair et vésiculeux; — cellules à granulations paraissant plus ou moins coalescentes, à noyau dense et rétracté ou peu visible; — cellules à gouttelettes acidophiles de taille plus grande paraissant contenues à l'intérieur de vacuoles jointives, mais non confluentes; — enfin grande cellules d'aspect turgescent, à noyau clair, généralement mais non toujours vésiculeux, renfermant des gouttes acidophiles de grande taille et un cytoplasme intergranulaire très délié, parfois indiscernable.

Nous n'avons observé ce dernier type d'éléments que chez un cobaye ayant reçu une injection d'alloxane, mais nous pensons qu'il s'agit là d'une pure coïncidence, étant donné que nous ne l'avons pas retrouvé chez les autres cobayes soumis également à l'action de l'alloxane, dans des conditions et à des doses semblables.

Un troisième point enfin doit être noté à savoir la *fréquence et l'intimité des rapports des cellules à granulations acidophiles avec les capillaires sanguins.* Cette impression, immédiate d'un point de vue qualitatif, peut-être facilement précisée. Chez un de nos cobayes, sur un total de 827 coupes de cellules acidophiles, représentant environ 275 cellules, nous avons observé 166 fois, soit dans *plus de 50%* *de cas*, des rapports extrêmement étroits avec les capillaires sanguins.

La destinée des granulations acidophiles nous échappe complètement pour l'instant; leur excrétion interstitielle par voie méro ou holo-mérocine semble possible à en juger par certaines images et pourrait alors comporter un mode d'action de type neurocrine. Une action hémocrine paraît également possible. soit au niveau ou à proximité immédiate des péricaryons, soit à distance de ceux-ci. au terme d'une migration interstitielle ou intra-neuritique. Il est cependant très difficile de choisir entre ces diverses hypothèses, certaines images, assez exceptionnelles, pouvant avoir la signification d'artefacts ou étant susceptibles d'interprétations différentes. D'une façon globale et schématique, il semble que le seul point assuré soit que les granulations acidophiles demeurent pratiquement localisées au niveau des péricaryons ou à proximité immédiate de ceux-ci et ne s'observent à peu près jamais à distance le long des prolongements neuritiques.

Il reste cependant que, du fait de leur double caractère nerveux et "glandulaire", de leur topographie très particulière, de leurs variations morphologiques remarquables suggérant l'existence d'un véritable cycle fonctionnel, du fait enfin de la fréquence et de l'intimité de leurs rapports avec les capillaires sanguins, ces cellules doivent être considérées comme des éléments de type neurosécrétoire probable, constituant une formation spécifique et assumant des fonctions particulières.

Conclusions

Chez certains Rongeurs (rat blanc, souris blanche, cobaye) et Insectivores (taupe) existent des cellules de *morphologie* neurosécrétoire plus ou moins évidente. Ces cellules se distinguent des cellules neurosécrétoires des NSO et NPV par: 1. leur topographie différente; 2. la morphologie, la taille, le nombre et les caractères tinctoriaux de leurs inclusions.

Dans ces conditions il semble licite de supposer qu'il existe, chez certains Mammifères, en dehors des formations neurosécrétoires constantes des NSO et NPV, d'autres formations diencéphaliques neurosécrétoires assumant des fonctions particulières.

En d'autres termes et si cette hypothèse est exacte, la notion de "glande diencéphalique" déborderait celle de "voie neurosécrétoire" et les "hormones hypothalamiques" ne se limiteraient pas nécessairement aux seuls principes hormonaux dits "post-hypophysaires".

Résumé

Le présent travail constitue un essai d'"approche morphologique" du problème de la pluralité éventuelle des types cellulaires intervenant dans les processus de neurosécrétion diencéphalique. Il a été entrepris chez certains Mammifères (rat blanc, souris blanche, cobaye) et Insectivores (taupe).

Chez le rat blanc et la souris blanche, dans toute la région hypothalamique, existent de nombreuses cellules neurovégétatives renfermant des inclusions colloïdes GOMORInégatives acidophiles. La taille de ces inclusions varie de 1 à 7 microns environ (2 en moyenne) et leur nombre dans une même cellule dépasse rarement 3 à 4 unités. Elles semblent la plupart du temps être libérés dans le tissu nerveux au voisinage des péricaryons, certaines subissant ensuite un processus d'hydrencéphalocrinie au niveau de la région infundibulaire et d'autres présentent des images de migration interstitielle dont l'amplitude et l'aboutissement ne peuvent être précisés pour l'instant.

Chez le cobaye, dans la région hypothalamique latéro-dorsale, existe une formation cellulaire diffuse dont les éléments semblent présenter un cycle très particulier, comportant notamment le passage par des formes renfermant de nombreuses gouttelettes acidophiles dont la taille varie de 0,5 à 2 microns. Dans une même cellule la taille des gouttelettes est généralement assez uniforme, donnant à l'ensemble un aspect "framboisé" caractéristique.

Selon les individus la morphologie de ces cellules est susceptible de présenter toute une gamme de variations sériées, dont les termes extrêmes sont très différents. Le nombre de ces cellules, ou du moins des éléments à charge granulaire caractéristique, est extrêmement variable selon les sujets (de quelques unités à plusieurs centaines). Chez des individus de même âge, de poids voisins et apparemment dans le même état physiologique, des différences numériques de 10 à 30% paraissent s'inscrire dans le cadre des variations normales. En dépit du caractère neurosécrétoire morphologiquement évident de ces cellules, nous n'avons pu encore préciser le mode d'élimination et la destinée de leur produit de sécrétion.

Chez la taupe, dans la région hypothalamique latérale, existent des cellules très particulières, généralement très volumineuses mais peu nombreuses et remplies de gouttes acidophiles, dont la taille varie d'une fraction de micron à 3 ou 4 microns. Ces cellules, qui sont incontestablement des éléments nerveux, entretiennent souvent des rapports étroits avec les capillaires sanguins et leur signification neurosécrétoire paraît extrêmement probable.

En résumé, chez certains Rongeurs (rat blanc, souris blanche, cobaye) et Insectivores (taupe) existent des cellules de *morphologie* neurosécrétoire plus ou moins évidente. Ces cellules se distinguent des cellules neurosécrétoires des NSO et NPV par:
1. Leur topographie différente.
2. La morphologie, la taille, le nombre et les caractères tinctoriaux de leurs inclusions.

Dans ces conditions il semble licite de supposer qu'il existe, chez certains mammifères, en dehors des formations neurosécrétoires constantes des NSO et NPV, d'autres formations diencéphaliques neurosécrétoires assumant des fonctions particulières.

Riassunto

Il presente lavoro costituisce un tentativo di "avvicinamento morfologico" al problema dell'eventuale pluralità dei tipi cellulari che partecipano ai processi neurosecretori diencefalici. Il tentativo in questione è stato intrapreso su alcuni mammiferi (ratto bianco, topo bianco, cavia) e su di un insettivoro (talpa).

Nel ratto e nel topo bianco esistono, in tutta la regione ipotalamica, numerose cellule neurovegetative, che racchiudono delle inclusioni colloidali GOMORI-negative acidofile. La misura di queste inclusioni varia da 1 a 7 micron circa (in media 2) ed il loro numero, in una cellula, sorpassa raramente le 3 o 4 unità. Nella maggior parte dei casi esse si rinvengono nel tessuto nervoso in prossimità della cellula. Alcune subiscono in seguito un processo di idroencefalocrinia a livello della regione infundibolare, mentre altre presentano quadri di migrazione interstiziale, dei quali non è possibile, per ora, precisare nè l'ampiezza nè il significato.

Nella regione ipotalamica latero-dorsale della cavia esiste una formazione cellulare diffusa, gli elementi della quale pare presentino un ciclo del tutto particolare, che comprende vari stadi di passaggio fino ad elementi che racchiudono numerose goccioline acidofile, di una misura variante da 0,5 a 2 micron.

In una stessa cellula il diametro delle goccioline è generalmente abbastanza uniforme, il che conferisce all'elemento un aspetto caratteristico.

A seconda degli individui, la morfologia di queste cellule può presentare tutta una gamma di variazioni, i termini estremi delle quali si differenziano molto.

Il numero delle cellule, o per lo meno degli elementi a carica granulare caratteristica, varia molto a seconda dei soggetti (da qualche unità a diverse centinaia).

In individui della stessa età, aventi un peso quasi simile ed apparentemente nelle medesime condizioni fisiologiche, delle differenze dal 10 al 30% pare rientrino nel quadro di variazioni normali.

Malgrado il carattere neurosecretorio morfologicamente evidente di queste cellule, non siamo ancora riusciti ad identificare il modo di eliminazione e la destinazione del loro prodotto endocitoplasmatico.

Nella regione ipotalamica laterale *della talpa* esistono delle cellule particolari, generalmente molto voluminose, ma di numero ridotto, ripiene di goccioline acidofile, la grandezza delle quali varia da una frazione di micron a 3 o 4 micron.

Queste cellule, che sono incontestabilmente degli elementi nervosi, sono sovente in stretto rapporto con i capillari sanguigni ed il loro significato neurosecretorio appare estremamente probabile.

Riassumendo si può dire che in certi roditori (ratti bianchi, topi bianchi, cavie) ed insettivori (talpe) esistono delle cellule a morfologia neurosecretoria più o meno evidente. Queste cellule si distinguono dalle cellule dei nuclei sopraottici e paraventricolari attraverso:
1) una diversa topografia;
2) la morfologia, la grandezza, il numero ed i caratteri tintoriali delle loro inclusioni.

In base a queste considerazioni sembra lecito supporre l'esistenza, in certi mammiferi, accanto alle cellule neurosecretorie dei nuclei sopraottici e paraventricolari già ben note, anche di altre strutture diencefaliche neurosecretorie con funzioni del tutto particolari.

Summary

The present work is an attempt at a morphological approach to the problem of the eventual plurality of cellular types that take part in the diencephalic neurosecretory processes. The attempt in question was made on certain mammals (albino rats, albino mice, guinea pigs) and on an insectivore (mole).

In rats and albino mice numerous neurovegetative cells are to be found in all parts of the hypothalamus containing acidophilous GOMORI-negative colloidal inclusions. The size of these inclusions varies from about 1 to 7 microns (average 2) and their number in a single cell rarely exceeds 3 or 4 units. Most of the time they are liberated in the nervous tissue, in the neighbourhood of the cell. Some of them undergo a process of hydroencephalocrinia at the level of the infundibular region, whilst others present an interstitial migration, neither the extent nor the result of which it is possible, at the moment, to establish.

In the latero-dorsal hypothalamic regions of guinea pigs there is a diffuse cellular formation, the elements of which appear to undergo an altogether particular cycle which includes especially the passage through cells that contain numerous acidophilous drops, of a size varying from 0.5 to 2 microns.

In one and the same cell the diameter of the drops is generally rather uniform; this gives the whole a characteristic raspberry-like aspect.

According to the subjects the morphology of the cells can present a whole range of serial variations, the extreme figures of which differ widely.

The number of cells, or at least of elements with a characteristic granular load, varies widely according to the subjects (from a few units to several hundreds).

In subjects of the same age with almost the same weight and apparently in the same physiological conditions, differences of 10 to 30% seem to lie within the range of normal variations.

Notwithstanding the morphologically evident neurosecretory character of these cells, we have not succeeded in identifying the means of elimination and the destination of their secretion product.

In the lateral hypothalamic region of the mole there are particular cells, generally very voluminous, but few in number, full of acidophilous drops, the size of which varies from a fraction of micron to 3 or 4 microns.

These cells, that are undeniably nervous cells, are often in close relationship with blood capillaries, and their neurosecretory significance appears extremely probable.

Summing up, one can say that in certain rodents (albino rats, albino mice and guinea pigs) and insectivores (moles) there are cells with a more or less evident neurosecretory morphology. These cells are distinguishable from the neurosecretory cells of the nuclei supraoptici and paraventriculares through:

1. A different topography.

2. The shape, size, number and staining characteristics of their inclusions.

In these conditions it seems justified to admit the existence, in certain mammals, next to the already established neurosecretory formations of the nuclei supraoptici and paraventriculares, also of neurosecretory diencephalic formations, having particular functions.

Zusammenfassung

In der vorliegenden Arbeit wird versucht, auf morphologischem Wege nachzuweisen, daß an dem Neurosekretionsprozeß zahlreichere Zelltypen teilnehmen. Die Befunde wurden an einigen Säugetieren (Albinoratte, Albinomaus, Meerschweinchen) und einem Insektenfresser (Maulwurf) erhoben.

Bei der Ratte und der Albinomaus sind in allen Hypothalamusgebieten zahlreiche neurovegetative Zellen vorhanden, die acidophile GOMORI-negative Kolloideinschlüsse enthalten. Die Größe dieser Einschlüsse schwankt ungefähr zwischen 1 und 7 μ (Mittelwert 2), und ihre Zahl übertrifft in einer einzigen Zelle nur selten 3 oder 4 Einheiten. Meistens werden sie im Nervengewebe in der Nähe der Zellen frei. Einige erfahren dann im Bereich der Infundibulargegend einen Hydroencephalokrinievorgang, andere dagegen führen eine interstitielle Wanderung durch, deren Reichweite und Ziel vorläufig noch nicht festgestellt werden kann.

Im latero-dorsalen Hypothalamusgebiet des Meerschweinchens existiert eine diffuse Zellgruppe, deren Elemente einen ganz besonderen Zyklus zu haben scheinen, der besonders zum Übergang in Zellen führt, die zahlreiche acidophile Tropfen enthalten, deren Größe zwischen 0,5 und 2 μ schwankt.

In derselben Zelle ist der Durchmesser der Tropfen gewöhnlich ziemlich gleichförmig, was der Gesamtheit ein charakteristisches himbeerförmiges Aussehen verleiht.

Je nach Individuum kann die Morphologie dieser Zellen zahlreiche Serienveränderungen zeigen, deren Endglieder sich stark unterscheiden.

Die Zahl der Zellen, wenigstens jener mit charakteristischen Granula, ist je nach Individuum sehr verschieden (von einigen Einheiten bis zu mehreren Hunderten).

Bei Tieren gleichen Alters, von fast gleichem Gewicht und scheinbar in demselben physiologischen Zustand, scheinen Unterschiede von 10 bis 30% im Rahmen normaler Abweichungen zu liegen.

Trotz des morphologisch offenbar neurosekretorischen Charakters dieser Zellen ist es uns noch nicht gelungen, die Ausscheidungsweise festzustellen und ihr Ausscheidungsprodukt zu bestimmen.

In der lateralen Hypothalamusgegend des Maulwurfes findet man besondere Zellen, die gewöhnlich sehr groß sind, sich aber nur in geringer Anzahl finden: mit acidophilen Tropfen gefüllt, schwankt ihre Größe zwischen einem Bruchteil eines Mikrons und 3 oder 4 μ.

Diese Zellen, die zweifellos Nervenzellen darstellen, finden sich oft in enger Verbindung mit den Blutkapillargefäßen, und ihre neurosekretorische Bedeutung scheint absolut möglich zu sein.

Zusammenfassend könnte man sagen, daß bei einigen Nagetieren (Albinoratten, Albinomäusen, Meerschweinchen und Insektenfressern) Zellen mit einer mehr oder weniger offenbar neurosekretorischen Morphologie existieren. Diese Zellen unterscheiden sich von den neurosekretorischen Zellen der Nuclei supraoptici und paraventriculares durch:

1. eine verschiedene Topographie;
2. die Morphologie, die Größe, die Zahl und die Farbcharaktere ihrer Einschlüsse.

Unter diesen Umständen scheint es berechtigt, bei gewissen Säugetieren, außer den neurosekretorischen Zellen der Nuclei supraoptici und paraventriculares, auch andere diencephale neurosekretorische Formationen mit besonderer Funktion anzunehmen.

Bibliographie

1. BARRY, J.: Sur l'existence de cellules acidophiles, de type neurosécrétoire, au niveau de l'hypothalamus antérieur chez le cobaye. C. R. Soc. Biol. **148**, 133 (1954).
2. — Neurosécrétion hypothalamique de substance colloïde chez la souris blanche et le rat blanc. C. R. Soc. Biol. **148**, 561 (1954).
3. — Etude de la neurosécrétion diencéphalique de substance colloïde chez quelques Mammifères. Bull. Soc. Sci. Nancy **14**, I, 20, 34 (1955).
4. — Recherches sur la neurosécrétion diencéphalique chez *Talpa europea*. Bull. Soc. Sci. Nancy (à paraitre).
5. — Les cellules neurosécrétoires acidophiles du noyau hypothalamique latéro-dorsal interstitiel du cobaye. Bull. Soc. Sci. Nancy (à paraitre).

Dr. J. BARRY, Faculté de Médecine, Rue Lionnois, *Nancy*, France.

Neurovaskuläre Mechanismen in den endokrinen Drüsen

Von

F. Kiss, Budapest

Mit 10 Abbildungen

Die Zusammenhänge zwischen dem Diencephalon und dem innersekretorischen System waren in den vergangenen Jahren Gegenstand einer weitläufigen Forschungstätigkeit mit zahlreichen Experimenten. Viele neue Momente wurden

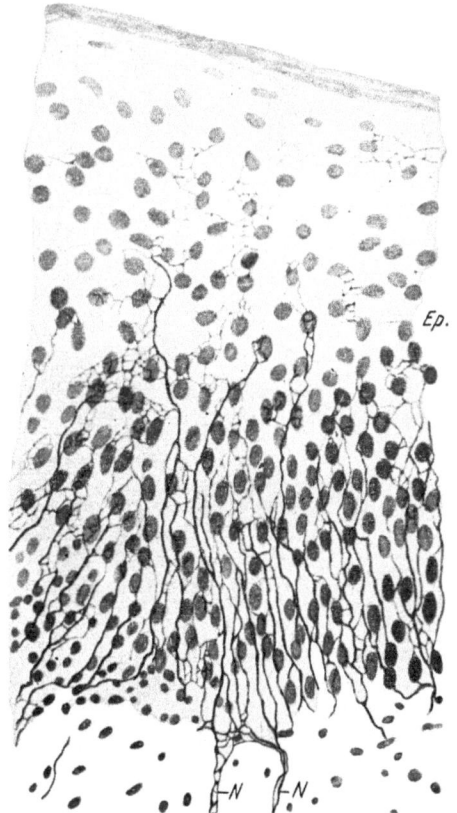

Abb. 1. Innervation der Zungenepithelzellen beim Menschen. Die Zellen sind individuell innerviert. *Ep.* Epithelium, *N* Nervenbündel

durch diese experimentellen Untersuchungen klargelegt. Als Morphologe möchte ich die Aufmerksamkeit auf einige morphologische Angaben lenken, welche bisher in diesem Themenkreis weniger beachtet worden sind, obwohl sie meiner Meinung

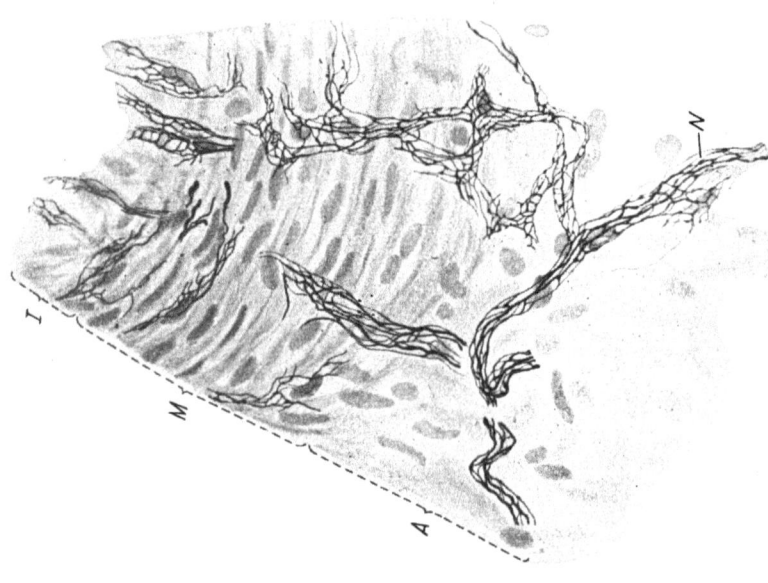

Abb. 3. Innervation einer Arteriole der Gallenblase beim Menschen. Die Terminalgeflechte erreichen die Intima. *A* Adventitia, *M* Media, *I* Intima, *N* Nervenbündel

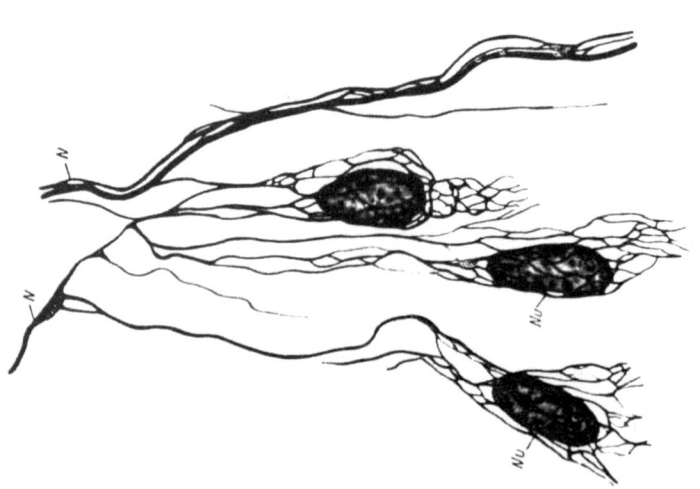

Abb. 2. Innervation einzelner Zellen in der Gefäßwand einer cerebralen Arterie. Nervenfasern verschiedenen Ursprunges verlaufen zu derselben Zelle. *N* Nerven, *Nu* Zellkerne

nach bei der Auswertung experimenteller Untersuchungen berücksichtigt werden müssen. Meine Mitteilung umfaßt folgende Thesen:

1. Auf Grund unserer jetzigen Kenntnisse gehe ich von der Tatsache aus, daß das Diencephalon vegetative Zentren enthält, welche auf das ganze Gebiet des vegetativen Nervensystems, also auch auf die Funktion des innersekretorischen Systems einen Einfluß ausüben. Weitere Untersuchungen sind noch notwendig. um entscheiden zu können, ob es noch höhere (kortikale) Zentren über den vegetativen Zentren des Diencephalon gibt, und welchen Einfluß diese auf das Diencephalon und damit auf die Funktion sowohl des ganzen vegetativen Nervensystems als auch des innersekretorischen Systems ausüben.

2. Die Zentren des Diencephalon stehen durch vegetative (sympathische) Nervenfasern mit den endokrinen Drüsen in Verbindung. Diese Fasern können

    a) sekretorisch,

    b) neurovaskulär,

    c) trophisch

sein. Meine Untersuchungen bestätigen die Angaben von APÁTHY, STÖHR JUN., BOEKE usw., nach welchen jede Zelle, auch die Zellen der endokrinen Drüsen, von dem einheitlichen vegetativen System individuell innerviert wird. Das

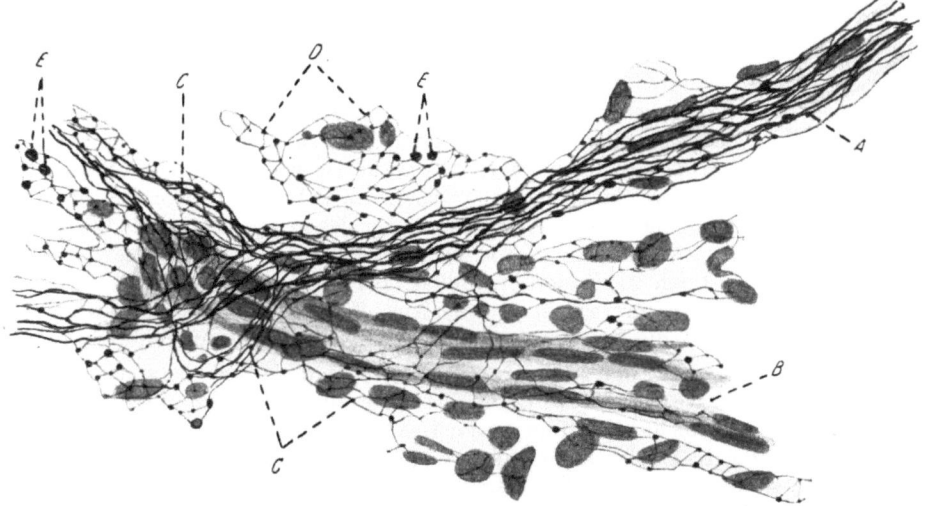

Abb. 4. Innervation einer embryonalen Arteriole der Schilddrüse beim Menschen. *A* Nervenbündel. *B* Kapillare, *C* Terminalgeflecht. *D-E* Granula in Verbindung mit dem Terminalgeflecht

Blut ist nicht durch die Kapillaren, sondern durch die aus den Kapillaren stammende interstitielle Flüssigkeit (Serum) in direkter Verbindung mit den Zellen; jedoch tritt das vegetative Nervensystem durch seine Endfasern (Terminalgeflechte) mit jeder einzelnen Zelle in Verbindung (jede Zelle wird einzeln innerviert, Abb. 1, 2).

Nach meinen Untersuchungen sind nicht nur die großen und mittelgroßen Arterien, sondern auch die Kapillaren und besonders die Präkapillaren in jeder Schicht der Gefäßwand, von der Adventitia zur Intima, reich innerviert (Abb. 3, 4). Ich habe dabei nur den Unterschied gefunden, daß die präkapillaren Arterien einiger Organe (z. B. Gehirn, Magen, Schilddrüse) reicher innerviert sind als die analogen Arterien anderer Organe. Die zu den kleinen Arterien (Arteriolen) gehörenden Venen haben ebenfalls eine selbständige Innervation, doch sind ihre Nervengeflechte weniger reich als diejenigen der Arterien. Dieser Unterschied ist funktionell begründet.

Meiner Meinung nach kann heute noch nicht entschieden werden, ob die diencephalen Zentren durch die unmittelbaren sekretorischen oder durch die neurovaskulären Fasern einen intensiveren Einfluß auf die Drüsen ausüben. Die direkt sekretorischen Fasern könnten die Sekretion der Drüsenzellen unmittelbar beeinflussen, die neurovaskulären Fasern dagegen könnten durch Steigerung oder Verminderung der Blutzirkulation die Tätigkeit der Drüsen steigern oder vermindern. Von diesen zwei Wirkungen kann keine ausgeschlossen werden. Es bedarf weiterer Untersuchungen, um klarzulegen, welche von beiden einen größeren Einfluß auf das innersekretorische System und auf die Funktion der Drüsen im allgemeinen ausübt.

Im Gegensatz zu den sekretorischen und neurovaskulären Fasern sind unsere Kenntnisse bezüglich der Morphologie und Physiologie der sogenannten trophischen Fasern minimal. Wie bekannt, hat Pawlow efferente, afferente und trophische Nervenfasern unterschieden. Bis vor kurzem war ich der Auffassung, daß die trophische Wirkung einen Teil der neurovaskulären Funktion bildet und die Annahme von spezifischen trophischen Nervenfasern nicht genügend begründet ist. Die Untersuchungen von sowjetischen Forschern (T. A. Grigorjeva, 1953, N. N. Anyicskov, Ju. M. Zsabotinszki, N. N. Zajko, T. L. Szopova, Sz. I. Tusjacsunk, I. D. Hlopina, 1956) lenken jedoch unsere Aufmerksamkeit wieder auf die Existenz von trophischen Fasern.

Schon vor 25 Jahren habe ich mitgeteilt, daß das einheitliche vegetative Nervensystem nicht nur efferente Fasern hat — wie das Langley behauptete —, sondern auch spezifische viscero-afferente Fasern. Dasselbe fand auch Bikov in seinen physiologischen Experimenten (1955). Durch seine afferenten Fasern erhält das Zentrum über die in der Drüsenzelle vor sich gehende efferente Wirkung ebenso Kenntnis, wie z. B. das motorische Zentrum über den Wirkungszustand der Muskulatur durch die Tiefensensibilität. Ich meine, es gibt weder in dem cerebrospinalen noch im vegetativen System efferente Nerven ohne afferente Komponenten. Auch die Interozeptoren gehören in das viscero-afferente System.

Im Zusammenhang mit der trophischen Rolle des Nervensystems ergibt sich auch die Frage, ob das physiologische Gleichgewicht der afferenten und efferenten Fasern nicht unbedingt zur normalen Funktion der Organe nötig ist. Ist die Störung dieses Gleichgewichtes an sich nicht hinreichend zur Auslösung der trophischen Störungen? T. A. Grigorjeva und die Schule von Anyicskov haben nämlich nach Durchschneidung der Nerven (nach der sogenannten Denervierung der Organe) trophische Störungen beobachtet. Da wegen der in der Substanz der Organe liegenden lokalen Ganglien und der sich in den Terminalgeflechten befindenden sogenannten interstitiellen Ganglienzellen kein Organ vollständig denerviert werden kann, stehen wir bei solchen Denervierungsuntersuchungen nur der Gleichgewichtsstörung der Innervation (der afferenten und efferenten Fasern) gegenüber.

Zwei ungarische Forscher (Baló und Földvári) haben bei Pemphigus schwere Veränderungen in den entsprechenden Spinalganglien gefunden. Früher habe ich mitgeteilt (Kiss, 1931, 1932, 1933, 1934, 1939), daß mit meinem prolongierten Osmiumverfahren sich dunkel färbende, multipolare Ganglienzellen in den zerebralen und spinalen Ganglien sämtlicher Wirbeltiere vorkommen (Abb. 5, 6). Meine diesbezüglichen Befunde wurden auch durch andere Forscher bestätigt (D. M. Blair, P. Bacsich, F. Davies, 1935, D. Picard und Mme. Chambost, 1949). Diese multipolaren Zellen können experimentell zur Multi-

plikation oder Erbleichung gereizt werden, wie das im folgenden (unter 5) aus-
führlicher erörtert wird. Es müssen weitere Untersuchungen unternommen werden,
um entscheiden zu können, ob diese zweifellos vegetativen Ganglienzellen auf
unmittelbar trophischem oder auf neurovaskulärem Wege auf die innersekretori-

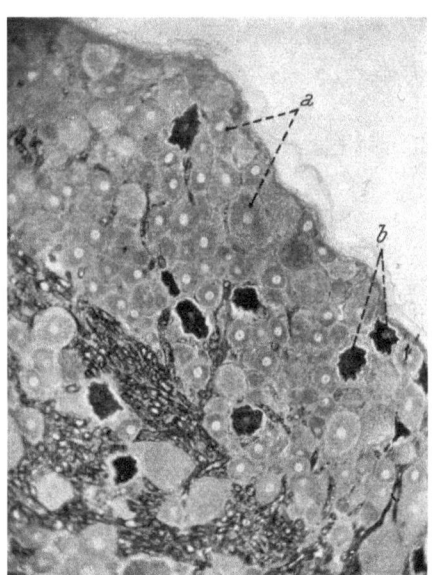

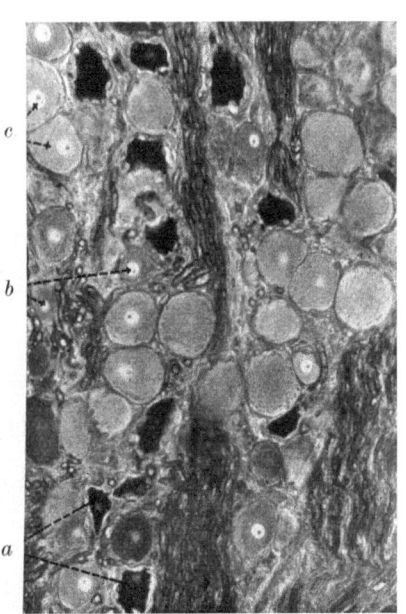

Abb. 5. Multipolare (sympathische) Zellen im
Spinalganglion bei der Katze. *a* helle, *b* dunkle
(multipolare) Zellen

Abb. 6. Multipolare (sympathische) Zellen
im Ganglion nodosum beim Schwein.
a dunkle (multipolare) Zellen, *b* kleine.
c große helle Zellen

schen Organe einwirken. Es ist jedoch gewiß, daß auch diese, in den cerebrospinalen Ganglien liegenden multipolaren Zellen den Zentren des Diencephalon
untergeordnet sind[1].

3. Bei Anwendung meines prolongierten Silberverfahrens habe ich gefunden,
daß die Terminalgeflechte nicht nur in der Adventitia der kleinen Gefäße vorkommen, sondern in die Media und sogar in die Intima eindringen. Wie könnten
wir vasomotorische Wirkungen durch intraarterielle Injektionen erzielen, wenn
die Intima keine Nervenelemente hätte? Meine Präparate habe ich dem neurovegetativen Symposium zu Strasbourg (1955) vorgelegt. Ähnliche, mit seiner
eigenen Methode hergestellte Präparate demonstrierte auch der japanische Professor Kimura in Strasbourg. Ich sehe also keinen Grund für die Annahme, daß
sogenannte „Mediatstoffe" eine Verbindung zwischen Terminalgeflechten und
der Media oder Adventitia zustande bringen (Jabonero). Die morphologische
Grundlage des Nervismus und der cortikoviszeralen Effekte ist die unmittelbare
Verbindung zwischen Nerven und Zellen[2].

4. Im Zusammenhang mit Punkt 3 entsteht auch die Frage, wie die
neuen Zellen mit dem Terminalgeflecht in Verbindung treten. Es kann nämlich

---

[1] Ein weiteres Problem ist die Frage, ob diese Zellen nicht in irgendeinem Verhältnis zu den neurosekretorischen Zellen stehen?

[2] Existieren doch „Mediatstoffe", so können diese an Ort und Stelle, d. h. in
den einzelnen Schichten der Gefäßwand, nicht ausschließlich in der Adventitia,
produziert werden.

nicht angenommen werden, daß die Zellen der endokrinen Drüsen während der ganzen Lebensdauer nicht neu ersetzt werden. Auf dem Föderativen Anatomenkongreß zu Paris (1955) habe ich gewisse Elementarkorpuskel demonstriert, welche besonders mit den Fasern der in der Adventitia der kleinen Gefäße lokalisierten Terminalgeflechte in Verbindung stehen. Seitdem habe ich in meinen mit meiner Mitarbeiterin, Mme. M. I. Zágony, durchgeführten Untersuchungen gefunden, daß diese Elementarkörperchen aus Leuko-

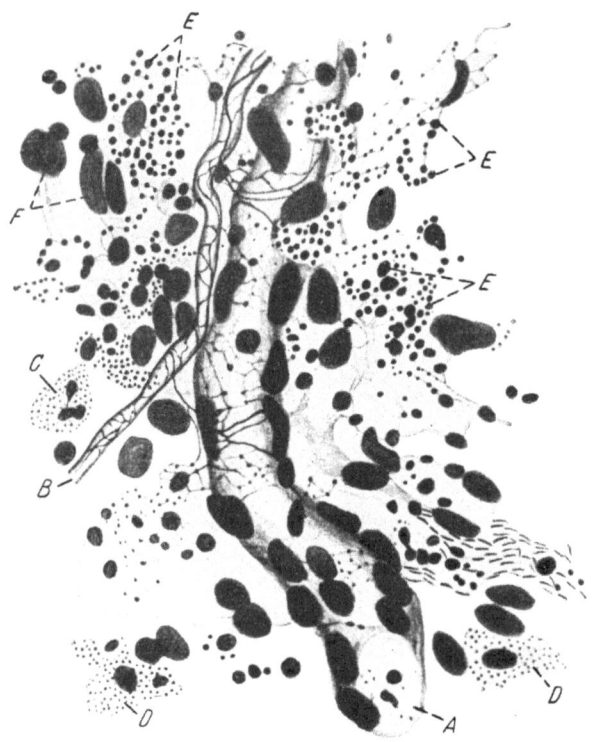

Abb. 7. Leukozyten und extraleukozytäre Körnchen bei der Wundheilung (Mensch). *A* Blutkapillare, *B* Lymphkapillare (mit Nervengeflecht), *C* Leukozyt, *D* Granula um die Leukozyten, *E* freie Granula in Verbindung mit dem Terminalgeflecht, *F* normale Zellkerne

zyten stammende Granula sind. Die aus den Kapillaren ausgewanderten Leukozyten schwellen nämlich außerhalb der Kapillaren an, ihre Granula werden etwas größer und von den Leukozyten gleichsam „geboren". Dieser Prozeß gleicht der Fortpflanzung der Malariaplasmodien im Blut. Die mit wenig Plasma umgebenen Granula werden unter den fixen Gewebselementen zerstreut, kommen bald in organische Verbindung zu den Fasern der Terminalgeflechte und durch stufenweises Wachsen entwickeln sich aus ihnen die neuen Generationen (Rekruten) der Gewebe (Abb. 7). Dieser progressive Vorgang kann sowohl bei normalen, experimentellen als auch bei pathologischen Proliferationsvorgängen angetroffen werden. Wenn die vegetativen Zentren sich im Diencephalon befinden, so steht der soeben kurz beschriebene progressive (regenerative) Vorgang auch mit dem Diencephalon in Verbindung, sei von endokrinen Drüsen (Abb. 8) oder von anderen Organen die Rede. Meiner Meinung nach müssen die

Zusammenhänge zwischen Diencephalon und den innersekretorischen (hormonalen) Funktionen um den jetzt beschriebenen Vorgang erweitert werden.

Bei unseren neuesten Untersuchungen konnte festgestellt werden, daß die neugeborenen Granula der Leukozyten in die Acini der Schilddrüse, und zwar

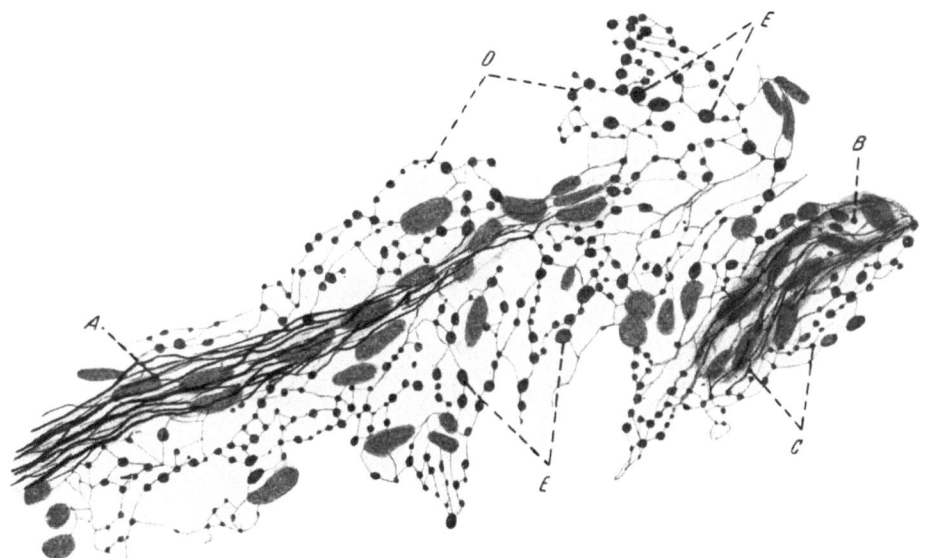

Abb. 8. Granula im Gewebe einer menschlichen embryonalen Schilddrüse. *A* Nervenbündel, *B* Blutkapillare, *C* Terminalgeflecht, *D-E* freie Granula in Verbindung mit dem Terminalgeflecht

in die kolloide Substanz, eindringen, sich dort zerstreuen und vergrößern (Abb. 9). In der Schilddrüse von an Krebs und Tuberkulose Erkrankten haben wir die durchschnittliche Anzahl übersteigende, neugeborene Granulozyten gefunden. Hier möchte ich nur flüchtig erwähnen, daß die Leukozyten in den extravasalen Gebieten sowohl bei normalen als auch bei pathologischen Verhältnissen eine viel größere, fundamentalere Rolle spielen, als man sich bisher vorgestellt hat. Auf diese Weise steht das Blut nicht nur durch das Blutserum, sondern parallel damit auch durch die Leukozyten in biologischer Verbindung mit den Organen, Geweben und Zellen. Dadurch wird es auch verständlich, daß die Kapillaren mikrotopographisch sozusagen das Skelett jedes Organs bilden, und die spezifischen Elemente der Organe (Zellen des Parenchym) sind um sie gruppiert. Dieses mikrotopographische Bild steht meiner Meinung nach in organischem Zusammenhang mit der biochemischen und zellulären (hämatozellulären) Funktion des Blutes.

5. In meinen morphologischen und experimentellen Mitteilungen (s. These 3) habe ich darauf hingewiesen, daß mit meinem prolongierten Osmiumverfahren in den cerebrospinalen und sympathischen Ganglien multipolare (polygonale), sich dunkel färbende Zellen zwischen den hell bleibenden runden Zellen nachweisbar sind. Zwei junge Forscher, G. SÁVAY und B. CSILLIK (1951), haben folgendes festgestellt: Wenn sie die Marksubstanz der Nebenniere von Ratten, Kaninchen und Katzen entfernten, sind die von mir beschriebenen Dunkelzellen in allen Spinalganglien hell erschienen; die multipolaren Zellen haben also ihre Fähigkeit, Osmium zu absorbieren (ihren Lipoidengehalt) verloren. Ein ungarischer

Chirurg (Temesvári) hat bei einem 41jährigen Mann wegen Raynaudscher Krankheit das II. und III. thorakale Spinalganglion entfernt. Die betreffende obere Extremität heilte sofort und mit bleibendem Erfolg. Ähnlich wie Sávay und Csillik habe ich die dunklen multipolaren Zellen in den operativ

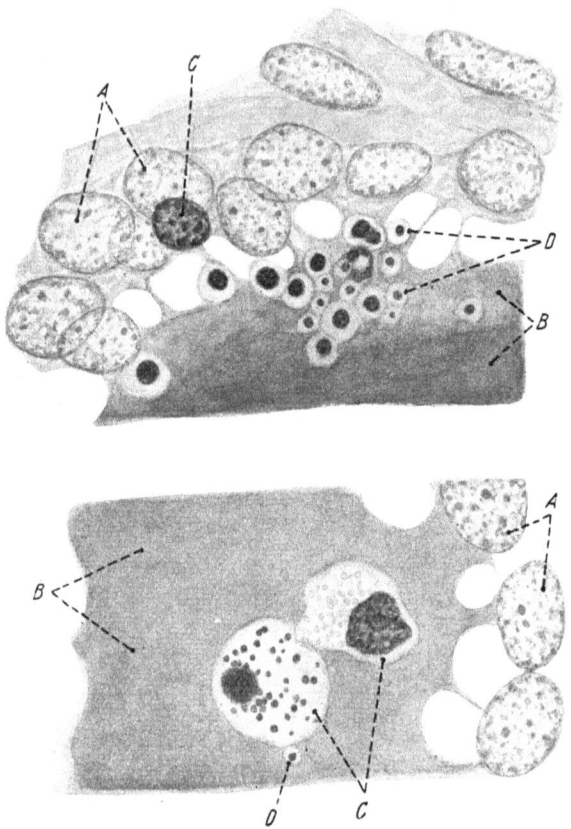

Abb. 9. Junge Leukozyten im Kolloid der Schilddrüse beim Menschen. *A* Acinuszellen, *B* Kolloid *C* basophile Leukozyten, *D* freie (wachsende) Granula im Kolloid

entfernten menschlichen Spinalganglien hell gefunden. Der helle Zustand wird dadurch erklärt, daß sowohl bei Versuchstieren als auch beim Menschen die Dunkelzellen infolge ihrer Hyperfunktion ihre Osmium bindenden Elemente (Lipoide) verloren haben. Diese Befunde scheinen auch zu beweisen, daß gewisse vasomotorische Zellen des vegetativen Nervensystems in den cerebrospinalen Ganglien liegen. Auch andere Autoren sind auf den Gedanken gekommen (Ken Kuré), daß efferente vasale Fasern durch die hinteren Spinalwurzeln heraustreten. Es ist also nicht ausgeschlossen, daß die endokrinen Drüsen (z. B. die Nebenniere) nicht nur im Diencephalon, sondern auch in den cerebrospinalen Ganglien gewisse periphere Nervenzellen (Zentren) haben. Bezüglich dieser Frage sind noch weitere Untersuchungen nötig.

Bei jungen Hunden habe ich die peripheren Äste der cerebralen und spinalen Ganglien durchschnitten. Schon wenige Stunden nach der Durchschneidung habe ich eine Zellvermehrung in dem entsprechenden Ganglion gefunden (Abb. 10).

Nach Entfernung von zwei bis drei Segmenten des Truncus sympathicus habe ich dieselbe Erscheinung in den Spinalganglien der entsprechenden Segmente beobachtet[1]. Die morulaartig gruppierten neuen Zellen färbten sich mit dem prolongierten Osmiumverfahren dunkel. Ich habe bei ihnen auch regelmäßige Mitosen gefunden. Diese Erscheinung bestätigt biologisch, daß die cerebrospinalen Ganglien nicht als homogene afferente Ganglien zu betrachten sind.

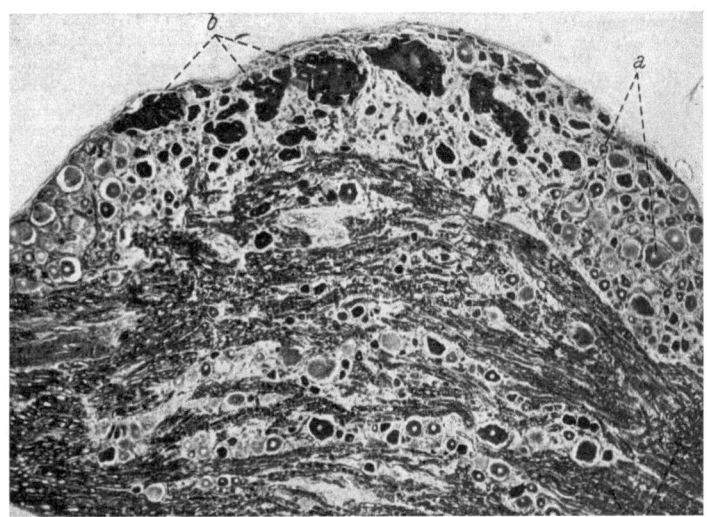

Abb. 10. Neue Zellgruppen im Spinalganglion beim jungen Hunde. Zwei Tage nach Durchschneidung des entsprechenden spinalen Nerven. *a* normale Ganglienzellen, *b* neue Zellgruppen

6. Meine oben angeführten morphologischen Befunde schließen die humorale Verbindung der endokrinen Drüsen untereinander sowie die hormonalen Verbindungen zwischen endokrinen Drüsen und Diencephalon nicht aus; sie berühren diese Verbindungen gar nicht.

7. Auf Grund meiner Untersuchungen scheint es mir begründet zu sein, daß unsere jetzigen Kenntnisse der diencephal-humoralen Verbindungen durch die Annahme eines Zusammenhanges zwischen dem innersekretorischen System und den hämatozellulären Prozessen ergänzt werden müssen (s. unter 4.).

Zusammenfassung

Das Diencephalon enthält vegetative Zentren, welche auf das ganze Gebiet des vegetativen Nervensystems, also auch auf die Funktion des innersekretorischen Systems einen Einfluß ausüben. Die Zentren des Diencephalon stehen durch vegetative (sekretorische, neurovaskuläre, trophische) Nervenfasern mit den einzelnen Zellen der endokrinen Drüsen in Verbindung.

Die aus den Kapillaren ausgewanderten Leukozyten schwellen außerhalb der Kapillaren an und ihre Granula werden von den Leukozyten gleichsam „geboren". Die Granula, mit wenig Plasma umgeben, treten bald mit den Fasern der Terminalgeflechte in organische Verbindung, und durch Wachstum entwickeln sich aus ihnen die neuen Generationen (Rekruten) der verschiedenen Gewebe. Auf diese Weise steht das Blut nicht durch das Blutserum, sondern auch durch die Leukozyten in biologischer Verbindung mit allen Organen. Unsere jetzigen Kenntnisse müssen also

---

[1] Nach Durchschneidung der Rami communicantes (Ramisectio) habe ich in den entsprechenden Spinalganglien ähnliche Zellvermehrungen gefunden.

neben den diencephalen und humoralen Verbindungen auch auf dem Gebiet des innersekretorischen Systems mit den hämatozellulären Zusammenhängen ergänzt werden.

Riassunto

Il diencefalo racchiude numerosi centri vegetativi, i quali esercitano un'influenza su tutto il sistema neurovegetativo e quindi anche sulla funzione delle ghiandole endocrine. I centri diencefalici si trovano in diretto collegamento con le singole cellule degli organi a secrezione interna mediante fibre neurovegetative a funzioni secretrici, neurovascolari e trofiche.

I leucociti migrati nell'interstizio dal telaio capillare si rigonfiano, per subire subito dopo fenomeni di lisi, la cui conseguenza è la fuoriuscita dei granuli intracitoplasmatici: questi granuli leucocitari, circondati da uno scarso alone plasmatico, entrano in contatto con le fibre del reticolo terminale. E' opinione dell'Autore che questa componente granulare leucocitaria in determinate condizioni costituisca la matrice del tessuto ghiandolare rigenerante o che rinnovi il suo ciclo vitale. In questo modo il sangue rimane in diretto contatto biologico con tutti gli organi non solo tramite il plasma, ma anche mediante la componente leucocitaria. Secondo tale concezione, le attuali conoscenze sulle correlazioni tra diencefalo e ghiandole endocrine devono venir completate con lo studio dei rapporti ematocellulari.

Summary

The diencephalon contains vegetative centers which influence the whole region of the vegetative nervous system and therefore also the functions of the endocrine system. The centers of the diencephalon are in contact with the cells of the endocrine glands by means of vegetative (secretory, neurovascular, trophic) nervous fibers.

The leucocytes emigrated from the capillaries swell outside of the capillaries and give, so to say, birth to their granules. The granules surrounded by little plasma soon unite organically with the fibers of the terminal network from which, by growth, develop the new generations (recruits) of the diverse tissues. Thus, the blood communicates biologically with all the organs not only by means of the blood serum but also by means of the leucocytes. Our present knowledge must therefore be completed not only with regard to the diencephalic and humoral communications but also with regard to the endocrine system with the haematocellular connections.

Résumé

Le diencéphale contient des centres végétatifs qui influencent toute la région du système nerveux végétatif et ainsi aussi les fonctions du système endocrine. Les centres du diencéphale sont liés avec les cellules des glandes endocrines moyennant des fibres nerveuses végétatives (sécrétoires, neurovasculaires, trophiques).

Les leucocytes émigrés des vaisseaux capillaires gonflent en dehors de ceux-ci et donnent, pour ainsi dire, naissance à leurs granules. Les granules entourées de peu de plasme s'unissent bientôt organiquement avec les fibres des réseaux terminaux. De celles-ci se développent, par croissance, les nouvelles générations (recrues) des divers tissus. Ainsi, le sang communique biologiquement avec tous les organes non seulement par le sérum mais encore par les leucocytes. Nos connaissances présentes doivent donc être complétées non seulement en ce qui concerne les communications diencéphaliques et humorales mais encore en ce qui concerne le système endocrine avec les connexités hématocellulaires.

Literaturverzeichnis

1. Baló, J. und F. Földvári: Ann. Dermat. Syph. **79**, 626 (1952).
2. Blair, D. M., P. Bacsich und F. Davies: J. Anat., London **70**, 1 (1935).
3. Csillik, B. und G. Sávay: Kísérl. Orvostudom., Budapest N. 5, 1 (1951).
4. Földvári, F. und J. Baló: Ann. Dermat. Syph. **81**, 507 (1954).
5. Jabonero, V.: Acta Neuroveg. **14**, 16 (1956).
6. Ken Kuré: s. Baló und Földvári [1].
7. Kiss, F.: Ann. Anat. path., Paris No. 7, 1 (1931).
8. — Verh. ungar. ärztl. Ges. **4**, No. 6—7, 65 (1932).
9. — J. Anat., London **66**, 488 (1932).
10. — Acta Med. Univ. Hung., Szeged **6**, 5 (1932).
11. — Zieglers Beitr. path. Anat. **92**, 127 (1933).
12. — Ann. Anat. path., Paris **10**, 1078 (1933).

13. Kiss, F.: J. Anat., London **68**, P. I. (1933).
14. — Bericht über den X. Kongreß der Liga Homoeopathica internationale in Budapest, S. 287 (1935).
15. — Fol. Morph., Warszawa **8**, 212 (1938).
16. — Compt. rend. Ass. Anat. Reun. Budapest, S. 1. 1939.
17. Kiss, F. und L. O'Shaughnessy: Compt. rend. Ass. Anat. Bruxelles, S. 1. 1934.
18. Picard, D. und Mme Chambost: Compt. rend. Anat. Lyon. 1949.
19. Temesvári, A., L. Soltész und F. Robicsek: Chirurg **26**, 70 (1955).

Professor Dr. Ferencz Kiss, Anatomisches Institut der Universität, *Budapest*, IX., Tüzoltó-ut. 58, Ungarn.

Disputatio

M. Mosinger (Coimbre et Marseille): Les aplaudissements qui ont souligné la communication du Professeur Kiss ont montré que l'assemblée en a compris toute l'importance. A première vue, il paraît sembler qu'il abordait un problème séparé du système nerveux. Il n'en est rien. J'ai moi même abordé ce problème hier dans la discussion. Mais Monsieur Kiss n'a pas prononcé un mot qui me semble fondamental: les cellules qu'il nous a présentées sont des mastocytes et je puis confirmer entièrement ses recherches bien que mon interprétation soit différente. Depuis cinq ans j'étudie les rapports entre le système neuro-endocrinien et les mastocytes qui présentent un rôle considérable en pathologie. J'ai développé cette notion qu'il existe des rapports intimes entre le système nerveux et ces cellules et j'ai proposé le terme de complexe neuro-mastocytaire pour désigner ce phénomène. Je pense que les mastocytes qui secrètent outre l'héparine, l'histamine sont peut-être une variété des cellules intercallaires secretant une neuro-hormone de transmission.

Des mastocytes existent aussi dans l'hypophyse, dans l'épiphyse et dans toutes les glandes diencéphaliques qui constituent ce que j'ai appelé le système neuro-endocrinien du cerveau. Les mastocytes augmentent par ailleurs considérablement dans les lésions nerveuses périphériques comme nous l'avons vu et comme l'a vu Brusa de Gênes.

Monsieur Kiss a également parlé des granulations libres qui apparaissent dans certaines lésions. Dans une communication présentée à Paris (Société de Biologie) j'ai insisté sur l'existence normale dans le mésenchyme et dans les processus réactionnels de trois types de granulations: 1) Des granulations Mc Manus-philes; 2) Des granulations basophiles orthochromatiques; 3) Des granulations basophiles métachromatiques. Ces granulations constituent une nouvelle substance fondamentale.

D'un autre côté, je rappellerais que toute irritation nerveuse entraîne des réactions mésenchymateuses notamment réticulo-endothéliales. Il existe donc des rapports neuro-mésenchymateux intimes. Enfin, il existe des rapports indiscutables entre les mastocytes et le problème du cancer. Nous avons pu noter qu'il esixte chez les animaux traités par des substances cancérigènes une mastocytose généralisée importante surtout au moment où apparaît la tumeur expérimentale. Je signalerais aussi que la mastocytose est particulièrement importante chez les animaux sarcomateux traités par l'hibernation et la somatotrophine. Je pense donc que la communication de Monsieur Kiss présente un grand intérêt car il soulève le vaste problème des rapports entre le système nerveux et les mastocytes qui secrètent l'histamine considérée comme l'une des neuro-hormones de transmission.

F. Kiss (Budapest): Die wertvolle Diskussion von Herrn Prof. Mosinger beleuchtet die Frage von verschiedenen Seiten. Nach unserer Auffassung repräsentieren die Mastozyten nur eine Gruppe unter den Zellen, die unmittelbar aus dem Blute stammen. In meinem Vortrag wollte ich das weitere Schicksal der extravasculären weißen Blutkörperchen nach dem Freiwerden ihrer Granula nicht erwähnen. Ihr Leben wird nämlich nach der „Geburt" der Granula nicht aufgegeben. Ich stimme mit Prof. Mosinger vollkommen überein, wenn er die enge Beziehung zwischen dem Nervensystem und den mesenchymalen Elementen betont.

In der heutigen Phase unserer Untersuchungen kann ich noch folgende Ergebnisse mitteilen:

1. Jede einzelne Art der weißen Blutkörperchen repräsentiert intra- und extravasculär eine spezifische morphologische und funktionelle Linie. Die Phagozytose ist nur eine gelegentliche Funktion gewisser Leukozyten.

2. Die frei gewordenen Granula zerstreuen sich durch amöboide Bewegung und treten bei normalen progressiven Prozessen (Entwicklung, Wundheilung, Regene-

ration usw.) mit dem Nervensystem in Verbindung. Der Vorgang dieser Verbindung ist weiter zu untersuchen.

3. In unserem Organismus spielt sich während des ganzen Lebens derselbe biologische Vorgang ab, der bereits im frühen Embryonalleben eingesetzt hat und im morphologischen Aufbau des Körpers eine fundamentale Rolle spielt. Die sichtbaren Elemente dieses Vorganges stammen im Embryonalleben vom Mesenchym, im postembryonalen Leben vom Blut. Dieser Vorgang hat somit eine allgemein biologische Bedeutung.

4. Prof. Mosinger bestärkt uns in unserer Überzeugung, daß nämlich unsere Angaben auch dem gesamten Tumorproblem eine neue Richtung verleihen. Man muß die experimentelle Onkologie revidieren. Wir fassen nach dem heutigen Stand unserer Untersuchungen die Morphogenese der Tumoren als eine Entgleisung der unter 3. erwähnten biologischen Rolle der weißen Blutkörperchen auf. Weitere Untersuchungen werden aufklären, welches Moment in der Entgleisung dominiert. Wir denken a) an fundamental biologische, b) an biochemische, c) an neurologische Faktoren.

A. Lunedei (Firenze): Vorrei chiedere al Prof. Kiss di chiarire le modalità secondo le quali il particolare "processo plasmatico cellulare" da lui descritto possa venir collegato con le recenti conoscenze relative agli ormoni di crescenza locali, individuati da Regan in alcuni tipi di mucopolisaccaridi; e come si possa prospettare un legame tra il fenomeno osservato sul piano istologico e le conoscenze di ordine fisiopatologico.

F. Kiss (Budapest): Meine Mitarbeiterin Mme. J. Zágony und ich fassen das Problem ebenso wie Prof. Lunedei auf, daß nämlich unsere Angaben über die prospektive Rolle der extravasculären weißen Blutkörperchen eine Lücke in unserem heutigen biologischen Wissen ausfüllen. Dadurch wurde auch ein neues Gebiet für weitere Untersuchungen eröffnet. Auf die Frage von Prof. Lunedei kann ich sagen, daß diese dynamische und aufbauende Eigenschaft der weißen Blutkörperchen im Embryonalleben, in der Physiologie, Pathologie und in der Tumorfrage von grundlegender Bedeutung ist.

Neuroanatomische Abteilung des MAX-PLANCK-Institutes für Hirnforschung, Gießen

Die Proximale (supraselläre) Hypophyse, ihre Beziehungen zum Diencephalon und ihre Regenerationspotenz

Von

H. Spatz

Mit 12 Abbildungen

Einleitung

Das Organ, das wir Hypophyse nennen, besteht in der Wirbeltierreihe, wie schon L. EDINGER betont hat, aus zwei strukturell und genetisch gänzlich verschiedenen Anteilen. Das Parenchym des einen Anteils ist aus der Mundbucht stammendes und (wie bei den meisten anderen endokrinen Drüsen) vom Sympathicus innerviertes, echtes epitheliales Drüsengewebe. Alle Abschnitte dieses Anteiles verdienen die übergeordnete Bezeichnung Drüsenhypophyse oder *Adenohypophyse*. Der andere Anteil ist modifiziertes, vom Boden des Diencephalon stammendes Hirngewebe, dessen Parenchym aus zentralen Nervenfasern besteht[1]. Alle Abschnitte dieses Anteiles rechnen wir zur Nervenhypophyse oder *Neurohypophyse*[2].

Beide Anteile — so grundverschieden sie sind — haben endokrine Funktionen und produzieren jeweils ihnen eigene Hormone. Man darf wohl annehmen, daß hierbei die Adenohypophyse im Prinzip dem gewöhnlichen Modus bei den endokrinen Drüsen folgt. Bei der Neurohypophyse aber bestehen ganz ungewöhnliche Verhältnisse. Die zentralen Nervenfasern innervieren nicht Drüsenzellen, sondern sie verhalten sich so, als wenn sie selber Drüsenzellen wären, indem sie Stoffe bilden, die offenbar in irgendeiner Beziehung zu den Hormonen stehen, wenn auch trotz der Fortschritte der modernen Neurosekretionslehre zur Zeit hier noch vieles ungeklärt ist.

Morphologisch steht eines fest: die beiden verschiedenen Gewebsarten berühren sich an bestimmten Stellen. Es besteht ein ,,*Adeno-neurohypophysärer Kontakt*''. Kontakt soll heißen, daß die Masse der zentralen Nervenfasern der Neurohypophyse, da, wo sie mit adenohypophysärem Gewebe in Berührung steht, mit einem dichten Endplexus haltmacht, ohne in jenes einzudringen (Abb. 9).

METUZALS hat an einer bestimmten Stelle einen Übertritt von neurohypophysären Nervenfasern in adenohypophysäres Gewebe gesehen, ähnlich wie früher ROUSSY und MOSINGER sowie andere. Wir betonen demgegenüber, daß es sich dabei um Ausnahmen von der Regel handelt.

---

[1] Früher hielt man die Pituicyten für Drüsenzellen, also für das Parenchym, welches durch die neurohypophysären Nervenfasern innerviert werden sollte.

[2] In der Literatur begegnet man meist einer nicht zweckmäßigen Beschränkung der Bezeichnung ,,Neurohypophyse'' auf den Lobus posterior und der Bezeichnung ,,Adenohypophyse'' auf den Lobus anterior. Dies hängt auch damit zusammen, daß an die proximale Hypophyse allzu oft nicht gedacht wird.

In *topographischer* Hinsicht können wir ebenfalls zwei Abschnitte der Hypophyse unterscheiden. *Beide enthalten sowohl neurohypophysäre als adenohypo*
physäre Anteile.

Der eine Abschnitt ist der beim Menschen und bei vielen Wirbeltieren (so
z. B. auch bei den Sauropsiden) innerhalb der Sella gelegene ,,Hypophysenkörper".
Wenn von Hypophyse schlechthin die Rede ist, so denkt man meist nur an diesen
Abschnitt, den wir die ,,Distale oder intraselläre Hypophyse" nennen. Adenohypophysäre Anteile sind hier: der Vorderlappen (Pars distalis adenohypophyseos) und
der Zwischenlappen (Pars intermedia); der neurohypophysäre Partner ist (wenn
wir von einem inkonstanten ,,Zwischenstück" absehen) der Hinterlappen.
Wenn es im Bereich der distalen Hypophyse überhaupt einen adeno-neurohypophysären Kontakt gibt, so kommt er nicht allenfalls dadurch zustande,
daß Vorderlappen und Hinterlappen aneinanderliegen, sondern Pars intermedia
und Hinterlappen. Doch dieser Kontakt ist in der Wirbeltierreihe nicht konstant. Er fehlt bei allen Vögeln, bei den Walen und beim Elefanten, d. i. bei
solchen Wirbeltieren, die keine Pars intermedia besitzen. Was der ,,distale
Kontakt" bedeutet, ist unklar; wichtig ist, daß er nicht unentbehrlich ist.

Der andere topographische Abschnitt, der zwischen Hypophysenkörper und
Hypothalamus liegt, wird von uns ,,*Proximale oder supraselläre Hypophyse*"
genannt und von diesem, noch nicht genügend gewürdigten Glied der Hypophyse
wird hier die Rede sein. Hier gibt es einen adeno-neurohypophysären Kontakt, der
wenigstens bei den Säugetieren und, so weit wir sehen, bei den Vögeln immer
vorkommt, wenn auch in wechselnder Ausbildung.

Das folgende Diagramm soll unsere Einteilung der Hypophyse verdeutlichen. Das Prinzip ist ein doppeltes: Es beruht einmal auf der Existenz neurohypophysärer und adenohypophysärer Anteile und sodann auf der Unterscheidung der beiden topographischen Abschnitte, der proximalen (suprasellären) und der distalen (intrasellären) Hypophyse. Aus dieser Einteilung ergibt
sich die hier angewandte Nomenklatur.

Einteilung der Hypophyse

1. *Proximale (supraselläre) Hypophyse*
(Hypophysenstiel)

a) Adeno- hypophyse (Drüsen- hypophyse)	*Trichterbelag* oder *Trichterlappen* = Pars infundibularis adenohypophyseos = Pars proximalis adenohypophyseos	←—→ konstant	*Trichter* = Infundibulum = Pars proximalis neurohypophyseos	b) Neuro- hypophyse (Nerven- hypophyse)
	2. *Distale (intraselläre) Hypophyse* *Vorderlappen* = Pars distalis adenohypophyseos. Hauptlappen.			
	Zwischenlappen = Pars intermedia adenohypophyseos	←—→ inkonstant	*Hinterlappen* = Pars distalis neurohypophyseos	

←—→ bedeutet: Adeno-neurohypophysärer Kontakt.

1. Die Proximale (supraselläre) Hypophyse

Die Proximale Hypophyse setzt im Bereich des Tuber cinereum am Hypothalamus an. Ein Blick auf die Abb. 1a und 4 zeigt, daß sie stellenweise den Boden des dritten Ventrikels bildet, weshalb ihre totale Entfernung im Tierversuch die Eröffnung des dritten Ventrikels (im Bereich des „Recessus infundibuli") und meist auch Läsion des Tubers zur Folge hat. Es ist aber nicht berechtigt. solche Abschnitte der proximalen Hypophyse zum Tuber zu rechnen. Die Struktureigentümlichkeiten der beiden Grundbestandteile der Hypophyse sind auch im Bereich ihres Ansatzes so überaus charakteristisch, daß eine Unterscheidung gegenüber dem Tuber (und damit gegenüber dem Hypothalamus) nicht schwerfällt, wenn man nur auf die Merkmale achtet.

Der nervöse Anteil der proximalen Hypophyse ist der Trichter = Infundibulum (Abb. 1a und b, locker schraffiert). Der ständige adenohypophysäre Partner ist der Trichterlappen = Pars infundibularis (nicht „tuberalis") adenohypophyseos[1].

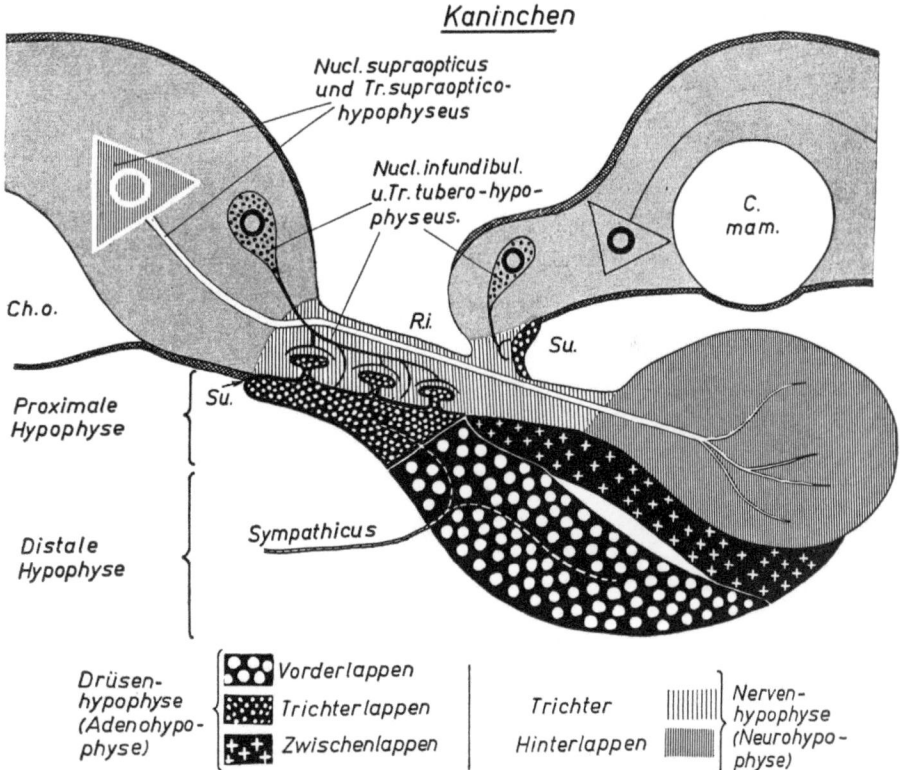

Abb. 1a. Kaninchen (medianer Sagittalschnitt). *Ch. o.* Chiasma opticum. *C. mam.* Corpus mamillare
R.i. Recessus infundibularis. *Su.* Sulcus tubero-infundibularis

---

[1] Der Trichterlappen oder Trichterbelag wurde zum erstenmal 1860 von Luschka zutreffend beschrieben; seine Beziehung zum Infundibulum wurde festgelegt. Die einzig richtige lateinische Benennung ist daher Pars infundibularis adenohypophyseos. Die spätere Umbenennung in Pars „tuberalis" wird auch von Romeis (S. 250) unzutreffend genannt. Wir treten also für die Wiederherstellung der alten und zutreffenden Bezeichnung ein.

Der Trichter, als proximaler Teil der Neurohypophyse, und der Trichterlappen, als proximaler Teil der Adenohypophyse, sind innig miteinander verbunden. Ihr Kontakt ist primär flächenhaft; sekundär wird er — vor allem
beim Menschen — durch das Eindringen von eigenartigen, schlingenförmigen
Gefäßen aus dem Drüsenteil in den Nerventeil kompliziert und erweitert. Die
schlingenförmigen Gefäße, die öfters glomerulusartige Knäuel bilden, wurden
bereits 1860 von LUSCHKA beim Menschen erkannt und abgebildet. Bei Tieren
sind sie zuerst von den Italienern FUMAGALLI sowie MORIN unter der Bezeichnung
„gomitoli" bzw. „ansae" näher beschrieben worden. GREEN und HARRIS sprachen
von „capillary loops". NOWAKOWSKI hat diese für die Angioarchitektonik des
Infundibulum charakteristischen Gefäße „Infundibuläre Spezialgefäße" genannt.

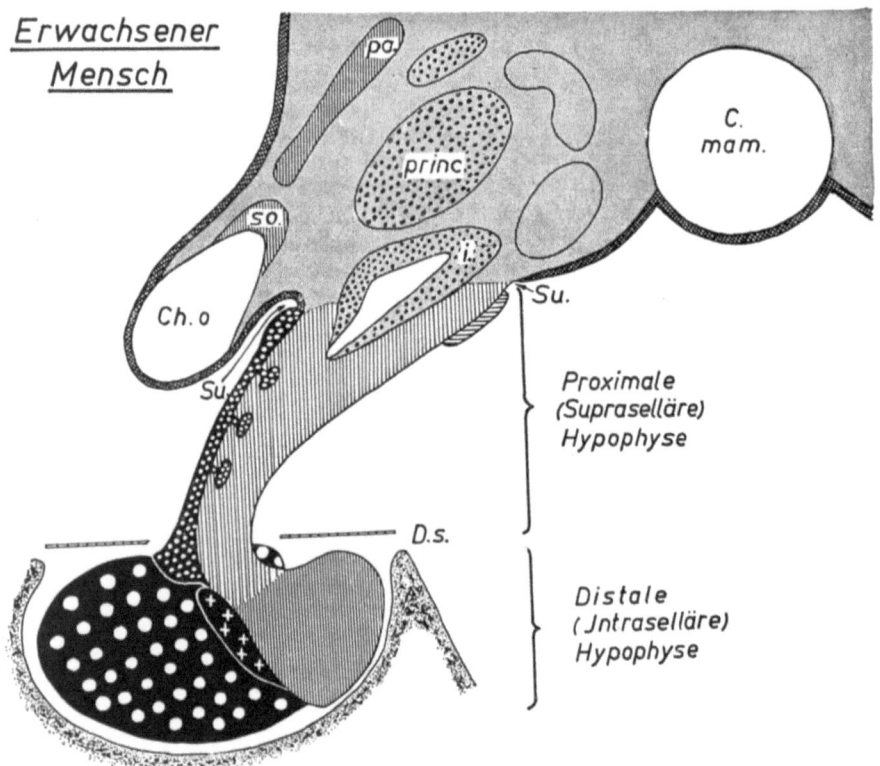

Abb. 1b. Erwachsener Mensch (paramedianer Sagittalschnitt). *so.* Nucleus supraopticus. *pa.* Nucleus
paraventricularis. *princ.* Nucleus principalis tuberis (ventromedialis). *i.* Nucleus infundibularis. *D. s.*
Diaphragma sellae. *Su.* Sulcus tubero-infundibularis. *Ch. o.* Chiasma opticum. *C. mam.* Corpus mamillare

Beim Menschen ist die proximale Hypophyse im endgültigen Zustand ein stiel-
artig verlängertes Gebilde, dessen Achse nach ventro oral gerichtet ist (Abb. 1b).
Die proximale Hypophyse heißt hier *Hypophysenstiel.* Diese Benennung hat
manchmal zu mißverständlichen Vorstellungen geführt; man hat irrigerweise
im Stiel einen den Hirnnerven vergleichbaren nervösen Verbindungsweg zwischen
dem Hypothalamus und dem Hypophysenkörper gesehen. *Durch die Bezeichnung
„Proximale Hypophyse" soll hervorgehoben werden, daß der Hypophysenstiel
ein eigener Abschnitt der Hypophyse selber ist,* der sich — ähnlich wie die distale
Hypophyse — aus neurohypophysären und adenohypophysären Anteilen zusam-

mensetzt. Dies gilt in gleicher Weise für die Tiere, bei welchen keine Stielform
besteht, und wo die Achse — ebenso wie beim menschlichen Fetus — nach
ventrocaudal weist (Abb. 1a; näheres bei DIEPEN). Sowohl beim Menschen
als bei den genannten Tieren ist die proximale Hypophyse — *diese Bezeichnung
paßt für beide Fälle* — der konstante Ort des Kontaktes zwischen Neuro- und
Adenohypophyse. Wie gezeigt werden soll, ist sie in funktioneller Hinsicht ein
außerordentlich wichtiges Glied der Hypophyse.

Die meist marklosen Nervenfasern, in denen wir das Parenchym der Neuro-
hypophyse sehen, sind Ausläufer von Nervenzellen bestimmter, ebenfalls mark-
loser Areale des Hypothalamus („Markarmer Hypothalamus"). Es besteht also
engste Verknüpfung zwischen der Neurohypophyse und dem Hypothalamus, der
auch entwicklungsgeschichtlich betrachtet den Mutterboden der Neurohypophyse
darstellt. Trotzdem darf man nicht so weit gehen, die Neurohypophyse zum
Diencephalon zu rechnen. Sie hat sich so eigenartig differenziert, daß es völlig
richtig ist, sie, wie der Name sagt, der Hypophyse zuzuordnen. Der neurohypophysäre Anteil der proximalen Hypophyse, also das Infundibulum, hat
besonders intime Faserverbindungen mit dem eng benachbarten Abschnitt des
Hypothalamus, nämlich mit dem Tuber cinereum, und trotzdem bestehen hier
sehr charakteristische Strukturverschiedenheiten. Die Grenze zwischen Infundibulum und Tuber cinereum wird durch eine recht konstante Furche angezeigt,
durch den Sulcus tubero-infundibularis oder hypothalamo-hypophyseus (KUHLEN-
BECK und HAYMAKER). Diese Grenzfurche kennzeichnet den Ort, wo mit großer
Regelmäßigkeit das Infundibulum *und zugleich* die Pars infundibularis adenohypophyseos beginnen; hier setzt die proximale Hypophyse am Hypothalamus
an (Abb. 1, 4). Das Tuber cinereum, als Teil des Hypothalamus, und das Infundibulum, als Teil der proximalen Hypophyse, müssen trotz ihrer Faserbeziehungen
und obwohl keine lineare Grenzfläche vorliegt, strikte voneinander geschieden
werden[1]. *Wenn einmal ein Sulcus fehlt, so markiert doch der Beginn der Pars
infundibularis der Drüsenhypophyse den Ansatz der Nervenhypophyse am Hypothalamus.*

Die von DIEPEN festgestellte Drehung der Achse der proximalen Hypophyse
von ventrocaudal nach ventrooral (vgl. Abb. 1a und Abb. 1b) ist unseres
Erachtens eine Folge der Entfaltung des „Basalen Neocortex" bei den Anthro-
pomorphen und besonders beim Menschen. Hand in Hand hiermit geht eine
Verlagerung von Teilen des Tuber cinereum. Bei niederen Säugetieren liegt ein
erheblicher Teil des Tuber cinereum vor dem Ansatz der Proximalen Hypophyse,
zwischen diesem und dem Chiasma. Diese „Pars oralis tuberis" (SPATZ, DIEPEN
und GAUPP, Abb. 1 und DIEPEN) ist bei Marsupialiern und Insektivoren sehr
ausgedehnt und auch bei den Rodentiern beträchtlich (vgl. Abb. 10 beim
Kaninchen). Bei der Katze ist sie im ausgewachsenen Zustand bereits stark
verkürzt (Abb. 2) und die Pars caudalis tuberis (zwischen dem Ansatz der proximalen Hypophyse und dem Corpus mamillare) tritt jetzt stärker hervor. Beim
Menschen besteht in der Fetalzeit ein Zustand, der sehr an die Verhältnisse bei
den niedrigeren Säugetieren erinnert, während von der Geburt an der Zustand
vorliegt, den Abb. 3 zeigt. Hier inseriert die Proximale Hypophyse unmittelbar
hinter dem Chiasma, so daß von einer Pars oralis tuberis überhaupt nichts
zu sehen ist; jetzt liegt die Hauptmasse des Tubers zwischen dem Ansatz der
proximalen Hypophyse und dem vorderen Rand des Corpus mamillare
(Abb. 3).

---

[1] Deshalb haben wir in den Abb. 1a und b dem Hypothalamus eine andere Tönung
gegeben als der Neurohypophyse.

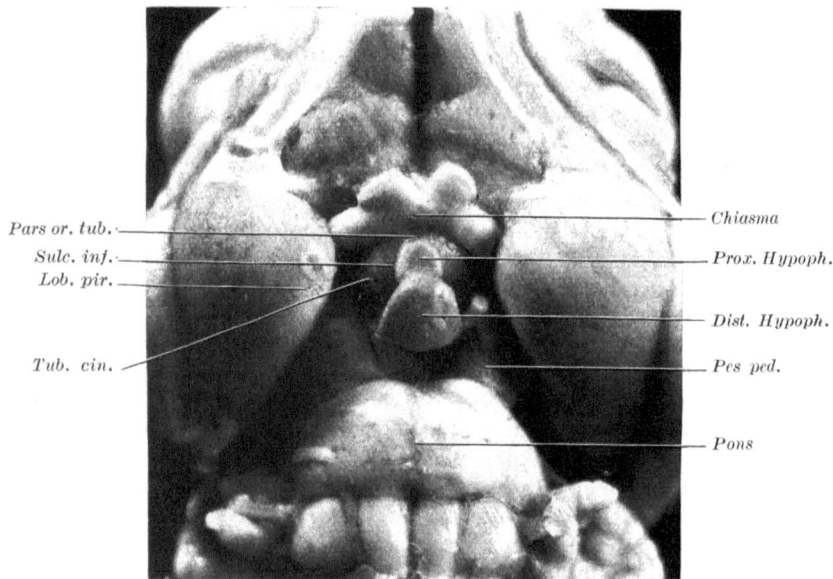

Pars or. tub.

Sulc. inf.

Lob. pir.

Tub. cin.

Chiasma

Prox. Hypoph.

Dist. Hypoph.

Pes ped.

Pons

Abb. 2a. Zwischenhirnbasis einer ausgewachsenen Katze (nach Nowakowski). Tuber cinereum mit
Proximaler Hypophyse (*Prox. Hypoph.*) und Distaler Hypophyse (*Dist. Hypoph.*). Vergr. 2½ fach.
Pars or. tub. = Pars oralis tuberis. *Sulc. inf.* = Sulcus tubero-infundibularis

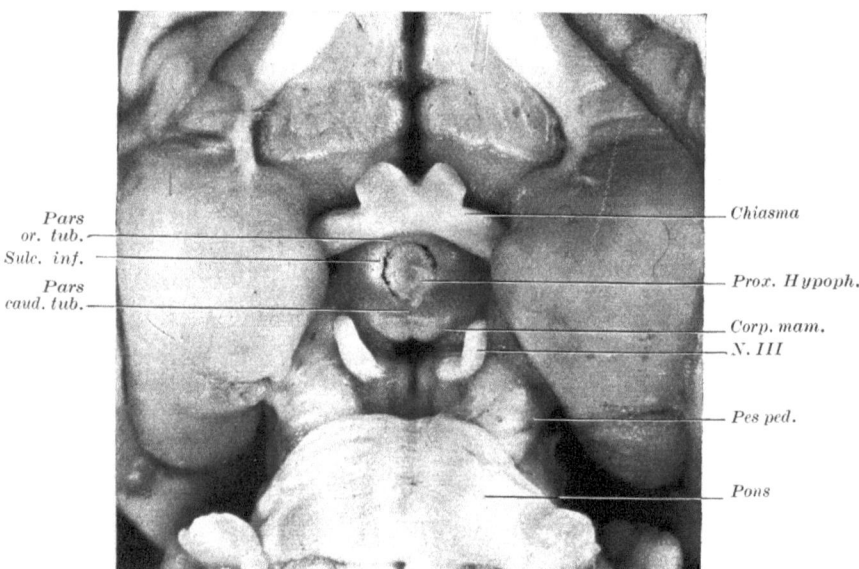

Pars
or. tub.

Sulc. inf.

Pars
caud. tub.

Chiasma

Prox. Hypoph.

Corp. mam.

N. III

Pes ped.

Pons

Abb. 2b. Zwischenhirnbasis einer ausgewachsenen Katze (nach Nowakowski). Die Distale Hypophyse
ist abgeschnitten. Der Sulcus tubero-infundibularis (*Sulc. inf.*) am Ansatz der Proximalen Hypophyse
am Tuber durch Gefäßeintritte dunkel markiert

Die bisher wenig beachteten Wandlungen der Richtung der Achse der proximalen Hypophyse und die begleitenden Verlagerungen im Bereich des Tuber cinereum, mit zunehmender Höhe der Organisationsstufe des Großhirns, werden zur Zeit an unserer Abteilung durch HOFER und STEPHAN bei verschiedenen Formen der Affen näher untersucht.

Die Abb. 2a und b veranschaulichen das makroskopische Aussehen der proximalen Hypophyse der Katze bei Betrachtung von der Basis. Bei Abb. 2a stehen die proximale (suprasellare) und die distale (intrasellare) Hypophyse im Zusam-

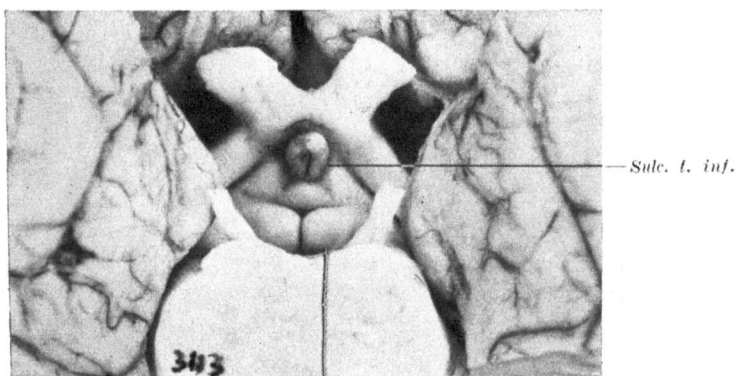

Abb. 3. Ansatz der Proximalen Hypophyse (Hypophysenstiel) am Tuber cinereum beim Menschen (erwachsen). Nach CHRIST, 1951. *Sulc. t. inf.* Sulcus tubero-infundibularis. Keine Pars oralis tuberis!

menhang; bei Abb. 2b ist die letztere entfernt. Die proximale Hypophyse bildet ventral eine flache, schildartige Erhebung in der Mittellinie, die im angelsächsischen Schrifttum als „median eminence of the tuber" bezeichnet wird. Doch, wie gesagt, dieses Gebiet gehört zur Hypophyse und nicht zum Tuber. Es wird von diesem durch den Sulcus tubero-infundibularis sowohl vorne als an den Seiten deutlich geschieden (bei Abb. 2b ist die Grenzfurche durch hier eintretende Gefäße markiert). — Abb. 3 stammt vom erwachsenen Menschen. Die proximale Hypophyse — die distale ist entfernt — hat hier die Stielform (Hypophysenstiel). Man sieht die ringförmige Furche, welche die Grenze der proximalen Hypophyse gegenüber dem umgebenden Tuber (und hier auch gegenüber dem Chiasma) anzeigt (näheres bei DIEPEN und bei CHRIST).

Ein nach NISSL gefärbter Querschnitt durch die proximale Hypophyse und den Hypothalamus der Katze (Abb. 4) zeigt die erstere im Zusammenhang mit dem Hypothalamus. Man sieht die Zusammensetzung der proximalen Hypophyse aus dem adenohypophysären Anteil (Pars infundibularis adenohypophyseos) und dem neurohypophysären Anteil (Infundibulum). Der erstere erscheint wegen des Zellreichtums des Drüsengewebes ausgesprochen dunkel, während der letztere, dessen Parenchym aus dem hier nicht dargestellten Nervenfasern besteht, hell ist. Beiderseits endigt die Pars infundibularis, zusammen mit dem Infundibulum, im Sulcus, der die proximale Hypophyse vom Hypothalamus abgrenzt. Zum Tuber gehört der (bei der Katze sehr ausgedehnte) Nucleus infundibularis tuberis (arcuatus). Wie wir an anderen Stellen näher auseinandergesetzt haben, ist dieser bei allen Säugetieren auftretende Tuberkern sehr gut charakterisiert. Er reicht mit seinen sehr kleinen und wenig differenzierten Nervenzellen unmittelbar an das Ependym des dritten Ventrikels heran und springt oberhalb des Recessus infundibuli etwas in das Lumen vor. Er kommt bemerkenswerterweise als einziger Kern mit dem Infundibulum in eine intime

Beziehung, und zwar überall da, wo das Infundibulum am Hypothalamus ansetzt
(deshalb unsere Bezeichnung „infundibularis").

Es ist notwendig, an dieser Stelle noch einmal zur Bezeichnung „**median
eminence of the tuber cinereum**" kritisch Stellung zu nehmen. Die so benannte

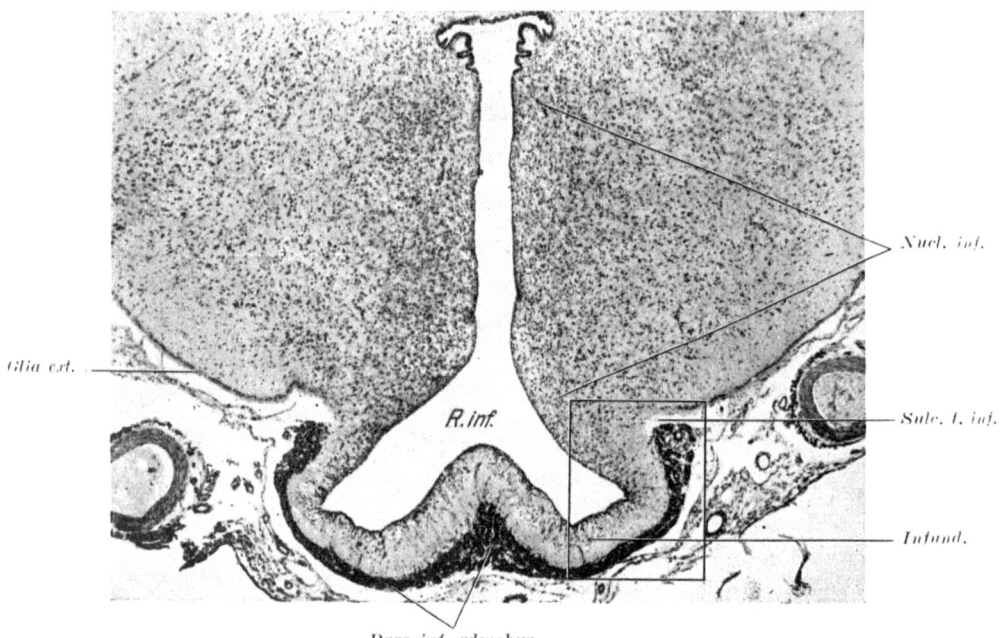

Abb. 4. Infundibulum und Tuber cinereum (Frontalschnitt auf Höhe der Massa intermedia) bei der
Katze. Der Sulcus tubero-infundibularis scheidet Tuber und Proximale Hypophyse. *Nucl. inf.* =
Nucleus infundibularis tuberis. Nissl-Färbung, Vergr. 25fach. Nach Nowakowski

Gegend — meist ist sie ungenügend und bei den einzelnen Autoren variabel
definiert — ist auf Abb. 2a bei der Aufsicht, auf den Abb. 4 und 7 auf dem
Querschnitt und auf den Abb. 1a und 6 auf dem Sagittalschnitt zu sehen. Wie
schon oben gesagt, ist der Zusatz „of the tuber cinereum" auf jeden Fall unrichtig.
Nachdem man aber einen Teil des Infundibulum zum Tuber gerechnet hat,
ergab sich die Konsequenz, auch den anliegenden Trichterlappen nach dem Tuber
zu benennen und so entstand die schon von Hochstetter kritisierte unzutreffende
Bezeichnung Pars „tuberalis" (S. 55, Fußn.). Bei dem, was mit median eminence
gemeint ist, handelt es sich ganz eindeutig in der Hauptsache um Hypophysen-
gewebe, und zwar beider Anteile, von denen der neurohypophysäre zum Infundibulum[1] und der adenohypophysäre zur Pars infundibularis adenohypophyseos
gehört. Die Abgrenzung gegenüber dem Tuber wird durch den schon makroskopisch
sichtbaren Sulcus tubero-infundibularis gegeben. In ihrer histologischen Struktur
sind Infundibulum und Tuber in vieler Hinsicht different. Besonders eindrucksvoll ist der angioarchitektonische Unterschied, auf den zuerst Wislocki und
King in einer grundlegenden Arbeit aufmerksam gemacht haben. Der Nucleus

---

[1] Im Bereich der „Radix" (Nowakowski) ist es nur die „Zona externa" des
Infundibulum, welche den drüsigen Partner begleitet.

infundibularis[1] (der manchmal auch noch zur median eminence gerechnet wird), erweist sich auch angioarchitektonisch als zum Tuber gehörig (Abb. 6 und 7). Unsere Bezeichnung „Proximale Hypophyse" ist nicht allenfalls ein anderer Ausdruck für den Terminus „median eminence"; *letzterer bezieht sich vielmehr nur auf einen recht willkürlichen Ausschnitt aus der proximalen Hypophyse.* Dieser Ausschnitt enthält lediglich die ventroorale Wand und die Bezeichnung nimmt keine Rücksicht darauf, daß das Infundibulum einen trichterförmigen Hohlkörper darstellt, der auch eine dorso-caudale Wand besitzt, die ebenso wie die vordere Wand von dem drüsigen Belag der Pars infundibularis adenohypophyseos begleitet wird (Abb. 6 und 9). Diese dorsale Wand ist bei der Betrachtung von der Basis (Abb. 2a) und auf oralen Querschnitten (Abb. 4) natürlich nicht zu sehen. Auf den Hypophysenstiel des Menschen kann die Bezeichnung „median eminence", die von einseitig betrachteten Verhältnissen bei Tieren abgeleitet wurde, ohne Zwang überhaupt nicht angewendet werden. Mit ihrer Einführung verschwand im angloamerikanischen Schrifttum mehr oder weniger der uralte, wohlbegründete Terminus „Infundibulum", der aber unlogischerweise in der Zusammensetzung „infundibular process" (für den Hinterlappen, der tatsächlich einen keulenförmig verdickten Fortsatz des Infundibulum darstellt), und in der Bezeichnung „infundibular stem" (für das variable „Zwischenstück" zwischen Infundibulum und Hinterlappen) erhalten blieb. *Der Terminus „Infundibulum" ist unentbehrlich,* wenn auch der Wortsinn (Trichter), der von den Verhältnissen beim Menschen stammt, für die tierischen Verhältnisse meist weniger gut paßt. Bei den meisten Tieren liegt der Trichter mehr oder weniger horizontal und seine ventrale Wand reicht viel weiter nach oral als die kürzere dorsale Wand (Abb. 1a). Wir sind der Ansicht, daß die Bezeichnung „median eminence", die so viel Verwirrung zur Folge hatte, aufgegeben werden sollte (siehe auch die Bedenken von ROMEIS). Wenn man sich aber dazu nicht entschließen will, weil das Wort besonders in der experimentellen Literatur eingebürgert ist, so muß man sich im klaren darüber sein, daß hiermit höchstens eine unscharf definierte topographische Region, die Stücke von verschiedenen wohl charakterisierten anatomischen Bestandteilen enthält, gemeint werden kann.

Abb. 5 stammt von einem benachbarten Schnitt derselben Serie wie Abb. 4; er ist mit Azan gefärbt und ein Ausschnitt stärker vergrößert. Im (artifiziell erweiterten) Sulcus grenzen die proximale Hypophyse und das Tuber cinereum aneinander. Die Oberfläche des letzteren wird von einer intensiv dunkel gefärbten „äußeren Gliafaserdeckschicht" bedeckt; diese hört im Sulcus abrupt auf und setzt sich nicht auf die Oberfläche des Infundibulum gegenüber dem drüsigen Partner fort. Dieses Fehlen einer äußeren Gliafaserdeckschicht kann kausal mit dem Mangel gliafaserbildender Eigenschaften der Pituicyten des Infundibulum im Gegensatz zur faserbildenden Fähigkeit der Astrocyten des Tubers erklärt werden; (auch hierin liegt wieder ein bemerkenswerter Strukturunterschied zwischen Infundibulum und Tuber cinereum). Wir glauben ferner, daß diesem Mangel eine funktionelle Bedeutung zukommt insofern, als das Fehlen der Gliafaserdeckschicht einen Stoffaustausch gestattet. Es gibt noch weitere Tatsachen, die dafür sprechen, daß im Bereich des Kontaktes des drüsigen Belages mit der zellarmen, einen dichten Nervenfaserendplexus enthaltenden „Zona externa infundibuli" (Abb. 9) ein Stoffübertritt stattfindet. Es fragt sich, ob dieser in Richtung vom Drüsenteil zum Nerventeil vor sich geht oder, wie meist angenommen wird, in umgekehrter Richtung oder, wie wir jetzt glauben, in beiden Richtungen (s. S. 68).

---

[1] Im Bereich des Nucleus infundibularis kommen meist einige Anastomosen zwischen den beiden differenten angioarchitektonischen Gebieten vor (Abb. 7).

Das Tuber ist gegenüber dem angrenzenden leptomeningealen Gewebe durch die Gliafaserschicht (Glia ext.) abgedichtet; an dieser Stelle dürfte kein wesentlicher Stoffaustausch stattfinden.

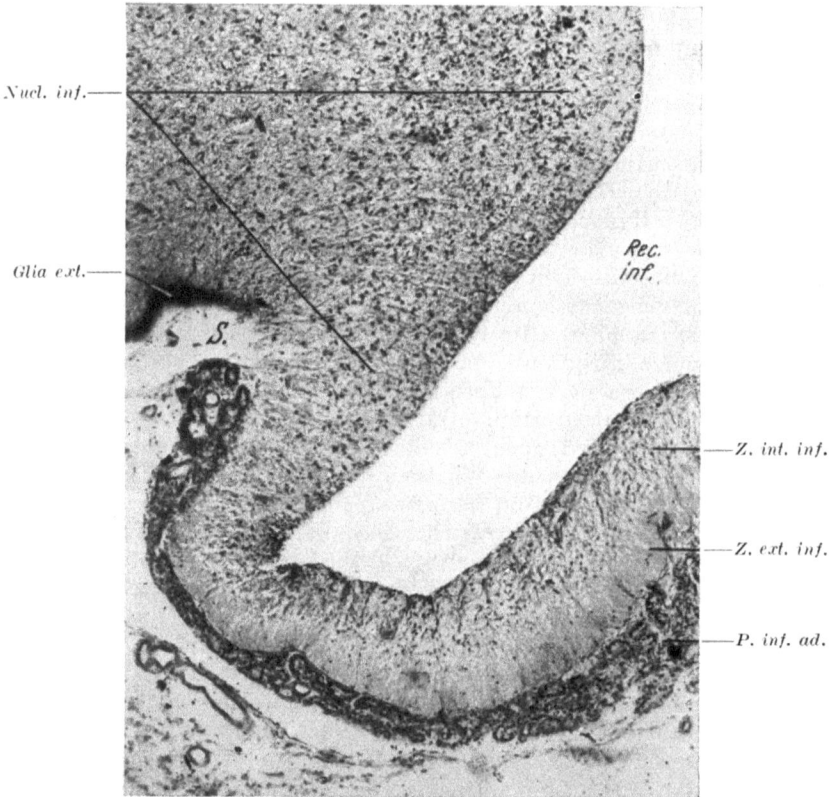

Abb. 5. Linke Hälfte der Proximalen Hypophyse mit Ansatz am Tuber cinereum. Katze, Querschnitt, Azanfärbung, Vergr. 75fach. *S.* = Sulcus tubero-infundibularis (artifiziell erweitert). *Glia ext.* = Äußere Gliafaserdeckschicht an der Oberfläche des Tubers. *Nucl. inf.* Nucleus infundibularis tuberis. *Rec. inf.* Recessus infundibularis. *Z. int. inf.* Zona interna infundibuli. *Z. ext. inf.* Zona externa infundibuli. *P. inf. ad.* Pars infundibularis adenohypophyseos

Einen paramedianen Sagittalschnitt durch die proximale Hypophyse der Katze nach Tuscheinjektion in die Bauchaorta zeigt Abb. 6. Das Bild stammt aus einer soeben erschienenen Veröffentlichung unseres Mitarbeiters Engelhardt. Es soll der erwähnte *angioarchitektonische Unterschied* zwischen dem Infundibulum einerseits und dem Hypothalamus andererseits gezeigt werden. Im letzteren sieht man ein Netz von feinen Kapillaren, während im Infundibulum großkalibrige Gefäßschlingen hervortreten, die aus dem dichten Gefäßnetz der Pars infundibularis adenohypophyseos stammen. Diese infundibulären Spezialgefäße unterscheiden sich auch physiologisch, nämlich durch ihre *erhöhte Permeabilität* gegenüber Trypanblau, von den hypothalamischen Gefäßen (Wislocki und King). Im Schrifttum wird die Strömungsrichtung des Blutes in diesen Gefäßen vielfach diskutiert. Da die infundibulären Spezialgefäße Schlingen sind, muß man unseres Erachtens annehmen, daß es hier einen zuleitenden und einen ableitenden Schenkel gibt, wofür es auch morphologische Anhaltspunkte gibt (Spanner). Das dichte Gefäßnetz der Pars infundibularis adenohypophyseos (in der Abb. 6 rechts durch einen Pfeil angegeben) wird von angloamerikanischen Autoren als „primary capillary network" (oder „plexus") bezeichnet. Nach ROMEIS und TÖRÖK fließt das Blut hier in wechselnder Richtung. Das Blut sammelt sich dann offenbar in den Portalgefäßen und nach übereinstimmenden Ergebnissen der Lebend-

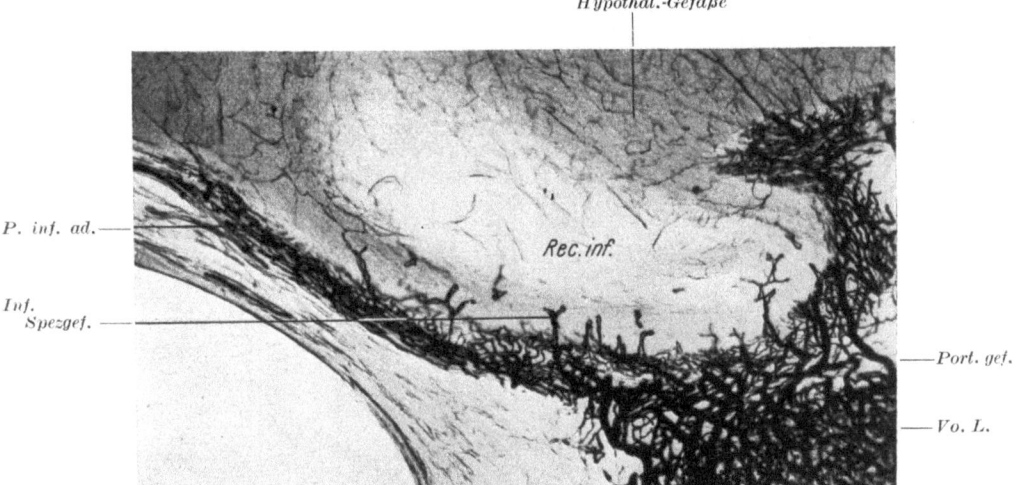

Hypothal.-Gefäße

P. inf. ad.

Rec. inf.

Inf.
Spezgef.

Port. gef.

Vo. L.

Abb. 6. Katze, sagittal, paramedian. Tuscheinjektion der Gefäße, Vergr. 120fach. Nach ENGELHARDT. *Inf. Spezgef.* Infundibuläres Spezialgefäß. *P. inf. ad.* Pars infundibularis adenohypophyseos. Capillarnetz der Pars infundibularis adenohypophyseos. *Port. gef.* = Portalgefäße. *Vo. L.* = Sinuskapillaren des Vorderlappens

beobachtungen (HARRIS u. a.) ist der Blutstrom in diesen kräftigen Gefäßen distalwärts gerichtet, d. h. gegen das Netz der Sinuskapillaren des Vorderlappens („secondary network") zu. Dies stimmt auch mit der ursprünglichen Annahme von WISLOCKI und KING (im Gegensatz zu POPA und FIELDING) überein.

Auf Querschnittsbildern bei der Katze und anderen Tieren sieht man, daß die infundibulären Spezialgefäße in einem mittleren Bereich sehr ausgesprochen sind. während die lateralen Abschnitte des Infundibulum auf dem primitiven Zustand einer glatten, nicht durch Gefäße komplizierten Oberfläche gegenüber dem Drüsenteil verharren (H. BECKER, ENGELHARDT).

Beim Rhesusaffen hat die proximale Hypophyse das Aussehen eines kurzen, dicken Stieles, dessen Achse sich der Senkrechten nähert. Der Querschnitt der Abb. 7 trifft oben den Hypothalamus, in der Mitte die proximale Hypophyse und unten einen anschließenden Teil der distalen Hypophyse. Im Bereich des Hypothalamus sieht man wieder das typische feine Gefäßnetz. In der proximalen Hypophyse, die durch den Sulcus tubero-infundibularis vom Hypothalamus geschieden ist, tritt wieder das völlig andersartige angioarchitektonische Bild hervor, das durch das Auftreten der infundibulären Spezialgefäße charakterisiert wird. Innerhalb des Infundibulum unterscheidet ENGELHARDT zwei angioarchitektonisch verschiedene Zonen; die eine, die durch kurze. unmittelbar mit dem dichten Gefäßnetz der Pars infundibularis adenohypophyseos zusammenhängende Gefäße gekennzeichnet ist, entspricht der Zona externa infundibuli. Dagegen herrschen im Innern (Zona interna) längere starkkalibrige Gefäße vor, die zwar sowohl mit denen der Zona externa als auch mit denen des Tuber anastomosieren, aber durch ihre bizarre Form als etwas Eigentümliches hervortreten. An der Oberfläche der Pars infundibularis sieht man dicke, gestreckte Gefäße, die zum Gefäßnetz des Vorderlappens weiterziehen; das sind die sogenannten „Portalgefäße" (S. 63).

Beim Menschen erscheint die proximale Hypophyse, wie gesagt, in der Gestalt des langgestreckten Hypophysenstiels (Abb. 1b), der nicht nur in der Form, sondern auch bezüglich der Struktur erheblich von der proximalen Hypophyse bei den Tieren abweicht. Eine klare Trennung von Zona externa und interna infundibuli ist hier schwer möglich. Die Spezialgefäße erreichen im Innern des Infundibulum eine erstaunliche Länge und sind durch komplizierte Schlingenbildungen ausgezeichnet. (Auf eine in Vorbereitung befindliche Veröffentlichung des mensch-

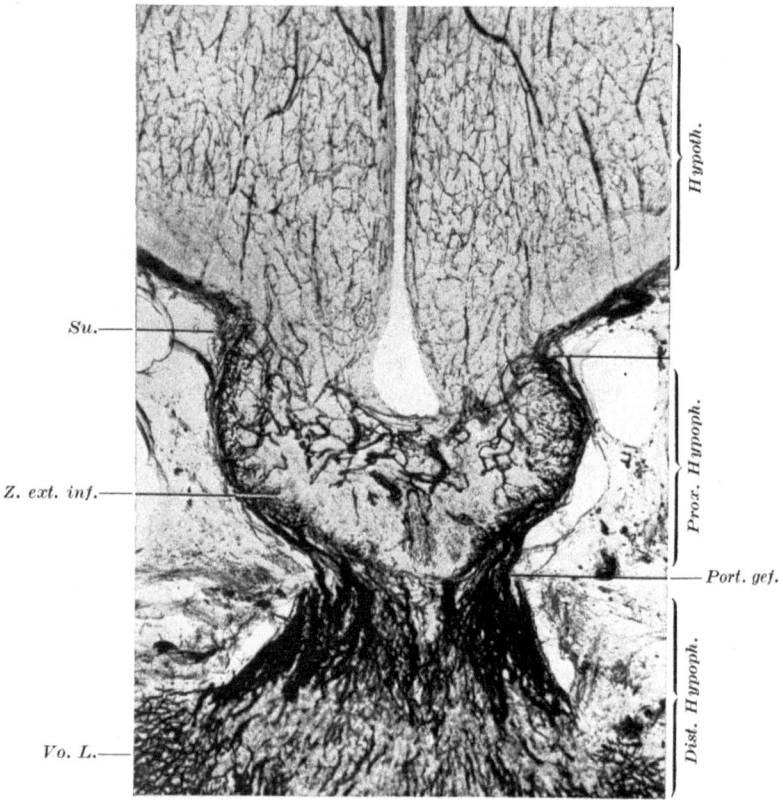

Abb. 7. Rhesusaffe, frontal, Tuscheinjektion, Vergr. 30fach. Nach Engelhardt. *Prox. Hypoph.* Proximale Hypophyse. *Su.* Sulcus tubero-infundibularis. *Z. ext. inf.* Zona externa infundibuli mit kurzen, dichtstehenden Spezialgefäßen unmittelbar im Anschluß an das Gefäßnetz der Pars infundibularis adenohypophyseos. In der Tiefe lange, grobe Spezialgefäße. *Hypoth.* Hypothalamus mit Netz von zarten Gefäßen. *Port. gef.* = Portalgefäße. *Vo. L.* = Sinuskapillaren des Vorderlappens

lichen Hypophysenstiels durch Christ sei aufmerksam gemacht.) Es sei noch einmal darauf hingewiesen, daß sich der Hypophysenstiel des Menschen, genau so wie die Proximale Hypophyse bei den Tieren, aus einem adenohypophysären Anteil, der Pars infundibularis, und einem neurohypophysären Anteil, dem Infundibulum, zusammensetzt, wenn ersterer auch hinten reduziert ist. Wenn man will, kann man am letzteren eine „Pars cava" und eine „Pars compacta" unterscheiden, aber die Ausdehnung des Recessus ist sehr variabel.

2. Faserverbindungen der proximalen Hypophyse mit dem Hypothalamus

Die Adenohypophyse hat keine unmittelbare Verbindung mit dem Hypothalamus. Die Verbindungen gehen vielmehr immer über die Nervenfasern der Neurohypophyse, besonders über solche, welche im Bereich der proximalen Hypophyse mit der Adenohypophyse in Kontakt treten.

Abweichend von der zur Zeit herrschenden Meinung unterscheiden wir im Bereich der Neurohypophyse *zwei* getrennte Fasersysteme, die zu zwei verschiedenen Kernarealen im Hypothalamus gehören. Das eine System produziert die Hormone des Hinterlappens, das andere stellt auf komplizierten Wegen die Beziehung zum Vorderlappen her.

1. Das Neuronensystem des Tractus supraoptico-hypophyseus und der Hinterlappen

Bislang stand dieses System unter den nervösen Verbindungen von Hypothalamus und Neurohypophyse ganz im Vordergrund. Der von GREVING und PINES 1925 etwa gleichzeitig entdeckte Tractus supraoptico-hypophyseus ist durch seine relative Ausdehnung und durch das kräftige Kaliber seiner Fasern ausgezeichnet. Die Ursprungskerne sind die großzelligen Areale des vorderen Hypothalamus[1], nämlich (von den Reptilien an) der Nucleus supraopticus und der Nucleus paraventricularis. Die große Mehrzahl der Fasern endigt im Hinterlappen, also im distalen Abschnitt der Neurohypophyse. Während ihres Längsverlaufes durch das Infundibulum sieht man sie in paralleler Anordnung innerhalb der „Zona interna infundibuli" (Abb. 8 und 9). Die Größe der Ursprungszellen und das erhebliche Faserkaliber stehen offenbar mit dem relativ weiten Weg vom vorderen Hypothalamus bis zum Hinterlappen im Zusammenhang. Eine weitere Eigentümlichkeit gerade dieses Systems ist die Abscheidung eines sogenannten „*Neurosekrets*", das sich, wie BARGMANN gezeigt hat, mit der Chromhämatoxylin-Phloxin-Methode GOMORIs in distinkter Weise blau färbt. Beim erwachsenen Hund tritt sogar das gesamte in Rede stehende Neuronensystem von den Ursprungszellen im vorderen Hypothalamus bis zu den Faserendigungen in der distalen Neurohypophyse nahezu elektiv blau gefärbt hervor. Wir betonen, daß der höchste Grad auch bei diesem Sonderfall im Gebiet der Faserendigungen, also im Hinterlappen erreicht wird.

Das Neurosekret ist nicht identisch mit den Hinterlappenhormonen, aber es steht in irgendeinem noch nicht genügend geklärten Zusammenhang mit diesen. Der Hinterlappen ist der Hauptort der Resorption (nicht Speicherung) der nach ihm benannten Hormone. Nach DIEPEN, ENGELHARDT und SMITH-AGREDA ist das Neurosekret in der Ontogenese (beim Hund) zuerst im Hinterlappen nachweisbar und nicht in den Ursprungszellen, wie nach der „Transporttheorie" (SCHARRER, PALAY, BARGMANN) zu erwarten wäre. Wir glauben, daß das „Neurosekret" da entsteht, wo es manifest wird, das ist unter Umständen im gesamten Neuron, immer aber im Bereich der Nervenfaserendigungen. Vielleicht kann man an eine Analogie mit dem Freiwerden der Überträger- oder Aktionsstoffe an der Peripherie des Neurons denken (Acetylcholin, Adrenalin).

Wir können das System des Tractus supraoptico-hypophyseus auch das „GOMORI-positive" oder „CHP-positive" (keine chemische Bezeichnung) System nennen. Weil die Endigungen, in deren Bereich die Hauptmasse des Neurosekrets auftritt, im Hinterlappen liegen und weil eben hier auch die Hauptmasse

---

[1] Die orale Lage ist besonders deutlich bei niederen Wirbeltieren, bei welchen das gemeinsame Homologen des Nucleus supraopticus und des Nucleus paraventricularis wegen seiner oralen Lage als „Nucleus praeopticus" benannt wird. Bei vielen Säugetieren und beim Menschen ragen die oben genannten Kerne teilweise in das Niveau des mittleren Hypothalamus hinein.

der Hormone gebildet wird, sprechen wir auch von „Hinterlappensystem".
Dieses System hat bei allen denjenigen Tieren, denen eine Pars intermedia fehlt,
keine sicher nachgewiesenen Beziehungen zur Adenohypophyse. Die Proximale
Hypophyse hat mit diesem System unseres Erachtens vorwiegend insofern zu tun,
als sie den Fasern des Tractus zum Durchtritt dient (bei den Tieren in der Zona
interna infundibuli).

2. Das Neuronensystem des Tractus tubero-hypophyseus und der Vorderlappen

Dieses System ist erst in neuerer Zeit durch Arbeiten von Nowakowski
und von Wingstrand besser bekanntgeworden[1]. Das Ursprungsgebiet sind die
hypophysennahen, kleinzelligen Areale des Tuber cinereum, von denen der
„Nucleus infundibularis" die engsten Beziehungen zum Infundibulum besitzt.
Die Fasern endigen nach Kreuzung der supraoptico-hypophysären Fasern
(Wingstrand, bei Vögeln), in der großen Mehrzahl bereits im Infundibulum
(Abb. 8). Die dicken Nervenfasern des Tractus supraoptico-hypophyseus passieren
das Infundibulum während ihres Verlaufes in der Zona interna; *der erstmalig*

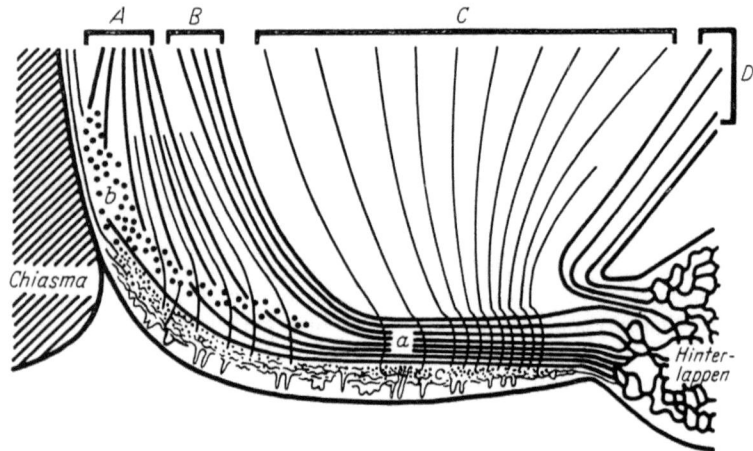

Abb. 8. Tractus tubero-hypophyseus bei der Taube nach Wingstrand. Die dünnen Fasern dieses
Tractus (*C*) kreuzen die dicken, im Hinterlappen (neural lobe) endigenden Fasern des Tractus supraoptico-hypophyseus (*B*), um in die Zona externa infundibuli zu gelangen

von Nowakowski (*bei der Katze*) *dargestellte, dichte Endplexus der feinen Nervenfasern des Tractus tubero-hypophyseus liegt in der Zona externa infundibuli* (Abb. 9).
Hier steht er in Berührung mit der Pars infundibularis adenohypophyseus
und mit den in die äußere Zone eindringenden kurzen infundibulären Spezialgefäßen. Für die Abgrenzung des Systems des Tractus tuberhypophyseus hat
sich uns die CHP-Methode Gomoris insofern bewährt, als sich das ganze System
von den Ursprungszellen im Tuber bis zu den Endigungen in der Zona externa
infundibuli als „CHP-negativ" erwiesen hat. Dies ist besonders eklatant, wenn

---

[1] Der Verlauf der feinen Fasern, die man unter der Bezeichnung „Tractus tubero-
hypophyseus" zusammenfassen kann, ist sehr viel schwieriger zu verfolgen als der
Verlauf der kräftigen und parallel angeordneten Fasern des Tractus supraoptico-
hypophyseus. Hier bestehen noch viele Unklarheiten. Es ist möglich, daß sich in
diesem Tractus auch Fasern von verschiedener Funktion zusammenfinden.

man Zona externa und Zona interna infundibuli einerseits sowie das Grenzgebiet des Hinterlappens zur Pars intermedia andererseits im GOMORI-Bild miteinander vergleicht (s. Abb. 5 bei SPATZ, 1953). Es ist möglich, daß, wie HARRIS,
HANSTROEM sowie WINGSTRAND vermuten, auch in dem in Rede stehenden
System ein Stoff abgeschieden wird: das wäre dann eventuell ein CHP-negatives

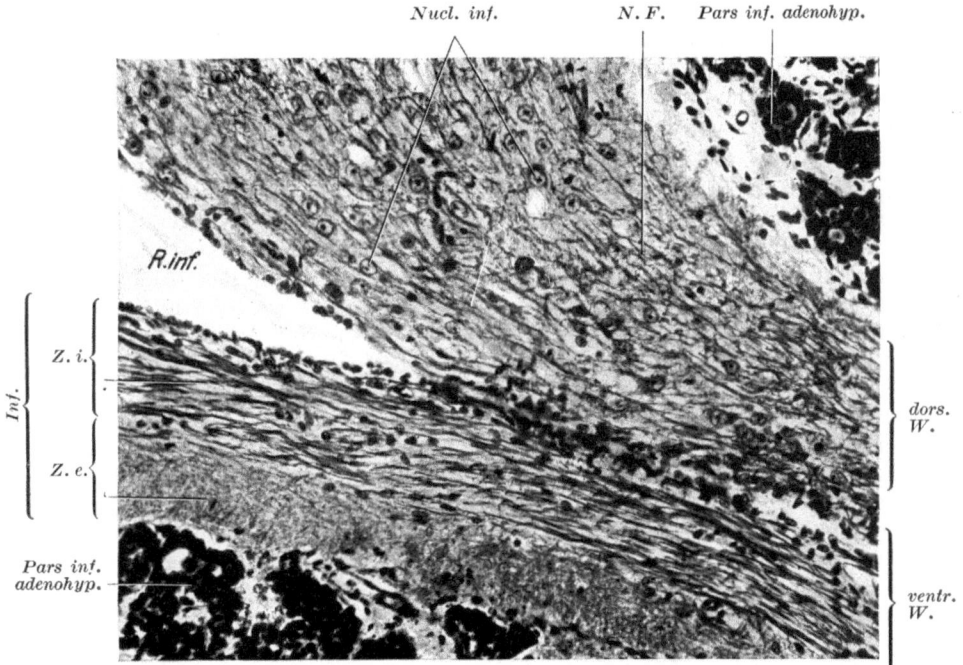

Abb. 9. Aus einem Sagittalschnitt durch Infundibulum und Nucleus infundibularis (*Nucl. inf.*) bei der
Katze. Darstellung der marklosen Nervenfasern nach BODIAN, Vergr. 190fach. In der dorsalen Wand
des Trichters (*dors. W.*) ziehen vorwiegend feine, locker angeordnete Nervenfasern (*N. F.*), welche teilweise Beziehungen zum Nucleus infundibularis aufweisen. In der ventralen Wand (*ventr. W.*) verlaufen
in der Zona interna (*Z. i.*) vorwiegend dicke, parallel angeordnete Nervenfasern des Tractus supraoptico-
hypophyseus. In der Zona externa (*Z. e.*) liegt der feine Nervenfasernendplexus des Tractus tubero-
hypophyseus. Nach NOWAKOWSKI

Neurosekret. Sicher ist, daß das System des Tractus tubero-hypophyseus im
Bereich der proximalen Hypophyse mit der Adenohypophyse verbunden ist
und daß hier — und nicht im Bereich der distalen Hypophyse — auch der Ort
des funktionellen Zusammenhanges zwischen Hypothalamus, d. i. speziell dem
Tuber cinereum, und Vorderlappen zu suchen ist. Deshalb verdient der Nerven-
faserplexus der Zona externa infundibuli (die noch vor kurzem als belanglose
„Gliazone" abgetan wurde) in Zukunft besondere Beachtung. WINGSTRAND
nennt diese CHP-negative Zone sogar schon „glandular layer".
    Nur kurz können wir auf die experimentellen Untersuchungen hinweisen,
die dafür sprechen, daß das Tuber cinereum, einschließlich des Nucleus tuberis
principalis von CAJAL (Nucl. hypothal. ventromedialis), einen Einfluß auf den
Vorderlappen ausübt. BUSTAMANTE, SPATZ und WEISSCHEDEL (1942) sowie
BUSTAMANTE (1943) haben nach Ausschaltungen im medialen Feld des Tuber
cinereum bei infantilen und erwachsenen Kaninchen Infantilbleiben bzw. Atrophie
der Gonaden festgestellt (Lit. bei GAUPP und SPATZ). DEY (1941) hat bei Meerschweinchen Gonadenatrophie nach Läsionen in der „median eminence", also

in der proximalen Hypophyse, gefunden. Nach elektrischer Reizung des Hypothalamus (nicht des Vorderlappens!) wurde vermehrte Gonadotropinausschüttung beobachtet. Zur ACTH-Ausschüttung ist nach den in-vitro-Untersuchungen von Guillemin an Vorderlappengewebe eine humorale Einwirkung des Hypothalamus nötig. Neuerdings wurde durch Ausschaltungsexperimente das in Betracht kommende Gebiet auf den Bereich des Nucleus hypothalamicus ventromedialis und des Nucl. hypoth. dorsomedialis eingeengt (Schmid, Gonzalo, Brobel, Muschke und Tonutti, 1957). Bei Läsionen im Ursprungsgebiet des Tractus supraoptico-hypophyseos waren keine Störungen der ACTH-Ausschüttung nachzuweisen. Eine Einengung des für die Regulation der gonadotropen Vorderlappentätigkeit verantwortlichen Tubergebietes auf bestimmte Kerne steht noch aus.

Man wird heute zu der Annahme gedrängt, daß eine humorale Einwirkung vom Tuber auf die glandotrope Aktivität des Vorderlappens stattfindet. Diese Einwirkung kann auf der Grundlage der anatomischen Gegebenheiten nur auf einem komplizierten Wege vor sich gehen, da die Nervenfasern des Tractus tubero-hypophyseus (von seltenen Ausnahmen abgesehen) den Vorderlappen nicht erreichen. (Die Verhältnisse sind also ganz andere als bei dem Neuronensystem des Tractus supraoptico-hypophyseus, dessen Nervenfasern im Hinterlappen, d. h. am Orte der Abgabe der Hormone in den allgemeinen Kreislauf, endigen.) Der Weg muß unseres Erachtens über die Endigungen des Tractus tubero-hypophyseus in der Zona externa infundibuli und über die Pars infundibularis adenohypophyseos mit ihren Gefäßen führen. Harris hat schon frühzeitig angenommen, daß ein Überträgerstoff vom Hypothalamus zum Vorderlappen gelangt[1]. Er kam zu der Hypothese, daß von den Nervenfaserendigungen in der „median eminence" (offenbar ist die Zona externa infundibuli gemeint) ein Stoff produziert wird, der über die capillary loops und das Kapillarnetz der Pars infundibularis adenohypophyseos an die Portalgefäße abgegeben wird („neurovasculair chain"). Mit dem nachweislich distalwärts gerichteten Blutstrom der Portalgefäße soll der Stoff in das Netz der Sinuskapillaren des Vorderlappens gelangen, um von hier aus dessen Hormonausschüttung zu kontrollieren. Wir haben uns gegenüber dieser Vorstellung wegen ihrer Ungewöhnlichkeit bisher skeptisch verhalten. Inzwischen sind aber eine große Reihe von Tatsachen (s. auch Benoit und Assenmacher bei der Ente) bekanntgeworden, die im Sinne einer humoralen Übermittlung in zentrifugaler Richtung vom Tuber cinereum, vielleicht über die Portalgefäße[2], zum Vorderlappen sprechen (Abb. 6, 7).

An der Hypothese eines zentripetalen humoralen Weges von der drüsenzellhaltigen Pars infundibularis adenohypophyseos zum Nervenplexus der Zona externa infundibuli wird von uns weiterhin festgehalten (letzte Begründung: Spatz, 1955; vgl. ferner Collin). Wir können Harris nicht folgen, wenn er die Drüsenzellen in der Pars infundibularis adenohypophyseos für nebensächlich erklärt. Eine Innervation des Vorderlappens durch periphere Nervenfasern des Sympathicus (Abb. 1) möchten wir nicht für so bedeutungslos für die sekretorische Tätigkeit halten. Auch der von uns angenommene Weg vom hinteren Hypothalamus über das Rückenmark ist nicht widerlegt worden. Durch das Bekanntwerden neuer Tatsachen muß aber das von mir 1951 entworfene Schema heute einer Revision unterworfen werden.

Das Infundibulum, d. i. der proximale Abschnitt der Neurohypophyse, hat also offenbar eine zweifache Bedeutung: Einmal dient es den Nervenfasern des

---

[1] Diese Annahme wurde auch bereits von mir (zusammen mit Driggs, 1939) und von Bustamante, Spatz und Weisschedel, 1942, gemacht, später aber in Zweifel gezogen, als Versuche mit Tuberextrakten (Weisschedel und Spatz) ein zweifelhaftes Resultat ergaben (näheres bei Spatz, Diepen und Gaupp, S. 257 und 258).

[2] Auf Einwände von Zuckerman sei hingewiesen.

supraoptico-hypophysären Systems zum Durchtritt und zum anderen befindet sich hier der Endplexus des Tractus tubero-hypophyseus in der Nachbarschaft des konstanten Kontaktes mit der Adenohypophyse.

Es gibt einige Hinweise darauf, daß es auch Beziehungen zwischen den beiden hypothalamo-hypophysären Systemen gibt, wie dies bei den engen Lagebeziehungen der Ursprungskerne und der Fasern im Infundibulum nicht erstaunlich ist. Doch das Wesentliche sind die Unterschiede: *So grundverschieden Hinterlappen und Vorderlappen hinsichtlich ihres Baues und ihrer Verrichtungen sind, so different ist ihre Verknüpfung mit dem Hypothalamus.*

3. Folgen der Durchtrennung der Proximalen Hypophyse („Hypophysenstieldurchtrennung") und die Regenerationspotenz der proximalen Hypophyse

Da in der proximalen Hypophyse Abschnitte sowohl des Hinterlappen- als des Vorderlappensystems enge beisammen liegen, führt ihre Querdurchtrennung zu Störungen der Funktionen beider Systeme, so zu Störungen der Regulation des Wasserhaushaltes (meist temporär) und zu Störungen der Regulation der Gonaden (meist dauernd). Von den letzteren soll hier die Rede sein. Die bekannten Diskrepanzen der Resultate der „Hypophysenstieldurchtrennung" bezüglich des Infantilbleibens bzw. der Atrophie der Gonaden sind zum Teil dadurch zu erklären, daß die proximale Hypophyse auf *verschiedener Höhe* unterbrochen worden ist. WESTMAN und JACOBSOHN haben bei Rodentiern, BENOIT und ASSENMACHER bei Vögeln gezeigt, daß bei hoher Unterbrechung Gonadenatrophie regelmäßig auftritt, während sie bei tiefer Unterbrechung zu fehlen pflegt. Das letztere Resultat erklären wir damit, daß bei tiefer Unterbrechung der adenoneurohypophysäre Kontakt im Bereich der proximalen Hypophyse erhalten bleibt. Wir vermuten, daß dann die Pars infundibularis adenohypophyseos, deren Gonadotropingehalt durch BERBLINGER nachgewiesen wurde, vikariierend für den Vorderlappen eintreten kann.

Zusammen mit VERA GAUPP habe ich kürzlich eine Arbeit veröffentlicht, in der über chronische Experimente mit Unterbrechung der proximalen Hypophyse bei zwölf infantilen Kaninchen, mittels der HESSschen Methode, berichtet wurde. Es stellte sich heraus, daß, unter Umständen auch bei hoher Durchtrennung — vorausgesetzt, daß Reste der proximalen Hypophyse mit dem Tuber im Zusammenhang verblieben waren — Störungen der Sexualreifung ausbleiben bzw. sich wieder zurückbilden können. In drei derartigen Fällen wurde eine besonders hochgradige Neubildung der proximalen Hypophyse festgestellt. Diese beruht auf Regeneration sowohl des adenohypophysären als besonders des neurohypophysären Anteiles. In diesen Fällen hatte sich das Regenerat als funktionstüchtig erwiesen (näheres im Original).

Die Neubildung manifestiert sich bei makroskopischer Betrachtung von der Basis in Form knolliger Verdickungen (Abb. 10) des am Tuber verbliebenen oralen Stumpfes der durchtrennten proximalen Hypophyse. Der caudale Stumpf (soweit erhalten) und die gesamte distale Hypophyse sind hochgradig geschrumpft. Im Hinterlappen unterliegt das Parenchym, d. s. die von ihren Ursprungszellen abgetrennten Nervenfasern, der WALLERschen Degeneration und verschwindet völlig, während die Pituicyten[1] proliferieren (STUTINSKY u. a.). Das Parenchym des Vorderlappens dagegen bleibt erhalten; es wird nur atrophisch. Dieses unterschiedliche Verhalten von Hinterlappen und von Vorderlappen nach der Durch-

---

[1] Sie verhalten sich in dieser Hinsicht wie Gliazellen und jedenfalls nicht wie Drüsenzellen. Vgl. auch LEVEQUE und SCHARRER sowie STUTINSKY.

trennung der proximalen Hypophyse ist sehr charakteristisch. Es steht im Einklang mit den meisten Ergebnissen der Transplantation und der Gewebezüchtung.
Der Hinterlappen ist, kurz gesagt, ohne die Verbindung mit dem Zentrum funk-
tionsunfähig, weil die zentralen Nervenfasern selber an der Hormonproduktion
maßgeblich beteiligt sind. Der Vorderlappen aber mit seinen Drüsenzellen hat

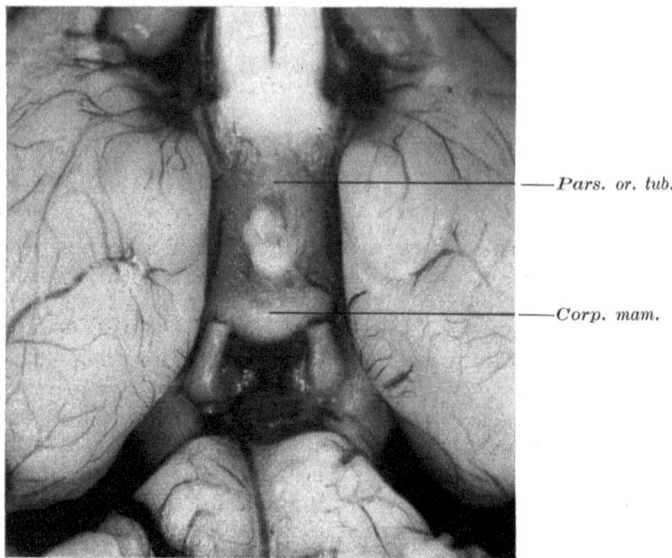

— Pars. or. tub.

— Corp. mam.

Abb. 10. Knollige Verdickung der Proximalen Hypophyse (zwischen Pars oralis tuberis und Corpus
mamillare) nach „Hypophysenstieldurchtrennung" bei einem infantilen Kaninchen. Nach VERA GAUPP
und H. SPATZ

ein Eigenleben, wenn auch seine glandotrope Tätigkeit sehr stark von der hypothalamischen Einwirkung abhängt, wie bezüglich der ACTH-Ausschüttung von
GUILLEMIN bei seinen in-vitro-Versuchen sowie von TONUTTI gezeigt wurde.

Abb. 11 zeigt die unförmig verdickte und vergrößerte proximale Hypophyse
im Zusammenhang mit dem Tuber. Sie ist von der darunterliegenden distalen
Hypophyse durch den Eingriff völlig abgetrennt worden. Die proliferierte Pars
infundibularis adenohypophyseos dringt mit Strängen in den hochgradig vergrößerten neurohypophysären Anteil ein. Der letztere, der auf Abb. 11 hell
erscheint, enthält ein wirres Geflecht von zweifellos neugebildeten Nervenfasern.
Diese lassen sich, wie Abb. 12 (von einem ähnlich gelagerten Fall) zeigt, mit der
BODIANschen Methode darstellen. Die Anwendung der CHP-Methode ergibt,
daß ein großer Teil der Nervenfasern blau gefärbt ist. In dieser Neubildung
sind die Bestandteile der beiden Systeme nicht topographisch voneinander
geschieden, sondern regellos durcheinander gemengt. Bei den beiden Tieren,
von denen die Abb. 11 und 12 stammen, ist die Geschlechtsreife zunächst aus-
geblieben, um dann später doch einzutreten. Im Fall der Abb. 11 hatte der
sexuelle Infantilismus (gerechnet vom Reifetermin der Kontrolle) volle 15 Monate
angedauert. Der verspätete Eintritt der Funktion muß mit dem Regenerat in
Zusammenhang stehen, zumal bereits Beobachtungen über solche funktions-
tüchtige Regenerate durch WESTMAN und JACOBSOHN (1940) vorliegen. HARRIS
glaubt, daß die Erhaltung der Funktion von einer Reparation der „Portalgefäße"
abhängig sei. Wir haben hierauf besonders geachtet, können diese Annahme

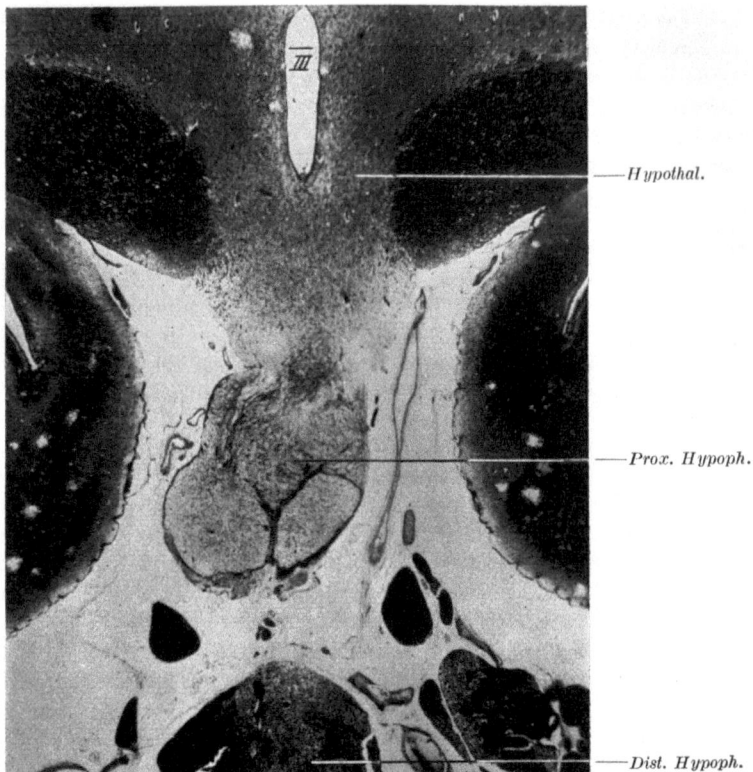

—— Hypothal.

—— Prox. Hypoph.

—— Dist. Hypoph.

Abb. 11. Großes Regenerat der Proximalen Hypophyse nach Hypophysenstieldurchtrennung. Entkalkung, HE, Vergr. 15fach. Sexualreifung mit 1 ¾ Jahren. Nach Vera Gaupp und H. Spatz

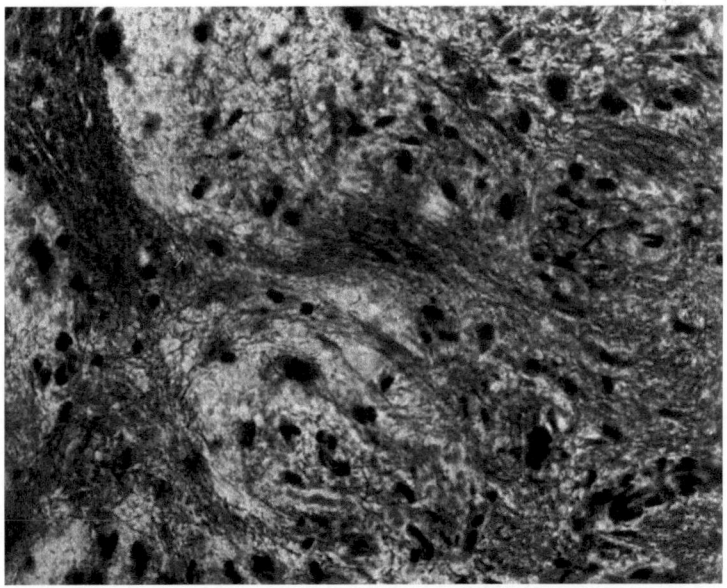

Abb. 12. Wirres Geflecht von neugebildeten neurohypophysären Nervenfasern im Regenerat der Proximalen Hypophyse. Bodian-Methode, Vergr. 400fach. Nach Vera Gaupp und H. Spatz

aber nicht voll bestätigen. Daß eine Regeneration durchtrennter Portalgefäße vorkommen kann, wird nicht bestritten.

Es ist noch zuwenig bekannt, inwieweit auch nach sogenannter „*Hypophysektomie*", d. h. nach Entfernung der distalen (intrasellären) Hypophyse, Regenerationserscheinungen von seiten der am Hypothalamus verbliebenen Reste des Trichterlappens vorkommen. Immerhin findet sich ein Hinweis in einer Arbeit von Koster und Geesink. Diese Autoren fanden „starke Hypertrophie" der Pars infundibularis adenohypophyseos (die Autoren sprechen von „Lobus bifurcatus") bei Hunden, die einige Monate vorher hypophysektomiert worden waren. Dieser Befund wurde aber von Karlik und Robinson nicht bestätigt. — Andererseits liegen einige Beobachtungen bei verschiedenen Tieren vor, welche zeigen, daß nach Hypophysektomie die proximalen Stümpfe des Tractus supraoptico-hypophyseus regenerationsfähig sind und daß es dabei nach einiger Zeit zur Bildung eines neuen, mit CHP-positivem Neurosekret erfüllten Hinterlappens kommen kann, der mehr oder weniger funktionstüchtig ist. Voraussetzung ist natürlich, daß die Ursprungskerne nicht retrograd degeneriert sind. Derartige Beobachtungen finden sich zuerst bei Rattenexperimenten von Stutinsky (1951 und 1952). Ein kurzer Hinweis stammt von Scharrer und Wittenstein (1952) und betrifft hypophysektomierte Hunde. Illustrierte Befunde geben Billenstein und Leveque (1955) bei Ratten und Jörgenstein, Rosenkilde und Wingstrand (1956) bei Kröten. Bezüglich näherer Angaben muß auf die Originalien der letztgenannten Autoren verwiesen werden.

Die Regenerationspotenz der zentralen Nervenfasern des Infundibulum ist nicht so erstaunlich, wenn man bedenkt, daß im Bereich derselben ein ständiger *physiologischer Aufbrauch* stattfindet (Christ, E. Hagen), der zweifellos auch unter normalen Verhältnissen durch Neubildung ausgeglichen wird. Die immer feststellbaren Zerfallserscheinungen an den Fasern halten wir für sehr bedeutsam.

Übrigens bin ich der Überzeugung, daß die angeblich konstanten Neurone auch dem Gesetz des fortwährenden Verbrauches, Umbildung und Neubildung der Strukturen unterliegen.

Die Möglichkeit der Bildung von funktionstüchtigen Regeneraten muß bei Experimenten mit „Hypophysenstieldurchtrennung" in Rechnung gesetzt werden. Vielleicht könnte sie auch manche Widersprüche in der Literatur bezüglich der Ergebnisse der Hypophysektomie klären.

Schluß

Die Proximale (supraselläre) Hypophyse ist ein sehr wichtiges Glied dieser Drüse. Ähnlich wie bei der Distalen (intrasellären) Hypophyse, ist bei ihr ein neurohypophysärer Anteil (Infundibulum) und ein adenohypophysärer Anteil (Trichterbelag = Pars infundibularis adenohypophyseos) zu unterscheiden. Das Infundibulum passieren die dicken Nervenfasern des großzelligen Systems des Tractus supraoptico-hypophyseus auf ihrem Weg zu ihren Endigungen im Hinterlappen. Im Infundibulum (Zona externa) endigen die feinen Nervenfasern des kleinzelligen Systems des Tractus tubero-hypophyseus, und zwar im Bereich des konstanten (proximalen) Kontaktes mit der Adenohypophyse. Hier ist der Ort der wesentlichen Verknüpfung zwischen Hypothalamus und Adenohypophyse (über die Neurohypophyse). Dies steht fest, wenn auch die Ansichten über den Mechanismus der Verknüpfung teilweise noch kontrovers sind. Durchtrennung der proximalen Hypophyse (Hypophysenstieldurchtrennung) verursacht, weil hier beide Systeme betroffen werden, sowohl Störungen von seiten des „Hinterlappensystems" als solche von seiten des „Vorderlappensystems" (u. a. Störungen der Regulation der Keimdrüsentätigkeit). Diese Störungen können ausbleiben, oder sich zurückbilden 1. nach tiefer Durchtrennung (vermutlich infolge vikariierenden Eintretens der Pars infundibularis adenohypophyseos für den Vorderlappen) und 2. infolge Bildung funktionstüchtiger Regenerate von seiten am Tuber verbliebener Reste der proximalen Hypophyse, sowohl ihres neurohypophysären als ihres adenohypophysären Anteils.

Conclusioni

L'ipofisi prossimale (soprasellare) costituisce un elemento molto importante di questa ghiandola; analogamente a quanto si osserva nell'ipofisi distale (intrasellare), si possono distinguere nell'ipofisi prossimale una parte neuroipofisaria (infundibolo) ed una parte adenoipofisaria, la quale rappresenta la pars infundibularis adenohypophyseos.

Attraverso l'infundibolo passano le grosse fibre nervose appartenenti al sistema magnocellulare del tratto sopraottico-ipofisario, per raggiungere il lobo posteriore; nell'infundibolo terminano invece le esili fibrille nervose del sistema parvicellulare del tratto tubero-ipofisario, e precisamente in corrispondenza del punto di contatto prossimale con l'adenoipofisi.

Questa area rappresenta il più importante punto di collegamento tra ipotalamo ed adenoipofisi, tramite la neuroipofisi; quantunque non sussistano più dubbi su tale acquisizione da un punto di vista puramente anatomico, le opinioni sul meccanismo funzionale di tale sinapsi sono ancora controverse. La sezione dell'ipofisi prossimale (sezione del peduncolo ipofisario) è seguita da turbe funzionali di ambedue i sistemi, sia di quello postipofisario che di quello adenoipofisario (tra gli altri, alterazioni notevoli nell'attività ciclica delle gonadi), appunto perchè l'ipofisi prossimale costituisce il punto di contatto tra i due sistemi, che vengono contemporaneamente interessati dalla lesione.

Queste turbe funzionali possono mancare o regredire quando la sezione peduncolare sia stata praticata più profondamente (verso l'ipofisi), perchè in queste condizioni è probabile che la pars infundibularis adenohypophyseos eserciti funzioni vicarianti lo stesso lobo anteriore; inoltre è possibile che residui dell'ipofisi prossimale, in corrispondenza del tuber, rigenerino più o meno completamente sia nella loro parte adenoipofisaria che in quella neuroipofisaria.

Conclusions

The proximal (suprasellar) hypophysis represents a functionally significant subdivision of the gland. In man the proximal hypophysis is identical with the "hypophysial stalk". In animals the ventral wall of the proximal hypophysis is frequently called "median eminence". Like the distal (intrasellar) hypophysis the proximal hypophysis consists of a neurohypophysial and an adenohypophysial component. The former is the "infundibulum" (proximal part of the neurohypophysis), the latter we call "pars infundibularis or proximalis of the adenohypophysis" (=pars tuberalis of Tilney). We must strictly distinguish between the tuber as a division of the hypothalamus and the infundibulum as the proximal division of the neurohypophysis. The infundibulum does not only serve as a passage way for the coarse nerve fibers of the magnocellular supraoptico-hypophysial system which terminates in the posterior lobe (distal part of the neurohypophysis). The infundibulum deserves special attention, because here terminate the delicate nerve fibers of the parvicellular tubero-hypophysial system. The terminals of this system are located within that area of the infundibulum (in animals in the "zona externa"), which is in close contact with the glandular tissue of the pars infundibularis (tuberalis) and their vessels. This area of "adeno-neurohypophysial contact" within the proximal hypophysis is most essential for the relations between hypothalamus and adenohypophysis. Transsection of the hypophysial stalk causes disorders due to disturbances of the "posterior lobe system"-activity as well as to such of the "anterior lobe system"-activity (e. g. disturbances of gonadal activity). These disorders may not appear, or the function may return to normal 1. if the site of the sectioning is low (situated close to the intrasellar hypophysis) and 2. if partial structural and functional regeneration of the tissue of the proximal hypophysis (still connected with the tuber cinereum) takes place.

Conclusions

L'hypophyse proximale (suprasellaire) est une part très importante de cette glandule. Comme chez l'hypophyse distale (intrasellaire), on doit distinguer chez celle-là une part neurohypophysaire (infundibulum) et une part adénohypophysaire (pars infundibularis adénohypophyseos). Dans l'infundibulum passent les grosses fibres nerveuses du système magnocellulaire du tractus supraopticohypophyseus dans leur chemin à ses terminaisons dans le lobe postérieur. Dans l'infundibulum terminent les fines fibres nerveuses du système parvocellulaire du tractus tubero-hypophyseus, et cela dans la région du contact constant (proximal) avec l'adenohypophyse. C'est l'endroit de la liaison essentielle entre l'hypothalamus et l'adénohypophyse (par voie de la neurohypophyse). Cela est certain quoique les avis sur le mécanisme de la liaison soient en partie controversables. La dissection de l'hypophyse proximale (dissection de la tige de l'hypophyse) cause des troubles non seulement de la part du "système post-lobulaire" mais encore de la part du "système antélobulaire" (p. e. des troubles de la régulation de la fonction des glandules germinatives) parce que en ce cas tous les deux systèmes sont concernés. Ces troubles peuvent manquer ou se rétroformer: 1. après une dissection profonde (probablement par suite de la substitution fonctionnelle du lobe antérieur par la pars infundibularis adenohypophyseos) et 2. par suite de la formation de parties régénérées de la part des restes de l'hypophyse proximale demeurés au tuber, à savoir de leurs parts neurohypophysaire et adénohypophysaire.

Literaturverzeichnis

Bargmann, W.: Über die neurosekretorische Verknüpfung von Hypothalamus und Neurohypophyse. Z. Zellforsch. **34**, 610—634 (1949); Das Zwischenhirn-Hypophysensystem. Berlin-Göttingen-Heidelberg: Springer. 1954.

Barker Jørgensen, C., P. Rosenkilde und K. G. Wingstrand: Regeneration of the neural lobe of the pituitary gland in the toad, Bufo bufo (L.). Bertil Hanström, Zoological papers in honour of his sixty-fifth birthday Nov. 1956.

Becker, H.: Hypophyse und Hypothalamus bei der weißen Maus. Dtsch. Z. Nervenheilk. **173**, 123—601 (1955).

Benoit, J. und I. Assenmacher: Influence de lesions hautes et basses de l'infundibulum sur la gonadostimulation chez le Canard dom. Compt. Rend. Acad. Sci. **235**, 1547—1549 (1952); Le controle hypothalamique de l'activité préhypophysaire gonadotrope. J. Physiol. **47**, 427—567 (1955).

Berblinger, W.: Ist die Pars tuberalis der Hypophyse gonadotrop wirksam? Endokrinologie **23**, 251—259 (1941).

Billenstein, D. und Th. Leveque: The reorganization of the neurohypophysial stalk following hypophysectomy in the rat. Endocrinology **56**, 704—717 (1955).

Bustamante, M., H. Spatz und E. Weisschedel: Die Bedeutung des Tuber cinereum des Zwischenhirns für das Zustandekommen der Geschlechtsreife. Dtsch. med. Wschr. **1942**, 289.

Christ, J.: Zur Anatomie des Tuber cinereum beim erwachsenen Menschen. Dtsch. Z. Nervenheilk. **165**, 340—408 (1951).

Collin, R.: La neurocrinie hypophysaire. Bull. Ass. Anat. **1951**, 1—36; Die äußeren und inneren Wechselbeziehungen des Hypophysenorgans. Ergebnisse der medizinischen Grundlagenforschung, herausgegeben von K. F. Bauer, S. 622—666. Stuttgart: Thieme. 1956.

Dey, F. L.: Changes in ovaries and uteri in guinea pigs with hypothalamic lesions. Amer. J. Anat. **69**, 61—88 (1941); Evidence of hypothalamic control of hypophysial gonadotropic functions in the female guinea pig. Endocrinology **33**, 75 (1943).

Diepen, R.: Über Lage- und Formveränderungen des Hypothalamus und des Infundibulum in Phylogenese und Ontogenese. Dtsch. Z. Nervenheilk. **159**, 340—358 (1948).

Driggs, M. und H. Spatz: Pubertas praecox bei einer hyperplastischen Mißbildung des Tuber cinereum. Virchows Arch. **305**, 567 (1939).

Edinger, L.: Die Ausführwege der Hypophyse. Arch. mikrosk. Anat. **78**, 496—505 (1911).

Engelhardt, Fr.: Über die Angioarchitektonik der hypophysär-hypothalamischen Systeme. Acta Neuroveg. **13**, 129—170 (1956).

Fumagalli, Z.: La vascolarizzazione dell'ipofisi umana. Z. Anat. Entw.gesch. **111**, 266—306 (1941).

GAUPP, V. und H. SPATZ: Hypophysenstieldurchtrennung und Geschlechtsreifung. Über Regenerationserscheinungen an der suprasellären Hypophyse. Acta Neuroveg. **12**, 285—328 (1955).

GREEN, J. D. und G. W. HARRIS: The neurovascular link between the neurohypophysis and adenohypophysis. J. Endocrinol. **5**, 136—146 (1947).

GREVING, R.: Beiträge zur Anatomie der Hypophyse und ihrer Funktion. I. Eine Faserverbindung zwischen Hypophyse und Zwischenhirnbasis (Tr. supraopticohypophyseus). Dtsch. Z. Nervenheilk. **89**, 179—195 (1926).

GUILLEMIN, R.: Hypothalamic-hypophysial interrelationships in the production of pituitary hormones in vitro. Hypothalamic-hypophysial interrelationships. Springfield: Charles C. Thomas. 1956.

HAGEN, E.: Über die feinere Histologie einiger Abschnitte des Zwischenhirns und der Neurohypophyse des Menschen. I. Mitteilung. Acta Anat. **16**, 367—415 (1952).

HANSTRÖM. B.: The neurohypophysis in the series of mammals. Z. Zellforsch. **39**, 241—259 (1953).

HARRIS, G. W.: Regeneration of the hypophyseal portal vessels. Nature **163**, 70 (1949); Neural control of the pituitary gland. London: E. Arnold. 1955.

— und D. JACOBSOHN: Functional hypophyseal grafts. Ciba Found. Coll. Endocrin. **4**, 115—124 (1952); Functional grafts of the anterior pituitary gland. Proc. Roy. Soc., Ser. B **139**, 263 (1952).

HILD, W. und G. ZETLER: Über das Vorkommen der Hypophysenhinterlappenhormone im Zwischenhirn. Arch. exper. Path. **213**, 139—153 (1951); Experimenteller Beweis für die Entstehung der sogen. Hypophysenhinterlappenwirkstoffe im Hypothalamus. Pflügers Arch. **257**, 169—201 (1953).

JACOBSOHN, D.: The effect of transection of the hypophyseal stalk on the mammary glands of lactating rabbits. Acta Physiol. Scand. **19**, 10 (1949).

KARLIK, L. N. und J. A. ROBINSON: Zur Frage der Korrelationsbeziehung zwischen Hypophyse und Hypothalamus. Pflügers Arch. **227**, 480—498 (1931).

KOSTER, S.: Experimenteel onderzoek naar de functie van de hypophysis by de hond. Z. exper. Med. **60** (1927); **63** (1928); Pflügers Arch. **224** (1930).

KUHLENBECK, H. und W. HAYMAKER: The derivates of the hypothalamus in the human brain; their relation to the extrapyramidal and autonomic systems. Mil. Surgeon **105**, 26—52 (1949).

LEVEQUE, TH. und E. SCHARRER: Pituicytes and the origin of the antidiuretic hormone. Endocrinology **52**, 436—447 (1953).

LUSCHKA, H.: Der Hirnanhang und die Steißdrüse des Menschen. Berlin: G. Reimer. 1860.

METUZALS, J.: Neurohistologische Studien über die nervöse Verbindung der Pars distalis der Hypophyse mit dem Hypothalamus auf dem Wege des Hypophysenstiels. Acta Anat. **20**, 258—285 (1954).

MORIN, F.: Ricerche sulla vascolarizzazione dell'ipofisi e della sostanza nervosa contigua. Anat. Anz. **88**, 369—380 (1939).

NOWAKOWSKI, H.: Infundibulum und Tuber cinereum der Katze. Dtsch. Z. Nervenheilk. **165**, 251—339 (1951).

PINES, I. L.: Über die Innervation der Hypophysis cerebri. 2. Mitteilung: Über die Innervation des Mittel- und Hinterlappens der Hypophyse. Z. Neur. **100**, 123—137 (1925).

ROMEIS, B.: Hypophyse. Möllendorffs Handb. d. Mikroskop. Anat. VI, 3, II, 1—609 (1940).

SCHARRER, E. und G. J. WITTENSTEIN: The effect of the interruption of the hypothalamo-hypophyseal neurosecretory pathway in the dog. Anat. Rec. **112**, 387 (1952).

SCHMID, R., L. GONZALO, R. BLOBEL, E. MUSCHKE und E. TONUTTI: Über die hypothalamische Steuerung der ACTH-Abgabe aus der Hypophyse bei Diphtherie-Toxin-Vergiftung. Endokrinologie **34**, 65—91 (1957).

SPATZ, H.: Neues über die Verknüpfung von Hypophyse und Hypothalamus. Acta Neuroveg. **3**, 5—49 (1951); Das Hypophysen-Hypothalamus-System in seiner Bedeutung für die Fortpflanzung. Anat. Anz., Erg. Bd. **100**, 46—86 (1953); Das Hypophysen-Hypothalamus-System mit besonderer Berücksichtigung der zentralen Steuerung der Sexualfunktionen. In: „Zentrale Steuerung der Sexualfunktionen. Die Keimdrüsen des Mannes." Berlin-Göttingen-Heidelberg: Springer. 1955.

— R. DIEPEN und V. GAUPP: Zur Anatomie des Infundibulum und des Tuber cinereum beim Kaninchen. Dtsch. Z. Nervenheilk. **159**, 229—268 (1948).

SPULER, H.: Über das Tuber cinereum des Meerschweinchens und seine topographischen Beziehungen zum Infundibulum. Acta Anat. **13**, 126—162 (1951).

Stutinsky, F.: Sur l'origine de la substance Gomori-positive du complexe hypo-
thalamo-hypophysaire. Compt. Rend. Soc. Biol. 145, 367 (1951).
— Sur l'origine diencéphalique des hormones dites "posthypophysaires". Compt.
Rend. Soc. Biol. 146, 1691 (1952).
— Sur la signification des pituicytes. Compt. Rend. Ass. Anat. 41, (1954).
— M. Bonvallet und P. Dell: Les modifications hypophysaires au cours du
diabète insipide expérimental chez le chien. Ann. Endocrin. (Paris) 2, 1—11
(1950).
Török, B.: Lebendbeobachtung des Hypophysenkreislaufes an Hunden. Acta
Morphologica Academiae Scientiarum Hungaricae 4, 83—89 (1954). Siehe dort
weitere Literatur.
Weisschedel, E. und H. Spatz: Über die gonadotrope Wirksamkeit des Tuber
cinereum bei Ratten. Dtsch. Med. Wschr. 50, 1221 (1942).
Westman, A. und D. Jacobsohn: Experimentelle Untersuchungen über die Bedeu-
tung des Hypophysen-Zwischenhirnsystems für die Produktion gonadotroper Hor-
mone des Hypophysenvorderlappens. Acta Obstet. Gynaec. Scand. 17, 235 (1937).
Wingstrand, K. G.: The structure and development of the avian pituitary. Lund:
C. W. K. Gleerup. 1951.
Wislocki, G. B. und L. S. King: The permeability of the hypophysis and hypo-
thalamus to vital dyes, with a study of the hypophysial vascular supply. Amer.
Anat. 58, 421—472 (1936).
Zuckerman, S.: The possible functional significance of the pituitary portal vessels.
Ciba Found. Coll. Endocrin. 8, 551—586 (1955).

Professor Dr. Hugo Spatz, Max-Planck-Institut für Hirnforschung, Gießen,
Friedrichstraße 24, Bundesrepublik Deutschland.

Disputatio

F. Kiss (Budapest): Die Morphologie des Blutkreislaufes in der Hypophyse ist
noch immer nicht restlos geklärt. An den guten Abbildungen von Prof. Spatz kann
ich zwei Formen der vasculären Geflechte unterscheiden: ein gröberes und ein feineres
Geflecht. Eben dieselben zwei Formen fand ich in anderen Organgeflechten, die mit
denen der Hypophyse vergleichbar sind. Ich zeige nur den Plexus chorioideus des
Seitenventrikels, das Geflecht des Corpus ciliare, der Darmzotten und der Niere des
Menschen. In allen diesen Netzen fanden wir in der Zirkulationsrichtung zuerst das
grobe und anschließend das feine Geflecht. In Verbindung mit hydrodynamischen
Prinzipien und zellbiologischen Faktoren dient der grobe Plexus der Produktion
(Liquor, Kammerwasser, Intestinalflüssigkeit, Harn), der feine der Resorption. Die
sogenannten Sinusoide entsprechen den analogen Venen der erwähnten Organe,
die alle dem „Sinus- oder Diffusorprinzip" (Kiss) unterstehen. Die erwähnten Feststellungen sind jedoch nur an vollkommen injizierten Organen und an Schnitten,
die in den funktionellen Ebenen geführt werden, zu erheben.

H. Spatz (Gießen): Ob im Bereich der proximalen Hypophyse eine Unterscheidung
zwischen einem gröberen und einem feineren Gefäßnetz im Sinne von Herrn Kiss
möglich ist, wage ich im Augenblick nicht zu entscheiden. Es soll darauf geachtet
werden.

Wenn die capillary loops des Infundibulum im Sinne von Herrn Harris eine von
hypothalamischen Nervenfasern freigesetzte Substanz resorbieren (eine Annahme,
zu der wir neuerdings auch neigen), so müssen sie doch auch gleichzeitig Stoffe
zuführen, denn sonst könnte das Infundibulum nicht ernährt werden.

R. Thauer (Bad Nauheim — Gießen): Herr Spatz hat berichtet, daß im allgemeinen selbst Jahre nach einer Durchtrennung des Hypophysenstieles die sexuellen
Funktionen nicht wiederhergestellt waren und daß eine Restauration der Funktion
nur eintrat, wenn es zur Regeneration der entsprechenden neurohypophysären
Nervenfasern kam. Ich habe vor Jahren bei Kaninchen Durchtrennungen des
Hirnstammes hinter dem Hypothalamus vorgenommen und das Verhalten der Thermoregulation Wochen und Monate nach der Operation untersucht. Dabei zeigte sich,
daß sich die Thermoregulation sehr rasch (in zwei bis drei Wochen) weitgehend erholte,
ohne daß — bei der Kürze der Zeit — irgendwelche Regenerationen möglich gewesen
wären. Das aber heißt doch wohl, daß die Fähigkeit des Warmblüterorganismus
zur Restauration von Funktionen, die in Beziehung zum Hypothalamus stehen, nach
Ausschaltung desselben quantitativ sehr verschieden ist, bzw. daß die relative
Wertigkeit des Hypothalamus für die einzelnen Funktionen offenbar große Unter-

schiede aufweist. Ich möchte deshalb alle diejenigen, die Tiere längere Zeit nach Hypothalamusverletzungen beobachtet haben, fragen, ob und welche Restaurationen von primär gestörten Funktionen sie beobachtet haben.

H. Spatz (Gießen): Bei der Wiederherstellung einer Leistung ist zwischen funktioneller Restitution und organischer Regeneration (des lädierten Substrates) zu unterscheiden. Bei unseren Ausschaltungen im Tuber cinereum bei infantilen Kaninchen (1943) wurden regelmäßig ein bis zwei Stunden nach dem Eingriff Störungen der Temperaturregulation festgestellt, die aber, wie bei den Ergebnissen von Herrn Thauer, nur kurze Zeit andauerten. Wir nehmen an, daß in diesem Fall funktionelle Restitution vorliegt, wohl in dem Sinne, daß tiefer gelegene Stationen bald imstande sind, die Leistung einer lädierten hypothalamischen Station völlig zu übernehmen und damit die Störung auszugleichen. Anders war es dagegen bei den von uns beobachteten Störungen der Keimdrüsentätigkeit (mit Infantilbleiben des Genitaltractus). Hier konnte keine Rückbildung der Störung beobachtet werden und wir schlossen, daß es im Tuber cinereum ein Sexualzentrum gibt, dessen Tätigkeit nicht durch Eintreten anderer Zentren ersetzbar ist. Später (1955) stellten wir fest, daß dieselben Sexualstörungen nach Durchtrennung des Hypophysenstieles (proximale Hypophyse) hervorgerufen werden; aber hierbei wurde einige Male nach einem viele Monate währenden Intervall eine Rückbildung der Störung festgestellt, d. h. es trat sehr stark verspätete Sexualreifung ein. In diesen Fällen fanden sich hochgradige Regenerate an der Verletzungsstelle, d. i. an einem mit dem Tuber in Verbindung gebliebenen zentralen Stumpf der proximalen Hypophyse. Durch diese Regenerate konnte die Wiederherstellung der Leistung erklärt werden. Bei den cerebral bedingten Sexualstörungen muß demnach eine engere Zuordnung der Leistung zu einem diencephalen Substrat angenommen werden als bei Störungen der Temperaturregulation. Dies wird auch durch Befunde aus der Pathologie beim Menschen nahegelegt.

Rapports du neurosécrétat hypothalamique avec l'adénohypophyse dans des conditions normales et expérimentales

Par

F. Stutinsky

Avec 21 Figures

Introduction

L'hypothalamus règle l'activité normale de l'adénohypophyse. La libération physiologique de thyréostimuline, de corticostimuline et même de certaines gonadostimulines, ne peut se faire sans l'intégrité de l'hypothalamus, des voies nerveuses et des liaisons vasculaires hypothalamo-hypophysaires. N'y aurait-il aucun substrat morphologique connu pour ces connexions que la somme des résultats expérimentaux apparaitrait encore absolument convaincante. Divers travaux et plusieurs revues générales ont fait récemment le point des différents aspects de la question: BARGMANN (1954), BENOIT et ASSENMACHER (1953—1955), COLLIN (1956), FORTIER (1951), GREEN (1947—1951), HARRIS (1948—1955), HUME (1952), MAZZI (1952), MOSINGER (1950), SCHARRER et SCHARRER (1954), SPATZ (1953), STUTINSKY (1948—1955). Les conclusions des auteurs concordent remarquablement: toute destruction des noyaux d'origine du faisceau hypothalamo-hypophysaire ou toute interruption des liaisons neuro-vasculaires hypothalamo-hypophysaires, entrainent des modifications adéno-hypophysaires se traduisant, en général, par un hypofonctionnement[1].

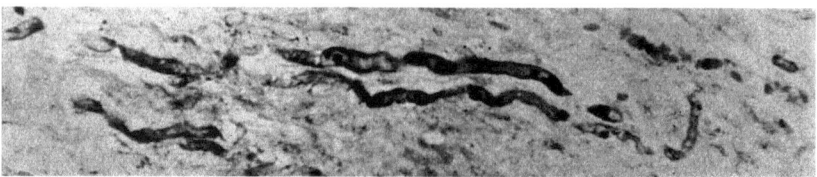

Fig. 1. Neurohypophyse de Bœuf. Fixation HELLY, acide osmique, coupe à la paraffine, 8 μ, × 300. Fibres nerveuses myélinisées dans la neurohypophyse

Les contradictions n'apparaissent clairement que lorsqu'on veut intégrer dans cette synthèse les données morphologiques de diverses origines.

La plupart des histologistes admettent une innervation hypothalamique de la *pars intermedia*, quelques uns l'admettent pour la *pars tuberalis*, très rares sont ceux qui ont vu une innervation hypothalamique du lobe distal (ROUSSY et MOSINGER 1939/40, VASQUEZ-LOPEZ 1949, HAGEN 1950, METUZALS 1954). Les

---

[1] Seul le lobe intermédiaire parait recevoir aussi des influx inhibiteurs de l'hypothalamus.

réserves habituellement exprimées au sujet de ces dernières observations sont motivées par l'inégale valeur des documents présentés: la répartition des fibres nerveuses dans le lobe antérieur n'est pas uniforme et la confusion entre les plus fines fibres nerveuses et des fibres de réticuline reste possible.

Les résultats rappelés plus haut ont paru insuffisants à de nombreux biologistes et ont entraîné des recherches en faveur d'autres modes de liaison entre l'hypothalamus et l'adénohypophyse. En fait, on accorde une importance de plus en plus grande aux vaisseaux portes de l'éminence médiane (GREEN et HARRIS 1947). Cette hypothèse trop exclusive, qui ne tient pas compte de toutes les données, n'a pas recueilli, elle non plus, l'adhésion unanime. Cependant, nous savons bien qu'il ne peut y avoir de contradictions irréductibles entre les données morphologiques et physiologiques. Il faut donc rechercher l'origine des oppositions existantes dans nos connaissances encore imparfaites ou dans l'interprétation incorrecte des faits histologiques connus.

Les sources de ces discussions sont multiples. Il me paraît nécessaire d'en rappeler quelques unes.

Les neurohistologistes savent que les différentes méthodes d'imprégnations argentiques n'ont pas la même valeur et n'imprégnent pas toutes la totalité des fibres nerveuses présentes. La plupart des techniques mettent plus aisément en évidence les grosses fibres que les plus fines et dans le meilleur des cas, il subsiste des inégalités régionales. Les méthodes sur coupes par

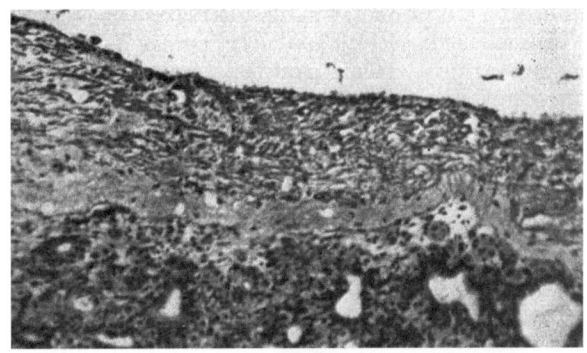

a

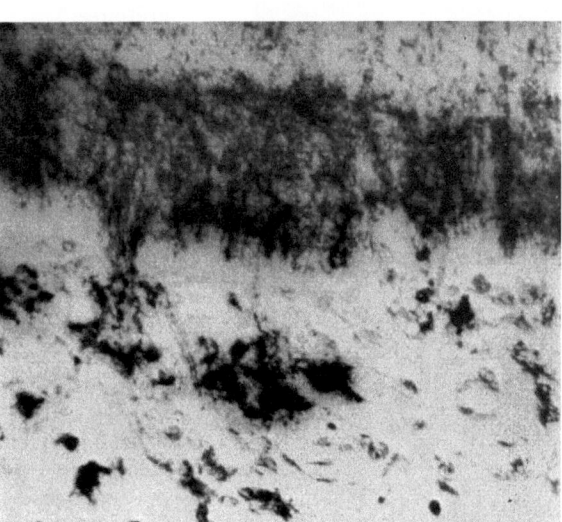

b

Fig. 2. a) Eminence médiane du Chien. Fixation BOUIN, BODIAN-érythrosine, 7µ, × 100. Faisceau antérieur du tractus hypothalamo-hypophysaire. La partie périventriculaire contient normalement des fibres nerveuses amyéliniques d'un calibre régulier, moyen, ainsi que des fibres neurosécrétoires et des corps de HERRING (voir Fig. 18 a). La zone périphérique, qui touche à la *pars tuberalis* paraît vide sur une certaine largeur. Comparer à la Fig. 2 b, où l'imprégnation par la méthode de BIELSCHOWSKY met en évidence un système neurofibrillaire très dense, fin et granuleux, dont certains éléments pénètrent dans la *pars tuberalis*, × 300

congélation montrent en général plus que les méthodes sur lames et les méthodes qui ne sont pas strictement neurofibrillaires, mais neuroplasmiques, comme la méthode de GOLGI et le bleu de méthylène, révèlent des aspects qui ne sont pas directement comparables aux autres. Il en est de même des techniques qui servent à mettre en évidence les fibres neurosécrétoires. Il est donc absolument nécessaire de ne comparer que des résultats obtenus avec une méthode basée sur les mêmes principes. Des difficultés analogues surgissent lorsqu'on veut évaluer les observations faites sur des espèces animales différentes. Enfin, il ne faut pas réduire les rapports hypothalamo- hypophysaires à un schéma trop simplifié. J'ai insisté à différentes reprises sur le fait que l'on ne peut limiter les liens nerveux ou neuro-vasculaires qui unissent l'hypothalamus à l'hypophyse à la seule neurosécrétion et uniquement au système de fibres neurosécrétoires; on peut assurer, même pour les Mammifères, que d'autres catégories de fibres nerveuses jouent un rôle au moins égal (Stutinsky 1950, 1953, 1955).

Les divers types de fibres nerveuses hypothalamo-hypophysaires

Chez les grands Mammifères (Bœuf, Cheval, Porc) on peut distinguer

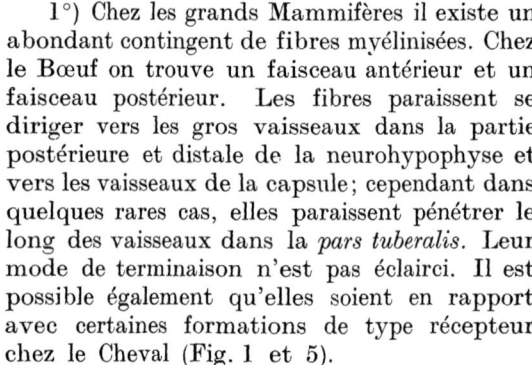

A) des fibres myélinisées,
B) des fibres amyéliniques,
qui comprennent elles-mêmes
  a) des fibres amyéliniques "normales",
  b) des fibres amyéliniques „granuleuses",
  c) des fibres amyéliniques neurosécrétoires

1°) Chez les grands Mammifères il existe un abondant contingent de fibres myélinisées. Chez le Bœuf on trouve un faisceau antérieur et un faisceau postérieur. Les fibres paraissent se diriger vers les gros vaisseaux dans la partie postérieure et distale de la neurohypophyse et vers les vaisseaux de la capsule; cependant dans quelques rares cas, elles paraissent pénétrer le long des vaisseaux dans la *pars tuberalis*. Leur mode de terminaison n'est pas éclairci. Il est possible également qu'elles soient en rapport avec certaines formations de type récepteur chez le Cheval (Fig. 1 et 5).

2°) Des fibres amyéliniques "normales" pénètrent plus ou moins profondément dans la *pars tuberalis* et dans la *pars intermedia*. Dans la *pars intermedia*, elles possèdent par endroit des anneaux comme il en existe dans toutes les régions synaptiques. Dans la *pars tuberalis* elles se dirigent souvent vers les vésicules à colloïde et les enveloppent. Parfois, il semble qu'elles forment des éléments de type sensitif dans le voisinage de certains vaisseaux. Dans quelques rares cas, chez le Mouton, j'ai vu des fibres passant plus avant dans la *pars tuberalis*, tra-

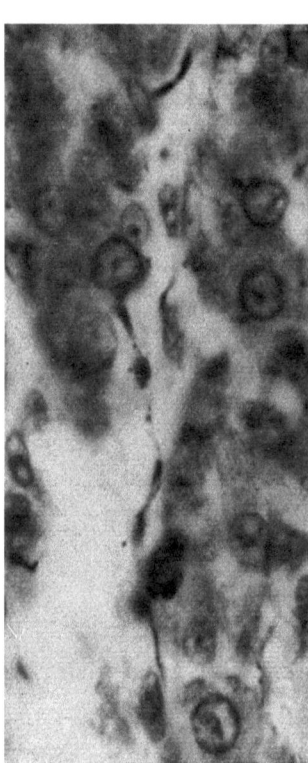

Fig. 3. *Pars tuberalis* de Poule. Fixation Bouin, Bodian, 7 μ. Fibre nerveuse d'origine hypothalamique pénétrant dans la *pars tuberalis*

verser celle-ci, et pénétrer jusque dans la *pars distalis*. Ces fibres restent péricellulaires, ne paraissent pas particulièrement liées aux vaisseaux et couvrent une grande partie du lobe antérieur. Elles ont le type de fibres cérébro-spinales et, dans ce cas, aucune confusion avec des fibres de réticuline n'est possible (Fig. 3, 4, 6 et 7).

3°) Les *fibres "granuleuses"* ont une double localisation: d'une part, autour du réseau capillaire primaire donnant naissance aux vaisseaux portes dans l'éminence médiane, où elles peuvent former des anses comme les fibres normales; d'autre part, certaines se retrouvent à l'intérieur de la neurohypophyse au contact le plus étroit avec les vaisseaux. Une partie des fibres granuleuses qui garnit la surface de l'éminence médiane peut pénétrer avec les vaisseaux par petits fascicules jusqu'au contact des éléments cellulaires de la *pars tuberalis* (Fig. 2 b).

4°) Etablir la correspondance des fibres amyéliniques ordinaires avec les fibres neurosécrétoires n'est pas toujours facile et cela ne peut être fait que dans quelques cas particuliers; mais il me paraît indiscutable que les fibres neurosécrétoires ne se superposent pas dans tous les cas aux autres fibres amyéliniques (STUTINSKY 1950).

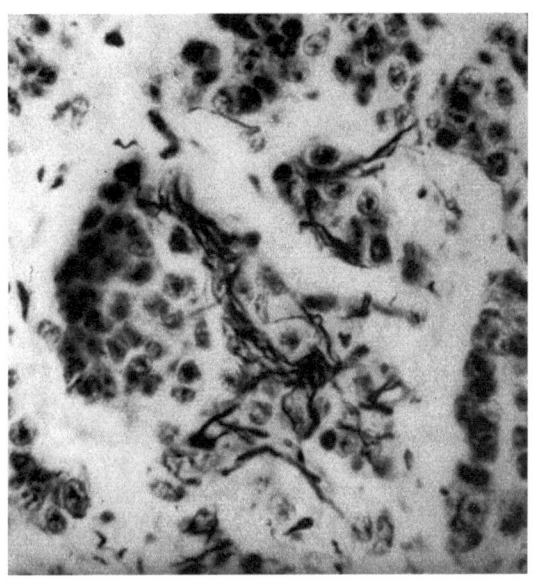

a

Les rapports des fibres neurosécrétoires avec l'adénohypophyse peuvent être étudiés:

    a) au niveau de la *pars intermedia,*

    b) au niveau de la *pars tuberalis,*

    c) au niveau du lobe antérieur de l'hypophyse.

Dans l'étude des rapports du neurosécrétat avec les lobes glandulaires, il est nécessaire d'être extrêmement prudent dans l'interprétation des résultats. En effet, souvent nous verrons s'accumuler du neurosécrétat dans certaines conditions expérimentales alors que dans d'autres conditions biologiques il n'en existe pas

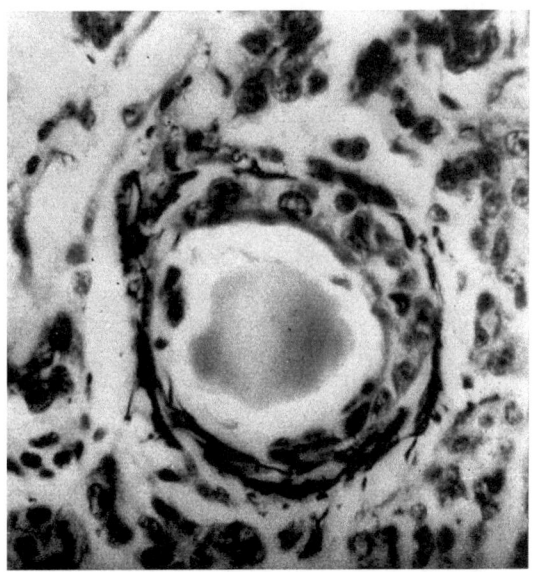

b

Fig. 4. *Pars tuberalis* de Cheval. a) Fixation CARNOY, imprégnation BIELSCHOWSKY-TINEL, 7 μ, ×800. Fibres nerveuses d'origine hypothalamique autour et à intérieur de petits îlôts cellulaires. b) Même technique. Fibres nerveuses autour d'une vésicule à colloïde

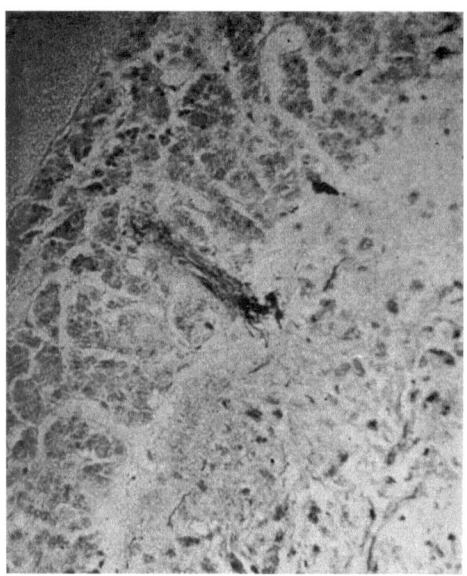

dans la même région. Autrement dit, le contact entre fibres neurosécrétoires ou neurosécrétat et élément réactionnel ne possède peut être pas la stabilité que nous avons l'habitude de prêter aux rapports entre nerfs et organe innervé. L'absence de neurosécrétat peut signifier, son utilisation rapide sans stockage, et sa recherche négative ne plaide pas nécessairement contre son intervention physiologique.

Fig. 5. *Pars tuberalis* de Cheval. Même technique. Elément nerveux composite évoquant l'idée d'un récepteur pénétrant perpendiculairement dans la *pars tuberalis* (Stutinsky, 1948)

Neurosécrétion et pars intermedia

Chez toutes les espèces examinées possédant un lobe intermédiaire, le neurosécrétat s'accumule avec une densité remarquable à la frontière neuro-intermédiaire. Dans de nombreuses espèces cette barrière a paru infranchissable et le neurosécrétat paraissait destiné à être éliminé par les vaisseaux communs aux deux lobes; mais il n'en est pas toujours ainsi.

Elasmobranches

Chez les Elasmobranches, l'examen du lobe intermédiaire de la Roussette (*Scyllium*) nous a donné des résultats comparables à ceux de Mazzi (1952) et de Scharrer (1952); la post-hypophyse en tant que lobe indépendant est ici réduit à sa plus simple expression et elle se dissocie en un groupe de fibres nodulaires, intercellulaires, découpant des îlots de quelques cellules et couvrant toute la *pars intermedia* (Fig. 8a).

Téléostéens

Comme d'autres auteurs Bargmann (1953), Stahl (1953), nous avons constaté que la répartition et la distribution des fibres nerveuses pour les diverses portions de l'hypophyse des Téléostéens étaient inégales. Nous avons récemment insisté sur cette particularité chez l'Anguille (*Anguilla vulgaris*) (Stutinsky, 1953); mais il s'agit d'un phénomène qui paraît général. Quelle que soit l'espèce considérée, on note la très grosse accumulation de neurosécrétat, la richesse et la colorabilité des fibres neurosécrétoires dans les digitations *postérieures* de la neurohypophyse, ce qui contraste nettement avec l'aspect des digitations antérieures. Les limites des digitations *postérieures* appartiennent précisément au lobe intermédiaire; les autres sont formées par les digitations au contact des parties rostrales et caudales de la *pars distalis*. Les fibres neurosécrétoires, les granules de substance chromophile sont visibles, non seulement au contact de la *pars intermedia*, mais, encore chez presque tous les Téléostéens examinés à l'intérieur du lobe intermédiaire. Les fines fibres nodulaires découpent des îlots de quelques cellules, les isolent et les individualisent en quelque sorte en autant d'unités fonctionnelles. Seule la périphérie de ces petits groupes cellulaires paraît en général au contact des fibres neuro-

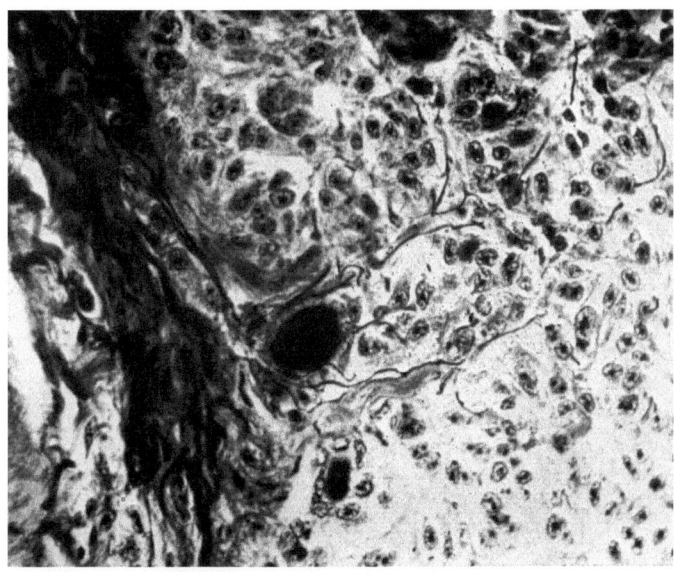

Fig. 6. Lobe intermédiaire de Bœuf. Fixation CARNOY-BODIAN-trichrome de CAJAL, 7 µ, ×360. Fibres nerveuses pénétrant dans le lobe intermédiaire, remarquer leurs rapports avec la vésicule à colloïde

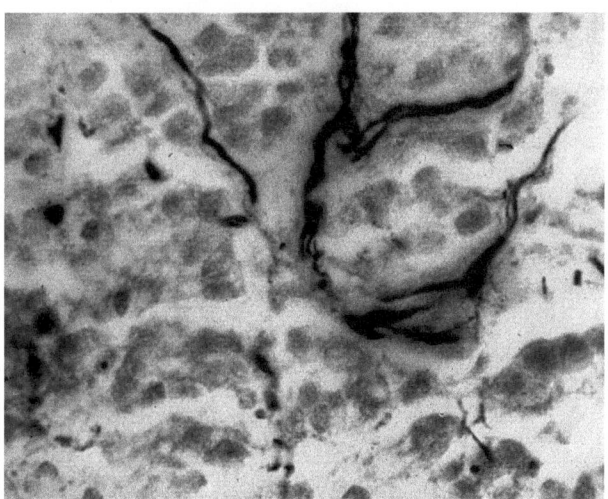

Fig. 7. Lobe antérieur de Mouton. Argent réduit suivant LARSELL-RASMUSSEN, 7 µ, ×800. Fascicules de fibres nerveuses dans le lobe antérieur. Remarquer un certain nombre d'"anneaux" intercellulaires

sécrétoires. Quantitativement les coupes colorées par l'hématoxyline chromique montraient davantage de fibres nerveuses que les méthodes d'imprégnation argentique, alors que le contraire est la règle chez les Mammifères; mais il est

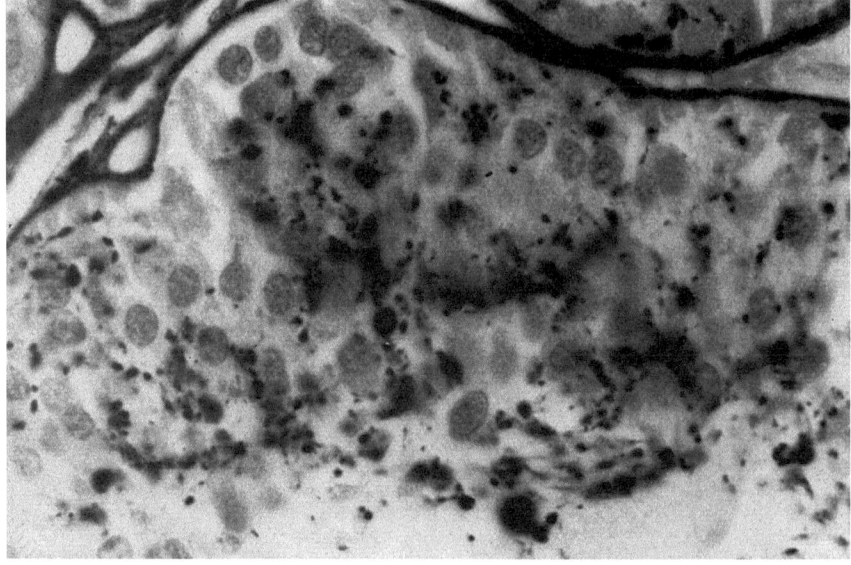

a

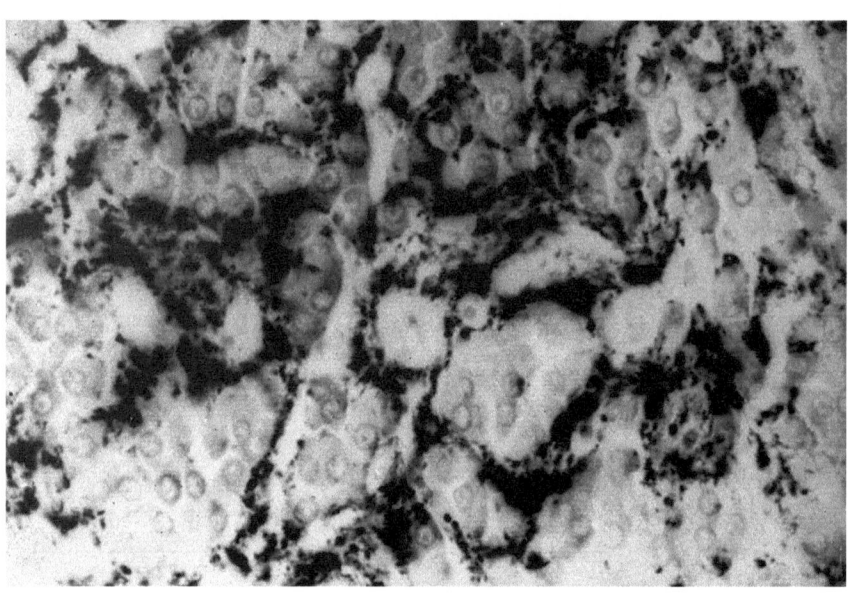

b

Fig. 8. a) Lobe intermédiaire de la Rousette (*Scyllium*). BOUIN, hématoxyline chromique de GOMORI-Phloxine, 6 μ, ×600. b) Lobe intermédiaire du Poisson-Chat (*Ameiurus nebulosus*). Même technique (voir aussi Fig. 19a). Fibres neurosécrétoires découpant de petits îlôts cellulaires

impossible de juger de la réalité d'une terminaison d'une fibre colorée par la méthode de GOMORI (Fig. 8b).

La même observation peut être faite en ce qui concerne les fibres neurosécrétoires dans la *Pars intermedia* de la Grenouille.

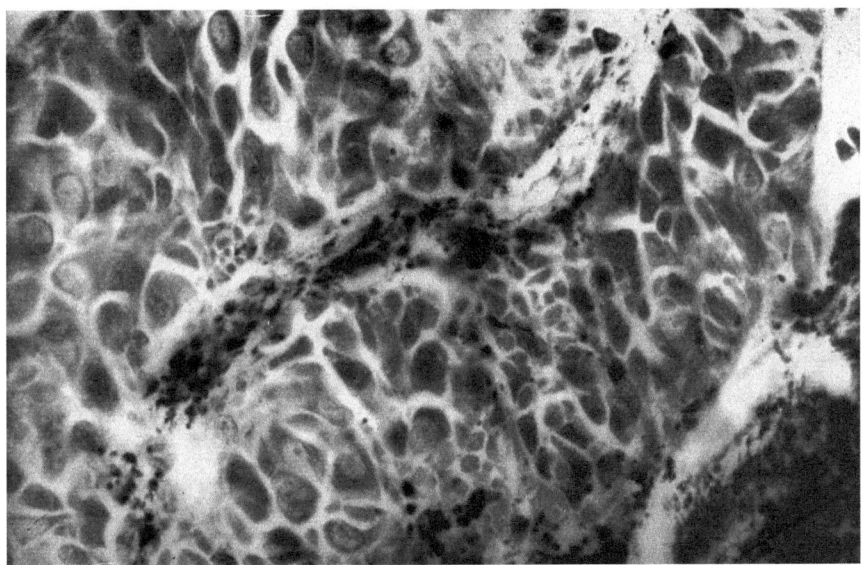

a

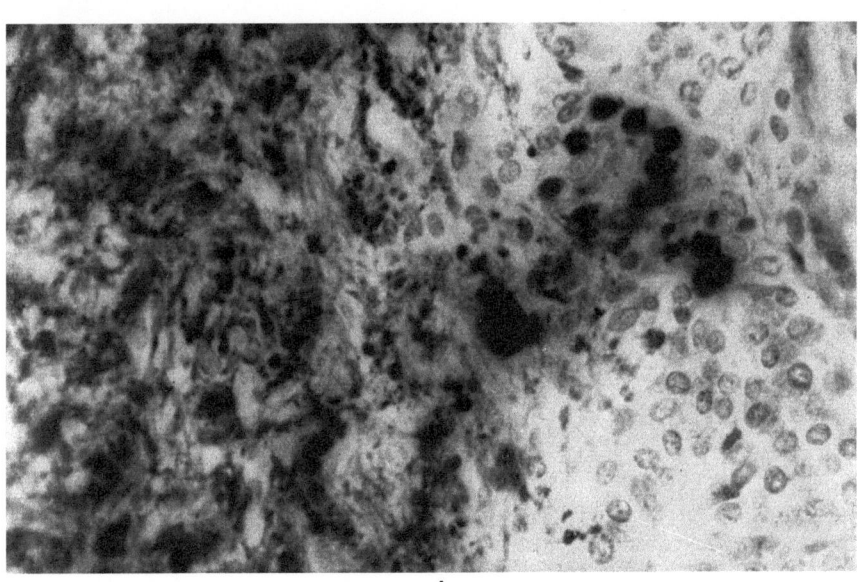

b

Fig. 9. a) Lobe intermédiaire de Grenouille (*R. esculenta*). Même technique, ×600. Pénétration de fibres neurosécrétoires dans le lobe intermédiaire. b) Lobe intermédiaire de Rat. Même technique, ×600. Masses de neurosécrétat pénétrant dans le lobe intermédiaire

Batraciens

Les fibres neurosécrétoires qui pénètrent dans le lobe intermédiaire de l'hypophyse de la Grenouille ont tous passé par le lobe nerveux. Des fascicules de fibres passent la frontière très vascularisée entre les deux lobes, et se distribuent plus ou moins loin, parfois très profondément entre les cellules. Certaines régions sont très riches en fibres, d'autres en paraissent complètement dépourvues. L'étude de

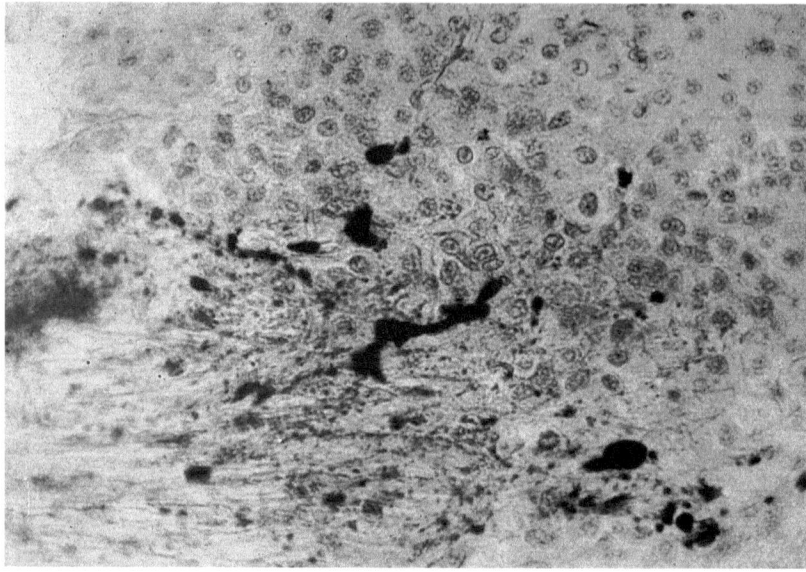

a

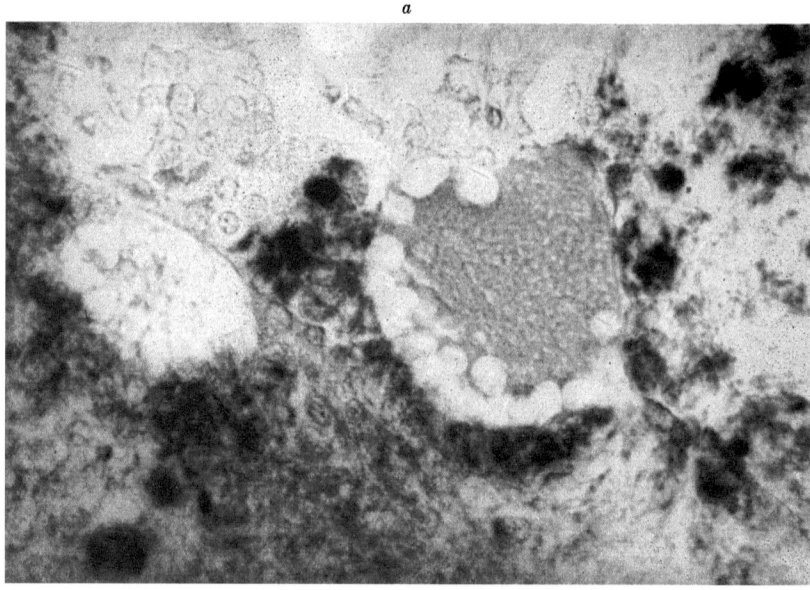

b

Fig. 10. a) Lobe intermédiaire de Chat. Même technique, ×540. Masses et fines fibres neurosécrétoires pénétrant dans le lobe intermédiaire. b) Lobe intermédiaire de Chien. Même technique, ×900. Pénétration de neurosécrétat dans le lobe intermédiaire du Chien. Remarquer les rapports avec les cellules qui limitent les vésicules

ces fibres chez la Grenouille nous a apporté quelques informations complémentaires qui posent le problème des influences réciproques du neurosécrétat et des cellules de la *pars intermedia*. En effet, à l'intérieur de ce lobe, la substance chromophile perd assez vite ses affinités tinctoriales; elle devient grisâtre et les éléments cellulaires à son contact en paraissent modifiés. Ces cellules paraissent plus chromophobes que le reste de la population cellulaire et par endroits les deux protoplasmes, d'origine différente, sont difficiles à distinguer. Il semble que le contact entre fibres nerveuses et cellules glandulaires entraine cette transformation. Cette "synapse" semble donc avoir une signification histologique profonde bien qu'elle nous échappe encore complètement. Un autre fait n'est pas moins troublant, on ne le rencontre pas seulement chez les Batraciens: l'affinité des fibres de la *pars intermedia* pour l'hématoxyline chromique varie dans des proportions considérables d'un animal à l'autre. Souvent la pénétration *apparente* des fibres neurosécrétoires est limitée à quelques μ. L'affinité pour le bleu ne persiste pas plus profondément, mais avec quelque expérience on peut parfois deviner un prolongement presque incolore de certaines fibres. Lorsque l'affinité tinctorial persiste, la densité des fibres peut être très grande sans que l'on puisse trouver une formation réputée "terminale". Les fibres deviennent de plus en plus fines, se colorent moins, et bientôt échappent à la définition du microscope optique (Fig. 9 a).

Mammifères

Nous avons étudié les fibres neurosécrétoires et le neurosécrétat dans le lobe intermédiaire du Rat, du Lapin, du Chat, du Chien, et du Bœuf (Fig. 9 b, 10). Les zônes de pénétration sont limitées, en général, au niveau où la membrane conjonctive est, elle-même, interrompue. Souvent, il s'agit, comme chez les Vertébrés Inférieurs, de fines fibres nodulaires. Parfois, il s'agit de renflements, de "corps de HERRING" plus ou moins gros qui sont l'équivalent de ce que l'on peut voir dans le lobe nerveux; mais dans d'autres cas, on trouve un plexus de fibres fines.

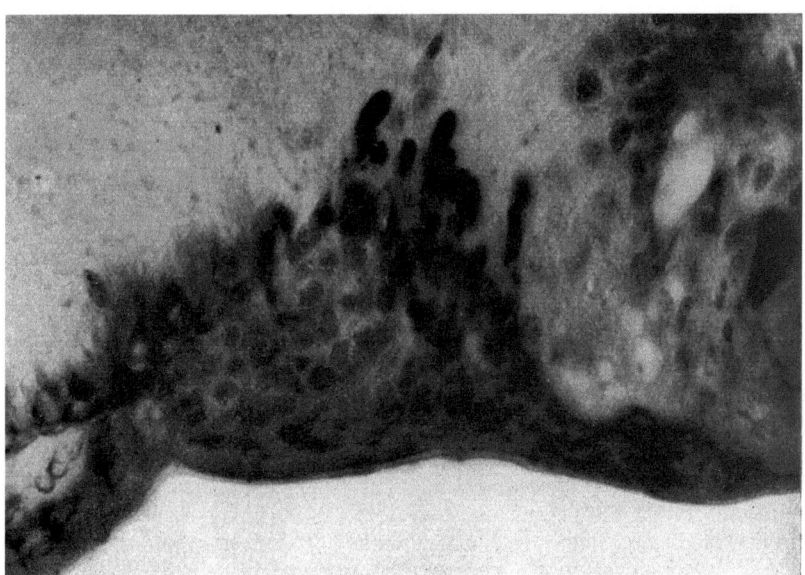

Fig. 11. *Pars tuberalis* de Crapaud (*Bufo vulgaris*). BOUIN, hématoxyline chromique-phloxine, 6 μ, ×600. Grosses fibres neurosécrétoires se dirigeant vers la *pars tuberalis* et y pénétrant

Ces fibres finement nodulaires sont réunies en petits fascicules parallèles et s'insinuent le long d'une paroi conjonctive entre les groupes cellulaires. Ces fascicules se dissocient bientôt, soit pour suivre isolément un petit capillaire, soit pour pénétrer dans un massif de cellules glandulaires. Quel que soit l'enchevêtrement des fibrilles les plus fines, elles restent indépendantes les unes des autres. La taille des nodules dont elles sont pourvues est variable; parfois l'inégalité du calibre de la fibre est à peine esquissé et leur morphologie, comme leur affinité tinctoriale, rappelle très exactement l'aspect des fibres colorées par le bleu de méthylène; parfois les nodules sont plus gros, nettement individualisés, de texture plus granuleuse et moins homogène. Aucune "terminaison" véritable ne peut être affirmée, les fibres devenant rapidement à la fois plus fines et de moins en moins colorables. Chez le Rat certaines atteignent la fente hypophysaire. Malgré leur abondance dans une zône limitée, il existe, dans le voisinage, des régions où les cellules paraissent échapper à toute influence directe de ces fibres. Dans les zônes innervées, l'aspect général et la densité des fibres pourraient sans doute être rapprochés des résultats obtenus par Hillarp (1946) sur le Rat avec le bleu de méthylène.

Neurosécrétion, éminence médiane et pars tuberalis

a) Animaux normaux

Batraciens

Chez les Batraciens (*Bufo vulgaris, Rana esculenta*) des fibres neurosécrétoires se rendent au contact des deux petits amas de cellules chromophobes accolées à l'infundibulum de part et d'autre de la ligne médiane. Elles y pénètrent sous forme de fines fibrilles nodulaires chez la Grenouille et sous forme de grosses fibres et de masses chez le Crapaud (Fig. 11).

Oiseaux

Chez les Oiseaux les fibres neurosécrétoires se divisent en deux contingents (voir Benoit et Assenmacher) l'un suivant l'axe de l'infundibulum, l'autre se présentant perpendiculairement à cette direction, en stries parallèles, qui s'approchent jusqu'au contact des parois des vaisseaux d'origine du système porte (Fig. 12).

Mammifères

Chez les Mammifères les rapports du neurosécrétat et des capillaires d'origine du système porte sont, comme nous l'avons déjà laissé entendre, très variables.

Très souvent il n'existe pas ou peu de neurosécrétat, parfois on en trouve des quantités importantes et situées au contact immédiat des vaisseaux spéciaux. Scharrer et Frandson (1954) ont vu des images analogues dans certaines conditions expérimentales chez le Chien. Plus curieux et plus rare encore est la présence de fines gouttelettes de neurosécrétat à l'intérieur des capillaires de l'éminence médiane, comme nous avons pu le voir chez le Lapin où le phénomène a été également signalé par Okada, Ban et Kurutsu (1955) (Fig. 13).

Bien que de telles images puissent en quelque sorte matérialiser la liaison neuro-vasculaire dans la conception de C. W. Harris et J. Green la présence de grosses molécules de protéine dans la lumière d'un vaisseau pose à l'histologiste des problèmes inquiétants sur la validité de ces images et aussi sur leur signification.

Ces observations sont certainement à rapprocher de celles faites dans les capillaires du lobe postérieur par Hanström (1952), Rotballer (1953), Barnett (1954) et les Legait (1955).

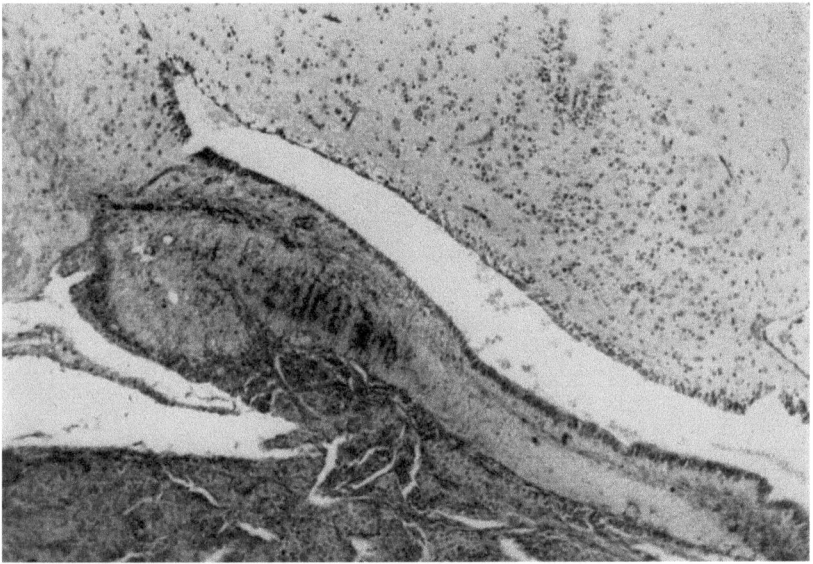

a

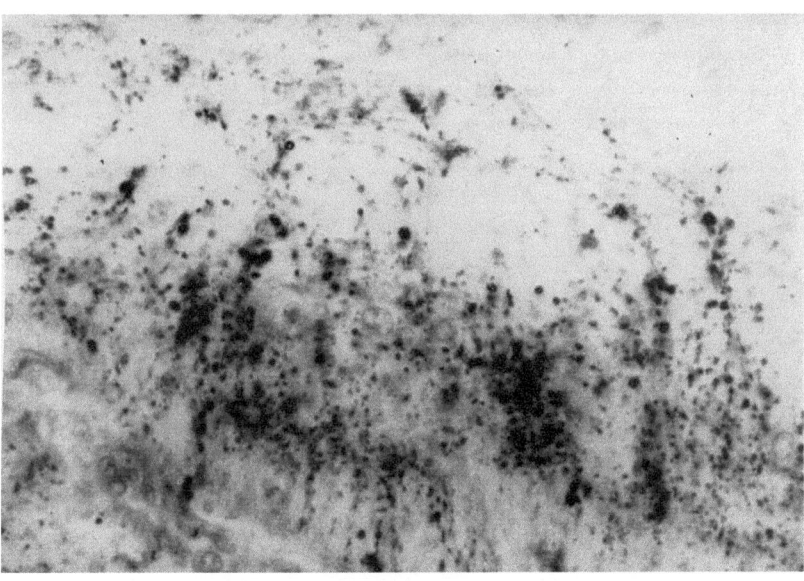

b

Fig. 12. a) Coupe sagittale de l'hypothalamus de Moineau (*Passer domesticus*). Bouin, hématoxyline chromique-phloxine, 6 µ, ×100. Remarquer le faisceau de fibres parallèles qui longe la cavité ventriculaire. Dans la région d'origine des vaisseaux-portes, il existe des stries parallèles, perpendiculaires à la direction du faisceau, hypothalamo-hypophysaire. Ce sont des fibres "Gomori-positives" qui sont limitées à l'éminence médiane, dans la région "pré-portale" et "portale". La région "post-portale" est vide. b) Aggrandissement de cette zone, ×600.

b) Animaux hypophysectomisés

Les rapports des fibres neurosécrétoires avec les vaisseaux de l'éminence médiane et la *pars tuberalis* sont beaucoup plus faciles à observer chez l'animal hypophysectomisé. Je me bornerai à rappeler mes résultats obtenus chez le Rat que je compléterai par quelques détails provenant des Chiens hypophysectomisés (1951).

Rat hypophysectomisé

Notons d'abord que les modifications constatées au niveau de l'éminence médiane, qui aboutissent à une post-hypophyse néoformée, évoluent en deux étapes: l'une précoce, montre l'apparition de neurosécrétat, en petite quantité, le long des fibres nerveuses, l'autre, beaucoup plus tardive montre une accumulation de la substance dans les parties les plus distales des axones, accumulation qui aboutit à la réorganisation de l'éminence médiane en lobe nerveux. C'est là tout le contraire de ce que l'on observe, au cours d'un processus de dégénérescence rétrograde qui, comme on le sait, débute par l'extrémité distale du fragment central. Les résultats obtenus par l'imprégnation argentique plaident, eux aussi, comme je l'ai montré dès 1953, contre l'existence d'un processus de dégénérescence (Fig. 14, 15, 16).

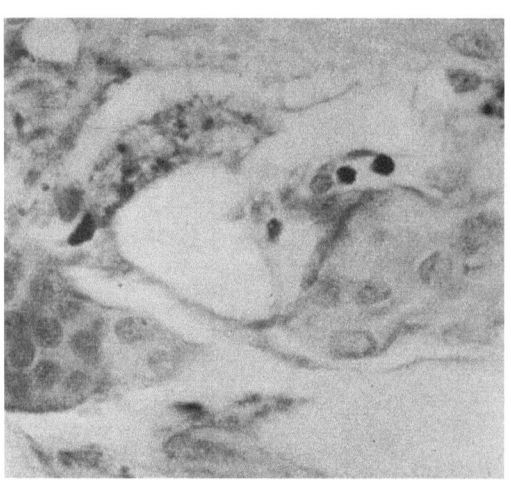

Fig. 13. Eminence médiane de Lapin. Bouin, Fuchsine-aldéhydique, 8 μ, ×600. Accumulation de neurosécrétat autour des capillaires d'origine du système porte. Une anse de capillaire contient dans sa lumière deux grosses gouttelettes de neurosécrétat

Çà et là, d'assez grosses masses de matériel colorable par l'hématoxyline chromique ou la fuchsine aldéhydique franchissent la barrière épendymaire. Ces images témoignent de l'existence d'une "hydrencéphalocrinie axonale" dont l'intensité anormale pour le Rat doit certainement être rapportée à une déviation du cheminement normal consécutif à l'hypophysectomie.

Cette intervention entraine également des modifications au niveau de la *pars tuberalis;* en effet, dès le 6ème jour après l'opération on peut y mettre en évidence des fibres neurosécrétoires. Cette précocité élimine un

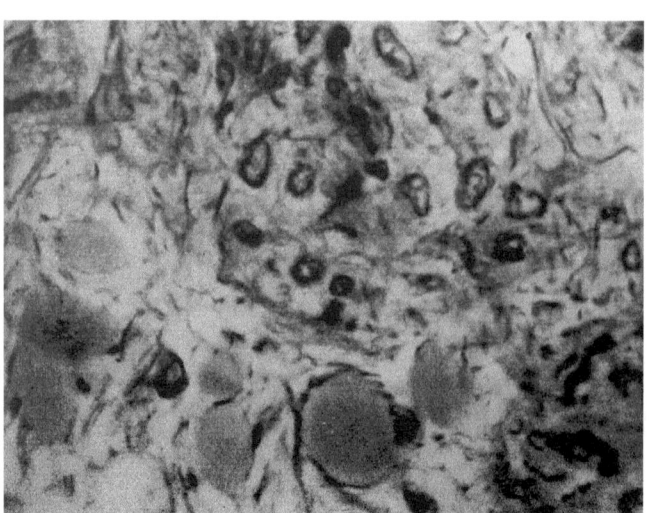

Fig. 14. Neurohypophyse néoformée de Rat hypophysectomisé depuis 7 mois ½. Bouin-Bodian-vert lumière, 6 μ, ×600. Fibres nerveuses amyéliniques d'aspect normal. Nombreux "corps de Herring"

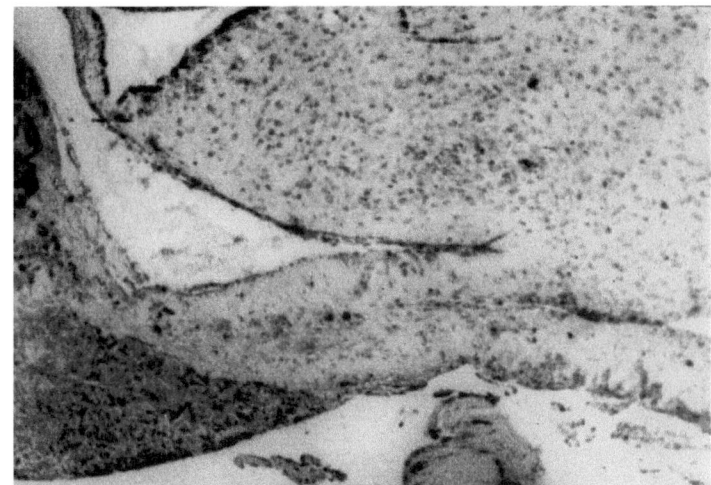

a

Fig. 15. Hypophys-ectomie chez le Rat (STUTINSKY, 1951). a) Coupe sagittale du complexe hypothala-mo-hypophysaire d'un *Rat normal*. BOUIN, hémato-xyline chromique-phloxine, 6 μ, ×300. Peu de neu-rosécrétat (en noir) dans l'infundi-bulum, sauf une trainée médiane orientée dans la direction antéroposté-rieure. A gauche, étagées de bas en haut, les lobes an-térieurs intermédi-aires et nerveux. b) Rat hypophys-ectomisé depuis 45 jours. Même technique. Accu-mulation de neuro-sécrétat dans la partie distale de l'infundibulum avec un maximum de densité dans la zone périphérique (noire) qui enve-loppe une zone mé-diane (claire) vide de neurosécrétion. c) Coupe horizon-tale de l'hypotha-lamus. Même technique. Rat hypophysectomisé depuis 4 mois ½. Noter l'accumula-tion de neurosé-crétat dans un in-fundibulum élargi qui a pris l'aspect d'une neurohypo-physe. Les ron-delles blanches correspondant aux adénopituicytes cellules de GERSH)

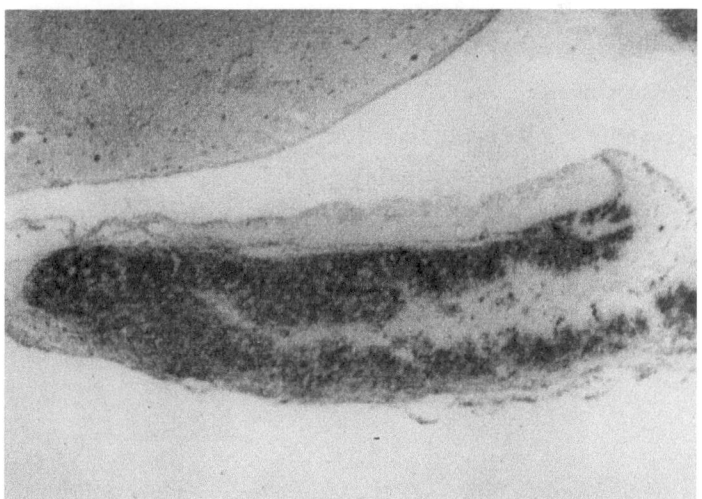

b

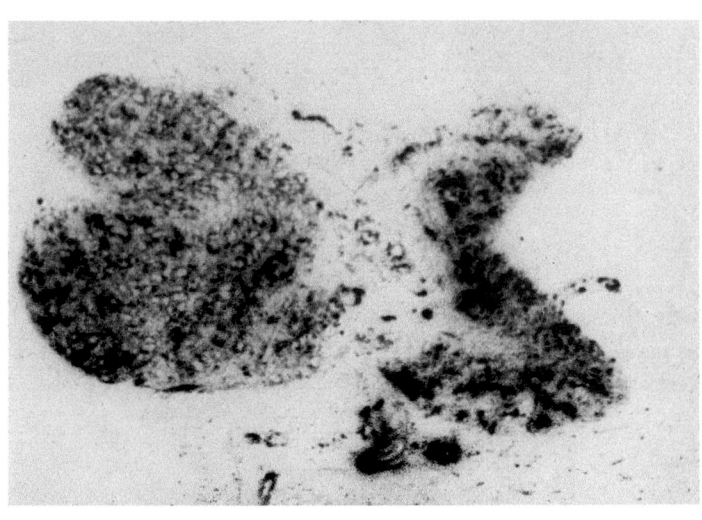

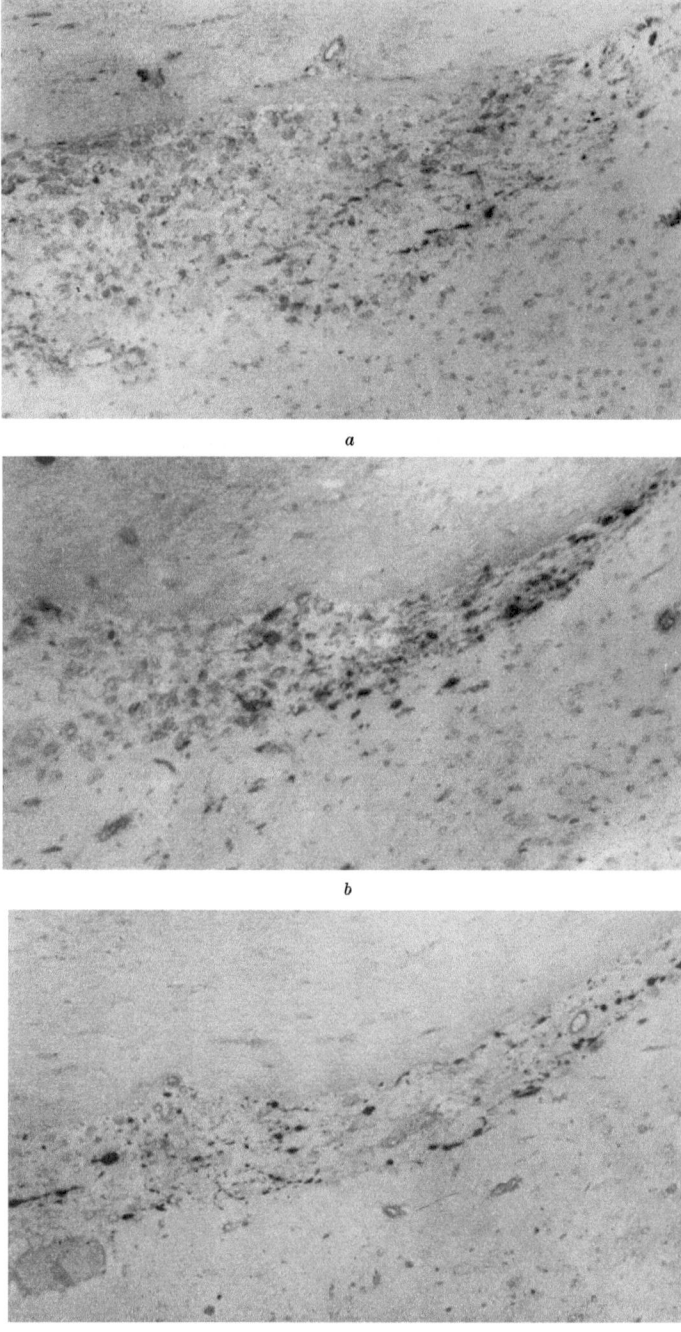

a

b

c

Fig. 16. Modification du noyau supra-optique (N.S.O.) du Rat hypophysectomisé. Coupe horizontale de l'hypothalamus. Bouin. hématoxyline chromique, 6 μ, ×300. a) N.S.O. d'un Rat normal. b) N.S.O. d'un Rat hypophysectomisé depuis 4 mois ½. c) N.S.O. d'un Rat hypophysectomisé depuis 7 mois ½. Le N.S.O. s'atrophie en partie seulement après hypophysectomie; cette dégénérescence est loin d'être complète. Elle porte davantage sur la moitié postérieure de la partie préchiasmatique du N.S.O.

processus de régénération et plaide en faveur de fibres nerveuses préexistantes dont les affinités tinctoriales se seraient accentuées après l'hypophysectomie. Des conclusions tout à fait analogues ont été formulées par VASQUEZ-LOPEZ et WILLIAMS (1952) sur la base d'imprégnations argentiques. Après un intervalle de temps assez long, 8 à 12 mois, on trouve dans la *pars tuberalis* des "corps de HERRING" d'une taille considérable. Beaucoup de cellules s'y groupent en vésicules centrées par une gouttelette de colloïde, mais le fait le plus marquant me parait être l'apparition d'un grand nombre de cellules *basophiles* colorables par la fuchsine aldéhydique et qui présentent une vaste zone de GOLGI juxtanucléaire (Fig. 17).

Chien hypophysectomisé[1]

Nous ne possédons que relativement peu d'hypothalamus de chiens hypophysectomisés; tous le sont depuis plusieurs mois. Lorsqu'on examine la région infundibulaire de ces animaux on note tout d'abord un fait classique: l'hypertrophie de la *pars tuberalis*.

Sur les préparations colorées par l'hématoxyline chromique on note à la limite de la *pars tuberalis* et de l'infundibulum, dans une zône qui correspond chez l'animal normal à celle des "fibres amyéliniques granuleuses" une substance "GOMORI-positive" assez faiblement colorée mais cependant nettement visible. Elle n'a plus de structure fibrillaire discernable et on la trouve concentrée dans la gaine œdématiée des capillaires d'origine des vaisseaux portes. Bleue ou grisâtre, en grosses mottes granuleuses, elle infiltre les sections longitudinales des capillaires, ce qui permet de la suivre jusque dans la *pars tuberalis* où il existe une énorme vasodilatation.

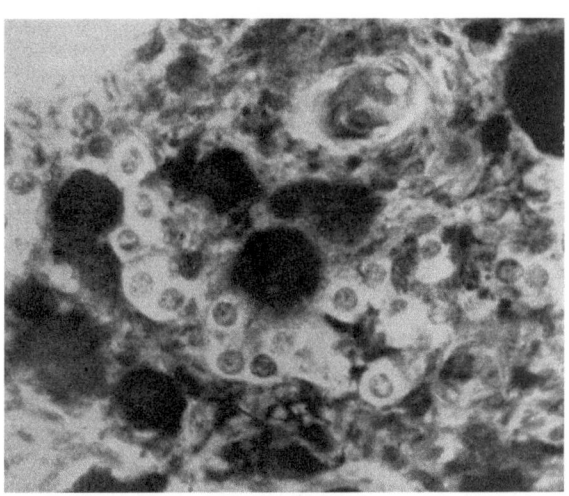

a

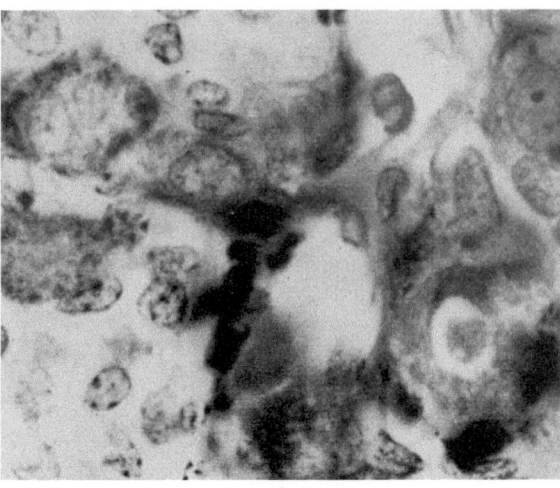

b

Fig. 17. Modifications de la *pars tuberalis* du Rat hypophysectomisé. a) *Pars tuberalis* d'un Rat hypophysectomisé depuis 1 an. BOUIN, Fuchsine-aldéhydique, Trioxyhématéine-Picro-indigo-carmin (GABE), 6 µ, ×300. Fibres et gros "corps de HERRING" dans la *pars tuberalis*. b) Même matériel, ×900, apparition de grandes cellules basophiles présentant une zone de GOLGI visible en "négatif"

---

[1] Animaux opérés par Mlle BONVALLET et appartenant à ses propres séries expérimentales.

Parfois il semble que la substance granuleuse se trouve à *l'intérieur* même de la lumière des vaisseaux (Fig. 18).

Ainsi, que ce soit chez le Rat ou chez le Chien hypophysectomisé, le neurosécrétat occupe une zône qui en est normalement assez pauvre. Chez le Chien elle occupe la région des fibres "granuleuses". On peut se demander si une telle localisation correspond à des structures néoformées, ou si la suppression d'une voie pré-établie permet une stagnation de la substance colorable, alors que normalement ce territoire ne serait pour le neurosécrétat qu'un lieu de passage très rapide.

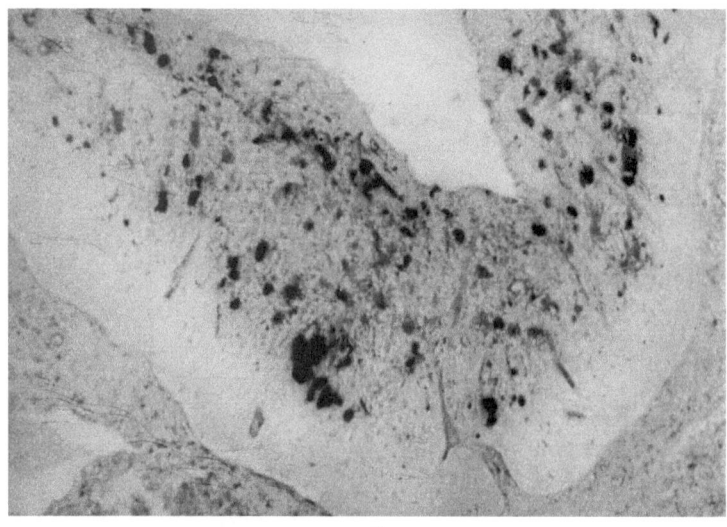

a

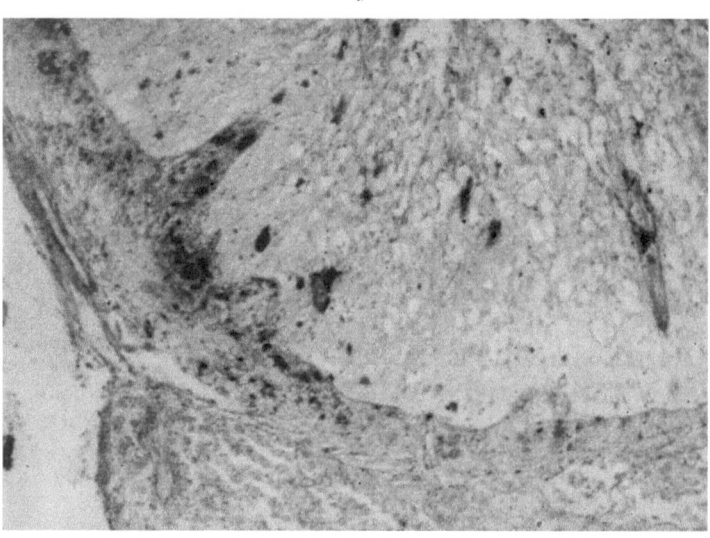

b

Fig. 18. Hypophysectomie chez le Chien. a) Infundibulum d'un chien normal. Les masses Gomori-positives sont localisées dans la zone périventriculaire. La zone périphérique attenante à la *pars tuberalis* paraît vide (voir Fig. 2a et b). Les vaisseaux ont un calibre normal. b) Infundibulum d'un chien hypophysectomisé depuis 18 mois. Absence de neurosécrétat dans la zone centrale mais existence de nombreuses vacuoles. Hypertrophie des capillaires. Leurs gaines oedématiées contiennent en abondance du neurosécrétat. Une partie de celui-ci a franchi la limitante externe et se trouve dans la partie juxta-infundibulaire de la *pars tuberalis* hypertrophiée

Neurosécrétion et pars distalis

Animaux normaux

Téléostéens

Chez diverses espèces de Téléostéens nous avons pu suivre des fibres neurosécrétoires jusque dans la partie caudale de la *pars distalis* (Übergangsteil) comme chez *Ameiurus nebulosus*, *Julis Giofredi*, *Phoxinus laevis*, *Fundulus heteroclitus*, et découpent également là des ilôts glandulaires (Fig. 19).

Chez *Anguilla vulgaris*, *Cyprinus carpio*, ces fibres n'ont pu être trouvées. La partie rostrale de la *pars distalis* est beaucoup moins richement pourvue, mais chez quelques espèces, *Phoxinus, Fundulus, Ameiurus*, on trouve quelques fibres nodulaires dans les digitations qui pénètrent et découpent cette partie de la glande. Notons aussi que DA LAGE (1953) a décrit des fibres neurosécrétoires autour des cellules de la *pars distalis* de l'Hypocampe.

Mammifères

Chez les Mammifères, le neurosécrétat peut pénétrer dans la *pars distalis* par les vaisseaux de l'éminence médiane. Mais le passage direct de fibres neurosécrétoires dans le lobe antérieur quoique ex-

Fig. 19. Hypophyse de Poisson-Chat (*Ameiurus*). BOUIN, hématoxyline chromique-phloxine, × 360. a) Lobe intermédiaire. b) Lobe de "transition" (Übergangsteil). c) Lobe distal. Les trois lobes contiennent des fibres neurosécrétoires, mais leur densité va en diminuant du lobe intermédiaire au lobe distal

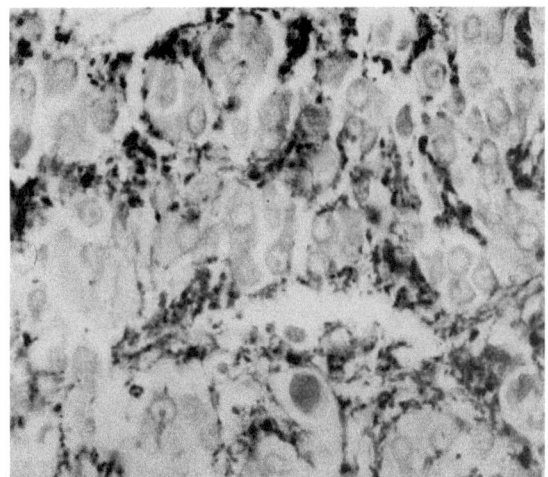

a

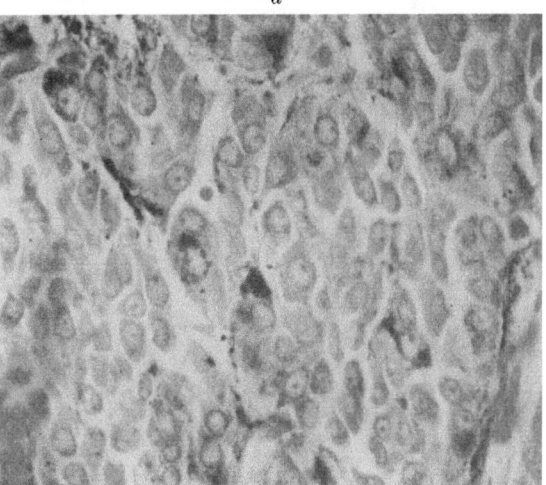

b

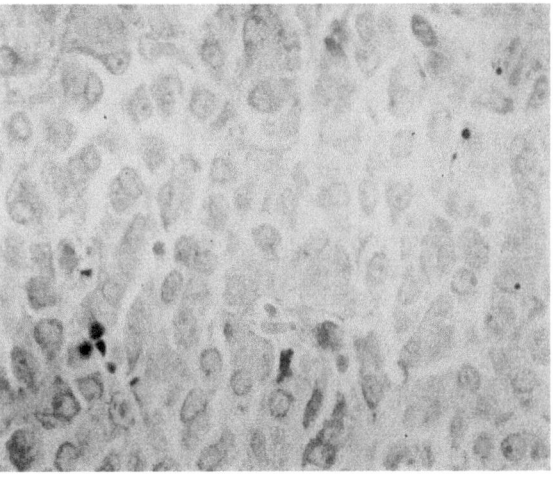

c

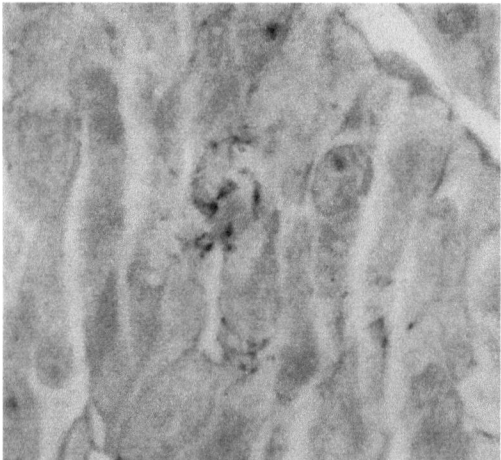

Fig. 20. Lobe antérieur de Lapin. Bouin. Fuchsine-aldéhydique, 8 μ, × 900. Fibres granuleuses neurosécrétoires disposées autour d'un petit groupe de cellules

trêmement rare peut exister. Chez le Lapin, par exemple, nous avons vu des fibres neurosécrétoires jusqu'au contact du lobe antérieur, et même y pénétrer. Des observations de ce genre ont été faites récemment par Okada, Ban et Kurutsu (1955) (Fig. 20).

Rat posthypophysectomisé

Chez le Rat posthypophysectomisé, où une grande partie du lobe antérieur subsiste, le neurosécrétat peut contracter des rapports étroits avec cette partie de l'adénohypophyse (Fig. 21).

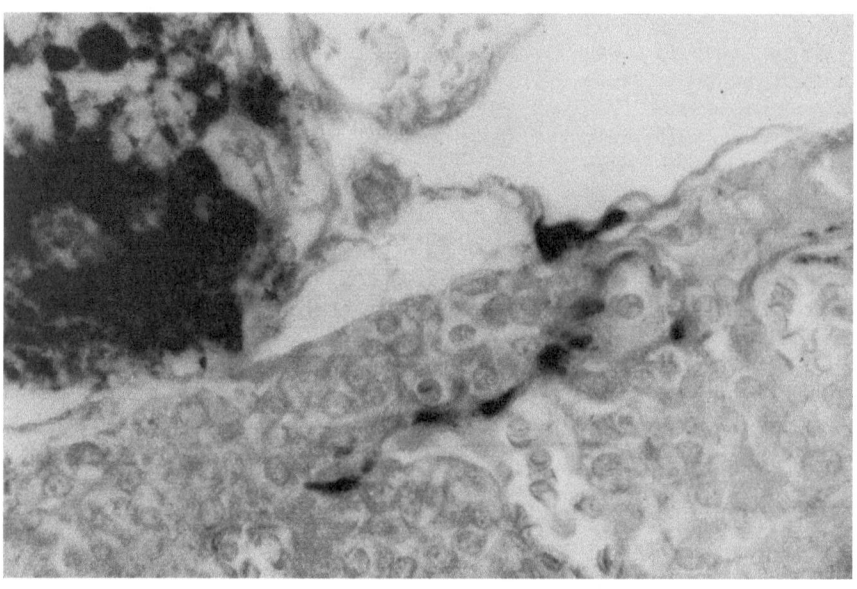

Fig. 21. Rat *posthypophysectomisé* depuis 4 mois. Bouin, hématoxyline chromique-phloxine, 6 μ, × 600. Pénétration de neurosécrétat le long des vaisseaux dans le lobe antérieur restant. En haut, à gauche, en noir, la neurohypophyse néoformée avec du neurosécrétat accumulé

La posthypophysectomie entraine essentiellement les mêmes réactions morphologiques dans le bout distal de l'infundibulum que l'hypophysectomie totale qui entraine, au bout de 6 à 8 semaines, l'apparition d'un lobe nerveux néoformé. On trouve cependant dans ce cas quelques modalités réactionnelles originales: gigantisme des adénopituicytes qui sont fréquemment binucléés ou possèdent un noyau en bissac, disposition plus strictement périvasculaire du neurosécrétat dans la neurohypophyse qui prend de ce fait un aspect plus nettement pseudolobulaire.

Ce lobe nerveux réorganisé est fonctionnel, du moins sous un rapport précis : il réagit à une surcharge osmotique comme une post-hypophyse normale, c'est à dire, qu'il perd rapidement son neurosécrétat (1955). Dans la moitié des cas environ, j'ai noté la présence de fibres neurosécrétoires ou de neurosécrétat colorables par l'hématoxyline chromique le long des vaisseaux d'une partie du *lobe antérieur.*

Dans certains cas, où il ne s'agit pas seulement d'amas de neurosécrétat, mais de véritables fibres neurosécrétoires, nos observations fournissent une nouvelle preuve de la capacité de régénération des fibres neurosécrétoires hypothalamiques "in vivo", éventualitée négligé en général, par des expérimentateurs cependant très avertis (HARRIS et ses coll. 1948 et suiv.) ou rejetée au deuxième plan par l'intérêt porté à la régénération des vaisseaux portes. Enfin, les fragments de lobe antérieur contiennent un nombre appréciable de cellules qui se colorent particulièrement bien par l'hématoxyline chromique ou par la fuchsine aldéhydique.

Conclusion

En me limitant strictement aux faits morphologiques statiques ou expérimentaux et sans vouloir préjuger des interprétations physiologiques possibles, j'ai voulu montrer que chez toutes les espèces examinées le neurosécrétat pénètre directement dans la *pars intermedia* et parfois, dans la *pars tuberalis* et la *pars distalis* chez les Vertébrés Inférieurs. Chez les Mammifères, le lien entre lobe intermédiaire et neurosécrétat reste étroit ; de plus, la neurosécrétion semble pouvoir intervenir ici par la voie vasculaire à travers les vaisseaux portes de l'éminence médiane. La pénétration directe de fibres neurosécrétoires dans le lobe antérieur, quoique possible, semble rare et se limiter à quelques espèces ou certaines circonstances biologiques. Des recherches plus étendues à ce sujet sont indispensables.

Les interventions expérimentales (hypophysectomie, post-hypophysectomie) modifient les rapports des fibres neurosécrétoires et de l'adénohypophyse ou révèlent davantage des rapports préexistants.

Chez l'animal hypophysectomisé (Rat) les fibres neurosécrétoires pénètrent dans la *pars tuberalis* dont certaines cellules se modifient et prennent un type basophile. Ces cellules donnent fréquemment l'impression de cellules de castration.

Chez le Rat posthypophysectomisé les fibres neurosécrétoires peuvent pénétrer dans le lobe antérieur.

La régénération des vaisseaux portes peut donc s'accompagner dans certains cas, d'une "régénération" de fibres neurosécrétoires. Cette possibilité doit entraîner une réinterprétation de certains résultats expérimentaux (ZUCKERMAN 1953, HARRIS 1954). Enfin, s'il était démontré que le neurosécrétat véhicule bien des substances hypophysostimulantes, il me semble que les données morphologiques actuellement acquises ne s'opposeraient pas à une telle conception.

Résumé

Les recherches expérimentales ont démontré depuis fort longtemps qu'il existait des liens étroits entre l'hypothalamus et l'adénohypophyse. Les résultats de ces recherches ont été beaucoup plus nets et surtout beaucoup plus cohérents que ceux des travaux morphologiques. Les récent développements techniques ont apporté des progrès substantiels et actuellement nous avons la possibilité de matérialiser — du moins en partie — les relations hypothalamo-adénohypophysaires en étudiant la distribution des *fibres neurosécrétoires* et la destinée du *neurosécrétat hypothalamique* dans des conditions normales et expérimentales.

Les fibres neurosécrétoires ou le neurosécrétat peuvent atteindre les trois parties de l'adénohypophyse:
1) Pars intermedia,
2) Pars tuberalis,
3) Pars distalis;
nous les étudierons successivement:

1) *Pars intermedia.* Chez tous les Vertébrés possédant un lobe intermédiaire de nombreuses fibres nerveuses amyéliniques peuvent y être mises en évidence avec les méthodes d'imprégnation argentique. Les fibres neurosécrétoires colorées par l'hématoxyline chromique sont, elles, plus nombreuses chez les Vertébrés inférieurs (Elasmobranches-Téléostéens-Batraciens et Reptiles) que chez les Mammifères. Leur pénétration dans le lobe intermédiaire entraine très souvent une diminution de leur affinité tinctoriale et elles deviennent rapidement invisibles par cette méthode.

2) *Pars tuberalis.* A l'*état normal* la quantité de neurosécrétat à l'intérieur de la *Pars tuberalis* est faible; elle contient cependant toujours un réseau dense de fibres nerveuses amyéliniques d'origine hypothalamique que l'on met en évidence par les méthodes d'imprégnations.

Les fibres neurosécrétoires et le neurosécrétat existent toujours — mais en quantité extrêmement variable — autour des capillaires du réseau d'origine des vaisseaux portes. Ces fibres neurosécrétoires se superposent à un plexus dense de fibres amyéliniques "granuleuses".

Des granules de neurosécrétat peuvent de temps à autre être vus à l'*intérieur* des capillaires de l'éminence médiane.

Chez l'animal *hypophysectomisé* ou *posthypophysectomisé* le neurosécrétat s'accumule autour et dans les gaines des vaisseaux portes, franchit (Rat) les limites de l'infundibulum et pénètre profondément dans la *pars tuberalis*. Si l'animal est autopsié 8 à 12 mois après l'intervention, on y trouve de gros "corps de Herring" et un grand nombre de cellules prennent un type basophile.

3) *Pars distalis.* En dehors du neurosécrétat qui peut pénétrer par le système porte, des fibres neurosécrétoires ou du neurosécrétat peuvent atteindre directement le lobe antérieur de l'hypophyse. Des fibres neurosécrétoires ont été vues dans la partie caudale de la *pars distalis* de divers Téléostéens. Dans quelques cas, certaines régions du lobe antérieur du Lapin en contiennent.

Chez le rat *posthypophysectomisé* des fibres et du neurosécrétat pénètrent, dans la moitié des cas environ, dans la *pars distalis* conservée.

Conclusion. Bien que les nombreuses recherches complémentaires soient indispensables, l'ensemble des données morphologiques souligne que s'il était démontré que le neurosécrétat soit le vecteur de substances capables de stimuler l'adénohypophyse, l'hypothalamus pourrait exercer par ce moyen une action sur toute l'adénohypophyse; cette hypothèse n'exclue pas, bien entendu, d'autres mécanismes d'action de l'hypothalamus sur la glande.

Riassunto

Numerose ricerche sperimentali hanno dimostrato da lungo tempo che esistono degli stretti legami fra ipotalamo e adenoipofisi. I risultati di queste ricerche sono stati molto più persuasivi e soprattutto molto più coerenti di quelli dei lavori morfologici. I recenti sviluppi tecnici hanno apportato progressi sostanziali e attualmente noi abbiamo la possibilità di materializzare — almeno in parte — i rapporti ipotalamo-adenoipofisari studiando la distribuzione delle *fibre neurosecretrici* e la destinazione del *neurosecreto ipotalamico* in condizioni normali e sperimentali. Le fibre neurosecretrici o il neurosecreto possono raggiungere le tre parti dell'adenoipofisi:
1) Parte intermedia,
2) Parte tuberale,
3) Parte distale;
noi le studieremo successivamente.

1) *Parte intermedia.* In tutti i vertebrati che possiedono un lobo intermedio, si possono mettere in evidenza con i metodi di impregnazione argentica numerose fibre nervose amieliniche. Le fibre neurosecretrici colorate con ematossilina cromica sono più numerose nei vertebrati inferiori (elasmobranchi, teleostei, batraci e rettili) che nei mammiferi. La loro penetrazione nel lobo intermedio implica molto spesso una diminuzione della loro affinità tintoriale ed esse diventano rapidamente invisibili con questo metodo.

2) *Parte tuberale.* In condizioni *normali* la quantità di neurosecreto nella

parte tuberale è esigua; essa contiene tuttavia sempre un denso reticolo di fibre nervose amieliniche di origine ipotalamica, che si mettono in evidenza con i metodi di impregnazione.

Le fibre neurosecretrici e il neurosecreto esistono sempre — ma in quantità estremamente variabile — attorno ai capillari della rete di origine dei vasi portali. Queste fibre neurosecretrici si sovrappongono ad un denso plesso di fibre amieliniche "granulose".

Dei granuli di neurosecreto possono di tanto in tanto essere visti all'*interno* dei capillari dell'eminenza mediana.

Nell'animale *ipofisectomizzato* o *post-ipofisectomizzato* il neurosecreto si accumula attorno e all'interno delle guaine dei vasi portali, supera (ratto) i limiti dell'infundibolo e penetra profondamente nella *parte tuberale*. Se si procede all'autopsia dell'animale da 8 a 12 mesi dopo l'intervento vi si trovano dei grossi "corpi di HERRING" e un grande numero di cellule assume una spiccata basofilia.

3) *Parte distale.* Oltre al neurosecreto che può penetrarvi attraverso il sistema portale, delle fibre neurosecretrici o del neurosecreto possono raggiungere direttamente il lobo anteriore dell'ipofisi. Si sono riscontrate fibre neurosecretrici nella parte caudale della *parte distale* di diversi teleostei. In alcuni casi ne contengono regioni del lobo anteriore del coniglio.

Nel ratto *post-ipofisectomizzato* fibre e neurosecreto penetrano, in circa la metà dei casi, nella *parte distale* conservata.

Conclusioni. Sebbene siano indispensabili ulteriori ricerche complementari, l'insieme dei dati morfologici sottolinea che se fosse dimostrato che il neurosecreto è il vettore di sostanze capaci di stimolare l'adenoipofisi, l'ipotalamo potrebbe esercitare per questo mezzo un'azione regolatrice su tutta l'adenoipofisi; questa ipotesi non esclude beninteso altri meccanismi d'azione dell'ipotalamo sulla ghiandola.

Summary

Experimental research has shown for a long time that close links exist between hypothalamus and adenohypophysis. The results of these researches have been much clearer and above all much more coherent than those of morphological researches. The recent technical developments have made substantial progress possible, and at present we have the possibility of materially putting into evidence — at least partly — the hypothalamo-hypophyseal relationship by studying the distribution of the *neurosecretory fibres* and the destination of the *hypothalamic neurosecretion* under normal and experimental conditions. The neurosecretory fibres or the neurosecretion can reach the three parts of the adenohypophysis:
1) Pars intermedia,
2) Pars tuberalis,
3) Pars distalis;

we shall study them in succession:

1) *Pars intermedia.* In all vertebrates that possess a pars intermedia it is possible with methods of silver impregnation to put into evidence numerous amyelinic nervous fibres. Neurosecretory fibres stained with chromic hematoxiline are more numerous in inferior vertebrates (elasmobranchia, teleosts, batrachians and reptiles) than in mammals. Their penetration in the pars intermedia very often implies a decrease of their staining affinity, and they quickly become invisible with these methods.

2) *Pars tuberalis.* In the *normal state* the quantity of neurosecretion inside the *pars tuberalis* is small; however, it always contains a dense reticulum of amyelinic nervous fibres of hypothalamic origin which are put into evidence by means of impregnation methods.

Neurosecretory fibres and neurosecretion always exist — but in extremely variable quantity — around the capillaries belonging to the net from which the portal vessels originate. These neurosecretory fibres are superimposed on a dense plexus of "granular" amyelinic fibres. Neurosecretion granules may be seen from time to time on the inside of capillaries of the eminentia mediana.

In *hypophysectomized* or *post-hypophysectomized* animals the neurosecretion accumulates around and on the inside of the wall of the portal vessels, it passes (in rats) the limits of the infundibulum and penetrates deeply into the *pars tuberalis*. If autopsy of the animals is performed 8 to 12 months after the operation, large "HERRING's bodies" are to be found, and a great number of cells acquire a basophilous character.

3) *Pars distalis.* Besides the neurosecretion that may penetrate throug the portal system, neurosecretory fibres or neurosecretion may directly reach the anterior

lobe of the hypophysis. Neurosecretory fibres have been found in the caudal part of the *pars distalis* of various teleosts. In certain cases fibres are contained in regions of the anterior lobe of rabbits.

In *post-hypophysectomized* rats fibres and neurosecretion penetrate in about half the cases into the preserved *pars distalis*.

Conclusion. Though numerous complementary researches are indispensable, all morphological data emphasized that if it were shown that the neurosecretion is the vehicle of substances able to stimulate the adenohypophysis, the hypothalamus could by these means exercise an influnce on the whole adenohypophysis. This hypothesis does of course not exclude other mechanisms of action of the hypothalamus on the gland.

Zusammenfassung

Die experimentellen Untersuchungen haben seit langem bewiesen, daß zwischen Hypothalamus und Adenohypophyse enge Beziehungen bestehen. Die Ergebnisse dieser Untersuchungen sind viel klarer und vor allem viel mehr zusammenhängend als die der morphologischen Forschung. Die letzten technischen Entwicklungen haben wesentliche Fortschritte herbeigeführt und gegenwärtig haben wir die Möglichkeit, die hypothalamo-adenohypophysären Beziehungen — wenigstens zum Teil — dadurch zu materialisieren, daß wir die Verteilung der *neurosekretorischen Fasern* und die Bestimmung der *hypothalamischen Neurosekretion* unter normalen und experimentellen Umständen untersuchen.

Die neurosekretorischen Fasern oder die Neurosekrete können die drei Teile der Adenohypophyse erreichen:
1. Pars intermedia,
2. Pars tuberalis,
3. Pars distalis;
wir werden sie aufeinanderfolgend betrachten.

1. *Pars intermedia.* Bei allen Wirbeltieren, die einen Mittellappen besitzen, sind dort mit Silberimprägnationsmethoden zahlreiche marklose Nervenfasern nachweisbar. Die neurosekretorischen mit Chromhämatoxylin gefärbten Fasern sind bei den niederen Wirbeltieren (Knorpelfische, Knochenfische, Frösche und Reptilien) zahlreicher als bei Säugetieren. Ihr Eindringen in den Mittellappen ist sehr oft mit einer Verminderung ihrer Färbeaffinität vergesellschaftet, und sie werden bei dieser Färbung schnell unsichtbar.

2. *Pars tuberalis.* Unter *normalen Umständen* findet man im Innern der *Pars tuberalis* nur eine geringe Menge Neurosekretion; trotzdem enthält sie immer ein dichtes Retikulum von marklosen Nervenfasern hypothalamischen Ursprungs, das mittels Silberimprägnierung nachweisbar ist.

Neurosekretorische Fasern und Neurosekret sind immer — allerdings in sehr verschiedener Menge — um die Kapillaren des Ursprungsnetzes der Portalgefäße vorhanden. Die sekretorischen Fasern überlagern einen dichten Plexus von ,,granulären" marklosen Fasern.

Neurosekretgranula sind bisweilen *im Inneren* der Kapillargefäße der Eminentia mediana nachweisbar.

Beim *hypopysektomierten* oder *posthypophysektomierten* Tier stapelt sich das Neurosekret um die Portalgefäßwände und im Inneren derselben auf, überschreitet (bei der Ratte) die Grenzen des Infundibulum und dringt tief in die *Pars tuberalis* ein. Wenn die Autopsie des Tieres 8 bis 12 Monate nach der Operation durchgeführt wird, findet man umfängliche ,,Herring-Körper" und eine große Zahl von Zellen bekommt einen basophilen Charakter.

3. *Pars distalis.* Außer dem Neurosekret, das durch das Pfortadersystem eindringt, können neurosekretorische Fasern oder Neurosekret den Hypophysenvorderlappen unmittelbar erreichen. Neurosekretfasern wurden im kaudalen Teil der *Pars distalis* verschiedener Knochenfische nachgewiesen. Solche kommen auch in Abschnitten des Vorderlappens des Kaninchens vor.

Bei der *posthypophysektomierten* Ratte dringen Fasern und Neurosekret in ungefähr der Hälfte der Fälle in die intakte *Pars distalis* ein.

Schlußfolgerung. Obwohl zahlreiche ergänzende Untersuchungen unentbehrlich sind, hebt die Gesamtheit der morphologischen Befunde folgendes hervor: wenn bewiesen würde, daß das Neurosekret ein Träger von Stoffen ist, welche die Fähigkeit besitzen, die Adenohypophyse zu stimulieren, könnte der Hypothalamus auf die beschriebene Weise einen Einfluß auf die ganze Adenohypophyse ausüben; diese Hypothese lehnt natürlich andere Wirkungsmechanismen des Hypothalamus auf die Drüse nicht ab.

Bibliographie

1. BARGMANN, W.: Über das Zwischenhirn-Hypophysensystem von Fischen. Z. Zellforsch. **38**, 275 (1953).
2. — Das Zwischenhirn-Hypophysensystem. Berlin-Göttingen-Heidelberg: Springer. 1954.
3. BARNETT, R. J.: Histochemical demonstration of disulfide groups in the neurohypophysis under normal and experimental conditions. Endocrinology **55**, 484 (1954).
3bis. BENOIT, J. et I. ASSENMACHER: Rapport entre la stimulation sexuelle préhypophysaire et la neurosécrétion chez l'Oiseau. Arch. Anat. microsc. Morph. exp. **42**, 334 (1953).
4. — — Le contrôle hypothalamique de l'activité préhypophysaire gonadotrope. J. Physiol. **47**, 429 (1955).
5. COLLIN, R.: Die äußeren und inneren Wechselbeziehungen des Hypophysenorgans. Ergebn. med. Grundlagenforsch. **1956**, 622.
6. FORTIER, C.: Dual control of adrenocorticotrophin release. Endocrinology **49**, 783 (1951).
7. GREEN, J. D.: The comparative anatomy of the hypophysis with special reference to its blood supply and innervation. Amer. J. Anat. **88**, 225 (1951).
8. GREEN, J. D. et G. W. HARRIS: Neurovascular link between neurohypophysis and adenohypophysis. J. Endocrinology **5**, 136 (1947).
9. HAGEN, E.: Neurohistologische Beobachtungen an der menschlichen Hypophyse. Z. Anat. Entw.gesch. **114**, 640 (1950).
10. HANSTRÖM, B.: Transportation of colloïd from the neurosecretory hypothalamic centers of the brain into the blood vessels of the neural lobe of the hypophysis. K. fysiogr. Sällsk. Lund Förh. **22** (1952).
11. HARRIS, G. W.: Neural control of the pituitary gland. Physiol. Rev. **28**, 139 (1948).
12. — Hypothalamic control of the anterior pituitary gland. Ciba Foundation **IV**, 176 (1952).
13. — Neural control of the pituitary gland. London: E. Arnold. 1955.
14. HILLARP, N.: Structure of the synapse and the peripheral innervation apparatus of the autonomic nervous system. Acta Anat. Suppl. IV, I 853 (1946).
15. HUME, D. M.: The relationship of the hypothalamus to the pituitary secretion of ACTH. Ciba Foundation IV, 87 (1952).
16. LEGAIT, H. et E. LEGAIT: Manifestations de neurohémocrinie au cours du cycle animal et de la couvaison chez la Poule Rhode Isl. C. R. Soc. Biol. **149**, 559 (1955).
17. MAZZI, V.: Rapporti anatomici e funzionali fra Ipotalamo e Ipofisi. Suppl. dell' Arch. Zool. Ital. **8**, 59 (1952).
18. — I Fenomen neurosecretori nel nucleo magnocellulare preottico dei Selaci e dei Ciclostomi. Riv. Biol. **154**, 429 (1952).
19. METUZALS, J.: Neurohistologische Studien über die nervöse Verbindung der *pars distalis* der Hypophyse mit dem Hypothalamus auf dem Wege des Hypophysenstieles. Acta Anat. **20**, 258 (1954).
20. MOSINGER, M.: Sur l'histophysiologie normale et pathologique du complexe hypophysaire et le rôle du diencéphale en pathologie corrélative. Ann. Endocrinol., Paris **13**, 901 (1951).
21. — Anatomie de l'hypothalamus et du sous-thalamus élargi. Arch. Suiss. Neurol. **65**, 135 (1950).
22. OKADA, M., T. BAN et KURUTSU: Relation of the neurosecretory system, the third ventricle and the anterior pituitary gland. Med. J. Osaka Univ. **6**, 354 (1955).
23. ROTBALLER, A. B.: Changes in the Rat neurohypophysis induced by painful stimuli with particular reference to neurosecretory material. Anat. Rec. **115**, 21 (1953).
24. ROUSSY, G. et M. MOSINGER: L'innervation de l'Hypophyse. Rev. Neurol. **72**, 437 (1939/40).
25. SCHARRER, E.: Das Hypophysen-Zwischenhirnsystem von Scyllium stellare. Z. Zellforsch. **37**, 196 (1952).
26. SCHARRER, E. et R. D. FRANDSON: The mode of release of neurosecretory material in the posterior pituitary of the dog. Anat. Rec. **118**, 350 (1954).
27. SCHARRER, E. et B. SCHARRER: Neurosekretion. Handb. d. mikrosk. Anat. d. Menschen **6**, 953. Berlin-Göttingen-Heidelberg: Springer. 1954.

28. Spatz, H.: Über die Verknüpfung von Hypophyse und Hypothalamus. Acta Neuroveg. **3,** 5 (1951).
29. Stahl, A.: La neurosécrétion chez les Poissons Téléostéens. C. R. Acad. Sci. **236,** 1199 (1953).
30. Stutinsky, F.: Sur l'innervation de la *pars tuberalis* de quelques Mammifères. Ass. Anat. 1948.
31. — Colloïde, corps de Herring et substance Gomori-positive de la neurohypophyse. C. R. Soc. Biol. **145,** 367 (1950).
32. — Sur l'origine de la substance Gomori-positive de la neurohypophyse. C. R. Soc. Biol. **146,** 1691 (1951).
33. — La neurosécrétion chez les Vertébrés. Ann. Biol. **29,** 487 (1953).
34. — La neurosécrétion chez l'Anguille normale et hypophysectomisée. Z. Zellforsch. **39,** 276 (1953).
35. — Contribution à l'étude du complexe hypothalamo-neurohypophysaire. Thèse Sciences, Paris 1955.
36. — Effets de l'hypophysectomie totale ou partielle sur la neurosécrétion hypothalamique du Rat. 6ème Congr. Int. des Anatomistes, Paris 1955. C. R. Ass. Anat. **92,** 1256 (1957).
37. Vasquez-Lopez, E.: Innervation of the rabbit adenohypophysis. J. Endocrinology **6,** 158 (1949).

Dr. F. Stutinsky, Laboratoire des Travaux Pratiques de Biologie animale du P. C. B., Faculté des Sciences, 12, Rue Cuvier, *Paris* 5e, France.

Disputatio

T. F. Leveque (Baltimore, Md., U.S.A.): After hearing Dr. Stutinsky's very interesting results on the reorganization of the pituitary stalk after hypophysectomy, it seems to me that we could logically ask ourselves whether this reorganized neural lobe functions in a manner similar to that of the normal gland. In order to test this possibility, we hypophysectomized rats after which we allowed the cut end of the pituitary stalk to reorganize itself for periods of from eight weeks to five months. We then tested the animals by two methods of dehydration, i. e. by the withholding of drinking water on one hand, and by giving the animal 2.5% NaCl to drink on the other. Both these methods are known to cause a gradual disappearance of neurosecretory material in the posterior lobe of unoperated animals.

Totally hypophysectomized animals did not show a depletion of neurosecretory material after dehydration. As a matter of fact, if anything, they showed an accumulation in the neoposterior lobe. Since, from the work of many other investigators, it would appear that totally hypophysectomized animals are not able to handle water loads as a result of their lack of either an anterior pituitary hormone and an adrenal cortical hormone, we thought we would overcome this lack by the administration of either crude anterior pituitary extract and adrenal cortical hormone. We used the latter hormone first and found that after our animals had been treated by injections of hormones for a few days and then subjected to dehydration, the reorganized end of the pituitary stalk could be completely depleted of its neurosecretory material.

We must then conclude that, potentially at least, the neoposterior lobe can function in a manner similar to that of the posterior lobe of the unoperated animal.

F. Stutinsky (Paris): Je connais les beaux travaux de Leveque et Billenstein sur la valeur fonctionnelle de la neurohypophyse "réorganisée" ou "néoformée" après hypophysectomie. Ce problème m'a préoccupé dès le début de mes recherches. J'ai fait les mêmes experiences que le Dr. Leveque mais une analyse trop superficielle de mes résultats m'a fait méconnaître le rôle important des corticoides dans la libération du neurosécrétat de la neurohypophyse néoformée. En effet, mes rats hypophysectomisés depuis plusieurs mois (3—6 mois) mis à la boisson salée hypertonique succombaient très rapidement, de sorte que, pour mener l'expérience à bien, j'ai été obligé — croyant à un épuisement surrénalien en présence d'un "stress" prolongé — de leur donner de la cortisone et de la Doca. Je n'ai pas fait le rapprochement entre ma manière d'opérer et la nécessité de la présence de corticoides pour permettre l'excrétion du neurosécrétat. J'ai simplement pensé que mon traitement permettait la survie.

J'ajoute cependant que le rat *posthypophysectomisé* réagit nettement à la boisson hypertonique et vide sa neurohypophyse néoformée sans adjonction de corticoides.

H. SPATZ (Gießen): Es ist vom neurosekretorischen System, also vom System des Tractus supraoptico-hypophyseus, das so schön mit der GOMORI-Methode blau wird, die Rede gewesen. Wir kennen seine Bedeutung für die Produktion der Hinterlappenhormone. Nun sei darauf hingewiesen, daß es neben diesem noch ein anderes, nicht weniger wichtiges System gibt. Wir haben es GOMORI-negativ genannt. Es ist das System des Tractus tubero-hypophyseus (nach WINGSTRAND). Hier liegen die Nervenzellen im Tuber cinereum, in unscheinbaren kleinen Kernen, und die Nervenfasern ziehen nicht bis in den Hinterlappen, sondern endigen schon im Infundibulum, speziell in der Gegend der Kontaktfläche mit der Pars tuberalis (oder besser infundibularis). Wenn wir uns auch heute noch nicht einig sind über den Mechanismus der Verbindung dieses neurohypophysären Systems mit der Adenohypophyse, so ist doch ziemlich sicher, daß diese Verbindung (das geht auch aus den Untersuchungen von Prof. HARRIS hervor) etwas mit der Regulation der Gonaden zu tun hat. Ich glaube, daß wir diese beiden Systeme zunächst einmal auseinanderhalten sollten. Es ist aber kein Zufall, daß beide Systeme so eng in einem Organ beisammen liegen; sie haben natürlich auch miteinander zu tun. — Sehr interessant sind die Experimente von Herrn STUTINSKY. VERA GAUPP und ich haben nach Unterbrechung des Hypophysenstieles bei infantilen Kaninchen enorme Neubildungen festgestellt. Im Falle der Neubildung, die immer nur dann möglich ist, wenn ein Zusammenhang mit dem Tuber cinereum besteht, vermischen sich die Fasern beider Systeme, des GOMORI-positiven und des GOMORI-negativen. Zuletzt muß man fragen, wie es möglich ist, daß es zu einer Hyperregeneration der Nervenfasern kommt. Das scheint zunächst bei der Konstanz der Neurone ungewöhnlich; es ist jedoch weniger ungewöhnlich, wenn wir bedenken wollen, daß ein fortwährender Aufbrauch im Neuronensystem stattfindet. Wir können uns das nicht dynamisch genug vorstellen. Besonders im Bereich der Endigungen der neurohypophysären Nervenfasern findet ein fortwährender physiologischer Zerfall statt, der durch fortwährende Regeneration ausgeglichen werden muß.

A. G. E. PEARSE (London): The question of the direct effect of hormones from the hypothalamus, or from the supraoptic and paraventricular nuclei, on the andenohypophysis, has been raised by several speakers: Prof. BARGMANN, Prof. KORPÁSSY, Prof. STUTINSKY and Dr. ASSENMACHER amongst others. Although I cannot add anything to the direct evidence given by these and other workers on the subject, I would like to put on record my experience in the case of the esterases of the basophil (mucoprotein-secreting) cells of the adenohypophysis, using commercial preparations of the neurohypophyseal extracts and a large number of other similar types of preparation as controls. I have found that Pitocin (Parke-Davis), at the strength of one oxytocic unit per ml. of substrate medium, completely inhibits the activity of the non-specific esterases in these basophil cells, whereas Pitressin (Parke-Davis), an extract containing vasopressin, has no such effect, even at a much higher level. A crude extract of the neurohypophysis salt under the name of Pituitrin, which contains oxytocin, has the same effect as Pitocin, as one would expect.

Istituto di Anatomia Umana Normale dell'Università di Parma
(Direttore: Prof. G. OTTAVIANI)

Diencefalo e tiroide

G. Azzali

Con 10 Figure

Già all'inizio del 1900 alcuni AA. (MEYER, ZONDECK, ecc.) pensarono ipotetica-mente alla partecipazione dell'ipotalamo nella regolazione della tiroide e quasi contemporaneamente altri AA. cercarono di trovare a ciò una base morfologica; al proposito sono da ricordare le ricerche di KARPLUS e Coll., di GUIZZETTI, di KLEIN, ecc., le quali stanno a dimostrare una influenza diencefalica sulla increzione di TSH.

A queste prime ricerche morfologiche numerose altre ne seguirono in particolar modo nel campo sperimentale: notissimi sono ormai gli effetti della ipofisectomia e della resezione del peduncolo dell'ipofisi (HARRIS, WESTMANN e JACOBSOHN, BROLIN, BARNETT e GREEP, ecc.) sul parenchima tiroideo, della azione di varie sostanze ormonali (estrogeni, cortisone, adrenalina, ecc.) sulle ghiandole endocrine e sui centri ipotalamici (PIGHINI, ARON, PONSE, LOEB, STUTINSKY, GASTALDI, AZZALI, ecc.), ma poco conosciute e scarse sono le ricerche che riguardano la conseguenza di una distruzione parziale o totale dell'ipotalamo sulla istruzione funzionale della tiroide.

CAHANE e CAHANE (1952) affermano che esistono due zone ben distinte nel diencefalo per la regolazione tiroidea: una nella regione del nucleo preottico e nel peduncolo ipofisario che influirebbe l'increzione di ormone tireotropo, l'altra posta nella regione tubero-mammillare che inibirebbe tale increzione.

GREER (1952) provocando sperimentalmente lesioni nell'ipotalamo anteriore e trattando contemporaneamente gli animali con tiouracile ebbe ad osservare una mancata ipertrofia nella tiroide ed un netto aumento dello iodio nel siero tiroideo; lesioni invece dell'ipotalamo posteriore non dimostravano alcun effetto sul parenchima tiroideo. GREER discutendo le proprie osservazioni ritiene pertanto che esistano due sostanze tireotrope: una prodotta dall'ipotalamo anteriore che regola la proliferazione delle cellule dell'epitelio follicolare tiroideo e l'altra che sotto il controllo dell'adenoipofisi presiede al metabolismo della tiroxina.

BOGDANOVE e HALMI (1953) ripetendo le ricerche di GREER, pur confermandone gli stessi risultati, non condividono l'interpretazione fatta da questi sull'atrofia tiroidea e sulle modificazioni istologiche della ghiandola stessa.

Le recenti ricerche di GANONG, FREDRICKSON e HUME (1955) hanno accertato che la distruzione, mediante un apparecchio stereotassico, della parte anteriore dell'ipotalamo del cane normale determina una diminuzione di peso e di volume della tiroide con un quadro istologico di netta ipofunzionalità. Invece le lesioni dell'ipotalamo posteriore non producono alcuna modificazione nella ghiandola tiroidea.

Avendo notato in tutte le ricerche or ora citate che il diencefalo, ed in particolare modo l'ipotalamo anteriore, non è del tutto estraneo alla istruzione funzionale della ghiandola tiroide, ho creduto opportuno estendere i precedenti studi (Ottaviani e Azzali, Azzali 1955/56), cercando di vedere come la tiroide di animali normali ed ipofisectomizzati si sarebbe comportata sotto l'azione di estratti di frazioni lipidiche del diencefalo.

Per questa ricerca ho utilizzato numerosi animali (Cani, Gatti, Ratti ed Hamster) per un numero complessivo di 50 che al termine dei vari trattamenti con estratti di diencefalo venivano sacrificati per dissanguamento.

I vari organi furono fissati nei liquidi di Susa, Bouin, Gendre, tagliati in serie e colorati coi metodi Azan, con la paraldeide — fuxina di Gomori, con il metodo Halmi e con la reazione di McManus.

Dall'osservazione dei numerosi casi e dei preparati posso affermare che la tiroide dopo vari trattamenti con estratti di frazioni lipidiche di diencefalo (F.L.D.) si presenta profondamente modificata ed in particolare:

1) a piccole dosi (5 mgr.) il parenchima tiroideo si presenta intensamente attivo con follicoli più piccoli di quelli dei casi di controllo e con un epitelio follicolare cilindrico e talvolta addirittura colonnare. Le cellule follicolari aumentate di numero, presentano inoltre un nucleo posto basalmente con modica cromatina: all'apice della cellula ben evidenti sono vacuoli e granuli di secrezione (Fig. 1—2).

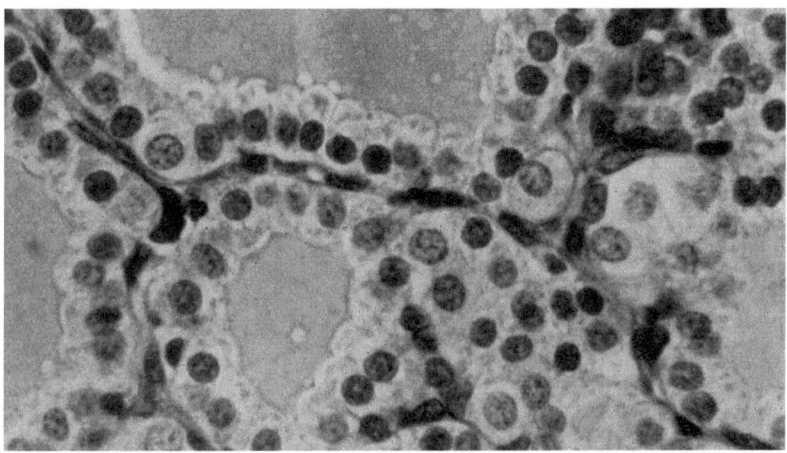

Fig. 1. Tiroide di cane trattato con 10 mgr. pro die di F.L.D. per la durata di 3 giorni. Cellule follicolari cilindriche con numerosi granuli e vacuoli endocitoplasmatici. A destra in basso ben evidenti sono le cellule interfollicolari e alcune cellule parafollicolari. 420 ×

Numerose inoltre sono le cellule parafollicolari, gli accumuli di cellule inter-follicolari ed i microfollicoli.

In complesso si ha un quadro istologico di ipersecrezione.

2) Mentre a forti dosi (25 mgr.) la tiroide già dopo 36 ore dal trattamento con estratti diencefalici si presenta fortemente attiva, nel 4° e 5° giorno di tratta-mento si giunge ad un quadro di completa stasi colloidale e di netta ipofunzio-nalità: follicoli tiroidei grandi, ripieni di colloide ad aspetto omogeneo, con un epitelio follicolare basso a cellule piatte; scarsi sono i microfollicoli e le cellule parafollicolari (Fig. 3—4). Questo particolare stato permane per 24—48 ore e poi muta per dar luogo ad un ritorno di intensa attività secretoria ed escretoria (Fig. 5).

Ritengo che il quadro istologico di questa netta e breve ipofunzione tiroidea

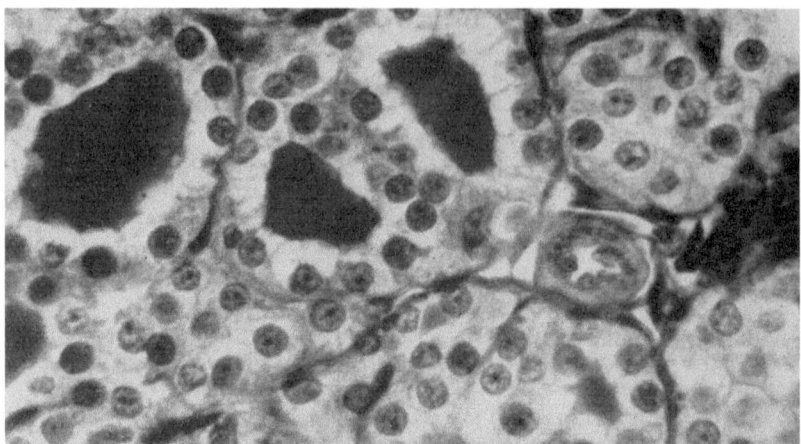

Fig. 2. Tiroide di gatto trattato con 5 mgr. pro die di F.L.D. per la durata di 5 giorni. Epitelio follicolare cilindrico, colloide cromofoba; numerose sono le cellule interfollicolari e alcuni microfollicoli in basso a destra. 420 ×

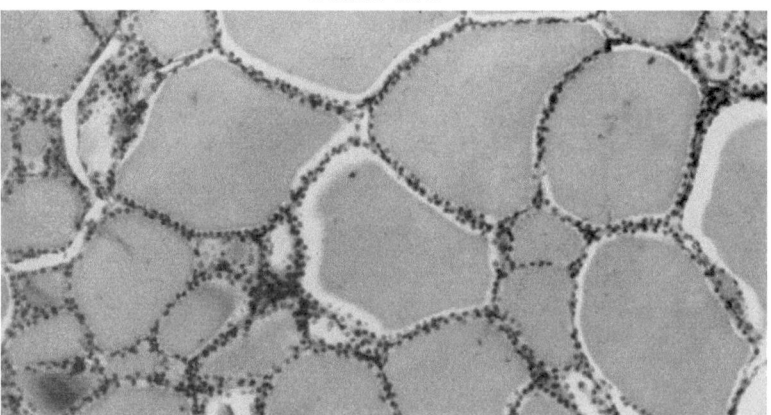

Fig. 3. Tiroide di cane trattato con 35 mgr. pro die di F.L.D. per la durata di 4 giorni. Follicoli grossi ripieni di colloide cromofoba con epitelio follicolare piatto. 80 ×

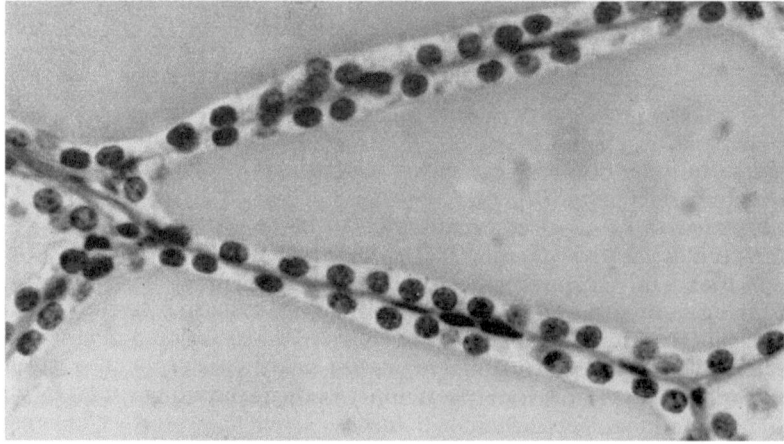

Fig. 4. Un particolare della figura precedente a più forte ingrandimento. 420 ×

sia dovuto ad un progressivo accumulo di antiormoni che per breve tempo vengono ad opporsi all'azione nettamente tireotropa degli estratti di diencefalo iniettati. Con ciò viene confermata la "phase di accoutumance" descritta da COLLIN, LOEB e ARON, PONSE, ecc. in animali dopo trattamento con ormoni tireotropi.

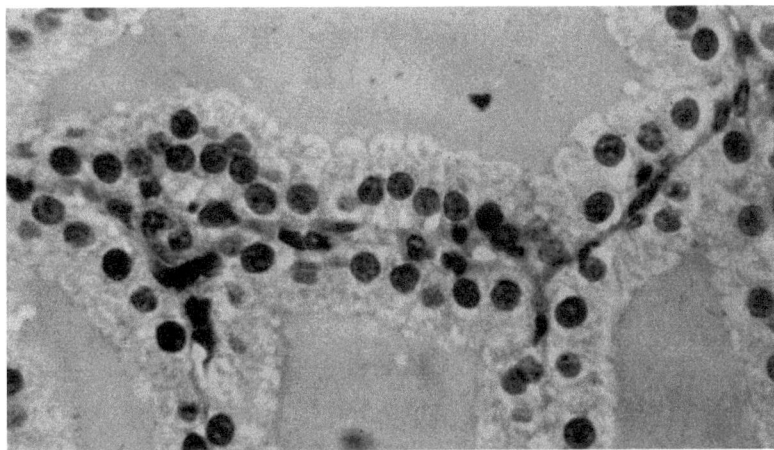

Fig. 5. Tiroide di cane trattato con 25 mgr. pro die di F.L.D. per la durata di 16 giorni. Cellule follicolari alte, cilindriche, quasi colonnari, con granuli endocitoplasmatici e vacuoli posti basalmente. Nuclei intensamente colorati in rosso e colloide cromofila ad aspetto omogeneo. 420 ×

Osservando l'adenoipofisi degli animali in esperimento si è potuto rilevare che in quelli trattati a piccole dosi si ha un lieve aumento numerico e volumetrico delle cellule β (Fig. 6); mentre in quelli invece trattati a forti dosi le cellule β

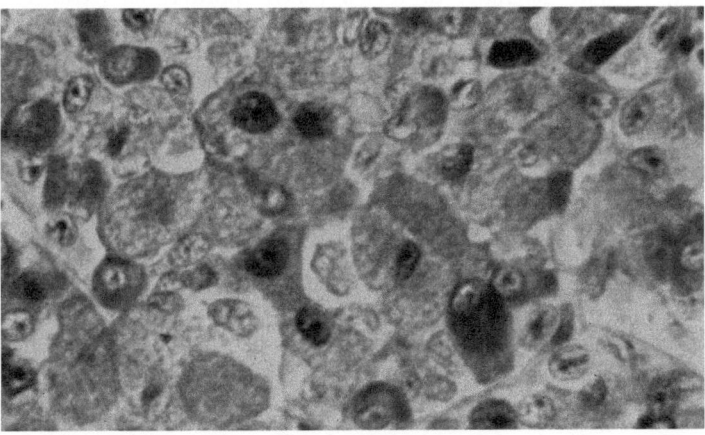

Fig. 6. Adenoipofisi di gatto trattato con 3 mgr. pro die di F.L.D. per la durata di 25 giorni. Il centro basofilo presenta una modica iperplasia ed una spiccata ipertrofia delle cellule β. Le cellule α e γ non sono modificate. 420 ×

presentano una degranulazione del citoplasma che progressivamente aumenta fino ad arrivare ad una quasi completa vacuolizzazione con modificazioni morfologiche del nucleo (Fig. 7—8).

3) Nei ratti ipofisectomizzati la tiroide conferma il quadro morfologico ormai noto: cioè follicoli tiroidei grandi con colloide più o meno omogenea ed epitelio

follicolare piatto (Fig. 9). Nei ratti ipofisectomizzati e trattati con medie dosi (10 mgr.) di estratti di diencefalo la tiroide, a differenza del quadro istologico di netto riposo degli animali ipofisectomizzati e non trattati, si presenta con follicoli tiroidei di media grandezza aventi un epitelio follicolare cubico-cilindrico con

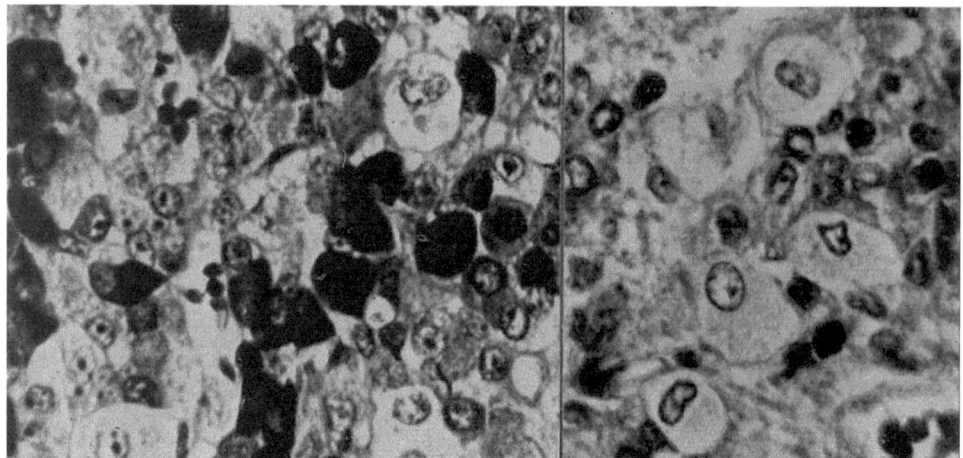

Fig. 7 e 8. Adenoipofisi di gatto e di cane trattati con 10 mgr. pro die di F.L.D. per la durata di 20 giorni. Le cellule eosinofile e le cromofobe sono immodificate: ben evidenti sono la netta degranulazione citoplasmatica delle cellule β e le modificazioni nucleari. 420×

numerosi cumuli di cellule interfollicolari e con abbondanti microfollicoli (Fig. 10).

A conclusione delle osservazioni fatte si è visto che oltre ad avere un'azione diretta sulle cellule gangliari di alcuni centri ipotalamici (AZZALI, 1956), gli

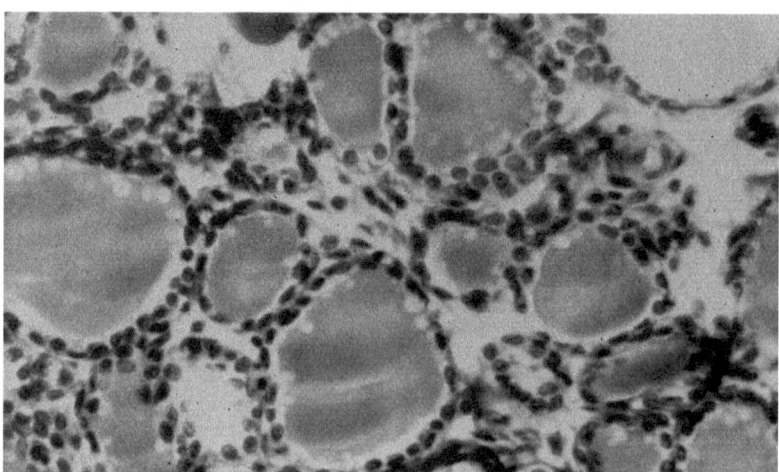

Fig. 9. Tiroide di ratto ipofisectomizzato. Follicoli grandi con vacuoli colloidali cromofobi periferici ed epitelio estremamente appiattito. 420

estratti di frazioni lipidiche di diencefalo a dosi utili, anche se dal punto di vista clinico e fisiologico abbondanti, provocano una iperfunzione tiroidea sia con ipofisi intatta che con ipofisi distrutta. Ciò fa ritenere con buone ragioni che l'ipotalamo produce ormoni ad azione tireostimolante o tireoistruttiva.

Ci si può obbiettare che l'estratto sperimentato è di tutto il diencefalo, ma è certo che è tireoistruttiva solamente la frazione dell'ipotalamo anteriore perchè, come è ormai noto, solamente la distruzione dell'ipotalamo anteriore produce un'atrofia della tiroide. E' quindi assai probabile che la funzione tiroidea sia diretta o istruita solo dall'ipotalamo anteriore.

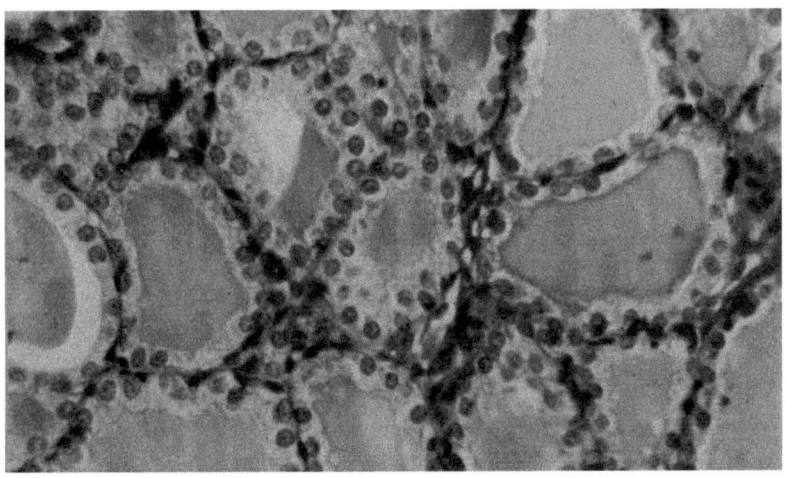

Fig. 10. Tiroide di ratto ipofisectomizzato e trattato con 7 mgr. pro die di F.L.D. per 10 giorni. Epitelio follicolare cubico, a volte cilindrico, in netta fase funzionante. Ben visibili sono le cellule parafollicolari, ed in alto a sinistra un cumulo di cellule interfollicolari. 420 ×

Ritenendo accertato questo punto fondamentale, cioè che l'ipotalamo anteriore produca un ormone ad azione diretta tireotropa, si può fare l'ipotesi che questo ormone sia incompleto, quasi brutale, a funzione protopatica e che solo con mediazione dell'ipofisi esso concreti nella tiroide un'azione più selezionata. Ad ogni modo resta sempre acquisito il fatto di un "netto tireotropismo ipotalamico".

Rimane ancora un interrogativo: la frazione lipidica iniettata (che si è ammesso essere tireostruttiva) agisce direttamente sulla tiroide o sull'ipotalamo dell'animale trattato? A questo si potrà rispondere quando verrà trattato, nel corso di ulteriori ricerche, un animale con distruzione dell'ipotalamo anteriore e dell'ipofisi.

Riassunto

L'A. ha voluto vedere mediante la somministrazione di estratti lipidici di diencefalo il comportamento morfofunzionale della tiroide in animali normali e ipofisectomizzati.

A conclusione delle sue osservazioni ha notato che il parenchima tiroideo e l'adeno-ipofisi subiscono rilevanti modificazioni ed in particolare:

negli animali normali a piccole e forti dosi (5—25 mgr.) l'estratto lipidico di diencefalo provoca un'intensa attività tiroidea con ipertrofia e degranulazione del citoplasma delle cellule β adenoipofisarie, *mentre negli animali ipofisectomizzati* e trattati con medie dosi di F.L.D. la tiroide presenta un quadro di normale attività funzionale.

L'A. pertanto ritiene, in base anche a ricerche sperimentali di altri AA., che il diencefalo ed in particolar modo l'ipotalamo anteriore produca ormoni ad azione tireostimolante o tireoistruttiva.

Summary

The author wanted to know the morphological behavior of the thyroid in normal and hypophysectomized animals, after administration of diencephalic lipoid extracts.

At the end of his observations he noticed that thyroid parenchyma and adenohypophysis undergo relevant modifications. In particular, he ascertained the following facts:

   In normal animals, small and strong doses (5 to 25 mgr.) of diencephalic lipoid extract provoke an intense thyroid activity with hypertrophy and degranulation of the cytoplasma of the adenohypophyseal β-cells. *In hypophysectomized animals*, however, treated with medium doses of D.L.E., the thyroid shows normal functional activity.

   Notwithstanding, the author retains, taking into consideration also the findings of other authors attained by experimental research, that the diencephalon and likewise the anterior hypothalamus produce hormones following thyroid stimulation and thyroid incitement.

Bibliografia

Allara, E.: Aspetti istologici dei processi secretori nelle ghiandole endocrine. Atti Soc. Anat. Ital., Milano, 1—4 ottobre 1953.

Aron, M.: L'hormone préhypophysaire excito-sécrétrice de la thyroide. Contribution à l'étude du fonctionnement thyroidien. Rev. franç. Endocrin. **8**, 472 (1930).

Azzali, G.: Histophysiologische Beobachtungen über die Wirkung von Lipoidfraktionen aus den Zwischenhirnkernen auf die neurovegetativen Hypothalamuszentren, besonders im Hinblick auf das Neurosekret. Acta Neuroveg. **13**, 456—484 (1955).

Barnett, R. J. e R. O. Greep: Regulation of secretion of adrenotropic and thyrotropic hormones after stalk section. Amer. J. Physiol. **167**, 569—575 (1951).

Barnett, R. J. e J. Mayer: Endocrine effects of hypothalamic lesions. Anat. Rec. **118**, 374 (1954).

Bogdanove, E. M. e N. S. Halmi: Effect of hypothalamic lesions and subsequent propylthiouracil treatment on pituitary structure and function in the rat. Endocrinology **53**, 274 (1953).

Bogdanove, E. M., B. N. Spirtos e N. S. Halmi: Further observations on pituitary structure and function in rats bearing hypothalamic lesions. Endocrinology **57**, 302 (1955).

Brolin, S. E.: The importance of the stalk connexion for the power of the anterior pituitary of the rat to react structurally upon ceasing thyroid function. Acta Physiol. Scand. **14**, 233—244 (1947).

Curri, B. S. e S. Fedeli: Modificazioni morfofunzionali delle ghiandole endocrine in animali trattati con estratti lipoidei dei nuclei diencefalici. Boll. Soc. Ital. Biol. Sper. **31**, 255 (1955).

Del Conte, E.: Contribucion del coeficiente citologico a la fisiologia y patologia de la correlacion hipofisotiroidea. Buenos Aires: Edit. El Ateneo. 1949.

Ganong, W. F., D. S. Frederickson e D. M. Hume: The effect of hypothalamic lesions on thyroid function in the dog. Endocrinology **57**, 355—362 (1955).

Garcia, A.: As funcœs endocrinas do diencefalo. J. Brasil. Psiquiatr. **1**, 29, 61 (1949).

Gastaldi, A.: Quadri istologici ottenuti con una modificazione del metodo di Gomori alla paraldeide fuxina in ratti normali e trattati con benzoato di estradiolo, progesterone e propionato di testosterone. Boll. Soc. Ital. Biol. Sper. **28**, 1095 (1952).

Greer, M. A.: Evidence of Hypothalamic of the pituitary release of thyrotrophin. Proc. Soc. Exper. Biol. Med. **77**, 603 (1951).

— The role of the hypothalamus in the control of thyroid function. J. Clin. Endocrin. **12**, 1259 (1952).

Harris, G. W.: The function of the pituitary stalk. Bull. Johns Hopkins Hosp. **97**, 358—375 (1955).

Jensen, J. M e D. E. Clark: J. Laborat. Clin. Med. **38**, 663 (1951).

Klein, J.: The correlation of mineral metabolism and the vegetative nervous system in thyroid disease. Ann. Int. Med. **8**, 798 (1935).

Loeb, L.: The structural changes which take place in the thyroid gland of guinea pigs during the process of compensating hypertrophy under the influence of iodine administration. Endocrinology **13**, 42 (1929).

Ottaviani, G. e G. Azzali: Ricerche sull'azione di estratti di frazioni lipoidee di diencefalo sulla tiroide. Acta Neuroveg. **13**, 80—92 (1955).

Pieragnoli, E. e W. Telo': La neurosecrezione ipotalamo-ipofisaria nei suoi rapporti con le ghiandole tiroide e surrenale. Progr. Med. **1955**, 457—463.

Pighini, G.: Modificazioni della tiroide in varie condizioni sperimentali. Riv. Sper. Freniatr. **57**, 3 (1933).

Ponse, K.: L'Histophysiologie thyroidienne. Ann. Endocrin. **12**, 3, 266 (1951).

STUTINSKY, F.: Action du diéthylstilboestrol sur la neurosécrétion hypothalamique du Rat blanc femelle. Ann. Endocrin. **14,** 101 (1953).

TRABERT, P. e E. H. BETZ: Influence de la cortisone sur la réponse de la thyroïde a l'hormone thyréotrope. Ann. Endocrin. **16,** 938 (1955).

WESTMAN, A. e D. JACOBSOHN: Endokrinologische Untersuchungen an Ratten mit durchtrenntem Hypophysenstiel. 5. Mitteilung. Verhalten des Wachstums der Nebennieren und der Schilddrüsen. Acta Path. Microbiol. Scand. **15,** 435—444 (1938).

Dr. GIACOMO AZZALI, Istituto di Anatomia Umana Normale dell'Università di Parma, *Parma*, Italia.

Istituto di Anatomia Umana Normale e Istologia dell'Università di Pavia (Direttore:
Prof. GENNARO PALUMBI) e Laboratorio di Culture di Tessuti di Galveston, Texas
(Direttore: Prof. C. M. POMERAT)

Culture in vitro di cellule ipotalamiche

E. Borghese

Con 4 Figure

L'occasione che mi si presenta di mostrare in questo Simposio una pellicola cinematografica eseguita alcuni anni fa a GALVESTON, riguardante culture in vitro di cellule dell'ipotalamo di mammiferi adulti, mi ha indotto a studiare di nuovo i reperti allora ottenuti e in parte già pubblicati (BORGHESE e POMERAT 1953; BORGHESE 1954) tenendo anche conto delle pubblicazioni più recenti, che sono nel frattempo uscite.

I risultati di culture in vitro di tessuto nervoso non embrionale finora pubblicati sono ben pochi in confronto dei numerosi contributi riguardanti materiale embrionale. Sono state coltivate cellule della corteccia cerebrale di gatti dalla nascita fino a 15 giorni di vita (MARTINOVIĆ 1932), dei gangli simpatici umani (MURRAY e STOUT 1947) e della corteccia cerebrale e cerebellare di uomo adulto (POMERAT, EWALT, SNODGRASS e ORR 1950 a, b, POMERAT 1951, COSTERO e POMERAT 1951, 1952). Per i nuclei ipotalamici, e in particolare per quelli caratterizzati da attività neurosecretoria, non mi consta che vi siano altre ricerche se non quelle più sopra citate (BORGHESE e POMERAT 1953, BORGHESE 1954) e quelle di HILD (1954) che nello stesso laboratorio di GALVESTON ha continuato le indagini su materiale simile.

E' risultata la possibilità di mantenere in vita fuori dell'organismo, anche per lungo tempo, specialmente col metodo dei tubi rotanti, tessuto nervoso adulto; e sono delineati ormai, attraverso l'opera di diversi autori, le caratteristiche del comportamento dei vari tipi di cellule osservabili in tali culture.

I dati qui esposti sono ricavati dalla cultura in tubi rotanti di sostanza grigia costituita essenzialmente dai nuclei sopraottico e paraventricolare di gatto, cane, coniglio e cavia adulti, fino a 26 giorni di vita fuori dell'organismo; le cellule sono state soprattutto studiate allo stato vivente col microscopio a contrasto di fase, e il loro comportamento analizzato mediante la cinematografia accelerata. Molte culture vennero inoltre colorate con l'ematossilina cromica di GOMORI.

Cellule nervose

La principale difficoltà che si oppone allo studio di cellule nervose adulte in cultura è rappresentata dal fatto che ben poche appaiono all'esterno dell'espianto. Viene generalmente ammesso che esse non abbiano movimenti attivi di locomozione. Tuttavia MURRAY e STOUT (1947) affermano di aver seguito un'attiva migrazione di cellule nervose in culture di gangli simpatici; per materiale più simile a quello della presente ricerca, le cellule cerebrali osservate da COSTERO e POMERAT (1951), è ammessa da questi autori una piccola capacità di locomozione, in limiti per altro ristrettissimi.

Tuttavia, anche se si ammette, come ritiene HILD (1954) e come mi pare dimostrino anche i miei reperti, che veri movimenti attivi non esistano mai, non manca la possibilità di osservare allo stato vivente qualche cellula nervosa nelle culture di materiale adulto, sia perché l'espianto tende col tempo ad assottigliarsi in una lamina abbastanza trasparente, sia perché le trazioni esercitate dalle cellule in attività migratoria, come le connettive e le gliali, possono in talvolta trascinare nella zona circostante all'espianto qualche cellula nervosa. A tale meccanismo si deve probabilmente attribuire l'uscita dell'espianto della cellula riprodotta nella Fig. 1; che è sicuramente nervosa come dimostra l'aspetto

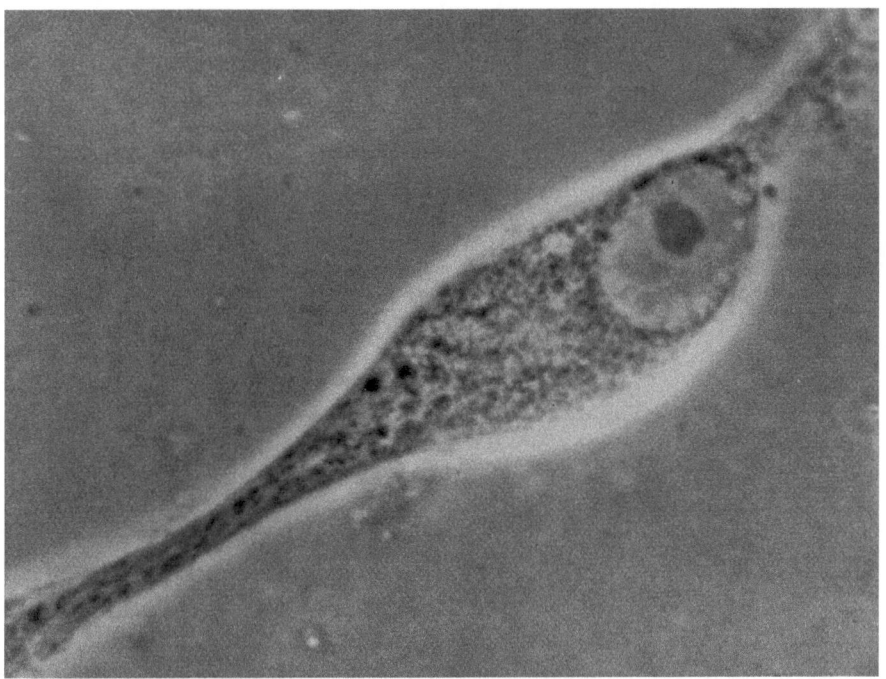

Fig. 1. Cellula nervosa bipolare, appartenente a materiale di nuclei ipotalamici di gatto adulto, dopo 11 giorni di cultura. Si riconosce la sostanza di NISSL. Cultura vivente, osservata in contrasto di fase. Ingr. circa 2000×

tipico del nucleo e anche la struttura del citoplasma, i cui grossi granuli rappresentano con grande probabilità la sostanza di NISSL, anche se non corrispondenti al reperto di formazioni omogenee e striate che secondo PALAY e WISSIG (1953) caratterizzerebbero tale sostanza in cellule neurosecretorie di coniglio.

La ricerca di attività neurosecretoria in vitro da parte delle cellule nervose ha dato finora risultati negativi. Nelle ricerche già pubblicate (BORGHESE e POMERAT 1953, BORGHESE 1954) avevo concluso che dall'esame sistematico delle culture viventi e dopo la colorazione col metodo di GOMORI nessun segno di neurosecrezione era stato dimostrabile, e avevo ritenuto estremamente difficile il provarla a causa del piccolissimo numero di cellule nervose rintracciabili fuori dell'espianto. HILD (1954) pur avendo studiato la questione in modo più approfondito utilizzando anche le cellule nervose appartenenti all'espianto stesso, divenuto abbastanza sottile a causa del prolungarsi della cultura fino a 68 giorni, non ha trovato alcun indizio di attività neurosecretoria in vitro; il prodotto di secrezione trovato talvolta nelle cellule o nelle fibre nei primi quindici giorni di cultura viene da lui interpretato come un residuo di sostanza secreta prima che le cellule fossero messe in cultura.

Glia

Risultati di maggior rilievo ha dato lo studio delle cellule gliali, che migrano in gran numero dall'espianto, sebbene con minor velocità delle cellule connettive. La prolungata osservazione delle cellule gliali, accompagnata dallo studio dei

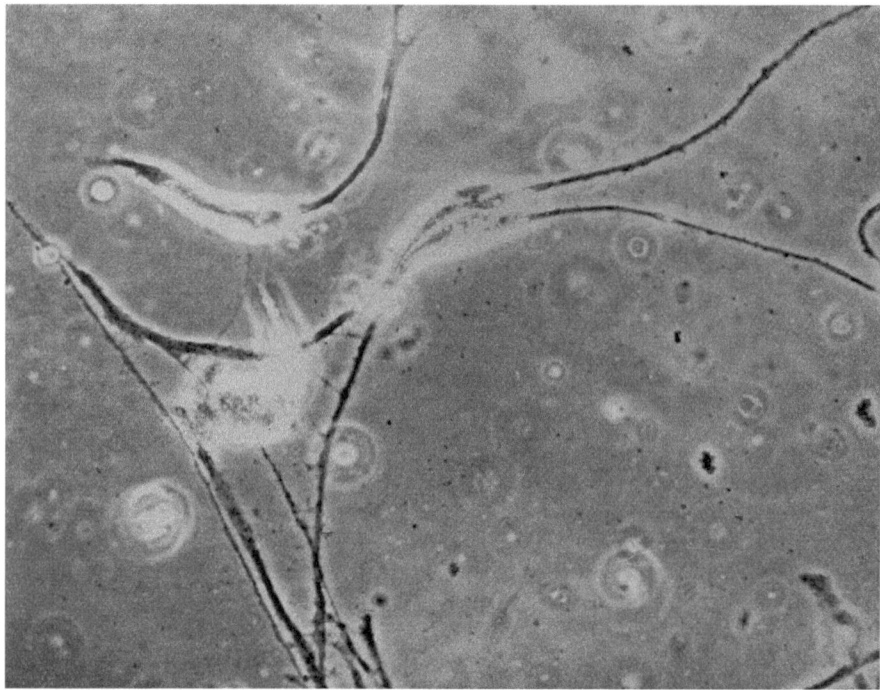

Fig. 2. Piccole cellule fusiformi con lunghi prolungamenti, emigrate dopo 11 giorni di cultura da nuclei ipotalamici di gatto adulto e interpretate come probabili oligodendrociti. Cultura vivente, osservata in contrasto di fase. Ingr. circa 500×

loro movimenti, che la cinematografia accelerata dimostra in modo cospicuo, fornisce alcuni dati sul loro comportamento in cultura e suggerisce qualche ipotesi sulla loro attività anche in vivo.

L'identificazione dei vari tipi di cellule gliali è fondata sul loro aspetto morfologico e deve essere ritenuta fondata su una certa probabilità piuttosto che su certezza assoluta, a causa delle modificazioni di forma dovute alle condizioni di cultura. Le piccole cellule con lunghi prolungamenti filiformi riprodotte nella Fig. 2 possono essere ritenute, per la loro somiglianza con quelle riprodotte da LUMSDEN e POMERAT (1951) e da POMERAT (1951), cellule di oligodendroglia. Con probabilità anche maggiore devono ritenersi di astroglia le cellule delle due figure successive. La distinzione in cultura fra astroglia citoplasmatica e astroglia fibrosa è molto incerta e il volere insistere su questo punto esporrebbe a cadere nell'arbitrario. Si tratta di cellule piuttosto grosse, dall'aspetto stellato e dotate di un gran numero di prolungamenti filiformi che si dirigono a raggera, ramificandosi in modo più o meno complesso a una certa distanza dal corpo cellulare. Nelle linee generali, l'aspetto di queste cellule ricorda abbastanza bene le immagini che si ottengono nelle sezioni di tessuto nervoso trattate con le colorazioni istologiche; ma l'osservazione in vivo col microscopio a contrasto di fase e soprattutto lo studio dei loro movimenti permettono di completare l'immagine statica dei preparati.

Si nota anzitutto che i prolungamenti si muovono piuttosto lentamente, si allungano e si accorciano: inoltre attorno ad essi e nei loro intervalli si osservano sottili membrane: ora relativamente grandi e distese come una palmatura (Fig. 3)

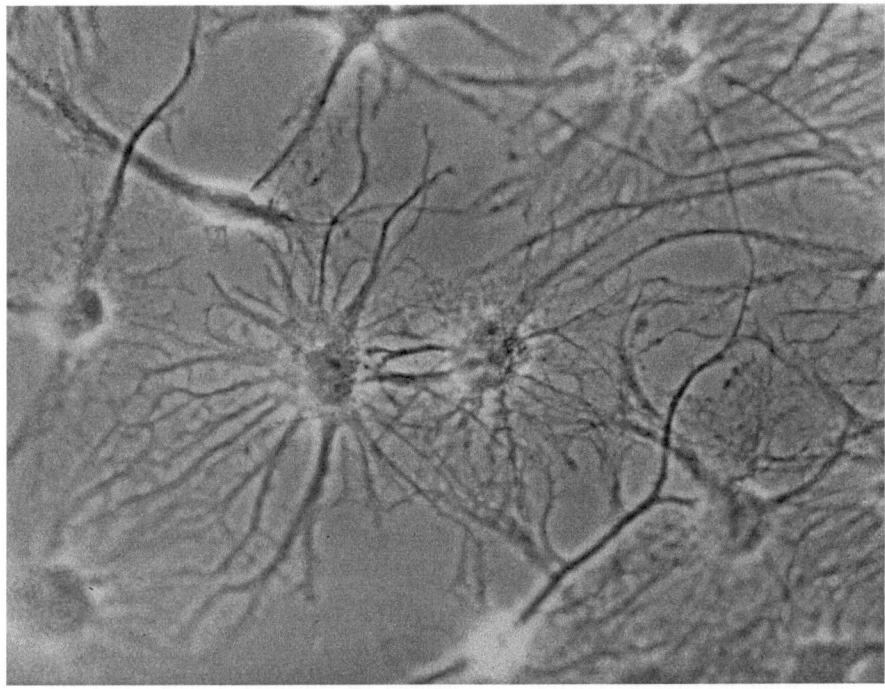

Fig. 3. Grossi astrociti migrati da nuclei ipotalamici di gatto adulto, dopo 13 giorni di cultura. Fra i prolungamenti si osservano delicatissime membrane, che nella ripresa cinematografica appaiono in movimento. Cultura vivente, osservata in contrasto di fase. Ingr. circa 500×

e ondulanti come lenzuoli mossi dal vento; ora in forma di sottili nastri che seguono singoli prolungamenti attorno ai quali ruotano con movimento spiraliforme. Le membrane non solo sono animate da continui movimenti, ma modificano pure la loro forma ed estensione, comparendo o scomparendo nello spazio di poche ore.

E' noto che nelle sezioni di preparati fissati tali membrane non sono state descritte; si può pensare perciò che le condizioni di cultura producano la loro comparsa; ma è pure possibile che esse esistano sempre e che siano invisibili nelle sezioni a causa della loro estrema sottigliezza e della retrazione che subiscono per effetto della fissazione, come ha visto il POMERAT (1952) fissandole sotto l'osservazione microscopica mediante un apparecchio di perfusione. Tale autore dà un'ingegnosa ricostruzione delle relazioni che tali membrane possono avere con le cellule e fibre nervose, e ne deduce un'interpretazione sulla funzione che i movimenti delle membrane avrebbero nel favorire la circolazione dei liquidi interstiziali interposti alle unità nervose.

Quando le cellule gliali sono relativamente fitte e i loro prolungamenti molto numerosi, questi ultimi si uniscono in una fittissima rete, nella quale viene perduta ogni distinzione di appartenenza alle singole cellule. Tale rete, di cui è riprodotto un esempio nella Fig. 4, è molto simile a quella che si trova nelle

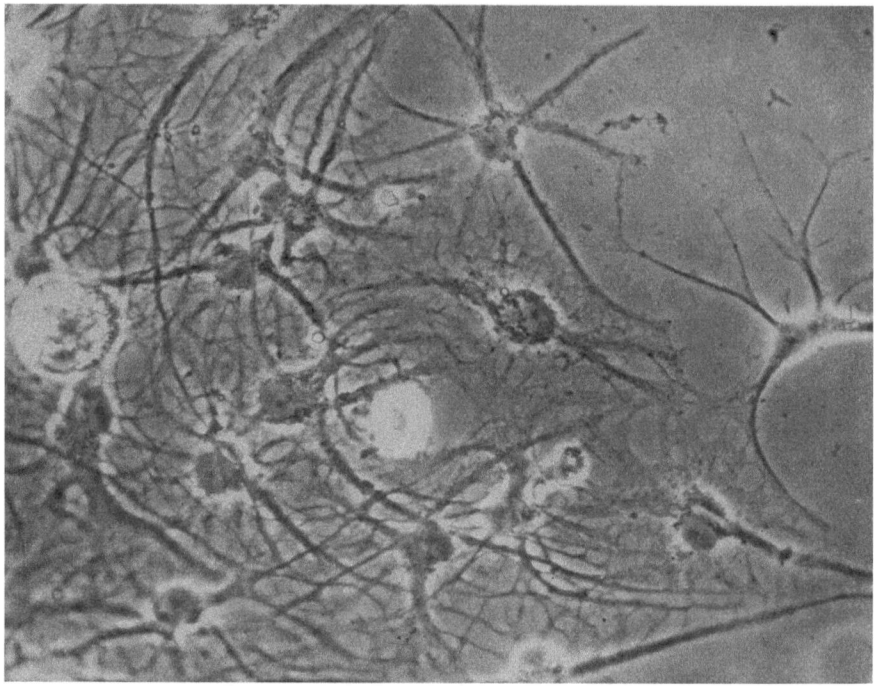

Fig. 4. Astrociti piccoli e numerosi, i cui prolungamenti sono collegati fra di loro in una fittisima rete. provveduta qua e là di membranelle. Le macchie fortemente rifrangenti corrispondono a macrofagi. Nuclei ipotalamici di gatto, coltivati per 9 giorni. Cultura vivente, osservata in contrasto di fase. Ingr. circa 500×

sezioni di tessuto nervoso trattate coi metodi per le fibre gliali: in più, sono presenti, come nel caso precedente, membranelle. La consistenza della rete viene confermata indirettamente dall'evidente ostacolo che essa rappresenta per i macrofagi che si vedono, nelle riprese cinematografiche, passare con difficoltà, deformandosi, attraverso le maglie.

Altre cellule

Oltre ai due tipi di cellule descritte, sono molto numerosi, e migrano per primi dall'espianto, fibroblasti e macrofagi, i quali ultimi quando compaiono in culture di tessuto nervoso, deriverebbero non solo dai comuni istiociti del connettivo, ma anche dalla microglia (BORGHESE 1938). Il comportamento di queste cellule è del tutto corrispondente a quello che si osserva in culture di ogni tipo di tessuto e perciò non verrà qui descritto.

Ringrazio il Prof. C. M. POMERAT per l'ospitalità che mi ha dato nel suo laboratorio a Galveston (Texas, S. U. A.) e per la sua collaborazione nel corso delle ricerche; la Signora M. FINERTY e il Signor G. LEFEBER per l'aiuto tecnico.

Riassunto

L'Autore ha coltivato in vitro frammenti di nuclei ipotalamici di diverse specie di mammiferi, compreso un feto umano di cinque mesi. Le culture allestite in tubi rotanti e seguite per tre settimane, furono osservate mediante il microscopio a contrasto di fase e cinematografate. Inoltre furono eseguiti preparati col blu di metilene e l'ematossilina di GOMORI. L'autore descrive il comportamento delle cellule mesenchimali, delle cellule di neuroglia e delle cellule nervose.

Summary

The author cultivated in vitro fragments of hypothalamic nuclei of various species of mammals including a human fetus of five months. Roller tube cultures were studied during a three-week period with phase contrast microscopy, and moving pictures were taken. Besides, preparations were made with methylene blue and GOMORI's hematoxylin. The author describes the behavior of mesenchymal, neuroglial and nerve cells.

Zusammenfassung

Der Verfasser hat Fragmente hypothalamischer Kerne verschiedener Säugetiere und auch eines fünf Monate alten menschlichen Fötus in vitro kultiviert. Die Explantate, die in „Roller tubes" wuchsen, wurden drei Wochen lang mittels Phasenkontrastmikroskops beobachtet und durch Zeitrafferaufnahmen festgehalten. Überdies wurden sie mit Methylenblau und Haematoxylin nach GOMORI gefärbt. Der Verfasser beschreibt das in-vitro-Verhalten der Mesenchymzellen, der Neuroglia und der nervösen Elemente.

Bibliografia

BORGHESE, E.: Arch. exper. Zellforsch. **21,** 212 (1938).
— Texas Rep. Biol. Med. **12,** 215 (1954).
BORGHESE, E. e C. M. POMERAT: C. R. Ass. Anat. **40,** 757 (1953).
COSTERO, I. e C. M. POMERAT: Amer. J. Anat. **89,** 405 (1951).
— — Ciencia **12,** 9 (1952).
HILD, W.: Z. Zellforsch. **40,** 257 (1954).
LUMSDEN, C. E. e C. M. POMERAT: Exper. Cell Res. **2,** 103 (1951).
MARTINOVIĆ, P. N.: Arch. exper. Zellforsch. **12,** 249 (1932).
MURRAY, M. R. e A. P. STOUT: Amer. J. Anat. **80,** 225 (1947).
PALAY, S. L. e S. L. WISSIG: Anat. Rec. **116,** 301 (1953).
POMERAT, C. M.: J. nerv. ment. Dis. **114,** 430 (1951).
— Texas Rep. Biol. Med. **10,** 885 (1952).
POMERAT, C. M., J. R. EWALT, S. R. SNODGRASS e M. F. ORR: Anat. Rec. **106,** 233 (1950a).
— — — — Texas Rep. Biol. Med. **8,** 108 (1950b).

Professor Dr. ELIO BORGHESE, Istituto di Anatomia Umana Normale dell'Università di Pavia, *Pavia*, Italia.

Laboratoire d'Histophysiologie du Collège de France, Paris

L'innervation neurosécrétoire de l'adénohypophyse chez quelques Syngnathidés

Par

C. Da Lage

Avec 3 Figures

La question de l'innervation de l'adénohypophyse fait toujours l'objet de controverses passionnées. Selon certains, sa réalité n'est pas douteuse chez de nombreuses espèces de Vertébrés; pour d'autres, au contraire, les images obtenues par les imprégnations argentiques de la glande pituitaire correspondent en fait à des artéfacts, dus à la précipitation du métal au niveau de structures conjonctives banales. On se heurte ainsi au délicat problème de la spécificité des méthodes fondées sur la réduction des sels de métaux lourds. On sait que, s'il est relativement simple d'imprégner des fibres nerveuses dans un tissu intégralement nerveux, il est très loin d'en être de même pour celles qui cheminent au sein d'un parenchyme glandulaire.

Chez les Poissons, la question se pose d'une façon un peu différente. En effet, les tissus adéno- et neurohypophysaire ne sont pas nettement séparés comme chez les autres Vertébrés; ils sont au contraire fréquemment intriqués, des expansions digitiformes de la *pars nervosa* s'insinuant profondément entre les cordons épithéliaux. On peut facilement les mettre en évidence en utilisant les techniques d'étude de la neurosécrétion hypothalamique, représentées essentiellement par l'hématoxyline chromique — phloxine de GOMORI et la fuchsine-paraldéhyde suivant GABE.

En appliquant ces méthodes à un Téléostéen marin, *Hippocampus guttulatus* Cuv. [1], on retrouve cette disposition générale; mais on observe, en outre, la pénétration de fibres neurosécrétoires à l'intérieur du tissu adénohypophysaire et leur terminaison au niveau de certaines grandes cellules "basophiles" situées dans les régions antéro-latérales de la glande.

Afin de vérifier si ces structures correspondent bien à la réalité, une série d'observations supravitales a été effectuée en microscopie à contraste de phase [2]: on voit alors de volumineuses cellules, rattachées à la *pars nervosa* par un filament moniliforme présentant les caractères morphologiques et tinctoriaux des fibres neurosécrétoires. L'emploi du microscope à contraste interférentiel [3] rend plus facile et plus précise l'observation de telles images; mais deux types de cellules se montrent à présent pourvus d'un prolongement moniliforme: l'un de grande taille $(10-12\mu)$, représenté sur la Fig. 2, l'autre de petite taille $(6-8\mu)$, représentée sur la Fig. 3 au sein du tissu glandulaire[1].

---

[1] Fig. 1—3 microphotographies de préparations supravitales d'hypophyse *d'Hippocampus guttulatus* Cuv., la glande étant aplatie entre lame et lamelle dans une solution isotonique. Oculaire interférentiel de FRANÇON.

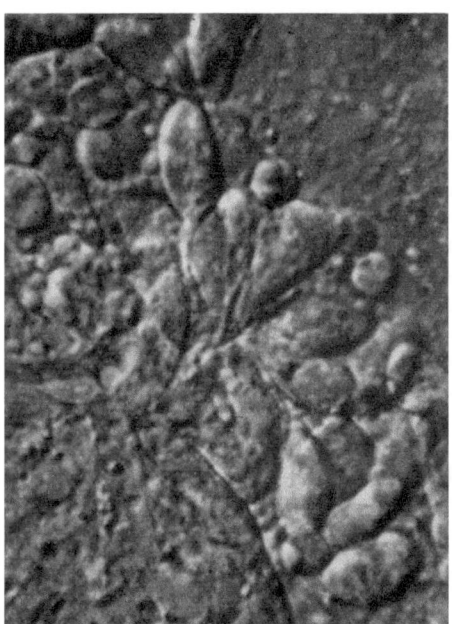

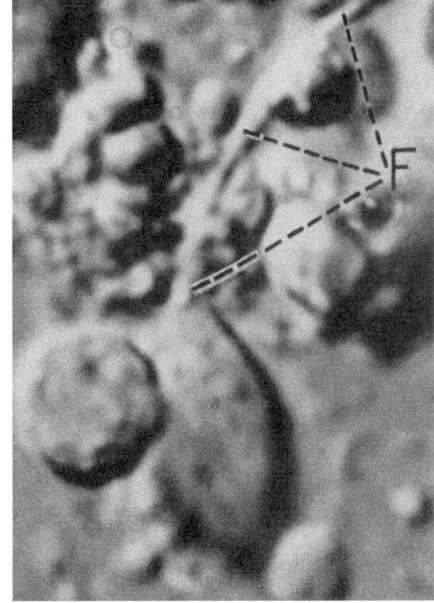

Fig. 1. Groupe de cellules de la *pars distalis* rejetées, du fait de l'aplatissement, à la périphérie de la préparation; un certain nombre d'entre elles sont reliées au tissu glandulaire (en bas et à gauche) par un pédicule. Gross.: 1300 env.

Fig. 2. Cellule libérée dans le liquide périphérique et prolongée par une fibre (*F*). Gross.: 2000 env.

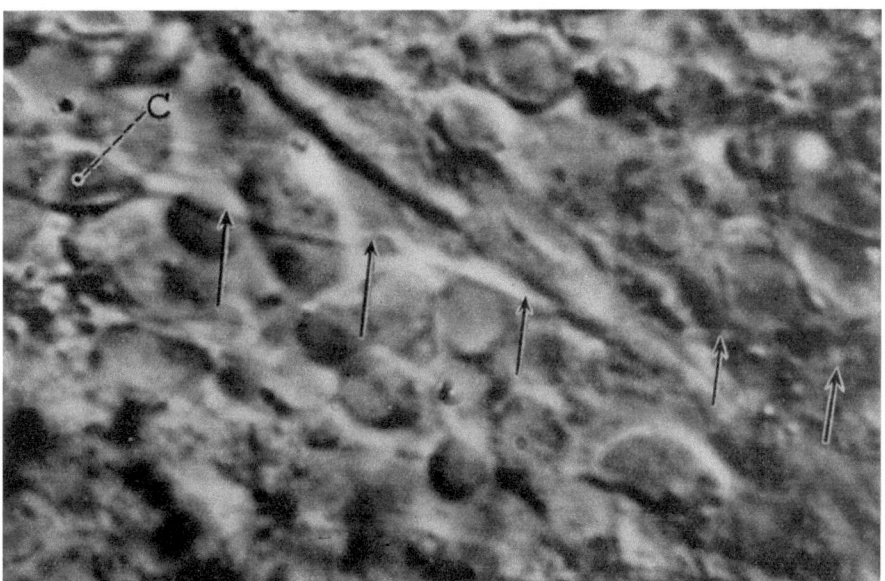

Fig. 3. Cellule de petite taille (*C*) prolongée par une longue fibre, nettement moniliforme, traversant le parenchyme adénohypophysaire et rattachée à la *pars nervosa* (à droite de la photographie). On devine, çà et là, d'autres fibres parallèles à la précédente mais non situées dans le même plan optique. Gross.: 1700 env.

Au cours d'un séjour récent à la Station Biologique d'Arcachon, nous avons examiné par cette méthode un certain nombre de Téléostéens et nous avons pu étendre ces constatations antérieures à d'autres Syngnathidés (*Hippocampus brevirostris* Cuv., *Syngnathus acus* L., *Typhle hexagonus* Raf., *Nerophis ophidion* L.).

L'interprétation de ces quelques données morphologiques repose naturellement sur la nature exacte des cellules munies d'un prolongement filamenteux. Il convient en effet de noter que, lors des observations supravitales, nous n'avons retenu comme valables que les images montrant un contact certain entre la fibre et le corps cellulaire; mais dans ces cas, la contiguïté est tellement étroite que la fibre semble en continuité avec l'extrémité effilée de la cellule, qui est piriforme. Il se peut que les indices de réfraction des deux éléments soient suffisamment voisins pour que le microscope ne puisse en effectuer la séparation optique. Si, par contre, il y a réellement continuité anatomique, on ne peut pas ne pas évoquer les neurones intrinsèques, comme ceux qu'a décrits Metuzals dans l'adéno-hypophyse de la Bouvière.

Un certain nombre d'arguments parlent néanmoins en faveur de la nature neurosécrétoire des fibres intraépithéliales:

1) elles se colorent par les méthodes de la neurosécrétion;
2) elles ne se colorent pas par les colorants du collagène;
3) elles sont moniliformes;
4) elles prennent, sous l'action des solutions hypotoniques, une structure nettement tubulaire;
5) elles sont orientées vers la *pars nervosa*.

L'étude — en cours — des variations cytologiques saisonnières de la glande pituitaire chez *Hippocampus guttulatus* apportera sans doute des éclaircissements sur la signification physiologique de la présence de fibres nerveuses en son sein. L'application des techniques argentiques, également en cours, permettra de savoir s'il existe des neurones intrinsèques et si ceux-ci participent éventuellement à l'innervation des éléments de la *pars distalis*.

Résumé

Dans une note antérieure [1], nous avons montré que les techniques utilisées habituellement pour l'étude de la neurosécrétion hypothalamique (CHP et AF) mettaient en évidence, chez l'Hippocampe, des fibres émanées du Noyau préoptique, gagnant l'adénohypophyse via la *pars nervosa* et s'y terminant essentiellement au contact de grosses cellules basophiles.

Par la suite [2], l'observation de l'hypophyse fraîche au contraste de phase nous a révélé la réalité de ces structures *in vivo*.

Plus récemment [3], le contraste interférentiel a permis de constater que cette innervation intéressait les *deux* types de basophiles. Il existe entre la fibre moniliforme et le corps cellulaire piriforme une continuité apparente due au fait que les indices de réfraction sont extrêmement voisins.

Tout dernièrement enfin, nous avons pu étendre ces observations à d'autres Syngnathidés (Syngnathus, Typhle, Nerophis).

Ce dispositif anatomique est donc, a priori, susceptible de transporter des substances chimiques de l'hypothalamus à la *pars distalis*.

Des études en cours permettront d'établir s'il existe des variations saisonnières de ces cellules basophiles, dont la caractéristique originale est de recevoir une innervation neurosécrétoire individuelle.

Riassunto

In una nota precedente [1] l'Autore ha potuto riscontrare che le tecniche abitualmente usate per lo studio della neurosecrezione ipotalamica mettono in evidenza nell'ippocampo delle fibre che originando dal nucleo preottico raggiungono l'adeno-ipofisi attraverso la *pars intermedia* e terminano a contatto delle grosse cellule basofile.

In seguito [2] l'osservazione dell'ipofisi fresca in contrasto di fase ha confermato l'esistenza di queste strutture *in vivo*.

Del tutto recentemente [3] il contrasto interferenziale ha permesso la constatazione che tale tipo di innervazione interessa *ambedue* i tipi di basofile. Tra le fibre moniliformi ed il corpo cellulare piriforme esiste una continuità apparente dovuta al fatto che gli indici di rifrazione sono estremamente vicini.

In seguito l'Autore ha esteso le osservazioni sull'innervazione dell'adenoipofisi anche ad altri signatidi (Syngnathus, Typhle, Nerophis).

Il dispositivo anatomico costituito da queste fibre nervose sembra quindi a priori suscettibile di trasportare sostanze chimiche dall'ipotalamo verso la *pars distalis:* ricerche tuttora in corso permetteranno di stabilire se esistano o meno variazioni morfologiche stagionali delle cellule basofile, la cui caratteristica è rappresentata essenzialmente dal fatto di usufruire di un'innervazione neurosecretoria individuale.

Bibliographie

BARGMANN, W.: Z. Zellforsch. **38**, 275—298 (1953).
— Geburtsh. u. Frauenhk. **13**, 193—212 (1953).
BRETSCHNEIDER, H. et J. J. DUYVENÉ DE WIT: Z. Zellforsch. **13**, 227—344 (1941).
— — Sexual endocrinology of non-mammalian vertebrates. Amsterdam: Elsevier Publishing Co. 1947.
COLLIN, R.: C. R. Ass. Anat. **81**, 693—703 (1954).
DA LAGE, C.: C. R. Ass. Anat. **85**, 361—366 (1955).
— C. R. Ass. Anat. **92**, 1454—1459 (1957).
— C. R. Ass. Anat., Réunion de Lisbonne, 1956 (à paraître).
DAWSON, A. B.: Anat. Rec. **115**, 63—69 (1953).
DIEPEN, R.: Anat. Anz. **1953**, 111—122.
GABE, M.: Bull. Microsc. appl. **3**, 153—162 (1953).
GOMORI, G.: Amer. J. Path. **17**, 395—406 (1941).
— Amer. J. clin. Path. **20**, 665—666 (1950).
METUZALS, J.: Acta anat. (Basel) **14**, 124—140 (1952).
SCHARRER, E.: Z. Zellforsch. **37**, 196—204 (1952).
SCHARRER. E. et B. SCHARRER: Neurosekretion. In: Handbuch der mikroskopischen Anatomie des Menschen, 6. Band, 5. Teil. Berlin-Göttingen-Heidelberg: Springer-Verlag. 1954.
STUTINSKY, F.: C. R. Soc. Biol. (Paris) **144**, 1357—1360 (1950).
— Thèse Sciences, Paris, 1955 (sous presse).

Dr. CHRISTIAN DA LAGE, Laboratoire d'Histophysiologie du Collège de France, 4, Avenue Gordon-Bennett, *Paris* 16e, France.

Aus dem MAX-PLANCK-Institut für Hirnforschung, Neuroanatomische Abteilung, in Gießen (Prof. Dr. H. SPATZ) und aus dem EDINGER-Institut der Universität Frankfurt am Main (Prof. Dr. W. KRÜCKE)

Neuronale Phänomene im Hypothalamus-Hinterlappensystem

Von

R. Diepen und Fr. Engelhardt

Mit 8 Abbildungen

Einleitung

Unter der Bezeichnung ,,*Hinterlappensystem*" verstehen wir das neurosekretorische Neuronensystem, das in den großzelligen Kernen (Nucleus supraopticus und paraventricularis) des *vorderen* Hypothalamus entspringt und dessen Axone (*Tractus supraoptico-hypophyseus*) im *Hinterlappen* der Neurohypophyse endigen.

Dem ,,Hinterlappensystem" stellen wir das ,,Vorderlappensystem" gegenüber. Dieses wird durch die Funktionskette gebildet, welche den *Vorderlappen* über die an der Kontaktfläche zwischen der Pars infundibularis der Adenohypophyse und dem Infundibulum befindlichen Endigungen des *Tractus tubero-hypophyseus* mit dem *Tuber cinereum* verbindet.

Nach der allgemeinen Vorstellung wird das Neurosekret in den Ursprungszellen des Systems gebildet und wandert von hier am Axon entlang, bzw. innerhalb des Neuroplasma bis in den Hinterlappen, der als Speicherorgan angesprochen wird (,,*Transporthypothese*", BARGMANN, E. SCHARRER, PALAY, HILD u. a.). Das Neurosekret wird als die Trägersubstanz der Hormone betrachtet. Letztere werden nach dieser Vorstellung ebenfalls im Hypothalamus gebildet und im Hinterlappen gestapelt; — BARGMANN macht daher den Vorschlag, statt von Hinterlappenhormonen von ,,Hypothalamushormonen" zu sprechen.

Wir haben am Hinterlappensystem bei ontogenetischen und vergleichend-anatomischen Untersuchungen sowohl die Färbung nach GOMORI, als auch die Silberimprägnationsmethode nach BODIAN wie die neuere nach PALMGREN (1948, 1951) angewandt und die Befunde miteinander verglichen. Dabei suchten wir über das ,,*spezielle*" morphologische Erscheinungsbild (GOMORI-Bild) hinaus nach solchen allgemeinen Erscheinungen, wie sie grundsätzlich ein jedes Neuron zeigen kann, und die wir daher im folgenden ,,Neuronale Phänomene" nennen[1]. Die Untersuchungen führten uns zu einer Reihe neuer Gesichtspunkte hinsichtlich des Wesens des neurosekretorischen Vorganges. Auch bereits mitgeteilte Befunde aus der Ontogenese und aus der Tierreihe (DIEPEN, ENGELHARDT und SMITH AGREDA 1954), auf die wir hier zurückgreifen, veranlassen uns, die bisherigen Vorstellungen über den Neurosekretionsvorgang unter anderen Gesichtspunkten zu erweitern.

---

[1] Da solche ,,*Neuronale Phänomene*" an den Neuronen des Hinterlappensystems ganz unspeziellen Charakter haben, wollen wir das Erscheinungsbild nach Anwendung der Silberimprägnation im folgenden ,,*nicht speziell*" nennen.

A. Das „spezielle" neurosekretorische Erscheinungsbild (Chromalaun-Hämatoxylin-Präparate nach Gomori)

1. Befunde in der Ontogenese

Beim Hund tritt *das Neurosekret in der Ontogenese zuerst*[1] *im Hinterlappen*, also am nucleodistalen Pol der Neurone auf. Die Zellen des Nucleus supraopticus dagegen zeigen eine Gomori-positive Granulierung erst im darauffolgenden Entwicklungsstadium. An den Ausläufern erscheint das Neurosekret in einzelnen Abschnitten ebenfalls in unregelmäßiger Verteilung und Zeitfolge. In der „Infundibulumstrecke" (der Verlaufsstrecke der Fasern durch das Infundibulum) tritt es viel früher auf als in der „Tuberstrecke" des Systems. Das Neurosekret tritt am Neuron in der Ontogenese proximalwärts fortschreitend auf. Die am Neuron *diskontinuierliche Verteilung* des Neurosekretes führt uns zu einer Streckeneinteilung des Systems, wie in Abb. 1 dargestellt.

Wir heben ferner hervor, daß das Neurosekret beim neugeborenen Hund

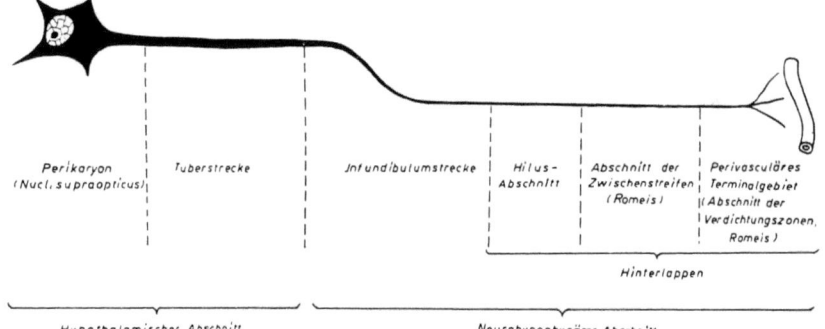

Abb. 1. Die Streckeneinteilung des supraoptico-hypophysären Systems

im Hinterlappen nahezu nur in Form von „Perlschnurfasern" vorkommt (Abb. 2). *Perlschnurfasern* erweisen sich also als *Endstreckenphänomene*[2]. Auch ist besonders zu bemerken, daß sich beim Hund die *Tuberstrecke* auffallend *lange Gomori-negativ* verhält, auch noch zu einer Zeit, wo Neurosekret sowohl im Hinterlappen, als in den Zellen des Nucleus supraopticus bereits reichlich vorhanden ist.

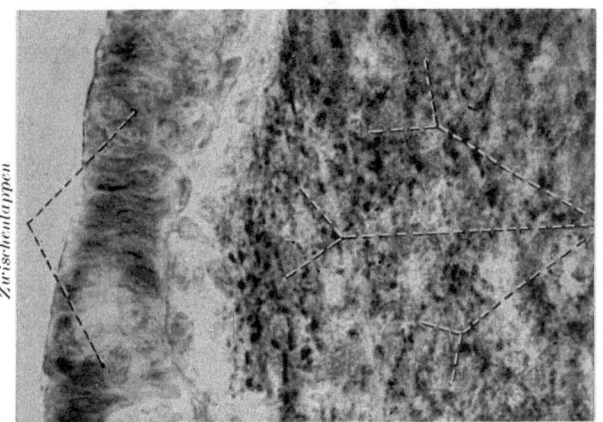

Abb. 2. Auszug aus der Hypophyse eines neugeborenen Hundes. Gomori-Färbung. 12 μ. Man beobachte die Gomori-positiven *Perlschnurfasern*, welche die Endstrecken des Tractus supraopticohypophyseus darstellen

[1] Wir untersuchten Serien von neugeborenen Hunden.

[2] Das Neurosekret bleibt beim ausgewachsenen Tier nicht nur an die Nervenfasern gebunden, sondern kommt — besonders dort, wo es in großen Mengen gebildet wird — auch (nach Loslösung aus dem Axonverband) als freies Neurosekret vor. Das freie Sekret ballt sich im Hinterlappen meistens zu größeren Massen zusammen, wodurch die zarteren Perlschnurfasern, die unvermindert reichlich vorhanden sind, vielfach überdeckt werden.

2. Befunde in der Tierreihe

In der Tierreihe tritt das Neurosekret im *Hinterlappen konstant* auf. Im Ursprungsgebiet dagegen ist sein Vorkommen in den *Ganglienzellkörpern sehr variabel*. Während es beim Hund (hiervon ging Bargmann [1949] bei seinen Untersuchungen aus) auffallend reichlich vorhanden ist, sind bei der Mehrzahl der Säuger in den Zellen des Nucleus supraopticus nur geringe Mengen zu sehen; manchmal ist so gut wie kein Neurosekret nachweisbar (Untersuchungen bei Ratte, Maus, Meerschweinchen, Kaninchen, Igel, Schaf, macaca mulatta, aotes, ateles und beim Menschen). Vgl. auch Hagen, Goslar, Smith.

Es ist ferner besonders hervorzuheben, daß die „*Tuberstrecke*" (s. Abb. 1) sich bei den verschiedenen Tieren meist nahezu *sekretfrei* zeigt. Demgegenüber fällt die „Infundibulumstrecke" durch reichliche Neurosekretmengen auf. Hier ist das Neurosekret vorwiegend in Form eigenartiger Gebilde, der sogenannten Herring-Körper, vorhanden. Herring-Körper stellen in ihrer Mehrzahl *Endigungen von Nervenfasern* dar. (Vgl. Tello und Hanström's "endbulbs", sowie Christ 1951, Ortmann 1952, Brettschneider 1955; in seinen früheren Arbeiten auch Stutinsky.)

Das neurosekretorische Erscheinungsbild, wie es sich beim *erwachsenen* Hund zeigt, wo nämlich in *allen* Abschnitten des Systems, einschließlich der Tuberstrecke, Neurosekret reichlich vorkommt (wenigstens unter physiologischen Bedingungen), ist vergleichend anatomisch gesehen ein *Sonderfall*.

B. Das „nicht-spezielle" morphologische Erscheinungsbild (Silberimprägnation)

Die Silberimprägnation nach Palmgren gibt eine einwandfreie Darstellung der Axone von ihrem Abgang am Perikaryon bis zu den Endigungen im Hinter-

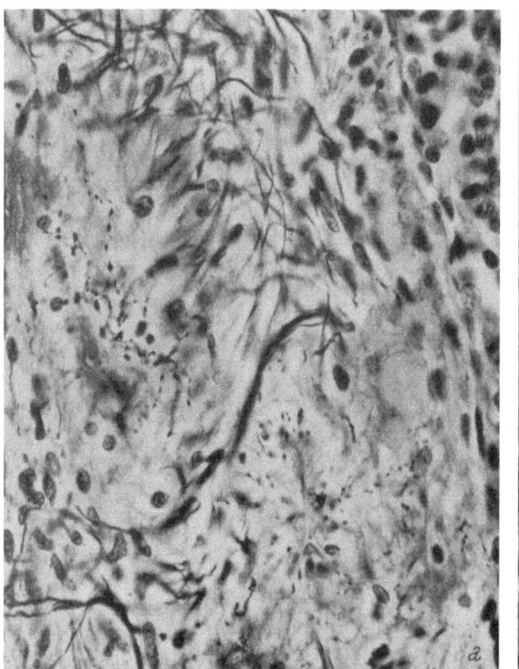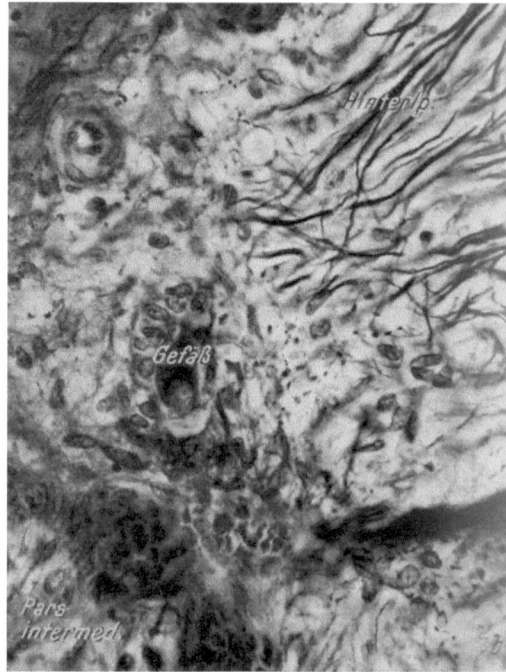

Abb. 3. Perlschnurfasern (Endstrecken des Tractus supraoptico-hypophyseus) in einem Silberimprägnationspräparat (Methode von Palmgren) beim erwachsenen Hund. 15 µ. a) Im distalen Bereich des Infundibulum (im sogenannten Zwischenstück Nowakowskis); b) im Hinterlappen im Bereich der gefäßreichen adenoneurohypophysären Kontaktfläche zur Pars intermedia

lappen der Neurohypophyse. Wenden wir uns den feineren Strukturen der Endigungen im Hinterlappen zu. Abb. 3 b zeigt sie in einem Ausschnitt beim Hund. Die perikapillären Endaufsplitterungen zeigen hier deutliche *perlschnurartige* Auftreibungen. An vielen Stellen konnten wir auch gröbere *Silberkugeln* finden. Auch im distalen Abschnitt des Infundibulum, im sogenannten „Zwischenstück" (NOWAKOWSKI) kommen innerhalb des Tractus supraoptico-hypophyseus „Perlschnurfasern" (Abb. 3 a) vor. Ferner ist das Infundibulum reich an großen Silberkugeln.

C. Vergleich zwischen den Befunden im Gomori-Bild und bei der Silberimprägnation

Zunächst stellen wir fest, daß sowohl im Silberbild als auch im GOMORI-Bild die *Endigungen* der Axone besondere Phänomene aufweisen. Diese Phänomene zeigen also an, wo Endigungen sind. Wir unterscheiden *perlschnurartige* Auftreibungen und *Kugeln*. Im GOMORI-Bild sind sie durch ihren Sekretreichtum blau gefärbt, im Silberbild werden sie geschwärzt. Ohne auf die feineren Strukturen zunächst einzugehen, wollen wir festhalten, daß keineswegs alle hypothalamischen Nervenfasern bis zum Hinterlappen gelangen. Wohl ziehen sehr viele dorthin, und wir sprechen dann von *primären Endigungen*. Andere jedoch endigen schon vorher; wir wollen hier von *sekundären Endigungen* sprechen. Die letzteren entstehen im Zusammenhang mit einem unten näher zu erörternden *Verbrauch* von nervöser Substanz.

Perlschnurfasern im Silberbild brauchen sich nicht stets mit Perlschnurfasern im GOMORI-Bild zu decken. Doch bestehen gewisse Analogien zwischen beiden Erscheinungen, besonders eindrucksvoll beim Vergleich der größeren Endkolben (HERRING-Körper) im Silber- und GOMORI-Bild. Doch auch hier können wir feststellen, daß ein HERRING-Körper sich nicht immer bei der Silberimprägnation darstellen läßt, wie auch umgekehrt eine Silberkugel sich nicht immer nach GOMORI anfärbt.

Nach CHRIST[1] kommt es an der Stelle eines HERRING-Körpers zu einer Auflösung des axonalen Verbandes, wobei der Körper allmählich seine Anfärbbarkeit für das Hämatoxylin verliert.

Die Resorption der HERRING-Körper erfolgt im Gewebe. Bei der Resorption dürften die Gliazellen (Pituicyten) eine Rolle spielen. Im Bereich des Infundibulum können die zerfallenden HERRING-Körper in den Recessus infundibuli gelangen oder auch über die Blutgefäße (u. a. ENGELHARDT 1956) abgeführt werden.

D. Versuch einer Deutung der Phänomene

Unsere Befunde haben gezeigt, daß sowohl im GOMORI-Bild als auch im Silberbild im terminalen Bereich der Nervenfasern des Tractus supraoptico-hypophyseus perlschnurartige Formationen und Kugeln auftreten. Diese eigentümlichen *Endstreckenphänomene* sind unseres Erachtens analog dem Erscheinungsbild (Abb. 4), wie es von RAMON Y CAJAL (1913), SPATZ (1921) und später von anderen Autoren nach experimenteller Axonunterbrechung am proximalen Stumpf beschrieben worden ist[2]. Auch die *Zellkörper* der Neurone des Nucleus supraopticus und paraventricularis zeigen im Vergleich zu anderen Ganglienzellen Sondermerkmale (exzentrische Lage des großen Kerns; Tigrolyse der NISSL-Substanz um den Kern herum mit Verlagerung der NISSL-Schollen an die Peripherie der Zelle),

---

[1] Noch unveröffentlicht; vgl. CHRIST 1951, S. 402.
[2] Nur fehlt hier die Färbbarkeit mit der GOMORI-Methode.

die ebenfalls zum Bild des „Neuronalen Reaktionstypus" nach Axonendurch-
schneidung gehören. Aus den Experimenten der genannten Autoren geht hervor,
daß die Reaktionen am Zellkörper abhängig sind von: (a) der Intensität des einwir-

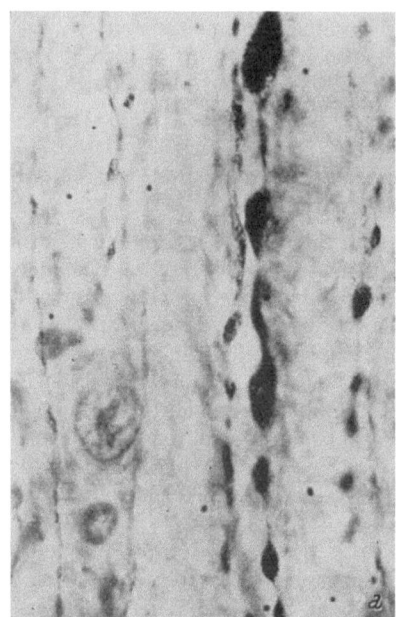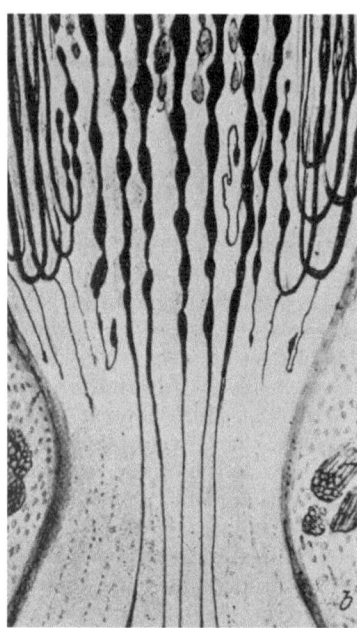

Abb. 4. a) Perlschnurfasern in der Tuberstrecke des supraoptico-hypophysären Systems beim erwachsenen Hund im Gomori-Präparat. b) (aus Cajal 1913) zeigt analoge Phänomene (Silberpräparat) am
proximalen Stumpf nach Abschnürung eines Axon

kenden Reizes, (b) vom Ort der Reizeinwirkung am Axon (s. Abb. 5) und (c) von einer
individuell unterschiedlichen Reaktionsfähigkeit. Falls im Experiment der Ort
der Einwirkung vom trophischen Zentrum des Neuron (Zellkern) nicht allzu weit
entfernt ist (Abb. 5a), so reagiert retrograd der Zellkörper mit Vergrößerung
seines Volumens; die Nissl-Substanz um den Kern herum löst sich auf, und ihre
schollige Reste lagern sich am Zellrande ab, während der Kern zur Seite rückt.
Je näher der Ort der Einwirkung zum Perikaryon liegt, um so heftiger verläuft
im allgemeinen die Reaktion sowohl am Axonstumpf als auch am Zellkörper.
Falls die Zelle nicht zugrunde geht, erweisen sich die beschriebenen Phänomene
am Zellkörper als reversibel; wahrscheinlich hängen sie sogar mit der Restitution
des Neurons zusammen.

Kehren wir zurück zum Hinterlappensystem. Hier gehen wir davon aus, daß
im Gebiet der primären Endigungen der Fasern des Tractus supraoptico-hypophyseus im Hinterlappen infolge eines *Verbrauches* nervöser Substanz eine Umwandlung stattfindet, die mit der Hormonbildung zusammenhängt. Auf den
lokalen Zerfall (eine „nucleodistale *Desintegration*"), der zum Zustandekommen
der sekundären Endigungen führt, reagiert das gesamte übriggebliebene Neuron
mit perlschnurartigen Auftreibungen, mit der Bildung von Herring-Körpern und
schließlich mit den Veränderungen in der Ursprungszelle, welche an das Bild der
„Primären Reizung" von Nissl (1892) erinnern. Im Zustand der verstärkten
Hormonbildung, also der Hyperaktivität der Zelle (bei experimenteller Belastung
der Wasser- und Salzhaushaltsregulation) werden diese Veränderungen im Sinne
der Primären Reizung noch prägnanter (Hillarp 1949, auch Ortmann 1952).

Wir haben hier zu bedenken, daß, im Vergleich zu anderen Neuronen, die Neurone des Hinterlappensystems relativ kurze Fortsätze haben; die Strecke von distal nach proximal, bis zum trophischen Zentrum (mit dem Kern), ist nicht weit. Dies dürfte, etwa im Sinne von Abb. 5a, für das Zustandekommen von morphologischen Manifestationen an der Zelle mitbedingend sein. — Noch ein weiterer Grund veranlaßt uns zum Vergleich der Endstreckenphänomene am Hinterlappensystem mit den Bildern bei den CAJALschen Durchschneidungsexperimenten: Sehen wir uns das morphologische Bild des proximalen Stumpfes nach einer Durchschneidung der Axone des supraoptico-hypophysären Systems selbst an, so finden wir eben die gleichen Veränderungen, nämlich Kugeln und Perlschnurfasern proximal von der Läsionsstelle.

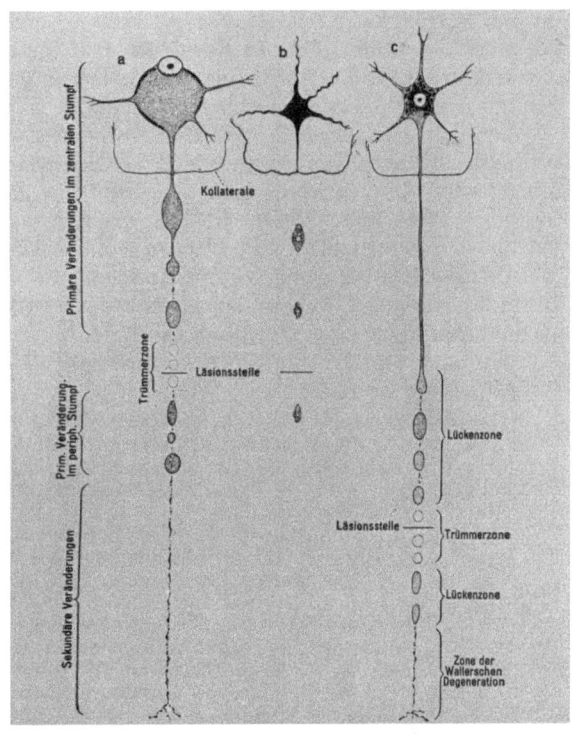

Abb. 5. Schema der Veränderungen am Neuron nach axonaler Läsion. *a* Läsion nahe der Ursprungszelle; *b* derselbe Fall im späteren Stadium; *c* Veränderungen bei Lasion in größerer Entfernung von der Ursprungszelle (aus SPATZ 1921). Vgl. Text S. 126

Hypophysenstieldurchschneidungen mit nachträglicher Untersuchung an GOMORI-gefärbtem Material sind von verschiedenen Autoren durchgeführt worden (HILD 1951, HILD und ZETLER 1953, STUTINSKY 1951, SCHARRER und WITTENSTEIN 1952, BENOIT und ASSENMACHER 1952, 1953 u. a.). Bei solchen Läsionen kommt es am proximalen Stumpf der Nervenfasern zur Bildung von perlschnurartigen Verdickungen und kolbigen Endauftreibungen. Daß außerdem am proximalen Stumpf große Mengen von Neurosekret auftreten, braucht nicht zu verwundern, denn dieses entspricht der diesem System speziellen Erscheinung (s. S. 124, unter A,2), nämlich, daß das Neurosekret immer nucleodistal am stärksten auftritt. Der proximale Stumpf stellt nach der Durchschneidung *den neuen nucleodistalen und offenbar im Reizzustand befindlichen Pol des Neuron* dar. Wir sehen ein, weshalb die Erscheinungen nach Hypophysenstieldurchschneidung die Annahme eines Transportes des Neurosekretes beweisen sollen, wie dies allgemein angenommen wird (s. HILD 1951, S. 527).

Nach diesen Ausführungen erhebt sich die Frage, ob etwa die *speziellen* Erscheinungen des Hinterlappensystems, nämlich die Neurosekretbildung, im Vergleich zum „Neuronalen Reaktionstypus", vielleicht ebenfalls als „Reaktions"-Phänomene gedeutet werden können. Wir meinen einige Hinweise darauf zu sehen, welche diese Frage, so ungewöhnlich sie erscheint, bejahend beantworten lassen. Doch seien diese Gedanken nur mit Vorbehalt (im Sinne einer Arbeitshypothese) gebracht. — Geht man bei der Beurteilung einmal nicht vom Neurosekret als solchem, sondern vom „neurosekretorischen Erscheinungsbild" aus, d. h. von der Erscheinung des *Neuron als Ganzes* im GOMORI-Präparat, so ergeben sich folgende Vergleichsmöglichkeiten: 1. Das konstante und jeweils stärkste Auftreten des Neurosekrets *am nucleodistalen Pol des Neuron*, 2. das Auftreten der sekretreichen perlschnurartigen Phänomene, wie der sekretreichen Kugeln (Herring-Körper) *im Bereich der primären und sekundären Endigungen* der Axone, 3. das Auftreten des Neurosekrets in der Ontogenese *zuerst im Bereich der primären Endigungen*, in Form von Perlschnurfasern, und anschließend erst am Zellkörper, 4. das Auftreten großer Mengen von Neurosekret am proximalen Stumpf der Axone nach Durchschneidung des Tractus supraoptico-hypophyseus.

Wenn diese Vergleiche zutreffen, so berechtigen sie zur Annahme, daß die neurosekretorische Manifestation ein Reaktionsphänomen des Supraopticusneuron sein könnte. Daraus würde sich allerdings eine ganz andere Vorstellung als die bisherige über das Wesen des Neurosekrets ergeben. Man bedenke hier, daß die Untersuchungen von Hild und Zetler durchaus die substantielle Verschiedenheit des färbbaren Neurosekrets und des morphologisch nicht erfaßbaren Hormons dargelegt haben. Das Neurosekret entfaltet keine biologische Wirksamkeit im Sinne eines Hormons. Nach der allgemeinen Vorstellung, die auf die Auffassungen von Hild und Zetler zurückgeht, gilt das Neurosekret als ,,Trägersubstanz" der Hormone.

Hild und Zetler lassen sich bei ihrer Deutung einmal von der Grundauffassung leiten, daß das Neurosekret am (im) Neuron wandert. Ferner stützen sie sich auf den Befund, laut welchem die Hormone im vorderen Hypothalamus (also im Bereich der Ursprungszellgebiete des Systems) vorhanden sind. Außerdem stellten sie eine direkte quantitative Beziehung zwischen der Intensität der Blaufärbung im histologischen Präparat (also des Neurosekrets) und der hormonellen Wirksamkeit des betreffenden Ortes (d. i. des vorderen Hypothalamus oder des Hinterlappens) im Extraktionspräparat fest. Die besonders starke Blaufärbung im Hinterlappen beruht nach der Auffassung der beiden Autoren auf einer Speicherung des Neurosekrets; — der Speicherung des Neurosekretes entspricht nach ihnen eine Speicherung des aus dem Hypothalamus in den Hinterlappen transportierten Hormons. Diese Befunde schienen also geeignet zu sein, die Hypothese von der Wanderung sowohl des Neurosekrets, als auch des Hormons in proximo-distaler Richtung zu erhärten. Mit dem Neurosekret als *Trägersubstanz* wandert das fertige Hormon in den Hinterlappen.

Daß gewisse quantitative Beziehungen zwischen Hormon und Neurosekret bestehen, scheint erwiesen zu sein; welche sonstige Beziehungen aber bestehen, ist noch ungeklärt. Könnte man die Neurosekretentstehung nicht, in Analogie zu den genannten allgemeinen Reaktionserscheinungen des Neuron, auch als eine — ,,spezielle" — Reaktion ansehen, nämlich als eine Erscheinung, die auf eine Aktivierung des gesamten Neuron hindeutet, und die ihrerseits im Rahmen der mit Verbrauch und Umwandlung der nervösen Substanz (nucleodistaler Desintegration) engstens verbundenen Hormonbildung auftritt[1]?

Einige Fragen bleiben offen:

1. Wie soll man das neurosekretorische Erscheinungsbild beim erwachsenen Hund interpretieren, bei welchem das gesamte System, einschließlich der Tuberstrecke, sich so auffallend reich mit Neurosekret beladen zeigt?

Offenbar muß eine artgebundene Abstufung der Funktion des Systems angenommen werden. Beim Hund hat Hild die besondere Beanspruchung des Systems (häufige Miktionen) verantwortlich gemacht. Hild und Zetler fanden beim Hund im Vergleich zu den übrigen Säugern im supraoptico-hypophysären System recht hohe Hormonwerte. Mit der mutmaßlich höheren Beanspruchung des Systems wären bei unserer Deutung die zahlreichen Herring-Körper und Perlschnurfasern, proximal, bereits in der Tuberstrecke des Systems, in Zusammenhang zu bringen. Die Herring-

---

[1] Man denke in diesem Zusammenhang an den Befund von Wingstrand 1953, daß (bei Hühnerembryonen) das antidiuretische Hormon im Hinterlappen bereits drei bis vier Tage vor dem positiven Ausfall der Gomori-Färbung im entsprechenden histologischen Präparat nachweisbar ist.

Körper und die Perlschnurfasern sind in der Tuberstrecke deswegen so kräftig ausgebildet, weil es sich in diesem Bereich um Nervenfaserabschnitte handelt, die dem trophischen Zentrum des Neuron naheliegen. Vielleicht gibt die starke Beanspruchung des Systems und die damit verbundene, bis in die Tuberstrecke hineinreichende „Umwandlung" der nervösen Substanz auch die Erklärung dafür, weshalb nun auch die Zellen im Nucleus supraopticus beim Hund im GOMORI-Präparat so stark reagieren (vgl. Abb. 6 und 7).

2. Wie ist das Vorkommen von Perlschnurfasern und Herring-Körpern unmittelbar innerhalb des Kerngebietes des Nucleus supraopticus zu deuten?

Das Vorkommen dieser Gebilde innerhalb des Nucleus supraopticus fällt im GOMORI-Präparat besonders bei jenen Tieren auf, bei welchen die Zellen selber neurosekretarm sind. Dies ist zum Beispiel bei der Ratte oder bei der Maus der Fall. Es handelt sich hier aber um ein allgemeines, auch bei anderen Säugern vorkommendes Phänomen. Auffallend ist, daß HERRING-Körper im Nucleus paraventricularis kaum beobachtet werden (HANSTRÖM 1955, b. Wolf). Wir sind mit HANSTRÖM der Meinung, daß es sich bei diesen Gebilden im Nucleus supraopticus um Erscheinungen an *Endigungen* von Nervenfasern handelt, *deren Ursprung im Nucleus paraventricularis* gelegen ist (Abb. 7). Diese Fasern endigen im Nucleus supraopticus um die hier zahlreich vorhandenen Kapillaren herum. Die Gefäße des Nucleus supraopticus sind offenbar für diese Paraventricularisfasern von gleicher Bedeutung wie die Gefäße des Hinterlappens für die Hauptmasse der Fasern des Hinterlappensystems.

Das Hinterlappensystem besteht also *aus langen und kurzen Neuronen* (Abb. 8). Die kurzen sind einmal die-

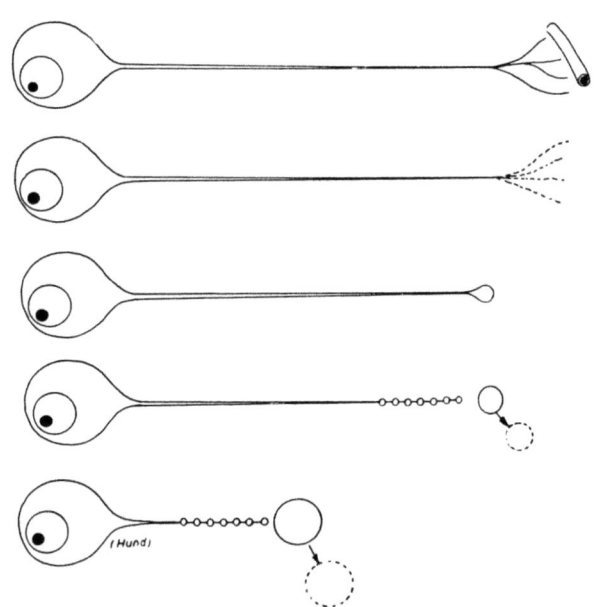

Abb. 6. Primäre und sekundäre Faserendigungen im supraoptico-hypophysären System. Vgl. Text S. 125 – 128

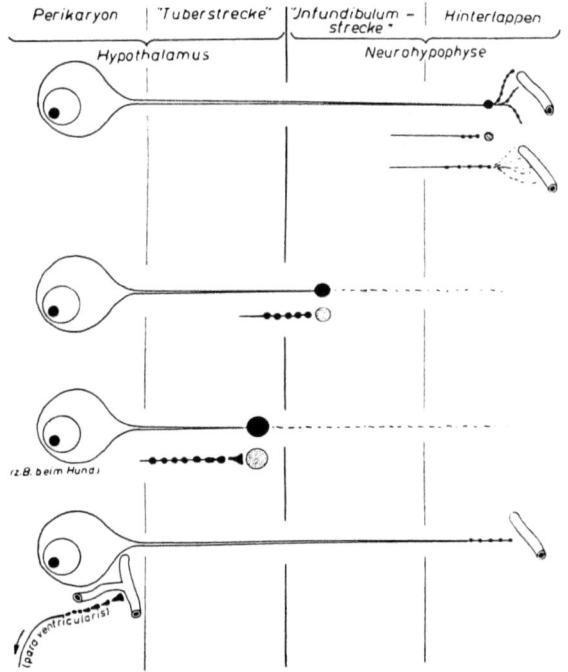

Abb. 7. Neuronale Phänomene im supraoptico-hypophysären System. Vgl. Text S. 125 – 128

jenigen mit sekundären Endigungen, zum andern z. B. solche (wie die soeben gemeinten Paraventricularisfasern), deren primäre Endigungen sich nicht um die Kapillaren des Hinterlappens, sondern um die Kapillaren im Kerngebiet des Nucleus supraopticus befinden.

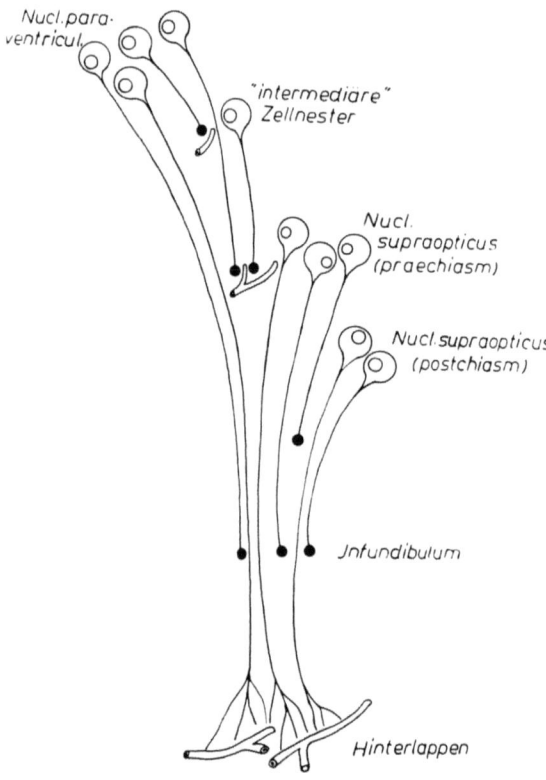

Die Tatsache, daß Nervenfasern aus dem Nucleus paraventricularis im Kerngebiet des Nucleus supraopticus endigen, verdient unseres Erachtens auch bei der Bewertung der Befunde von Hild und Zetler berücksichtigt zu werden. Der Nachweis der Hormone im vorderen Hypothalamus ist noch kein Beweis für die Hypothese, daß die Hormone *nur in den Zellen* des Nucleus supraopticus und des Nucleus paraventricularis gebildet worden sind. Abgesehen davon, daß Hormone gewiß auch vom Zellkörper gebildet und freigesetzt werden können, ist daran zu denken, daß die Hauptmenge eben an den Endigungen von Nervenfasern gebildet sein dürfte.

Bei der Deutung des unterschiedlichen Verhaltens der Nervenzellen des Nucleus paraventricularis im Experiment (unter anderem im experimentellen Durstversuch, siehe Hild und Zetler) gegenüber denen des Nucleus supraopticus oder

Abb. 8. Aufbau des neurosekretorischen Neuronensystems

auch der Nervenzellen des postchiasmatischen Abschnittes des Nucleus supraopticus gegenüber denjenigen im praechiasmatischen Abschnitt, ist unseres Erachtens die Länge der Neurone zu berücksichtigen, insofern sich nämlich die „neuronalen Reaktionsphänomene" je nach der Länge der Neurone unterschiedlich manifestieren könnten. — Auf das besondere morphologische Verhalten der neurosekretorischen Systems bei Durstversuchen überhaupt können wir hier nicht näher eingehen. Wir nehmen an, daß die Abnahme bzw. das Verschwinden des Gomori-darstellbaren „neurosekretorischen Phänomens" beim Dursttier mit der hohen Leistung der adiuretinbildenden Neurone zusammenhängt; das Schwinden des Neurosekrets könnte unter Umständen als Anzeichen dafür aufgefaßt werden, daß eine Dekompensation des Neurons bevorsteht bzw. vielleicht schon begonnen hat. Bekanntlich (Ortmann) stirbt ja das Neuron, falls das System nicht zeitig durch Wassergaben entlastet wird, ab.

Zusammenfassung

Unter „*Hypothalamus-Hinterlappensystem*" verstehen die Autoren das supraopticohypophysäre System, welches vom „*Hypothalamus-Vorderlappensystem*" (= dem tubero-hypophysären System) unterschieden werden muß. Auf Grund ihrer Befunde an Silberpräparaten sowie ontogenetischer und vergleichend anatomischer Studien führen sie Anhaltspunkte dafür an, daß das Gomori-färbbare Neurosekret als ein „neuronales Phänomen" anzusehen ist, das jeweils *örtlich* — am stärksten allerdings im nucleo-distalen Abschnitt des Neuron auftritt. Das „Neurosekret"wird hier also nicht wie im Rahmen der sogenannten Transporthypothese von Bargmann, Scharrer, Hild u. a. als ein eigentliches Produkt der neurosekretorischen Zellen aufgefaßt, welches innerhalb des Zelleibes der Zellen des Nucleus supraopticus und paraventricularis gebildet und von dort entlang bzw. innerhalb der Axone in den Hinterlappen transportiert wird. — Das Auftreten des „neurosekretorischen Phänomens" — d. h. also der GOMORI-färbbaren Substanzen — als neuronale Erscheinung hängt nach Ansicht der Autoren mit der Hormonbildung durch das Neuron zusammen. Die Hormonbildung selbst geht mit einem nucleo-distalen Verbrauch von Axoplasma (nucleo-distaler Desintegration) einher. Dieser Verbrauch nervöser Substanz bedingt seinerseits eine periodische Aktivierung (Reaktionserscheinungen!) des gesamten Zellorganismus.

Riassunto

Colla denominazione di *"sistema postipofisario"* gli Autori identificano il sistema sopraottico-ipofisario, che va distinto sia da un punto di vista anatomico che funzionale dal *"sistema adenoipofisario"* (= sistema tubero-ipofisario). In base ad una serie di ricerche morfologiche eseguite principalmente con l'impregnazione argentica ed a considerazioni ontogenetiche e di anatomia comparata, gli Autori ritengono che il neurosecreto gomorifilo sia un "fenomeno neuronale", nel senso che la sua presenza è probabilmente legata a condizioni *locali:* la sostanza gomorifila può infatti venir messa in evidenza in diverse zone del neurone, anche se più frequentemente nelle parti nucleo-distali. Contrariamente all'ipotesi di un trasporto della sostanza neurosecretoria, sostenuta da BARGMANN, SCHARRER, HILD ed altri, viene sostenuta la tesi che il neurosecreto non sia prodotto nel citoplasma degli elementi del nucleo sopraottico e paraventricolare, per poi venir trasportato lungo gli assoni o nell'interno di essi verso la postipofisi: piuttosto la comparsa dei "fenomeni neurosecretori" — e cioè della sostanza gomorifila — quale espressione di un processo neuronale può venir messa in relazione secondo gli Autori con la ormonopessia del neurone stesso. La produzione di sostanze ormonali sarebbe pertanto direttamente legata ad un "consumo" axoplasmatico, particolarmente marcato in corrispondenza delle zone cellulari più lontane dal nucleo. Questo consumo (Verbrauch) di sostanza nervosa condiziona d'altra parte l'insorgenza di un'attivazione periodica (manifestazioni reattive!) di tutto il cariosoma.

Summary

By *posterior-lobe system* the authors understand the "supraoptico-hypophysial system", which has to be distinguished from the *anterior-lobe system* or "tubero-hypophysial system". From their observations in silver preparations, as well as from their studies in ontogenesis and comparative anatomy the authors believe that the GOMORI-stainable neurosecretory substance represents a *neuronal phenomenon*, which appears in different portions of the neuron (although most intensely in its nucleo-distal portion), but always occurs *locally*. They emphasize that the hypothesis of a proximo-distal transport of this substance is highly improbable. Thus they do not consider the neurosecretory substance a special product of the neurosecretory activity of the cell bodies which is being elaborated exclusively within the hypothalamic nuclei and then migrates along the cell processes down into the posterior lobe. The appearence of the neuro-secretory phenomenon as a neuronal phenomenon is connected with the elaboration of the specific hormonal substances by the neuron. Simultaneously with this process occurs a nucleodistal "consumption" (Verbrauch) of the axoplasm (nucleo-distal Disintegration), which requires a periodical activation (reaction phenomena!) of the neuron.

Literaturverzeichnis

BARGMANN, W.: Über die neurosekretorische Verknüpfung von Hypothalamus und Neurohypophyse. Z. Zellforsch. **34**, 610—634 (1949).
— Das Zwischenhirn-Hypophysensystem. Berlin-Göttingen-Heidelberg: Springer. 1954.
BARGMANN, W. und E. SCHARRER: The site of origin of the hormones of the posterior pituitary. Amer. Scientist **39**, 255—259 (1951).
BENOIT, J. und I. ASSENMACHER: Influence de lésions hautes et basses de l'infundibulum sur la gonado-stimulation chez le Canard dom. Compt. rend. Acad. Sci. **235**, 1547—1549 (1952).
— — Le contrôle hypothalamique de l'activité préhypophysaire gonadotrope. J. Physiol. (Paris) **47**, 427—567 (1955).
BODIAN, D.: Nerve endings, neurosecretory substance and lobular organization of the neurohypophysis. Johns Hopkins Hosp. Bull. **89**, 354—376 (1951).

BRETTSCHNEIDER, H.: Hypothalamus und Hypophyse des Pferdes. Morph. Jb. 96, 265—384 (1955).

CAJAL, S. RAMON Y: Dégeneracion y regeneracion del sistema nervioso. Tomo I. Madrid 1913.

— Degeneration and regeneration of the nervous system, Vol II. Oxford and London 1928.

CHRIST, J.: Zur Anatomie des Tuber cinereum beim erwachsenen Menschen. Dtsch. Z. Nervenhk. 165, 340—408 (1951).

DIEPEN, R.: Zur vergleichenden Anatomie des Hypophysen-Hypothalamus-Systems. In: „Die zentrale Steuerung der Sexualfunktionen. Die Keimdrüsen des Mannes". (S. 45—64.) Berlin-Göttingen-Heidelberg: Springer. 1955.

DIEPEN, R., FR. ENGELHARDT und V. SMITH-AGREDA: Über Ort und Art der Entstehung des Neurosekrets im supraoptico-hypophysären System bei Hund und Katze. Anat. Anz. Erg. H. 101, 276—288 (1954).

ENGELHARDT, FR.: Über die Angioarchitektonik der hypophysär-hypothalamischen Systeme. Acta Neuroveg. 13, 129—170 (1956).

GOSLAR, H. G.: Vergleichende cytologische Untersuchungen zur Frage der Neurosekretion im Hypothalamus, 1. und 2. Mitteilung. Acta Neuroveg. 4, 381—408; 5, 25—54 (1952).

HAGEN, E.: Über die feinere Histologie einiger Abschnitte des Zwischenhirns und der Neurohypophyse des Menschen. Acta Anat. 16, 367—416 (1952).

HANSTRÖM, B.: Notes on the hypothalamic neurosecretion in the wolf. Kungl. Fysiogr. Sällsk. Förh. 25, 1—2 (1955).

HILD, W.: Das Verhalten des neurosekretorischen Systems nach Hypophysenstieldurchschneidung und die physiologische Bedeutung des Neurosekrets. Acta Neuroveg. 3, 81—91 (1951).

— Experimentell-morphologische Untersuchungen über das Verhalten der „neurosekretorischen Bahn" nach Hypophysenstieldurchschneidungen, Eingriffen in den Wasserhaushalt und Belastung der Osmoregulation. Virchows Arch. 319, 526—546 (1951).

HILD, W. und G. ZETLER: Über das Vorkommen der Hypophysenhinterlappenhormone im Zwischenhirn. Arch. exper. Path. Pharmak. 213, 139—153 (1951).

— — Vergleichende Untersuchungen über das Vorkommen der Hypophysenhinterlappenhormone im Zwischenhirn einiger Säugetiere. Dtsch. Z. Nervenhk. 167, 205—214 (1952).

— — Neurosekretion und Hormonvorkommen im Zwischenhirn des Menschen. Klin. Wschr. 30, 433—439 (1952).

— — Experimenteller Beweis für die Entstehung der sogenannten Hypophysenhinterlappenwirkstoffe im Hypothalamus. Pflügers Arch. 257, 169—201 (1953).

HILLARP, N.: Cell reactions in the hypothalamus following overloading of the antidiuretic function. Acta Endocrin. 2, 33—43 (1949).

NOWAKOWSKI, H.: Infundibulum und Tuber cinereum der Katze. Dtsch. Z. Nervenhk. 165, 261—339 (1951).

ORTMANN, R.: Über experimentelle Veränderungen der Morphologie des Hypophysen-Zwischenhirn-Systems und die Beziehung der sogenannten Gomori-Substanz zum Adiuretin. Z. Zellforsch. 36, 92—140 (1951).

— Über die Einförmigkeit morphologischer Reaktionen der Ganglienzellen nach experimentellen Eingriffen. Dtsch. Z. Nervenhk. 167, 431—441 (1952).

PALAY, S. L.: Neurosecretion VII. The preoptico-hypophysial pathway in fishes. J. Comp. Neurol. 82, 129—143 (1945).

PALMGREN: A rapid method for selective silver staining of nerve fibres and nerve endings in mounted paraffine sections. Acta Zool. 29, 378—391 (1948).

— A method for silver staining nerve fibres in very thick sections and in suitable whole preparations. Acta Zool. 32, 1—10 (1951).

SCHARRER, E. und B. SCHARRER: Neurosekretion. Hdb. der Mikr. Anat. d. Menschen (MÖLLENDORFF-BARGMANN), Bd. VI/5, S. 953—1066. Berlin-Göttingen-Heidelberg: Springer. 1954.

SMITH-AGREDA, V.: Expresion dinamica de algunas estructuras del hipotalamo humano. An. Anat., Granada 4, 73—88 (1955).

SPATZ, H.: Über die Vorgänge nach experimenteller Rückenmarksdurchtrennung mit besonderer Berücksichtigung der Unterschiede der Reaktionsweise des reifen und des unreifen Gewebes nebst Beziehungen zur menschlichen Pathologie (Porencephalie und Syringomyelie). NISSL und ALZHEIMER, „Histologische und Histopathologische Arbeiten", S. 49—364 (Erg. Bd.). Jena: Fischer. 1921.

SPATZ, H.: Neues über die Verknüpfung von Hypophyse und Hypothalamus. Acta Neuroveg. **3**, 5—49 (1951).
— Das Hypophysen-Hypothalamus-System in seiner Bedeutung für die Fortpflanzung. Anat. Anz. Erg. Bd. **100**, 46—86 (1953).
— Das Hypophysen-Hypothalamus-System mit besonderer Berücksichtigung der zentralen Steuerung der Sexualfunktionen. In: „Die zentrale Steuerung der Sexualfunktionen. Die Keimdrüsen des Mannes". Berlin-Göttingen-Heidelberg: Springer. 1955.
— Die proximale (supraselläre) Hypophyse, ihre Beziehungen zum Diencephalon und ihre Regenerationspotenz. In: Pathophysiologia diencephalica, Symposion Mailand, S. 53—77. Wien: Springer. 1958.
STUTINSKY, F.: Sur l'aspect morphologique de certaines terminaisons nerveuses dans la neurohypophyse de bœuf. Compt. rend. Ass. Anat. **52**, 452 (1947).
— Colloïde, corps de HERRING et substance Gomoripositive de la neurohypophyse. Compt. rend. Soc. Biol. **144**, 1357 (1950).
— Sur la signification des "corps de HERRING" de la neurohypophyse. Compt. rend. Ass. Anat. 37e Réunion, 493—494 (1950).
— Sur l'origine de la substance Gomoripositive du complexe hypothalamo-hypophysaire. Compt. rend. Soc. Biol. **145**, 367 (1951).
— Sur l'origine diencephalique des hormones dites "posthypophysaires". Compt. rend. Soc. Biol. **146**, 1691 (1952).
TELLO, F.: Algunas observaciones sobre la histologica de la hypofisis humana. Trab. Lab. invest. biol. Madrid **10**, 145—184 (1912).
VAZQUEZ LOPEZ, E.: The structure of the rabbit neurohypophysis. J. Endocrinol. **9**, 30-41 (1953).
WINGSTRAND, K. G.: Neurosecretion and antidiuretic activity in chick embryos with remarks on the subcommissural organ. Ark. Zool. (Stockholm) **6**, 41-67 (1953).

Dr. R. DIEPEN und Dr. FR. ENGELHARDT, Max-Planck-Institut für Hirnforschung, Gießen, Friedrichstraße 24, Bundesrepublik Deutschland.

Aus dem MAX-PLANCK-Institut für Hirnforschung, Neuroanatomische Abteilung, in Gießen (Prof. Dr. H. SPATZ)

Über die längszonale Gliederung des menschlichen Zwischenhirnes

Von

W. Kahle

Mit 5 Abbildungen

Nicht nur die anatomische Gliederung des Zwischenhirnes (HIS, HERRICK, KUHLENBECK) ergibt einen Aufbau aus verschiedenen übereinanderliegenden Etagen (Epithalamus, Thalamus, Hypothalamus), sondern auch die physiologischen Untersuchungen lassen annähernd längsgelagerte Zonen von umschriebener funktioneller Bedeutung erkennen, wie die umfassenden Arbeiten von W. R. HESS gezeigt haben. Wenn auch die experimentell nachgewiesenen Zonen nicht ohne weiteres mit morphologisch abgrenzbaren Etagen zu identifizieren sind, so kommt darin doch ein allgemeines Strukturprinzip des Zwischenhirnes zum Ausdruck.

Bei unserer Beschäftigung mit der Ontogenese des menschlichen Zwischenhirnes stießen wir ebenfalls auf eine Anordnung mehrerer übereinanderliegender Zonen, die sich durch ihre zeitliche Reifungsdifferenz voneinander unterscheiden. Diese Zonen lassen sich schon frühzeitig vor allem durch die unterschiedliche Beschaffenheit der Matrix (ventrikuläre Keimschicht) voneinander abgrenzen[1]. Ihre topographischen Veränderungen während der Entwicklung lassen sich durch das Studium der Matrixverhältnisse sehr gut verfolgen.

Material und Methode

Wir untersuchten die Matrix im Bereiche des dritten Ventrikels bei 35 menschlichen Embryonen im Alter von zwei bis vier Monaten. Dabei gingen wir von folgenden Gesichtspunkten aus: Die Matrix macht eine bestimmte Entwicklung durch; die Zellproliferation in der Matrix und die Zellmigration aus der Matrix in die Differenzierungszone (Mantelzone) beginnen zuerst spärlich und verstärken sich dann langsam bis zu einem Höhepunkt. Darauf läßt die Intensität der Zellproduktion und der Zellwanderung nach, um schließlich völlig abzuklingen. Diesen Ablauf unterteilten wir in verschiedene Phasen der „Migration" und der „Exhaustion" („Aufbrauch" nach SPATZ). In jeder Phase weist die Matrix bestimmte morphologische Merkmale auf (Abb. 1): in den Phasen der „beginnenden" und der „fortgeschrittenen Migration" verbreitert sich die Matrix und verliert zunehmend ihre Kontur. Während der „vollen Migration" ist sie stark verbreitert und geht fließend in die Differenzierungszone über. In den folgenden Phasen des „beginnenden" und des „fortgeschrittenen Aufbrauches" wird die Grenze zwischen Matrix und Differenzierungszone wieder deutlicher und zugleich die Matrix schmäler. In der Phase des „vollständigen Aufbrauches" ist die Matrix schließlich in einen schmalen, scharf begrenzten Epithelstreifen umgewandelt. Es beginnt der Umbau zu embryonalem Ependym.

---

[1] Auf die unterschiedliche Beschaffenheit der Matrix im embryonalen Gehirn wies zuerst SPATZ (1927) hin, später GRÜNTHAL (1938) und J. E. ROSE (1939).

Die Matrixphasen treten im gesamten Neuralrohr nicht gleichzeitig auf, sondern der Prozeß beginnt in manchen Arealen früher, in anderen erheblich später. Bei den einzelnen Embryonen zeigen infolgedessen die verschiedenen Areale eine

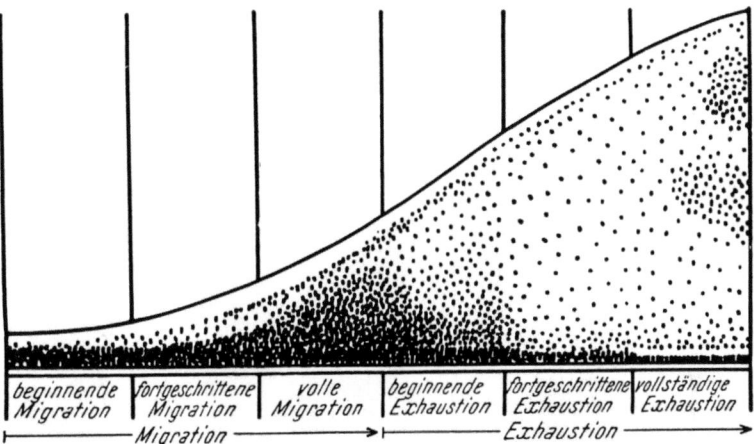

| beginnende Migration | fortgeschrittene Migration | volle Migration | beginnende Exhaustion | fortgeschrittene Exhaustion | vollständige Exhaustion |

Migration ———————→ Exhaustion ———————→

Abb. 1. *Diagramm der Matrixphasen.* Während der Migrationsphasen Verbreiterung und Konturverlust der Matrix, während der Exhaustionsphasen Verschmälerung und scharfe Demarkation der Matrix

unterschiedliche, der jeweiligen Phase entsprechende Matrixstruktur, durch die sie voneinander abgrenzbar sind. Rekonstruiert man nach diesem Gesichtspunkt die Ventrikelwand des embryonalen Zwischenhirnes, so erhält man, wie wir schon oben erwähnten, eine Gliederung in längsgelagerte Zonen (Abb. 5).

Die Längszonen

Wie Abb. 5 zeigt, können wir fünf Zonen unterscheiden: dorsal den Epithalamus, darunter den Thalamus, der sich in eine Pars dorsalis und eine Pars ventralis gliedert; es folgt der Subthalamus und schließlich der basal gelegene Hypothalamus.

Am frühesten setzt die Entwicklung in der *hypothalamischen Längszone* ein. Hier beginnt schon am Ende des ersten Monats eine spärliche Migration von Zellen, die den „hypothalamic cell cord" (Gilbert), die erste primitive Anlage des Hypothalamus bilden. Die weitere Entwicklung des Hypothalamus (von einem umschriebenen Areal in der mittleren hypothalamischen Region abgesehen) ist durch das Fehlen ausgeprägter Matrixphasen gekennzeichnet. Es kommt nie zu einer massenhaften Zellauswanderung, zur Phase der „vollen Migration", und auch nicht zu einem ausgesprochenen Aufbruch der Matrix, so daß sie in den verschiedenen Entwicklungsstadien weitgehend das gleiche unveränderte Bild bietet: sie ist breit, kompakt und gut von der Differenzierungszone abgesetzt (Abb. 2, 3, 4). Es findet eine ständige mäßige Zellauswanderung statt und das Zellmaterial bleibt in Ventrikelnähe liegen. Infolgedessen bleibt die hypothalamische Differenzierungszone im Verhältnis zu den anderen Etagen ziemlich schmal. Die hypothalamische Etage bleibt offenbar auf einem relativ primitiven Differenzierungszustand stehen, den wir im basalen Bereich des Hypothalamus (Nucleus infundibularis) sogar noch im reifen Zwischenhirn antreffen. Nur in der mittleren Region des Hypothalamus bildet sich später ein umschriebenes

Migrationsareal. Hier findet während der ersten Hälfte des dritten Monats eine starke Zellauswanderung statt, die zur Bildung des Nucleus ventromedialis und des Nucleus dorsomedialis, des Nucleus paraventricularis und des Nucleus supraopticus, der oralwärts der Ausstülpung der Augenblase folgt, führt (Le Gros Clark, Gilbert, Papez, Diepen).

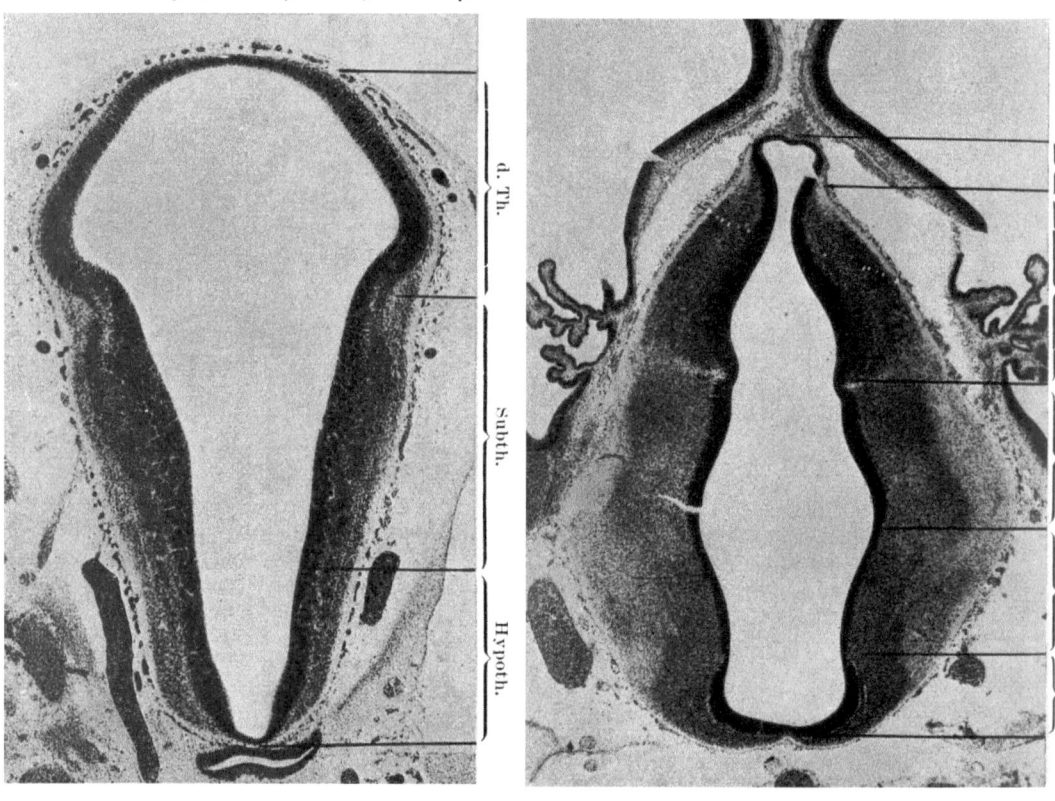

Abb. 2. *Zwischenhirn eines Embryos von 11 mm Länge* (1. Hälfte des 2. Monats). Pars dorsalis thalami noch unentwickelt, Subthalamusmatrix in der Phase der „vollen Migration", im Hypothalamus Differenzierungszone schon gut entwickelt

Abb. 3. *Zwischenhirn eines Embryos von 27 mm Sch.-St.-Länge* (Anfang 3. Monat). In der Pars dorsalis thalami starke Migration, dichte Lagerung der Zellen; in der Pars ventralis thalami und im Subthalamus Phase der „fortgeschrittenen Exhaustion"; im Hypothalamus Matrix unverändert

Im Gegensatz zur hypothalamischen Längszone zeigt die Matrix der *subthalamischen Längszone* während der Entwicklung ausgeprägte Phasen und läßt sich dadurch klar von der Hypothalamusmatrix abgrenzen. Der Subthalamus stellt als orale Fortsetzung der Mittelhirnhaube eine selbständige, autochthone Längszone des Zwischenhirnes dar und ist nicht, wie oft angenommen wird, ein Teil oder ein Abkömmling des Hypothalamus. Der Subthalamus geht seinen eigenen, vom Hypothalamus völlig abweichenden Entwicklungsweg. Die Migrationsphase erreicht in der subthalamischen Etage bereits in der ersten Hälfte des zweiten Monats ihren Höhepunkt. Um die Mitte des zweiten Monats beginnt die Phase des Aufbrauches, in deren Verlauf sich die Subthalamusmatrix hochgradig verschmälert. Entsprechend dem frühen Ablauf der Migration und der Exhaustion beginnt die Differenzierung der zugehörigen grauen Kerne, des Corpus subthalamicum und des Nucleus entopeduncularis schon in der zweiten Hälfte des

zweiten Monats; etwas später ist auch der Globus pallidus, den wir mit SPATZ
zum Zwischenhirn rechnen, als oralster Abkömmling der subthalamischen Zone
abzugrenzen. Alle diese Zentren differenzieren sich im Gegensatz zu den hypothalamischen Kernen primär ventrikelfern.

In der *Pars ventralis
thalami* erfolgt die Migration
etwas später als im Sub-
thalamus. Sie erreicht in
der Mitte des zweiten
Monats ihren Höhepunkt.
Während des folgenden
Aufbrauches gewinnt die
Matrix zwar wieder eine
klare Grenze, wird aber
nie so schmal wie die
Subthalamusmatrix, so daß
sich beide Zonen stets
gut voneinander abgrenzen
lassen (Abb. 3 und 4). Aus
der Pars ventralis thalami
bilden sich der Nucleus
reticularis thalami und ein
Teil des Corpus gen. lat.
(MIURA, KUHLENBECK, GIL-
BERT).

Die *Pars dorsalis tha-
lami* entwickelt sich gegenüber allen anderen Zonen
außerordentlich spät. Während der Entfaltung der
übrigen Zentren im zweiten
Monat ist die Pars dorsalis
zum großen Teil noch eine
epitheliale Blase (Abb. 2).
Erst um die Mitte des
dritten Monats erreicht
die Migration ihren Höhe-
punkt, zu einem Zeitpunkt
also, in dem fast im ganzen

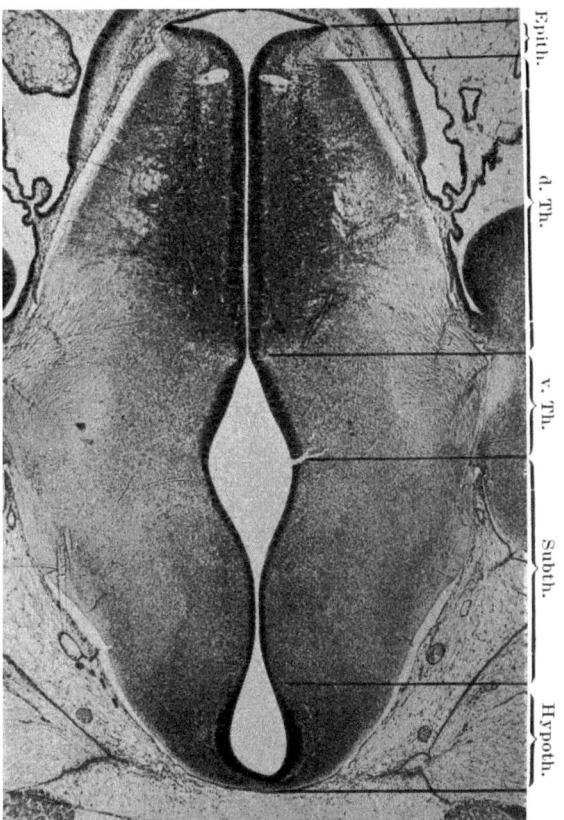

Abb. 4. *Zwischenhirn eines Embryos von 37 mm Sch.-St.-Länge*
(Mitte 3. Monat). In der Pars dorsalis thalami starke Migration; Subthalamusmatrix hochgradig verschmälert, in der
zugehörigen Differenzierungszone Bildung einzelner Zentren;
Hypothalamusmatrix unverändert

übrigen Zwischenhirn der Aufbrauch der Matrix eingesetzt hat. Auf Abb. 4
(Embryo von 37 mm Sch.-St.-Länge aus der Mitte des dritten Monats) hebt sich
der undifferenzierte, zelldichte Bezirk der Pars dorsalis deutlich von den anderen
Etagen ab, in deren Differenzierungszone die Zellen viel lockerer liegen und sich
zum Teil schon zu einzelnen Zentren gruppieren. Im dorsalen Bezirk der Pars
dorsalis ist die Migrationsphase sogar erst am Anfang des vierten Monats abgeschlossen. Während sich die Pars ventralis im zeitlichen Einklang mit den übrigen
Etagen des Zwischenhirnes entfaltet, weicht die Pars dorsalis thalami sowohl
bezüglich des Zeitpunktes ihrer Differenzierung als auch bezüglich der Stärke
der Zellproliferation und der späteren Expansion von der Entwicklung aller
übrigen Längszonen ab.

Die *epithalamische Längszone* bleibt beim Menschen rudimentär und besitzt
nur in ihrem caudalen Abschnitt einen voll entwickelten Kernkomplex, das

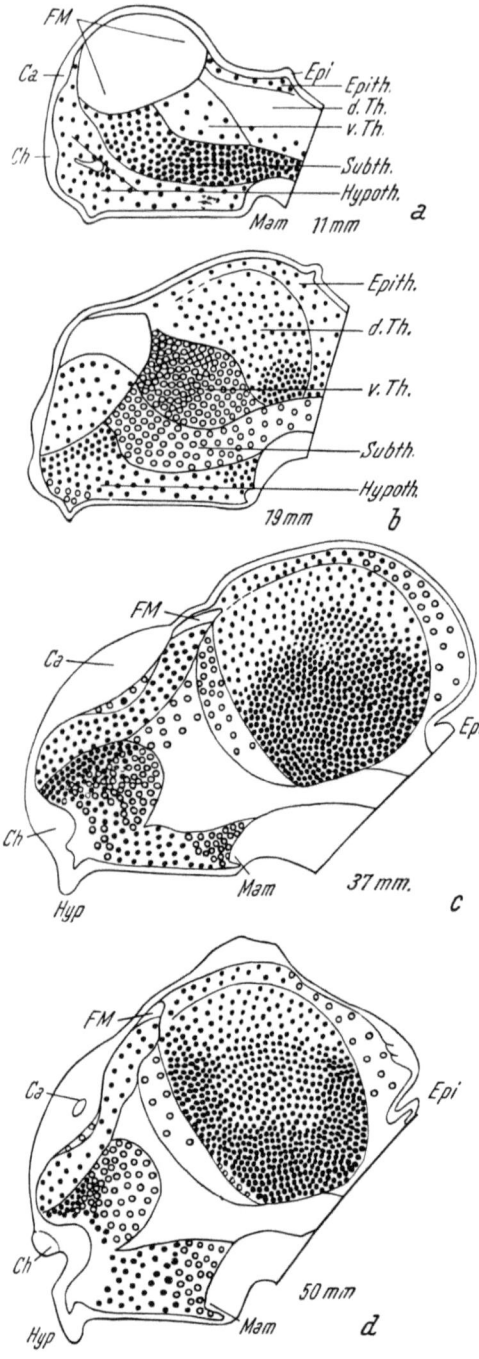

Abb. 5. *Die Veränderung der längszonalen Gliederung
während des 2. und 3. Monats.* Schwarze Punkte = Migration, Kreise = Exhaustion, weiß = vollständige Exhaustion. a) 1. Hälfte des 2. Monats: deutliche längszonale
Gliederung, b) Ende des 2. Monats: Größenzunahme der
Pars ventralis und Pars dorsalis thalami, c) Mitte des
3. Monats: starke Expansion der Pars dorsalis thalami,
Ausdehnung der mittleren hypothalamischen Region, d)
2. Hälfte des 3. Monats: erhebliche Verschmälerung der
Pars ventralis thalami und des Subthalamus

Ganglion habenulae. An der
epithalamischen Matrix läßt sich
keine ausgesprochene Migrationsphase erkennen. Sie ähnelt darin
dem Hypothalamus, mit dem sie
auch die ventrikelnahe Lagerung
der Zellen und die geringe Breite
der Differenzierungszone gemein-
sam hat.

Die Veränderung der Längs-
zonen während der Entwicklung

Im primitiven Zwischenhirn
(Anfang des zweiten Monats)
finden wir die einzelnen Etagen
als regelrechte übereinander ge-
lagerte Längszonen angeordnet
(Abb. 5a). Die epithalamische
und die hypothalamische enden
an der caudalen Grenze des
Zwischenhirnes. Die thalamische
und subthalamische jedoch lassen
in frühen Stadien keinerlei Demarkation gegen das Mittelhirn
erkennen. *Die thalamische Zone
geht vielmehr kontinuierlich in
das Tectumgebiet des Mittelhirnes
über und die subthalamische Zone
findet im Tegmentum ihre caudale
Fortsetzung.*

*Im Verlaufe des dritten Monats
kommt es durch die Ausdehnung
der Zentren, die sich später entwickeln, zu einer weitgehenden
Abänderung des längszonalen Auf-
baus.* Die früher entwickelten
Gebiete, in deren Bereich mit
dem Einsetzen des Matrixaufbrauches das aktive Wachstum
nachläßt, werden von den später
sich ausdehnenden Regionen, in
deren Matrixarealen noch die
Phase der Migration herrscht,
verdrängt. Dabei werden nicht
nur die Zellkomplexe innerhalb
der Differenzierungszone verlagert, sondern es verschieben
sich auch die Matrixzonen an der
Ventrikelwand (Abb. 5).

Schon am Ende des zweiten
Monats fällt in der mittleren

Region des Hypothalamus ein Bezirk mit starker Migration auf. Dieses Areal dehnt sich in der ersten Hälfte des dritten Monats vorwiegend in dorsocaudaler Richtung aus und bildet eine runde Fläche, die sich gegen das Foramen MONRO und den Subthalamus vorschiebt (Abb. 5c und d). Dadurch wird die subthalamische Längszone an der Ventrikelwand zunehmend verschmälert und der subthalamische Zellbezirk in der Differenzierungszone mehr und mehr vom Ventrikel abgedrängt. Infolgedessen *kommen die subthalamischen Zellareale im oralen Zwischenhirn lateral vom Hypothalamus zu liegen, während sie caudal ihre ursprüngliche Lage, dorsal vom Hypothalamus beibehalten.*

Ebenfalls gegen Ende des zweiten Monats setzt im caudalen Teil der Pars dorsalis thalami die Migrationsphase ein (Abb. 5b). Die Pars dorsalis vergrößert sich rasch und übertrifft bald alle anderen Etagen an Ausdehnung. Ihre anfangs mehr bohnenförmige Wandfläche rundet sich zunehmend ab und verlagert dabei die benachbarten Zonen. Die epithalamische Längszone gewinnt eine bogenförmige Gestalt und die Wand der Pars ventralis thalamis wird erheblich verschmälert (Abb. 5d). Im Bereich der Differenzierungszone erleidet der Zellkomplex der Pars ventralis die stärkste Veränderung. Er wird durch die Expansion der Pars dorsalis weitgehend vom Ventrikel abgedrängt und zu einem schmalen, schalenförmigen Gebilde deformiert, das schließlich die Pars dorsalis als Nucleus reticularis lateral umschließt.

Gegen Ende des dritten Monats ist die Längszonengliederung erheblich abgewandelt und kaum noch zu erkennen. Die topographischen Beziehungen haben sich zu diesem Zeitpunkt schon ziemlich den Verhältnissen im reifen Zwischenhirn genähert, bei dem die längszonale Gliederung weitgehend verwischt ist. Am Ende des dritten Monats verschwinden auch die Strukturunterschiede in der Matrix, da zu diesem Zeitpunkt fast im gesamten Zwischenhirn der Aufbrauch der Matrix abgeschlossen ist.

Durch die Reifungsdifferenzen während der Ontogenese tritt der längszonale Aufbau des Zwischenhirnes weit deutlicher zutage, als dies im reifen Gehirn der Fall ist. Immerhin können wir zum großen Teil die Kerne des adulten Zwischenhirnes genetisch auf die verschiedenen Zonen zurückführen. Die vegetativen Zentren sind durchweg Abkömmlinge der hypothalamischen Längszone, die Kerne des extra-pyramidal motorischen Systems hingegen Abkömmlinge der subthalamischen Längszone; aus der Pars dorsalis und Pars ventralis thalami schließlich bildet sich der Thalamus als sensibel-sensorisches Koordinationszentrum. Wir können also annehmen, daß die primären Längszonen nicht nur Einheiten in genetischer Hinsicht sind, sondern daß ihnen auch in funktioneller Hinsicht umschriebene Bedeutungen zukommen.

Zusammenfassung

1. *Methode.* Die Auswanderung der Zellen aus der Matrix (ventrikuläre Keimschicht) in die Differenzierungszone (Mantelzone oder Zwischenzone) wird in verschiedene Phasen der Migration („Matrixanstieg") und der Exhaustion („Matrixaufbrauch") gegliedert. Die Phasen sind morphologisch charakterisiert durch Verbreiterung der Matrix und Verlust ihrer Kontur während der Migration, durch Verschmälerung und Wiederauftreten der Kontur während des Aufbrauches. *Der Ablauf der „Matrixphasen" beginnt nicht gleichzeitig im gesamten Neuralrohr, sondern erfolgt in manchen Bezirken früher, in anderen später.* Die einzelnen Bezirke können auf Grund ihrer unterschiedlichen Matrixbeschaffenheit voneinander abgegrenzt werden. In der vorliegenden Mitteilung wird über eine solche *Gliederung der Ventrikelwand* des Zwischenhirnes bei menschlichen Embryonen und über die *zeitlichen Reifungsdifferenzen* der verschiedenen Bezirke berichtet.

2. *Längszonengliederung.* An Rekonstruktionen der Ventrikelwand bei verschieden alten Embryonen (2. bis 4. Monat) lassen sich von ventral nach dorsal folgende

5 Längszonen unterscheiden: 1. der früh angelegte *Hypothalamus*, der zum großen Teil keine ausgeprägten Matrixphasen zeigt und teilweise auf einem primitiven Entwicklungszustand verharrt, 2. der *Subthalamus*, der die Fortsetzung des mesencephalen Tegmentum darstellt (Migration Anfang des 2. Monats), 3. die *Pars ventralis thalami*, später Nucleus reticularis (Migration Mitte des 2. Monats), 4. die sehr spät entwickelte *Pars dorsalis thalami* (Höhepunkt der Migration Mitte des 3. Monats), in der die Migration erst stattfindet, wenn in den übrigen Etagen bereits der Matrixaufbrauch eingesetzt hat, und 5. der *Epithalamus*, der keine ausgeprägten Matrixphasen zeigt. Sehr wahrscheinlich besitzt jede einzelne Längszone bestimmte funktionelle Bedeutungen.

3. *Veränderungen während der Entwicklung.* Die deutliche längszonale Gliederung des primitiven Zwischenhirnes (im 2. Monat) wird während des 3. Monats durch die Volumenzunahme später sich entwickelnder Gebiete stark abgeändert. Die aktiv wachsenden Gebiete verlagern die früher entfalteten Bezirke, deren Entwicklung mit dem Eintreten des Matrixaufbrauches weitgehend abgeschlossen ist. Besonders stark dehnt sich die Pars dorsalis thalami aus. Ein in der mittleren Region des Hypothalamus relativ spät sich ausdehnender Migrationsbezirk verdrängt den Subthalamus nach lateral. Am Anfang des 4. Monats sind die topographischen Verhältnisse denen im reifen Gehirn ähnlich.

Riassunto

1. *Genesi del processo.* La migrazione degli elementi cellulari dalla matrice (strato germinativo ventricolare) verso la zona di differenziazione (zona a mantello o zona intermedia) può venir suddivisa in diverse fasi successive della migrazione stessa (iperattivazione della matrice = "Matrixanstieg") e dell'esaurimento del processo di migrazione (consumo della matrice = "Matrixaufbrauch"). Queste fasi sono caratterizzate, da un punto di vista morfologico, da un'espansione della matrice, che presenta inoltre margini irregolari e sfumati durante tutto il periodo della migrazione, mentre nell'ulteriore decorso del processo la matrice si assottiglia ed assume nuovamente limiti netti nei riguardi dei tessuti circonvicini.

I processi di differenziazione caratteristici delle due fasi non iniziano contemporaneamente in tutto il tubo neurale, poichè in determinati distretti si svolgono molto prima che in altri. I singoli distretti possono pertanto venir differenziati anche in base al comportamento strutturale della matrice. In questa comunicazione viene riferito principalmente lo svolgimento dei processi di differenziazione della parete ventricolare a livello della regione diencefalica, prendendo inoltre in considerazione lo stadio maturativo e la differenziazione dei singoli distretti in rapporto al periodo di sviluppo dell'embrione.

2. *Segmentazione zonale longitudinale.* Ricostruendo la parete ventricolare in embrioni di diversa età (dal II al IV mese) si possono riconoscere, a partire dalle zone disposte ventralmente verso quelle dorsali, cinque aree longitudinali ben distinte tra di loro. Esse sono: 1 — *l'ipotalamo*, che non presenta fasi germinative della matrice e si trova in una condizione di sviluppo poco avanzata; 2 — il *subtalamo*, che costituisce la continuazione del tegmento mesencefalico (la migrazione dalla matrice è presente già all'inizio del II mese); 3 — *la pars ventralis del talamo*, che in seguito diverrà il nucleo reticolare (la migrazione ha luogo verso la metà del II mese); 4 — *la pars distalis del talamo*, che si sviluppa molto tardivamente (la migrazione si trova al suo acme appena verso la metà del III mese di vita embrionale), poichè la migrazione inizia quando nelle altre zone è già avanzata la "fase di consumo" della matrice; 5 — *l'epitalamo*, il quale non presenta uno strato germinativo in attività fasica ben differenziabile.

E' probabile che ciascuna di queste aree longitudinali possegga un significato funzionale distinto, e perciò appare di notevole importanza la costituzione di presupposti morfologici nel corso della vita embrionale, che permettano di identificare a sviluppo encefalico completo le zone che da esse derivano.

3. *Modificazioni nel corso dello sviluppo embrionale.* La segmentazione zonale longitudinale, molto pronunciata nel diencefalo primitivo verso il II mese di vita endouterina, subisce profonde modificazioni nel corso del terzo mese per l'aumento volumetrico delle regioni encefaliche sviluppantesi più tardivamente. Le regioni cerebrali ad accrescimento più rapido, anche se più tardivo, finiscono per racchiudere organicamente le aree in cui con l'instaurarsi della fase di consumo della matrice, lo sviluppo può considerarsi ormai terminato. Particolarmente espansa risulta la pars dorsalis del talamo. Un'area di migrazione che si sviluppa piuttosto tardivamente

in corrispondenza delle regioni mediane ipotalamiche finisce nel corso dello sviluppo con lo spostare lateralmente il subtalamo. All'inizio del IV mese di vita endouterina i rapporti topografici della regione diencefalica sono già approssimativamente sovrapponibili a quelli del cervello adulto.

Summary

1. The investigation of the development of the human diencephalon, especially of the Matrix (embryonic ependymal layer) of the diencephalon, discloses an arrangement in longitudinal zones. The development of the matrix we subdivided in different phases of migration and of exhaustion. The phases are characterized by distinct morphological criteria: during the phases of migration the matrix broadens and loses the borderline against the mantle layer progressively; during the phase of exhaustion the matrix recovers its outline and simultaneously it becomes more narrow. This process occurs in the different longitudinal zones at different periods, so that we can separate diverse longitudinal zones from others by means of the matrix structure. We can distinguish five zones: 1. the epithalamus, 2. the pars dorsalis thalami, 3. the pars ventralis thalami, 4. the subthalamus, 5. the hypothalamus.

2. The hypothalamic longitudinal zone begins to develop first (hypothalamic cell cord). It expands without distinct phases of migration and of exhaustion except a circumscribed area in the middle region of the hypothalamus. In a great part of the hypothalamic longitudinal zone the primitive state seems to be preserved in a large extend. In the subthalamic longitudinal zone the matrix enters the phases of migration and of exhaustion very early, followed by an early differentiation of the centres within the corresponding part of the mantle layer. The subthalamic longitudinal zone is an independent original zone of the diencephalon, separated clearly from the hypothalamic longitudinal zone by the different matrix structure. The development of the pars ventralis thalami follows a short time after the expansion of the subthalamus. On the contrary the development of the pars dorsalis thalami is considerably retarded in comparison with all other diencephalic zones.

3. The primary longitudinal arrangement of the primitive diencephalon during the second month is varied considerably during the third month by the late developing areas. The regions growing actively displace the neighboring regions having developed earlier and having finished their expansion when their matrix is exhausted. In this manner the expanding middle hypothalamic region dislocates the oral subthalamus. The subthalamic longitudinal zone primarily situated above the hypothalamic longitudinal zone is displaced aside of the hypothalamus. The intensive expansion of the pars dorsalis thalami causes the dislocation and deformation of the pars ventralis thalami.

Literaturverzeichnis

BERGQUIST, H. und B. KÄLLÉN: Notes on the early histogenesis and morphogenesis of the central nervous system in vertebrates. J. Comp. Neurol. 100, 627—695 (1954).
CLARK, LE GROS: Hypothalamus. Edinburgh 1938.
DIEPEN, R.: The hypothalamic nuclei and their ontogenetic development in ungulates. Amsterdam 1941.
GILBERT, M. S.: The early development of the human diencephalon. J. Comp. Neurol. 62, 81—107 (1935).
GRÜNTHAL, E.: Neue Forschungsergebnisse über den Bauplan des Gehirns. Mitt. Naturforsch. Ges. Bern 1938, X—XII.
HERRICK, C. J.: The morphology of the forebrain in amphibia and reptilia. J. Comp. Neurol. 20, 413—447 (1910).
HESS, W. R.: Das Zwischenhirn. Basel 1954.
HIS, W.: Die Formentwicklung des menschlichen Vorderhirnes. Abh. kgl. sächs. Ges. Wiss. 15, 674 (1889).
KAHLE, W.: Studien über die Matrixphasen und die örtlichen Reifungsunterschiede im embryonalen menschlichen Gehirn. Dtsch. Z. Nervenhk. 166, 273—302 (1951).
— Zur Entwicklung des menschlichen Zwischenhirnes. Dtsch. Z. Nervenhk. 175, 259—318 (1956).
KUHLENBECK, H.: Bemerkungen über den Zwischenhirnbauplan bei Säugetieren. Anat. Anz. 70, 122—142 (1930).
MIURA, R.: Über die Differenzierung der Grundbestandteile im Zwischenhirn im Kaninchen. Anat. Anz. 77, 1—65 (1933).

Papez, J.: The embryological development of the hypothalamic area in mammals. Res. Publ. Ass. Nerv. Ment. Dis. **20**, 31—51 (1940).

Rose, J. E.: Über die ontogenetische Entwicklung des Zwischenhirnes beim Kaninchen. III. Congrès neurologique international Copenhague 1939, 379—409.

Spatz, H.: Über die Entwicklungsgeschichte der basalen Ganglien des menschlichen Großhirns. Erg. H. Anat. Anz. **60**, 54—58 (1925).

— Physiologie und Pathologie der Stammganglien. Hdb. f. Physiol. **10** (1927).

Dr. Werner Kahle, Max-Planck-Institut für Hirnforschung, *Gießen*, Friedrichstraße 24, Bundesrepublik Deutschland; zur Zeit Medical Department, Brookhaven National Laboratory, Associated Universities, Inc., *Upton*, Long Island, New York, USA.

Laboratoire d'Histologie de la Faculté de Médecine de Nancy

Relations entre les noyaux hypothalamiques neurosécrétoires et les régions septale et habénulaire chez quelques Oiseaux

Par

H. Legait et E. Legait

Avec 4 Figures

On sait que diverses conditions physiologiques et expérimentales sont susceptibles de déterminer au niveau des cellules des noyaux hypothalamiques neurosécrétoires et de leurs prolongements une accumulation de substance neurosécrétée; cette accumulation permet alors, lorsqu'on se sert de l'hématoxyline chromique phloxine de GOMORI ou de la fuchsine paraldéhyde, une étude plus facile de la topographie de ces groupements cellulaires et de leurs relations; les axones en particulier sont alors bien dessinés souvent sur de longs parcours; leurs terminaisons sont presque toujours marquées d'une façon manifeste par des chaînettes ou des chapelets de grains de taille variable. Chez la Poule, plusieurs conditions expérimentales réalisent[1] cette accumulation de substance neurosécrétée et facilitent du même coup l'étude des voies efférentes des noyaux neurosécrétoires, notamment les injections d'extraits post-hypophysaires, d'œstrogène ou d'hormone thyréotrope. Or l'étude systématique du cerveau de Poules Rhode-Island soumises à des injections d'hormone thyréotrope[2] nous a permis de mettre en évidence chez cette espèce plusieurs voies efférentes des noyaux hypothalamiques, distinctes de la voie neurosécrétoire classique hypothalamo-neurohypophysaire. Les images observées dans ces conditions ont été comparées à celles notées antérieurement au cours de divers états physiologiques[3]; enfin nous avons étendu nos observations faites chez la Poule à d'autres Oiseaux: Pigeon, Canard, Gros Bec, Moineau[4].

Ces voies efférentes neurosécrétoires sont ascendantes et au nombre de deux; contrairement à la voie descendante hypothalamo-neurohypophysaire, qui n'est bien visible chez la Poule par la coloration à l'hématoxyline chromique phloxine qu'à ses deux extrémités, celles-ci sont parfaitement dessinées sur tout leur par-

---

[1] Ces diverses conditions expérimentales sont exposées dans un travail de l'un de nous [1].

[2] Sept Poules Rhode-Island ont reçues en période de ponte ou de repos sexuel 10 U. R P d'hormone thyréotrope pro die (Choay) pendant huit ou dix jours.

[3] Nous avons utilisé pour cette étude l'encéphale de 18 Poules Rhode-Island de 1 à 2 ans sacrifiées à divers moments du cycle annuel et au cours de la couvaison et l'encéphale de 42 Poules soumises à diverses conditions expérimentales (pour le détail voir [1]). Ces cerveaux ont été coupés en séries suivant les trois plans principaux (sagittal, horizontal et frontal) et colorés soit par l'hématoxyline chromique phloxine de GOMORI, soit par la fuchsine paraldéhyde.

[4] Nous avons utilisé un exemplaire de chacune des trois premières espèces, quatre exemplaires de la dernière espèce dont deux ont reçu des injections d'hormone thyréotrope (Ch oay).

cours soit par des fibres bien colorées, soit par de nombreuses chaînettes de grains neurosécrétés[1] qui suivent les trajets fibrillaires.

L'une d'entre elles, *la voie hypothalamo-septale* est d'observation la plus aisée, c'est celle que nous avons pu mettre en évidence en premier lieu. Elle prend son origine au niveau de la partie préoptique du noyau supra-optique et au

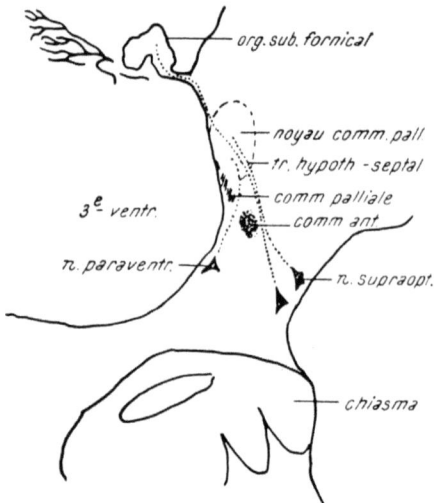

niveau des cellules antérieures du noyau paraventriculaire. Les fibres d'origine préoptique se dirigent vers le noyau de la commissure palliale en passant au-devant de la commissure antérieure. Les fibres d'origine paraventriculaire atteignent ce noyau en passant en arrière de la commissure antérieure. Le noyau de la commissure palliale est situé au-dessus de la commissure palliale, en avant du toit du 3⁰ ventricule, de chaque côté de la scissure interhémisphérique; il appartient de ce fait au télencéphale. Ce noyau renferme des chaînettes de grains neurosécrétés toujours très nombreuses. Quelques-unes se dirigent vers la paroi épendymaire voisine, formée de cellules cylindriques. D'autres chaînettes se terminent au contact des capillaires très nombreux qui irriguent cette région. D'autres encore se mettent en rapport avec les petites cellules qui forment ce noyau. Mais le plus grand nombre d'entre elles poursuivent leur chemin vers l'organe subfornical[2] et peut-être vers les noyaux de l'habénula. Les fibres neurosécrétoires qui se dirigent vers l'organe subfornical ont un trajet ascendant et longent la paroi ventriculaire. Elles

Fig. 1. Représentation schématique dans un plan sagittal, de la voie hypothalamo-septale chez la Poule Rhode-Island

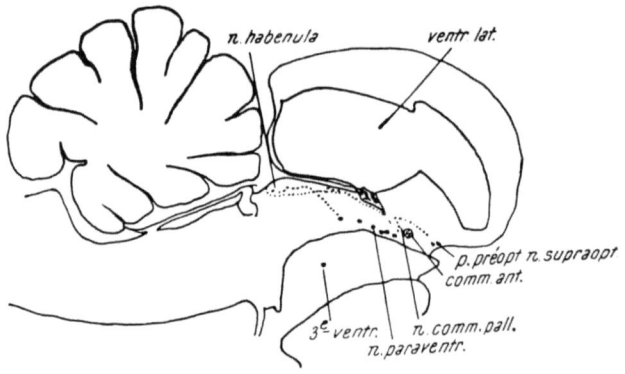

Fig. 2. Représentation schématique dans un plan sagittal et latéral, de la voie hypothalamo-habénulaire, chez la Poule Rhode-Island; on a figuré également en pointillé le tractus septo-habénulaire et une partie de la voie hypothalamo-septale

---

[1] Ces grains ont les mêmes caractéristiques que ceux de la voie hypothalamo-neurohypophysaire (en particulier ils cessent de se colorer après fixation à l'alcool chloroforme); ils sont donc distincts des grains chromo-hématoxynophiles élaborés par les cellules névrogliques, grains de gliosécrétion, qui sont nombreux aussi bien dans les régions septales et habénulaires que dans les parois ventriculaires.

[2] Des recherches antérieures nous ont montré que cet organe situé sous le septum au niveau de l'espace interventriculaire se développait d'une façon distincte chez l'embryon de Poulet de la paraphyse et possédait une structure comparable à celle de l'organe subfornical des Mammifères et distincte de celle de la paraphyse des Reptiles et des Batraciens.

pénètrent dans le pied et se terminent à l'intérieur de ce petit organe où elles ne sont visibles que dans certaines conditions physiologiques (ponte) et expérimentales (injection de T. S. H.) alors qu'elles peuvent être constamment

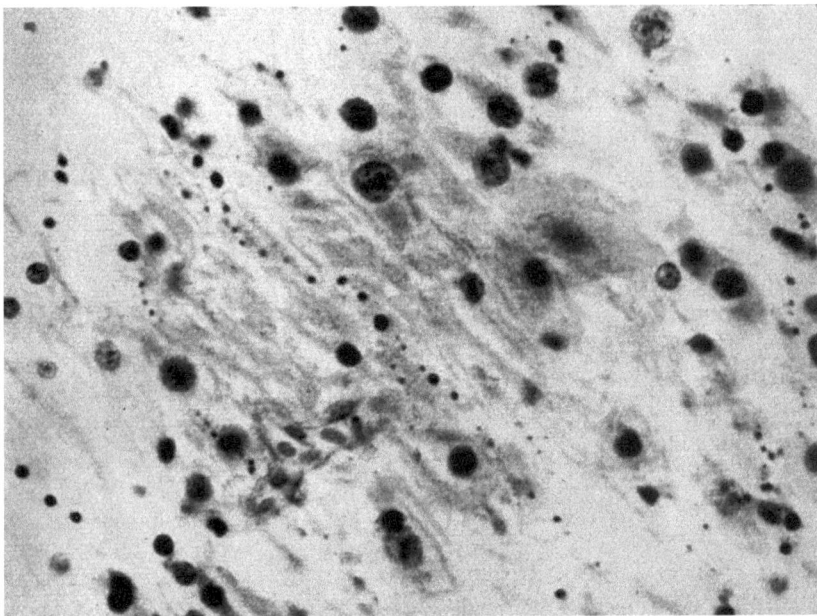

Fig. 3. Chaînettes de grains neurosécrétés le long des fibres hypothalamo-septales chez la Poule

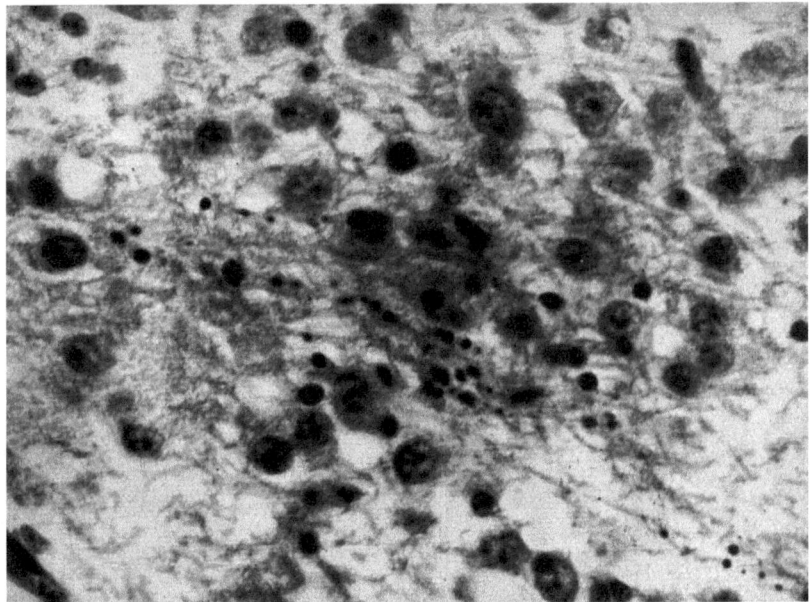

Fig. 4. Chaînettes de grains neurosécrétés à l'intérieur du noyau habénulaire chez la Poule

observées au niveau du noyau de la commissure palliale et entre ce noyau et le pied de l'organe subfornical.

La voie hypothalamo-habénulaire prend son origine dans les noyaux para-ventriculaires. Les axones des cellules les plus dorsales et les plus postérieures de ce noyau se dirigent en arrière en haut et en dehors pour atteindre les noyaux de l'habénula où se rencontrent un grand nombre de chaînettes chez tous les Oiseaux étudiés. Quelques fibres neurosécrétoires semblent provenir du noyau de la commissure palliale en longeant le toit du 3⁰ ventricule où l'on voit quelques gros grains neurosécrétés au contact des cellules épendymaires. On sait par ailleurs qu'il existe un tractus septohabénulaire provenant de la région septale latérale et des noyaux des commissures antérieure et palliale, et se dirigeant vers les noyaux de l'habénula. Au niveau de ces derniers, les chaînettes peuvent soit se terminer au contact des grandes cellules nerveuses des noyaux médian et latéral de l'habénula, soit se mêler aux fibres de la strie médullaire.

D'autres auteurs ont déjà noté chez différentes espèces, l'existence de voies extra-hypothalamo-neurohypophysaires. SCHARRER [2] a décrit chez un Reptile (Thamnophis) une voie neurosécrétoire allant des noyaux paraventriculaires vers la commissure palliale postérieure et vers un petit organe qu'il pense être la paraphyse. Récemment, un auteur indien, ANANTHANARAYANAN [3], a retrouvé cette voie chez plusieurs autres reptiles. BARRY [4] a décrit plusieurs voies extra-hypothalamoneurohypophysaires chez la Chauve-Souris, et en particulier une voie hypothalamo-épithalamique qui semble bien correspondre, au moins en partie, à notre voie hypothalamo-habénulaire[1].

Un fait donc semble bien établi, c'est l'existence chez quelques reptiles, oiseaux et mammifères, de voies neurosécrétoires extra-hypothalamoneurohypophysaires, destinées à des centres nerveux autres que la neurohypophyse, situés à des distances importantes des noyaux hypothalamiques. Il est à souligner que ces voies ascendantes semblent être de complexité de plus en plus grande au fur et à mesure que l'on s'élève dans le phyllum. Nous ne savons rien du rôle joué par la substance neurosécrétée sur ces centres. Certaines images suggèrent l'existence de synapses neurosécrétoires suivant la conception de BARRY, soit avec des cellules nerveuses, soit avec des fibres nerveuses. D'autres images plaident en faveur du passage de la substance neurosécrétée dans le sang à travers la paroi des capillaires qui sont nombreux au niveau du noyau de la commissure palliale par exemple. D'autres chaînettes enfin avoisinent la paroi ventriculaire proche du noyau de la commissure palliale et du noyau de l'habénula, suggérant un processus d'hydrencéphalocrinie. Nos observations ne nous permettent donc pas d'affirmer que cette substance neurosécrétée possède la valeur générale d'un intermédiaire chimique, mais elles nous montrent qu'il existe entre les noyaux hypothalamiques et certaines régions du télencéphale et de l'épithalamus des relations constantes chez les Oiseaux.

Résumé

Les noyaux supra-optiques, partie préoptique, et paraventriculaires donnent naissance à un faisceau de fibres ascendant, extrêmement riche en chainettes de substance neuro-sécrétée, faisceau qui passe principalement au devant mais également derrière la commissure antérieure pour atteindre le noyau de la commissure palliale dans la région septale. Quelques fibres longent la paroi supérieure du 3° ventricule, et pénètrent à l'intérieur de l'organe sub-fornical où de nombreuses chainettes sont bien visibles dans certaines conditions physiologiques (ponte) et expérimentales (injection de T. S. H.). Ce faisceau hypothalamo-septal, à trajet ascendant, est tout à fait distinct du faisceau hypothalamo-hypophysaire à trajet descendant.

---

[1] STUTINSKY a également signalé chez le Poisson Chat, l'existence de fibres colorées par l'hématoxyline chromique phloxine de GOMORI dans la région habénulaire [5].

Riassunto

I nuclei sopraottici, la regione preottica ed i nuclei paraventricolari danno origine ad un fascio di fibre ascendenti estremamente ricco di sostanza neurosecretoria, che passando anteriormente e posteriormente alla commissura anteriore raggiunge il nucleo della commissura palliale in corrispondenza della regione del setto.

Alcune fibre di questo fascio sfiorano la parete superiore del terzo ventricolo e penetrano infine nella compagine dell'organo subfornicale, dove si possono dimostrare in determinate condizioni fisiologiche o sperimentali (iniezione di T.S.H.) numerose guttule di neurosecreto. Questo fascio ipotalamo-settale a tragitto ascendente appare anatomicamente ben distinto dal fascio ipotalamo-ipofisario a tragitto discendente.

Bibliographie

1. LEGAIT, H.: Etude histophysiologique et expérimentale du système hypothalamo-neurohypophysaire de la Poule Rhode-Island. Arch. Anat. microsc. **44,** 323 (1955).
2. SCHARRER, E.: Neurosecretion. A relationship between the paraphysis and the paraventricular nucleus in the Garter snake (Thamnophis Sp.). Biol. Bull. **101,** 1, 106—113 (1951).
3. ANANTHANARAYANAN, V.: Nature and distribution of neurosecretory cells of the reptilian brain. Z. Zellforsch. **43,** 8—16 (1955).
4. BARRY, J.: Etude de la neurosécrétion chez la Chauve-Souris en hibernation. Compt. rend. Ass. Anat., XLI° Réun., Gênes, Avril 1954, No. 84, 1955.
5. STUTINSKY, F.: Contribution à l'étude du complexe hypothalamo-hypophysaire. Thèse Fac. Sciences, Paris 1955.

Professeur Dr. E. LEGAIT, Faculté de Médecine de Nancy, Laboratoire d'Histologie, 31, Rue Lionnois, *Nancy*, France.

Zoological Laboratory, State University of Groningen, The Netherlands

The Innervation of the Anterior Pituitary Gland in the Cat

By

J. Metuzals

With 10 Figures

To most authors it is a definitely established fact that the anterior pituitary gland lacks innervation. The most concrete evidence for this statement should lie according to HARRIS (1956) in the electrone-microscopic studies of PALAY and FARQUHAR and RINEHART (personal communication of above authors to HARRIS). GREEN (1951), in his survey of the pituitary glands of seventy-five species of vertebrates, concludes: "In none of the animals studied has an innervation of the pars distalis been found."

Under these circumstances it seems important to report neurohistological evidence which contradicts this general thesis. It is of interest to note that even until 1926 such eminent authors as KOELLIKER, HERRING, BAILEY and COWDRY (quoted from ROMEIS, 1940) have denied the existence of nerve fibres in the neurohypophysis.

It is true that some authors have described what they believed to be nervous fibres in the anterior pituitary although they were probably reticular fibres, e. g. PINES (1924; using methylene blue and CAJAL's techniques). The results of BROOKS and GERSH (1941) are not substantiated in their original paper by illustrations; the diagrammatic drawing in HOWELL's Textbook of Physiology (1946), Fig. 115, indicates that BROOKS and GERSH, too, interpreted reticular fibre nets as nervous in the anterior pituitary of the rat. VAZQUEZ-LOPEZ (1949) gives very indistinct photomicrographs of elements in the pars distalis of the rabbit's pituitary, which resemble more nervous than connective structures. Therefore, HARRIS (1955) proposes degeneration experiments — after pituitary stalk section and removal of the superior cervical sympathetic ganglia — as "rigid control procedures" to prove the nature of any fibres seen in the pars distalis.

In my opinion, an exact knowledge of the normal configuration of the nervous and connective tissue in the anterior pituitary is indispensable before such degeneration experiments can be successfully undertaken. Without such knowledge the investigator will not be able to interpret his degeneration preparations. Furthermore, a neurohistological technique is necessary, which in the normal material constantly demonstrates nervous structures through larger parts of the organ. Without these conditions degeneration experiments have no value, cf. also GLIMSTEDT and HILLARP (1942).

The possibility that ganglion cells, and even small ganglia may be localized in the close proximity of the pituitary gland (ZACHARIAS, 1941; METUZALS, 1956)

makes the interpretation of results of degeneration experiments even more difficult, also the new concepts on the organisation of the periphery of the autonomic nervous system by Meyling (1953) and Jabonero (1953), cf. also Honjin (1956).

The present report is an account of some results of a study of innervation of the anterior pituitary in the cat.

This subject has been investigated before by Pines (1924), Hair (1938), Rasmussen (1938) and Green (1951). Their accounts are inadequate and contradictory. The present results are partly in agreement with those of Hair. The papers of Nowakowski (1951) and Engelhardt (1956) are concerned mainly with the organisation of the pituitary blood vessels in this species.

Materials and Methods

The pituitaries and the diencephalon of twelve cats, of either sex, were examined.

The cats were perfused through the heart with Ringer's solution warmed to body temperature, and then with 13% formalin solution. Frozen sections of $35-40\,\mu$ thickness were cut of the pituitary gland with the diencephalon attached. The sections were impregnated according to the Bielschowsky-Gros method (Romeis, 1948). One pituitary gland was fixed in Carnoy's fluid. The $8\,\mu$ thick paraffin sections were impregnated according to Gomori's method for reticular fibres.

Results

As in the horse and duck (Metuzals, 1954, 1955, 1956) it was possible to recognize also in the pars tuberalis and pars distalis of the cat's pituitary two distinct nervous formations: 1) the typical autonomic nervous end-formation — the sympathetic ground-plexus around the surface of the gland cell cords, and 2) the secreto-motor end-plexus extending among the individual gland cells in a cord.

(1) Peripheral autonomic innervation of the gland cells and the sinusoids of the anterior pituitary

Various large nerve fibre strands with structural features resembling those of the peripheral autonomic nervous system can be traced in different parts of pars tuberalis and pars distalis (cf. Fig. 1, 3 and 5).

Fig. 1 illustrates peripheral autonomic nerve fibre strands in the pars tuberalis among the gland cell cords (*Glc*) and small arteries (*Al, Acr*). In the strands Schwann nuclei (*Schn*) are visible. Nervous strands of the same kind can be followed in the pars tuberalis not only along the course of the small arteries, but also independently of the blood vessels among the cell cords. The larger nerve fibre strands are continuous with the end-formation of the peripheral autonomic nervous system, the *sympathetic ground-plexus* (Boeke) which was also found in the pars tuberalis and pars distalis.

According to Boeke (1949), the sympathetic ground-plexus consists of string-like, flatly extending strands which form a syncytium containing anastomosing neurofibrils in its nucleated protoplasm. Some difference of opinion still exists concerning the delicate structure of the end-formation of the autonomic nervous system (cf. Meyling, 1953; Jabonero, 1953; Stöhr, 1954; Honjin, 1956; Kuntz and Napolitano, 1956).

The nervous strands of the sympathetic ground-plexus could be traced commonly in the pars tuberalis and pars distalis along the surface of the gland cell

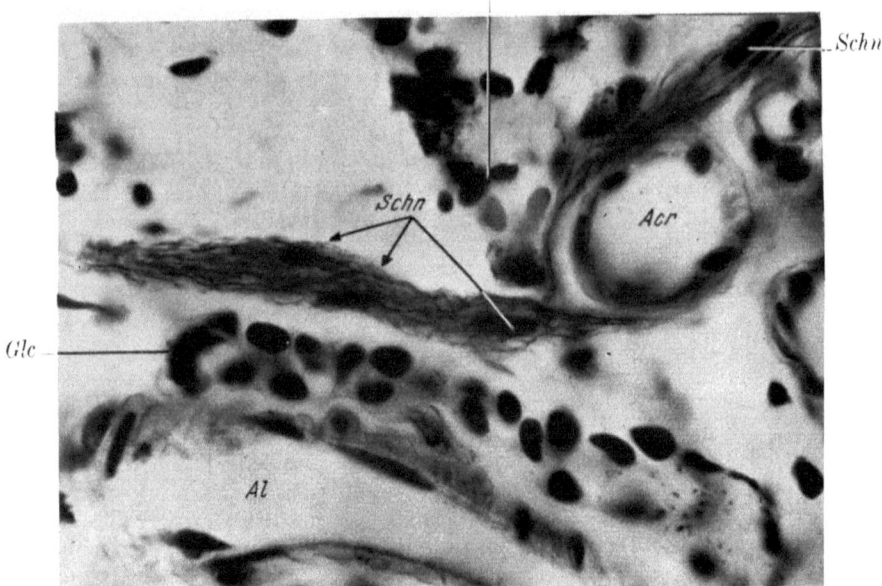

Fig. 1. Peripheral autonomic nerve fibre strands in the pars tuberalis among the gland cell cords (*Glc*) and small arteries. *Al*-longitudinal section, *Acr*-cross section of small arteries; *Schn*-Schwann nuclei of the nervous strands. (35 μ; Bielschowsky-Gros; × 800)

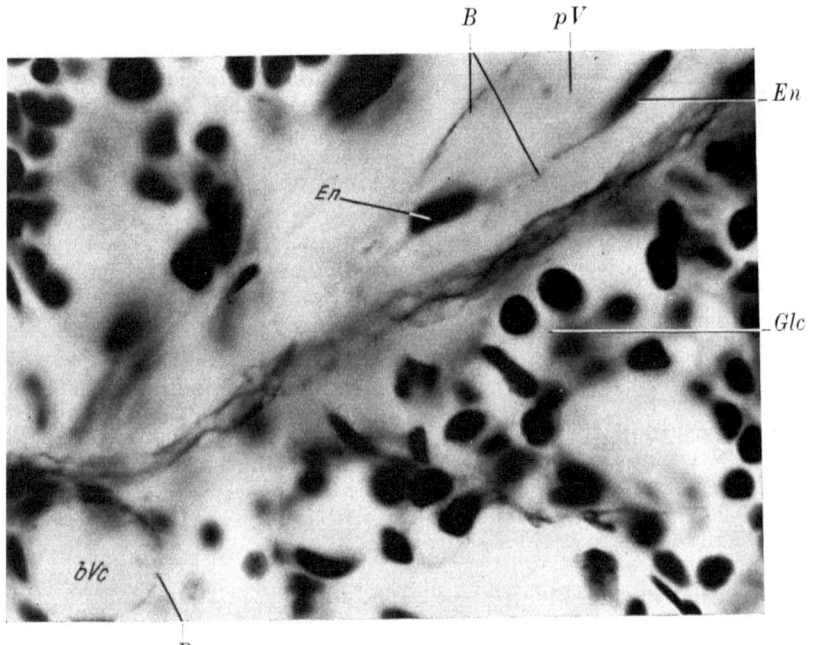

Fig. 2. Nervous strand of the sympathetic ground-plexus in the zona tuberalis of the pars distalis. Note the direct contact of the strand with gland cell cords (*Glc*) and blood vessels (*pV*-portal vein: *bVc*-cross section of a blood vessel). *En*-endothelium nuclei of the portal vein; *B*-boundaries of the blood vessels. Note that the reticular fibre membranes surrounding the blood vessels and gland cell cords are not impregnated. (35 μ; Bielschowsky-Gros; × 1000)

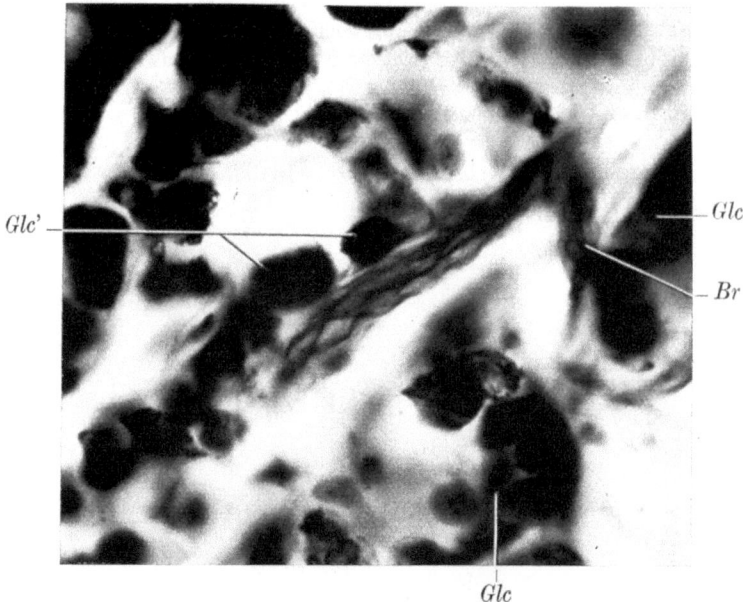

Fig. 3. Part of a peripheral autonomic nerve fibre strand in the pars distalis among gland cell cords
(*Glc*) and sinusoids. *Br*-another strand branching off from the former. The granules of most the gland
cells are heavily impregnated with silver. *Glc'* -two gland cells with heavily blackened granules in direct
contact with the strand. (35 μ; Bielschowsky-Gros; × 1000)

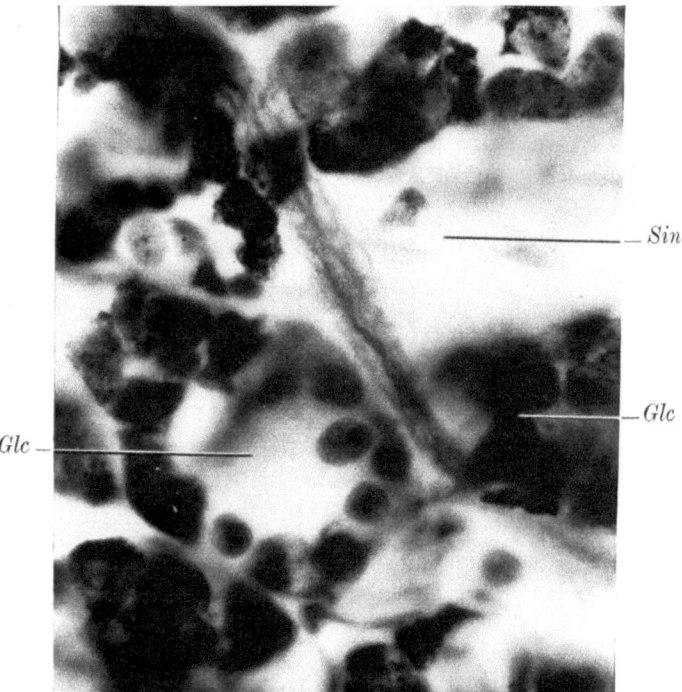

Fig. 4. Part of a strand of the sympathetic ground-plexus in the pars distalis. The strand is in direct
contact with the gland cells and sinusoids. In the 35 μ thick section it can be followed over considerable
distance in the pars distalis. The photomicrograph shows only a small part of the strand. Reticular
fibres of the sinusoids (*Sin*) are not impregnated. (35 μ; Bielschowsky-Gros; × 1000)

cords and the sinusoids. Fig. 2 illustrates such a strand in the zona tuberalis (DAWSON, 1937) of the pars distalis. It is composed of fine neurofibrils which are arranged in some parts in a parallel manner, but mostly they anastomose with each other. Moreover, Fig. 2 demonstrates clearly the immediate contact of the

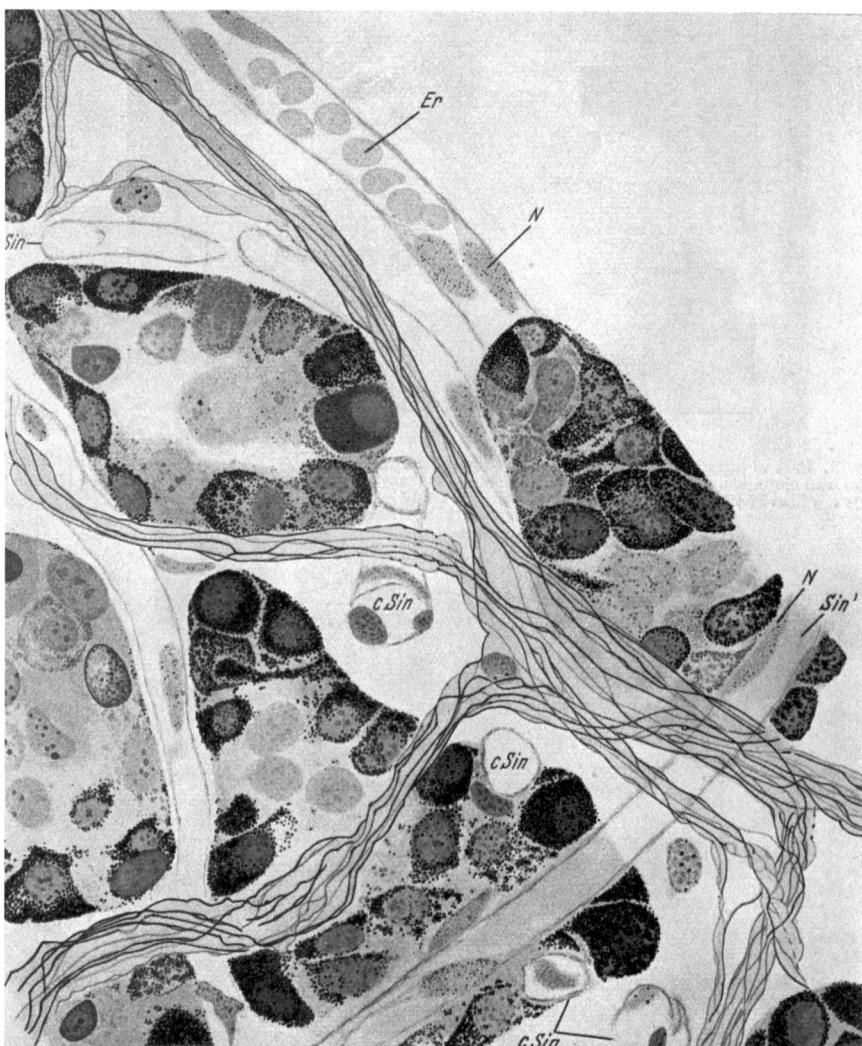

Fig. 5. An autonomic nervous plexus in the ventral periphery of the pars distalis. From a larger nerve fibre strand smaller ones branch off. The strands lie directly on the surface of the gland cell cords; however, they are everywhere in an immediate contact with the sinusoids (*Sin*). The wall of the sinusoids is slightly blackened by the silver. *cSin*-cross section of a sinusoid; *Sin'*-sinusoid on the surface of two cell cords and nervous strands; *N*-endothelium nuclei; *Er*-erythrocytes. (35 μ; BIELSCHOWSKY-GROS; ×950)

nervous strand with a portal vein (*pV*) and the gland cells (*Glc*). The strands of the plexus do not always follow the course of the blood vessels. By contrast, they often leave the associated blood vessels and follow independent their course on the surface of the gland cell cords, joining another vessel at another place.

Fig. 3 illustrates a peripheral autonomic nerve fibre strand in the pars distalis among the gland cell cords and sinusoids. From this, two nervous strands branch off: one of the same calibre (*Br*) and another finer one, belonging already to the sympathetic ground-plexus. The last is outside the focal plan.

The photomicrograph of Fig. 4 demonstrates a part of a long nervous strand of the sympathetic ground-plexus in the pars distalis. The neurofibrillar configuration of the strand shows the typical features of the sympathetic ground-plexus as described by many authors in different organs. The strand can be traced in the 35 μ thick section for a considerable distance among the cell cords and sinusoids. (Note, that the reticular fibre membranes around the gland cell cords [*Glc*] and the sinusoids [*Sin*] are not impregnated [cf. Fig. 10]).

In Fig. 5, a peripheral autonomic plexus is demonstrated in the ventral periphery aspect of the pars distalis. It consists of various large strands of nerve fibres, forming a three-dimensional plexus among the cell cords and sinusoids. Of course, Fig. 5 is so far diagrammatic as the plexus and the sinusoids present in the different levels of the 35 μ thick section are reproduced in the same plan. The reticular fibre membranes surrounding the sinusoids and the cell cords are not impregnated in the preparation illustrated in Fig. 5. However, the sinusoids can be easily identified with the aid of the nuclei of the endothelium and pericytes and also because the wall of the sinusoids is slightly blackened by the silver. Therefore, it is possible to get some impression of the pattern of the sinusoids in the 35 μ thick section and to compare it which that of the autonomic nervous plexus. A preliminary result of such a comparison is

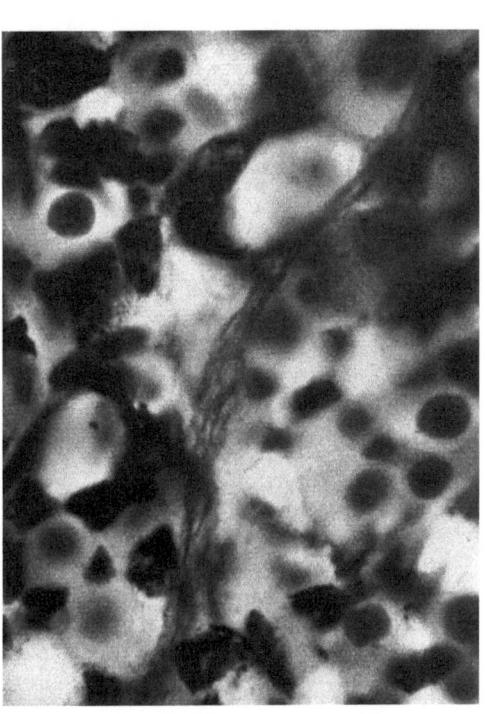

Fig. 6. Part of a strand of the sympathetic ground-plexus among the gland cell cords and sinusoids in the pars distalis. (35 μ; BIELSCHOWSKY-GROS; × 1000)

that, (1) both patterns differ from each other and, (2) the nerve fibre strands do not follow always the course of the sinusoids. The nervous strands can be often traced on the surface of the cell cords without being associated with the sinusoids. However, because of the rich vascularisation of the pars distalis, there exists everywhere an intimate contact between the autonomic nerves and the blood vessels in the pars distalis.

Once more, the intimate contact between the gland cells and the end-formation of the autonomic nervous system is illustrated in Fig. 6.

(2) The secreto-motor end-plexus in the pars distalis

In several parts of the pars distalis and pars tuberalis fine single nerve fibres, forming a three-dimensional plexus, could be observed among the gland cells in the cords, in contrast to the strands of the sympathetic ground-plexus, which are always localized on the surface of the cords. The fibres show small fusiform enlargements characteristic of nerve fibres (cf. ↓ Fig. 7). This nervous formation in the cat, structurally different from the sympathetic ground-plexus (cf. Fig. 7 with Fig. 6) may be called the *secreto-motor end-plexus* because of the direct contact

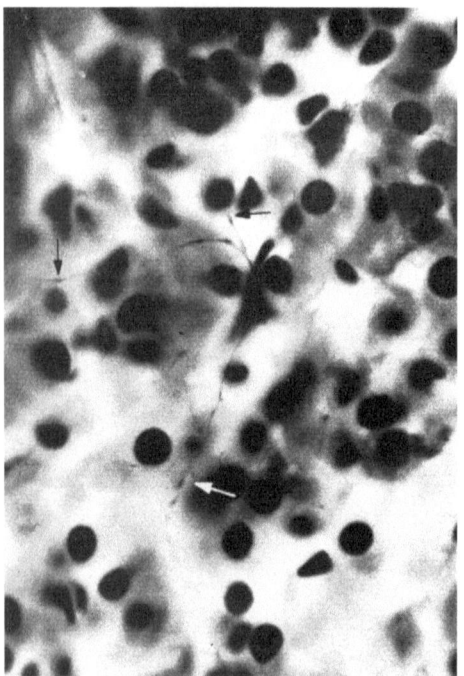

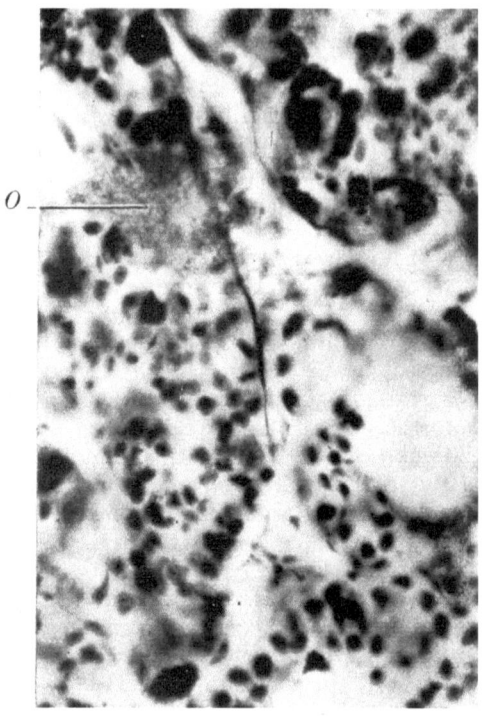

Fig. 7. Some nerve fibres of the secreto-motor end-plexus in the pars distalis, extending in a gland cell cord among the individual gland cells. The fibres show fusiform enlargements (↓) characteristic of nerve fibres. Considerable part of the plexus is not in the focal plan of the photomicrograph. (35 µ; BIELSCHOWSKY-GROS; × 800)

Fig. 8. Nerve fibre from the neurohypophysis in the zona tuberalis of the pars distalis. In the same section the fibre can be traced into the infundibulum. O-Offshoot of the infundibulum into the zona tuberalis. (35 µ; BIELSCHOWSKY-GROS; × 450)

of the gland cells in a cord with nerve fibres of the plexus. It shows the same morphological features as the secreto-motor end-plexus in the adenohypophysis of the horse and duck (METUZALS, 1954, 1955, 1956).

In the present material a number of single nerve fibres of different calibre and some bundles of nerve fibres could be traced from the infundibulum of the neurohypophysis into the substance of the pars tuberalis and the zona tuberalis (DAWSON, 1937) of the pars distalis. The fibres were not associated with the blood vessels. Mostly I have traced nerve fibres, single and in bundles, from the neurohypophysis at the proximal part of the infundibulum into the zona tuberalis near the pars tuberalis (Fig. 8), some into the tissue of the pars distalis proper. These observations are in agreement with those of HAIR (1938).

In several preparations I could observe that the *fibres* of the secreto-motor end-plexus in the pars tuberalis and pars distalis *come from the neuro-hypophysis*.

The infundibulum of the neuro-hypophysis in the cat does not join smoothly on to the adenohypophysis. Offshoots of the infundibulum, composed of a skein of nerve fibres, enter superficially into the substance of the pars tuberalis and zona tuberalis (Fig. 9). Occasionally, nerve fibres from these offshoots could be traced into the zona tuberalis among the gland cells.

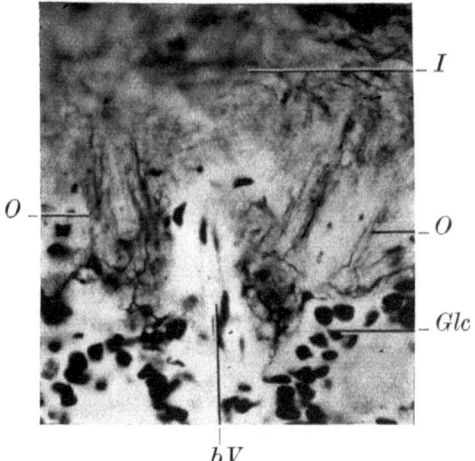

Fig. 9. Offshoots (*O*) of the infundibulum, composed of nerve fibre skeins, into the zona tuberalis. *Glc*-gland cells of the zona tuberalis; *bV*-blood vessel, *I*-infundibulum. (35 μ; BIELSCHOWSKY-GROS; × 420)

(3) Comparison between the nervous and connective tissue of the anterior pituitary

After examination of the sections impregnated according to GOMORI's method for reticular fibres (cf. Fig. 10) and comparison with those impregnated according to the BIELSCHOWSKY-GROS method for nerve fibres, the *principal morphological difference* between the reticular fibre and the nervous tissue of the pituitary gland is *evident*.

I could always recognize in my preparations with certainty the nervous and the connective tissue. In a slide, where only the gland cells have been impregnated, the nature of an accidental fibre may be questionable, but not in slides, where also other histologically well defined structures, such as

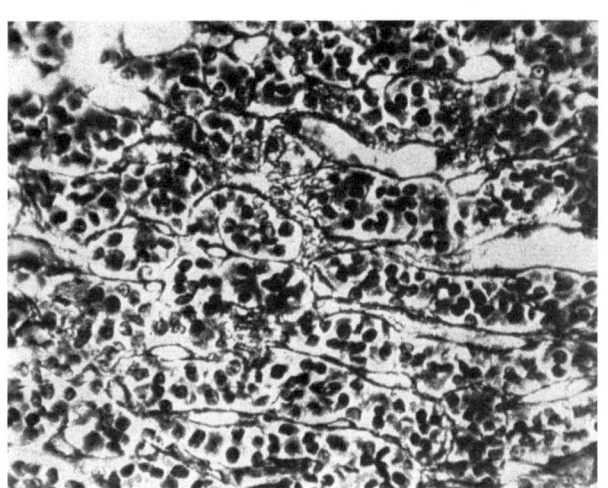

Fig. 10. Reticular fibre tissue around the gland cell cords and the sinusoids in the pars distalis. (8 μ; GOMORI; × 324)

nervous or the connective tissue, are visible. Accordingly, I cannot agree with GREEN (1952) that the differentiation of nerve fibres from reticulum in the anterior pituitary depends entirely of the kind of evidence which the observer considers acceptable; moreover, because the author cannot present a real histological basis for his statement. In GREEN's papers (1951 a, b; 1952) are illustrated only unquestionable connective tissue fibres in the pars distalis and no structures that could really be considered as nervous tissue (cf. Figs. 2A and B, GREEN, 1952).

The configuration of the connective tissue fibres in the anterior pituitary

is described in a number of papers. Recent investigations, especially those of
ROMEIS (1940, with complete review of earlier literature), VESTER (1941), LANSING
and WOLF (1942), RINEHART and FARQUHAR (1955) provide excellent figures
and descriptions. In view of these readily available accounts it is not intended, in the
present contribution, to give also a detailed account of the reticular fibre tissue
in the cat's pituitary gland. For comparison with the nervous structures illustrated
in Figs. 1 to seven, the reader is refered to these papers.

Discussion

The present results show that in the cat the anterior pituitary is innervated,
firstly, by the peripheral autonomic nervous system. In the same manner as in
the exocrine glands (cf. BOEKE, 1934; JAŁOWY, 1937, 1938; GLIMSTEDT and
HILLARP, 1942; HONJIN, 1956) the autonomic end-formation — the *sympathetic
ground-plexus* (BOEKE) innervates simultaneously in the anterior pituitary both
the blood vessels and the gland cell cords. These observations in the cat agree
with those already reported by HAGEN (1950) on the human pituitary.

Secondly, besides the typical peripheral autonomic endformation *around* the
cell cords, it was possible to demonstrate *in* the cords of some places of cat's
anterior pituitary as in that of the duck (METUZALS, 1956) another nervous
structure. Among the single gland cells a nervous plexus extends, composed of
fine single nerve fibres. It is termed *secreto-motor end-plexus*.

In some exocrine glands also, e. g. lacrimal glands, an inter epithelial nerve
plexus among the single gland cells is described, which takes its origin from the
strands of the sympathetic ground-plexus around the gland cell complexes
(DOGIEL, 1893; BOEKE, 1934).

In the present material I could find no evidence for such an origin of the
secreto-motor end-plexus in the pituitary. On the contrary, there exist evidence
that the fibres of the secreto-motor end-plexus come from the neurohypophysis.
It is possible to trace single and bundles of nerve fibres, from the infundibulum
deep into the pars tuberalis and the zona tuberalis of the pars distalis forming
the secreto-motor end-plexus, among the individual gland cells in the cords.

NONIDEZ (1944) states that the sympathetic ground-plexus described by
BOEKE (1934, 1949) in many organs are of non-nervous nature and criticizes the
BIELSCHOWSKY-GROS method as unspecific. According to HILLARP (1946) the un-
critical attitude and the true value of his proofs are best demonstrated by mentioning
that GLIMSTEDT and HILLARP (1942) succeeded in demonstrating the nervous
nature of BOEKE's ground-plexus in submandibular gland by means of a specific
methylene blue technique and degeneration experiments (cf. also JABONERO,1953).

In my opinion, the key of the specifity of a neurohistological method is
primarily a peculiar adjustment of the method to the species and the organ
investigated. By this, every method can be made specific or unspecific. For
instance, with the BODIAN method in our laboratory it has been possible to
impregnate reticular fibre membranes of the blood vessels in the brain of Cyprinus sp. (C. M. BALLINTIJN, unpublished observations). PINES (1924), using
methylene blue and CAJAL methods, mistook reticular fibre tissue in the anterior
pituitary for nervous.

It is true that in the present material the peripheral autonomic nervous
structures and the secreto-motor end-plexus could be found only in several
parts of the pars distalis. The point arises as to whether it is justifiable to draw
from the results obtained the more general conclusion about the autonomic
innervation of the anterior pituitary as mentioned above. The fact that it is

possible to find in several parts of the pars distalis and pars tuberalis peripheral autonomic nervous structures of the *same* morphological faetures as in *all* exocrine glands, suggests that the *whole adenohypophysis* of the cat is, at least innervated in the same manner as the exocrine glands. By applying one of the classical neuro-histological methods we can only exceptionally expect a total impregnation of all nerves, including also the end-formations, in a parenchymatic organ. Also, GLIMSTEDT and HILLARP (1942) stressed that they could not demonstrate constantly with the methylene blue technique the fine ground plexus around the terminal lobuli in the submandibular gland, whereas in the same preparations a total demonstration of nerves of the hilus and excretory ducts was always possible. In the duck I have never been able either to impregnate the secreto-motor end-plexus in a section of the pituitary over the whole pars distalis. The plexus could be found — as in the case of the cat — always in different limited areas in the 49 sections in which the impregnation of the nerves in the pars distalis was successful (in all, 900 sections from 30 pituitaries have been impregnated).

At present when the nervous regulation of the anterior pituitary is examined only from the point of view of the "portal chemotransmitters" with the aid of "an anterior pituitary without nerve supply", a further discussion on the possible functional significance of the nervous structures described would be premature.

The photomicrographs were taken by Mr. K. P. van KEMPEN.

I wish to thank Prof. J. DROOGLEEVER FORTUYN for the hospitality in the Neurological Department and Mr. H. WORRIES from the Neurological Department for the technical assistance.

Summary
The innervation of the pars distalis and pars tuberalis of the adenohypophysis in the cat has been investigated by means of the BIELSCHOWSKY-GROS technique.

The gland cells and sinusoids of the pars distalis and pars tuberalis are innervated, firstly, by the peripheral autonomic nervous system. The autonomic end-formation — the sympathetic ground-plexus (BOEKE) — extends among the gland cell cords and sinusoids.

Secondly, a secreto-motor end-plexus could be observed in several parts of the pars tuberalis and pars distalis. It is composed of a three-dimensional nerve fibre plexus extending among the gland cells in a cord.

A number of nerve fibres of the secreto-motor end-plexus could be traced from the infundibulum of the neurohypophysis into the pars distalis and pars tuberalis.

The nervous and connective tissue of the pars distalis are compared and their main morphological differences set out.

Riassunto
Mediante la tecnica di BIELSCHOWSKY-GROS è stata studiata l'innervazione della pars distalis e della pars tuberalis dell'adenoipofisi di gatto; si è potuto constatare che le cellule ghiandolari ed i sinusoidi della pars distalis e della pars tuberalis sono innervati principalmente dal sistema nervoso autonomo periferico. Le formazioni terminali plesso basale simpatico di BOEKE — del sistema neurovegetativo periferico raggiungono i cordoni cellulari ed i sinusoidi: un secondo plesso terminale a probabile funzione eccito-secretrice è stato osservato inoltre in diversi punti della pars tuberalis e della pars distalis. Questo plesso è composto da un reticolo tridimensionale di neurofibrille che circonda singoli gruppi di elementi cellulari.

Una parte delle fibre nervose può venir seguita nel suo decorso dall'infundibolo verso la zona tuberalis dell'adenoipofisi.

Sono stati inoltre presi in esame i caratteri morfologici del tessuto connettivale reticolare in rapporto alla distribuzione delle fibre nervose, analizzandone le differenze strutturali.

References

BOEKE, J.: Z. mikrosk.-anat. Forsch. **85**, 551 (1934).
− Acta Anat. **8**, 18 (1949).
BROOKS, C. McC. and I. GERSH: Endocrinology **28**, 1 (1941).
DAWSON, A. B.: Anat. Rec. **69**, 471 (1937).
DOGIEL, A. S.: Arch. mikrosk. Anat. **42**, 632 (1893).
ENGELHARDT, FR.: Acta Neuroveget. **13**, 129 (1956).
GLIMSTEDT, G. and N.-Å. HILLARP: K. fysiogr. Sällsk. Lund. Förh. **53**, 3 (1942).
GREEN, J. D.: Amer. J. Anat. **88**, 225 (1951a).
− Anat. Rec. **10**, 99 (1951b).
− Ciba Foundation Colloquia on Endocrinology **4**, 72 (1952).
HAGEN, E.: Z. Anat. Entw.-Gesch. **114**, 640 (1950).
HAIR, G. W.: Anat. Rec. **71**, 141 (1938).
HARRIS, G. W.: Neural Control of the Pituitary Gland. London: Arnold. 1955.
− XXth International Physiological Congress. Brussels. Abstracts of Reviews, 508 (1956).
HILLARP, N.-Å.: Acta Anat., Suppl. No. 4 (1946).
HONJIN, R.: J. Comp. Neurol. **104**, 331 (1956).
HOWELL's Textbook of Physiology. Philadelphia and London: Saunders. 1946.
JABONERO, V.: Acta Neuroveget., Suppl. No. 4 (1953).
JAŁOWY, B.: Z. Zellforsch. **25**, 165 (1937); **28**, 114 (1938).
KUNTZ, A. and L. M. NAPOLITANO: J. Comp. Neurol. **104**, 17 (1956).
LANSING, W. and I. M. WOLF: Anat. Rec. **83**, 355 (1942).
MEYLING, H. A.: J. Comp. Neurol. **99**, 495 (1953).
METUZALS, J.: Acta Anat. **20**, 258 (1954).
− Z. Zellforsch. **43**, 319 (1955).
− J. Endocrinol. **14**, 87 (1956).
NONIDEZ, J.: Biol. Rev. **19**, 30 (1944).
NOWAKOWSKI, H.: Dtsch. Z. Nervenhk. **165**, 261 (1951).
PINES, J. L.: J. Psychol., Leipzig **32**, 80 (1926).
RASMUSSEN, A. T.: Endocrinology **23**, 263 (1938).
RINEHART, J. and M. G. FARQUHAR: Anat. Rec. **121**, 207 (1955).
ROMEIS, B.: Innersekretorische Drüsen. II. Hypophyse. Handbuch der mikroskopischen Anatomie des Menschen. Ed. W. VON MÖLLENDORF. Berlin: Springer. 1940.
− Mikroskopische Technik. München: Leibnitz Verlag. 1948.
STÖHR P. JR.: Acta Neuroveget. **10**, 21 (1954).
VAZQUEZ-LÓPEZ, E.: J. Endocrinol. **6**, 158 (1949).
VESTER, G.: Z. mikrosk.-anat. Forsch. **50**, 339 (1941).
ZACHARIAS, L. R.: J. Comp. Neurol. **74**, 421 (1941).

Dr. J. METUZALS, Zoölogisch Laboratorium, *Haren* (*Gr.*), Rijksstraatweg 78, Nederland.

Institut d'Histologie et d'Embryologie, Faculté de Médecine, Sarajevo, Yougoslavie

Contribution à l'étude de l'influence de la lumière et de l'obscurité sur l'hypothalamus

Par

R. Milin

Avec 4 Figures

La lumière et l'obscurité sont deux facteurs écologiques dont la succession, la durée et l'intensité jouent un grand rôle dans le déterminisme du rythme journalier et du rythme saisonnier du système neuro-endocrinien. Bien que leur influence sur le système endocrinien, et notamment celle de la lumière sur les gonades, sont l'objet d'un grand nombre de recherches [2, 3, 4, 6, 10], leur effet sur la structure de l'hypothalamus n'a pas été étudié.

Nous nous proposons d'exposer dans ce travail les résultats de nos recherches sur l'action de la lumière et de l'obscurité, appliquées pendant un long temps, sur la structure hypothalamique, notamment des noyaux supra-optique et para-ventriculaire.

I. Matériel et technique

Un groupe de 30 rats mâles adultes, de 160 à 170 gr (groupe I), a été soumis au mois de mai à l'influence de la lumière permanente pendant 30 jours: lumière de jour et lumière éléctrique blanche (deux lampes à 150 W) la journée, et la même lumière éléctrique blanche la nuit. Le groupe de 8 rats témoins était dans les mêmes conditions de température et de nourriture que les précédents, à rythme journalier naturel au point de vue de la lumière et de l'obscurité.

Un autre groupe de rats femelles, de même âge que le précédent, a été soumis à l'influence de l'obscurité permanente pendant 30 jours (groupe II). Les rats témoins pour ce groupe (8 rats), séjournaient sous des conditions normales d'éclairage dans une pièce de même grandeur et dans les mêmes conditions d'aération que le groupe mis en expérience.

Le sacrifice des animaux a été exécuté par l'éther, fixation au Bouin, coloration par la méthode de Florentin et par la méthode de Gomori (modification Bargmann).

II. Résultats

A. Effet de la lumière

1. Noyau supra-optique (NSO). — La réponse morphologique du noyau supra-optique est caractérisée par des changements réactifs d'ordre progressif. Les cellules neuro-glandulaires sont polymorphes, la plupart d'entre elles est plus grande que celle des rats témoins. Le cytoplasme est souvent parsemé de micro-vacuoles, isolées ou situées en groupe à la périphérie, au niveau du pôle cellulaire voisin des capillaires. Ces vacuoles sont généralement optiquement vides, toutefois

quelques vacuoles contiennent de la substance colloïde sous forme de boules. D'autres sont largement ouvertes dans l'interstice plus lâche que celui des animaux témoins. Les cellules hypertrophiées contiennent de la substance phloxinophile uniformément colorée. La substance neuro-sécrétée GOMORI-phile, différement présente dans différentes cellules, tant au niveau de la portion préoptique qu'au niveau de la portio retro-optique du NSO, est moins abondante que chez les rats témoins. Généralement parlant, elle est sous forme de granulations fines, plus discrétement colorées. La substance de NISSL est aussi en quantité moindre.

Les noyaux sont plus grands que chez les animaux témoins, de forme arrondie, à position le plus souvent excentrique (Fig. 1). Il y a des cellules plus nombreuses

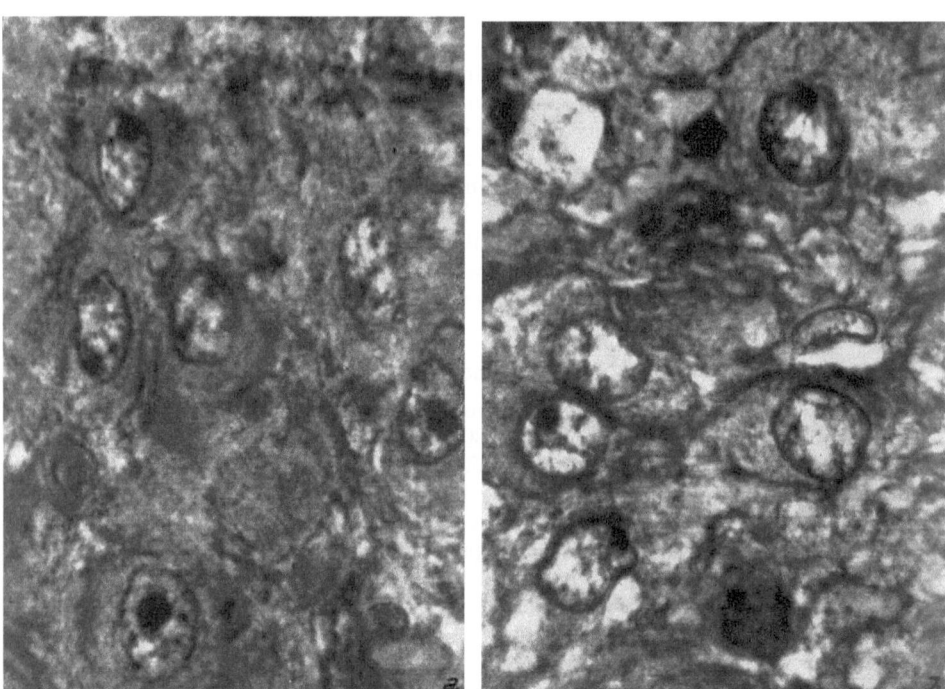

Fig. 1. Noyau supra-optique. *a* Rat témoin. *b* Rat soumis à l'influence de la lumière (30 jours): hypertrophie des noyaux, vacuolisation du cytoplasme

à deux noyaux, aussi bien que des cellules à type neuroblastique, des métaneuro-gonies, constatables aussi au niveau du NSO sous d'autres conditions expérimentales (stress auditivo-vibratoire [12]). Les nucléoles sont aussi hypertrophiques, souvent de forme irrégulière et repoussés à la périphérie, accolés à la membrane nucléaire, ou expulsés dans le cytoplasme.

Les capillaires sont dilatés, ramifiés.

2. Noyau paraventriculaire (NPV). — Les cellules neuro-glandulaires du NPV sont également hypertrophiques, polymorphes, assez riches en substance phloxino-phile, ici et là pauvrement bigarrée par granulations GOMORI-philes. Les vacuoles sont moins nombreuses qu'au niveau du NSO, la substance de NISSL est moins abondante que chez les témoins. Les noyaux sont hypertrophiques, globuleux, à nucléole plus grand, de mêmes caractères morphocynétiques qu'au niveau du NSO. Les capillaires sont congestionnés.

B. Effet de l'obscurité

1. Noyau supra-optique. — Les changements réactifs du NSO des animaux soumis à l'influence de l'obscurité permanente sont d'ordre regressif: les cellules neuro-glandulaires sont plus petites que chez les témoins, à contour moins délimités; les noyaux sont plus petits, inégaux (Fig. 2). Les nucléoles sont également

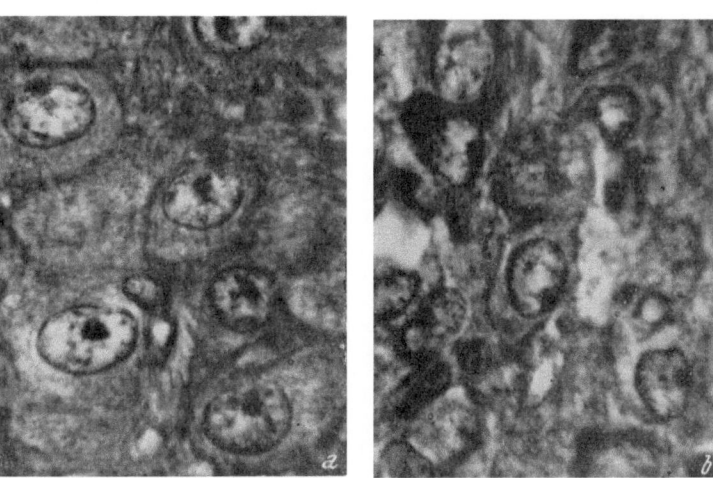

Fig. 2. Noyau supra-optique. *a* Rat témoin. *b* Rat soumis à l'influence de l'obscurité (30 jours): cellules neuro-glandulaires à noyaux plus petits, inégaux; signes regressifs

moins volumineux que les témoins, avec migration plus rare dans le cytoplasme.

La plupart des cellules est à cytoplasme uniformément coloré, plus foncé, avec de rares vacuoles, pauvres en substance neuro-sécrétrice; les cellules à fonte holocrine sont plus rares; la substance de Nissl moins abondante.

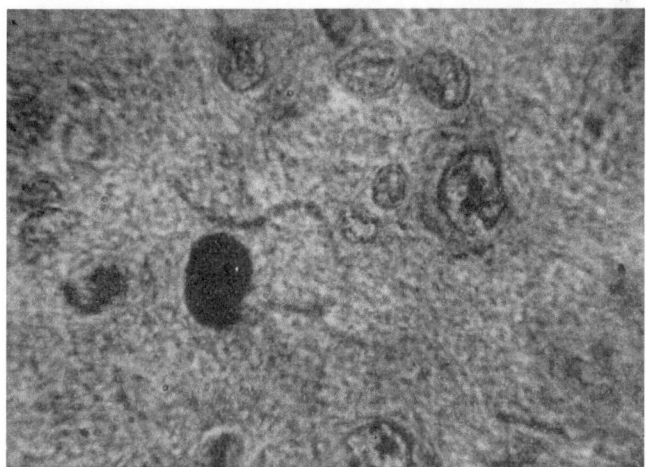

Fig. 3. Noyau paraventriculaire du rat soumis à l'influence de l'obscurité: substance neuro-sécrétée Gomori-phile dans une cellule neuroglandulaire et dans son prolongement axial

Le tissu névroglique est de structure plus condensée que chez les animaux témoins. Les noyaux des cellules névrogliques sont très polymorphes, le lacis, de leurs prolongements plus abondant, formant une sorte de gliose autour des cellules neuro-glandulaires atrophiques et dissociées.

Le réseau capillaire est moins riche que chez les témoins.

2. Noyau paraventriculaire. — Les cellules neuro-glandulaires sont de moindre taille, à noyaux inégaux, à nucléoles plus petits. Les granulations phloxinophiles sont uniformément dispersées dans la cellule, ou le cytoplasme est uniformément coloré. La substance neuro-cytogène Gomori-phile très inégalement repartie, l'interstice névroglique plus riche que chez les témoins (Fig. 3, 4).

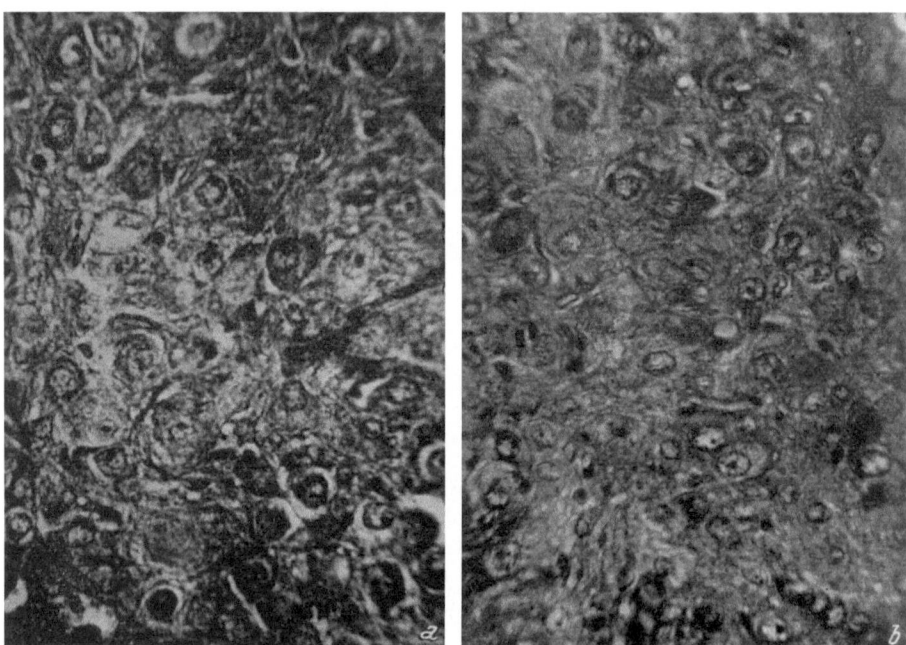

Fig. 4. Noyau paraventriculaire. *a* Rat témoin. *b* Rat soumis à l'influence de l'obscurité (30 jours): changements regressifs

III. Discussion des résultats

La suppression du nycthemère a déterminé les modifications histo-physiologiques au niveau du NSO et du NPV. Ces modifications sont morphologiquement opposées par rapport à la lumière et à l'obscurité. La lumière a un effet stimulant et l'obscurité un effet dépressif sur la structure dynamique de l'hypothalamus. La mise au repos des noyaux hypothalamiques étudiés, par l'obscurité, et leur activation par la lumière, présentent une preuve histo-physiologique du jeu photo-réceptif qui se passe le long du faisceau rétino-tengentiel.

D'après les concéptions récentes, basées sur les données expérimentales, le noyau supra-optique et le noyau paraventriculaire sont le siège de la sécrétion de l'hormone adiurétique [1]. Ces noyaux étant en hypoactivité sous l'influence de l'obscurité, il en ressort que l'obscurité devrait avoir comme résultat une diurèse augmentée. Les résultats ainsi obtenus sont tout à fait en accord avec certaines données cliniques. Binet et Matié ont constaté l'effet diurétique de l'obscurité chez l'homme [5]. Fuchs cite les cas de diabète insipide des malades atteints de cataracte et leur guérisson après l'opération [7], aussi bien que Hollwich [8]. Le dernier auteur cite aussi la diurèse augmentée chez les aveugles.

La pauvreté en adiurétine de l'hypothalamus d'animaux nouveau-nés, constatée par HELLER [9], et le niveau bas de la même substance chez les nourrissons au cours des premières semaines après la naissance, pourraient à notre avis être expliqués par le même mecanisme: les animaux nouveau-nés à paupières fermées, sont presque des aveugles; une fois les yeux ouverts, la photo-recéptivité de leur voie opto-hypothalamique n'est pas encore complètement assurée parce que la myélinisation des fibres optiques n'est pas tout à fait achevée. Il paraît que la maturation de la voie opto-hypothalamo-hypophysaire est nécéssaire pour l'entrée en jeu des nombreuses fonctions du complexe hypothalamo-hypophysaire. Nous croyons que le comportement caractéristique des enfants nouveau-nés, du point de vue de la diurèse (quantité diminuée d'adiurétine), soit de même origine: tant que la myélinisation des fibres optiques ne soit pas définitivement achevée, le procès neurosécrétoire adiurétogène des noyaux supra-optique et paraventriculaire est diminué. Ceci ne veut pas dire que l'activité diminuée de ces noyaux chez les nouveau-nés ne soit pas sous l'influence de certains rayons d'onde longue du spectre (rayons rouges) qui agissent directement sur l'hypothalamus [4, 11].

La réactivité histologique des surrénales au cours du stress lumineux, n'est pas identique à celle des animaux soumis à l'influence de l'obscurité. Dans le premier cas cet effet est dépressif, dans le deuxième cas il est stimulant, surtout par rapport à la substance médullaire. Bien que nous ayons prévu que ces résultats feront l'objet d'une autre publication, nous avons jugé utile de les citer pour mettre l'accent sur le comportement différent de la médullaire pendant le nycthemère.

IV. Conclusions

Le noyau supra-optique et le noyau paraventriculaire des rats soumis à l'influence de la lumière permanente (30 jours) présentent des variations structurales d'ordre progressif: hypertrophie des noyaux et des nucléoles, microvacuoles, chromatolyse, congestion capillaire.

Les noyaux supra-optique et paraventriculaire des rats soumis à l'influence de l'obscurité permanente (30 jours) présentent des changements structuraux d'ordre regressif: les cellules neuro-glandulaires sont plus petites, raréfiées, à noyaux inégaux, aux nucléoles plus petits, les éléments névrogliques plus développés.

L'effet diurétogène de l'obscurité est en rapport avec l'effet dépressif de l'obscurité sur les noyaux supra-optique et paraventriculaire.

Résumé

Le rythme saisonnier et journalier est intimement lié à la fonction photo-récéptrice de la trinité rétino-hypothalamo-hypophysaire. Les rats influencés par la lumière électrique blanche permanente (30 jours), présentent des changements d'ordre progressif au niveau du noyau supra-optique et du noyau paraventriculaire. Les cellules neuro-ganglionnaires sont hypertrophiées, hyperplasiques, les noyaux plus volumineux et plus excentriques que chez les témoins; les nucléoles plus grands, la chromatolyse accentuée, la substance neurosécrétée sous forme de granulations fines dispersées, les capillaires congestionnés. Les surrénales de ces animaux sont caractérisées par des changements regressifs, surtout par rapport à la substance médullaire.

Chez des rats exposés à l'obscurité permanente (30 jours), la réponse morphodynamique des deux noyaux hypothalamiques étudiés est d'ordre dépressif. Le noyau supra-optique est plus petit aussi bien dans sa portion préoptiques que dans la portion rétro-optique. Les cellules neuro-ganglionnaires sont raréfiées, plus petites que chez les témoins, souvent atrophiques, à noyaux moins volumineux que ceux de rats témoins; les nucléoles sont aussi plus petits; la substance neuro-sécrétée moindre, les éléments névrogliques hyperplasiques. Les surrénales de ces animaux présentent des changements d'activité accrue dans la médullaire.

L'effet stimulant de la lumière et l'effet inhibiteur de l'obscurité sur les noyaux supra-optique et paraventriculaire de rats, animaux nocturnes, présentent une preuve histo-physiologique de la prise active d'hypothalamus dans le mécanisme du syndrome d'adaptation à ceux deux facteurs écologiques, importants pour le comportement du système neuro-endocrinien.

Riassunto

Il ritmo stagionale e giornaliero è secondo l'Autore intimamente legato alla trinità funzionale retino-ipotalamo-ipofisaria. I ratti sottoposti a stimolazione luminosa permanente con luce elettrica bianca per 30 giorni presentano modificazioni morfologiche d'ordine progressivo sia nel nucleo sopraottico che nel nucleo paraventricolare. Le cellule neuro-ganglionari sono ipertrofiche, iperplastiche, i nuclei sono più voluminosi ed eccentricamente disposti che negli animali controllo; i nucleoli appaiono aumentati di volume, la cromatolisi è accentuata, la sostanza neurosecretoria assume l'aspetto di fini granuli dispersi, mentre i capillari sono congesti. Le surrenali degli animali stimolati presentano una serie di alterazioni regressive, particolarmente pronunciate nella midollare.

Nei ratti esposti invece all'oscurità totale permanente per un periodo di 30 giorni la risposta morfo-dinamica dei 2 nuclei ipotalamici studiati è di ordine depressivo. Il nucleo sopraottico appare diminuito di volume sia nella porzione preottica che in quella retroottica. Le cellule neuroganglionari sembrano più disperse e rarefatte, diminuite di volume, spesso atrofiche, con nuclei piccoli; anche i nucleoli sona di un volume sostanzialmente minore che nei controlli. La sostanza neurosecretoria appare quantitativamente diminuita, parallelamente ad un'iperplasia della nevroglia. La surrenale di questi animali presenta modificazioni morfofunzionali che depongono per un'iperattività della midollare.

L'effetto stimolante della luce e l'effetto inibitore dell'oscurità sui nuclei supraottico e paraventricolare del ratto, animale notturno, costituiscono, secondo l'Autore, una prova istofisiologica della partecipazione attiva dell'ipotalamo nel meccanismo della sindrome di adattamento in relazione a questi due fattori ecologici, di notevole importanza per il mantenimento dell'omeostasi endocrina.

Bibliographie

1. Bargmann, W.: Das Zwischenhirn-Hypophysensystem. Berlin-Göttingen-Heidelberg: Springer. 1954.
2. Benoit, J.: Réflexe opto-pituito-sexuel et relations hypothalamo-hypophysaires. Bull. Acad. Méd. Nos 1 et 2 (1954).
3. Benoit, J. et A. Assenmacher: Le controle hypothalamique de l'activité préhypophysaire gonadotrope. J. Physiol. 47, No. 3 (1955).
4. Benoit, J., F. Walter et I. Assenmacher: Contribution à l'étude du réflexe opto-hypophysaire gonadostimulant chez le canard soumis à des radiations lumineuses de diverses longueurs d'onde. J. Physiol. 42 (1950).
5. Binet, L. et G. Mathé: Obscurité et diurèse. Presse méd. No. 58 (1951).
6. Bissonnette, T. H.: Modifications of mammalian sexual cycles. Proc. Roy. Soc. London, Ser. B 110 (1932).
7. Fuchs, J.: Vom Einfluß des Lichtreizes auf den Stoffwechsel. Dtsch. med. Wschr. Nr. 31/32 (1953).
8. Hollwich, F.: Der Einfluß des Augenlichtes auf die Regulation des Stoffwechsels. „Auge und Zwischenhirn", Beihefte der Klin. Augenhk. Heft 23 (1955).
9. Heller, H.: Cit. in G. W. Harris: Neural Control in the Pituitary Gland. London 1955.
10. Milin, R.: Influence de la lumière sur la maturation sexuelle. Med. Pregl. N. 3 (1949).
11. — Influence de la lumière sur la structure de la glande thyroide. Med. Pregl. N. 13-14-15 (1952).
12. — Contribution à l'étude d'influence du bruit et des vibrations sur l'hypothalamus. Med. Pregl. N. 2-3 (1955).

Professeur Dr. Radivoy Milin, Institut d'Histologie et d'Embryologie, Faculté de Médecine, Bolnicka br. 6, Sarajevo, Yougoslavie.

III. PHYSIOLOGIA ET PHARMACOLOGIA

Department of Zoology, University of Cambridge

Hypothalamic Control of the Secretion of Oxytocin and Adrenaline

By

B. A. Cross

With 6 Figures

The adrenal medulla and neurohypophysis are the only endocrine glands which develop from neural ectoderm. Their intimate association with the nervous system is retained throughout life; it is not surprising therefore that these neural connexions should prove indispensable for the normal functioning of the glands. Considerable evidence has accumulated that the nervous regulation of adrenomedullary and neurohypophysial secretion is effected by centres located in the hypothalamus. Much, however, remains to be done in differentiating the precise hypothalamic components mediating the secretion into the bloodstream of the hormonal products of these two glands. Advance in this direction would help our understanding of such diverse functions as water and electrolyte balance, circulatory control, uterine and mammary contractile processes and carbohydrate metabolism. Moreover, a new significance now attaches to this problem in view of suggestions that adrenomedullary and neurohypophysial hormones may act as humoral transmitters in the control of the anterior pituitary gland by the hypothalamus.

The author, over the past seven years, has studied the hypothalamic control of certain mammary and uterine functions involving the activities of oxytocin and adrenaline (CROSS, 1955 b, 1956). The present paper is concerned with recent experiments in which localised electrical stimulation of various parts of the hypothalamus of the rabbit was performed and the resultant secretion of oxytocin and/or adrenaline assessed by means of the characteristic effects induced in the uterus and lactating mammary gland.

Materials and Methods

40 adult female crossbred rabbits weighing 2.0-3.8 kg were used in the experiments. They were housed in wire cages in a room maintained at 68° F. and fed to appetite with compound pellets. Green food was also provided in season and water was constantly available. For milk ejection experiments the doe was separated overnight from her litter to ensure that the mammary glands were filled with milk. A week before each experiment involving the motility of the oestrogenised uterus, the doe was ovariectomised and implanted subcutaneously with a 25 mg tablet of hexoestrol. When this operation was carried out during the first ten days of lactation it was found to have little detrimental effect on lactation in the week's interval before the experiment.

The anaesthetic used was sodium pentobarbitone (Veterinary Nembutal,

Abbott Laboratories) given intravenously in a dose of 40 mg/kg initially, followed by 20 mg/kg as required. Adequate pulmonary ventilation was ensured at all times by means of a rubber bellows respiration unit (C. F. Palmer, London, Ltd.) connected via a glass "T" piece to a 5" length of stout rubber tubing inserted into the pharynx and held in place by a tape round the muzzle. A screw clip on a rubber tube extension of the free limb of the "T" piece enabled fine control of the amount of inflation from zero upwards.

Electrical stimulation was performed with the aid of a modification of the stereotaxic instrument designed by HARRIS (1937). The stimulating electrode, which was inserted vertically into the brain through a drill hole in the skull at the bregma, consisted of glass insulated platinum wire of 0.2 mm thickness and having 0.25 mm of the tip bared. A brass rod placed in the rectum served as indifferent electrode. The current employed was 50 cyc. sec. sine wave a. c. at 0.75-1.0 V. At these current intensities the spread of excitation (for unmyelinated fibres of the supraoptico-hypophysial tract) is not greater than 0.5 mm (CROSS and HARRIS, 1952).

Milk ejection was recorded kymographically by a piston recorder connected to a vertical glass cannula filled with 1% sodium citrate solution and tied into a teat duct. A similar piston recorder was used for tracing uterine contractions. In this case the recorder was connected via a vertically mounted 10 ml burette to an intrauterine baloon made from polyvinyl chloride plastic (Vinatex Ltd.). The baloon and burette contained water and the height of the burette was adjusted to give a head of pressure in the baloon of about 15 cm. The baloon was inserted into the uterus through the cervix after exposing the vagina by a laparotomy and incising its cranial end. The wound was then closed with MICHEL-clips with the baloon in-utero.

Adrenalectomies were performed acutely by a midline abdominal approach, reflecting the intestines and searing the adrenal glands with an electric cautery. Coagulated fragments were removed and the wound closed. The operation took about 25 min. The completeness of adrenal destruction was verified by post mortem examination of the adrenal sites. Section of the thoracic spinal cord was effected after reflecting the epaxial musculature from the vertebrae by blunt dissection. Bone forceps were positioned in the wound with the jaws astride an intervertebral junction and the cord severed by a quick forceful closure of the jaws. Immediately after cord section there appeared a hyper-reflexia of the hind limbs following which a prolonged period of spinal shock occurred during which no hindlimb reflexes could be elicited, though spontaneous respiration and forelimb reflexes were present. Another method of inactivating the caudal region of the spinal cord was the use of epidural anaesthesia. This was obtained by injecting 1cc. 2% Xylotox (Pharmaceutical Manufacturing Co.) through a needle inserted into the lumbo-sacral space. This induced immediate flaccidity of the tail, hindlimbs and posterior abdominal muscles. By increasing the volume of anaesthetic injected the paralysis could be made to extend to cervical levels. 2 cc. usually stopped spontaneous respiration.

The oxytocic and vasopressor extracts used in the experiments were the Parke Davis products "Pitocin" and "Pitressin". The adrenal preparations used were Adrenaline tartrate (Burroughs Wellcome & Co., containing 1:1000 adrenaline) and "Levophed" (Bayer Products Ltd., containing 1 mg/ml. 1. noradrenaline as the bitartrate). All injections were made in normal saline into an ear vein by means of a 1 ml tuberculin syringe graduated in 0.01 ml.

Localisation of the sites of hypothalamic stimulation was performed in the following way. After killing the animals with intravenous Nembutal both carotids were perfused headwards with 20 ml Bouin's fluid. An hour or so later the brain was carefully removed from the skull without disturbing the latter's position in the stereotaxic instrument. The passage of the electrode during the previous stimulations could then be reconstructed with reference to the exposed pituitary stalk, optic and oculomotor nerves, dorsum sellae etc. On removal from the skull the brain was placed in 10% formol saline. They were later trimmed to blocks containing the hypothalamus and adjacent structures and placed in several changes of formol saline to remove the yellow coloration. Various histological procedures were used but in all cases serial sections were cut horizontally, i. e. with the plane of section vertical to the electrode tracks. Most of the blocks were cut frozen by the technique of Marshall (1940) at 100 μ and stained with thionin. Some were embedded in celloidin or rubber wax, cut at 25 μ and alternate fourth sections stained by the chrome-haematoxylin-phloxine method for neurosecretion and thionin respectively. Sections were mounted serially in DPX (British Drug Houses Ltd.). The electrode tracks were identified by low power microscopic examination as small punctures in the tissue frequently containing a cellular detritus. Depth was estimated from the fact that the tracks penetrated for varying distances through the tissue according to the lowest point of stimulation. Shrinkage was usually less than $^1/_5$th. Additional aids to localisation were provided by the post mortem reconstruction referred to above, and sometimes by fixing the brain with the electrode in situ at a key position so that the uninsulated tip would appear in the sections as a small round hole of finer calibre than that caused by the glass insulation above.

Results

1. The effect of injection of oxytocic extract and adrenaline on milk ejection and uterine motility

In order to interpret the effects of stimulation of the hypothalamus in terms of the liberation of oxytocin and/or medullary adrenaline, it was necessary to establish the characteristics of the test-organ responses to known amounts of exogenous hormone under the particular conditions of these experiments.

(a) Oxytocin

The milk-ejecting effects of posterior pituitary extracts in the rabbit have already been described (Cross and Harris, 1952; Cross and van Dyke, 1953). In the present work similar procedures were used and the results were in full agreement. Certain characteristics of the mammary response deserve mention in the context of this paper. The threshold dose of oxytocic extract injected intravenously was usually 1 mU. After a latent period of 10-15 sec this dose caused a transient rise (about 1 cm) and fall of the level of milk in the cannula which imparted a small hump to an otherwise flat kymograph trace. 50 mU produced a nearly maximal response with a shorter latency (7-10 sec.) and a duration of 2-5 min. Repeated injections of submaximal doses at intervals of 10 min gave responses of similar magnitude. But the sensitivity of the mammary glands was affected by operative trauma, circulatory shock or excessive cooling, and care was taken to minimise such influences. The milk-ejecting effect of vasopressor extract was qualitatively identical to that of oxytocic extract, though as previously found the latter was approximately six times more active (Cross and van Dyke, 1953).

In all the experiments involving the recording of uterine movements a degree of spontaneous activity was present. This background of uterine motility appeared to be largely independent of both neurohypophysial or extrinsic nervous influences, for it survived spinal anaesthesia, decerebration and cauterisation of the pituitary gland. The frequency and force of the contractions were nevertheless very variable in different subjects, and even in the same animal at different stages of the experiment. One factor obviously affecting it was the level of anaesthesia; spontaneous motility tended to be depressed by increasing the depth and was most pronounced in light anaesthesia. In general the activity was greatest at the start of an experiment and became less evident in the later stages. The operation of section of the thoracic spinal cord virtually abolished spontaneous uterine contractions in most cases. Despite this the threshold dose of oxytocic extract required to stimulate uterine activity did not seem to be affected, indeed it was often easiest to detect a small oxytocic effect in a uterus with minimal spontaneous motility.

The first series of experiments were done in seven lactating animals with the object of comparing the effects of oxytocic extract on the uterus and mammary gland. In every case, however, the uterus failed to show any marked change of motility with doses of up to 50 mU Pitocin, though the mammary gland responded in the anticipated fashion (Fig. 1). All seven animals had exhibited full oestrous behaviour when placed with a buck previous to the experiment. Moreover their ovaries at autopsy were found to contain numerous follicles. But the uteri of these animals were pale and thin, contrasting markedly with the hypertrophic highly vascularised condition associated with normal oestrus. Nevertheless it seemed unlikely that their unresponsiveness to oxytocin was derived from a weak myometrium since the uteri did react strongly to injected adrenaline (cf. below and Fig. 1).

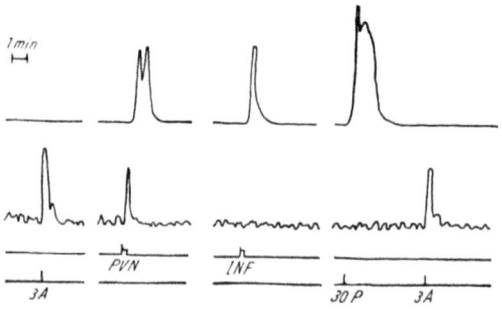

Fig. 1. Rabbit in "lactation oestrus". Top tracing, milk ejection; lower tracing, uterine motility. Upper signal, electrical stimuli; lower signal, intravenous injections. Stimulation of the infundibular stem (*INF*) or injection of 30 mU oxytocic extract (*30 P*) produced milk-ejection responses but had no effect on the uterus. Injections of 3 µg adrenaline (*3 A*) stimulated a strong uterine contraction but did not alter the milk ejection trace. Note that stimulation of the paraventricular nucleus (*PVN*) elicited a response in both test organs indicating a dual excitation of the neurohypophysis and sympathetico-adrenal system

A second group of seven animals were then studied after ovariectomy and implantation of hexoestrol. Without exception these oestrogenised uteri were highly responsive to oxytocic extract as was shown by the augmentation of the uterine contractions (Fig. 2). The contractions usually increased both in frequency and amplitude, and there was often an initial partial tetanus of the organ. The latent period of the response was 10-20 sec. The threshold dose was 1·5 mU, but this was seen most clearly after the background of spontaneous activity had been depressed, e.g. after section of the spinal cord, when the threshold responses appeared on a more or less flat baseline. Under such conditions the uterine response often seemed smaller than that obtained before cord section, but this difference was probably due in large measure to the fact that induced contractions were no longer summating with spontaneous contractions.

A further group of seven animals were ovariectomised and implanted with hexoestrol during lactation. The behaviour of the uteri in these rabbits was exactly comparable to that of the non-lactating group just described. It was therefore now possible to study simultaneously the effects of oxytocic extract both on milk ejection and on the sensitised uterus. In respect of latency and threshold dose, the two test organs gave closely parallel results. In general however the uterine responses were less reproducible than the milk-ejection responses owing to the slight fluctuations in background activity described above. Nevertheless for the purposes of the present investigation the oestrogenised uterus possessed one big advantage, in that it discriminated much more effectively between oxytocic and vasopressor extracts. In five animals injections of 5-50 mU vasopressor extract produced no detectable change in uterine motility although milk ejection occurred in each case. When injected after section of the thoracic spinal cord, i.e. when spontaneous contractions were absent, vasopressor extract elicited one or two contractions only (Fig. 5) in contrast to the rhythmic activity set up by injection of oxytocic extract.

(b) Adrenaline

The effect of adrenaline and noradrenaline on milk-ejection in the rabbit have been fully described in earlier papers (CROSS, 1953a, 1955a). Intravenous injection of physiological doses (1-5 μg) produced no visible effect on the level of milk in the teat cannula. Both amines, however, had a dramatic effect on the responsiveness of the mammary gland to test doses of oxytocic extract, which was greatly to reduce the magnitude of the milk-ejection response. The degree of inhibition depended on the relative doses of adrenaline and oxytocic extract and upon the temporal sequence of their injection. Inhibition was maximal when the oxytocic extract followed 10-30 sec. after the adrenaline, and in this event 5 μg usually blocked completely the response to 50 mU oxytocin (cf. Fig. 4). Noradrenaline had an inhibitory potency approximately one half that of adrenaline. Examples of adrenaline inhibition of milk ejection from the present series of experiments can be seen in Figs. 3 and 4. Fig. 3 shows also that whereas 2 μg adrenaline completely inhibited the milk-ejection response to 5 mU oxytocic extract, 2 μg noradrenaline was almost without effect. Bilateral adrenalectomy and spinal cord section did not impair the inhibitory effect of adrenaline (cf. Fig. 4).

The uterus differed from the mammary gland in giving an immediate and characteristic contractile response to injected adrenaline. The threshold dose was about 1 μg. The response, which followed 7-10 sec. after the injection consisted of a sharp contraction of the uterus, usually much greater than the preceding spontaneous contractions. This was succeeded in most cases by one or more less intense contraction, then relaxation and a phase of uterine quiescence. The period of diminished or absent uterine activity was most apparent in the oestrogenised animals, in which it lasted up to 7 min. to be followed by a gradual resumption of spontaneous motility. Noradrenaline in equivalent dosage usually provoked a smaller initial contraction than adrenaline, and invariably the inhibitory effect on spontaneous activity was much less pronounced. This inhibitory phase could not be observed after section of the thoracic spinal cord owing to the prevailing uterine inactivity, but the initial stimulating effect still occured.

It was of interest to see if adrenaline also inhibited the uterine response to oxytocic extract in the fashion of its blocking action on milk ejection. In this respect a striking parallel was evident in the behaviour of the two test organs. In ten oestrogenised lactating animals injection of 1-3 μg adrenaline partly or completely inhibited the uterine response to injection of 5-50 mU oxytocic extract, while simultaneous inhibitory effects occurred in the milk-ejection responses (Fig. 3 and 4). A further point of comparison was the relative inhibitory potency of adrenaline and noradrenaline, for this was as apparent in the uterine record as in the mammary record (Fig 3).

(c) Comment on the value of milk ejection and uterine motility as indicators of endogenous oxytocin and adrenaline

The sensitivity of the lactating mammary gland and the oestrogenised uterus to small amounts of injected oxytocic extract and adrenaline made both organs suitable indicators of endogenous output of the two hormones. In favorable circumstances it is probable that a release of as little as 1 mU oxytocin or 1 μg adrenaline following stimulation of the hypothalamus could have been detected. Milk ejection provided a more clear cut response to oxytocin than the uterine response as it appeared on the kymograph trace as a discrete upward excursion from a perfectly flat baseline. On the other hand the mammary gland was much less discriminating between oxytocin and vasopressin. A big release of vasopressin might produce a milk-ejection response indistinguishable from that resulting from a much smaller release of oxytocin. The uterus, sensitised by oestrogen, by contrast reacted in a specific manner to oxytocin while remaining practically unaffected by doses up to 50 mU vasopressin. With regard to the detection of endogenous adrenaline, again the uterus appeared to be superior to the mammary gland since a characteristic type of uterine contraction was produced. With the mammary gland the secretion of adrenaline could only be revealed by its inhibitory effect on the milk-ejection response to a test dose of oxytocic extract. The problem of differentiating adrenomedullary effects from those due to direct sympathetic nervous excitation was dealt with by reference to the time relations of the responses. For example, if stimulation of the hypothalamus elicited a uterine contraction within 5 sec. it could not be a response to medullary adrenaline since it would take longer than 5 sec. for the hormone to pass round the circulation to the uterus. If however uterine motility were inhibited for several minutes after the end of the stimulus this was interpreted as a humoral effect mediated by adrenaline. Where injections of oxytocic extract were used to indicate the presence of circulating adrenaline these were always made at least 10 sec. after the end of the electrical stimulus.

Finally it was clear that reliance could only be placed on the mammary and uterine indices of endogenous output of oxytocin if steps were taken to prevent simultaneous release of adrenaline, which might otherwise cancel out the oxytocin effects. Therefore in many of the experiments exploratory stimulation of the hypothalamus was carried out either after bilateral adrenalectomy or after section of the thoracic spinal cord.

2. Hypothalamic stimulation of adrenaline secretion

In earlier papers the author reported that electrical stimulation of the dorsal, lateral and posterior areas of the hypothalamus inhibited the milk-ejection response to oxytocin. The effect was closely matched by intravenous injection of 1·5 μg adrenaline and it was abolished by bilateral adrenalectomy (CROSS, 1953a, 1955a). These observations have now been confirmed and extended by experiments in a further nineteen rabbits. They will be considered in three groups.

The first group contained five lactating rabbits exhibiting oestrous behaviour. Uterine motility and milk-ejection were both recorded. It has been noted above that the uteri of animals in this condition were practically insensitive to oxytocin, though responsive to adrenaline. Release of adrenaline following hypothalamic stimulation was therefore indicated by (a) the induced contraction of the uterus and (b) the inhibitory effect on the milk-ejection response to oxytocic extract. The stimuli were of 10-30 sec. duration and in all five animals evidence of adrenaline release was obtained. Positive sites were found in the dorsal, lateral and perifornical areas of the hypothalamus; stimuli in the median eminence or infundibular stem did not release adrenaline. In one experiment a stimulus in the paraventricular nucleus at 0.75 V. gave no indication of adrenaline release, instead a small milk-ejection response was recorded signalling a small release of oxytocin. When however the stimulus intensity was raised to 1.0 V. a typical adrenaline response was seen in the uterus. This observation suggested that the paraventricular nucleus was not itself concerned in the activation of the adrenal medulla, but that spread of excitation to adjacent structures was necessary for this event. Comparable effects on the uterus and mammary gland to those induced by hypothalamic stimulation were obtained by intravenous injection of 2-3 μg adrenaline.

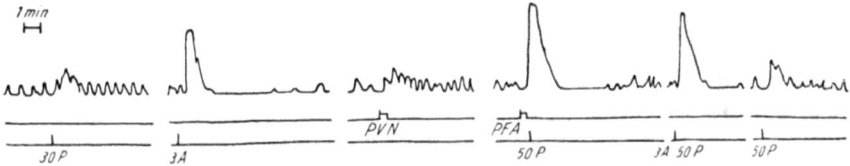

Fig. 2. Ovariectomised rabbit implanted with hexoestrol. Tracing of uterine motility. Signals as for Fig. 1.
Stimulation of the paraventricular nucleus (*PVN*) elicited a uterine response very similar to that resulting from injecting 30 mU oxytocic extract (*30 P*). Stimulation of the perifornical area (*PFA*) gave a similar effect to injection of 3 μg adrenaline (*3 A*) i. e. an initial contraction of the uterus and subsequent inhibition of rhythmic activity, or of the response to injection of oxytocic extract

The second group comprised seven non-lactating animals, ovariectomised and implanted with hexoestrol. Uterine motility was recorded and secretion of medullary adrenaline was shown by (a) the diphasic uterine response and (b) the inhibitory effect on the uterine response to oxytocic extract. Evidence of adrenaline release was regularly obtained, the positive stimulation sites being again located in the dorsal, lateral and perifornical areas of the hypothalamus. The responses could be closely duplicated by injection of 1-5 μg adrenaline. In three experiments the effects of hypothalamic stimulation were also compared

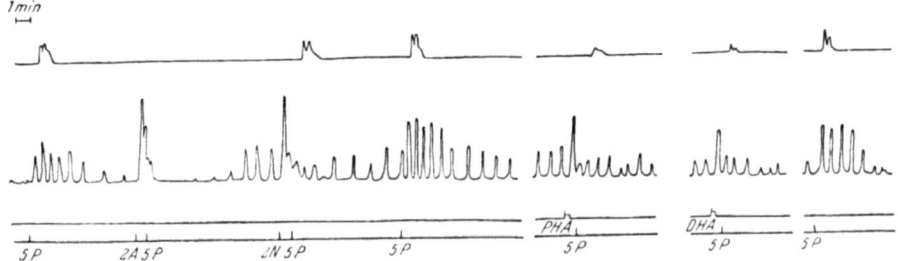

Fig. 3. Lactating rabbit, ovariectomised and implanted with hexoestrol. Tracings and signals as for Fig. 1.
Note the simultaneous occurrence of milk ejection and augmented uterine contractions following injections of 5 mU oxytocic extract (*5 P*). Injection of 2 μg adrenaline (*2 A*) had a greater inhibitory influence on both responses than 2 μg noradrenaline (*2 N*); and stimulation of in the dorsal (*DHA*) and posterior (*PHA*) hypothalamic areas produced comparable inhibitory effects

to those of injected noradrenaline. The correspondence was much less marked than was the case with adrenaline. For example if the initial uterine contraction were matched by a suitable dose of noradrenaline it was found that the subsequent inhibitory phase was much less pronounced than that produced by the endogenous hormone, i. e. presumably adrenaline. After section of the thoracic spinal cord in one experiment hypothalamic stimulation no longer elicited an adrenaline response. In another experiment the adrenaline effect was abolished by epidural anaesthesia of the thoraco-lumbar spinal cord. Fig. 2 shows part of the record obtained in an oestrogenised rabbit. It can be seen that perifornical stimulation gave a uterine contraction somewhat larger than that induced by injection of 3 µg adrenaline, and that the response to 50 mU oxytocic extract injected 10 sec. after the end of the stimulus was inhibited. Stimulation of the paraventricular nucleus produced no adrenaline response but evoked secretion of oxytocin.

The third group consisted of seven lactating animals, which had been ovariectomised and implanted with hexoestrol. Milk ejection and uterine motility were recorded. Stimulation of adrenaline secretion was evidenced by (a) the diphasic uterine response, (b) the inhibitory effect on the uterine response to oxytocic extract and (c) by the inhibitory effect on the milk-ejection response to oxytocic extract. Hypothalamic sites whose stimulation led to release of adrenaline were found in all seven rabbits. They were located in the dorsal, lateral, perifornical and posterior areas. The responses were closely paralleled by intravenous injection of 1-3 µg adrenaline. As before noradrenaline was less effective in duplicating the effects of hypothalamic stimulation (Fig. 3). Electrical stimuli in the anterior area, supraoptic region, median eminence and infundibular-sten in these experiments did not release adrenaline. Section of the thoracic spinal cord was performed in five animals and thereafter hypothalamic stimulation failed to evoke adrenaline secretion (Fig. 4).

Thus in the three groups of experiments just described employing various tests of adrenomedullary secretion the results were in good agreement both as to the location of the excitable foci in the hypothalamus and the amount of the endogenous hormone output. The area of the hypothalamus from which electrical stimulation evoked the release of adrenaline is indicated by the vertical hatching in Fig. 6.

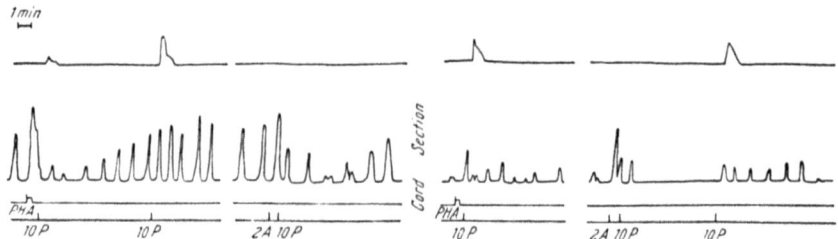

Fig. 4. Lactating rabbit, ovariectomised and implanted with hexoestrol. Tracings and signals as for Fig. 1.
Stimulation in the posterior hypothalamic area (*PHA*) inhibited both the uterine and milk-ejection responses to 10 mU oxytocic extract (*10 P*), as did injection of 2 µg adrenaline (*2 A*). After section of the spinal cord in the mid-thoracic region the inhibitory effect of hypothalamic stimulation disappeared though injected adrenaline was still effective. Note also the marked reduction in spontaneous uterine activity after section of the cord (see text)

3. Hypothalamic stimulation of oxytocin secretion

CROSS and HARRIS (1950, 1952) described experiments on lactating rabbits in which ejection of milk from cannulated teats was produced by electrical stimulation of the supraoptico-hypophysial (S. O. H.) tract. Later work (CROSS, 1955a) showed that stimulation of the paraventricular as well as the supraoptic nuclei gave rise to milk ejection. These findings have now been extended by further experiments in twenty nine rabbits.

The first group of results to be described were obtained from fifteen lactating rabbits. Milk ejection was recorded. Before commencing exploratory stimulations of the hypothalamus ten of the animals were bilaterally adrenalectomised and the other five had their spinal cords sectioned in the mid-thoracic region, in order to prevent sympathetico-adrenal inhibition of milk-ejection. Release of oxytocin (possibly vasopressin also) was presumed when a milk-ejection response followed after a latency of 20—40 sec. After a run of stimulations, test doses of oxytocic extract were injected intravenously to check the sensitivity of the mammary gland and also to gauge approximately the output of endogenous hormone. Positive responses always followed stimulation of the infundibular stem but to avoid injury to the S. O. H. fibres this manoeuvre was usually delayed until after exploration of the tuber cinereum. A common practice was to stimulate at 1 or 2 mm intervals during the vertical descent of the electrode through the hypothalamus. Any doubtful responses were then checked by repeating the stimuli during the ascent.

One of the most consistent findings was the occurrence of a milk-ejection response to stimulation of the paraventricular nucleus. Histological reconstruction in ten animals showed that the electrode tip during positive stimulations had been in one of the nuclei or within $\frac{1}{2}$ mm of them. The supraoptic nuclei, tending to be oriented in a horizontal rather than a vertical plane, were less readily picked out by the exploring electrode, but in two animals stimulation with the electrode tip in contact with cells of the supraoptic nucleus produced milk ejection responses. Apart from the paraventricular nucleus and the supraoptico-hypophysial system positive stimulation sites were most commonly found in the dorsal and anterior hypothalamic areas (9 animals). Though the paraventricular and supraoptic nuclei stained readily with the chrome-haematoxylin phloxine method for neuro-secretion, it was not found possible to trace the efferent axons from the para-ventricular cells by this technique in the rabbit. However it seems likely that many of the positive stimuli in these anterior regions were exciting efferent projections from the paraventricular nucleus. This interpretation might apply to five cases in which milk-ejection followed stimulation in the ventromedial hypothalamic nucleus. But sometimes stimuli delivered much further posteriorly resulted in milk-ejection responses. In five animals this occurred after stimulation in the premammillary area. As judged by comparison with the effects of known amounts of injected oxytocic extract, the responses elicited by stimuli of 10—30 sec. duration in the hypothalamus indicated an output of endogenous oxytocin varying from 2-50 mU. Maximal responses were only obtained by stimulation of the infundibular stem where the fibres of the S. O. H. tract are closely packed, but stimuli in the paraventricular nuclei sometimes gave responses equivalent to those resulting from injection of 25-30 mU oxytocic extract.

Milk ejection served as the indicator for oxytocin release in a group of five rabbits exhibiting "lactation oestrus". Fig. 1 shows part of the record obtained from one animal. Stimulation in the paraventricular nucleus and in the infundi-bular stem evoked milk-ejection responses. This was a rare case in that despite the concomitant release of adrenaline after stimulation of the paraventricular nucleus (as shown by the uterine response) the milk-ejection response was not blocked. Two of the remaining four animals in this group yielded evidence of the secretion of oxytocin in response to electrical stimuli in the paraventricular nucleus. For the rest the positive stimulation sites were in the adjacent regions of the anterior and dorsal areas of the hypothalamus and in the median eminence and infundibular stem.

In a third group of four ovariectomised and oestrogenised rabbits secretion of oxytocin was indicated by the uterine response. Fig. 2 illustrates one such experiment. Stimulation of the paraventricular nucleus elicited a typical oxytocic response corresponding in size to that induced by injection of 30 mU oxytocic extract. In two other animals of this group stimuli in the paraventricular nuclei produced uterine responses resembling the effects of injecting 25—30 mU oxytocic extract. In both cases the spinal cord had been sectioned at the mid-thoracic level to eliminate sympathetico-adrenal effects. Other positive stimulation sites were located in the dorsal hypothalamic area, ventromedial nucleus and infundibular stem.

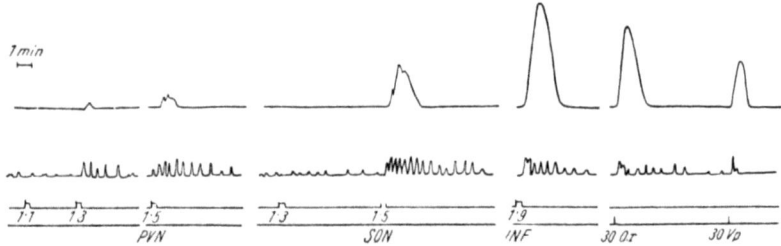

Fig. 5. Lactating rabbit, ovariectomised and implanted with hexoestrol. Spinal cord sectioned at mid-thoracic level. Tracings and signals as for Fig. 1.
Note absence of sympathetico-adrenal effects following stimulation of the hypothalamus. The tracings show the effect of stimuli applied in three vertical planes (figures refer to the distance in cm. of the electrode tip from the skull surface). Endogenous output of oxytocin followed stimulation in the supraoptic (*SON*) and paraventricular (*PVN*) nuclei and in the infundibular stem (*INF*) as shown by the parallel occurrence of milk ejection and uterine responses. Also shown is the comparative activity of 30 mU oxytocic extract (*30 Ox*) and 30 mU vasopressor extract (*30 Vp*) on both organs (further explanation in text)

The final group of results to be described came from five lactating animals which had been ovariectomised and implanted with hexoestrol. Records were taken of milk-ejection and uterine motility. Three of the rabbits were studied after section of the thoracic spinal cord. Stimulation of the infundibular stem in all subjects caused the release of oxytocin as attested by the resulting ejection of milk and augmented uterine contractions. Release of oxytocin also followed stimulation of the paraventricular nuclei in two animals and of the supraoptic nuclei in two animals. Other positive sites were found in the neighbourhood of these nuclei and in the anterior perifornical zone. One of the most instructive experiments is illustrated in Fig. 5. The tracing shows the effects on milk ejection and uterine motility as stimuli were applied at 2 mm intervals as the electrode was lowered through the paraventricular and supraoptic nuclei, and finally transferred to the infundibular stem. An interesting feature of this record is the fact that milk-ejection response to infundibular stimulation was much greater than the response to the same stimulus at either nuclear site, though the corresponding uterine response showed no increase. We might account for this by supposing that the infundibular stimulation released relatively more vasopressin than stimulation of either nucleus. For in this event the vasopressin would augment the mammary response while leaving the uterus unaffected (Cf. Section 1c of Results).

The results of all the experiments included in this section are summarised in Fig. 6 which indicates by horizontal hatching the hypothalamic zone containing all the sites at which electrical stimulation evoked secretion of oxytocin.

Discussion

All experiments purporting to demonstrate the release of endogenous hormones by the effects produced on organs or tissues in-vivo following stimulation of the central nervous system, must satisfy two criteria. First they must show that the responses induced are humorally mediated, i. e. that they are not a consequence of purely nervous excitation. Secondly they must establish that only specific hormonal products are capable of eliciting the particular effects obtained. It is insufficient simply to demonstrate a crude analogy between the effect of stimulation and the effect of injecting exogenous hormone. With these desiderata in mind it would be useful to review the evidence that the uterine and mammary responses described in this paper truely reflect the endogenous output of oxytocin and adrenaline.

There can be no doubt that the milk-ejection response is humorally mediated. After a 5 or 10 sec. stimulus in the S. O. H. tract the response does not commence until 15-20 secs. have elapsed from the end of stimulation. Neither severence of the spinal cord at the mid-thoracic level nor spinal anaesthesia affect the centrally stimulated response. Moreover, direct stimulation of the mammary nerve supply does not cause any ejection of milk (CROSS, 1955a). The neuro-hypophysial origin of the response is shown by the similarity of the effects of posterior pituitary extracts, no other hormonal agents have this action, and also by the fact that lesions interrupting the S. O. H. tract in the median eminence abolish the response to central stimulation (CROSS and HARRIS, 1952). That the milk-ejecting effect is the result of oxytocin secretion rather than vasopressin is suggested by the much greater activity of the former polypeptide (CROSS and VAN DYKE, 1953). Similar considerations apply in the case of the oxytocic response of the uterus. The latency of the response and the failure of cord section or spinal anaesthesia to abolish it establish the humoral nature of the effect. Further the identity of the humoral excitant seems clear since exogenous oxytocin exactly reproduces the response to hypothalamic stimulation, whereas vasopressin in physiological dosage has no such action.

The appraisal of central stimulation of adrenaline release is complicated by the fact that it is normally accompanied by a diffuse sympathetic discharge. A similar effect to adrenaline inhibition of the milk-ejection response to oxytocin can be produced by direct stimulation of the sympathetic supply to the mammary glands (CROSS, 1955a) and many years ago CUSHNY (1906) showed that the uterus of the rabbit contracts on stimulation of its sympathetic innervation. The nervous and humoral effects can however be distinguished on the grounds of their latencies and duration after the cessation of the electrical stimulus. The inhibitory effect of mammary nerve stimulation on milk-ejection outlasts the stimulus for a few seconds only, whereas the effects of circulating adrenaline persist for several minutes. Thus by injecting a test dose of oxytocin 10-30 sec. after the end of electrical stimulation only adrenomedullary effects are picked up. This is clear from the fact that adrenalectomy abolishes the inhibitory response (CROSS, 1955a). As regards the identity of the adrenomedullary hormone secreted in response to hypothalamic stimulation the evidence strongly indicates that it is adrenaline rather than noradrenaline. Intravenous injection of adrenaline more accurately duplicates the response of the oestrogenised uterus to electrical excitation of the hypothalamus. Moreover it is now well established that the adrenal gland of the rabbit elaborates negligible amounts of noradrenaline (SHEPHERD and WEST, 1951; WEST, 1955).

Many authors have contrasted the multiplicity of functions currently attributed to the hypothalamus with the paucity of our knowledge of their actual neural basis. Certain it is, that amidst the wealth of nuclear and fibre connexions of this small region of the brain the units specifically concerned in the effects described in this paper would defy identification by the stimulation procedure employed. In Fig. 6 the areas whose stimulation elicits secretion of oxytocin and adrenaline show extensive anatomical overlap, but it is most unlikely that the same neural units are involved in both functional systems. It is quite possible that other parameters of stimulation would yield different maps of the excitable zones. What is quite clear, however, is that the hypothalamus contains two functionally distinct neuroendocrine systems concerned respectively with the control of the secretion of oxytocin from the neurohypophysis and adrenaline from the adrenal medulla.

The disposition of the sympathetico-adrenal zone as defined by the experiments here reported bears a close resemblance to the hypothalamic sympathetic area in the cat, as established by the studies of RANSON and his co-workers (see RANSON and MAGOUN, 1939). More recent work in cats, utilising widely differing techniques in two widely separated laboratories, indicates the probability of a differential release of adrenaline and noradrenaline from the adrenal medulla following excitation of the hypothalamus. REDGATE and GELLHORN (1953) used the denervated spleen and nictitating membrane as indicators and found a tendency for stimuli in the anterior regions of the hypothalamus to release noradrenaline, and for those in the posterior regions to release adrenaline. EULER and FOLKOW (1953, see also EULER, this symposium) used direct estimations of the output of the two amines in adrenal effluent blood and found a considerable scattering of the sites whose stimulation elicited secretion of the two medullary hormones. The virtual absence of noradrenaline from the rabbit adrenal medulla presumably simplifies the functional representation of the hypothalamic sympathetic area. But it must not be thought that any point within the area is as good as another for stimulation of adrenaline release. It has repeatedly been

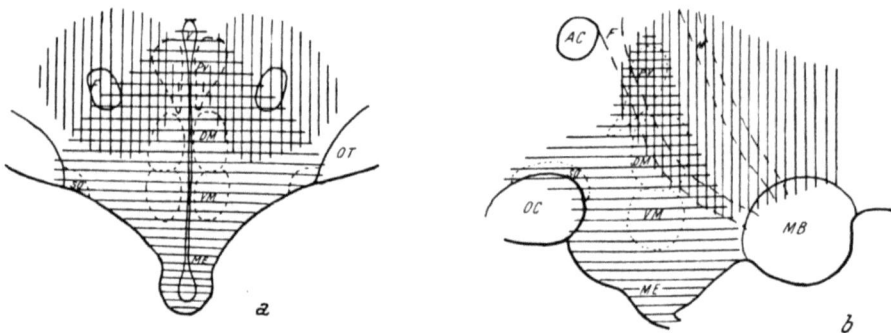

Fig. 6. Diagrams showing the areas of the hypothalamus in which electrical stimulation evoked release of oxytocin (horizontal hatching) and adrenaline (vertical hatching). *a* transverse section through the mid-tuberal region, *b* sagittal section. *AC*, anterior commissure; *DM*, dorsomedial nucleus; *F*, fornix; *M*, mammillothalamic tract; *MB*, mammillary body; *ME*, median eminence; *OC*, optic chiasma; *OT*, optic tract; *PV*, paraventricular nucleus; *SO*, supraoptic nucleus; *V*, IIIrd ventricle; *VM*, ventromedial nucleus

noticed that stimulation of sites giving pronounced sympathetic ocular effects (obliterated by cervical sympathectomy) often fails to produce detectable amounts of adrenomedullary secretion (cf. CROSS, 1955a).

For some years it has been known that electrical stimulation of the infundibular stem (S. O. H. tract) in the rabbit gives rise to both oxytocic and antidiuretic effects (HATERIUS, 1940; FERGUSON, 1941; HARRIS, 1947, 1948). Then the milk-ejecting effect was discovered (CROSS and HARRIS, 1950; 1952), though this was not attributed to a separate hormone, but rather to oxytocin (CROSS, 1953b). Until quite recently however there has been little experimental evidence as to the hypothalamic origin of the nerve fibres mediating these effects. From the regularity with which stimulation of the paraventricular nucleus evoked both milk-ejection and augmented contractions of the oestrogenised uterus it now seems clear that this nucleus in addition to the supraoptic nucleus has an important functional role in the secretion of oxytocin. Such a view accords well with older knowledge on the contribution of the paraventricular nucleus to the innervation of the neurohypophysis (FISHER, INGRAM and RANSON, 1935) as well as with newer evidence from neurosecretion studies that the paraventricular and supraoptic nuclei with their efferent axons comprise a unified functional system (SCHARRER and SCHARRER, 1954). The area of the hypothalamus from which electrical stimuli can excite the release of oxytocin is however quite extensive, as shown in Fig. 6. The explanation probably lies in the fact that besides excitation of the neurons of the supraoptic and paraventricular nuclei and their axons, stimulation of afferent fibres to these nuclei also results in the secretion of oxytocin. Further work is in progress to trace such afferent connexions to the hypothalamus from neighbouring regions of the brain.

The possibility of a differential release of oxytocin and antidiuretic hormone (vasopressin) from the neurohypophysis following natural or artificial stimuli has been well discussed by ABRAHAMS and PICKFORD (1954) and HARRIS (1955) who conclude that the issue is still open. If suggestions for a measure of independence in the control of the release of the two neurohypophysial hormones are valid (CROSS, 1955b, 1956), this differential control would entail the existence of two types of nerve cell. Stimulation experiments would be unlikely to provide a satisfactory test of the hypothesis unless a majority of the cells of each type were concentrated in anatomically separate regions of the hypothalamus, e. g. the paraventricular and supraoptic nuclei. From the work described in this paper it is apparent that stimulation of both nuclei evokes secretion of oxytocin. In experiments on lactating goats ANDERSSON and McCANN (1955) have reported that electrical stimulation by the HESS technique, either of the paraventricular or supraoptic nuclei resulted in milk-ejection and inhibition of a water diuresis; neither effect occurred in isolation. So far no one has demonstrated unequivocally the secretion of one hormone in the absence of the other. Perhaps the most that could be expected from stimulation experiments in this connexion is that the relative proportions of the two hormones secreted may vary with the particular nucleus activated. More quantitative work needs to be done on this problem. In the meantime there is one fact that emerges from recent work in the rabbit. Stimulation of no part of the hypothalamus or neurohypophysis appears to yield a balanced output of the two hormonal principles; oxytocin always predominates (FERGUSON, 1941; HARRIS, 1947, 1948; and present results). This finding has yet to be reconciled with the 1:1 ratio for the two activities present in extracts of the posterior lobe of the pituitary.

Acknowledgements: I am pleased to express my thanks to my colleague Mr. I. A. SILVER for help with some of the experiments; to Mr. DEREK THURLBORN for technical assistance, and the Agricultural Research Council for supporting this work with a Research Grant.

Summary

1) Experiments are described in which electrical stimulation of various parts of the hypothalamus was performed in lightly anaesthetised rabbits and secretion of oxytocin or medullary adrenaline detected by their effects on the uterus and lactating mammary gland.

2) Release of endogenous oxytocin was shown by:
    (a) the ejection of milk from cannulated mammary glands,
    (b) the augmentation of rhythmic contractions in the oestrogenised uterus.

3) Release of medullary adrenaline was shown by:
    (a) the diphasic uterine response — contraction followed by inhibition of spontaneous motility,
    (b) the inhibitory effect on the uterine response to injected oxytocin,
    (c) the inhibitory effect on the milk-ejection response to injected oxytocin.

4) Stimulation in the dorsal, posterior, lateral and perifornical areas of the hypothalamus evoked adrenomedullary secretion corresponding in its effects to 1·5 μg injected adrenaline. The response was abolished by adrenalectomy, section of the mid-thoracic spinal cord and spinal anaesthesia. Stimuli in the supraoptic and ventromedial hypothalamic regions as well as in the median eminence and infundibular stem did not excite adrenaline release.

5) Stimulation of the paraventricular nucleus, supraoptic nucleus and S.O.H. tract elicited secretion of oxytocin, giving effects comparable to those of injection of 2—50 mU oxytocic extract. Maximal responses were obtained from stimulation of the infundibular stem; those from the paraventricular nucleus were best seen after adrenalectomy or section of the spinal cord.

6) The hypothalamic representation of neurohypophysial and adrenomedullary secretion is considered and the possibilities for differential control of the release of adrenaline and noradrenaline, and also oxytocic and antidiuretic (vasopressor) hormones briefly discussed.

Riassunto

Vengono riportate una serie di esperienze nel corso delle quali si è potuto dimostrare che la stimolazione elettrica di varie regioni dell'ipotalamo, in coniglie leggermente anestetizzate, provoca la messa in circolo di ossitocina dalla neuroipofisi e di adrenalina della midollare surrenale. La secrezione di ossitocina è stata valutata registrando l'emissione di latte dai capezzoli incanulati di animali alattanti, e registrando l'aumento delle contrazioni uterine di animali in fase di estro o di animali castrati trattati con estrogeni. La secrezione di adrenalina è stata valutata in relazione al suo effetto inibitorio sulla eiezione lattea causato dall'ossitocina, ed alla sua azione sull'utero, che consiste in una intensa contrazione iniziale seguita da una inibizione della motilità spontanea, ed inoltre all'inibizione della risposta dell'utero alla iniezione di ossitocina. La messa in circolo di ossitocina è stata provocata mediante la stimolazione dei nuclei paraventricolare e sopraottico, dell'eminenza mediana e del peduncolo, quella dell'adrenalina con la stimolazione delle aree dorsale, laterale, e posteriore dell'ipotalamo. Poichè l'adrenalina inibisce le risposte all'ossitocina dell'utero e della mammella, si è ritenuto opportuno studiare il complesso meccanismo della regolazione ipotalamica della secrezione ossitocinica in animali bilateralmente surrenectomizzati o sottoposti a medullotomia nella regione toracica superiore. Con questa tecnica è stato possibile identificare alcune delle vie nervose ipotalamo-afferenti, relative alla secrezione di ossitocina.

Zusammenfassung

1. Es wird über Versuche berichtet, bei denen eine elektrische Stimulation verschiedener Hypothalamusgebiete leicht anästhesierter Kaninchen durchgeführt und hiebei eine Sekretion von Oxytocin oder Adrenalin vom Nebennierenmark durch ihren Effekt auf den Uterus und die laktierende Milchdrüse entdeckt wurde.

2. Die Ausschüttung von endogenen Oxytocin wurde nachgewiesen durch
    a) die Ausscheidung von durch Kanüle gewonnener Milch der Mamma,
    b) die Verstärkung der rhythmischen Kontraktionen des Uterus im Oestrus.

3. Die Ausschüttung von Adrenalin aus der Nebennierenmarksubstanz wurde nachgewiesen durch
    a) die diphasische Kontraktion mit folgender Hemmung der Spontanmotilität,
    b) den hemmenden Effekt auf die Uterusreaktion nach Oxytocininjektion,
    c) den inhibitorischen Effekt auf die Milchsekretion nach Oxytocinzufuhr.

4. Reizung der dorsalen, posterioren, lateralen und perifornicalen Hypothalamusareale riefen eine Adrenalinsekretion hervor, die dem Effekt von 1 bis 5 mg injiziertem Adrenalin entsprachen. Diese Reaktion war durch Adrenalektomie, Durchschneidung

des Rückenmarkes im mittleren Thorakalbereich und durch spinale Anästhesie aufhebbar. Stimuli in den supraoptischen, ventromedialen Hypothalamusbereich führten ebenso wie in der Eminentia mediana und im Infundibulum zu keiner Adrenalinsekretion.

5. Stimulierung des Nucleus paraventricularis, supraopticus und des Tractus supraoptico-hypophyseus löste eine Oxytocinsekretion aus, deren Effekt einer Zufuhr von 2 bis 50 mU Oxytocinextrakt entsprach. Maximale Reaktionen wurden bei Reizung des Infundibulum erhalten; den Effekt einer Reizung des Nucleus paraventricularis sieht man am besten nach Adrenalektomie oder Rückenmarksdurchschneidung.

6. Der Hypothalamus als Repräsentation der neurohypophysären und Nebennierenmarksekretion wird besprochen und die Möglichkeiten der differenzierten Kontrolle der Adrenalin- und Noradrenalinausschüttung, ebenso wie die von oxytocischen und adiuretischen (vasopressorischen) Hormonen werden kurz diskutiert.

Résumé

On décrit des expériences dans lesquelles la stimulation électrique de différentes régions de l'hypothalamus de lapines légèrement anesthésiées a provoqué l'émission d'oxytocin de l'hypophyse postérieure, et d'adrénaline par l'hypophyse postérieure, et d'adrénaline par la médullaire surrénale. On a déterminé la sécrétion de l'oxytocine en régistrant l'émission du lait des tétiner canulées d'animaux allaitants, et par l'augmentation des contractions utérines d'animaux en oestrus, ou d'animaux châtrés traités avec oestrogènes. La sécrétion de l'adrénaline fut démontrée par son inhibition de l'émission du lait causée par l'oxytocin, et par son action sur l'utère, qui était de causer une forte contraction initiale, suivie par l'inhibition de la motilité spontanée, et par l'inhibition aussi de la réponse utérine à l'injection d'oxytocine. L'émission de l'oxytocine fut provoquée par la stimulation des noyaux paraventriculaire et supraoptique de l'éminence médiane et de l'infundibulum. On obtint l'émission d'adrénaline par la stimulation des régions dorsale, latérale et postérieure de l'hypothalamus. Puisque l'adrénaline inhibait la réponse utérine et mammaire à l'oxytocine, l'étude des centres hypothalamiques qui règlent l'émission de l'oxytocine fut mieux réalisé après surrénalectomie bilatérale, ou après section de la moelle épinière dans la région thoracique supérieure. Par ces préparations on a pu suivre le parcours de quelques fibres afférentes à l'hypothalamus relative à la sécrétion de l'oxytocine.

References

ABRAHAMS, V. C. and M. PICKFORD: J. Physiol. 126, 329 (1954).
ANDERSSON, B. and S. M. McCANN: Acta physiol. Scand. 35, 191 (1955).
CUSHNY, A. R.: J. Physiol. 35, 1 (1906).
CROSS, B. A.: J. Endocrin. 9, 7 (1953a).
— J. Endocrin. 9, ix (1953b).
— J. Endocrin. 12, 15 (1955a).
— Brit. med. Bull. 11, 151 (1955b).
— Recenti progr. med. (1956).
CROSS, B. A. and H. B. VAN DYKE: J. Endocrin. 9, 232 (1953).
CROSS, B. A. and G. W. HARRIS: Nature, London 166, 994 (1950).
— — J. Endocrin. 8, 148 (1952).
EULER, U. S. VON and B. FOLKOW: Abstr. Comm. XIX. Internat. Physiol. Congress, Montreal, 1953.
FERGUSON, J. K. W.: Surg. Gyn. Obstetr. 73, 359 (1941).
FISHER, C., W. R. INGRAM and S. W. RANSON: Arch. Neurol. Psychiatr., Chicago 34, 124 (1935).
HARRIS, G. W.: Proc. Roy. Soc., London, Ser. B 122, 374 (1937).
— Philos. Trans., Ser. B 232, 385 (1947).
— J. Physiol. 107, 430 (1948).
— Neural Control of the Pituitary Gland. London: E. Arnold Ltd. 1955.
HATERIUS, H. O.: Amer. J. Physiol. 128, 506 (1940).
MARSHALL, W. H.: Stain Technol. 15, 133 (1940).
RANSON, S. W. and H. W. MAGOUN: Erg. Physiol. 41, 56 (1939).
REDGATE, E. S. and E. GELLHORN: Amer. J. Physiol. 174, 475 (1953).
SCHARRER, E. and B. SCHARRER: Recent Progr. Hormone Res. 10, 183 (1954).
SHEPHERD, D. M. and G. B. WEST: Brit. J. Pharmacol. 6, 665 (1951).
WEST, G. B.: J. Pharmacy Pharmacol., London 7, 81 (1955).

Dr. B. A. CROSS, University of Cambridge, Department of Zoology, Downing Street, *Cambridge*, England.

Laboratorio de Fisiologia, Universidad Catolica, Santiago, Chile; Laboratorio de Fisiologia, Instituto Pedagogico, Universidad de Chile

Diuresis and Natriuresis in Hypophysectomized and Adrenalectomized Rats Treated with Purified Extracts of Oxytocin

By

H. Croxatto, B. Zamorano, R. Rosas and I. Gonzalez

With 7 Figures

There is general agreement in admitting that neurohypophysis, through oxytocin release, could be involved in the contractions of the uterus during labor; in there is moreover evidence to suggest that oxytocin is the physiological milk-ejection hormone (CROSS, 1953). More recently the possibility has been envisaged that oxytocin could act as a chemical messenger between the hypothalamus and the anterior pituitary (MARTINI, 1953).

However all these functions can be questioned and it is still debatable whether DU VIGNEAUD's purified isolated oxytocin is an actual hormone (1953). Most of the properties attributed to oxytocin have been known through impure preparations, or at least having a high relative amount of vasopressin. It is possible to know its actual properties since very purified products are now available.

Experiments with a purified extract of neurohypophysis containing oxytocin (and less than 2% vasopressin) revealed that to a certain extent it is able to antagonize extracts containing vasopressin, as far as water and sodium excretion through the kidney is concerned (CROXATTO and col., 1954). In accordance with FRASER (1942) it was shown that a dose of 50 mU oxytocin of the purified extract produced both natriuresis and polyuria in the white rat (CROXATTO and col., 1954). This would be caused by an inhibition of water and sodium absorbtion through the renal tubule (BARNAFI and col., 1956).

It is interesting to note that this same reaction is evoked by renin, another substance extractable from the organism which stimulates diuresis and natriuresis. In an attempt to see whether, as in the case of renin, this action requires a normal amount of NaCl and the presence of the hypophysis or/and the suprarenal glands, the effect of oxytocin purified extract was studied in both adrenalectomized and hypophysectomized rats.

Methods

50 adult rats, hypophysectomized 7 to 90 days following the operation and 44 adrenalectomized, plus the same number of normal rats, were used. All these animals were placed in metabolic cages where the intake of water and the output of urine were measured.

In all these animals the effects of the oxytocin purified extract were studied under two conditions: a) normal hydration, i. e., in rats that could have as much drinking water as they wanted; b) hyperhydration, i. e., each rat was administered an amount of water equivalent to 5 % of its body weight. In this case the oxytocin extract was given 15 minutes before the gavage of water. The output of urine was then measured every 15 minutes and the total amount of eliminated sodium was determined. In order to compare the results, the volume of water as well as that of sodium were referred to 100 gr body weight.

Both hypophysectomized and normal rats used as controls, were given different amounts of sodium by changing the diet and by adding ClNa to the drinking water (0.25 and 0.5 %). Adrenalectomized animals were permanently given NaCl in the drinking water (1 %).

Once the effects of oxytocin extracts were known, the animals were submitted to a treatment of cortical hormones. 40 hypophysectomized rats were given daily injections of DCA in a dose of 2 mg, and 10 were given 1 mg of cortisone daily.

Adrenalectomized animals were injected with 1 mg DCA and 1 mg cortisone simultaneously.

As in the former experiments an extract of purified neurohypophyseal extract containing 240 oxytocic units and 3 pressor units per ml was used[1]. Each animal was injected subcutaneously with 50 mU of oxytocin dissolved in 0.2 ml isotonic saline. Previous to this oxytocin injections the animals were given no food, and 4 hours before the collection of urine was started. During 6 hours following the injections the urine and sodium outputs were measured. In some of the hypophysectomized rats an experiment was made to see if oxytocin could antagonize the effects of vasopressin. Animals treated with DCA and under the above conditions were injected with 50 mU oxytocin, 15 minutes before the administration of 10 mU vasopressin. This latter preparation supplied by Parke, Davis & Co. was a powder containing 60 pressor units and 3 oxytocic units per mg[1]. At the end of the experiment the completeness of both hypophysectomy and adrenalectomy were checked.

Results

a) Animals in a state of normal hydration

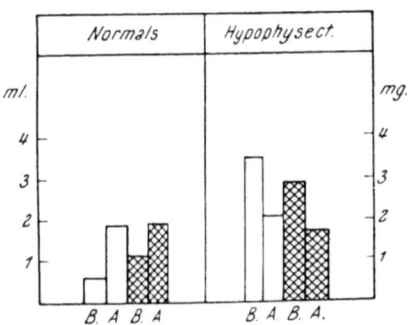

Fig. 1. Urine (white bars) and sodium excreted (black bars) per 100 gm. of body weight, before (*B*) and after (*A*) injecting 50 mU oxytocin. Average of 3 experiments with 23 hypophysectomized rats and 13 normal rats. Both groups had rich NaCl diet

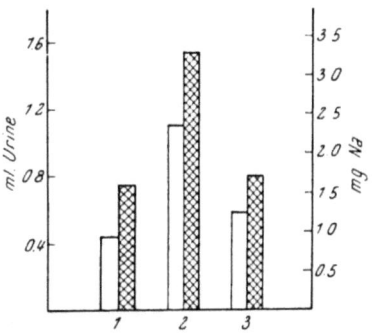

Fig. 2. Adrenalectomized rats. Water and sodium excreted during 2 hours (per 100 mg of body weight) following injections. *1.* Average of 24 rats injected with 50 mU oxytocin. *2.* Average of 44 rats previously treated with DCA and cortisone, and injected with 50 mU oxytocin. *3.* Average of 72 rats treated with DCA and cortisone, and injected with 0.5 ml NaCl 0.9 %

[1] We thank Parke, Davis & Co., for their generous supply of this material.

The extract containing purified oxytocin, given in a dose of 50 to 100 mU produced no significant effects on the output of water and sodium in hypophysectomized or adrenalectomized rats which had free access to drinking water (Fig. 1, 2).

The previous treatment with cortical hormones (DCA plus cortisone) in adrenalectomized rats completely restored both the diuretic and natriuretic effect to a normal rate (Fig. 2).

In hypophysectomized rats which were given DCA injections, purified oxytocin extract produced an increase of the sodium output within the 2 to 4 hours following the injection, but there was no increase in water excretion (Fig. 3).

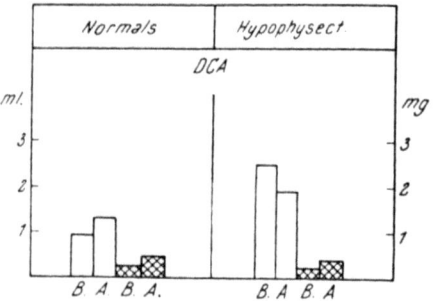

Fig. 3. Explanation as in Fig. 1. Average of 3 experiments on 18 hypophysectomized rats and 10 normal rats. Both groups received during 5 days 2 mg DCA. Rats had a low sodium diet

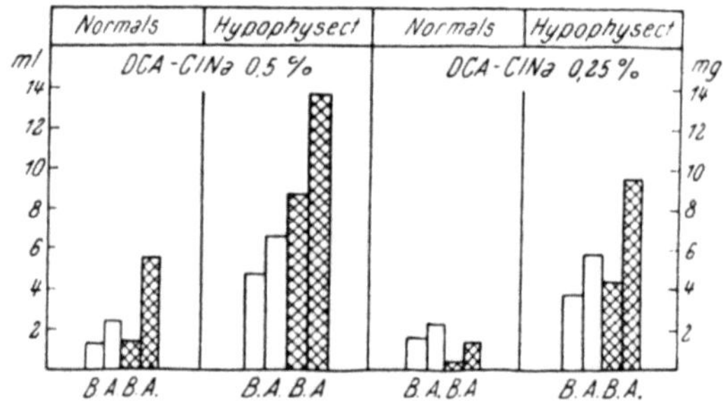

Fig. 4. Explanation as in Fig. 1. Oxytocin was injected 13 normal and 23 hypophysectomized rats, having 0.5 and 0.25 % NaCl in the drinking water. The rats had a low sodium diet

The administration of NaCl in the drinking water (0.25 and 0.5%) stimulated remarkably the output of water and sodium in the 4 hours following the injection of purified oxytocin extract (Fig. 4).

Cortisone previously given even with very small amounts of sodium intake restablished both the diuretic and natriuretic effect of that oxytocic preparation.

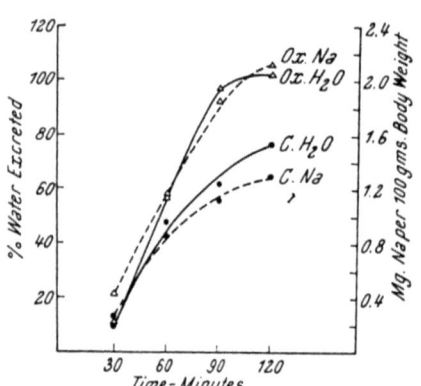

Fig. 5. Water and sodium excreted by albino rats after gavage and oxytocin injection (50 mU). Continuous lines represent water excreted and dotted lines sodium excreted. Ox. 33 rats were injected with 50 mU oxytocin. C. 30 control rats injected with 0.1 ml NaCl 0.9 %

A group of adrenalectomized rats, when the cortisone and DCA treatment was stopped, progressively showed a tendency towards a normal response to oxytocin. This being the case autopsy revealed, with no exception, the presence of adrenal glands.

b) Animals in a state of hyperhydration

When adrenalectomized and hypophysectomized rats not treated with DCA or cortisone, are given purified oxytocin extract, the delayed output of water typical to both groups does not change. If this treatment is supplemented with cortisone to hypophysectomized rats, and DCA and cortisone to adrenalectomized ones, then the output of water and sodium increases at the same rate as in normal rats injected with oxytocin extract (Fig. 5).

50 mU oxytocin are able to counteract the antidiuretic and antinatriuretic effect of 10 mU of vasopressin, when the former is injected 15 minutes before the latter (Fig. 6). Both in normal or in hypophysectomized rats, vasopressin injected alone exerts a typical inhibition on water and sodium excretion within 2 hours following the injection (Fig. 7).

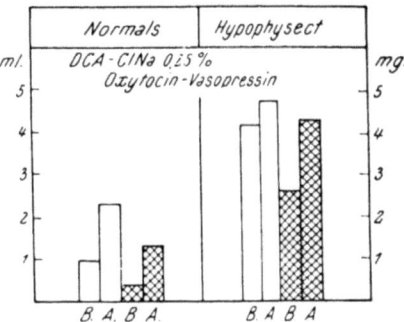

Fig. 6. Explanation as in Fig. 1. Water and sodium excreted before and after consecutive injections of 50 mU of oxytocin and 10 mU of vasopressin. Both groups of rats were treated with DCA injection and NaCl (0.25 %) in drinking water. Average of 2 experiments on 19 hypophysectomized and 12 normal rats. Rats had low sodium diet

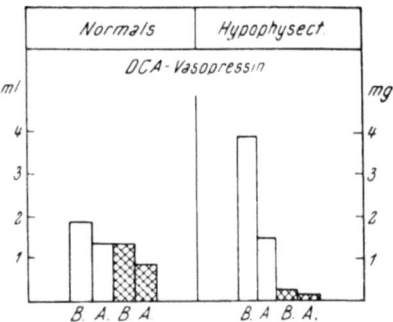

Fig. 7. Explanation as in Fig. 1. Water and sodium excreted before and after the injection of 10 mU of vasopressin. Average of 2 experiments on 19 hypophysectomized rats and 12 normal rats previously treated with DCA. Rats had a low sodium diet

Discussion

The failure of purified oxytocin extract to evoke diuresis and natriuresis in adrenalectomized and hypophysectomized rats as compared with normal subjects, is a clear indication that, as with renin, whatever action it has on the kidney depends on the presence of corticoadrenal hormones in the organism and on an adequate supply of NaCl (CROXATTO and col., 1952). It is highly remarkable that although oxytocin extract with respect to the reabsorption of sodium through the renal tubule, plays a role antagonising the adrenocortical hormones, nevertheless the latter are essential to the action of oxytocin extract upon the kidney.

The natriuretic and diuretic actions elicited by oxytocin extract in rather small doses in albino rats, lead to the assumption that neurohypophysis through oxytocin secretion could intervene at the kidney level as a neutralizing factor to some of the mineralocorticoids elaborated by the adrenal glands. However it is possible that the oxytocin extract contains another non identified substance responsible for those effects. In previous studies, dealing with the effects of proteolytic enzymes, it was found that the active substance, whatever it may be, as well as oxytocin, is a polypeptide inactivated by chymotrypsin but resistant to trypsin, pepsin and carboxypeptidase (CROXATTO and col., 1954).

Conclusions

Purified oxytocin extract (containing less than 3 % of vasopressin) in a dose of 50 mU shows neither diuretic nor natriuretic action on hypophysectomized or adrenalectomized rats.

In hypophysectomized rats, DCA (1 to 2 mg daily) did not restablish the diuretic action of this oxytocin extract but had an effect on the output of sodium. NaCl in the drinking water (0.25 and 0.5 %) plus DCA injections make oxytocin extracts have a net favourable effect on the output of sodium and water in normal as well as in hypophysectomized animals 24 hours following the injection.

Cortisone without any other amount of sodium in the drinking water in hypophysectomized rats, and cortisone and DCA in adrenalectomized rats (1 % NaCl in the water) completely restore both the natriuretic and diuretic effects of oxytocin purified extract. Experiments on water loaded rats lead us to the conclusion that in both groups as in normal ones oxytocin extracts exert striking acceleration in the output of water and sodium.

Summary

A sample of purified oxytocin containing approximately 1 % of vasopressin produces a remarkable increase of urine and sodium excretion in normal white effect rats. Hypophysectomy abolishes this effect. DCA (1-2 mg. daily) restores the natriuretic activities of oxytocin provided NaCl il added to the drinking water. Cortisone (1.5 mg. daily) enhances water and sodium excretion, when oxytocin is injected, even under a low sodium containing diet. Acceleration of water and sodium elicited by oxytocin is easily demonstrated rats when cortisone is given both to normal and hypophysectomized rats. Water and sodium are excreted at a higher rate in hypophysectomized as compared with normals.

Adrenalectomy prevents the effect of oxytocin — described above — on kidney excretion, but cortisone and DCA restore that effect completely. After adrenalectomy, rats with no cortical hormones supplement, gradually recover their capacity to respond to oxytocin only if accessory suprarenal gland develop.

Riassunto

Un campione di ossitocina purificata, contenente circa 1% di vasopressina, provoca un notevole aumento dell'eliminazione di urina e di sodio nei ratti albini normali. L'ipofisectomia annulla questo effetto. Il DCA (1 — 2 mg. al giorno) ristabilisce l'azione sulla diuresi e sull'eliminazione del sodio dell'ossitocina, purchè si aggiunga del NaCl all'acqua da bere. Il cortisone (1,5 mg. al giorno) aumenta la eliminazione di acqua e di sodio quando l'animale è trattato con ossitocina, anche se questi si trova a dieta carente di Na. In ratti iperidratati sia normali che ipofisectomizzati trattati con cortisone, si può facilmente dimostrare l'accelerazione dell'eliminazione dell'acqua e del sodio provocata dall'ossitocina. Il sodio e l'acqua vengono eliminati piu rapidamente in ratti ipofisectomizzati che in ratti normali.

La surrenalectomia inibisce l'effetto dell'ossitocina sull'eliminazione renale, mentre il cortisone e il DCAlo ristabiliscono completamente. I ratti surrenectomizzati non trattati successivamente con terapia sostitutiva possono riacquistare la facoltà di reagire alla somministrazione di ossitocina, solo se in essi si sviluppi una surrenale accessoria, con funzioni vicarianti.

Zusammenfassung

Eine Dosis gereinigtes, ungefähr 1% Vasopressin enthaltendes Oxytocin verursacht eine bemerkenswerte Steigerung der Wasser- und Natriumausscheidung bei Normalalbinoratten. Die Hypophysektomie verhindert diese Wirkung. DCA (1 — 2 mg täglich) führt wieder zur Natriumausscheidung und Diuresewirkungen des Oxytocin, vorausgesetzt. daß dem Trinkwasser NaCl hinzugefügt wird. Cortison (1,5 mg täglich) vergrößert die Wasser- und Natriumausscheidung, wenn Oxytocin zugeführt wird, selbst bei einer wenig Natrium enthaltenden Nahrung. Die von Oxytocin verursachte Wasser- und Natriumausscheidung wird leicht an hyperhydratisierten Ratten nachgewiesen, wenn Cortison sowohl normalen als hypophysektomierten Ratten zugeführt wird. Die Wasser- und Natriumausscheidung ist bei hypophysektomierten Ratten höher als bei normalen Tieren.

Die Adrenalektomie hemmt die obengenannte Oxytocinwirkung auf die Nierenausscheidung, aber Cortison und DCA führen diese Wirkung vollständig wieder ein. Nach Adrenalektomie bekommen die keine hormonale Ergänzung erhaltenden Ratten ihre Fähigkeit, auf Oxytocin zu reagieren, allmählich wieder, jedoch nur, wenn sich akzessorische Nebennieren entwickeln.

Résumé

Un spécimen d'oxytocine purifiée, contenant à peu près l'1 % de vasopressine cause une remarquable augmentation de l'élimination d'urine et de sodium dans les rats normaux. L'hypophysectomie abolit cet effet. Le DCA (1—2 mg par jour) rétablit l'activité sur la diurèse et l'élimination du sodium, pourvu qu'on ajoute du NaCl à l'eau à boire. Le cortisone (1,5 mg par jour) fait augmenter l'excrétion de l'eau et du sodium, lorsqu'on injecte de l'oxytocine, même si les animaux sont à diète pauvre de sodium. On peut démontrer aisément, dans des rats hyperhydratés, une accélération de l'élimination de l'eau et du sodium causée par l'oxytocine, en administrant du cortisone à des rats normaux et hypophysectomisés. L'eau et le sodium sont excrétés avec une plus haute vitesse par les rats hypophysectomisés que par les normaux.

La surrénalectomie empêche l'effet susdit de l'oxytocine sur l'excrétion rénale, mais le cortisone et le DCA rétablissent complètement cet effet. Après surrénalectomie, les rats qui ne sont pas traités avec des hormones corticales, recouvrent lentement leur aptitude à répondre à l'oxytocine seulement si des glandes surrénales accessoires se développent.

References

BARNAFI, L., H. CROXATTO and J. KRAUSE: in press (1956).
CROSS, S. A.: J. Endocrin. 9, IX (1953).
CROXATTO, H., L. BARNAFI and J. PASSI: Acta Physiol. Lat.Amer. 3, 159 (1952).
CROXATTO, H., R. ROSAS and L. BARNAFI: 3rd. Panamerican Congress of Endocrinology, Santiago, Chile (1954).
DU VIGNEAUD, V., C. RESSLER, J. M. SWAN, C. W. ROBERTS, P. G. KATSOYANNIS and S. GORDON: J. Amer. Chem. Soc. 75, 4879 (1953).
FRASER, A. M.: J. Physiol. 101, 236 (1942).
MARTINI, L.: Boll. Atti Soc. Ital. Endocr. 3, 168 (1953).

Professor Dr. HECTOR CROXATTO, Universidad Catolica, Laboratorio de Fisiologia, Casilla 114 D, *Santiago*, Chile.

Department of Physiology, Faculty of Medicine, Stockholm 60, Sweden

Diencephalic Representation of the Sympatho-Adrenal Secretory System

By

U. S. von Euler

With 2 Figures

In their classic investigations KARPLUS and KREIDL showed that the sympathetic system including the suprarenal medulla could be activated by stimulation of the diencephelon. The effects were then considered to be due solely to release of adrenaline, but, as recent investigations have shown, two active principles are involved in the effects of sympatho-adrenal stimulation, noradrenaline and adrenaline. The two parts of the system are functionally differentiated, which is revealed by the different actions of the two hormones and the selective release of the active substances under different conditions. Noradrenaline serves as the adrenergic nerve transmitter and is also present as a hormone in the adrenal medulla, while adrenaline is confined to the chromaffine cells in the adrenal medulla and in various tissues. Functionally, noradrenaline is indispensable as a general vasoconstrictor upon which the blood pressure homeostasis rests, whereas adrenaline causes blood redistribution, metabolic effects and actions on different levels of the central nervous system during emergency situations.

The multi-faceted influence of the sympatho-adrenal system on the integrated activity of the organism makes central coordinating mechanisms for the release of the action substances of these systems appear probable. Such mechanisms are likely to be found in the diencephalon.

On certain occasions both factors are released simultaneously, but often a selective or a predominant release of one or the other factor occurs, which would imply different secretory pathways. For this reason it appears of interest to analyse the central representation of the noradrenaline and adrenaline releasing systems.

Diencephalic activation of adrenergic nerves

Earlier experiments have demonstrated that stimulation of various parts of the diencephalon elicits effects on a large number of autonomic functions apparently involving stimulation of the adrenergic nerves. In many instances, however, part of the actions observed has been due to the simultaneous activation of the suprarenal medulla. A more detailed study of the activation of the adrenergic nervous system would require exclusion of the suprarenal glands by denervation or demedullation. This is particularly relevant since secretion from the adrenal medulla might consist of either noradrenaline or adrenaline or both. It is reasonable to assume, however, that the observed effects on blood pressure, heart rate, pilomotor and other smooth muscle actions, as studied extensively by HESS and his co-workers, have been due to a large part to stimulation of the adrenergic nervous system.

It should also be borne in mind that sympathetic nerve stimulation does not necessarily mean stimulation of adrenergic nerves only, since such stimulation may also activate extraadrenal chromaffine cells in various organs innervated by preganglionic fibres. From the careful work of HESS and his group basic information has been obtained, however, about the diencephalic areas, which on stimulation cause composite effects, like rise in blood pressure. Further analysis should yield information as to which mechanisms are brought into action in such cases.

Also of great interest are the findings of GELLHORN, NAKAO and REDGATE (1956) that lesions in the posterior parts of the hypothalamus cause a fall in blood pressure and heart rate, indicating a tonic influence on the adrenergic nervous system from this region.

Adrenal medullary secretion as a result of direct hypothalamic stimulation

A selective effect of hypothalamic stimulation on the secretion of medullary hormones was shown by BRÜCKE, KAINDL and MAYER (1952) by analysis of the suprarenal venous blood. They discovered that the proportion of adrenaline and noradrenaline changed in the adrenal venous outflow when electrical stimuli were applied to the hypothalamus of the cat. Thus the amount of adrenaline increased from 38 mμg/min/kg, or about 12 per cent of the total catechols during spontaneous secretion, to 360 mμg/min/kg, or 50 per cent, on hypothalamic stimulation, indicating that the stimulus had caused secretion chiefly of adrenaline. The noradrenaline was practically unchanged, 280 and 360 mμg/min/kg respectively.

The results of BRÜCKE, KAINDL and MAYER have been confirmed by FOLKOW and EULER (1954) who showed in addition, that the secretory pattern depended on the site of the stimulus. In a series of experiments involving bilateral stimulation of various parts of the hypothalamus, 2-3 mm from the median plane in the cat, all types of responses were obtained: no effect, pure noradrenaline secretion, mixed, and pure adrenaline secretion. The results strongly suggested that the stimulating electrodes activated fibres or nerve tracts leading to specific cells in the adrenal medulla, which secreted either adrenaline or noradrenaline. Such selective activation had previously been observed by EULER and LUFT (1952) and by DUNÉR (1953) as a result of insulin hypoglycemia, to which reference will be made later.

As to the localization of the hypo-

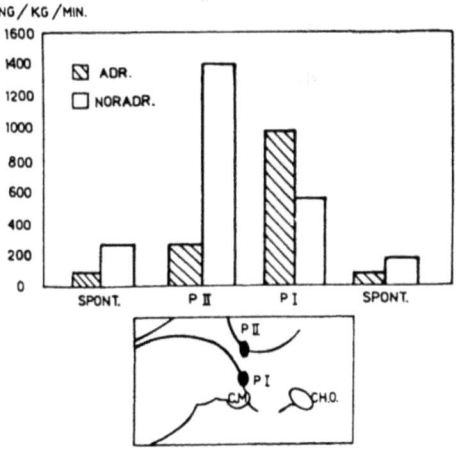

Fig. 1. Secretion of adrenaline and noradrenaline from the left adrenal gland in the cat. Stimulating electrodes located at *P I* and *P II* 2−3 mm from the median plane bilaterally. Ordinate: mμg/kg/min. [B. FOLKOW and U. S. VON EULER, Circulation Res. 2, 191−195 (1954)]

thalamic nerve tracts or centres which govern the selective secretion of the two catechol hormones only very incomplete information is available as yet (Fig. 1 and 2).

REDGATE and GELLHORN demonstrated a secretion of noradrenaline and adrenaline from the adrenal medulla on hypothalamic stimulation, utilizing the different activity ratio of the two hormones on the freshly denervated nictitating membrane and spleen. While adrenaline is about 10-20 times as active as noradrenaline on the nictitating membrane, the two hormones are about equally active on the volume of the spleen. As a result of hypothalamic stimulation REDGATE and GELLHORN found that noradrenaline predominated in 5 cases while the effects indicated a secretion of chiefly adrenaline in the

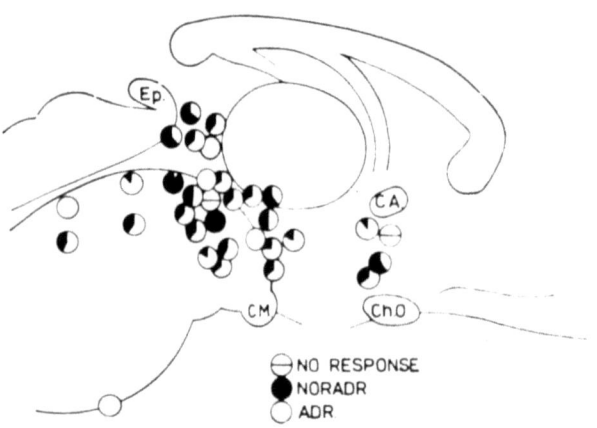

⊖ NO RESPONSE
● NORADR
◯ ADR

Fig. 2. Effect on adrenaline and noradrenaline secretion from the left adrenal gland of bilateral electrical stimulation 2 – 3 mm from the median plane in the cat. [B. FOLKOW and U. S. VON EULER, Circulation Res. 2, 191 – 195 (1954)]

5 remaining cases. In those cases where noradrenaline was liberated the electrodes were located in the anterior hypothalamus just posterior to the optic chiasma, whereas in the experiments producing an adrenaline-like response the stimulation occurred immediately before or behind the mammillary bodies. In the experiments of BRÜCKE, KAINDL and MAYER the stimulating electrodes were placed immediately before and above the clinoid process, 2 mm from the median plane, corresponding approximately to the location used by REDGATE and GELLHORN, when they observed adrenaline-like effects. Predominating adrenaline responses were also found by FOLKOW and EULER when this region was stimulated, although even more selective effects were obtained on stimulation of other sites.

More recent experiments have shown that stimulation of certain areas in the orbital cortex in the cat causes marked changes in the adrenal medullary secretion (FOLKOW and EULER, 1956). It is therefore not possible to state whether the effects of diencephalic stimulation always are due to excitation of diencephalic centres or nerve tracts originating in the diencephalon or to stimulation of fibre bundles passing through this region from cortical areas.

Even if no definite system of nerve tracts can as yet be outlined, the cited experiments indicate a hypothalamic representation of secretory fibres for selective secretion of noradrenaline and adrenaline.

Hypoglycemia

Increased adrenal medullary secretion during hypoglycemia induced by insulin was demonstrated in 1924 by CANNON, McIVER and BLISS, and by HOUSSAY, LEWIS and MOLINELLI. EULER and LUFT showed in 1952 that insulin hypoglycemia caused a selective increase in the urinary output of adrenaline in normal subjects. DUNÉR (1953, 1954) showed by direct analysis of the catechol amine content in the adrenal venous blood that hyperglycemia diminished and hypoglycemia increased selectively the adrenaline secretion from the adrenal medulla. Moreover, he showed that when the head of one cat was perfused with hyperglycemic blood from another animal the adrenaline secretion was greatly decreased. The noradrenaline only showed a moderate fall. Injection into the hypothalamus of 0.05 ml of an isotonic glucose-RINGER solution containing 10 mg glucose per ml caused a fall to 45, 68, and 41 % of the previous adrenaline secretion while the noradrenaline secretion only decreased by 20-25 per cent.

The injections were made in the anterior and posterior parts of the hypothalamus near the basis of the skull. No effect was observed when the tip of the injection needle was in the middle part of the hypothalamus. The results are suggestive of a central receptor area sensitive to the glucose level of the blood and connected with secretory fibres to the adrenaline producing medullary cells. A mechanism of this kind would be analogous to the osmoreceptor mechanism discovered by VERNEY and further studied and extended by ANDERSSON.

Occurrence of catechol amines in the hypothalamus

Little information is as yet available concerning the significance of the presence of comparatively large amounts of noradrenaline and adrenaline in the hypothalamus (VOGT 1954). It is not even known whether the noradrenaline represents the ordinary chemotransmitter in the vascular bed in the corresponding area or whether the adrenaline, as in other organs, is part of the action substances of chromaffine cells. The presence of large amounts of noradrenaline is, however, suggestive of an important adrenergic vascular control of the corresponding areas. In view of recent observations by SAFFRAN and SCHALLY (1955) the possibility of a special mechanism controlling the release of ACTH involving catechol amines should also be considered.

Clinical observations on the response to hypoglycemia

The normal response to hypoglycemia induced by intravenous injection of 0.1 I.U. insulin per kg body weight, the usual clinical insulin test, is a strong increase, about 10-fold of the urinary excretion of adrenaline. During some clinical conditions deviations from this result have been observed (LUFT and EULER, 1956). Thus after hypophysectomy of patients the response was significantly smaller and even absent (Table 1). This has been interpreted as a functional injury to the hypothalamic glucoregulatory mechanism induced by the surgical trauma.

In patients with postural hypotension who show a general lack of activity of the adrenergic nerves, the adrenal medulla is also apparently disconnected from the regulatory influence. In such patients LUFT and EULER (1953) found, in spite of pronounced hypoglycemia after insulin, no increase in the urinary output of adrenaline (Table 1).

Table 1. *Urinary output of adrenaline and noradrenaline im mμg/min. during hypoglycemia after 0.1 I. U. insulin/kg. i. v.*

	Adrenaline		Noradrenaline	
	Control period	Insulin period	Control period	Insulin period
Normal subjects ..	5.5 ± 0.9	55 ± 7	40 ± 4	26 ± 4
Hypophysectomized patients	4.5 ± 0.7	26 ± 2.8	18 ± 2.2	25 ± 3.1
Postural hypotension (3 cases) ...	1.5 (1.0 — 2.0)	5.0 (1.5 — 8.5)	4.0 (2.7 — 4.9)	4.1 (2.6 — 6.0)

The findings of central injuries in such patients suggest that the regulatory mechanisms are affected. In some patients with a hypothalamic tumour the response to hypoglycemia was also reduced or absent.

Possible relationships between increased adrenal secretion and hypothalamic stimulation under certain conditions

While there is good evidence that stimulation of the hypothalamus is involved in the conditions of increased medullary secretion mentioned above, there is little direct evidence for such a relationship in other conditions. During emotional stress the adrenaline producing system is selectively activated (EULER and LUNDBERG, 1954) which is suggestive, however, of hypothalamic activity (Table 2).

Table 2. *Catechol amine output in urine in Air Force personnel during flight*

Group	Activity	Adrenaline mµg/min	Noradreline mµg/min	% Adrenaline
Privates ...	On the ground	6.7 ± 0.98	24 ± 3.9	23 ± 2.3
Privates ...	Flying as passengers	24 ± 3.5	27 ± 4.4	48 ± 4.9
Pilots	On the ground	5.2 ± 1.05	19 ± 3.1	21
Pilots	Advanced flying	19 ± 3.8	39 ± 4.3	33

During strenuous muscular work the adrenaline secretion is increased, but always together with an increase in the noradrenaline secretion (EULER and HELLNER, 1952; HOLMGREN, 1956). While the stimulation of noradrenaline secretion at least partly is due to blood pressure homeostatic reflexes acting via the vasomotor centre, the increased adrenaline secretion may be related to stimulation of nervous centres at higher levels.

In thallium poisoning an increased catechol amine secretion has also been observed (TILLMAN, 1952) which may be correlated to the fact that this condition goes with degenerative changes in the central nervous system also including the hypothalamic nuclei (PRICK, SMITT and MULLER, 1955).

Summarizing, it may be stated that the diencephalon contains nerve structures which by stimulation activate adrenaline and noradrenaline functions separately.

Summary
Since the pioneer work of KARPLUS and KREIDL (1909—1910) it is known that the sympatho-adrenal system can be activated from the diencephalon. While formerly this system was regarded as an entity, recent investigations have established a functional differentiation between the adrenaline and the noradrenaline producing systems (EULER, 1952), manifesting itself through: a) functional differences in the actions of adrenaline, and b) selective release of the two hormones during different conditions.

On the basis of this concept it has become relevant to analyze the diencephalic representation of the sympatho-adrenal system with respect to its components.

During later years selective effects of hypothalamic stimulation on the adrenal medullary secretion have been demonstrated directly by analysis of the suprarenal venous blood. BRÜCKE, KAINDL and MAYER discovered 1952 that hypothalamic stimulation in the cat caused a change in the secretory pattern in addition to the previously observed increase in total secretion. FOLKOW and EULER showed 1954 that the response depended on the location of the stimulating electrodes, some stimuli causing predominantly a secretion of adrenaline while others gave rise chiefly to noradrenaline secretion from the gland. Similar results were obtained at about the same time and with a different technique by REDGATE and GELLHORN (1954).

The stimuli eliciting a selective response from adrenaline or noradrenaline producing cells in the adrenal medulla may either activate nerve tracts which originate in diencephalon or are parts of nerve paths from other areas of the CNS. Recent experiments by FOLKOW and EULER have shown that stimulation of certain cortical and other areas in the cat can alter typically the secretory pattern from the adrenal medulla.

Certain evidence for specific activation of hypothalamic centres by hypoglycemia has been obtained by DUNÉR (1953, 1954), who found that this condition elicited a selective increase in the adrenaline secretion in the cat, while hyperglycemia, general or located to certain parts of hypothalamus, caused a selective inhibition of adrenaline secretion. This finding suggests that a chemoreceptor system, sensitive to the glucose concentration of the blood, is located in the hypothalamus, from which the carbohydrate regulatory mechanisms via adrenaline and insulin secretion and ACTH production can be conveniently activated.

Intimate functional relationships between the diencephalic activity and emotional patterns have been shown to exist by BARD, RANSON, HESS, GELLHORN, WOLFF and others. This activity is closely connected with the release of adrenaline from the suprarenal medulla as demonstrated by the classical work of CANNON and his group.

Two important functions of adrenaline have thus been associated with diencephalic activity.

Whether the increased adrenaline secretion in strenuous muscular work (EULER and HELLNER, 1952) also involves diencephalic exitation requires further studies.

The diencephalic activation of noradrenaline secretion from the adrenal medulla apparently runs parallel with a general activation of the noradrenaline producing adrenergic system, as manifested by a rise in the systemic blood pressure, indicating a direct influence by autonomic centres. The sino-aortic reflex system acting over the vasomotor centre in the medulla oblongata thus only represents one of the mechanisms governing the blood pressure homeostasis.

Still enigmatic is the role of the noradrenaline occurring in relatively large quantities in hypothalamus (VOGT, 1954) unless it simply represents the neurohumour in an area with rich vasomotor nerve control. However, the finding of SAFFRAN and SCHALLY (1955) that noradrenaline can activate the release of ACTH from the anterior pituitary in vitro, may be significant in this connection and possible constitutes a link in the stress-inducing mechanism.

Riassunto

E' noto fin dalle classiche ricerche di KARPLUS e KREIDI (1909—1910) che il sistema simpatico surrenalico può venir influenzato dal diencefalo, o per meglio dire che è sottoposto ad un certo controllo da parte dei centri neurovegetativi ipotalamici. Fino a qualche anno fa questo "sistema" era considerato come un'unica entità funzionale; recenti ricerche di VON EULER (1952) hanno invece potuto dimostrare l'esistenza di notevoli differenze funzionali tra due sistemi, l'uno producente adrenalina e l'altro noradrenalina; queste differenze si manifestano attraverso: a) differenze funzionali nell'azione dell'adrenalina; b) liberazione selettiva dei due ormoni, adrenalina e noradrenalina, nel corso di diverse situazioni fisiologiche o patologiche. Sulla base di questo concetto è sembrato opportuno analizzare la rappresentazione diencefalica del sistema simpatico surrenalico, in relazione ai suoi due costituenti. In questi ultimi anni gli effetti selettivi di una stimolazione ipotalamica sulla secrezione surrenalica sono stati messi in evidenza mediante l'analisi diretta del sangue venoso surrenalico. BRÜCKE, KAINDL e MAYER (1952) hanno potuto dimostrare che nel gatto una stimolazione ipotalamica induce non solo un aumento quantitativo, ma anche una variazione qualitativa della risposta secretoria surrenalica. FOLKOW e VON EULER (1954) hanno successivamente chiarito che questa risposta selettiva era direttamente legata alla localizzazione degli elettrodi: alcuni stimoli sono in grado di provocare una iperincrezione adrenalinica, altri invece una risposta preminentemente noradrenalinica. Risultati analoghi sono stati ottenuti nello stesso periodo, seppure con tecniche diverse, da REDGATE e GELLHORN (1954).

Il complesso di stimoli efferenti che provocano una risposta incretoria selettiva di tipo adrenalinico o noradrenalinico possono giungere alla surrenale tramite fibre di origine diencefalica, o da altre aree del sistema nervoso centrale. Recenti esperienze di Folkow e von Euler hanno dimostrato che nel gatto anche la stimolazione di determinate aree della corteccia cerebrale è in grado di modificare sostanzialmente la risposta incretoria della surrenale. Una sicura dimostrazione dell'intervento di centri ipotalamici nel senso di un'attivazione, è stata data da Duner (1953, 1954); l'A. ha potuto infatti evidenziare che l'ipoglicemia provoca un aumento selettivo della secrezione adrenalinica nel gatto, mentre l'ipoglicemia è seguita da un'inibizione secretoria. Questi reperti suggeriscono l'ipotesi che nell'ipotalamo sia localizzato un sistema chemocettore, particolarmente sensibile alla concentrazione ematica del glucosio: questo centro sarebbe in grado di influenzare attivamente i meccanismi che regolano il metabolismo dei carboidrati tramite variazioni incretorie dell'adrenalina, dell'insulina e dell'ACTH. Ulteriori intime relazioni funzionali tra attività diencefalica e reazioni emotive sono state dimostrate da Bard, Ranson, Hess, Gellhorn, Wolff ed altri. Queste relazioni funzionali sembrano intimamente connesse alla liberazione di adrenalina, come risulta del classico lavoro di Cannon e Collaboratori.

In ultima analisi, due importanti funzioni della midollare surrenale sembrano direttamente correlate all'attività diencefalica.

Non è stato ancora stabilito con certezza se l'aumento della secrezione adrenalinica nel corso di intense fatiche muscolari sia secondario ad un'iperattività diencefalica (von Euler e Hellner, 1952). Ulteriori ricerche in questo senso appaiono neccessarie per chiarire definitivamente il problema.

L'attivazione diencefalica della secrezione noradrenalinica da parte della midollare surrenalica è appartemente parallela ad una attivazione generale dei sistemi adrenergici: ciò sembra dimostrato dall'aumento pressorio, che indica d'altra parte la partecipazione dei centri autonomi. I recettori senoaortici, agenti di riflesso sul centro vasomotore del midollo allungato, rappresentano così solo uno dei meccanismi regolatori della pressione sanguigna.

Ancora enigmatica appare l'importanza funzionale della noradrenalina messa in evidenza da Vogt in corrispondenza dei centri ipotalamici (1954), a meno che non costituisca il "neuroumore" di un'area ricca di fibre vasomotrici. Tuttavia, le esperienze di Saffran e Schally (1955), che hanno dimostrato come la noradrenalina possa provocare la liberazione di ACTH dall'adenoipofisi, possono probabilmente entrare nella chiarificazione del meccanismo genetico delle azioni stressanti.

Zusammenfassung

Seit der Zeit der Pionierarbeiten von Karplus und Kreidl (1909—1910) ist es bekannt, daß das sympatho-adrenale System vom Zwischenhirn aktiviert werden kann. Während am Anfang dieses System als grundlegend betrachtet worden war, haben neuzeitliche Forschungen eine funktionelle Differenz zwischen Adrenalin- und Noradrenalinproduzierenden Zellen festgestellt (Euler, 1952), welche sich wie folgt offenbart: a) funktionelle Differenzen in den Wirkungen des Adrenalins; b) in der selektiven Freisetzung der beiden Hormone, unter verschiedenen Umständen.

Auf Grund dieser Tatsache erscheint es angebracht, die diencephale Repräsentation des sympatho-adrenalen Systems zu analysieren.

In den darauffolgenden Jahren wurden die selektiven Wirkungen der hypothalamischen Stimulation auf die Nebennierensekretion durch direkte Analyse des venösen Blutes der Nebenniere nachgewiesen. Brücke, Kaindl und Mayer wiesen im Jahre 1952 nach, daß die Stimulierung des Hypothalamus bei der Katze, außer der bereits nachgewiesenen Zunahme der totalen Sekretion, auch eine Alteration des sekretorischen Bildes verursacht. Folkow und Euler bewiesen im Jahre 1954, daß diese Reaktion von der Lage der Stimulationselektroden herrührte, da gewisse Stimulierungen vorwiegend eine Adrenalin-, und andere eine Noradrenalin-Sekretion verursachten. Ähnliche Resultate, wenn auch nicht mit der gleichen Technik, wurden im Jahre 1954 von Redgate und Gellhorn erzielt.

Die Stimulierungen, welche seitens der Adrenalin- oder Noradrenalinproduzierenden Zellen des Nebennierenmarkes zu einer Reaktion führen, könnten auch Nervenstränge aktivieren, die dem Zwischenhirn entstammen oder einer Nervenbahn aus einer anderen Gegend des ZNS angehören. Kürzlich durchgeführte Experimente von Folkow und Euler zeigten, daß die Stimulation gewisser corticaler oder anderer Gegenden bei der Katze das Sekretionsbild des Nebennierenmarkes wesentlich ändern kann.

Ein sicherer Beweis für die spezifische Aktivierung der hypothalamischen Zentren durch Hypoglykämie wurde von Dunér (1953, 1954) erbracht. Der Autor fand, daß die Hypoglykämie eine selektive Erhöhung der Adrenalinsekretion verursacht, während die Hyperglykämie, sei sie generalisiert oder auf verschiedene Gebiete des Hypothalamus lokalisiert, zu einer selektiven Hemmung der Adrenalinsekretion führt.

Diese Befunde weisen auf ein gegenüber der Blutzuckerkonzentration empfindliches Chemorezeptorensystem hin, das im Hypothalamus lokalisiert ist, von dem aus der Mechanismus der Kohlehydratregulierung durch Adrenalin-, Insulin- und ACTH-Sekretion bedarfsweise aktiviert werden kann.

BARD, RANSON, HESS, GELLHORN, WOLFF und andere zeigten die engen Beziehungen zwischen der diencephalen Tätigkeit und den emotiven Zentren auf. Diese Aktivität ist engstens mit der Adrenalinausschüttung der Nebennierenmarksubstanz verbunden, wie aus der klassischen Untersuchung von CANNON und seiner Mitarbeiter hervorgeht.

Zwei wichtige Funktionen des Adrenalins sind so mit der Zwischenhirntätigkeit in Verbindung gebracht worden.

Es bleibt noch zu untersuchen, ob die gesteigerte Adrenalinsekretion nach einer körperlichen Anstrengung auch mit einer diencephalen Erregung verbunden ist (EULER und HELLNER, 1952).

Die diencephale Aktivierung der Noradrenalinsekretion aus dem Nebennierenmark geht wahrscheinlich mit einer allgemeinen Aktivierung des Noradrenalinproduzierenden adrenergischen Systems einher, wie aus dem Ansteigen des systematischen Blutdruckes hervorgeht und auf einen direkten Einfluß durch die autonomen Zentren hinweist. Der Aorta-Sinus-Reflex, der auf die Vasomotorenzentren der Medulla oblongata wirkt, ist somit nur *ein* Mechanismus zur Steuerung der Blutdruck-Homöostase.

Rätselhaft ist noch die Rolle des Noradrenalins, das in relativ großen Quantitäten im Hypothalamus auftritt (VOGT, 1954), es sei denn, daß es einfach den Neurohumor in einer Gegend darstellt, die reich an einer vasomotorischen Nervenkontrolle ist. Die Befunde von SAFFRAN und SCHALLY (1955), daß Noradrenalin die Ausschüttung von ACTH aus dem Hypophysenvorderlappen in vitro aktivieren kann, mag für diese Verbindung bezeichnend sein und möglicherweise besteht eine Verbindung zu dem Stress-auslösenden Mechanismus.

Résumé

Depuis l'époque des travaux de KARPLUS et KREIDL (1909—1910), on sait que le système sympatho-surrénal peut être activé par le diencéphale. Pendant qu'au début ce système était considéré comme basilaire, des récentes recherches ont établi une différence fonctionnelle entre les cellules produisant l'adrénaline et celles produisant la noradrénaline (EULER, 1952). Cette différence consiste dans: a) Différences fonctionnelles dans les effets de l'adrénaline. b) La libération sélective des deux hormones dans le différentes conditions.

Se basant sur ce concept il est très important d'analyser le système sympatho-surrénal sur la base de ses composants.

Au cours des annés successives on a démontré les effets sélectifs de la stimulation hypothalamique sur la sécrétion surrénale, en analysant directement le sang veineux de la glande surrénale. BRÜCKE, KAINDL et MAYER decouvrirent en 1952 que la stimulation hypothalamique provoquait, dans le chat, une altération du cadre sécrétoire, en plus de l'augmentation de toute la sécrétion, déjà observée en précédence. FOLKOW et EULER démontrèrent en 1954 que cette réaction dépendait de la position des électrodes stimularices, étant donné que certaines stimulations provoquaient d'une façon prédominante une sécrétion d'adrénaline, tandis que des autres provoquaient, de la part de la glande, une sécrétion de noradrénaline. Des résultats analogues furent obtenus, presqu'à la même époque, mais avec une technique différente, par REDGATE et GELLHORN (1954).

Les stimulations qui provoquent une réaction de la part des cellules de la substance médullaire surrénale, produisant de l'adrénaline ou de la noradrénaline, pourrait de même activer des conduits nerveux partant du diencéphale ou appartenant à un conduit nerveux de zones différentes du SNC. Des expériments récents, conduits par FOLKOW et EULER, ont démontré que la stimulation de certaines zones corticales ou d'autre zones, peut, dans le chat, altérer, d'une manière remarquable, le cadre sécrétoire de la substance médullaire surrénale.

Une épreuve signifiante de l'activation spécifique des centres hypothalamiques à travers l'hypoglycémie, a été obtenue par DUNÉR (1953, 1954), lequel a trouvé que cette condition provoque une augmentation sélective dans la sécrétion d'adrénaline dans le chat, tandis que l'hyperglycémie, soit générale que localisée dans certaines parties de l'hypothalamus, cause une inhibition sélective dans la sécrétion de l'adrénaline. Cette découverte suggère l'idée qu'un système chémorécepteur, sensible à la concentration de glucose dans le sang, soit localisé dans l'hypothalamus, d'où le mécanisme des hydrates de carbone peut être aisément activé, à travers la sécrétion d'adrénaline et d'insuline et la production d'ACTH.

BARD, RANSON, HESS, GELLHORN, WOLFF, etc., ont démontré l'existence de relations fonctionnelles intimes entre l'activité du diencéphale et les centres émotifs. Cette activité est rigoureusement liée à la sécrétion de l'adrénaline de la part de la substance médullaire surrénale, ce qui a été clairement démontré par le travail de CANNON et collaborateurs.

Deux fonctions importantes de l'adrénaline ont été associées, de cette façon, à l'activité du diencéphale. Il faut encore apurer si l'augmentation de la sécrétion d'adrénaline à la suite d'un effort physique (EULER et HELLNER, 1952) comporte aussi une excitation du diencéphale.

L'activation diencéphalique de la sécrétion noradrénalinique de la substance médullaire surrénale s'accompagne, apparemment, à une activation générale du système adrénergique, produisant l'adrénaline, comme démontre l'augmentation de la pression du sang. Ceci démontre une influence directe des centres autonomes. Le système du réflexe sino-aortique, agissant sur les centres vasomoteurs du bulbe rachidien, représente, de cette façon, seulement une des mécanismes qui contrôlent l'homéostase de la pression du sang.

Ce qui demeure toujours un énigme c'est la tâche de l'adrénaline, nécessaire à l'hypothalamus dans des quantités plutôt élevées (VOGT, 1954), à moins qu'elle ne représente tout simplement que l'humeur nerveuse, dans une zone riche de contrôles vaso-moteurs des nerfs. En tout cas, la découverte de SAFFRAN et SCHALLY (1955), que la noradrénaline peut activer la libération de l'ACTH, in vitro, de l'adéno-hypophyse peut être significative dans ce cas et probablement être considérée comme un anneau de conjonction de ce mécanisme.

References

BRÜCKE, F., F. KAINDL and H. MAYER: Über die Veränderung in der Zusammensetzung des Nebennierenmarkinkretes bei elektrischer Reizung des Hypothalamus. Arch. int. pharmacodyn. 88, 407—412 (1952).

CANNON, W. B., M. A. McIVER and S. W. BLISS: A sympathetic and adrenal mechanism for mobilizing sugar in hypoglycemia. Amer. J. Physiol. 69, 46—66 (1924).

DUNÉR, H.: The influence of the blood glucose level on the secretion of adrenaline and noradrenaline from the suprarenal. Acta Physiol. Scand. 28, Suppl. 102 (1953).

— The effect of insulin hypoglycemia on the secretion of adrenaline and noradrenaline from the suprarenal of cat. Acta Physiol. Scand. 32, 63—68 (1954).

EULER, U. S. v. and S. HELLNER: Noradrenaline excretion in muscular work. Acta Physiol. Scand. 26, 183—191 (1952).

EULER, U. S. v. and R. LUFT: Effect of insulin on urinary excretion of adrenalin and noradrenalin. Metabolism 1, 528—532 (1952).

EULER, U. S. v and U. LUNDBERG: Effect on flying on the epinephrine excretion in air force personnel. J. Appl. Physiol. 6, 551—555 (1954).

FOLKOW, B. and U. S. v. EULER: Selective activation of noradrenaline and adrenaline producing cells in the suprarenal gland of the cat by hypothalamic stimulation. Circulation Research 2, 191—195 (1954).

GELLHORN, E., H. NAKAO and E. S. REDGATE: The influence of lesions in the anterior and posterior hypothalamus on tonic and phasic autonomic reactions. J. Physiol. 131, 402—423 (1956).

HESS, W. R.: Die funktionelle Organisation des vegetativen Nervensystems. Basel: Schwabe & Co. 1948.

HOLMGREN, A.: Circulatory changes during muscular work in man. Scand. J. Clin. Lab. Invest. 8, Suppl. 24 (1956).

HOUSSAY, B. A., J. T. LEWIS and E. A. MOLINELLI: Rôle de la sécrétion d'adrénaline pendant l'hypoglycémie produite par l'insuline. C. R. Soc. Biol. Paris 91, 1011 (1924).

KARPLUS, J. P. and A. KREIDL: Gehirn und Sympathicus: I. Zwischenhirnbasis und Halssympathicus. Arch. ges. Physiol. 129, 138—144 (1909); Gehirn und Sympathicus: II. Ein Sympathicuszentrum im Zwischenhirn. Arch. ges. Physiol. 135, 401—416 (1910).

LUFT, R. and U. S. v. EULER: Two cases of postural hypotension showing a deficiency in release of norepinephrine and epinephrine. J. Clin. Invest. 32, 1065—1069 (1953).

— — Effect of insulin hypoglycemia on urinary excretion of adrenaline and noradrenaline in man after hypophysectomy. J. Clin. Endocrin. 16, 1017—1025 (1956).

PRICK, J. J. G., W. G. SILLEVIS SMITT and L. MULLER: Thallium poisoning. Amsterdam: Elsevier. 1955.

REDGATE, E. S. and E. GELLHORN : Nature of sympathetico-adrenal discharge under conditions of excitation of central autonomic structures. Amer. J. Physiol. **174,** 475—480 (1953).
SAFFRAN, M. and A. V. SCHALLY : The release of corticotrophin by anterior pituitary tissue *in vitro.* Can. J. Biochem. Physiol. **33,** 408—415 (1955).
TILLMAN, S.: Noradrenalinstegring vid thalliumförgiftning. Sv. Läkartidning **49,** 1523—1525 (1952).
VOGT, M.: The concentration of sympathin in different parts of the central nervous system under normal conditions and after the administration of drugs. J. Physiol. **123,** 451—481 (1954).

Professor Dr. U. S. VON EULER, Karolinska Institutet, Solnavaegen 1, *Stockholm 60,* Sweden.

Disputatio

H. P. KLOTZ (Paris): Monsieur le professeur EULER nous a remarquablement montré que l'hypoglycémie déterminait chez l'animal une décharge d'adrénaline par l'excitation des centres adrénergiques du diencéphale.

Il en est même chez l'homme et chez certains sujets à diencéphale particulièrement hyperexcitable, la réaction adrénalinique peut être anormale dans sa rapidité et dans son intensité.

J'ai en l'occasion d'observer une basedowienne qui présentait des signes évidents de déreglement diencéphalique, consistant en des troubles importants de la soif, de la régulation thermique et du sommeil.

Chez cette malade l'injection intraveineuse de 12 unités d'insuline provoqua paradoxalement une hyperglycémie immédiate, qui se prolonga une heure et demie. Trois fois nous vérifions le fait. Chaque fois l'injection d'insuline fut suivie non d'un abaissement (qui probablement fut très court) mais d'une élévation de la glycémie, absolument analogue à celle que réalise l'épreuve à l'adrénaline. L'élévation glycémique s'accompagna en effet d'une poussée tensionelle et d'une tachycardie. Nous supposons que l'hypoglycémie insulinique détermina immédiatement chez ce sujet à diencéphale hyperexcitable une décharge d'adrénaline, mais nous n'avons malheureusement pas dosé l'adrénaline dans le sang circulant.

Après radiotherapie intensive de la région diencéphalique (5000 r) l'injection intraveineuse d'insuline détermina chez cette malade comme chez les sujets normaux une baisse de 50% de la glycémie de départ avec retour à la normale en une heure 45.

U. S. VON EULER (Stockholm): I have not personally had the opportunity to observe the patients after having obtained the insulin, but my colleague, Dr. LUFT, who examined them clinically, has told me that some of the patients, although they don't respond with an increase in the adrenalin secretion, still present marked symptoms such as tachycardia and sweating and sometimes also coma-like symptoms. I think it has been generally assumed that several of these symptoms are due to the release of adrenaline but apparently in some case there might occur symptoms of this kind even without any secretion of adrenaline.

Department of Neuroendocrinology, Institute of Psychiatry, London University,
Maudsley Hospital, London, S. E. 5

The Relationship of the Hypothalamus to the Activity of the Thyroid Gland

By

G. W. Harris

A relationship between the central nervous system and the thyroid gland has been suspected for more than one hundred years. PARRY in 1825 first described a condition in which an enlarged thyroid gland was associated with nervousness and palpitations of the heart. He also drew attention to the fact that such a state was consequent, in one of his young female patients, upon a severe fright. Since PARRY's first description of GRAVES' disease a great number of accounts have been published in which the condition has been observed to follow severe emotional trauma. In the last few years detailed studies have been made of the type of individual and the character of the psychological trauma that are liable to result in thyrotoxicosis. LIDZ and WHITEHORN (1950) have described the type of patient in which GRAVES' disease occurs as one highly dependent on interpersonal relationships for their security. This relationship is often familial, such as a daughter to mother, or mother to child, relationship. In many cases these individuals show little latitude for adaptability, and react in a highly emotional and exaggerated fashion to the disruption, or threat of disruption, of such a symbiotic tie.

Although the many accounts of hyperthyroidism following severe nervous upsets would seem to afford good evidence for the belief that the nervous system may in some way affect thyroid function, it is clear that emotional stress does not result in GRAVES' disease in a high proportion of the population. It is likely that some other factor is also of importance in precipitating hyperthyroidism.

It cannot be doubted that the hypothalamus exerts a major influence over the secretion of gonadotrophic and adrenocorticotrophic (ACTH) hormones from the adenohypophysis (HARRIS, 1955 a). By analogy, it would seem probable that if the central nervous system influences the secretion of the thyrotrophic hormone (TSH) and so thyroid activity, the hypothalamus would be directly involved. The data relating the effects of hypothalamic lesions or hypothalamic stimulation to thyroid activity will be considered.

Hypothalamic lesions and thyroid activity

Early work demonstrated that lesions in the hypothalamus might affect the metabolic rate (GRAFE and GRUNTHAL, 1929; BLOCH, 1943). A more detailed picture of the effect of infundibular lesions on thyroid function was presented by CAHANE and CAHANE (1938) who reported a histological picture of decreased or increased activity of the thyroid following lesions of the hypothalamus placed anterior or posterior (respectively) to the level of the pituitary stalk. They postulated the presence of two centres, one situated between the optic chiasma and pituitary stalk which excites the secretion of the thyrotrophic hormone, and one situated in the tuberomamillary region which inhibits the secretion of this hormone. More recent techniques, involving the use of radioactive iodine have enabled thyroid activity to be recorded with more precision. GREER (1951) reported the effects of bilateral symmetrical hypothalamic lesions in rats on the goitrogenic response of the thyroid to thiouracil feeding and on the iodide-concentrating capacity of the thyroid. He found that lesions between the supra-chiasmatic and caudal ventromedian nuclei prevented the goitrogenic response to thiouracil, although the iodide-concentrating capacity of the thyroid was approximately the same as in normal rats. GREER (1952) attempted to localise the effective site of hypothalamic lesions more accurately and gained the impression (p. 211 of his paper) that the area involved is anterior to the ventromedian nucleus and near the ventral surface of the hypothalamus possibly near the ventral extension of the supraoptico-hypophysial tract. In order to explain the dichotomy between goitrogenic response and iodide-concentrating ability of the thyroid glands in the animals with hypothalamic lesions, GREER postulated that the adenohypophysis may secrete two thyrotrophic hormones, one under hypothalamic control and concerned with thyroid growth, and the other indepen-dent of hypothalamic control and concerned with thyroidal iodine metabolism. BOGDANOVE and HALMI (1953) repeated this work and reported very similar findings in male rats. They thought that the discrepancy between the impairment, by hypothalamic lesions, of the hyperplastic response of the thyroid to goitrogen, without a simultaneous interference with the propylthiouracil-induced elevation of the thyroid:serum iodide concentration ratio, could be explained by the fact that propylthiouracil strongly potentiates the effect of TSH on the iodide-concentrating ability of the thyroid without appreciably altering the morphological response of the gland to this hormone. The results of GANONG, FREDERICKSON and HUME (1954) are in good accord with those described above, in that they find hypothalamic lesions placed in, or just above, the anterior end of the median eminence of dogs depress the thyroid uptake of ^{131} I to within the range seen in hypophysectomized animals. These lesions seem to have been in the same general site as those of GREER (1952) and to lead to the same result, i. e., a reduced thyroid function.

Hypothalamic stimulation and thyroid activity

Electrical stimulation of the hypothalamus with observations on thyroid activity has rarely been studied. DEL CONTE, RAVELLO and STUX (1955) found that generalized electroshock in guinea pigs produced a detectable increase in the blood concentration of TSH and histological signs of increased thyroid activity some thirty minutes later. GREEN and HARRIS (see HARRIS, 1955 a) stimulated various regions of the hypothalamus and pituitary gland of unanaesthe-tized rabbits for prolonged periods, and tried to measure thyroid activity by studying the oxygen consumption of these animals. No consistent change in oxygen consumption was obtained but the limitations of this method for measuring metabolic rate prevented any definite conclusions from being drawn. In 1949, COLFER found histological signs of increased thyroid activity in rats and rabbits following electrical stimulation of the hypothalamus, providing such stimulation was of sufficient duration, of at least four 1-hr periods on each of two days. No optimum site for eliciting the response was found in the hypothalamus, but control stimulation of the thalamus or corpus callosum was negative.

In a recent study (HARRIS and WOODS, unpublished) the effect of electrical stimulation of the hypothalamus on the thyroid function of unanaesthetized and unrestrained rabbits has been investigated. Electrical stimulation was performed by a modification of the remote control method described by DE GROOT and HARRIS (1950). Coils of about 3000 turns were implanted subcutaneously over the lumbar spine and connected by subcutaneous leads of polyvinylchloride insulated tinsel wire to electrodes fixed to the skull vault with dental cement. After recovery from the preliminary operation the animals were housed during the experimental periods in specially constructed wooden cages surrounded by a large primary coil. Stimulation for periods of $1-7$ days (usually 2 days) was carried out as described by DE GROOT et al (1950). The ^{131}I output method as described by BROWN-GRANT, VON EULER, HARRIS and REICHLIN (1954) was used to observe thyroid function. This technique consists of administering a small tracer dose of radioactive iodine and 48 hr later beginning twice daily measurements of thyroidal radioactivity. The rate of loss of such radioactivity (corrected for physical decay) may be followed for periods up to three weeks and gives a good indication of the rate of secretion of thyroid hormone.

Thirty-seven experiments have been performed on 23 rabbits in which electrical stimulation (either bipolar or unipolar) has been applied to the pituitary gland (5 animals) or some region of the hypothalamus (18 animals). Twenty-five of these experiments were performed on normal rabbits, 3 after right adrenalectomy and 9 after ovariectomy and right adrenalectomy. In thirty-four experiments either a decrease (20 cases) or no change (14 cases) in thyroid activity was observed. Two experiments on one normal rabbit showed a definite increase in thyroid function during the period of stimulation, and one experiment on another rabbit showed a questionable result.

In contrast to these results are those obtained, in the same animals, after removal of all adrenal tissue. Fourteen of the rabbits have been subjected to complete adrenalectomy and have been maintained on constant daily doses of cortisone. Ten of these animals showed a consistent and marked increase in thyroid activity during periods of stimulation applied in 20 experiments. (Previous to adrenalectomy these 10 animals had shown thyroid inhibition in 10 experiments and no change in thyroid activity in 5 experiments). Ten experiments on the other four animals showed no observable change in thyroid function on 8 occasions, a questionable increase on one occasion and an inhibition on one occasion. The histological localization of the excitable focus in the hypothalamus has not yet been determined in all cases since some of the rabbits are still alive. However a study of X-ray photographs of the animals' heads indicates that in the animals which responded to electrical stimulation with increased thyroid activity the electrode tip is situated in a position to stimulate some part of the median eminence. In 5 experiments (on 4 animals) in which increased thyroid activity was observed from measurement of thyroidal radioiodine, estimation of the total plasma radioactivity or of the protein-bound ^{131}I were made. During the period of stimulation these showed a marked increase (up to $\times 3\frac{1}{2}$) the pre-stimulation level. It is of interest that hypothalamic stimulation can maintain an increased thyroid activity even in the presence of a high concentration of thyroid hormone in the blood. It would seem that a process excitatory to release of TSH emanating from the hypothalamus can predominate over the inhibitory feed-back effect of a raised concentration of thyroid hormone in the blood. It may also be significant that if hypothalamic stimulation is performed for too long a period, or repeated too often, in animals which respond with thyroid acceleration, death is likely to occur. Five out of ten of the rabbits which responded have died suddenly and unexpectedly during a period of stimulation. None of the 4 adrenalectomized rabbits which failed to respond with increased thyroid function have shown untoward effects during stimulation, and neither have over 100 normal rabbits (stimulated in various experiments over the past ten years).

It is likely that the change in the thyroid response to electrical stimulation of the tuber cinereum after adrenalectomy may be explained by the following facts:

a) It is well established that electrical stimulation of the tuber cinereum evokes ACTH secretion from the anterior pituitary gland and thereby excites the activity of the adrenal cortex (DE GROOT and HARRIS, 1950; HUME and WITTENSTEIN, 1950; PORTER, 1953, 1954).

b) An increased blood level of adrenal steroids, following injection of ACTH, cortisone, corticosterone or hydrocortisone, reduces thyroid function (MYANT, 1953; BROWN-GRANT, HARRIS and REICHLIN, 1954; BROWN-GRANT, 1956). Injection of ACTH does not affect thyroid activity in the absence of adrenal cortical tissue (HILL, REISS, FORSHAM and THORN, 1950; BROWN-GRANT, 1956). Since cortisone was found not to influence the response of the thyroid gland of the hypophysectomized rabbit to injection of TSH (BROWN-GRANT, HARRIS and REICHLIN, 1954) it seems probable that the adrenal steroids act mainly by suppressing anterior pituitary secretion of TSH.

It is reasonable then to suppose that electrical stimulation of the tuber cinereum in the normal rabbit results in a suddenly raised blood concentration of adrenal steroids that inhibits the rate of release of TSH. In the adrenalectomized rabbit, stimulation of the tuber cinereum does not result in an increased level of adrenal steroids in the blood so that an increased secretion of TSH then occurs.

Neurohumoral control of TSH secretion

The release of thyrotrophic hormone from the anterior pituitary seems to be, at least in part, an autonomous function of adenohypophysial cells. Complete and permanent section of the pituitary stalk (BROWN-GRANT, HARRIS and REICHLIN, unpublished), or transplantation of the pituitary to the anterior chamber of the eye (VON EULER and HOLMGREN, 1956) reduces thyroid activity but not to the level seen in hypophysectomized animals.

The significance of the hypothalamus and hypophysial portal vessels of the pituitary stalk for TSH secretion seems to lie in the *maintenance* of a normal rate of release of TSH, and the *adjustment* of this rate of release to varying conditions of the environment (see HARRIS, 1955 b). The structures by which the hypothalamus affects thyrotrophic secretion are in all probability the hypophysial portal vessels (HARRIS, 1955 a), and the mechanism may involve the release of posterior pituitary hormone from hypothalamic nerve fibres into the portal vessels, as suggested by the work of MARTINI (personal communication).

Relationship between experimental findings and the aetiology of Graves' disease

Two factors that have been emphasized for many years as related to the onset of GRAVES' disease are emotional stress and adrenal hypofunction. As stated above, the evidence that psychological trauma is of importance in precipitating the condition is good, but it seems likely that other factors are also involved.

In 1921, MARINE and BAUMANN reported that a state of increased heat pro-

duction and respiratory exchange, and a symptom complex resembling exoph-
thalmic goitre, followed removal or damage to the adrenal glands in rabbits.
MARINE (1930) pointed out that thyrotoxicosis in the human is often associated
with signs of adrenocortical underactivity (lymphoid hyperplasia, and a large
thymus) and a small adrenal cortex. Measurement of the width of the adrenal
cortex of cases dying with GRAVES' disease have shown a significant narrowing
of the cortex as compared with control groups (LeCOMPTE, 1949); and the
incidence of thyrotoxicosis has been reported as ten times greater in patients
suffering from ADDISON's disease than in normals (FREDERICKSON, 1951). Techniques for measuring the excretion rate of adrenal steroids have shown these
to be reduced or normal in GRAVES' disease (FRASER, FORBES, ALBRIGHT, SULKO-
WITCH and REIFENSTEIN, 1941; DAUGHADAY, JAFFE and WILLIAMS, 1948;
SHADAKSHARAPPA, CALLOWAY, KYLE and KEETON, 1951; CORVILAIN, 1953;
LEVIN and DAUGHADAY, 1955). The surprising feature is that the urinary excretion
of adrenal steroids is not greatly increased in GRAVES' disease, for the administration of exogenous thyroxine is well known to result in adrenal cortical hypertrophy, and is also followed by an increased excretion of adrenal steroids. The
physical and emotional state of a patient with this complaint would also seem
to afford a strong stimulus to adrenal hyperactivity. It may be concluded then
that in GRAVES' disease there is a relative, if not an absolute, degree of adrenal
cortical hypoactivity. A comparison may then be drawn between (1) the clinical
observations relating emotional stress, and a state of relative adrenal deficiency,
with GRAVES' disease, and (2) the findings of HARRIS and WOODS that electrical
stimulation of the tuber cinereum of the adrenalectomized rabbit results in an
increase in thyroid activity.

Summary

During the past five years work has been in progress in this laboratory to investigate
the effect of electrical stimulation of the hypothalamus on the activity of the thyroid
gland of the unanaesthetized rabbit. The results of this, and preliminary studies,
will be described.

1. The activity of the thyroid gland of the conscious rabbit may be conveniently
studied either by measuring the rate of uptake of ^{131}I over short (up to 4 hr.) periods,
or by observing the rate of release of radioactive hormone from the thyroid gland
over longer (10-14 days) periods. Repeated measurements may be performed in any
one animal.

2. Using the uptake method, it has been found that (exogenous or endogenous)
adrenaline may markedly diminish the activity of the thyroid gland of the rabbit
for short periods of time.

3. Using the release method:
I) The effects of administration of thyrotrophic hormone (TSH) and thyroxine,
and of cold exposure and hypophysectomy have been studied.
II) Different types of stressful or noxious stimuli have been found to inhibit the
thyroid gland.
III) Stress inhibition of the thyroid is not dependent on activation of the cervical
sympathetic system or on activation of the adrenal medulla or adrenal cortex.
IV) Adrenaline in large doses, ACTH or adrenal steroids (compounds B, E and F)
in physiological doses, will inhibit thyroid activity probably by an action on the
hypothalamus or pituitary gland to inhibit TSH secretion.
V) Section of the pituitary stalk results in reduced thyroid activity and abolishes
the inhibiting effect of emotional (neural) stresses on this activity. Stresses involving
physical trauma still inhibit the thyroid after stalk section, as does administration
of thyroxine.
VI) Prolonged electrical stimulation of the hypothalamus (1-7 days) in the region
of the tuber cinereum tends to inhibit the thyroid gland, or, less commonly, have
no effect. In only one rabbit out of twenty three was increase in thyroid activity
observed. Electrical stimulation of the tuber cinereum of the *adrenalectomized* rabbit

(maintained on constant cortisone therapy) produces a strikingly different result. In twenty experiments on ten adrenalectomized rabbits a marked increase in thyroid activity was obtained in each case.

4. Possible relations between these results and the aetiology of Graves' disease in the human are discussed.

Riassunto

Negli scorsi cinque anni nel nostro laboratorio sono state compiute numerose ricerche tendenti a chiarire l'effetto della stimolazione elettrica dell'ipotalamo sull'attività tiroidea del coniglio non anestizzato. Queste esperienze hanno dimostrato che:

1. l'attività della tiroide del coniglio cosciente può essere convenientemente studiata sia misurando la velocità di assunzione dello I¹³¹ a brevi intervalli (fino a quattro ore), sia determinando la messa in circolo di ormone radioattivo dalla tiroide a più lunghi intervalli (dieci, quattordici giorni). Si possono compiere delle misurazioni ripetute in ogni animale.

2. usando il primo metodo, si è trovato che l'adrenalina sia endogena che esogena può nettamente diminuire l'attività della tiroide nel coniglio per brevi periodi di tempo.

3. usando il secondo metodo,
I) si sono studiati gli effetti della somministrazione di ormone tireotropo (TSH) e di tirossina, nonchè dell'esposizione a freddo e dell'ipofisectomia.
II) si è trovato che diversi tipi di stimoli stressanti o nocivi inibiscono la tiroide.
III) l'inibizione tiroidea da stress non è causata dall'attivazione del sistema simpatico cervicale o dall'attivazione della midollare o della corteccia surrenaliche.
IV) l'adrenalina in forti dosi, l'ACTH o gli steroidi surrenalici composti B, E ed F a dosi fisiologiche inibiscono l'attività tiroidea, probabilmente attraverso un'azione sull'ipotalamo o sull'ipofisi tale da impedire la secrezione di TSH.
V) la sezione del peduncolo ipofisario provoca una riduzione dell'attività tiroidea ed annulla l'effetto inibitorio degli stress emozionali (nervosi) su questa attività. Gli stress che comportano un trauma fisico inibiscono pure la tiroide dopo sezione del peduncolo così come la somministrazione di tirossina.
VI) la stimolazione elettrica prolungata dell'ipotalamo (da uno a sette giorni) nella regione del tuber cinereum tende ad inibire la tiroide, o, più raramente, non ha alcun effetto. Solo in un coniglio su ventitrè si è osservato un aumento dell'attività tiroidea. La stimolazione elettrica del tuber cinereum del coniglio *surrenalectomizzato* (mantenuto a costante terapia cortisonica) dà dei risultati nettamente diversi. Nel corso di venti esperimenti su dieci, in ratti surrenalectomizzati si è ottenuto in ogni caso un notevole aumento dell'attività tiroidea.

4. vengono discusse le possibili relazioni tra questi risultati e l'eziologia del morbo di Graves.

Zusammenfassung

Während der fünf vergangenen Jahre sind in unserem Laboratorium zahlreiche Untersuchungen durchgeführt worden, um die Wirkung einer elektrischen Reizung des Hypothalamus auf die Schilddrüsenaktivität beim nicht anästhesierten Kaninchen festzustellen. Es werden die Ergebnisse dieser und der einleitenden Arbeiten beschrieben.

1. Die Tätigkeit der Schilddrüse des betreffenden Kaninchens kann entweder durch Messung der Einsauggeschwindigkeit des I¹³¹ über kurze Zeiträume (bis vier Stunden) oder durch Beobachtung der Ausscheidungsgeschwindigkeit radioaktiven Schilddrüsenhormons über längere Zeiträume (10 bis 14 Tage) gut untersucht werden. Wiederholte Messungen können an einem einzigen Tier ausgeführt werden.

2. Mit Hilfe des Einsaugungsverfahrens wurde gezeigt, daß (exogenes oder endogenes) Adrenalin die Schilddrüsentätigkeit des Kaninchens auf kurze Zeit bemerkenswert herabsetzen kann.

3. Durch das Ausscheidungsverfahren wurden folgende Untersuchungen durchgeführt und Ergebnisse gewonnen:
I. Es wurden die Effekte der Zufuhr von thyreotropem Hormon (TSH) und Thyroxin, und die der Kälte und der Hypophysektomie untersucht.
II. Es wurde festgestellt, daß verschiedene Stresses oder Noxen die Schilddrüse hemmen.
III. Die Hemmung der Schilddrüse durch Stress ist von der Aktivierung des

cerebralen Sympathicus, des Nebennierenmarkes oder der Nebennierenrinde unabhängig.

IV. Adrenalin in hohen Dosen, ACTH oder Adrenalsteroide (Compounds B, E und F) in physiologischen Dosen hemmen die Schilddrüsenaktivität wahrscheinlich durch einen die TSH-Ausschüttung vermindernden Mechanismus über den Weg des Hypothalamus oder der Hypophyse.

V. Durchtrennung des Hypophysenstieles verursacht eine verminderte Schilddrüsenaktivität und hebt die hemmenden Effekte von emotionellen (Neural-)Stresses auf. Stresses, die mit körperlichen Traumata verbunden sind, hemmen die Schilddrüse nach Stieldurchtrennung noch immer, ähnlich wie die Zufuhr von Thyroxin.

VI. Verlängerte elektrische Reizung des Hypothalamus (1 bis 7 Tage) im Gebiet des Tuber cinereum führt zu einer Hemmung der Schilddrüse, seltener ist sie ohne Effekt. Lediglich bei einem einzigen Kaninchen von 23 Tieren wurde eine Steigerung der Schilddrüsentätigkeit bemerkt. Die elektrische Reizung des Tuber cinereum beim adrenalektomierten Tier (bei einer konstanten Cortisontherapie) verursacht ein bezeichnend differentes Resultat. Bei zwanzig Untersuchungen an zehn adrenalektomiertem Kaninchen wurde in jedem Fall eine merkliche Steigerung der Schilddrüsentätigkeit erhoben.

4. Mögliche Beziehungen zwischen diesen Ergebnissen und der Ätiologie des Morbus Basedow beim Menschen werden diskutiert.

Résumé

Pendant les dernières cinq années on a travaillé dans ce laboratoire pour étudier l'effet de la stimulation électrique de l'hypothalamus sur l'activité de la thyroïde du lapin non anesthésié. On décrira les résultats de cette études préliminaires.

1. L'activité de la thyroïde du lapin non anesthésié peut être convenablement étudiée en mesurant la vitesse d'accumulation du I^{131} par brefs intervalles (jusqu'à 4 heures) ou bien en observant la vitesse d'émission d'hormone radioactive de la thyroïde, par plus longs intervalles (10—14 jours). On peut faire plusieurs mesurages dans n'importe quel animal.

2. En utilisant la première mèthode on a trouvé que l'adrénaline (endogène ou exogène) peut remarquablement réduire l'activité de la thyroïde du lapin pour brèves périodes de temps.

3. En utilisant la méthode qui mesure l'émission de I^{131}.

I) On a étudié les effets de l'administration de l'hormone thyréotrope (TSH) et de la thyroxine, de l'exposition au froid et de l'hypophysectomie.

II) On a trouvé que des différents genres de stimulations stressantes ou nuisibles peuvent inhiber la thyroïde.

III) L'inhibition par stress de la thyroïde n'est pas causée par la mise en activité du système sympathique cervical ou bien de la médullaire ou corticale surrénale.

IV) L'adrénaline en fortes doses, l'ACTH ou les stéroïdes surrénaux (composés B, E, et F) en doses physiologiques, inhibent l'activité de la thyroïde, probablement par une action sur l'hypothalamus ou sur l'hypophyse qui inhibe la sécrétion du TSH.

V) La section de la tige infundibulaire cause una réduction de l'activité de la thyroïde et abolit l'inhibition par stress émotif (nerveux) de cette activité. Les stresses qui comportent un trauma physique, inhibent la thyroïde, après section de la tige, de même que l'administration de thyroxine.

VI) La stimulation électrique prolongée (1—7 jours) de l'hypothalamus dans la région du tuber cinereum tend à inhiber la thyroïde, ou bien, plus rarement, n'a point d'effet. Dans un seul lapin sur 23 on observa une augmentation de l'activité thyroïdienne. La stimulation électrique du tuber cinereum du lapin surrénalectomisé (constamment traité avec cortisone) produit un résultats très différent. Pendant vingt expériences sur dix lapins surrénalectomisés on a obtenu dans chaque cas une augmentation remarquable de l'activité thyroïdienne.

4. On discute les relations possibles entre ces résultats et l'étiologie de la maladie de Basedow dans l'homme.

References

Bloch, W.: Beziehungen des Hypothalamus zum respiratorischen Stoffwechsel. Helv. physiol. pharmacol. Acta 1, 53—78 (1943).

Bogdanove, E. M. and N. S. Halmi: Effects of hypothalamic lesions and subsequent propylthiouracil treatment on pituitary structure and function in the rat. Endocrinology 53, 274—292 (1953).

BROWN-GRANT, K.: The effect of ACTH and adrenal steroids on thyroid activity, with observations on the adrenal-thyroid relationship. J. Physiol. **131**, 58 − 69 (1956).

BROWN-GRANT, K., C. VON EULER, G. W. HARRIS and S. REICHLIN: The measurement and experimental modification of thyroid activity in the rabbit. J. Physiol. **126**, 1 − 28 (1954).

BROWN-GRANT, K., G. W. HARRIS and S. REICHLIN: The influence of the adrenal cortex on thyroid activity in the rabbit. J. Physiol. **126**, 41 − 51 (1954).

CAHANE, M. and T. CAHANE: Sur l'existence des centres nerveux infundibulaires réglant la fonction du corps thyroïde. Acta med. scand. **94**, 320 − 327 (1938).

COLFER, H. F.: Thyroid response to hypothalamic stimulation. Trans. Amer. Goiter Assoc. 376 − 378 (1949).

CORVILAIN, J.: Action of thiouracil and thyroxine administration on adrenal function. Brit. med. J., Oct. 24, **ii**, 915 − 917 (1953).

DAUGHADAY, W. M., H. JAFFE and R. H. WILLIAMS: Adrenal cortical hormone excretion in endocrine and non-endocrine disease as measured by chemical assay. J. clin. Endocrinol. **8**, 244 − 256 (1948).

DEL CONTE, E., J. J. RAVELLO and MARIA STUX: The increase of circulating thyrotrophin and the activation of the thyroid by means of electroshock in guinea pigs. Acta endocrinol. **18**, 8 − 14 (1955).

EULER, C. VON and B. HOLMGREN: The role of hypothalamo-hypophysial connexions in thyroid secretion. J. Physiol. **131**, 137 − 146 (1956).

FRASER, R. W., A. P. FORBES, F. ALBRIGHT, H. SULKOWITCH and C. REIFENSTEIN, JR.: Colorimetric assay of 17-ketosteroids in urine. J. clin. Endocrinol. **1**, 234 − 256 (1941).

FREDERICKSON, D. S.: Effect of massive cortisone therapy on thyroid function. J. clin. Endocrinol. **11**, 760 (1951).

GANONG, W. F., D. S. FREDERICKSON and D. M. HUME: Depression of the thyroidal iodine uptake by hypothalamic lesions. J. clin. Endocrinol. **14**, 773 − 774 (1954).

GRAFE, E. and E. GRÜNTHAL: Über isolierte Beeinflussung des Gesamtstoffwechsels vom Zwischenhirn aus. Klin. Wschr. **8**, 1013 − 1016 (1929).

GREER, M. A.: Evidence of hypothalamic control of pituitary release of thyrotrophin. Proc. Sox. exp. Biol., N. Y. **77**, 603 − 608 (1951); The role of the hypothalamus in the control of thyroid function. J. clin. Endocrinol. **12**, 1259 − 1268 (1952).

GROOT, J. DE and G. W. HARRIS: Hypothalamic control of the anterior pituitary gland and blood lymphocytes. J. Physiol. **111**, 335 − 346 (1950).

HARRIS, G.W.: Neural Control of the Pituitary Gland. London: Edward Arnold. 1955 (a); The function of the pituitary stalk. Bull. Johns Hopk. Hosp. **97**, 358 − 375 (1955 b).

HARRIS, G. W. and J. W. WOODS: Unpublished data.

HILL, S. R., R. S. REISS, P. H. FORSHAM and G. W. THORN: The effect of adrenocorticotropin and cortisone on thyroid function: thyroid-adreno cortical interrelationships. J. clin. Endocrinol. **10**, 1375 − 1400 (1950).

HUME, D. M. and G. J. WITTENSTEIN: The relationship of the hypothalamus to pituitary-adrenocortical function. Proc. 1st Clin. ACTH Conf., 134 − 146. J. R. MOTE, Ed. Philadelphia: Blakiston & Co. (1950).

LE COMPTE, P. M.: Width of adrenal cortex in lymphatic leukemia, lymphosarcoma and hyperthyroidism. J. clin. Endocrinol. **9**, 158 − 162 (1949).

LEVIN, M. E. and W. M. DAUGHADAY: The influence of the thyroid on adrenocortical function. J. clin. Endocrinol. **15**, 1499 − 1511 (1955).

LIDZ, T. and J. C. WHITEHORN: Life situations, emotions and Graves' disease. Res. Publ. Ass. nerv. ment. Dis. **29**, 445 − 450 (1950).

MARINE, D.: Remarks on the pathogenesis of Graves' disease. Amer. J. Sci. **180**, 767 − 772 (1930).

MARINE, D. and E. J. BAUMANN: Influence of glands with internal secretion on the respiratory exchange. II. Effect of suprarenal insufficiency (by removal or freezing) in rabbits. Amer. J. Physiol. **57**, 135 − 152 (1921).

MARTINI, L.: Personal communication.

MYANT, N. B.: Comparison of effects of thiouracil, thyroxine and cortisone on the thyroid function in the rabbit. J. Physiol. **120**, 288 − 297 (1953).

PARRY, C. H.: Diseases of the heart. Enlargement of the thyroid gland in connection with enlargement or palpitation of the heart. Elements of Pathology and Therapeutics **2**, 111 − 128 (1825).

PORTER, R. W.: Hypothalamic involvement in the pituitary adrenocortical response to stress stimuli. Amer. J. Physiol. **172**, 515 − 519 (1953); The central nervous system and stress-induced eosinopenia. Rec. Progr. in Horm. Res. **10**, 1 − 18 (1954).

Shadaksharappa, K., N. O. Calloway, R. H. Kyle and R. W. Keeton: Excretion of steroidal substances by the adrenal cortex in various diseases. J. clin. Endocrinol. 11, 1383—1394 (1951).

Professor Dr. G. W. Harris, Institute of Psychiatry, Department of Neuro-endocrinology, London University, Maudsley Hospital, Denmark Hill, *London,* S. E. 5, England.

Disputatio

H. P. Klotz (Paris): Le professeur Harris nous a montré de façon indéniable la possibilité d'augmenter la fonction thyroïdienne par la stimulation électrique du diencéphale. Les cliniciens doivent lui en être particulièrement reconnaissants, car leur hypothèse, selon laquelle il pourrait y avoir des hyperthyroïdies d'origine psycho-gène, c'est à dire d'origine cortico-diencéphalique, se trouve fortifiée et enrichie. Comme d'autres j'ai observé de nombreux faits d'hyperthyroïdies indiscutablement liées à des chocs émotifs ou à un surmenage du système nerveux et je crois non exagérée la statistique, reportée par M. Harris selon laquelle 75% des maladies de Graves-Basedow seraient declanchées par ces circonstances étiologiques.

Je voudrais me permettre de rapporter en quelques mots un cas quasi expérimental.

Il s'agit de deux sœurs jumelles univitellines, portant toutes deux la même hérédité thyroïdienne puisque leur mère, et une de leurs tantes présentaient une maladie de Basedow.

L'une d'elles fut très éprouvée par la vie et à la suite de très nombreux soumis et chocs affectifs elle déclancha vers 38 ans une hyperthyroïdie sévère.

L'autre menant une vie calme et heureuse ne presenta pas d'hyperthyroïdie jusqu'aux environs de la cinquantaine au moment de l'arrêt de sa menstruation. — A ce moment le retentissement diencéphalo-hypophysaire de la menopause provoqua chez elle une maladie de Graves-Basedow cependant que sa sœur jumelle, également menopausée, présentait une rechute de son hyperthyroïdie.

Ainsi chez deux sœurs jumelles, touts deux porteuses d'une héredité thyroïdienne, l'une déclancha sa maladie dix ans plustôt en raison du surmenage auquel etait soumis son système nerveux central mais toute deux présentèrent une hyperthyroïdie après le stress aspécifique de la menopause.

C'est pourquoi plutôt que de chercher quel est le type de chocs émotifs qui déclanche par l'intermediaire du diencéphale l'hyperactivité thyroïdienne nous nous sommes plutôt intéressés à l'étude des prédispositions antérieures de la thyroïde ou plus exactement du système neurothyroïdien. Et nous avons ainsi pu observer que les chocs émotifs, soit un choc violent, soit une série de chocs répétés determinaient selon l'état physiologique antérieur soit une non modification de la thyroïde, ce qui est certainement le cas le plus fréquent, soit une hyperthyroïdie, soit au contraire une inhibition thyroïdienne, ces deux tableaux peuvent s'accompagner l'un et l'autre d'une exophtalmie œdemateuse, soit enfin un pseudokyste hématique par diapedèse sanguine. — Ces pseudokystes, constitués en moins de 24 heures après une émotion violente ne s'accompagnent ni d'exophtalmie œdemateuse, ni d'augmentation de la fixation thyroïdienne d'iode radioactif ni de signe d'hyperthyroïdie.

C'est à l'occasion de ces extravasations sanguines intrathyroïdiennes que je voudrais demander à M. le professeur Harris, qui nous a montré de façon si claire et si indis-cutable que la stimulation diencéphalique provoque une hypersécrétion de thyreo-stimuline, s'il pense qu'on peut écarter à coup sûr, même comme facteur accessoire une voie directe d'excitation diencéphalo thyroïdienne par l'intermédiaire du sympathique ?

G. W. Harris (London): I should like to say how interested I was in the accounts of Dr. Klotz's patients. I do not think that there is a direct effect of the diencephalon by nervous pathways on the thyroid since transplants seem to react in the same way as does the thyroid gland; in other words, a transplant of the thyroid gland will respond to stressful stimulation by inhibiting, just as does the normal thyroid gland. We are at the moment in the process of testing the transplanted thyroid gland to the effect of electrical stimulation of the hypothalamus but those results we have still to obtain.

A. Costa (Torino): Il prof. Harris insiste nel concetto, che la stimolazione diretta del diencefalo e quella indiretta, quale puo essere data da emozioni o da molteplici tipi di stress, conduca ad una sollecitazione funzionale della tiroide, che puo essere dimostrata nell'animale surrenalectomizzato dalla aumentata dismissione del radioiodio, in quella raccolto alcuni giorni dopo la sua somministrazione. Solo la concomitante reazione surrenalica allo stress capovolgerebbe, nell'animale integro, il senso della risposta tiroidea: l'acuta immissione dei corticosteroidi determinando una soverchiante inibizione funzionale della tiroide. Pertanto nell'animale integro, a surreni funzionanti, ogni stress determinerebbe una caduta della funzione tiroidea, dimostrabile da un rallentamento della curva di dismissione del radioiodio in essa raccoltosi, qualunque stress incida sull'animale.

Anche noi abbiamo condotto ricerche sull'argomento, non stimolando direttamente il diencefalo, ma utilizzando diversi tipi di shock, e studiando la funzione tiroidea coll'analisi della curva di captazione con un test di radioiodio.

Orbene è a noi risultato che la risposta tiroidea varia al variare dello stimolo inferto all'animale, Per es: lo shock anafilattico, il trauma operatorio, riducono nettamente la curva di captazione del radioalogene, mentre l'elettroshock, lo shock insulinico, taluni tipi di narcosi l'esaltano notevolmente; lo shock istaminico infine e quello acetilcolinico non la modificano in modo alcuno.

In questo diverso modo di rispondere sembra intravvedere che il modo di comportarsi della tiroide sia correlato alle difese messe in atto dall'organismo verso il fattore stressante.

E' noto difatti che lo shock anafilattico decorre meno grave nell'animale tireoprivo, mentre, al contrario, una iperfunzione tiroidea può servire a controbilanciare talune alterazioni del ricambio glicidico determinate dallo shock insulinico.

Abbiamo inoltre constatato che le alterazioni della funzione tiroidea in risposta ad un fattore stressante, variano al mutare della specie animale; di qui la difficoltà di trasportare all'uomo i dati osservati nell'animale di esperimento.

Forse da ciò deriva che le ipotesi avanzate da HARRIS sui possibili benefici effetti dei corticosteroidi nell'ipertireosi, non hanno avuto ad oggi sufficiente conferma in clinica, e che la teoria che fa della crisi tireotossica una acuta insufficienza surrenalica con conseguente scatenamento tiroideo, non ha trovato appoggio nei tentativi di domare col cortisone lo "storm" tiroideo, che sempre invece si giova della acuta intensa terapia iodica, alla quale è nota una capacità inibitiva su molteplici momenti enzimatici tiroidei.

G. W. HARRIS (London): I can make few comments. In regard to your first point does stress activate the thyroid, all I can say is simply that it did not activate the glands of our rabbits, as far as we could see, and as I suppose, the answer lies in more experiments. With regard to the second point, of ACTH in hyperthyroidism, I would be very interested to hear about your work in more detail, because it is difficult to find publications in this literature in which thyrotoxicosis is subdivided into cases of GRAVES' disease or typical cases of toxic adenoma. And theoretically, on our views, one would expect these cases to react quite differently to ACTH.

A. C. CROOKE (Birmingham): I am interested in Professor HARRIS' suggestion that thyrotoxicosis can be induced by emotional stress in the human subject and that it is exacerbated by adrenocortical insufficiency. I am aware of the claims of certain groups of workers, particularly in Scandinavia, that stress causes thyrotoxicosis in the human subject, but this has been disclaimed by other workers. Moreover, we did not notice an increase of thyrotoxicosis in the East End of London during the war. There appears to be a natural fluctuation in the incidence of the disease in various populations which is not related to war, famine or any known stress factors affecting people widely. The relationship of the adrenal cortex may have a bearing on this.

Professor DOROTHY RUSSELL and I[1] found in a series of 9 autopsies on patients with ADDISON's disease that the thyroid in 7 showed histologically an increase of cellular activity. This was sometimes as great as that seen in GRAVES' disease but there was no increase in the weight of the thyroid gland and usually it was small. It seems likely, therefore, that some complex action is taking place, in part stimulating cellular hyperplasia, and in part inhibiting an increase, or actually causing a decrease in the size of the gland. The increased adrenocortical function induced by stress might be expected to have the reverse effect on the thyroid gland to that seen in ADDISON's disease. It should inhibit thyroid hyperplasia and tend to counteract the direct effect of stress in stimulating the thyroid gland.

G. W. HARRIS (London): I agree very much with Dr. CROOKE that when one says emotional stress plays a part in the aetiology of GRAVES' disease, one is not insinuating in any way that emotional stress in the normal human causes GRAVES' disease. The

---

[1] CROOKE, A. C. and DOROTHY S. R. RUSSELL: The Pituitary Gland in ADDISON's disease. J. Path. Bact. 40, 255—283 (1935).

comment he made about the incidence of Graves' disease under conditions of war, is very much to the point. In England I think it was true in most areas that there was no increase of thyrotoxicosis but on the other hand, I believe in Denmark, thyrotoxicosis was reported to become in some regions almost of an epidemic-like proportion. So clearly other factors come in, besides emotional stress. The data on emotional stress is obviously all from clinical reports and this may be difficult to evaluate in all cases. There are innumerable papers on this subject; I think one could select very easily fifty reports indicating the importance of emotional stress by clinicians over the last fifty years. The general conclusion of those reports is that about 80 to 85% of cases of Graves' disease do show emotional trauma in the background of the weeks preceding the onset of the condition. I think the determining factor is, as Dr. Crooke said, whether the adrenal gland responds or not. If the stressful stimulus does not result in adrenal activation, then, I think, the possibility is that the thyroid responds instead. If the adrenal response occurs, as it does normally, this would, on our data, tend to inhibit the secretion of TSH and tend to produce thyroid inhibition. So the picture that may be possible is that in a normal person a stressful stimulus evokes adrenal cortical hyperactivity but if for some reason the adrenal cortex does not respond then there is a possibility that thyrotrophic secretion is increased with an increased activity of the thyroid.

R. Milin (Sarajevo): Mes paroles seront tout d'abord adressées à M. le Prof. Harris. En nous parlant des résultats qu'il a obtenu par un stressor électrique, il nous a démontré que la glande thyroïde est inhibée et après l'enlèvement de la surrénale elle est mise en hyperacitivité. Est-ce que les surrénales de ces animaux présentaient des signes d'hypoactivité ou d'hyperactivité ? Est-ce que les kétostéroïdes étaient dosés chez ces animaux ? La deuxième question que je voudrais poser, est la question dont M. Harris ne nous a pas parlé aujourd'hui; les recherches, les résultats de ses recherches mis à point aujourd'hui, sont tout-à-fait d'accord avec une de ses recherches dans ses publications antérieures, où il niait les résultats obtenus par Kracht et Eickoff et par leurs collaborateurs. Entre les mains de M. le Prof. Harris, les lièvres ne présentaient pas, soumis à l'émotion, des hyperactivités thyroïdiennes ni des hypo-activités thyroïdiennes. Etant donné que les lièvres, mis à l'émotion, présentent une glande surrénale mise au repos et une hyperactivité thyroïdienne qu'on a pu démontrer par le même procédé de l'iode radioactif, nous avons ici le même résultat que M. Harris a obtenu par l'enlèvement des surrénales. C'est-à-dire: glandes surrénales mises en repos — hyperactivité thyroïdienne; enlèvement des glandes surrénales — hyper-activité thyroïdienne. Est-ce que M. Harris pourrait nous donner maintenant, après ces résultats magistralement exposés par le stressor électrique, son opinion, sur les expériences faites sur les lièvres ? Nous avons pu constaté que la réactivité hypo-thalamo-hypophysaire et surtout la réactivité hypothalamique est tout-à-fait dépendante de l'agent stressant que l'on emploie; si on emploie un agent stressant complexe, par exemple le bruit et les vibrations, l'insolation, si vous prenez des animaux, qui ont séjourné dans des régions montagneuses et vous les emportez au bord de la mer (ce que nous avons fait dans notre laboratoire), si vous exposez les animaux à des agents agressifs complexes, vous obtenez toujours une hyperactivité thyroïdienne. En qualité de morphologiste, je demande à M. Harris de bien vouloir nous dire quelle est son opinion, de physiologiste au sujet de l'explication de ce synergisme de la surrénale et de la thyroïde sous l'influence des agents stressants complexes.

G. W. Harris (London): In our experience stress, whatever that may be, calls for a response in the normal animal, in opposite directions on the thyroid and the adrenal cortex. There is no need to elaborate the effect of different variations of stresses in exciting secretion of ACTH and the adrenal cortex. The stresses or changes in the environment that we have studied in normal rabbits have included emotional stresses such as restraint, immobilization, subcutaneous *faradism*, sudden changes in environmental lighting and physical stresses such as surgical procedures, laparotomy, injections of turpentine, injections of icecold solutions into the peritoneal cavity, repeated hemorrhages, and so on; these have consistently produced inhibition of thyrotrophic secretion and inhibition of thyroid activity. We were stimulated by the works of Kracht to collect wild rabbits and to study their thyroid function in captivity, because Kracht reported hyperfunction of the thyroid, under the emotional stress of captivity in wild rabbits. We found that contrary to the results of Kracht, our wild rabbits that were caught in net would survive for an indefinite period in captivity, the response to restraint procedures was the same as it was with normal domestic rabbits and that if wild rabbits were placed in a cage alongside a cage containing a ferret similarly the tendency, if anything, was for inhibition of thyroid rather than thyroid acceleration. So in our experience stresses have always inhibited the thyroid in normal rabbits. There is one condition under which however it seems at first sight that the thyroid and the adrenal cortex might both simultaneously become hyperactive and that is under the circumstance of cold stress. Placing the animal in a cold environment is well known to activate the thyroid gland and also to activate adrenal cortex, but I do not know of any work published in which both responses have been measured simultaneously. We have observed, as other workers have, and as has Dr. BROWN-GRANT in a more detailed study in rats, that if the temperature the animal is maintained at, is dropped from 30 degrees to, say, 15 degrees centigrade, then the thyroid becomes hyperactive, if the temperature is lowered towards 0 degrees centigrades, then one may even see a thyroid inhibition. This latter seem to be more the circumstances under which the adrenal cortex would become hyperactive. So we consider there may be a possibility that if the cold is severe enough, perhaps, to cause tissue damage, then it changes from a specific stimulus to thyroid activity, to becoming a stressing agent and may give then thyroid inhibition.

J. SZENTÁGOTHAI (Pécs): I am really highly impressed by the beautiful demonstration by Prof. HARRIS of the hypothalamic control of thyreotrophic activity of the anterior pituitary and the discussion of its implications as regards especially GRAVES' disease. — But I wish to ask Prof. HARRIS whether he considers the location, from which the effect was produced, to be the very nervous mechanism, which controls the activity of the pituitary or merely the final path directly influencing the release of thyreotrophic hormone by way of the portal vessels. I for my part rather believe, that the latter holds true for this case. As yesterday I tried to show, lesions of the habenular nuclei are followed by a state in which thyroxin treatment cannot inhibit production of thyreotrophic hormone in the degree as seen in normals. This effect is the same as mentioned also by Prof. STURM as characteristic for certain types of GRAVES' disease. With other words the "feedback"-mechanism of thyreoid hormones is interrupted by lesion of the habenular nuclei. The parallel may be drawn still farther. Electric stimulation of a region immediately neighbouring the nuclei habenulae in caudal direction results in a strong exophthalmus due to lowered tonus of the rectus muscles of the eye and elevated tonus of the levator muscle of the upper eye-lid, which are also present in GRAVES' disease.

G. W. HARRIS (London): It is probable that we are stimulating a final common pathway which may, in turn, be influenced by many other distant, remote parts of the central nervous system. We chose to stimulate the tuber cinereum in these first experiments simply because we thought it might be a final common pathway, and therefore more likely to give us discrete results. With regards to the feedback mechanism of thyroxin I am not in quite such complete agreement, because we have observed that thyroxin, will still inhibit the residual thyrotrophic secretion that one obtains after pituitary stalk section with placement of a large plate between the cut ends of the pituitary stalk. In other words, it seems likely that thyroxin can inhibit thyrotrophic secretion by an action directly on anterior pituitary itself and this result of ours is in agreement with the results of Dr. KURT VON EULER and Dr. HOLMGREN who have observed that thyroxin will inhibit the secretion of thyrotrophic hormone from pituitary transplants placed in the anterior chamber of the eye. That again would indicate a direct effect of thyroxin on anterior pituitary cells.

Von den integrierenden Funktionen des Diencephalon

Von

W. R. Hess

Mit 5 Abbildungen

Jeder experimentellen Forschung ist die Beschränkung auferlegt, das Interesse auf eine enger umschriebene Frage zu *focussieren*. Einerseits sind es methodische Gründe, welche dazu zwingen, andererseits das begrenzte geistige Fassungsvermögen eines jeden Forschers, selbst wenn er noch so intelligent ist. Indem der Arbeitsplan diesem Zwang zur Begrenzung entspricht, entfernt er sich in einem wesentlichen Punkt von den naturgegebenen Verhältnissen. Denn die Lebensfähigkeit eines Organismus beruht nicht nur auf spezifischen Funktionen der einzelnen Organe und ihrer Elemente, sondern nicht weniger auf definierten *Zusammenhängen*, in welchen das *Gesetz der synergen, d. h. auf einen bestimmten Erfolg ausgerichteten Koordination* zum Ausdruck gelangt. — Wir wollen anfügen, daß dieser Sachverhalt ein Tatbestand von höchster Bedeutung ist, der allerdings nicht immer entsprechend gewürdigt wird.

Was mit diesen einleitenden Worten gesagt wird, ist jedoch sicher jedem in diesem Kreise Beteiligten gegenwärtig. Wenn wir trotzdem darauf Bezug nehmen, so geschieht es deshalb, weil dadurch am besten das Thema gekennzeichnet wird, mit dem wir uns im folgenden beschäftigen wollen: Ergebnisse analysierender Arbeit sollen im Rahmen organischer Ordnung zum Verständnis gebracht werden.

Es gehört zu den Eigentümlichkeiten dieser Ordnung, daß sie eine typische *Gliederung* aufweist, nämlich im Sinne *horizontaler Schichtung, vertikaler Stufung und zeitlicher Folge*. Diese Verkettungen machen sich schon in der äußeren Peripherie geltend. Mit aufsteigender artspezifischer Entwicklung tritt eine zunehmende *Zentrierung* der organisatorischen Funktionen in Erscheinung.

Programmgemäß befinden wir uns in unserer gemeinsamen Aussprache auf der Ebene des *Diencephalon*. Bei den folgenden Ausführungen geht es darum, am *konkreten Beispiel* zu zeigen, wie in seinem Bereich aus einzelnen Mechanismen zweckentsprechende physiologische Leistungen integriert werden.

Wenn im mittleren bis kaudalen Diencephalon ein relativ schwach dosierter elektrischer Reiz angesetzt wird, stellt sich eine *Blutdrucksteigerung* ein. Aus dem gleichen Gebiet und meist gleichzeitig kommt es zu einer ausgesprochenen *Aktivierung der Atmung*.

Dieses *Zusammenspielen* von zwei verschieden organisierten peripheren Apparaten ist bemerkenswert. Offenbar ist in dieser Ebene die Steuerung beider Aggregate wenigstens zum Teil *kollektiv repräsentiert*, entsprechend der funktionellen Verbindungen des Kreislauf- und Atmungsbetriebes speziell im Dienste des respiratorischen Stoffwechsels.

Geht man in der Analyse der Reizwirkungen einen Schritt weiter, indem die *Pulsfrequenzen* ausgezählt werden, so zeigt sich in manchen Fällen, daß mit der Blutdrucksteigerung eine Zunahme der Herzschläge einhergeht. Der Blutdruckanstieg ist also keineswegs ein isolierter Kreislaufeffekt, sondern ein *Symptom einer allgemeinen Aktivierung* der Blutzirkulation. Diese Verhältnisse erfahren noch eine besondere Beleuchtung dadurch, daß die erwähnte Beschleunigung der Herzaktion den Reizschluß so wesentlich überdauern kann, daß man an eine *Ausschüttung von pressorischen Substanzen* ins Blut denken muß (Hess, 1938). Über dieses Glied in der Gesamtaktion werden wir, wie das Programm des Symposions vermuten läßt, von anderer Seite näheres erfahren.

Über eine andere Erscheinung besteht heute schon Klarheit: Wenn nämlich der elektrische Reiz nebenbei auch Faserzüge des *sensorimotorischen Systems* erregt, so zeigen sich an diesem oder jenem Körperteil kleine Zuckungen, genau im Rhythmus der Reizimpulse. Indem man die Reizung mit unveränderter Spannung eine gewisse Zeit, z. B. 30 Sekunden fortsetzt, nimmt die *Amplitude der motorischen Anschläge* eindeutig zu. Auf diese Weise wird eine Senkung der Reizschwelle im sensori-motorischen System dokumentiert, was einer Zunahme dessen *Funktionsbereitschaft* gleichkommt (Hess, 1954).

So eng umschrieben jede einzelne Reizstelle ist, so greift, entsprechend den vorstehenden Angaben, die von ihr ausgehende Wirkung erstaunlich weit aus. Was dabei besonders auffallen muß, ist die Tatsache, daß neben den Erfolgsorganen des vegetativen auch *solche des animalen Systems eine Umstimmung* erfahren. Beziehen wir die Auslösung der verschiedenen Symptome auf physiologische Verhältnisse, so geben sich diese als Glieder einer *physiologisch einheitlichen Reaktion* zu erkennen. Die Bedeutung der Integration ist nämlich eine Bereitstellung des Organismus auf körperliche Auseinandersetzung mit der Umwelt, d. h. eine *ergotrope Einstellung.* Man kann diese gewissermaßen einer Mobilisierung des sympathischen Systems gleichsetzen. — Diese Beurteilung ist aber nur in bestimmten Grenzen richtig (Hess, 1948).

Wir gehen einen Schritt weiter, indem *andere Versuchsbedingungen* hergestellt werden. Bisher hat es sich um Befunde am narkotisierten Tier gehandelt. Nun zielen wir darauf ab, das Gesamtverhalten unter dem Einfluß der Reizung und nach Ausschaltung kennenzulernen. Entsprechend muß dafür gesorgt sein, daß die Katze im Vollbesitz ihrer Ausdrucksmöglichkeiten ist. Dadurch, daß diese Voraussetzungen erfüllt werden, sieht man fürs erste das allgemein gültige Postulat bestätigt, daß eine experimentelle Kontrolle nicht einseitig sein soll. Vielmehr ist es notwendig, *möglichst viele Kriterien* zu erfassen, um sich ein physiologisch gültiges Bild der untersuchten Verhältnisse zu verschaffen. Die Bewegungsfreiheit des Tieres erfüllt in bestimmter Richtung diese Bedingungen. Was dabei als Reizergebnis beobachtet wird, ist Folgendes: Die schon in Narkose erkennbare Erweiterung von *Pupille und Lidspalten*, begleitet von einer vollständigen Retraktion der *Nickhaut*, erscheinen im Wachzustand selbst bei relativ schwachen Reizen wesentlich betonter. Als neues, ebenfalls durch das vegetative Nervensystem beherrschte Symptom, kommt eine Erregung der *Arrectores pilorum* hinzu. Die *Rückenhaare* werden gesträubt und der *Schwanz* wird buschig. Von außen gesehen bietet das Tier ein abschreckendes Bild. Diese exterovertierte Wirkung wird dadurch noch unterstrichen, daß die Katze ihre *Phonation* betätigt. Sie knurrt, faucht, schneuzt; auch entblößt sie die Zähne, die sie zum *Zugriff* bereit macht. — Es ist nicht schwer, diesen Funktionskomplex physiologisch zu verstehen; denn wenn die Reizung etwas länger fortgesetzt oder intensiviert wird, dauert es nicht lange, bis die Katze zum Angriff übergeht. Sie schlägt bei ausgestülpten *Krallen* mit der Pfote auf die sich annähernde Hand zu, wenn sie nicht gar die vermeintlich feindliche Person *anspringt.* Dieses Verhalten spricht eine eindeutige Sprache. Die Katze *wehrt sich durch Angriff.* Wir haben einen Spezialfall *ergotroper Leistung* mit sinnvoller Koordination vor uns. Wenn

wir hier an eine bekannte Erfahrung von Cannon (1915) denken, welche dieser
Forscher an Katzen machte, die auf physiologische Weise in Wut versetzt wurden,
so ist auch hier an eine Ausschüttung pressorischer Substanzen ins Blut zu
denken. Dabei werden wir in konkreter Weise auf Zusammenhänge zwischen
Hypothalamus, affektivem Erleben und Funktionen des hormonalen Systemes
aufmerksam gemacht. Um der oben beschriebenen Wirkung mehr Relief zu
geben, ziehen wir noch einen Ausschaltungseffekt heran.

Dabei bekommt man genau die gegensätzliche Symptomatik zu sehen. Um
Zeit zu sparen, müssen wir uns hier begnügen, ein Bild zu zeigen und im übrigen
auf eine Monographie (1954) und eine Sammlung von Bilddokumenten (1956)
zu verweisen. Wesentlich ist, zu erfahren, daß eine bestimmte Region des Hypothalamus insofern eine umfassende Wirkung ausübt, als durch Wegfall eines nicht
sehr großen Teiles des hinteren Hypothalamus das ganze Wesen des Tieres
verändert wird, und zwar im Sinne eines Verlustes der Initiative.

An diesem Punkt angelangt, drängt sich noch eine Frage von wirklich grund-
sätzlicher Bedeutung auf. Sie lautet dahin, ob die Katze auf den elektrischen
Reiz nach *Art eines Automaten* reagiert. Als andere Möglichkeit muß in Betracht
gezogen werden, daß in den ganzen Prozeß auch ein psychisches Erlebnis ein-
bezogen wird, also ein dem natürlichen Verhalten entsprechender Bewußtseins-
inhalt nach Art der *Wut* in ihm enthalten ist. Das Experiment läßt sich so
ausgestalten, daß unser Versuchstier selbst die Antwort gibt: Mit dem *Näher-
treten* legt sie einen stärkeren Akzent in die Reaktion hinein; man bewegt die
Hand und sie folgt ihr mit Augen und Kopf; kommt es zum Zuschlagen, so
ist dieses *gut gezielt*, also visuell gesteuert. Diese Anpassung an wechselnde Situa-
tionen spricht nicht für einen Automaten, wohl aber für eine Kontrolle durch
bewußte Wahrnehmungen. Eine Bestätigung dieser Interpretation ist darin zu
erblicken, daß die Katze noch einige Zeit nach Abschluß der Reizung sich in
einem *latenten Zustand der Gereiztheit* befindet. Sie kann sich zwar in einer Ecke
still verhalten; wenn man ihr nahe kommt, so läßt sie aber wieder ihr Knurren
hören oder sie zeigt auf andere Weise, daß sie immer noch in *Angriffsstimmung*
ist. Offenkundig hat sie das, was vor einer bis mehreren Minuten vor sich ging,
so eingeprägt, daß es als *Gedächtnisspur* unter gegebenen Bedingungen wieder
wirksam wird.

Mit dieser Feststellung ist der Schritt zu einer wirklich *integralen Physiologie*
gemacht, bei welcher nämlich auch der Inhalt psychischen Geschehens mitein-
bezogen wird. Einen solchen gesamthaften Aspekt integrativer Funktion zu
bezweifeln, besteht um so weniger Grund, als sich auch andere Formen trieb-
haften Verhaltens als Folge diencephaler Reizung zeigen können. Wir denken z. B.
an die Auslösung typischer *Hyperphagie,* bei welcher die Katze zielsicher auf
Objekte losgeht, welche auf der Tischplatte liegen, sie faßt, an ihnen herumkaut
und Genießbares gierig verschlingt (W. R. Hess, 1949/52). Interessant sind in
diesem Zusammenhang auch die Beobachtungen von B. Andersson (1955).
Dieser Autor berichtet über Reizungen im Diencephalon bei Ziegen, welche
als direkte Antwort große Mengen von Wasser zu sich nehmen. Dabei ist es
nicht nötig, daß man dem Tier das wassergefüllte Gefäß vor die Schnauze hält;
es sucht dieses selbst auf. Das ganze Verhalten muß als Zeichen dafür gelten,
daß ihm der Wasserbedarf, d. h. ein Durstgefühl bewußt wird und als Motiv
des Handelns seine Rolle spielt.

Noch andere eindrucksvolle Beispiele wären zu nennen, worauf wir aber der
begrenzten Zeit wegen verzichten und auf eine zusammenfassende Darstellung
(Hess 1954) verweisen müssen.

Wir kommen zur *Lokalisationsfrage* und benützen einzelne Abbildungen, um sie zu erläutern. Die Bearbeitung des umfangreichen Materials lehrt, daß bestimmte Effekte aus *umschriebenen Arealen* stammen. Diese sind deutlich begrenzt. aber nicht scharf abgesetzt. Auf keinen Fall kommen sie mit Kernen zur Deckung.

Die zweite Feststellung betrifft die Möglichkeit, von fast *punktförmigen Stellen* innerhalb eines spezifischen Areals eine Vielfalt koordinierter Mechanismen zu produzieren. Dabei sind die verschiedenen Stellen innerhalb des Areals, unter Umständen einzelner Zonen desselben, funktionell auffallend *gleichwertig.* Das morphologische Bild vermittelt keinen ausreichenden Aufschluß für diese funktionellen Tatbestände. Dagegen lassen sich aus der Zusammenfassung der Reiz- und Ausschaltungsversuche bestimmte Folgerungen ziehen. Indem von den einzelnen Reizstellen der Ablauf definierter Mechanismen ausgelöst wird, machen sich Verbindungen zu den entsprechenden Effektoren geltend. Diese sind also im Bereich des spezifisch wirksamen Areals irgendwie repräsentiert. Soweit die Wirkungen in einer synergen Koordination von einzelnen Akten bestehen, also nicht einfach eine von *reizsynchronen Zuckungen durchsetzte krampfartige motorische Aktivität* darstellen, muß die Erregung durch ein zentrales *ordnendes* „Organ" verarbeitet sein. Dessen Aufbau präjudiziert das Zusammenspiel verschiedener Effektoren und auch die richtige zeitliche Folge. In dieser Weise ist die sichtbare Funktion als exzentrische Projektion des zentralen Ordnungsprozesses aufzufassen. — Abgesehen von den Verbindungsbahnen kommt den *Eigenschaften* der in die Gesamtstruktur des in dieser Weise *physiologisch konzipierten Zentrums* eingebauten Elemente maßgebende Bedeutung zu.

Die Tatsache, daß von räumlich ziemlich distanzierten Stellen gleiche oder ähnliche Bilder erzeugt werden, weist auf eine *räumlich entwickelte Verflechtung* der Elemente, aus welchen der integrierende Apparat aufgebaut ist, hin. Solche Verhältnisse besorgen bei jeder zirkumskript gesetzten Erregung gemäß bestehender Verbindungen eine Ausbreitung, so daß das integrierende Flechtwerk *immer gesamthaft* anspricht.

Die Erfahrung, daß das Areal der Abwehrreaktion entsprechend einer Reihe von eigenen Befunden und des reich belegten Beobachtungsmaterials von R. Hunsperger (1956) sich bis ins *Mittelhirn* erstreckt, macht darauf aufmerksam, daß sich der zentrale Organisationsapparat nicht an *morphologisch argumentierte Grenzen* hält.

Schließlich erfüllt eine selbsttätige Kontrolle der peripheren und intermediären Vorgänge, die wir uns ebenfalls als stufenförmig gegliedert vorstellen müssen, einen entscheidenden Beitrag, und zwar sowohl nach Art der klassischen *Proprioceptivität,* der *Reafferenzen,* im Sinne der sogenannten *Rückkoppelung.* Wir verweisen auf eigene frühere Ausführungen. ferner auf die Untersuchungen und Folgerungen von E. v. Holst (1935) und R. Wagner (1954, 1956).

Daß auch bestimmte Ergebnisse der E. E. G.-Technik weitgreifende Einflüsse des Hirnstammes bestätigen, wie solche vor allem von G. Moruzzi und W. H. Magoun (1949) u. a. bekanntgegeben worden sind, ist noch ausdrücklich zu erwähnen. Dabei hängt die umfassende Einsicht von einer wohlverstandenen Koordination *aller* Forschungsrichtungen ab.

Was schließlich die Beeinflussung des *Bewußtseinsinhalts* im Reizexperiment anbetrifft, so ist dies ein Fragenkomplex besonderer Art, der an anderer Stelle behandelt worden ist (1956, 1957). Heute begnügen wir uns damit, im Hinblick auf diese Problematik auf eine nicht zu vernachlässigende Rolle des Diencephalon hinzuweisen, wobei wir im ganzen von der vielfach noch vertretenen allzu corticozentrischen Beurteilung der Leistungen des Z. N. S. ausdrücklich Abstand nehmen.

Während des Vortrages werden an konkreten Beispielen durch Projektionen einige der beschriebenen Effekte demonstriert: So betreffend Blutdrucksteigerung mit Zunahme der Schlagfrequenz des Herzens und Persistieren des erhöhten Blutdruckes nach Abschluß der Reizung; Beschleunigung der Atmung mit

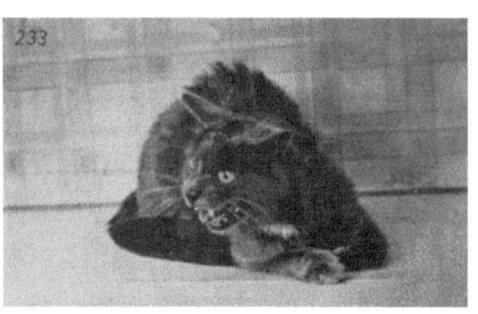

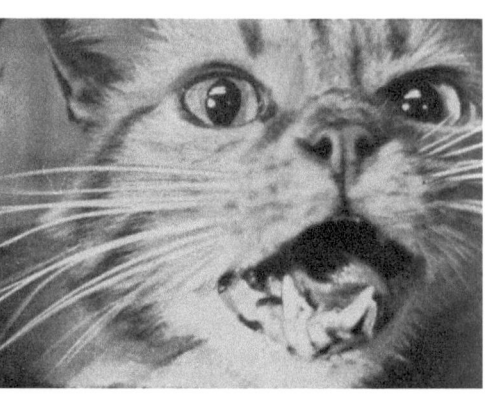

Abb. 1 und 2. Durch diencephalen Reiz induzierte Wutreaktion

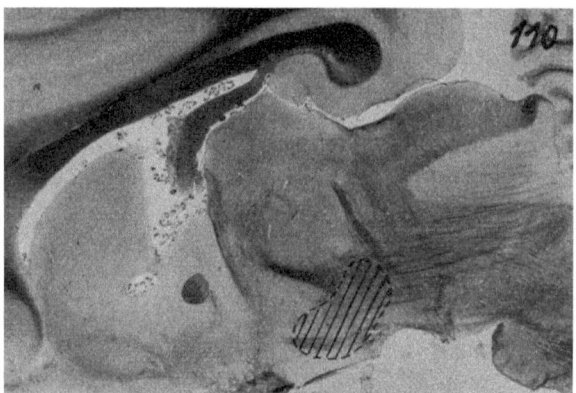

Abb. 3. Sagittalschnitt durch den Hirnstamm etwas seitlich der Mediane. Die Ziffern bezeichnen Reizstellen mit Abwehrreaktion

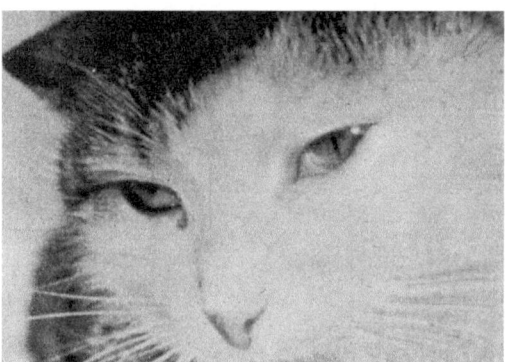

Abb. 4. Verlust der Initiative infolge Ausschaltungsherd im hinteren Hypothalamus

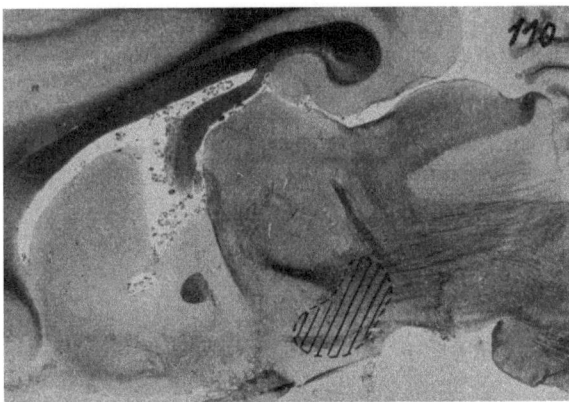

Abb. 5. Das schraffierte Gebiet ist durch diathermische Koagulation ausgeschaltet;
Effekt siehe Abb. 4

Zunahme der Amplitude; die affektive Abwehrreaktion; die abgesenkte Aktivitätslage als Folge eines Koagulationsherdes im Hypothalamus; die Lokalisation der Reizstellen zu den verschiedenen Wirkungen[1].

Zusammenfassung

Zu den wesentlichen Aspekten eines Organismus gehören die Besonderheiten seiner arteigenen Organisation. Sie kommen in definierten Zusammenhängen zum Ausdruck, nämlich im Sinne horizontaler Schichtung, vertikaler Gliederung und zeitlicher Folge. Bei der heute gebotenen Gelegenheit wird die Rolle des Zwischenhirns im Rahmen der Gesamtordnung besprochen. Auf Grund einer umfassenden Exploration durch Reiz- und Ausschaltungsexperimente wurden bestimmte Einblicke gewonnen. Als Beispiel kommt die synerge Koordination des Kreislauf- und Atmungsbetriebes zur Darstellung. Durch Weiterentwicklung der Untersuchungstechnik wurden ferner Beobachtungen ermöglicht, welche sich auf die diencephale Integration der für die Katze typischen Abwehrreaktion beziehen. Eine prinzipielle Angelegenheit ist dabei die Einbeziehung eines sinngemäßen Bewußtseinsinhalts in das Gesamtverhalten. Anschließend kommt die Lokalisationsfrage zur Sprache. Der nächste Schritt führt zum Problem der spezifischen Struktur des integrierenden Apparates. Die Morphologie vermag zur Zeit darüber nur sehr begrenzte Andeutungen zu geben. Dagegen bietet der Aufbau der Funktion gut verwertbare Anhaltspunkte für Folgerungen, deren Besprechungen den Abschluß bilden. Die skizzierten Ausführungen werden durch Bilder erläutert.

Riassunto

Agli aspetti essenziali di un organismo appartengono le particolarità della sua organizzazione specifica. Esse si esprimono in determinate connessioni, cioè nel senso di partizione orizzontale, di stratificazione verticale e di successione. Nell'occasione oggi offerta verrà discusso il ruolo del diencefalo nel quadro dell'ordine generale. Sulla base di una vasta esplorazione condotta mediante esperienze di stimolazione e di esclusione, si è potuto arrivare a determinati concetti. Come esempio si descrive la coordinazione sinergica dei meccanismi circolatorio e respiratorio. Sviluppando ulteriormente la tecnica di ricerca furono rese possibili altre osservazioni, che si riferiscono alla integrazione diencefalica della reazione di difesa tipica del gatto. Una circostanza essenziale in questo fenomeno è rappresentata dal fatto che nel comportamento generale viene implicato in certo qual modo un contenuto di consapevolezza. Successivamente si affronta il problema della localizzazione. Il passo seguente conduce al problema

---

[1] Die Abbildungen sind der Monographie von W. R. Hess: „Das Zwischenhirn" (Basel: Schwabe, 2. Auflage 1954) und dem Atlas „Hypothalamus und Thalamus" (Stuttgart: Thieme, 1956) entnommen.

della struttura specifica dell'apparato integratore. La morfologia, fino ad ora, sembra dare a questo riguardo delle indicazioni solo molto limitate. Invece la struttura della funzione offre dei punti di appoggio ben valorizzabile per deduzioni, la discussione delle quali costituisce la conclusione. Le ricerche delineate vengono documentate mediante figure.

Summary

Among the essential aspects of an organism are the peculiarities of its specific organisation. These peculiarities show themselves in certain connections, that is to say, in the sense of horizontal partitioning, vertical stratification and sequence in time. On this occasion will be discussed the role of the diencephalon within the framework of the general structure. On the basis of the wide exploration carried out by means of stimulation and exclusion experiments, it was possible to arrive at certain concepts. As an example the synergic coordination of the circulatory and respiratory mechanism is described. By further developing the research technique other observations were made possible, relating to the diencephalic integration of the defence reaction typical of the cat. An essential circumstance in this phenomenon is represented by the fact that in general behaviour a certain content of consciousness is implied. The problem of the localisation is thereupon discussed. The next step leads to the problem of the specific structure of the integrating apparatus. So far the morphology seems to have given, in this respect, only very limited suggestions. Instead, the functional pattern offers points that can be well used for deductions, the discussion of which represents the conclusion. The researches outlined are documented by illustrations.

Résumé

Aux aspects essentiels d'un organisme appartiennent les particularités de son organisation spécifique. Celles-ci se manifestent en de déterminées connexions, c'est-à-dire comme partition horizontale, stratification verticale et succession. Dans l'actuelle occasion on traitera le rôle du diencéphale dans le cadre de l'ordre général. Sur la base d'une étendue exploration conduite au moyen d'expériences de stimulation et d'exclusion, on a pu parvenir à de déterminés concepts. On décrit par exemple, la corrélation synergique des régulations circulatoire et respiratoire. En développant ultérieurement la technique de recherche, d'autres observations furent possibles sur l'intégration diencéphalique de la réaction de défense typique du chat. Une circonstance essentielle de cela est que la conduite générale entraîne en quelque sort un contenu de conscience. Ensuite on traite le problème de la localisation. Le pas suivant nous amène au problème de la structure spécifique de l'appareil d'intégration. La morphologie, jusqu'à présent, semble nous donner, sur ce problème, des indications très bornées. Au contraire, la structure fonctionnelle nous offre des bases qu'on peut bien exploiter pour en tirer des conséquences, dont la discussion forme la conclusion du rapport. Les recherches ici esquissées sont documentées par des illustrations.

Literaturverzeichnis

ANDERSSON, B. und S. M. McCANN: Acta physiol. Scand. 1955.
CANNON, W. B.: Bodily changes in pain, hunger, fear and rage. New York and London 1915.
HESS, W. R.: Das Zwischengehirn und die Regulation von Kreislauf und Atmung. Leipzig: Thieme. 1938; Die Organisation des vegetativen Nervensystems. Basel: Schwabe. 1948; Symposion über das Zwischenhirn; Helv. Physiol. Acta Suppl. VI, 1950; Das Zwischenhirn, Syndrome, Lokalisationen, Funktionen, 2. Aufl. Basel: Schwabe. 1954; Hypothalamus und Thalamus, Experimental-Dokumente. Stuttgart: Thieme. 1956; Beziehungen zwischen psychischen Vorgängen und Organisation des Gehirns. Studium Generale, 9. Jhrg. H. 9, 1956; 10. Jhrg. H. 6, 1957.
HOLST, E. v.: Pflügers Arch. 236 (1935).
HUNSPERGER, R. W.: Helv. Physiol. Acta 14 (1956).
MORUZZI, G. und H. W. MAGOUN: E. E. G. and clin. Neurophysiol. J. 1 (1949).
WAGNER, R.: Probleme und Beispiele biologischer Regelung. Stuttgart: Thieme. 1954; Das Regelproblem in der Biologie. Arch. exper. Path. 1956.

Professor Dr. W. R. HESS, Zürich 6, Goldauerstraße 25, Schweiz.

Medical College of Virginia, Richmond, Virginia, USA

The Method of Hypothalamic Regulation of Pituitary and Adrenal Secretion in Response to Trauma

By

David M. Hume

With 10 Figures

In earlier investigations of diencephalic control of anterior pituitary secretion from this laboratory, studies were reported on gonadotrophic, thyrotrophic and corticotrophic activty. As a criterion of gonadotrophic activity, gross and microscopic examination of the gonads was used [10]. Thyrotrophic activity was measured by 1^{131} thyroid uptake studies, using a specially constructed counter [3]. Corticotrophic activity was estimated by peripheral blood eosinophil counts with hypophysectomized and/or adrenalectomized animals as controls [5, 6], and compensatory hypertrophy after unilateral adrenalectomy [2]. All studies were done in the dog. The present report deals with hypothalamic-pituitary-adrenal cortical interrelationships, using blood ACTH levels and adrenal venous blood 17-hydroxycorticosteroid output (or occasionally peripheral blood corticosteroid levels) as the measures of pituitary and adrenal secretion [8].

Methods

Most of the studies were carried out in dogs. A few experiments, still not complete, were carried out in monkeys, and some observations were made in the human as well.

Adrenal venous blood samples were obtained in the dog after the method of HUME and NELSON [7]. In this method a plastic cannula is inserted into the lateral portion of the lumboadrenal vein and a polyethylene snare is placed around the adrenal vein between the adrenal and the vena cava. Samples may then be obtained in the unanesthetized dog by pulling the snare tight and allowing the adrenal blood to flow out the cannula into a graduated centrifuge tube, over a specific period of time, usually 30 to 60 seconds. The snare is then released, the cannula is flushed out with heparo-saline, and a plug is placed in the end of the cannula.

Blood ACTH levels were obtained by the method of NELSON and HUME [14]. In this technic the blood is assayed in a hypophysectomized dog in whom an adrenal cannula has been placed as described above. The adrenal corticosteroid output is proportional to the log of the ACTH dose administered. Standard amounts of ACTH are injected at three dose levels and a log dose response curve is thus established for each animal. The amount of ACTH in the unknown is then computed by fitting the response obtained with the unknown to the log dose response curve.

All blood samples were analyzed for 17-hydroxycorticosteroid content by the method of NELSON and SAMUELS [13].

Stalk section in the monkey was carried out by a trans-temperal approach, and in the human by a trans-frontal approach. Hypothalamic lesions in the dog were made stereotaxically by the method of Hume and Ganong [9].

Results and Discussion

A detailed consideration of the results obtained in the various experiments to be described here is beyond the scope of this communication. The results have been or will be reported in detail elsewhere. The results of the experiments will be briefly outlined, and consideration will then be given to the significance of these results in the light of mechanisms involved in hypothalamic control of anterior pituitary secretion.

1. Adrenal Venous Blood Corticosteroid Secretion Following Trauma and in the Resting State

The 17-hydroxycorticosteroid output from one adrenal was found to average 12.5 (range 8.0-24) micrograms per minute in the first 3 hours following operative trauma under ether anesthesia [7]. In the resting state it averaged 1.0 micrograms per minute, and it was not at all uncommon to find values which were too low to be measured by the method used (less than 0.2 micrograms per minute). Of particular interest was the observation that when repeated measurements of adrenal secretion in the resting state were made throughout the day in a given animal a succession of very low values might be found, and then, all at once, an elevated value, flanked on both sides by values of very low range. It was as though a little "puff" of ACTH were being secreted at periodic intervals to maintain adrenal reactivity, and to produce a daily secretion of adrenal steroid adequate to maintain the minimal requirements of the resting state.

2. Hypothalamic Lesions

Some modifications have been made in the nomenclature proposed by Rioch, Wislocki, and O'Leary [16] for the pituitary and hypothalamus, in order

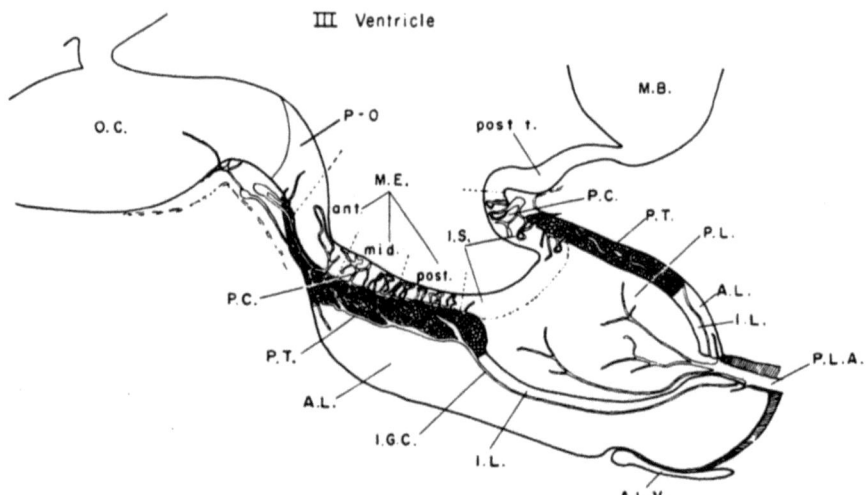

Fig. 1[1]. Diagrammatic representation of the hypothalamus and pituitary of the dog. *A.L.:* anterior lobe; *A.L.V.:* anterior lobe vein; *I.G.C.:* interglandular cleft; *I.L.:* intermediate lobe; *I.S.:* infundibular stem; *M.B.:* mammillary body; *M.E.:* median eminence; *O.C.:* optic chiasm; *P.C.:* portal capillaries; *P.L.:* posterior lobe; *P.L.A.:* posterior lobe artery; *P.O.:* post-optic area; *post-t:* posterior tuber cinereum; *P.T.:* pars tuberalis

---

[1] Fig. 1, 2 and 3 are reproduced by courtesy of Endocrinology (Hume, Egdahl and Nelson — in press).

to describe the location of the lesions more accurately. The nomenclature used here is shown in Fig. 1.

Lesions which destroy the anterior median eminence and post-optic area produce a marked decrease in the ability of the pituitary to release ACTH following operative trauma. Furthermore, adrenal corticosteroid secretion under these circumstances is reduced far below that seen in the normal, and, in addition, the adrenal has become singularly unresponsive to exogenously administered ACTH [8, 10]. (See Fig. 2.) These circumstances are sometimes accompanied by an adrenal which is somewhat atrophic, but are more often associated with an adrenal of normal size.

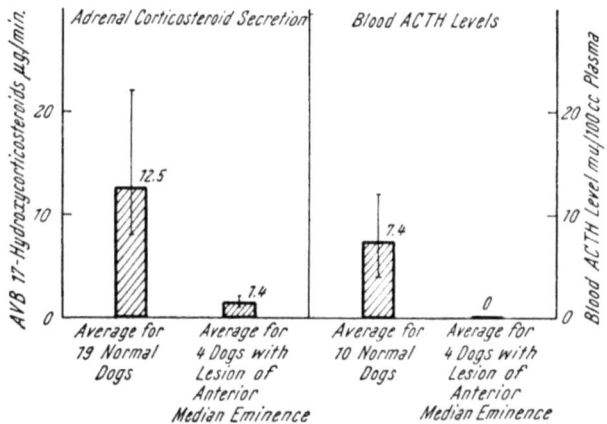

Fig. 2. The adrenal corticosteroid secretion and blood ACTH level of the normal dog subjected to operative trauma under ether anesthesia is compared to that seen in dogs with lesions involving the anterior median eminence and post-optic area. It may be seen that an easily measurable blood ACTH level was found in all normal dogs subjected to operative trauma. No detectable ACTH was found in the dogs with median eminence lesions when the same quantity of blood was used. Adrenal corticosteroid secretion in the animals with median eminence lesions was much less then that seen in normal dogs

This lack of response is noted even though the hypophysial portal system may be almost entirely uninjured, even though gonadal atrophy may not occur, and even though the pituitary has been itself undamaged and has retained a normal blood supply. Although the lack of response is often associated with diabetes insipidus, it is not invariably so; furthermore ACTH release can occur following operative trauma in the animal with severe diabetes insipidus. (See Fig. 3.) These results are interpreted to mean:

(a) that the anterior median eminence post-optic area is involved in the rhythmic day-to-day release of ACTH which is essential to maintain adrenal reactivity.

(b) that the anterior

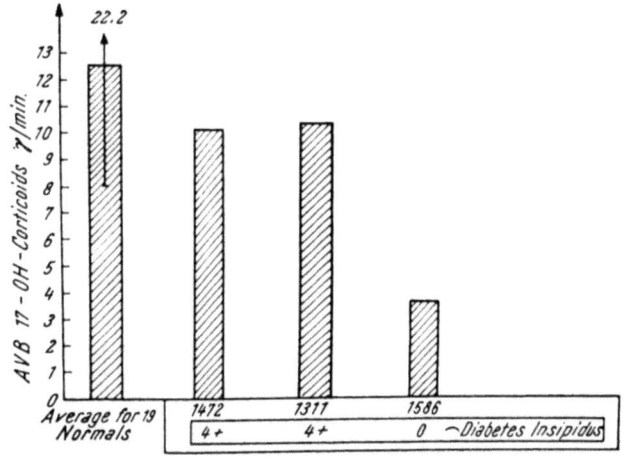

Fig. 3. The adrenal corticosteroid secretion in normal dogs subjected to operative trauma under ether anesthesia contrasted to that seen in two dogs with severe diabetes insipidus and one dog with a hypothalamic lesion but with no diabetes insipidus. It may be seen that the presence of diabetes insipidus did not prevent these two animals from showing a normal response to operative trauma. By contrast one dog without diabetes insipidus showed a subnormal adrenal corticosteroid response to operative trauma. This would suggest that pitressin is not the hypothalamic substance which is responsible for anterior pituitary ACTH release

median eminence — post-optic area is an important link in the chain of events that leads to the increased secretion of ACTH following trauma.

(c) that the effectiveness of lesions in the median eminence — post-optic area is not due to interference with anterior pituitary blood supply.

(d) that the antidiuretic hormone is not the hypothalamic neurohumor responsible for ACTH release.

Lesions in the hypothalamus which do not involve the anterior median eminence — post-optic area also sometimes decrease the ability of the dog to release ACTH following operative trauma. In one such instance the lesion did not involve the median eminence, but involved the posterior tuber and lay above the median eminence, so that it could have interrupted afferent pathways coming into the anterior median eminence — post-optic area. In another unresponsive animal in which there was no involvement of the median eminence, there was bilateral involvement of the fornix, as well as the posterior tuber. The exact area responsible for the lack of response in these animals has not been ascertained for certain yet, however, because other animals with lesions in almost the same location continue to show normal responses.

One animal was tested in which bilateral destruction of the mammillary bodies had been achieved. The ACTH and adrenal corticosteroid response of this animal to operative trauma was completely normal.

3. Cord Section Experiments

(a) *Dog:* Operative trauma under nembutal anesthesia invariably elicited ACTH release in the normal dog, as measured by adrenal venous blood corticosteroid secretion. Three days after cord section at C_7, abdominal laparotomy still elicited a release of ACTH, although the response was slower to begin than in the intact animal. The adrenal was normally responsive to exogenous ACTH. (See Fig. 4.)

(b) *Human:* Human paraplegics and quadriplegics were tested for peripheral blood 17-hydroxy-corticosteroid response to operative trauma. The operations involved skin, muscle and bone, but were not intra-abdominal. It was found that trauma below the level of cord section failed to produce a significant rise in peripheral corticosteroids, although the adrenals were found to be reactive to exogenous ACTH. An operation *above* the level of cord section on one patient did produce a significant increase in peripheral corticosteroids.

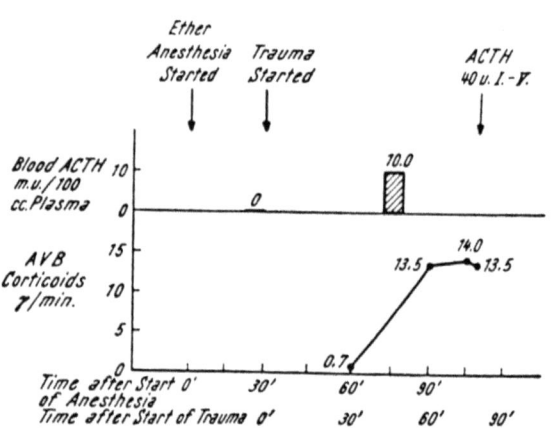

Fig. 4. Adrenal corticosteroid secretion and blood ACTH levels following abdominal laparotomy under ether anesthesia in a dog whose cervical cord has been sectioned at C_7 three days before. It may be seen that the adrenal corticosteroid response was markedly subnormal 30 minutes after the beginning of operative trauma whereas 60 minutes after the beginning of operative trauma it was normal. The blood ACTH level was elevated 45 minutes after the beginning of operative trauma. By contrast, the normal dog shows maximal adrenal corticoid secretion within five to ten minutes after the beginning of operative trauma. Although ether anesthesia was used in this experiment, similar results were obtained when nembutal anesthesia was used

These results in dog and man strongly suggest that afferent nerve impulses ascending to the brain (and presumably diencephalon) constitute one important factor in the release of ACTH which occurs following operative trauma. It appears that an abdominal laparotomy in the cord-sectioned dog will still lead to ACTH release, though by a mechanism which is slower than that seen in the intact animal. This is presumably related to some substance which is released in the injured tissues and is then transported in the blood stream to the brain. It would appear that both nervous impulses and the supposed humoral factor act through excitation of nervous pathways which ultimately lead to release, in the anterior median eminence, of

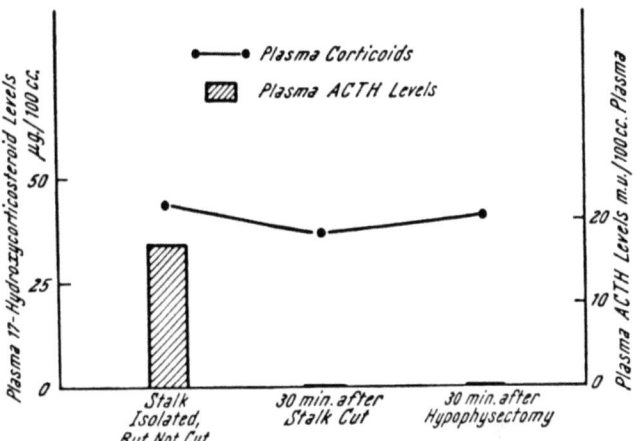

Fig. 5. The plasma corticoid and ACTH levels in a human patient undergoing stalk section and hypophysectomy. All samples were arterial. The pituitary stalk was first isolated. A blood ACTH level taken at this time shows that large quantities of ACTH were being secreted. The plasma corticoid level is elevated. The stalk was cut, and a blood ACTH level taken 30 minutes later in exactly the same fashion showed no measurable ACTH. The plasma corticoid level was still elevated. The hypophysectomy was now immediately done and 30 minutes later a third sample was taken. There was still no measurable ACTH and the plasma corticoid level was still elevated. It would appear that simple stalk section markedly depressed the ability of the pituitary to secrete ACTH

an anterior pituitary stimulating substance. The evidence for this is the observation that lesions of the anterior median eminence in the dog result in a markedly depressed secretion of ACTH in response to abdominal laparotomy, which suggests that both nervous and "humoral" stimuli exert their influence on the pituitary through this part of the diencephalon.

The difference in the results found in man, where the ACTH response seems to have been blocked, and in dogs, where the response was only delayed may be related to at least two factors:

(1) the chronicity of the condition in man, where all patients were long standing cord injuries, in contrast to the acute course in the dogs, in which the cord injury was of only 3 days' duration;

(2) the type of operative trauma studied, which was skin, muscle and bone injury in the human in contrast to abdominal laparotomy in the dog. More experiments are planned in the hope of being able to resolve this discrepancy.

4. Stalk Section

(a) *Monkey:* The pituitary stalk was cut by a trans-temporal approach, and a piece of polyethylene film was placed between the hypothalamus and pituitary. The animal's response to operative trauma under ether anesthesia was tested 1-3 months later. This work, which is still in progress, seems to indicate so far that stalk section in the monkey markedly decreases (although it does not always altogether prevent), ACTH release following operative trauma. Peripheral blood corticosteroids were used as a measure of ACTH release. This work cannot yet be regarded as definitive.

(b) *Man:* Stalk section in man (7 cases) invariably brought a halt to ACTH secretion which was elevated as a consequence of operative trauma. This was determined by serial blood ACTH measurements. (See Fig. 5.)

These experiments are in accord with the hypothesis that the pituitary stalk is important to the release of ACTH which normally follows operative trauma. Lesions of the infundibular stalk lead to testicular atrophy, but do not prevent ACTH release. It would seem, therefore, that the portal vessels constitute that portion of the pituitary stalk whose transection leads to faulty ACTH release. Whether this effect is dependent on the loss of a pathway by which the hypothalamic neurohumor can reach the anterior pituitary, or whether the effect is due just to decreased blood supply to the anterior lobe cannot be stated with certainty on the basis of the present experiments. It seems seasonable to suppose, however, that the hypothalamic neurohumor usually utilizes the convenient route of the portal system to reach the anterior pituitary.

5. Hypothalamic Stimulation

A few preliminary experiments have been done in which the effect of hypothalamic stimulation on adrenal corticosteroid secretion has been observed. It would appear that stimulation of the posterior tuber can lead to ACTH release. Too few experiments have been done, however, to evaluate the effectiveness of stimulation of one area of the hypothalamus as compared with another, so as to be able to localize this phenomenon, but it can be said that while some areas are effective, others are not.

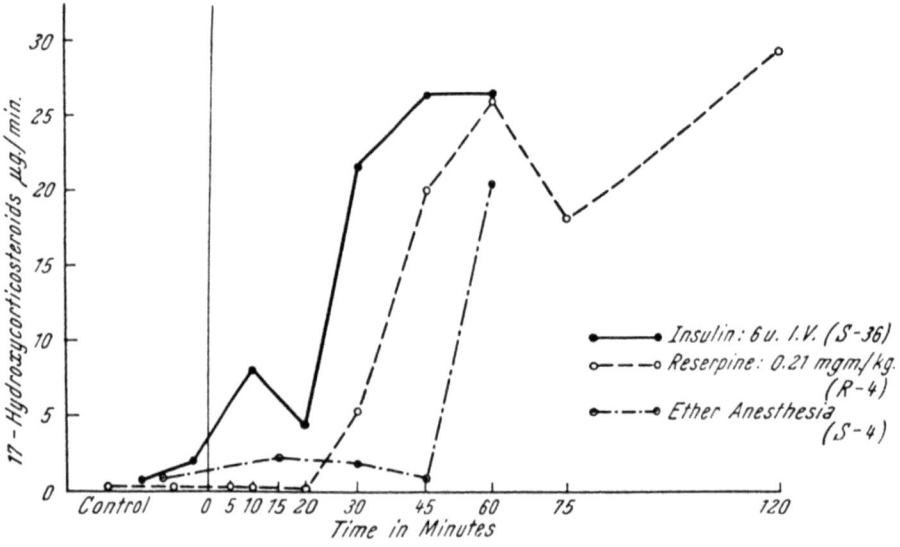

Fig. 6. Various stimuli were tested in dogs who had had adrenal cannulas in place for several days. It may be seen that insulin, reserpine, and ether anesthesia all produced increases in adrenal corticosteroid output. These increases did not appear until a considerable time after the substances had been injected in the animal however, usually 30 to 60 minutes. These are therefore classed as slow stimuli, and probably depend on secondary metabolic changes for their actions

6. Types of Stimuli

A great deal has been written in the past about "non-specific stressing agents", and the suggestion has been made by FORTIER [1] and by HARRIS [4] that some of these stressing agents act on hypothalamic centers, while others act directly on the anterior pituitary. We have tested a variety of stimuli for their ability to produce corticosteroid secretion in the adrenal venous blood of the intact, unanesthetized adrenal cannula dog. On the basis of these investigations we have catalogued the stimuli tested into the following 4 categories:

a) *Slowly acting stimuli* (see Fig. 6): Insulin does not usually exert its effect until 30 minutes after it has been injected intravenously, or until such time as hypoglycemia occurs. Reserpine, likewise, is a slowly acting stimulus, taking 30-45 minutes before its effects are noticed. Ether anesthesia appears to produce, in the dog, no significant degree of stimulation until 45-60 minutes after it is initiated [12].

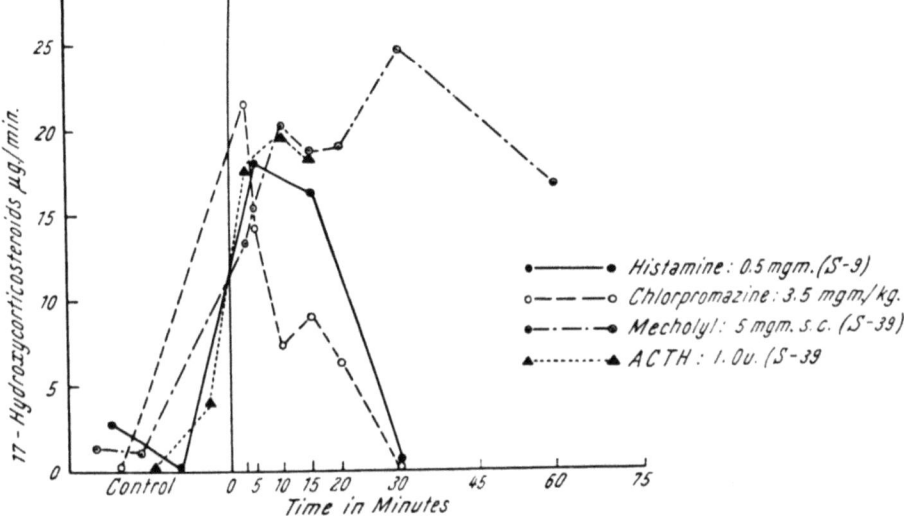

Fig. 7. A variety of drugs are shown which exert their effect in increasing corticosteroid secretion very rapidly. These include histamine, chlorpromazine, mecholyl and ACTH. Histamine and chlorpromazine are relatively less effective and shorter acting stimuli than the other two

It is probable that all of these substances work by producing alterations of body metabolism, the changes in which then secondarily lead to hypothalamic pituitary activation.

b) *Rapidly acting stimuli.*

(i) *Drugs:* chlorpromazine and histamine both act rapidly, producing an increase in corticosteroid secretion within 3-5 minutes. Mecholyl is particularly effective in this regard, producing a tremendously increased corticosteroid secretion within 2-3 minutes, even when injected sub-cutaneously. (See Fig. 7.)

(ii) *Physical and emotional trauma* (see Fig. 8): Emotional trauma (immobilization) produced an increased corticosteroid secretion within 15 minutes (it was not tested earlier). Operative trauma, performed under nembutal anesthesia in the chronic adrenal cannula dog, produced an increased adrenal corticosteroid secretion within 2 minutes.

(c) *Relatively ineffective stimuli* (see Fig. 9): Neither epinephrine nor norepinephrine, even in large doses, were capable of producing ACTH release in the dog. Cold is effective in this regard only when it is of a very severe degree, and even then it is a very weak stimulus. Thus —10° C produces no increased corticosteroid secretion in the dog, even when the animal is subjected to it for hours [15]. Furthermore, the adrenalectomized untreated dog can withstand this temperature for 6 hours without any ill effect. Temperatures of —40° C and —72° C produce mild and transient pituitary-adrenal stimulation. Strenuous exercise may produce a brief increase in adrenal corticosteroid secretion, but this

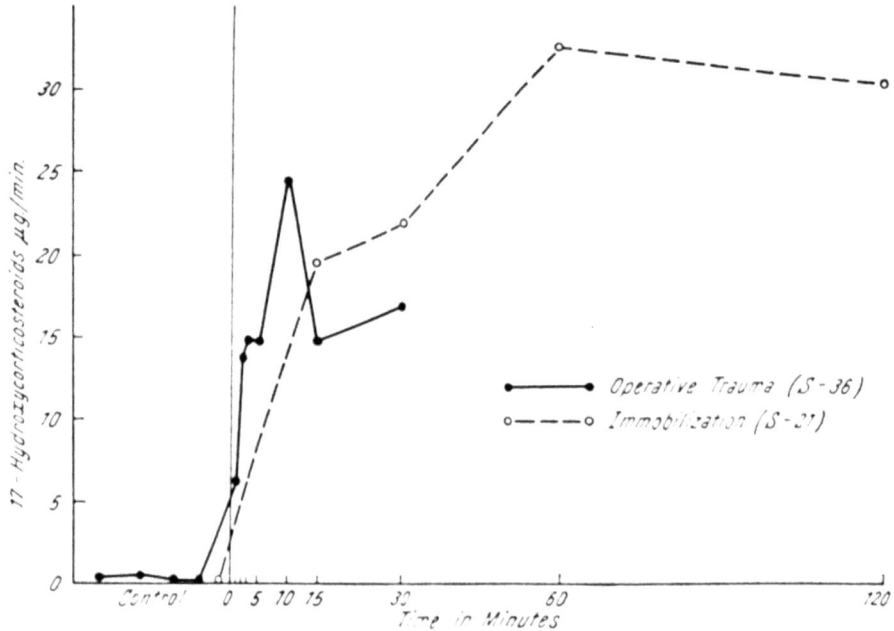

Fig. 8. It may be seen that emotional trauma in the form of immobilization, and physical trauma in the form of operative trauma produce increases in adrenal corticosteroid secretion very rapidly. The animal subjected to operative trauma had been under nembutal anesthesia during the control period. This animal showed a tremendous increase in corticosteroid secretion within 3 minutes after the beginning of operative trauma. The first sample taken on the immobilized animal was 15 minutes after the control period. There was a marked increase in corticosteroid secretion at this time. In other animals this period has been shortened to 5 to 10 minutes and there appears to be a marked increase in corticosteroid secretion even in this shorter time interval

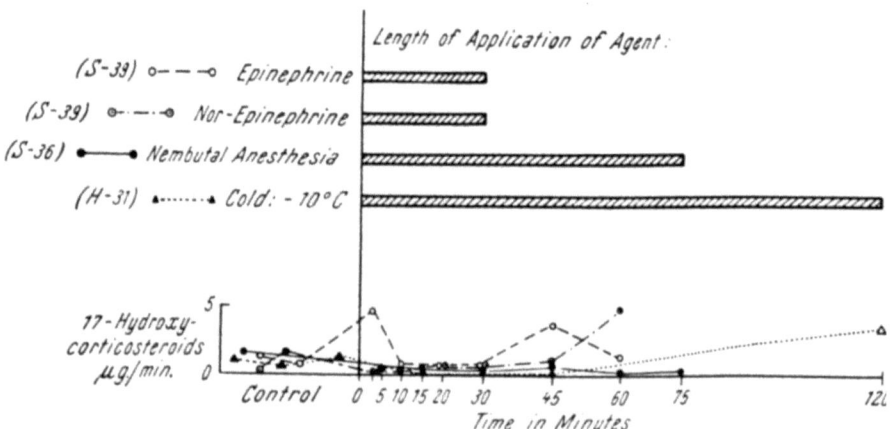

Fig. 9. A variety of stimuli are illustrated which in the dog do not produce increase in adrenal corticosteroid secretion. These include epinephrine, norepinephrine, nembutal anesthesia, and cold at —10° C. The length of time that the stimuli was applied is shown in the bar graphs

is not sustained enough to produce an increase in peripheral corticoids in either the dog or the human. Pitressin is effective only if rather large doses are used and nembutal anesthesia, unlike ether, is not in itself a stimulus. It does not, however, prevent other effective stimuli from exerting their actions.

(d) *Stimuli which act directly on the adrenal in the absence of the pituitary:* Pitressin in large doses, whether of commercial grade, arginine — purified, or synthetic (these latter two supplied by Dr. V. DU VIGNEAUD) produces a secretion of corticosteroids from the adrenal of the hypophysectomized dog. (See Fig. 10.) This corticosteroid release does not follow a log-dose response curve, and is thought to represent a release of corticosteroid already in the gland rather than an increase in corticosteroidogenesis [11]. Oxytocin has a similar, though weaker, effect. Histamine, 5-hydroxytryptamine, and mecholyl, all in large doses, may occasionally produce this response, too.

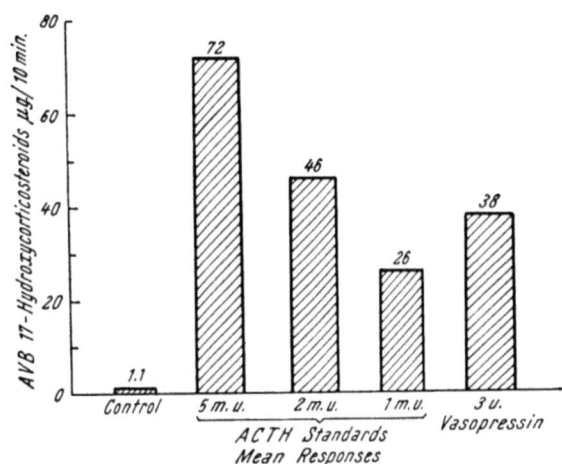

Fig. 10. The effect of synthetic vasopressin on 17-hydroxycorticosteroid secretion in the hypophysectomized dog. The corticosteroid response to three test doses of ACTH are shown and this response is contrasted to that seen with three units of vasopressin. The corticosteroid response when saline was injected is shown as the control value. It may be seen that synthetic vasopressin produced corticosteroid secretion in the hypophysectomized dog

It may be inferred from the foregoing observations that rigid selection and testing of a particular "stressing agent" must be undertaken before any conclusions about its mode of action can be of significance. Operative trauma under ether anesthesia, the stimulus used in most of the studies reported here, invariably produced immediate ACTH release as measured directly, and sustained adrenocortical secretion. It does not produce ACTH release or adrenal corticosteroid secretion in the hypophysectomized dog. It is followed by a markedly reduced ACTH release and adrenocortical secretion in the dog with destruction of the anterior median eminence — post-optic area.

Conclusions

(1) The results of the experiments summarized here are in accord with the hypothesis that the anterior median eminence — post-optic area is an important zone for the production of the increased pituitary ACTH secretion that follows operative and emotional trauma.

(2) Some other areas of the hypothalamus are involved in anterior pituitary control also.

(3) Maintenance of adrenal reactivity to ACTH appears to depend on cyclic secretion of ACTH by the pituitary. Destruction of certain areas of the hypothalamus, including the anterior median eminence — post-optic area, markedly depresses adrenal sensitivity to exogenous ACTH. This effect may be due to an inhibition of the cyclic secretion of ACTH normally seen in the "resting" state.

(4) The hypophysial portal vessels appear to play a significant role in this response under normal circumstances.

(5) The stimulus for ACTH release after physical injury is initiated by

afferent nerve impulses arising in the injured area. It appears that there may be a humoral wound factor as well.

(6) Pitressin itself does not appear to be the hypothalamic neurohumor responsible for the stimulation of ACTH release.

(7) Some "non-specific stresses" previously regarded as effective in producing ACTH release do not seem to have this effect in the dog.

(8) Some substances other than ACTH appear to be able, *in large doses*, to produce a release of corticosteroids from the adrenal of the hypophysectomized dog.

Summary

The factors controlling the release of pituitary ACTH have been investigated. The blood ACTH content has been measured directly by the method of Nelson and Hume (Endocrinology 57, 184, 1955).

Adrenal vein blood corticosteroid secretion in the dog has been measured directly in the unanesthetized state and during various traumatic experiences, using the method described by Hume and Nelson (Surgical Forum. Clinical Congress of American College of Surgeons. Vol. V, p. 568. Philadelphia-London: W. B. Saunders Co. 1954).

In some instances peripheral blood corticoids have been measured using the method of Nelson and Samuels (J. Clin. Endocrin. 12, 519, 1952).

Using one or more of these indices as measures of pituitary and adrenal activity the following observations were made:

(1) The effect of hypothalamic lesion on ACTH release following operative trauma.

(2) The effect of hypothalamic lesions on ACTH release in response to emotional stress.

(3) The effect of anesthetic agents on pituitary-adrenal response, alone and combined with operative trauma; the pattern of ACTH and adrenal secretion in the resting non-stressed animal.

(4) The effect of denervation of the injured area on ACTH release in man.

(5) The effect of pituitary stalk section in the monkey and in man on ACTH release with subsequent trauma.

(6) The effect of various neuro-humors on pituitary ACTH secretion and on adrenal cortical sensitivity.

(7) The effect of hypothalamic stimulation on ACTH release.

A consideration will be given to the data derived from these and other experiments in respect to their ability to delineate the mechanism involved in ACTH secretion following injury.

Riassunto

I fattori che controllano la liberazione dell'ACTH ipofisario sono stati sottoposti ad un accurato controllo. Il tasso ematico di ACTH è stato dosato direttamente col sistema di Nelson e Hume (Endocrinology 57, 184, 1955).

La secrezione corticosteroide del sangue venoso delle surrenali, nel cane, è stata misurata direttamente senza anestesia e nel corso di numerose esperienze traumatizzanti, usando il metodo descritto da Hume e Nelson (Surgical Forum. Clinical Congress of American College of Surgeons, Vol. V, p. 568. Philadelphia-London: W. B. Saunders Co. 1954).

In alcuni casi i corticosteroidi del sangue circolante sono stati dosati impiegando il metodo di Nelson e Samuels (J. Clin. Endocrin. 12, 519, 1952).

Impiegando uno o più di questi metodi di indagine, considerati come indicatori sufficientemente sensibili del gradiente funzionale ipofisario o surrenalico, sono stati analizzati i seguenti fenomeni:

1) l'effetto di lesioni ipotalamiche sulla liberazione di ACTH in seguito a traumi post-operatori.

2) l'effetto di lesioni ipotalamiche sulla liberazione di ACTH in relazione a tensioni emotive.

3) l'effetto di prodotti anestetici sulla risposta dell'ipofisi e della surrenale, solo o abbinato ad un trauma post-operatorio; il quadro ematico dell'ACTH e della secrezione surrenalica negli animali non sottoposti a stress.

4) l'effetto della denervazione di regioni precedentemente lese sulla liberazione di ACTH nell'uomo.

5) l'effetto della sezione del peduncolo ipofisario nella scimmia e nell'uomo sulla liberazione post-traumatica di ACTH.

6) l'effetto di varie sostanze sulla secrezione ipofisaria di ACTH e sulla risposta corticosurrenale.

7) l'effetto della stimolazione ipotalamica sulla liberazione di ACTH.

Gli elementi risultanti da questo gruppo di indagini sono stati accuratamente valutati nel tentativo di chiarire i meccanismi genetici che presiedono alla liberazione post-traumatica di ACTH.

Zusammenfassung

Es wurden die Faktoren, welche die Freisetzung des hypophysären ACTH kontrollieren, untersucht.

Der ACTH-Gehalt des Blutes wurde mittels der Methode von NELSON und HUME (Endocrinology 57, 184, 1955) direkt gemessen.

Die Corticosteroid-Sekretion in das venöse Blut der Nebenniere wurde beim Hund direkt ohne Anästhesie sowie bei verschiedenen experimentellen Traumata bestimmt. Dabei wurde die von HUME und NELSON beschriebene Methode angewandt (Surgical Forum. Clinical Congress of American College of Surgeons, Vol. V, p. 568. Philadelphia-London: W. B. Saunders Co. 1954).

Bisweilen wurden auch die Corticosteroide des peripheren Blutes nach der Methode von NELSON und SAMUELS (J. Clin. Endocrin. 12, 519, 1952) gemessen.

Bei Verwendung eines oder mehrerer solcher Indikatoren für das Maß der hypophysären und suprarenalen Aktivität wurden folgende Beobachtungen gemacht:

1. Die Wirkung hypothalamischer Läsionen auf die Ausschüttung von ACTH nach post-operativen Traumen.

2. Der Effekt hypothalamischer Läsionen auf die Ausschüttung von ACTH nach einer emotionellen Spannung.

3. Die Wirkung von Anästhetika auf die Hypophysenhinterlappen-Nebennieren-Reaktion, allein oder in Verbindung mit einem post-operativen Trauma. Der ACTH-Wert und der der adrenalen Sekretion bei ruhenden Tieren, ohne Stress.

4. Die Wirkung einer Denervation von verletzten Gebieten auf die Ausschüttung von ACTH beim Menschen.

5. Der Effekt einer Hypophysenstieldurchtrennung beim Affen und beim Menschen auf die Ausschüttung von ACTH nach einem Trauma.

6. Die Wirkung verschiedener neuraler Wirkstoffe auf die hypophysäre Sekretion von ACTH und auf die Nebennierenrindenempfindlichkeit.

7. Der Effekt der Hypothalamusreizung auf die Ausschüttung von ACTH.

Die aus diesen und auch aus anderen Experimenten erhaltenen Ergebnisse werden dahingehend betrachtet, ob sie fähig sind, den bei der posttraumatischen ACTH-Ausschüttung mitwirkenden Mechanismus zu klären.

Résumé

Les facteurs qui contrôlent la libération de l'ACTH hypophysaire ont été étudiés. Le taux d'ACTH du sang a été mesuré directement en employant la méthode de NELSON et HUME (Endocrinology 57, 184, 1955).

La sécrétion corticostéroïde du sang veineux de la surrénale du chien a été mesurée directement, soit sans anesthésie que dans plusieurs expériences traumatiques, suivant la méthode de HUME et NELSON (Surgical Forum. Clinical Congres of American College of Surgeons, Vol. V, p. 568. Philadelphia-London: W. B. Saunders Co. 1954).

Dans certaines circonstances les corticostéroïdes du sang ont été mesurés suivant la méthode de NELSON et SAMUELS (J. Clin. Endocrin. 12, 519, 1952).

En considérant un ou plusieurs de ces indices comme la mesure de l'activité hypophysaire et surrénale, on a constaté ce qui suit:

1) L'effet de lésions hypothalamiques sur la libération de l'ACTH à la suite de traumatismes post-opératoires.

2) L'effet de lésions hypothalamiques sur la libération de l'ACTH en relation avec une tension émotive.

3) L'effet de produits anesthétiques sur la réponse de l'hypophyse et de la surrénale, seule ou combinée avec un traumatisme post-opératoire; le cadre de l'ACTH et de la sécrétion surrénale dans les animaux qui n'ont pas été soumis à une tension.

4) L'effet d'une dénervation du côté lésionné sur la libération de l'ACTH dans l'homme.

5) L'effet du sectionnement du pédoncule hypophysaire dans le singe et dans l'homme sur la libération de l'ACTH, à la suite d'un traumatisme.

6) L'effet de différentes humeurs nerveuses sur la sécrétion hypophysaire d'ACTH et sur la sensibilité cortico-surrénale.

7) L'effet de la stimulation hypothalamique sur la libération d'ACTH.

Les données obtenues à travers ces expériences, aussi bien que celles d'autres expériences, seront prises en considération en relation à leur efficacité pour la délinéation du mécanisme participant à la sécrétion de l'ACTH à la suite d'un traumatisme.

References

1. FORTIER, C.: Dual control of adrenocorticotrophin release. Endocrinology **49**, 782 (1951).
2. GANONG, W. and D. HUME: Absence of stress induced and "compensatory" adrenal hypertrophy in dogs with hypothalamic lesions. Endocrinology **55**, 474 (1954).
3. GANONG, W. F., D. S. FREDRICKSON and D. M. HUME: The effect of hypothalamic lesions on thyroid function in the dog. Endocrinology **57**, 355 (1955).
4. HARRIS, G. W.: The reciprocal relationship between the thyroid and adrenocortical responses to stress. Ciba Foundation Colloquia on Endocrinology **8**, 531 (1955).
5. HUME, D. M.: The relationship of the hypothalamus to pituitary secretion of ACTH. Ciba Foundation Colloquia on Endocrinology, Vol. IV, Anterior Pituitary Secretion and Hormonal Influences in Water Metabolism, G. E. W. WOLSTENHOLME, Ed., p. 89. London: J. &. A. Churchill, Ltd. 1952.
6. HUME, D. M.: The neuro-endocrine response to injury: present status of the problem. Ann. Surg. **138**, 548 (1953).
7. HUME, D. M. and D. H. NELSON: Adrenal cortical function in surgical shock. Surgical Forum, Clinical Congress of the American College of Surgeons, Vol. IV, p. 568. Philadelphia-London: W. B. Saunders Co. 1954.
8. HUME, D. M. and D. H. NELSON: The effect of hypothalamic lesions on blood ACTH levels and 17-hydroxycorticoid secretion following trauma in the dog. J. Clin. Endocrinology **15**, 839 (1955) (Abstr.).
9. HUME, D. M. and W. F. GANONG: A method for accurate placement of electrodes in the hypothalamus of the dog. E.E.G. Clin. Neurophysiol. 8, 136 (1956).
10. HUME, D. M., R. H. EGDAHL and D. H. NELSON: Effect of hypothalamic lesions on blood ACTH levels and adrenal 17-hydroxycorticoid secretion following trauma in the dog. Submitted to Endocrinology.
11. HUME, D. M. and D. H. NELSON: The effect of vasopressin and oxytocin on adrenal cortical secretion. In preparation.
12. HUME, D. M., D. H. NELSON, J. B. RICHARDS and R. H. EGDAHL: The neuroendocrine effects of ether and nembutal anesthesia. In preparation.
13. NELSON, D. H. and L. T. SAMUELS: A method for the determination of 17-hydroxycorticosterone in the peripheral circulation. J. Clin. Endocrin. **12**, 519 (1952).
14. NELSON, D. H. and D. M. HUME: Corticosteroid secretion in the adrenal venous blood of the hypophysectomized dog as an assay for ACTH. Endocrinology **57**, 184 (1955).
15. NELSON, D. H., R. H. EGDAHL and D. M. HUME: Corticosteroid secretion in the adrenal vein of the non-stressed dog exposed to cold. Endocrinology 58, 309 (1956).
16. RIOCH, D. M., G. B. WISLOCKI and J. L. O'LEARY: A précis of preoptic, hypothalamic, and hypophysial terminology with atlas. Res. Publ. Ass. Nerv. Ment. Dis. **20**, 3 (1940).

Professor Dr. DAVID M. HUME, Medical College of Virginia, *Richmond*, Virginia, USA.

Alcuni aspetti del controllo ipotalamico della secrezione dell'ormone adrenocorticotropico

L. Martini

Con 4 Figure

Diversi ordini di osservazioni sembrano concordemente suggerire che i processi di sintesi, e l'immissione in circolo, dell'ormone adrenocorticotropico sono controllati dai centri nervosi superiori tramite l'attivazione dei nuclei ipotalamici: questo controllo ipotalamico si esplica non solo in condizioni che possiamo definire "basali", ma anche durante quelle rapide e massive risposte preipofisarie, che si osservano dopo l'esposizione a quei particolari stimoli esogeni che vengono raggruppati con il denominativo di "stressanti" (HARRIS, 1955).

Questi stimoli nocivi vengono anzi di solito suddivisi in "stress neurotropi" e in "stress sistemici" (HARRIS e FORTIER, 1954): i primi hanno bisogno, per indurre la risposta preipofisaria, della attivazione, quindi dell'integrità anatomica, dell'ipotalamo e delle vie ipotalamo-ipofisarie; i secondi possono invece agire sull'ipofisi in via diretta, e stimolarla anche quando le connessioni ipotalamo-ipofisariche siano state interrotte.

Occupandoci del meccanismo del controllo ipotalamico della secrezione dell'ormone corticotropico analizzeremo le azioni svolte dai nuclei ipotalamici sulla preipofisi sia in condizioni "basali" che in condizioni di "stress": ma limiteremo la nostra analisi a quegli "stress" che abbiamo definiti come "neurotropi", che soli sembrano interessare la nostra trattazione.

Se numerose esperienze hanno chiaramente documentato che la stimolazione di determinate zone ipotalamiche può produrre la secrezione di ormone adreno-corticotropico (DE GROOT e HARRIS, 1950; HUME, 1952; PORTER, 1954; ANAND e DUA, 1955) e che, all'opposto, la distruzione elettrolitica delle stesse zone può impedire la comparsa di una attivazione ipofisaria da "stress neurotropi" (HUME e WITTENSTEIN, 1950; MCCANN, 1953; MCCANN, LAQUEUR, SCHREINER, ROSEMBERG, ANDERSON e RIOCH, 1953; MCCANN e BROBECK, 1954; PORTER, 1954; GANONG e HUME, 1954; ANAND, RAGHUNATH, DUA e MOHINDRA, 1954; LAQUEUR, MCCANN, SCHREINER, ROSEMBERG, RIOCH e ANDERSON, 1955), non sembra invece che siano state ancora chiarite le modalità secondo cui gli impulsi regolativi ipotalamici possano raggiungere la preipofisi.

L'ipotesi di un controllo nervoso diretto, mediante fibre nervose aventi la loro origine nei nuclei ipotalamici, non sembra avere l'appoggio degli anatomici più moderni che, con poche eccezioni (VAZQUEZ-LOPEZ e WILLIAMS, 1952; HAGEN, 1954; METUZALS, 1954; DA LAGE, 1955) negano che la "pars distalis" dell'ipofisi (e cioè la parte specificamente deputata alla produzione degli ormoni del lobo anteriore) riceva una qualunque innervazione (RASMUSSEN, 1938; HARRIS, 1950; GREEN, 1951a; 1951b; WINGSTRAND, 1951).

E' stata così prospettata la teoria neuro-umorale secondo la quale, sia in condizioni normali, sia dopo uno "stress neurotropo", le terminazioni delle fibre ipotalamiche possono riversare una o più sostanze eccito-secretrici nei capillari superiori di quel particolare sistema vascolare che prende il nome di "sistema portale ipofisarico" e che è costantemente presente in tutte le specie fin qui studiate (Popa e Fielding, 1930, 1933; Wislocki e King, 1936; Wislocki, 1937, 1938; Green e Harris, 1947; Xuereb, Prichard e Daniel, 1954). Ricordiamo, a questo proposito, che i vasi portali potrebbero effettivamente servire al trasporto dei supposti mediatori chimici dall'ipotalamo alla preipofisi, perchè in essi il flusso sanguigno si svolge dall'alto al basso, dall'eminenza mediana verso la "pars distalis" (Houssay, Biasotti e Sammartino, 1935; Wislocki e King, 1936; Wislocki, 1937, 1938; Green, 1947; Green e Harris, 1949; Grignon, 1954).

Porter e Jones (1956) e Porter e Rumsfeld (1956) sembrano avere effettivamente documentato la presenza, nel sangue prelevato dai vasi portali di cane, di una sostanza capace di produrre l'immissione in circolo di ACTH nel ratto integro, ma non nell'ipofisectomizzato.

Numerose sostanze sono state proposte come possibili mediatori dell'impulso ipotalamico alle cellule secretrici dell'ipofisi anteriore: per es. l'adrenalina (Markee, Sawyer e Hollinshead, 1948), l'acetilcolina (Feldberg, Harris e Lin, 1951), l'istamina (Harris, Jacobsohn e Kahlson, 1952), la serotonina (Bertelli, Cantone e Martini, 1954) e la Sostanza P di von Euler (Pernow, 1953). Senza entrare in dettagli diciamo subito che nessuna di queste sostanze ha però potuto raccogliere, a un più profondo esame, una convincente, positiva documentazione (Guillemin, 1955).

Ulteriori esperimenti sembrano poi essere necessari per chiarire il significato fisiologico della sostanza di natura lipoproteica messa in evidenza, in estratti ipotalamici, da Slusher e Roberts (1954) e da Curri e Fedeli (1955) e della sostanza di probabile natura polipeptidica preparata da Saffran, Schally e Benfey (1955) partendo da postipofisi di bue, e che sembra capace di attivare, in presenza di noradrenalina, la liberazione di ACTH da tessuto ipofisarico sopravvivente "in vitro".

La considerazione che in molte condizioni di "stress" — per esempio dopo un protratto lavoro muscolare (Croxatto, De La Parra, Ruiz e Vera, 1954), dopo l'esposizione a stimoli dolorosi (Verney, 1948) o a interventi chirurgici (Birnie, Eversole, Boss, Osborn e Gaunt, 1950), dopo la somministrazione di farmaci "stressanti" come la nicotina (Burn, Truelove e Burn, 1945), l'acetilcolina (Martini, Casentini e De Poli, 1956), la morfina (Giarman, Mattie e Stephenson, 1953) e l'adrenalina (Martini e Rovati, 1956) — si osserva la comparsa di una marcata inibizione della diuresi, che sembra da ricondurre a una liberazione di principi ormonali di origine ipotalamo-postipofisarica, ci ha portato a studiare se gli ormoni specificamente prodotti nei nuclei diencefalici (ormone antidiuretico e ormone ossitocico[1]) potessero intervenire, come agenti umorali, nel controllo ipotalamico di qualche funzione della preipofisi.

Abbiamo così istituito le esperienze di cui ora riferiremo, e che hanno concordemente messo in luce che gli elaborati specifici dell'ipotalamo e del lobo posteriore (ormone antidiuretico e ormone ossitocico) possono produrre, in diverse specie animali, una caratteristica immissione in circolo di ACTH.

In cani normali l'iniezione endovenosa di ormone antidiuretico (0,1 U./kg.) o di ossitocina (0,1 U./kg.) produce eosinopenia; la risposta eosinopenica appare maggiore quando i due ormoni vengano iniettati, in dosi anche minori (0,01 U./kg.),

---

[1] Sembra essere oramai chiaramente stabilito che gli ormoni così detti del "lobo posteriore dell'ipofisi" sono in realtà prodotti nei nuclei sopraottico e paraventricolare e vengono successivamente immagazzinati nel lobo nervoso dell'ipofisi (Bargmann e Scharrer, 1951; Scharrer, 1955).

direttamente nel "liquor" della "cisterna magna", mediante puntura sotto-occipitale (FRAJA e MARTINI, 1952). Anche in ratti normali sia l'ormone anti-diuretico, sia l'ossitocina possono produrre, se somministrati per via intraperitoneale in dose di 0,3 U./ratto, una significativa caduta degli eosinofili del sangue prelevato dalla vena della coda (Fig. 1) (MARTINI, 1955).

In ratti normali, la sommi-nistrazione intramuscolare, intra-venosa o intraperitoneale dei due ormoni (0,3 U./ratto) produce una marcata e significativa caduta dell'acido ascorbico sur-renalico, che ha caratteristiche simili a quella prodotta dall'ACTH (Tabella 1) (BERTELLI e MAR-TINI, 1952).

Questi effetti sugli eosinofili circolanti e sull'acido ascorbico non sembrano dovuti a una contaminazione degli estratti postipofisari usati con impurità di ACTH, perchè nè l'ormone

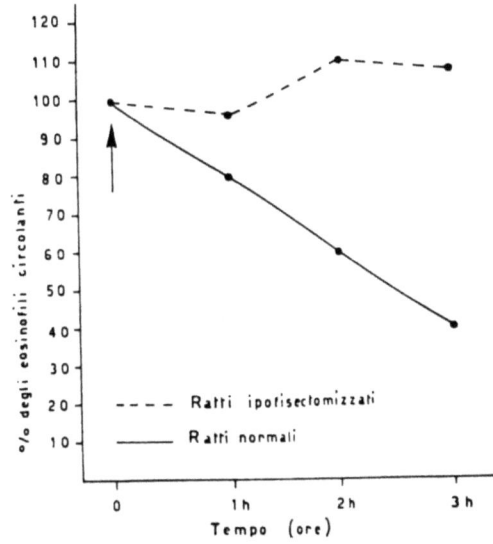

Fig. 1. Effetto dell'iniezione intraperitoneale di 0,3 U./ratto di ormone antidiuretico (Pitressin, Parke Davis) sul numero degli eosinofili circolanti del ratto normale e del ratto ipofisectomizzato (10 animali per gruppo)

Tabella 1. *Effetto della iniezione intraperitoneale di ormone antidiuretico (Pitressin, Parke Davis) e di ormone ossitocico (Pitocin, Parke Davis) sull'acido ascorbico surrenalico del ratto normale*

N° degli animali	Trattamento	Acido ascorbico surrenalico (mg./100 g.)
10	Soluzione fisiologica	472,1±15,3
10	Ormone antidiuretico (0,3 U./ratto)	299,0± 6,8
10	Ormone ossitocico (0,3 U./ratto)	315,0± 7,3

antidiuretico, nè l'ormone ossitocico producono alcuna azione ACTH-simile negli animali ipofisectomizzati (Fig. 1 e Tabella 2) (BERTELLI e MARTINI, 1952; MARTINI, 1955).

Tabella 2. *Effetto della iniezione intraperitoneale di ormone antidiuretico (Pitressin, Parke Davis) e di ormone ossitocico (Pitocin, Parke Davis) sull'acido ascorbico surrenalico del ratto ipofisectomizzato*

N° degli animali	Trattamento	Acido ascorbico surrenalico (mg./100 g.)
10	Soluzione fisiologica	508,7±21,3
10	Ormone antidiuretico (0,3 U./ratto)	515,6±18,7
10	Ormone ossitocico (0,3 U./ratto)	488,6±20,4

Inoltre l'ormone antidiuretico, somministrato per via intraperitoneale in dose di 0,3 U./ratto, può fare cadere, in modo significativo, il tasso di colesterolo

surrenalico nel ratto normale. L'effetto dell'ossitocina, somministrata anch'essa
in dose di 0,3 U./ratto e per la stessa via, è assai minore e non sembra essere

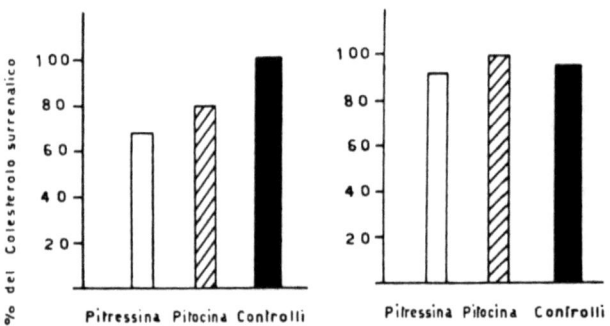

significativo al calcolo
statistico (Fig. 2) (MAR-
TINI e MORPURGO, 1955).
L'effetto osservato sul
colesterolo surrenalico,
dopo somministrazione
di ormone antidiuretico,
sembra riprodurre, nel
suo grado e nelle sue
relazioni di tempo, quello
che si può ottenere con
l'iniezione di modeste
dosi di ACTH. Nei ratti
ipofisectomizzati   sia
l'ormone antidiuretico,
sia l'ossitocina si dimo-
strano completamente

Fig. 2. Effetto dell'iniezione intraperitoneale di 0,3 U./ratto di ormone
antidiuretico (Pitressin, Parke Davis) e di 0,3 U./ratto di ormone
ossitocico (Pitocin, Parke Davis) sul contenuto in colesterolo surrenalico del ratto normale (a sinistra) e del ratto ipofisectomizzato
(a destra) (16 animali per gruppo)

inattivi sul colesterolo surrenalico (Fig. 2) (MARTINI e MORPURGO, 1955):
quest'osservazione conferma che l'effetto corticotropo osservato dopo la somministrazione dei due ormoni non è dovuto a una impurità di ACTH presente
nei preparati usati, ma è invece probabilmente dovuto a una azione di stimolo
sulla preipofisi.

Il potere adrenocorticotropico degli ormoni del sistema ipotalamo-postipofisi,
messo in luce da queste prime esperienze, è stato ulteriormente confermato
studiando le modificazioni anatomiche (sia a livello macroscopico, che a quello
microscopico) indotte da un trattamento cronico con i due ormoni.

Dopo la somministrazione giornaliera per via sottocutanea di 0,5 U./ratto
di ormone antidiuretico o ossitocico si osserva, nei ratti normali, un cospicuo e
significativo aumento del peso delle surrenali (Tabella 3): le ghiandole presentano
anche, all'esame istologico, una spinta ipertrofia cellulare della "zona fascicolata";

Tabella 3. *Effetto di un trattamento cronico con ormone antidiuretico (Pitressin,
Parke Davis) e con ormone ossitocico (Pitocin, Parke Davis) sul peso delle ipofisi
e delle surrenali dei ratti normali*

N° degli animali	Trattamento	Durata del trattamento in giorni	Peso delle ipofisi (mg./100 g. di peso corporeo)	Peso delle surrenali (mg./100 g. di peso corporeo)
10	Soluzione fisiologica	15	$4{,}66 \pm 0{,}30$	$11{,}76 \pm 0{,}7$
10	Ormone antidiuretico (0,5 U./ratto)	15	$4{,}41 \pm 0{,}20$	$15{,}92 \pm 0{,}8$
10	Ormone ossitocico (0,5 U./ratto)	15	$4{,}48 \pm 0{,}21$	$15{,}02 \pm 0{,}9$
10	Ormone antidiuretico inattivato (0,5 U./ratto)	15	$4{,}35 \pm 0{,}20$	$10{,}85 \pm 1{,}1$

è anche presente un cospicuo aumento del materiale sudanofilo (MARTINI, DE POLI
e CURRI, 1956).

Negli animali ipofisectomizzati la somministrazione dei due ormoni del lobo posteriore non produce invece alcuna modificazione del peso e della morfologia delle surrenali (Tabella 4) (MARTINI, DE POLI e CURRI, 1956).

Tabella 4. *Effetto di un trattamento cronico con ormone antidiuretico (Pitressin, Parke Davis) e con ormone ossitocico (Pitocin, Parke Davis) sul peso delle surrenali dei ratti ipofisectomizzati*

N° degli animali	Trattamento	Durata del trattamento in giorni	Peso delle surrenali (mg./100 g. di peso corporeo)
10	Soluzione fisiologica	15	9,02±0,9
10	Ormone antidiuretico (0,5 U./ratto)	15	9,11±0,9
10	Ormone ossitocico (0,5 U./ratto)	15	8,20±0,7

Ci si poteva domandare, a questo punto, se vettori della azione adrenocorticotropa degli ormoni ipotalamo-postipofisarici, fossero quegli stessi gruppi funzionali cui sono legate le altre attività specifiche degli ormoni (azione antidiuretica, azione ossitocica).

Abbiamo così trattato per 15 giorni un gruppo di ratti con 0,5 U./ratto al giorno di ormone antidiuretico precedentemente "inattivato" con il metodo del tioglicolato sodico (VAN DYKE, CHOW, GREEP e ROTHEN, 1942), metodo specificamente capace di annullare, per riduzione dei caratteristici gruppi disulfidici (DU VIGNEAUD, RESSLER, SWAN, ROBERTS, KATSOYANNIS e GORDON, 1953), le attività antidiuretica e ossitocica.

Questa esperienza (Tabella 3) ci ha chiaramente indicato che l'ormone antidiuretico inattivato ha perso anche il potere di stimolare l'asse ipofisi surrene: l'attività adrenocorticostimolante dei preparati diencefalo-postipofisarici è quindi legata, o strettamente connessa, alle altre attività degli ormoni, scomparendo contemporaneamente a queste.

Ci è sembrato fosse anche necessario chiarire se l'azione corticotropa svolta dagli ormoni del sistema ipotalamo-postipofisarico fosse dovuta a una diretta azione di stimolo sulle cellule ghiandolari della preipofisi, piuttosto che a un generico e aspecifico meccanismo di "stress" capace di agire, attraverso modificazioni periferiche (ipertensione, effetto antidiuretico con conseguenti alterazioni del bilancio idro-salino, ecc.), in via indiretta, sulla funzionalità del sistema ipofiso-surrenale.

La seguente serie di ricerche, condotte su ratti ipofisectomizzati, portatori di un trapianto ipofisario funzionante nella camera anteriore dell'occhio, ci sembra abbia gettato qualche luce su questo punto.

Tabella 5. *Effetto del trapianto di tessuto adenoipofisarico sul peso corporeo e sul peso delle surrenali del ratto ipofisectomizzato*

N° degli animali	Gruppi	Peso corporeo g.	Peso delle surrenali (mg./100 g. di peso corporeo)
50	Normali	354±22	13,45±1,81
50	Ipofisectomizzati	150± 8	7,32±1,12
50	Trapiantati	170±11	11,59±1,55

Come è bene evidente dalla Tabella 5 i trapianti ipofisarici sono capaci di mantenere i pesi delle ghiandole surrenali in valori vicini a quelli che si riscontrano negli animali normali, dimostrandosi, così, discretamente funzionanti.

In ratti così preparati la somministrazione endoperitoneale di ormoni del sistema diencefalo-postipofisarico (0,3 U./ratto), produce una marcata caduta degli eosinofili circolanti e dell'acido ascorbico surrenalico: questa caduta è in tutto analoga a quella che si osserva negli animali normali (Fig. 3, Tabella 6) (MARTINI e DE POLI, 1956).

L'iniezione degli ormoni postipofisarici, in dosi assai minori, dell'ordine di 0,01 U./ratto, a diretto contatto con l'ipofisi trapiantata, mediante puntura

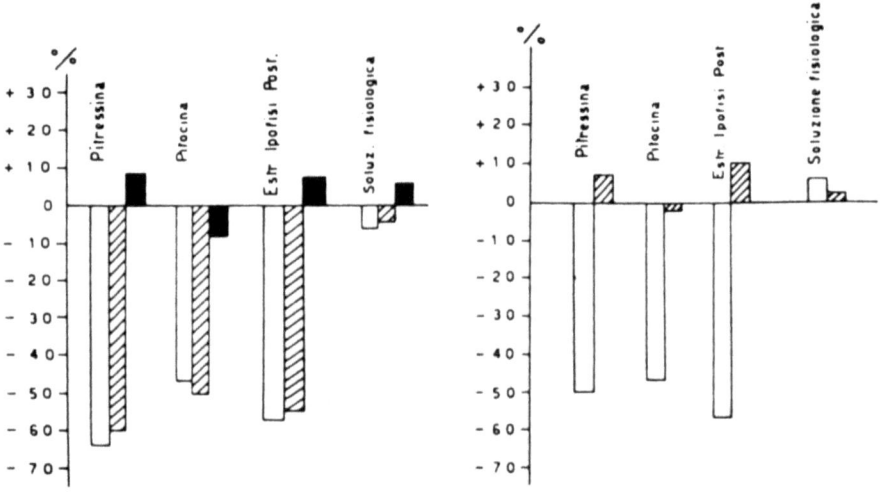

Fig. 3. Effetto dell'iniezione intraperitoneale di 0,3 U./ratto di ormone antidiuretico (Pitressin, Parke Davis), di 0,3 U./ratto di ormone ossitocico (Pitocin, Parke Davis) e di 0,3 U./ratto di un estratto postipofisarico totale (Postipofisan, Richter) sul numero degli eosinofili circolanti del ratto: ☐ normale, ▨ ipofisectomizzato e trapiantato, ■ ipofisectomizzato (10 animali per gruppo)

Fig. 4. Effetto dell'iniezione sottocongiuntivale di 0,01 U./ratto di ormone antidiuretico (Pitressin, Parke Davis), di 0,01 U./ratto di ormone ossitocico (Pitocin, Parke Davis) e di 0,01 U./ratto di un estratto postipofisarico totale (Postipofisan, Richter) sul numero degli eosinofili circolanti del ratto ipofisectomizzato e trapiantato: ☐ iniezione nell'occhio portatore del trapianto, ▨ iniezione nell'altro occhio (10 animali per gruppo)

sottocongiuntivale, è anch'essa efficace nel produrre sia una caduta significativa degli eosinofili (Fig. 4) sia una diminuzione dell'acido ascorbico surrenalico (Tabella 6); l'iniezione di controllo, di semplice soluzione fisiologica, rimane invece senza alcun effetto (Tabella 6) (MARTINI e DE POLI, 1956).

Tabella 6. *Effetto dell'iniezione intraperitoneale o subcongiuntivale di ormone anti-diuretico (Pitressin, Parke Davis) sull'acido ascorbico surrenalico A) di ratti normali, B) di ratti ipofisectomizzati e C) di ratti ipofisectomizzati e trapiantati*

N° degli animali	Trattamento	Acido ascorbico surrenalico (mg./100g.)		
		A Normali	B Ipofisectomizzati	C Trapiantati
10	Soluzione fisiologica	472,1±15,3	348,7±11,3	471,0±16,0
10	Ormone antidiuretico (0,3 U./ratto per via intraperitoneale)	299 ± 6,8	329,6±10,4	326,5± 6,4
10	Ormone antidiuretico (0,01 U./ratto per via sottocongiuntivale)	—	—	373,7 ±16,7

L'osservazione che gli ormoni del lobo posteriore sono capaci di agire anche per applicazione locale sulla preipofisi, sembra indicare che la loro azione corticotropica si svolge in via diretta, per uno stimolo eccito-secretore portato sulle cellule secretrici della preipofisi, piuttosto che per un generico meccanismo "stressante" capace di agire in via generale.

Il fatto poi che anche dosi veramente piccole dei due ormoni siano capaci di produrre ancora una notevole azione corticotropa, quando vengano applicate direttamente sull'ipofisi trapiantata, ci sembra possa indicare che la proprietà di stimolare la preipofisi è dovuta alle molecole ormonali come tali, piuttosto che a qualche altro composto contenuto, come impurità, nelle preparazioni commerciali da noi utilizzate.

Le nostre esperienze sono state più volte confermate in diversi laboratori: così ESER e SIPAHIOGLU (1951) hanno osservato eosinopenia nel ratto dopo somministrazione di un estratto postipofisarico totale; FRANK (1952) ha messo in luce che nell'uomo 5 U. I. di un preparato di postipofisi totale possono produrre una marcata eosinopenia; FERRARI, FLORIS e PAULESU (1955) hanno osservato eosinopenia in cani dopo l'introduzione endocisternale di piccole dosi di un liofilizzato di postipofisi totale.

Che la vasopressina possa produrre una caduta dell'acido ascorbico nel ratto è stato successivamente confermato da NAGAREDA e GAUNT (1951) (0,4 U./ratto per via intraperitoneale), da STUTINSKY, SCHNEIDER e DENOYELLE (1952) (0,5 U./ratto), da GORI (1953) (0,3 U./ratto per via intraperitoneale) e da BRIGGS e MUNSON (1955) (0,07 U./ratto per via endovenosa).

Anche i risultati di HANTSCHMANN (1937) che ha descritto, nel coniglio, una ipertrofia surrenalica, particolarmente evidente a livello della "fascicolata", dopo il trattamento cronico con preparati postipofisarici totali, sembrano bene inquadrarsi con le osservazioni che abbiamo prima ricordate.

SOBEL, LEVY, MARMORSTON, SCHAPIRO e ROSENFELD (1955) hanno inoltre recentemente osservato che un preparato di ormone antidiuretico (Pitressin, Parke Davis) in dose di 2—4 U. e un estratto di lobo posteriore da loro stessi preparato, può, nella cavia normale, aumentare l'escrezione dei corticosteroidi neutri riducenti urinari; analogamente SHIBUSAWA, SAITO, FUKADA, KAWAI e YOSHIMURA (1955) hanno osservato che, nel cane, 0,5 U. di ormone antidiuretico possono produrre un significativo aumento dei 17-chetosteroidi nel plasma.

McDONALD e WEISE (1956), infine, hanno dimostrato che, nell'uomo, l'infusione endovenosa di 8 U. di Pitressin, o di analoghe quantità di ormone antidiuretico altamente purificato (arginin-vasopressin) produce un significativo aumento dei 17-idrossicorticoidi plasmatici.

Di grandissimo interesse ci sembra la comunicazione di SAYERS (1956), che, in ratti surrenectomizzati, ha potuto documentare un'elevazione del tasso ematico di ACTH dopo la somministrazione sia di Pitressin sia di un preparato di vasopressina altamente purificato (AVN-5 di DU VIGNEAUD).

McCANN e BROBECK (1954) (6—0,6 U./ratto) e CHESTER-JONES (1957) (0,3 U./ratto) hanno infine osservato che, anche dopo la distruzione del tratto sopraottico-ipofisarico, o dopo la neuro-ipofisectomia totale, l'ormone antidiuretico può ancora produrre una caduta dell'acido ascorbico surrenalico.

L'insieme di tutte queste osservazioni — e di altre che sembrano indicare che gli ormoni "del lobo posteriore" possono produrre anche la liberazione di ormone tireotropo (FRAJA e MARTINI, 1953; DUBREUIL e MARTINI, 1956; ADAMS e PURVES, 1955; HARRIS, 1956), di ormone gonadotropo (MARTINI e ROVATI, 1952), di ormone somatotropo (BRUMBY e HANCOCK, 1955; GENOVESE, DEL VECCHIO, MARTINI, 1956) e di ormone galattogogo (BENSON e FOLLEY,

1956) — sembra permettere di formulare l'ipotesi che le sostanze ormonali prodotte nei nuclei ipotalamici (ormone antidiuretico e ormone ossitocico) possano
intervenire nella regolazione di diverse attività del lobo anteriore dell'ipofisi.

Numerose osservazioni anatomiche, condotte, soprattutto, con quelle tecniche
capaci di evidenziare il materiale neurosecretorio (cioè quel prodotto di secrezione
che viene elaborato nelle cellule dei nuclei sopraottico e paraventricolare e che
ingloba sia l'ormone antidiuretico sia l'ormone ossitocico), sembrano portare
nuovi elementi a sostegno di questa ipotesi.

E' stato, per esempio, osservato, negli anfibi e nei rettili, che fibre di origine
ipotalamica, contenenti granuli di neurosecrezione, terminano, a livello della
eminenza mediana, in vicinanza del reticolo capillare superiore del sistema portale
ipofisarico. Negli uccelli le fibre neurosecretorie provenienti dal nucleo sopraottico
e paraventricolare, nel loro corso discendente verso il lobo nervoso dell'ipofisi,
formano delle anse caratteristiche quando passano in vicinanza dell'eminenza
mediana: e queste anse prendono intimo contatto con il sistema capillare superiore
del sistema portale (Scharrer e Scharrer, 1954). Un analogo contatto fra
capillari dei vasi portali e fibre nervose discendenti dai nuclei sopraottico e
paraventricolare si verifica anche nei mammiferi: ma qui sono le anse vascolari
che penetrano fra le fibre neurosecretorie discendenti verso il lobo posteriore
(Scharrer e Scharrer, 1954).

Questa caratteristica giunzione neuro-vascolare sembra meritare quindi la
più grande attenzione, come la zona in cui un possibile trasmettitore chimico,
elaborato nei neuroni ipotalamici, e presente nel materiale di neurosecrezione,
possa immettersi nel sangue portale destinato, come abbiamo già ricordato,
alla "pars distalis": e sono oramai numerose le osservazioni in letteratura che
parlano del riversarsi del materiale neurosecretorio nell'interno del sistema
postale ipofisarico dopo l'esposizione dell'animale da esperimento agli "stress"
più svariati (Hanström, 1952; Palay, 1953; Rothballer, 1953; Barrnett, 1954;
Wagenvoort, 1954; Billenstien e Leveque, 1955; Benoit e Assenmacher,
1955; Scharrer, 1955; Adams e Sloper, 1956).

Anche i documenti anatomici che abbiamo ricordati possono dunque appoggiare
l'ipotesi che abbiamo prima formulata.

Vogliamo ora esaminare qualche altro punto che ci sembra possa offrire motivo
di ulteriore discussione e approfondimento.

Un primo punto riguarda l'eventuale presenza di attività ormonali di tipo
postipofisarico nelle sezioni anteriori dell'ipofisi.

I dati che si trovano in letteratura sono piuttosto scarsi: ma non mancano
osservazioni positive sia anatomiche che funzionali.

Ricordiamo che Stigliani (1952) e Rabl (1955) hanno messo in evidenza
fini granuli di materiale neurosecretorio di sicura provenienza diencefalica
nell'interno delle cellule secretrici della preipofisi. Con significato analogo potrebbe
essere ricordata la recente osservazione di Da Lage (1955) che ha svelato, in un
pesce teleosteo — Hippocampus guttulatus — con i metodi di Gomori all'ematossilina cromica-floxina e alla paraldeide fuxina, la presenza di sottili fibre nervose
di origine ipotalamica (provenienti dal nucleo preoptico, che è l'omologo, nei
pesci, dei due nuclei sopraottico e paraventricolare dei mammiferi) che libererebbero
delle goccioline di materiale neurosecretorio attorno alle cellule basofile della
preipofisi.

Dal punto di vista funzionale Atwell e Marinus (1918) hanno osservato
che anche nella "pars distalis" sono presenti attività ossitociche e pressorie:
questo risultato è stato confermato da De Lawder, Tarr e Geiling (1934)
che hanno precisato che, nel pulcino, la "pars tuberalis" e la "pars distalis"

possono contenere attività ossitociche, antidiuretiche e vasopressorie, sebbene in concentrazioni molto inferiori a quelle presenti nel lobo posteriore.

Queste osservazioni sono state recentemente confermate dalla scuola di CROXATTO (1956).

Un altro punto, che ci sembra meriti particolare attenzione, è quello che riguarda i rapporti di tempo che possono intercedere fra la liberazione, in seguito a uno "stress", da un lato di ormone ossitocico e antidiuretico e dall'altro di ACTH.

MIRSKY, STEIN e PAULISCH (1954) hanno osservato che già dopo 30″ dalla esposizione di ratti a uno "stress" intenso si ha un aumento significativo del tasso di ormone antidiuretico nel plasma e ROTHBALLER (1953) ha documentato che, sempre nel ratto, 30″ dopo l'esposizione a uno stimolo stressante il materiale neurosecretorio comincia a riversarsi nel sistema portale ipofisarico: si assiste quindi a una attivazione rapida del sistema neurosecretorio ipotalamo-post-ipofisarico.

Per quanto riguarda l'intervallo tra "stress" e mobilizzazione di ACTH è di SYDNOR e SAYERS (1953) l'osservazione che l'ACTH aumenta nel sangue già 2 minuti dopo l'esposizione a stimoli stressanti.

Sembra quindi che la liberazione di ormoni ipotalamo-postipofisarici, dopo uno "stress", si compia con un meccanismo abbastanza rapido perchè si possa ammettere che la liberazione di ACTH si effettui attraverso lo schema che abbiamo proposto.

Un punto che merita particolare rilievo è quello dello studio comparativo della localizzazione ipotalamica dei centri che regolano la immissione in circolo dell'ACTH, e della localizzazione dei nuclei che sono invece deputati alla produzione, e alla regolazione della immissione in circolo, degli ormoni antidiuretico e ossitocico. Per accettare l'ipotesi che gli ormoni diencefalici possano intervenire nella regolazione della secrezione dell'ACTH, secondo il meccanismo da noi prospettato, bisognerebbe che i nuclei ipotalamici che controllano la secrezione dell'ACTH, e quelli che controllano la secrezione dell'ormone antidiuretico coincidessero o, almeno, fossero legati da vincoli anatomo-funzionali di interdipendenza.

Vediamo partitamente quali sono le cognizioni più attuali in tema di localizzazioni ipotalamiche dei nuclei dell'ACTH e dell'ormone antidiuretico.

Per i risultati convergenti di diversi ordini di osservazioni (comparsa di diabete insipido in seguito a lesione dell'ipotalamo anteriore; dosaggio delle attività ossitocica e antidiuretica in diverse porzioni dell'ipotalamo, ecc.) sembra accertato che il compito di produrre e di regolare la immissione in circolo dell'ormone antidiuretico e dell'ormone ossitocico, spetti ai nuclei ipotalamici anteriori (nucleo sopraottico — N. S. O. e nucleo paraventricolare — N. P. V.) (vedi Tabella 7).

La localizzazione dei nuclei ipotalamici che regolano la secrezione di ACTH è stata ottenuta con diverse tecniche sperimentali: soprattutto con la stimolazione elettrica diretta di diverse zone ipotalamiche e con la successiva dimostrazione che la distruzione degli stessi nuclei impedisce la comparsa di quella liberazione di ACTH che normalmente segue l'esposizione ai diversi "stress neurotropi".

Sebbene, nelle mani di qualche autore, la stimolazione del "tuber cinereum" posteriore e dei corpi mamillari abbia provocato la liberazione di ACTH in diversi animali, e la lesione del terzo ventricolo, in prossimità della regione tuberale, abbia bloccato la caratteristica risposta ipofisarica da "stress neurotropi", più recenti esperienze hanno invece sottolineato, come particolarmente importanti, per la regolazione ipotalamica della funzione corticostimolante, i nuclei e le fibre dell'ipotalamo anteriore, come risulta dalla Tabella 8. McCANN ha, per esempio, più volte sottolineato, con i suoi collaboratori, la mancata risposta adrenocorticotropa a diversi "stress" nel ratto con lesioni localizzate nella zona dell'eminenza mediana o lungo il decorso del tratto sopraottico-ipofisarico; ma le lesioni localizzate nell'ipotalamo anteriore, e specialmente a livello dell'eminenza mediana, sono quelle più tipicamente capaci di produrre il quadro del diabete

Tabella 7. *Localizzazione nell'ipotalamo dell'ormone antidiuretico e dell'ormone ossitocico*

Autore	Specie	Attività nell'ipotalamo		Localizzazione
		Ossitocica	Antidiuretica (A) — Pressoria (P)	
ABEL, 1924	Pecora	Presente	Presente (P)	Ipotalamo anteriore
SATO, 1928	Cane	—	Presente (A)	Ipotalamo anteriore
TRENDELENBURG, 1928	Cane	—	Presente (A)	Ipotalamo anteriore
MELVILLE et al., 1945	Cane	—	1,5 (A)	N. S. O.
KOVÁCS et al., 1951	Ratto	—	Presente (A)	Ipotalamo totale
HILD et al., 1951	Cane	0,67	2,40 (A)	Ipotalamo anteriore
HILD et al., 1951	Bue	0,09	0,20 (A)	Ipotalamo anteriore
HILD et al., 1951	Maiale	0,18	0,14 (A)	Ipotalamo anteriore
HILD et al., 1952	Uomo	0,26	0,14 (A)	Ipotalamo anteriore
VOGT, 1953	Cane	0,20/g.	3,70/g. (A)	Ipotalamo anteriore
DICKER et al., 1953	Cane	0,01	0,76 (A)	Ipotalamo totale
SCHLICHTEGROLL, 1954	Cane	0,70/g.	7,62/g. (P)	Ipotalamo totale
SCHLICHTEGROLL, 1954	Gatto	0,19/g.	0,16/g. (P)	Ipotalamo totale
MORENO et al., 1955	Ratto	0,50 (regione del tuber 0,025)	—	Ipotalamo anteriore
VAN DYKE et al., 1955	Cane	0,03	0,46 (A)	N. P. V.
		0,06	1,70 (A)	N. S. O.
		0,14	1,90 (A)	Tuber cinereum
ADAMSONS et al., 1956	Cammello	0,17	0,03 (A)	N. P. V.
		0,24	0,09 (A)	N. S. O.
		0,27	0,41 (A)	Tuber cinereum

Tabella 8. *Localizzazione nell'ipotalamo dei centri che controllano l'ACTH*

Autore	Specie	Localizzazione	Metodo
DE GROOT et al., 1950	Coniglio	Tuber cinereum posteriore Corpi mammillari	Stimolazione
HUME et al., 1950	Cane	Eminenza mediana	Lesione
LYNCH et al., 1952	Cane	Ipotalamo posteriore	—
HUME, 1952	Cane	Eminenza mediana	Stimolazione
McCANN, 1953	Ratto	Eminenza mediana	Lesione
McCANN et al., 1953	Gatto	Eminenza mediana	Lesione
McCANN et al., 1954	Ratto	Tratto sopraottico-ipofisarico	Lesione
PORTER, 1954	Gatto	Tuber cinereum posteriore Corpi mammillari	Stimolazione Lesione
PORTER, 1954	Scimmia	Tuber cinereum posteriore Corpi mammillari	Stimolazione Lesione
GANONG et al., 1954	Cane	Eminenza mediana	Lesione
ANAND et al., 1954	Gatto	Ipotalamo anteromediale	Lesione
ANAND et al., 1955	Gatto	Ipotalamo anteromediale	Stimolazione
LAQUEUR et al., 1955	Gatto	Eminenza mediana	Lesione

insipido: esse impedirebbero il corso discendente — dai nuclei alla postipofisi — dell'ormone antidiuretico prodotto nelle cellule dei nuclei ipotalamici. La coincidenza di un diabete insipido in animali con lesioni ipotalamiche che annullano la risposta eosinopenica da adrenalina, è stata più volte sottolineata dal gruppo di ricercatori di Bethesda, come risulta dalla Tabella 9.

Ci sembra quindi che esista un accordo pressochè totale sul fatto che gli stessi

Tabella 9. *Diabete insipido e blocco della secrezione di ACTH dopo lesioni ipotalamiche*

Autore	Specie	Localizzazione della lesione	Blocco della secrezione di ACTH	Diabete insipido
McCann et al., 1953	Gatto	Eminenza mediana	Presente	Presente
McCann et al., 1954	Ratto	Tratto sopraottico-ipofisarico	Presente	Presente
Laqueur et al., 1955	Gatto	Eminenza mediana	Presente	Presente

nuclei che regolano la immissione in circolo degli ormoni cosiddetti del "lobo posteriore" siano anche deputati a controllare la secrezione e la produzione dell'ormone adrenocorticotropico da parte della preipofisi.

Tutta una serie di considerazioni, sia di ordine anatomico che di ordine funzionale, sembra dunque mettersi a lato del rilievo, da noi fatto, che gli ormoni specificamente prodotti nei nuclei ipotalamici possano stimolare la liberazione di principi preipofisarici: l'insieme davvero concordante di tutte queste esperienze sembra permettere di prospettare l'ipotesi che queste specifiche attività ormonali ipotalamiche possano agire come un possibile mediatore dell'impulso regolativo ipotalamico per le funzioni secretrici della preipofisi.

Riassunto

Il meccanismo secondo il quale si attua il controllo ipotalamico della funzione corticotropa preipofisarica non sembra essere ancora completamente chiarito.

E' noto che la preipofisi propriamente detta non riceve che un numero irrisorio di fibre nervose ipotalamiche. E' anche noto che il sangue che discende dall'eminenza mediana verso la "pars distalis", in quello speciale sistema vascolare detto "sistema portale ipofisarico", sembra contenere un principio ipofiso-stimolante capace di agire come trasmettitore chimico dell'impulso ipotalamico.

La natura di questo mediatore neuroumorale è stata lungamente discussa negli ultimi anni.

Una serie di esperienze condotte utilizzando diverse tecniche sperimentali ci ha permesso di constatare che gli ormoni specifici dei neuroni ipotalamici (ormone antidiuretico e ormone ossitocico) possono indurre la preipofisi a secernere l'adrenocorticotropina. Infatti sia l'ormone antidiuretico che l'ormone ossitocico possono produrre nel ratto normale una marcata eosinopenia e una significativa caduta dell'acido ascorbico e del colesterolo surrenalici. Questo fenomeno non può essere dovuto alla presenza di ACTH negli estratti usati, perchè essi si sono dimostrati completamente inattivi negli animali ipofisectomizzati.

Alcune esperienze condotte su ratti ipofisectomizzati, ma portatori di un trapianto ipofisario nella camera anteriore dell'occhio, ci hanno permesso di stabilire che questa azione ipofisostimolante degli ormoni ipotalamo-postipofisarici si compie per uno stimolo diretto sulle cellule ghiandolari della adenoipofisi.

L'insieme di queste esperienze, e la constatazione resa nota da molti Autori, che gli ormoni ossitocico e antidiuretico, prodotti nelle cellule dei nuclei sopraottico e paraventricolare, possano, a livello dell'eminenza mediana, versarsi nel letto vascolare portale ipofisarico, sembrano suggerire che gli ormoni "del lobo posteriore" possono intervenire come fattori importanti nella regolazione ipotalamica della attività corticotropa della preipofisi.

Summary

The question whether the hypothalamo-hypophyseal pathway is nervous or humoral in nature has been widely discussed in recent years. The existing evidence points to a humoral rather than a nervous mechanism, and the hypothalamic-hypophyseal portal system has received much attention as the probable pathway through which a chemical transmitter could pass from the median eminence to the adeno-hypophysis. But there is no conclusive evidence concerning the nature of the humoral transmitter.

Our investigations into the possibility that the hormones produced in the hypo-thalamic neurones (antidiuretic and oxytocic hormones) may play a part in regulating the release of the hormones of the anterior lobe, have shown that both the antidiuretic and the oxytocic hormones can stimulate the release of ACTH.

Thus, in normal dogs, the injection of either of these hormones produces eosino-penia. In the rat the intravenous or intraperitoneal administration of small amounts of posterior pituitary hormones brings about a fall in the adrenal ascorbic acid and cholesterol comparable in degree and in its time relationship to that produced by ACTH. These effects are not due to contamination of the extract used with ACTH since they do not occur in hypophysectomized rats.

Experiments carried out in hypophysectomized rats bearing hypophyseal trans-plants in the anterior chamber of the eye showed that the corticotrophic effect of posterior pituitary hormones does not depend upon the activation of hypothalamic nuclei.

This evidence, together with that supporting the view that antidiuretic and oxytocic hormones are produced by the cells of the nuclei supraopticus and para-ventricularis and pass along the axons of the tractus supraoptico-hypophyseus, suggests that the hypothalamus may control the output of anterior lobe hormones through the release of antidiuretic and/or oxytocic hormone(s) or of some related compounds.

Zusammenfassung

Der Mechanismus, mittels dessen der Hypothalamus die corticotrope Funktion der Adenohypophyse steuert, scheint noch nicht vollkommen geklärt.

Es ist bekannt, daß zur Adenohypophyse nur eine geringe Menge von hypo-thalamischen Nervenfasern zieht. Es ist ferner bekannt, daß das Blut, welches von der Eminentia mediana zur Pars distalis durch jenes besondere Gefäßsystem, das als hypophysäres Pfortadersystem bezeichnet wird, fließt, einen hypophysen-reizenden Wirkstoff zu enthalten scheint, der als chemischer Überträger der hypo-thalamischen Reizung wirken kann.

Über das Wesen dieses neurohumoralen Transmitterstoffes wurde während der letzten Jahre ausgiebig diskutiert.

Bei einer Serie von Versuchen, bei denen verschiedene Experimentalverfahren angewendet wurden, konnten wir feststellen, daß die spezifischen Hormone der hypothalamischen Neurone (antidiuretisches und oxytocisches Hormon) in der Adeno-hypophyse die Sekretion von Adenocorticotropin verursachen können. Tatsächlich kann sowohl das antidiuretische als auch das oxytocische Hormon bei der normalen Ratte eine ausgesprochene Eosinopenie sowie eine bedeutende Abnahme der supra-renalen Ascorbinsäure und des suprarenalen Cholesterols bewirken. Diese Erscheinung ist nicht der Anwesenheit von ACTH bei den angewandten Extrakten zuzuschreiben, da sich diese bei hypophysektomierten Tieren als vollkommen inaktiv erwiesen.

Untersuchungen an hypophysektomierten Ratten, denen in die camera oculi anterior Hypophyse transplantiert wurde, ergaben, daß diese hypophysenstimu-lierende Wirkung der hypothalamo-neurohypophysären Hormone durch eine direkte Reizung auf die Epithelzellen der Adenohypophyse entsteht.

Diese gesamten Untersuchungen, und die von vielen Verfassern erhobene Fest-stellung, daß die in den Zellen der Nuclei supraopticus und paraventricularis pro-duzierten oxytocischen und antidiuretischen Hormone, im Bereich der Eminentia mediana in das hypophysäre Pfortadersystem eindringen können, scheinen darauf hinzuweisen, daß die „Hinterlappenhormone" als wichtige Komponente an der hypo-thalamischen Steuerung der corticotropen Funktion der Adenohypophyse teilnehmen können.

Résumé

On sait que l'hypothalamus exerce un contrôle fonctionnel très important sur plusieurs activités du lobe antérieur de l'hypophyse: ce contrôle semble être de nature humorale, car l'adénohypophyse ne reçoit pas de fibres excito-sécrétrices d'origine hypothalamique.

La nature de la "neurohormone" reliant l'adénohypophyse aux noyaux hypo-thalamiques demeure cependant obscure.

Plusieurs constatations nous ont conduit à poser la question si les hormones spécifiques de l'hypothalamus et de la post-hypophyse (hormone antidiurétique et hormone ocytocique) ne pouvaient pas être l'éventuelle substance hypothalamique hypophyso-stimulante.

Un ensemble d'expériences realisées dans de différentes conditions nous a permis de constater que les hormones de la post-hypophyse stimulent la sécrétion de la corticotropine.

Après l'injection d'hormone antidiurétique ou d'ocytocine les éosinophiles circulants, l'acide ascorbique et le cholestérol surrénaliens du rat subissent en effet une réduction très marquée: ces phénomènes ne se produisent que chez le rat normal. Le rat hypophysectomisé ne présente en effet aucun signe d'hyperfonctionnement cortico-surrénalien à la suite de l'injection de doses d'hormones post-hypophysaires efficaces chez le rat normal. Les hormones du lobe postérieur sont donc incapables de stimuler directement le cortex surrénalien: elles ne peuvent agir que sur l'anté-hypophyse.

D'autres expériences effectuées chez des rats hypophysectomisés porteurs de greffes hypophysaires dans la chambre antérieur de l'œil, nous ont permis d'établir que l'action hypophyso-stimulante des hormones post-hypophysaires s'accomplit d'une façon directe et n'a pas besoin de l'intervention de l'hypothalamus.

Ces observations suggèrent l'idée que les hormones du lobe postérieur peuvent jouer un rôle de premier plan dans le contrôle hypothalamique de l'activité du lobe antérieur de l'hypophyse.

Bibliografia

ABEL, J. J.: Physiological, chemical and clinical studies on pituitary principles. Bull. Johns Hopkins Hosp. **35**, 305 (1924).

ADAMS, C. W. M. e J. C. SLOPER: The hypothalamic elaboration of posterior pituitary principles in man, the rat and dog. Histochemical evidence derived from a performic acid-alcian blue reaction for cystine. J. Endocrin. **13**, 221 (1956).

ADAMS, D. D. e H. D. PURVES: A new method of assay for thyrotrophic hormone. Endocrinology 57, 17 (1955).

ADAMSONS, K., S. L. ENGEL, H. B. VAN DYKE, B. SCHMIDT-NIELSEN e K. SCHMIDT-NIELSEN: The distribution of oxytocin and vasopressin (antidiuretic hormone) in the neurohypophysis of the camel. Endocrinology **58**, 272 (1956).

ANAND, B. K. e S. DUA: Hypothalamic involvement in the pituitary adreno-cortical response. J. Physiol. **127**, 153 (1955).

ANAND, B. K., P. RAGHUNATH, S. DUA e S. MOHINDRA: Hypothalamic control of the pituitary adrenocortical response to stress stimuli. Indian J. Med. Res. **42**, 231 (1954).

ATWELL, W. J. e O. J. MARINUS: Amer. J. Physiol. **47**, 76 (1918); Citato da DE LAWDER et al. 1934.

BARGMANN, W. e E. SCHARRER: The site of origin of the hormones of the posterior pituitary. Amer. Scientist **39**, 255 (1951).

BARRNETT, R. J.: Histochemical demonstration of disulfide groups in the neuro-hypophysis under normal and experimental conditions. Endocrinology **55**, 484 (1954).

BENOIT, J. e I. ASSENMACHER: Le contrôle hypothalamique de l'activité préhypophysaire gonadotrope. J. Physiol. Path. Gén. **47**, 427 (1955).

BENSON, G. K. e S. J. FOLLEY: Oxytocin as stimulator for the release of prolactin from the anterior pituitary. Nature 177, 700 (1956).

BERTELLI, A., G. CANTONE e L. MARTINI: Azione della serotonina sull'asse ipofisi surrene. Atti Soc. Lombarda Sci. Med. 9, 10 (1954).

BERTELLI, A. e L. MARTINI: Caduta dell'acido ascorbico surrenalico in animali trattati con ormoni postipofisarici. Nota III. Atti Soc. Lombarda Sci. Med. 7, 430 (1952).

BILLENSTIEN, D. C. e T. F. LEVEQUE: The reorganization of the neurohypophyseal stalk following hypophysectomy in the rat. Endocrinology 56, 704 (1955).

BIRNIE, J. H., W. J. EVERSOLE, W. R. BOSS, C. M. OSBORN e R. GAUNT: An anti-diuretic substance in the blood of normal and adrenalectomized rats. Endocrinology 47, 1 (1950).

BRIGGS, F. N. e P. L. MUNSON: Studies on the mechanism of stimulation of ACTH secretion with the aid of morphine as a blocking agent. Endocrinology 57, 204 (1955).

BRUMBY, P. J. e J. HANCOCK: The galactopoietic role of growth hormone in dairy cattle. New Zealand J. Sci. Technol. **36**, 417 (1955).

BURN, J. H., L. H. TRUELOVE e I. BURN: The antidiuretic action of nicotine and of smoking. Brit. Med. J. 1, 403 (1945).

Chester-Jones, I.: Comparative aspects of adrenocortical-neurohypophysial relationships: The Neurohypophysis, p. 253. London: Butterworths Scientific Publications. 1957.

Croxatto, H.: Comunicazione personale, 1956.

Croxatto, H., R. De La Parra, Z. Ruiz e R. Vera: Influence of muscular activity on the antidiuretic effect of the urine. Third Panamerican Congress of Endocrinology 21—27 Nov. 1954.

Curri, S. B. e S. Fedeli: Modifications morphofonctionnelles de la glande surrénale causées par la fraction lipoidée des noyaux du diencéphale. Ann. Endocrin. 16, 529 (1955).

Da Lage, C.: Innervation neurosécrétoire de l'adénohypophyse chez l'hippocampe. Compt. Rend. Ass. Anat. 85, 361 (1955).

De Groot, J. e G. W. Harris: Hypothalamic control of the anterior pituitary gland and blood lymphocytes. J. Physiol. 111, 335 (1950).

De Lawder, A. M., L. Tarr e E. M. K. Geiling: The distribution in the chicken's hypophysis of the so-called posterior lobe principles. J. Pharmacol. 51, 142 (1934).

Dicker, S. E. e C. Tyler: Estimation of the antidiuretic, vasopressor and oxytocic hormones in the pituitary gland of dogs and puppies. J. Physiol. 120, 141 (1953).

Dubreuil, R. e L. Martini: Possible mechanism of the hypothalamic control of thyrotrophic hormone secretion. XX Congresso Internazionale di Fisiologia, p. 227. Bruxelles 1956.

Du Vigneaud, V., C. Ressler, J. M. Swan, C. W. Roberts, P. G. Katsoyannis e S. Gordon: The synthesis of an octapeptide amide with the hormonal activity of oxytocin. J. Amer. Chem. Soc. 75, 4879 (1953).

Eser, S. e U. Sipahioglu: Action des extraits posthypophysaires sur le système hypophyse-antérieure cortico-surrénale. Sem. Hôp. 27, 3570 (1951).

Feldberg, W., G. W. Harris e R. C. Y. Lin: Observation on the presence of cholinergic and non cholinergic neurones in the central nervous system. J. Physiol. 112, 400 (1951).

Ferrari, W., E. Floris e F. Paulesu: Sull'effetto eosinofilopenizzante dell'ACTH iniettato nella cisterna magna. Boll. Soc. Ital. Biol. Sper. 31, 859 (1955).

Fraja, A. e L. Martini: Studi sui rapporti tra ipofisi anteriore e ipofisi posteriore. Nota I. Boll. Soc. Ital. Biol. Sper. 28, 407 (1952).

— — Alcune osservazioni sul passaggio in circolo di ormone tireotropo. Arch. Int. Pharmacodyn. 93, 167 (1953).

Frank, H. R.: Über den Wirkungsmechanismus der Adrenalin-Hypophysenhinterlappen-Extraktkombination (beim Asthma bronchiale). Arzneimittelforsch. 2, 506 (1952).

Ganong, W. F. e D. M. Hume: Absence of stress-induced and "compensatory" adrenal hypertrophy in dogs with hypothalamic lesions. Endocrinology 55, 474 (1954).

Genovese, E., A. Del Vecchio e L. Martini: Osservazioni non pubblicate, 1956.

Giarman, N. J., L. R. Mattie e W. F. Stephenson: Studies on the antidiuretic action of morphine. Science 117, 225 (1953).

Gori, E.: Il blocco della stimolazione ipofiso-surrenalica ad opera del 3-metil-pentinolo-3. Atti Soc. Lombarda Sci. Med. 8, 257 (1953).

Green, J. D.: Vessels and nerves of amphibian hypophysis: a study of the living circulation and of the histology of the hypophyseal vessels and nerves. Anat. Rec. 99, 21 (1947).

— Innervation of the pars distalis of the adenohypophysis studied by phase microscopy. Anat. Rec. 109, 99 (1951a).

— The comparative anatomy of the hypophysis, with special reference to its blood supply and innervation. Amer. J. Anat. 88, 225 (1951b).

Green, J. D. e G. W. Harris: The neurovascular link between the neurohypophysis and adenohypophysis. J. Endocrin. 5, 136 (1947).

— — Observations on the hypophysio-portal vessels of the living rat. J. Physiol. 108, 359 (1949).

Grignon, G.: Sur le développement du système porte hypophysaire chez la poule Rhode Island. Compt. Rend. Soc. Biol. 148, 1471 (1954).

Guillemin, R.: A re-evaluation of acetylcholine, adrenaline, nor-adrenaline and histamine as possible mediators of the pituitary adrenocorticotrophic activation by stress. Endocrinology 56, 248 (1955).

Hagen, E.: Morphologische und experimentelle Untersuchungen am Hypophysen-Zwischenhirnsystem. Anat. Anz. 100, 93 (1954).

HANSTRÖM, B.: Transportation of colloid from the neurosecretory hypothalamic centres of the brain into the blood vessels of the neural lobe of the hypophysis. Kgl. Fisiogr. Sällsk. Lund Förh. 22, 1 (1952).

HANTSCHMANN, L.: Klinische und experimentelle Studien zur Frage der essentiellen Hypertonie. Klin. Wschr. 16, 378 (1937).

HARRIS, G. W.: Hypothalamo-hypophyseal connections in the cetacea. J. Physiol. 111, 361 (1950).

– Neural control of the pituitary gland. London: E. Arnold Ltd. 1955.

– Comunicazione personale, 1956.

HARRIS, G. W. e C. FORTIER: The regulation of anterior pituitary function with special reference to the secretion of adrenocorticotrophic hormone: Fourth Annual Report on Stress, p. 106. Montréal: Acta Inc. Medical Publishers. 1954.

HARRIS, G. W., D. JACOBSOHN e G. KAHLSON: The occurrence of histamine in cerebral regions related to the hypophysis. CIBA Foundation Colloquia on Endocrinology 4, 186 (1952).

HILD, W. e G. ZETLER: Vergleichende Untersuchungen über das Vorkommen der Hypophysenhinterlappenhormone im Zwischenhirn einiger Säugetiere. Dtsch. Z. Nervenhk. 167, 205 (1951).

– – Neurosekretion und Hormonvorkommen im Zwischenhirn des Menschen. Klin. Wschr. 30, 433 (1952).

HOUSSAY, B. A., A. BIASOTTI e R. SAMMARTINO: Modifications fonctionnelles de l'hypophyse après des lésions infundibulo-tubériennes chez le crapaud. Compt. Rend. Soc. Biol. 120, 725 (1935).

HUME, D. M.: The relationship of the hypothalamus to the pituitary secretion of ACTH. CIBA Foundation Colloquia on Endocrinology 4, 87 (1952).

HUME, D. M. e G. J. WITTENSTEIN: The relationship of the hypothalamus to pituitary-adrenocortical function. Proc. 1st Clin. ACTH Conf., p. 134. Philadelphia: Blakiston and Co. 1950.

KOVÁCS, K. e D. BACHRACH: Hypothalamus and water metabolism. Studies on the antidiuretic substance of the hypothalamus and hypophysis. Acta Med. Scand. 141, 137 (1951).

LAQUEUR, G. L., S. M. McCANN, L. H. SCHREINER, E. ROSEMBERG, D. M. RIOCH e E. ANDERSON: Alterations of adrenal cortical and ovarian activity following hypothalamic lesions. Endocrinology 57, 44 (1955).

LYNCH, J. R., A. D. KELLER, H. L. BATSEL, D. M. WITT e R. D. GALVIN: Retention of the eosinopenic response to surgery after ventral hypothalamectomy in the dog. Amer. J. Physiol. 171, 745 (1952).

MARKEE, J. E., C. H. SAWYER e W. H. HOLLINSHEAD: Adrenergic control of the release of luteinizing hormone from the hypophysis of the rabbit. Recent Progr. Hormone Res. 2, 117 (1948).

MARTINI, L.: Le contrôle hypothalamique de la sécrétion de l'hormone adrénocortico-trophique. Ann. Endocrin. 16, 670 (1955).

MARTINI, L., S. CASENTINI e A. DE POLI: Hypothalamo-neurohypophysial involvement in acetylcholine corticotrophic action. XX Congresso Internazionale di Fisiologia, p. 621. Bruxelles 1956.

MARTINI, L. e A. DE POLI: Neurohumoral control of the release of adrenocortico-trophic hormone. J. Endocrin. 13, 229 (1956).

MARTINI, L., A. DE POLI e S. CURRI: Hypothalamic stimulation of ACTH secretion. Proc. Soc. exper. Biol. N. Y. 91, 490 (1956).

MARTINI, L. e C. MORPURGO: Neurohumoral control of the release of adrenocortico-trophic hormone. Nature 175, 1127 (1955).

MARTINI, L. e V. ROVATI: Osservazioni non pubblicate, 1952.

– – Posthypophyseal involvement in epinephrine antidiuretic action. Arch. Int. Pharmacodyn. 104, 365 (1956).

McCANN, S. M.: Effect of hypothalamic lesions on the adrenal cortical response to stress in the rat. Amer. J. Physiol. 175, 13 (1953).

McCANN, S. M. e J. R. BROBECK: Evidence for a role of the supraoptico-hypophyseal system in the regulation of adrenocorticotrophin secretion. Proc. Soc. exper. Biol. N. Y. 87, 318 (1954).

McCANN, S. M., G. L. LAQUEUR, L. H. SCHREINER, E. ROSEMBERG, E. ANDERSON e D. M. RIOCH: Effect of hypothalamic lesions on stress induced eosinopenia in the cat. Fed. Proc. 12, 95 (1953).

McDONALD, R. K. e V. K. WEISE: Effect of vasopressin on plasma 17-hydroxycortico-steroid levels. Fed. Proc. 15, 127 (1956).

Melville, E. V. e K. Hare: Antidiuretic material in the supraoptic nucleus. Endocrinology **36**, 332 (1945).

Metuzals, J.: Neurohistologische Studien über die nervöse Verbindung der Pars distalis der Hypophyse auf dem Wege des Hypophysenstieles. Acta Anat. **20**, 258 (1954).

Mirsky, I. A., M. Stein e G. Paulisch: The secretion of an antidiuretic substance into the circulation of rats exposed to noxious stimuli.endocrinology **54**, 491 (1954).

Moreno, U. S., H. Croxatto, N. Aliste e O. Ampuero: Oxytocic activity of diencephalon and tuber cinereum of normal and hypophysectomized rats. Endocrinology **57**, 658 (1955).

Nagareda, C. S. e R. Gaunt: Functional relationship between the adrenal cortex and posterior pituitary. Endocrinology **48**, 560 (1951).

Palay, S. L.: Neurosecretory phenomena in the hypothalamo-hypophysial system of man and monkey. Amer. J. Anat. **93**, 107 (1953).

Pernow, B.: Studies on substance P. Purification, occurrence and biological actions. Acta Physiol. Scand. **29**, suppl. 89, p. 1. 1953.

Popa, G. T. e U. Fielding: A portal circulation from the pituitary to the hypothalamic region. J. Anat. **65**, 88 (1930).

— — Hypophysio-portal vessels and their colloid accompaniment. J. Anat. **67**, 227 (1933).

Porter, J. C. e J. C. Jones: Effect of plasma from hypophyseal portal vessels blood on adrenal ascorbic acid. Endocrinology **58**, 62 (1956).

Porter, J. C., e H. W. Rumsfeld: Effect of lyophilized plasma and plasma fractions from hypophyseal portal vessel blood on adrenal ascorbic acid. Endocrinology **58**, 350 (1956).

Porter, R. W.: The central nervous system and stress-induced eosinopenia. Recent Progr. Hormone Res. **10**, 1 (1954).

Rabl, R.: Route taken by neurosecretion from hypothalamus to anterior lobe of the pituitary. Virchows Arch. **326**, 444 (1955).

Rasmussen, A. T.: Innervation of the hypophysis. Endocrinology **23**, 263 (1938).

Rothballer, A. B.: Changes in the rat neurohypophysis induced by painful stimuli with particular reference to neurosecretory material. Anat. Rec. **115**, 21 (1953).

Saffran, M., A. V. Schally e B. G. Benfey: Stimulation of the release of corticotropin from the adenohypophysis by a neurohypophyseal factor. Endocrinology **57**, 439 (1955).

Sato, G.: Über die Beziehungen des Diabetes Insipidus zum Hypophysenhinterlappen und zum Tuber Cinereum. Arch. exper. Path. Pharmak. **131**, 45 (1928).

Sayers, G.: Discharge of ACTH from the adenohypophysis of the adrenalectomized rat. Fed. Proc. **15**, 162 (1956).

Scharrer, E.: Neurosecretion: Fifth Annual Report on Stress, p. 185. New York: MD. Publications, Inc. 1955.

Scharrer, E. e B. Scharrer: Hormones produced by neurosecretory cells. Recent Progr. Hormone Res. **10**, 183 (1954).

Schlichtegroll, A. V.: Vasopressorische und oxytocische Wirksamkeit in Hypothalamus- und Hypophysenhinterlappen-Extrakten. Naturwissenschaften **41**, 1881 (1954).

Shibusawa, K., S. Saito, M. Fukada, T. Kawai e F. Yoshimura: On the role of the hypothalamic neurohypophyseal neurosecretion in the liberation of the adenohypophyseal hormones. Endocrinologia Japonica **2**, 47 (1955).

Slusher, M. A. e S. Roberts: Fractionation of hypothalamic tissue for pituitary stimulating activity. Endocrinology **55**, 245 (1954).

Sobel, H., R. S. Levy, J. Marmorston, S. Schapiro e S. Rosenfeld: Increased excretion of urinary corticoids by guinea-pigs following administration of pitressin. Proc. Soc. exper. Biol. N. Y. **89**, 10 (1955).

Stigliani, R.: Sulla presenza di neurosecreto nell'anteipofisi e sulle vie percorse dal neurosecreto nel sistema ipotalamico-ipofisario. Arch. de Vecchi Anat. Pat. **18**, 739 (1952).

Stutinsky, F., J. Schneider e P. Denoyelle: Dosage de l'ACTH sur le rat normal et influence de la présence des principes posthypophysaires. Ann. Endocrin. **13**, 641 (1952).

Sydnor, K. L. e G. Sayers: Biological half-life of endogenous ACTH. Proc. Soc. exper. Biol. N. Y. **83**, 729 (1953).

Trendelenburg, P.: Anteil der Hypophyse und des Hypothalamus am experimentellen Diabetes Insipidus. Klin. Wschr. **7**, 1679 (1928).

Van Dyke, H. B., K. Adamsons e S. L. Engel: Aspects of the biochemistry and physiology of the neurohypophyseal hormones. Recent Progr. Hormone Res. **11,** 1 (1955).

Van Dyke, H. B., B. F. Chow, R. O. Greep e A. Rothen: The isolation of a protein from the pars neuralis of the ox pituitary with constant oxytocic, pressor and diuresis-inhibiting activities. J. Pharmacol. **74,** 190 (1942).

Vazquez-Lopez, E. e P. C. Williams: Nerve fibres in the rat adenohypophysis under normal and experimental conditions. CIBA Foundation Colloquia on Endocrinology **4,** 54 (1952).

Verney, E. B.: The antidiuretic hormone and the factors which determine its release. Brit. Med. J. **2,** 119 (1948).

Vogt, M.: Vasopressor, Antidiuretic and oxytocic activities of extracts of the dog's hypothalamus. Brit. J. Pharmacol. **8,** 193 (1953).

Wagenvoort, C. A.: Some histological aspects of neurosecretion. Acta Physiol. Pharmacol. Neerl. **3,** 275 (1954).

Wingstrand K. G.: The structure and development of the avian pituitary. Lund-Sweden: C. W. K. Gleerup. 1951.

Wislocki, G. B.: The vascular supply of the hypophysis cerebri of the cat. Anat. Rec. **69,** 361 (1937).

— Vascular supply of the hypophysis cerebri of Rhesus monkey and man. Res. Publ. Ass. Nerv. Ment. Dis. **17,** 48 (1938).

Wislocki, G. B. e L. S. King: The permeability of the hypophysis and the hypothalamus to vital dyes with a study of the hypophysial vascular supply. Amer. J. Anat. **58,** 421 (1936).

Xuereb, G. P., M. M. L. Prichard e P. M. Daniel: The hypophysial portal system of vessels in man. Quart. J. exper. Physiol. **39,** 219 (1954).

Dott. L. Martini, Istituto di Farmacologia dell'Università di Milano, Via Andrea del Sarto 21, *Milano*, Italia.

Disputatio

Krumholz (Freiburg i. Br.): Ich möchte zu dem Problem der Stimulierung der ACTH-Ausschüttung durch Oxytocin Stellung nehmen. Wie Herr Martini und andere Redner argumentierten, sollen die Hormone des Hypophysenhinterlappens einen direkten Einfluß auf die ACTH-Ausschüttung haben, und zwar im Sinne einer Stimulierung. Wir haben die corticotrope Wirkung des Hypophysenvorderlappens an Hand der Hormonausscheidung der Nebennierenrinde direkt geprüft und fanden, daß die Deliberation des DHA (Dehydroandrosteron) proportional der ACTH-Stimulierung ist.

Bekanntlich besteht in der zweiten Hälfte der Schwangerschaft eine starke Aktivierung der Nebennierenrinde, die sich in einer Hypertrophie äußert. Unter der Geburt sehen wir jedoch einen Abfall dieser Hormonabscheidung. Wenn nun das Oxytocin einen direkten Einfluß auf die ACTH-Sekretion hat, müßte gerade unter der Geburt, zu einem Zeitpunkt also, wo die Wirkung des Oxytocins an der Uteruskontraktion am deutlichsten in Erscheinung tritt, eine Steigerung der ACTH-Sekretion und damit eine Erhöhung der Nebennierenrindenfunktion erwartet werden.

Wenn man die Ausscheidung weiter verfolgt, sieht man in den ersten Tagen des Wochenbettes einen erneuten Anstieg der Hormonausschüttung, und zwar um den dritten bis vierten Tag, d. h. zum Termin des Milcheinschusses. Wenn man annimmt, daß Oxytocin einen Einfluß auf die Laktation hat, so könnte man auch hier einen gewissen Zusammenhang zwischen der vermehrten Oxytocinausschüttung und der vermehrten Hormonproduktion der Nebennierenrinde annehmen; jedoch ist nicht zu beweisen, daß diese Steigerung der Nebennierenrindenfunktion eine Folge der Oxytocinsekretion ist. Ich habe mir vorgenommen, die Wirkung des Oxytocins auf die Nebennierenrinde direkt mit dem synthetischen Oxytocin der Firma Sandoz zu prüfen.

L. Martini (Milano): Ringrazio il dr. Krumholz per i dati che ha voluto presentare, ma non so come conciliare il reperto della caduta dell'aldosterone con quelli resi noti dalla Scuola di Zondek, relativi ad un aumento della escrezione dei 17-chetosteroidi e degli 11-ossicorticoidi già nei primi giorni dopo il parto.

J. Chauvet (Paris): Je me permets d'intervenir dans cette discussion pour faire quelques observations qui, après les exposés de ces deux journées semblent avoir leur importance.

1° Au cours de ces dernières années les travaux principalement de Du Vigneaud et de ses collaborateurs ont permis d'isoler, d'établir la structure et de faire la synthèse chimique de deux hormones du lobe postérieur de l'hypophyse. Il s'agit de deux octapeptides l'un l'ocytocine douée principalement des activités lactagogue et ocytocique l'autre la vasopressine douée principalement des activités vasopressique et antidiurétique. D'autre part il y a une dizaine d'années Van Dyke isolait de la posthypophyse de bœuf une protéine qui possédait ces quatre activités. Il nous a paru important au laboratoire du Professeur Fromageot à Paris, après avoir établi la structure de la vasopressine[1] d'établir les rapports qui existent entre les deux hormones et la protéine de Van Dyke. Nous avons pu dissocier cette "protéine" en trois constituants; la vasopressine, l'ocytocine et une protéine dépourvue d'activité ocytocique ou vasopressique et ceci par des moyens ne mettant en jeu aucune hydrolyse peptidique. Nous supposons actuellement que ces peptides sont liés à la protéine par des liaisons électrostatiques ou simplement adsorbés fortement sur cette protéine. Il est à noter que la fixation de ces deux hormones se fait dans un rapport constant vasopressine/ocytocine (V/O) = 1. Nous avons soumis ces constituants à la réaction colorée de Gomori-Bargmann, la protéine inerte donne une réaction positive, l'ocytocine et la vasopressine ne la donnent pas.

2° Des travaux actuellement en cours nous permettent de dire que la post-hypophyse contient d'autres substances peptidiques en quantité non négligeable par rapport à l'ocytocine et à la vasopressine et dont le rôle n'est pas encore éclucidé. Il est donc important d'employer pour des études physiologiques mettant en jeu les activités spécifiques de l'ocytocine et de la vasopressine des produits très purifiés ou de synthèse. La Pitocin et la Pitressin sont des préparations commerciales d'ocytocine et de vasopressine dans un état relativement impur.

3° D'un point de vue plus physiologique le rapport V/O chez le rat adulte étant égal à 1 il nous a paru intéressant d'observer si dans des conditions physiologiques telles la croissance et la reproduction il y a synergisme dans la libération ou la synthèse des deux hormones de la post-hypophyse. Nos résultats sont les suivants: au cours de la croissance chez le rat la synthèse des deux hormones est indépendante au moins pendant les quarante premiers jours, l'ocytocine étant synthétisée plus tardivement mais à un rythme plus rapide. A partir de ce moment les quantités des deux hormones contenues dans la post-hypophyse sont égales et semblent augmenter au même rythme puisque le rapport V/O reste égal à 1 chez l'adulte avec des quantités doubles en valeur absolue. Au cours de la gestation les quantités des deux hormones ne sont pas affectées, mais à la parturition elles diminuent simultanément de 50% pour reprendre leur niveau normal au début de la lactation. Au cours de la lactation seule l'activité ocytocique diminue. S'il est ainsi prouvé que dans certains cas au moins, comme la lactation, les deux hormones ont un destin indépendant, un certain synergisme n'en demeure pas moins possible dans d'autres conditions comme la parturition. Selye en 1934 montrait que la succion du mamelon entretient la formation du lait, action attribuée à la prolactine; cette même succion provoque la libération de l'ocytocine, les deux hormones interviennent dans la lactation.

Ce travail effectué au Laboratoire de Chimie biologique de la Faculté des Sciences de Paris fait l'objet de deux publications actuellement sous presse[2].

C. Mialhe-Voloss (Paris): On a beaucoup parlé de l'intervention des facteurs hypothalamiques dans la libération de l'ACTH par l'hypophyse, sans tenir compte de la posthypophyse.

Nous avons montré l'existence d'une activité corticotrope dans la posthypophyse. M. Saffran nous a signalé qu'il a obtenu des résultats semblables.

La concentration de cette activité posthypophysaire est égale ou légèrement inférieure à celle de l'antéhypophyse.

Nous avons également enregistré des variations de concentration en activité corticotrope des lobes antérieur et postérieur au cours de différents types d'agression.

Au cours d'une agression neurogène (son), la réserve de corticotrophine posthypophysaire subit une baisse brutale et importante. La corticotrophine préhypophysaire ne semble pas intervenir. Par contre, dans une agression systémique (histamine), il y a une libération de l'ACTH préhypophysaire. La posthypophyse intervient également d'une façon moins importante, mais nous pouvons attribuer sa participation à ce que l'agression à l'histamine a probablement une action neurogène, du fait de l'injection.

[1] Acher, R. et J. Chauvet: Biochim. Biophys. Acta **12**, 487 (1953).
[2] Acher, R., J. Chauvet et G. Olivry: Biochim. Biophys. Acta **22**, 421 et 428 (1956).

Les nombreux travaux sur les variations de l'ACTH hypophysaire ont porté soit sur l'hypophyse entière, soit sur le lobe antérieur; il serait intéressant de comparer à ce point de vue le lobe antérieur et le lobe postérieur.

A. LUNEDEI (Firenze): Vorrei impostare un problema esclusivamente di ordine pratico e clinico: uno dei problemi che maggiormente hanno interessato in questo Simposio è stato quello del meccanismo dell'increzione di ACTH e della eventualità che sia la pitressina o l'ossitocina lo stimolo inducente una iperincrezione di ACTH. Le opinioni, come avete sentito, sono discordi. Peraltro, specialmente nella relazione di HUME, abbiamo visto prospettare una possibilità di superamento dei contrasti verso un compromesso intermedio, particolarmente attraverso il giuoco di un'azione su una sola delle due ACTH. Ora il problema che io vorrei sollevare per l'interesse pratico del problema è questo: se così è, entro quali limiti noi possiamo sostituire la terapia cortisonica e la terapia con ACTH, con pitressina o ossitocina? Voi capite bene l'importanza pratica del problema. Quando noi diamo cortisone, o ACTH, agli effetti della terapia antiinfiammatoria, in altre affezioni o nel reumatismo, siamo sempre preoccupati per la irrazionalità fisiologica della tecnica. Saremmo molto più lieti di poter indurre una iperincrezione di ACTH dall'organismo stesso, sia per la durata dell'effetto che per la semplicità del mezzo e per la sua normalità. Orbene, nella prassi clinica, si é potuto constatare un effetto di ordine antiflogistico, di tipo cortisonico, indotto dalla somministrazione specialmente della vasopressina. Se noi analizziamo i risultati clinici dopo somministrazione di vasopressina, in determinate situazioni flogistiche ed in alcuni tipi di affezioni reumatiche, ci troviamo di fronte a qualche risultato favorevole. Questo effetto favorevole non è costante e si manifesta generalmente nelle situazioni patologiche in cui più rapido, più immediato è l'effetto cortisonico, come qualche risultato favorevole si è ottenuto nelle lombaggini, nei disturbi associati all'artrosi, nei reumatismi extra-articolari.

Allorquando la vasopressina è terapeuticamente efficace, sussiste un certo parallelismo con quella che è la scala dell'attività cortisonica nella terapia antireumatica. Ora, io vorrei sapere se da quanto hanno esposto i Relatori si possa trarre qualche elemento relativamente alla dose ed alla possibilità di sostituire — entro certi limiti — la terapia vasopressinica alla terapia cortisonica.

L. MARTINI (Milano): Vorrei anzitutto ringraziare il Prof. LUNEDEI per aver confermato che in qualche caso la pitressin può essere efficace in forme di reumatismo sensibili all'ACTH e al cortisone. D'altra parte volevo ricordare alcune esperienze del Prof. NEGRO, che hanno dimostrato come con dosi relativamente piccole di pitressin si possano ottenere buoni risultati in corso di malattie reumatiche. Anche altre situazioni morbose, tipicamente curate con ACTH e cortisone, possono risentire un benefico effetto dalla somministrazione di pitressin e meglio forse di pitocin, in quanto questa è sprovvista di azione pressoria e di azione antidiuretica, che possono disturbare l'ammalato. Tra queste è la miastenia gravis, che risponde alla terapia cortisonica o con ACTH e che risente, come ha visto MAMOU, in un modo veramente eccezionale le piccole dosi di pitressin.

MAMOU ha anzi potuto abolire il trattamento prostigminico in questi ammalati, sostituendolo con un semplice trattamento pitressinico.

Departments of Zoology, The Universities of Hull and Liverpool

Some Aspects of the Hypothalamico-Neurohypophysial System and its Relationship to Adrenocortical Function

By

N. W. Nowell and I. Chester Jones

With 5 Figures

It is clear that the anterior lobe of the pituitary synthesises, stores and secretes factors which influence the adrenal cortex and which come under the general heading of adrenotrophin (ACTH). The precise nature of ACTH is in some doubt but, among other things, it appears to have a dual function in that it both maintains the weight of the adrenal cortex and effects the secretion of some corticosteroids; it may then be secreted as two or more separate entities (STACK-DUNNE and YOUNG, 1954). It seems certain, however, that the amount of ACTH, *sui generis*, released into the circulation at any one time is related to the requirements of the body at that moment. Stress constitutes one set of circumstances which evokes an enhanced ACTH secretion. It has been customary for some time to speak of two categories of stress, systemic and neurotropic (emotional) (FORTIER, 1951). Emotional stress causes a train of events which activate the anterior lobe via the hypothalamus while systemic stress may produce an increase of ACTH secretion by some agent acting directly upon the anterior lobe of the pituitary. However, the differences between these two forms do not appear susceptible to rigorous definition, since certain stresses which would be described as systemic exert their effects through the mediation of the central nervous system (HUME, 1952; McCANN, 1953; PORTER, 1953; BRIGGS and MUNSON, 1954). In considering the hypothalamic mechanism involved in the rapid release of ACTH from the anterior lobe of the pituitary, HARRIS (1948) postulated a chemical transmitter the nature of which is still not known. This agent may be associated with the GOMORI positive neurosecretory material which can be demonstrated in the nuclei of the hypothalamus and which ROTH-BALLER (1953) showed could be released into the portal vessels from the median eminence and the stalk after the exposure of the rat to painful stimuli. Since this neurosecretory material is so intimately associated with the functioning of the hypothalamico-neurohypophysial system it was considered that the examination of animals without a neurohypophysis might reveal possible adeno/ neurohypophysial relationships.

The neurohypophysis was removed from male rats using the parapharyngeal approach, with minimal disturbance of the anterior lobe. Operated animals which drank at least 4 to 5 times the normal quantity of water were divided into two groups. — 1. Those which had been operated for 1—2 weeks which are referred to as 'short term' rats, and 2. Those operated for 2—3 months, referred to as 'long term' rats. In both groups there was an increase in adrenal weight

(Table 1), though this was less marked in the long term operated animals. The operation of removal of the posterior lobe of the pituitary did not

Table 1. *Body and adrenal weights of Control and Neurohypophysectomized male rats*

	Time after neuro-hypophysectomy	No. of rats	Body wt. gms.	Adrenal wt. mgs/100 gms. body wt.
Control	1 — 2 weeks	39	224.59 ± 2.19	15.61 ± 0.78
Diabetic		19	210.52 ± 5.14	25.23 ± 1.02
Control	2 — 3 months	20	257.20 ± 5.48	12.15 ± 0.39
Diabetic		28	233.75 ± 6.96	16.29 ± 0.76

interfere materially with the anterior lobe and this is confirmed by the normal increase in body weight of the operated animals as compared with the controls, and the hypertrophy of the adrenals. It is well known that a cold stress of normal rats is followed by a depletion of the ascorbic acid content of the adrenal cortex and that this is related to the secretion of both corticosteroids and ACTH (Sayers and Sayers, 1947). Control animals placed in the cold for 1 hour at 30° F showed a 26.9% depletion of adrenal ascorbic acid whilst short term neurohypophysectomized animals gave a 1.1% depletion and long term rats a 13.8% depletion (Fig. 1). The assumption may be made, therefore, that in the absence of the posterior lobe, the anterior lobe of the pituitary does not release so much ACTH in response to a cold stress as in a normal animal. This effect may be equated to the lowered release of ascorbic acid factor (AAF) (Stack-Dunne and Young, 1954) after neurohypophysectomy. On the other hand the heavy adrenals of

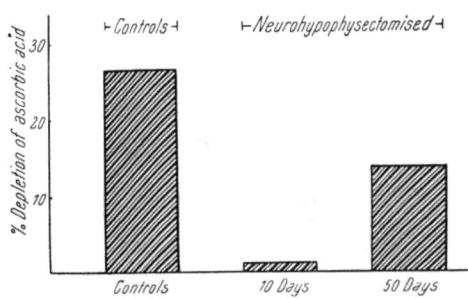

Fig. 1. Percentage depletion of adrenal ascorbic acid after cold stress (1 hour at 30° F)

these rats with diabetes insipidus indicate that the adrenal weight factor (AWF) is still being copiously secreted.

If these effects be real ones, in terms of normal physiology, then we may suppose that the AAF and the AWF of ACTH are in fact entities which are or can be separately controlled. One possible explanation for the above findings is that adrenal hypertrophy results from the activation of an AWF centre as a direct result of the incapacity of the pituitary/adrenal system to liberate AAF in response to stress. There exists another explanation for these results, namely, that the continued excretion of water in the rat with diabetes insipidus demands increased corticosteroid production (see Chester Jones and Wright, 1954; Chester Jones, 1955a, 1957a). This would mean that, in the animals subjected to cold stress, there was already an active secretion of ACTH which would not permit of any substantial further increase. McCann and Brobeck (1954), who produced rats with diabetes insipidus by lesions of the supraopticohypophysial nerve tract, found a blockage of ACTH (AAF) secretion and a hypertrophy of the adrenals in cases of marked diabetes insipidus. McCann and Sydnor (1954) suggested that this adrenal hypertrophy is due to the chronic stress of diabetes insipidus which produced a 'sustained increase in ACTH secretion, even in the presence of a lesion which prevents ascorbic acid depletion and prevents the elevation in ACTH concentration that is found in stressed and nonstressed adrenalectomized rats'. Their results also imply a separate hypothalamic centre for the control of AAF and AWF release. Of course, the significance of lesions of the hypothalamus are not always easy to estimate, especially in animals wherein hypothalamico-adenohypophysial relationships are being considered. The fact that these authors could divide their animals, all of which had effective lesions, into two groups according to whether or not their adrenals showed hypertrophy, suggests that there might be slight differences in the placement of lesions. It may be that one group had an intact AWF centre and the other did not. When the posterior lobe is removed, presumably the hypothalamic centres affected are those intimately concerned with that lobe. It would seem that these particular centres, particularly the supraoptic and paraventricular nuclei, are also concerned in some way with the regulation of ACTH secretion. Ganong and Hume (1954) showed that in dogs some factor from the median eminence is essential to adrenal hypertrophy in response to repeated trauma or unilateral adrenalectomy and that a 'basal' secretion of ACTH maintains adrenal weight even in the presence of hypothalamic lesions. They consider that there are two neurohumours, one leading to the release of 'maintenance' ACTH in the resting animal and the second, released only after stress, results in increased ACTH secretion. It is possible that the AWF centre remains active after neurohypophysectomy and in some cases involving lesions of the hypothalamus. If we suppose that there are two kinds of ACTH and thus two types of hypothalamic agents controlling their release, we must extend the thought to consider that if the six or more adenohypophysial hormones together with the posterior lobe hormones can show independent secretory rates, then the hypothalamic neurohumour must have a differential capacity or there must be a number of these substances equivalent to that of the pituitary secretions. On what then do the variations in the activity of the hypothalamus depend ?

To consider further the simpler hypothesis that something associated with the posterior lobe hormones (as commercial oxytocin and vasopressin Parke-Davis) is concerned in the release mechanism of ACTH, we injected 0.3 U of either of these two hormones into rats with short term diabetes insipidus, half an hour before cold stress (1 hour at 30° F). Such prior injection of posterior lobe hormones resulted in a 24% depletion of ascorbic acid with vasopressin and a 20% depletion with oxytocin (Fig. 2). These findings confirm those of Martini and de Poli (1956). Clearly, synthetic vasopressin and oxytocin should be used to make sure that the agent effecting ACTH release in these cases is not a contamination of the commercial preparations rather than the actual pure hormones themselves.

Though it might be considered that by injecting commercial preparations of posterior lobe hormones into neurohypophysectomized animals we are substituting for their absence, it is nevertheless true that in the short term operated animals there is no significant degeneration of the supraoptic and paraventricular nuclei. It is also known that there is an increase in plasma ADH after noxious stimuli in hypophysectomized rats (Mirsky, Stein and Paulisch, 1954). It therefore seems likely that posterior lobe hormones or associated substances which might be thought to act upon the adenohypophysis should be available. It was considered that these hormones, present within the hypothalamus, might be evoked by the use of nicotine, a well known anti-diuretic hormone releaser. The subcutaneous injection of nicotine (2 mgs/kg) into short term diabetic rats before cold stress, resulted in a 19 % depletion of adrenal ascorbic acid (Fig. 2). This response might have been due to a direct action, upon the adenohypophysis, or to the evocation of ADH which stimulated ACTH release, or to the evocation of substances associated with but not identical to posterior lobe hormones.

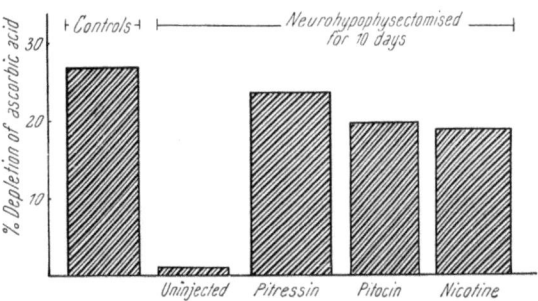

Another method of stimulating the secretion of ADH (though we do not know whether it is necessarily associated with the secretion of all posterior lobe hormones) is by the administration of saline (VERNEY, 1947). In the first place, experiments were carried out which involved the administration of hypertonic saline by stomach tube to normal rats. This resulted in a 23.3 % depletion of adrenal ascorbic acid. However, comparable responses were induced by the administration of RINGER's solution and by sham-injection (Fig. 3). It seems that the emotional stress involved in stomach-tube insertion was itself responsible for ACTH release and provided a demonstration of the dangers of using methods for assaying hormonal effects which involve any sort of stress to the animal. It was found possible to do the experiment avoiding the stress of manipulation. The external jugular vein of normal

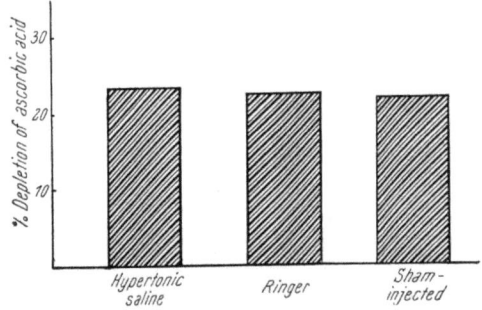

Fig. 3. Percentage depletion of adrenal ascorbic acid after stomach tube injection

rats was cannulated (GINSBERG and HELLER, 1953) and 48 hours later such rats were infused. The infusion of six mls. of RINGER's solution resulted in an ascorbic acid depletion of 7.5 % whilst the same quantity of hypertonic saline (308 mM) gave a depletion of 25.5 % (Fig. 4). Two possibilities may account for these results: 1. the infusion of hypertonic saline resulted in the secretion of ADH and concomitantly evoked ACTH release. This would suggest an 'obligatory' release of ACTH, irrespective of the body's requirements for corticosteroids; or 2. the excretion of a load of hypertonic saline requires additional corticosteroids at the kidney level.

If the adrenal ascorbic acid depletion which accompanied hypertonic saline infusion was occasioned by ADH release, it would appear valid to consider the effect of the infusion of isotonic saline plus posterior lobe hormones or their releaser. To this end, vasopressin (0.3 U), oxytocin (0.3 U) and nicotine (2 mg/kg.) were added in turn to the infused isotonic saline (which alone gave only a 7.5 % depletion of ascorbic acid). The addition of these compounds produced a 24 to 25 % depletion of adrenal ascorbic acid (Fig. 4). We may suppose that the commercial preparations of posterior lobe hormones in some way evoked ACTH release. Similarly nicotine, in effecting the release of ADH, also stimulated the hypothalamic mechanism associated with ACTH release from the adeno-hypophysis — again, the

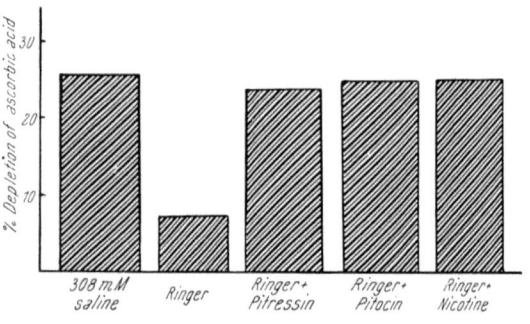

possibility of a direct stimulation of ACTH release, not involving ADH, cannot be ruled out. As, presumably, similar physiological mechanisms are required to cope with 6 mls. of hypertonic saline with or without these additional compounds, nicotine and the posterior lobe hormones may be regarded as having obtained the *'obligatory'* release of ACTH.

Fig. 4. Percentage depletion of adrenal ascorbic acid after intravenous injection

Whilst it is possible to obtain the release of ACTH by various means, though we are not sure whether they are physiological means or not, it is also possible, in the realms of pharmacology, to prevent the release of ACTH under circumstances where it would be expected to be secreted. This is a field in which much work has been done (e. g. TEPPERMAN and BOGARDUS, 1948; RONZONI and REICHLIN, 1950; MUNSON and BRIGGS, 1955). We should like to mention here one set of experiments involving the use of phenobarbitone sodium in normal rats and rats in which the adrenal glands had been enucleated and allowed to regenerate for 30 days. These adrenal-enucleates, of course, had no medulla. Injections

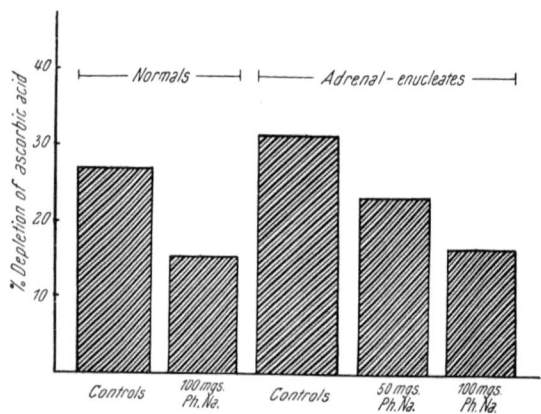

of phenobarbitone sodium (100 mgs/kg.) blocked, to some extent, the response to cold stress of both normal and adrenal-enucleate animals, the depletion of adrenal ascorbic acid being about half that of the controls (Fig. 5). Interestingly enough, when half this dose was injected into adrenal-enucleates it resulted in a blockage which, in terms of adrenal ascorbic acid depletion, was about half of that with the 100 mg dose. These results demonstrate, on the one hand,

Fig. 5. The effect of Phenobarbitone Sodium on the percentage depletion of adrenal ascorbic acid after cold stress

that the adrenal medulla is not essential in the response to cold stress (LONG, 1947; GERSHBERG, FRY, BROBECK and LONG, 1950; HODGES, 1953) and, on the other hand, that the excitation of diencephalic centres associated with ACTH release (COLFER, DE GROOT and HARRIS, 1950; DE GROOT and HARRIS, 1950; HUME and WITTENSTEIN, 1950; VOGT, 1953; HUME, 1953; PORTER, 1953 and 1954) can be subdued by an adrenergic blocking agent. MUNSON and BRIGGS (1955) likened initial doses of morphine to emotional stresses such as pain, fear, loud noises and restraint and blocked the response to this stress by the use of sodium pentobarbital. The incomplete blockage in our experiments may be due to the fact that the phenobarbitone sodium is blocking a neurotropic response to cold stress but that a systemic response is still permitted.

One further point arises from the consideration of adrenal-enucleates. Immediately after the operation of enucleation the process of regeneration takes place under the influence of ACTH. Should this particular flow of ACTH be under the influence of hypothalamic centres, then it might be considered possible to slow down the rate of adrenal regeneration by the constant injection of phenobarbitone sodium. Constant daily injections of this drug (100 mgs/kg. body weight) from the day of enucleation and throughout a 30 day period of regeneration did not change the final weights of the regenerated adrenals from those obtained in uninjected controls. This may mean 1. that the dose of the drug was not sufficient nor its effects sufficiently long-acting or 2. that the drug is capable of blocking the release of the ascorbic acid depleting factor of ACTH but not the adrenal weight factor.

Lastly, we should like to bring to your attention the consideration of the anterior lobe of the pituitary not only as an organ bearing some relationship with the hypothalamus on the one hand and with its target organs on the other but also as a metabolic unit *per se*. The anterior lobe of the pituitary can be supposed to have a fair degree of constancy of cell number. There are only three main types of cell but this tissue produces several hormones. The possibility therefore arises, that an increased secretion (with or without increased storage) of one of these hormones might alter directly (FRIEDGOOD, 1946) or reciprocally (SELYE, 1951) the secretion of the other hormones (CHESTER JONES, 1955 b). In addition, also, we must envisage occasions when the stimulation of the secretion of one hormone might result in an increased secretion of many or all hypophysial hormones (ZUCKERMAN, 1953). These variations in the secretion of anterior lobe hormones vis-à-vis each other, within the lobe itself, would be an additional complicating factor in the study of anterior lobe hormone release mechanisms. If we consider two sets of adenohypophysial hormones, for example, the gonadotrophins and adrenotrophin it is possible to set up conditions in which the ratio of their secretion is markedly different from normal. Thus castration is known to be followed by an increase in the storage and liberation of gonadotrophins (GREEP and CHESTER JONES, 1950; SELYE, 1947); adrenalectomy, too, is followed by an increase in the storage and liberation of ACTH (GEMZELL et al. 1951; SYDNOR and SAYERS, 1954). Without prejudice to the consideration of which ACTH would be involved in the regenerative process of enucleate adrenals, it would be expected that under these circumstances abnormal amounts of ACTH would be secreted and stored. In our experiments we considered the reaction to cold stress (1 hour at 30° F) in terms of change in adrenal ascorbic acid content of the following groups of male and female rats:

1. Normal animals.

2. Animals castrated for 6 weeks.

3. Animals in which the adrenals had been enucleated and allowed to regenerate for 30 days (adrenal-enucleates).

4. Animals castrated for 6 weeks and then subjected to bilateral adrenal enucleation followed by 30 days of adrenal regeneration (enucleate-castrates).

The results are given in Table 2. In terms of adrenal ascorbic acid depletion, castration of the male reduces the response to stress whereas this operation in the female increases the response. Male adrenal-enucleates respond normally to cold stress whereas the female enucleate shows a very low response. Both

male and female enucleate-castrates show a response which is about the same
as that in the control groups of each sex. These data seem to demonstrate that
the varying relationship of gonadotrophin to adrenotrophin storage and secretion

Table 2. *The effect of castration upon the response to cold stress in Normal and Adrenal-enucleate rats*

Males	No. of rats	Final av. body wt. gms.	Adrenal av. wt/100 gms. body	% depl. asc. acid after 1hr. α 0° C.	'P' value
Normal	29	165.4	18.8±0.60	26.9	<0.01
Castrate	27	152.2	27.3±1.05	11.6	0.035
Enucleate	25	156.0	11.3±0.54	31.4	<0.01
Enuc. Cast. ...	33	156.5	11.0±0.82	26.7	0.015
Females					
Normal	40	161.2	31.5±0.66	13.1	0.01
Castrate	20	152.3	30.4±0.74	28.7	<0.01
Enucleate	48	148.0	15.6±0.60	1.9	0.85
Enuc. Cast. ...	30	139.7	16.0±0.85	16.0	<0.01

alters the capacity of the anterior lobe to release ACTH. The varying direction
of the change in response as between males and females of the different groups
is not easy of resolution and this will be the subject of a communication elsewhere.
Suffice to say, that the difference in pituitary size and storage of gonadotrophin
and of adrenotrophin as between males and females before and after castration
and/or adrenal enucleation, together with the different influences of the presence
and absence of oestrogens and androgens, all play their part in producing varying
depletions of adrenal ascorbic acid in the various experimental categories
(CHESTER JONES, 1955b, 1957b; NOWELL and CHESTER JONES, unpublished).

In summary, we have assumed that there are centres in the hypothalamus
which regulate, in part, the functions of the adenohypophysis, even though
it be a matter of dispute whether such hypothalamic control be the principle
mechanism or one of several (ZUCKERMAN, 1952 and 1955; HARRIS, 1948 and
1955). Further, we have assumed that, if the anterior lobe be not innervated,
then effectors of some sort must pass down to the anterior lobe from the hypothalamus. We have shown that neurohypophysectomy with consequent diabetes
insipidus is accompanied by an increase in adrenal weight and a less marked
depletion of adrenal ascorbic acid after cold stress. From these findings we conclude
that neurohypophysectomy restricts the release of ACTH (AAF) from the anterior
lobe but does not have this effect on the adrenal weight factor. We showed that
replacement of the posterior lobe in neurohypophysectomised animals, by the
injection of commercial vasopressin and oxytocin, did allow a depletion of adrenal
ascorbic acid similar in extent to that obtained in normal animals after exposure
to cold.

Using methods which are known to result in an increase in the secretion
of antidiuretic hormone, we then went on to show that these methods also produce
an increase in ACTH secretion (as measured by changes in adrenal ascorbic
acid content). We do not know whether this means that the posterior lobe hormone
with antidiuretic activity is responsible for ACTH secretion or that effectors of ADH
release also activate the hypothalamic centres associated with the anterior lobe.

In line with the work of other authors, we then obtained a blockage of ACTH secretion by pharmacological means. The interest here was that whilst pheno-barbitone sodium could subdue the ACTH release after cold stress, it made no difference to the rapidity of adrenal regeneration after enucleation.

All these experiments carry the implication that ACTH can separately affect the weight of the adrenal gland (AWF) and its content of ascorbic acid (AAF). The correlation of the output of these two factors with actual corticosteroid output would add additional significant information.

Lastly, we pointed out that whilst the hypothalamus may exert a controlling influence on the anterior lobe, the secretory pattern of which is intimately related to that of its target organs, the additional relationship between the storage and secretion of the several pituitary hormones must, irrespective of these other aspects, have an influence on how much of one particular hormone is secreted at one time. We described an experiment in which male and female animals before and after castration and adrenal enucleation were considered in relation to their response to cold stress (as measured by changes in adrenal ascorbic acid content). It was shown that these experimental procedures did in fact alter the response of the animal to stress.

With the apparent increase in the number of types of ACTH, the interdigitation of the hypothalamus and the anterior lobe of the pituitary and the possibility of neurohumours associated with the posterior lobe hormones entering into the mechanisms involved, it would appear that this field of research is still being but roughly delineated.

Acknowledgements

The authors wish to acknowledge the technical assistance of Miss G. M. DRINK-WATER, Mr. J. H. WILLIAMS and Mr. J. G. PHILLIPS.

The work described in this paper was aided, in part, by a grant from the Medical Research Council to one of us (I. C J.).

Summary

This paper deals with, on the one hand, the interplay of adenohypophysial corti-cotrophin (ACTH) and hypothalamico-neurohypophysial anti-diuretic hormone (ADH) and, on the other, the interrelationships of the adrenocortical hormones and ADH at the kidney level.

Rats with diabetes insipidus consequent on neurohypophysectomy possessed normal function of the anterior lobe of the pituitary as evidenced by normal growth rate, normal body and gonad weights and, in the female, normal oestrous cycles. At autopsy these animals showed degeneration of the supraoptic and paraventricular nuclei of the hypothalamus. Such rats with diabetes insipidus did not show as great a depletion of adrenal ascorbic acid (i. e. a 13.8 % fall) as control animals (i. e. 30 % fall) when exposed to 30° F for 1 hour. Injection of ADH (as vasopressin) just prior to cold stress elicited an increased depletion of adrenal ascorbic acid (i. e. 24.2 % fall) in rats with diabetes insipidus. This association of enhanced ACTH release (at least as judged by variations in the ascorbic acid content of the adrenal) with the presence of ADH was further revealed in other experiments: Although normal rats given loads of hypertonic saline or water by stomach tube showed depletion of adrenal ascorbic acid equivalent to that of sham-loaded animals — this being due to the manipulative procedures involved —, it was found possible to infuse intravenously previously cannulated rats without their emotional excitement. In such rats, infusion of hyper-tonic saline (thereby effecting ADH release) resulted in a marked fall in the ascorbic acid content of the adrenals, namely a 25.5 % depletion; whilst equivalent infusion of RINGER's solution gave only a small adrenal ascorbic acid depletion, namely 7.5 %.

Other experiments involved the use of drugs. Thus, injection of phenobarbitone sodium into normal rats prior to exposure to cold (systemic stress ?) prevented the large fall in adrenal ascorbic acid content (i. e. 14.8 %) found in uninjected controls (i. e. 30%).

But this drug did not affect adrenal ascorbic acid depletion (i. e. 33.5 % fall) in animals loaded with hypertonic saline by stomach-tube (emotional stress?); nor did it alter the rate of urine flow from normal values after either water or hypertonic saline loads.

Rats with diabetes insipidus have adrenals which weigh significantly more than those of control animals. In addition, the cortex shows histological signs of hyperactivity in that the zona fasciulata is prominent and the zona glomerulosa suppressed. It would seem that these rats, faced with the problem of a water intake 5 times or so that of normal animals, require active adrenal function to allow of its elimination. The role of the adrenal cortex is emphasized by the equal difficulty of adrenalectomized and adrenalectomized neurohypophysectomized animals in excreting administered water or saline loads, although rats with diabetes insipidus have a normal rate of urine output after water loading and a diuresis after hypertonic saline loading. It appears that the abnormally high percentage of renal tubular re-absorption of water in the adrenalectomized animal is not a function of posterior lobe secretion but is occasioned by the absence of the adrenocortical hormones. Nevertheless differences are apparent between control adrenalectomized animals and adrenalectomized rats with diabetes insipidus. This is demonstrated, for example, by autopsy findings where the depression below normal values of plasma sodium content found in adrenalectomized animals is not shown by adrenalectomized rats with diabetes insipidus which have normal values for plasma sodium content. These latter animals do have, however, a somewhat elevated plasma potassium level though the increase above normal figures is not so great as that in control adrenalectomized rats. It seems that the kidney, in the absence of both ADH and adrenocortical hormones, has a greater capacity to re-absorb sodium than it does when ADH is available in the absence of the cortical hormones. This is confirmed by the results from 24 hour metabolic studies on the two categories of adrenalectomized animals.

The findings of these various experiments are considered and the possible significance of the influence of ADH both on ACTH secretion and on the role of the latter's end-organ secretions — the corticosteroids — is discussed.

Riassunto

Nel presente lavoro è stato discusso il problema dei rapporti tra ACTH adenoipofisario e adiuretina (ADH) di genesi ipotalamico-ipofisaria, prendendo in particolare considerazione le relazioni funzionali esistenti tra questi ormoni a livello dell'emuntorio renale.

Si è potuto osservare nel corso delle nostre ricerche sperimentali che nei ratti neuroipofisectomizzati, pur presentando gli animali nella quasi totalità dei casi un diabete insipido, rimaneva pressochè inalterata la funzionalità adenoipofisaria, fenomeno dimostrato dalla normalità del gradiente di accrescimento corporeo, dal mantenimento di rapporti ponderali del soma e delle gonadi nei limiti della norma, e, nella femmina, dalla conservazione e dalla regolare comparsa e svolgimento del ciclo estrale.

Alla necroscopia, in questi animali si sono potute mettere in evidenza alterazioni patologiche nel nucleo sopraottico e nel nucleo paraventricolare. Di notevole rilievo è il fatto che negli animali neuroipofisectomizzati con diabete insipido, l'esposizione a 0° per un'ora non provoca la repentina caduta dell'acido ascorbico surrenalico, abituale reperto nei controlli (30%): ma tale caduta ha luogo anche nell'animale neuroipofisectomizzato, in una percentuale quantitativa del 24,2%, se si fa precedere lo stress a frigore dalla somministrazione di adiuretina o di vasopressina.

Anche in un'altra serie di esperienze si sono potuti mettere in rilievo gli stretti rapporti tra ADH e liberazione adenoipofisaria di corticotropina (sempre valutata con il test della deplezione dell'acido ascorbico surrenalico). E' noto infatti che la somministrazione di soluzioni saline ipertoniche o l'esecuzione di una prova da carico idrico mediante sonda gastrica, è seguita da una deplezione dell'acido ascorbico surrenalico proporzionale all'intensità ed alla durata dello stress, dovuto anche alle manovre tecniche. Ma se si procede alla somministrazione endovenosa del carico idrico in animali precedentemente incanulati, si potrà osservare che la caduta dell'acido ascorbico si mantiene entro limiti relativamente bassi (7,5% dopo introduzione di liquido di Ringer), mentre la somministrazione per la stessa via di soluzioni ipertoniche — che notoriamente provoca una liberazione di ADH — è seguita da una deplezione di acido ascorbico molto più rilevante, pari al 25,5%.

Inoltre si è osservato che la somministrazione a ratti integri di alcuni farmaci, come il fenil-etil-barbiturato sodico prima di esporli a basse temperature (stress sistemico?), è in grado di inibire parzialmente la risposta surrenalica (caduta del

14,8% di acido ascorbico rispetto al 30% dei controlli). Il farmaco tuttavia non influenza minimamente la risposta surrenalica in animali integri a cui veniva data, per sonda gastrica, una determinata quantità di soluzione salina ipertonica (caduta del 33,5%), nè modifica sostanzialmente l'andamento caratteristico dell'eliminazione urinaria nei ratti sottoposti a carico idrico o a trattamento con soluzioni ipertoniche.

I surreni dei ratti nei quali era stato provocato sperimentalmente il diabete insipido presentavano un sensibile aumento ponderale rispetto ai controlli: la corticale surrenalica dimostrava segni morfologici di iperattività funzionale della ghiandola, con iperplasia della fascicolata e riduzione quasi completa della glomerulare. E'probabile pertanto che in questi animali l'iperfunzione surrenalica sia un fenomeno compensatorio alla abnorme quantità di liquido ingerita, che pro die può venir calcolata a circa cinque volte quella dei controlli: infatti negli animali surrenectomizzati ed in quelli sottoposti all'ablazione contemporanea delle surrenali e dell'ipofisi, l'eliminazione del carico idrosalino si effettua con notevole difficoltà e con grande ritardo, quantunque i ratti con diabete insipido sperimentale presentino una diuresi da carico idrosalino pressochè normale. Sembra pertanto che il riassorbimento abnormemente elevato a livello tubulare nel ratto surrenectomizzato sia secondario all'assenza degli ormoni corticali più che dovuto al deficit secretorio del lobo posteriore ipofisario. Esistono comunque differenze nel comportamento morfofunzionale dei ratti surrenectomizzati e quelli surrenectomizzati con diabete insipido: i primi presentano infatti una notevole diminuzione del sodio plasmatico, che è normale nei secondi. I ratti surrenectomizzati con diabete insipido mostrano inoltre valori piuttosto elevati della potassiemia, anche se non del grado dei controlli surrenectomizzati. Sembra quindi che il rene, in assenza di ADH e di ormoni corticali, sia in grado di riassorbire maggiore quantità di sodio che non quando la funzionalità neuroipofisaria sia integra e venga a mancare quella surrenalica. A conclusione della serie di esperienze condotte è stato discusso il significato delle interrelazioni funzionali tra adiuretina ed ACTH da un lato ed eliminazione dei corticosteroidi dall'altro.

Zusammenfassung

Diese Arbeit betrifft einerseits die Wechselbeziehung des adenohypophysären Corticotropins (ACTH) und des hypothalamo-neurohypophysären antidiuretischen Hormons (ADH) sowie die Korrelation zwischen Nebennierenrindenhormonen und dem ADH in bezug auf die Niere.

Neurohypophysektomierte Ratten mit konsekutivem Diabetes insipidus besaßen eine normale Funktion des Hypophysenvorderlappens, normale Wachstumsgeschwindigkeit, normales Körper- und Gonadengewicht. Die Weibchen hatten normale Oestruszyklen. Bei der Autopsie zeigten die Tiere im Hypothalamus Degeneration der Nuclei supraoptici und paraventriculares. Ratten mit Diabetes insipidus, die eine Stunde lang einer Temperatur von 30° F ausgesetzt waren, wiesen einen nicht so starken Abfall der suprarenalen Askorbinsäure (13,8%iges Absinken) wie die Kontrolltiere (24,2%igen Abfall) auf. Die gleichzeitig erhöhte ACTH-Ausschüttung (zumindest nach den Veränderungen des suprarenalen Askorbinsäuregehaltes beurteilbar) bei Anwesenheit von ADH wurde durch andere Untersuchungen bewiesen. Obwohl Normalratten bei durch Magensonde applizierter hypertonischer Kochsalz- oder Wasserbelastung eine Verminderung der suprarenalen Askorbinsäure zeigten, die äquivalent einer Scheinbelastung dieser Tiere war — was dem Behandlungsverfahren zuzuschreiben ist — bestand die Möglichkeit, bei Ratten nach vorherigem Anlegen einer Kanüle ohne emotionellen Reiz, intravenös zu infundieren. Bei diesen Tieren verursachte die hypertone Kochsalzinfusion (wodurch ADH-Ausschüttung bewirkt wird) einen beträchtlichen Abfall der suprarenalen Askorbinsäure, nämlich 25,5%; dagegen hatte eine analoge Infusion mit RINGER-Lösung nur eine geringe Askorbinsäureverminderung (7,5%) zur Folge.

Andere Versuche erforderten die Anwendung von Arzneimitteln. So hemmte die Injektion von Phenobarbituratnatrium bei Normalratten, die der Kälte ausgesetzt wurden (Systemstress?), die starke Herabsetzung des suprarenalen Askorbinsäuregehaltes (14,8%) gegenüber den nicht behandelten Kontrollen (30%). Jedoch übte dieses Mittel keinen Einfluß auf die suprarenale Askorbinsäureverminderung (d. h. 33,5% Abfall) bei den mittels Magensonde mit hypertoner Kochsalzlösung belasteten Tieren aus (Emotionsstress?), auch veränderte es nicht die Urinmenge gegenüber den Normalwerten weder bei Wasserbelastung, noch bei Gabe von hypertoner Kochsalzlösung.

Die Nebennieren von Ratten mit Diabetes insipidus sind bedeutend schwerer als die der Kontrolltiere. Außerdem zeigt die Nebennierenrinde histologische Zeichen einer Hyperaktivität mit Verbreiterung der Zona fasculata und Verschmälerung der Zona glomerulosa. Es scheint, daß diese Ratten bei Wasserbelastung eine fünfmal größere aktive Nebennierenrindenfunktion brauchen, um eine Ausscheidung zu verursachen, als die Normaltiere. Die Bedeutung der Nebennierenrinde wird dadurch bewiesen, daß es für adrenalektomierte und adrenalektomierte-neurohypophysektomierte Tiere gleich schwer ist, bei Wasser- und Kochsalzbelastung auszuscheiden, obwohl Ratten mit Diabetes insipidus nach Wasserbelastung eine normale Harnausscheidungsrate und nach Gabe von hypertoner Kochsalzlösung eine Diurese zeigen. Es scheint, daß dieser außerordentlich hohe Prozentsatz der renalen tubulären Wasserrückresorption beim adrenalektomierten Tier keine Funktion der Hypophysenhinterlappensekretion ist, sondern durch das Fehlen der adrenocorticalen Hormone verursacht wird. Nichtsdestoweniger bestehen deutliche Unterschiede zwischen adrenalektomierten Kontrolltieren und adrenalektomierten Ratten mit Diabetes insipidus. Dies wird an Hand von autoptischen Befunden bewiesen. Die Verminderung des Natriums im Plasma, die bei adrenalektomierten Tieren gefunden wird, fehlt bei adrenalektomierten Ratten mit Diabetes insipidus, die normale Natriumwerte des Plasma besitzen. Dagegen aber zeigen letztere ein etwas erhöhtes Kaliumniveau im Plasma, obgleich die Zunahme über die Normalwerte nicht so groß ist, als die bei adrenalektomierten Kontrollratten.

Es scheint, daß die Niere bei Mangel sowohl an ADH, als an adrenocorticalen Hormonen eine größere Fähigkeit besitzt, Natrium rückzuresorbieren, als wenn bei Mangel an corticalen Hormonen ADH vorhanden ist. Das bestätigen die Ergebnisse von 24-Stunden-Stoffwechselversuchen an den zwei Kategorien adrenalektomierter Tiere.

Die Befunde dieser verschiedenen Versuche werden besprochen und die mögliche Bedeutung des Einflusses von ADH sowohl auf die ACTH-Sekretion wie auf die Rolle der Sekrete des Endorganes der ACTH-Wirkung — die Corticosteroide — wird diskutiert.

Résumé

Ce rapport traite, d'un côté, l'intéraction de la corticotropine de l'adénohypophyse (ACTH) avec l'hormone antidiurétique hypothalamo-neurohypophysaire, et, de l'autre côté, les corrélations des hormones corticales et de l'ADH au niveau du rein.

Des rats avec diabète insipide suivant hypophysectomie, possédaient une normale fonction du lobe antérieur de l'hypophyse, comme démontraient la normale vitesse de croissance, les poids du corps et des gonades normaux, et, dans les femelles, de normaux cycles d'œstre. A l'autopsie ces animaux montraient une dégénération des noyaux supraoptique et paraventriculaire de l'hypothalamus. Ces rats avec diabète insipide ne montraient pas une dégénération des noyaux supraoptique et paraventriculaire de l'hypothalamus. Ces rats avec diabète insipide ne montraient pas un videment de l'acide ascorbique surrénal (qui était diminué du 13,8%), lorsqu'ils étaient exposés à une température de 0° C pendant une heure. L'injection d'ADH (aussi bien que de vasopressine), juste avant le stress par froid, causait une diminution plus marquée d'acide ascorbique surrénal (24,2%) dans des rats avec diabète insipide. Cette association d'émission augmentée d'ACTH (du moins pour ce qu'on peut juger par les variations du contenu d'acid ascorbique des surrénales) avec la présence d'ADH, fut successivement confirmée par d'autres expériences. Bien que des rats normaux traités avec une solution saline hypertonique ou avec de l'eau à travers une sonde gastrique montrassent une diminution de l'acide ascorbique surrénal égale à celle des animaux faussement traités (cela à cause des manipulations expérimentales), on a réussi à infuser dans les veines des rats précédemment canulés, en évitant l'excitement émotif. Dans ces rats, l'infusion de solution saline hypertonique (provoquant ainsi l'émission d'ADH) causait une remarquable réduction du contenu d'acide ascorbique surrénal, c'est-à-dire un videment du 25,5%; tandis qu'une équivalente infusion de solution de Ringer causait seulement une petite diminution d'acide ascorbique surrénal (7,5%).

Dans d'autres expériences on a usé des substances chimiques. Ainsi l'injection de phényle-éthyle-barbiturate sodique à des rats normaux avant l'exposition au froid (stress systémique?) empêchait la forte diminution du contenu d'acide ascorbique surrénal (c'est-à-dire qu'il provoquait seulement une diminution du 14,8%) trouvée dans les sujets normaux non traités (c'est-à-dire une diminution du 30%). Mais cette substance n'avait aucune influence sur le videment d'acide ascorbique surrénal (diminution du 33,5%) dans des animaux traités avec une solution saline hypertonique à travers une sonde gastrique (stress émotif?); elle n'éloignait pas de même la vitesse du flux urinaire des valeurs normales, après traitement avec de l'eau ou de la solution hypertonique.

Les glandes surrénales des rats avec diabète insipide pèsent remarquablement plus que celles des animaux de contrôle. De plus la corticale présente des signes histologiques d'hyperactivité, car la zona fasciculata est saillante et la zona glomerulosa abolie. Il semblerait qu'à ces rats, qui doivent résoudre le problème d'une introduction d'eau à peu près 5 fois plus grande que les animaux normaux, il faudrait une fonction rénale active pour réussir à l'éliminer. Le rôle de la cortico-surrénale est mis en particulière évidence par l'égale difficulté pour les animaux surrénalectomisés, et surréno-neurohypophysectomisés, d'excréter le charge d'eau ou de solution saline, bien que des rats avec diabète insipide aient une normale vitesse d'élimination d'urine après charge d'eau, et une diurèse après charge de solution hypertonique. Il semble que le pour cent anormalement haut de réabsorption rénale d'eau, dans les animaux surrénalectomisés, ne soit pas une fonction de la sécrétion du lobe postérieur, mais qu'il soit causé par le manque d'hormones corticales. Cependant on trouve des différences entre les animaux surrénalectomisés de contrôle et les rats surrénalectomisés et avec diabète insipide. Cela est démontré, par exemple, par les données d'autopsie, où la diminution au dessous des valeurs normales du contenu de sodium de plasma, trouvée dans les animaux surrénalectomisés, n'est pas présente dans les animaux surrénalectomisés, et avec diabète insipide, qui montrent des valeurs normales du contenu de sodium du plasma. Ces derniers animaux montrent, cependant, un niveau un peu plus haut du potassium du plasma, bien que cette augmentation au dessus des valeurs normales ne soit pas aussi haute que celle des rats de contrôle surrénalectomisés. Il semble que le rein, faute d'ADH et d'hormones corticales, soit plus capable de réabsorber le sodium qu'en présence d'ADH et faute d'hormones corticales. Cela est confirmé par les résultats des études métaboliques sur une période de 24 heures sur les deux catégories d'animaux surrénalectomisés.

On examine les résultats de ces différentes expériences et on discute la signification possible de l'influence de l'ADH sur la sécrétion d'ACTH et sur le rôle du secrétat de l'organe terminal (c'est-à-dire sur les corticostéroïdes).

References

BRIGGS, F. N. and P. L. MUNSON: J. clin. Endocrin. **14,** 811—812 (1954).
CHESTER JONES, I.: Mem. Soc. Endocrin. 5, 102—124 (1955a); Brit. Med. Bull. **11,** 156—160 (1955b); In: The Neurohypophysis. Proc. 9th Symp. Colston Res. Soc. Ed. H. HELLER. London: Butterworths. (1957a); The Adrenal Cortex. Cambridge: University Press. (1957b).
CHESTER JONES, I. and A. WRIGHT: J. Endocrin. 10, 266—272 (1954).
COLFER, H. F., J. DE GROOT and G. W. HARRIS: J. Physiol. **111,** 328—334 (1950).
FORTIER, C.: Endocrinology 49, 782—788 (1951).
FRIEDGOOD, H. B.: Endocrine Function of the Hypophysis. O.U.P., N. Y. (1946).
GANONG, W. F. and D. M. HUME: Endocrinology **55,** 474—483 (1954).
GEMZELL, C. A. et al.: Endocrinology 49, 325—336 (1951).
GERSHBERG, H. et al.: Yale J. Biol. Med. **23,** 32—51 (1950).
GINSBURG, M. and H. HELLER: J. Endocrin. 9, 283—291 (1953).
GREEP, R. O. and I. CHESTER JONES: Rec. Progr. Hormone Res. 5, 197—261 (1950).
GROOT, J. DE and G. W. HARRIS: J. Physiol. **111,** 335—346 (1950).
HARRIS, G. W.: Physiol. Rev. **28,** 139—179 (1948); Neural Control of the Pituitary Gland, Monographs of the Physiological Society, 3. Edward Arnold Ltd. (1955).
HODGES, J. R.: J. Endocrin. 9, 342—350 (1953).
HUME, D. M.: Ciba Foundation Colloquia on Endocrinology **4,** 87—99 (1952); Ann. Surg. **138,** 548—557 (1953).
HUME, D. M. and G. J. WITTENSTEIN: Proc. 1st. Clin. ACTH Conf. 134—146. J. R. MOTE, Ed. Philadelphia: Blakiston & Co. (1950).
LONG, C. N. H.: Fed. Proc. **6,** 461—471 (1947).
MARTINI, L. and A. DE POLI: J. Endocrin. **13,** 229—234 (1956).
McCANN, S. M.: Amer. J. Physiol. **175,** 13—20 (1953).
McCANN, S. M. and J. R. BROBECK: Proc. Soc. exp. Biol. N. Y. 87, 318—324 (1954).
McCANN, S. M. and KATHERINE L. SYDNOR: Proc. Soc. exp. Biol. N. Y. **87,** 369—373 (1954).
MIRSKY, I. A., M. STEIN and G. PAULISCH: Endocrinology **55,** 28—39 (1954).
MUNSON, P. L. and F. N. BRIGGS: Recent Prog. Hormone Research **11,** 83—107 (1955).
PORTER, R. W.: Amer. J. Physiol. **172,** 515—519 (1953); Rec. Progr. Hormone Res. **10,** 1—18 (1954).
RONZONI, ETHEL and S. REICHLIN: Amer. J. Physiol. **160,** 490—498 (1950).
ROTHBALLER, A. B.: Anat. Rec. **115,** 21 (1953).

Sayers, G. and M. A. Sayers: Endocrinology 40, 265—273 (1947).
Selye, H.: Textbook of Endocrinology. Acta Endocrinologica. Canada: Univ. Montreal. (1947); Annual Report on Stress. Montreal: Acta, Inc. (1951).
Stack-Dunne, M. P. and F. G. Young: Ann. Rev. Biochem. 23, 405 (1954).
Sydnor, K. L. and G. Sayers: Endocrinology 55, 621—636 (1954).
Tepperman, J. and J. S. Bogardus: Endocrinology 43, 448—450 (1948).
Verney, E. B.: Proc. Roy. Soc. B. 135, 25—106 (1947).
Vogt, M.: The Suprarenal Cortex. Proc. 5th Symp. Colston Res. Soc. Ed. J. M. Yoffey. London: Butterworths. (1953).
Zuckerman, S.: Ciba Found. Coll. End. 4, 213—227 (1952); The Suprarenal Cortex. Proc. 5th Symp. Colston Res. Soc. Ed. J. M. Yoffey. London: Butterworths. (1953); Ciba Found. Coll. End. 8, 551—593 (1955).

Professor Dr. I. Chester Jones, The University of Liverpool, Department of Zoology, *Liverpool*, England.

Disputatio

P. Preziosi (Napoli): Riferendosi alle osservazioni dei Relatori sulla capacità dei barbiturici e non del Largactil di inibire le modificazioni corticosurrenali, che si determinano nel ratto in seguito all'esposizione al freddo, il dr. Preziosi chiede quale fosse lo stato di depressione degli animali eventualmente indotto dagli anzidetti farmaci prima della esposizione al freddo. Infatti la possibilità di inibire le alterazioni cortico-surrenali da freddo, può essere soltanto realizzata determinando T corporee alle quali si ottenga la paralisi funzionale dell'asse ipofisi-surrenalico, vivamente sollecitato nel corso della esposizione al freddo. Perchè una tale condizione si realizzi, occorre che le sostanze ad effetto depressivo sul S.N.C. dell'animale in esperimento siano somministrate in dosi tali, da determinare uno stato depressivo così intenso da impedire le reazioni muscolari al freddo e la contemporanea reazione adrenergica. In tal modo il freddo potrà esplicare appieno la sua azione ipotermizzante e si avrà, una volta raggiunte determinate temperature corporee, la paralisi funzionale dell'asse ipofiso-surrenalico e di conseguenza la mancanza delle alterazioni cortico-surrenali da freddo. Tali affermazioni sono documentate da una serie di ricerche del dr. Preziosi sulla possibilità di inibire le reazioni cortico-surrenali al freddo mediante un pretrattamento dell'animale in esperimento (ratto) con un cocktail litico costituito da Mefedina, Fargan e Largactil, e sperimentato in dosi pro kg. corrispondenti e 5 e 25 volte superiori a quelle terapeutiche umane. L'inibizione delle alterazioni cortico-surrenali da freddo si è registrata soltanto nei ratti trattati con l'anzidetto cocktail litico in dosi 25 volte superiori alle terapeutiche umane, in quanto soltanto a tali dosi il cocktail determina uno stato di profonda depressione degli animali di prova e di conseguenza T corporee bassissime in seguito alla esposizione al freddo. Va rilevato che in tali condizioni non si verifica neppure lo "stress" da cocktail in dosi 25 volte superiori alle terapeutiche umane, stress evidente negli animali non esposti al freddo.

In altre parole è lo stato di depressione dell'animale prima dell'esposizione al freddo che condiziona la inibizione delle alterazioni corticosurrenali da freddo; un farmaco può proteggere o non proteggere dalle modificazioni cortico-surrenali da freddo a secondo che la dose somministrata sia o meno in grado di determinare uno stato di profonda depressione dell'animale in prova. Si ricordino a tal proposito anche i reperti di Khalil[1], il quale ha documentato la possibilità di inibire mediante etere le modificazioni cortico-surrenali da freddo, soltanto provocando mediante opportuna somministrazione del narcotico un profondo e continuo stato depressivo del ratto in esperimento.

---

[1] Brit. Med. J. II, 138 (1954).

Department of Pharmacology, University of Oxford

Release of Oxytocin and Antidiuretic Hormone in Response to Drugs

By

J. M. Walker

It would be interesting to have information about the action of drugs on the hypothalamo-hypophysial system, for such information might help us to know by what pathways the hypothalamic nuclei are normally influenced, and lead us to a better understanding of the way in which oxytocin and ADH are normally secreted. Unfortunately, as I shall try to show, exact information on this subject is rather meagre, and much therefore that I shall have to say will be conjecture.

When one looks carefully at accounts of drugs which may stimulate the neurohypophysis, one finds that there is only a rather short list of substances for whose stimulant action there is at least reasonably good experimental support. Much of the earlier work on, for instance, the action of the anaesthetics on water excretion failed fully to allow for the possible effects of the anaesthetic on absorption of water from the intestine or for a direct action on renal function. However I have listed in Table 1 some of the important drugs, and I shall now attempt to discuss the possible modes of action of a few of these.

Table 1. *Substances which release ADH and oxytocin*

	ADH	Oxytocin
Ether (GINSBURG and HELLER, 1953)	+	
Phenobarbitone (DE BODO and PRESCOTT, 1945)	+	
Pentobarbitone (DE BODO and PRESCOTT, 1945).	+	
Acetylcholine (ABRAHAMS and PICKFORD, 1954) ...	+	+
Nicotine (BURN, TRUELOVE and BURN, 1945) ...	+	
Morphine (DE BODO, 1944)....................	+	
Yohimbine (FUGO, 1944).....................	+	
Ferritin (BAEZ, MAZUR and SCHORR, 1952)......	+	
ATP (DEXTER, STONER and GREEN, 1954)	+	

Let us consider, first of all, acetylcholine. PICKFORD (1947) has shown that small amounts of acetylcholine, when injected directly into the supraoptic nucleus, cause effects which strongly suggest a liberation of ADH. Furthermore, the anticholinesterase DFP, injected in the same way, causes a transient anti-diuresis (DUKE, PICKFORD and WATT, 1950). It would appear likely, then, that there exists in the nucleus a synapse at which acetylcholine is the transmitter and which is analogous to a peripheral autonomic ganglion. This is supported by the observation that nicotine is also a potent stimulator of the neurohypophysis, just as it is of peripheral ganglia. In man, the smoking of a cigarette or the intravenous injection of nicotine inhibits water diuresis (BURN, TRUELOVE and BURN, 1945), an effect which is reduced or absent in patients with diabetes insipidus (CHALMERS and LEWIS, 1951). Furthermore, the urine passed after smoking contains a substance which is antidiuretic in rats, whereas that passed before smoking does not (TAYLOR and WALKER, 1951). But when one examines the action of ganglionic blocking agents, this analogy breaks down. None of the blocking agents hexamethonium, pentamethonium, or tetraethylammonium has any effect, even when given in doses which effectively block the ability of nicotine to raise the blood pressure, stimulate chemoreceptors and cause convulsions (SUPEK and EISEN, 1953; BISSET and WALKER, 1953). It is clear that the synapse at the supraoptic nucleus has pharmacological properties quite different from those of peripheral ganglia. The situation becomes even more complicated when the action of morphine is examined. This drug is effective, like acetylcholine, when injected directly into the region of the supraoptic nucleus. If the anticholinesterase DFP is injected previously, acetylcholine is ineffective, but morphine retains its activity (PICKFORD, 1953). These two drugs must therefore have quite different modes of action. Again, the actions of the anaesthetics are not well understood. Thus ether and phenobarbitone cause the release of ADH whereas paraldehyde apparently does not (BONSMANN, 1930). Ethanol is in the special position of inhibiting the normal response of the neurohypophysis to osmotic stimuli, but not interfering with the stimulant actions of nicotine or of the withdrawal of blood. Phenobarbitone has the even more peculiar property of itself releasing ADH, while at the same time suppressing the ability of nicotine to do so (SUPEK and EISEN, 1953).

It is indeed very difficult to sort out these curious facts and make from them a coherent story, and I think attention must be paid to two points. In the first place, if we are to compare different anaesthetics with respect to their ability to stimulate the neurohypophysis, we must be sure that the anaesthetics are given in amounts which cause the same depth of anaesthesia. The effect of an anaesthetic may depend not only on its site of action on the central nervous system but also on whether it is predominantly stimulant, as some anaesthetics seem to be in small doses, or wholly depressant. But the second point is more important. For quantitative information on the stimulant properties of drugs, we cannot rely on observing the effects of these drugs in the whole animal. Suppose for instance that we are investigating the power of anaesthetics to release ADH. We cannot say for certain that one anaesthetic is more potent than another because it inhibits the flow of urine more efficiently, for it may have effects of its own on the function of the kidney, which mask or exaggerate the action of ADH we are studying.

What seems to be needed is knowledge of the actual amounts of neurohypophysial hormones appearing in the blood after the administration of drugs, and Dr. G. W. BISSET and I have made a start on this problem at Oxford. We have evolved a method by which blood is taken from the external jugular vein of rats, is treated with acid ethanol and then, after centrifugation to remove the precipitated proteins, concentrated by evaporation under reduced pressure, and which allowed us to test the resulting extract on the isolated uterus of the rat, and by intravenous injection into the rat anaesthetised with ethanol (BISSET and WALKER, 1954). There are two points about the results obtained with this method. In the first place, in order to obtain sufficient material on which to carry out the assays, it was necessary to take quite a large amount of blood. It has been shown that withdrawal of blood may itself be a potent stimulus for the production of ADH (GINSBURG and HELLER, 1953), and this fact complicates the interpretation of our findings. The second point is that it was not always possible to destroy all the oxytocic activity in our extracts with sodium thioglycollate, which means that there was activity present not of pituitary origin. One of these factors was potassium, and was easily removed by dialysis. Another factor or factors is sometimes present however. It is not 5-hydroxytryptamine, but we believe that it may be identical with the pain-producing substance (which is also oxytocic) which is found when blood is allowed to remain in contact with glass (ARMSTRONG, JEPSON, KEELE and STEWART, 1954). We have recently taken care to use only syringes and beakers made of polythene, which does not lead to the production of this substance, and we have found that under these conditions non-specific activity is seldom present.

Results obtained in this way show a number of interesting features (BISSET and WALKER, 1956). The blood of the control animals anaesthetised with ethanol, contained about 1.0 milliunit of each hormone per ml. Now GINSBURG and HELLER (1953) have shown that removing large amounts of blood causes the appearance of ADH in the jugular blood of rats, and our figures both for oxytocin and ADH do not seem to be incompatible with theirs. After nicotine there are significant increases in the levels of both ADH and oxytocin; when the nicotine is preceded by hexamethonium, there is, as would be expected, no striking difference between the levels found and those after nicotine alone. One interesting result concerns the action of a large dose of hexamethonium by itself, for there is a rise in the level of ADH in the blood, without any significant alteration in that of oxytocin. This outpout of ADH may well be due to the profound fall of blood-pressure which the drug causes, and may be analogous to the output of ADH after fainting (NOBLE and TAYLOR, 1953). Another interesting point is that the ratio of oxytocin to ADH in our experiments was in the region of 1, a much lower ratio than is thought to occur in the neurohypophysial secretions of other animals. Whether this lower ratio is the result of the special conditions of our experiments or is characteristic of the rat species remains to be investigated.

So far we have been thinking in terms of the actions of drugs on the hypothalamus itself or elsewhere in the central nervous system. There remains a possibility, which as far as I know has not yet been investigated, namely that some substances may release the hormones from the site where they are actually stored in the gland itself. I mention this possibility because oxytocin and ADH are partly located in, or at any rate associated with, particles which are of the size of mitochondria (PARDOE and WEATHERALL, 1955). Table 2 shows some of the results, giving the figures for oxytocin only, which Dr. L. MARTINI and I have recently obtained in the dog. It will be seen that if homogenates of the hypophysis are made in isotonic sucrose and then centrifuged to precipitate the mitochondria, about half the oxytocic activity is associated with the deposit and half with the supernatant.

Table 2. *Dog's pituitary gland homogenised with isotonic sucrose and centrifuged to precipitate mitochondria* (MARTINI and WALKER, 1956)

Percentage oxytocic activity	
Deposit	Supernatant
59	41
68	32
47	53
52	48
60	40
58	42
50	50
59	41
Mean 57	43

Now we know that histamine is present in mitochondria and can be released from them by histamine releasers (MONGAR and SCHILD, 1954); and that

5-hydroxytryptamine is located in mitochondria and can be released from them by reserpine (GIARMAN, 1956). It will be very interesting to see whether ADH or oxytocin can be released from their mitochondria by drugs, and if so whether these drugs stimulate the neurohypophysis in the living animal.

Summary

The neurohypophysis may be stimulated by a number of drugs, whose diversity suggests that their modes or sites of action may be different. The idea that the supra-optic nucleus is analogous to a peripheral autonomic ganglion is not supported by the fact that the stimulant action of nicotine upon it is unaffected by ganglionic blocking-agents. A satisfactory method of investigating the actions of drugs involves the assay of the neurohyphysial hormones in the jugular venous blood. The method avoids the difficulty that the drugs tested themselves frequently have effects on the organs on which the action of neurohypophysial hormones is being studied. It also gives information about the release of oxytocin in response to drugs, about which very little is known, and makes possible the calculation of the ratio in which the hormones are secreted. Further work on these lines, including a study of the action of the anaesthetics and also newer drugs which act primarily on the hypothalamus, should increase our knowledge of the control of the neurohypophysis by impulses from other parts of the central nervous system.

Riassunto

La neuroipofisi può essere stimolata da numerosi farmaci, che, essendo diversi tra loro, ci inducono a pensare che le loro modalità o sedi di azione possano essere differenti. L'opinione che il nucleo sopraottico sia analogo ad un ganglio autonomo periferico non è sostenuta dal fatto che l'azione stimolante della nicotina su di esso non è influenzata dagli agenti bloccanti gangliari. Un metodo soddisfacente per studiare l'azione dei farmaci comprende il dosaggio degli ormoni neuroipofisari nel sangue venoso giugulare. Questo metodo evita la difficoltà che i farmaci esaminati abbiano spesso loro stessi un effetto sugli organi, su cui si studia l'azione degli ormoni neuro-ipofisari. Esso ci informa anche sull'emissione di ossitocina in risposta a farmaci, su cui si sa molto poco, e rende possibile il calcolo del rapporto in cui gli ormoni vengono secreti. La ricerca in questa direzione, compreso lo studio dell'azione degli anestetici ed anche di più recenti farmaci che agiscono principalmente sull'ipotalamo, dovrebbe accrescere le nostre conoscenze sul controllo esercitato da impulsi provenienti da altre parti del sistema nervoso centrale sulla neuroipofisi.

Zusammenfassung

Die Neurohypophyse kann durch zahlreiche Substanzen stimuliert werden, deren Verschiedenheit auf einen differenten Wirkungsmodus oder einen differenten Angriffs-punkt hinweist. Die Vorstellung, daß der Nucleus supraopticus einem peripheren autonomen Ganglion gleichzusetzen ist, wird durch die Tatsache, daß eine von Nikotin verursachte Reizung durch Ganglienblocker nicht aufgehoben wird, widerlegt. Ein befriedigendes Verfahren zur Untersuchung von pharmakologischen Wirkungen ist die Bestimmung der neurohypophysären Hormone im Jugularisvenenblut. Dieses Verfahren vermeidet die Fehlerquelle, daß die geprüften Pharmaka oft selbst auf jene Organe wirken, an denen ein Effekt von neurohypophysären Hormonen unter-sucht wird. Die Methode gibt auch Aufschluß über die noch sehr wenig bekannte Ausschüttung von Oxytocin als Reaktion auf Drogen und ermöglicht die Berechnung der sezernierten Hormonmenge.

Weitere Untersuchungen in dieser Richtung einschließlich eines Studiums über die Wirkung von Anästhetika und neueren Mitteln, die primär auf den Hypothalamus wirken, sollen unsere Kenntnisse hinsichtlich der von anderen Teilen des ZNS kom-menden Impulse zur Steuerung der Neurohypophyse vermehren.

Résumé

La neurohypophyse peut être stimulée par de nombreuses substances dont la diversité fait penser que leur modalités ou lieux d'action puissent être différents. Le concept que le noyau supraoptique soit analogue à un ganglion autonome péri-phérique n'est pas soutenu par le fait que l'action stimulante de la nicotine n'est pas influencée par les paralysantes ganglionnaires. Une méthode satisfaisante pour étudier les actions des substances chimiques entraîne le dosage des hormones neurohypophysaires dans le sang veineux jugulaire. Cette méthode évite la difficulté que les substances étudiées influencent elles-mêmes les organes dans lesquels on étudie l'action des hormones neurohypophysaires. Elle nous renseigne aussi sur l'émission d'oxytocine en réponse à des substances chimiques, dont on connaît fort peu à présent, et permet de calculer en quel rapport les hormones sont sécrétés. D'ultérieur travail en cette direction, avec l'étude de l'action des anesthésiques et aussi de nouvelles substances qui agissent premièrement sur l'hypothalamus, devrait augmenter nos connaissances sur le contrôle de la neurohypophyse par des stimulations provenant d'autres parties du système nerveux central.

References

ABRAHAMS, V. C. and M. PICKFORD: Simultaneous observations on the rate of urine flow and spontaneous uterine movements in the dog, and their relationship to posterior lobe activity. J. Physiol. **126**, 329—346 (1954).

ARMSTRONG, D., J. B. JEPSON, C. A. KEELE and J. W. STEWART: Development of pain-producing substance in human plasma. Nature, Lond., **174**, 791—792 (1954).

BAEZ, S., A. MAZUR and E. SCHORR: Role of the Neurohypophysis in Ferritin-induced antidiuresis. Amer. J. Physiol. **169**, 123—133 (1952).

BISSET, G. W. and J. M. WALKER: The effect of hexamethonium on the antidiuretic action of nicotine in the rat. Abstracts of communications, XIXth International Physiological Congress, p. 251 (1953); Assay of oxytocin in blood. J. Physiol. **126**, 588—595 (1954); The effects of nicotine, hexamethonium and ethanol on the release of oxytocin and antidiuretic hormone in the rat. In Preparation (1956).

BONSMANN, M. R.: Schlafmittel und Diurese beim Hunde. Arch. exper. Path. Pharmakol. **156**, 160—175 (1930).

BURN, J. H., L. H. TRUELOVE and I. BURN: The antidiuretic action of nicotine and of smoking. Brit. med. J. **1**, 403—406 (1945).

CHALMERS, T. A. and A. A. G. LEWIS: A nicotine test for the investigation of diabetes insipidus. Clin. Sci. **10**, 137—144 (1951).

DE BODO, R. C.: Antidiuretic action of morphine and its mechanism. J. Pharmacol. **82**, 74—85 (1944).

DE BODO, R. C. and K. F. PRESCOTT: The antidiuretic action of barbiturates (phenobarbital, amytal, pentobarbital) and the mechanism involved in this action. J. Pharmacol. **85**, 222—233 (1945).

DEXTER, D., H. B. STONER and H. N. GREEN: The release of posterior pituitary antidiuretic hormone by adenosine triphosphate. J. Endocrin. **11**, 142—159 (1954).

DUKE, H. N., M. PICKFORD and J. A. WATT: The immediate and delayed effects of diisopropylfluorophosphate injected into the supraoptic nuclei of dogs. J. Physiol. **111**, 81—88 (1950).

FUGO, N. W:. Antidiuretic action of yohimbine. Endocrinology **34**, 143—148 (1944).

GIARMAN, N. J., quoted by H. BLASCHKO: Symposium on Hypertension, in the press (1956).

GINSBURG, M. and H. HELLER: Antidiuretic activity of blood obtained from various parts of the cardiovascular system. J. Endocrin. **9**, 274—282 (1953).

MARTINI, L. and J. M. WALKER: Unpublished results (1956).

MONGAR, J. L. and H. O. SCHILD: The effect of histamine releasers and anaphylaxis on intracellular particles of guineapig lung. J. Physiol. **126**, 44 P (1954).

NOBLE, R. L. and N. B. G. TAYLOR: Antidiuretic substances in human urine after haemorrhage, fainting, dehydration and acceleration. J. Physiol. **122**, 220—237 (1953).

PARDOE, A. U. and M. WEATHERALL: The intracellular localization of oxytocic and vasopressor substances in the pituitary glands of rats. J. Physiol. **127**, 201—212 (1955).

PICKFORD, M.: The action of acetylcholine in the supraoptic nucleus of the chloralosed dog. J. Physiol. **106**, 264—270 (1947); Substances affecting the release of the antidiuretic hormone from the posterior pituitary. J. Endocrin. **9**, 111 (1953).

SUPEK, Z. and V. EISEN: The action of nervous depressants on the antidiuretic and chloruretic effect of nicotine. Arch. int. Pharmacodyn. **93**, 75—82 (1953).

TAYLOR, N. B. G. and J. M. WALKER: Antidiuretic substance in human urine after smoking. J. Physiol. **113**, 412—418 (1951).

Dr. J. M. WALKER, Department of Pharmacology, Worcester College, *Oxford*, England.

Disputatio

P. PREZIOSI (Napoli): Il Prof. WALKER ha ricordato nella sua relazione che l'esametonio non è in grado di modificare, nel ratto, l'attività corticostimolante della nicotina. Poichè la nicotina determinerebbe una stimolazione della corteccia surrenale in seguito a liberazione di ACTH, scatenata da ormoni postipofisari secreti in eccesso dal nucleo sopraottico per azione di tale alcaloide, il dr. PREZIOSI ricorda gli esperimenti da lui compiuti nel ratto allo scopo di accertare una eventuale azione protettrice dell'esametonio nei riguardi delle modificazioni corticosurrenali da adrenalina, modificazioni che si avrebbero per liberazione di ACTH a seguito di un effetto stimolante dell'adrenalina sui centri ipotalamo-diencefalici che controllano la secrezione di corticotropina.

Le indagini eseguite dal dr. PREZIOSI non hanno documentato una inibizione dello "stress" da adrenalina in animali trattati con ganglioplegici in dosi pro kg., sia corrispondenti alle terapeutiche umane sia a queste 5 volte superiori.

Laboratorio de Biología y Fisiología, Facultad de Filosofía y Educación,
Universidad de Chile

Zonal Basophilic Pituitogram on Rats Injected with Neurohypophyseal Extracts

By

S. Avilés, G. Muñoz-Mardones y V. Silva-Moreno

With 1 Figure

Introduction

Assuming the total dependence of the pituitary upon the hypothalamus, it is probable that the control of the anterior pituitary is excerted through the portal system [1, 2], the integrity of which is essential to the response of the adenohypophysis to those stimula modifying its activity [3, 4].

No other way being present, the portal circulation is the only one relating the hypothalamus and the adenohypophysis, through which the chemical agents that supposedly regulate the activity of the anterior pituitary may be carried.

FRAJA and MARTINI [5] and SAFFRAN [6] have shown that the injection of extracts from the neurohypophysis or the pure hormonal principles, vasopressin and oxytocin, evoke a change in the anterior lobe activity with a discharge of ACTH. Consequently, it may occur that besides their characteristic functions, these hormones could act as agents originated in the hypothalamus, and carried to the adenohypophysis by the portal system.

A hypothesis may be based on the already mentioned facts. If the hormones from the neurohypophysis bring forth a discharge of ACTH in the anterior pituitary there must also be a change in the pattern of the cell types.

As FERRER [7] demonstrated that the adrenalectomy in rats produced a deviation to the left of the basophilic pituitogram and an increase of Primordial and GOLGI II cells, it would be likely to think that an injection of an extract from the neurohypophysis could give a pattern similar to the one obtained in FERRER's adrenalectomized animals.

Method

The rats were distributed in two groups, each one consisting of 8 animals, with the same body weight (250 gr.), the same age (5 months) and from the same litter.

One of the two groups was injected subcutaneously with extracts from neurohypophysis (Pituitrol-Sanitas) in a dose of 2.000 m. u. per rat, every 12 hours and during 10 days. This preparation which is a commercial extract of bovine neurohypophysis, contains not only the oxytocic principle but also an equivalent amount of the antidiuretic-vasopressor agent. To avoid SELYE's Stress effect [8], a control group (same number of rats) injected with NaCl 0.9% and under the same conditions, was utilized.

Two hours following the last injection by means of craneotomy and using ether as anesthesia, the hypophysis were extracted and immediately fixed. The histological method used, McMANUS-HOTCHKISS [9] modified, was as follows:

A. Fixation in HELLY, 2 hours; water cleansing, 24 hours.

B. Paraffin inclusion.

C. The sections were cut 5 microns and then treated with the following method:

1. *Lugol*, 10 minutes.
2. Sodium hyposulphite, 5 %, 1 minute.
3. Washed up in tap water.
4. Periodic acid solution (0.5 %), 10 minutes.
5. Water cleansing.
6. Schiff solution, 30 minutes, and prepared as follows: Ground basic fuchsin, 1 gr. added boiling water, 200 ml. strongly shaken for 5 minutes to let it solve. Cooled down to 50° C, filtered and then added 25 gr. normal HCl; cooled down again to 25° C and added sodium hyposulphite (1 gr.). The solution must be kept at the room temperature in a dark bottle.
7. Tap water.
8. Differenciation in 70° alcohol, 2 minutes, and then a short cleansing.
9. Harris hematoxylin, 4 minutes, and differenciation in water (10 minutes).
10. Dehydration in 96° alcohol.

The recount of histological elements was done with Ferrer's method, using 3 coronary sections in each one of the hypophysis extracted. Four to five hundred elements were counted in each one of them, so a percentage ratio could be established among the elements in the basophilic series.

Results

The histological pattern in the animals injected with physiological serum was very much like the curve that Ferrer obtained for normal animals. The mean found for each of the various cell types in this series was:

Cells	% Mean	Standard Deviation
Primordial	10.23	0.14
Golgi I	12.97	0.42
Golgi II	13.08	0.78
Golgi III	20.75	0.33
Golgi IV	37.41	0.70
Vacuolated I................	3.76	0.44
Vacuolated II	6.00	0.23
Vacuolated III	2.00	0.13
Vacuolated IV	1.02	0.20

The injection of extracts from the neurohypophysis produces a modification in the basophilic pituitogram, which does not correspond to the curve Ferrer found for adrenalectomized animals. The latter coincides with the normal curve in the pituitogram, the only difference being a statistical significant decrease in the Golgi I cells (S. D. 2.5) and Golgi II (S. D. 2.1) and an increase in Vacuolated I (S. D. 2.01). The means for this series were:

Cells	% Mean	Standard Deviation
Primordial	7.43	0.67
Golgi I	4.04	0.33
Golgi II	5.59	0.20
Golgi III	19.42	0.56
Golgi IV	38.82	0.86
Vacuolated I................	10.23	0.59
Vacuolated II	6.68	0.53
Vacuolated III	3.41	0.36
Vacuolated IV	2.00	0.20

Discussion

The results show sligthly significant differences in some of the cell types of the hypophysis from animals injected with neurohypophyseal extracts, as compared to controls. It is a variation inverse to the one obtained by FER-RER in adrenalectomized animals, in which Primordial and GOLGI II cells showed an increase in number.

It might happen that in the histological pattern no relation exists between adrenalectomy and the injections of neurohypophyseal extracts. May be in this latter, the changes occur in the other elements of the hypophyseal cells which are not included in FER-RER's basophilic record. Or it could be the case that adrenalectomy modifies the histological pattern in such a way, that it cannot be reproduced by the extracts from the neurohypophysis, since the change in the activity

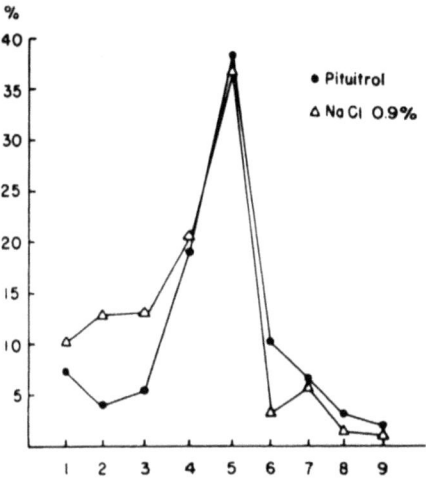

Fig. 1. Basophilic pituitogram of rats injected with NaCl and neurohypophyseal extracts (Pituitrol). In the ordinates are expressed the means of the elements of the basophilic pattern, obtained from anterior pituitary of the rat. In the abscissas the cell types: *1* Primordial, *2* GOLGI I, *3* GOLGI II, *4* GOLGI III, *5* GOLGI IV, *6* Vacuolated I, *7* Vacuolated II, *8* Vacuolated III, *9* Vacuolated IV

that they evoke in the anterior hypophysis, not only increases ACTH but as FRAJA and MARTINI [10] have demonstrated, oxytocin produces in the chicken a discharge of thyrotrophin, and thyroidectomy itself brings forth a deviation to the right in the pituitogram (FERRER), so when an extract from neurohypophysis in injected, anterior pituitary would show a pattern intermediate between adrenalectomy and thyroidectomy which in general, might coincide with our results. Perhaps the hormones of the neurohypophysis do not produce a selective discharge in the anterior lobe since oxytocin can induce a discharge of both ACTH and TTH, but they might act like a non specific stimulant upon the adenohypophysis, where other agents would also act. According to the results obtained by PORTER [11] and NAKAYAMA [12] these last agents might originate in the posterior hypothalamus, but not in the anterior, where oxytocin and vasopressin come from.

Summary

The injection of an extract from bovine neurohypophysis containing both the oxytocic and vasopressor principles produces a change in the basophilic pituitogram of the rat. This change differs from the control curve in the number of GOLGI I, GOLGI II and Vacuolated I cells, and with respect to FERRER's results this variation holds a clear intermediate place between the pattern observed in adrenalectomy and thyroid-ectomy.

Riassunto

La somministrazione di un estratto di neuroipofisi bovina contenente ossitocina e vasopressina induce notevoli modificazioni nel pituitogramma basofilo del ratto. Esso presenta rilevanti variazioni rispetto alla curva dei controlli specie per ciò che riguarda il numero delle cellule prime e seconde di GOLGI e delle cellule vacuolate; paragonando questi risultati a quelli di FERRER si può ritenere che il grado delle variazioni riscontrate occupi un posto intermedio nel quadro citologico adenoipofisario da surrenalectomia e tiroidectomia.

References

1. POPA, G. and U. FIELDING: J. Anat. 65, 88 (1930).
2. GREEN, J. D. and G. W. HARRIS: J. Endocrin. 5, 136 (1947).
3. DE GROOT, J. and G. W. HARRIS: J. Physiol. 111, 335 (1950).
4. HARRIS, G. W. and D. JACOBSOHN: Proc. Roy. Soc. 139, 263 (1952).
5. FRAJA, A. and L. MARTINI: Boll. Soc. Ital. Biol. Sper. 28, 407 (1952).
6. SAFFRAN, M., A. V. SCHALLY and B. G. BENFEY: Endocrinology 57, 439 (1955).
7. FERRER, J. and C. PELLEGRINI: Rev. Soc. Argent. Biol. 28, 180 (1952).
8. SELYE, H.: J. Clin. Endocrin. 6, 117 (1946).
9. FERRER, J.: Personal Reference.
10. FRAJA, A. and L. MARTINI: Arch. Int. Pharmacodyn. 93, 167 (1953).
11. PORTER, R. W.: J. Physiol. 172, 515 (1953).
12. NAKAYAMA, T.: Jap. J. Physiol. 5, 311 (1955).

Dr. S. AVILÉS, Dr. G. MUÑOZ-MARDONES y Dr. V. SILVA-MORENO, Universidad Catolica, Facultad de Filosofía y Educación, Laboratorio de Biología y Fisiología, Casilla 114 D, *Santiago*, Chile.

Istituto di Clinica Medica Generale e Terapia Medica dell'Università di Modena (Direttore: Prof. M. Coppo). Istituto di Anatomia Patologica dell'Università di Padova (Direttore: Prof. M. Raso)

Rilievi metabolici in corso di trattamento con un estratto lipidico della regione diencefalica

B. Bonati, S. B. Curri

Con 1 Figura

Sembra sostenibile che il diencefalo secerna delle frazioni ormonali (neurotrofine) che immerse nel liquor e nel circolo, agirebbero sui centri neurovegetativi e, tramite questi, sulle ghiandole endocrine (García).

L'isolamento del principio attivo della neurosecrezione dell'ipotalamo non è stato sino ad oggi possibile; ciò nonostante le frazioni lipidiche della regione ipotalamica (Curri) si sono dimostrate in grado di esplicare attività biologica complessa (Slusher e Roberts, Curri e Fedeli, Ottaviani e Azzali), tanto da giustificare ulteriori tentativi di frazionamento, correlati alla indagine biochimica ed a ricerche metabolico-ormonali.

Osservazioni personali

Le presenti osservazioni riguardano i nostri rilievi su taluni effetti endocrini e metabolici constatati in un gruppo di 16 soggetti, dopo somministrazione di un estratto lipidico della regione ipotalamica di giovani bovini.

Non intendiamo in questa sede dilungarci sulla liceità e al contempo sui limiti di una identificazione con il neurosecreto delle frazioni estrattive dei nuclei ipotalamici.

Rimandiamo, a tale proposito, ai contributi dei già citati AA., limitandoci a ricordare che la peculiare ricchezza in fosfatidi insaturi della regione diencefalica rispetto alla corteccia cerebrale, fa ritenere giustificato un loro accostamento con i principi attivi secreti dall'ipotalamo.

Ricorderemo inoltre che con la somministrazione parenterale dello stesso estratto lipidico da noi impiegato, sono stati segnalati nell'animale da esperimento atteggiamenti iperfunzionali della tiroide, del surrene e dell'ipofisi, aumento del glucagone pancreatico e, nell'uomo, una diminuita tolleranza degli idrati di carbonio.

Materiale e metodi

L'estratto diencefalico da noi impiegato è stato ricavato da giovani bovini maschi di età non superiore ai 12 mesi. Il tessuto ipotalamico utilizzato, previo isolamento dal restante encefalo e sezione del peduncolo ipofisario, è stato comprensivo dei nuclei sopraottico e paraventricolare adiacenti al III ventricolo e della regione infundibolare.

L'estrazione della frazione lipidica diencefalica viene effettuata secondo una metodica di Slusher e Roberts opportunamente modificata: omogeneizzazione a zero gradi, dializzazione a pH 7,2 per 48 h, estrazione alcoolica e alcool-eterea. La composizione percentuale del residuo secco successivamente ottenuto è la seguente: fosfatidi saturi ed insaturi: 71,88%; steroli ed esteri colesterinici: 23,84%; grassi neutri ed altri lipidi: 4,28 %. Per evitare la desaturazione dei lipidi si è proceduto ad una sospensione acquosa del residuo secco dell'estratto.

In tutti i soggetti in esame il preparato è stato somministrato per via parenterale e endovenosa, sotto forma di fiale contenenti ciascuna mg. 2,5 di residuo secco ed alla dose di 10 mg. giornalieri. La durata del trattamento ha variato da un minimo di 15 a un massimo di 30 giorni.

Sono stati esaminati complessivamente 16 individui, 8 dei quali eucrinici (5 affetti da modica obesità e 3 da distonia neuro-vegetativa); 5 francamente ipertiroidei e 3 presentanti cospicua obesità riferibile, almeno in parte, a disfunzione ipotalamica.

Sono stati presi in considerazione il comportamento della funzionalità di alcune ghiandole endocrine e del rene ed alcuni particolari aspetti delle proteine e lipoproteine del siero.

Risultati e considerazioni conclusive

a) *Effetti ormonali:* essi riguardano le ripercussioni sul tono incretorio surrenalico e tiroideo[1], cui abbiamo assistito dopo somministrazione della frazione lipidica diencefalica.

Negli 8 soggetti eucrinici (vedi Tab. 1) dopo 20 giorni di trattamento con l'estratto diencefalico, si è registrato un aumento costante, se pur vario per intensità da soggetto a soggetto, della eliminazione urinaria dei 17 Cs; tale aumento è stato particolarmente evidente negli individui di sesso maschile. In uno di questi (oss. 2/a Tab. 1) abbiamo potuto inoltre documentare che un cospicuo incremento escretorio di metaboliti androgeni non si è accompagnato a consensuali variazioni della gonadotropinuria e della attività corticotropa plasmatica.

Quanto alle ripercussioni sull'attività tiroidea, rileviamo che in cinque soggetti affetti da ipertiroidismo, dopo un mese di trattamento, si è verificato un certo abbassamento dei valori di metabolismo basale, peraltro in assenza di significative variazioni dei livelli jodo-protidemici del siero (Tab. 2).

b) *Caratteri delle proteine e lipoproteine del siero:* le ripercussioni su questi caratteri sono state indagate in cinque soggetti (3 obesi e 2 normali) mediante lo studio elettroforetico delle proteine e delle lipoproteine del siero.

Nella Fig. 1 sono riportati i protidogrammi e lipidogrammi originali relativi a tre dei 5 pazienti esaminati.

I risultati inerenti a tale studio appartengono ad una più vasta serie di indagini che Lorenzini, Bonati e Innocenti stanno conducendo sui rapporti tra ghiandole endocrine e ricambio lipoprotidico.

Abbiamo rilevato che il tasso protidemico totale e l'atteggiamento elettroforetico delle varie quote protidiche non ha subito modificazione alcuna.

Per contro in tutti i casi studiati abbiamo registrato una evidente riduzione del tasso lipemico totale accompagnantesi ad un quadro semeiologico riferibile

---

[1] I 17 Cs sono stati valutati secondo Holtroff e Koch (J. Biol. Chem. **35**, 377 [1940]; valori normali compresi tra mg. 7 e 13 nelle 24 h). Gli 11-ossicorticoidi secondo la metodica di Daughaday, Jaffé e Williams (J. Clin. Endocrin. **8**, 166 e 224 [1948]; valori normali compresi tra mg. 0,3 e 0,6 nelle 24 h). Per il computo della jodoprotidemia ci siamo valsi del metodo di Barker e Humphrey (J. Clin. Endocrin. **10**, 1136 [1950]).

Tabella 1. *Ripercussioni sulla escrezione di metaboliti steroidei in soggetti eucrinici*
(trattamento gg 20)

Oss. n°	sesso	età		17 — CS urinari mg/24 h	11 — ossic. urinari mg/24 h
1)	M.	a. 32	Prima	10,7	0,38
			Dopo	16,2	0,41
2)	M.	a. 43	Prima	12,4	0,51
			Dopo	20,3	0,48
3)	M.	a. 22	Prima	9	—
			Dopo	17,6	—
4)	M.	a. 38	Prima	10,2	0,54
			Dopo	18,4	0,68
5)	M.	a. 20	Prima	8,1	0,39
			Dopo	12,6	0,36
6)	F.	a. 37	Prima	7,11	0,37
			Dopo	8	0,40
7)	F.	a. 19	Prima	11,3	—
			Dopo	12,6	—
8)	F.	a. 41	Prima	9	0,47
			Dopo	12,3	0,51

ad un rimaneggiamento quantitativo e qualitativo delle lipoproteine elettroforetiche. E' stata infatti notata una riduzione quantitativa delle varie quote del lipidogramma, associata ad una accentuazione del gradiente di migrazione elettroforetico delle beta-lipoproteine. Il dato riveste indubbiamente un certo interesse soprattutto per la sua univocità e costanza. La constatazione, che l'iniziale riduzione della frazione lipidica veloce, laddove è presente, non viene normalizzata dalla somministrazione dell'estratto diencefalico, consente peraltro di escludere che le modificazioni riscontrate a carico del profilo elettroforetico delle lipoproteine possano inquadrarsi in un effetto strettamente eparinosimile.

Tabella 2. *Effetti sulla funzionalità tiroidea in soggetti ipertiroidei*
(trattamento gg 30)

Oss. n°	sesso	età	Prima del tratt. Jodoprotidemia γ % cc siero	M. B. %	Dopo 15gg di tratt. Jodoprotid. γ % cc	M. B. %	Dopo 30gg di tratt. Jodoprotid. γ % cc	M. B. %
1)	F.	a. 38	10,31	+48	9,96	+40	8,11	+24
2)	M.	a. 23	9,37	+61	10,1	—	8,94	+29
3)	M.	a. 49	13,2	+57	11	+40	12,10	+31
4)	F.	a. 44	11,4	+48	—	—	10,6	+15
5)	M.	a. 27	8,11	+38	—	—	7	+16

Da notare infine che l'azione ipolipemizzante si è dimostrata particolarmente evidente sulle frazioni lente, nella cui composizione predominano, come è noto, grassi neutri.

18

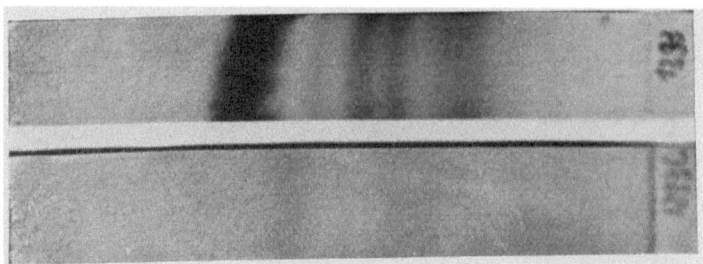

I a

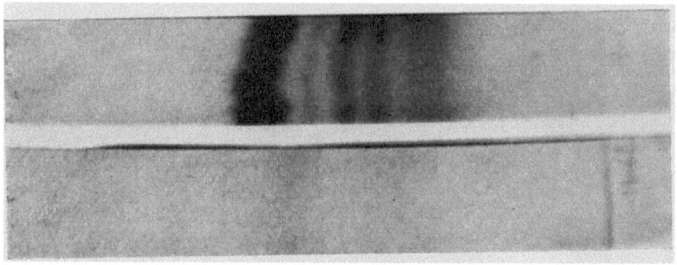

I b

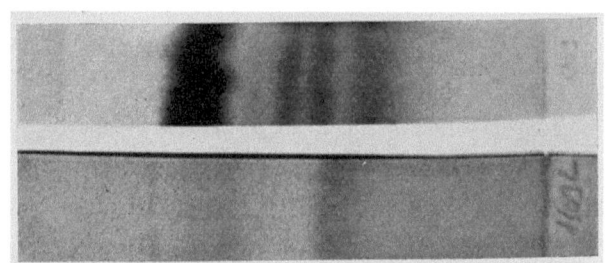

II a

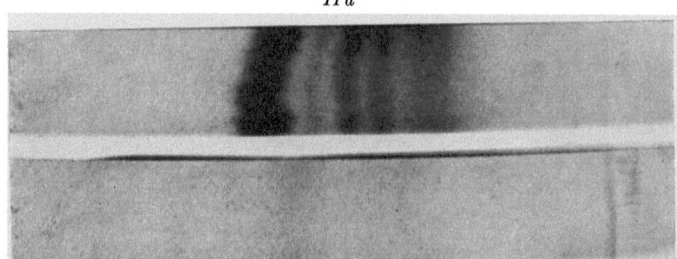

II b

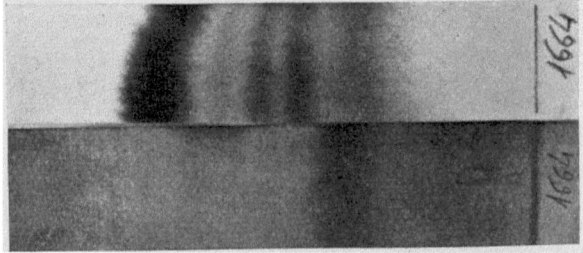

III a

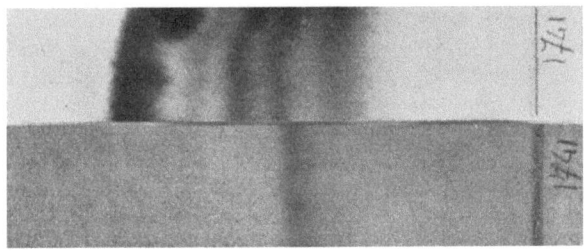

IIIb

Fig. 1. Caratteri delle proteine e lipoproteine elettroforetiche. *I*. M. Ernesto, a. 31, soggetto normale:
a prima del trattamento, *b* dopo il trattamento con la frazione lipidica diencefalica. *II*. L. Maria,
a. 22, diabete mellito in obesità diencefalica: *a* prima del trattamento, *b* dopo il trattamento. *III*.
B. Pietro, a. 50, obesità diencefalica: *a* prima del trattamento, *b* dopo il trattamento

c) Funzionalità renale[1]: Essa è stata saggiata in 3 soggetti obesi ed in uno
normale. Alla somministrazione del lipide diencefalico è generalmente seguito
un aumento della diuresi: il dato si accorda con le ricerche sperimentali di
SETTIMI e si presta a sottolineare la specificità e diversità di effetti delle singole
frazioni diencefaliche, se si considera che estratti totali bruti e frazioni proteiche idrosolubili della stessa regione dimostrano un potere antidiuretico.

La funzione renale è stata saggiata mediante le prove selettive di clearance
praticate prima ed allo scadere del quindicesimo giorno di trattamento.

L'esame della tab. 3 ci consente di sottolineare che i dati più significativi al
riguardo sono stati l'aumento del filtrato glomerulare e della clearance dell'urea,
accanto ad un discreto incremento della frazione di filtrazione. Va notato che
nell'osservazione 3/a (Tab. 3) la variata situazione tensiva verificatasi alla fine del
trattamento non è probabilmente estranea al diverso comportamento della f.f. La
portata renale plasmatica e il TmPAI non hanno subito significative modificazioni.

Tabella 3. *Effetti sulle clearances renali (trattamento gg. 15)*

Oss. e diagnosi	F G		P R P	f. f.	Tm PAI	R T I	Urea Cl. %	Diuresi cc/24h.	T. A
1) B. Maria a. 29 obesità	Prima	107,3	614	17,4	58	99,48	166	800	125/75
	Dopo	131	540	24,3	52,5	99,42	150	1100	120/70
2) O. Luisa a. 22 obesità	Prima	86,3	330	26,1	65,2	99,39	55	750	145/90
	Dopo	113	398	28,4	79,1	99,39	111	1200	140/90
3) B. Pietro a. 53 obesità e ipertens.	Prima	111,5	312	35,7	51	99,44	69	900	190/110
	Dopo	113,7	415	27,4	64,7	99,21	91	1350	155/90
4) B. Ernesto a. 36 normale	Prima	93,1	520	18	67,5	98,87	55	1500	120/80
	Dopo	129,7	541	23,8	60,1	98,95	87	1750	120/75

[1] I dati relativi alla funzionalità renale costituiscono un'anticipazione dei risultati
di ricerche che uno di noi (BONATI) con la collaborazione di BERGAMINI e RANCATI
sta ultimando sul tema "Ipofisi e funzione renale".

Quanto all'attivazione della diuresi, data la scarsa contrazione dimostrata dal RTI, riteniamo essa sia prevalentemente da inquadrarsi in modificazioni della funzione glomerulare renale, nell'ambito dell'iperfunzione surrenalica provocata dal lipide diencefalici.

Nel complesso riteniamo che i nostri risultati ci consentano, nonostante lo scarso numero dei casi esaminati, qualche considerazione conclusiva.

— Anzitutto, riteniamo di poter affermare che nell'uomo la somministrazione dell'estratto diencefalico, con le modalità e dosi da noi adottate, non sembra indurre una attivazione limitata al sistema ipofiso-surrenalico. Non è improbabile che i significativi aumenti della eliminazione dei 17-Cs urinari riscontrati nei soggetti maschili e non accompagnati ad altrettanto significative variazioni nella escrezione dei metaboliti cortisonoidi, rappresentino anche la espressione metabolica di un effetto gonado-attivante svolto dal preparato. Ci preme inoltre precisare che questi stessi rilievi (aumento dell'androgenuria limitato ai maschi, variazioni non significative nella eliminazione dei corticoidi), ci consentono di escludere una sicura interferenza nelle variazioni ormonali riscontrate degli esteri colesterinici contenuti, se pure in scarsa quantità, nel preparato somministrato, noto essendo che il colesterolo ed i suoi esteri attivano globalmente la eliminazione dei vari metaboliti steroidei cortinici e non dei soli androgeni (WERBIN e LE ROY).

— Nei riguardi della funzionalità tiroidea, pur tenendo conto della molteplicità di fattori che possono modificare il M.B., riteniamo che la dissociazione tra il comportamento di questo e il comportamento del tasso jodoprotidemico, riscontrata nei nostri casi, ci consenta di prospettare che l'estratto diencefalico da noi usato possa, talvolta, simulare effetti endocrini sia attraverso modificazioni del tono neuro-vegetativo, sia tramite particolari ripercussioni tissutali con alterata sensibilità o richiesta degli increti alla periferia.

— Infine diremo che le citate ripercussioni sulla funzione renale e sui caratteri delle lipoproteine del siero richiamano gli stretti rapporti esistenti tra funzionalità diencefalica e ricambi idricosalino e lipidico.

Riassunto

Sono stati indagati dal punto di vista metabolico (endocrino, renale e lipoproteico) gli effetti della somministrazione della frazione lipidica ricavata dal diencefalo di giovani bovini in un gruppo di 16 soggetti.

Viene sottolineato un incremento nella eliminazione dei metaboliti steroidei androgeni, un aumento del filtrato glomerulare e della frazione di filtrazione e particolari variazioni delle lipoproteine del siero.

Summary

The effects of the administration of the lipoid fraction recovered from the diencephalon of young bovines in a group of 16 subjects were examined from a metabolic (endocrine, renal, and lipoproteid) point of view.

There were underlined an increase in the elimination of the androgenic steroid metabolites, an augmentation of the glomerular filtrate and of the filtering fractions, and particular variations of the serum lipoproteids.

Bibliografia

CURRI, S. B. e S. FEDELI: Ann. Endocrin. 16, 529 (1955).
FEDELI, S. e S. B. CURRI: Riv. Anat. Patol. Oncol. 8, 1 (1954).
GARÇIA, J. A.: J. Brasil. Psiquiatr. 1, 29 (1949).
OTTAVIANI, G. e G. AZZALI: Acta Neuroveget. 13, 80 (1956).
SETTIMI, A.: Atti Soc. Lombarda Sci. Med. 10, 3 (1955).
SLUSHER, M. A. e S. ROBERTS: Endocrinology 55, 245 (1954).
WERBIN, H. e G. V. LE ROY: Fed. Proc. 14, 303 (1955).

Dott. BRUNO BONATI, Istituto di Clinica Medica Generale e Terapia Medica dell'Università di Modena, Via Cialdini 4, Modena, Italia.

Istituto di Patologia Speciale Medica e Metodologia Clinica della Università di Pisa
(Direttore: Prof. F. Tronchetti)

Sedazione diencefalica e funzione paratiroidea[1]

A. Fabbrini, G. F. Mazzuoli, G. P. Zucchelli

Con 3 Figure

Premesse

La regolazione del calcio e del fosforo ematici e tissurali sta sotto il controllo di numerosi fattori: ormonici, vitaminici, dietetici, renali e nervosi. Di questi ultimi, i meno noti, è stata data dimostrazione sperimentale, sì che oggi si ammette l'esistenza di un vero "centro diencefalico" per il calcio e per il fosforo (Condorelli, Zondek, Rotschild, Morgan, Morgan e Johnson). La natura del controllo diencefalico sul metabolismo del calcio e del fosforo non è ben conosciuta. Non è ancora noto se essa si effettui per via diretta, per una influenza sull'omeostasi fosfo-calcica, come sembra dimostrato dall'esistenza di casi di osteite fibrocistica e di altre osteodistrofie in concomitanza di lesioni diencefaliche, ma con paratiroidi morfologicamente normali (Nägelsbach, Heard, Sophian), o se pure essa sia mediata per un controllo diencefalico sulle paratiroidi.

In favore di questa via diencefalo-paratiroidea, per la quale non esiste ancora dimostrazione sicura, deporrebbero soprattutto criteri di analogia: è noto infatti come al diencefalo competa un'attività regolatrice, sicuramente dimostrata, su varie ghiandole endocrine (Lunedei). Appare quindi logico presumere che una consimile attività esista anche nei riguardi delle paratiroidi.

Nessun dato clinico o sperimentale decisivo è stato finora portato per negare diretti rapporti diencefalo-paratiroidei; nello stesso tempo manca però anche la dimostrazione sicura della esistenza di tali rapporti (Engfeldt, Houghton).

Le presenti ricerche sono state appunto intraprese allo scopo di portare un contributo allo studio di questo problema.

Le ricerche oggetto della presente comunicazione sono state condotte in quindici soggetti adulti dei due sessi, di età compresa fra i diciassette ed i quarantun anni. I pazienti sono stati suddivisi in tre gruppi, di cinque soggetti ciascuno, e trattati come segue:

1° Gruppo: sedazione diencefalica (mgr. 8 di pentobarbital[2] pro Kg di peso corporeo per os);

2° Gruppo: infusione venosa di cloruro di calcio secondo la metodica di Justin-Besançon e coll., in condizioni basali e dopo sedazione diencefalica eseguita con la stessa tecnica di cui al Gruppo 1°;

3° Gruppo: somministrazione intravenosa di Paratormone[3] secondo Ellsworth e Howard, prima e dopo sedazione diencefalica.

In tutti i pazienti, mantenuti a dieta costante in calcio e fosforo per tutta la durata dell'esperimento, veniva studiato il comportamento del calcio e del fosforo

---

[1] Il lavoro spetta in ugual misura ai tre Autori (F. Tronchetti).
[2] Nembutal della ditta Abbott.
[3] Paratiroide della ditta Pabyrn.

ematici ed urinari e venivano seguite le variazioni della diuresi. Per la determinazione del calcio ematico ed urinario ci si è serviti del metodo di Clark; il fosforo è stato dosato con il metodo di Fiske e Subbarow.

Risultati

Riferiamo separatamente i risultati ottenuti in ciascuna serie di ricerche.

Effetti della somministrazione di pentobarbital. — Questa prova è stata eseguita in cinque pazienti, di età compresa fra i ventitré ed i trentasette anni. La somministrazione del farmaco veniva praticata a dosi refratte in circa trenta minuti. Nella Fig. 1 è rappresentato il comportamento del calcio e del fosforo nel sangue e nelle urine e le variazioni della diuresi.

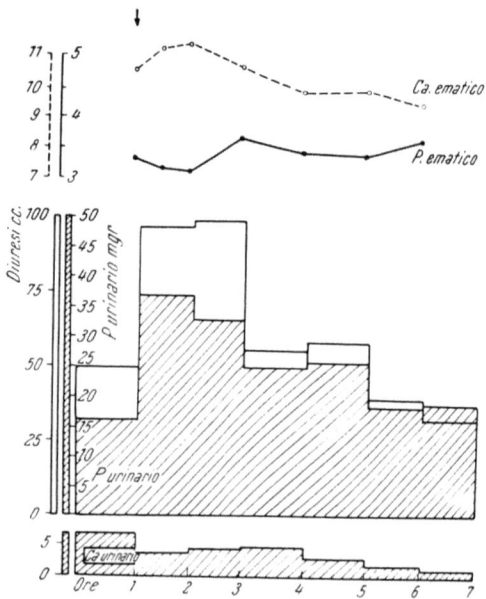

Fig. 1. Comportamento del calcio e del fosforo nel sangue e nelle urine e variazioni della diuresi idrica nei soggetti sottoposti a sedazione diencefalica con pentobarbital

Da un esame del grafico si rileva che la fosforemia ha presentato un decremento nella prima ora seguente alla ingestione del farmaco ed un successivo innalzamento fino a valori superiori a quelli di partenza. La calcemia ha mostrato variazioni del tutto opposte, consistenti in un iniziale aumento ed in una successiva diminuzione, lenta e progressiva. La diuresi idrica ha mostrato di regola una iniziale attivazione, seguita da un successivo contrarsi. Spiccate variazioni si sono rilevate anche nei riguardi della fosfaturia, che è apparsa costantemente accresciuta, peraltro non in maniera consensuale al variare della diuresi. L'aumento della fosfaturia si è protratto talvolta fino alla quinta-sesta ora dalla ingestione del barbiturico; successivamente la escrezione del fosforo è tornata nei limiti normali. Si è inoltre rilevata durante la prova una diminuzione della calciuria, protrattasi anch'essa per cinque-sei ore.

Effetti della infusione calcica. — Cinque pazienti, di età compresa fra i diciassette ed i trentacinque anni, sono stati sottoposti a questa prova. Riferiamo separatamente i risultati ottenuti in condizioni basali e quelli rilevati dopo sedazione diencefalica (Fig. 2).

a) Condizioni basali. La fosforemia ha presentato un graduale incremento che ha raggiunto livelli superiori di uno—due milligrammi a quelli di partenza. L'iperfosforemia si è mantenuta elevata per molte ore dopo la fine dell'infusione calcica, e talvolta sino al giorno successivo. La calcemia ha presentato un costante incremento durante la infusione e un rapido ritorno alla norma dopo la fine della fleboclisi. Costantemente attivata è apparsa la diuresi idrica. Spiccata contrazione ha mostrato invece la fosfaturia per tutta la durata dell'infusione; la quantità totale di fosforo escreto nelle ventiquattro ore del giorno della prova è risultata inferiore a quella del giorno precedente e del giorno successivo. Nel giorno della infusione calcica la escrezione del calcio con le urine ha raggiunto il 30—40% della quantità di calcio iniettata.

b) Dopo somministrazione di pentobarbital. L'infusione di calcio praticata nel corso di sedazione diencefalica è stata seguita da variazioni ematiche ed urinarie sensibilmente diverse da quelle rilevate dopo sola infusione calcica. La fosforemia si è accresciuta in modo assai più spiccato; la calcemia non ha invece mostrato un comportamento costante, essendo la curva calcemica posta talvolta ad un livello superiore, talaltra a un livello inferiore rispetto ai valori ottenuti con la sola infusione. Anche le modificazioni della diuresi non sono apparse univoche. E' inoltre mancata la contrazione della diuresi fosforica durante la prova, rilevata dopo la sola infusione, tuttavia la fosfaturia globale delle ventiquattro ore è risultata ridotta in misura uguale a quella ottenuta durante la sola infusione. Il comportamento della calciuria non ha mostrato variazioni degne di rilievo nei confronti della sola infusione calcica.

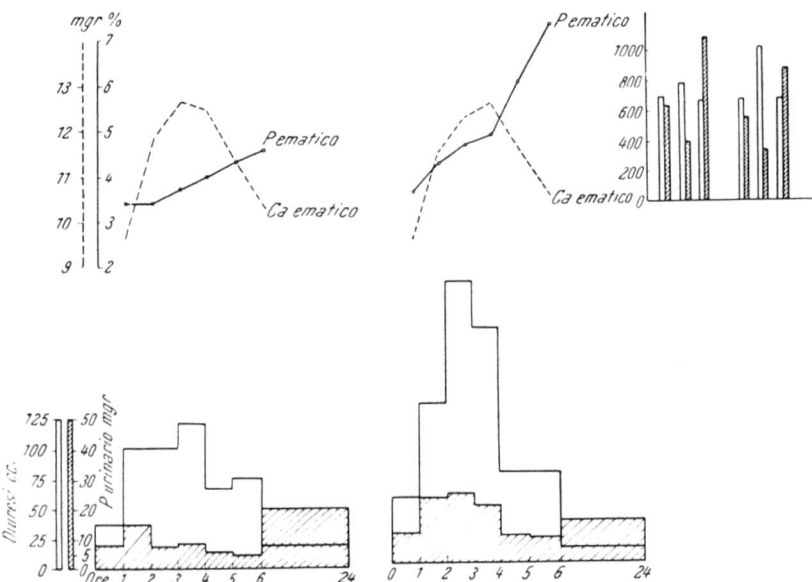

Fig. 2. Comportamento del calcio e del fosforo nel sangue e nelle urine e variazioni della diuresi idrica nei soggetti sottoposti ad infusione calcica prima e dopo sedazione diencefalica. In alto e a destra è rappresentata l'escrezione totale del fosforo e la diuresi idrica nel giorno della prova ed in quelli precedente e successivo

Effetti della somministrazione di Paratormone. — In cinque pazienti, di età compresa fra i ventuno ed i quarantun anni, si sono studiati gli effetti della iniezione intra-venosa di paratormone (200 Unità U. S. P.), in condizioni basali e dopo somministrazione del barbiturico (Fig. 3).

a) Condizioni basali. La fosforemia ha presentato un pronto decremento a partire da quindici-trenta minuti dalla iniezione; contemporaneamente si è assistito all'innalzarsi della fosfaturia. Il ritorno ai valori basali si è in genere prodotto entro due — tre ore dalla somministrazione di Paratormone. Si è anche rilevato, dopo Paratormone, aumento della calcemia e della calciuria, quest'ultimo molto modesto, con ritorno alle condizioni basali in tre — cinque ore. Il paratormone ha innalzato la diuresi idrica, che si è mantenuta elevata per due — tre ore dopo l'iniezione.

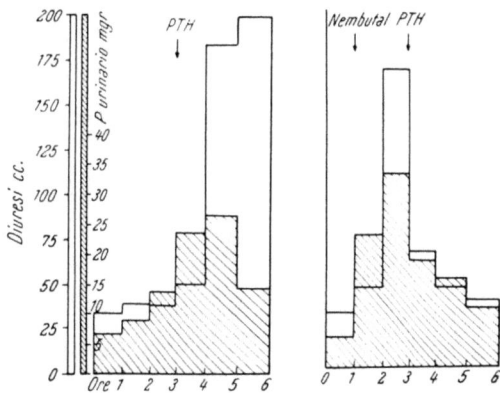

Fig. 3. Variazioni della diuresi idrica e della fosfaturia da paratormone, prima e dopo sedazione diencefalica

b) Dopo somministrazione di pentobarbital. Il barbiturico ha modificato sostanzialmente la risposta al carico di paratormone, nel senso che è venuta a mancare l'attivarsi della diuresi idrica e fosforica osservato in condizioni basali. Incostanti sono stati gli effetti del barbiturico sulle variazioni del tasso fosforemico prodotte dal para-

tormone. Più modesto si è dimostrato l'innalzamento della calcemia; non influenzata
è apparsa la calciuria.

Considerazioni

Gli effetti della somministrazione del pentobarbital possono così compendiarsi:

1) — In condizioni basali il barbiturico ha prodotto diminuzione transitoria
e successivo incremento della fosforemia; iniziale aumento e tardivo ridursi
della calcemia; spiccata attivazione della fosfaturia e talvolta della diuresi
idrica; modesta riduzione della escrezione urinaria del calcio.

2) — La prova della infusione calcica è stata modificata dalla ingestione del
barbiturico per quanto riguarda la curva fosforemica, che è apparsa ulteriormente
innalzata, e la diuresi idrica, spesso chiaramente attivata; non si sono colte
modificazioni della curva calcemica e della calciuria; la escrezione del fosforo
si è di regola contratta nel giorno della prova, così come è avvenuto senza sedazione diencefalica.

3) — Dopo somministrazione del barbiturico è mancata la risposta fosfaturica
prodotta dal paratormone.

L'interpretazione di questi rilievi urta contro notevoli difficoltà, in ispecie
per l'incertezza che ancora regna sul meccanismo di azione dell'ormone para-
tiroideo e sul significato delle stesse prove di funzione paratiroidea. Per interpretare gli effetti del pentobarbital si può fare ricorso a due ipotesi: o ad un
effetto renale, o ad una azione sugli scambi tra tessuti e sangue.

L'azione renale può, in via teorica, compiersi o per un diretto intervento
del farmaco sulla funzione renale, o per via mediata attraverso variazioni del
tono dei centri diencefalici regolatori della diuresi idrica ed elettrolitica o infine
per un influsso del barbiturico sull'attività di un centro diencefalico regolatore
della funzione paratiroidea.

Un'azione del barbiturico sulla filtrazione glomerulare o sul riassorbimento
tubulare del fosforo e dell'acqua non sembra doversi escludere sulla base delle
attuali conoscenze farmacologiche (Donatelli); questo aspetto verrà in particolare trattato da due di noi (Mazzuoli e Zucchelli) in una nota successiva.

La parte sostenuta dal diencefalo nella regolazione idrica ed elettrolitica
(Condorelli) fa ritenere verosimile che notevoli variazioni della attività renale
si producano per un deprimersi del tono funzionale del diencefalo, provocato dal
pentobarbital. Solo in via ipotetica può infine ammettersi che questa azione
renale del barbiturico si esplichi per il blocco di impulsi diencefalici sulle paratiroidi e che quindi le modificazioni dei reperti ematici ed urinari del calcio e
del fosforo esprimano una mutata attività renale per un variare della funzione
di queste ghiandole. L'ipotesi renale però, comunque essa venga intesa, non
spiega, tra l'altro, come possa aversi contemporaneamente, in risposta alla prova
di Justin-Besançon dopo sedazione diencefalica, un aumento della escrezione
del fosforo urinario ed un incremento della fosforemia. Devesi perciò ritenere
verosimile che le modificazioni indotte dal barbiturico siano da riferire, oltre
che alla mutata attività renale, anche all'intervento di centri regolatori del
calcio e del fosforo sui depositi tissurali di questi elettroliti. Anche in tal caso
devono riconoscersi varie possibilità, a seconda che il barbiturico agisca direttamente sui tessuti o che influenzi la regolazione diencefalica del calcio e del
fosforo tissurali. La prima possibilità appare difficilmente ammissibile, e sembra
invece accertato che nel diencefalo esistano centri di regolazione dell'omeostasi
fosfocalcica. Non è facile sceverare quella che possa essere una diretta azione
diencefalica sui tessuti periferici da una regolazione mediata diencefalo-para-

tiroidea. Comunque, questa particolare funzione del diencefalo potrebbe essere responsabile delle modificazioni dell'equilibrio calcio-fosforo riscontrate nei pazienti trattati con Pentobarbital.

Secondo alcuni rilievi clinici e sperimentali questa regolazione diencefalica parrebbe consistere in impulsi nervosi attivanti la funzione paratiroidea o la risposta tissurale al paratormone (CONDORELLI); altre ricerche farebbero però propendere per l'esistenza di impulsi inibitori sulla stessa funzione (NÄGELSBACH).

Nei risultati da noi ottenuti esistono reperti che possono essere spiegati con la teoria attivante ed altri che meglio si conciliano con la teoria inibitoria della funzione paratiroidea. A favore della prima starebbe ad esempio il comportamento bifasico delle curve fosforemica e calcemica dopo carico di pentobarbital, che sarebbe legato ad una transitoria fase di stimolazione dei detti centri (aumento della calcemia e diminuzione della fosforemia), seguita da una più tardiva fase di depressione. Anche i risultati della prova di infusione calcica dopo Pentobarbital sarebbero in parte spiegabili con questa ipotesi: il più spiccato incremento della fosforemia rispetto a quello rilevato nella prova di JUSTINBESANÇON praticata in condizioni basali starebbe a significare che in questa condizione si è raggiunto, per il sommarsi di due fattori — infusione di calcio e somministrazione di barbiturico — un più spiccato grado di ipoparatiroidismo funzionale.

Con questa ipotesi non si spiegano però i risultati della prova da carico con paratormone dopo sedazione diencefalica: ci dovremmo infatti aspettare, dopo pentobarbital, più che l'effetto paradosso sulla diuresi idrica e fosforica, una maggiore sensibilità del paziente al carico di paratormone, come di solito accade negli ipoparatiroidei sottoposti alla prova di ELLSWORTH e HOWARD. Più soddisfaciente appare in tal caso l'interpretazione che invoca l'esistenza di un centro moderatore della funzione paratiroidea. L'iniziale atteggiamento iperparatiroideo delle curve calcemica e fosforemica nei pazienti trattati con solo pentobarbital rappresenterebbe così lo svincolamento iniziale delle paratiroidi dagli impulsi inibitorî diencefalici, cui farebbe seguito, per l'affievolirsi dell'effetto farmacologico o per la messa in opera dei meccanismi di compenso, una ipofunzione di queste ghiandole; la curva paradossa della fosfaturia da carico di paratormone dopo sedazione diencefalica sarebbe paragonabile alla insensibilità al paratormone degli individui iperparatiroidei.

Va comunque ricordato che il non sempre concorde comportamento delle curve ematiche e della escrezione urinaria del calcio e del fosforo, nonchè il peculiare atteggiarsi della diuresi inducono a ritenere che in tutte le condizioni da noi realizzate debba riconoscersi l'incidenza di molteplici fattori tissurali e renali, che ne rendono difficile l'interpretazione. Utili notizie potranno essere tratte dalla applicazione delle stesse metodiche di studio in pazienti con chiara patologia paratiroidea e da indagini sperimentali su animali paratiroidectomizzati.

Riassunto

Si sono condotte ricerche allo scopo di indagare, nel soggetto normale, il comportamento delle prove di funzione paratiroidea in condizioni basali e dopo sedazione diencefalica. Quindici soggetti normali sono stati sottoposti alla prova di infusione con Cloruro di Calcio secondo JUSTIN-BESANÇON ed alla prova di carico con Paratormone secondo ELLSWORTH e HOWARD, in condizioni basali e dopo sommini trazione orale di gr. 0,80 di pentobarbital. Si è studiato ogni volta il comportamento della calcemia, della calciuria, della fosfaturia, della fosfatemia nonchè dell'ematocrito e della diuresi. Le stesse determinazioni sono state fatte, negli stessi soggetti, dopo somministrazione del solo pentobarbital.

I risultati complessivi, ottenuti in questa prima serie di ricerche nella maggior parte dei soggetti trattati, sono i seguenti:

1) La somministrazione di solo Pentobarbital è stata seguita da incremento della fosfaturia e della fosforemia; i valori del calcio ematico ed urinario sono risultati inferiori a quelli basali.

2) Il Pentobarbital non è sembrato interferire sulla diminuzione della fosfaturia che segue alla infusione calcica ed invece ha prodotto un più vivace aumento della fosforemia.

3) La sedazione barbiturica ha modificato l'esito della prova di carico con Paratormone, nel senso che è mancata la risposta iperfosfaturica. Incerta è apparsa l'azione del barbiturico nei riguardi delle variazioni della fosforemia, della calcemia, della calciuria.

Questi primi risultati sembrano deporre per l'esistenza di una regolazione diencefalica del ricambio del calcio e del fosforo; tale regolazione si esplicherebbe verosimilmente con un effetto renale, ma in parte anche per un meccanismo tissurale; entrambi questi effetti si compirebbero, almeno per una larga quota, per il tramite di una diretta azione sulla funzione paratiroidea.

Summary

There were conducted investigations with the purpose of examining, in the normal subject, the behavior of the parathyroid function tests on basic conditions and after diencephalic sedation. Fifteen normal subjects were subjected to the infusion test with calcium chloride following Justin-Besançon and to the charge test with parathormone according to Ellswoth and Howard, on basic conditions and after oral administration of 0.8 g of pentobarbital. Every time there was studied the behavior of calcemia, calciuria, phosphaturia, phosphatemia, and also of the hematocrite and of diuresis. The same determinations, were made in the same subjects after administration of pentobarbital only.

The total results obtained in this first series of investigations in the majority of the subjects treated are the following ones:

1. The administration of pentobarbital only was followed by an increase in phosphaturia and phosphoremia; the values of blood calcium and urinary calcium were found to be lower than the basic values.

2. Pentobarbital did not seem to interfere with the diminution of phosphaturia which follows the calcium infusion but it produced, however, a more vivid augmentation of phosphoremia.

3. The barbituric sedation modified the result of the charge test with parathormone to the effect that there was no hyperphosphaturic response. The barbituric action seemed to be uncertain with regard to the variations of phosphoremia, calcemia, and calciuria.

These first results seem to indicate the existence of a diencephalic regulation of the exchange of calcium and phosphor. Such regulation would explain itself very probably by a renal effect, but, in part, also by a mechanism of the tissues. These two effects are brought about, at least in a great number of cases, by means of direct action on the parathyroid function.

Bibliografia

Clark, G., in R. B. H. Gradwold: Clinical Laboratory Methods and Diagnosis, Vol. 1, pag. 379. St. Louis, 1948.
Condorelli, L.: Boll. Soc. Ital. Biol. Sper. 2, 252 (1927).
Ellsworth, R. e J. E. Howard: Bull. Johns Hopkins Hosp. 55, 296 (1934).
Engfeldt, B.: Acta endocrin. Suppl. 6, (VI) (1950).
Fiske, C. H. e Y. Subbarow: J. Biol. Chem. 66, 375 (1925).
Heard, J. D., F. L. Schumacher e W. B. Gordon: Amer. J. Med. Sc. 171, 38 (1926).
Houghton, B. C., K. P. Klassen e G. M. Curtis: Ohio Med. J. 35, 505 (1939).
Justin-Besançon, L., H. P. Klotz, P. Barbier, D. Clément e Mlle. Perrot: Ann. Endocrin. 15, 4 (1954).
Lunedei, A.: Patologia del diencefalo. In Ceconi, A. 9, 855 (1956): In corso di stampa su ,,Archivio Maragliano'' 1957. Medicina Interna. Torino: Minerva Medica. 1936.
Mazzuoli, G. F. e G. P. Zucchelli: Folia endocrin.
Morgan, L. O.: Arch. Neurol. Psychiatr. 24, 267 (1930).
Morgan, L. O. e C. A. Johnson: Arch. Neurol. Psychiatr. 24, 696 (1930).
Nägelsbach, E.: Fortschr. Röntgenstr. 31, 41, 82 (1923).

ROTSCHILD, K.: Ann. int. Med. **4, 1287** (1931).
SOPHIAN, A.: J. Amer. Med. Ass. **95, 483** (1930).
ZONDEK, H. e G. KOEHLER: Korrelationen der Hormonorgane untereinander. In
    BETHE, A. v. und G. v. BERGMANN: Handbuch der normalen und pathologischen
    Physiologie mit Berücksichtigung der experimentellen Pharmakologie. Berlin:
    Springer. 1930.

Dott. ALDO FABBRINI, Dott. G. F. MAZZUOLI e Dott. G. P. ZUCCHELLI, Istituto di Patologia Speciale Medica e Metodologia Clinica dell'Università di Pisa, *Pisa*, Italia.

Department of Pharmacology, University of California, Medical Center, San Francisco, California

The Effect of Hypothalamic Lesions on the Pituitary-adrenal Activating Effects of Aspirin*

By

R. George and E. Way

With 2 Figures

In an earlier study we reported that the pituitary-adrenal activating effects of aspirin and morphine are not mediated via epinephrine discharge from the adrenal medulla nor by a reduction in the plasma level of adrenal corticoids (GEORGE and WAY, 1955). We further concluded on the basis of the differential action of nalorphine in blocking this response to morphine and not aspirin that the sites or receptors involved in mediating ACTH release by morphine may be different from those involved in the response to aspirin.

Since various groups of investigators (DE GROOT and HARRIS, 1950; HUME and WITTENSTEIN, 1950; PORTER, 1952; McCANN, 1953; GANONG and HUME, 1954; ANAND and DUA, 1955; MARTINI, 1955; ENDROCZI, 1955) have postulated that the hypothalamus may trigger the release of ACTH from the pituitary, it seems probable that the hypothalamus is an intermediary in pituitary-adrenal activation by many pharmacologic agents. Based on this assumption it appeared to us that by destroying the median eminence, it might be possible to differentiate between agents acting directly on the adenohypophysis from those which mediate their effects via hypothalamic pathways.

Studies on aspirin were carried out in the rat. Destruction of the median eminence was accomplished by producing bilateral electrolytic lesions with the KRIEG stereotaxic instrument. The animals were tested for adrenal cortical activity 4-5 weeks later.

Five groups of animals were studied: (a) water injected, sham-operated: (b) aspirin (150 mgm./kgm., intraperitoneally), sham-operated; (c) aspirin injected with lesions near the median eminence; (d) aspirin injected with partial damage of the median eminence; (e) aspirin injected with lesions in the anterior median eminence. The adrenal ascorbic acid content of the above mentioned groups were determined one hour following the administration of aspirin or water.

The results are summarized in Table 1. It can be seen that the injection of water in the sham-operated rats caused relatively little depletion since the mean adrenal ascorbic acid level was 400 mg. %, a value in the range of that found in hypophysectomized rats. However, injection of aspirin in another group of sham-operated caused a marked reduction to 261 mg. %.

* This investigation was supported by grants from the Division of Research Grants and Fellowships of the National Institutes of Health and the Institute for the Study of Analgesic and Sedative Drugs. We are indebted to Mrs. JOAN TAYLOR and Mr. DIRK VAN PEENEN for their cooperation.

Table 1. *Effect of Aspirin on the Adrenal Ascorbic Acid Content of Rats with Hypothalamic Lesions*

	Treatment	No. of Animals	Animal Wt.	Adrenal Wt. mgm./100 gm.	AAA mgm. per cent
Sham	H_2O	8	281 ± 68	13.0 ± 2.4	400 ± 40
Sham	Aspirin (150 mgm./kgm.)	10	311 ± 49	13.6 ± 1.3	261 ± 40
Lesions near Median Eminence	Aspirin (150 mgm./kgm.)	10	280 ± 30	14.3 ± 2.0	273 ± 37
Partial Lesions of Median Eminence	Aspirin (150 mgm./kgm.)	11	234 ± 67	13.8 ± 4.0	277 ± 40
Lesions of Median Eminence	Aspirin (150 mgm./kgm.)	9	212 ± 21	17.1 ± 6.6	442 ± 39

Neither lesions near the median eminence nor lesions resulting in partial damage to the median eminence inhibited the ascorbic acid depleting effect of aspirin since the mean adrenal ascorbate content of each group was respectively 273 and 277 mg. %, values similar to the sham-operated aspirin treated animals.

Lesions in the anterior median eminence resulting in greater than sixty percent damage to the area abolished the adrenal cortical response to aspirin. The mean adrenal ascorbic acid content was found to be 442 mg. %. The area of median eminence damage was seen to extend from the caudal section of the optic chiasm to the region of stalk formation. In all of the animals with lesions in the median eminence there was partial damage to the arcuate nucleus and pars tuberalis. Nonetheless, the pituitary in each animal was intact.

Fig. 1, taken from animal 46, shows extensive bilateral lesions on both sides below the third ventricle in the area of the anterior median eminence. Fig. 2 is a section taken more posteriorly from the same animal, with pituitary intact. The left part of the posterior lobe shows some degenerative changes. In this animal a complete block of the adrenal ascorbic acid reducing effects of aspirin was obtained. It is of interest to point out that in this animal as well as in the others where a block of the adrenal ascorbic acid reducing effects of aspirin was obtained, the adrenals were the same size or possibly slightly larger than those of the controls.

It appears, therefore, that the primary trigger mechanism of pituitary activation by aspirin is central in origin and that the integrity of the hypothalamus is essential. An argument against our hypothesis exists in that damage to hypophysial portal system may lead to hypofunction of the anterior pituitary. However, our results point to adequate pituitary-adrenal function since the pituitary appeared normal on gross and histological examination and there was no evident atrophy of the adrenal glands. Furthermore, all of the animals in this study were tested following a four to five weeks postoperative period, which according to HARRIS and JACOBSOHN (1952), is adequate time for regeneration of damaged portal vessels. Our blocking effect, therefore, must have resulted from destruction of neural elements in the median eminence itself or of nerve fibers which arise from nuclei in the hypothalamus or higher centers and pass through the median eminence.

It is quite probable that most other pharmacologic agents act via hypothalamic pathways to deplete adrenal ascorbic acid. Our unpublished studies with morphine indicate that its adrenal ascorbic acid depleting effects are also blocked by destruction of the median eminence. McCANN earlier (1953) reported similar results with epinephrine. However, it is to be expected that many drugs, despite common

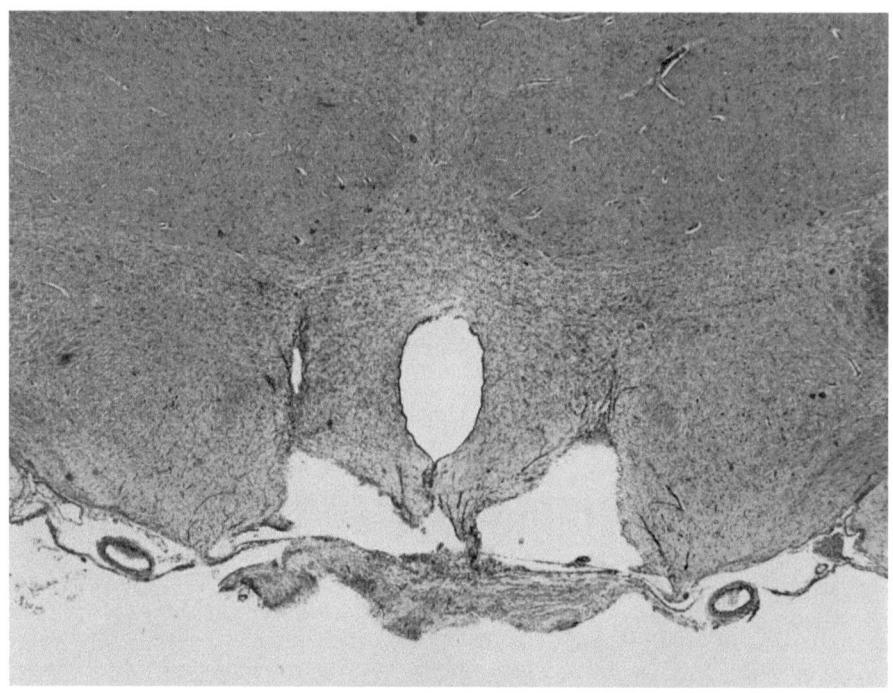

Fig. 1

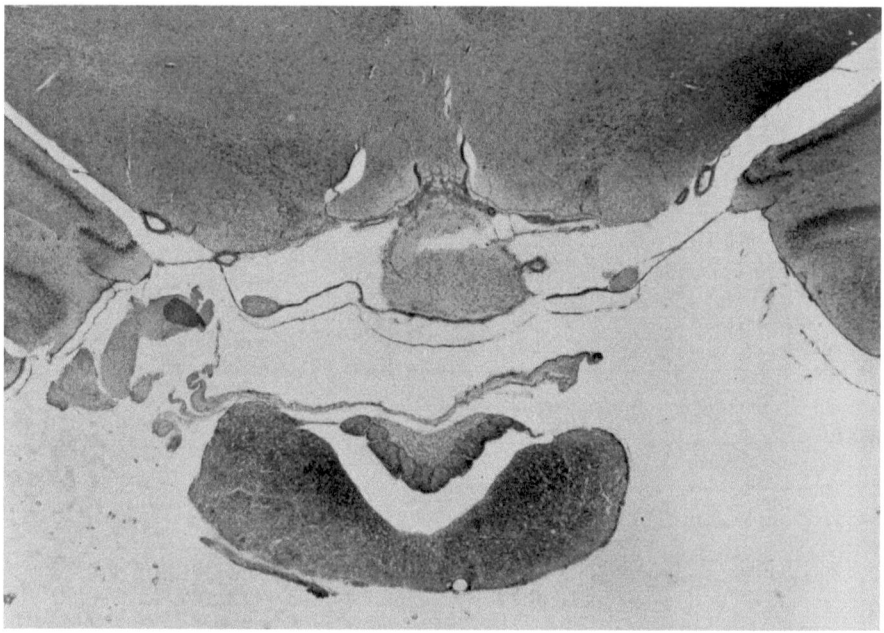

Fig. 2

intermediaries, ultimately may act on different sites or receptors. As we have already indicated, the adrenal ascorbic acid depleting effects of morphine and 1-methadone but not of aspirin and d-methadone are blocked by nalorphine (GEORGE and WAY, 1955). In addition, unpublished studies (VAN PEENEN and WAY) indicate that many well known activators of the pituitary-adrenal system such as epinephrine, histamine, serotonin (5-hydroxytryptamine) as well as aspirin and morphine often behave differently to different blocking agents.

Summary

Experiments were carried out on rats to ascertain whether the adrenal ascorbic acid depleting effects of aspirin are mediated by a direct effect on the adenohypophysis or via a neural or neurohormonal discharge from the hypothalamus. Bilateral electrolytic lesions were produced in the hypothalamus using a stereotaxic instrument to place the electrode near or in the region of the median eminence. It was found that in animals having destruction of at least sixty percent of the anterior median eminence, the adrenal ascorbic acid depleting effects of aspirin were blocked. Neither lesions near the median eminence nor lesions with less than twenty-five percent damage to the area inhibited the adrenal cortical response to aspirin. It is concluded, therefore, that aspirin does not act directly on the adenohypophysis and further, that the hypothalmus is an intermediary, if not the actual site, where aspirin exerts its chief effect on the pituitary-adrenal system. A previous study (GEORGE and WAY, 1955) renders it unlikely that this effect is related to an epinephrine discharge from the adrenal medulla.

Riassunto

Nel corso di una serie di ricerche sperimentali, si è cercato di stabilire se la deplezione surrenalica di acido ascorbico provocata dall'aspirina nel ratto sia un fenomeno legato ad una stimolazione ipofisaria indotta dal farmaco, o se invece intervengano fattori correlati ad un intervento diencefalico, che potrebbe regolare l'attività adrenocorticotropa della preipofisi per via nervosa o neuroumorale anche nelle condizioni sperimentali studiate.

Sono state provocate lesioni bilaterali a livello ipotalamico mediante il metodo stereotattico, spingendo gli elettrodi in corrispondenza delle regioni prossime all'eminenza mediana: in questo modo si è giunti alla constatazione che negli animali in cui era stato distrutto oltre il 60% dell'eminenza mediana non si verifica più il fenomeno della caduta dell'acido ascorbico surrenalico secondario alla somministrazione di aspirina, mentre questo è conservato nei ratti con lesioni della regione diencefalica lontane dall'eminenza mediana o dove rimanga conservato circa il 25% dell'eminenza mediana stessa.

Gli Autori concludono pertanto che l'aspirina non esercita un'azione diretta sull'adenoipofisi e che l'ipotalamo costituisce solo una stazione intermedia, ma non la sede effettiva in cui si esplica l'azione farmaco-dinamica dell'acido acetilsalicilico; in precedenti esperienze (GEORGE e WAY, 1955) si era potuto constatare come sia poco probabile che la deplezione surrenalica di acido ascorbico da aspirina sia legata alla liberazione di epinefrina dalla midollare.

References

ANAND, B. K. and S. DUA: J. Physiol. **127**, 153 (1955).
DE GROOT, J. and G. W. HARRIS: J. Physiol. **111**, 335 (1950).
ENDROCZI, E.: Endokrinologie **33**, 1 (1955).
GANONG, W. F. and D. M. HUME: Endocrinology **55**, 474 (1954).
GEORGE, R. and E. L. WAY: Brit. J. Pharmacol. **10**, 260 (1955).
GUILLEMIN, R. and B. ROSEMBERG: Endocrinology **57**, 599 (1955).
HARRIS, G. W.: Ciba Foundation Colloquia on Endocrinology, vol. 4, p. 87, London: J. and A. Churchill, 1952.
HARRIS, G. W. and D. JACOBSOHN: Proc. Roy. Soc., London, Biol. Sc. **139**, 263 (1952).
HUME, D. M. and C. J. WITTENSTEIN: Proc. 1st Clin. ACTH Conf., p. 134. Philadelphia: Blakiston Co. 1950.
MARTINI, L. and C. MORPURGO: Nature **175**, 1127 (1955).
McCANN, S. M.: Amer. J. Physiol. **175**, 13 (1953).
PORTER, R. W.: Amer. J. Physiol. **169**, 629 (1952).
VAN PEENEN, P. F. D. and E. L. WAY: J. Pharmacol. **120**, 261 (1957).

Dr. ROBERT GEORGE and Professor Dr. E. LEONG WAY, Department of Pharmacology, University of California, Medical Center, *San Francisco* 22, Calif., USA.

Baylor University, College of Medicine, Houston, Texas

A Summary of In Vitro Studies on the Neuroendocrine Functions of the Hypothalamus as Related to the Adenohypophysis

By

R. Guillemin

Conflicting reports are to be found regarding hormonal secretion by adeno-hypophysial explants in tissue cultures [1, 2, 3, 4]. From a study of this literature it is evident that where hormonal production has been found at all, it has always been early after explantation of the tissue in spite of subsequent normal growth of the explants. This state of dissociation between morphology and function suggested that some hypothalamic factor might be necessary for a normal endocrine function of the anterior pituitary *in vitro*, as it appears to be the case *in vivo* (for literature on *in vivo* experiments, see [5]). Experiments were therefore undertaken to verify this hypothesis. With the classical "roller tube" technique [6] it was shown that ACTH activity in the fluid medium (assessed by SAYERS test) of tissue cultures of the anterior lobe of the pituitary was present only in the first four days of *in vitro* life. No ACTH activity was demonstrable in 8, 12, 15, 19, 22, 31 day old samples in spite of excellent growth and differentiation of the pituitary outgrowth. However, when explants of hypothalamus or median eminence were added to the pituitary cultures from day 15 to 19 or 22 to 26, ACTH activity was reinstated [7, 8, 9]. Negative results were obtained in the bioassays of the fluids of combined cultures where ACTH activity was found, for histamine, acetylcholine, adrenalin, noradrenalin, serotonin, oxytocin and vasopressin at the levels of sensitivity of the methods utilized [7, 8, 9].

With a simpler method of *in vitro* "organ survival" of the whole anterior pituitary of the rat, it was subsequently demonstrated that saline extracts of beef hypothalamus would maintain ACTH secretion of the explanted organ up to 8 days of *in vitro* life whereas control adenohypophysis did not release any ACTH in the culture fluid after two days of *in vitro* survival [8].

With the same method, the ACTH-releasing activity of commercial Pitressin reported by several investigators [10, 11, 12] was confirmed. However, in the same series of experiments and with the same criteria purified arginine-vaso-pressin received from Dr. V. DU VIGNEAUD did not show any ACTH-releasing activity [13]. It was therefore assumed in view of these *in vitro* results and also in view of various experiments *in vivo* [5] that the ACTH-hypophysiotropic activity seen in living hypothalamic tissues, in hypothalamic extracts and extracts of the posterior lobe of the pituitary was due to some substance(s) different from vasopressin and oxytocin.

Separation of the hypothetical material was then undertaken using paper chromatography and electrophoresis. Subsequently a purified material was isolated from beef or hog hypothalamic tissue and posterior lobe which stimulates release of ACTH *in vitro* [14]. The material of hypothalamic origin is approximately 100 times more active w/w than that extracted from the posterior lobe of the pituitary by a similar method. (Level of activity of the hypothalamic material less than $0.1\,\gamma$/mg anterior pituitary tissue vs. $10\,\gamma$/mg pituitary tissue, for the posterior pituitary extract). Upon subsequent purification by paper electrophoresis the specific activity of the neurohypophysial fraction was increased to that of the hypothalamic material. This substance is neither vasopressin, nor oxytocin, adrenalin, noradrenalin, serotonin, acetylcholine or histamine as judged by bioassays for the characteristic pharmacological effects of these various substances and also as judged by the respective mobility coefficients in several chromatographic solvents. Possible activity of pure vasopressin in this *in vitro* system is still being investigated. In checking for specificity of the *in vitro* results, ACTH-releasing activity was also found in two samples of Substance P of intestinal origin kindly furnished by Dr. M. Vogt and Dr. B. Pernow; the active fraction responsible for ACTH-release, which had the same chromatographic characteristics as the hypothalamic or posterior pituitary material, did not appear to carry the classical pharmacological effects of P (no gut stimulation, no vaso-depressor effects). If the *in vitro* results have any significance *in vivo*, such a finding raises the question of the specificity of origin of this material or of the ACTH-releasing activity in view of the ubiquity of Substance P. In preliminary investigations, four hours intravenous perfusion of the ACTH-hypophysiotropic fraction of posterior pituitary origin in dogs and humans was followed by increased levels of circulating and urinary 17-hydroxycorticoids.

References

1. Cutting, W. C. and M. R. Lewis: Arch. Exper. Zellforsch. 21, 523 (1938).
2. Gaillard, P. J.: Acta Neerl. Morph. 1, 3 (1937).
3. Martinovitch, P. N.: J. Exper. Cell Res. 4, 490 (1953).
4. Anderson, E. and W. Haymaker: Proc. Soc. Exper. Biol. Med. 33, 313 (1935).
5. Harris, G. W.: Neural Control of the Pituitary Gland. London: E. Arnold, Publ. 1955.
6. Pomerat, C. M. in: Methods in Medical Research, Vol. 4. Chicago: The Yearbook Publ. Inc. 1951.
7. Guillemin, R.: Fed. Proc. 14, 211 (1955).
8. — in: Hypothalamic-hypophysial Interrelationship.: C. C. Thomas, Publ. 1956.
9. Guillemin, R. and B. Rosenberg: Endocrinology 57, 599 (1955).
10. Martini, L., A. de Poli and S. Curri: Proc. Soc. Exper. Biol. Med. 91, 223 (1956).
11. Mirsky, I. A., M. Stein and G. Paulisch: Endocrinology 55, 28 (1954).
12. McCann, S. M. and J. R. Brobeck: Proc. Soc. Exper. Biol. Med. 87, 318 (1954).
13. Guillemin, R. and W. R. Hearn: Proc. Soc. Exper. Biol. Med. 89, 365 (1955).
14. Guillemin, R., W. R. Hearn, W. R. Cheek and D. E. Housholder: Fed. Proc. 15, March (1956).

Dr. Roger Guillemin, Baylor University, College of Medicine, Texas Medical Center, Department of Physiology, *Houston*, Texas, USA.

Laboratoire de Chimie Thérapeutique, Istituto Superiore di Sanità, Roma

Nouvelles méthodes de recherche dans la pharmacologie du système nerveux central. Effets de quelques médicaments sur la réaction motrice provoquée par la stimulation de l'hypothalamus chez le lapin

Par

L. Napolitano et V. G. Longo

La stimulation électrique de certaines zones situées au niveau de l'hypothalamus produit chez l'animal normal une série de réponses motrices et neurovégétatives qui évoquent celles associées de la rage et de la peur (HESS, 1932). Les conclusions auxquelles ont abouti les differents auteurs qui se sont interessés à la question ont pratiquement été résumées par RANSON et MAGOUN (1939) lesquels écrivent à ce sujet: "les réactions obtenues par la stimulation de l'hypothalamus doivent être attribuées à la stimulation de ses propres mécanismes et non pas à la stimulation de voies provenant d'autres centres". De nombreux exemples sont là pour démontrer que certaines réactions fondamentales persistent et fonctionnent avec une certaine efficacité alors que le tronc cérébral n'est plus sous l'influence du cortex et que même certaines attitudes peuvent plus facilement être provoquées en l'absence de ce dernier (sham-rage, BARD, 1928; déambulation, HINSEY et coll., 1930). Toutefois il devient intéressant d'étudier le rôle des centres subcorticaux alors que toutes les autres structures rostrales sont présentes. L'emploi de l'instrumentation stéréotaxique (HORSLEY-CLARKE) ou d'une instrumentation spéciale (HESS) a rendu possible l'exploration des noyaux subcorticaux au moyen d'éléctrodes stimulantes aussi bien chez l'animal anesthésié que chez l'animal normal.

Du point de vue pharmacologique, les réponses motrices et neurovégétatives après stimulation de l'hypothalamus n'ont pas fait l'objet de recherches systématiques. L'on peut rappeler à ce propos certains travaux de MASSERMAN (1937, 1938, 1940) qui s'est interessé tout particulièrement à l'influence des substances excitantes (Cardiazol, strychnine, analeptiques variés) et dépressives (morphine, barbituriques) sur la réponse neurovégétative et motrice chez des chats porteurs d'éléctrodes implantés de façon définitive "in situ".

Au cours de nos recherches nous avons employé comme animal d'expérience le lapin. Il nous a été possible de mettre au point une technique de stimulation de l'hypothalamus qui s'est avérée dans ses effets aussi constante et précise que possible. La réaction observée et que l'on peut nommer "de recherche et de fuite" sera décrite minutieusement quand nous rapporterons nos résultats. Dans ce travail nous nous rapportons surtout à l'action exercée par des substances appartenant à différents groupes pharmacologiques sur la réaction motrice. Ce n'est que pour quelques médicaments que nous avons étendu nos observations aux aspects neurovégétatifs et éléctroencéphalographiques concomitants; elles ont alors fait l'objet de publications distinctes (chlorpromazine: Longo, Virno et Armati, 1954; reserpine: Longo et Napolitano, 1955; scopolamine: Longo, 1956).

Techniques

La stimulation hypothalamique a été effectuée au moyen d'éléctrodes concentriques figées en profondeur et reliées au moyen d'un long fil à un générateur éléctronique. La méthode est fondamentalement celle employée par Hess, modifiée par Monnier et Laue (1953). Le socle fournissant les points de repère pour l'implantation des éléctrodes était fixé au crâne du lapin légèrement anesthésié à l'éther; la préparation était utilisée pour la journée, et en fin d'expérience l'animal était sacrifié. La localisation de la pointe de l'éléctrode était ensuite déterminée par des coupes en série, après éléctro-coagulation. Dans la grande majorité des expériences l'examen histologique a démontré que la pointe de l'éléctrode avait atteint la partie antérieure de l'hypothalamus, à un millimètre à droite de la ligne-médiane.

Les expériences de stimulation avaient lieu une heure au moins après l'opération au cours de laquelle étaient fixées les éléctrodes, et alors que l'animal avait à nouveau acquis la normale motricité spontanée et réagissait correctement aux stimulis. La stimulation éléctrique était effectuée par des ondes rectangulaires: normalement le stimulus employé était de 0.5 milliseconde avec une fréquence de 400 cycles par seconde; le voltage variait, suivant l'expérience, entre 1 et 7 volts. Généralement la stimulation avait une durée de trois secondes et était répétée à intervalles reguliers. Une fois établi le seuil de provocation de la réaction motrice, l'on répétait les essais de stimulation toutes les 5 ou 10 minutes pendant au moins une heure, afin d'avoir la certitude que les valeurs n'avaient pas subi de modifications spontanées.

Généralement celles ci restaient constantes, en présentant tout à fait exceptionnellement des variations en plus ou en moins du 10%. Nous avons donc considérées comme significatives à la suite d'administration des médicaments, les variations dont le seuil était au déla du 15%. Après la période d'observation l'on administrait à l'animal le médicament par voie intraveineuse et l'on notait soigneusement les variations éventuelles du seuil et de l'aspect de la réaction. Dans certains cas celles ci ont même été l'objet de reprises cinématographiques.

Résultats

Il est possible chez le lapin de provoquer de façon constante une réaction motrice caractéristique par la stimulation de l'hypothalamus. L'on a appelé cette réaction "réaction de recherche et de fuite" et elle se traduit par une augmentation de la fréquence respiratoire, de la mydriase, dilatation de la fissure palpébrale, mouvements des narines, émission répétée de fèces et une réaction de recherche avec la tête; en augmentant le stimulus tous les symptômes moteurs s'intensifient et aux mouvements de recherche de l'animal avec la tête s'ajoute une déambulation coordonnée et plus ou moins prolongée; aux voltages élevés la déambulation se transforme en une réaction de fuite accompagnée parfois d'un tableau spastique, avec roulements et cris stridents.

Dans l'étude de l'influence des médicaments sur le tableau de "recherche et de fuite" l'on a consideré aussi bien les variations du seuil que les variations de l'intensité et des modalités de la réaction motrice. Les substances dignes d'etre retenues peuvent être divisées en deux groupes: médicaments à action dépressive et médicaments à action stimulante sur le système nerveux central. Parmi les médicaments à action dépressive nous avons examiné certains barbituriques (phenobarbital, pentobarbital) certains antipyrétiques et analgésiques (aspirine, antipyrine et pyramidone), la chlorpromazine, la reserpine et la morphine. Parmi les médicaments qui ont une action excitante l'on a examiné la benzedrine (amphétamine), la coramine, la cocaïne, le Cardiazol et la strychnine. Nous avons également examiné l'action d'un autre groupe de médicaments doués d'activité sur le système nerveux: atropine, scopolamine, éserine, bulbocapnine, méphénesine.

Nous avons observé une réduction de la réponse motrice avec les barbituriques, la reserpine, la chlorpromazine et les antipyrétiques-analgésiques. Par contre nous ne sommes pas parvenus à abaisser le seuil de la réaction "de recherche et de fuite" avec les médicaments à action stimulante. Après amphétamine et coramine nous avons pu, dans certains cas, provoquer une réaction motrice plus intense et plus prolongée. Dans certaines expériences d'antagonisme nous avons pu observer qu'alors que la réponse apparaissait diminuée à la suite d'administration de barbituriques, après amphétamine le seuil de la stimulation s'abaissait jusqu' à revenir aux valeurs observées avant le traitement.

Pour ce qui concerne les autres médicaments, nous n'avons pas pu mettre en évidence une influence marquante sur la réaction motrice dans les conditions expérimentales décrites.

Les possibilités de recherche que nous permet la méthode décrite précédemment, ne nous autorise pas à tirer des conclusions définitives car en somme cette technique ne nous montre qu'un seul des multiples aspects à travers lesquels se manifeste l'influence de l'hypothalamus. D'après des expériences de contrôle conduites en même temps chez des animaux curarisés et dont on enregistrait la pression artérielle, il découle en effet que la stimulation de l'hypothalamus provoque un tableau symptomatique aux triples aspects qui sont les suivants: a) modifications du comportement representées par la "réaction de recherche et de fuite" des expériences que nous avons décrites; b) manifestations neurovégétative (augmentation de la pression artérielle, tachypnée, mydriase, augmentation de la motricité gastrique et intestinale;) c) une réaction d'activation (arousal) du tracé éléctro-cortical.

Des expériences tendant à mettre en évidence une dissociation éventuelle d'origine *pharmacologique* des trois réponses ont montré que certaines substances comme l'atropine et la scopolamine qui s'étaient avérées inactives sur la réaction motrice, bloquent au contraire les voies ascendantes qui règlent la réponse éléctro-encéphalographique d'activation (Longo, 1956). Au contraire l'antipyrine qui inhibe la réponse motrice, ne parait pas influencer la réponse éléctroencéphalographique ni celle neurovégétative. Le phenobarbital et le pentobarbital exercent au contraire une action dépressive généralisée en bloquant en même temps les trois réponses.

Quoique nous n'ayons pas la possibilité encore de mettre complètement en évidence les rapports entre hypothalamus et vie végétative et de relation, il est intéressant de disposer d'une technique qui permet la constatation de l'existence de variations significatives et constantes de la valeur du seuil de provocation de la "réaction de recherche et de fuite" — et partant — nous autorise à faire d'intéressantes considérations sur l'action de certains médicaments au niveau du diencéphale.

Résumé

On a examiné l'action de quelques médicaments sur les effets provoqués par la stimulation des noyaux réticulaires diencéphaliques.

Les expériences ont été conduites chez le lapin normal, porteur d'électrodes implantées "in situ".

La stimulation électrique de la zone réticulaire hypothalamique produit une triade symptomatologique constituée

1° par une réponse motrice qui consiste en une réaction de recherche et de fuite;

2° par une réponse neurovégétative qui consiste en hypertension, tachypnée, mydriase;

3° par une réponse électroencéphalographique qui consiste en une image de réveil.

L'étude des influences de substances appartenant à différentes catégories pharmacologiques a mis en évidence comme les narcotiques barbituriques exercent une action dépressive sur les trois réponses; une action seulement sur les réactions motrices et électroencéphalographiques possèdent le parpanit comme la chlorpromazine et la reserpine, tandis que d'autres substances bloquent spécifiquement une seule réponse, comme, par exemple, la scopolamine et l'atropine la réponse électroencéphalographique et l'antipyrine la réponse motrice.

On discute les résultats qui se rapportent aux applications cliniques de ces diverses substances en faisant ressortir la possibilité de l'emploi de cette technique dans l'étude expérimentale de substances actives au niveau du système nerveux central.

Riassunto

E' stata esaminata l'azione di alcuni farmaci sugli effetti provocati dalla stimolazione dei nuclei reticolari diencefalici.

Le esperienze sono state eseguite sul coniglio normale, portatore di elettrodi impiantati "in situ".

La stimolazione elettrica della zona reticolare ipotalamica produce una triade sintomatologica costituita da:

1) risposta motoria, consistente in una reazione di allarme e di fuga;

2) risposta neurovegetativa, consistente in ipertensione, tachipnea, midriasi;

3) risposta elettroencefalografica, consistente in un quadro di risveglio.

Lo studio delle influenze di sostanze appartenenti a differenti categorie farmacologiche ha messo in evidenza come i narcotici barbiturici esercitino un'azione depressiva sulle tre risposte; un'azione solo sulle reazioni motorie ed elettroencefalografiche possiedono il parpanit come la prometazina, la clorpromazina e la reserpina, mentre altre sostanze bloccano specificamente una sola risposta, come ad esempio la scopolamina e l'atropina quella elettroencefalografica e l'antipirina quella motoria.

Vengono discussi i risultati in rapporto alle applicazioni cliniche di queste diverse sostanze mettendo in rilievo la possibilità dell'impiego di questa tecnica nello studio sperimentale di sostanze attive a livello del sistema nervoso centrale.

Bibliographie

BARD, P.: A diencephalic mechanism for the expression of rage with special reference to the sympathetic nervous system. Amer. J. Physiol. **84**, 490—515 (1928).

HESS, W. R.: Beiträge zur Physiologie des Hirnstammes. I. Teil: Die Methodik der lokalisierten Reizung und Ausschaltung subkortikaler Hirnabschnitte. Leipzig: Thieme. 1932.

HINSEY, J. C., S. W. RANSON and R. F. McNATTIN: The role of the hypothalamus and mesencephalon in locomotion. Arch. Neurol. Psychiatr. **23**, 1—43 (1930).

LONGO, V. G.: Effects of scopolamine and atropine on EEG and behavioral reactions due to hypothalamic stimulation. J. Pharmacol. **116**, 198—208 (1956).

LONGO, V. G. e L. NAPOLITANO: Effetti della Reserpina sulle reazioni EEG e motorie provocate dalla stimolazione dell'ipotalamo. Farmaco **10**, 297—305 (1955).

LONGO, V. G., M. VIRNO e F. ARMATI: Atti dell'VIII Congresso della Società Italiana di Farmacologia. Roma, 27 Aprile 1954.

MASSERMAN, J. H.: Effects of sodium amytal and other drugs on the reactivity of the hypothalamus of the cat. Arch. Neurol. Psychiatr. **37**, 617—628 (1937).

— The effect of strychnine sulfate on the emotional mimetic functions of the hypothalamus of the cat. J. Pharmacol. **64**, 335—354 (1938).

— Effects of analeptic drugs on the hypothalamus of the cat. Res. Publ. Ass. Nerv. Ment. Dis. **20**, 624—634 (1940).

MONNIER, M. et H. LAUE: Technique de dérivation des activités électriques corticales et sous-corticales pendant la stimulation du diencéphale chez le lapin. Helvet. Physiol. Acta **11**, 73—80 (1953).

RANSON, S. W. et H. W. MAGOUN: The Hypothalamus. Erg. Physiol. **41**, 56—163 (1939).

Dott. LUIGI NAPOLITANO e Dott. V. G. LONGO, Istituto Superiore di Sanità, Viale Regina Elena 299, *Roma*, Italia.

Istituto di Farmacologia e Tossicologia della Università di Napoli

Protegge l'idrossidione dalle modificazioni corticosurrenali da trauma chirurgico?

P. Preziosi, B. Loscalzo, F. Reduzzi

Numerose indagini sono state condotte allo scopo di giungere all'individuazione di composti "antistressanti", vale a dire capaci di attenuare o inibire le reazioni dell'organismo allo stress riducendo la iperincrezione corticotropinica caratteristica di tale situazione di emergenza. La storia di tali tentativi ed i risultati finora conseguiti sono dettagliatamente riferiti in una Relazione al VII° Congresso della Società Italiana di Anestesiologia (PREZIOSI e coll. [1]).

Indubbiamente particolare interesse riveste lo studio dell'eventuale attività "antistressante" di sostanze ad effetto narcotico, in quanto capaci almeno in linea teorica di inibire direttamente i centri ipotalamici che controllano la secrezione di ACTH da parte dell'anteipofisi ovvero di attenuare le sollecitazioni che ad essi pervengono in via neuro-umorale. Purtroppo i risultati finora ottenuti sono tutt'altro che soddisfacenti (1. c. [1]). Le speranze riposte nell'attività antistressante dei cocktails litici non hanno trovato conferma in recenti ricerche di PREZIOSI [1, 2], il quale ha documentato che un cocktail litico costituito dall'associazione Mefedina + Fargan + Largactil non soltanto non protegge dalle modificazioni corticosurrenali da trauma chirurgico, ma può anche aggravarle se somministrato in dosi elevate. Buona attività antistressante sarebbe stata recentemente riconosciuta all'estratto totale di rauwolfia serpentina privato di reserpina [3] ed alla reserpina stessa [4].

Ciò premesso, ci é parso utile ricercare se il nuovo steroide narcotico, il 21-idrossipregnandione (idrossidione) avesse la capacità di modificare le alterazioni corticosurrenali da trauma chirurgico. In linea teorica, esso avrebbe potuto inibirle o attenuarle per due ordini di motivi: per l'attività narcotica e per la capacità di bloccare la ipersecrezione di ACTH da parte dell'ipofisi, scatenata dal trauma in via neuro-umorale. Difatti é noto che la liberazione di ACTH nel corso dello stress risulta legata al tasso di corticosteroidi circolanti, la somministrazione preventiva di alcuni corticosteroidi riuscendo ad inibire le modificazioni corticosurrenali da trauma [5, 6].

Nelle nostre indagini la valutazione delle modificazioni corticosurrenali é stata effettuata mediante il rilievo del tasso di ac. ascorbico (A.A.) e di colesterolo totale (COL) dei surreni a diverso tempo dopo il trauma[1], in animali non pretrattati o trattati con idrossidione in dose narcotica. Esperimenti di controllo sono stati effettuati su animali pretrattati con soluz. di $NaHCO_3$ del medesimo p_H di quelle di idrossidione, sottoposti anch'essi al trauma chirurgico.

---

[1] E' noto che la diminuzione del tasso di A.A. e di COL surrenalici a seguito della somministrazione di determinati farmaci o l'applicazione di particolari sollecitazioni esprime, se significativa, un'attivazione funzionale del surrene.

Le indagini sperimentali sono state condotte su ratti di sesso femminile, esclusi gli animali in istato di gravidanza, del peso medio di 120 gr. Nel corso delle prove le T ambienti sono state comprese fra 16 e 22° C, la pressione barometrica fra 750—762 mm Hg., l'umidità relativa fra 58 e 73%. Ogni esperimento é stato eseguito su ratti digiuni da circa 12 h. Gli animali in prova sono stati divisi in 11 gruppi, ciascuno di 5—25 animali e trattati come risulta dal seguente schema:

1° gruppo: nessun trattamento — uccisione tempo 0;
2° gruppo: solo trauma — uccisione dopo 2 h 05 dal trauma;
3° gruppo: solo trauma — uccisione dopo 6 h 20 dal trauma;
4° gruppo: soluz. di NaHCO₃ — uccisione dopo 2 h 15 dall'iniezione;
5° gruppo: soluz. di NaHCO₃ — uccisione dopo 6 h 30 dalla somministr.;
6° gruppo: soluz. di NaHCO₃ + trauma — uccisione dopo 2 h 15 dalla iniezione (2 h 05 dal trauma);
7° gruppo: soluz. di NaHCO₃ + trauma — uccisione dopo 6 h 30 dalla somministrazione (6 h 20 dal trauma);
8° gruppo: Idrossidione 40 mg./kg. — uccisione dopo 2 h 15 dalla somministrazione;
9° gruppo: Idrossidione 40 mg./kg. — uccisione dopo 6 h 30 dalla somministrazione;
10° gruppo: Idrossidione 40 mg./kg. + trauma — uccisione dopo 2 h 15 dall'iniezione (2 h 05 dal trauma);
11° gruppo: Idrossidione 40 mg./kg. + trauma — uccisione dopo 6 h 30 dalla somministrazione (6 h 20 dal trauma).

L'Idrossidione, sintetizzato e gentilmente offertoci come emisuccinato dalla Menarini, é stato solubilizzato in soluz. di NaHCO₃ in modo da ottenerne soluzioni al 2% (pH 7,4 circa). Lo steroide é stato somministrato per via endovenosa nella dose di 40 mg./kg. che nelle nostre prove si é dimostrata capace di determinare anestesia profonda e piuttosto duratura (vedi 7). Una soluz. di NaHCO₃ del medesimo pH di quella dell'idrossidione é stata iniettata a scopo di controllo; anche la quantità di liquido introdotta é stata la medesima che negli animali trattati con lo steroide anestetico (2 cc./kg.). Il trauma chirurgico é stato determinato mediante laparatomia mediana, eviscerazione e manipolazione dei visceri per 2', seguita da riposizione dei visceri stessi nella cavità addominale e sutura delle pareti.

Negli animali trattati con idrossidione il trauma é stato eseguito dopo 10' dall'iniezione endovenosa del composto, quando gli animali erano in anestesia profonda. All'apertura dell'addome ed alla eviscerazione soltanto qualche animale ha reagito modicamente. Nei ratti trattati con NaHCO₃ il trauma é stato effettuato dopo 10' dall'iniezione, per tenersi nelle medesime condizioni sperimentali degli animali narcotizzati con idrossidione.

Dagli animali di ciascun gruppo, uccisi per decapitazione ai tempi indicati (vedi schema e Tabella 1) sono stati prelevati i surreni, privati del grasso e pesati. Il surrene di sinistra é servito per il dosaggio dell'A.A., quello di destra per il dosaggio del COL.

L'A.A. é stato dosato secondo Roe-Kuether [8], previa estrazione secondo Sayers [9]; il COL é stato dosato con il metodo di Sperry e Webb [10]. Le letture colorimetriche sono state effettuate al fotometro Klett-Summerson, filtri 54 (A.A.) e 66 (COL). Particolari saranno riferiti nel lavoro in extenso. I risultati sono stati espressi in mg./100 gm. di tessuto di A.A. o di COL. La valutazione statistica dei nostri risultati é stata effettuata utilizzando le formule riportate da Gunther [11]. Ciò allo scopo di stabilire la eventuale significatività delle differenze fra le medie dei diversi gruppi di animali trattati rispetto ai controlli. Il P é stato letto sulle tavole di Fisher [12]. Valori di P <0,05 sono stati considerati significativi.

I risultati delle nostre ricerche sono riportati nella Tabella 1.

Dai dati riferiti in Tabella 1 risulta che il trauma chirurgico determina un evidente stress sia negli animali non trattati che in quelli pretrattati con NaHCO₃ o con idrossidione. Lo stress é documentato dalla diminuzione dell'A.A. surrenalico dopo 2 h 05 min dal trauma (con ricarica a 6 h 20 min) e del COL dopo 6 h 20 min. Va peraltro rilevato che, alla dose utilizzata, l'idrossidione é capace di per sé di provocare deplezione dell'A.A. e del COL surrenalici.

Dosi inferiori di idrossidione non sono state prese in considerazione in quanto risultano incapaci di determinare una narcosi dell'animale tale da impedire il risveglio al momento del trauma; ed é noto che animali iporeattivi presentano uno stress da trauma chirurgico come i controlli non trattati (vedi 1. c. [1]).

Tabella 1. *Modificazioni dell'ac. ascorbico e del colesterolo totale surrenalici in animali sottoposti a trauma, non pretrattati (controlli) o pretrattati con 21 idrossipregnandione emisuccinato sodico*

Acido ascorbico surrenalico mg/100 gm di tessuto dopo

Trattamento	2 h 15 min Valori medi e σM**	P***	P_1	P_2	P_3	P_4	6 h 30 min Varoli medi e σM	P	P_1	P_2	P_3	P_4
Controlli A	369±20 (25)	—	—	—	—	—	369±20 (25)	—	—	—	—	—
solo trauma* Controlli B	245±22 (15)	0,02-0,01 (2,6)	—	—	—	—	321±32 (5)	0,4-0,3 (0,94)	—	—	—	—
soluz. NaHCO₃ pH 7,4 2 cc./kg. Controlli C	292±26,5 (6)	0,1-0,05 (1,79)	—	—	—	—	295±35,4 (6)	0,8-0,7 (1,70)	—	—	—	—
soluz. NaHCO₃ pH 7,4 2 cc./kg. + trauma	258±21 (6)	0,02-0,01 (2,6)	0,8-0,7 (0,35)	0,4-0,3 (0,99)	—	—	380±9,8 (6)	0,8-0,7 (0,25)	0,1-0,05 (1,88)	0,1-0,05 (2,21)	—	—
Idrossidione 40 mg./kg.	231±110 (5)	<0,01 (3,05)	—	0,1-0,05 (1,97)	—	—	327±47,5 (5)	0,5-0,4 (0,85)	—	0,7-0,6 (0,56)	—	—
Idrossidione 40 mg./kg. + trauma	222±27,5 (5)	<0,01 (3,45)	0,6-0,5 (0,57)	—	0,3-0,2 (1,04)	0,8-0,7 (0,3)	307±30 (5)	0,2-0,1 (1,32)	0,8-0,7 (0,32)	0,7-0,6 (0,56)	0,2-0,1 (1,56)	0,8-0,7 (0,36)

* Per le modalità del trauma ed i diversi trattamenti vedi testo.
** Il numero fra parentesi dopo la media aritmetica ed il σM indica il numero di dati sui quali sono stati effettuati i rilievi statistici.
*** Il numero fra parentesi dopo il P é il corrispettivo t. — Si fa presente che il t é stato calcolato per gli animali esposti al solo trauma e per quelli trattati soltanto con NaHCO₃ rispetto ai controlli A (P); per gli animali esposti al trauma e trattati con NaHCO₃, rispetto ai controlli A (P) ed agli animali trattati con solo trauma (controlli B, P₁); per gli animali trattati con idrossidione rispetto ai controlli A (P) e C (P₂); infine per gli animali trattati con idrossidione ed esposti al trauma rispetto ai controlli A (P), B (P₁) e ratti iniettati soltanto con idrossidione (P₄).

Tabella 1 (Continuazione)

Colesterolo totale surrenalico mg/100 gm di tessuto dopo

Trattamento	2 h 15 min						6 h 30 min					
	Valori medi e σM	P	P_1	P_2	P_3	P_4	Valori medi e σM	P	P_1	P_2	P_3	P_4
Controlli A	3820±328 (23)	—	—	—	—	—	3820±328 (23)	—	—	—	—	—
solo trauma Controlli B	3435±575 (8)	0,6-0,5 (0,58)	—	—	—	—	2661±423 (5)	0,05-0,02 (2,51)	—	—	—	—
soluz. NaHCO₃ pH 7,412 cc./kg.... Controlli C	3005±568 (6)	0,2-0,3 (1,16)	—	—	—	—	2560±405 (6)	0,1-0,05 (1,85)	—	—	—	—
soluz. NaHCO₃ pH 7,4 2 cc./kg... + trauma	3340±172 (6)	0,4-0,5 (0,73)	0,9-0,8 (0,14)	0,6-0,5 (0,57)	—	—	1802±105 (6)	<0,01 (3,1)	0,05-0,02 (2,18)	0,1-0,05 (0,87)	—	—
Idrossidione 40 mg./kg.	2274±585 (5)	0,05-0,02 (2,15)	—	0,8-0,7 (0,28)	—	—	2714±455 (5)	0,2-0,1 (1,50)	—	0,05-0,01 (2,42)	—	—
Idrossidione 40 mg./kg. .... + trauma	2225±332 (5)	0,5-0,2 (2,23)	0,2-0,1 (1,54)	—	0,01 (3,24)	0,9 (0,07)	1854±321 (5)	<0,01 (2,75)	0,2-0,1 (1,51)	—	>0,9 0,15	0,2-0,1 (1,54)

Si conclude che l'idrossidione non sembra in grado di proteggere il ratto dalle modificazioni corticosurrenali da trauma chirurgico, pur con le riserve avanti espresse circa le interferenze del solo idrossidione sulla funzionalità surrenalica.

Riassunto

Proseguendo le indagini sui farmaci capaci di modificare le alterazioni cortico-surrenali da trauma, gli A.A. hanno voluto indagare se un nuovo narcotico, il 21-idros-sipregnandione-emisuccinato (idrossidione), fosse capace di impedire nel ratto le modificazioni surrenaliche da stress chirurgico.
I risultati ottenuti vengono esposti e discussi.

Summary

Following up the investigations on medicaments capable of modifying the post-traumatical suprarenal alterations, the authors wanted to find out whether a new narcotic, the semisuccinate 21-hydroxypregnandione (idrossidione), were capable of impeding, in the rat, the suprarenal modifications produced by surgical stress.
The results obtained were communicated and discussed.

Bibliografia

1. Cocchia, N., R. Cuocolo e P. Preziosi: Modificazioni istofunzionali del surrene in rapporto ai vari tipi di anestesia. Relaz. VII° Congr. Soc. ital. Aneste-siologia, Livorno 1955, in corso di stampa su Arch. ital. sci. Farmac.
2. Preziosi, P.: in corso di stampa.
3. Rindani, T. H.: Arch. internat. Pharmacodyn. **102,** 465 (1955).
4. Kothari, N. J. e T. H. Rindani: Arch. internat. Pharmacodyn. **105,** 68 (1956).
5. Sayers, G. e M. A. Sayers: Recent Progr. Hormone Res. **2,** 81 (1948).
6. Sayers, G.: Physiol. Rev. **30,** 244 (1950).
7. Preziosi, P., F. Reduzzi e B. Loscalzo: vedi p. 299.
8. Roe, H. J. e C. A. Kuether: J. Biol. Chem. **147,** 399 (1943).
9. Sayers, M. A., G. Sayers e L. A. Woodbury: Endocrinology **42,** 379 (1948).
10. Sperry, W. M. e M. Webb: J. Biol. Chem. **187,** 97 (1951).
11. Gunther, in Guy Pomeau Delille: Techniques Biologiques et endocrinologie expérimentale chez le rat, pag. 161 e sgg. Paris: Masson & Cie. 1953.
12. Fisher, P.: Metodi statistici ad uso dei ricercatori, pag. 161. Torino: UTET. 1948.

Prof. Dott. Paolo Preziosi, Dott. B. Loscalzo e Dott. F. Reduzzi, Istituto di Farmacologia e Tossicologia dell'Università di Napoli, Via Costantinopoli 16, *Napoli,* Italia.

Istituto di Farmacologia e Tossicologia della Università di Napoli

Modificazioni corticosurrenali da idrossidione

P. Preziosi, F. Reduzzi, B. Loscalzo

Del tutto recentemente [1, 2] sono state riconosciute al 21-idrossipregnandione (idrossidione) proprietà narcotiche tali da far presupporre un larghissimo impiego del nuovo farmaco in pratica anestesiologica [3, 4, 5]. Rimandiamo, per le notizie bibliografiche sulle caratteristiche farmacodinamiche e sulle possibilità di applicazioni cliniche dell'idrossidione, ad un lavoro di uno di noi (DONATELLI e PREZIOSI [6]).

Nel corso delle indagini che andiamo da tempo conducendo sulla fisiofarmacologia del corticosurrene ci é parso utile ricercare le eventuali modificazioni corticosurrenali indotte dal nuovo steroide anestetico. Ciò per due principali motivi: perché scarse ed imprecise risultano ancor oggi le notizie circa l'attività "stressante" ed "antistressante" dei principali narcotici (bibliografia in una recente relazione di PREZIOSI e coll. [7]) e perché la struttura del composto, così simile a quella di steroidi corticosurrenali, lasciava presupporre una possibile interferenza dello steroide in esame con la secrezione di ACTH, verosimilmente per un'azione inibitrice sui centri diencefalici che controllano la liberazione da parte dell'anteipofisi di tale tropina.

La valutazione delle modificazioni corticosurrenali da idrossidione é stata effettuata mediante il rilievo del contenuto in ac. ascorbico (A. A.) e di colesterolo totale (COL) dei surreni a diversi tempi dopo la somministrazione di differenti dosi del prodotto in esame. Difatti é noto che diminuzioni del tasso di A. A. e di COL surrenalici dopo trattamento con un farmaco esprimono, se significative, un'attività corticostimolante del farmaco stesso.

Le indagini sperimentali sono state condotte su ratti di sesso femminile, esclusi gli animali in istato di gravidanza, del peso medio di 120 gm. Nel corso delle prove le T ambienti sono state comprese fra 16 e 22° C, la pressione barometrica fra 750−762 mmHg., l'umidità relativa fra 58 e 73%. Ogni esperimento é stato eseguito su ratti digiuni da circa 12 h.

L'idrossidione, sintetizzato e gentilmente offertoci come emisuccinato dalla MENARINI, é stato solubilizzato in soluz. di NaHCO$_3$ in modo da ottenerne soluz. dal titolo finale di 0,5−1−2% a p_H di 7,4 circa. Esso é stato somministrato, a gruppi diversi di animali (ciascuno di almeno 12 unità), nelle dosi di 10−20−40 mg./kg. rispettivamente incapaci di portare a narcosi (10 mg./kg.), narcotiche per il 60% degli animali (20 mg./kg.) ed infine narcotiche per la totalità dei ratti in esperimento (40 mg./kg.). In ogni caso il farmaco é stato iniettato endovena sotto forma di soluz. al 0,5 (10 mg./kg.) − 1 (20 mg./kg.) − 2% (40 mg./kg.) allo scopo di introdurre, quale che fosse la dose utilizzata, il medesimo quantitativo di liquido (2 cc./kg.). Come controlli sono stati tenuti animali non trattati o iniettati per via endovenosa con una soluz. di NaHCO$_3$ del medesimo p_H di quella di idrossidione. Anche la quantità di liquido introdotta é stata la medesima (2 cc./kg.).

Dagli animali di ciascun gruppo, uccisi per decapitazione ai tempi indicati (vedi Tabella 1) sono stati prelevati i surreni, puliti e pesati. Il surrene di sinistra é servito per il dosaggio dell'A.A., quello di destra per il dosaggio del COL. L'A.A. é stato

dosato secondo Roe-Kuether [8], previa estrazione secondo Sayers [9]; il COL é
stato dosato con il metodo di Sperry e Webb [10]. Le letture colorimetriche sono
state effettuate al fotometro Klett-Summerson, filtri 54 (A.A.) e 66 (COL). Particolari
saranno riferiti nel lavoro *in extenso*. I risultati sono stati espressi in mg./100 gm. di
tessuto di A.A. o di COL. La valutazione statistica dei nostri risultati é statá effettuata
servendoci delle formule consigliate da Gunther [11]. Ciò allo scopo di stabilire la
eventuale significatività delle differenze fra le medie nei diversi gruppi di animali
trattati rispetto ai controlli. Il P é stato letto sulle tavole di Fisher [12]. Valori
di P < 0,05 sono stati considerati significativi.

I risultati delle nostre ricerche sono riportati nella Tabella 1.

Tabella 1. *Modificazioni dell'ac. ascorbico e del colesterolo totale*

| Trattamento[1] | % Animali entrati in narcosi | Narcosi | | Acido ascorbico surrenalico | | |
| | | | | 2 h 15 min | | |
		Induzione m' ± σM	Durata m' ± σM	Valori medi e σM[2]	t[3]	P
Controlli A	—	—	—	369 ± 20 (25)	—	—
Soluz. NaHCO₃ pH 7,4 2 cc./kg.... (Contr. B)	—	—	—	292±26,5 (6)	1,79	0,1–0,05
Idrossidione 10 mg./kg.		—	—	307±23,8 (6)	0,43	0,7–0,6
Idrossidione 20 mg./kg.	60%	6'30"±20"	24±5	299±24,6 (6)	0,19	0,9–0,8
Idrossidione 40 mg./kg.	100%	3'27"±29"	55±3	231±11 (5)	3,05	<0,01

[1] Per le modalità del trattamento, vedi testo.
[2] Il numero fra parentesi dopo la media aritmetica ed il σM indica il numero de i dati sui quali sono stati effettuati i rilievi.

Relativamente al comportamento dell'A. A. va fatto presente che gli animali
trattati con la soluz. di NaHCO₃ presentano, dopo 2 h 15 min dalla iniezione,
una diminuzione ai limiti della significatività statistica del tasso di A. A. surrenalico; tale diminuzione é verosimilmente da interpretare come legata al lieve
stress che l'animale subisce a seguito dei maneggi necessari per l'iniezione endovenosa. Il comportamento dell'A. A. surrenalico negli animali trattati con idrossidione in dosi pari a 10—20 mg./kg. non risulta dissimile, né dopo 2 h 15 min
né dopo 6 h 30 min dall'iniezione del composto, da quello degli animali iniettati
con soluz. di NaHCO₃ e funzionanti come controllo. All'opposto, nei ratti trattati
con 40 mg./kg. di steroide si osserva diminuzione dell'A. A. statisticamente
significativa dopo 2 h 15 min e valori praticamente normali a 6 h 30 min dal-
l'iniezione. Relativamente al COL va rilevato che negli animali iniettati con
NaHCO₃ si osserva diminuzione dopo 6 h 30 min; diminuzione all'incirca di
analoga intensità si osserva nei ratti trattati con idrossidione nella dose
di 10 e 20 mg./kg., mentre la diminuzione é più netta in quelli iniettati con
40 mg./kg.

Dai dati riferiti risulta che l'idrossidione non esplica attività corticostimolante in dosi corrispondenti a 10—20 mg./kg., dosi che rientrano nell'ambito di quelle terapeutiche umane (16,6 mg./kg., ammessa una posologia di 1 gm. per un individuo di 60 kg.); difatti le modificazioni corticosurrenali osservate negli animali trattati con tali dosi (diminuzione del tasso di A. A. dopo 2 h 15 min e del COL dopo 6 h 30 min) esprimono un'attività corticostimolante aspecifica, legata alle manualità necessarie per l'iniezione endovenosa. Dosi di idrossidione corrispondenti a 40 mg./kg. sembrano possedere, nel ratto, evidente attività corticostimolante.

surrenalici ad opera del 21-idrossipregnandione emisuccinato

mg/100 gm di tessuto dopo			Colesterolo totale surrenalico mg/100 gm di tessuto dopo					
6 h 30 min			2 h 15 min			6 h 30 min		
Valori medi e σM	t	P	Valori medi e σM	t	P	Valori medi e σM	t	P
369±20 (25)	–	–	3820±328(23)	–	–	3820±328(23)	–	–
295±35,4 (6)	1,70	0,1	3005±468 (6)	1,16	0,2-0,3	2560±505 (6)	1,85	0,1-0,05
294,2±30,4(6)	0,05	0,9	3730±731 (6)	0,78	0,5-0,4	2764±532 (6)	0,31	0,8-0,7
302,4±51 (6)	0,17	0,9-0,8	2746±617 (6)	0,31	0,8-0,7	2795±349 (6)	0,15	0,9-0,8
327±47,5 (5)	0,85	0,4-0,3	2274±585 (5)	2,15	0,05-0,02	2714±455 (5)	1,50	0,2-0,1

[3] Il t dei controlli B é stato calcolato rispetto ai controlli A; gli altri rispetto ai controlli B ai rispettivi tempi (2 h 15 min e 6 h 30 min) nei quali sono stati effettuati i rilievi.

Riassunto

Al 21-idrossi-pregnandione-emisuccinato (idrossidione) sono state recentemente riconosciute intense proprietà narcotiche. Gli AA., tenendo presente i rapporti fra attività stressante ed antistressante di alcuni narcotici, hanno ricercato se l'idrossidione risultasse fornito, nel ratto, di attività corticostimolante.

L'esposizione delle ricerche in tal senso eseguite ed un breve commento dei risultati stessi formano l'oggetto della comunicazione.

Summary

Recently, intense narcotic proprieties have been attributed to the semisuccinate 21-hydroxypregnandione (idrossidione). The authors, keeping in view the relations between stress and antistress activities of some narcotics, had investigated whether idrossidione was delivered by cortico-stimulating activity.

The communication of the investigations conducted in such a sense and a brief comment on the results themselves constitute the object of the report.

Bibliografia

1. Laubach, G. D., S. Y. P'An e H. W. Rudel: Science **122**, 78 (1955).
2. P'An, S. Y., G. F. Gardocki, D. E. Hutcheon, H. Rudel, M. J. Kodet e J. D. Laubach: J. Pharmacol. Exper. Therap. **115**, 432 (1955).

3. Murphy, F. J., N. P. Guadagni e E. Debon: J. Amer. Med. Ass. 158, 1412 (1955).
4. Taylor, N. e Wm. M. Shearer: Brit. J. Anaesth. 28, 67 (1956).
5. Dauri, A.: Gazz. Internaz. Med.-Chir. 60, 1521 (1955).
6. Donatelli L. e P. Preziosi: Rec. Progr. Med. (in corso di stampa).
7. Cocchia, N., R. Cuocolo e P. Preziosi: Modificazioni istofunzionali del surrene in rapporto ai vari tipi di anestesia. Relaz. VII° Congresso Soc. Ital. Anestesiologia, Livorno 1955, in corso di stampa su Arch. ital. sci. Farmac.
8. Roe, H. J. e C. A. Kuether: J. Biol. Chem. 147, 399 (1943).
9. Sayers, M. A., G. Sayers e L. A. Woodbury: Endocrinology 42, 379 (1948).
10. Sperry, W. M. e M. Webb: J. Biol. Chem. 187, 97 (1951).
11. Gunther, in Guy Pomeau Delille: Techniques Biologiques et endocrinologie expérimentale chez le rat, pag. 161 e sgg. Paris: Masson & Cie. 1953.
12. Fisher, P.: Metodi statistici ad uso dei ricercatori, pag. 161. Torino: UTET. 1948.

Prof. Dott. Paolo Preziosi, Dott. F. Reduzzi e Dott. B. Loscalzo, Istituto di Farmacologia e Tossicologia dell'Università di Napoli, Via Costantinopoli 16, *Napoli*, Italia.

Istituto di Farmacologia e Tossicologia della Università di Napoli

Sul comportamento delle modificazioni corticosurrenali da adrenalina in animali pretrattati con ganglioplegici

F. Reduzzi, B. Loscalzo, P. Preziosi

Alcune attività farmacodinamiche dell'adrenalina (ADR) risultano potenziate in animali preventivamente trattati con ganglioplegici [1, 2, 3]. Secondo ROMANI [4, 5, 6] il Pendiomid esplicherebbe effetto antistressante proteggendo dalle modificazioni neurovegetative al trauma ed in particolare dalla liberazione di adrenalina. REICHLIN e RONZONI [7] avrebbero trovato il tetraetilammonio incapace di proteggere dallo "stress" determinato da dosi opportune di ADR.

Tenendo presenti i dati bibliografici avanti riferiti ci é parso interessante, nel corso delle ricerche che andiamo conducendo sulla fisiofarmacologia della corteccia surrenale, ricercare eventuali modificazioni delle alterazioni cortico-surrenali da ADR in animali trattati con ganglioplegici.

In particolare abbiamo indagato il comportamento delle modificazioni corticosurrenali da ADR in animali contemporaneamente trattati con dosi terapeutiche e 5 volte superiori di esametonio (ESAM). Esperimenti di controllo sono stati condotti su animali non trattati o trattati solamente con soluz. fisiologica, ADR da sola e ESAM da solo. La valutazione delle modificazioni cortico-surrenali é stata effettuata mediante il rilievo, a diversi tempi dopo il trattamento, del tasso di ac. ascorbico (A.A.) e di colesterolo (COL). E' nozione comune che diminuzioni di tali indici biologici dopo somministrazione di un farmaco esprimono, se significative, attivazione funzionale del corticosurrene.

Le indagini sperimentali sono state condotte su ratti di ambo i sessi, escluse le gravide, del peso medio di 120 gm. Nel corso delle prove le T ambienti sono state comprese fra 16 e 22° C, la pressione barometrica fra 750 − 762 mmHg., l'umidità relativa fra 58 e 73%. Ogni esperimento é stato eseguito su ratti digiuni da 12 h.

Gli animali in prova sono stati divisi in gruppi, ciascuno di 5 − 25 animali, e trattati come segue:

1° gruppo	— Nessun trattamento	— uccisione tempo 0;
2° gruppo	— Soluz. fisiologica 10 cc./kg.	— uccisione dopo 2 h 15 dalla iniezione;
3° gruppo	— Soluz. fisiologica 10 cc./kg.	— uccisione dopo 6 h 30 dalla iniezione;
4° gruppo	— ADR 0,4 mg./kg.	— uccisione dopo 2 h 15 dall'iniezione;
5° gruppo	— ADR 0,4 mg./kg.	— uccisione dopo 6 h 30 dall'iniezione;
6° gruppo	— ESAM 1,66 mg./kg.[1]	— uccisione dopo 2 h 15 dall'iniezione;
7° gruppo	— ESAM 1,66 mg./kg.	— uccisione dopo 6 h 30 dall'iniezione;
8° gruppo	— ESAM 8,3 mg./kg.[1]	— uccisione dopo 2 h 15 dall'iniezione;
9° gruppo	— ESAM 8,3 mg./kg.	— uccisione dopo 6 h 30 dall'iniezione;
10° gruppo	— ADR+ESAM 1,66 mg./kg.	— uccisione dopo 2 h 15 dall'iniezione;
11° gruppo	— ADR+ESAM 1,66 mg./kg.	— uccisione dopo 6 h 30 dall'iniezione;
12° gruppo	— ADR+ESAM 8,3 mg./kg.	— uccisione dopo 2 h 15 dall'iniezione;
13° gruppo	— ADR+ESAM 8,3 mg./kg.	— uccisione dopo 6 h 30 dall'iniezione;

[1] Le dosi indicate si intendono come ESAM base. La dose di 1,66 mg./kg. corri-sponde a quelle terapeutiche umane pro kg. (ammessa una posologia di 100 mg. di base esametonica per un individuo del peso di 60 kg.); la dose di 8,3 mg./kg. é una dose 5 volte superiore alla terapeutica.

Tabella 1. *Comportamento dell'ac. ascorbico e del colesterolo totale surrenalici in animali trattati con adrenalina, esametonio ed adrenalina + esametonio*

| Trattamento* | Acido ascorbico surrenalico mg/100 gm di tessuto dopo | | | | | | | | | | | | | |
| | 2 h 15 min | | | | | | | 6 h 30 min | | | | | | |
	Valori medi e σM**	t***	t₁	t₂	P	P₁	P₂	Valori medi e σM	t	t₁	t₂	P	P₁	P₂
Controlli A	369 ± 20 (25)	—	—	—	—	—	—	369 ± 20 (25)	—	—	—	—	—	—
Soluz. fisiol. cc. 10/kg. (Controlli B)	376 ± 27 (15)	0,20	—	—	0,9–0,8	—	—	377 ± 38 (10)	0,20	—	—	0,9–0,8	—	—
ADR 0,4 mg./kg.	268 ± 26 (5)	2,09	—	—	0,1–0,05	—	—	514 ± 113 (5)	1,37	—	—	0,2–0,1	—	—
ESAM 1,66 mg./kg.	491 ± 24 (9)	2,81	—	—	0,01	—	—	374 ± 11 (9)	0,05	—	—	0,9	—	—
ESAM 8,3 mg./kg.	396 ± 29 (5)	0,38	—	—	0,8–0,7	—	—	501 ± 37 (8)	2,08	—	—	0,1–0,05	—	—
ADR + ESAM 0,4 1,66 mg./kg. mg./kg.	337 ± 43 (5)	0,71	1,37	3,40	0,5–0,6	0,2	0,1	336 ± 38 (5)	0,61	1,23	1,03	0,6–0,5	0,3–0,2	0,3
ADR + ESAM 0,4 8,3 mg./kg. mg./kg.	308 ± 30 (5)	1,29	1,01	2,09	0,3–0,2	0,4–0,3	0,1–0,05	370 ± 13 (5)	0,07	5,6	2,71	0,9	0,01	0,05–0,02

* Per le modalità del trattamento, vedi testo.

** Il numero indicato fra parentesi dopo la media aritmetica ed il σM indica il numero di dati sui quali sono stati effettuati i rilievi statistici.

*** Il t dei controlli B é stato calcolato rispetto ai controlli A; il t degli animali trattati con ESAM o ADR rispetto ai controlli B ai rispettivi tempi; per gli animali trattati con ESAM + ADR sono stati calcolati tre t: 1°) rispetto ai controlli B (t); 2°) rispetto all'ADR (t₁); 3°) rispetto alla corrispondente dose di ESAM (t₂) sempre ai rispettivi tempi.

Tabella 1 (Continuazione)

Colesterolo surrenalico mg/100 gm di tessuto dopo

Trattamento	2 h 15 min							6 h 30 min						
	Valori medi e σM	t	t_1	t_2	P	P_1	P_2	Valori medi e σM	t	t_1	t_2	P	P_1	P_2
Controlli A	3820±328 (23)	—	—	—	—	—	—	3820±328 (23)	—	—	—	—	—	—
Soluz. fisiol. cc. 10/kg. (Controlli B)	3589±438 (10)	0,38	—	—	0,7	—	—	3300±369 (10)	0,93	—	—	0,4-0,3	—	—
ADR 0,4 mg./kg.....	3422±789 (6)	0,49	—	—	0,9	—	—	2593±383 (6)	1,26	—	—	0,3-0,2	—	—
ESAM 1,66 mg./kg.	4929±166 (9)	0,41	—	—	0,7-0,6	—	—	3326±197 (5)	0,05	—	—	0,9	—	—
ESAM 8,3 mg./kg. ..	2165±230 (7)	2,25	—	—	0,05-0,02	—	—	2248±243 (7)	2,1	—	—	0,1-0,05	—	—
ADR + ESAM 0,4 1,66 mg./kg.....	2625±205 (4)	1,17	0,86	2,18	0,3-0,2	0,5-0,4	0,1-0,05	2544±182 (5)	1,38	0,09	2,91	0,2-0,1	0,9	0,2-0,1
ADR + ESAM 0,4 8,3 mg./kg.....	2588±43 (5)	1,37	1,02	1,04	0,3-0,2	0,4-0,3	0,4-0,3	2674±41 (5)	0,59	0,17	1,23	0,6-0,5	0,9-0,8	0,3-0,2

Soluz. fisiologica ed ESAM sono stati somministrati per via endoperitoneale; l'ADR (sol. 2×10^{-4}) é stata iniettata per via sottocutanea immediatamente avanti la somministrazione di ESAM. In ogni caso le soluzioni di tali sostanze sono state allestite in modo da iniettare 10 cc./kg. di liquido. Abbiamo utilizzata ADR purissima controllata biologicamente prima di ogni prova ed ESAM della casa Recordati (Esonium).

Dagli animali di ciascun gruppo, uccisi per decapitazione ai tempi indicati (vedi schema e Tabella 1), sono stati prelevati i surreni, puliti e pesati. Il surrene di sinistra é servito per il dosaggio dell'A. A., quello di destra per il dosaggio del COL. L'A.A. é stato dosato con il metodo di Roe-Kuether [8], previa estrazione secondo Sayers [9]; il COL é stato dosato con il metodo di Sperry e Webb [10]. Le letture colorimetriche sono state effettuate al fotometro Klett-Summerson, filtro 54 (A.A.) e 66 (COL). Particolari saranno riferiti nel lavoro in extenso. I risultati sono stati espressi in mg./100 gm. di tessuto di A. A. o di COL. La valutazione statistica dei risultati delle indagini da noi eseguite é stata effettuata servendoci delle formule consigliate da Gunther [11]. Ciò allo scopo di stabilire la eventuale significatività delle differenze fra le medie dei diversi gruppi di animali rispetto ai controlli e in particolare:

a) per i ratti trattati con soluz. fisiologica rispetto ai ratti non trattati;

b) per i ratti trattati con ADR o con ESAM rispetto a quelli iniettati con soluz. fisiologica;

c) per i ratti trattati con ESAM rispetto alla soluz. fisiologica, all'ADR ed alle rispettive dosi di ESAM.

Il P é stato letto sulle tavole di Fisher [12]. Valori di $P < 0,05$ sono stati considerati significativi.

I risultati delle prove da noi eseguite sono riportati nella Tabella 1.

Dai risultati riferiti si rileva quanto segue. L'ADR determina, dopo 2 h 15 min dalla somministrazione, intensa caduta dell'A.A. surrenalico; dopo 6 h 30 min la ricarica del surrene é evidente. Nei ratti trattati con ESAM, e particolarmente in quelli iniettati con dosi corrispondenti alle terapeutiche, si osservano valori di A.A. superiori ai controlli. Infine, negli animali trattati con ADR + ESAM, il tasso di A.A. surrenalico é, dopo 2 h 15 min dall'iniezione, superiore a quello riscontrato nei ratti trattati soltanto con ADR, ma inferiore, e in maniera significativa, a quello dei controlli iniettati soltanto con ESAM; dopo 6 h 30 min il tasso di A.A. degli animali trattati con ADR + ESAM é praticamente uguale a quello degli animali iniettati con soluz. fisiologica, ma inferiore a quello dei ratti iniettati soltanto con ADR o soltanto con ESAM, nei quali i valori di A.A. sono, come si é detto, superiori a quello dei controlli trattati con soluz. fisiologica.

L'ADR determina diminuzioni del tasso di COL surrenalico dopo 6 h 30 min dalla somministrazione; nessuna modificazione di tale indice biologico si osserva negli animali trattati con dosi terapeutiche di ESAM, mentre notevole é la diminuzione in quelli trattati con dosi 5 volte superiori alle terapeutiche della medesima sostanza. Negli animali trattati con ESAM in dose terapeutica + ADR i valori di COL surrenalico sono inferiori a quelli degli animali trattati con sola ADR o solo ESAM in pari dosi sia dopo 2 h e 15 min che dopo 6 h 30 min dalla somministrazione; naturalmente altrettanto bassi risultano nei ratti iniettati con ESAM in dosi 5 volte superiori alle terapeutiche + ADR.

Pertanto da quanto riferito si rileva che l'ESAM riesce ad attenuare la deplezione in A.A. del surrene causata dall'ADR; il ganglioplegico peraltro non inibisce le modificazioni del tasso di COL surrenalico determinate dall'ADR.

Pertanto si conclude che l'ESAM non sembra in grado di modificare le ripercussioni surrenaliche dello stress causato dalla ADR.

Si conferma ancora una volta l'importanza del dosaggio contemporaneo dell'A.A. e del COL surrenalici ai fini di valutare con esattezza le modificazioni funzionali del surrene ed in particolare l'attività stressante ed antistressante di un farmaco.

Riassunto

Nel quadro delle ricerche in corso sulla corteccia surrenale ed in particolare sulle interferenze tra ganglioplegici e corticosurrene, gli AA. hanno preso in esame come le alterazioni corticosurrenali indotte dall'adrenalina risultassero modificate da un tipico ganglioplegico, l'esametonio, somministrato al ratto in dosi terapeutiche o 5 volte superiori.
Vengono dettagliatamente riferite tecniche impiegate e risultati conseguiti. Segue in breve commento di questi.

Summary

In the course of the investigations on the suprarenal cortex and, in particular, on the interferences between ganglion blocking substances and suprarenals the authors had subjected to examination how the suprarenal alterations induced by adrenaline were modified by a typical ganglion blocking substance, the hexametonium, adminstered to the rat in therapeutical or five times stronger doses.
A detailed report on the techniques applied and on the results obtained is gived, followed by a brief comment thereon.

Bibliografia

1. DONATELLI, L.: Rass. Internaz. Clin. Terap. **34,** 475 (1954).
2. PATON, W. D. M.: Recenti Progr. Med. **19,** 99 (1955).
3. SALERNO, G.: Rass. Internaz. Clin. Terap. **35,** 270 (1955).
4. ROMANI, J. D.: Compt. rend. Soc. Biol. **146,** 1511 (1952).
5. — Ibidem **146,** 1508 (1952).
6. — Ibidem **146,** 1568 (1952).
7. RONZONI, E. e S. REICHLIN: Amer. J. Physiol. **160,** 490 (1950).
8. ROE, H. J. e C. A. KUETHER: J. Biol. Chem. **147,** 399 (1943).
9. SAYERS, M. A., G. SAYERS e L. A. WOODBURY: Endocrinology **42,** 379 (1948).
10. SPERRY, W. M. e M. WEBB: J. Biol. Chem. **187,** 97 (1951).
11. GUNTHER, in GUY POMEAU DELILLE: Techniques Biologiques et endocrinologie expérimentale chez le rat, pag. 161 e sgg. Paris: Masson & Cie. 1953.
12. FISHER, P.: Metodi statistici ad uso dei ricercatori, pag. 161. Torino: UTET. 1948.

Dott. F. REDUZZI, Dott. B. LOSCALZO e Prof. Dott. PAOLO PREZIOSI, Istituto di Farmacologia e Tossicologia dell'Università di Napoli, Via Costantinopoli 16, *Napoli*, Italia.

Institut de Pharmacologie et de Toxicologie et Institut d'Histologie et d'Embryologie
de la Faculté de Médecine, Sarajevo, Yougoslavie

L'effet de la réserpine sur l'hypothalamus du lièvre

Par

P. Štern, R. Milin, E. Šerstnev et A. Mihajlov

Avec 6 Figures

Le rôle joué par l'émotion dans la pathogénie de certaines neuro-endocrino-pathies, notion déjà connue, mérite une étude spéciale, afin de préciser l'importance de ce facteur en stressologie. La peur et les émotions sont des réactions propres aussi à l'homme qu'aux animaux.

La "thyréotoxicose de peur", décrite par EICKHOFF [3] et KRACHT [6, 7], constitue le travail de base pour l'étude de la pathogénie des hyperthyréoses d'origine émotive, tant au point de vue de l'aspect neuro-endocrine du stress émotionnel, qu'au point de vue de l'effet de certaines substances pharmacodyna-miques au cours du stress. Parmi les troubles thyroïdiens d'origine émotive, la maladie de BASEDOW occupe la première place.

Dans nos recherches antérieures [9, 13], en nous basant sur les méthodes histologiques et histométriques, nous avons pu confirmer les résultats obtenus par ces auteurs, par rapport à l'effet thyréotrope de peur chez des lièvres, et avons constaté l'effet dépressif du largactil et l'effet sédatif-inhibiteur de serpasil sur la "thyréotoxicose de peur" de ces mêmes animaux. Dans un travail antérieur nous avons constaté de même une réactivité histo-physiologique au niveau du noyau supra-optique des lièvres influencés par la peur [10]: une hypertrophie des cellules neuro-glandulaires, des noyaux et des nucléoles.

Nous nous proposons d'exposer dans ce travail les résultats obtenus au niveau du noyau supra-optique par le traitement à la réserpine des lièvres en hyper-thyréose de peur.

I. Matériel et technique

Les lièvres mâles et de même taille, ont été captivés au filet dans les plaines du Nord de Yougoslavie, au mois de janvier et de février 1955. Ils ont été repartis en six groupes. Le premier groupe (groupe I) comprenait 6 lièvres sacrifiés aussitôt après la capture sur le terrain de chasse. C'était le groupe témoin. Les 34 animaux restants furent transportés en chemin de fer à Sarajevo (altitude de 537 mètres): le voyage dura deux jours. Dès l'arrivée au laboratoire, ces animaux furent partagés en plusieurs Lots. Le groupe II (6 lièvres) fut sacrifié le troisième jour qui suit la capture. Le groupe III (5 lièvres) fut sacrifié au bout de sept jours. pendant lesquels les animaux furent soumis à l'influence de la peur (en présence d'un chien de chasse qui chaque jour pendant deux heures aboyait devant leur cage). Le groupe IV (7 lièvres) fut soumis au même stress pendant quatorze jours. Les groupes V et VI, comprenant chacun 6 animaux, furent simultanément soumis au stress émotif et traités par la réserpine pendant 7 jours pour le groupe V et 14 jours pour le groupe VI (0,05 mg/kg, injections intramusculaires).

Tous ces animaux ont été nourris avec du foin et logés séparément dans des cages en fil de fer, et exposés à l'air libre sur une terrasse ouverte. Les mensurations pondérales ont été faites à jeune et simultanément pour tous les animaux. Ils furent tués par embolie aérienne, fixation au liquide de Bouin, inclusion à la paraffine, coloration au Florentin, Romeis et modification de Bargmann de la méthode de Gomori.

II. Observations patho-physiologiques

Après trois jours de captivité, les lièvres présentaient un système neuro-végétatif très labile: tachycardie, respiration accélérée, tremblement souvent généralisé (phénomènes déjà décrits par Kracht), exophtalmie (Fig. 1). Certains d'entre eux étaient adynamiques. L'exophtalmie augmentait de jour en jour

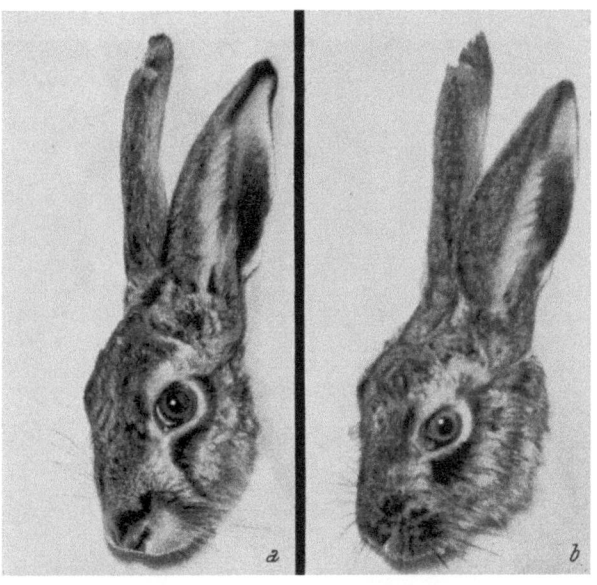

Fig. 1. *a* Lièvre témoin, 7 jours sous l'influence d'émotion (exophtalmie). *b* Lièvre traité par la réserpine pendant 7 jours (exophtalmie presque disparue, myosis)

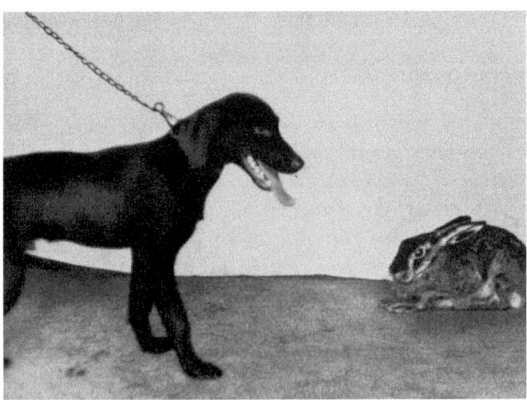

Fig. 2. Lièvre apprivoisé par la réserpine

chez les lièvres du III et IV groupe, tandis que chez ceux du V et VI elle s'atté-
nuait progressivement et disparaissait à la fin de la deuxième semaine de traitement
à la réserpine. Le comportement des lièvres du III et IV groupe était celui de
l'animal sauvage, tandis que des lièvres du V et sourtout ceux du groupe VI,
était celui des animaux domestiques (Fig. 2). La baisse du poids corporel des
animaux traités à la réserpine était moindre que celle des lièvres non traités.
Leur poids était plus stable et même dans certaines cas augmenté.

III. Observations histo-physiologiques

Les cellules neuro-glandulaires du noyau supra-optique (NSO) des lièvres
exposés à la peur, sont plus grandes que celles d'animaux témoins sacrifiés sur
le terrain de chasse, plus grandes chez les lièvres sacrifiés après 7 jours d'influence
de peur que chez ceux sacrifiés le troisième jour (Fig. 3). Les cellules sont plus

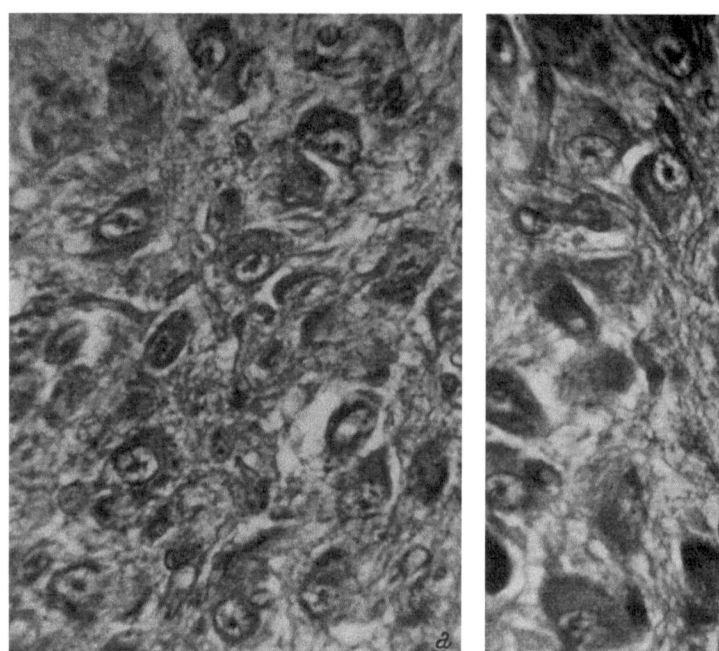
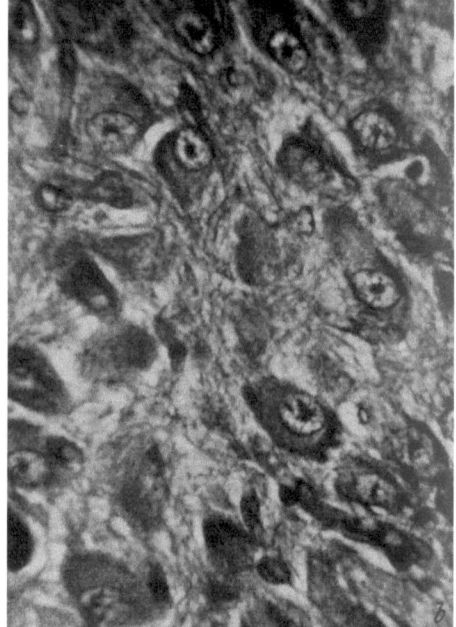

Fig. 3. Noyau supra-optique. *a* Lièvre sacrifié le troisième jour qui suivit la capture. *b* Lièvre sacrifié
7 jours plus tard: hypertrophie des cellules neuro-glandulaires, des noyaux et des nucléoles

nombreuses, les noyaux globuleux, souvent excentriques, plus grands que chez
les témoins. Les nucléoles sont aussi plus volumineux, le plus souvent accolés
à la membrane nucléaire, souvent vacuolisés ou éffilés en passant par un prolongement renflé à l'intérieur du cytoplasme. La substance neuro-sécrétée est en
moindre quantité que chez les témoins, aussi bien celle située au niveau du corps
cellulaire que celle des interstices, située le long du tractus. La substance de
NISSL est également moins abondante, surtout chez des lièvres du II et III groupe.
Ces phénomènes d'ordre progressif sont accompagnés d'une hyperémie capillaire.
    Chez les lièvres influencés par la peur et simultanément traités par la réserpine,
la morphodynamique des cellules neuro-glandulaires est aussi caractérisée par
des phénomènes d'ordre progressif. L'hypertrophie du corps cellulaire est accompagnée d'hypertrophie du noyau et du nucléole (Fig. 4 et 5). La substance neuro-

sécrétée est plus abondante que chez les animaux du III et IV groupe, mais moins riche cependant que chez les animaux témoins. C'est surtout l'augmentation

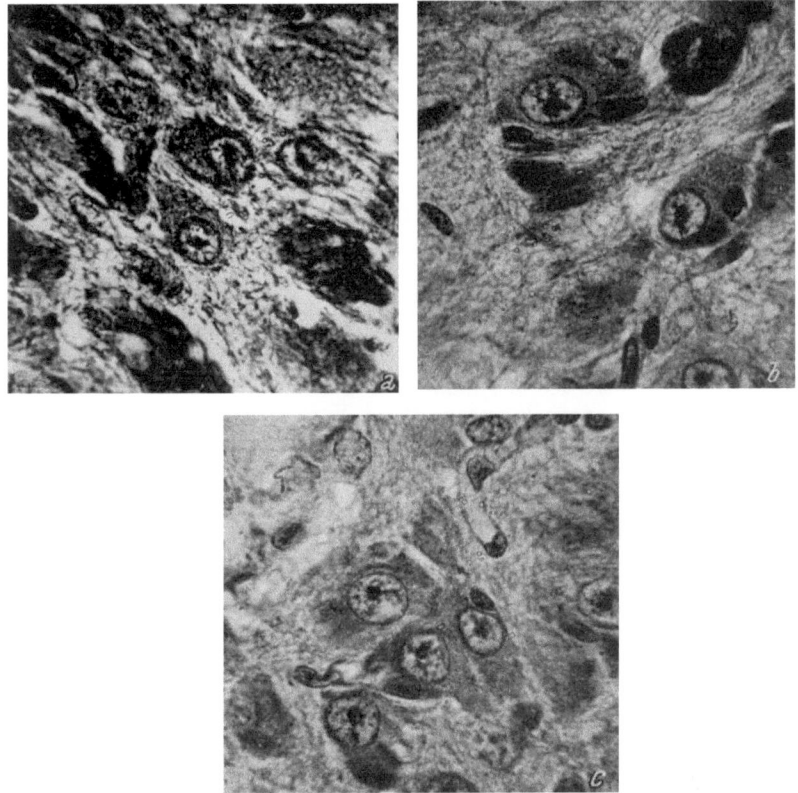

Fig. 4. Noyau supra-optique. *a* Lièvre témoin, sacrifié aussitôt après la capture. *b* Lièvre sacrifié après 14 jours de captivité. *c* Lièvre traité pendant 14 jours par la réserpine

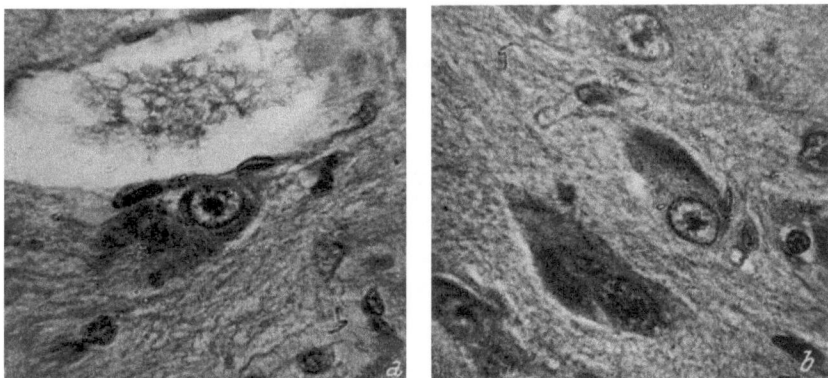

Fig. 5. Cellules neuro-glandulaires du NSO du lièvre traité par la réserpine. *a* Cellule neuro-glandulaire paravasculaire. *b* Cellules allongées à noyau excentrique

progressive du nucléole qui devient frappante et qui persiste constamment chez tous les animaux traités.

Les méthodes histométriques, appliquées sur un total de 21 animaux, comprenant représentants de chaque groupe, illustrent très clairement le comportement des volumes de noyaux et de nucléoles. La volumétrie a été executée selon les méthodes usuelles préconisées par Tonutti [14], tandis que l'examen de signification de marque des valeurs moyennes de noyaux et des nucléoles a été fait selon le test "t" de Student [5], c'est à dire la valeur d'expréssion évaluée selon la formule: $\dfrac{M_1 - M_2}{v_1{}^2 - v_2{}^2}$.

A. La signification de différence des valeurs moyennes des noyaux:

1. La différence M entre le groupe I et II:

$M_1 - M_2 = 558{,}75 - 481{,}25 = 77{,}50$; la valeur d'expression de signification est environ 5,5; la différence est hautement significative.

2. La différence M entre le groupe I et III:

$M_1 - M_3 = 539{,}75 - 481{,}25 = 58{,}50$; la valeur d'expression est environ 4,0; la différence est significative.

3. La différence M des groupes I et IV:

$M_1 - M_4 = 484{,}58 - 481{,}25 = 3{,}33$; la valeur d'expression est environ 0,35; la différence n'est pas significative; ceci signifie probablement qu'il n'y ait pas de différence réelle entre les moyennes.

4. La différence M entre le groupe III et V:

$M_3 - M_5 = 543{,}08 - 538{,}75 = 3{,}33$; la valeur d'expression est environ 0,25; la différence n'est pas significative; il est probable qu'il n'y a pas de différence réelle entre les moyennes.

La différence M des groupes IV et VI:

$M_4 - M_6 = 525{,}67 - 484{,}58 = 41{,}09$; la valeur d'expression est environ 4,00; la différence est significative.

B. La signification de différence des valeurs moyennes des nucléoles:

1. La différence M entre le groupe I et II:

$M_1 - M_2 = 7{,}01 - 4{,}73 = 2{,}28$; la valeur d'expression est environ 7,0; la différence est hautement significative.

2. La différence M entre le groupe I et III:

$M_1 - M_3 = 7{,}48 - 4{,}73 = 2{,}75$; la valeur d'expression est environ 11; la différence est hautement significative.

3. La différence M entre le groupe I et IV:

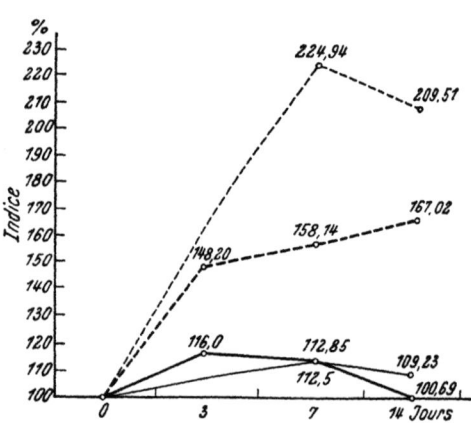

$M_1 - M_4 = 7{,}90 - 4{,}73 = 3{,}17$; la valeur d'expression est environ 13,80; la différence est hautement significative.

4. La différence M entre le groupe III et V:

$M_3 - M_5 = 10{,}64 - 7{,}48 = 3{,}16$; la valeur d'expression est environ 12; la différence est hautement significative.

5. La différence M entre le groupe IV et VI:

$M_4 - M_6 = 9{,}91 - 7{,}90 = 2{,}01$; la valeur d'expression est environ 7,75; la différence est hautement significative.

Fig. 6. Courbe des variations du volume nucléaire et nucléolaire. Indice d'augmentation est exprimé en % par rapport à la valeur normale (0). ——— Volume nucléaire des lièvres non traités par la réserpine, ——— Volume nucléaire des lièvres traités, — — — — Volume nucléolaire des lièvres non traités, – – – – – Volume nucléolaire des lièvres traités

De ces données numériques, aussi bien que de celles provenant du tableau de paramètres des groupes (Tableau 1) et des données du graphique (Fig. 6), on peut tirer les conclusions suivantes:

1. Le volume du noyau augmente sous l'influence de peur, atteint son maximum le troisième jour de captivité, et baisse ensuite, revenant à la normale après 14 jours.

2. L'influence de réserpine au cours des premiers 7 jours ne change pas le volume nucléaire, qui reste le même que chez l'animal, influencé seulement par la peur; l'influence de réserpine au cours des jours ultérieurs a pour résultat de ralentir le retour du volume nucléaire à la normale. Cette médication empêche même le retour du volume nucléaire à la normale.

3. La réactivité du nucléole à l'influence émotive est notablement plus grande que celle du noyau; le volume nucléolaire augmente constamment et persiste jusqu'à la fin de l'expérience.

4. Sous l'influence de la réserpine le volume nucléolaire augmente beaucoup plus que chez les animaux soumis uniquement à l'émotion; il atteint son maximum le septième jour de traitement; il baisse ensuite légèrement, mais reste toujours notablement plus haut que chez les animaux témoins et chez les animaux non traités.

Tableau 1. Paramètres des groupes

	Groupes	Histométrie		Paramètres — Noyaux			Paramètres — Nucléoles		
		Nombre d'animaux	Nombre de cellules comptées	M ± m	σ	Mi — Ma	M ± m	σ	Mi — Ma
I	Lièvres témoins...	2	400	481,25±9,795	195,90	183,30—1444,02	4,73±0,18	3,628	1,98—15,84
II	3 jours d'émotion	2	400	558,75±10,130	202,60	183,30—1446,02	7,01±0,22	4,339	1,98—15,84
III	7 jours d'émotion	4	800	539,75±10,080	284,80	183,30—1983,61	7,48±0,17	4,939	1,98—15,84
IV	14 jours d'émotion	6	1200	484,58±5,920	205,20	248,91—1446,02	7,90±0,14	4,737	1,98—15,84
V	7 jours d'émotion et la réserpine...	4	800	543,08±7,870	223,05	183,30—1983,61	10,64±0,196	5,562	1,98—53,46
VI	14 jours d'émotion et la réserpine..	3	600	525,67±8,790	215,50	248,91—1983,61	9,91±0,215	5,275	1,98—53,46

IV. Discussion des résultats obtenus

La réponse morphologique progressive des cellules neuro-glandulaires du NSO des lièvres soumis à l'influence de la peur, présente un aspect de réactivité de ce noyau au cours du stress émotionnel. La morphocinétique de ce noyau marche de pair avec l'hyperactivité thyréotrope que nous avons constatée chez ces mêmes lièvres [8, 12]. Dans la pathogénie de la "thyréotoxicose de peur", l'hyperactivité thyréotrope hypophysaire est parallèle à l'hyperactivité des cellules neuro-glandulaires du NSO, que l'on considère aujourd'hui comme étant le centre de régulation et avec le noyau paraventriculaire le siège de la sécrétion d'adiurétine [1].

L'hypertrophie des cellules neuro-glandulaires du NSO, la pauvreté en substance neuro-sécrétrice, mobilisée pour le bésoin d'organisme en état de stress, l'augmentation du volume des noyaux et des nucléoles, constituent les différents facteurs du test morphologique d'hyperactivité de ce noyau au cours de l'adaptation aux agressions émotionnelles. L'influence de la peur et l'effet adiurétique d'émotions, connus chez l'homme et chez les animaux, reçoivent ainsi dans les changements décrits du NSO, leur aspect anatomique, c'est à dire leur substrat histo-physiologique.

L'augmentation intensive et durable du volume nucléolaire sous l'influence de la réserpine, constitue un fait caractéristique et prend allure d'une action élective, spécifique. Etant donné que chaque augmentation du volume des nucléoles parle en faveur d'un procès accru de protéino-synthèse cellulaire, il ressort de nos résultats que la résorption puisse avoir un effet électif sur cette activité des cellules neuro-ganglionnaires du NSO. L'hyperactivité synthétique, morphologiquement constable chez les lièvres traités à la réserpine, est tout à fait en accord avec l'effet adiurétique de cette substance, constaté par d'autres auteurs [8]. Délivrées d'impulsions inhibitrices de la région frontale du cortex, parsuite d'effet dépressif de la réserpine sur l'articulation cortico-subcorticale (lobectomie pharmacodynamique), les cellules neuro-glandulaires du NSO sont en pleine harmonie de leur activité. Le parallélisme de ces phénomènes avec les changements dépressifs par rapport à la fonction thyréotrope d'adénohypophyse, exprimés par l'abaissement épithéliale des follicules thyroïdiens [13], donne une preuve que l'effet de la réserpine sur la "thyréotoxicose de peur" passe par la voie hypothalamique (effet inhibiteur sur la variante d'hormone thyréotrope influençant la croissance épithéliale thyroïdienne, poliférine, sous régulation hypothaɪamique). La discussion dans le cadre de ces recherches sur le siège du centre régulateur de la fonction thyréotrope au niveau d'hypothalamus et sur ses rapports avec le NSO sera donnée dans une autre étude.

On a publié récemment de nombreux et importants travaux sur le rôle de l'entéramine dans la physiologie du système nerveux [2, 4, 15]. Dans d'autres travaux on a insisté sur l'analogie pharmacodynamique entre l'entéramine et la réserpine [11, 12]. Ayant en vue l'effet synérgique de la réserpine et de l'entéramine, la question se pose quelle est le rôle respectif de ces deux substances dans le procès neuro-sécrétoire. De grandes quantités d'entéramine, probablement liée au diencéphale à la substance neurosécrétrice, sont dépensées sous l'influence d'émotions, au cours du stress psycho-neurogène. Nous supposons qu'au cours du stress émotionnel des lièvres, l'effet de la réserpine ait une double action: la délivrance et la mobilisation de l'entéramine de ses dépôts, et le remplecement de l'entéramine, par son effet éléctif sur le nucléole. intervenant ainsi dans le procès de protéino-synthèse des cellules neuro-glandulaires du NSO.

V. Conclusions

Le noyau supra-optique (NSO) des lièvres mis en captivité, soumis à l'émotion, présente des changements réactifs progressifs (hypertrophie des cellules, hypertrophie initiale du noyau et hypertrophie constante des nucléoles). La réserpine possède un effet éléctif sur le nucléole, en augmentant son volume, c'est à dire la protéino-synthèse des cellules neuro-glandulaires, délivrées d'impulsions corticales. Cet effet serait le résultat de la mobilisation d'entéramine à partir de ses dépôts et du remplacement de cette substance dans le métabolisme des cellules neuro-glandulaires.

Résumé

La "thyréotoxicose de peur", décrite par EICKHOFF et KRACHT, présente un modèle exemplaire pour l'étude de l'aspect neuro-endocrine du stress émotionnel.

Le noyau supra-optique (NSO) des lièvres en captivité, soumis à la présence des chiens de chasse, présente des changements réactifs d'ordre progressif. Les méthodes histométriques démontrent l'augmentation du volume nucléolaire. La glande thyroïde de ces lièvres est en hyperactivité. La morphocinétique du NSO des lièvres ayant reçu injections intramusculaires de réserpine (0,05 mg/kg), est caractérisée par une hypertrophie intense des nucléoles, notablement plus élévée que chez les lièvres du groupe précédent. Ces lièvres devenaient apprivoisés comme des lapins, sans signes d'hyperthyréose.

L'augmentation du volume nucléolaire des cellules neurosécrétrices du NSO sous l'influence de réserpine, présente une preuve d'effet nucléolo-trope de cette substance pharmacodynamique. Etant donné que l'agrandissement du nucléole parle en faveur d'un procès de protéino-synthèse cellulaire accrue, il paraît que réserpine puisse avoir une influence éléctive sur cet aspect d'activité des cellules neuro-ganglionnaires. Ayant en vue l'effet synérgique de l'entéramine et de réserpine, la question se pose d'elle-même sur leur part dans le processus neurosécrétoire. Il est très probable que de grandes quantités d'entéramine, peut-être liée à substance neurosécrétée, soient dépensées au cours du stress émotionnel. Nous supposons que chez des lièvres captivés, à thyroïde en hyperactivité, réserpine puisse avoir un double effet: par la délivrance et la mobilisation d'entéramine de ses dépôts, et par le remplacement d'entéramine au moyen de son effet éléctif sur le nucléole.

Riassunto

La tireotossicosi emozionale, descritta da EICKHOFF e KRACHT, costituisce un modello sperimentale quasi perfetto per lo studio analitico degli aspetti neuroendocrini degli stati stressanti. Il nucleo sopraottico delle lepri in cattività, sollecitate dalla presenza di cani da caccia, presenta una serie di modificazioni reattive che indicano probabilmente uno stato di iperfunzione ipotalamica. I metodi istometrici dimostrano l'esistenza di un aumento del volume nucleolare; la tiroide di queste lepri è iperattiva. La morfocinesi del nucleo sopraottico di lepri trattate con reserpina per via intramuscolare alla dose di 0,05 mg./kg. è caratterizzata da un'intensa ipertrofia dei nucleoli, sensibilmente più marcata di quella delle lepri sottoposte a stress emozionale. Questi animali diventano docili come conigli senza presentare segni di ipertireosi.

L'aumento del volume nucleolare nelle cellule a funzione neurosecretoria del nucleo sopraottico sotto l'influenza della reserpina, costituisce una prova dell'effetto nucleolotropo di questa sostanza. Poichè è acquisito che l'aumento volumetrico del nucleolo parla in favore di un aumento parallelo della sintesi proteica endocitoplasmatica, è probabile che la reserpina possa avere un'influenza elettiva su tale aspetto dell'attività metabolica delle cellule neuroganglionari. Avendo potuto constatare il sinergismo farmacologico dell'enteramina e della reserpina si può ritenere che queste sostanze entrino nell'espletamento di determinate fasi della neurosecrezione ipotalamica. E' probabile che le grandi quantità di enteramina, forse legate al neurosecreto, possano venir liberate nel corso dello stress emozionale. Gli Autori ritengono che nelle lepri in cattività con tiroide iperattiva, la reserpina possa espletare un effetto duplice: e cioè la mobilizzazione dai depositi dell'enteramina, associata ad un effetto metabolico nucleolare che favorisce la resintesi dell'enteramina stessa.

Bibliographie

1. BARGMANN, W.: Das Zwischenhirn-Hypophysensystem. Berlin-Göttingen-Heidelberg: Springer. 1954.
2. BODIE, B. B., A. PLETSCHER et P. A. SHORE: Evidence that serotonin has a role in brain function. Science **122**, 968 (1955).
3. EICKHOFF, W.: Über das Verhalten von Schilddrüsen während des Winters bei Hasen und Wildkaninchen. Virchows Arch. **322**, 84—100 (1952).
4. ERSPAMER, V.: Il sistema cellulare entero cromaffine e l'enteramina. Rendic. sci. farmitalia **1** (1954).
5. JULE et M. C. KENDALL: An introduction to theory of statistics. London 1953.
6. KRACHT, J.: Histopathologie und Therapie der experimentellen Thyreotoxicose. Jahresbericht 1950/51 des Tuberkulose Forschungsinstituts Borstel (Sonderdruck).
7. KRACHT, J. et U. KRACHT: Zur Histopathologie und Therapie der Schreckthyreotoxicose des Wildkaninchens. Virchows Arch. **321** (1952).
8. MEIER, R., C. BRUNI et J. TRIPOD: Différenciation pharmacodynamique de l'aprésoline, du serpasil et de la chlorpromazine lors de leur action sur la rétention hydrique du rat. Archives Internat. Pharmacodyn. Therap. **104**, Fasc. II (1955).
9. MILIN, R. et P. ŠTERN: Contribution à l'étude de l'effet du largactil sur l'hyperthyréose des lièvres. Med. Preg. 8, 5 (1955).
10. — — Contribution à l'étude de l'effet du facteur émotif sur la structure hypothalamique. XLIII Réunion de l'Association des Anatomistes, Lisbonne 1956 (sous presse).
11. PLETSCHER, A., P. A. SHORE et B. B. BRODIE: Serotonin release as a possible mechanism of reserpine action. Science **122**, 3163 (1955).
12. SHORE, P. A., S. L. SILVER et B. B. BRODIE: Interaction of reserpine, serotonin and lyseric acid diethylamide in brain. Science **122**, 3163 (1955).
13. ŠTERN, P., R. MILIN et M. ŠĆEPOVIĆ: Über die Wirkung von Serpasil auf die Schreckthyreose der Wildkaninchen. Schweiz. Med. Wschr. **16**, (1956).
14. TONUTTI, E., F. BAHNER et E. MUSCHKE: Die Veränderungen der Nebennierenrinde der Maus nach Hypophysektomie. Endokrinologie **31**, H. 5 (1954).
15. WOOLEY, D. W. et E. SHAW: Some neurophysiological aspects of serotonin. Brit. Med. J. July 17 (1954).

Professor Dr. P. ŠTERN, Professor Dr. R. MILIN, Dr. E. ŠERSTNEV et Dr. A. MIHAJLOV, Institut za Farmakologiju, Medicinski Fakultet, *Saraievo*, Yougoslavie.

Istituto di Anatomia e Fisiologia della Facoltà di Agraria dell'Università di Milano
(Direttore: Prof. FILIPPO USUELLI)

Riflessi neuro-umorali nel meccanismo del parto

F. Usuelli, G. Piana, G. M. Curto

In precedenti ricerche abbiamo assodato l'esistenza di un riflesso metro-mammario, di un riflesso inverso cioè a quello, già noto, maesteo-uterino per il quale la stimolazione dei recettori capezzolari determina contrazioni del miometrio. Abbiamo potuto infatti constatare che (PIANA e CURTO) se nella bovina da latte ad utero sensibilizzato — cateterizzata la mammella con la cautela necessaria ad evitare lo stimolo dei recettori capezzolari e raccolta la modesta quantità di latte accumulata nella cisterna — si esegue un massaggio dell'utero per via rettale, sì da provocarne la contrazione, è possibile quasi sempre ottenere dai quarti cateterizzati, in circa due minuti primi dall'inizio dell'emissione del latte, un quinto-un quarto della usuale quantità di latte ottenibile con la mungitura.

Lo stesso fenomeno abbiamo potuto dimostrare in un animale con una fistola ad un capezzolo: durante il massaggio uterino il latte usciva abbondantemente dalla fistola. Il reperto è quanto mai significativo poichè permette di escludere in modo assoluto ogni stimolo ai recettori capezzolari.

Queste constatazioni mentre da un lato ci inducono a ritenere che nel riflesso neuro-umorale della "emissione" del latte il principio attivo della postipofisi debba identificarsi nella ossitocina, si prestano ad alcune considerazioni sull'*interpretazione del meccanismo del parto*.

Il fatto che gli estratti postipofisari determinano contrazioni nell'utero sensibilizzato dall'azione della follicolina e la classica osservazione di KNAUS che fin dal 1926 ha constatato che nella coniglia gravida il miometrio, nella seconda metà della gestazione, presenta un progressivo aumento della sensibilità all'azione della ossitocina (sensibilità che raggiunge il suo massimo alla fine della gestazione), hanno fatto attribuire a questo principio della postipofisi il compito essenziale nel determinismo del parto.

A questa concezione sono stati opposti tre fatti:

1) l'estirpazione del lobo posteriore dell'ipofisi non impedisce il verificarsi del parto (HOUSSAY);

2) sperimentalmente e terapeuticamente l'azione della ossitocina si manifesta con una contrazione spasmodica dell'utero, quindi ben diversa dal tipo di contrazione che si verifica durante il parto (da cui l'uso in ostetricia delle piccole dosi ripetute, della lenta perfusione endovena, della perfusione sottocutanea di soluzioni di ossitocina con l'aggiunta di jaluronidasi, metodo escogitato da DELLE-PIANE e recentemente ripreso dagli AA. francesi);

3) l'incostanza del reperto di un aumento del tasso ematico di ossitocina durante il parto e talvolta persino la presenza nel sangue di femmine in travaglio di sostanze inibitrici dell'attività miometriale (PHELPS) ed anche l'aumento del potere ematico di distruzione della ossitocina.

La prima obiezione è apparentemente molto persuasiva, ma lo stesso Houssay con acuto senso autocritico ha recentemente (1950) scritto: "Questa prova negativa non ha il valore che le abbiamo un tempo assegnato poichè oggigiorno sappiamo che la postipofisi comprende non soltanto la parte nervosa che noi estirpavamo, ma anche il peduncolo, l'infundibolo e l'eminenza mediana del tuber, che nella postipofisectomia non vengono tolti; si trattava quindi di una postipofisectomia parziale".

Né si può dimenticare che dalle ricerche di Fisher, Ingram e Ranson del 1938, successivamente confermate da altri, appare che gli ormoni della postipofisi prendono origine non soltanto nella pars nervosa propriamente detta, ma anche nell'infundibulum e nella eminenza mediana del tuber.

Si aggiunga ancora che Fisher, Ingram e Ranson nel 1938 hanno osservato nelle gatte e nelle cavie che talune lesioni ipotalamiche rendono il parto sempre difficile, spesso mortale; anche le ricerche di Haterius e Fergusson — semprecchè si tengano presenti i già ricordati rapporti ipotalamo-ipofisari — depongono per l'importanza dell'ipofisi nel determinismo delle contrazioni uterine: i predetti AA. hanno infatti constatato che l'eccitazione elettrica del peduncolo, nella coniglia in travaglio, aumenta la frequenza e l'ampiezza delle contrazioni uterine. in modo analogo all'iniezione di ossitocina; il reperto è sotto altro aspetto avallato dal fatto che anche a midollo spinale distrutto ed a utero enervato la stimolazione elettrica della neuroipofisi determina nella coniglia non gravida, contrazione del miometrio.

Le obiezioni di cui ai commi 2) e 3) non solo non possono sostanzialmente infirmare il concetto che all'ossitocina spetti il compito essenziale nel determinismo del parto, ma — a nostro modo di vedere — addirittura lo avallano, qualora si tenga presente l'interpretazione che Piana e Curto hanno dato alle loro esperienze.

I reperti delle su menzionate nostre ricerche, anche tenuto presente che nelle bovine a mammella cateterizzata l'emissione del latte ottenuta mediante massaggio uterino presenta variazioni di intensità esattamente e prontamente correlate all'intensità dello stimolo portato sull'utero, inducono a pensare che *lo stimolo alla emissione della ossitocina durante il parto sia rappresentato dalla stessa contrazione del miometrio che, stimolando recettori uterini* (verosimilmente pressocettori), *determina il susseguirsi delle scariche ossitociche postipofisarie epperciò l'automatico susseguirsi delle contrazioni uterine sino al conseguimento della loro finalità.*

Se così è, come riteniamo che sia, cade evidentemente l'obiezione inerente la brutalità di risposta uterina di fronte alla usuale iniezione di ossitocina; cade perchè al fine di ripetere, con un trattamento ossitocico, la normale meccanica uterina occorrerebbe almeno un trattamento con dosi minimali ripetute ad intervalli fisiologici. Cade anche l'ultima obiezione in quanto l'evidenziamento di un maggior tasso ematico di ossitocina durante il parto è legato al momento in cui si effettua il prelievo del campione e d'altra parte a noi sembra che la presenza nel sangue di femmine in travaglio di sostanze inibitrici dell'attività miometrale, come l'aumento del potere ematico di distruzione della ossitocina — epperciò l'esistenza di un determinato rapporto tra sostanze inibitrici ed ossitocinolitiche da un lato ed ossitocina dall'altro — possono rappresentare un efficace meccanismo fisiologico atto ad impedire che la ossitocina agisca in modo tetanizzante, e ad evitare che il tasso ematico di ossitocina superi il limite soglia fisiologico.

Inutile dire che questa nostra rivalutazione della funzione della postipofisi non contrasta con l'esistenza di altri meccanismi nervosi ai quali già abbiamo accennato o umorali (ne sono un esempio le belle ricerche del VANDELLI); è evidente che ad un momento fisiologico di tanta importanza, anche per la conservazione della Specie, quale è il parto devono presiedere meccanismi complementari e vicarianti.

Riassunto

Gli AA. dimostrano che la stimolazione dell'utero sensibilizzato alla ossitocina provoca la contrazione degli elementi motori della mammella e conseguentemente l'emissione del latte dalle mammelle cateterizzate o con fistole capezzolari; in base a questo reperto, e sulla scorta di altre recenti acquisizioni, invalidano le obiezioni mosse alla concezione che attribuisce alla ossitocina il compito essenziale nel determinismo del parto e negli stessi reperti trovano motivo per formulare e sostenere l'ipotesi che lo stimolo alla emissione della ossitocina durante il parto sia rappresentato dalla stessa contrazione del miometrio, che stimolando recettori uterini determina il susseguirsi delle scariche ossitociche postipofisarie, epperciò l'automatico susseguirsi delle contrazioni uterine fino al conseguimento della loro finalità.

Summary

The authors demonstrate that the stimulation of the uterus rendered sensitive to oxytocine provokes the contractions of the motor elements of the mammilla and consequently the secretion of milk out of the mammillae catheterized by means of nipple fistulae; these findings and other recently obtained knowledge invalidate the objections raised to the concept which attributes to oxytocine the essential task in the determinism of birth and render the motive for formulating and sustaining the hypothesis that the stimulus of the secretion of oxytocine during the act of birth be represented by the same contraction of the myometrium which, stimulating uterine receptors, determines the following posthypophyseal oxytocic discharges, and, therefore, the automatic succession of the uterine contractions until they reach their end.

Bibliografia

FISHER, C., W. R. INGRAM e S. W. RANSON (1938): riportati da HOUSSAY, Physiologie Humaine. Paris: E. M. F. 1950.

HATERIUS, H. O. e J. K. W. FERGUSSON: Amer. J. Physiol. 124, 414 (1938).

HOUSSAY, B. A.: Physiologie Humaine. Paris: E. M. F. 1950.

PHELPS (1939): riportato da ROUSSY e MOSINGER, Traité de Neuro-endocrinologie. Paris: Masson. 1946.

PIANA, G. e G. M. CURTO: Soc. Ital. Sci. Vet. 4 (1950).

Prof. FILIPPO USUELLI, Dott. GIUSEPPE PIANA e Dott. GIAN MARIA CURTO, Istituto di Anatomia e Fisiologia, Facoltà di Agraria dell'Università degli Studi di Milano, Via Celoria 2, Milano, Italia.

Department of Pharmacology, University of Groningen

The Effect of Autonomic Blockade on the ACTH-Release from the Pituitary, as Induced by a Hypothalamus Extract

By

D. de Wied

With 9 Figures

In 1954 SLUSHER and ROBERTS prepared a number of extracts of bovine brain from which a protein and a nonsaponifiable lipide extract of the posterior part of the hypothalamus were able to stimulate the release of ACTH from the pituitary.

We have studied the relation between the hypothalamus and the hypophysis with the aid of such extracts, using a nonsaponifiable extract of the posterior hypothalamus. In all the experiments the pituitary function was tested by measuring the ascorbic acid content of the adrenal glands.

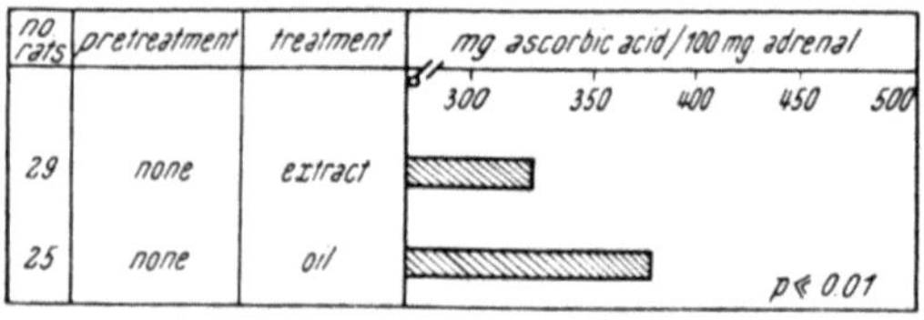

Fig. 1. The effect of nonsaponifiable extract of bovine posterior hypothalamus on the adrenal ascorbic acid response of normal male rats

First of all the influence of this extract on the ascorbic acid content of the adrenal glands was investigated in normal rats. As may be seen from Fig. 1, the ascorbic acid content of the adrenal glands of treated rats is below that of controls. The difference amounts to 41 mg%, which is statistically significant.

In order to investigate whether the extract requires the presence of the hypophysis for its action, the same experiment was carried out in hypophysectomized rats. As is demonstrated in Fig. 2, the extract does not have any influence at all on the adrenal ascorbic acid content in these animals.

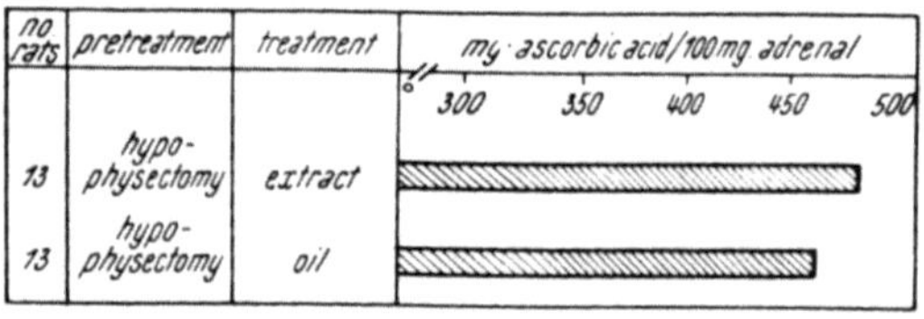

Fig. 2. The effect of nonsaponifiable extract of bovine posterior hypothalamus on the adrenal ascorbic acid response of hypophysectomized male rats

It is generally known that the administration of many drugs and other stimuli causes the release of ACTH from the pituitary gland. Therefore it is necessary to create circumstances by which effects of unspecific stimuli are prevented.

This may be achieved by several means. We have tried it among others by studying the effect of the extract in the presence of several nervous depressants, in particular those which are claimed to act on hypothalamic centres.

RECANT and collaborators in 1950 and in our laboratory KEUSKAMP et al. (1957) showed that various stimuli, which normally induce activation of the hypophysis, are blocked by pretreating animals with nembutal. Under these conditions only a few perhaps specific stimuli, such as administration of epinephrine and histamine, and also very strong stimuli, such as unilateral adrenalectomy and formaline injections, are still able to release ACTH from the pituitary gland.

Fig. 3 demonstrates that in nembutalized rats the effect of the extract is not blocked. The difference in adrenal ascorbic acid content between treated rats and controls amounts to 83 mg %, which is statistically significant.

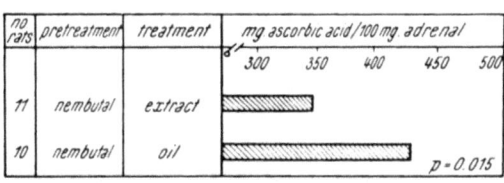

Fig. 3. The effect of nonsaponifiable extract of bovine posterior hypothalamus on the adrenal ascorbic acid response of anesthetized male rats

To render the blockade still more effective, in the following experiments chlorpromazine was added to the treatment with nembutal. This phenothiazine derivative is widely used now to prevent autonomic activity. HIEBEL et al. (1954) have shown that chlorpromazine suppressed the electrical activity of the reticular formation induced by epinephrine. OLLING and DE WIED (1956) investigated the function of the hypophysis of nembutalized rats treated with chlorpromazine. Under these conditions it was found that chlorpromazine nearly completely blocked the ascorbic acid response of the adrenal gland which normally occurs after systemic stress. The adrenal activity was not affected as appeared from the depletion of the ascorbic acid content after the administration of ACTH.

If the "neurotransmitter" possesses an independent action in the process of pituitary stimulation, it is obvious to assume that the extract should be able to stimulate the hypophysis in nembutalized rats treated with chlorpromazine. In contrast to our expectation the adrenal ascorbic acid content of rats treated with the extract does not differ from that of controls, as is shown by Fig. 4.

The failure of the extract in activating the hypophysis under these conditions makes it highly improbable to consider it to be an independant acting substance. However, in our opinion, this does not imply that the extract fails to contain the neurotrans-mitter. It might be possible that the transmitter substance only

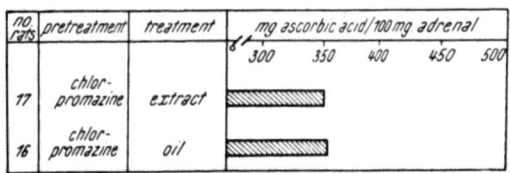

Fig. 4. The effect of nonsaponifiable extract of bovine posterior hypothalamus on the adrenal ascorbic acid response of anesthetized female rats pretreated with chlorpromazine

exerts its action in cooperation with other physiological mechanisms located somewhere in the central nervous system, or even in the hypophysis. Blockade of these mechanisms would render the transmitter itself inactive. Such a blockade now, perhaps could explain the inactivity of the extract after chlorpromazine treatment of nembutalized rats.

The fact that chlorpromazine is known to possess powerful autonomic inhibitory actions, raises the possibility that some specific autonomic blocking action of chlorpromazine was responsible for the observed effects. This possibility was investigated by imitating a number of generally accepted inhibitory actions of chlorpromazine with less complicated and more specifically acting antagonists, observing their effects on the activity of the extract in nembutalized rats.

HIEBEL et al. (1954) have shown that chlorpromazine has a potent anti-adrenergic effect. Besides it possesses anti-cholinergic properties as was demonstrated by COURVOISIER et al. (1953). These investigators also found a slight antihistaminic action of the drug. Further, as already mentioned, HIEBEL et al. (1954) have shown that chlorpromazine depressed the electrical activity of the reticular formation. It has been claimed that chlorpromazine has also ganglion blocking properties. As far as we know evidence for this assumption is lacking (DECOURT et al., 1953; HUIDOBRO, 1954).

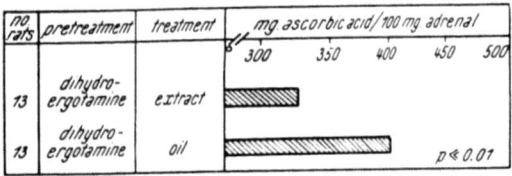

Fig. 5. The effect of nonsaponifiable extract of bovine posterior hypothalamus on the adrenal ascorbic acid response of anesthetized male rats pretreated with dihydroergotamine

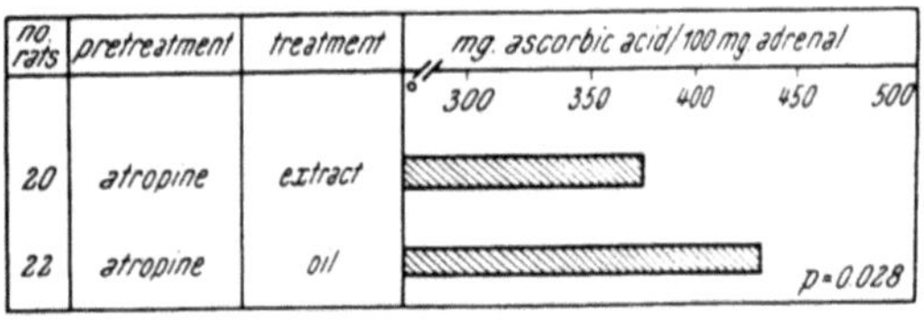

Fig. 6. The effect of nonsaponifiable extract of bovine posterior hypothalamus on the adrenal ascorbic acid response of anesthetized male rats pretreated with atropine

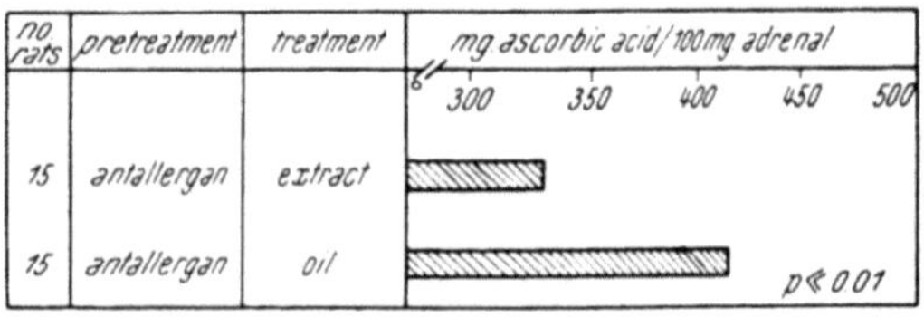

Fig. 7. The effect of nonsaponifiable extract of bovine posterior hypothalamus on the adrenal ascorbic acid response of anesthetized male rats pretreated with antallergan

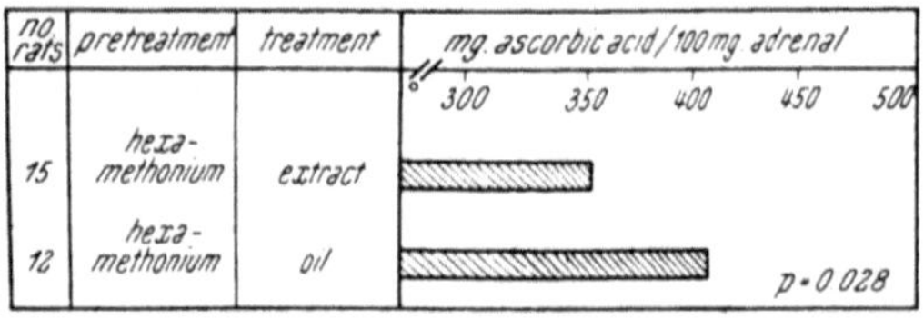

Fig. 8. The effect of nonsaponifiable extract of bovine posterior hypothalamus on the adrenal ascorbic acid response of anesthetized male rats pretreated with hexamethonium

The sympathetic system was blocked by treating nembutalized rats with dehydroergotamine. As is shown by Fig. 5, the extract causes a significant decline in adrenal ascorbic acid of 71 mg %. Therefore sympathetic inhibition does not seem to interfere with the activity of the extract.

In the following experiment the parasympathetic system was blocked by atropine. As is demonstrated in Fig. 6, the extract again decreases the adrenal ascorbic acid content. Though the difference in ascorbic acid content between treated animals and controls only amounts to 58 mg %, it is statistically significant.

Neither appeared the antihistaminic property of chlorpromazine to be responsible for the blocking effect on the extract, as is demonstrated in Fig. 7. The adrenal response to the extract in nembutalized rats treated with the antihistaminic drug antallergan was not inhibited by this treatment. Fig. 8 demonstrates that a ganglion blocking agent does not interfere with the activity of the extract.

These results indicate that no peripheral autonomic inhibition was responsible for the lack of activity of the extract in nembutalized rats treated with chlorpromazine. Therefore the depression of hypothalamic centres seems to be the only likely reason for the inhibition of the effect of the extract in chlorpromazine treated nembutalized rats. Additional evidence for this was obtained by the final experiment of these series. In 1955 BRIGGS and MUNSON showed that the adrenal response to systemic stimuli was blocked in nembutalized rats treated with morphine. According to these investigators this substance exerts its effect by blocking the activity of the hypothalamus. Thus the influence of the extract was determined in nembutalized rats treated with morphine. As may be seen from Fig. 9, the activity of the extract was blocked under these circumstances.

From the experiments reported here one may conclude that the activity of the extract depends on functioning of hypothalamic centres. The most obvious explanation for the above mentioned data may be that the extract does not contain the neurotransmitter at all. However ROBERTS (1955) reported that a similar

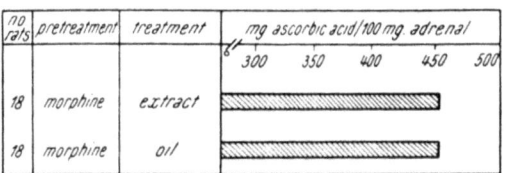

Fig. 9. The effect of nonsaponifiable extract of bovine posterior hypothalamus on the adrenal ascorbic acid response of anesthetized male rats pretreated with morphine

extract still causes an ascorbic acid decrease in rats bearing electrolytic lesions of the posterior hypothalamus. This result seems at variance with our data. An explanation for the discrepancy would be that the activity of the extract depends on corroborating central nervous centres, which are blocked by chlorpromazine or morphine, but which are intact in the experiments of ROBERTS (1955).

Summary

A nonsaponifiable lipide extract of bovine posterior hypothalamus prepared according to SLUSHER and ROBERTS (1954) proved to cause a significant decline of the adrenal ascorbic acid level in normal rats. This effect was abolished by preceding hypophysectomy, which indicates that it requires the presence of the pituitary gland.

The extract appeared to possess activity in nembutalized rats. In contrast if chlorpromazine was added to the treatment with nembutal the adrenal response to the extract was completely blocked. As chlorpromazine possesses powerful autonomic inhibitory actions the activity of the extract was investigated in nembutalized rats treated with dihydroergotamine, atropinesulfate, neo-antergan or hexamethoniumchloride. It appeared that the blockade with chlorpromazine was not due to its sympathicolytic, parasympathicolytic, ganglion-blocking or antihistaminic properties.

This leads to the conclusion that the effect of the extract depends on the function of hypothalamic centres, the function of which might be abolished by the treatment with chlorpromazine. This assumption is corroborated by the observation that the extract proved to be also inactive in nembutalized rats treated with morphine, which substance is claimed to be a reliable hypothalamic blocking agent.

Zusammenfassung

Ein nicht verseifbarer Lipoidextrakt vom bovinen hinteren Hypothalamus, präpariert nach SLUSHER und ROBERTS (1954), verursachte ein auffallendes Absinken des Nebennierenascorbinsäuregehaltes bei normalen Ratten. Dieser Effekt wurde durch vorhergehende Hypophysektomie aufgehoben, was beweist, daß er hypophysenabhängig ist.

Der Extrakt schien auch bei Ratten, die mit Nembutal behandelt wurden, aktiv zu sein. Wenn jedoch der Nembutalbehandlung Chlorpromazin beigefügt wurde, war die Nebennierenwirkung des Extraktes vollkommen blockiert. Da Chlorpromazin eine mächtige autonome Hemmwirkung besitzt, wurde die Aktivität des Extraktes bei mit Nembutal behandelten Ratten nach Dihydroergotamin-, Atropinsulfat-, Neoantergan- oder Hexamethoniumchloridapplikation untersucht. Es schien, daß die Blockade durch Chlorpromazin, nicht aber durch dessen sympathicolytische, parasympathicolytische, ganglienblockierende oder Antihistamineigenschaften bedingt war.

Das führt zu dem Schluß, daß die Wirkung des Extraktes von der Funktion der hypothalamischen Zentren abhängt, einer Funktion, die vielleicht durch die Chlorpromazinbehandlung unterdrückt werden kann. Diese Meinung wird durch die Beobachtung unterstützt, daß sich der Extrakt bei Ratten, welche nach Nembutalbehandlung Morphin erhielten — eine Substanz, die als echtes hypothalamusblockierendes Agens gilt —, ebenfalls unwirksam erwies.

References

BRIGGS, F. N. and P. L. MUNSON: Endocrinology **57**, 205 (1955).

COURVOISIER, S., J. FOURNEL, R. DUCROT, M. KOLSKY and P. KOETSCHET: Arch. Internat. Pharmacodyn. Thérap. **92**, 305 (1953).

DECOURT, P., M. BRUNAUD and S. BRUNAUD: Compt. Rend. Soc. Biol. Paris **147**, 1602 (1953).

HIEBEL, G., M. BONVALLET and P. DELL: Sem. Hôp., Paris **30**, 2346 (1954).

HUIDOBRO, F.: Arch. Internat. Pharmacodyn. Thérap. **98**, 308 (1954).

KEUSKAMP, J. W., G. W. KAUFMANN and D. DE WIED: Acta Endocrin. **24**, 303 (1957).

OLLING, CH. C. J. and D. DE WIED: Acta Endocrin. **22**, 283 (1956).

RECANT, L., D. M. HUME, P. H. FORSHAM and G. W. THORN: J. Clin. Endocrin. **10**, 187 (1950).

ROBERTS, S.: Recent Progr. Hormone Res. **11**, 108 (1955).

SLUSHER, M. A. and S. ROBERTS: Endocrinology **55**, 245 (1954).

Dr. D. DE WIED, Pharmacologisch Laboratorium der Rijks-Universiteit, Bloemsingel 1, *Groningen*, Holland.

Clinica Medica Generale dell'Università di Firenze (Direttore: Prof. E. Greppi)

Effetto della Reserpina sulla eosinopenia da adrenalina e da ACTH

A. Zurlo, S. Bardelli

In questi ultimi anni è entrata nella comune pratica clinica la Reserpina, alcaloide della Rauwolfia Serpentina Benth, nella terapia dell'ipertensione arteriosa e di altri stati morbosi quali l'ipertiroidismo ed alcune forme di psicopatie.

E'stato affermato da molti AA. che la Reserpina avrebbe un punto di attacco anche a livello del diencefalo [1]. Per questa ragione noi abbiamo voluto indagare se essa fosse capace di influenzare la riposta eosinopenica da adrenalina la quale agirebbe, secondo le ricerche di Hume [2], specialmente sul diencefalo ed, in secondo tempo, sull'ipofisi; infatti in animali nei quali siano state interrotte le connessioni diencefalo-ipofisarie lo stesso Hume avrebbe dimostrato una scarsa caduta degli eosinofili circolanti dopo adrenalina.

In considerazione di quanto detto sopra, noi abbiamo eseguito in 10 soggetti normali il test di Thorn adrenalinico e lo abbiamo ripetuto dopo un trattamento con Reserpina durato in media da 7 a 10 giorni, durante i quali è stata somministrata ai nostri pazienti una dose giornaliera di alcaloide variante da 0,75 a 1,5 mg. (3—6 compresse al dì). Per gli altri dettagli di tecnica non stiamo quì a dilungarci rimandando ad altre nostre comunicazioni sull'argomento [3, 4]. Come prova di controllo abbiamo eseguito in 8 dei 10 pazienti in esame anche il test di Thorn 1⁰, cioé quello con ACTH (25—30 mg. per via intramuscolare, 10 mg. per via endovenosa).

I risultati ottenuti ci sembrano piuttosto interessanti. Infatti dopo trattamento con Reserpina la risposta eosinopenica da adrenalina è stata in 9 casi su 10 assai più scarsa di quella ottenuta prima del trattamento; in 6 casi si può addirittura affermare che il tests di Thorn, dapprima positivo, si è nettamento negativizzato. Il test di Thorn 1⁰ non ha dimostrato invece di risentire della influenza della Reserpina, anzi ci è sembrato, in una metà dei casi, che la risposta eosinopenica da corticotropina ipofisaria venisse addirittura potenziata.

Noi speriamo di poter confermare questi primi risultati, quanto prima, con una casistica più ricca di quella, relativamente modesta, quì riportata; purtuttavia ci sembra che i nostri dati, per la loro univocità, siano attendibili e degni d'essere presi in considerazione.

In base ad essi si potrebbero trarre le seguenti deduzioni:

1⁰) sembrerebbe confermata per la Reserpina la ipotesi di un suo punto di attacco diencefalico perché essa è capace di influenzare e rendere negativa la risposta eosinopenica da adrenalina la quale si estrinsecherebbe appunto tramite il diencefalo.

2⁰) sarebbe confermato il fatto che la diminuzione degli eosinofili circolanti da ACTH non si determina attraverso il diencefalo ma per azione sul surrene.

3⁰) il test di THORN adrenalinico, da tanti criticato come prova di funzionalità dell'asse diencefalo-ipofisi-surrene, verrebbe in certo modo rivalutato con la dimostrazione che su di esso hanno influenza farmaci ad azione diencefalica, come la Reserpina.

Riassunto

In alcuni soggetti normali sono stati eseguiti il test di THORN I (con ACTH) e II (con adrenalina) prima e dopo somministrazione di Reserpina (in media 1 mg. al giorno, per 7 giorni). E' stato visto che nella grande maggioranza dei casi il trattamento con Reserpina ha sensibilmente diminuito la risposta eosinopenica da adrenalina mentre non ha sostanzialmente interessato quella da ACTH.

Gli AA. credono di trovare in ciò la conferma del fatto che la Reserpina abbia un punto di attacco essenzialmente a livello del diencefalo.

Summary

The THORN I test (with ACTH) and the THORN II test (with adrenaline) were executed in some normal subjects before and after the administration of reserpine (on the average 1 mg a day, through 7 days). It was found that in the majority of the cases the treatment with reserpine had remarkably reduced the eosinopenic response to adrenaline while it had not substantially influenced that to ACTH.

The authors believe that this confirms the fact that reserpine has a point of aggression essentially at diencephalic levels.

Bibliografia

1. BEIN, H. J., F. GROSS, J. TRIPOD e R. MEIER: Schweiz. Med. Wschr. 83, 1007 (1953).
2. HUME, D. M.: Clin. Invest. 28, 790 (1949).
3. BARDELLI, S., R. MONFARDINI e L. SANTINI: Settimana Med. 40, 207 (1952).
4. BARDELLI, S. e A. ZURLO: Rass. Med. Sper. 1, 97 (1954).

Dott. ANSELMO ZURLO e Prof. Dott. SERGIO BARDELLI, Clinica Medica Generale dell'Università di Firenze, Viale Morgagni, *Firenze*, Italia.

IV. HISTOCHEMIA

Esterases of the Hypothalamus and Neurohypophysis and their Functional Significance

By

A. G. Everson Pearse, London

With 9 Figures

The newer histochemical methods for esterases such as the indoxyl acetate methods or the Naphthol AS-acetate methods of GOMORI (1952), are capable of demonstrating a whole spectrum of ester splitting enzymes. In paraffin sections of cold formalin fixed tissues however, which I have used in my routine studies on the human brain, the specific acetyl cholinesterase and the pseudocholinesterases do not survive. The surviving non-specific esterases vary greatly from cell to cell and I have therefore tried to assess the functional significance of changes in the level of these esterases, particularly in the hypothalamic neurones, first by making comparison with changes in cytoplasmic nucleic acid, and secondly by making use of experimental procedures considered to produce altered activity in the cells of the hypothalamic nuclei.

Of the first method, I want to speak only briefly. Using human material I found that in the majority of cells, under normal conditions, there appeared to be an inverse relationship between the two components, esterase rising as nucleic acid levels fell and vice versa. This was fairly clearly the case in the supraoptic and paraventricular nuclei, especially when the Naphthol AS method counterstained with Gallocyanin is used. With the indoxyl acetate method, counterstained with carmalum, distinction is not so easy. Where cell damage is present, moreover, as in cases of coma, a parallel fall in esterase and nucleic acid is observed.

I would like to draw your attention, at this point, to a peculiar change so far noted only in human brains and with the indoxyl acetate method. In certain neurones the nucleolus, normally strongly stained with the counterstain, apparently contains a strong esterase. Some of the cells in which this change is seen are certainly damaged ones, but I do not believe they all are. This change in esterase is accompanied by a change in the composition of the nucleolus which causes it to stain intensely by the copper phthalocyanin method. This method stains predominantly myelin and phospholipids but I have not yet succeeded in confirming the lipid nature of the nucleolar change in these paraffin sections by any other method.

To stimulate the supraoptic and paraventricular nuclei I have used two methods. First, prolonged treatment with thiouracil, as suggested by MARTINI (1955), and secondly dehydration either by withholding water for 13 to 14 days, or by giving 2.5% saline for the same period. This has been shown by many authors to result in an increased output of neurosecretory substance.

In the case of the supraoptic and paraventricular nuclei, thiouracil produced little change even if given for more than sixty days. If anything there was a slight increase in esterase levels. In the dehydrated rats there were three changes. First, great hypertrophy of the individual cells of both nuclei, secondly a dramatic fall in esterase, and thirdly, a significant increase in nucleic acid in the cytoplasm.

Thiouracil changes are far more easily shown in the basal ganglia where a considerable increase in enzyme may occur, and also in the "medial thalamic" or habenular nucleus. This nucleus oddly enough also shows the post-dehydration fall in esterase.

So far then we observe a *fall* in non-specific esterase in the cells of those nuclei which supposedly produce the neurosecretory substance at a time when production is presumably at its maximum. This agrees with the behaviour of the non-specific esterase of other cells, as for instance, the pituitary basophils, which falls when mucoprotein is secreted.

Unless otherwise stated, all figures are of 20μ frozen sections from the hypothalami of male rats, fixed for 16 hours in 15% formalin with 1% calcium chloride at 0° C

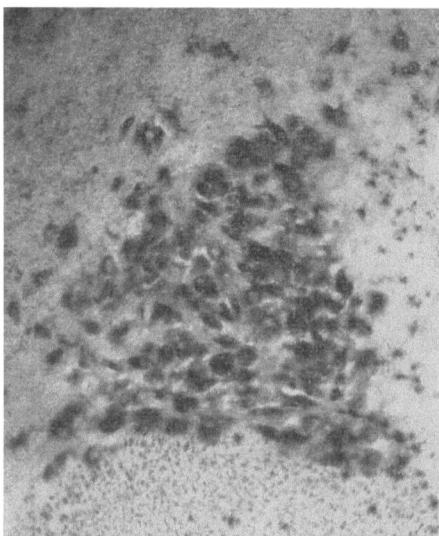
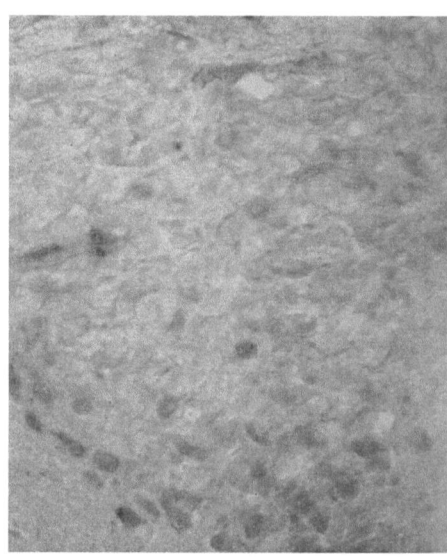

Fig. 1. Supraoptic nucleus of a normal young male rat. "Total" esterase picture. Indoxyl acetate × 130

Fig. 2. Supraoptic nucleus of young male rat dehydrated by 14 days treatment with 2.5% saline. Note large cells mostly containing much less than the control level of "total" esterase. Indoxyl acetate × 130

Obviously we want to know just what kind of an esterase we are observing, and therefore with Dr. W. Pepler of the University of Pretoria I have been making some studies to determine more accurately the nature of the esterases of the supraoptic and other nuclei. In order to preserve all the esterases in maximal amounts these studies were done on frozen sections. As a routine we used the indoxyl acetate method. This shows not only non-specific esterases but also specific cholinesterase and pseudocholinesterase. Some or all of these are present in capillary walls, pericapillary cells or pericytes, choroid plexus cells, and ependymal cells as well as in neurones and their processes. I believe that the assessment of these enzymes by biochemical means alone is impossible. The enzyme which shows the dramatic fall during dehydration is resistant to eserine (10^{-4}M), and to the newer "Wellcome" drug 62C47 (10^{-4}M)[1]; it is therefore not a specific cholinesterase. It is resistant also to E600 (10^{-5}M)[2], sodium dodecyl sulphate

---

[1] 1 : 5 bis (4-trimethylammonium-phenyl)pentan-3-one diiodide.
[2] diethyl-*p*-nitrophenyl phosphate.

(10⁻³M), and taurocholate (10⁻³M). The dehydration fall is much more striking when 62C47, the specific cholinesterase inhibitor, is used, and if we study the

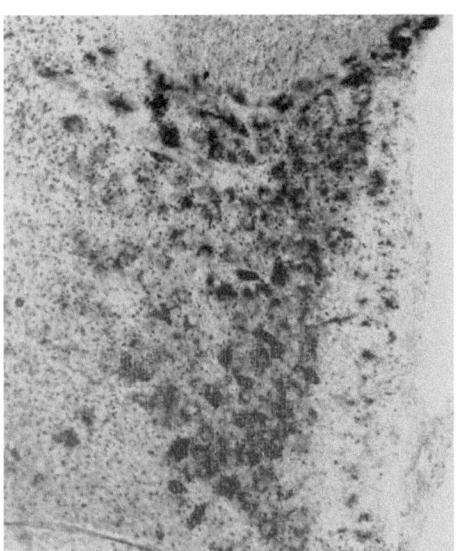

Fig. 3. Effect of 10⁻⁴M eserine on the supraoptic nucleus. "Total" esterase scarcely affected. Indoxyl acetate ×130

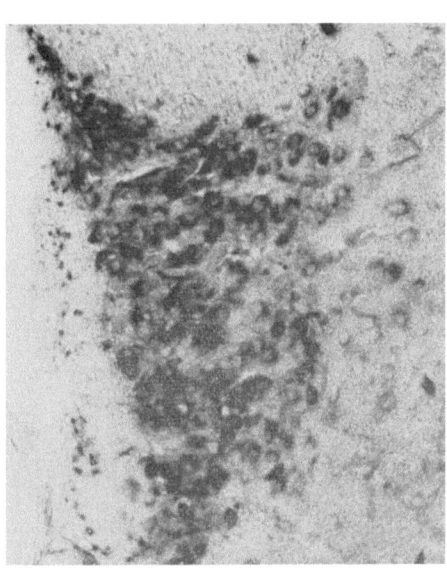

Fig. 4. Effect of the specific acetylcholinesterase inhibitor 62C47 (Wellcome). "Total" esterase scarcely affected. Indoxyl acetate ×130

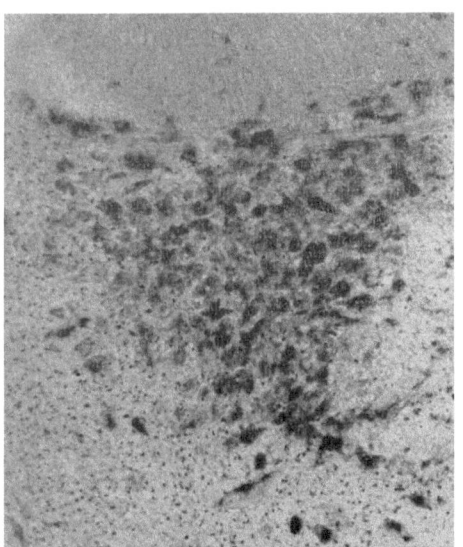

Fig. 5. Effect of esterase inhibitor diethyl-*p*-nitrophenyl phosphate (E 600). Some of the cells of the supraoptic nucleus appear to contain slightly less than the control amount of esterase. Indoxyl acetate ×130

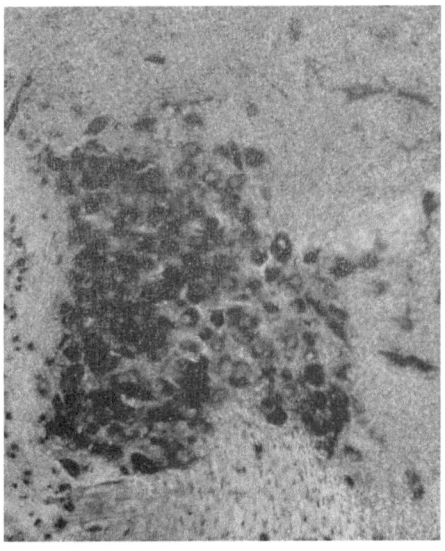

Fig. 6. Effect of sodium taurocholate (10⁻³M). No inhibition of "total" esterase in the supraoptic nucleus. Indoxyl acetate ×130

specific acetylcholinesterase alone (by means of the specific substrate acetyl-thiocholine) we observe not a fall in cases of dehydration but a very considerable rise. This must be a genuine rise because the enlargement of the cells to 3 × would, if the enzyme content per cell remained constant, produce an apparent fall.

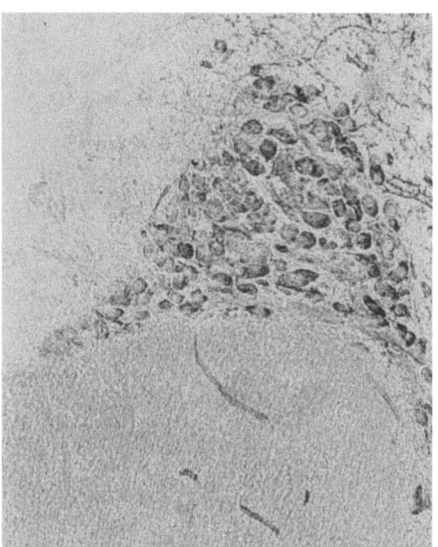

Fig. 7. Supraoptic nucleus of a normal young male rat. Specific acetylcholinesterase. Koelle's acetylthiocholine method × 130

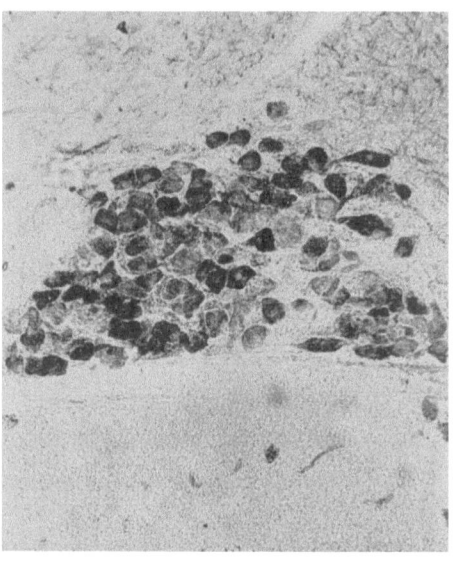

Fig. 8. Supraoptic nucleus of young male rat dehydrated by 14 days treatment with 2.8% saline. Note larger cells containing much more than the control level of acetylcholinesterase. Koelle's acetylthiocholine method × 130

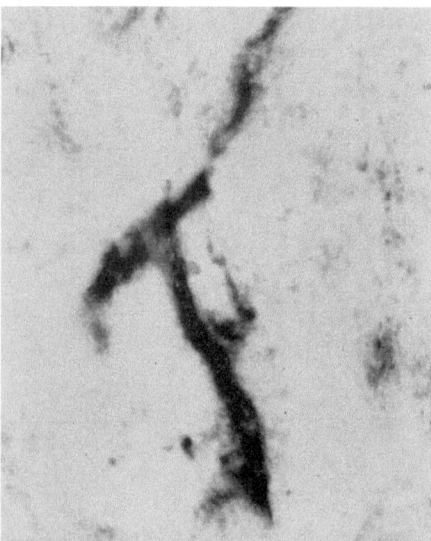

Fig. 9. Human neurohypophysis. Capillary loops surrounded by pericytes which are exceedingly rich in peptidase type of esterase. Indoxyl acetate × 420

The non-specific esterase of the neurosecretory cells has another characteristic; it functions perfectly well below pH 4 and its optimum is thus well below that of the usual run of esterases. With all the substrates and inhibitors so far tested it behaves like the "esterase" of the pericapillary cells of the brain and neurohypophysis, and of the perisinusoidal cells of the anterior hypophysis.

The following (abbreviated) table summarises these results. The scale is an arbitrary one, 4 being the maximal deposition of indigo and 0 being complete extinction.

It can be seen that the predominant esterase of the pericytes, of the supraoptic, paraventricular (filiform) and "medial thalamic" nuclei, and of the choroid plexus, is essentially similar except that the last does not function adequately at low pH levels. Quite wide variations are found in esterase content of the C. N. S. pericytes and in those of the neurohypophysis, but it has been difficult to correlate these variations with any particular function.

Effect of Inhibitors on Esterase Levels

Inhibitor	Neurones	Basal Ganglia	N. SO N. PA N. Mth	Choroid Plexus	Pericytes
Eserine. 10^{-4}M ...	4	0	4 (3)	4	4
62 C 47. 10^{-4}M ...	4	0	4 (3)	4	4
E 600. 10^{-5}M	0	0	4 (3)	4	4
SDS. 10^{-3}M	4	0	4	4	4
Taurocholate 10^{-3}M	4	4	4	4	4
pH 4	0 (1)	0	4	2	4

I believe that the esterase of the pericytes is not a true esterase but an intra-cellular peptidase or cathepsin. Similarly I believe that the non-specific esterase of the two hypothalamic nuclei and of the "medial thalamic" nucleus is also a peptidase. This hypothesis has not yet been confirmed but it is possible to speculate that such an enzyme may be necessary at some stage in the production or secretion of the sulphur-containing polypeptides which represent the neuro-secretory material. If this is so, one would have to postulate a similar type of neurosecretion by the medial thalamic nuclei and by other nuclei which have been found to possess this type of enzyme. A preliminary survey of other sites in the body has shown that an esterase of pericyte or supraoptic type is present in the pancreatic islets. These also manufacture and secrete a sulphur-containing polypeptide.

The rise in acetylcholinesterase in the supraoptic nuclei in dehydration is also difficult to interpret. It does not quite fit in with PICKFORD's (1941) finding that acetylcholine injected into the supraoptic nucleus of the dog liberates anti-diuretic hormone though it might be a straightforward response to increased local concentrations of acetylcholine coming from cholinergic endings.

In conclusion I would only say that the present work certainly supports the idea of the production of a neurosecretory substance by the two hypothalamic nuclei, but it suggests that some of the secretion may pass either as the result of pericyte activity into the capillaries or, by ependymal activity, into the ventricles.

Summary

The application of the cold formalin-calcium and double embedding method to human and animal hypothalami has made possible the accurate intracellular localisation of non-specific carboxylic acid esterases by several histochemical methods.

Wide variations in the esterase content of normal brain cells are found and an attempt has been made to assess the functional significance of such changes in two different ways. First, the relationship of esterase to nucleic acid distribution has been explored and, secondly, experimental procedures have been applied to rats which have been shown to produce altered activity in the hypothalamic nuclei.

No absolutely constant relationship between esterase and nucleic acid can be determined but, in the majority of cell types, there appears to be an inverse relation-ship. An exception is found in damaged cells where a parallel fall occurs.

In the supraoptic and paraventricular nuclei in the rat conditions of high activity (e. g. dehydration changes) are accompanied by a dramatic fall in intracellular non-specific esterase. An equally dramatic rise in specific acetylcholinesterase occurs at this same time. After administration of thiouracil there is, if anything, an increase in este-rase in these two nuclei. Thiouracil changes are more easily demonstrated in the medial thalamic nucleus and this nucleus also shows the characteristic fall in esterase with presumed high activity states.

Riassunto

L'impiego di determinati accorgimenti tecnici, come la doppia inclusione su materiale opportunamente fissato, ha reso possibile l'evidenziazione delle esterasi non specifiche degli acidi carbossilici nell'ipotalamo dell'uomo e dei piccoli mammiferi, consentendo le metodiche istochimiche impiegate di valutare la localizzazione topografica endocellulare di questo peculiare corredo enzimatico. Nei nuclei magnocellulari ipotalamici, già in condizioni normali sussistono ampie variazioni quantitative nella distribuzione delle esterasi non specifiche: si è cercato di indagarne il significato funzionale in primo luogo con la evidenziazione dei rapporti morfologici tra esterasi ed acido nucleinico, ed in secondo luogo applicando tale metodo allo studio delle eventuali modificazioni in condizioni sperimentali, che nel caso specifico erano rappresentate da alterazioni morfofunzionali dei nuclei magnocellulari ipotalamici opportunamente provocate nel ratto.

Non è stato comunque possibile determinare l'esistenza di relazioni quantitative costanti e ben definite tra esterasi ed acidi nucleinici in condizioni fisiologiche, quantunque nella maggior parte degli elementi cellulari si abbia l'impressione che tra i due componenti sussista un rapporto inversamente proporzionale: fanno naturalmente eccezione gli elementi cellulari degenerati o alterati, in cui si osserva una parallela diminuzione quantitativa delle esterasi e dell'acido nucleinico.

In condizioni sperimentali, si è potuto mettere in evidenza come a livello del nucleo sopraottico e paraventricolare lo stato di iperattività metabolica provocato ad es. dalla disidratazione induca una drammatica diminuzione delle esterasi non specifiche. Contemporaneamente cade il tasso dell'acetilcolino-esterasi specifica.

La somministrazione di touracilici è talora seguita da un aumento delle esterasi nei due nuclei ipotalamici; ma le variazioni quantitative e distributive da tiouracile sono più facilmente dimostrabili negli elementi gangliari del nucleo talamico mediale, che analogamente alle cellule dei nuclei sopraottico e paraventricolare presentano la caratteristica diminuzione dell'attività esterasica in condizioni di presumibile iperattività funzionale.

Zusammenfassung

Die Verwendung von kaltem Formalin-Calcium und einer doppelten Einbettungsmethode bei menschlichen und tierischen Hypothalami haben die genaue Lokalisierung von unspezifischen Carboxylsäure-Esterasen mittels histochemischer Methoden ermöglicht.

Es wurde eine große Variationsbreite des Esterasegehaltes normaler Gehirnzellen festgestellt und versucht, die funktionellen Eigentümlichkeiten solcher Veränderungen auf zwei verschiedenen Wegen zu verfolgen. Erstens wurde die Beziehung der Esterase zur Nucleinsäureverteilung untersucht und zweitens experimentelle Verfahren bei Ratten angewendet, die eine erhöhte Aktivität der hypothalamischen Kerne herbeiführten.

Es konnte keine absolut konstante Relation zwischen Esterase und Nucleinsäure bestimmt werden, jedoch bestand bei den meisten Zellarten eine umgekehrte Beziehung. Eine Ausnahme bildeten zerstörte Zellen, bei denen ein paralleler Abfall konstatiert wurde.

In den Nuclei supraoptici und paraventriculares der Ratte kommt es unter Bedingungen einer hohen Aktivität (z. B. Dehydratationsveränderungen) zu einem enormen Abfall der intracellulären unspezifischen Esterase. Gleichzeitig tritt ein enormer Abfall auch der spezifischen Acetylcholinesterase auf. Nach Thiourazilgaben findet man, wenn überhaupt, ein Ansteigen der Esterase in beiden Nuclei. Die Thiourazilveränderungen sind leichter im medialen Thalamuskern zu demonstrieren; dieser Kern zeigt auch den charakteristischen Abfall der Esterase unter Voraussetzung einer hohen Aktivität.

Résumé

L'application des méthodes froide du formaline-calcium et de la double inclusion à l'hypothalamus de l'homme et à celui des animaux a rendu possible la localisation intracellulaire exacte d'esterases acides carboxyliques non-spécifiques moyennant de quelques méthodes histochimiques.

On a trouvé d'amples variations dans la teneur estérasique des cellules du cervaux normal et on a essayé d'établir la signification fonctionnelle de telles variations, en suivant deux diverses méthodes. D'abord, on a étudié la relation entre l'estérase et la distribution acide nucléale et, ensuite, on a appliqué des procédés expérimentaux à des rats qui ont démontré une activité altérée dans les noyaux hypothalamiques.

Il n'était pas possible de déterminer une relation absolument constante entre l'estérase et l'acide nucléal mais, dans la plus grande partie de types cellulaires, il y a une relation inverse. On a trouvé une exception dans des cellules endommagées où se passe une diminution parallèle des deux substances.

Dans les noyaux supraoptique et paraventriculaire du rat, des conditions d'une haute activité (p. e. des variations de la déhydration) sont accompagnées par une chute dramatique de l'estérase intracellulaire non-spécifique. Une augmentation également dramatique dans l'acétylcholinestérase se passe a ce même temps. Après administration de thiouracil on trouve quelquefois une augmentation dans l'estérase de ces deux noyaux. Les variations de thiouracil se peuvent démontrer plus facilement dans le noyau thalamique médial et ce noyau démontre aussi la chute caractéristique de l'estérase avec des états présumés d'une haute activité.

References

MARTINI, L.: Arch. Internat. Pharmacodyn. **101**, 68 (1955).
PICKFORD, M.: J. Physiol. **95**, 226 (1947).

Dr. A. G. EVERSON PEARSE, Postgraduate Medical School, Dept. of Pathology, Ducane Road, *London W. 12*, England.

Disputatio

T. F. LEVEQUE (Baltimore): I just wanted to add a few words of a general nature with regard to the specific problem of evaluating the activity of the neurosecretory nuclei in the hypothalamus. It has been our experience that it is very difficult to tell, whether the cells of this particular nuclei are active merely by observing whether they contain granules or do not contain granules. And therefore we have had to resort to other means to evaluate the activity of these particular nuclei. Here we have a special problem. We have a system with cells in the hypothalamus, secreting a substance which is stored in the posterior lobe of the pituitary; the storing source or depot, as we call it, is rather far from the manufacturing source. The problem is very clear, when we evaluate the posterior lobe itself: a dehydration, for instance, can deplete the posterior lobe completely, but even under extreme dehydration there are always a number of cells, within the hypothalamus, which remain filled with neurosecretory material. Some cells are empty, so that the criterion of judging the activity of these cells by granules alone cannot stand. ORTMANN has reported, some time ago, as we have also, that there are other means by which these cells could be judged; one of them being the enlargement of the cell or of the nucleus, or both; but these things cannot stand alone.

However, if you combine this with the disappearance of the NISSL substance and principally one of the things that occurs first, when these cells are stimulated, and that is a *vacuolation* of the nucleolus, then you can usually tell whether the cells have been stimulated. This vacuolation of the nucleolus can be very well tied in, with the disappearance of ribonucleic acid which is going to the cytoplasm to manufacture new NISSL substance, this according to the work of CASPERSSON and HYDÉN. But I am very glad to hear that Dr. EVERSON PEARSE brought over some methods which may give us a much more direct method of judging the activity of the cells of these particular nuclei.

V. ANATOMIA PATHOLOGICA

Experimentell patho-histologische Abteilung (Professor Dr. C. Coronini) des Hygiene-Institutes der Universität Wien (Vorstand: Professor Dr. R. Bieling)

Über die Beziehungen der Hormondrüsen zur Neurosekretion*

Von

C. Coronini, W. Kovac und J. Smereker

Mit 91 Abbildungen

Einer systematischen pathologisch-anatomischen Bearbeitung des hypothalamisch-hypophysären Systems auch im Hinblick auf dessen Wechselwirkungen zu anderen Organen stehen heute noch beträchtliche Schwierigkeiten gegenüber. Die mit den üblichen einschlägigen Methoden beobachtbaren Veränderungen bewegen sich in ziemlich engen Variationsbreiten, wie aus den Arbeiten einer von uns (Smereker) und jenen von Rabl hervorgeht. Ferner ist bisher der pathologisch-anatomischen Morphologie der Anschluß an die Physiologie und physiologische Pathologie mangels ausgiebiger histochemischer Reaktionen noch nicht gelungen. Es fehlen vor allem spezifische histochemische Darstellungsmethoden für die nervösen Transmittersubstanzen Acetylcholin, Noradrenalin und Adrenalin. Die in dieser Richtung unternommenen Versuche (Coujard, Hillarp-Höckfelt, Eränkö) führten noch nicht zu befriedigenden Ergebnissen, da die Reaktionen entweder unspezifisch oder nicht auf alle Organe gleichmäßig anwendbar sind.

G. Roussy und M. Mosinger prägten jedoch bereits vor 20 Jahren den Begriff der „Pathologie corrélative ou d'Intégration", indem sie weitgehende wechselseitige Organbeziehungen bei verschiedenen Erkrankungen bzw. Schädigungen aufdeckten und im Tierexperiment analysierten. Diese Untersuchungen, von Mosinger bis heute fortgesetzt, führten zu dem Ergebnis, *daß physiologische und pathologische Organkorrelationen durch das „neuro-endokrine" System vermittelt werden.* In diesem spielen das Diencephalon und das hypothalamisch-hypophysäre System eine wichtige Rolle. Mit diesen Arbeiten wurde unseres Wissens das erstemal gezeigt, *daß alle pathologischen Zustände einer Erkrankung mehr oder weniger im gesamten Organismus sich ausbreiten und neural gesteuert werden.* Die zahlreichen experimentellen Arbeiten H. Selyes und seiner Schule über Stresswirkung berücksichtigen leider auch nicht den Einfluß des neuralen Faktors. Demnach kann einer Untersuchung lediglich einzelner Organe bzw. Organsysteme, wie sie meist geübt wird, für die Gesamtbetrachtung eines Krankheitsgeschehens kein voller Erfolg beschieden sein.

Erfreulicherweise erhebt sich heute auch bereits von klinischer Seite (Sturm) die Forderung, bei Beobachtung der Zentrale des vegetativen Systems nicht nur die endokrinen Drüsen, sondern auch die vegetative Peripherie als letztes und größtes Erfolgsorgan zu berücksichtigen.

---

* Herrn Professor Dr. Bertil Hanström zum 65. Geburtstag zugeeignet.

Wir haben aus einem in 15 Jahren gesammelten, bis jetzt noch unveröffent-
lichten Untersuchungsgut von etwa 20 Fällen zwei Beobachtungen ausgewählt
und beschrieben. Diese zeichnen sich durch eine Reihe endokrin-nervöser Störungen aus, die weder klinisch noch pathologisch-anatomisch diagnostizierbar
waren und erst durch eine histologische Querschnittsuntersuchung aufgedeckt
werden konnten.

Fall 1, RP 91/50. F. E., 79a, männlich, Rentner.

Reticuläre Systemerkrankung mit Gynaekomastie nach Oestrogengaben wegen
eines vermuteten Prostatakrebses.

Familienanamnese: Beide Eltern und Stiefbruder an Tbc. gestorben.

Eigene Anamnese: Patient hatte mit 21 und 42 Jahren eine Lungenerkrankung
(Tbc. ?). 1931 Herpes zoster der rechten Gesichtshälfte. Von Oktober 1949 bis April
1950 wegen Verdacht auf Prostata-Ca. ambulatorische Behandlung im Hanusch-
Krankenhaus Wien. 1949 Einpflanzung von 50 mg Oestrogen. Rückbildung des Pro-
zesses, Prostata wird weicher, daher nur noch dreimal 10 mg Inj. Februar 1950 Hals-
drüsenschwellung rechts und axillär. Probeexcision aus Halsdrüse rechts ergibt
Lymphogranulom(?) (Prof. F. Feyrter). Blutbild damals o. B. Mitte Februar 1950
Behandlung mit 8 N-Lost-Injektionen à 2,5 mg einmal täglich sowie Luminal und
Dextrose. Diese Therapie wird gut vertragen. Bald jedoch Auftreten von Schmerzen
in der Brust und Schwellung der Beine. Patient fühlt sich schlechter, angeblich seit
einem halben Jahr Temperaturen bis 39° und Hautjucken. Deshalb Aufnahme an
die Interne Abteilung des Kaiserin-Elisabeth-Spitals Wien (Vorstand Prof. R. Klima).

Status praesens: Graziler magerer Patient, Cyanose des Gesichts, Behaarung viril.
Nikotin, Alkohol und Ven. neg.; Anisocorie. Reflexe o. B. Schilddrüse o. B. Am Hals
untereinander verbackene pflaumengroße, nicht schmerzhafte Lymphdrüsen. Asym-
metrische Gynaekomastie. Pulmo: hypersonorer Klopfschall; Herz rechts und links
vergrößert; Meteorismus, Oedeme der Beine; Rumpel-Leede: neg.; später Haut-
blutung in den Ellenbeugen. Juckendes Hautekzem am Bauch.

Laboratoriumsbefunde: RR 115/65, Senkung 58/85 bis 145/150; Ery 3,8; Weltmannsches Koag.-Band 1 bis 7; Takata-Ara 6 bis 8 getrübt = neg.; WAR und Blutzucker nicht untersucht. Harn (25. IV. 1950) gelb, trüb, sauer; Albumin Spuren;
Sediment; vereinzelt hyaline Zylinder. Flüssigkeitszufuhr (25. IV. bis 20. V. 1950):
800 bis 600. Flüssigkeitsabgabe 500 bis 800.

Crista-Punktate: (28. IV. 1950): I. Zellreich, granulocyt. Anteil überwiegend,
insbesondere Promyelocyten und Myelocyten, genügend reife Formen, erythroblasti-
scher Anteil nicht auffällig. Normoblastische Reifung. Beträchtliche Vermehrung
der Plasmazellen, stellenweise in kleinen Häufchen, auch zwei- und mehrkernige
Plasmazellen, einzelne Plasmocyten machen einen etwas unreifen Eindruck. Mega-
karyocyten o. B.
11. V. 1950: II. Mäßig zellreich, neben den reifen und halbreifen Lymphocyten
finden sich reichlich größere Formen, Lymphoblasten und lymphatische Reizungs-
formen, die in ihrem Aussehen ganz Granulomzellen entsprechen. Einzelne zwei-
und mehrkernige Elemente vom Typus Sternbergscher Riesenzellen. Ein Großteil der
Zellen hat deutliche blaue Nucleolen. Daneben noch in mäßiger Zahl Reticulocyten
als Palisadenzellen angesprochen: graurötliches Plasma, länglicher Kern. Einzelne
segmentierte Neutrophile. Eos. *nicht* nachweisbar.

Drüsenpunktat 28. IV. 1950: Im wesentlichen gleiches Bild, nur unreife und
Riesenzellen etwas seltener. Palisadenzellen, einzelne Plasmocyten auch hier
auffindbar.

Blutbild (4. V. 1950): Beträchtliche Vermehrung und stärkeres Überwiegen der
reifen und halbreifen Granulocyten. Neutrophile: häufig vergröberte Granula, vereinzelt Riesenformen. Unter den reifen und halbreifen Formen die Lymphocyten
eher vermindert, nicht selten lymphoblastische Reizformen, mäßig Mono-, reichlich
Thrombocyten mit Riesenplättchen.

Therapie: Stickstofflost 8 Inj. insges. 23,75 mg. Luminal. Dextrose. Depot-
Penicillin. Na-cakodylicum. Amidopyrin, Codeïn, Coramin, Salzsäure.

Decursus morbi: Mehrere Tage nach Excision einer Drüse der linken Axilla wieder
Temperaturen bis über 39° (Depot-Penicillin). Nach einer Woche Schüttelfrost,
Temperatur über 40°. *Exitus letalis* unter den Zeichen schwerer Kreislaufinsuffizienz
am 21. V. 1950, 12.15 Uhr.

Klinische Diagnose: Lymphogranulom, Gynaekomastie nach Oestrogenimplan-
tation, Hypertrophia prostatae, Kreislaufinsuffizienz.

Pathologisch-anatomischer Befund (Obduzent Dr. LANZINGER): 168 cm lange, männliche Leiche in herabgesetztem EZ. Die Hautdecke blaßgelb, zeigt im *rechten Unterkieferwinkelbereich* einen faustgroßen Knoten von derber Konsistenz. Die Haut darüber unauffällig. In der *linken Axilla* Nähte nach Probeexcision. Das Wundgebiet o. B. Paramedian in Nabelhöhe eine halbkugelige Vorwölbung von etwa 8 cm Durchmesser und prall elastischer Konsistenz. Die Haut verschieblich. Am Schnitt zeigt sich ein apfelgroßes, dunkelbraunrotes Blutkoagulum zwischen Bauchdecke und Rectusscheide bis in die Flanke reichend. Hier die Haut livid verfärbt. Die linke *Lunge* der Thoraxwand vollständig adhaerent. Die *Pleura* weißlich, schwartig verdickt. Die rechte Lunge frei, im Pleuraraum etwa 500 ccm rötliche, klare Flüssigkeit. Beide Lungenoberlappen am Schnitt von braunroter Farbe und flüssigkeitsreich. Die Unterlappen etwas atelektatisch, gering lufthaltig. Die *Bronchialschleimhaut* sowie die der *Trachea* leicht gerötet, etwas succulent, mit zähem Schleim bedeckt. Das *Herz* größer als die Leichenfaust. Das Epicard zart, glänzend. Der linke Ventrikel kontrahiert, der rechte außerordentlich schlaff und sehr weit. Das Myocard braunrot, schwielenfrei. Das Endocard sowie der Klappenapparat o. B. Die Intima der *Herzkranzgefäße* und die der *Aorta* zart. *Tonsillen* hyperplastisch. Die *Thyreoidea* vergrößert, derb, kolloidreich. Die *Bifurkationslymphknoten* eigroß, mäßig derb, am Schnitt das weiße Parenchym von Blutungen durchsetzt. Die *Halslymphknoten* besonders rechts bis walnußgroß, derb, mit der Unterlage unverschieblich verwachsen, gelbrötlich, gescheckt, frei von Blutungen. Retroperitoneal entlang der Aorta die Lymphknoten zu derben Strängen miteinander verbacken, während im Mediastinum nur vereinzelte pflaumengroße nachweisbar sind. An der Leberpforte große Drüsenpakete, die bis an den Milzhilus heranreichen und das Pancreas förmlich einmauern. Dieses derb, etwas atrophisch. Auch im Mesostenium Lymphknoten nachweisbar. Sie alle zeigen ein homogenes blaßgelbes, rosascheckiges Parenchym und sind von vereinzelten Blutungen durchsetzt. In der *Bauchhöhle* etwa 500 ccm freie, gelbe,

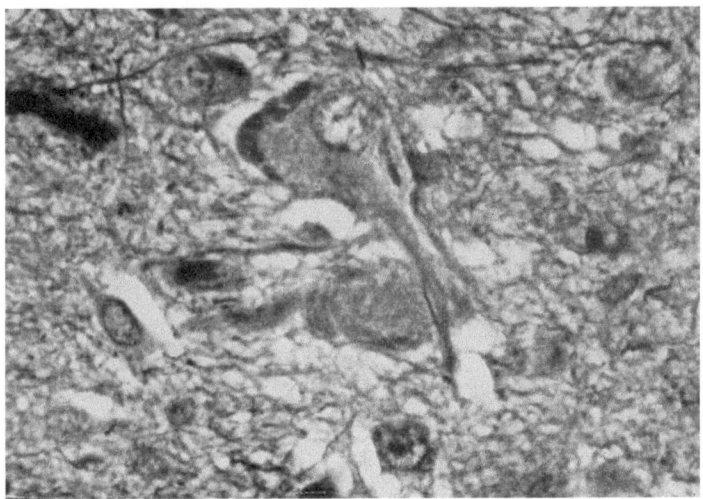

Abb. 1 (PH 1203). Nucleus paraventricularis. Ultrabeschallte Versilberung nach GRATZL, Gegenfärbung mit Azan. In den sekretorischen Ganglienzellen nur wenige Azan-positive randständige Tropfen. (Reichert Zetopan, 8 × 40 : 1, Grünfilter, Aufn.: W. KOVAC, 18. IV. 1956)

klare Flüssigkeit. Die *Leber* 27 : 17 : 9 cm groß, 1760 g schwer, von derber Konsistenz, stark gewölbt, die Oberfläche glatt, braunrot, gelblich gescheckt. Am Schnitt im braunroten Parenchym, das keine Läppchenstruktur mehr erkennen läßt, zahlreiche gelbgraue, etwas über das Niveau vorragende, unregelmäßig begrenzte Areale, die anscheinend aus dem Zusammenfluß kleinster Infiltrate entstanden sind. Die *Gallenblase* und *-wege* o. B. Die *Milz* 17 : 11 : 10 cm groß, 750 g schwer, derb. Die Kapsel disseminiert hyalinisiert. Am Schnitt die Pulpa graurot, nicht abstreifbar, von Blutungen durchsetzt. Das Trabekularsystem vergröbert. Der *Magen* normal groß. die Schleimhaut aufgelockert, in grobe Falten gelegt, dunkelgraurot, mit zähem Schleim bedeckt. *Dünn- und Dickdarm* sowie das *Rectum* unauffällig. Die *Nebennieren* lipoidhaltig. Die *Nieren* etwa normal groß, die Kapsel leicht abziehbar, die Oberfläche glatt, graurot. Das Parenchym von gleicher Farbe. Rindenmarkgrenze verwaschen. *Nierenbecken, Ureteren* und *Blase* sowie die *Prostata* o. B. Die Spongiosa der unter-

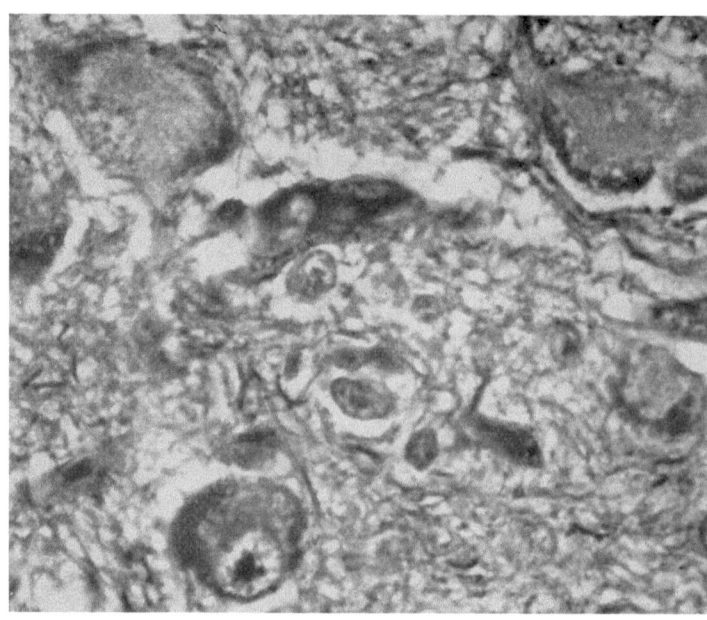

Abb. 2 (PH 1090). Wie Abb. 1. (Reichert Zetopan, 12 × 40 : 1, Grünfilter, Aufn.: W. Kovac. J. Smereker, 12. IV. 1956)

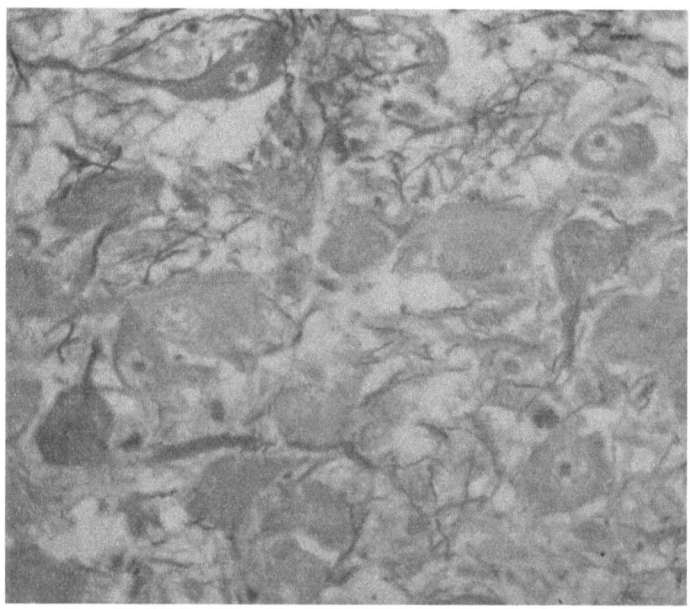

Abb. 3 (PH 1155). Nucleus supraopticus. Ultrabeschallte Versilberung nach Gratzl, Gegenfarbung mit Mallory. Übersichtsaufnahme: Mäßig sekretorisch aktivierte Ganglienzellen mit versilberten Axonen. (Reichert Zetopan, 5 × 40 : 1, Grünfilter, Aufn.: W. Kovac, 18. IV. 1956)

suchten *Knochen* (Sternum, Wirbel, Femur) rarifiziert. Das Mark von Blutungen durchsetzt. In einem Brustwirbel ein scharf begrenzter, etwa kirschgroßer, stark

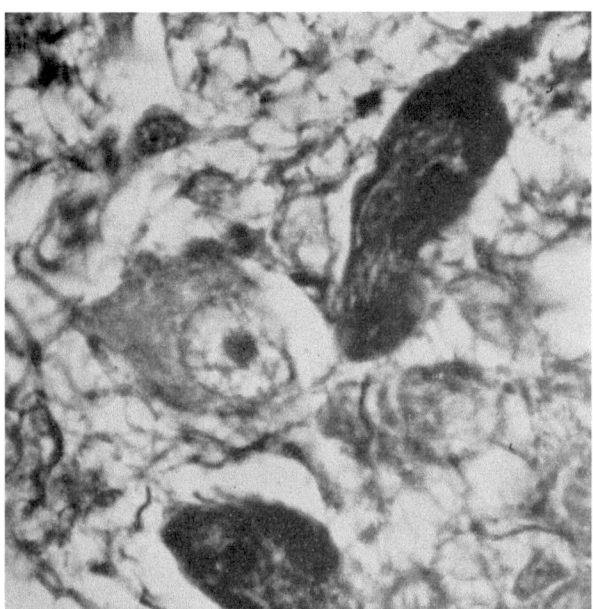

Abb. 4 (PH 1243). Nucleus supraopticus. Ultrabeschallte Versilberung nach GRATZL. Gegenfärbung mit Azan. Sekretorische Ganglienzellen. (Reichert Zetopan, 8 × 63 : 1, Grünfilter, Aufn.: W. KOVAC, J. SMEREKER, 20. IV. 1956)

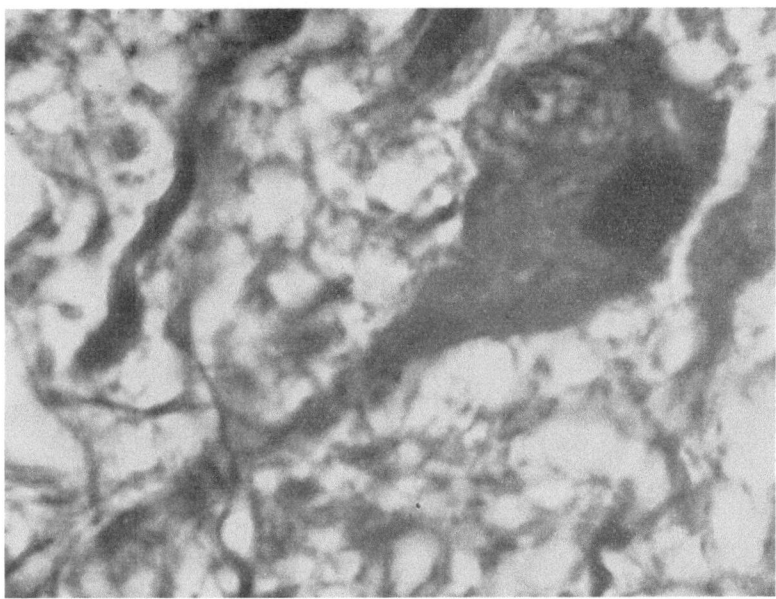

Abb. 5 (PH 127/52). Nucleus supraopticus. Ultrabeschallte Versilberung nach GRATZL. Sekretorische Ganglienzelle mit intraplasmatischen oxyphilen Sekrettropfen. (Optik Zeiß, 12 × 100 : 1, Grünfilter, Aufn.: J. SMEREKER, 15. VII. 1952)

durchbluteter Herd, in dessen Bereich die Spongiosa vollkommen fehlt. Im Sternum neben den Blutungen kleine weißlichgraue Infiltratherde.

Pathologisch-anatomische Diagnose: Systemerkrankung möglicherweise lymphogranulomatöser Natur. Schwerer allgemeiner Marasmus. Höhlenhydrops. Adhaesive linksseitige Pleuritis.

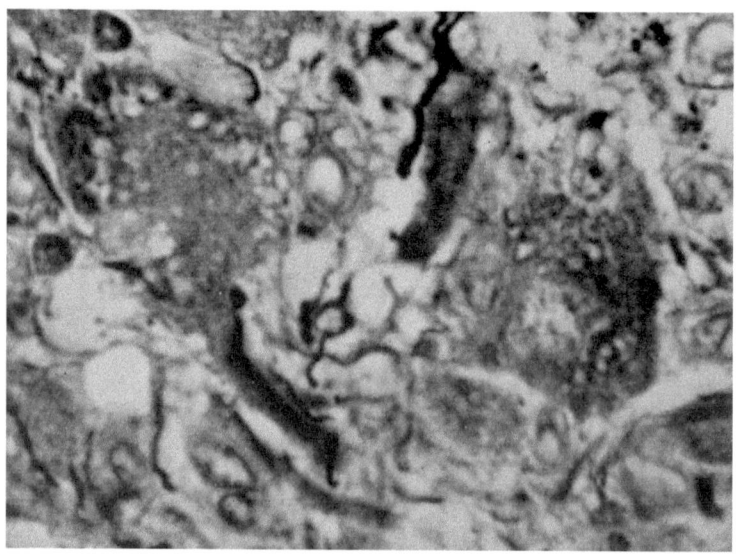

Abb. 6 (PH 1299). Nucleus supraopticus. Ultrabeschallte Versilberung nach GRATZL, Gegenfärbung mit MALLORY. Auffallend vakuolisierte sekretorische Ganglienzelle. (Reichert Zetopan, 12 × 63 : 1, Grünfilter, Aufn.: W. KOVAC, 21. IV. 1955)

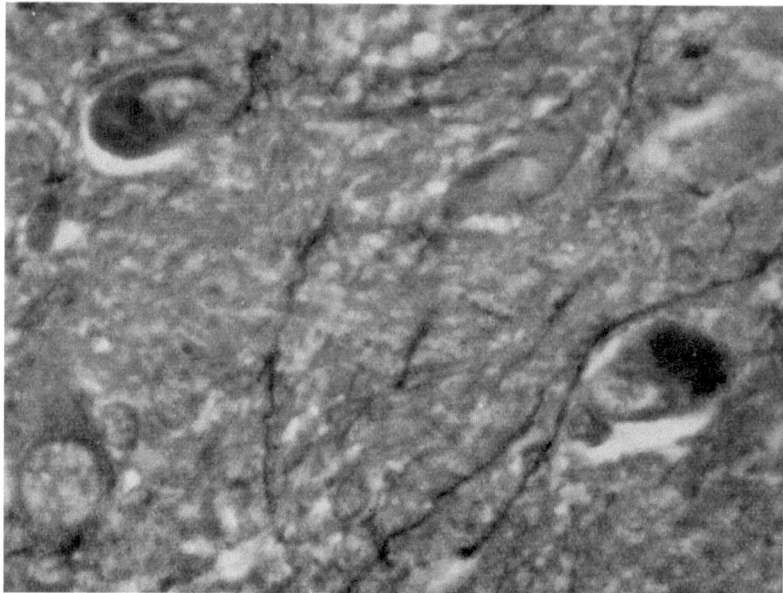

Abb. 7 (PH 1094). Nucleus infundibularis. Ultrabeschallte Versilberung nach GRATZL, Gegenfärbung mit Chromalaun-Hämatoxylin-Phloxin (GOMORI). Kleine, rundliche Ganglienzellen mit GOMORI-philer und versilberter Sekretgranula im Plasma. (Reichert Zetopan, 12 × 63 : 1, ohne Filter, Aufn.: W. KOVAC, J. SMEREKER, 18. IV. 1955)

Histologischer Befund: Im *Nucleus paraventricularis* nur eine mäßige Neurosekretion. Die Ganglienzellen zeigen lediglich acidophile Sekrettropfen und randständige GOMORIphile Granula im Plasma (Abb. 1, 2). Allenthalben sehr reichlich

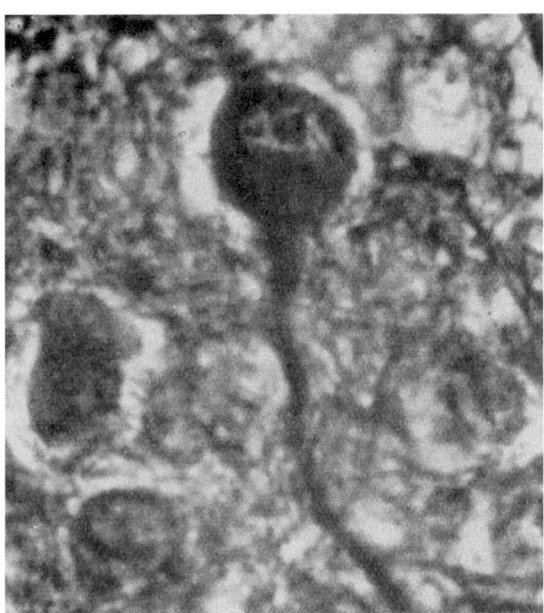

Abb. 8 (PH 1092). Nucleus infundibularis. Ultrabeschallte Versilberung nach GRATZL, Gegenfärbung mit MALLORY. Große sekretorische geschwänzte Ganglienzelle, daneben kleine ganglionäre Elemente. (Reichert Zetopan, 12 × 63 : 1, Gelbfilter, Aufn.: W. KOVAC, J. SMEREKER, 12. IV. 1956)

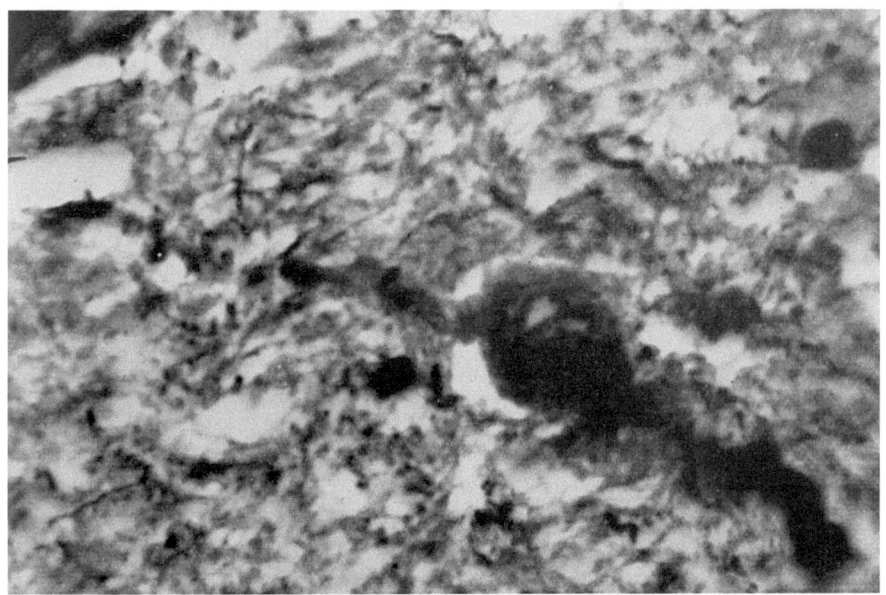

Abb. 9 (PH 130/54). Nucleus infundibularis. Ultrabeschallte Versilberung nach GRATZL, Gegenfärbung mit GOMORI. Bipolare sekretorische große Ganglienzelle mit unregelmäßigen Fortsätzen. (Reichert Zetopan, 8 × 100 : 1, Grünfilter, Aufn.: J. SMEREKER, W. MUTSCHLECHNER, 25. III. 1954)

versilberte und mit Haematoxylin gefärbte Tropfen extrazellulär. Kernumwandlungen fehlen.

In den versilberten mit Haem.-Eos. nachgefärbten Serien des *Nucleus supraopticus* eine reichliche, aber nicht übermäßig lebhafte Neurosekretion (Abb. 3, 4) der Ganglien-

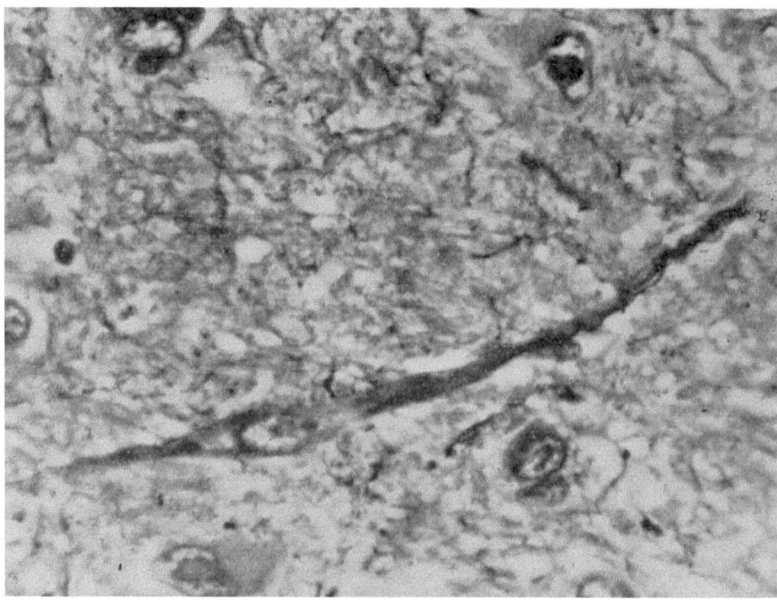

Abb. 10 (PH 380/53). Nucleus infundibularis. Bipolare Ganglienzelle mit schlankem Zelleib und plumpen Fortsätzen. (Reichert Zetopan, 12 × 45 : 1, Gelbfilter, Aufn.: J. Smereker, 16. VII. 1953)

zellen mit Kernumwandlung in homogene acidophile Körper und acidophilen randständigen Granula im Plasma (Abb. 5). An einzelnen Ganglienzellen außerdem eine deutliche Ausbildung kleiner, besonders paranucleärer Vacuolen, dadurch die Zellen bisweilen wie siebartig durchlöchert (Abb. 6), (Sekret- oder Fettlücken?). Peripher

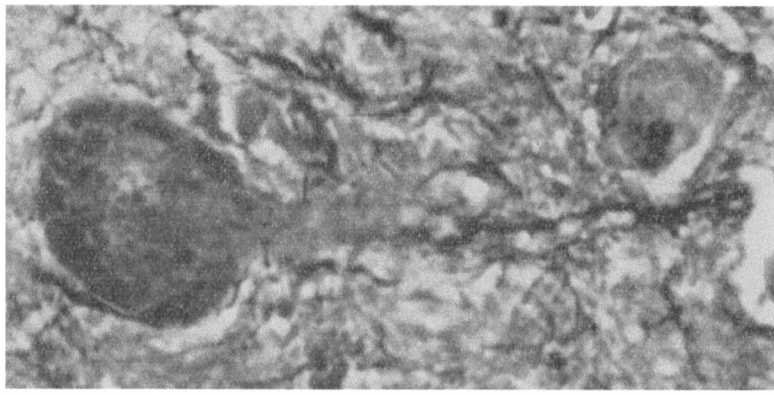

Abb. 11 (PH 377/543). Nucleus infundibularis. Ultrabeschallte Versilberung nach Gratzl, Gegenfärbung mit Gomori. Große geschwänzte Ganglienzelle mit plumpen Nissl-Schollen im Plasma. (Reichert Zetopan, 12 × 45 : 1, Gelbfilter, Aufn.: J. Smereker, 16. VII. 1953)

im Plasma neben den Vacuolen auch Sekretgranula. Die Axone nur in unmittelbarer Nachbarschaft der Neurone sekretorisch aktiviert.

An den Ganglienzellen des *Nucleus infundibularis* zwei typische Arten von Neuronen unterscheidbar: kleine, meist runde, mit Gomoriphilen und versilberbaren plasmatischen Sekretgranula (Abb. 7); große sekretorische mit einem, zumeist aber zwei gegenständigen plumpen GOMORIphilen und vacuolisierten Fortsätzen (Abb. 8, 9). Ähnliche schlanke, langgestreckte Ganglienzellen mit entleertem (?) Zelleib und plumpen Fortsätzen (Abb. 10) gehören möglicherweise der zweiten Gattung an. Im Plasma

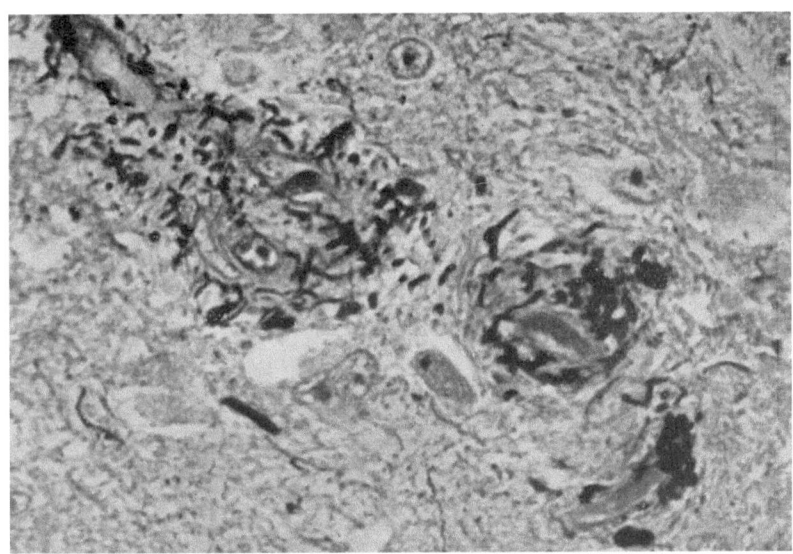

Abb. 12 (PH 3240). Nucleus infundibularis. Ultrabeschallte Versilberung nach GRATZL, Gegenfärbung mit Azan. „Gestrüppe" von aufgetriebenen und zerbröckelten Axonen um Gefäß. Übersicht. (Reichert Zetopan, 12 × 10 : 1, Grünfilter, Aufn.: W. KOVAC, 5. IV. 1957)

solcher ganglionärer Elemente mit plumpen NISSL-Schollen keine Silbergranula (Abb. 11). In diesem Kerngebiet massenhaft kolbig aufgetriebene versilberte Neuralstrukturen (wahrscheinlich Axone), die Keulen und Schlingen ausbilden und sich vor allem um Praekapillaren und um Kapillaren finden. Hier zeigen diese Formationen förmliche

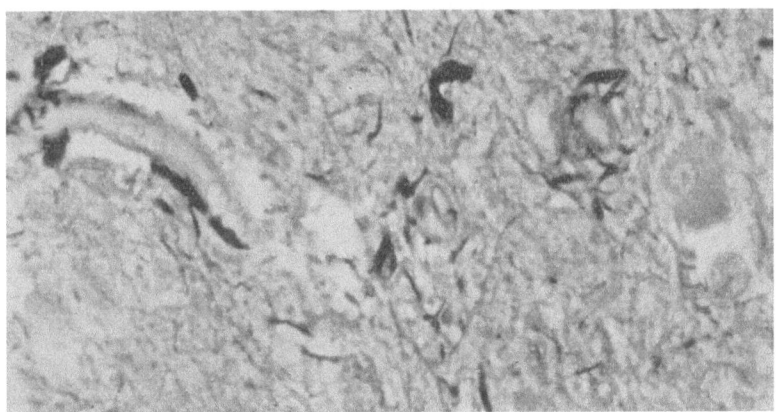

Abb. 13 (PH 150 Pl/52). Nucleus infundibularis. Ultrabeschallte Versilberung nach GRATZL, Gegenfärbung mit Haem.-Eos. Kolbig aufgetriebene Axone um präkapillare Gefäße. (Reichert Zetopan, 12 × 30 : 1, Grünfilter, Aufn.: J. SMEREKER, 22. VII. 1952)

Konvolute, scheinen in Krümel und Bröckel zu zerfallen und sind offensichtlich sekretorisch bedingt (Abb. 12 bis 15). Auch inner- und außerhalb der Ganglienzellen dieser Region versilberte zarte Granula und verschieden große versilberte Tropfen, die sich in entsprechender Färbung intensiv GOMORIblau darstellen.

Degenerative Veränderungen oder reticuläre Infiltrationen im Zwischenhirn nicht nachweisbar.

Am Abgang des außerordentlich dünnen *Hypophysenstiels* in einem nach Gratzl versilberten, nicht gegengefärbten Schnitt die Neuralstrukturen um die Gefäße

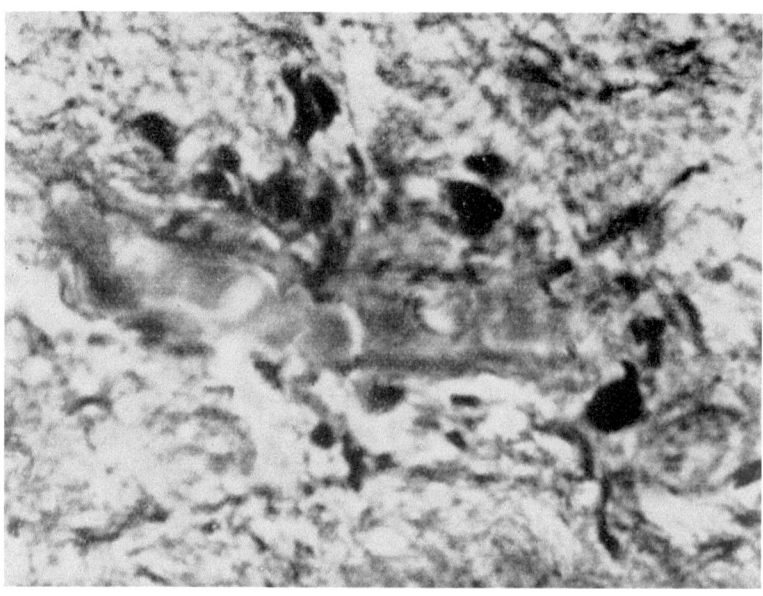

Abb. 14 (PH 119/52). **Nucleus infundibularis.** Ultrabeschallte Versilberung nach Gratzl. Gegenfärbung mit Gomori. Scheinbar zerfallende kolbige Neuralstrukturen um Präkapillare. (Reichert Zetopan, 12 × 100 : 1, Grünfilter, Aufn.: J. Smereker, 26. VI. 1952)

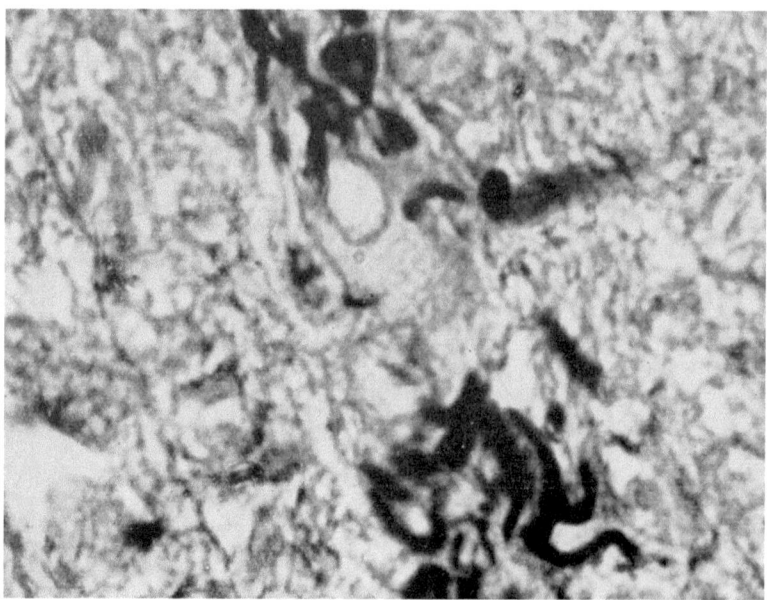

Abb. 15 (PH 118/52). **Nucleus infundibularis.** Ultrabeschallte Versilberung nach Gratzl, Gegenfärbung mit Gomori. Aufgetriebene, geschlängelte Neuralstruktur um eine Kapillare. (Reichert Zetopan, 12 × 100 : 1, Grünfilter, Aufn.: J. Smereker, 26. VI. 1952)

kleiner GREVINGscher Inseln aufgesplittert und zerbröckelt. Auch serienmäßig nervöse Feinstrukturen nur ganz vereinzelt nachweisbar (Abb. 16). Sonst nur dünne, vielfach sich aufsplitternde Axone zu sehen. In den Randpartien des Stieles dieser Region

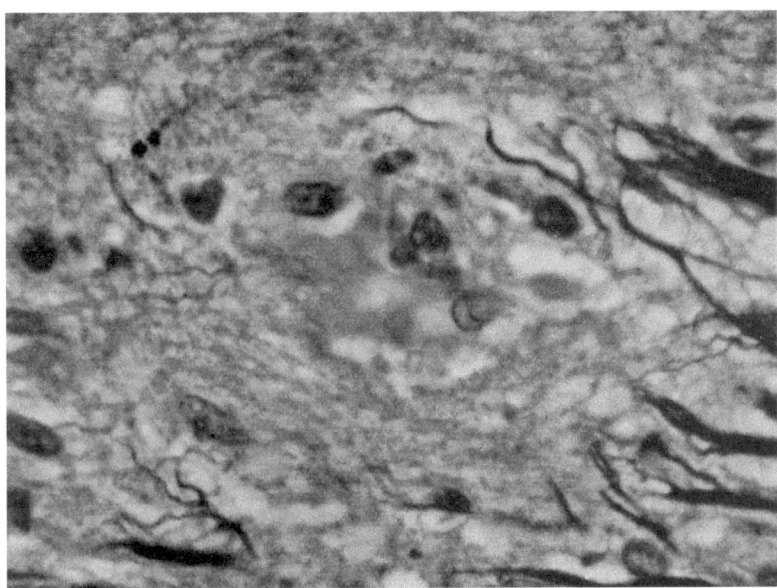

Abb. 16 (PH 1189). Infundibularstiel. Ultrabeschallte Versilberung nach GRATZL, Gegenfärbung mit Haem.-Eos. Zarte, reduzierte, wie zerbröckelte Neuralstrukturen um GREVINGsche Insel. (Reichert Zetopan, 8 × 63 : 1, Grünfilter, Aufn.: W. KOVAC, 18. IV. 1956)

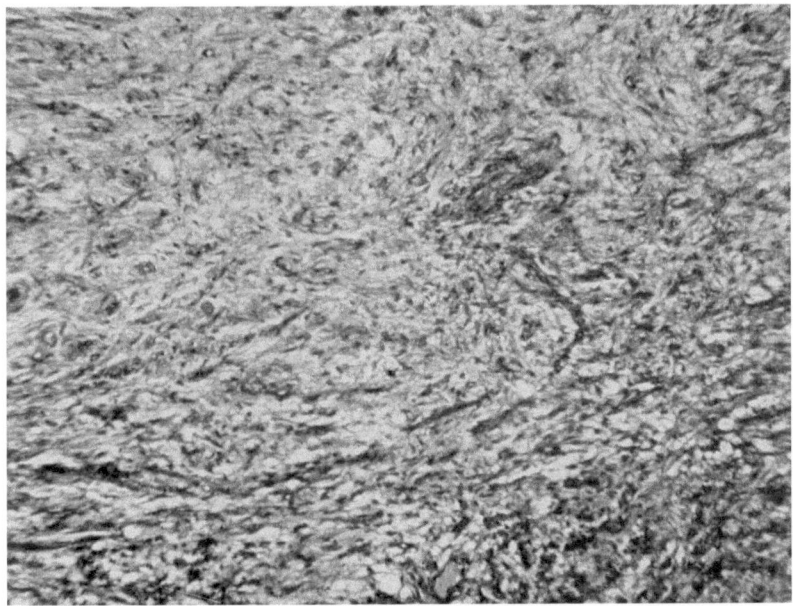

Abb. 17 (PH 1179). Neurohypophyse-Hinterlappen. GOMORI-Färbung. Übersicht über den von GOMORI-Substanz freien Hinterlappen. (Reichert Zetopan, 5 × 10 : 1, Gelbfilter, Aufn.: W. KOVAC, 18. IV. 1956)

ein kernreicher azanblauer Streifen, mit feinsten perivaskulären zerbröckelten Neural-strukturen. Hier sowie in der Nachbarschaft stark erweiterter Gefäße im Axialgebiet des Stielansatzes, vereinzelt auch grobe, gleicherweise zerbröckelte Neuralfasern.

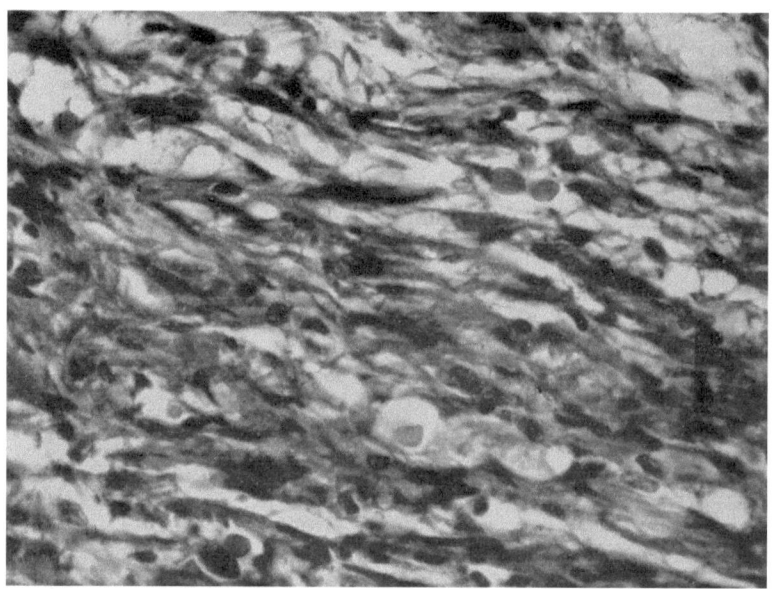

Abb. 18 (PH 1181). Hypophysenhinterlappen. Gomori-Färbung. Im Gewebe kleine graue Schollen, die vielleicht einmal Gomoriphil waren. (Reichert Zetopan, 5 × 40 : 1, Gelbfilter, Aufn.: W. Kovac. 18. IV. 1956)

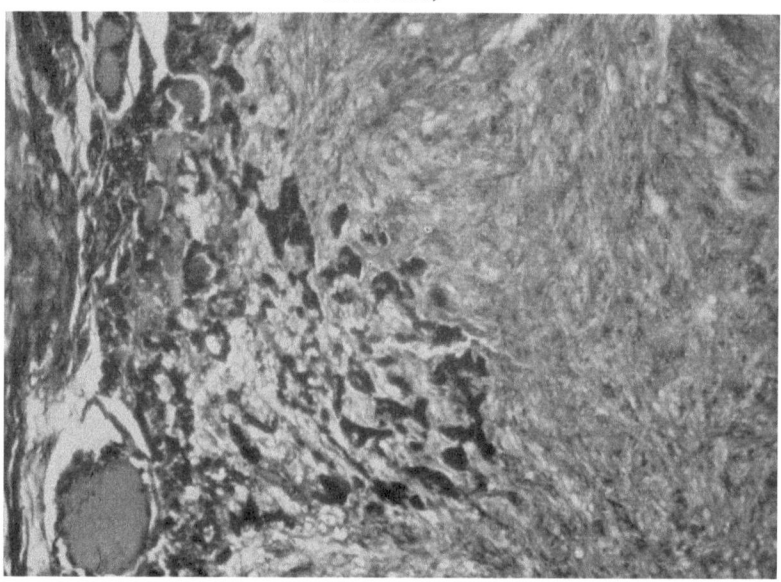

Abb. 19 (PH 1177). Hypophysenhinterlappen. Gomori-Färbung. Beträchtliche Beta-Zellinvasion. (Reichert Zetopan, 12 × 4 : 1, Gelbfilter, Aufn.: W. Kovac, 18. IV. 1956)

Kaudalwärts die Faserversilberung der Grevingschen Inseln nur eine rudimentäre mit Verlust der nervösen Feinstrukturen. In einem mit Mallory gegengefärbten

Silberschnitt die verkleinerten GREVINGschen Inseln wenig hervortretend. Die Axone der Adiuretinbahn intensiv versilbert, in GOMORI-Präparaten jedoch ohne wesentliche Zeichen eines Sekrettransportes.

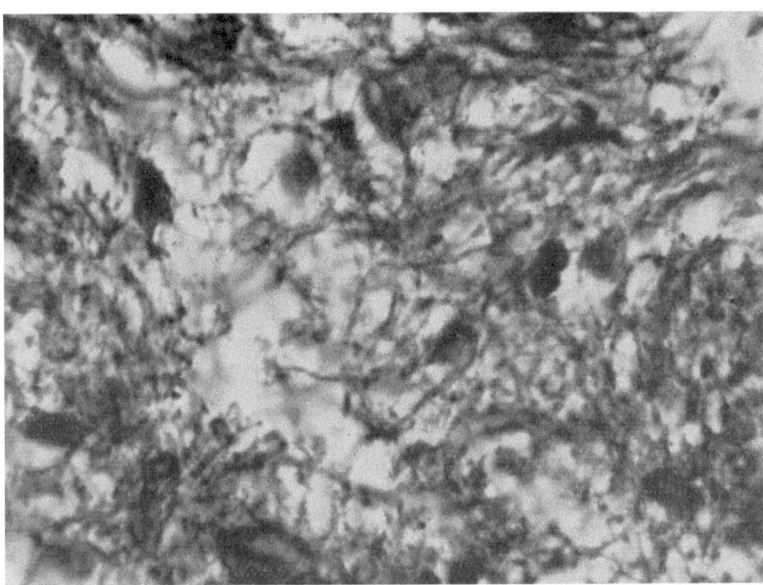

Abb. 20 (PH 1178). Hypophysenhinterlappen. GOMORI-Färbung. Hydropischer Gewebszerfall in Nachbarschaft der Beta-Zellinvasion. (Reichert Zetopan, 12 × 40 : 1, Gelbfilter, Aufn.: W. KOVAC, 18. IV. 1956)

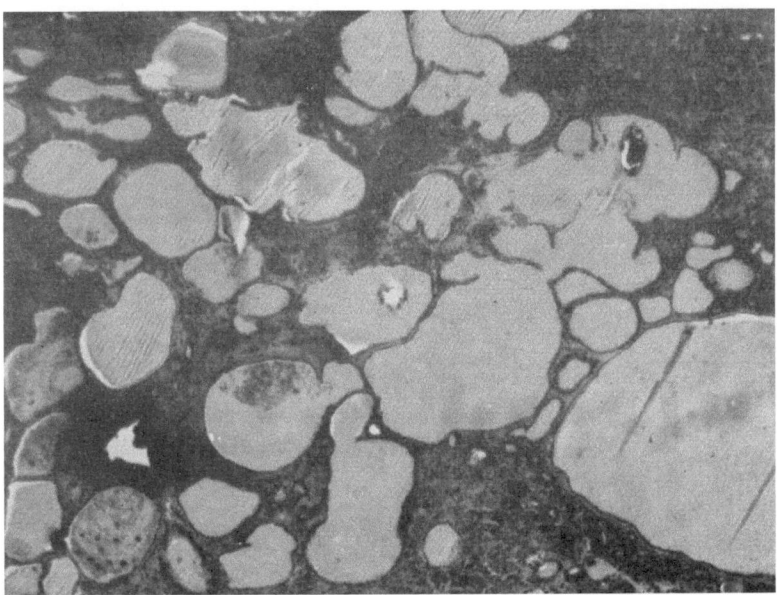

Abb. 21 (PH 1095). Pars intermedia der Hypophyse. Ultrabeschallte Versilberung nach GRATZL, Gegenfärbung mit Haem.-Eos. Überaus starke Cystenbildung. (Reichert Zetopan, 5 × 4 : 1, Grünfilter, Aufn.: W. KOVAC, 12. IV. 1956)

Im *Hinterlappen*, ebenso wie im Maschenwerk des Hypophysenstieles zart bläulich gefärbte schollige Präzipitate, mit einem größeren von kleinen Sekretlücken durchsetzten Niederschlag. In Gomori-Schnitten ist die Neurohypophyse frei von Neurosekret (Abb. 17). Hier lediglich kleine graue Schollen, die möglicherweise von liegengebliebenem Gomoriphilem Material herrühren (Abb. 18). Im Mallory-Präparat eingewanderte Beta-Zellen (Abb. 19) mit gelblichen Kernen und leuchtendrot ge-

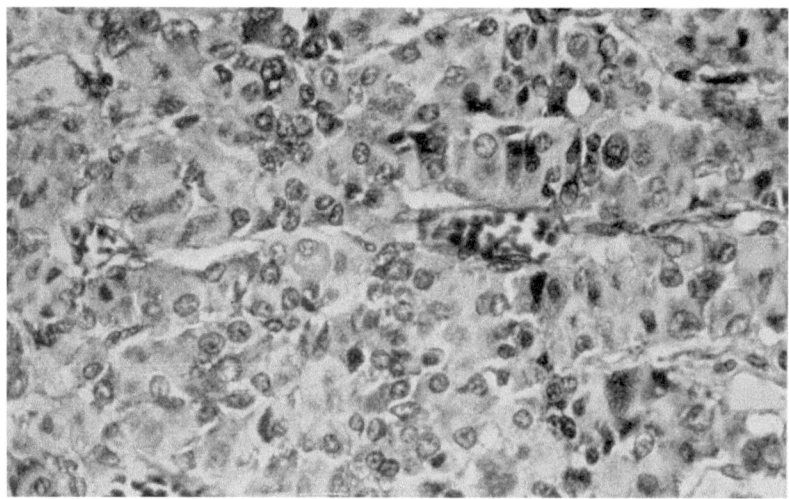

Abb. 22 (PH 1167). Adenohypophyse. Ultrabeschallte Versilberung nach Gratzl, Gegenfärbung mit Haem.-Eos. Aus Alpha-Zellen bestehende Stränge. (Reichert Zetopan, 5 × 40 : 1, Grünfilter. Aufn.: W. Kovac, 18. IV. 1956)

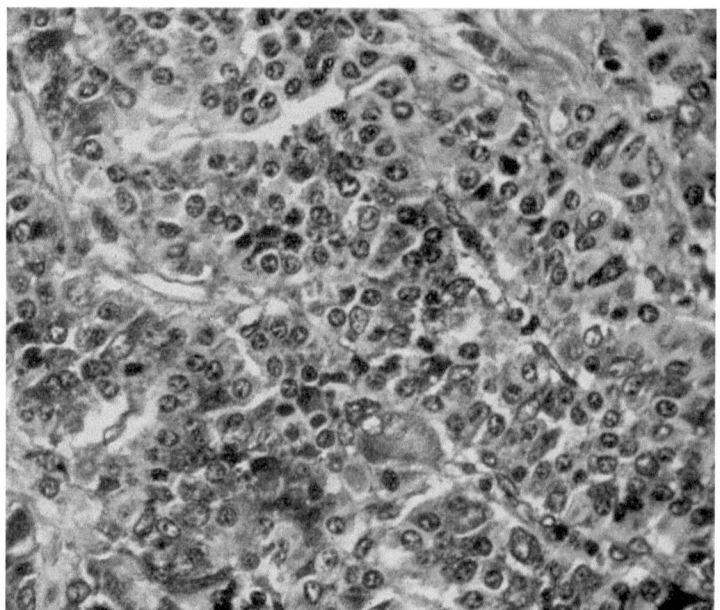

Abb. 23 (PH 1185). Adenohypophyse wie Abb. 22. Fast ausschließlich kleine Alpha-Zellen

färbten Kernkörperchen. Im Plasma ebenso intensiv rote Einschlüsse und kleine leere Vacuolen. Ähnliche derartige Zellen umsäumen cystische Hohlräume, die von einem graublauen kolloiden Sekret erfüllt sind. Daneben auch rostrote, feingekörnte

Epithelien (Alpha-Zellen?). In der Nachbarschaft der Neurotropie ein krümelig-hydropischer Gewebszerfall (Abb. 20).

Um die *Pars intermedia* Zunahme der Cystenbildung. Auch in ihrem Bereich große, von verschieden gefärbtem Kolloid erfüllte Hohlräume (Abb. 21). Der Inhalt dicht, brüchig, teils grau, teils leuchtend MALLORYrot, teils orangefarben, von abgeplatteten, intensiv sich versilbernden Epithelien umsäumt.

Die Hauptmasse der Epithelien des auffallend großen *Hypophysenvorderlappens* sind Alpha-Zellen von intensiv roter Farbe. Dazwischen unversilberte spärliche Beta-Zellen, lediglich in den der Neurotropie benachbarten Arealen reichlicher vorkommend. Gamma-Zellen finden sich nur in Nähe der Pars intermedia. In Silberpräparaten große und kleine stark silberpositive Zellen mit Karyonomie (Abb. 22 bis 24).

Am Grunde des Stieles die mächtigen Cysten der Pars intermedia zumeist von einem bläulichen Kolloid erfüllt. In anderen Cysten auch geschichtete Inhaltsmassen mit leuchtendrotem Zentrum und blauer Außenzone. In dem benachbarten Teil des Vorderlappens in Azan-Schnitten die Beta-Zellen blau bis blaugrau, die zahlreichen Alpha-Zellen rostrot. Die Gamma-Zellen hier besser differenzierbar.

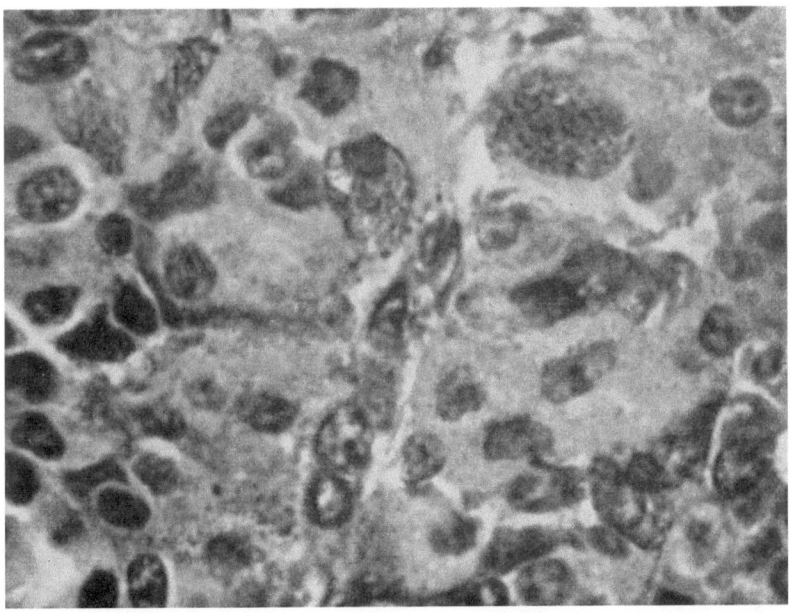

Abb. 24 (PH 1187). Adenohypophyse. Ultrabeschallte Versilberung nach GRATZL, Gegenfärbung mit Haem.-Eos. Neben den acidophilen Elementen eine fein silbergranulierte Beta-Zelle. (Reichert Zetopan, 12 × 63 : 1, Grünfilter, Aufn. W. KOVAC, 18. IV. 1956)

Die *Pars infundibularis adenohypophyseos* teilweise atrophiert, enthält nur kleine Gruppen indifferenter, leicht versilberter Zellen. Diese Elemente bilden inmitten der Sklerose kleine Pseudofollikel und gehen laufend zugrunde (Abb. 25).

In Silberpräparaten zeigen die Zellen der *Epithelkörperchen* feinverzweigte argyrophile Präzipitate, besonders perinucleär. Eosinophile Elemente fortlaufend in Neubildung begriffen, ihr onkocytärer Charakter durch Versilberung der Zellgrenzen besonders deutlich.

In der *Schilddrüse* eine kolloide adenomatöse Hyperplasie verschiedener Follikelgröße (Abb. 26) mit papillär-adenomatösen, in die Lichtung der Follikel hineinragenden Wucherungen (Abb. 27). In JABONERO-Präparaten vegetative Endformationen im Zwischengewebe und in Gefäßnähe nachzuweisen. Auffällige Beziehungen des Neuralplexus zu den Follikeln nicht aufzudecken. Stellenweise das Kolloid feinkrümelig, teilweise intensiv versilbert, sonst aber gleichförmig gelblich. Im Haem.-Eos.-Präparat die herdförmige progressive Proliferation als inselförmige Erhebung in die großen kolloidgefüllten Follikel vorspringend. Über diesen ein leicht papillär

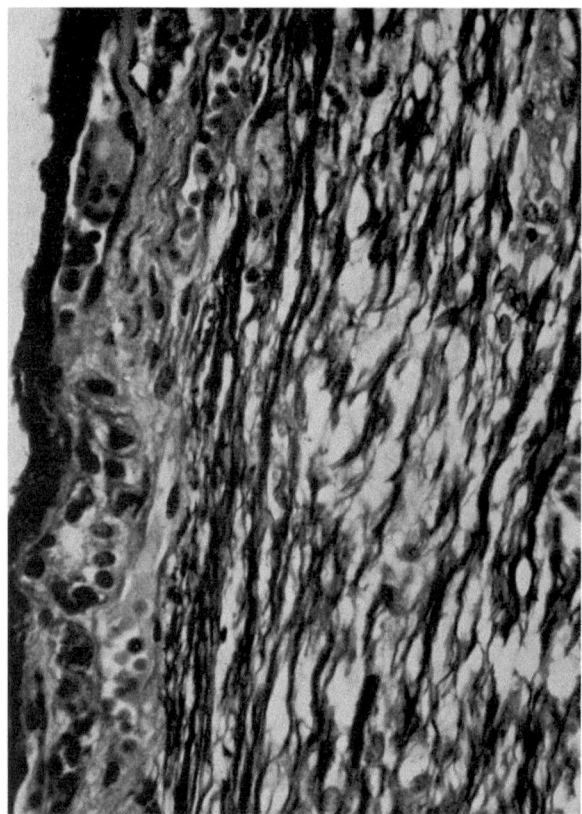

Abb. 25 (PH 1184). Infundibularstiel. Ultrabeschallte Versilberung nach Gratzl, Gegenfärbung mit Haem.-Eos. Sklerosierung der Pars infundibularis adenohypophyseos mit erhaltenen kleinen indifferenten Epithelien. (Reichert Zetopan, 5 × 40 : 1, Grünfilter, Aufn.: W. Kovac, 18. IV. 1956)

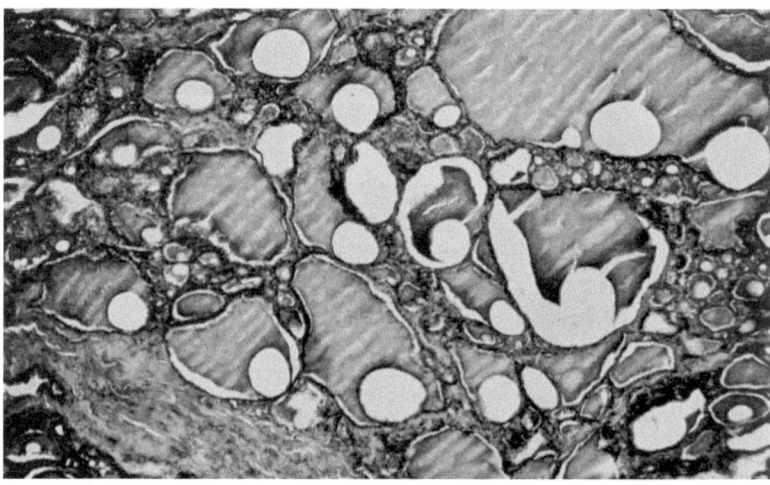

Abb. 26 (PH 1267). Thyreoidea. Haem.-Eos. Übersicht über die Kolloidschilddrüse mit verschieden großen Follikeln. (Reichert Zetopan, 5 × 4 : 1. Grünfilter, Aufn.: W. Kovac, 20. IV. 1956)

gewuchertes, hochprismatisches Epithel ausgespannt. Regressive Metamorphosen gehen in eine fortschreitende Atrophie der Follikel über. Die zweifache Beschaffenheit des Kolloids auch in dieser Färbung nachweisbar. Neben dem gleichförmigen kolloiden Inhalt in einzelnen Drüsenlichtungen kugelförmige Präzipitate von bläulichrotem Farbton. Onkocytäre Wucherungen nicht nachweisbar.

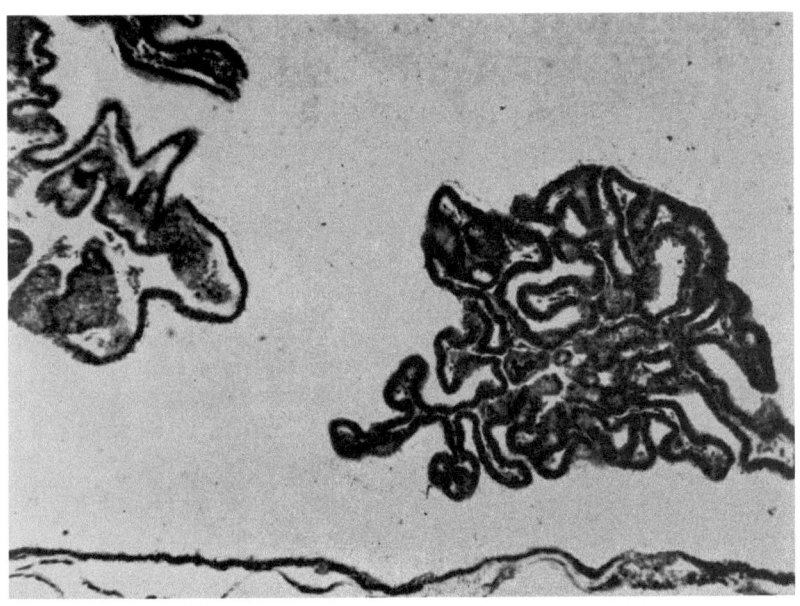

Abb. 27 (PH 283/52). Thyreoidea. Haem.-Eos. Papillomatöse Wucherung. (Reichert Zetopan, 5 : 10 : 1, Grünfilter, Aufn.: J. SMEREKER, W. MUTSCHLECHNER, 10. XII. 1952)

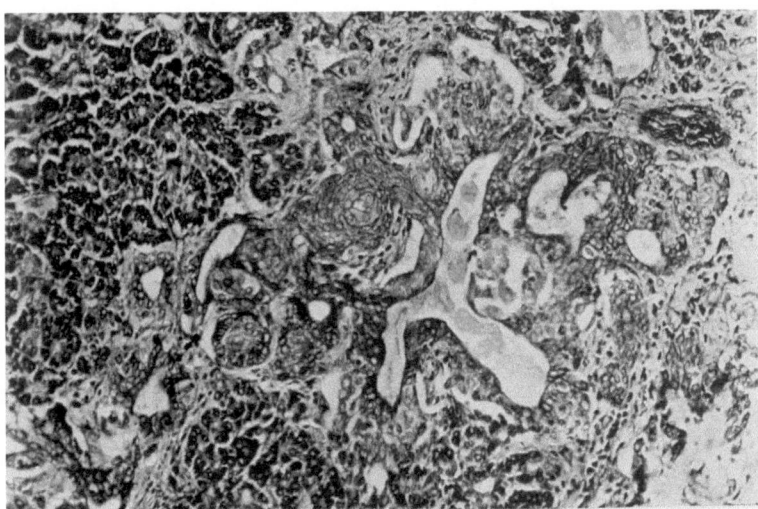

Abb. 28 (PH 145 Pl/52). Pancreas. Ultrabeschallte Versilberung nach GRATZL, Gegenfärbung mit Haem.-Eos. Pflasterepitheliale Metaplasie in Ausführungsgängen. (Reichert Zetopan, 12 × 30 : 1, Grünfilter, Aufn.: J. SMEREKER, 22. VII. 1952)

Im *Pancreas* in Haem.-Eos.-Schnitten die Inseln groß und zahlreich, mit deutlicher Eosinophilie der Beta-Zellen. Im exkretorischen Parenchym vielfach dunkelkernige Epithelien mit intensiv rot gefärbtem Protoplasma. Ihre Kerne durchwegs „zer-

knittert". In cystischen Erweiterungen der exkretorischen Follikel eosingefärbte
Inhaltsmassen sowie vereinzelte, besonders helle, auskleidende Epithelien („helles
Zellorgan" nach Feyrter). In ultrabeschallten, mit Haem.-Eos. gegengefärbten

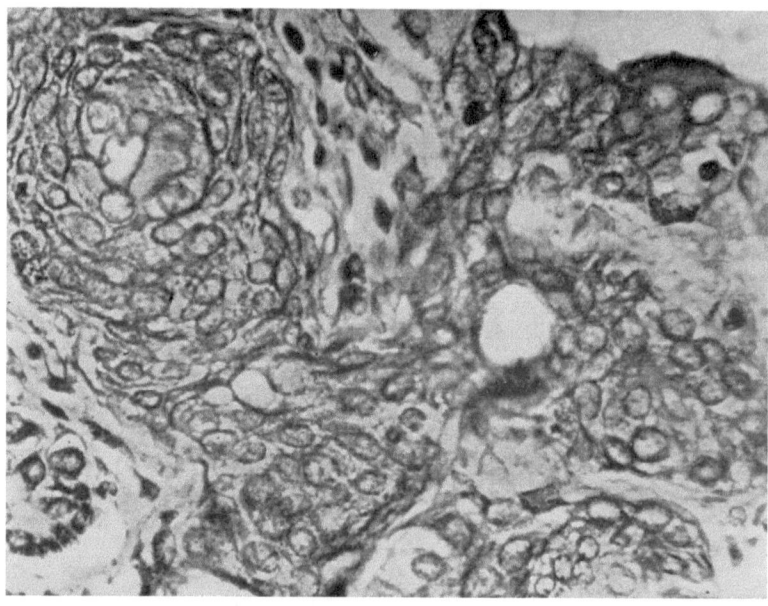

Abb. 29 (PH 144 Pl/52). Stärkere Vergrößerung von Abb. 28. Zwischen den Pflasterepithelien ein-
geschobene versilberte Zellen. (Reichert Zetopan, 12 × 100 : 1, Grünfilter. Aufn.: J. Smereker.
22. VII. 1952)

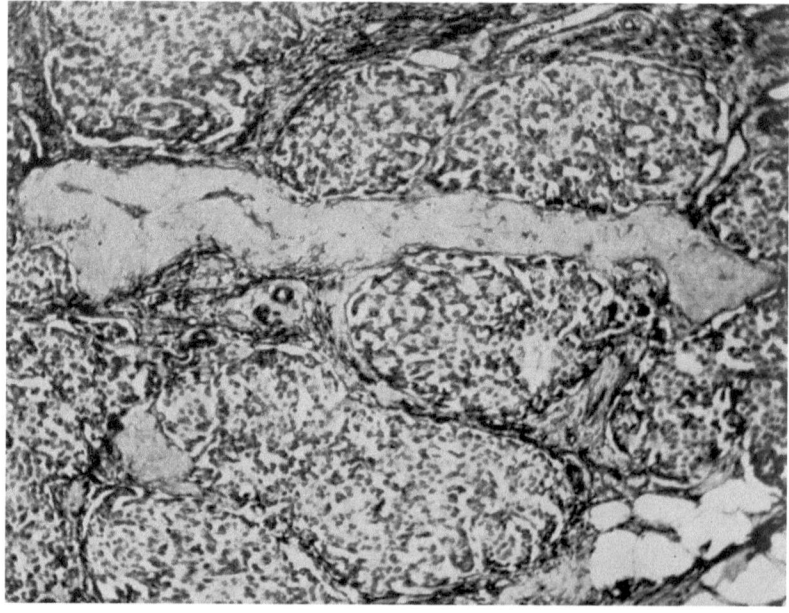

Abb. 30 (PH 1191). Pancreas. Ultrabeschallte Versilberung nach Gratzl, Gegenfärbung mit Haem.-
Eos. Inmitten einer adenomatösen Inselhyperplasie ein hyalin verödeter Ausführungsgang. (Reichert
Zetopan, 5 × 10 : 1, Grünfilter. Aufn.: W. Kovac. 18. IV. 1956)

GRATZL-Schnitten zahlreiche verschieden große Inseln. Die erwähnten Cystenbildungen allenthalben von Pflasterepithel ausgekleidet, in ihrer Lichtung stark eosingefärbte Präzipitate. Zwischen den Pflasterepithelien einzelne Silberzellen (Abb. 28, 29).

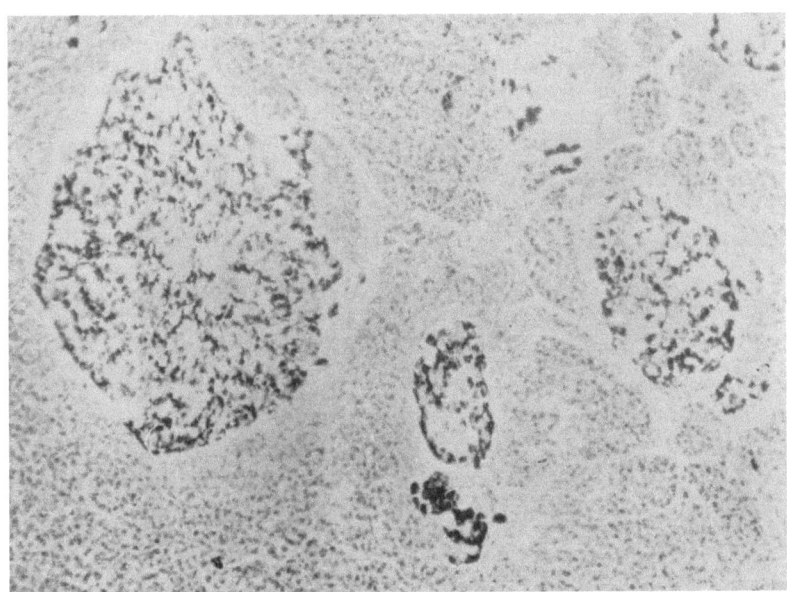

Abb. 31 (PH 143 Pl/52). Pancreas. Versilberung nach JABONERO. Reichtum an versilberten A-Zellen in den großen Inseln, daneben kleine Gruppen inselpotenter Zellen im exokrinen Gewebe. (Reichert Zetopan, 12 × 30 : 1, Grünfilter, Aufn.: J. SMEREKER, 22. VII. 1952)

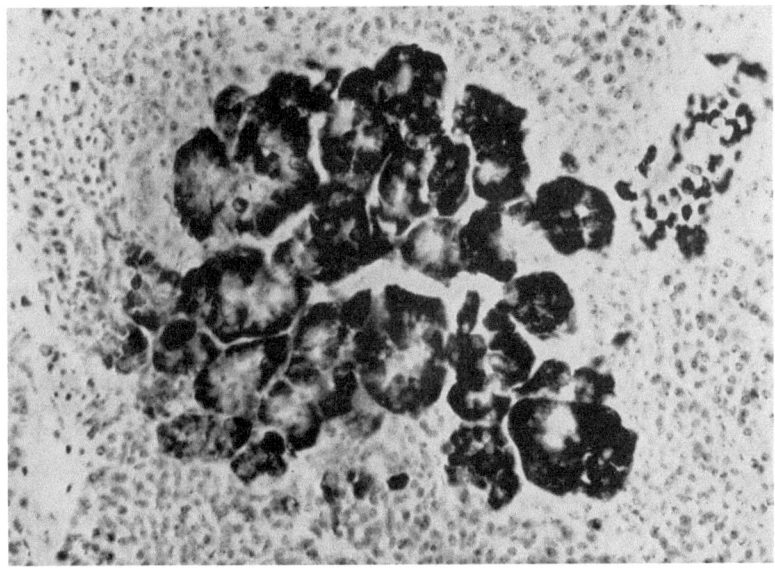

Abb. 32 (PH 147 Pl/52). Pancreas. Versilberung nach JABONERO. Stark versilberte läppchenförmige Zellgruppen im exokrinen Parenchym, daneben kleine LANGERHANSsche Insel. (Reichert Zetopan, 5 × 60 : 1, Aufn.: J. SMEREKER, 22. VII. 1952)

Auch innerhalb von Inseln Cystenbildung, ihre Auskleidung in beginnender pflaster-epithelialer Umwandlung. Die dunklen, vielfach stiftenförmigen, onkocytenartigen

Zellen sind hier insbesondere in der Nachbarschaft des Kernes intensiv versilbert. ihr Plasma stark eosingefärbt. Eine schwach versilberte, adenomatöse, serienmäßig verfolgbare Inselhyperplasie enthält zentral einen hyalin verödeten Ausführungsgang (Abb. 30). Das exkretorische Parenchym allenthalben atrophierend. In JABONERO-Schnitten Vorherrschen der Silberzellen in zahlreichen LANGERHANSschen Inseln (Abb. 31). Diese entwickeln sich aus einzelnen in kleinen Häufchen beisammenliegender Silberzellen des exkretorischen Parenchyms. Stark versilberte, auch umfängliche Zellgruppen des exkretorischen Gewebes dürften sich ebenso zu Inseln

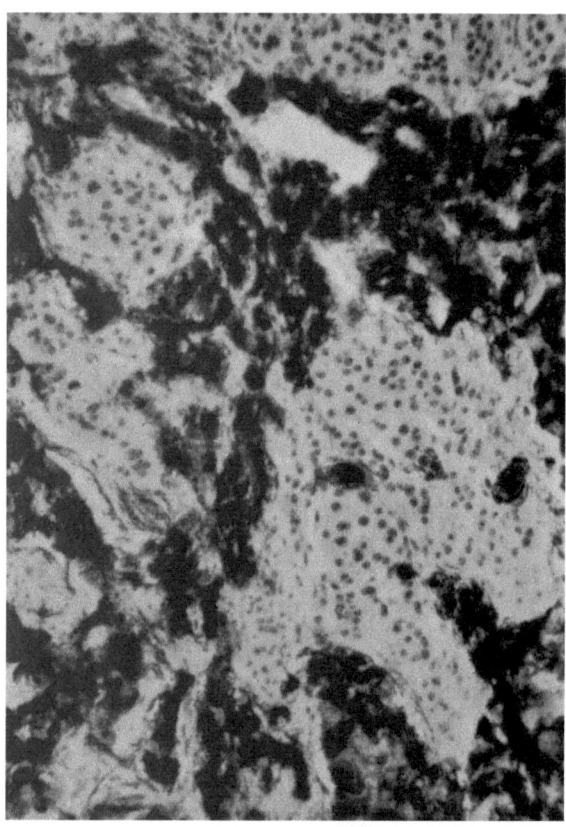

Abb. 33 (PH 1205). Nebenniere. Versilberung nach JABONERO. Mächtige Neurotropie der Rinde in die Marksubstanz. (Reichert Zetopan, 8 ‹ 10 : 1. Grünfilter. Aufn.: W. KOVAC, 18. IV. 1956)

umwandeln (Abb. 32). An den Ausführungsgängen viele basale Silberzellen. Die exkretorischen Epithel-Onkocyten nicht versilbert. Im interstitiellen Bindegewebe gröbere Nervenstämme, feine nervöse Fasern um Ausführungsgänge und Gefäße scheinen sensibler Natur zu sein. In den interstitiellen, verbreiterten Bindegewebssepten zellige Infiltrate der Systemerkrankung.

In GRATZL-Präparaten der *Nebenniere* starker Lipoidschwund der Rinde. Besonders ausgiebige auch in Haem.-Eos.-Schnitten sichtbare Neurotropie der Rindenzellen in die Marksubstanz (Abb. 33). An der Rindenmarkgrenze und in der Marksubstanz umschriebene zellige, zumeist lymphocytäre Infiltrate. Die Zona reticularis wenig pigmentiert. Kleine Gruppen von Ganglienzellen mit bräunlichem Pigment und Vacuolen (GRATZL-Silberpräparate). Ganz vereinzelt hyperargyrophile ganglionäre Elemente mit Kugelbildungen. In JABONERO-Schnitten alle Zellen der Marksubstanz grobkörnig versilbert. Plumpere, zumeist gedoppelte Fasern durchziehen von außen kommend die Rinde und verlieren sich in der Marksubstanz. Neben diesen mit dem Cortex und seinen Zellen in keinem Zusammenhang stehenden Nerven Rindenzellgruppen von einzelnen dickeren oder zarten Neuralfasern umgeben, die sich auch auf

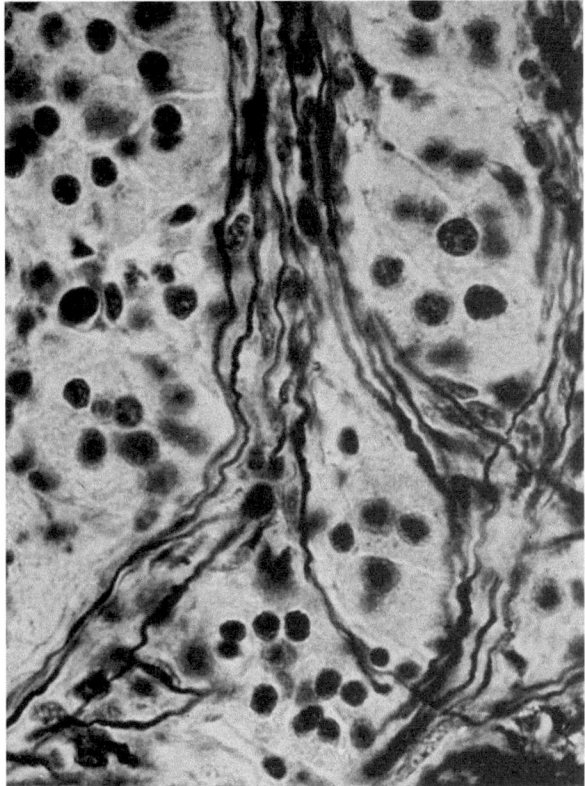

Abb. 34 (PH 123/52). Nebenniere. Versilberung nach JABONERO. Durch die Rinde ziehende Neural-fasern. (Reichert Zetopan, 12 × 30 : 1, Grünfilter, Aufn.: J. SMEREKER, G. LASSMANN, 26. VI. 1952)

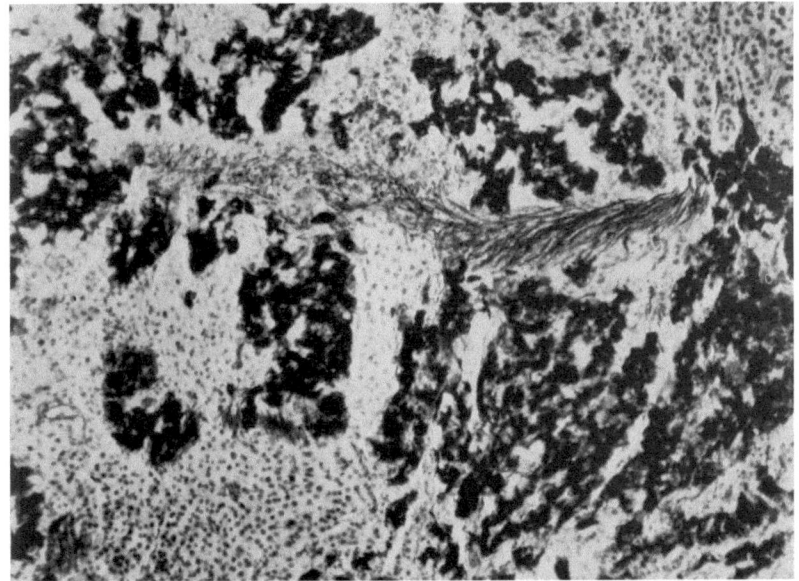

Abb. 35 (PH 1244). Nebenniere. Versilberung nach JABONERO. Reichliche Neuralfaserung an der Rindenmarkgrenze. (Reichert Zetopan, 5 × 10 : 1, Grünfilter, Aufn.: W. KOVAC, 20. IV. 1956)

andere Zellareale der Nachbarschaft fortsetzen (Abb. 34). Vielfach feine Aufsplitterung dieser Fibrillen und transversale Verbindungen parallel zur Rindenmarkgrenze, wo sie gehäuft auftreten und in die Faserungen der Marksubstanz übergehen (Abb. 35). Im Verlauf dieser Neurofibrillen in der Rinde vereinzelte, nervöse Zellkerne, die sich von

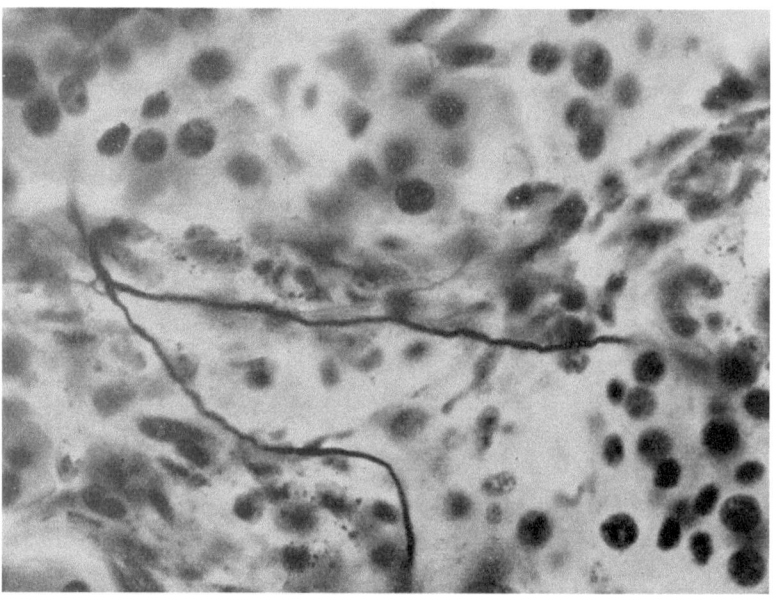

Abb. 36 (PH 1251). Nebenniere. Versilberung nach JABONERO. Grobe Nervenfaser in der Zona reticularis, die mehrere feinste Äste entläßt. Daneben Infiltratzellen der Reticulose. (Reichert Zetopan. 5 × 63 : 1, Grünfilter, Aufn.: W. KOVAC, 20. IV. 1956)

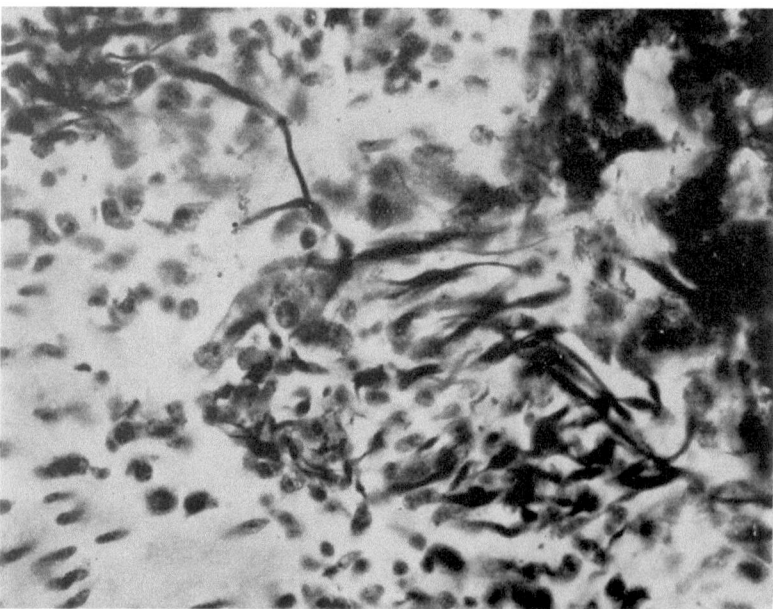

Abb. 37 (PH 1248). Nebenniere. Versilberung nach JABONERO, Gegenfärbung mit Haem.-Eos. Neuromatös hyperplastische Wucherung inmitten eines reticulären Infiltrates an der Rindenmark-grenze. (Reichert Zetopan, 5 × 40 : 1, Grünfilter, Aufn.: W. KOVAC, 20. IV. 1956)

den versilberten Kapillarendothelien deutlich unterscheiden. *Nirgends aber benützen die neuralen Fasern die Endothelzellen als „Leitplasmodium".* Die beschriebenen spezifischen Zellinfiltrate zerstören nur in geringem Maße phaeochrome Markzellen. Die Neural-

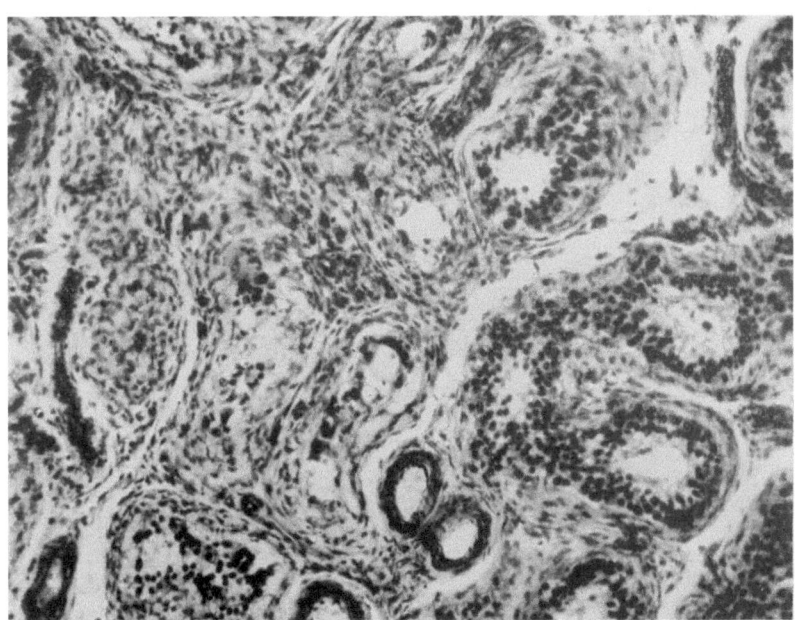

Abb. 38 (PH 1255). Hoden. Versilberung nach JABONERO. In den Randpartien des Organs zugrunde gehende Kanälchen, daneben intakte, mit spezifischem Epithel ohne Spermatogenese. (Reichert Zetopan, 5 × 10 : 1, Grünfilter, Aufn.: W. KOVAC, 20. IV. 1956)

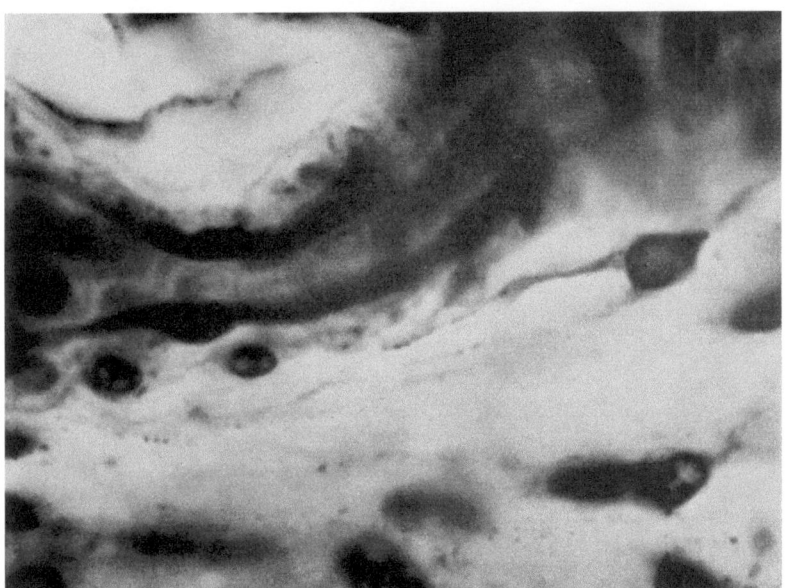

Abb. 39 (PH 1259). Hoden. Versilberung nach JABONERO. Stränge der vegetativen Endformation an einem kleinen Gefäß. (Reichert Zetopan, 12 × 63 : 1, Grünfilter, Aufn.: W. KOVAC, 20. IV. 1956)

faserungen an der Rindenmarkgrenze auch im Infiltrat der Reticulose erhalten und sogar hyperplastisch, andernorts zugrunde gehend (Abb. 36, 37).

Prostata zwecks Nachweis des eventuellen Carcinoms makroskopisch vollkommen zerlegt, daher eine histologische Untersuchung nicht durchführbar.

Im Hoden in den Randpartien eine beginnende Verödung der Kanälchen (Abb. 38) und eine mangelnde Spermatogenese auch bei noch erhaltenem spezifischem Epithel.

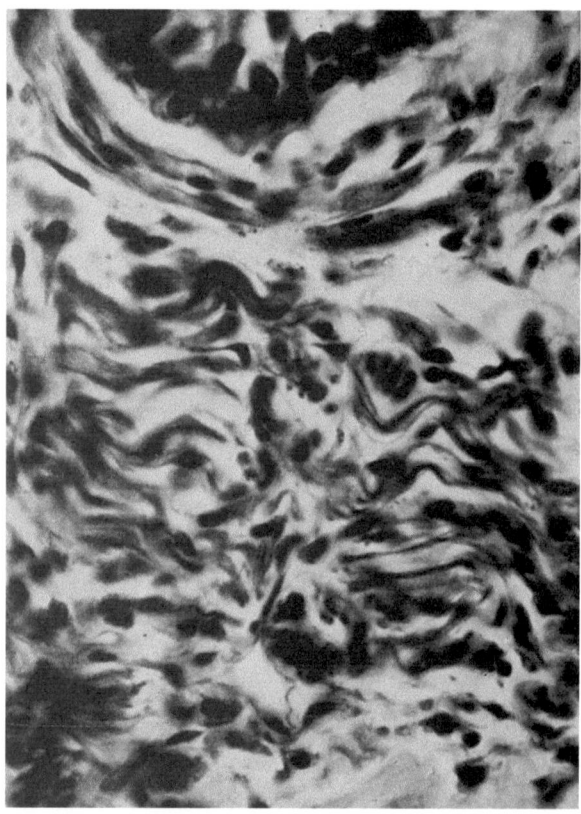

Abb. 40 (PH 1252). Hoden. Versilberung nach Jabonero, Gegenfärbung mit Haem.-Eos. Neuromatöse Hyperplasie an einem Hodengefäß. (Reichert Zetopan, 5 × 40 : 1. Grünfilter, Aufn.: W. Kovac. 20. IV. 1956)

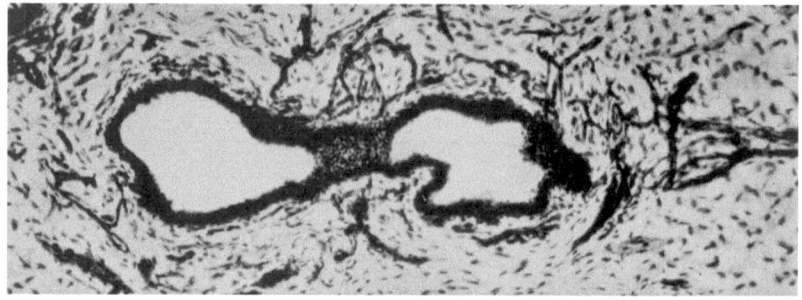

Abb. 41 (PH 1293). Mamma. Versilberung nach Jabonero. Reichliche. nicht innervierte Kapillarneubildung um die Drüsenformationen der Gynaekomastie. (Reichert Zetopan. 5 × 10 : 1. Grünfilter. Aufn.: W. Kovac. 21. IV. 1956)

Auffallende Zwischenzellwucherungen fehlen. In Gefäßnähe und an der Basis der Hodenkanälchen vegetative Endformationen (Abb. 39); daneben stellenweise neurale Hyperplasien (Abb. 40). Herdförmig im Interstitium schüttere rundzellige Infiltrate.

Das Epithel der *Nebenhoden*kanälchen gut erhalten, bräunlich pigmentiert, die Lichtung der Kanälchen leer.

In der *Mamma* eine mächtige typische Gynaekomastie mit beträchtlicher Kapillarneubildung um die cystisch erweiterten Drüsen (Abb. 41). Weder in GRATZL- noch in

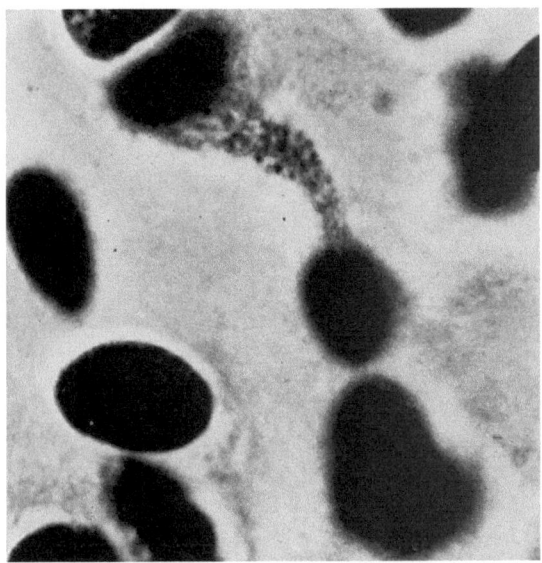

Abb. 42 (PH 285/52). Mamilla. Versilberung nach JABONERO. Intraepidermale LANGERHANSsche verzweigte Zelle mit intraplasmatischen versilberten Granula. (Reichert Zetopan. 12 : 100:1, Grünfilter, Aufn.: J. SMEREKER, W. MUTSCHLECHNER, 10. XII. 1952)

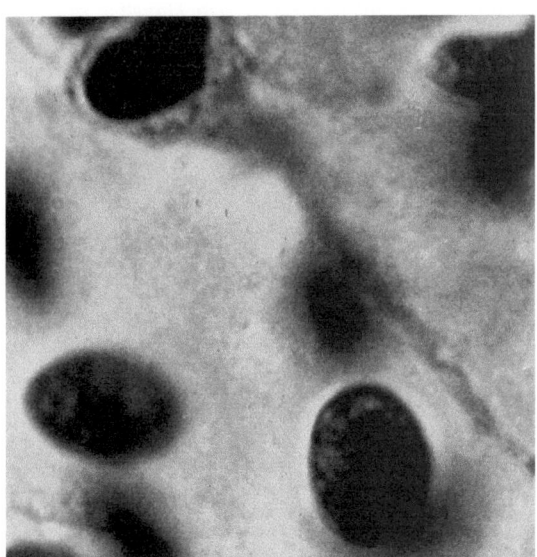

Abb. 43 (PH 286/52). Wie Abb. 42, in anderer Höhe aufgenommen

JABONERO-Schnitten Vermehrung der Neuralstruktur zu sehen. Feine nervöse Formationen finden sich an den glatten Muskeln der Mamilla, sowohl in Form von Verbänden als auch als Einzelfibrillen. Die isolierten Fasern insbesondere an der Oberfläche der glatten Muskelkomplexe zu sehen. In der Cutis der Mamilla intraepidermale, verzweigte Zellen (Überträgerzellen) (Abb. 42/43) mit versilberten Granula. Die vegetativen Endformationen schwer geschädigt. (Ausführliche Besprechung erfolgt im Bericht über das Haut-Symposion, Wien, Mai 1957.)

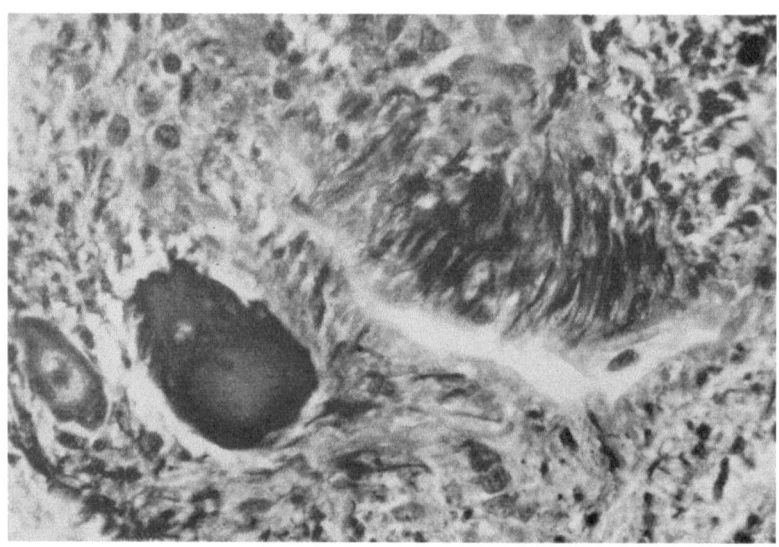

Abb. 44 (PH 2389). Brustmark. Ultrabeschallte Versilberung nach GRATZL ohne Gegenfärbung. LA-RUELLE-KRÜCKEsches Bündel mit zwei Ganglienzellen. (Reichert Zetopan, 8 × 40 : 1, Grünfilter. Aufn.: C. CORONINI, W. KOVAC, 29. IV. 1957)

In Silberpräparaten aller *Rückenmarks*abschnitte reichliche Corpora amylacea in den dorsalen Anteilen des Organs. Das LARUELLE-KRÜCKEsche Bündel besonders im Brustmark deutlich dargestellt. (Abb. 44.) Im *Ganglion stellatum* die Ganglienzellen stark pigmentiert, das Pigment silbergeschwärzt. Um manche hyperargyrophile ganglionäre Elemente die Kapselzellen gewuchert, sonst jedoch kein auffälliger Befund.

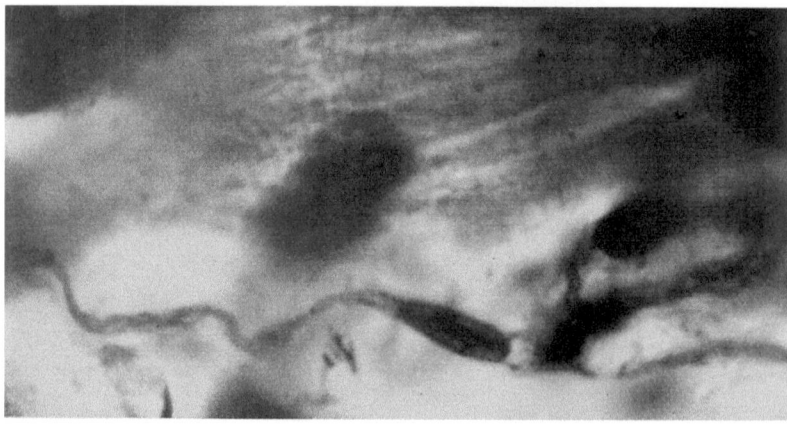

Abb. 45 (PH 1269). Wand des Herzvorhofes. Versilberung nach JABONERO. Stränge der vegetativen Endformationen in der Muskulatur. (Reichert Zetopan, 12 × 63 : 1. Grünfilter, Aufn.: W. KOVAC. 20. IV. 1956)

Im Haem.-Eos.-Schnitt des *Zungengrundes* keine Veränderungen der vorliegenden Systemerkrankung. Die sympathischen Endformationen besonders perivasculär nach JABONERO deutlich versilbert, auch zwischen Zungengrunddrüsen. Die Ramifikationen der motorischen Endplatten in der Zunge sind bis in ihre feinen Verzweigungen verfolgbar.

In den *Tonsillen* neben einer schwieligen Dissoziation ein zelliger Umbau durch den generalisierten reticulären Prozeß.

Der *Herzmuskel* in Haem.-Eos.-Schnitten unverändert, in JABONERO-Schnitten aus dem Vorhof und der Ventrikelwand der außerordentliche Reichtum an Strängen der vegetativen Endformation sichtbar, ihre Darstellung durch ein leichtes interstitielles Oedem begünstigt (Abb. 45).

In der *Leber* eine mächtige zellige Infiltration der Periportalfelder und intra-acinären Kapillaren mit Vorherrschen von Monocyten, polynucleären Leukocyten, Plasmo- und Lymphocyten sowie eosinophilen Elementen. Beträchtliche Aktivierung des Kapillarendothels mit herdförmiger starker Blutfülle der Gefäßchen insbesondere

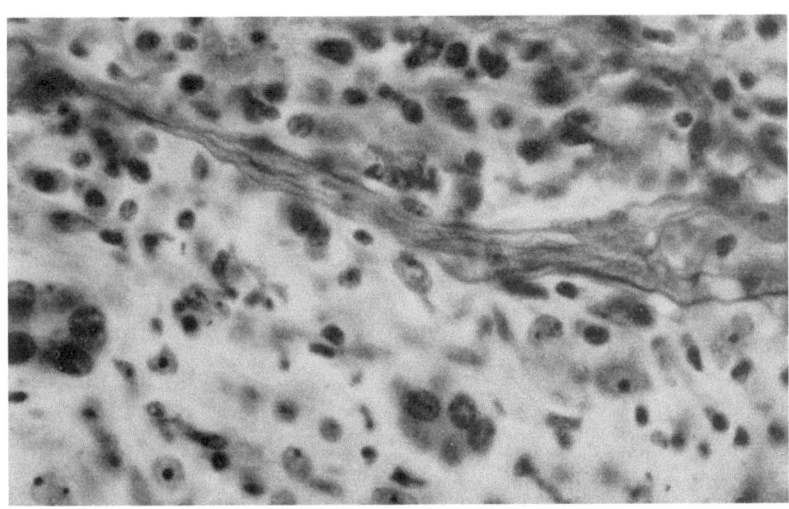

Abb. 46 (PH 1266). Leber. Versilberung nach JABONERO. Wohlerhaltene Neuralstrukturen im reti-culären Infiltrat. (Reichert Zetopan, 5 × 63 : 1, Grünfilter, Aufn.: W. KOVAC, 20. IV. 1956)

in der Nachbarschaft der Infiltrate. Die Leberzellbalken teilweise sehr schmal, die Parenchymelemente braun pigmentiert. In GRATZL-Schnitten die Nerven in den Zell-herden nicht alteriert, ziehen unverändert durch diese durch (Abb. 46). Auch intra-acinär verlaufen ganz vereinzelt fadenförmige Neurofibrillen entlang den Leberzell-balken und sind mit Kernen versehen. *Auch hier dienen die geschwellten und versilberten Kapillarendothelien nicht als Leitplasmodium.* (Abb. 47, 48.) Diabetische Veränderungen nicht aufzudecken.

In der *Milz* eine mächtige Blutfülle bzw. ausgedehnte Blutungen. Der lymphati-sche Apparat weitgehend umgebaut, zeigt Einlagerungen von großen reticulären Monocyten. Daneben auch vereinzelt Zellen mit umfänglichen bläschenförmigen Kernen und Kernrosetten. Diese Elemente untermengt mit Plasmo- und Lymphocyten sowie spärlichen eosinophilen Leukocyten. In JABONERO-Schnitten innerhalb der Umbauveränderungen nicht näher definierbare Silberzellen.

In der *Niere* eine tubuläre Eiweißnephrose mit einem kleinen Proliferationsherd, der aus größeren und kleineren Monocyten, Plasmo- und Lymphocyten besteht. In der Nierenpyramide eine mächtige Hyalinisierung sowie verkalkte Zylinder. Im Interstitium große Monocyten mit schmalem Protoplasmasaum (myeloide Ele-mente ?). Die epitheloiden Gefäßwandzellen im Vas afferens der Glomeruli innerhalb symmetrischer Zellpolster versilbert (Abb. 49, 50). Diabetische Veränderungen nicht zu sehen.

In einem *Lymphknoten* ein vollständiger Umbau des Organs mit Schwund der lymphatischen Zellhaufen und Aufhebung der sinösen Räume. Das mikroskopische Bild ziemlich gleichförmig, durch Wucherung von größeren und kleineren, runden, teilweise syncytialen reticulären Elementen mit verschieden intensiv gefärbten Kernen und Monocyten charakterisiert. Die zellige Proliferation überschreitet schrankenlos die Kapsel und findet sich auch in einem größeren Lymphgefäß außerhalb der Drüse. Die Endothelien der Gefäße auffallend zahlreich und hellkernig. Riesenzellen nirgends zu sehen.

Das *Knochenmark* sehr zellreich, mit beträchtlicher Erythro- und Myelopoese sowie hellen Zellherden von syncytialem Charakter. Innerhalb dieser große bläschenförmige Kerne in unscharf abgrenzbaren Protoplasmamassen. Im Zentrum der Proliferationen eine beginnende Hyalinose.

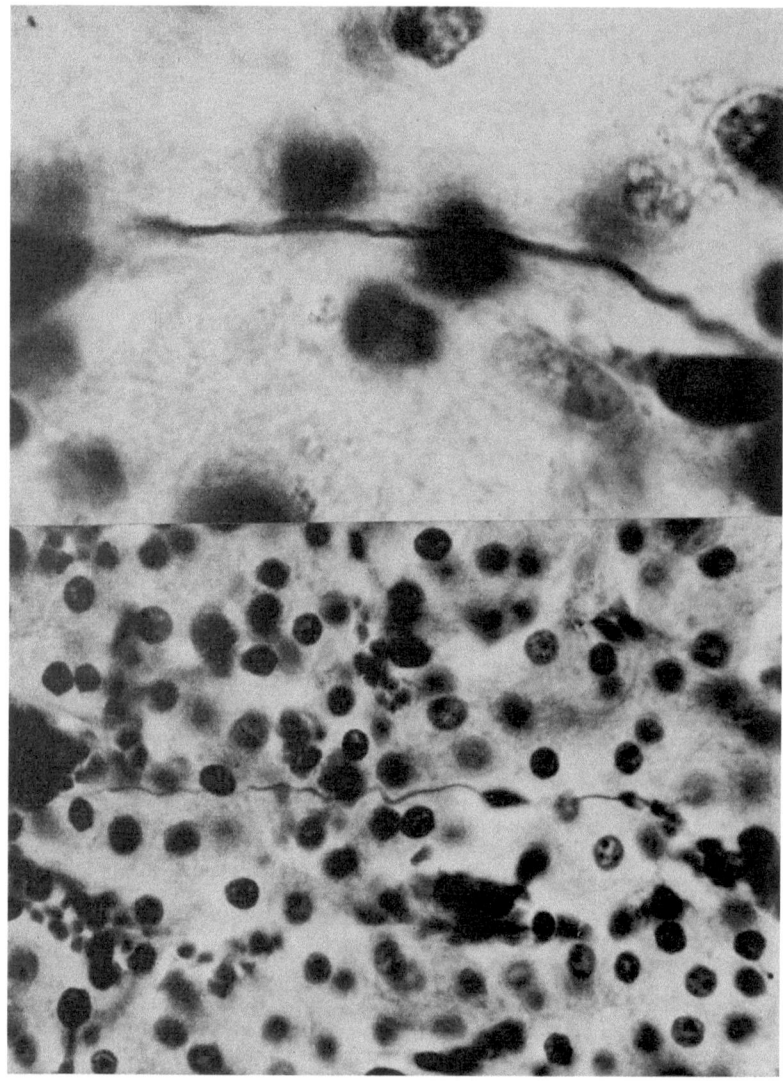

Abb. 47 (PH 3293). Leber. Versilberung nach Jabonero. Intraacinäre, bekernte nervöse Einzelfaser. (Reichert Zetopan, 8 × 40:1, Grünfilter, Aufn.: C. Coronini, W. Kovac, 29. IV. 1957)

Abb. 48 (PH 3295). Leber. Versilberung nach Jabonero. Nervöse intraacinäre Einzelfaser. (Reichert Zetopan, 12 × 100:1, Grünfilter, Aufn.: C. Coronini, W. Kovac, 29. IV. 1957)

Am *Pylorus* die Muskulatur des *Magens* etwas hypertrophisch. Hier eine leichte unspezifische Gastritis ohne Zeichen der Grunderkrankung. Ein ähnliches Bild bietet das *Duodenum*.

Im *Jejunum* kleine monocytoide Infiltratherde im Zusammenhang mit lymphatischen Zellhaufen. Die Elemente unansehnlich, indifferent, vielfach von lymphoidem Charakter. Im Stroma der Schleimhaut fast ausschließlich Plasmazellen.

In den PAYERschen Plaques des *Ileum* ein weitgehender Gewebsumbau mit einer polymorphen Zellwucherung und Proliferation von Reticulocyten. In dem zelligen Maschenwerk Plasmo- und Lymphocyten sowie Gefäßneubildung mit auffallend großen und hellen Endothelien.

In einer floriden neurogenen *Appendicopathie*, die von der Muscularis mucosae ausgehend diese dissoziiert und in das Schleimhautstroma ausstrahlt, Plasmazellen und große Monocyten in Mucosa und Submucosa. In der Schleimhaut einzelne bourgeonnierende argentaffine Zellen. Daneben eine angiomatöse Hyperplasie, die wahrscheinlich teilweise der neurogenen Appendicopathie ihren Ursprung verdankt. Das lymphatische Gewebe geschwunden, durch die beschriebenen zelligen Wucherungen gleichförmig ersetzt, von zahlreichen Kapillaren durchzogen.

Epikrise: *Generalisierte reticulierte Systemerkrankung mit weitgehendem Umbau der Milz, der Lymphdrüsen und des lymphatischen Apparates im Darm, der Tonsillen und des Knochenmarkes bei gleichartigen zelligen Herden, vor allem in den Periportalfeldern der Leber ohne Riesenzellbildung. Besondere Reaktion des Kapillarendothels in den befallenen Organen (atypisches Lymphogranulom? Reticulose?). Marasmus. Stickstofflostbehandlung.*

In der *Mamma* Zeichen einer Femininisierung in Form einer besonders einseitig ausgeprägten Gynaekomastie nach Oestrogengaben wegen eines vermuteten, aber nicht nachweisbaren Prostatacarcinoms, mit nicht innervierter mächtiger Kapillarneubildung um die Drüsengänge ohne Vermehrung der Neuralstrukturen im Drüsenkörper. Anscheinend vor allem sensible nervöse Formationen in der glatten Muskulatur der *Mamilla* sowie intraepitheliale verzweigte Silberzellen und Freiwerden ihrer Silbergranula zwischen den Cutisepithelien der Mamilla. Eigentümliche massen-

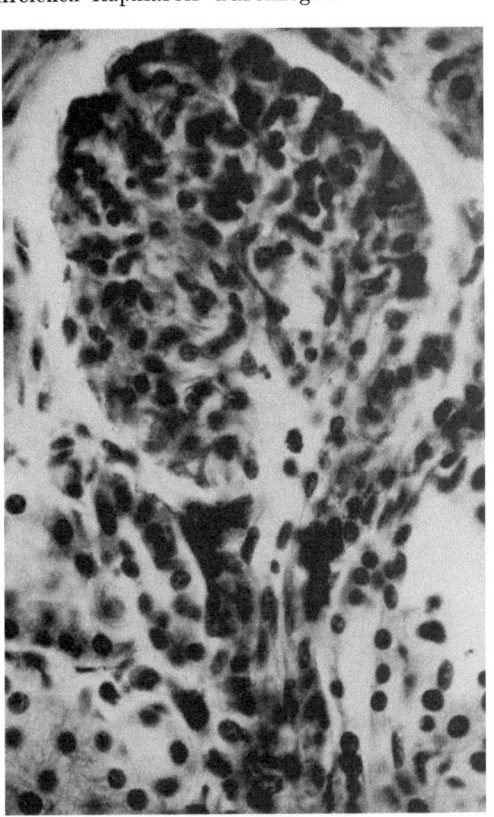

Abb. 49 (PH 1261). Niere. Versilberung nach JABONERO. Versilberte epitheloide Gefäßwandzellen im Vas afferens am Glomerulusstiel. (Reichert Zetopan, 5 × 40 : 1. Grünfilter, Aufn.: W. KOVAC, 20. IV. 1956)

haft auftretende, kolbig aufgetriebene versilberte Neuralstrukturen im *Nucleus infundibularis*, mit Keulen- und Schlingenbildung um Praekapillaren und Kapillaren. Hier auch große, bipolare Ganglienzellen mit plumpen GOMORIphilen und vacuolisierten Fortsätzen, die vielfach stark, aber ungleichmäßig versilbert sind. Die rundlichen Ganglienzellen dieses Kerngebietes zeigen umschriebene granulierte intraplasmatische, GOMORIdunkelblaue, auch silberpositive Areale. In den *übrigen Kernen* geringe sekretorische Aktivität ohne Sekrettransport in den *Hypophysenstiel* und in die *Neurohypophyse*. In GOMORI-Schnitten der Neurohypophyse die eingewanderten Basophilen tiefblau, in der Umgebung ein hydropischer Gewebszerfall. Weder in ihrer Nachbarschaft noch sonst in der Neurohypophyse GOMORI-Substanz nachweisbar. Atrophie der *Pars infundibularis adenohypo-*

physeos mit mangelnder epithelialer Ausreifung. Fehlende neurale Feinstruktur im Bereich der Grevingschen Inseln an der adenoneurohypophysären Kontaktfläche und um die kaum sichtbaren Spezialgefäße (Portalgefäße). Mächtige und zahlreiche Cystenbildung in der *Pars intermedia* der Hypophyse mit eingedicktem Kolloid, in den verschiedenen Färbungen (Mallory, Azan, Gomori) von blauer, violetter oder leuchtendroter Farbe. In Mallory- und Azan-Schnitten an der Grenze der *Pars intermedia* zur Neurohypophyse kleine cystische, zumeist von Beta-Zellen ausgekleidete Hohlräume, beinhalten ein zentral rotes und peripher blaues Sekret. In den Beta-

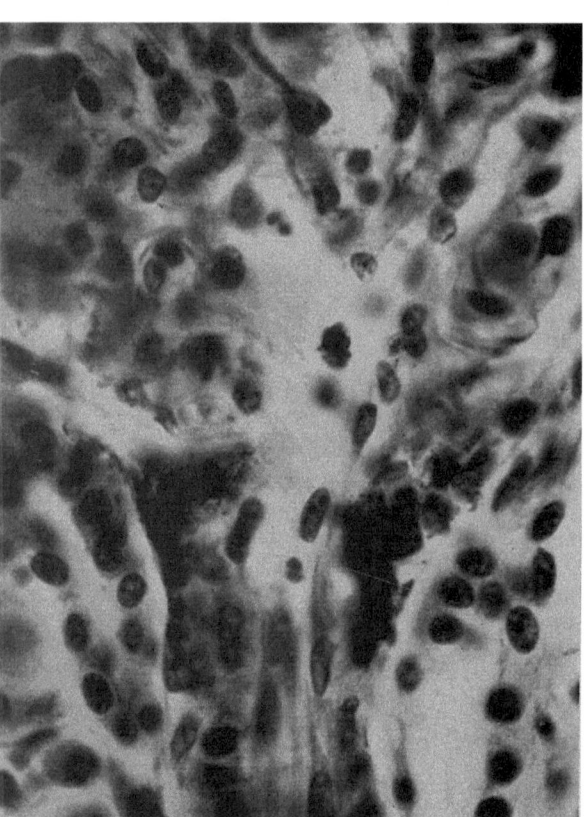

Zellen in Azan-Präparaten feingekörnte rötliche Kerne und kleine, tröpfchenförmige, acidophile Plasmaeinschlüsse. Die Beta-Zellen im *Hypophysenvorderlappen* im Hinblick auf das Alter des Trägers weitgehend zugunsten mächtiger Alpha-Zellwucherungen reduziert, die fast den gesamten Anteil des stark vergrößerten Vorderlappens einnehmen. Gamma-Zellen finden sich in der Nachbarschaft der *Pars intermedia*. Kleine intensiv versilberte Epithelien im Vorderlappen. Leichte Aktivierung der *Schilddrüse* mit Proliferationszentren innerhalb großer Kolloidfollikel und Erhöhung des Epithels. Papilläre adenomatöse Wucherung von hochprismatischem Charakter in einem wechselnd kolloidreichen Parenchym. Die vegetative Endformation ausschließlich in Gefäßnähe nachweisbar. Reichlich eosinophile Zellen in den *Epithelkörpern*.

Abb. 50 (PH 1263). Stärkere Vergrößerung von Abb. 44. (Reichert Zetopan, 5 × 63 : 1. Grünfilter, Aufn.: W. Kovac, 20. IV. 1956)

isoliert und in kleinen Häufchen. Atrophie des *exkretorischen Pancreasparenchyms*, aus dem sich laufend Inselgewebe fast ausschließlich aus versilberten Alpha-Zellen bildet. An einer Stelle eine Inselhyperplasie, die ihre Genese der hyalinen Veródung eines zentralen Ausführungsganges verdankt, ihre Epithelien schwach silberpositiv. In Haem.-Eos.-Schnitten innerhalb kleiner cystischer Follikel im auskleidenden Epithel eingestreute helle Zellen (Feyrter). In Gratzl- und Haem.-Eos.-Schnitten größere und kleinere cystische, von pflasterepithelialen Wucherungen ausgekleidete Hohlräume. Zwischen den Pflasterepithelien eingestreute Silberzellen. Ähnliche Cystenbildung im Inselgewebe. Die zahlreichen versilberten Zellen des exkretorischen Parenchyms der Gratzl-Präparate entsprechen im Haem.-Eos.-Schnitt dunkel gefärbten, wie onkocytären (?) Elementen.

Ziemlich reichlich auch sensible Faserungen und vegetative Endformationen in Gefäßnähe. Schwund der Lipoidsubstanzen der *Nebennieren*rinde, Pigmentation der Zona reticularis. Pigmentierte Neurotropie der Rindenzellen in die Marksubstanz. Keine wesentliche Aggression der reticulären Wucherungen in der Marksubstanz gegenüber phaeochromen Zellen und Nervengewebe. Normale Versilberung der Rindeninnervation bis an die Rindenmarkgrenze. Unversehrte Neuralstrukturen inmitten des reticulären Infiltrats an der Rindenmarkgrenze sowie herdförmige neuromatöse Wucherungen. Verlust der Spermatogenese bei erhaltenem spezifischem Epithel, und nur geringfügige Veródung der *Hoden*kanälchen ohne Zwischenzellwucherungen. Herdförmige neuromatöse Hyperplasie im Interstitium. Gröbere und feinere Neuralstrukturen in der *Leber* auch im Bereich der periportalen Infiltrate erhalten. In der *Milz* innerhalb der Umbauveränderungen allenthalben nicht näher zu identifizierende Silberzellen. In der *Niere* Silberzellen im Vas afferens der Glomeruli am Ort der epitheloiden Gefäßwandzellen. Keine diabetischen Veränderungen in Niere und Leber. Im *Wurmfortsatz* floride neurogene Appendicopathie von der Muscularis mucosae ausgehend, mit angiomatösen Wucherungen und „Bourgeonnement" argentaffiner Zellen. Reticuläre Proliferation entsprechend der Systemerkrankung mit gleichmäßigem Umbau der Submucosa und Schwund des lymphatischen Gewebes.

Fall 2, RP 226/48. F. M., 68a, männlich, Gemischtwarenhändler.
Genuine Nebennierenrindenatrophie mit starker Verkleinerung der Hypophyse.

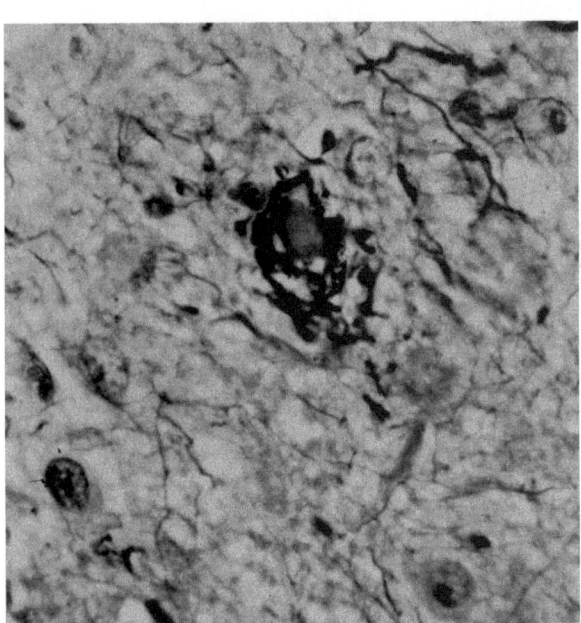

Abb. 51 [PH 230/48 (2970)]. Nucleus infundibularis. Ultrabeschallte Versilberung nach GRATZL. Gegenfärbung mit Haem.-Eos. Aufgetriebene, ein Gefäß wallartig umgebende sekretorische Neurofibrillen. (Optik Zeiß. 8 × 60 : 1, Grünfilter. Aufn.: K. SCHLUDERMANN)

Familienanamnese: Nicht vorhanden.
Eigene Anamnese: Der fettleibige Patient angeblich bis eine Woche vor der Spitalsaufnahme völlig gesund. Die Erkrankung begann mit Müdigkeit und Mattigkeit. Rasch zunehmende Verschlechterung des Allgemeinzustandes, deshalb am 16. XI. 1948 Einweisung auf die Interne Abteilung des Kaiserin-Elisabeth-Spitales Wien (Vorstand Prof. R. KLIMA).

Aufnahmebefund: Patient ist unruhig, verwirrt, gibt jedoch keine Schmerzen an. Kann sich nicht bewegen. Wünscht ständig seine Lage zu verändern, ist grantig und eigensinnig. Zunge belegt. Lungen tiefstehend, mit hypersonorem Klopfschall; langsame, etwas arhythmische Herzaktion, Meteorismus. Patient afebril.

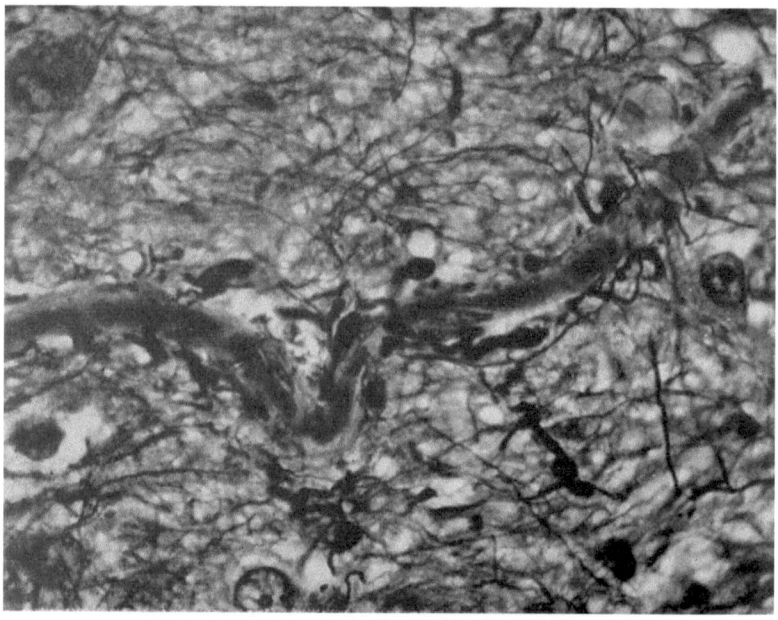

Abb. 52 (PH 1119). Nucleus infundibularis. Ultrabeschallte Versilberung nach Gratzl. Gegenfärbung mit Haem.-Eos. Verplumpte, hyperplastische Neuralstrukturen an einem präkapillaren Gefäß. (Reichert Zetopan. 5 × 63 : 1. Grünfilter, Aufn.: W. Kovac, 15. IV. 1956)

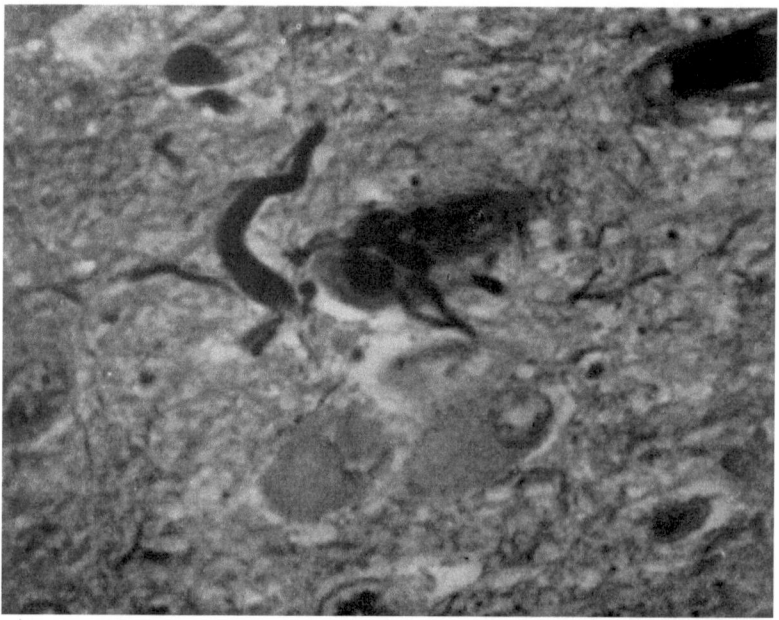

Abb. 53 (PH 1304). Nucleus infundibularis. Ultrabeschallte Versilberung nach Gratzl. Gegenfärbung mit Azan. Verplumpte Neuralstrukturen um ein Gefäß. Darunter zwei Ganglienzellen. (Reichert Zetopan, 12 × 60 : 1. Grünfilter, Aufn.: W. Kovac, 24. IV. 1956)

Laboratoriumsbefunde: RR 90/30, WAR neg.; Blutbild unauffällig (Ery 5,05; Sahli 95; F.I. 0,94; Leuko 7200; Unsegm. 6; Segm. 64; Baso —; Eos. —; Mono 2; Lympho. 28). Blutsenkung 55/61. TAKATA-ARA neg.; WELTMANNsches Koag.-Band 1—7; Blutzucker nicht untersucht; Rest-N 80 mg%; Harnbefund normal. Nur Indikan pos. Sediment: ganz selten Leukocyten; Harnmenge nicht gemessen.

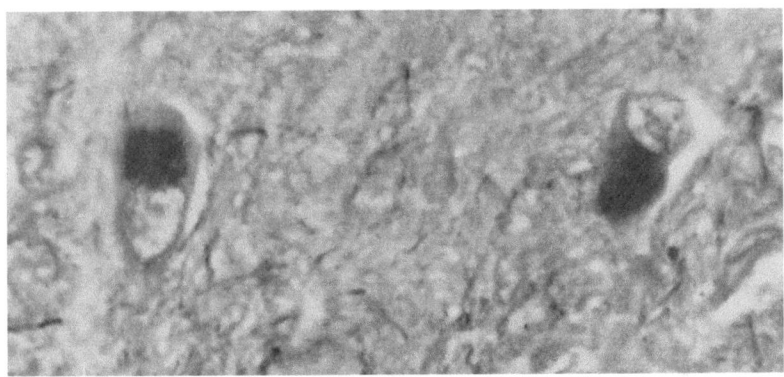

Abb. 54 (PH 386/53). Nucleus infundibularis. Ultrabeschallte Versilberung nach GRATZL, Gegenfärbung mit Haem.-Eos. Ganglienzelle mit versilberten Sekretgranula im Plasma. (Reichert Zetopan, 12 × 45 : 1, Gelbfilter, Aufn.: J. SMEREKER, 16. VII. 1953)

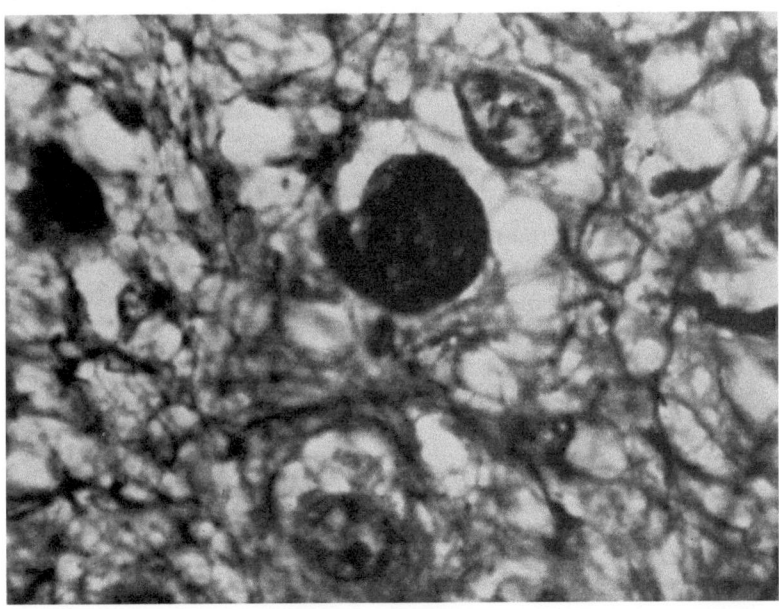

Abb. 55 (PH 1317). Nucleus infundibularis. Ultrabeschallte Versilberung nach GRATZL, Gegenfärbung mit Haem.-Eos. Zugrunde gegangene Ganglienzelle, als Residuum ein stark versilberter großer Tropfen. (Reichert Zetopan, 12 × 63 : 1, Grünfilter, Aufn.: W. KOVAC, 27. IV. 1957)

Neurologischer Befund: cerebraler Gefäßprozeß wahrscheinlich. Hals, Nasen, Ohren o. B. Obere Extr.: Tonus und Kraft normal und seitengleich. Untere Extr.: Tonus erhöht, Kraft vielleicht etwas herabgesetzt. Beiderseits BABINSKI pos., ASR fehlend. Gleichgewichtsstörungen mit positivem RHOMBERG. Psychisch wenig zugänglich, zeitlich nicht ganz orientiert. Störung der Merkfähigkeit.
Therapie: Coramin, Scopolamin, Luminal, Strychnin, Strophantin.

Decursus morbi: In der Nacht vom 19. zum 20. XI. 1948 plötzliche Verschlechterung des Zustandes mit Unruhe und Verwirrtheit, um 3.45 Uhr *Exitus letalis* unter den Zeichen schwerer Kreislaufinsuffizienz.

Klinische Diagnose: Schwere Myocardlaesion, Myocardinfarkt (?), sekundäre Insuffizienz der Nieren, Kreislaufinsuffizienz.

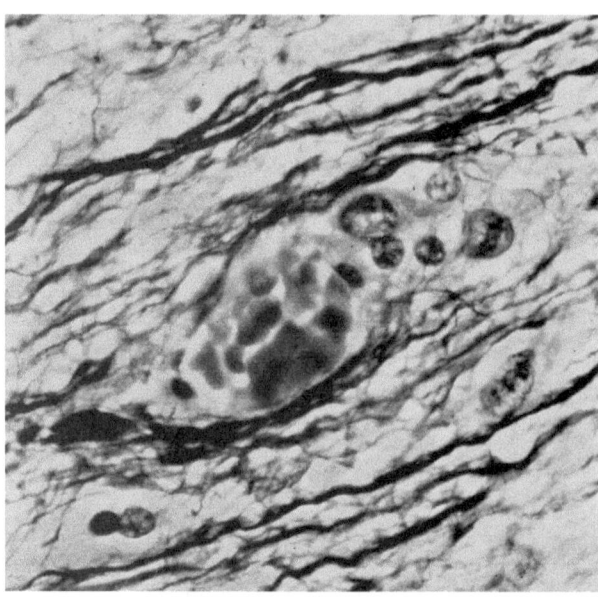

Abb. 56 [PH 229/48 (2969)]. Nucleus infundibularis. Ultrabeschallte Versilberung nach Gratzl. Gegenfärbung mit Haem.-Eos. Sekretorische Axone um eine Ganglienzelle. (Optik Zeiß, 8 × 60 : 1. Aufn. K. Schludermann)

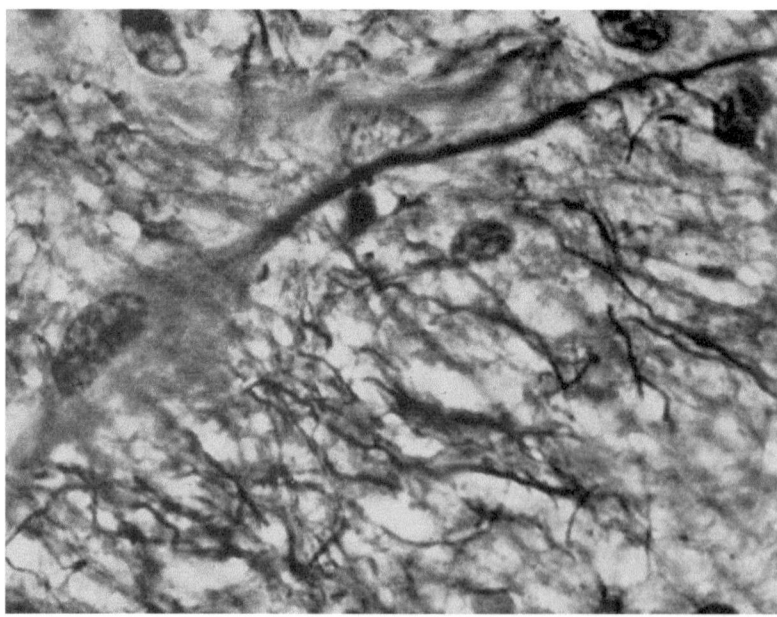

Abb. 57 (PH 1238). Nucleus infundibularis. Ultrabeschallte Versilberung nach Gratzl, Gegenfärbung mit Azan. Große Ganglienzelle mit deutlichem Fortsatz ohne sichtbare sekretorische Tätigkeit. (Reichert Zetopan, 8 × 63 : 1. Grünfilter. Aufn.: C. Coronini, W. Kovac. 20. IV. 1956)

Pathologisch-anatomischer Befund (Obduzent Dr. KISSLER): 175 cm große, männliche Leiche in gutem EZ. Die Hautdecke blaßgrauweiß. Das subcutane Fettgewebe und die Muskulatur gut entwickelt. Die *Meningen* entlang der Fissura interhemi-

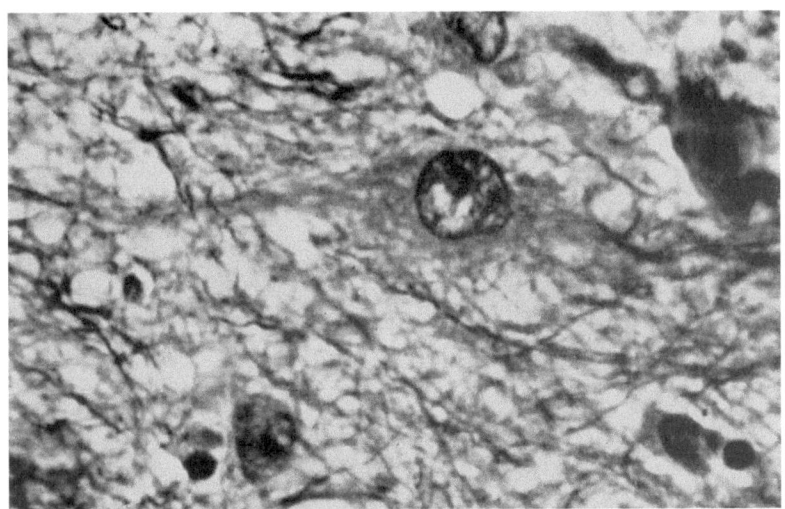

Abb. 58 (PH 1241). Nucleus infundibularis. Wie Abb. 51

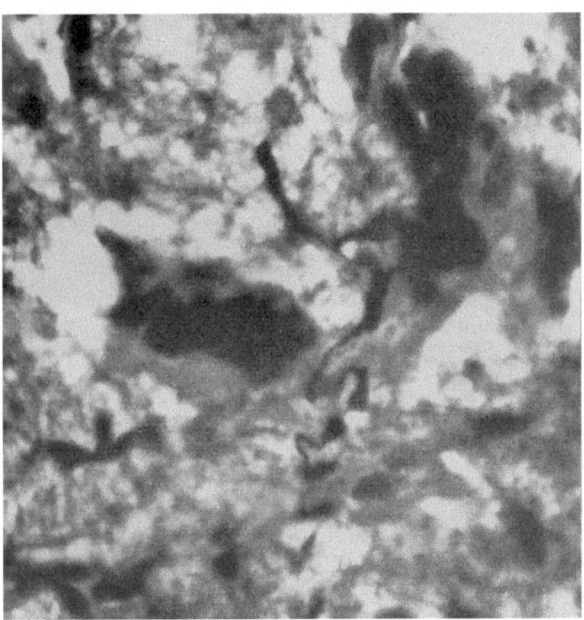

Abb. 59 [PH 188/48 (2939)]. Infundibularstiel. Ultrabeschallte Versilberung nach GRATZL, Gegenfärbung mit Haem.-Eos. Mäanderartiger neurosekretorischer (?) Schlingenkorper am Stielabgang. (Optik Zeiß, Aufn.: K. SCHLUDERMANN)

sphaerica leicht getrübt. Die Gyri des *Gehirns* verschmälert, insbesondere im Frontallappen stark ausgeprägt. Die Sulci vertieft. Die Schnittfläche des Gehirns feucht, Blutpunkte zerfließlich. Seitenventrikel geringgradig ausgeweitet. Basalgefäße zart. *Hypophyse* eingedellt, stark verkleinert. Über beiden *Lungen* zarte Adhaesionen, die

Organe voluminös, mächtig emphysematös gebläht. Von der Schnittfläche fließt eine Menge schaumig-blutiger Flüssigkeit ab. Das *Herz* größer als die Leichenfaust, die Spitze vom linken Ventrikel gebildet. Herzbeutelraum o. B. Das Herzfleisch rotbraun, schlaff. Im Myocard nur vereinzelte kleinste grauweißliche Einziehungen. Die linke Kammerwand 1,7, die rechte 0,7 cm dick. Trabekel und Papillarmuskel geringgradig abgeplattet. Der Klappenapparat o. B. In der Intima der *Coronargefäße* und der *Aorta* nur vereinzelt atheromatöse Herde. Die *Tonsillen* schwielig durchsetzt. *Thyreoidea* kolloidreich, klein. Keine Adenombildung. *Trachea* und *Oesophagus* o. B. Die

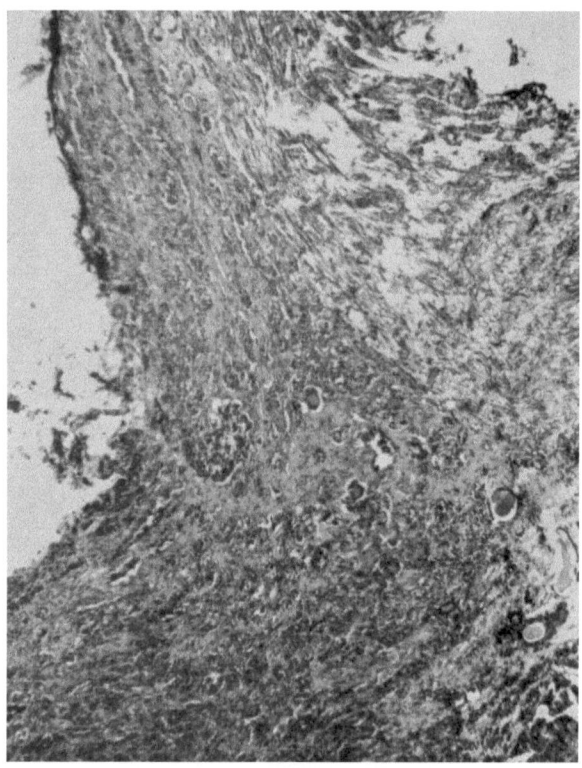

Abb. 60 (PH 1100). Infundibularstiel. Ultrabeschallte Versilberung nach GRATZL, Gegenfärbung mit VAN GIESON. Schwere, von der Hypophyse aufsteigende GIESONpositive Sklerose der Pars infundibularis adenohypophyseos. (Reichert Zetopan. 5 × 4 : 1. Grünfilter, Aufn.: W. KOVAC, 12. IV. 1956)

Leber normal groß, Kapsel glatt, glänzend. Von der feuchten Schnittfläche fließt reichlich dunkelblaurotes Blut ab. *Gallenblase* o. B. Die *Milz* vergrößert, gestaut. Die Schleimhaut des *Magens* injiziert, mit Schleim bedeckt. *Pancreas* graurot, groblappig, von Fettgewebe durchwachsen. Die *Nieren* von normaler Größe. Kapsel leicht abziehbar. Rindenmarkgrenze durch die etwas dünkler blaurot verfärbten Pyramiden deutlich erkennbar. Nierenbecken und Ureterenschleimhaut o. B. Beide *Nebennieren* stark verkleinert, papierdünn. Die Marksubstanz scheint stellenweise vollkommen zu fehlen. Die Rinde äußerst dünn, lipoidarm. Die Schleimhaut der *Harnblase* trabekulär hypertrophisch. Die *Prostata* zeigt am Schnitt zahlreiche grauweiße bis kirschengroße Adenomknoten. *Hoden* o. B.

Pathologisch-anatomische Diagnose: Genuine (?) Nebennierenrindenatrophie. Atrophie der Hypophyse. Allgemeine Fettsucht. Herzerweiterung. Lungenoedem und Emphysem. Gehirnoedem.

Histologischer Befund: Im *Nucleus infundibularis* sowohl perivasculär als auch anderswo im Gehirngewebe dieser Region wie zerbröckelnde, stark versilberte, verschieden dicke Neurofibrillen, oft wallartig die größeren Gefäße umgebend (Abb. 51 bis 53). In den kleinen Ganglienzellen dieser Region größere und umfänglichere versilberte tropfenartige Gebilde, die sich anscheinend paranucleär im Protoplasma bilden

(Abb. 54). Allenthalben entwickeln sich aus diesen Tropfen auf Kosten der zugrunde gehenden Ganglienzellen größere, versilberbare Kugeln (Abb. 55). Die von solchen Elementen ausgehenden Axone deutlich versilbert, geschwellt und segmentiert. In entsilberten Schnitten färben sich die kugelartigen Gebilde innerhalb der Ganglienzellen ebenso wie die segmentierten und geschwellten Axone Gomoriblau, reichen bis an den Hypophysenstiel heran (Abb. 56). Daneben sieht man vereinzelt große Ganglienzellen ohne Zeichen einer sekretorischen Tätigkeit (Abb. 57, 58). Am Abgang des Stieles reichlich feine Neuralstrukturen um die stark erweiterten Spezialgefäße. Auch hier zwischen den zarten Faserungen unregelmäßige, verdickte, versilberte

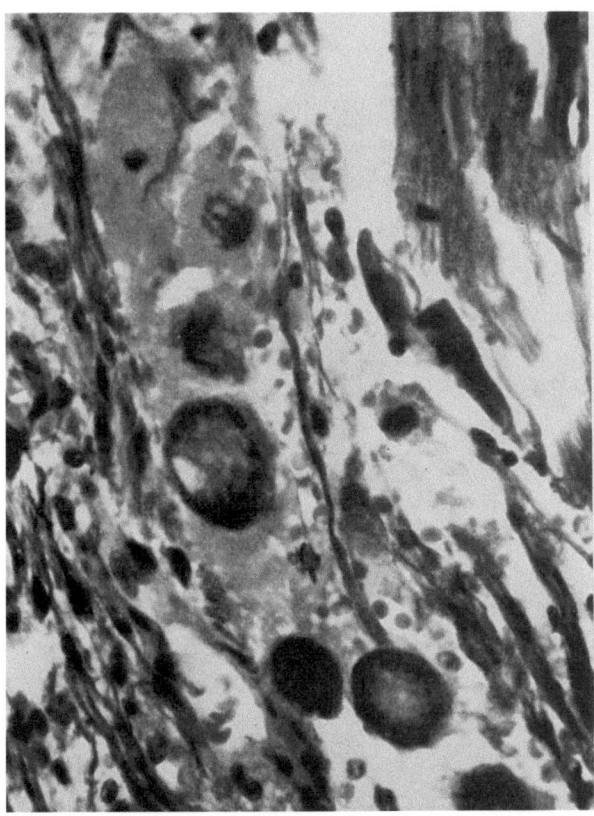

Abb. 61 [PH 178/48 (2920)]. Infundibularstiel. Ultrabeschallte Versilberung nach Gratzl. Gegenfärbung mit van Gieson. Herring-Körper im Stiel. (Optik Zeiß. Aufn.: K. Schludermann)

Fibrillen, die ein dichtes, auch anastomosierendes Netzwerk bilden. Besonders bemerkenswert sind neurale Bildungen, die mäanderartig verlaufen (Abb. 59). Um die Epithelzellen der Pars infundibularis ebenfalls zarte Neuralstrukturen, die bis an die Gefäße und Epithelien heranreichen. Ein innigerer Kontakt in Form von Korbfasern oder intrazellulären Endigungen fehlt.

Der *Hypophysenstiel* auffallend dünn, zeigt eine sehr scharfe Trennung zwischen der Adiuretinbahn und der Pars infundibularis adenohypophyseos. Diese weitestgehend sklerosiert, in ein kernarmes Giesonpositives Bindegewebe umgewandelt (Abb. 60), in dem Neuralstrukturen perivasculär und um die Inseln der Epithelzellen distalwärts nicht nachweisbar sind. Letztere bestehen aus kleinen, zumeist versilberbaren Zellen, die hie und da Azanpositive geschichtete Tropfen von beträchtlichem Ausmaß umsäumen. In den cranialen Anteilen des Stieles in diesen Bezirken perivasculär zartaste Silberkörnchen nachweisbar (zerfallende Epithelien?). Im Bereich der Adiuretinbahn in den Grevingschen Inseln feine Neuralstrukturen um die Gefäße teilweise in einem sklerosierenden Oedem zugrunde gehend. Die Axone der Adiuretinbahn auffallend dick, stark versilbert, umschließen zahlreiche Herring-Körper

(Abb. 61), von welchen einzelne vielleicht zugrunde gegangenen Ganglienzellen entsprechen (Abb. 62). In unmittelbarer Begrenzung der Adiuretinbahn die hier sonst
nachweisbaren feinen Neuralstrukturen zerbröckelt, aufgelöst, und von Pigmentschollen durchsetzt (Abb. 63).

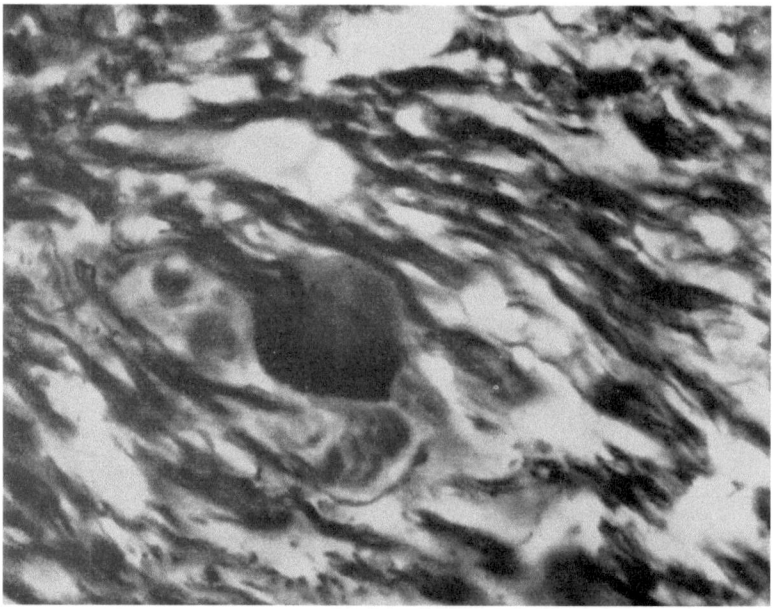

Abb. 62 [PH 177/48 (2919)]. Infundibularstiel. Ultrabeschallte Versilberung nach Gratzl. Herring-
Körper, vielleicht aus einer zugrunde gegangenen Ganglienzelle entstanden. (Optik Zeiß, Aufn.:
K. Schludermann)

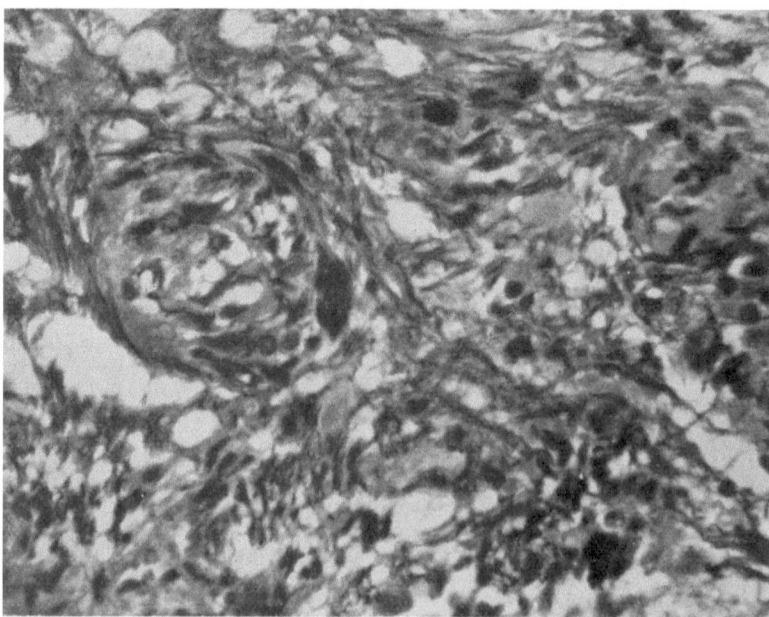

Abb. 63 (PH 1235). Infundibularstiel. Ultrabeschallte Versilberung nach Gratzl, Gegenfärbung mit
van Gieson. Wirbelbildung perivasculärer Neuralstrukturen mit Pigmentkörnchen in der Nachbarschaft der Adiuretinbahn. (Reichert Zetopan, 5 × 40 : 1, Grünfilter, Aufn.: C. Coronini, W. Kovac
20. IV. 1956)

Auch im *Hypophysenhinterlappen* die Neuralfaserungen mächtig versilbert, sonst o. B. Stellenweise Ablagerung von silberpositiven Pigmentschollen. Von der Pars infundibularis greift die Hyalinisierung auf die *Pars intermedia* über, die nur in Form einzelner größerer Cysten erhalten ist. Eine Neurotropie der Beta-Zellen in

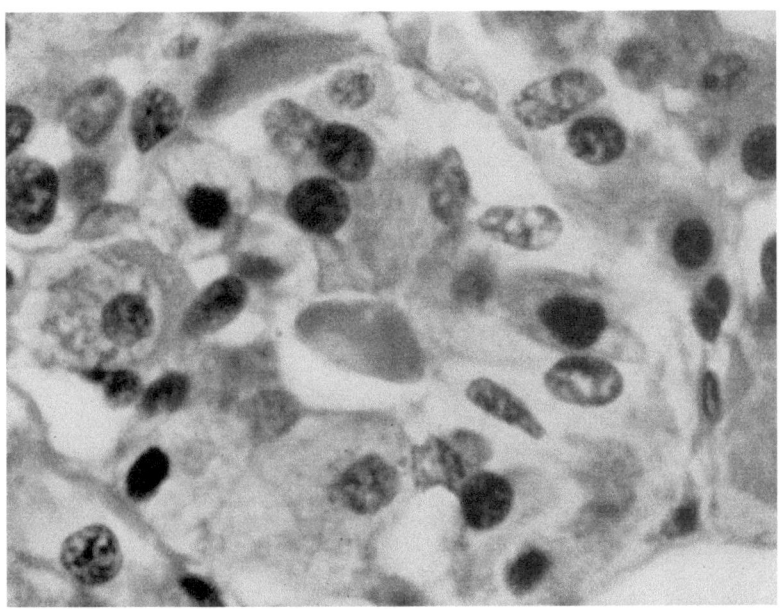

Abb. 64 (PH 1106). Adenohypophyse. Haem.-Eos. Pseudofollikel von indifferenten (Gamma-Zellen) aufgebaut. (Reichert Zetopan, 12 × 63 : 1, Grünfilter, Aufn. W. KOVAC, 13. IV. 1956)

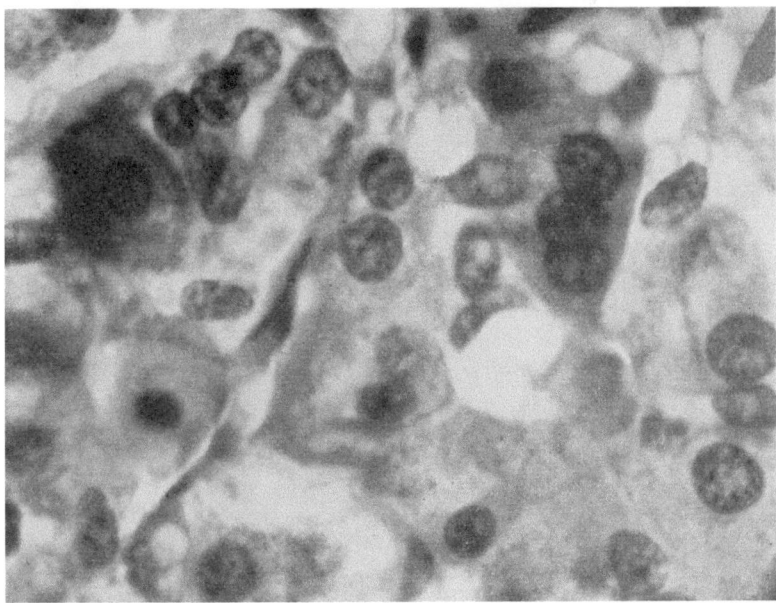

Abb. 65 (PH 1107). Adenohypophyse. Haem.-Eos. Pseudofollikelbildung mit eingeschalteter dreikerniger Alpha-Zelle. (Reichert Zetopan, 12 × 63 : 1, Grünfilter, Aufn.: W. KOVAC, 13. IV. 1956)

den Hinterlappen nur in wenigen Schnitten und in ganz geringem Maße nachweisbar.

Die *Adenohypophyse* (Abb. 64 bis 67) von durchwegs kleinen indifferenten, mehr oder weniger versilberten Epithelien aufgebaut (Abb. 64). Die größeren dürften

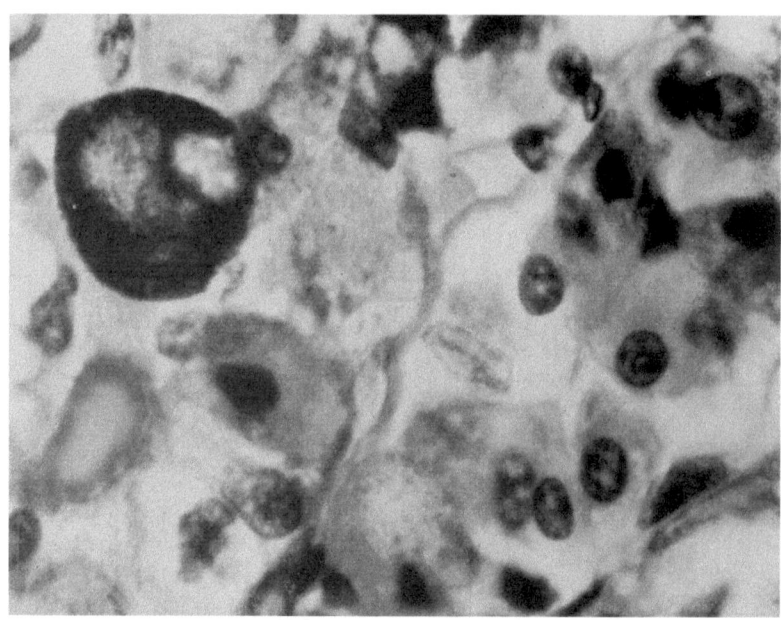

Abb. 66 (PH 1108). Adenohypophyse. Ultrabeschallte Versilberung nach Gratzl, Gegenfärbung mit Haem.-Eos. Isoliert liegende, stark vakuolisierte Beta-Zelle. (Reichert Zetopan, 12 × 63 : 1. Grünfilter. Aufn.: W. Kovac, 13. IV. 1956)

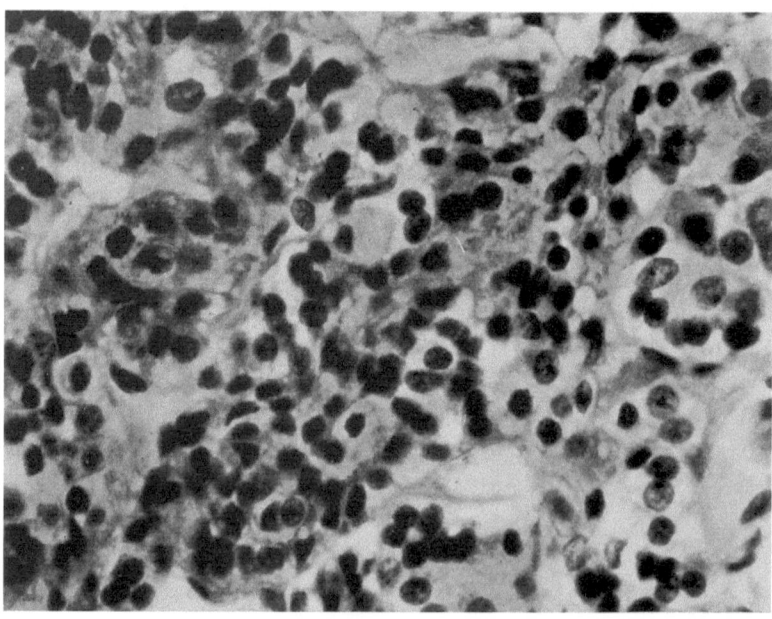

Abb. 67 (PH 1129). Adenohypophyse. Ultrabeschallte Versilberung nach Gratzl, Gegenfärbung mit Azan. Karyonomische Zellinsel. (Reichert Zetopan, 5 × 63 : 1, Grünfilter, Aufn.: W. Kovac. 16. IV. 1956)

Beta-Zellen entsprechen, während eine große Anzahl von Epithelien im Azan-Präparat einen leuchtendroten Farbton annimmt (Abb. 65). Diese besonders in der Nachbarschaft der atrophischen Pars intermedia, aber auch in den distalen Anteilen der Pars infundibularis zu sehen. Der Vorderlappen entlang der Gefäße bindegewebig

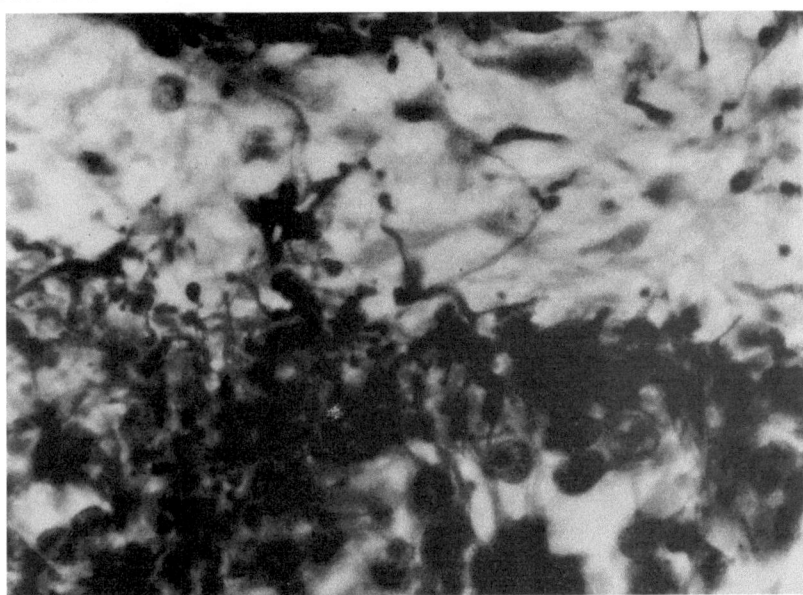

Abb. 68 (PH 247/53). Epiphyse. Ultrabeschallte Versilberung nach GRATZL. Gegenfärbung mit Haem.-Eos. Versilberung der Pinealzellkolben. (Reichert Zetopan, 5 · 45 : 1, Gelbfilter. Aufn. J. SMEREKER, 8. V. 1953)

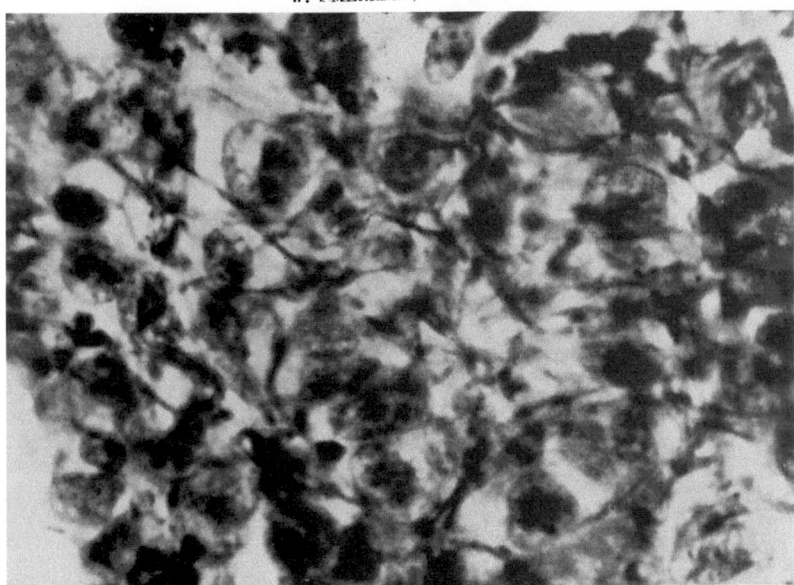

Abb. 69 (PH 1127). Epiphyse. Ultrabeschallte Versilberung nach GRATZL. Gegenfärbung mit Haem.-Eos. Versilbertes Netzwerk in den Läppchen. (Reichert Zetopan. 12 · 63 : 1. Aufn.: W. KOVAC. 16. IV. 1956)

septiert. Im Zentrum ein kleiner Skleroseherd. In einem Haem.-Eos.-Präparat zumeist mit spärlich kleinen Alpha-Zellen vergesellschaftete Gamma-Zellen. Diese Epithelien bilden Follikel mit bläulichrot gefärbten Sekrettropfen. Die Beta-Zellen spärlich.

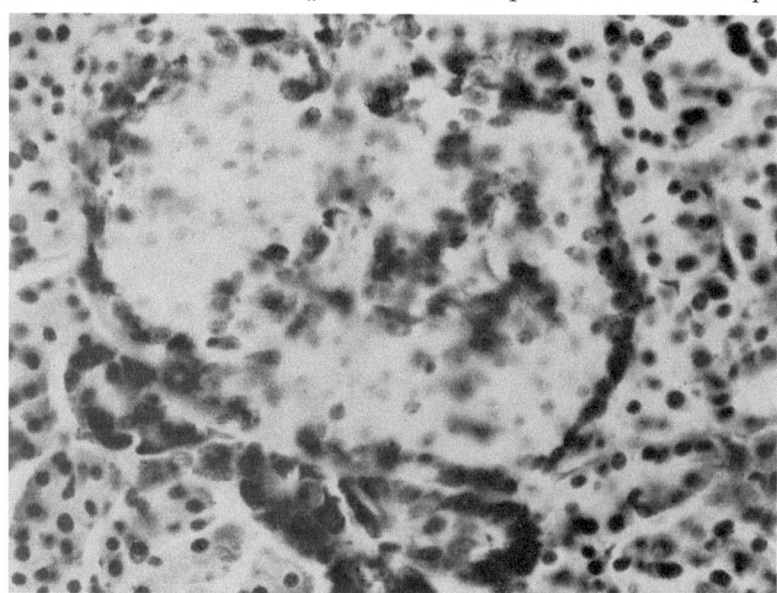

Abb. 70 (PH 1063). Pancreas. Versilberung nach Jabonero. Große Langerhanssche Insel mit wenigen Silberzellen, anliegend ein stark versilbertes Läppchen exokrinen Parenchyms. (Reichert Zetopan, 5 × 40 : 1, Grünfilter, Aufn.: W. Kovac, 9. IV. 1956)

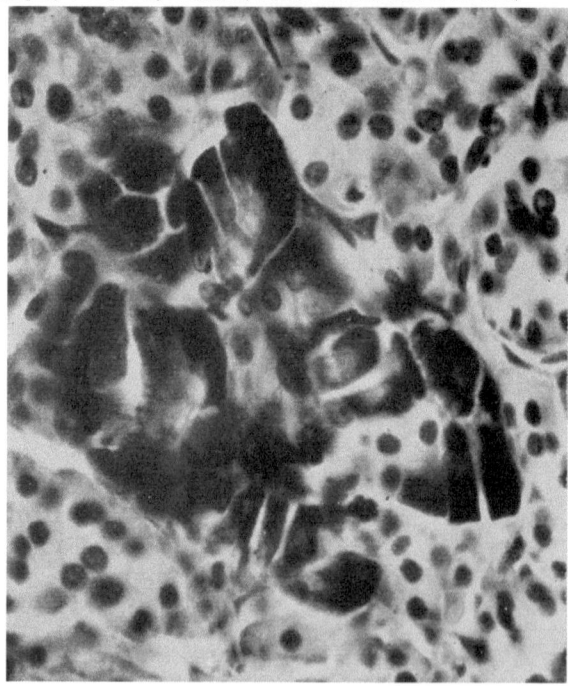

Abb. 71 (PH 1061). Pancreas. Versilberung nach Jabonero. Stark versilbertes Läppchen im exokrinen Gewebe. (Reichert Zetopan, 5 × 63 : 1, Grünfilter, Aufn.: W. Kovac, 9. IV. 1956)

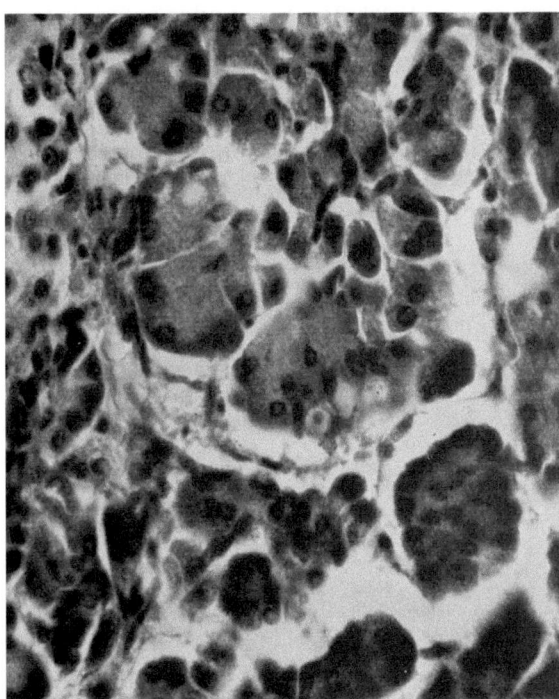

Abb. 72 (PH 1140). Pancreas. Haem.-Eos. Die stark versilberten Areale (wie Abb. 71) zeigen im Haem.-Eos.-Schnitt ein rosa gekörntes Plasma. (Reichert Zetopan, 5 . 40 : 1, Grünfilter, Aufn.: W. Kovac, 17. IV. 1956)

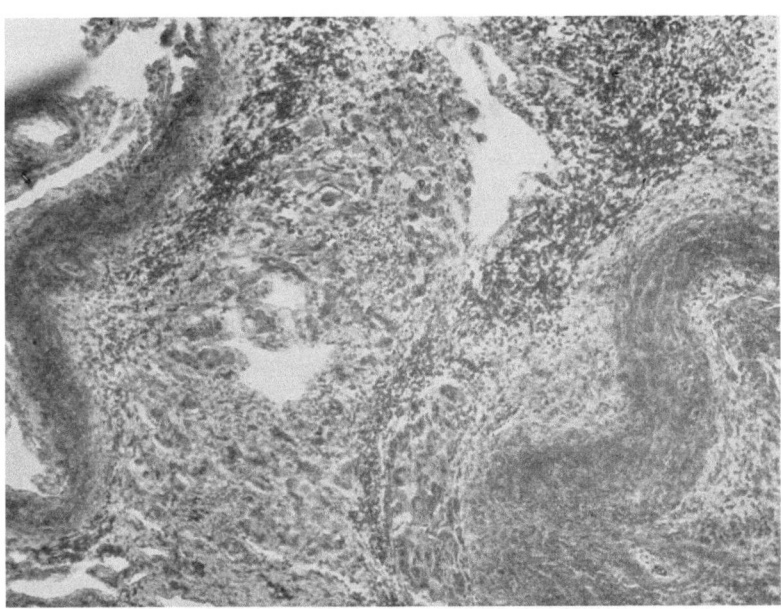

Abb. 73 (PH 1153). Nebenniere. Versilberung nach Jabonero, Gegenfärbung mit Haem.-Eos. Übersichtsaufnahme: Schwund der Rindensubstanz. (Reichert Zetopan. 12 : 4 : 1. Grünfilter, Aufn.: W. Kovac, 17. IV. 1956)

zumeist nur isoliert, an der Follikelbegrenzung oder außerhalb derselben anzutreffen. Ihr feingekörntes Plasma von oft sehr umfänglichen Vacuolen durchsetzt (Abb. 66); die Zellen häufig in die Lichtung der Follikel vorspringend. In einzelnen der Elemente fortschreitender Verlust der Granulierung. Andere Epithelien dunkelkernig und stiftenförmig zwischen hellkernige eingeschaltet (Abb. 67).

In der *Glandula pinealis* eine mächtige Versilberung der Pinealzellkolben an der Begrenzung der Läppchen (Abb. 68), die auch in die Bindegewebssepten hineinragen. Das versilberte Netzwerk in den Läppchen besonders deutlich ausgeprägt (Abb. 69).

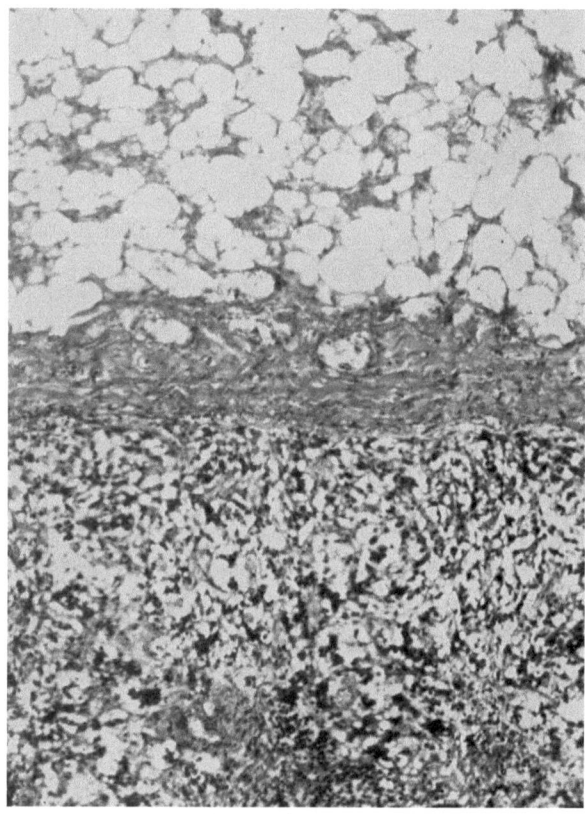

Abb. 74 (PH 1055). Nebenniere. Haem.-Eos. Übersichtsaufnahme: Vollkommener Schwund der Rinde. Auf die stark verdickte Kapsel folgt sofort die Marksubstanz. (Reichert Zetopan, 12 4:1 Grünfilter, Aufn.: W. Kovac, 9. IV. 1956)

Das interacinäre Bindegewebe oedematös, beinhaltet an der Grenze des Organs reisigartige und astförmige Versilberungen (verkalkte Sekretansammlungen?). Auch sonst in Cysten des Organs verkalkende Sekretkugeln.

In der *Schilddrüse* eine diffuse Kolloidstruma von indifferentem Charakter und verschiedener Follikelgröße, mit dichtem Stapelkolloid; auch in Silberschnitten sonst o. B.

Im *Pancreas* in Haem.-Eos.-Schnitten ein deutlicher Schwund des exkretorischen Parenchyms, in den atrophischen Bezirken um die zugrunde gehenden Pancreasinseln lymphoidzellige Infiltrate sowie eine starke Fettdurchwachsung des Organs. Eine Inselneubildung ist nicht zu verzeichnen. Die zahlreichen Inseln zum Teil hyperplastisch, enthalten nur wenig versilberbare A-Zellen (Abb. 70). Am Rand einzelner Inseln Anbahnung einer Neubildung von Inselgewebe aus dem exkretorischen Parenchym, das sich in Jabonero-Schnitten als stark versilberte Läppchen exokrinen Gewebes darstellt (Abb. 71). Auch sonst im exkretorischen Anteil spärliche, vereinzelte oder gruppierte, stark versilberte Zellen. Diese intensiv versilberten Areale zeigen im Haem.-Eos.-Schnitt einen hellrosa Farbton und Körnelung der Zellen (Abb. 72). Dickere

Nerven hier nur im interstitiellen Bindegewebe nachweisbar, feinere Neuralstrukturen jedoch nicht versilbert.

In der *Nebenniere* die Rinde fast völlig geschwunden, nur in Form mehrerer im Silberpräparat stark geschwärzter adenomatöser Hyperplasien erhalten (Abb. 73 bis

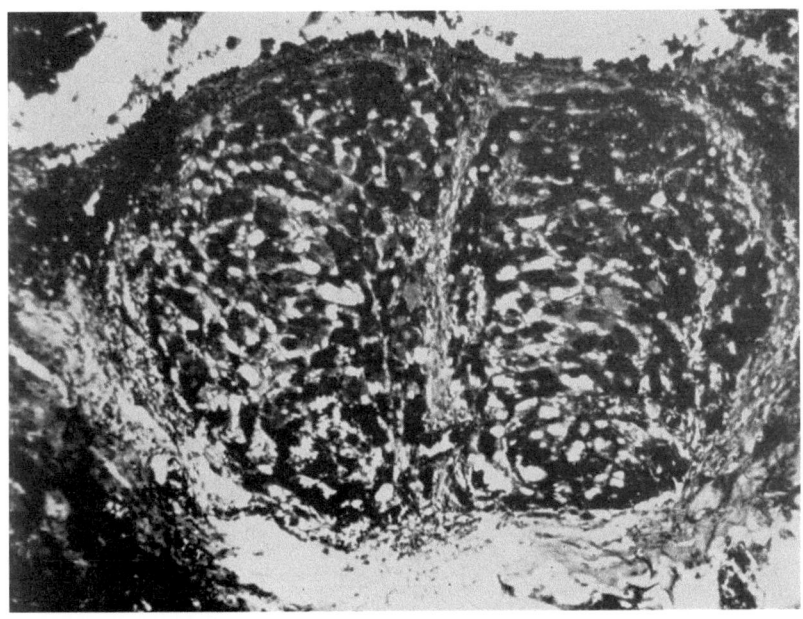

Abb. 75 [PH 377/48 (3100)]. Nebenniere. Ultrabeschallte Versilberung nach GRATZL. Gegenfärbung mit Haem.-Eos. Stark versilberte adenomatöse Rindenhyperplasie. (Optik Zeiß, Aufn.: K. SCHLU-DERMANN)

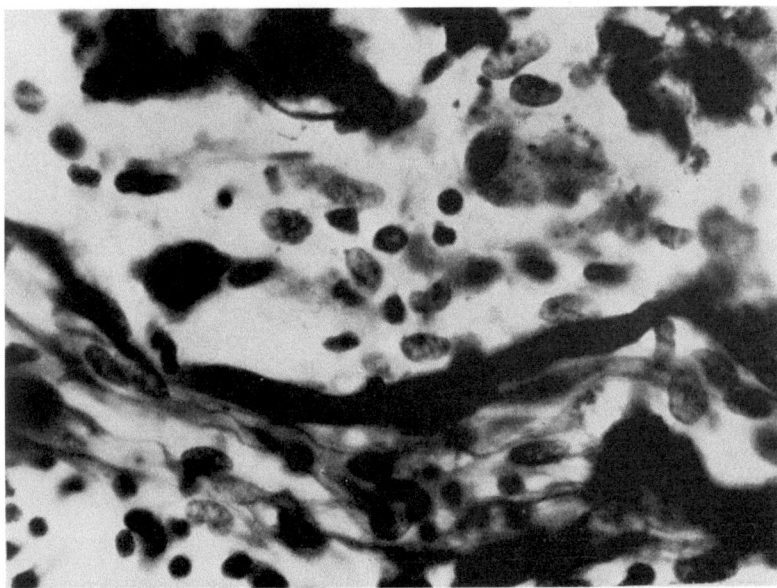

Abb. 76 (PH 1052). Nebenniere. Versilberung nach JABONERO, Gegenfärbung mit Haem.-Eos. Verplumpte Neuralstrukturen an der Rindenmarkgrenze inmitten eines lymphatischen Infiltrates. (Reichert Zetopan, 12 × 40 : 1, Grünfilter, Aufn.: W. KOVAC, 9. IV. 1956)

75). Diese Inseln vielfach von hyalinisiertem Bindegewebe umsäumt. Im umgebenden Fettgewebe obliterierende Arterienäste mit frischeren Thromben. Im Narbengewebe der Rinde vielfach erweiterte Kapillaren und zur Marksubstanz

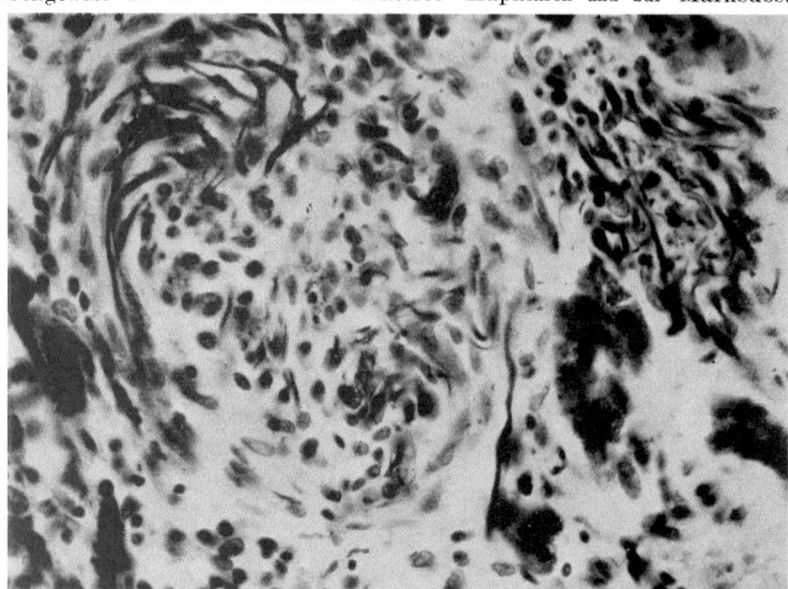

Abb. 77 (PH 1058). Nebenniere. Versilberung nach Jabonero, Gegenfärbung mit Haem.-Eos. Neuromatöse Wucherung an der Rinden-Markgrenze. (Reichert Zetopan. $5 \times 40 : 1$, Grünfilter. Aufn.: W. Kovac, 9. IV. 1956)

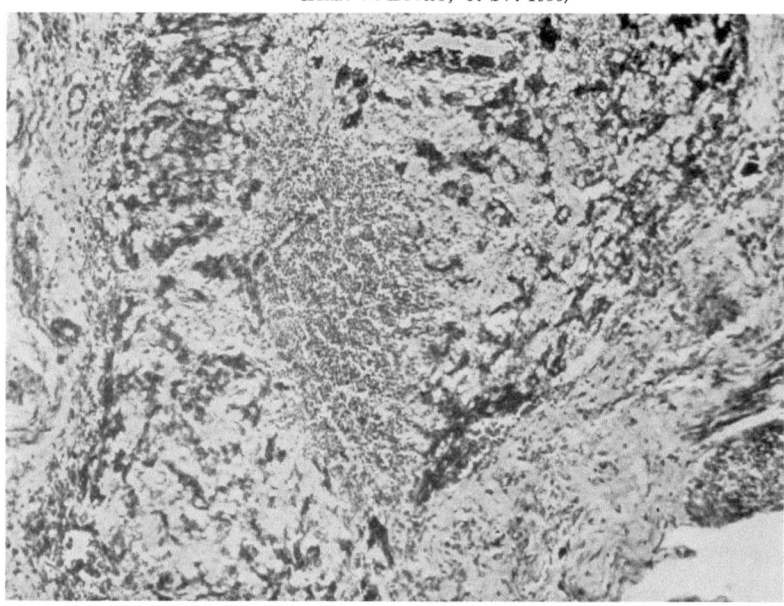

Abb. 78 (PH 37/48). Nebenniere. Ultrabeschallte Versilberung nach Gratzl. Übersichtsaufnahme der durch Blutung auseinandergedrängten Markzellen. (Optik Zeiß. Aufn.: K. Schludermann)

ziehende Nerven. An der Rindenmarkgrenze die zarten Neuralfaserungen bis auf kleine Reste zugrunde gegangen. Nur deutlich verplumpte, wie zerbröckelnde Neurofibrillen bleiben übrig (Abb. 76). Hier an einer Stelle eine neuromatöse

Hyperplasie (Abb. 77). In den Resten der Marksubstanz eine mächtige Versilberung sämtlicher wie syncytial verbundener Markzellen, zwischen denen das Kapillarnetz durch starke Blutfülle und eine leichte Sklerosierung deutlich sichtbar ist. Die Mark-

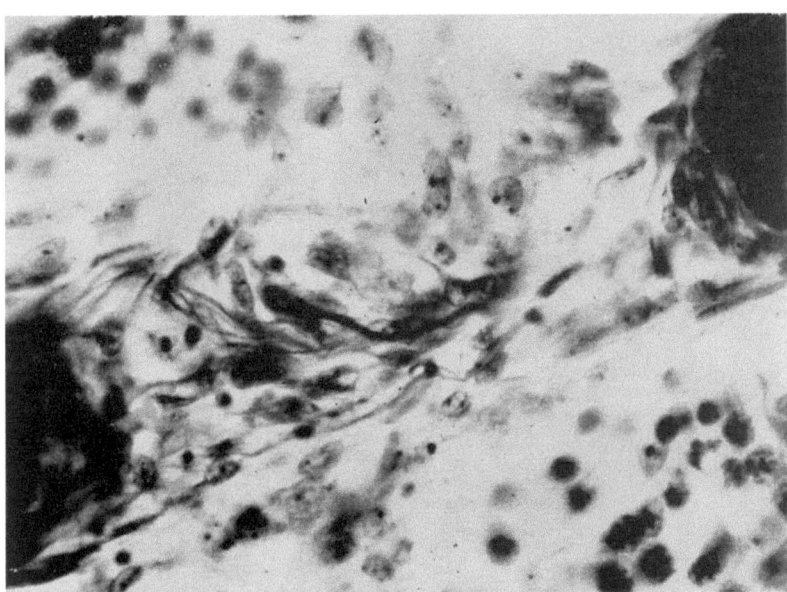

Abb. 79 [PH 170/53 (2784)]. Hoden. Pinselartige Neuralstrukturen an einer Arterie. (Reicher Zetopan, 5 × 60 : 1, Aufn.: J. SMEREKER, 26. III. 1953)

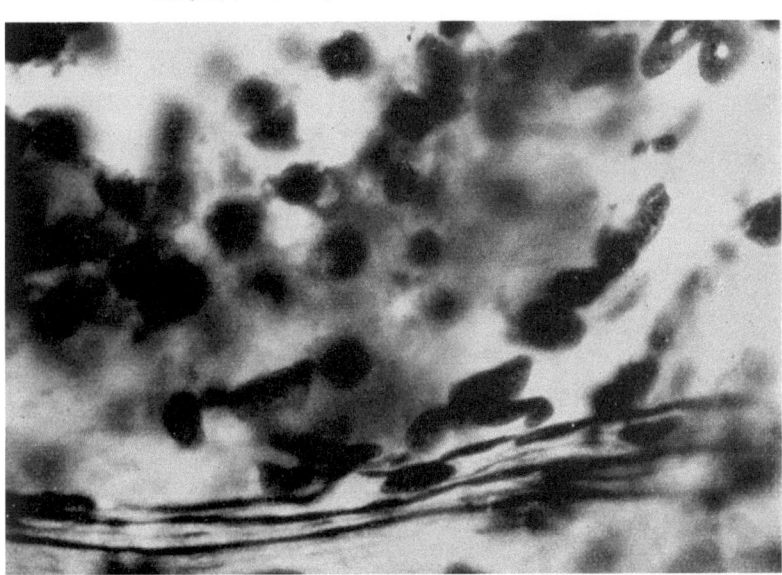

Abb. 80 (PH 1123). Hoden. Versilberung nach JABONERO. Neuralstrukturen an der Basis eines Hoden-kanälchens. (Reichert Zetopan, 12 × 40 : 1, Grunfilter, Aufn.: W. KOVAC, 15. IV. 1956)

substanz vielfach durch lymphatische Zellhaufen und kleine Blutungen auseinander-gedrängt (Abb. 78). In ihnen oft bis in ihre feinsten Verzweigungen verfolgbare Neural-faserungen, die bis an die Markzellen heranreichen und hier anscheinend mit knopf-förmigen Auftreibungen endigen. Korbartige Formationen jedoch nicht nachweisbar.

An anderen Stellen die Nebennierenmarksubstanz auffallend breit, beinhaltet in diesen Arealen oft stärker versilberbare Zellen. Die erweiterten Kapillaren prall von Erythrozyten erfüllt. In lymphatischen Zellhaufen gehen auch die Reste der Rindensubstanz

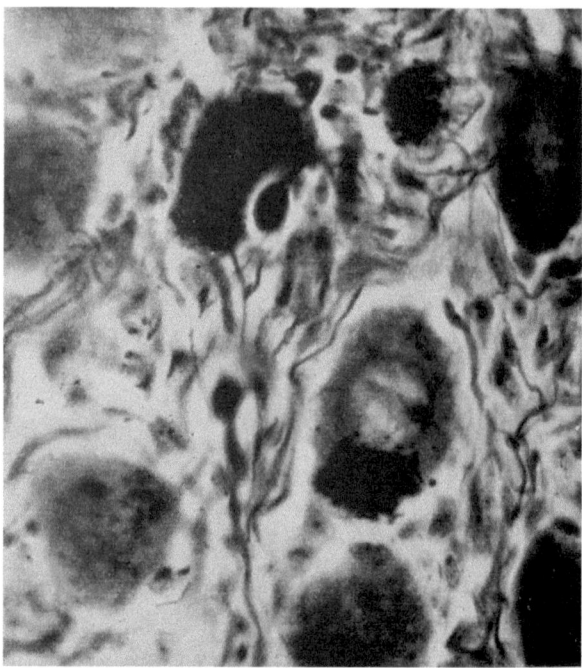

Abb. 81 [PH 185/48 (2927)]. Ganglion cervicale inf. Ultrabeschallte Versilberung nach Gratzl. Stark pigmentierte Ganglienzelle mit Kugelbildung. Daneben ein anderes Element mit polarer Silberpigmentablagerung. (Optik Zeiß, Aufn.: K. Schludermann, 13. XII. 1948)

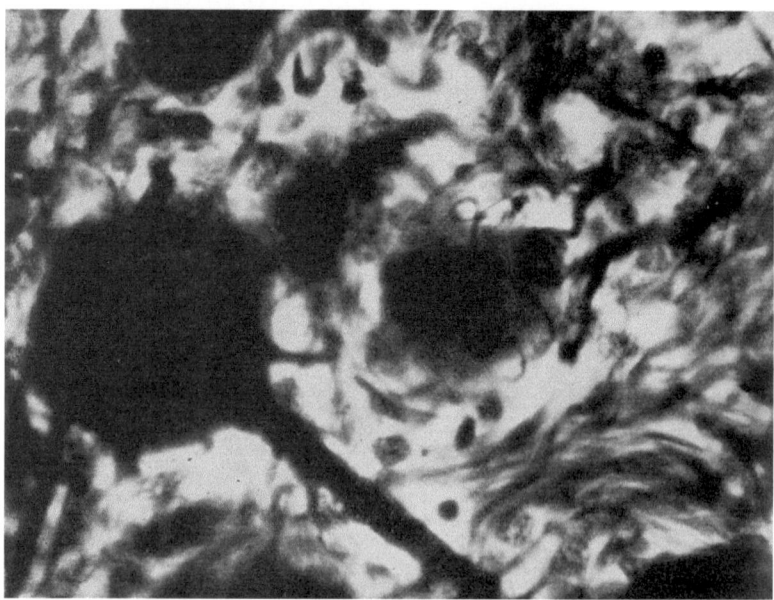

Abb. 82 [PH 187/48 (2929)]. Ganglion cervicale inf. Ultrabeschallte Versilberung nach Gratzl. Gegenfärbung mit Haem.-Eos. Hyperargyrophile Ganglienzelle mit Fortsatzdisharmonie. (Optik Zeiß. Aufn.: K. Schludermann)

teilweise zugrunde. Einzelne größere Venen des Markes enthalten frische fibrinoide Thromben. Die exzentrisch verlagerte Markvene o. B. In weniger intensiv versilberten Präparaten die Nebennierenrindenzellen dunkler und heller gebräunt. In den dunkleren

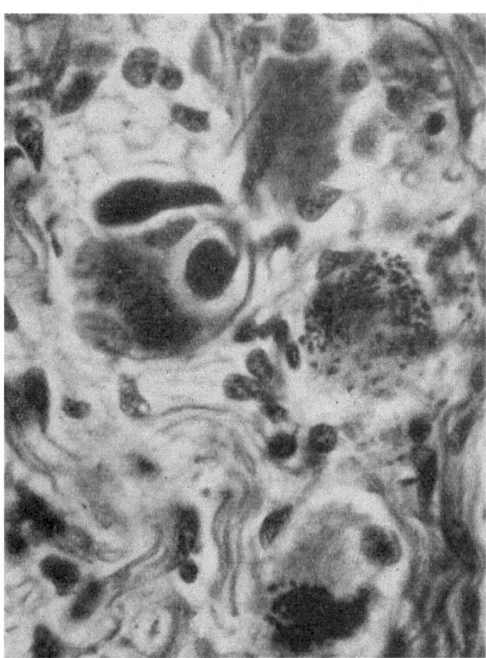

Abb. 83 [PH 183/48 (2925)]. Ganglion cervicale inf. Ultrabeschallte Versilberung nach GRATZL. Gegenfärbung mit Haem.-Eos. Kugel- und Keulenbildung an einer mit Silberpigment beladenen Ganglienzelle. (Optik Zeiß, Aufn.: K. SCHLUDERMANN)

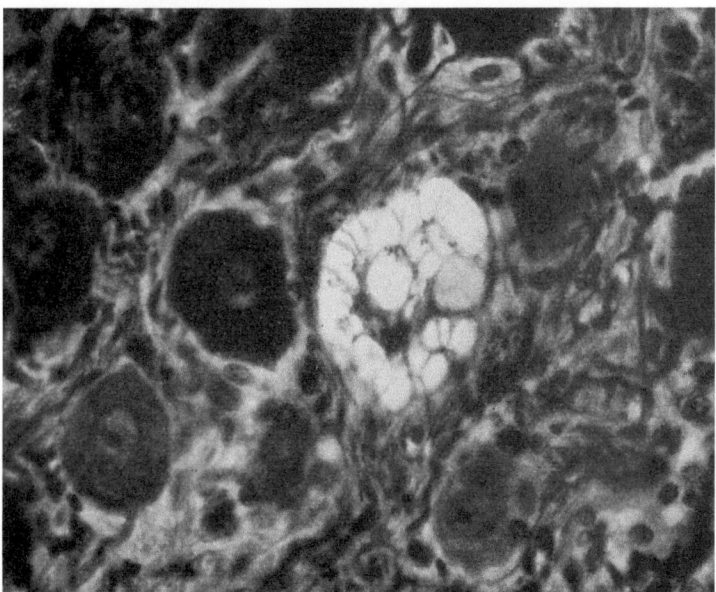

Abb. 84 [PH 29/48 (2776)]. Ganglion cervicale inf. Ultrabeschallte Versilberung nach GRATZL. Gegenfärbung mit Haem.-Eos. Stark vakuolisierte Ganglienzelle (sekretorischer Prozeß?). (Optik Zeiß, Aufn.: K. SCHLUDERMANN)

umfänglichen Zellen tiefbraune strukturlose Kerne. Das Plasma der helleren Zellen vielfach wie mit Silber bestäubt, enthält nur wenig versilberte Granula. Daneben kleine Blutungen nachweisbar. Die Kapsel stark verdickt und gefaltet.

Im *Hoden* eine fortschreitende Atrophie mit kümmerlicher Spermatogenese. Zwischenzellwucherungen fehlen. An den leicht wandverdickten interstitiellen Gefäßen pinselartig verzweigte, adventitielle neurale Bündel (Abb. 79). In nach Jabonero versilberten Schnitten die Stränge der vegetativen Endformation zwischen den Kanälchen und auch perivasculär erhalten (Abb. 80).

Die *Nebenhodenkanälchen* durchwegs weit, mit nur vereinzelten Spermien. In der *Prostata* kleine Konkremente, sonst kein auffälliger Befund. An den Neuralstrukturen der Prostata sowie an jenen der *Blasenwand* und des Nebenhodens Veränderungen, soweit beurteilbar, nicht nachzuweisen.

In den *Cervicalganglien* (Ganglion cerv. inf.) die Ganglienzellen zumeist klein, vielfach sehr stark mit körnigem Silberpigment beladen (Abb. 81). Einzelne Elemente stark geschwärzt, zeigen eine mächtige Fortsatzdysharmonie (Abb. 82). Kugel-

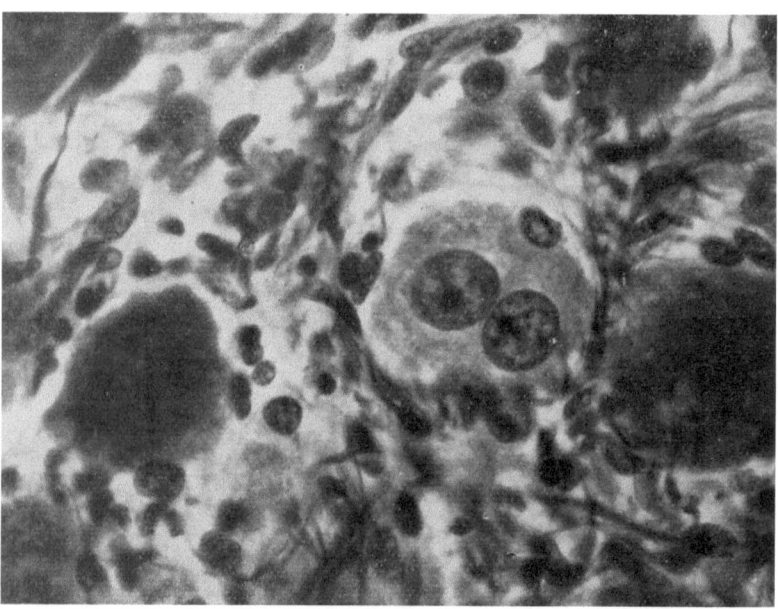

Abb. 85 [PH 184/48 (2926)]. Ganglion cervicale inf. Ultrabeschallte Versilberung nach Gratzl. Zweikernige Ganglienzelle. (Optik Zeiß. Aufn.: K. Schludermann)

phänomene und beträchtliche Keulenbildungen vereinzelt zu sehen (Abb. 83). In manchen Ganglienzellen größere, auch mehrere, zumeist leere Vacuolen (sekretorische oder degenerative Veränderung?) (Abb. 84). Zweikernige Ganglienzellen kommen bisweilen vor (Abb. 85). Mitunter lymphatische Zellhaufen.

In der *Arteria carotis* in der Nähe der Teilungsstelle eine beträchtliche Intima-sklerose. Die Media des Gefäßes teilweise verquollen, weist im Haem.-Eos.-Schnitt Cholesterinkristallücken auf. In Gratzl-Schnitten die Arterienwand streckenweise von verzweigten versilberbaren Zellen durchsetzt, die das Gewebe unter Ausbildung eines körnigen Detritus zerstören (Abb. 86, 87). Diese Veränderung auch in den kleinen Ästen nachweisbar. Die Kerne der Elemente im Haem.-Eos.-Schnitt besonders um sklerotische Veränderungen sichtbar, in ihnen selbst jedoch nicht vorhanden. Rezeptorenfelder kamen nicht zur Ansicht.

In der *Carotisdrüse* im Haem.-Eos.-Präparat neben den spezifischen Organzellen zahlreiche dunkelkernige Elemente mit intensiv gefärbtem Plasma. Um die Vasa vasorum rundzellige Infiltrate.

In der *Lunge* ein schweres Emphysem; keine tuberkulösen Veränderungen sichtbar.

In der Muskulatur der rechten Vorhofwand des *Herzens* eine eigentümliche hydropische Quellung mit Verlust der Querstreifung und auffallender Hyperplasie der Kerne, um die sich auch circumnucleäre Vacuolen finden. Eine Ablagerung von Abnützungspigment fehlt (Abb. 88). In Silberpräparaten zeigt sich vor allem eine starke Auffaserung der Längsfibrillen und Verlust der Querstreifung

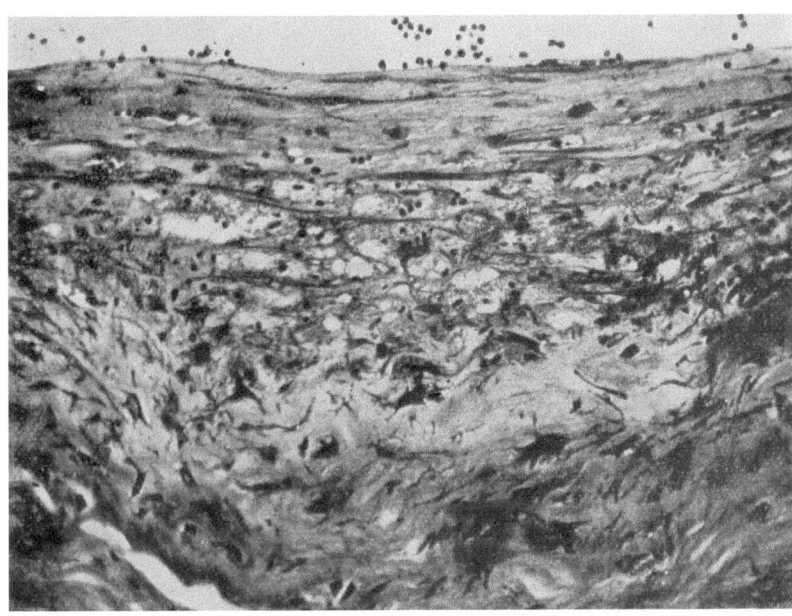

Abb. 86 [PH 279/48 (3012) 14c]. Arteria carotis. Ultrabeschallte Versilberung nach GRATZL, Gegenfärbung mit Haem.-Eos. Übersichtsaufnahme: zahlreiche verzweigte Silberzellen in der Media. (Optik Zeiß, Aufn.: K. SCHLUDERMANN, 18. VIII. 1949)

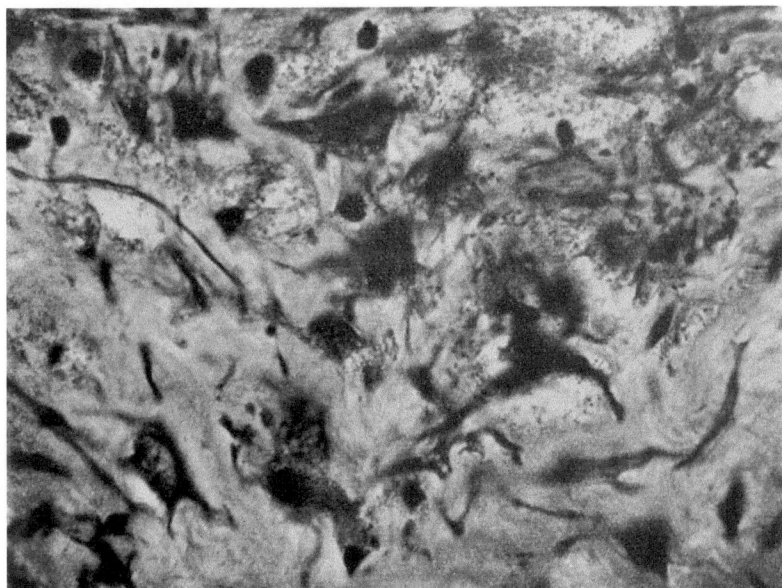

Abb. 87 [PH 280/48 (3013)]. Arteria carotis. Ultrabeschallte Versilberung nach GRATZL. Anhäufung destruierender Silberzellen in der Media des Gefäßes (Detail aus Abb. 81). (Optik Zeiß, Aufn.: K. SCHLUDERMANN, 18. VIII. 1949

(Abb. 89). Allenthalben zwischen diesen anscheinend auch zugrunde gehenden Muskel-bündeln eine interstitielle Hyalinisierung. Die feinsten Strukturen der vegetativen

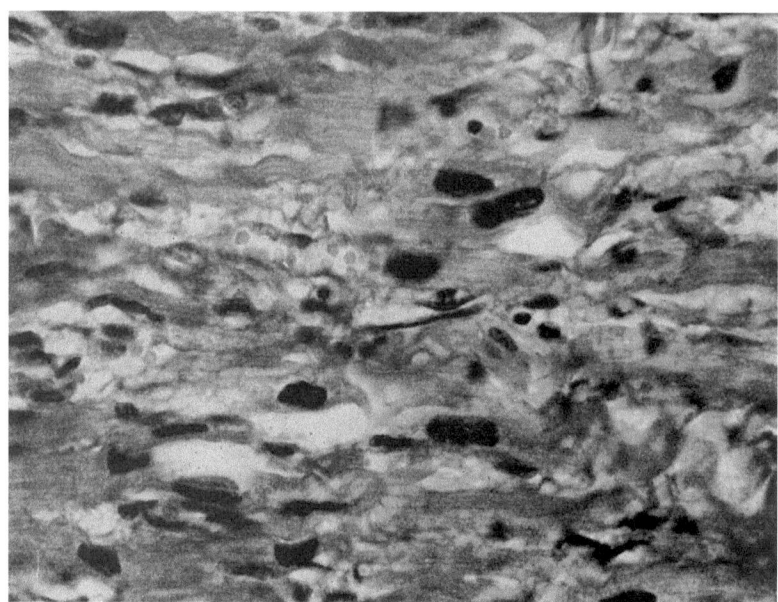

Abb. 88 (PH 1132). Wand des rechten Herzvorhofes. Haem.-Eos. Hydropische Degeneration der Muskelzellen. (Reichert Zetopan, 5 × 40 : 1, Grünfilter, Aufn.: W. KOVAC, 16. IV. 1956)

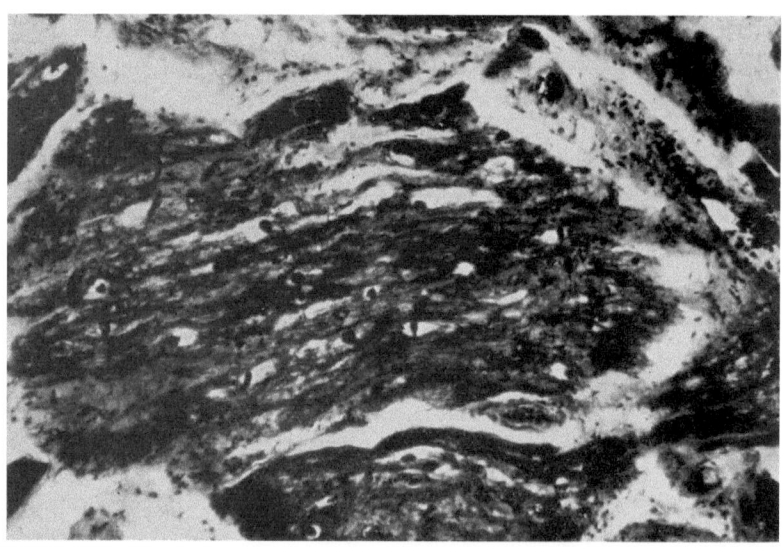

Abb. 89 (PH 3270). Wand des rechten Herzvorhofes. Ultrabeschallte Versilberung nach GRATZL. Gegenfärbung mit Haem.-Eos. Wie Abb. 83, im versilberten Schnitt. Zerfaserung und teilweise Quellung der geschädigten Muskelzellen. (Reichert Zetopan, 12 × 4 : 1, Grünfilter, Aufn.: W. KOVAC. 16. IV. 1956)

Endformation und sensible Fasern sind jedoch unversehrt erhalten (Abb. 90, 91). In Sudan-Präparaten ist keine fettige Entartung der Muskulatur auf-zudecken. Im Interstitium perivasculäre Rundzellinfiltrate und kleine Blutungen.

Die *Lymphdrüsen* o. B.

In der *Leber* eine zentrale Atrophie.

In der *Milz* stellenweise Sklerosierung des Pulpagewebes. Der lymphatische Apparat jedoch ohne Besonderheiten.

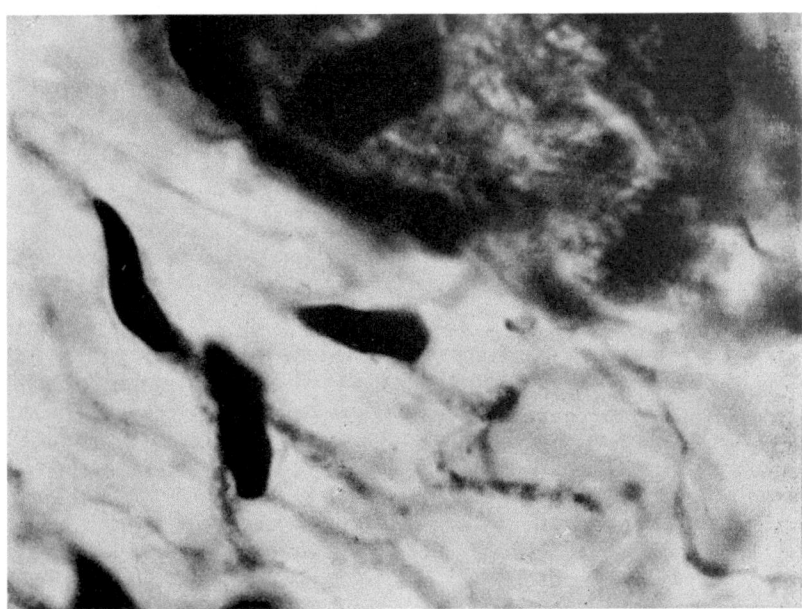

Abb. 90 (PH 1137). Wand des rechten Herzvorhofes. Versilberung nach JABONERO. Vegetative Endformationen zwischen den Muskelzellen. (Reichert Zetopan, 12 × 63 : 1, Grünfilter, Aufn.: W. KOVAC, 17. IV. 1956)

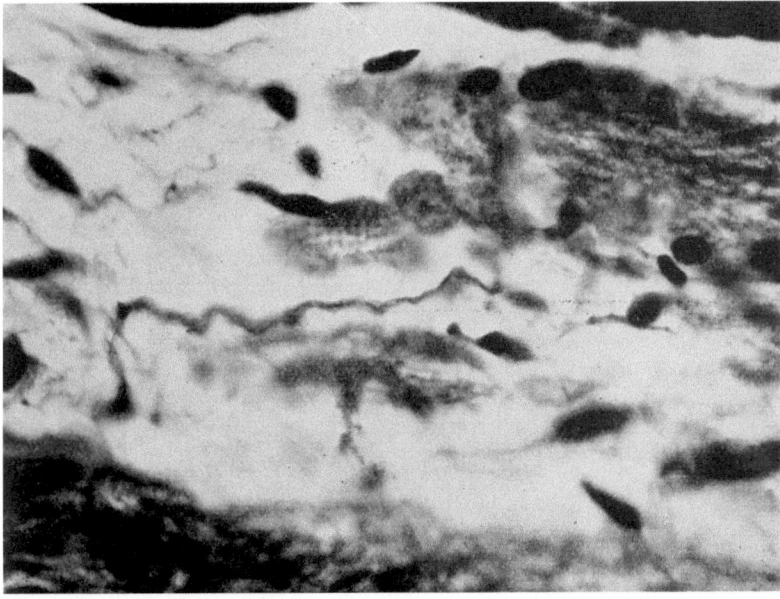

Abb. 91 (PH 1149). Wand des rechten Herzvorhofes. Versilberung nach JABONERO. Sensibler (?) Nerv und vegetative Endformationen neben hydropisch degenerierten Muskelzellen. (Reichert Zetopan, 12 × 40 : 1, Grünfilter, Aufn.: W. KOVAC, 17. IV. 1956)

In der *Niere* kleine oberflächliche arteriosklerotische Narbenfelder mit Glomerulus-schwielen und lymphatischen Infiltrationen. Leichte Epitheldesquamation ohne andere Besonderheiten.

Die *Magenschleimhaut* atrophisch.

In der *Appendix* eine Vermehrung des Neuralplexus in der Muscularis mucosae mit leichter Wucherung ins Schleimhautstroma.

Das *Beckenzellgewebe* o. B.

Epikrise: *Geringe, wie adenomatös-hyperplastische Reste einer meist lipoidfreien Nebennierenrindensubstanz, die ebenso wie das Nebennierenmark vielfach innerhalb lymphatischer Zellhaufen und kleiner Blutungen zugrunde geht. Im syncytial gebauten Markgewebe erweiterte Kapillaren in beginnender Sklerosierung. Neuralstrukturen in der Marksubstanz erhalten, an der Rindenmarkgrenze bis auf hyperplastische plumpe zerbröckelnde Fibrillen geschwunden. Allgemeine Fettsucht. Herzdilatation. Stauungsorgane. Lungenemphysem und Lungenödem. Gehirnödem, Hydrocephalus internus chronicus mittelmäßigen Grades. Prostatahypertrophie. Hypotonie.*

Verkleinerung der *Hypophyse* mit einer leichten Dedifferenzierung des Vorderlappens und Ausarbeitung nur weniger stark versilberter granulierter Beta-Zellen und karionomischer Hyperplasie von indifferentem Charakter. Eigentümliche, anscheinend sekretorische Veränderungen in Form von perivasculären, verdickten und stark versilberten Neuralstrukturen im *Nucleus infundibularis*, die vielfach beträchtlich geschwellt sind und körnig zerfallen. In den Ganglienzellen dieser Region stark versilberte paranucleäre Gebilde, welche allenthalben auf Kosten der zugrunde gehenden Ganglienzellen große Silberkugeln bilden. Ausgesprochene sklerosierende Atrophie des distalen Anteiles der *Pars infundibularis* des Hypophysenstieles mit Zugrundegehen der zarten Neuralgespinste um die Portalgefäße. Cranial jedoch Hyperplasie der Neuralstrukturen um die auch zerfallenden und versilberten Epithelien der Pars infundibularis, ohne darstellbare kolbenförmige Endigungen. Feine Neuralstrukturen nur an vereinzelten Grevingschen Inseln in den distalen Abschnitten der Adiuretinbahn. Diese von auffallend uniformem Charakter, zeigt stark versilberte, parallel verlaufende Axone, zwischen denen reichlich Herring-Körper nachweisbar sind. Letztere erinnern auch teilweise an zugrunde gehende Ganglienzellen. Die Versilberung im *Hypophysenhinterlappen* ebenfalls stark ausgeprägt, mit versilberten Pigmentschollen. Keine Neurotropie. Die Hyalinisierung der Pars infundibularis erstreckt sich auch auf die atrophische *Pars intermedia* und in geringem Maße auf die Neurohypophyse. In der *Adenohypophyse* Vorherrschen der Gamma-Zellen mit sekretgefüllter Follikelbildung. Große isolierte und vacuolisierte Beta-Zellen in die Lichtung dieser Follikel vorspringend. Starke Versilberung der Pinealzellkolben sowie der Sekretkugeln und verkalkter Sekretreiser in der *Epiphyse*. Indifferente *Kolloidstruma*. Inselhyperplasie im *Pancreas*. Atrophie des exkretorischen Parenchyms. Versilberte exkretorische Zellen einzeln und in größeren Herden als Vorstufen von Inselgewebe. Fortschreitende *Hodenatrophie. Cervicalganglien* zeigen Pigmentierung und teilweise Hyperargyrophilie der ganglionären Elemente mit mächtiger Fortsatzhyperplasie und vereinzelter Kugel- und Kolbenbildung. Vacuolenbildung möglicherweise als Ausdruck eines sekretorischen oder degenerativen Zustandes. Schwere hydropische, nicht fettige Herzmuskelschädigung vor allem des *rechten Vorhofes* mit teilweisem Verlust der Querstreifung. Hochgradige Intimasklerose der *Arteria carotis*. Zentrale *Leber*atrophie mit leichter zelliger Infiltration in den Periportalfeldern. Arteriosklerotische *Nieren*narben. Atrophie der *Magen*schleimhaut.

Besprechung

Wie wir bereits eingangs erwähnten, weisen die beiden Fälle trotz verschiedener endocriner Störungen im Infundibulum, im Infundibularstiel und im distalen Teil der Neurohypophyse (Hinterlappen) weitgehend kongruente Befunde auf. Diese Gleichheit betrifft vor allem den mangelnden Sekrettransport der Adiuretinbahn im Stielteil und den vollkommenen Mangel an GOMORIphilem Material im Hinterlappen. Allerdings findet man im zweiten Fall mit Nebennierenrindenatrophie streckenweise, wahrscheinlich als Residuen früherer sekretorischer Tätigkeit, versilberte HERRING-Körper, bisweilen von beträchtlicher Größe. Bei einem dieser Gebilde (Abb. 57) könnte eine zugrunde gehende Ganglienzelle vorliegen (HAGEN), während es sich bei allen anderen um Derivate aufgetriebener Axonendigungen (bulb-shaped nerve endings HANSTRÖMS) handelt. Im ersten Fall liegen Reste neurosekretorischen Materials noch in Form kleiner grauer, aber nicht mehr GOMORIphiler Schollen im Hinterlappen vor, beim zweiten Fall dagegen finden sich nur mehr silberpositive Pigmentablagerungen.

Im Nucleus paraventricularis und supraopticus (Fall 1) zeigen lediglich die sekretorischen Ganglienzellen des zweiten Kernes eine mäßige Neurosekretion. Worauf die Ganglienzellvakuolisierung zurückgeht, wissen wir nicht (Ausfall von Sekret oder Fettsubstanzen?). Leider unterblieb bei Fall 2 eine mikroskopische Untersuchung der übrigen sekretorischen Kerne des Zwischenhirns.

Weitere Analogien ergeben sich im Gebiet der Nuclei infundibulares, die durch auffällige, beim Menschen bisher nicht beschriebene Axonverplumpungen an Gefäßen charakterisiert sind. Diese Gegend erhält in unseren Fällen, da die Gefäße geradezu in ein „Gestrüpp" verdickter Axone eingebettet sind, ein ganz besonderes Gepräge. Die Mehrzahl der Ganglienzellen dieser Region ist klein und rund mit einem exzentrischen Kern und dürfte mit den von anderer Seite (CHRIST, SPATZ) hier beschriebenen Elementen identisch sein. Im Gegensatz zu den Befunden der genannten Autoren konnten wir in diesen Zellen reichlichst GOMORIphile Substanz neben versilberten Tröpfchen nachweisen. Große Ganglienzellen dieses Kernes zeigen nur in unserem ersten Fall sekretorische Axone, während bei der Nebennierenrindenatrophie jegliche sekretorische Tätigkeit fehlt.

In den bei beiden Fällen auffällig dünnen Hypophysenstielen findet sich eine aufsteigende GIESONpositive Sklerosierung der Pars infundibularis adenohypophyseos. Diese Veränderung ist bei der Nebennierenrindenatrophie so stark ausgeprägt, daß in der Sklerose nur mehr kleine indifferente Zellinseln erhalten sind und die Spezialgefäße teilweise nicht mehr zur Darstellung kommen. Auch die feinen, in manchen Fällen wie etwa beim Asthma bronchiale (CORONINI) überaus reichlichen Neuralfaserungen um diese Gefäße sind rarefiziert und teilweise verplumpt.

Eine Beurteilung der beiden beschriebenen Krankheitsbilder hätte, *wäre sie nur auf einzelne Organe beschränkt geblieben, ein vollkommen unrichtiges Bild des pathologischen Geschehens erbracht.* Das richtige Verständnis der tatsächlichen Krankheitsvorgänge wurde erst durch die histologisch gezielte, auf das vegetative Nervensystem und die Hormondrüsen ausgerichtete Durchuntersuchung gewonnen.

Bei der ersten Beobachtung erfolgte durch absolut nicht übermäßige Oestrogengaben ein einschneidender Stoß in das endokrine Gefüge, was eine leichte Feminisierung des Patienten zur Folge hatte. Die augenfälligste Äußerung hiefür ist die beträchtliche Gynäkomastie mit mächtiger aber nicht innervierter Kapillarneubildung um die Drüsengänge. Die Adenohypophyse, als übergeordnetes endokrines

Organ, verliert in diesem Prozeß die für das Alter charakteristischen vermehrten Beta-Zellen und zeigt durchwegs acidophile Zellstränge (Ähnlichkeit mit der Kastrationshypophyse Rössles). Vielleicht wirkte die Grundkrankheit auf diese adenohypophysäre Reaktion im Sinne Mosingers unterstützend, der bei Erkrankungen des RES Veränderungen im Vorderlappen fand. Basophile Elemente sind lediglich als invasive Zellen im Hinterlappen vorhanden; um sie herum findet sich ein hydropischer Gewebszerfall.

Als Reaktion des diencephalen Zentrums der Sexualfunktion (Spatz) zeigen sämtliche Zellen des Nucleus infundibularis *starke Sekretionserscheinungen, an denen sogar große Ganglienzellen rege teilnehmen.* Auch die gonadotrope Hormonbahn (zentrifugaler Weg Spatz') im Laruelle-Krückeschen Bündel ließ sich im Brustmark des ersten Falles ausgezeichnet darstellen.

In den endocrinen Drüsen manifestiert sich eine allgemeine Funktionssteigerung. Die Thyreoidea wird aktiver und zeigt Epithelproliferationen und papillomatöse Wucherungen. Das Pancreas weist eine deutliche Inselhyperplasie und eine größere insuläre Adenombildung auf, die auf eine Ausführungsgangatresie zurückgehen dürfte. Aus dem exokrinen Gewebe entstehen sowohl aus Einzelzellen als auch aus kleinen versilberten Läppchen laufend neue Inseln, die ihren Weg über A-Zellen nehmen. Möglicherweise handelt es sich um einen klinisch nicht diagnostizierten Glukagondiabetes (Ferner), der auch durch die stark cystische Pars intermedia der Hypophyse (Azzali) angezeigt wird. Ebenso dürfte die pflasterepitheliale Metaplasie auf einer inkretorischen Funktionssteigerung basieren. Die Nebenniere beteiligt sich ebenfalls an dieser endokrinen Aktivität mit einer mächtigen Neurotropie von Rindenzellen in die Marksubstanz (Feyrter) und ist auch in den zentralen Anteilen des Organs zu sehen.

Der Hoden, ein direkter Angriffspunkt der Hormontherapie (Selye) reagiert anscheinend nur gering auf die kleinen Dosen Oestrogen und hält eine mäßige, für einen 79jährigen Mann aber nicht gestörte Spermatogenese aufrecht.

Das vegetative Nervensystem ist schließlich in allen Organen gut darstellbar und beteiligt sich an dem Reizzustand der endokrinen Drüsen mit Neurombildungen in der Nebenniere und im Hoden. Wir möchten in diesem Zusammenhang auch auf die Resistenz der vegetativen Nerven hinweisen, die sogar im Infiltrat der Reticulose vielfach erhalten bleiben.

Die Zusammenhänge des zweiten Falles stellen sich vollkommen anders dar. Hier ist offenkundig die Nebenniere der Angriffspunkt der endokrinen Störung. Sie unterliegt einer cytotoxischen Schrumpfung (primäre Atrophie) im Sinne Friedmans mit knotig hyperplastischen Rindenresten und nicht sonderlich geschädigter Marksubstanz. Eine Umwandlung des außerhalb der Kapsel gelegenen Fettgewebes in „glanduläres Fettgewebe" (Friedman, Laqueur, Da Silva Horta) konnte nicht gefunden werden. Vielleicht läßt im Alter die Umwandlungsfähigkeit des Fettgewebes nach. Klinisch betrug die Krankheitsdauer lediglich fünf Tage. Da der pathologische Prozeß jedoch sicherlich seit längerer Zeit bestand, ist anzunehmen, daß die hyperplastischen Rindenareale, stimuliert durch höhere Zentren, das Leben des Trägers bis zum plötzlichen Zusammenbruch aufrechterhalten haben. Auch die mächtige neurale Hyperplasie mit Neurombildung an der Rindenmarkgrenze halten wir für den Ausdruck dieses frustranen Bemühens.

Trotz der vorhandenen Regenerate in der Adenohypophyse (Stimulierung der Nebennierenrinde) manifestiert sich auch in diesem Organ ein Schaden in Form von Verkleinerung und Sklerosierung. Diese Veränderung gipfelt im Übergreifen der Sklerose auf die Pars infundibularis adenohypophyseos mit fehlender Darstellbarkeit der benachbarten Gefäßschlingen.

Die übrigen endokrinen Organe sind von diesem ,,Nebennieren-Hypophysen-Geschehen" kaum betroffen. Die Schilddrüse befindet sich im Ruhezustand mit Stapelkolloid. Das Pancreas zeigt eine leichte Atrophie, die eher altersbedingt als pathologisch ist. Der Hoden weist eine dem Alter entsprechende mäßige Spermatogenese auf. Das periphere vegetative Nervensystem antwortet, außer in der Nebenniere natürlich, nur im Rahmen mäßiger Variationsbreiten auf die immerhin schweren zentralen Störungen.

Unter den Organen nimmt lediglich der Herzmuskel eine Sonderstellung ein, da sich hier eine eigenartige und ungewöhnliche Schädigung, wie wir sie vorher beschrieben und abbildeten, manifestiert. Ob diese auffällige Veränderung genetisch für die vorliegende Erkrankung verantwortlich zu machen ist oder ob diesem Herzmuskelschaden nur eine sekundäre Bedeutung zukommt, wissen wir nicht. Dies ist um so erklärlicher, als nur eine kurze klinische Beobachtung möglich und die Anamnese äußerst dürftig war.

Diese beiden von uns analysierten Fälle beweisen eindeutig, *daß es für syste-matische Untersuchungen, die Veränderungen des Diencephalon zum Inhalt haben, absolut nicht genügt, das Zwischenhirn-Hypophysen-System isoliert zu betrachten. Die Kenntnis pathologischer Geschehen ist nur durch die eben aufgezeigte umfängliche Untersuchung möglich und wird bei entsprechender Konsequenz zur Klärung noch vieler widersprechender Meinungen in der einschlägigen Literatur führen.*

Es bietet ja die pathologisch-anatomische Ganzheitsanalyse die *einzige Möglichkeit*, den intravitalen Krankheitsverlauf in seinen letzten Allgemein-manifestationen im Augenblick des Todes zu überblicken und von dieser dem Pathologen zugänglichen Statik Schlüsse auf die Korrelationen der Lebens-Dynamik des krankmachenden Vorganges zu ziehen. Nach von NEERGAARD hat aber: ,,*jedes Krankheitsgeschehen seine eigene Gesetzmäßigkeit und damit wird die Medizin aus einer angewandten Naturwissenschaft zu einer weitgehend selbstän-digen Wissenschaft, zu einer autonomen Heilkunde.*" In diesem Sinne wäre die naturgegebene Statik unserer Befunde der dynamischen Reaktionspathologie NEERGAARDS als deren offensichtliche Grundlage gegenüberzustellen.

Wir möchten zum Schluß den Herausgebern besonderen Dank sagen, daß sie es uns in so großzügiger Weise ermöglichten, an Hand des umfangreichen Bild-materials unsere Befunde zu erläutern. Wir glauben, daß neben dem Text die Bilder imstande sind, den Sachverhalt eindeutig darzutun und zu klären. Auch meinen wir, auf obige Feststellung zurückkommend, daß es weitaus wichtiger ist, zwei Fälle ganz durchzuuntersuchen, als etwa in 20 Fällen die hypothalamisch-hypophysäre Region allein zu berücksichtigen. Es würde uns sehr freuen, wenn unsere Anregungen einige Beachtung fänden, welche ja bereits durch die eingangs erwähnte Korrelations- oder Integrationspathologie von ROUSSY und MOSINGER schon vor 20 Jahren sowie später von MOSINGER allein bis heute ausgiebig und immer wieder erfolgten.

Zusammenfassung

Aus einer großen Serie von in fünfzehn Jahren klinisch und pathologisch-anatomisch untersuchten Fällen, vornehmlich im Hinblick auf die Beziehung von zentraler Neurosekretion und endokrinen Drüsen bei pathologischen Zuständen, werden zwei Fälle besprochen.

Beim ersten handelt es sich um eine infolge eines pathologisch nicht verifizier-baren Prostatacarcinom durch Oestrogendosierung verursachte Gynäkomastie mit generalisierter lymphoreticulärer Systemerkrankung, beim zweiten um eine genuine Nebennierenrindenatrophie mit Verkleinerung der Hypophyse.

Trotz verschiedenen Krankheitsbildes der beiden Fälle zeigen diese in zahlreichen Belangen ähnliche Veränderungen des neurosekretorisch-endokrinen Systems.

Solche Übereinstimmungen finden sich unter anderem im Bereich des N. para-ventricularis, des Infundibulum, der Schilddrüse und des Pancreas.

Die Befunde werden diskutiert und die unumgängliche Notwendigkeit der klinisch, pathologisch-anatomisch und histologisch gezielten Untersuchungen des gesamten Organismus für eine gewinnbringende Pathologie dieses Systems und seiner wechselseitigen Beziehungen im Sinne der korrelativen oder Integrations-Pathologie von Roussy und Mosinger aufgezeigt.

Riassunto

Tra la vasta casistica personale raccolta in circa 15 anni ed esaminata sia da punto di vista clinico che anatomopatologico, si è ritenuto opportuno presentare due osservazioni che si prestano ad interessanti considerazioni, specie se riferite alle correlazioni morfofunzionali tra fenomeni neurosecretori ed atteggiamento delle ghiandole endocrine.

Nel primo caso il quadro clinico era caratterizzato da una ginecomastia apparentemente riconducibile ad una medicazione da estrogeni, in un soggetto portatore di adenocarcinoma prostatico — non istologicamente accertato — e di un'affezione sistemica dell'apparato linforeticolare; il secondo caso era un'atrofia genuina delle surrenali.

Nonostante la profonda diversità dei quadri morbosi in ambedue i casi si sono potute rilevare evidenti analogie nell'atteggiamento morfofunzionale delle varie sezioni del sistema neuroendocrino, particolarmente chiare e marcate a livello di alcuni nuclei ipotalamici, come il paraventricolare, della regione infundibolare e di talune ghiandole endocrine (tiroide e pancreas).

Nel discutere questi rilievi viene fatta rilevare l'opportunità di ricerche ad indirizzo clinico ed anatomopatologico parallelamente coordinate e sistematicamente estese a tutto il sistema neuroendocrino, perchè sia possibile chiarirne — e non soltanto da un punto di vista dottrinale — le molteplici complesse correlazioni morfofunzionali.

Summary

From a long series of cases examined in 15 years from a clinical and anatomico-pathological point of view, and chosen especially with regard to the correlation of central neurosecretion and endocrine glands under pathological conditions, two cases are discussed:

The first is a gynaecomastia caused by oestrogen treatment for a pathologically not verifiable carcinoma of the prostate gland, in a case of generalized lymphoreticular systemic disease, the second a genuine adrenocortical atrophy.

Besides the different characteristics of the diseases, both cases show in numerous parts of the neurosecretory-endocrine system similar alterations.

These analogies are to be found in the sphere of the nucleus paraventricularis, of the infundibulum, of the thyroid gland and of the pancreas.

The data are discussed, and the absolute necessity of clinically, anatomico-pathologically and histologically researches on the whole organism is pointed out, for a profitable pathological study of this system and of its mutual connections.

Résumé

On discute ici deux cas choisis d'une longue série d'investigation d'un point de vue clinique et anatomopathologique pendant quinze années, en considérant surtout la corrélation de la neuro-sécrétion centrale et des glandes endocrines en des conditions pathologiques.

Dans le premier cas il s'agit d'une gynécomastie causée par un médication d'oestrogène, au cours du traitement d'un carcinome prostatique, non vérifié pathologiquement, d'un individu avec une maladie systémique lymphoréticulaire généralisée; dans le deuxième cas il s'agit d'une véritable atrophie cortico-surrénale.

Malgré la différente symptomatologie présentée par les deux cas, ils montrèrent des analogies du système neurosécrétoire-endocrinien.

Ces analogies se trouvaient, parmi les autres, dans le noyau paraventriculaire, dans l'infundibulum, dans la glande thyroïde et dans le pancréas.

On discute ces observations, et on fait remarquer la nécessité absolue de recherches cliniques, anatomopathologiques, et histologiques dans l'organisme entier, pour une étude pathologique profitable de ce système et de ses corrélations multiples.

Literaturverzeichnis

Butturini, U. e G. Azzali: Il sistema diencefalo-ipofisario nel diabete sperimentale da allossana e da ditizone. Giorn. Clin. Med. **35**, 1119 (1954).

Champy, C., R. Coujard et Ch. Coujard-Champy: L'innervation sympathique des glandes. Acta Anat., Basel 1, 233 (1945).

CHRIST, J.: Über den Nucleus infundibularis beim erwachsenen Menschen. Acta Neuroveg. 3, 267 (1952).

CORONINI, C.: Über Veränderungen des vegetativen Nervensystems bei verschiedenen Erkrankungen. Vortrag, gehalten in der Vereinigung der Wiener pathologischen Anatomen am 21. XII. 1948.

CORONINI, C. und J. SMEREKER: Über Neurosekretion. Vortrag, gehalten in der Gesellschaft zur Erforschung des vegetativen Systems in Wien am 19. V. 1953.

ERÄNKÖ, O.: Distribution of fluorescing islet, adrenaline and noradrenaline in the adrenal medulla of the Cat. Acta Endocrin. 18, 180 (1955).

— Histochemistry of noradrenaline in the adrenal medulla of Rats and Mice. Endocrinology 57, 363 (1955).

FERNER, H.: A- und B-Zellen in den Inseln des Pancreas. Mikroskopie 6, 1—2 (1951).

FEYRTER, F.: Über eine eigenartige Geschwulstform des Nervengewebes im menschlichen Verdauungsschlauch. Virchows Arch. 295, 480 (1935).

— Über Neurome und Neurofibromatose nach Untersuchungen am menschlichen Magen-Darm-Schlauch. Wien: W. Maudrich. 1948.

FRIEDMAN, N. B.: The pathology of the adrenal gland in Addison's disease with special reference to adrenocortical contraction. Endocrinology 42, 181 (1948).

HAGEN, E.: Über die feinere Histologie einiger Abschnitte des Zwischenhirns und der Neurohypophyse. Acta Anat. 25 (1955).

HANSTRÖM, B.: The pituitary in some South-American and Oriental Mammals. Lund Univ. Årsskr., N. F., Avd. 2, 46, No. 3, 1—20 (1950).

— The hypophysis in some South-African Insectivora, Carnivora. Hyracoidea, Proboscidea, Artiodactyla, and Primates. Ark. Zool. (Stockholm) 4, 187—294 (1952).

— The hypophysis in a Wallaby, two Tree-shrews, a Marmoset, and an Orang-utan. Ark. Zool. (Stockholm) 6, 97—154 (1953).

HILLARP, NILS-AKE und B. HÖKFELT: Cytological demonstration of noradrenaline in the suprarenal medulla under conditions of varied secretory activity. Endocrinology 55, 255 (1954).

— Histochemical demonstration of noradrenaline and adrenaline in the adrenal medulla. J. Histochem. Cytochem. 3, 1 (1955).

LAQUEUR, G. L. and M. B. HARRISON: Glandular adipose tissue associated with cytotoxic suprarenal contraction and diabetes mellitus. Amer. J. Path. 27, 231 (1951).

MOSINGER, M.: Médecine et Chirurgie Pathogéniques. Cancer. Paris: Masson. 1952.

— Neuro-Endocrinologie et Neuro-Ergonologie. Paris: Masson. Coimbra: Editora Limitada. 1954.

NEERGAARD, K. VON: Dynamische Reaktionspathologie. Basel: Schwabe. 1946.

RABL, R.: Beitrag zur Pathologie der Neurosekretion im Hypothalamus-Hypophysensystem. Virchows Arch. 326, 226 (1954).

RÖSSLE, R.: Das Verhalten der menschlichen Hypophyse nach Kastration. Virchows Arch. 216, 248 (1914).

ROUSSY, G. et M. MOSINGER: Traité de Neuro-Endocrinologie. Paris: Masson. 1946.

SELYE, H.: Textbook of endocrinology. Acta. endocrin. inc. Montreal 1949.

DA SILVA HORTA, J.: Doença de Addison nao provocada por tuberculose das cápsulas supra-renais. Gazeta méd. portug. 7, 337 (1954).

SMEREKER, J.: Ist das multiple Plasmocytom eine primäre Eiweißstoffwechselstörung? Gastroenterologia 75, 238 (1949/50).

— Neurosekretion und Plasmocytom. Verh. deutsch. Ges. Path. 34. Tagg. 172. Wiesbaden. 1950.

— Sekretdrüsenveränderungen bei Plasmocytom. Virchows Arch. 319, 72 (1950).

— Veränderungen im Hypothalamus bei multiplem Plasmocytom. Acta Neuroveg. 3, 102 (1951).

SPATZ, H.: Neues über die Verknüpfung von Hypophyse und Hypothalamus mit besonderer Berücksichtigung der Regulation sexueller Leistungen. Acta Neuroveg. 3, 5 (1951).

STURM, A.: Über Zwischenhirn-Schilddrüsen-Korrelationen. Vortrag, gehalten in der Gesellschaft zur Erforschung des vegetativen Systems in Wien am 24. IV. 1956

Prof. Dr. C. CORONINI, Dr. W. KOVAC, Dr. J. SMEREKER, Experimentell pathohistologische Abteilung des Hygiene-Institutes der Universität Wien, *Wien* IX, Kinderspitalgasse 15, Österreich.

Disputatio

F. Kiss (Budapest): Nach den Vortragenden handelt es sich beim zweiten Fall um eine genuine Nebennierenrindenatrophie.

Meine Untersuchungen bestätigen die Angaben von Apathy, Boeke und Stöhr jun., die individuelle Innervation aller Zellen betreffend. Diese Innervation steht — nach unserer heutigen Auffassung — in erster Linie mit der speziellen Funktion der Zellen in Verbindung. Man spricht aber oft von einer trophischen Innervation, vielleicht richtiger ausgedrückt, vom trophischen Effekt der Nerven.

Wir wissen auch, daß die neurovasculären Einrichtungen und Regulationen für alle Organfunktionen unentbehrlich sind.

Ich frage die Vortragenden, was die dominante Störung in Ihrem Falle war: die trophische, die neurovasculäre oder ein anderes Moment?

C. Coronini (Wien): Ich bin nicht der Meinung, daß es sich bei dem erwähnten Fall um eine besondere Reaktion des vasculären Komplexes handelt, sondern um eine allgemeine Störung der Hormondrüsen, wie wir dies eben herauszuarbeiten versuchten. Ich möchte auch dazu sagen, daß diese hormonellen Disfunktionen in andere übergehen, doch ist die richtunggebende Genese bei den beiden Fällen verschieden; das Zentrum antwortet jedoch in ähnlicher oder weitgehend übereinstimmender Weise.

Wir sind nicht darauf eingegangen, ob die Innervation des vegetativen Systems jede einzelne Stelle trifft oder nicht, da wir die schöne Konzeption von Herrn Jabonero als gegeben ansehen möchten.

M. Mosinger (Coimbre-Marseille): J'ai été vivement intéressé par la communication de Madame Coronini et de ses collaborateurs Kovac et Smereker. Je pense effectivement comme eux qu'il faut faire dans tous les cas de troubles neuro-endocriniens une étude complète de toutes les réactions nerveuses endocriniennes et viscérales. C'est de cette manière que les pathologistes peuvent apporter une contribution essentielle à la pathologie corrélative et faire comprendre que dans tout processus pathologique le système neuro-endocrinien réagit dans son ensemble. A cet égard la communication de Madame Coronini et de ses collaborateurs constitue un modèle de recherche anatomo-pathologique.

VI. PATHOLOGIA EXPERIMENTALIS

Quelques aspects du contrôle hypothalamique de la fonction gonadotrope de la préhypophyse

Par

I. Assenmacher et J. Benoit

Avec 22 Figures

Introduction

Lorsqu'en 1925 Greving et Pines décrivirent des faisceaux nerveux hypo-thalamo-hypophysaires, on put croire que cette découverte n'intéressait que la neurohypophyse. Depuis lors d'autres faits nouveaux ont révélé que l'adéno-hypophyse elle-même faisait partie intégrante d'une entité anatomo-fonctionnelle plus vaste : le complexe hypothalamo-hypophysaire : ce sont, en 1930, la découverte par Popa et Fielding du système porte hypophysaire, en 1937 la description du courant "descendant" dans ce système sanguin par Wislocki, en 1947 la démonstration par Green et Harris de l'étroite imbrication du réseau capillaire primaire du système porte hypophysaire avec des fibres nerveuses hypothala-miques au niveau de l'éminence médiane de la neurohypophyse. Ces derniers auteurs ont développé à partir de ces constatations morphologiques et de nom-breux faits expérimentaux plaidant dans le même sens la théorie du contrôle neuro-humoral du fonctionnement préhypophysaire par l'hypothalamus. Cette explication avait déjà été proposée par Hinsey et Markee (1933), Taubenhaus et Soskin (1941), sans être toutefois étayée à l'époque par les faits anatomiques hautement suggestifs décrits par Green et Harris. Depuis lors, de nombreux faits, morphologiques et expérimentaux, sont venus renforcer les arguments favorables à la théorie neuro-humorale, qui est admise aujourd'hui par une grande partie de ceux que préoccupent les relations hypothalamo-hypophysaires. Nous avons récemment confronté dans une revue d'ensemble cette théorie avec celle d'un contrôle hypothalamique purement nerveux du fonctionnement préhypophysaire (J. Benoit et I. Assenmacher 1955) et d'autres que nous l'ont fait dans des ouvrages détaillés (Bargmann 1954, Mosinger 1954, E. et B. Scharrer 1954a, Harris 1955). Il semble bien que l'on puisse admettre, comme le veut la théorie neuro-humorale, la réalité d'un passage d'une ou de plusieurs substances "préhypophysotropes" d'origine hypothalamique dans la circulation porte hypophysaire au niveau des connexions neurovasculaires étroites, observées dans l'éminence médiane de la neurohypophyse. Mais deux problèmes très importants restent encore largement ouverts : quelle est d'une part la nature chimique de l'hormone locale, de ce médiateur hypothalamo-préhypophysaire ? Quels sont par ailleurs dans l'hypothalamus le ou les "centres" responsables du fonctionnement préhypophysaire ? On en est encore au stade du "groupage" des faits d'observation et des hypothèses de travail. C'est dans cet esprit que nous évoquons ici quelques faits morphologiques et expérimentaux que nous avons observés chez le Canard domestique (Anas platyrhynchos).

Observations

A. Zones de contacts neuro-vasculaires de l'éminence médiane[1]

Le système porte hypophysaire est constitué, chez le Canard, par deux douzaines environ de veines portes, reliant le "réseau capillaire primaire", réseau capillaire sous-tubéral très dense et étendu, situé sous la lame tubérale et au contact même de l'éminence médiane et des éminences latérales, au "réseau capillaire secondaire", formé par les capillaires sinusoïdes de la pars distalis (Fig. 1). Les veines portes elles-mêmes sont entourées de cordons tubéraux et de quelques travées conjonctives, le tout formant un élément anatomique bien

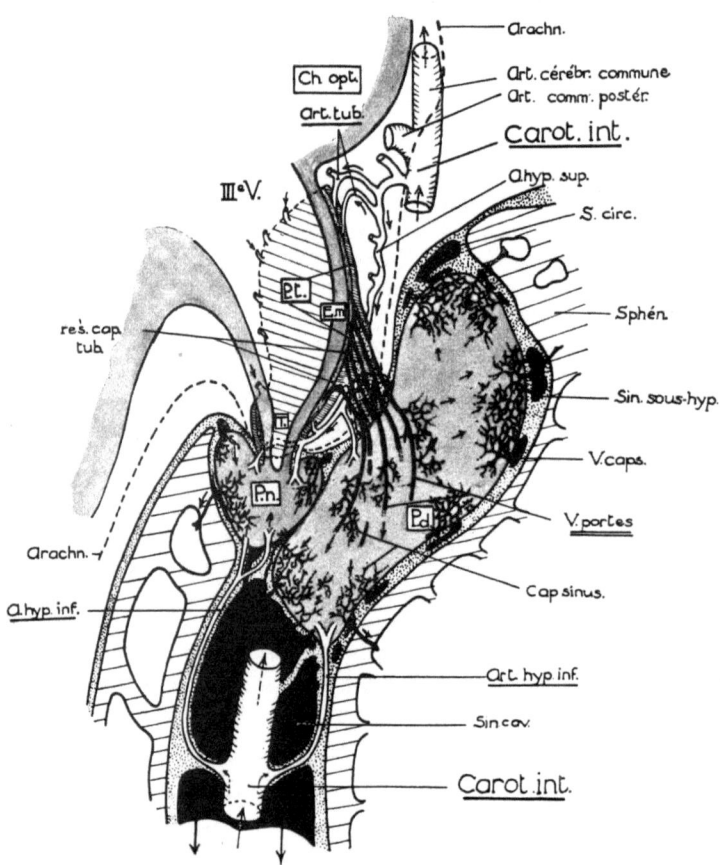

Fig. 1. Représentation semi-schématique de la vascularisation de l'hypophyse du Canard en coupe sagittale. Termes encadrés: *Ch. opt.*, chiasma optique; *P. t.*, pars tuberalis; *E. m.*, éminence médiane; *T.*, tige infundibulaire; *P. n.*, pars nervosa; *P. d.*, pars distalis (lobe glandulaire de l'hypophyse ou préhypophyse). Termes en abrégé, de haut en bas, à droite, puis à gauche: Arachnoïde. Artère cérébrale commune. Artère communicante postérieure. Carotide interne. Artère hypophysaire supérieure. Sinus circulaire. Sphénoïde. Sinus sous-hypophysaire. Veine capsulaire. Veines portes. Capillaires sinusoïdes. Artère hypophysaire inférieure. Sinus caverneux. Carotide interne. Artères tubérales. IIIe ventricule. Réseau capillaire sous-tubéral. Arachnoïde. Artère hypophysaire inférieure.
La vascularisation du lobe glandulaire est essentiellement assurée par des veines portes qui proviennent du réseau capillaire situé à la partie profonde de la pars tuberalis, à la surface de l'éminence médiane. Ce réseau capillaire est lui-même alimenté par des artérioles tubérales, branches de la carotide interne.
(Gr.: × 13 envir.) (Benoit et Assenmacher 1951 a, p. 30)

[1] Benoit et Assenmacher 1951 a, b, c, d; 1953.

délimité, le "tractus porto-tubéral", long de 250 à 300 μ et dont la section, ellip-
tique, présente un grand axe antéro-postérieur de 200 μ et un petit axe transversal
de 150 μ. Le tractus porto-tubéral est nettement séparé de la tige infundibulaire —
fait spécial aux Oiseaux et dont l'importance est grande en matière d'expérimentation —, par une expansion des espaces sous-arachnoïdiens, de 2 mm. environ.

Le système porte hypophysaire constitue chez le Canard pratiquement le
seul apport sanguin pour la pars distalis. Chez un certain nombre de sujets dont
nous avons étudié la région hypothalamo-hypophysaire en coupes sériées, la
pars distalis ne recevait aucun apport artériel. Chez d'autres sujets, quelques
rares et frêles artérioles, branches des artères hypophysaires supérieures ou
inférieures, arrivaient à la pars distalis par le hile ou par le pôle postéro-inférieur.
Encore s'épuisaient-elles fréquemment dans la capsule conjonctive péri-hypo-
physaire. Bref l'apport sanguin est assuré par un important système porte auquel
s'ajoutent ou non quelques faibles éléments artériolaires. Deux conclusions
s'imposent en face d'un tel dispositif: 1. une certitude: le sens du courant dans le
système porte hypophysaire ne fait aucun doute: il *"descend"* de l'éminence
médiane vers la pars distalis. 2. un

problème: tous les systèmes portes vasculaires de l'organisme ont
un rôle physiologique très important: ils transportent sur de
faibles parcours des substances
biochimiques particulières. Quel
peut être le rôle du système porte
hypophysaire, qui ne relie, lui,
ni un viscère à un autre, ni deux
régions d'un même viscère, mais
qui entre successivement en contact avec des éléments nerveux,
puis avec un parenchyme glandulaire ?

En fait, les éléments nerveux
que touche le système porte hypophysaire sont très particuliers.
Située entre le tuber en haut,
dont la sépare le sillon infundibulaire, et la tige infundibulaire
en bas, dans laquelle elle se continue sans délimitation nette,
l'éminence médiane représente la
portion supérieure de la neuro-
hypophyse. Creusée par le recessus
infundibulaire, l'éminence médiane proprement dite saille fortement, en avant tandis que des
deux côtés de cette saillie médiane
se dessinent deux autres proémi-
nences: les éminences latérales,

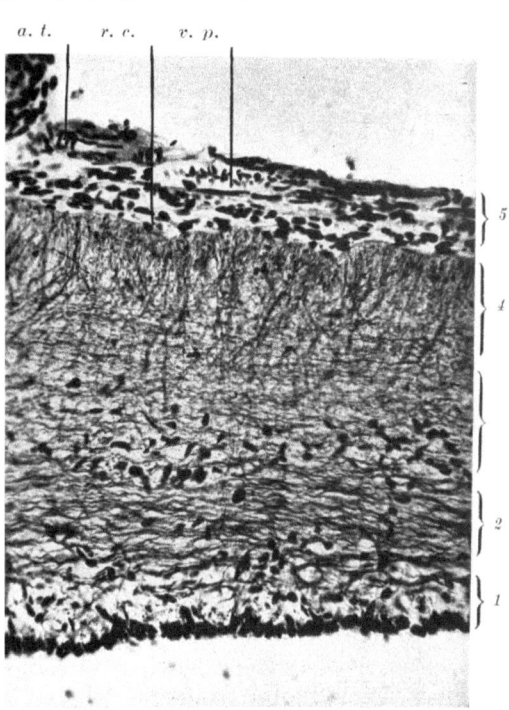

Fig. 2. Coupe sagittale de l'éminence médiane du Canard.
1: épithélium épendymaire; *2:* couche interne (fibres
épaisses) du faisceau hypothalamo-hypophysaire; *3:* couche externe (fibres fines) du même faisceau; *4:* couche
"glandulaire" ou couche des anses nerveuses; *5:* lame
tubérale (pars tuberalis); *r. c.*, réseau capillaire primaire; *a. t.*, artériole tubérale; *v. p.*, veine porte (Bo-
DIAN, 320 diam.)

très marquées chez les Oiseaux. Ces diverses saillies forment ensemble l'éminence
médiane au sens large du terme. L'éminence médiane contient, de la profondeur
à la surface (Fig. 2) des éléments cellulaires: cellules épendymaires tapissant le recessus épendymaire, et éléments neuronaux du noyau infundibulaire dans la portion

supérieure, rétrochiasmatique, de l'éminence médiane. Puis viennent : une couche de fibres assez épaisses, qui se rendent à la posthypophyse, une couche de fibres plus fines (plexus superficiel de l'éminence médiane) et enfin la couche superficielle appelée "couche glandulaire" (Wingstrand 1951) en raison de la présence de gouttelettes de "colloïde" dans toute son étendue. Le tout est recouvert par le réseau capillaire primaire du système porte, comme nous l'avons vu. Toutes les couches de fibres sont traversées radiairement par les prolongements des épendymocytes qui viennent se terminer en pieds évasés à la surface de l'éminence médiane. La "couche glandulaire" qui nous intéresse particulièrement en raison de son contact avec le système porte vasculaire se révèle, après imprégnation argentique, riche en fibres nerveuses très fines dérivées soit du plexus superficiel sous-jacent, soit de la couche de fibres épaisses du faisceau hypothalamo-hypophysaire, soit enfin de la région infundibulo-tubérienne. Parmi ces fines fibres nerveuses on distingue dans certaines régions de la couche glandulaire d'innombrables "anses nerveuses", délicates fibres venant se recourber en épingles à cheveux à la surface de l'éminence médiane, juste au-dessous du réseau capillaire sous-tubéral (Fig. 3).

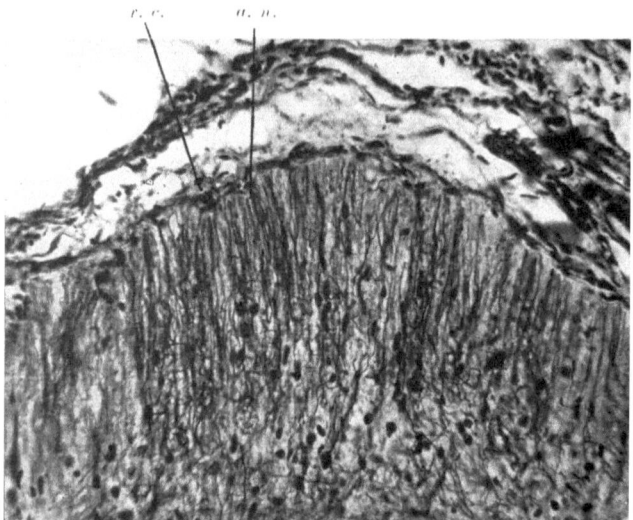

Fig. 3. Couche superficielle de l'éminence médiane du Canard (Bodian, 370 diam.) au niveau de la "zone spéciale" dite "des anses nerveuses". Des fibres nerveuses viennent se recourber "en anses" (a. n.) à la surface de l'éminence, juste au-dessous du réseau capillaire (r. c.) du système porte hypophysaire

Cette "zone des anses", plus ou moins étendue selon les Oiseaux, couvre, chez le Canard, la plus grande partie des "éminences latérales" et de l'éminence médiane. Seule la partie la plus basse de l'éminence médiane, ainsi que la paroi postérieure du recessus infundibulaire en sont pratiquement dépourvues, de même d'ailleurs que la tige infundibulaire. Cette juxtaposition neuro-vasculaire si particulière suggère assurément la possibilité d'une articulation physiologique neuro-humorale à ce niveau, comme le suggèrent les "flocules vasculaires" des Mammifères, issus du réseau capillaire primaire du système porte et dirigés vers les fibres les plus fines du faisceau hypothalamo-hypophysaire. Que ce soient des fibres nerveuses venant à l'encontre du réseau capillaire ou des boucles capillaires plongeant dans l'intimité des structures nerveuses, le contact neurovasculaire est constant dans l'éminence médiane chez les Oiseaux comme chez les Mammifères. C'est là un premier argument en faveur de la théorie neurohumorale.

B. Greffes hypophysaires et conditionnement génital

Après hypophysectomie, en l'absence d'une thérapeutique substitutive, les Canards se maintiennent en équilibre pendant quelque temps, puis leur poids décline et ils meurent cachectiques en général 3 ou 4 semaines après l'intervention.

Nous avons pu assurer une survie prolongée par des greffes hypophysaires : autogreffes dans la chambre antérieure de l'œil ou dans les muscles du cou, greffes bréphoplastiques selon la technique de R. M. MAY, émanant de canetons nouveau-nés et implantés 2 mois environ avant l'hypophysectomie dans la chambre antérieure de l'œil ou dans les muscles du cou. Tous les sujets étaient d'un poids égal ou supérieur à leur poids initial lorsqu'ils furent sacrifiés 2 mois ½, 3 mois ½ et 6 mois après l'intervention, en pleine santé apparente. Une période d'éclairement artificiel avait pré-

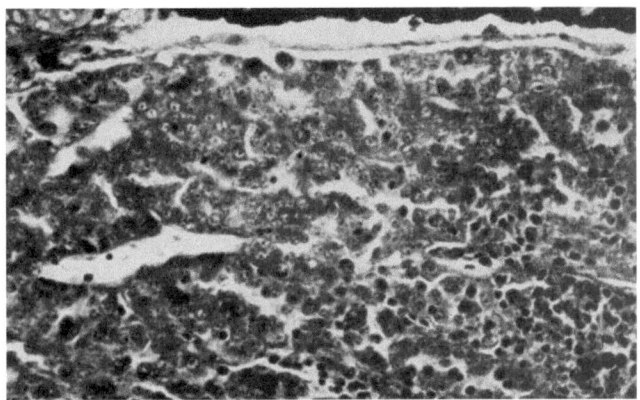

cédé l'autopsie. Du point de vue qui nous intéresse ici les constatations furent les suivantes :

Fig. 4. Greffe hypophysaire bréphoplastique intra-oculaire. 4 mois ½ après la greffe et 2 mois ½ après hypophysectomie de l'animal porte-greffe F 1363 (Col. MASSON, 420 diam.)

Les sujets dont la selle turcique contenait un reliquat hypophysaire important, bien vascularisé et bien différencié, ont présenté à l'autopsie des testicules en plein développement sexuel, comme ceux des sujets témoins placés dans les mêmes conditions d'éclairement.

Les sujets dont la selle turcique ne contenait qu'un reliquat petit ou nul, peu vascularisé et dédifférencié, mais dont la greffe hypophysaire intra-oculaire ou intra-musculaire était bien vascularisée et histologiquement bien vivante (Fig. 4), n'ont présenté aucun développement testiculaire, ni séminal ni interstitiel, malgré l'excitation lumineuse (Fig. 5) (poids

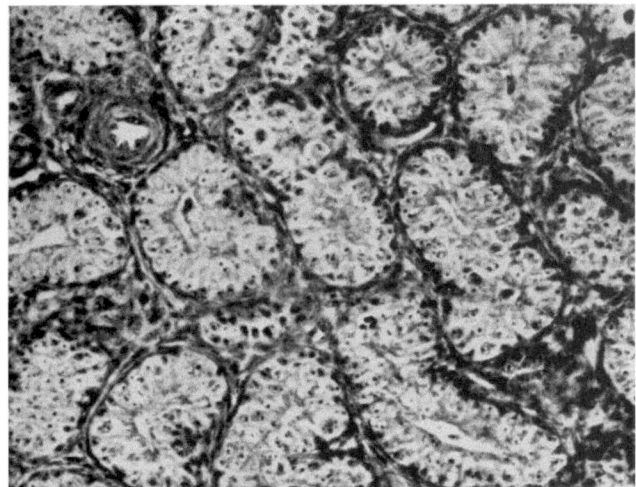

Fig. 5. Testicule du sujet précédent, 1363, greffé d'hypophyse et hypophysectomisé. Repos des tubes sexuels et des cellules interstitielles de LEYDIG (440 diam.) (poids des 2 testicules : 0,41 gr.)

des testicules inférieur à 0,50 gr.). Les greffons de ces animaux ne contenaient que peu de cellules basophiles. *Il semble donc que ces greffons, dépourvus de leur vascularisation porte spéciale, peuvent se maintenir en vie grâce à une revascularisation banale et assurer la survie et le développement somatique des animaux porte-greffes. Mais ils sont incapables d'assurer le maintien ou le développement génital.* Tout se passe donc comme si c'était la qualité du sang irrigant les greffons et non pas sa quantité qui soit incapable de maintenir et d'inciter l'activité de leurs cellules gonadotropes. C'est là un nouvel argument en faveur de la théorie neuro-humorale. Ces résultats concordent avec ceux obtenus en général dans d'autres espèces (cf. discussion à ce sujet dans: BENOIT et ASSENMACHER 1955), à l'exception de ceux relatés par R. M. MAY (1935, 1937) qui observa le maintien de la succession régulière des cycles œstriens et même la grossesse chez des rates hypophysectomisées porteuses d'une greffe bréphoplastique intra-oculaire. Ces greffons étaient-ils au contact d'éléments rétiniens et des substances diencéphaliques ont-elles pu leur parvenir par les nerfs optiques? Seules des greffes hypophysaires placées au contact même de l'éminence médiane peuvent maintenir leur fonctionnement gonadotrope normal, les veines portes hypophysaires pouvant dans ces conditions se régénérer et apporter aux greffons le sang spécial qui a circulé dans le réseau capillaire "primaire" (HARRIS et JACOBSOHN 1952).

C. Neurosécrétion hypothalamo-hypophysaire

L'introduction par BARGMANN (1949) de la technique de coloration par la chrome-hématoxyline-phloxine (CHP) dans l'étude de la neurosécrétion. — cette propriété surprenante de certaines cellules nerveuses étudiée en détail depuis près de 30 ans par E. et B. SCHARRER et leurs collaborateurs. — est à l'origine de découvertes fort importantes, surtout en ce qui concerne la physiologie de la pars nervosa. Nous avons nous-mêmes utilisé cette coloration ainsi que celle à l'aldéhyde-fuchsine (AF) de GOMORI, pour étudier l'éminence médiane puis l'hypothalamus du Canard (BENOIT et ASSENMACHER, 1951, 1953).

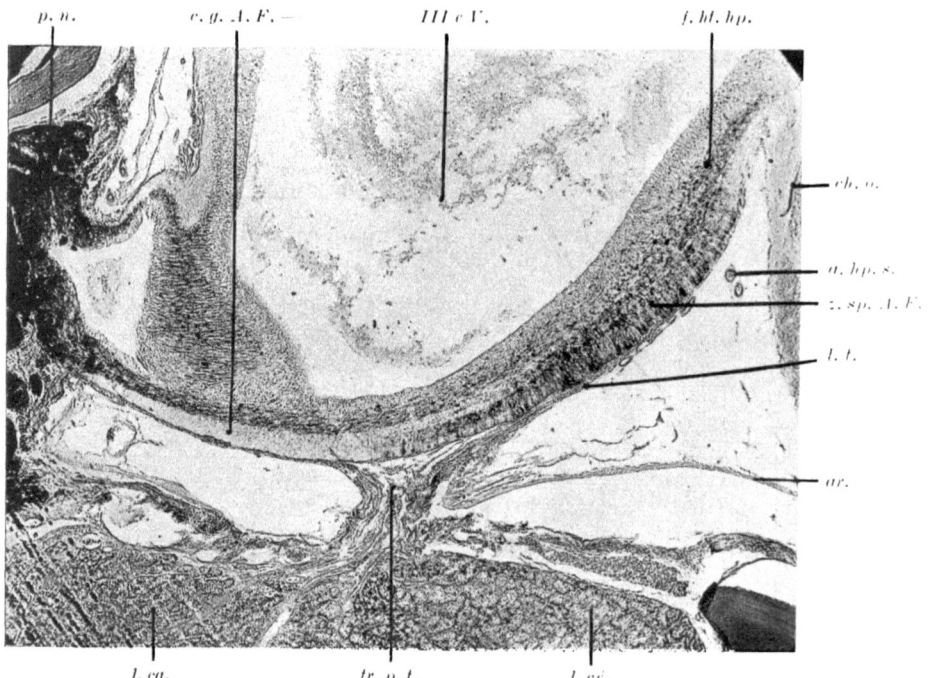

Fig. 6. Coupe sagittale de l'éminence médiane et de l'hypophyse d'un Canard. (BOUIN. Aldéhyde-fuchsine. 40 diam.)
l. cé., lobe céphalique et l. ca.. lobe caudal de la pars distalis: p. n.., pars nervosa: c. g. .1. F. −. couche glandulaire AF négative de l'éminence médiane: IIIe V.. IIIe ventricule: f. ht. hp.. faisceau hypothalamo-hypophysaire: ch. o.. chiasma optique: a. hp. s.. branche de l'artère hypophysaire supérieure: z. sp. .1. F. −. zone spéciale AF positive de la couche glandulaire de l'éminence médiane: l. t.. lame tubérale: ar.. arachnoïde: tr. p. t.. tractus porto-tubéral

La neurohypophyse du Canard, de même que celle de toutes les espèces d'Oiseaux, est très riche en neurosécrétat CHP et AF positif. Les fibres du faisceau hypothalamo-hypophysaire et la pars nervosa elle-même sont farcies de granulations neurosécrétoires de diamètre très variable qui s'agrègent souvent dans cette portion du complexe hypothalamo-hypophysaire en amas volumineux, amas granulaires plus ou moins denses ou flaques uniformément colorées. Ces agrégats neurosécrétoires sont de plus en plus fréquents à mesure que l'on se rapproche de la pars nervosa. Dans la pars nervosa elle-même, la densité en granulations neurosécrétoires est particulièrement grande autour des capillaires. Ces faits ont été décrits dans toutes les classes des Vertébrés. Au niveau de la tige et de la portion inférieure de l'éminence médiane du Canard, la "zone glandulaire". la plus superficielle, ne contient pratiquement pas de neurosécrétat CHP et AF positif. Par contre la portion supérieure de l'éminence médiane (allant de sa limite supérieure au milieu de la zone de départ du tractus porto-tubéral). et la plus grande partie des éminences latérales contiennent des granulations neurosécrétoires CHP et AF positives en très grand nombre, au niveau de la couche glandulaire (Fig. 6). Dans toute cette vaste région, qui correspond précisément à la "zone des anses nerveuses" que nous avons décrite plus haut, on trouve de la neurosécrétion AF positive dans les 3 couches de fibres nerveuses: couche profonde des fibres épaisses hypothalamo-hypophysaires, plexus superficiel de l'éminence médiane et couche des anses nerveuses (Fig. 7).

Les fibres nerveuses elles-mêmes n'étant pas colorées par les constituants de la CHP ou de l'AF, leur trajet n'apparaît en général que sous

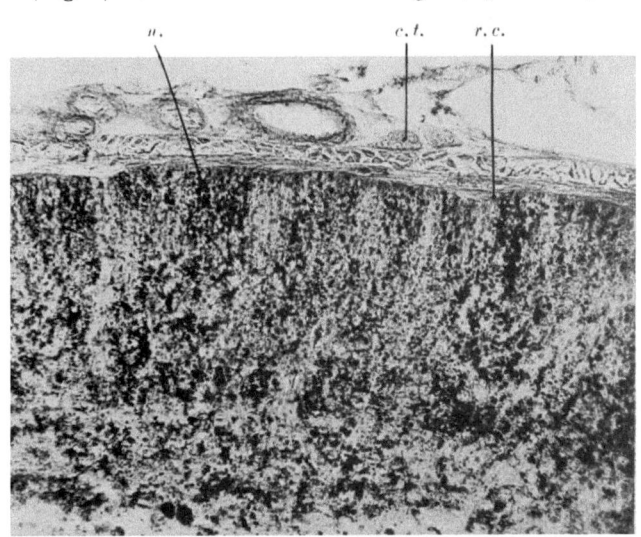

Fig. 7. Zone spéciale, riche en grains de neurosécrétion (*n.*) de la "couche glandulaire" de l'éminence médiane (BOUIN. Fuchsine paraldéhyde, 360 diam.). *c. t.*: cordon tubéral; *r. c.*: réseau capillaire primaire du système porte hypophysaire

forme de chainettes de grains plus ou moins épais. Il n'est pas possible dans ces conditions de voir des "anses nerveuses" CHP ou AF positives. Cependant les chapelets de granulations neurosécrétoires ont toujours l'orientation radiaire, perpendiculaire à la surface de l'éminence médiane des anses nerveuses. Et comme ces chainettes neurosécrétoires ne se trouvent que dans la "zone spéciale" de la couche glandulaire où foisonnent les anses nerveuses, il apparaît comme très probable que celles-ci sont bien le support de celles-là. Or les "anses nerveuses" viennent affleurer, nous l'avons vu, la surface de l'éminence médiane, tout contre le réseau capillaire primaire du système porte hypophysaire. Fait remarquable, c'est bien en bordure de l'éminence médiane, au contact même des capillaires du système porte, que l'accumulation de neurosécrétat CHP et AF positif est la plus importante. Dans certains cas de pléthore du système neurosécrétoire, cette zone spéciale de la couche glandulaire "zone des anses" ou "zone à neurosécrétion AF positive" atteint une telle richesse en granulations de toutes dimensions, y compris de volumineux agrégats granulaires et de grandes flaques ou "corps de Herring". que la bordure de l'éminence médiane est dans ces régions aussi bleue que celle des lobules de la pars nervosa.

De toutes manières, l'analogie entre la pars nervosa et cette région de la couche glandulaire est frappante: présence, à côté d'éléments névrogliques. d'innombrables fibres nerveuses et d'une grande accumulation de grains neuro-sécrétoires au contact même de capillaires sanguins. *Quand on pense que ce contact entre des fibres neurosécrétoires et des capillaires sanguins affecte une large portion du réseau capillaire primaire du système porte hypophysaire, on ne peut pas ne pas penser que cette neurosécrétion pourrait être liée au contrôle neuro-humoral hypothalamo-préhypophysaire.*

Le problème qui se pose immédiatement est de connaître l'origine, dans l'hypothalamus, du neurosécrétat AF positif de la "zone spéciale" de l'éminence médiane. Ce problème est plus difficile à résoudre, sur le plan purement morpho-logique, chez les Oiseaux que chez les Mammifères, car la "voie neurosécrétoire". [selon l'expression de Palay (1943), Scharrer (1944), et Bargmann (1949)]. n'est pas, dans cette classe, aussi nettement tracée d'un bout à l'autre de son parcours. On la perd de vue plus ou moins rapidement au sortir des péricaryons des cellules d'origine, pour ne la retrouver qu'au-dessus de la naissance de l'éminence médiane. Entre ces deux points, on ne retrouve que de rares petites chainettes neurosécrétoires isolées le long des parois antérieure et latérales du 3e ventricule, c'est à dire à travers les noyaux du tuber et derrière le chiasma optique.

Quels sont les noyaux hypothalamiques du Canard qui produisent du neurosécrétat CHP et AF positif? Comme chez les Mammifères, les noyaux magnocellulaires de la région supraoptique sont très riches en neurosécrétat (Fig. 8). Les noyaux paraventriculaires et supraoptiques sont très étendus chez les Oiseaux. Plus diffus, semble-t-il, que chez les Mammifères, ils ne sont pas, chez les Oiseaux, aussi nettement individualisés, mais reliés les uns aux autres par des trainées de cellules neurosécrétoires. Sans doute faut-il voir dans une telle répartition un état transitoire entre le noyau magnocellulaire préoptique unique des Poissons et les noyaux paraventriculaires et supraoptiques nettement séparés des Mammifères.

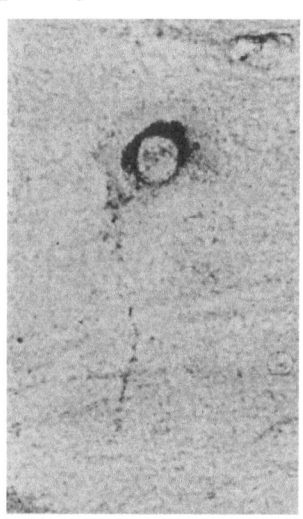

Fig. 8. Neurone du noyau supra-optique, avec granulations neuro-sécrétoires groupées en un endo-plasme juxtanucléaire et s'étendant dans le prolongement cylindraxile (Hématoxyline chromique phlo-xine, 920 diam.)

Les noyaux paraventriculaires tapissent les parois latérales du 3e ventricule au-dessous de la commissure antérieure et de la commissure palléale (commissura pallii) au-dessus et en arrière des noyaux supraoptiques auxquels les unissent, nous l'avons dit, des ponts de cellules.

Les noyaux supraoptiques sont situés dans les parois latérales du recessus préoptique. Ils débordent sur sa paroi dorsale et poussent des prolongements importants de cellules neurosécrétoires:

1. en arrière et vers le haut, au-dessous du tractus septo-mésencéphalique.
2. en arrière à travers les fibres de la portion latérale de la décussation supra-optique dorsale (équivalent de la commissure de Meynert des Mammifères).

3. en arrière et vers la bas à travers le gros des fibres de la décussation supra-optique dorsale, et à travers les fibres optiques elles-mêmes, à l'arrière de la portion inférieure du chiasma optique, juste à la naissance de l'infundibulum (Fig. 9).

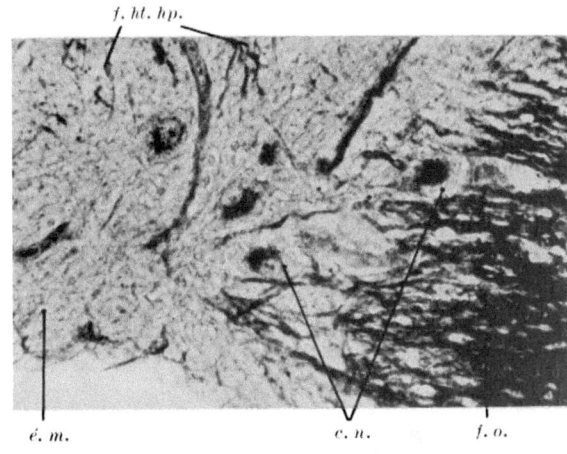

f. ht. hp.

é. m.   *c. n.*   *f. o.*

Fig. 9. Cellules neurosécrétoires (*c. n.*) parmi les fibres optiques (*f. o.*) à la jonction du chiasma optique et de l'éminence médiane (*é. m.*). *f. ht. hp.:* faisceau hypothalamo-hypophysaire (Bouin, Fuchsine paraldéhyde, 400 diam.)

Les cellules de ces noyaux sont grandes et toujours très riches en granulations neurosécrétoires CHP et AF positives. Ces granulations sont de taille très variable Le plus souvent finement granuleuses, elles peuvent, en cas de pléthore, s'agréger en grains et gouttelettes plus importantes qui farcissent alors tout le péricaryon et s'étendent en un manchon autour de la racine de l'axone. Nous n'avons jamais observé de cellules aussi riches en neurosécrétat CHP et AF positifs dans d'autres régions hypothalamiques. Mais on trouve, dans les noyaux tubériens et infundibulaire, par ci par là, des cellules, microgliques et neuronales, qui contiennent, elles aussi, des granulations AF-positives. Nous ne nous arrêterons qu'aux neurones.

Ceux-ci présentent, dans leur cytoplasme, de fines granulations ou des bâtonnets qui prennent l'AF (Fig. 10). On en retrouve également dans certains prolongements qui émanent de ces cellules. S'agit-il de dendrites ou d'axones ? Certaines images histologiques suggèrent fortement qu'il s'agirait d'axones se dirigeant vers l'éminence médiane. A côté de cela, d'autres axones neurosécrétoires traversent la région, en provenance apparemment de la région paraventriculaire. S'il semble donc bien que certains neurones des noyaux tubériens et infundibulaire présentent des granulations AF positives, ces cellules neurosécrétoires se distinguent toujours très nettement des cellules des noyaux magnocellulaires de la région supraoptique par leur pauvreté relative en grains AF positifs et par leur petite taille.

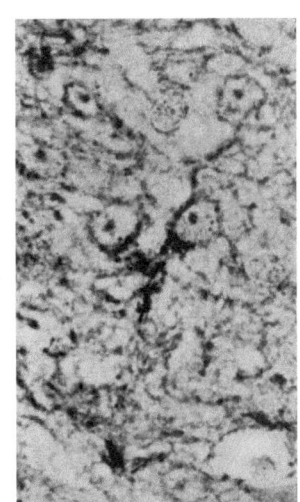

Fig. 10. Neurones tubériens avec granulations AF positives (Bouin, Fuchsine paraldéhyde, 1040 diam.)

Nous avons cherché à obtenir expérimentalement une pléthore du système neurosécrétoire, par stase ou par surcharge [compression de la "voie neurosécrétoire" au niveau de l'éminence médiane au moyen d'une lame de sclérotique (Fig. 11); préhypophysectomie (Fig. 12); régime chronique d'eau salée; éclairement continu et prolongé]. Ces interventions se traduisent par une accumulation extrême de neurosécrétion CHP et AF positive dans la pars nervosa (sauf bien entendu en cas de compression de la "voie neurosécrétoire", en amont de la pars nervosa), dans la couche profonde des fibres de l'éminence médiane (argument, s'il en fallait encore, favorable au sens "descendant" de l'écoulement du neurosécrétat) et aussi, dans certains cas, dans la "zone spéciale" ou zone des anses de l'éminence médiane. Dans ces cas, la voie neurosécrétoire encombrée à l'extrême de grains, de gouttelettes et de flaques AF positives peut être observée plus en amont (dans la direction de l'origine des axones) que dans les conditions normales, sans que cette voie se révèle cependant colorée d'une manière continue sur toute sa longueur, c'est à dire jusqu'aux noyaux paraventriculaires et supraoptiques. Les axones tubéroéminentiels étant plus courts que les précédents, nous nous attendions à voir plus aisément que dans des préparations de sujets normaux ceux d'entre eux qui proviennent de cellules à grains AF positifs, encombrés sur toute leur longueur de granulations neurosécrétoires. Nous n'avons cependant jamais rien observé de semblable. Faudrait-il admettre, selon une hypothèse de HANSTRÖM (1953) qu'un neurosécrétat pourrait acquérir une affinité tinctoriale

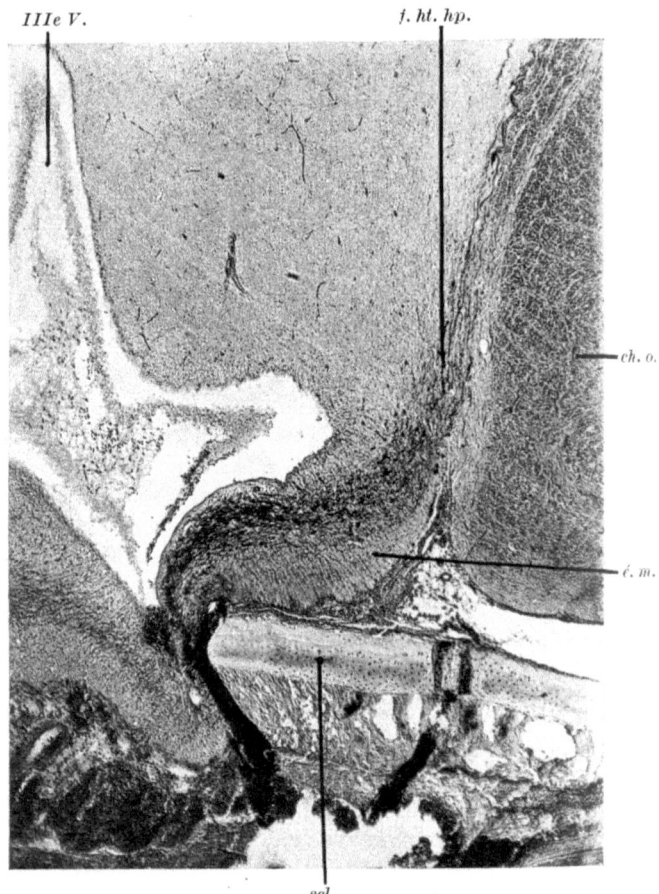

Fig. 11. Coupe sagittale de l'éminence médiane d'un Canard dont le tractus porto-tubéral a été sectionné. Un fragment de sclérotique (*scl.*), placé à l'endroit de la section, a comprimé l'éminence médiane de telle sorte que le matériel neurosécrétoire du faisceau hypothalamo-hypophysaire s'est accumulé *en amont* du lieu de la compression. *ch. o.:* chiasma optique. *IIIe V.:* IIIe ventricule. *f. ht. hp.:* faisceau hypothalamo-hypophysaire. *é. m.:* éminence médiane (Bouin. Fuchsine paraldéhyde. 53 diam.)

Fig. 12. Eminence médiane d'un Canard préhypophysectomisé, 21 jours après l'opération. La "zone spéciale" est très riche en neurosécrétat AF positif (*n.*). *r. c.:* réseau capillaire sous-tubéral (Bouin, Fuchsine-paraldéhyde, 340 diam.)

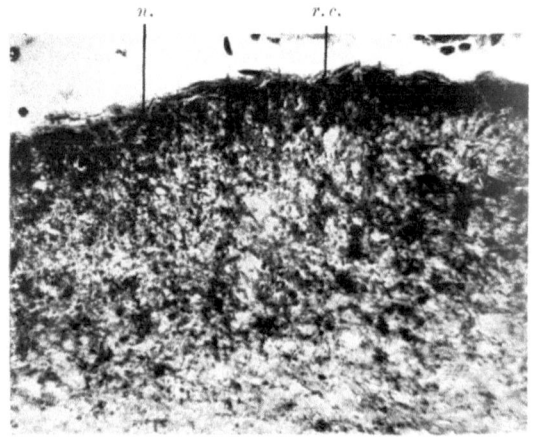

à l'égard de l'AF, non pas dès la cellule sécrétrice, mais après avoir cheminé le long des fibres en émanant ? Nous reviendrons sur ce point dans la discussion générale de nos résultats.

Il nous semble donc, sur la base de nos observations actuelles que le neurosécrétat CHP et AF positif présent dans la zone des anses, au contact des vaisseaux du système porte hypophysaire ait pour origine en grande partie les cellules neurosécrétoires des noyaux magnocellulaires de l'hypothalamus antérieur.

Cette conclusion n'infirme naturellement pas la possibilité de la participation de neurosécrétats CHP et AF négatifs dans le contrôle hypothalamo-hypophysaire.

D. Répercussion de lésions diverses du complexe hypothalamo-hypophysaire sur le fonctionnement genital[1]

Les rapports respectifs des veines portes et des éléments nerveux de la tige infundibulaire, très particuliers chez les Oiseaux, nous l'avons vu, nous ont permis d'opérer chez le Canard des lésions difficiles ou impossibles à réaliser chez les Mammifères. L'existence d'un diverticule des espaces sousarachnoïdiens de quelque 2 mm. de large entre le tractus portotubéral, comprenant les veines portes en avant, et la tige infundibulaire en arrière permet de sectionner électivement l'une ou l'autre de ces formations. Nous avons d'autre part lésé le faisceau hypothalamo-hypophysaire dans la partie supérieure de l'éminence médiane. Nous avons enfin tenté de porter atteinte au faisceau hypothalamo-hypophysaire par des interventions dans la région supraoptique de l'hypothalamus. Les résultats de ces opérations furent les suivants (Fig. 13 et 14) :

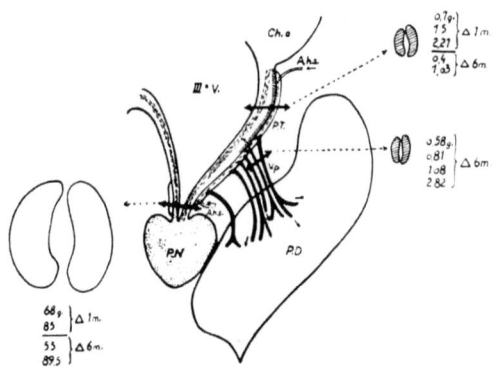

Fig. 13. Schéma de 3 types d'expériences: mischotomie éminentiotomie, tractotomie (groupe A, sans reconnexion vasculaire entre la "zone spéciale" et la pars distalis). Après un éclairement consécutif les testicules sont volumineux dans le premier cas, ou très petits dans les deux autres cas. *Ch. o.:* chiasma optique. *A. h. s.:* artère hypophysaire supérieure. *IIIe V.:* IIIe ventricule. *P. t.:* pars tuberalis. *V. p.:* veines portes. *P. d.:* pars distalis. *P. n.:* pars nervosa

1. La section de la tige infundibulaire ou *mischotomie*, entraîne une atrophie de la pars nervosa et la disparition à ce niveau de substances neurosécrétoires CHP et AF positives. En amont de la lésion, l'éminence médiane a gardé une structure normale, mais le système neurosécrétoire est engorgé de granulations et de flaques AF positives (Fig. 15). La "zone spéciale" de la couche glandulaire riche en anses nerveuses est également très riche en neurosécrétat AF positif;

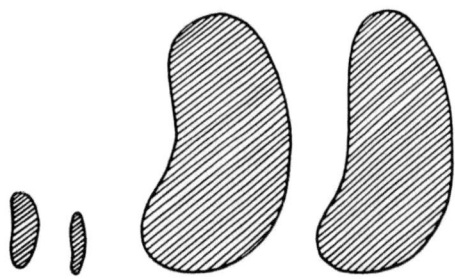

Fig. 14. Silhouettes des testicules gauches de 4 Canards (demi-grandeur naturelle) soumis, de gauche à droite, à l'éminentiotomie (*1*), à la tractotomie (groupe A) (*2*), à la tractotomie (groupe B) (*3*), à la mischotomie (*4*)

[1] Cf. aussi BENOIT et ASSENMACHER 1953, 1955; ASSENMACHER et BENOIT 1952a, 1952b, 1956.

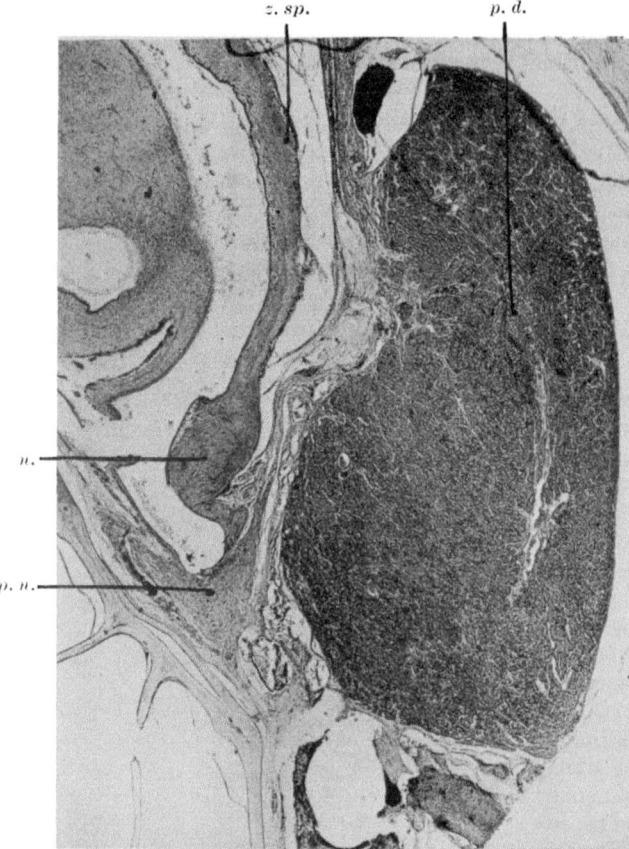

z. sp.   *p. d.*

Fig. 15. Région hypothalamo-hypophysaire du Canard 1456, mischotomisé (Bouin, C. H. P., 24 diam.). En aval du neurinome cicatriciel (*n.*) la pars nervosa (*p. n.*) est atrophique, très pauvre en neurosécrétat. En amont de la lésion, la "zone spéciale" de l'éminence médiane (*z. sp.*) est riche en neurosécrétat CHP positif. *p. d.:* pars distalis

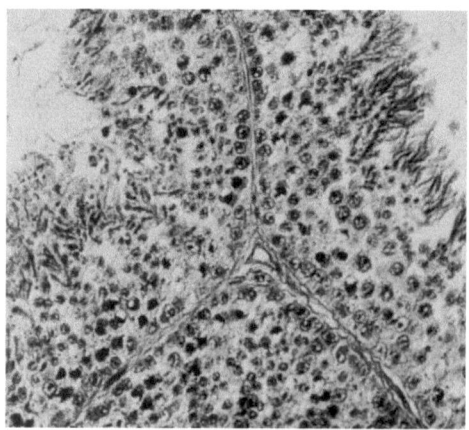

Fig. 16. Testicule du sujet précédent, 1456, mischotomisé (345 diam.). Lignée séminale complète

Le système porte hypophysaire est intact. La pars distalis a un aspect histologique normal. Les testicules sont très développés. Le poids des 2 testicules à l'autopsie oscille entre 53 gr. et 89,5 gr. Leur structure histologique témoigne d'une vive stimulation séminale et interstitielle (Fig. 16).

2. La lésion du faisceau hypothalamo-hypophysaire dans la portion supérieure de l'éminence médiane ou *éminentiotomie*, entraîne également, bien entendu, la dégénérescence de toutes les fibres nerveuses et la disparition du neurosécrétat AF positif en aval de la lésion (Fig. 17). La pars nervosa est atrophique. La portion de l'éminence médiane située au-dessous de la lésion ne contient pratiquement plus de fibres nerveuses ni de neurosécrétat. Le réseau capillaire primaire du système porte hypophysaire est donc au contact d'une "couche glandulaire" ayant perdu toutes ses caractéristiques normales: présence de fibres et d'anses nerveuses, présence de neurosécrétion AF positive. Les veines portes sont intactes. La pars distalis est hypotrophique, en particulier au niveau de son lobe céphalique. Celui-ci présente une petite zone centrale de nécrose entourée de cordons cellulaires plus ou moins hypotrophiques. Le lobe caudal est formé de cellules chromophiles bien vascularisées et apparemment bien vivantes. Nous discuterons plus loin l'importance de cette hypotrophie du lobe céphalique de la

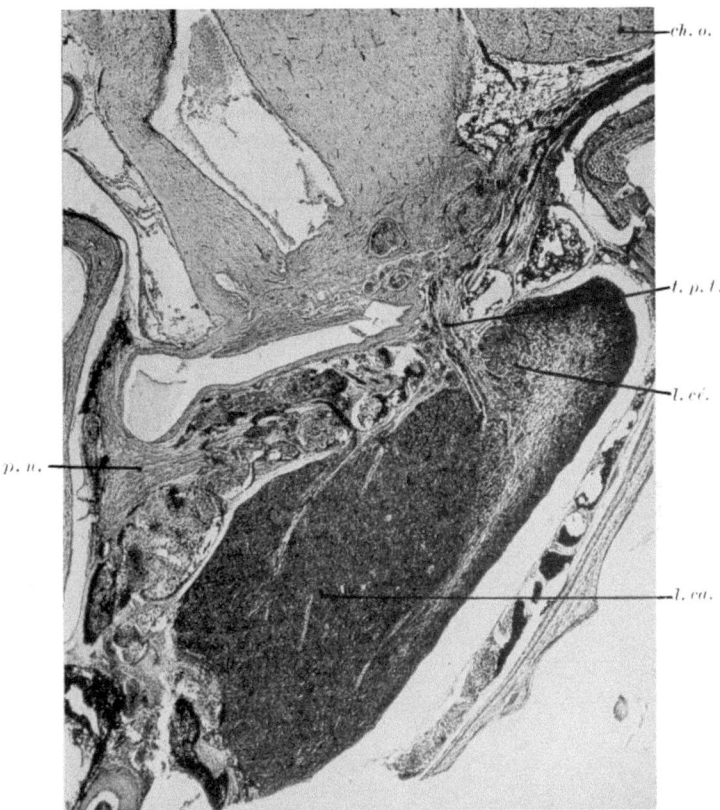

Fig. 17. Région hypothalamo-hypophysaire du Canard 1703, éminentiotomisé (injection intra-vasculaire d'encre de Chine. Bouin, C. H. P., 24 diam.). La lésion siège entre le chiasma optique (*ch. o.*) et le tractus porto-tubéral (*t. p. t.*). Le lobe céphalique (*l. cé.*) de la pars distalis présente une zone centrale atrophique. Le lobe caudal (*l. ca.*) est normalement développé. La pars nervosa (*p. n.*) est atrophique

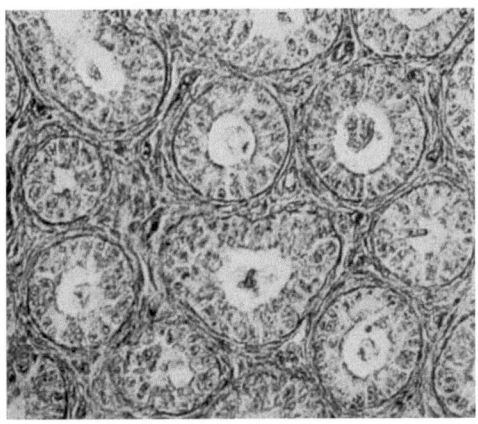

Fig. 18. Testicule du sujet précédent, 1703, éminentiotomisé (345 diam.). Tubes sexuels et tissu interstitiel au repos

pars distalis. Les testicules sont atrophiques, macroscopiquement (poids des 2 testicules: entre 0,4 gr. et 2,2 gr.) et histologiquement, malgré un éclairement prolongé des animaux. Cette atrophie testiculaire portant sur la lignée séminale et la glande interstitielle est comparable à celle de sujets hypophysectomisés (Fig. 18). Notons que les animaux survivent cependant, en pleine santé apparente.

3. La section du tractus porto-tubéral, ou *tractotomie*, ne comporte aucune lésion nerveuse. L'éminence médiane, de même que toute la neurohypophyse. n'est pas lésée. La "zone spéciale", riche en anses nerveuses et en neurosécrétat

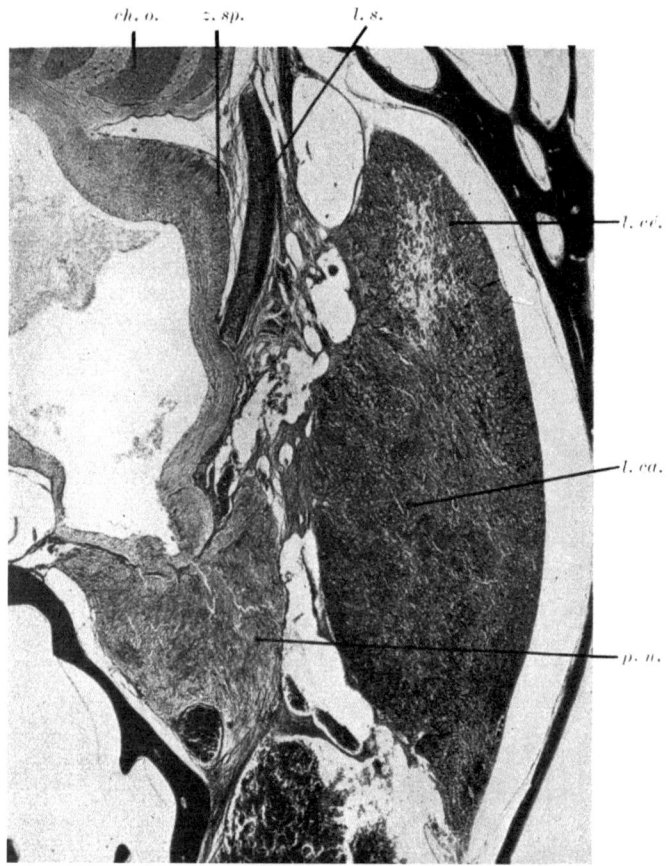

Fig. 19. Région hypothalamo-hypophysaire du sujet 1722, tractotomisé (groupe A) (Bouin, Bodian. 22 diam.). La lame de sclérotique (*l. s.*) placée au niveau de la lésion a empêché des reconnexions vasculaires entre la "zone spéciale" (*z. sp.*) de l'éminence médiane, et la pars distalis. Le lobe céphalique de la pars distalis (*l. cé.*) présente une zone atrophique centrale. Le lobe caudal (*l. ca.*) est normalement développé. La pars nervosa (*p. n.*) est normale

CHP et AF positif est normale. Seules les veines portes du tractus porto-tubéral sont intéressées par l'opération. Au moment de l'intervention, nous interposons une lame de sclérotique (prélevée sur l'œil du sujet que nous sommes obligés d'enlever pour aborder la région hypothalamo-hypophysaire par le côté) entre les deux moignons du tractus porto-tubéral sectionné pour empêcher des reconnexions vasculaires, par régénération des veines portes antérieures du tractus. entre la pars distalis et la "zone spéciale" riche en anses nerveuses et en neurosécrétat AF positif de l'éminence médiane. Mais toute cette région est animée de rapides pulsations qui leur sont transmises par les carotides toutes proches. Aussi advient-il que cette lame de sclérotique ne reste pas, après l'intervention, en contact intime avec la surface de l'éminence médiane, mais qu'elle se déplace vers l'avant, rendant ainsi possibles des reconnexions vasculaires entre la pars distalis et la "zone spéciale" de l'éminence médiane. L'examen des coupes sériées de la région hypothalamo-hypophysaire après une injection intra-vasculaire d'encre de Chine, nous permet de nous rendre compte de l'emplacement exact de la lame de sclérotique et des reconnexions vasculaires. Les résultats diamétralement opposés, quant à la gonadostimulation, nous obligent à subdiviser en groupe A (absence de reconnexions vasculaires entre la pars distalis et la zone spéciale), et en groupe B (reconnexions vasculaires spéciales) nos cas de tractotomie.

Groupe A: La lame de sclérotique est restée appuyée contre l'éminence médiane, dans une position telle qu'*aucune des veines portes présentes à l'examen histologique ne met en relation le réseau capillaire resté au contact de la "zone spéciale", riche en anses nerveuses et en neurosécrétat AF positif avec la pars distalis* (Fig. 19).

La vascularisation de la pars distalis est assurée dans ces conditions: 1. par des veines portes "postérieures", épargnées par l'intervention ou régénérées qui relient une région de la couche glandulaire de l'éminence médiane normalement dépourvue d'anses nerveuses et de neurosécrétat AF positif à la pars distalis;

2. par des vaisseaux banaux néoformés qui se sont développés en partie à partir du tissu cicatriciel entourant la lésion. La pars distalis est hypotrophique: le lobe céphalique est nettement diminué de volume. Le parenchyme central de ce lobe est dégénéré; les cordons restants environnants ont perdu dans une large mesure leurs granulations; les cellules sont petites, le tout présentant l'aspect d'une activité glandulaire faible. Le lobe caudal au contraire, présente tous les signes histologiques d'une activité glandulaire notable.

Les testicules ne sont pas développés malgré un éclairement artificiel des animaux: macroscopiquement ils sont atrophiques (les poids des 2 testicules varient entre 0,60 gr. et 2,8 gr.); histologiquement, ils sont comparables à ceux d'animaux hypophysectomisés (Fig. 20).

Groupe B: La lame de sclérotique n'est pas au contact de l'éminence médiane. De sorte que, si les veines portes antérieures n'ont pas pu se reconnecter au réseau capillaire sous-tubéral, *les veines les plus postérieures de l'ancien tractus ont réussi,*

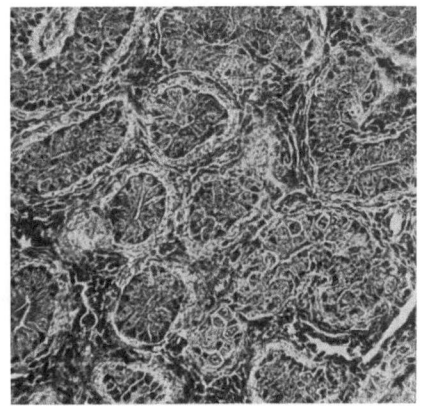

Fig. 20. Testicule du sujet précédent, 1722, tractotomisé (groupe A) (245 diam.). Repos des tubes sexuels et des cellules interstitielles de LEYDIG

en régénérant, à contourner le bord postérieur de la lame de sclérotique et à drainer ainsi vers la pars distalis la portion de réseau capillaire primaire du système porte qui, dans le cas ou groupe A, était totalement déconnecté du système porte, c'est-à-dire *les capillaires situés au contact de la "zone spéciale", riche en anses nerveuses et en neurosécrétat AF positif* (Fig. 21). La vascularisation de la pars distalis est assurée chez ces sujets 1. par des veines portes "postérieures" épargnées par l'intervention ou régénérées, qui drainent des régions de la couche glandulaire de l'éminence médiane normalement dépourvues d'anses nerveuses et de neurosécrétat AF positif; 2. par des vaisseaux banaux régénérés; 3. par des veines portes "postérieures" régénérées et reconnectées avec le réseau capillaire coiffant la "zone des anses nerveuses" ou "zone du neurosécrétat AF positif" de l'éminence médiane. La pars distalis est hypotrophique. Le lobe céphalique est diminué de volume au moins autant que dans le groupe A. Les cellules du centre de ce lobe sont dégénérées; celles du reste du lobe sont dégranulées, petites, dépourvues

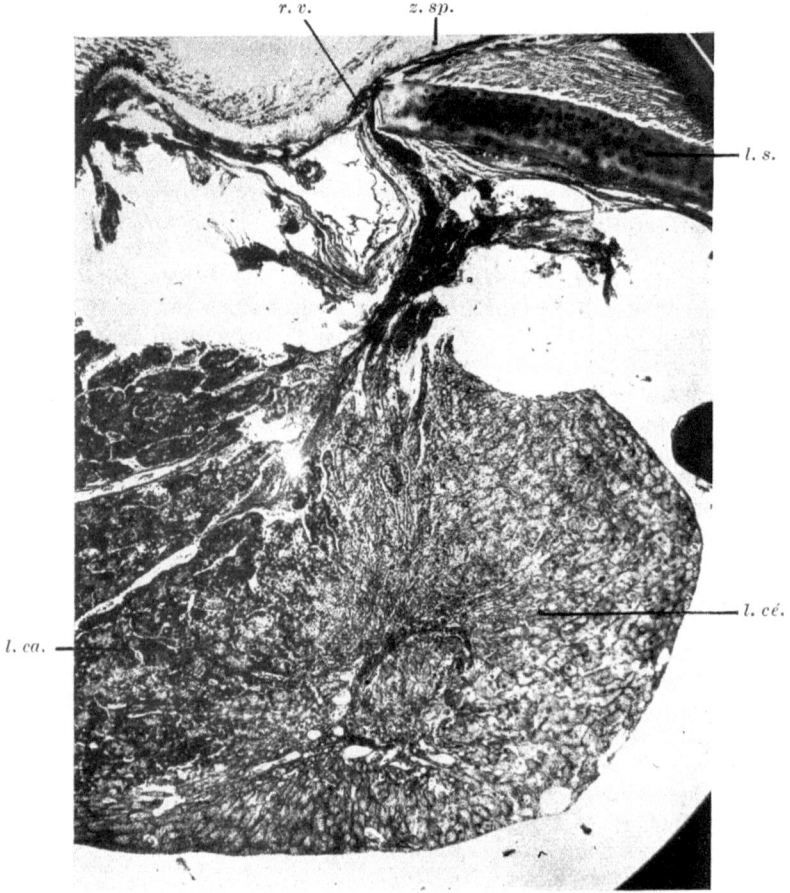

Fig. 21. Région hypothalamo-hypophysaire du sujet 1877, tractotomisé (groupe B) (Bouin. A. F., 58,5 diam.). La lame de sclérotique (*l. s.*) placée au niveau de la lésion n'a pas empêché des reconnexions vasculaires (*r. v.*) entre la zone spéciale (*z. sp.*) de l'éminence médiane, et la pars distalis. Le lobe céphalique de la pars distalis (*l. cé.*) est hypotrophique et dedifférencié. Le lobe caudal (*l. ca.*) est normalement développé

de signes d'activité. Le lobe caudal au contraire, présente des cellules acidophiles et basophiles bien différenciées et actives. *Les testicules* ont répondu à la stimulation par la lumière par un grand développement. Ils sont *volumineux* (les poids des deux testicules varient entre 31 et 80 gr.) et histologiquement en activité séminale et interstitielle (Fig. 22).

Quelle peut être la cause des différences extrêmes du développement testiculaire de ces deux groupes de "tractotomisés"?

En face de la réduction du volume global de la préhypophyse des sujets du groupe A on pouvait se demander si l'atrophie testiculaire de ces animaux était due à une insuffisance quantitative de parenchyme glandulaire préhypophysaire.

Mais nous savons par des déterminations pondérales précises sur des Canards partiellement hypophysectomisés (BENOIT 1936) qu'il suffit d'un reliquat préhypophysaire ayant $^1/_4$ ou $^1/_5$ du poids normal de la glande pour assurer un conditionnement génital normal. Or le volume de parenchyme sain après tractotomie dépasse de beaucoup ce minimum glandulaire nécessaire.

Deuxième hypothèse: l'atrophie génitale des sujets du groupe A serait-elle plus particulièrement due à l'hypotrophie du lobe céphalique de la pars distalis de ces sujets ? Le fait est que si, chez le Canard, les cellules gonadotropes se trouvaient rassemblées dans ce lobe, son atrophie, peut-être d'origine ischémique, ne pourrait entraîner qu'une insuffisance génitale. Mais des implantations séparées des lobes céphalique et caudal à des souris impubères (BENOIT et ASSENMACHER 1953) et à des grenouilles mâles (en collaboration avec C. MIALHE-VOLOSS) nous ont montré l'équivalence de ces deux lobes quant à leur contenu gonadotrope. De toutes manières les sujets tractotomisés du groupe B viennent lever cette hypothèse: ces animaux présentent

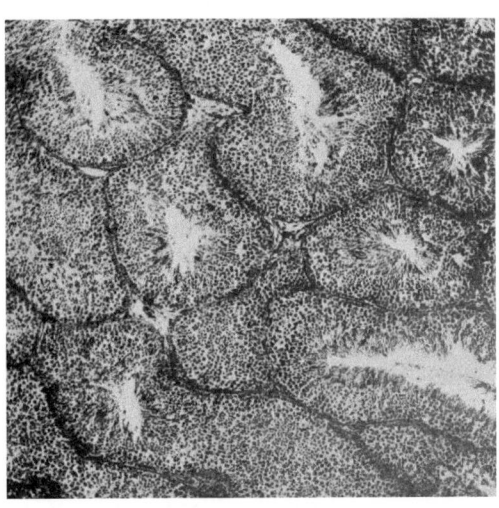

Fig. 22. Testicule du sujet précédent, 1877, tractotomisé (groupe B) (100 diam.). Lignée séminale complète

un développement génital complet et cependant le lobe céphalique préhypophysaire est plus qu'hypotrophique: il est très réduit de volume et ne comprend plus que des cellules chromophobes. La différence des résultats constatés chez les sujets des groupes A et B quant à leur développement testiculaire ne peut donc pas être attribuée à l'hypotrophie du lobe céphalique du groupe A, puisqu'elle se retrouve également dans le groupe B.

La différence histologique fondamentale qui nous semble séparer les deux groupes de tractotomisés est que, dans le premier groupe (testicules atrophiques), il n'y a aucune connexion vasculaire entre la portion du réseau capillaire soustubéral recouvrant la "zone spéciale" à neurosécrétet AF positif de la couche superficielle de l'éminence médiane et le réseau des capillaires sinusoïdes de la pars distalis et que, dans le deuxième groupe (testicules développés) de telles liaisons se sont rétablies du fait du glissement vers l'avant de la lame de sclérotique qui aurait dû faire obstacle à la régénération des veines portes.

D'une manière générale, nous pouvons dire que, sur la vingtaine d'observations de sujets tractotomisés dont nous disposons actuellement, nous avons toujours observé la *coïncidence d'un développement testiculaire avec le maintien des relations vasculaires entre la "zone spéciale" à anses nerveuses et neurosécrétat AF positif et la préhypophyse.* L'alternative que nous avons constamment observée est celle-ci: soit maintien de ces liaisons vasculaires et développement testiculaire, soit abolition de ces liens et involution testiculaire. Ces faits nous font pencher fortement en faveur de la conception d'un lien neuro-humoral pour le contrôle hypothalamique de la fonction gonadotrope de la préhypophyse et confirment la possibilité d'une intervention de la neurosécrétion diencéphalique dans ce lien neuro-humoral.

4. *Lésions partielles de la région supraoptique.* Il est évident que pour serrer de plus près le problème de l'innervation de la "zone spéciale" de la couche glandulaire de l'éminence médiane et d'une manière générale du contrôle hypothalamo-préhypophysaire, des destructions localisées de noyaux hypothalamo-préhypophysaire, peuvent donner de précieuses indications.

Malheureusement les difficultés sont nombreuses: il semble d'une part impossible de léser d'une manière importante les noyaux tubériens et infundibulaire sans endommager plus ou moins les fibres provenant des noyaux sus-jacents (noyaux paraventriculaires et noyaux supraoptiques en particulier) qui les traversent. Les lésions sont donc en général moins "pures" qu'on ne le croit. Si l'on veut s'attaquer en priorité aux noyaux magnocellulaires de la "glande diencéphalique", on se heurte d'autre part à la grande extension de ces noyaux qui poussent des prolongements dans des recoins quasi inattaquables.

Nous avons opéré chez six sujets des lésions importantes et bilatérales dans la région supraoptique en éventrant le recessus préoptique du 3e ventricule et en détruisant largement (par l'intérieur du 3e ventricule), sous contrôle d'une loupe binoculaire, les parois latérales du 3e ventricule dans cette région. Six mois plus tard, nous observons, à l'examen histologique des pièces d'autopsie de ces animaux, une dilatation souvent importante du recessus préoptique cicatrisé et des lésions importantes au niveau des noyaux paraventriculaires et supraoptiques, se traduisant d'ailleurs par une diminution de volume souvent sensible de la pars nervosa. Toutefois il subsiste dans tous les cas un nombre impressionnant de cellules neurosécrétoires dans ces noyaux, malgré l'importance des lésions. On ne peut en effet songer à détruire tous les prolongements de ces noyaux sans provoquer des délabrements trop prononcés de tout l'hypothalamus antérieur. Un fait nous a cependant frappés: ce qui reste des éléments de la glande diencéphalique (cellules neurosécrétoires, éléments du faisceau hypothalamo-hypophysaire, neuro-hypophyse) est très riche en neurosécrétat AF positif et présente souvent un aspect qui rappelle un phénomène d'hyperactivité compensatrice. Ce phénomène avait déjà frappé Stutinsky (1951) après des lésions partielles des noyaux préoptiques de la Grenouille. Peut-on rapprocher de ces constatations les faits signalés par Flerko en 1954, qui obtint dans certains cas après des lésions bilatérales de la région supraoptique chez la Rate, un hyperfonctionnement ovarien caractérisé, avec nombreux follicules mûrs et mûrissants et gros corps jaunes actifs? Cette *éventualité d'une hyperactivité compensatrice*, lorsqu'il s'agit de lésions de noyaux neurosécrétoires, s'ajoute évidemment dans ces cas aux difficultés que nous mentionnions plus haut.

Tous nos sujets opérés présentaient une pars distalis normale et des testicules développés.

Discussion

1. Rapport entre la neurosécrétion et la préhypophyse

Nous avons dit combien étroits sont les contacts entre la neurosécrétion CHP et AF positive et le réseau capillaire primaire du système porte hypophysaire au niveau de la majeure partie de la "couche glandulaire" des éminences latérales et de l'éminence médiane. Dans cette région, "zone des anses nerveuses", "zone à neurosécrétat CHP et AF positif", la densité en granulations et en gouttelettes AF positives est toujours très grande. Elle peut devenir extrême dans certains cas de surcharge du système neurosécrétoire, la densité des gouttelettes AF positives pouvant devenir aussi grande autour des capillaires du système porte qu'autour des capillaires de la pars nervosa. La présence de neurosécrétat CHP positif au contact des capillaires du système porte hypophysaire a d'ailleurs été signalée dans de nombreuses espèces: la Grenouille (Rana pipiens) (DAWSON 1953); le Lézard (Lacerta s. sicula Raf.) (GHIARA 1955); le Pigeon (WINGSTRAND 1951; STUTINSKY 1955); la Poule (FUJITA 1955; H. LEGAIT 1955); le Rat (STUTINSKY 1951, 1952; PALAY 1953; ROTHBALLER 1953); la Souris, le Cobaye (PALAY 1953); le Lapin (PALAY 1953; SHIMAZU et coll. 1954); le Chien (BARGMANN 1950, 1953; E. et B. SCHARRER 1954); le Phoque (BARGMANN 1953); le Singe et l'Homme (PALAY 1953).

Comment ne pas songer, en face de telles images, à un passage possible de neurosécrétat dans le système porte hypophysaire à destination de la préhypophyse ? Certains auteurs ont d'ailleurs observé le passage de neurosécrétat CHP positif dans les veines portes au niveau de l'éminence médiane, tels ROTHBALLER (1953) chez le Rat, après un stress (piqûres de la queue), SHIMAZU, OKADA, BANG et KUROTSU (1954) après stimulation électrique du noyau ventromédian du tuber. Rappelons ici une observation d'un autre genre, mais allant dans le même sens que les précédentes; celle de DA LAGE (1955) qui a observé chez certains Téléostéens, en particulier chez l'Hippocampe, des fibres neurosécrétoires CHP positives qui viennent se terminer dans la pars distalis elle-même, en contact intime avec certaines cellules basophiles.

Sur le plan expérimental, nous avons vu que, dans nos expériences, nous avons obtenu une atrophie génitale, chaque fois que nous avons réussi à obtenir soit la dégénérescence des fibres nerveuses et la disparition du neurosécrétat CHP et AF positif au niveau de la zone spéciale de l'éminence médiane (éminentiotomie), soit l'interruption définitive des voies sanguines drainant les capillaires qui coiffent cette "zone spéciale" de l'éminence médiane vers la pars distalis (Groupe A des tractotomies):

Nous pensons donc pouvoir admettre, à titre d'hypothèse de travail, que la neurosécrétion de la "glande diencéphalique" pourrait intervenir dans le contrôle hypothalamique du fonctionnement préhypophysaire et en particulier dans le contrôle de son activité gonadotrope, en libérant une ou plusieurs substances au niveau de la zone de contact neurovasculaire de l'éminence médiane.

2. Les "centres sexuels" hypothalamiques

Le problème se pose alors de savoir quels noyaux hypothalamiques font partie de cette "glande diencéphalique". Celle-ci comprend, dans notre matériel, coloré à la CHP et à l'AF, incontestablement les noyaux paraventriculaires et supraoptiques, de même que dans toutes les espèces de Vertébrés étudiées jusqu'à ce jour. En ce qui concerne les noyaux tubériens, si d'anciennes observations notent une neurosécrétion acidophile dans certains de leurs neurones (E. SCHARRER 1934; PALAY 1943; HILD 1950), la majorité des auteurs ayant utilisé les techniques de Gomori à la CHP et à l'AF admettent que le neurosécrétat tubérien serait CHP négatif (HILD 1950; BARGMANN 1949, 1953; STUTINSKY 1953b; STAHL 1953; E. et B. SCHARRER 1954a et b). S. W. SMITH (1951) observe cependant un neurosécrétat CHP positif dans les neurones du noyau mamillo-infundibulaire, en particulier chez le Rat et l'Ecureuil. PALAY (1953) confirme ce fait chez le Singe et l'Homme, tout en pensant que les cellules du noyau mamillo-infundibulaire de SMITH ne représentent qu'une expansion des noyaux paraventriculaires. Nous avons dit que, chez le Canard, nous observons des granulations AF positives dans certains neurones tubéro-infundibulaires. Mais nous avons insisté aussi sur le fait que, dans toutes nos préparations, ces cellules ont un aspect très différent de celui des neurones des noyaux magnocellulaires de la région supraoptique: granulations fines ne confluant jamais en gouttelettes plus étendues et restant toujours assez peu nombreuses pour ne pas donner à ces cellules l'aspect bleu foncé du cytoplasme farci de neurosécrétat AF positif de certains neurones classiquement décrits comme "neurosécrétoires CHP et AF positifs". En attendant d'arriver à cerner le problème par d'autres techniques et d'autres interventions opératoires, nous pensons donc devoir admettre qu'à côté de l'apport possible en neurosécrétion AF positive de ces cellules infundibulo-tubériennes, la majeure partie du neurosécrétat CHP et AF positif de la "zone spéciale" de l'éminence médiane a pour origine les noyaux magnocellulaires paraventriculaires et supra-optiques. Dès lors, le problème de la participation de ces noyaux dans le contrôle de l'activité préhypophysaire se pose. Que nous apporte la littérature à ce sujet?

Nous avons dit (Benoit et Assenmacher 1955) que de nombreux auteurs s'accordent pour attribuer à la région du tuber, en particulier aux noyaux ventro-médians et infundibulaire du tuber, le rôle d'un "centre sexuel stimulant" tandis que la région de l'hypothalamus antérieur et supérieur, région supraoptique, ferait fonction de "centre responsable de la libération de LH". Il faut bien reconnaître toutefois que les faits d'observation, souvent très contradictoires, qui ont été décrits, sont loin de permettre de considérer cette distinction comme acquise.

Les observations concernant des *lésions "localisées" de l'hypothalamus*, qui ont inspiré de nombreux auteurs pour la localisation des "centres sexuels", doivent être, nous l'avons dit plus haut, considérées avec prudence pour différentes raisons: possibilité de lésions mixtes comprenant, lorsqu'on veut détruire des noyaux tubériens, non seulement ces noyaux mais aussi des axones de neurones supraoptiques ou paraventriculaires qui les traversent ou qui se trouvent sur le trajet de l'intervention opératoire; difficultés de destruction totale de noyaux très disséminés, tels ceux de la région supraoptique; possibilité d'hyperactivité compensatrice de neurones neurosécrétoires appartenant à des noyaux neuro-sécrétoires lésés partiellement; possibilité de développement d'une stimulation irritative au niveau des neurones voisins d'une lésion...

L'atrophie génitale fut observée après lésion des noyaux ventromédians chez le Lapin (Gaupp 1950, Flerko 1951) et le Rat (Hetherington et Ranson 1940; Mess 1952; Flerko 1952, 1953; Fullop 1953; Bogdanove 1954; Bogda-nove et Halmi 1953). Mais Desclaux et Soulairac (1947) trouvèrent des organes génitaux normaux chez des rats ayant subi la même lésion, tandis que Barrnett et Mayer (1954) observèrent un œstrus permanent chez des rates semblablement traitées. Cependant l'œstrus permanent a souvent été obtenu par des lésions de la région supraoptique: chez la Cobaye (Alphin et Dey 1944) et la Rate (Hil-larp 1949; Greer 1953; Alloiteau 1954). Alors que des lésions de la même région supra-optique furent suivies d'atrophie génitale chez le Chien (Biggart et Alexander 1939) et le Cobaye (Dey 1943).

En clinique humaine, les cas de puberté précoce liés à des tumeurs hyper-plasiques du tuber du type "hamartome" (cf. Driggs et Spatz 1939) semblent devoir indiquer l'existence d'un centre sexuel stimulant dans la région infundibulo-tubérienne. A l'opposé, des tumeurs néoplasiques localisées dans la région supra-optique ont été observées chez des sujets présentant: un syndrome de Simmonds (Seitelberger et Wanko 1952: destruction des noyaux supraoptiques); un syndrome de Cushing (Heinbecker 1944; Heinbecker et Pfeiffenberger 1950: destruction des noyaux paraventriculaires surtout, mais aussi des noyaux supra-optiques); un nanisme infantile (Baker et Craft 1940: destruction des noyaux paraventriculaires et supraoptiques).

L'étude des *variations du diamètre nucléaire des neurones de divers noyaux hypothalamiques au cours du cycle sexuel* — procédé d'investigation qui est à l'abri de tous les reproches concernant les lésions hypothalamiques —, n'a pas mené jusqu'à présent à des résultats d'interprétation univoque. HERTL (1952, 1955) qui a utilisé ce procédé chez la Rate, donne les indications suivantes : en prenant comme unité de référence le diamètre nucléaire des neurones des noyaux hypothalamiques pendant la phase du diœstrus, les modifications les plus significatives sont notées au niveau du noyau n° 20 (selon GRUENTHAL) qui est situé dans le prolongement postérieur du noyau ventromédian ; il s'agit d'une augmentation du diamètre nucléaire allant de 20 % à 42 % observée dans trois conditions endocriniennes très différentes : l'œstrus (+19 à +25 % en l'absence de mâles ; +31 à +42 % en présence de mâles), la grossesse (+30 %) et la lactation (+30 %). Des variations dans le même sens, mais moins prononcées, intéressent le noyau n° 16 (noyau infundibulaire). Le diamètre nucléaire des cellules des noyaux supraoptiques (noyau n° 4) et paraventriculaires (noyau n° 11) restent sans changement pendant la grossesse et la lactation, ce qui surprend quand on pense au rôle joué par ces cellules dans l'élaboration des hormones dites "post-hypophysaires" ; par contre leur diamètre diminue à certains stades du cycle : — 18 % pour les noyaux paraventriculaires au cours du procœstrus ; — 22 à — 28 % pour les noyaux supraoptiques au cours de l'œstrus. Ces résultats sont, on le voit, difficiles à interpréter dans le cadre des variations des sécrétions hypophysaires et ovariennes. Selon H. LEGAIT (1955a), le diamètre moyen des noyaux cellulaires des noyaux supraoptiques et paraventriculaires de la Poule atteint, dans ceux-ci avant ceux-là, un maximum au cours de la couvaison, phénomène qui peut être lié selon l'auteur à des variations de l'hydratation de l'organisme liées à l'activité sexuelle.

Parmi les expériences de *stimulation électrique de noyaux hypothalamiques*, rappelons ici celles de l'école japonaise d'Osaka qui concerne la stimulation de noyaux délimités de l'hypothalamus : l'excitation électrique du noyau ventro-médian du tuber provoque l'ovulation chez la Lapine (KUROTSU et coll. 1950, 1952), l'augmentation de volume des cellules chromophiles de la pars distalis (OKADA 1954) et l'augmentation du diamètre des tubes séminifères du testicule du Lapin (NAKAMURA 1954) en même temps que la diminution du neurosécrétat CHP positif dans les noyaux supraoptiques et paraventriculaires, son accumulation en particulier autour des capillaires du système porte hypophysaire et la présence de granulations de neurosécrétat CHP positif à l'intérieur même de ces vaisseaux (SHIMAZU et coll. 1954). La stimulation électrique des noyaux latéraux du tuber inhibe tous les effets de la stimulation du noyau ventromédian.

Nous retrouvons ici l'intervention possible du système neurosécrétoire diencéphalique dans l'activité gonadotrope de la préhypophyse. Citons dans cette perspective les observations experimentales de H. LEGAIT (1955b), qui observe un engorgement intense en matériel neurosécrétoire des noyaux para-ventriculaires et supraoptiques de Poules traitées par un puissant œstrogène de synthèse, le cyclœstrol. S'agirait-il d'une mise au repos du système neurosécrétoire par une inhibition réactionnelle de la fonction gonadotrope hypophysaire ? VIVIEN (1953) étudiant l'action délétère du phosphore radioactif ^{32}P* sur le complexe hypophyso-génital des Cyprinodontes, note que le ^{32}P* apparaît successivement : 1. dans les cellules neurosécrétoires des noyaux préoptiques ; 2. dans la pars distalis ; 3. dans les testicules. En se basant sur l'étude cytologique de la dégénérescence des gonades et sur la confrontation de l'évolution dans le temps de ces processus de dégénérescence avec l'apparition du ^{32}P* dans les différents organes, l'auteur pense que le ^{32}P* agirait au départ sur la glande diencéphalique dont les lésions entraîneraient une diminution de la sécrétion d'hormone gonadotrope ; ce n'est qu'ultérieurement que le ^{32}P* agirait directement sur le testicule déjà mis au repos par la déficience diencéphalo-hypophysaire.

Enfin, dans un ordre d'idées un peu différent, Bodian et Maren (1951), étudiant la dégénérescence rétrograde des cellules des noyaux supraoptiques et para-ventriculaires après hypophysectomie partielle, chez le Rat, observent que: en présence de reliquats de 50% de pars nervosa et de la presque totalité de la pars distalis (92%) la proportion des cellules normales dans les noyaux supra-optiques est de 34% et de 37% dans les noyaux paraventriculaires. S'il ne reste aucun reliquat préhypophysaire à côté du même reliquat (50%) de pars nervosa, la proportion des cellules normales au niveau de la région supraoptique est plus faible encore: 24% pour les noyaux supraoptiques et 15% dans les noyaux paraventriculaires. Les auteurs y voient une preuve de la relation trophique reliant ces noyaux à la pars distalis. Vu la faible innervation de la pars distalis, cette relation ne peut être, pensent-ils, que de nature humorale.

Que retirer de la confrontation de tous ces faits? Une indication: de nombreuses observations mettent en relief l'importance de deux régions hypothalamiques dans le conditionnement de l'activité gonadotrope hypophysaire: les noyaux tubériens et infundibulaire d'une part, les noyaux magnocellulaires de la région supraoptique d'autre part, sans qu'il soit possible de trancher encore définitivement la question du contrôle éventuel de l'activité FSH par les premiers et de LH par les seconds. Des questions aussi: les trois activités gonadotropes de la préhypophyse (FSH, LH, LTH) sont-elles nécessairement sous le contrôle de "centres sexuels" hypothalamiques différents? Ne peuvent-elles pas résulter de l'action synergique ou hiérarchisée de neurones appartenant à des noyaux différents? Et d'abord l'entité morphologique d'un "noyau" hypothalamique se retrouve-t-elle nécessairement sur les plans histophysiologique et physiologique?

L'introduction de la notion de neurosécrétion a beaucoup modifié la conception de la physiologie neuronale de cette région. On connaît déjà différents types de neurosécrétats (CHP et AF positifs McManus positifs, acidophiles...) présents dans différents neurones d'un même noyau. Il ne fait donc pas de doute que la combinaison des méthodes d'investigation typiquement physiologiques (destructions et stimulations, dérivations de potentiels d'action) et les méthodes histophysiologiques et histochimiques comportant des techniques de plus en plus variées et sélectives, permettra d'avancer beaucoup sur le chemin de la solution de ce problème des "centres endocriniens" hypothalamiques qui coiffent en quelque sorte toute l'activité endocrinienne de l'organisme.

Conclusions

L'hypothèse d'une relation entre la neurosécrétion hypothalamique et le fonctionnement de la préhypophyse n'est pas nouvelle. La coïncidence entre une grande activité neurosécrétoire de certains noyaux hypothalamiques et la période d'activité spermatogénétique maximum de certains animaux a été notée depuis longtemps (noyaux latéraux du tuber de la Tanche: E. Scharrer 1934. 1936; E. et B. Scharrer 1954; Hild 1950; noyaux préoptiques du Crapaud: Kurotsu et Kondo 1941 et du Triton crêté: Mazzi 1947).

La découverte de neurosécrétat autour des capillaires primaires du système porte hypophysaire devait donner plus de consistance à cette hypothèse. Nous avons vu plus haut que de nombreux auteurs ont observé récemment du neuro-sécrétat CHP et AF positif autour des vaisseaux portes dans toutes les classes de Vertébrés étudiées à l'exception des Poissons (rappelons que da Lage a décrit en 1955 des fibres neurosécrétoires CHP positives atteignant directement des cellules basophiles de la pars distalis de certains Téléostéens). Chez les Oiseaux où les contacts neurovasculaires de l'éminence médiane ont lieu dans une "zone spéciale", superficielle, distante de la couche du gros des fibres hypothalamo-hypophysaires, l'étude de ces relations entre la neurosécrétion et la vascularisation porte est particulièrement suggestive. Depuis nos premières observations à ce sujet (Benoit et Assenmacher 1951), nous avons tenté de soumettre cette hypothèse à la sanction de l'expérimentation. Les résultats de ces expériences peuvent se résumer comme suit: tant que la vascularisation porte reste en relation étroite avec la zone spéciale, zone des anses et de neurosécrétat AF positif de l'éminence médiane, la gonadostimulation des animaux peut être maintenue, si la saison est favorable, ou induite par un éclairement artificiel. Ces relations viennent-elles à être interrompues — soit par interruption définitive des liaisons vasculaires entre la zone spéciale et la pars distalis, soit par la disparition des anses nerveuses et du neurosécrétat AF positif, consécutive à des lésions nerveuses —, les testicules s'atrophient et restent atrophiques, malgré un éclairement subséquent. Bref, c'est bien le neurosécrétat CHP et AF positif qui semble être lié à l'activité préhypophysaire ou tout au moins à son activation par l'hypothalamus.

A quelques exceptions près, les auteurs qui décrivent du neurosécrétat CHP et AF positif en relation avec le système porte hypophysaire chez les Mammifères, n'observent un tel neurosécrétat que dans les neurones des noyaux magnocellulaires de la région supraoptique. Nous avons dit que, chez le Canard, certaines cellules des noyaux du tuber et du noyau infundibulaire contiennent également des granulations AF positives, encore que bien plus modestement que celles des grandes formations neurosécrétoires de l'hypothalamus antérieur. Ceci fait penser que, malgré cet apport tubéro-infundibulaire possible, celui des noyaux paraventriculaires et supraoptiques à la zone spéciale de l'éminence médiane semble prépondérant.

Et nous en arrivons à ces conclusions, bien entendu provisoires: *la neurosécrétion CHP et AF positive pourrait intervenir dans le contrôle hypothalamique de l'activité préhypophysaire gonadotrope. Les noyaux magnocellulaires de la région supraoptique et peut-être ceux du tuber pourraient participer à ce contrôle.* On peut dès lors se demander si les "médiateurs chimiques" hypothalamo-préhypophysaires seraient constitués par les hormones dites "posthypophysaires", vasopressine et ocytocine, comme semblent l'indiquer les travaux de Martini (1954—1955) Martini et Morpurgo (1955). Ou bien seraient-ils en relation avec d'autres constituants de la protéine-mère de van Dyke? Ou encore avec d'autres substances liées d'une manière encore inconnue au neurosécrétat CHP et AF positif ou aux hormones "posthypophysaires" elles-mêmes?

Résumé

1. La préhypophyse du Canard reçoit son sang essentiellement du système porte hypophysaire. Le réseau capillaire primaire du système porte est étalé à la surface de l'éminence médiane et des éminences latérales de la neurohypophyse. La couche superficielle des éminences latérales et de la plus grande partie de l'éminence médiane comprend d'innombrables et fines fibres nerveuses qui viennent se recourber en "anses", partiquement au contact des capillaires du système porte. Ces liaisons neuro-vasculaires suggèrent l'existence d'un lien neuro-humoral.

2. Des animaux préhypophysectomisés et greffés d'hypophyses (autogreffe ou greffe bréphoplastique) dans la chambre antérieure de l'œil ou dans le muscle, survivent en bonne santé apparente, contrairement à des hypophysectomisés non greffés. Mais les greffons préhypophysaires, bien que vivants et vascularisés, ne peuvent pas assurer le conditionnement génital des sujets greffés. Tous se passe comme si la qualité du sang apporté normalement à la pars distalis par les veines portes était indispensable à son activité gonadotrope.

3. Les colorations histologiques à la CHP et à l'AF mettent en évidence le système neurosécrétoire qui comprend: les noyaux paraventriculaires et supraoptiques de

l'hypothalamus, les fibres du faisceau hypothalamo-hypophysaire et la pars nervosa. La "couche des anses nerveuses" de l'éminence médiane est également très riche en neurosécrétat CHP et AF positif qui semble provenir des noyaux magnocellulaires de l'hypothalamus et peut-être de certaines cellules des noyaux tubériens et infundibulaire qui contiennent aussi des granulations AF positives, mais en moindre quantité.

4. La liaison vasculaire entre la préhypophyse et la portion du réseau capillaire primaire situé au contact des "anses nerveuses" et du neurosécrétat CHP et AF positif de l'eminence médiane semble indispensable à l'activité gonadotrope de la préhypophyse. Si l'on abolit ce lien 1°) en sectionnant celles des veines portes qui assurent cette liaison et en empêchant leur régénération (groupe A des tractotomies), 2°) en détruisant les anses nerveuses et en supprimant le neurosécrétat AF positif par une lésion haute de l'éminence médiane (éminentiotomie): les testicules s'atrophient. Si par contre le système porte est laissé intact (cas des sections de la tige infundibulaire ou mischotomie) ou encore si les liaisons vasculaires entre la pars distalis et la zone spéciale de l'éminence médiane, primitivement interrompues peuvent se rétablir (groupe B des tractotomies): dans ces cas, le développement génital est considérable.

Riassunto

1. La preipofisi dell'anitra viene essenzialmente irrorata tramite i vasi del sistema portale ipofisario. La rete capillare primaria del sistema portale è distribuita alla superficie dell'eminenza mediana e delle eminenze laterali della neuroipofisi. Le zone superficiali delle eminenze laterali e della maggior parte dell'eminenza mediana presentano nel loro contesto una grande quantità di esili fibre nervose, che si ricurvano assumendo a contatto dei capillari del sistema portale una configurazione ansiforme. Questi collegamenti neurovascolari suggeriscono l'esistenza di uno stretto legame di natura neuroumorale.

2. Gli animali preipofisectomizzati, a cui venga praticato un trapianto adenoipofisario (autoplastico o brefoplastico) nella camera anteriore dell'occhio o in seno alle masse muscolari, si mantengono in buone condizioni generali contrariamente a quanto avviene nei soggetti ipofisectomizzati non sottoposti a trapianto. Ma anche negli animali portatori del trapianto adenoipofisario, quantunque questo appaia eutrofico e ben vascolarizzato, non si verifica la maturazione gonadica ed il condizionamento genitale: si ha l'impressione quindi che sia la natura e la qualità del sangue normalmente apportato tramite le vene portali all'adenoipofisi, a condizionare uno svolgimento regolare dell'attività gonadotropa preipofisaria.

3. Mediante opportuni metodi istologici (CEF e AF) è possibile evidenziare il sistema neurosecretorio dell'anitra, che è costituito dai nuclei magnocellulari ipotalamici — sopraottico e paraventricolare —, dalle fibre del fascio ipotalamo-ipofisario e dalla neuroipofisi. La "regione delle anse neurali" a livello dell'eminenza mediana appare particolarmente ricca di neurosecreto gomorifilo ed AF-positivo, che sembra provenirvi dai nuclei magnocellulari ipotalamici e forse anche da alcuni elementi dei nuclei del tuber ed infundibolare, nel cui citoplasma si rinvengono granulazioni AF-positive, seppure in quantità minore che nelle cellule dei nuclei sopraottico e paraventricolare.

4. Le correlazioni neurovascolari esistenti tra adenoipofisi e la parte della rete capillare primaria contigua alle "anse neurali" ed al materiale gomorifilo neurosecretorio dell'eminenza mediana, sembrano essere indispensabili allo svolgimento della normale attività gonadotropa adenoipofisaria. Se si aboliscono queste connessioni: 1°) sezionando le vene portali che assicurano morfologicamente tali correlazioni impedendo nel contempo la loro rigenerazione (gruppo A delle tractotomie), 2°) distruggendo le anse neurali e sopprimendo la neurosecrezione mediante una lesione a livello dell'eminenza mediana (eminenziotomia), si assiste ad una progressiva atrofia degli organi genitali. Se invece si lascia inalterato il sistema portale (sezione infundibolare o miscotomia), o quando si verifichi una rigenerazione più o meno completa delle connessioni vascolari tra pars distalis e la zona speciale dell'eminenza mediana (gruppo B delle tractotomie), la maturazione gonadica e lo sviluppo genitale rimangono pressoché inalterati.

Summary

1. The prehypophysis of the duck receives its blood essentially from the hypophyseal portal vessels. The primary capillary network of the portal vessels is established on the surface of the median eminence and of the lateral eminencies of the neurohypophysis. The superficial layer of the lateral eminencies and the one of the largest portion of the median eminence comprise innumerable fine nerve fibers which

curve to "loops", particularly at the contact of the capillaries and of the portal vessels. These neurovascular communications suggest the existence of a neurohumoral link.

2. Prehypophysectomized animals with hypophyseal grafts (autoimplantations or brephoplastic grafts) in the anterior chamber of the eye or in the muscle survive in apparent good health, contrary to ungrafted hypophysectomized animals. But the prehypophyseal grafts, although living and vascularized, cannot assure the genital conditions of the grafted subjects. Everything occurs as if the quality of the blood normally brought to the distal part by the portal veins was indispensable to its gonado-trophic activity.

3. The histologic stainings with CHP and AF furnish evidence of the neurosecretory system which comprises: the paraventricular and supraoptic nuclei of the hypothalamus, the fibers of the hypothalamo-hypophyseal tract, and the nervous part. The "layer of the nervous loops" of the median eminence is likewise very rich of CHP and AF positive neurosecretion which seems to come from the magnocellular nuclei of the hypothalamus and, may be, from certain cells of the nuclei of tuber and infundibulum which contain also AF positive granulations, but in a smaller quantity.

4. The vascular link between the hypophysis and the portion of the primary capillary network at the contact of the "nervous loops" and the one of the CHP and AF positive neurosecretion of the median eminence seems to be indispensable to the gonadotrophic activity of the prehypophysis. If this link is abolished 1. by sectioning those of the portal veins which assure this communication and by impeding their regeneration (group A of the tractotomies) and 2. by destroying the nervous loops and by suppressing the AF positive neurosecretion by injuring the median eminence (eminentiotomy), the testicles atrophy. If, on the contrary, the portal vessels are left intact (case of the infundibular stalk sections or mischotomy) or if the vascular communications between the pars distalis and the special zone of the median eminence primitively interrupted can regenerate (group B of the tractotomies) the genital development is considerable.

Zusammenfassung

1. Die Prähypophyse des Enterich erhält ihr Blut hauptsächlich vom hypophy-sären Pfortadersystem. Das primäre Kapillarnetz des Pfortadersystems breitet sich an der Oberfläche der Eminentia mediana und an den eminentiae laterales der Neuro-hypophyse aus. Die oberflächliche Schicht der eminentiae laterales und des größten Teils der Eminentia mediana enthält unzählige feine Nervenfasern, die in Form von „Schlingen" Kontakt zu den Kapillaren des Pfortadersystems gewinnen. Diese Verbindung weist auf die Existenz einer neuro-humoralen Verbindung hin.

2. Prähypophysektomierte Tiere, denen Hypophyse in die vordere Augenkammer oder intramusculär transplantiert wurde (Autotransplantation oder brephoblastische Transplantation) bleiben bei offensichtlich guter Gesundheit am Leben, während dies bei hypophysektomierten Tieren ohne Transplantation nicht der Fall ist. Jedoch kann das Transplantat, obwohl überlebend und gut vascularisiert, nicht die Genital-funktion aufrechterhalten. Es hat den Anschein, als ob die Qualität des normalerweise durch die Pfortadern zur Pars distalis gebrachten Blutes unerläßlich für die gonado-trope Funktion sei.

3. Histologische Färbemethoden (CHP und AF) bringen das neurosekretorische System zur Ansicht: die Nuclei paraventricularis und supraoptici, die Fasern des hypothalamo-hypophysären Traktes und die Pars nervosa. Die Schichte der „nervösen Schlingen" der Eminentia mediana ist ebenfalls reich an CHP- und AF-positivem Neurosekret, das den großzelligen Hypothalamuskernen zu entstammen scheint. Vielleicht rührt es auch von gewissen Tuber- oder Infundibularkernen her, die ebenfalls AF-positive Granula enthalten, wenn allerdings auch in geringerer Menge.

4. Die vasculäre Verbindung zwischen Prähypophyse und dem Teil des primären Kapillarnetzes, das in Kontakt mit den „nervösen Schlingen" sowie dem CHP- und AF-positiven Neurosekret der Eminentia mediana liegt, scheint unerläßlich für die gonadotrope Aktivität der Prähypophyse. Wenn man diese Verbindung unterbricht, 1. durch Sektion derjenigen Pfortadern, die diese Verbindung garantieren, und unter Verhinderung ihrer Regeneration (Gruppe A der Traktotomie), 2. wenn man die nervösen Schlingen destruiert und die AF-positive Neurosekretion durch eine hohe Läsion der Eminentia media (Eminentiotomie) unterdrückt, atrophieren die Testikel. Wenn aber im Gegenteil das Pfortadersystem unbeschädigt blieb (Fall der Infundibular-stieldurchtrennung oder Mischotomie) oder wenn sich die vasculäre Verbindung zwischen Pars distalis und der Spezialzone der Eminentia mediana nach primitiver Unterbrechung wiederherstellen kann (Gruppe B der Traktotomien), ist die Genitalentwicklung gewähr-leistet.

Bibliographie

ALLOITEAU, J. J.: C. R. Soc. Biol. **148**, 223 (1954).
ALPHIN, T. H. et F. L. DEY: Feder. Proc. **3**, 2 (1944).
ASSENMACHER, I. et J. BENOIT: C. R. Acad. Sci. **236**, 133—135 (1953a).
— — C. R. Acad. Sci. **236**, 2002—2004 (1953b).
— — C. R. Acad. Sci. **242**, 2986—2988 (1956).
BAKER, A. B. et C. B. CRAFT: Endocrinology **26**, 801—806 (1940).
BARGMANN, W.: Z. Zellforsch. **34**, 610—634 (1949).
— Mikroskopie **5**, 239—292 (1950).
— Verhandl. Anat. Ges. Mainz **100**, 30—45 (1953a).
— Geburtsh. u. Frauenheilk. **13**, 193—212 (1953b).
— Das Zwischenhirn-Hypophysensystem. Berlin-Göttingen-Heidelberg: Springer. 1954.
BARRNETT, R. J. et J. MAYER: Anat. Rec. **118**, 374, abstr. 213 (1954).
BENOIT, J.: Bull. Biol. Fr. Belg. **70**, 487—533 (1936).
BENOIT, J. et I. ASSENMACHER: C. R. Soc. Biol. **145**, 1395—1398 (1951a).
— — Arch. Anat. micr. Morph. exp. **40**, 27—45 (1951b).
— — C. R. Soc. Biol. **145**, 1395—1398 (1951c).
— — Bull. Ass. Anat. **65**, 154—160 (1951d).
— — Extr. IIe Réun. Endocrinol. de Langue Franç., p. 33—80. Paris: Masson. 1953.
— — J. Physiol. **47**, 427—567 (1955).
BIGGART, J. H. et G. L. ALEXANDER: J. Pathol. Bact. **48**, 405—425 (1939).
BODIAN, D. et T. H. MAREN: J. Comp. Neurol. **94**, 486—512 (1951).
BOGDANOVE, E. M.: Anat. Rec. **118**, abstr. 180, p. 282 (1954).
BOGDANOVE, E. M. et N. S. HALMI: Anat. Rec. **112**, abstr. 313 (1952).
DAWSON, A. B.: Anat. Rec. **115**, 63—70 (1953).
DESCLAUX, P. et A. SOULAIRAC: C. R. Ass. Anat. **51**, 148 (1947).
DEY, F. L.: Endocrinology **33**, 75—82 (1943a).
— Proc. Soc. exp. Biol. Med. **52**, 312 (1943b).
DRIGGS, M. et H. SPATZ: Virchows Arch. **305**, 567—592 (1939).
FLERKO, B.: Acta Morphol. Hung. **1**, 5 (1951).
— Acta Morphol. Hung. **2**, 70 (1952).
— Acta Morphol. Hung. **3**, 65—86 (1953).
— Acta Morphol. Hung. **4**, 475—492 (1954).
FUJITA, H.: Arch. hist. jap. **9**, 109—114 (1955).
FULOP, T.: Acta Morphol. Hung. **2**, 41—49 (1952).
GAUPP, V.: Mschr. Kinderheilk. **98**, 207—209 (1950).
GHIARA, G.: Rend. Accad. Naz. Lincei, Cl. di Sc. fis., matem. e naturali, Ser. 8. **17**, 132—136 (1954).
GREEN, J. D. et G. W. HARRIS: J. Endocrin. **5**, 136—146 (1947).
GREER, M. A.: Endocrinology **53**, 380—390 (1953).
GREVING, R.: Klin. Wschr. **4**, 45, 2181 (1925).
HANSTRÖM, B.: Arch. Zool., sér. 2, **6**, 6, 97—154 (1953a).
— Z. Zellforsch. **39**, 241—259 (1953b).
HARRIS, G. W.: Physiol. Rev. **28**, 139—179 (1948).
— Ciba Foundat. Coll. on Endocr. **4**, 106—114 (1952).
— Neural control of the pituitary gland. 298 pp. London: Edward Arnold. 1955.
HARRIS, G. W. et D. JACOBSOHN: Proc. Roy. Soc. B. **139**, 263—276 (1952).
HEINBECKER, P.: Medicine **23**, 225—247 (1944).
HEINBECKER, P. et M. PFEIFFENBERGER: Amer. J. Med. **9**, 23 (1950).
HERTL, M.: Morphol. Jahrb. **92**, 75—94 (1952).
— Z. Zellforsch. **42**, 481—507 (1955).
HETHERINGTON, A. W. et S. W. RANSON: Anat. Rec. **78**, 148—172 (1940).
HILD, W.: Z. Zellforsch. **35** B, H. 1 et 2, 33—46 (1950).
HILLARP, A.: Acta Endocrinol. **2**, 11—23 (1949).
HINSEY, J. C. et J. E. MARKEE: Proc. Soc. exp. Biol. Med. **31**, 270—271 (1933).
KUROTSU, T. et H. KONDO: Jap. J. Med. Sci. **9**, 64—65 (1941).
KUROTSU, T., K. KURACHI et T. BAN: Med. J. Osaka Univ. **2**, 1—14 (1950).
KUROTSU, T., K. KURACHI, K. TABAYASHI et T. BAN: Med. J. Osaka Univ. **3**, 139—150 (1952).
LAGE, C. DA: C. R. Ass. Anat. **85**, 161—166 (1955).
LEGAIT, H.: C. R. Soc. Biol. **149**, 175—177 (1955a).
— Arch. Anat. micr. Morph. exp. **44**, 323—343 (1955b).
MARTINI, L.: Clinica Terapeutica **7**, 189—206 (1954).
— Ann. Endocrin. **26**, 670—675 (1955).

MARTINI, L. et C. MORPURGO: Nature 175, 1127 (1955).
MAY, R. M.: C. R. Ass. Anat. 43, 294—303 (1937).
MAZZI, V.: Rend. Accad. Naz. Lincei, Ser. 8, 3, 155—161 (1947).
MESS, B.: Acta Morphol. Hung. 2, 275—285 (1952).
MOSINGER, M.: Neuro-endocrinologie et neuro-ergonologie. Leur rôle en pathologie. 754 pp. Paris: Masson. Coimbra: Editora Limitada. 1954.
NAKAMURA, T.: Med. J. Osaka Univ. 6, 515—523 (1954).
OKADA, M.: Med. J. Osaka Univ. 6, 365—383 (1954).
PALAY, S. J.: J. Comp. Neurol. 79, 247—275 (1943).
— J. Comp. Neurol. 82, 129—143 (1945).
— Amer. J. Anat. 93, 107—141 (1953).
PINES, J. L.: J. Psych. Neurol. 32, 80—88 (1925).
POPA, G. F. et U. FIELDING: Lancet 238 (1930).
ROTHBALLER, A. B.: Anat. Rec. 115, 21—42 (1953).
SCHARRER, E.: Z. vergl. Physiol. 7, 1—38 (1928).
— Frankf. Z. Path. 47, 134—142 (1934a).
— Zool. Anz., suppl. 7, 23—27 (1934b).
— Z. Anat. Entwicklungsgesch. 106, 169—192 (1936).
SCHARRER, E. et B. SCHARRER: Physiol. Rev. 25, 171—181 (1945).
— — Handbuch mikrosk. Anat. des Menschen 6, 953—1066 (1954a).
— — Proc. Laurent. Horm. Conference, X, 183—240 (1954b).
SEITELBERGER, F. et T. WANKO: Wien. Z. Nervenheilk. 5, 121—135 (1952).
SHIMAZU, K., M. OKADA, T. BAN et T. KUROTSU: Med. J. Osaka Univ. 5, 701—727 (1954).
SMITH, S. W.: Amer. J. Anat. 89, 195—231 (1951).
STAHL, A.: C. R. Soc. Biol. 147, 841 (1953).
STUTINSKY, F.: C. R. Soc. Biol. 145, 367—370 (1951).
— C. R. Ass. Anat. 70, 942 (1952).
— Z. Zellforsch. 39, 276—297 (1953).
— Contribution à l'étude du complexe hypothalamo-neurohypophysaire. Thèse Sci. Paris (1955).
TAUBENHAUS, M. et S. SOSKIN: Endocrinology 29, 958—964 (1941).
VIVIEN, J.: C. R. Soc. Biol. 147, 1462—1464 (1953).
WINGSTRAND, K. G.: CWK Gleerup, Lund (1951).
WISLOCKI, G. B.: Proc. Ass. Res. Nerv. Ment. Dis. 17, 48—67 (1936).

Dr. I. ASSENMACHER et Prof. Dr. J. BENOIT, Laboratoire d'Histophysiologie du Collège de France, 4, Avenue Gordon-Bennett, *Paris* 16°, France.

Disputatio

Vide Relationem B. KORPÁSSY.

Istituto di Anatomia e Istologia Patologica dell'Università di Pavia
(Direttore: Prof. Dr. CESARE CAVALLERO)

Il sistema diencefalo-neuroipofisario nell'allattamento

C. Cavallero, B. Malandra

Con 3 Figure

Gli studi sui fattori endocrini od umorali capaci di influenzare la secrezione lattea hanno compiuto in questi ultimi anni notevoli progressi. Nell'esame dei rapporti tra ghiandole endocrine e ghiandola mammaria sono stati via via considerate e studiate sia le sostanze ormoniche attive nello stimolare lo sviluppo della ghiandola sia i fattori stimolanti o inibenti la secrezione lattea, sia le sostanze capaci di provocare la eliminazione o eiezione del latte dalla mammella. Attualmente è ben accertato che lo sviluppo della ghiandola mammaria e la secrezione lattea sono sotto il controllo di almeno tre fattori: l'ormone ovarico follicolare. l'ormone del corpo luteo o progesterone e la prolattina elaborata dal lobo anteriore ipofisario; non si conosce invece con sufficiente precisione quale sia il fattore o i fattori che regolano l'eliminazione o eiezione lattea dalla ghiandola mammaria ed il meccanismo mediante il quale questi fattori agiscono.

E' noto che nel meccanismo di questa eiezione, sia essa provocata da stimolo normale, quale la suzione, o da stimoli artificiali, sono distinguibili due fasi. In una prima fase viene erogata passivamente solo una piccola quota del latte contenuto nella ghiandola mammaria, e, per certi animali, quello delle cisterne e dei seni lattiferi o latte dei seni; in una seconda fase, per una risposta riflessa attiva della ghiandola mammaria, si determina un improvviso flusso latteo e completo svuotamento della mammella. Questa seconda fase, definita let-down dagli Autori anglosassoni, porta all'eliminazione del latte contenuto nei dotti più fini e negli alveoli o del latte alveolare.

Varie sono le interpretazioni che sono state date sul tipo dell'intervento attivo sulla ghiandola mammaria in questa seconda fase dell'allattamento. Per SCHAFER (1898) e CROWTHER (1915) la stimolazione del capezzolo determina l'eliminazione del latte per un improvviso aumento della secrezione lattea. L'ipotesi è però caduta dopo la constatazione che almeno in certi animali, come i bovini. prima ancora che s'inizi l'atto dell'allattamento, latte è già secreto e contenuto nella mammella (HAMMOND, 1936). GAINES (1915) credeva che fosse in gioco la contrazione riflessa della muscolatura liscia della ghiandola: per HAMMOND (1936) invece essa era la conseguenza di un processo di erezione della mammella dovuta a vasocostrizione venosa, condizionante un aumento della pressione intramammaria e spremitura del latte dagli alveoli. Queste ipotesi, sebbene diverse per quanto concerne il meccanismo dell'eiezione, si fondavano sul concetto comune che la suzione stimolava vie afferenti nervose e in via riflessa vie efferenti destinate a elementi recettori o effettori della ghiandola mammaria.

Quali siano gli elementi recettori o effettori della ghiandola mammaria è stato accertato da RICHARDSON (1949) e LINZELL (1952). Questi Autori hanno descritto un particolare tipo di elementi cellulari, situati attorno agli alveoli e ai dotti più fini e denominati cellule mioepiteliali. I dotti che nei periodi di intervallo dell'allattamento sono chiusi dalla pressione circostante degli alveoli ripieni, durante l'allattamento, in conseguenza della contrazione degli elementi mioepiteliali orientati in senso longitudinale all'asse del dotto, tendono ad aprire il lume e il latte può essere convogliato nei grossi dotti collettori, o nelle cisterne della ghiandola mammaria negli animali che ne sono provvisti.

Se sugli organi effettori esiste accordo pressocchè completo fra i vari ricercatori, incertezze vertono sul fattore o i fattori che agiscono sui detti effettori. E' stato chiaramente dimostrato che non si tratta comunque di fattori nervosi in quanto l'eccitamento dei nervi motori della ghiandola mammaria non determina un'eiezione di latte dalla mammella (ECKARD, 1858; INGELBRECHT, 1935; ELY e PETERSEN, 1941). Che invece siano in gioco fattori umorali è confermato dall'osservazione che la denervazione della mammella non impedisce l'eliminazione lattea (ELY e PETERSEN, 1941) e che il sangue giugulare di bovina, sottoposta a stimolazione mammaria, determina eiezione lattea dalla mammella isolata e perfusa (PETERSEN e LUDWICK, 1942; PEETERS, MASSART e COUSSENS, 1947).

Tra i tentativi volti ad accertare la natura del fattore umorale responsabile dell'eiezione lattea sono da ricordare le ricerche di OTT e SCOTT. Questi AA. nel 1910 potevano dimostrare che l'iniezione degli estratti di postipofisi nella capra allattante determina una contrazione della ghiandola mammaria ed eliminazione di latte. Questi risultati erano successivamente confermati nella gatta e nella cagna (SCHAFER e MACKENZIE, 1911), nella bovina (GAVIN, 1913) e nella donna (SCHAFER, 1913). Dopo questi primi accertamenti, venne sollevata la questione, già presentata a proposito di altre attività dei principi postipofisari, se il fattore o i fattori agenti sulla ghiandola mammaria fossero vere sostanze ormoniche con un ruolo ben definito nella normale evacuazione lattea della mammella nel periodo dell'allattamento, o se gli estratti postipofisari fossero dotati di un'azione farmacologica aspecifica sulle muscolature lisce, tra cui era da annoverare quella presente nella ghiandola mammaria. La seconda ipotesi era suffragata dal fatto che l'allontanamento del lobo posteriore ipofisario nel ratto e nel cane (SMITH, 1932; HOUSSAY, 1935) non provoca modificazioni nell'espletamento del parto o dell'allattamento, e che la sezione del peduncolo ipofisario non modifica il normale procedere della lattazione (DANDY, 1940; DEMPSEY e UOTILA, 1940). In contrasto con queste osservazioni esistono però dati di fatto che sono in appoggio all'intervento ed a un ruolo ben definito della neuroipofisi nell'allattamento.

GOMEZ (1939) riferisce che in ratti allattanti ipofisectomizzati persiste la secrezione lattea se viene istituita un'adatta terapia a base di principi ante-ipofisari, ma i piccoli sembrano incapaci di rimuovere dalla ghiandola mammaria il latte ivi contenuto. La somministrazione di estratti di postipofisi, associata alla terapia di mantenimento della secrezione lattea, permette ai piccoli di rimuovere il latte dalla mammella. Successivamente GOMEZ (1940) comunicava che 2—5 unità di estratti postipofisari, associate con la terapia di mantenimento, permettono l'allattamento e l'allevamento normale dei piccoli. La sospensione dell'estratto postipofisario per qualche tempo durante l'esperimento era immediatamente seguita da una rapida perdita di peso dei nati, che decedevano se le somministrazioni di estratti postipofisari non erano prontamente riprese. Più recentemente CROSS (1951 a) ha potuto dimostrare che la sezione del peduncolo per via temporale nel ratto, se è seguita da uno stato di grave diabete insipido, determina anomalie della riproduzione e assenza di lattazione.

Altri reperti deponenti per un intervento della neuroipofisi nell'allattamento sono forniti da Harris e Jacobson (1952). Questi AA. studiano il comportamento di ratti ipofisectomizzati sottoposti a trapianto subaracnoidale di ipofisi in corrispondenza della regione temporale o del tuber cinereum. Il trapianto di tessuto anteipofisario può, se ben vascolarizzato, funzionare normalmente, ma la neuroipofisi va incontro ad atrofia. Gli animali con trapianto ipofisario possono presentare una gravidanza ed un parto normale ma i piccoli, nonostante succhino vigorosamente, decedono in quanto il latte, sebbene sia contenuto nella mammella, non viene escreto. Gli stessi AA. poterono osservare che, se veniva somministrato estratto ossitocico postipofisario alla madre, era possibile una pronta eliminazione di latte dalla mammella, e che ripetute iniezioni giornaliere dello stesso estratto permettevano un allevamento normale dei piccoli.

Queste osservazioni, che depongono chiaramente in favore del concetto che le sostanze attive neuroipofisarie sono coinvolte nella lattazione, hanno avuto conferma da prove indirette tendenti a dimostrare che lo stimolo della suzione può agire sulla neuroipofisi.

E' stato infatti dimostrato nel coniglio (Cross, 1951 b), nel cane (Kalliala e coll., 1952), nella donna (Kalliala e coll., 1951) e nel bovino (Peeters e Coussens, 1950) che la suzione o la stimolazione artificiale della mammella, seguita da eliminazione lattea, provoca, seppure non costantemente, una diminuzione della diuresi, o meglio, un ritardo dell'eliminazione dell'acqua dopo il carico idrico.

Esperimenti personali condotti su ratte allattanti, di età e di peso vario e sottoposte a carico idrico forzato, hanno confermato le suddette osservazioni. Le prove erano effettuate tra l'8° e il 21° giorno dopo il parto. Il carico idrico veniva eseguito mediante tre somministrazioni orarie, con sonda, di 0.05 cc di acqua/gr. di peso corporeo. Dopo la terza somministrazione i piccoli erano posti per 30' nella gabbia della madre per l'allattamento e le eliminazioni urinarie erano seguite per 60'-90'-120'. Prove di controllo sono state eseguite negli stessi animali in fase di allattamento ma senza eiezione lattea per allontanamento dei piccoli e in altri animali femmine controllo in diestro.

Percentuali di eliminazione dell'acqua a 60', 90' e 120' dopo il carico idrico (0.05 cc./gr.) in ratte di controllo e in ratte allattanti, con o senza eiezione lattea

Gruppo	60'	90'	120'
Controlli	23.5 ± 3.8	45.6 ± 4.7	61.0 ± 5.2
Allattanti con eiezione	20.5 ± 2.7	44.6 ± 3.9	63.6 ± 4.8
Allattanti senza eiezione	29.1 ± 3.1	44.8 ± 4.6	63.1 ± 5.4

Come risulta dalla tabella precedente, in cui vengono riassunti i dati relativi alle varie prove, nelle serie sperimentali di animali in periodo di allattamento ma senza eiezione lattea e di animali controllo in diestro, non si sono rilevate variazioni delle risposte diuretiche. La media delle percentuali di eliminazione idrica dopo 120' dal carico dà un valore di 63.1 ± 5.4 negli animali in periodo di allattamento ma senzo eiezione lattea rispetto a 61.0 ± 5.2 negli animali in diestro. In 16 esperimenti su 25 in cui il carico idrico era seguito da eiezione lattea, si poteva osservare un effetto antidiuretico nella prima $\frac{1}{2}$ ora dopo l'allattamento (percentuale di escrezione 20.5 ± 2.7 rispetto a 29.1 ± 3.1, $t = 2.22$). Dopo 90' e 120' la diuresi nelle prove con eiezione lattea raggiungeva i livelli della media dei valori delle prove senza eiezione lattea, e la media finale dell'escrezione percentuale dell'acqua somministrata (63.6 ± 4.8) eguagliava quella degli stessi animali in fase di allattamento ma senza eiezione lattea per allontanamento, dei piccoli (63.1 ± 5.4). In 6 prove in cui era assente un effetto antidiuretico l'assenza della riduzione urinaria era da connettere a mancata evacuazione della ghiandola mammaria per assenza di suzione prolungata. In 3 animali non era evidente, nonostante l'eiezione lattea, una riduzione della diuresi.

Se dai dati della nostra ricerca risulta confermato che lo stimolo della suzione e l'evacuazione della ghiandola mammaria determinano, entro certi limiti, una contrazione della diuresi nel ratto allattante, resta da accertare se l'effetto antidiuretico è la conseguenza di una aumentata immissione in circolo di principio antidiuretico, o di un effetto collaterale determinato da notevole quantità di oxitocina secreta per provocare l'evacuazione mammaria, o di una risposta dello stesso tipo di una antidiuresi osmotica per evitare squilibri osmotici da perdita di liquido ipotonico. Si oppone a queste ultime due ipotesi la constatazione che latte è già presente nella mammella prima che inizi l'evacuazione della ghiandola e che non è stata dimostrata un'azione antidiuretica dell'oxitocina. Si è invece accertato che la contrazione della diuresi ha una durata di ½—1 ora dopo la suzione mammaria e le urine durante questo periodo presentano un'aumentata concentrazione di cloruri. Le risposte antidiuretiche dopo allattamento sono identiche, per il coniglio, a quelle che si possono ottenere con la somministrazione endovenosa di piccole quantità (0.4—1.0 mU) di adiuretina o di estratti totali postipofisari. Esse possono essere abolite dalla lesione elettrolitica del tratto ipofisario, e, con ogni probabilità, non sono in rapporto a stimoli emotivi in quanto non sono riproducibili nel coniglio con iniezioni endovenose di piccole quantità di adrenalina (1.0—10.0 μg.), disturbi sonori, coito, o non permesso allattamento dei piccoli. Solo con la stimolazione faradica di sufficiente durata e intensità da provocare risentimento nell'animale, si può determinare una riduzione della diuresi e un'aumentata eliminazione urinaria dei cloruri ragguagliabili a quelle ottenibili con la suzione o la somministrazione di estratti postipofisari (CROSS, 1951 b).

Che la neuroipofisi regoli il meccanismo della eiezione lattea è stato in questi ultimi anni confermato dalle ricerche condotte sui sistemi ipotalamici che controllano l'attività neuroipofisaria. Già FISHER, INGRAM e RANSON (1938) avevano dimostrato che, per quanto riguarda la secrezione del principio antidiuretico postipofisario, esso è sotto controllo del tratto sopraottico-ipofisario o del grosso fascio di fibre amidollate che dal nucleo sopraottico, attraverso il peduncolo ipofisario, raggiungono la neuroipofisi. Più recentemente è stato dimostrato che l'ipotalamo e il tratto sopraottico-ipofisario controllano ed entrano direttamente nel meccanismo riflesso della eliminazione lattea. Intendiamo riferirci alle ricerche di ANDERSSON (1951) e di CROSS e HARRIS (1952). CROSS e HARRIS, lavorando su conigli allattanti, potevano osservare che la stimolazione elettrica stereotassica del tratto sopraottico-ipofisario, previa anestesia eterea, determina un'eiezione di latte nella cannula inserita nei dotti mammari. Le risposte registrate al chimografo hanno tutte le caratteristiche delle risposte umorali e sono caratterizzate da un lungo periodo di latenza (20—30″), lento raggiungimento di un massimo e lento ritorno alla norma. Le risposte sono inoltre molto simili a quelle ottenibili con l'iniezione per via venosa di 50—200 mU di principio oxitocico. In successivi esperimenti su conigli venivano provocate lesioni in varie zone dell'ipotalamo. Quegli animali in cui le lesioni determinavano un'interruzione del tratto sopraottico-ipofisario erano capaci di espellere, durante la suzione dei piccoli, solo piccole frazioni del latte contenuto nella mammella. Questi stessi animali, iniettati con estratti postipofisari immediatamente prima dell'allattamento dei piccoli, aumentavano sino a quantità normali, corrispondenti a quelle del periodo precedente alle lesioni ipotalamiche, la quota di latte emesso e la mammella poteva essere vuotata del latte dai piccoli. Queste ricerche sono in accordo con gli studi di Andersson (1951). Secondo questo Autore la stimolazione elettrica, eseguita secondo il metodo di Hess (1948), dell'ipotalamo anteriore e specialmente del nucleo sopraottico e dei territori immediatamente vicini determina, nelle capre e nelle pecore non anestetizzate, una eiezione lattea. La natura umorale della risposta è stata dimostrata dal fatto che la sezione dei tronchi nervosi di un lato della mammella o l'anestesia sacrale completa, non influenzano la risposta e che il sangue giugulare di un animale sottoposto a stimolazioni del territorio sopraottico, iniettato in un altro animale, determina un'eiezione lattea.

A queste ricerche biologiche sul sistema ipotalamo-neuroipofisario si sono recentemente affiancate ricerche d'indole morfologica. Queste ultime si sono avvalse del metodo di colorazione alla cromoematossilina-floxina di Gomori (1941) con il quale è possibile dimostrare secondo Bargmann (1949) nelle cellule gangliari di determinati centri diencefalici (nucleo sopraottico e paraventricolare dei mammiferi) la presenza di inclusi granulari i quali possono essere seguiti lungo il decorso degli assoni amielinici nel pavimento del diencefalo e nel peduncolo ipofisario sino alla neuroipofisi. Numerosi dati stanno a dimostrare che questi inclusi, i quali in base a criteri morfologici e tintoriali sono stati definiti neurosecreto, veicolano alla neuroipofisi la adiuretina-vasopressina e l'oxitocina elaborate dai neuroni a funzione endocrina dei nuclei sopraottico e paraventricolare.

Usando la cromoematossilina di Gomori alcuni AA. (Stutinsky, 1952; Collin e Racadot, 1953; Brightman, 1955) hanno potuto dimostrare una diminuzione del contenuto neurosecretorio nelle neuroipofisi di animali allattanti.

Ricerche personali (1956), condotte con la stessa metodica di Bargmann applicata allo studio del sistema diencefalo-neuroipofisario della ratta normale. gravida e allattante, hanno permesso di rilevare che, per quel che riguarda la quota del neurosecreto nelle strutture specifiche diencefaliche e nel lobo nervoso dell'ipofisi e per quel che riguarda la più fine citologia diencefalica e ipofisaria. non esistono sensibili deviazioni dalla norma nel corso e al termine della gravidanza. All'opposto, a partire dai primi giorni dell'allattamento, in questa specie animale si rileva un'evidente diminuzione del contenuto neurosecretorio della pars nervosa che persiste a lungo e che è sostituita da un nuovo carico lento e graduale: al termine dell'allattamento si ristabilisce la situazione normale (Fig. 1). Alla diminuzione di neurosecreto si associano fenomeni di ipertrofia dei pituiciti e comparsa di mitosi relativamente frequenti (Fig. 2).

Anche a livello dei nuclei sopraottico e paraventricolare si nota uno scarico di neurosecreto, meno evidente che nella pars nervosa; a questo si associano modificazioni citologiche, nel senso di aumento della massa citoplasmatica delle cellule gangliari, diminuzione della sostanza di Nissl, e, in singoli casi, comparsa di voluminosi vacuoli citoplasmatici otticamente vuoti e disgiunti da modificazioni regressive nucleari, aumento di diametro dei nuclei e dei nucleoli (Fig. 3).

Dopo la constatazione che l'ipotalamo, per mezzo delle sue connessioni con l'ipofisi posteriore. interviene criticamente nel riflesso dell'eiezione lattea. è stato osservato (Cross, 1953) che la stimolazione dell'ipotalamo posteriore in conigli allattanti anestetizzati inibisce l'eiezione lattea da somministrazione di estratti postipofisari.

Queste contrastanti attività ipotalamiche hanno indotto a ricerche più accurate e dettagliate e allo studio delle regioni diencefaliche responsabili dell'effetto inibitorio, delle connessioni nervose e ormoniche mediatrici dell'effetto. del meccanismo dell'inibizione ecc. (Cross, 1955).

Da queste ultime ricerche risulta che la stimolazione elettrica stereotassica applicata in vicinanza del nucleo paraventricolare provoca segni di eccitamento del simpatico, ma non eiezione lattea: la stimolazione della stessa zona provoca invece eiezione se l'animale viene in precedenza sottoposto a surrenectomia. La stimolazione delle aree dorsali laterali e posteriori dell'ipotalamo, ma non delle regioni ventrali del tuber, causa dilatazione pupillare, esoftalmo, iperpnea

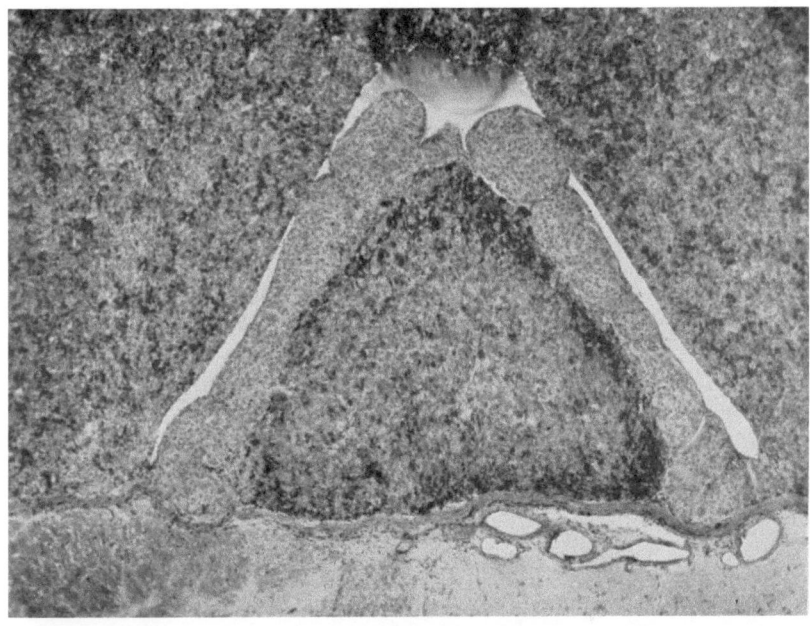

a

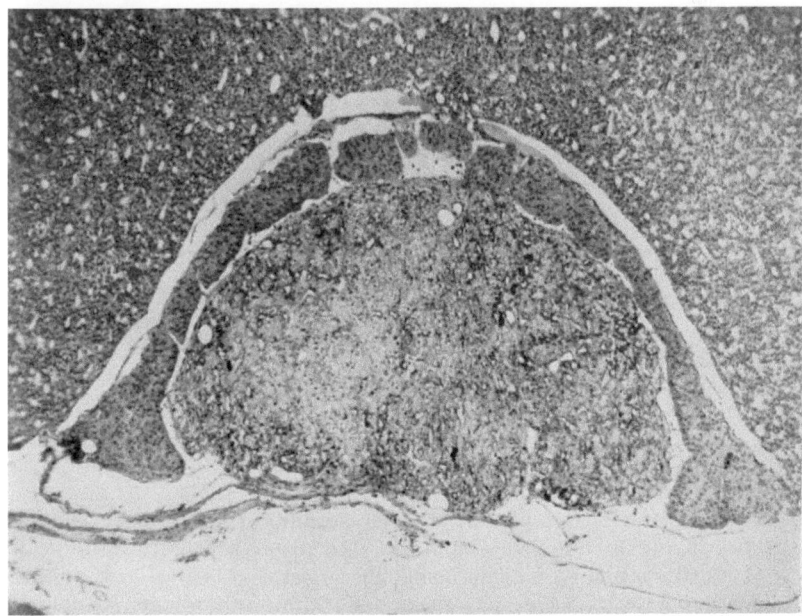

b

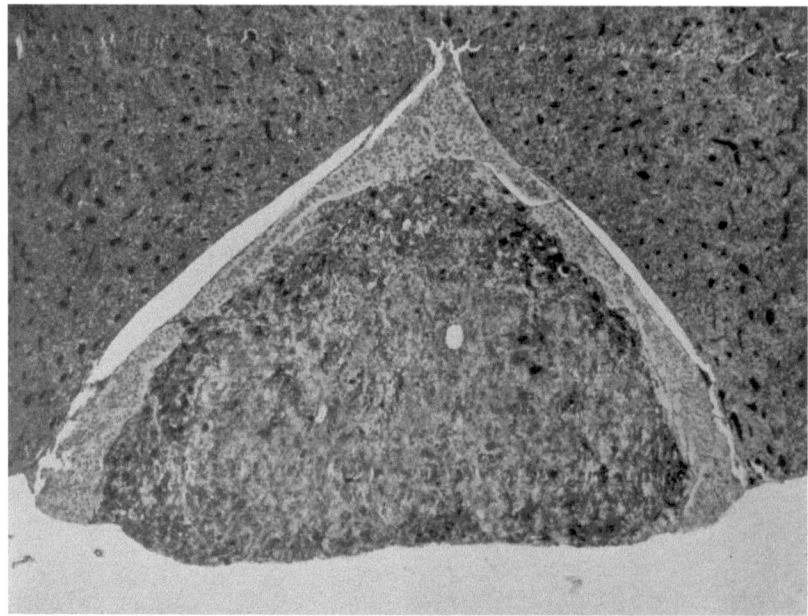

a

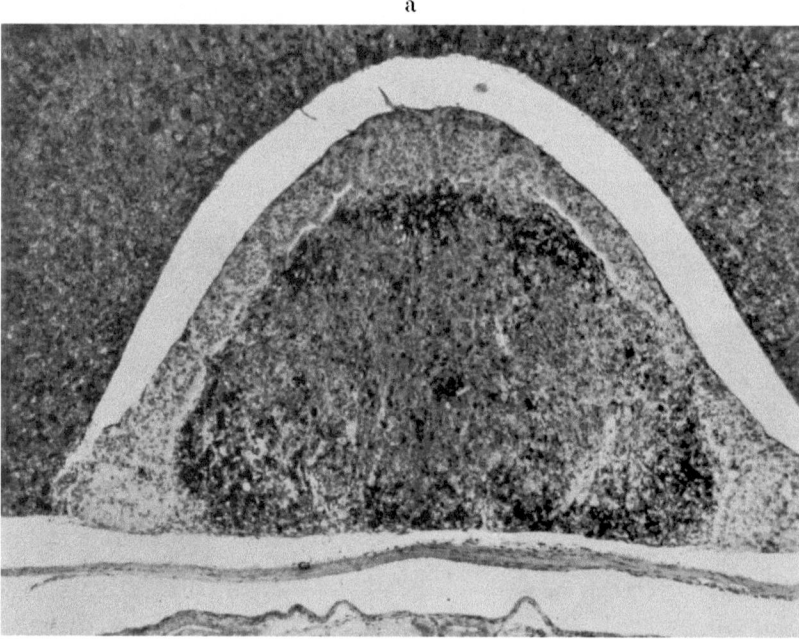

d

Fig. 1. Variazioni del materiale neurosecretorio nella neuroipofisi di ratto normale e allattante.
a) normale, b) allattante da 3 giorni. c) allattante da 12 giorni, d) alla fine dell'allattamento (37 giorni
dopo il parto). Coloraz. cromoematossilina-floxina sec. GOMORI. Ingr. 62 ×

e inibisce la eiezione lattea provocata dalla somministrazione per via venosa
di oxitocina. Lo stesso fenomeno inibitorio può essere provocato dall'iniezione
di 1 — 5 μg. di adrenalina ed è abolito dalla surrenectomia bilaterale. L'inibizione
dell'eiezione lattea da oxitocina può anche essere indotta mediante stimolazione

della innervazione splancnica delle surrenali e dei rami del simpatico della mammella ed una parziale inibizione può avvenire, anche nell'animale surrenectomizzato, se l'estratto oxitocico è iniettato durante una prolungata stimolazione dei centri ipotalamici dorsali. L'adrenalina risulta inoltre più efficace di $2 - 4$ volte della noradrenalina come agente bloccante la risposta della mammella all'oxitocina, ma entrambe, unitamente con la stimolazione di determinate zone ipotalamiche o dei rami simpatici della mammella, sono incapaci di inibire l'eiezione lattea da stimoli meccanici direttamente applicati alla ghiandola mammaria che provocano una contrazione degli elementi mioepiteliali. La suzione, invece, non rimuove la insensibilità della mammella all'oxitocina da stimolazione dell'ipotalamo ed i piccoli sono incapaci di svuotare la ghiandola mammaria materna.

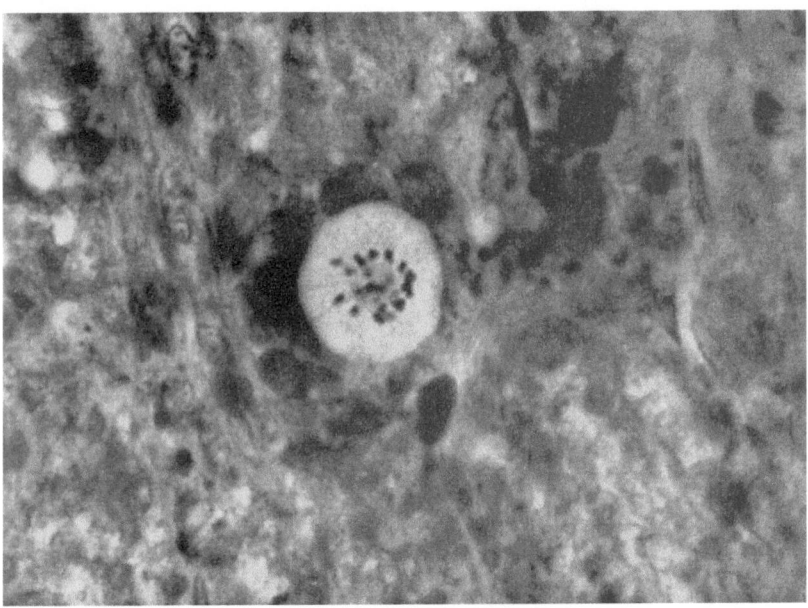

Fig. 2. Mitosi in pituicita della neuroipofisi di ratto allattante (7 giorni di allattame:nto). Coloraz. cromoematossilina-floxina. Ingr. 900 ×

Sembra pertanto che l'adrenalina, agendo sulle strutture vasali della ghiandola mammaria, blocchi perifericamente la risposta della ghiandola ai principi attivi capaci di determinare l'eiezione lattea. Che si tratti di una conseguenza della vasocostrizione e non di una diretta azione inibitoria sul sistema contrattile delle cellule mioepiteliali sarebbe dimostrato dall'incapacità dell'adrenalina di influenzare la risposta della mammella alla stimolazione meccanica diretta della ghiandola stessa. A questo proposito è da ricordare che recentemente è stato dimostrato che la contrazione dei dotti alveolari della ghiandola mammaria scoperta, indotta da piccole quantità di oxitocina, non è inibita dalla adrenalina, nonostante la intensa vasocostrizione locale (LINZELL, 1954), e che la diversa capacità inibente della adrenalina e noradrenalina è in accordo con la loro diversa capacità vasocostrittrice determinata nell'organo perfuso (HEBB e LINZELL, 1951).

E' stato inoltre osservato in studi su ghiandole mammarie perfuse che l'adrenalina determina effetti vasocostrittori prolungati se viene aggiunta al liquido perfondente (PETERSEN, 1942: LINZELL, 1950: PEETERS, SIERENS e SILVER, 1952) e che essa è capace di inibire temporaneamente l'eiezione lattea da oxitocina (PEETERS e coll., 1952). E' pure in appoggio al concetto che attribuisce all'adrenalina un effetto inibente a causa del suo potere vasocostrittore il fatto che una vasocostrizione dei vasi mammari, determinata o da stimolazione delle fibre simpatiche della ghiandola mammaria, e che può essere indotta anche nella mammella perfusa (PEETERS e coll., 1949; LINZELL, 1950), o da prolungata

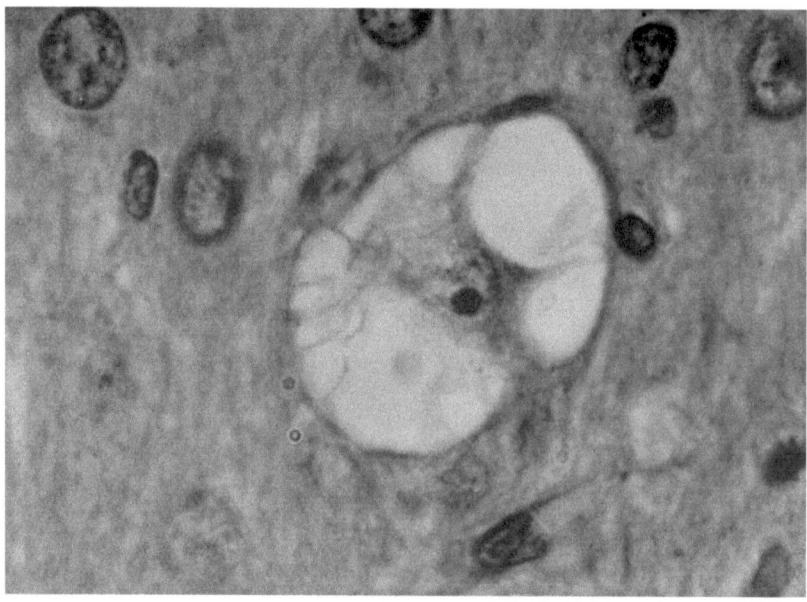

a

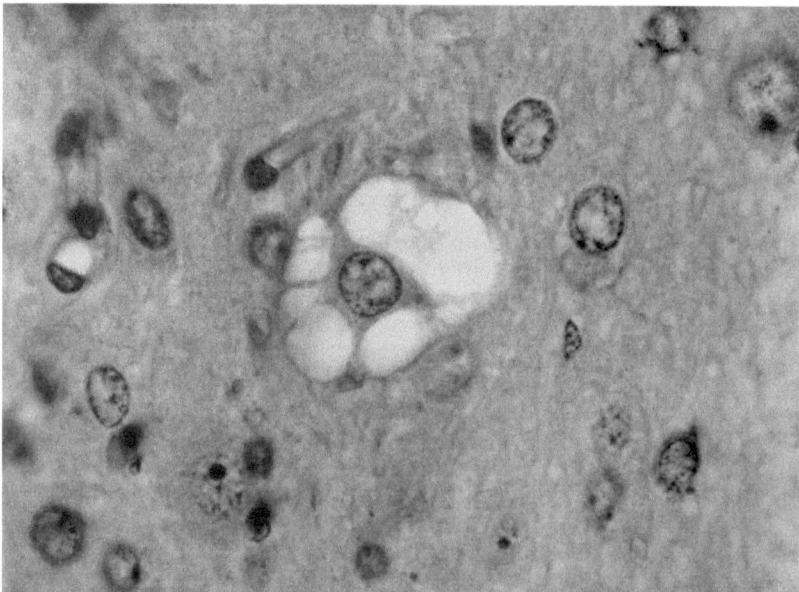

b

Fig. 3. Cellule del nucleo paraventricolare di ratti allattanti. a) vacuolizzazione del citoplasma (7 giorni di allattamento). Coloraz. cromoematossilina-floxina. Ingr. 900 ×. b) notevole vacuolizzazione contorni nucleari poco netti, ingrandimento nucleolare (8 giorni di allattamento). Coloraz. cromoematossilina-floxina. Ingr. 1200

stimolazione di determinati centri ipotalamici, provoca, anche dopo surrenectomia bilaterale, una inibizione dell'eiezione lattea da oxitocina iniettata per via venosa.

Dalle estese e particolareggiate ricerche di Cross, risulta che nell'ipotalamo del coniglio esistono due sistemi funzionalmente antitetici per quanto riguarda l'eiezione lattea. Il sistema della regione anteriore, ventrale e tuberiana dell'ipotalamo costituisce il centro regolatore della secrezione dei principi attivi per l'evacuazione della ghiandola mammaria, mentre le aree ipotalamiche posteriori vasocostrittrici, direttamente o indirettamente per mezzo dell'adrenalina della midollare surrenale, sono provvisti di azione inibente periferica sulla ghiandola mammaria.

E' da notare che il sistema ipotalamico stimolante, secondo le ricerche di Cross e Harris (1952), la eliminazione lattea, avrebbe una stretta corrispondenza di localizzazione anatomica con il centro che regola la secrezione di principi antidiuretici nel gatto (Fisher, Ingram e Ranson, 1938), cane (O'Connor 1946) e coniglio (Harris, 1947), e che i centri che inibiscono la eliminazione lattea da oxitocina corrisponderebbero anatomicamente alle aree la cui stimolazione è seguita da eccitamento diffuso del simpatico (Beattie, Brow e Long, 1930; Ranson e Magoun, 1933; Kabat, Magoun e Ranson, 1935) e secrezione di adrenalina dalla midollare surrenale (Magoun, Ranson e Hetherington, 1937).

L'osservazione che la stimolazione del nucleo paraventricolare in conigli surrenectomizzati dà origine ad eccitamento simpatico ed eiezione lattea, conferma il ruolo sostenuto da questo centro nella regolazione della lattazione. E' anzi da ricordare che, secondo Olivecrona (1954), il nucleo paraventricolare sembra esclusivamente legato al controllo della secrezione oxitocica, in quanto, lesioni strettamente localizzate a questo nucleo, determinano nel ratto una forte diminuzione del potere oxitocico della postipofisi, mentre resta inalterato il potere antidiuretico.

Se è quindi ormai ben documentato l'intervento del sistema diencefalo-neuroipofisario nel meccanismo dell'eiezione lattea della mammella, discussa è ancora la natura del principio attivo che la regola. La possibilità, come abbiamo già ricordato, che durante l'evacuazione lattea intervenga una contrazione della diuresi che ha le caratteristiche della antidiuresi di origine postipofisaria, potrebbe indurre a riconoscere nel principio antidiuretico la sostanza attiva capace di agire sulla ghiandola mammaria.

Indagini biologiche hanno però potuto accertare che contrazioni urinarie simili a quelle dimostrabili durante l'allattamento, corrispondono a valori di adiuretina che variano da $0.5 - 1$ mU per il coniglio (Cross, 1951 b) a 10 mU per i bovini (Peeters e Coussens, 1950). Tali dosi di adiuretina sono sprovviste di attività sulla ghiandola mammaria e, d'altra parte, nella coniglia sono necessari $50 - 200$ mU di oxitocina e nella bovina 1000 mU dello stesso principio per provocare l'effetto dell'eiezione lattea. In queste due specie animali l'antidiuresi da allattamento e l'evacuazione lattea sono quindi ottenibili, sperimentalmente, con dosi dei due fattori postipofisari il cui rapporto è di $1:100$ circa (Cross e Harris, 1952). E' quindi molto improbabile che, in campo fisiologico, entrambi gli effetti siano provocati dal principio antidiuretico ed è più verosimile che le due risposte, antidiuresi ed eiezione lattea, siano controllate da due diverse sostanze, secrete forse indipendentemente dalla neuroipofisi.

Recenti ricerche con titolazione del contenuto ormonico della neuroipofisi, sembrano confermare che il principio antidiuretico non è coinvolto direttamente nell'eiezione lattea. Dicker e Tyler (1953) hanno dimostrato che nel ratto, nella cavia, nel gatto e nel cane non esistono modificazioni del potere antidiuretico della postipofisi durante l'allattamento. Ricerche personali condotte allo scopo di accertare eventuali modificazioni dell'attività antidiuretica della postipofisi nella ratta allattante, hanno condotto a risultati concordanti con i dati di Dicker e Tyler. In successive ricerche personali è stato inoltre indagato se il potere antidiuretico della postipofisi di ratte allattanti subiva modificazioni qualora la titolazione venisse effettuata su neuroipofisi prelevate prima o dopo la suzione ed erogazione lattea. A tale scopo animali allattanti da 1 a 20 giorni sono stati divisi in due gruppi: un gruppo prima del sacrificio veniva tenuto separato dai piccoli per circa 8 ore, l'altro gruppo veniva sacrificato immediatamente dopo un allattamento. Il lobo posteriore dell'ipofisi allontanato dal lobo anteriore era pesato su bilancia a torsione e posto in acetone. Dopo essicamento le neuro-ipofisi appartenenti allo stesso gruppo di animali erano riunite e triturate in mortaio. L'estratto era preparato secondo la farmacopea inglese e su una aliquota veniva titolata l'attività antidiuretica secondo il metodo di Ginsburg (1951). I risultati delle nostre ricerche sono esposti nella tabella seguente:

Peso medio e contenuto in fattore antidiuretico della neuroipofisi di ratte normali e allattanti. Tra parentesi il numero dei casi

Peso medio neuroipofisi mg./100 g.		Fattore antidiuretico	
		mU/gh	mU/mg.
Normali (4) ..... 0.62 ± 7.4	2.1	555.7 ± 75.8	460.6 ± 75.0
Allattanti (5) .... 0.72 ± 4.1		600.7 ± 53.1	437.8 ± 61.8

Peso medio e contenuto in fattore antidiuretico della neuroipofisi di ratte allattanti prima e dopo allattamento. Tra parentesi il numero dei casi

Peso medio neuroipofisi mg./100 g.	Fattore antidiuretico	
	mU/gh.	mU/mg.
Prima dell'allattamento (4)...... 0.61 ± 5.1	532.4	318.8
Dopo l'allattamento (4)........ 0.67 ± 6.3	562.4	374.6

Come risulta dai dati della tabella nè il peso nè il contenuto in principio antidiuretico variano sensibilmente rispetto alla norma durante l'allattamento. Il peso medio della neuroipofisi di animali femmine di controllo è di mg. 0.62 ± 7.4/100 g. di peso corporeo e quello degli animali allattanti è di mg. 0.72 ±4.1/100g. di peso corporeo e la lieve differenza di peso è priva di significatività ($t = 2.1$). Valori oscillanti intorno agli stessi livelli sono pure quelli relativi al contenuto in principio antidiuretico della postipofisi di animali di controllo e allattanti. Mentre negli animali di controllo la titolazione ha dato valori di 555.7 ± 75.8 mU per ghiandola e di 460.6 ±75.0 mU per mg., negli animali allattanti si sono ottenuti valori di 600.7 ±53.1 mU per ghiandola e 437.8 ±61.8 mU per mg. Anche la determinazione del potere antidiuretico della postipofisi prima e dopo la suzione e evacuazione mammaria non ha evidenziato notevoli e significative modificazioni nei due gruppi di animali: 532.4 mU per gh. e 318.8 mU per mg. nella neuroipofisi di animali allontanati da 8 ore dai piccoli; 562.4 mU per gh. e 374.6 mU per mg. nella neuroipofisi di animali sacrificati subito dopo un allattamento.

Alcune osservazioni avvalorano invece l'ipotesi che il fattore determinante l'eiezione lattea sia con maggiore probabilità l'oxitocina. Sta di fatto che il principio oxitocico è il fattore postipofisario più attivo sulla ghiandola mammaria sia che venga iniettato nell'animale intero, sia che venga aggiunto al liquido perfondente la mammella isolata (Turner e Cooper, 1941; Petersen, 1942; Linzell, 1950; Whittlestone, 1950; Andersson, 1951).

In situazioni sperimentali e cliniche che si accompagnano ad immissione in circolo di oxitocina, compaiono fenomeni sia a livello dell'utero che a livello della ghiandola mammaria. Ad esempio la stimolazione elettrica del peduncolo ipofisario (HATERIUS e FERGUSON, 1938; FERGUSON, 1941; HARRIS, 1944—47), che determina un marcato aumento dell'attività uterina, provoca negli animali allattanti eliminazione lattea. La dilatazione meccanica del corpo dell'utero, del canale cervicale uterino o della vagina, che causa per stimolazione nervosa una secrezione riflessa di oxitocina e contrazioni del corpo dell'utero, determina contemporaneamente una eliminazione lattea della mammella che manca se l'animale è sottoposto a ipofisectomia (FERGUSON, 1941). In campo clinico è noto che emissioni di latte dalla mammella possono essere osservate in donne allattanti durante il travaglio del parto (GUNTHER, 1948) ed è pure noto che l'involuzione uterina nel post-partum è favorita dall'allattamento e quest'ultimo può correggere l'inerzia uterina che, in caso di parto gemellare, interviene dopo l'espulsione del primo feto.

Più di recente, è stato sperimentalmente dimostrato che esiste, durante l'allattamento, una notevole diminuzione del contenuto in principio oxitocico della neuroipofisi (DICKER e TYLER, 1953).

Se da queste considerazioni si può essere indotti a pensare che la neuroipofisi agisca sulla eiezione lattea per mezzo della frazione oxitocica, non si deve tuttavia dimenticare che il fattore antidiuretico possiede un'azione sulla mammella allattante, superiore alle impurità oxitociche che di regola sono presenti nelle sue preparazioni commerciali e che l'estratto totale postipofisario possiede una attività che è superiore al suo contenuto in principio oxitocico e antidiuretico. Si è quindi avanzata l'ipotesi che la ghiandola mammaria sia sotto l'azione di un terzo fattore postipofisario, "milk let-down factor" degli AA. anglosassoni, presente forse in varia concentrazione nella frazione antidiuretica ed oxitocica e da queste non completamente separabile nelle varie fasi di estrazione e purificazione dei principi postipofisari (TURNER e COOPER, 1941).

Il problema è tuttora aperto e non ha avuto una soddisfacente soluzione neppure con la sperimentazione di principi altamente purificati o dei polipeptidi di DU VIGNEAUD e coll. (1949—51), in quanto anche la frazione antidiuretica più purificata si è sempre dimostrata provvista di un'attività sulla mammella, superiore al suo contaminante oxitocico determinato cromatograficamente (CROSS e VAN DYKE, 1953; WHITTLESTONE, 1952; POPENOE, PIERCE, DU VIGNEAUD e VAN DYKE, 1952).

Imprecisato, quindi, rimane il principio che regola l'eliminazione lattea ed è compito delle ricerche future accertare se esso sia identificabile con un presunto "milk let-down factor" o con l'oxitocina.

Riassunto

Gli AA. prendono in esame, sul piano sperimentale, il problema dei rapporti tra sistema diencefalo-neuroipofisario e allattamento. Essi premettono alcune considerazioni critiche da cui risulta come allo stato attuale sia sufficientemente documentata l'elaborazione e l'immissione in circolo da parte di questo sistema di sostanze attive nel determinare l'eiezione del latte dalla mammella allattante. Restano da definire i rapporti che intercorrono tra questo fattore ed i principi neuroipofisari già noti (adiuretina e oxitocina).

Vengono quindi riferiti i risultati di alcune osservazioni personali di indole morfologica e funzionale. E' stato accertato morfologicamente che, nella ratta allattante, determinati nuclei ipotalamici presentano modificazioni citologiche unitamente ad una diminuzione di neurosecreto e alla comparsa di mitosi nel lobo nervoso della ipofisi; queste modificazioni si instaurano rapidamente dopo il parto e regrediscono ad allattamento ultimato. Le indagini funzionali dimostrano che queste modificazioni morfologiche non si accompagnano ad una chiara variazione del potere antidiuretico del lobo nervoso.

Summary

The authors examine experimentally the problem of the relationship between diencephalo-neurohypophyseal system and lactation. They start by making some critical considerations which show that the production and the release into the circulation on the part of this system of substances capable of causing secretion of milk from the lactating mammary glands, is at present sufficiently proved. The relationships that exist between this factor and the already known neurohypophyseal principles (antidiuretine and oxytocine) remain to be defined.

The results of personal findings of a morphological and functional character are then reported. It has been morphologically established that in the lactating rat certain hypothalamic nuclei show cytological modifications together with a decrease of neurosecretion and the appearance of mitoses in the neural lobe of the hypophysis; these modifications take place rapidly after parturition and regress at the end of lactation. Functional researches show that these morphological modifications are not accompanied by a definite variation in the antidiuretic power of the nervous lobe.

Zusammenfassung

Die Autoren untersuchten experimentell die Beziehungen zwischen dem diencephalo-neurohypophysären System und der Laktation. In einer kritischen Vorbetrachtung stellen sie fest, daß über die Substanzen, die von diesem System deliberiert und in den Kreislauf abgegeben werden und die auf die Milchsekretion der laktierenden Mamma wirken, genügend bekannt ist. Es bleibt lediglich noch die Frage offen, welche Beziehungen zwischen diesem Faktor und den bekannten neurohypophysären Wirkstoffen (Adiuretin und Oxytocin) bestehen.

Anschließend werden einige eigene morphologische und funktionelle Beobachtungen mitgeteilt. Bei der laktierenden Ratte erkennt man in gewissen hypothalamischen Kernen cytologische Veränderungen sowie eine Verminderung des Neurosekretes und das Auftreten von Mitosen im Neurallappen der Hypophyse. Diese Modifikationen treten post partum auf und bilden sich nach Beendigung der Laktation zurück. Funktionelle Untersuchungen ergeben keinen Anhaltspunkt, daß diese morphologischen Veränderungen mit einem differenten Adiuretingehalt des Hypophysenhinterlappens einhergehen.

Résumé

Les Auteurs examinent, au moyen de recherches expérimentales, le problème des rapports entre le système diencéphalo-neurohypophysaire et la lactation. Ils posent d'abord des considérations critiques desquelles il en résulte qu'à présent on a suffisamment prouvé l'élaboration et la mise en circulation par ce système de substances capables de provoquer l'ejection du lait de la mamelle lactante. Il nous reste à définir les rapports entre ce facteur et les principes neurohypophysaires déjà connus (adiurétine et oxytocine).

On rapporte ensuite les résultats de quelques observations personales de caractère morphologique et fonctionnel. On a vérifié morphologiquement que dans la rate lactante des noyaux hypothalamiques montrent des modifications cytologiques qui font pendant à une diminution du neurosécrétat et à l'apparition de mytoses dans le lobe postérieur de l'hypophyse. Ces modifications paraissent rapidement après la parturition, et elles disparaissent à la fin de la lactation. Les recherches fonctionnelles démontrent que ces modifications morphologiques ne sont pas accompagnées par une évidente variation du pouvoir antidiurétique du lobe postérieur de l'hypophyse.

Bibliografia

Andersson, B.: Acta physiol. Scand. 23, 1—7, 8—23 (1951).
Bargmann, W.: Z. Zellforsch. 34, 610—634 (1949).
Beattie, J., G. R. Brow e C. N. H. Long: Res. Publ. Ass. nerv. ment. Dis. 9, 249 (1930).
Brightman, M. W.: Anat. Rec. 121, 268 (1955).
Collin, R. e J. Racadot: Ann. Endocrin. 14, 546—549 (1953).
Cross, B. A.: Ricerca non pubblicata (1951a).
— J. Physiol. 114, 447—453 (1951b).
— J. Endocrin. 9, 7—18 (1953).
— J. Endocrin. 12, 15—28 (1955); 12, 29—37 (1955).
Cross, B. A. e G. W. Harris: J. Endocrin. 8, 148—161 (1952).
Cross, B. A. e H. B. van Dyke: J. Endocrin. 9, 232—235 (1953).
Crowther, C.: Abstr. of Papers Brit. Ass. Sec. M. Manchester 1915.
Dandy, W. E.: J. Amer. Med. Ass. 114, 312—314 (1940).
Dempsey, E. W. e U. U. Uotila: Endocrinology 27, 573—579 (1940).
Dicker, S. E. e Ch. Tyler: J. Physiol. 120, 141—145 (1953); 121, 206—214 (1953).
Eckard, C.: Beitr. Anat. Physiol. 1, 1 (1858).
Ely, F. e W. E. Petersen: J. Dairy Sci. 24, 211—223 (1941).
Ferguson, J. K. W.: Surg. 73, 359—366 (1941).

FISHER, C., W. R. INGRAM e S. W. RANSON: Diab. insip. etc. Ann Arbor, Michigan: Edward Bros., Inc. 1938.
GAINES, W. L.: Amer. J. Physiol. 38, 285 (1915).
GAVIN, W.: Quart. J. Exper. Physiol. 6, 13 (1913).
GINSBURG, M.: Brit. J. Pharmacol. 6, 411−416 (1951).
GOMEZ, E. T.: J. Dairy Sci. 22, 488 (1939).
− J. Dairy Sci. 23, 537 (1940).
GOMORI, G.: Amer. J. Path. 17, 395−406 (1941).
GUNTHER, M.: Brit. Med. J. 1, 567 (1948).
HAMMOND, J.: Vet. Rec. 16 (N. S.), 519 (1936).
HARRIS, G. W.: Thesis for M. D. Degree, Cambridge Univ. 1944.
− Philos. Trans. Roy. Soc. Lond. Ser. B 232, 385−441 (1947).
HARRIS, G. W. e D. JACOBSOHN: Proc. Roy. Soc. Lond. Ser. B 139, 263−276 (1952).
HATERIUS, H. O. e J. K. W. FERGUSON: Amer. J. Physiol. 124, 314−321 (1938).
HEBB, D. O. e J. L. LINZELL: Quart. J. Exper. Physiol. 36, 159−175 (1951).
HESS, W. R.: Das Zwischenhirn. Basel: Schwabe. 1948.
HOUSSAY, B. A.: Rev. Soc. Argent. Biol. 11, 196−201 (1935).
INGELBRECHT, P.: C. R. Soc. Biol. 120, 1369−1371 (1935).
KABAT, H., H. W. MAGOUN e S. W. RANSON: Arch. Neurol. Psychiat. Chicago 34, 931−955 (1935).
KALLIALA, H., N. J. KARVONEN e V. LEPPÄNEN: Ann. Med. exper. biol. Fenniae 29, 233−241 (1951).
KALLIALA, H. e N. J. KARVONEN: Ann. Med. exper. biol. Fenniae 30, 96−107 (1952).
LINZELL, J. L.: Quart. J. Exper. Physiol. 35, 295−319 (1950).
− J. Anat. Lond. 86, 49−57 (1952).
− J. Physiol. 123, 32 P (1954).
LIVERMORE, A. H. e V. DU VIGNEAUD: J. Biol. Chem. 180, 365−373 (1949).
MAGOUN, H. W., S. W. RANSON e A. HETHERINGTON: Amer. J. Physiol. 119, 615−622 (1937).
MALANDRA, B.: Z. Zellforsch. 43, 594−610 (1956).
O'CONNOR, W. J.: Quart. J. Exper. Physiol. 33, 149−161 (1946).
OLIVECRONA, H.: Nature, Lond. 173, 1001 (1954).
OTT, I. e J. C. SCOTT: Proc. Soc. Exper. Biol. N. Y. 8, 48 (1910).
PEETERS, G. e R. COUSSENS: Arch. int. Pharmacodyn. 84, 209−220 (1950).
PEETERS, G., R. COUSSENS e G. SIERENS: Arch. int. Pharmacodyn. 79, 75−82 (1949).
PEETERS, G., L. MASSART e R. COUSSENS: Arch. int. Pharmacodyn. 75, 85−89 (1947).
PEETERS, G., G. SIERENS e M. SILVER: Arch. int. Pharmacodyn. 88, 413−424 (1952).
PETERSEN, W. E.: Proc. Soc. Exper. Biol. N. Y. 50, 298−300 (1942).
PETERSEN, W. E. e T. M. LUDWICK: Fed. Proc. 1, 66 (1942).
POPENOE, E. A., J. G. PIERCE, V. DU VIGNEAUD e H. B. VAN DYKE: Proc. Soc. Exper. Biol. N. Y. 81, 506−508 (1952).
RANSON, S. W. e H. W. MAGOUN: Arch. Neurol. Psychiat. Chicago 29, 1179−1194 (1933).
RICHARDSON, K. C.: Proc. Roy. Soc. Lond. Ser. B 136, 30 (1949).
SCHAFER, E. A.: Textbook of Physiol. 1, 662 (1898).
− Quart. J. Exper. Physiol. 6, 17 (1913).
SCHAFER, E. A. e K. MACKENZIE: Proc. Roy. Soc. Lond. Ser. B 84 (1911).
SMITH, P. E.: Amer. J. Physiol. 99, 345−348 (1932).
STUTINSKY, F.: Ass. Anat. Nancy, 38. Réun. 1951; 1952.
− Ann. Endocrin. 14, 722−725 (1953).
TURNER, C. W. e W. D. COOPER: Endocrinology 29, 320−323 (1941).
TURNER, R. A., J. G. PIERCE e V. DU VIGNEAUD: J. Biol. Chem. 191, 21−28 (1951).
WHITTLESTONE, W. G.: Nature, Lond. 166, 994 (1950).
− J. Endocrin. 8, 89−95 (1952).

Professor Dr. CESARE CAVALLERO e Dr. BRUNO MALANDRA, Istituto di Anatomia e Istologia Patologica della Università di Pavia, Via Forlanini 14−18, *Pavia*, Italia.

Disputatio

F. STUTINSKY (Paris): Je voudrais faire encore une remarque à propos du rapport du docteur CAVALLERO et du docteur MALANDRA. M. le docteur CAVALLERO nous a dit qu'on avait négligé l'étude des réactions des pituicites dans la neurohypophyse au cours des variations physiologiques. Je ne crois pas qu'il en soit ainsi, − qu'il me permette de rappeler que HILD, ORTMANN, LEVEQUE ont montré que lorsqu'on donnait de l'eau salée à boire aux animaux, et compte tenu des expériences de déshydratation, les pituicites étaient bel et bien touchés autant que le neurosécrétat. Qu'il me permette d'ajouter aussi, que des autres expériences personnelles, comme l'injection de désoxycorticostérone, de tyroxine, donnent des multiplications et des mitoses dans les pituicites. Enfin, avec Madame Mialhe nous étudions actuellement des rats, qui ont subi des stress neurogènes, c'est-à-dire que nous étudions ces rats après les avoir exposé à une sonnerie électrique. Lorsque l'expérience dure environ une heure, il y a une quantité impressionnante de mitoses dans les pituicites, beaucoup plus qu'au cours de la lactation et de l'allaitement, de sorte que je crois que la multiplication des pituicites est loin d'être un effet spécifique.

C. Cavallero (Pavia): Io ho ascoltato con interesse e con piacere l'interlocuzione del collega Stutinsky e vedo che in fondo le discrepanze di vedute sono apparenti, perchè nella mia relazione ho sottolineato che ai pituiciti siamo essenzialmente noi morfologi a dare importanza. Sono pienamente d'accordo che essi modificano profondamente la loro morfologia nelle più diverse situazioni, sia fisiologiche che patologiche, ed inoltre sul fatto che queste modificazioni non sono assolutamente specifiche. Abbiamo visto già in passato, in ricerche condotte sul diabete da allossana, dove notoriamente esistono delle considerevoli alterazioni del ricambio idrico, delle modificazioni notevolissime dei pituiciti che sono comparabili a quelle osservate nell'animale in fase di allattamento.

Nella mia relazione ho sottolineato la discrepanza che esiste fra la morfologia e le ricerche di ordine fisiologico e farmacologico, le quali attribuiscono ai pituiciti una funzione esclusivamente di deposito del materiale secreto a livello dei centri dience-falici. Ora, anche per gli stretti rapporti che i pituiciti hanno con le fibre nervose portatrici del neurosecreto — che noi interpretiamo non come l'espressione morfologica dell'ormone, ma come un vettore delle sostanze ormoniche — è da pensare che esistano a livello postipofisario degli scambi effettivi di materiale neurosecretorio. Il fenomeno andrebbe forse interpretato come un ulteriore perfezionamento strutturale dell'ormone, fatto ben documentato dal potere antidiuretico della neuroipofisi che è molto più elevato di quello dei centri diencefalici.

In sostanza dobbiamo ammettere, a livello della neuroipofisi, un qualche processo biochimico che partecipa direttamente alla produzione ormonica. Io credo che gran parte delle discrepanze sia dovuta, più che altro, al fatto che i pituiciti sono privi di sostanza Gomori-positiva, privi di neurosecreto; ma, se ricordiamo altre ricerche, come quelle purtroppo dimenticate sulla sostanza osmiofila di Gersch, che è stata chiaramente descritta a livello dei pituiciti e dei nuclei diencefalici, dobbiamo ritenere che essa sia l'espressione morfologica di un fenomeno secretorio, con variazioni omolo-gabili — in diverse condizioni sperimentali — a quelle che si vedono nei riguardi del neurosecreto. La sostanza osmiofila è contenuta nel citoplasma dei pituiciti e presenta notevoli modificazioni quantitative proprio nel diabete da allossana, a cui seguono com'è noto più o meno evidenti variazioni del metabolismo idrico e salino dell'animale.

H. Heller (Bristol): I was most interested in the findings of Cavallero and Malandra, but I am not quite sure whether I have fully understood all the details. I take it that they have found that in lactating animals there was very little evidence for the release of the antidiuretic factor. Now, what I would like to know is this: have they in the same animals, or comparable animals, found a considerable diminution in the amount of neurosecretory material ? If so, it would be particularly interesting so far as parallelism between the movement of the neurosecretory substance and release of hormones is concerned. Decreases of neurosecretory material have, I think, so far only been found when both active peptides are released. Theirs would be an instance of a selective release of one of the hormones. I should like to ask them what they think about the histological picture if only one of the hormones is liberated.

C. Cavallero (Pavia): Ringrazio l'amico Heller, che ha voluto entrare gentil-mente in discussione e porre dei quesiti a cui però è estremamente difficile rispondere in dettaglio. Per quel che riguarda i rapporti fra diminuzione di neurosecreto e diminuzione del potere antidiuretico della neuroipofisi nella ratta allattante, limitata-mente a questa specie animale, che è quella da noi studiata, si può affermare che ad una notevole diminuzione della sostanza Gomori-positiva non corrisponde un'analoga forte diminuzione del potere antidiuretico, il quale rimane praticamente a livello normale. Ora è da pensare, sulla base di questo dato, che diminuzione di neurosecreto non significhi solo diminuzione di potere antidiuretico e, in altri termini, liberazione di ormone antidiuretico. E' nostra impressione che il neurosecreto rappresenti un veicolo non specifico di un principio neuroipofisario, ma probabilmente una diminu-zione si verifica sia quando viene liberata vasopressina-adiuretina, che quando viene liberata ossitocina, lasciando ancora impregiudicata la questione del terzo eventuale principio ipofisario ad azione sull'eiezione del latte.

Istituto di Anatomia e Istologia Patologica della Università di Padova
(Direttore: Prof. Mario Raso)

I lipidi semplici e complessi della regione diencefalica

S. B. Curri

Con 69 Figure

Introduzione

I rapporti del lobo anteriore ipofisario con altre ghiandole endocrine rappresentano solo una parte di un sistema, che comprende anche il sistema nervoso centrale: nel postulato di Bargmann, il diencefalo diviene così un importante anello della catena biologica che presiede al mantenimento della omeostasi endocrina, e il concetto di unità diencefalo-ipofisaria si identifica con quello di centro regolatore ipotalamico, di "cervello endocrino", nell'ambito di un cerchio funzionalmente chiuso.

I reperti che parlano in favore di tali correlazioni neuro-endocrine sono ormai numerosi[1]; ma la questione della presunta attività ormonale del diencefalo è fondata per ora solo sull'acquisizione che determinati centri ipotalamici sono la probabile sede di origine degli ormoni postipofisari.

Questa attività ormonale viene generalmente posta in relazione con i fenomeni neurosecretori dei nuclei magnocellulari ipotalamici e con l'apparente parallelismo tra modificazioni morfologiche a livello diencefalico e l'atteggiamento funzionale di alcune ghiandole a secrezione interna.

Valutando obbiettivamente la situazione attuale degli studi sull'ipotalamo — almeno per ciò che concerne la ormonopessi[2] — è probabile che non si cada nell'errore se la si paragona con quella esistente ai primordi dell'endocrinologia, quando si cercava di chiarire la funzione di un organo a secrezione interna attraverso la paziente indagine chimica-estrattiva e mediante la valutazione biologica delle frazioni ottenute.

A nostro parere, l'identificazione di sostanze ad azione ormonale o similormonale anche nella regione ipotalamica ha contribuito senz'altro a valorizzare il concetto teorico di "ipotalamo secernente", mettendo sotto una luce completamente nuova alcuni aspetti della funzionalità diencefalica. Perciò le indagini biochimiche ed il frazionamento estrattivo del tessuto diencefalico ci sembrano costituire tuttora una strada aperta, anche perchè l'estensione alla regione diencefalica delle tecniche chimiche dell'analisi qualitativa non è più, e da tempo, solo una ipotesi di lavoro (cfr. Abel 1923; Abel e Geiling 1924; Trendelenburg 1928; Sato 1928; Pighini 1932). Infatti l'estrazione dei supposti principi attivi dall'ipotalamo è stata ripetutamente tentata, portando a risultati di

---

[1] Cfr. a questo proposito anche H. Hoff (1950).

[2] Una puntualizzazione sugli "ormoni" prodotti dalle cellule ipotalamiche a funzione neurosecretoria, che giustificherebbe la definizione di "ghiandola diencefalica", è stata fatta recentemente da Scharrer e Scharrer (1954). Su questo particolare aspetto del problema cfr. inoltre W. Hild (1954), e Stigliani e Maggi (1953).

indubbio interesse dottrinale. Tuttavia, mutando di volta in volta l'impostazione delle ricerche e le premesse teoretiche, non si è raggiunta una uniformità di vedute, anche perchè solo raramente sono stati forniti dati sulla composizione chimica delle singole frazioni ottenute.

Dalla regione diencefalica sono stati ottenuti estratti bruti ed estratti proteici.

Gli estratti ipotalamici bruti e quelli proteici dimostrano un'attività anti-diuretica[1], affermata da alcuni (Sato 1928, Rossini e Cavalca 1952) e negata da altri (Holscher e Finger 1949); sarebbero state identificate inoltre una frazione antiemorragica, una ipotensiva, una genitotrofica (Pighini 1932, Garçia 1949) e diverse altre frazioni agenti sul metabolismo del sodio e del potassio, dei lipidi e dei glicidi. Tutte queste frazioni sono state ricavate con metodi di estrazione che conservano i complessi proteici e forse quelli glucidici, ma alterano i lipidi semplici e complessi, tranne le lipoproteine ed alcuni pigmenti.

Invece i costituenti lipidici della regione ipotalamica sono stati finora studiati incompletamente, sia dal punto di vista della loro distribuzione quantitativa rispetto a quella di altre zone dell'encefalo, che per quanto riguarda una loro eventuale azione farmacologica. Solo di recente, in ricerche quasi parallele alle nostre, Slusher e Roberts (1954) hanno compiuto un tentativo di frazionamento del tessuto ipotalamico diretto all'analisi non solo dei costituenti proteici, ma anche di quelli lipidici.

Secondo la nostra opinione, i lipidi complessi giuocano un ruolo importante nello svolgimento dei processi metabolici cellulari: perciò delle indagini più approfondite sul tasso e sulla natura dei lipidi semplici e complessi della regione ipotalamica, con i mezzi attualmente consentiti dalla chimica delle sostanze grasse, potevano costituire un punto di partenza di un certo interesse dottrinale, se non altro per chiarire alcuni aspetti tuttora controversi sulla distribuzione zonale dei lipidi in alcune aree del sistema nervoso. In questa Relazione, abbiamo cercato di sintetizzare le nozioni ormai acquisite sui costituenti lipidici della regione diencefalica, esponendo inoltre i dati emersi — sia pure con le numerose lacune legate alle difficoltà tecniche della chimica dei lipidi — nel corso di ricerche personali iniziate nel 1953.

L'attività biologica delle frazioni lipidiche identificate ed estratte dalla regione diencefalica è stata in seguito oggetto di numerosi contributi sperimentali, soprattutto per merito di Azzali e di Fedeli, i quali ne hanno chiarito molteplici modalità del meccanismo d'azione, studiando le modificazioni morfofunzionali dell'ipotalamo e delle ghiandole a secrezione interna.

Questi dati chimici e biologici, opportunamente valutati, costituiscono a nostro parere i tasselli di un complesso mosaico, che può illuminare alcuni aspetti della regolazione diencefalica delle ghiandole a secrezione interna, ponendo sul tappeto la questione dei rapporti esistenti tra lipidi e lipine diencefalici, ipofisi anteriore ed omeostasi endocrina.

I. Chimica dei lipidi semplici e complessi della regione diencefalica

1. Distribuzione quantitativa dei lipidi semplici e complessi nel diencefalo rispetto a quelli della corteccia cerebrale

E' noto che i dati relativi alla distribuzione percentuale dei grassi neutri, dei fosfolipidi, dei glicolipidi e degli steroli nel sistema nervoso centrale sono quasi esclusivamente fondati sul calcolo relativo ai macrometodi (Fraenkel e

---

[1] Per la origine dell'ormone antidiuretico cfr. anche T. F. Leveque e E. Scharrer (1953).

Coll. 1909, 1910, 1912; Manery e Hastings [cfr. Buscaino 1950]; M. L. Smith e Mair 1911, 1912; Koch 1922; Tupikova e Gerard 1937; Brante 1949 ed altri) o ai micrometodi di estrazione, sia partendo da materiale fresco che da materiale fissato in formalina[1].

La maggior parte degli AA. ha basato l'elaborazione dei risultati delle diverse fasi estrattive sulle cifre percentuali ricavate da materiale prelevato subito dopo la morte dell'animale, perchè in genere la fissazione altera sensibilmente il tasso di alcuni costituenti e specialmente dei fosfolipidi.

Se i macrometodi permettono una valutazione panoramica — necessariamente grossolana — dei vari costituenti lipidici del sistema nervoso centrale, i micrometodi (Bergamini 1924; Gorodissky 1926—1936; Biancalani e Hopfinger 1929; Biancalani 1935; Mitolo 1947 ed altri) consentono l'analisi quantitativa e l'identificazione delle sostanze estrattive in maniera soddisfacente da un punto di vista strettamente biochimico, quantunque non offrano dati facilmente paragonabili a quelli offerti dall'indagine istochimica. Nonostante la maggiore esattezza dei micrometodi, i valori percentuali sul tasso dei lipidi nel sistema nervoso centrale sono in genere desunti dai macrometodi, e si riferiscono o a gr. % di sostanza fresca, o a gr. % di sostanza secca. Questi dati sono spesso concordanti, specie per quanto riguarda il tasso dei lipidi totali della corteccia cerebrale, con variazioni di scarsa entità imputabili più al materiale adoperato che alla tecnica di estrazione.

La corteccia cerebrale, la sostanza bianca in toto ed il midollo spinale sono state le zone del sistema nervoso che hanno maggiormente attirato l'attenzione degli studiosi, sia in condizioni normali che in condizioni patologiche. Per queste ragioni sono quindi noti i volori percentuali riguardanti il tasso dei lipidi totali, della colesterina, dei fosfatidi saturi, anche per ciò che concerne le loro variazioni quantitative nelle varie età della vita. Più frammentarie appaiono invece le conoscenze sui valori percentuali dei lipidi ternari e complessi nel cervelletto, nello striato, nel tronco cerebrale in toto, nel ponte, nel bulbo (Fraenkel e Dimitz 1910; Koch 1910; Masuda 1910; Smith e Mair 1912; Fraenkel e Linnert 1912; Weil 1913—1914—1929—1948; M. L. Koch e Voegtlin 1916; Koch e Riddle 1920; M. L. Koch 1922; Biancalani e Hopfinger 1929; Tilney e Rossett 1931; Cahane 1934; Yasuda 1937; Randall 1938; Brante 1949; Johnson, MacNabb e Rossiter 1950; MacArthur e Doisy 1950 ed altri), riferite sia alla sostanza fresca che al residuo secco.

Il diencefalo, il talamo e l'ipotalamo in particolare sono stati invece quasi completamente trascurati dall'indagine biochimica. Uno dei pochi dati sul tasso di lipidi totali della regione ipotalamica è quello riferito da Brante (1949), che nell'ipotalamo ha riscontrato il 46,6% di lipidi totali su 100 gr. di sostanza secca, il 5,8% di colesterina, il 20,2% di fosfatidi totali, compresi quelli insaturi, e quindi oltre alle cefaline, tutti i colinofosfolipidi (con la sfingomielina), fosfatide saturo. La sfingomielina costituisce da sola la metà (10 gr. %) dei fosfatidi. Il valore percentuale delle lecitine (10 gr. %) si riferisce ai colinofosfolipidi, che com'è noto sono costituiti prevalentemente da lecitine (80% sec. Brante 1949). I valori riportati da Brante per l'ipotalamo sembrano sufficientemente significativi, specie se si fa un raffronto con i corrispondenti tassi lipidici della corteccia cerebrale o di altre regioni encefaliche. Ne risulta infatti che pur essendo i lipidi totali meno abbondanti nell'ipotalamo che nella corteccia cerebrale (da un minimo di 24,55 gr.% di sostanza secca ad un massimo di 45,82% secondo i vari AA.),

---

[1] Per ulteriori notizie sulla composizione chimica della sostanza cerebrale cfr. l'esauriente monografia di G. A. Buscaino (1950) ed i lavori di Shojiro Nakamura e Coll. (1954).

i valori dei fosfatidi totali sono pressochè equivalenti. Riteniamo ancora della massima importanza il fatto che nell'ipotalamo il tenore di fosfatidi insaturi e di colinofosfolipidi sia decisamente superiore a quello della corteccia. L'ipotalamo è inoltre più ricco di sfingomieline della sostanza bianca e del midollo spinale, mentre valori più o meno equivalenti (9,9 gr.% e 10,5 gr.%) si riscontrano nel cervelletto e nello striato.

Queste peculiarità nella composizione chimica dell'ipotalamo possono assumere un notevole interesse, specie se confermate: bisogna tuttavia, almeno per il materiale di Brante, fare qualche riserva, poichè si tratta di materiale autoptico. I valori di Brante restano quindi attendibili compatibilmente con il tempo di prelievo. Manca comunque una valutazione comparativa rispetto a materiale fresco, prelevato da altri mammiferi superiori, senza considerare la notevole diversità delle tecniche di estrazione impiegate.

Gli altri AA. che hanno estratto sostanze lipidiche dall'ipotalamo non si sono occupati dei rapporti quantitativi tra i vari costituenti lipidici, nè del loro raffronto con i lipidi della corteccia cerebrale o di altre regioni encefaliche.

Così Garçia (1949) ha estratto dall'ipotalamo di caprini una quantità non determinata di sostanze lipidiche, che si desaturavano rapidamente in ambiente acido. Anche Buchanan e Coll. (1947, 1949. 1952), Hume e Wittenstein (1950), Hellerstein e Coll. (1952) hanno ricavato dal diencefalo di bovini una frazione lipidica non meglio identificata da un punto di vista chimico.

Un ulteriore tentativo di frazionamento del tessuto ipotalamico di vitello è stato recentemente compiuto da Slusher e Roberts (1954). Questi AA. hanno messo in evidenza che 25 gr. di tessuto ipotalamico, omogeneizzato a 0° con 100 cc. di acqua a pH 7,2 contengono una frazione proteica non dializzabile (circa 4 gr.) ed una frazione acquosa non proteica che invece è dializzabile. La stessa quantità di tessuto ipotalamico sottoposta dapprima ad estrazione alcoolica e quindi a successivo trattamento in Soxhlet con alcool etilico ed etere contiene un residuo secco, costituito essenzialmente da lipidi complessi. Questi lipidi della regione ipotalamica si possono distinguere in una frazione non saponificabile (0,8 gr. su 25 gr. di tessuto fresco). ed in una frazione saponificabile (0,2 gr.).

La regione diencefalica veniva separata dalla rimanente massa cerebrale mediante due tagli, l'uno in corrispondenza del bordo posteriore della commissura anteriore, l'altro in corrispondenza della regione posteriore dei corpi mammillari: l'ipotalamo veniva poi isolato mediante un altro taglio lungo il solco ipotalamico, e poi diviso in due porzioni, una anteriore e l'altra posteriore.

E' probabile che la frazione lipidica saponificabile identificata da Slusher e Roberts nell'ipotalamo sia costituita prevalentemente da grassi neutri, e da acidi grassi con una quantità indeterminata di cefalina e lecitina; infatti dal liposolvente essi possono venir estratti mediante la saponificazione. Per i lipidi non saponificabili, va sottolineata l'alta percentuale (32%) presente nell'ipotalamo del vitello in assenza di colesterolo. Ciò parla in favore di una peculiare ricchezza dell'ipotalamo in fosfatidi insaponificabili (saturi ed insaturi), il che corrisponderebbe ai dati riferiti da Brante (1949) per l'uomo.

Parallelamente alle ricerche di Slusher e Roberts (1954), abbiamo intrapreso un tentativo di frazionamento del tessuto ipotalamico di bovini di età non superiore ai 12 mesi, non solo ai fini di una ricerca comparativa tra costituenti ipotalamici e costituenti della corteccia cerebrale, ma soprattutto per cercare di stabilire se esista o meno una relazione funzionale tra tasso di fosfatidi e le peculiari caratteristiche morfologiche della regione ipotalamica.

2. Frazionamento del tessuto ipotalamico di bovino[1]: identificazione dei costituenti delle frazioni lipidiche

Le osservazioni di SLUSHER e ROBERTS (1954) si erano limitate alla identificazione, nella regione diencefalica di bovino, di diversi tipi di frazioni proteiche e lipidiche, queste ultime suddivise in frazioni saponificabili e frazioni non saponificabili. Gli AA. non hanno successivamente analizzato, da un punto di vista chimico, le frazioni ottenute, limitandosi a constatare alcuni effetti biologici delle stesse, che tuttavia non potevano venir sicuramente attribuite ad un componente piuttosto che ad un altro.

Seguendo una tecnica di estrazione paragonabile a quella adottata dagli Autori Americani con alcune modifiche relative soprattutto alla conservazione del p_H ed alla realizzazione di un emulsoide anzichè di una soluzione in olio di sesamo, si è proceduto al frazionamento del tessuto ipotalamico, prendendo in considerazione solo i componenti di natura lipidica (per ulteriori particolari sulla tecnica di estrazione cfr. SLUSHER e ROBERTS 1954). Le frazioni lipidiche complesse ricavabili con questa tecnica dall'ipotalamo anteriore e posteriore di bovini del peso medio di 100 kg. sono essenzialmente rappresentate da diversi tipi di fosfatidi (del tipo delle lecitine, sfingomieline, cefaline). Un esempio paradigmatico, per quanto riguarda la formula di struttura, può esser rappresentato per le lecitine da un monoaminofosfatide, le stearil-oleil-lecitina, e per le sfingomieline da un diaminofosfatide, la stearil- o lignoceril-sfingomielina. Al posto dei radicali menzionati vi può naturalmente essere anche un'altro acido grasso. Si è di proposito accennato a questi mono- e diaminofosfatidi perchè nella frazione lipidica diencefalica si riscontrano all'analisi cromatografica anche alcuni aminoacidi, che risultano presumibilmente dalla scissione parziale di lipidi complessi legati più o meno labilmente a composti protidici. I monoaminofosfatidi ed i diaminofosfatidi sono sostanze a p_H lievemente acido, perchè esterificati con l'acido fosforico. L'acidità relativa della frazione lipidica sembra comunque condizionata anche dalla scomposizione ulteriore dei fosfatidi e dalla conseguente liberazione di acidi grassi. Questi acidi grassi vengono assorbiti alla superficie del complesso colloidale risultante dall'emulsionamento della frazione lipidica stessa in acqua distillata, contribuendo ad aumentarne la carica elettrica negativa.

E' noto come i lipidi possano avere caratteri alterni di idrofilia ed idrofobia, agendo talora come veri e propri emulsionanti. Essi consentono pertanto una fine suddivisione della fase dispersa idrofila dell'emulsoide costituito dalla frazione lipidica, che viene stabilizzata in un equilibrio colloidale dalla presenza in tracce della colesterina e degli esteri di colesterina. La dispersione acquosa presenta pertanto in campo oscuro vivaci movimenti browniani, dato che il sospensoide è costituito da particelle di un diametro non superiore ai $1-2$ micron.

L'analisi cromatografica della frazione lipidica diencefalica lascia naturalmente riconoscere solo determinati gruppi di sostanze, e consente pertanto solo una valutazione qualitativa e non quantitativa delle singole sostanze in essa contenute (cfr. CURRI 1956). Nel settore superiore del cromatogramma (cfr. Fig. 1) si riconosce la presenza di aminoacidi in tre bande superiori molto marcate, ed in una banda inferiore meno netta e con bordi sfumati. Sul fronte del cromatogramma è visibile la cosiddetta "colina combinata" dei colinofosfatidi. Questa banda decorre alla stessa altezza di quella dei fosfolipidi. Poichè la colorazione per i fosfolipidi è meno sensibile di quella per la colina, i fosfolipidi sono evi-

---

[1] Per il frazionamento dei costituenti lipidici della regione diencefalica ci si è serviti di cervelli di vitello, del peso medio di 100 kg. e di ambo sessi, in eguale proporzione.

denziabili solo nelle zone del cromatogramma dove la loro concentrazione è maggiore, cosicchè le due aree non si coprono completamente. I lipoidi o lipidi complessi, secondo la recente nomenclatura, scorrono separatamente dal fronte e possono venir differenziati solo con le opportune colorazioni. Nel cromato-

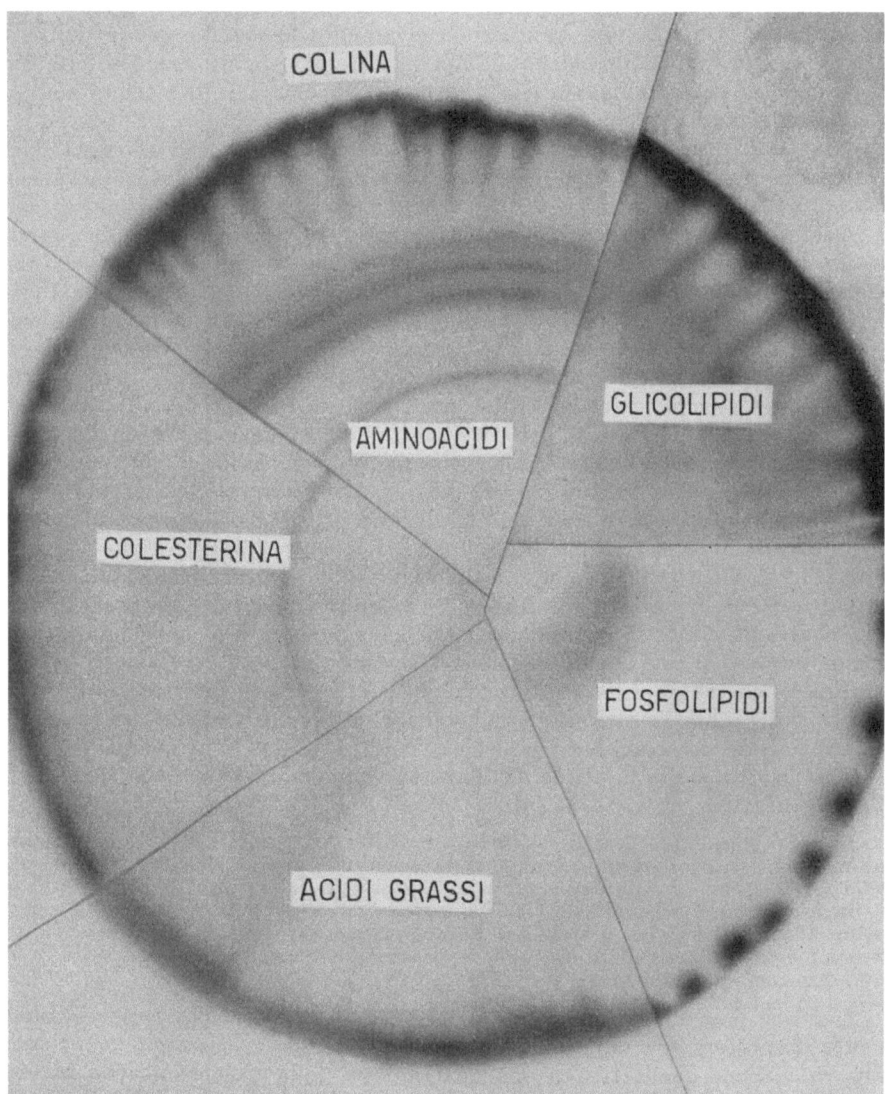

Fig. 1. Cromatogramma eseguito con la frazione lipidica complessa ricavata dalla regione diencefalica di bovino. Nel settore superiore si riconosce la presenza di aminoacidi in tre bande sottili e ben marcate. Superiormente a queste bande è ben riconoscibile la cosiddetta "colina combinata" dei colinofosfatidi. I lipidi complessi idrofili, come i glico- ed i fosfolipidi appaiono ben distinti dalla colesterina, lipide idrofobo. Gli acidi grassi sono identificabili nella banda sul fronte inferiore del cromatogramma

gramma riportato in bianco e nero nella Fig. 1 si riconoscono tuttavia i lipidi complessi idrofili (glicolipidi e fosfolipidi), nettamente distinti da quelli idrofobi (colesterina). I glicolipidi ed i fosfolipidi presentano margini indistinti e sfumati, mentre la zona della colesterina appare ben delimitata.

Dal complesso delle nostre ricerche risulta che l'ipotalamo contiene una quantità di fosfatidi corrispondente al 71,88% di sostanza secca: il rimanente è costituito da steroli ed esteri colesterinici nella percentuale del 23,84%, e di altri lipidi complessi non identificabili (unidentified fraction, sec. BRANTE) nella percentuale del 4,28%. Considerando come standard il residuo secco dopo l'estrazione di 2,5 mg., i fosfatidi saturi (sfingomieline) ed insaturi (cefalina A+B, lecitine) ed i colinofosfolipidi costituiscono la maggior parte della frazione con mg. 1,797; i glicolipidi, i grassi neutri ed altri composti lipoproteici (pigmenti) ammontano a mg. 0,107, mentre si hanno 0,596 mg. di steroli ed esteri colesterinici.

Viene pertanto confermata la particolare ricchezza della regione ipotalamica in fosfatidi, in accordo con BRANTE e SLUSHER e ROBERTS. Questa abbondanza di sfingomielina, di lecitine e di cefaline, di colinofosfolipidi nell'ipotalamo diventa più significativa in senso assoluto se si confronta con la costituzione chimica della corteccia cerebrale, che appare profondamente diversa. Infatti, sempre nel vitello, la sostanza grigia (calcolando i vari tassi nei due emisferi) contiene solo il 38,1% di fosfatidi, mentre la maggior parte del residuo è rappresentata dal 39,5% di lipine e grassi neutri. La colesterina e gli esteri colesterinici sono presenti nella percentuale del 27,4%, comprendendo anche gli steroli nel calcolo: se si considera invece come standard percentuale il valore dei lipidi totali, anzichè il residuo secco, il valore della colesterina scende al 4,8%, e questo spiega le apparenti differenze tra i nostri valori e quelli riportati da BRANTE.

Il rapporto tra 4,8% di colesterina rispetto ai lipidi totali nella corteccia cerebrale, e 5,8% nell'ipotalamo, riscontrato da BRANTE, si avvicina alla nostra percentuale — rispettivamente del 23,84% e del 27,41% — calcolata rispetto ad uno standard diverso di sostanza secca (mg. 2,5).

Nella tabella sono riportati i valori percentuali rispetto ad una quantità standard di sostanza secca (mg. 2,5) della concentrazione dei lipidi semplici e complessi nell'ipotalamo e nella corteccia cerebrale di bovini, di età non superiore a 12 mesi. L'estrazione è stata sempre compiuta su materiale fresco, non fissato in formalina.

Tabella 1. *Distribuzione di alcuni costituenti lipidici nell'ipotalamo e nella corteccia cerebrale di bovini*

	Fosfatidi	Colesterina ed esteri colesterinici	Grassi neutri, altre lipine
Ipotalamo	71,88%	23,84%	4,28%
Corteccia cerebrale	38,10%	27,41%	39,55%

Il quoziente fosfatidi-colesterina è quindi nell'ipotalamo superiore a quello della corteccia cerebrale. A sua volta esso è più alto nella corteccia che nella sostanza bianca (YASUDA 1937).

Tra i fosfatidi, anche nell'ipotalamo del vitello predominano i fosfatidi insaturi su quelli saturi, analogamente a quanto avviene in altre regioni dell'encefalo (FRAENKEL e DIMITZ 1919). In queste regioni però la percentuale assoluta di fosfatidi rispetto ai lipidi totali è sempre minore che nella regione ipotalamica, ed è questo il dato che ci sembra maggiormente degno di interesse. L'elevato tasso di fosfatidi e la scarsa componente in lipine non identificate (unidentified fraction) e grassi neutri, caratterizza da un punto di vista biochimico la regione ipotalamica, separandola da altre regioni funzionalmente e chimicamente differenti.

In effetti, questa differenza di natura chimica trova riscontro nelle peculiari strutture morfologiche dell'ipotalamo, e specialmente nella presenza dei nuclei magnocellulari e della regione infundibolo-tuberiana. Esiste probabilmente un rapporto tra concentrazione elevata dei fosfatidi insaturi, scambi ossido-riduttivi e metabolismo dei nuclei magnocellulari. A titolo di ipotesi, la presenza del "neurosecreto" nel nucleo sopraottico, nel nucleo paraventricolare e lungo la cosiddetta via neurosecretoria potrebbe venir messa in relazione con l'elevato tasso di fosfatidi, o, come altri ritengono, dei glicolipidi.

Sotto certi aspetti, questa ipotesi è convalidata dalla constatazione che il "neurosecreto" sarebbe una glico-lipoproteina (Schiebler 1951, 1952), o forse una lipina legata a gruppi protidici non meglio identificati[1]. Senza entrare nel vivo della questione, date le opinioni ancora molto controverse sull'effettivo significato dei fenomeni neurosecretori, ci pare giustificato ammettere che nel metabolismo delle cellule dei centri neurovegetativi ipotalamici abbiano importanza non solo i protidi ed i loro prodotti di scissione (elaborazione degli ormoni postipofisari, presenti negli estratti acquosi del tessuto diencefalico, e quindi di natura protidica: Trendelenburg 1926, 1928, Sato 1928, Cavalca e Rossini 1950), ma anche le frazioni lipidiche. Tra queste, ai fosfatidi insaturi, ricchi di doppi legami, agli steroli e probabilmente anche alle lipoproteine, è da attribuire un significato biologico particolare.

Da un punto di vista generale, si può affermare quindi che nell'ipotalamo dell'uomo (Brante 1949) e dei mammiferi superiori esistono una frazione lipidica saponificabile ed una insaponificabile. I lipidi complessi della frazione non saponificabile sono costituiti da fosfatidi saturi ed insaturi, da colinofosfolipidi, cefalina A+B, lecitine, da colesterina ed esteri colesterinici, steroli, lipoproteine e da pigmenti lipoproteici alcool-acidoresistenti. Anche limitatamente alla frazione lipidica, la costituzione chimica dell'ipotalamo differisce profondamente da quella della corteccia cerebrale, e ciò verosimilmente è legato alle differenze morfofunzionali di queste due regioni. Stabilita la presenza di sostanze lipidiche semplici e complesse (lipine sec. Di Macco 1955) nell'ipotalamo da un punto di vista chimico, rimane da considerare la questione della localizzazione endocellulare di queste sostanze: se appare prematuro un tentativo di localizzazione citochimica dei singoli costituenti lipidici (cefaline, fosfatidi saturi ed insaturi, colinofosfolipidi ecc.), non mancano, specie nella letteratura meno recente, osservazioni sulla presenza in determinate regioni dell'ipotalamo di sostanze lipidiche o di pigmenti di natura lipoidea. I risultati delle indagini istochimiche e citochimiche non possono tuttavia venir correlati sensu strictiori con i dati chimici, poichè manca uno studio sistematico su materiale fresco appartenente alla stessa specie animale su cui in genere sono state eseguite dai vari AA. le determinazioni quantitative.

3. Distribuzione qualitativa di lipidi e pigmenti di probabile natura lipidica, e di sostanze lipoproteiche nella regione ipotalamica

Nel tentativo di una interpretazione morfofunzionale di un materiale così difficilmente valutabile — da un punto di vista istochimico — come i lipidi, ci sembra opportuno insistere sulla necessità di una distinzione netta tra processo patologico cellulare vero e proprio nel senso di Spielmeyer — in cui accanto alle varie forme di degenerazione citoplasmatica vi sono anche alterazioni nucleari — e

---

[1] Le ricerche citochimiche sul complesso ipotalamo-ipofisario sono tuttora frammentarie e incomplete: il problema è stato affrontato da Romieu e Coll. (1953). Per le proprietà tintoriali del "neurosecreto" cfr. Goslar (1952), Goslar e Tischendorf (1953) e T. H. Schiebler (1952). La natura lipidica di una parte del neurosecreto è stata prospettata da E. e B. Scharrer (1954), che distinguono una componente "ormonale" ed una lipidica, a cui tuttavia non attribuiscono proprietà biologiche ("probably inert lipid material").

processi riconducibili a modificazioni nello stato funzionale della cellula gangliare ipotalamica, sia fisiologiche che legate indirettamente ad uno stato morboso. Questa distinzione appare tanto più giustificata, quando si pensi alle diverse interpretazioni date ai "vacuoli" intracitoplasmatici delle cellule del n. sopraoottico e del n. paraventricolare.

Così i vacuoli osservati da DIVRY (1934) e da PETERS (1936) nei nuclei ipotalamici di individui deceduti per paralisi progressiva non vengono considerati come l'espressione di una degenerazione grassa, ma piuttosto di una secrezione (PETERS 1936) di tipo neuricrinico, e quindi di un processo fisiologico. D'altra parte vacuoli e sostanze lipidiche sudanofile nelle cellule gangliari dei nuclei vegetativi ipotalamici si rinvengono anche nell'individuo normale, in varie età della vita, e a quanto pare indipendentemente da alterazioni patologiche. Così U. POPPI (1935) e STIGLIANI (1940) hanno descritto la presenza di materiale sudanofilo nell'ipotalamo dell'uomo. Mentre POPPI ritiene che questo materiale sudanofilo sia legato alla "sostanza colloide" di provenienza ipofisaria (secondo il concetto allora dominante di COLLIN di "migrazione centripeta"), pur ammettendo la produzione in situ per i lipidi rinvenuti nelle cellule dei nuclei sopraottico e paraventricolare, STIGLIANI afferma l'indipendenza dei due reperti, poichè pur non rinvenendo "sostanza colloide" ha constatato la presenza di materiale sudanofilo che riempiva il citoplasma degli elementi gangliari (cfr. anche MONACI 1953). Del resto già ROUSSY e MOSINGER (1935) avevano messo in evidenza nell'ipotalamo dell'uomo e di animali lipidi e pigmenti lipidici colorabili con l'acido osmico e con il solfato di Bleu-Nilo: per le guttule lipidiche colorabili con il Sudan III ed il rosso scarlatto, gli AA. pensano non solo ai grassi neutri, ma più a prodotti di scissione di sostanze lipoproteiche secondari all'autolisi postmortale. Alcune cellule dei nuclei ipotalamici sono in realtà cariche di una sostanza lipidica così abbondante, che appaiono come una vescicola voluminosa (LARUELLE 1934): questi quadri si osservano anche in soggetti giovani e sani, e non possono quindi esser riferiti ad un processo di degenerazione grassa.

Sulla scorta di queste osservazioni di indole qualitativa è lecito ammettere l'esistenza nell'ipotalamo di sostanze lipidiche non solo in condizioni patologiche, ma anche in condizioni normali, come del resto era stato dimostrato dall'analisi quantitativa sia nell'uomo che nei mammiferi superiori. I lipidi semplici e complessi partecipano ai processi metabolici delle cellule gangliari ipotalamiche, con funzioni solo in parte chiarite dall'indagine istochimica. Maggiori indicazioni si possono desumere dall'analisi biologica delle frazioni lipidiche estrattive dell'ipotalamo. Già LARUELLE si pose il quesito se queste sostanze lipidiche presenti nei nuclei ipotalamici fossero di natura ormonale, di origine ipofisaria[1] e fissate secondariamente nelle cellule ipotalamiche per un particolare tropismo; un'altra ipotesi di LARUELLE sosteneva, in seguito, la produzione autoctona (secrezione) del materiale lipidico da parte degli elementi cellulari dei centri neurovegetativi ipotalamici.

Indipendentemente dall'interpretazione del reperto di sostanze lipidiche, anche TAKAHASHI e Coll. (1939) hanno potuto osservare la presenza di sostanze sudanofile in tutti i nuclei ipotalamici, reperto in seguito confermato da MIWA (1950). I vacuoli descritti da MIWA nelle cellule gangliari si ammassano nel citoplasma e confluendo tra di loro provocano la scomparsa dei limiti cellulari. Essi contengono una sostanza di natura lipidica, che secondo MIWA ha una certa importanza nella regolazione di talune ghiandole endocrine e specialmente delle gonadi. ARAGONA (1947) nega invece l'esistenza di lipidi nell'ipotalamo affermando che si tratta di un pigmento giallastro non meglio identificato, forse simile a quello descritto da GAGEL e da MUEHLMANN.

Molti AA. hanno infatti puntualizzato la loro attenzione più che al reperto di materiale sudanofilo, a quello di pigmenti di natura lipidica nelle cellule gangliari

---

[1] Nell'adenoipofisi esistono anche in condizioni normali lipidi complessi, colorabili col Sudan nero anche dopo l'inclusione in paraffina (cfr. RENNELS 1953 e RACADOT 1954): si tratta con ogni verosimiglianza di frazioni insolubili nei comuni solventi dei grassi. Parallelamente si rinviene la presenza di lipasi, istochimicamente dimostrabile (cfr. PASETTO 1952 e CURRI 1954—1956).

dell'ipotalamo; così GAGEL (1928) ha potuto stabilire che le cellule del nucleo del tuber e quelle del corpo subtalamico del LUYS contengono in abbondanza un pigmento di natura lipidica, che compare solo dopo la pubertà. I vacuoli intracitoplasmatici che si osservano con le colorazioni comuni sarebbero dovuti alla scomparsa del materiale pigmentario lipidico in seguito alle manipolazioni coi solventi dei grassi. Oltre che nell'uomo, anche in alcuni mammiferi come il cane, la cavia ed il ratto si rinvengono nelle cellule del nucleo sopraottico e paraventricolare granuli di colore ferruginoso bruno, prevalentemente perinucleari, di natura probabilmente lipidica.

Il significato di questa deposizione pigmentaria nelle cellule ipotalamiche dell'uomo e dei mammiferi è tuttora incerto: MUEHLMANN (1925), che ha rinvenuto in soggetti senili una pigmentazione grassa (fettige Pigmentierung) nelle cellule del tuber cinereum, ritiene che il fenomeno sia legato ad un rallentamento metabolico delle cellule. La cosiddetta "lipoidosomia" cellulare costituisce per MUEHLMANN l'equivalente morfologico della senilità cellulare in senso lato. Con HERZOG (1951) bisogna tuttavia ammettere che una simile interpretazione appare eccessivamente schematica e finalistica, anche se HECHST (1930) ritiene che la pigmentazione grassa può essere chiamata in causa, accanto ad altri fenomeni degenerativi, nella genesi di fenomeni involutivi a carico delle cellule del n. sopraottico e paraventricolare. La citochimica e la localizzazione topografica delle sostanze lipidiche e dei pigmenti lipidici nell'ambito dei nuclei ipotalamici non consentono, almeno per ora, di trarre deduzioni fondate sul significato che queste sostanze possono avere da un punto di vista funzionale. Resta comunque assodato che il materiale sudanofilo ed osmiofilo si rinviene nelle cellule dell'ipotalamo sia in condizioni normali che in condizioni patologiche, e che i pigmenti lipidici stanno in relazione con modificazioni metaboliche primitive o indotte dell'elemento cellulare.

4. Pigmenti lipoproteici-pigmento ceroide

Accanto ai pigmenti lipidici descritti da GAGEL, MUEHLMANN ed altri ed alle sostanze sudanofile ed osmiofile, si può rinvenire talora nelle cellule gangliari dei nn. sopraottico e paraventricolare un altro tipo di pigmento, il cosiddetto pigmento ceroide, che è costituito probabilmente da un complesso di natura lipoproteica. Esso infatti è insolubile in alcool metilico ed etilico, in etere e in cloroformio, mentre si scioglie parzialmente in alcool assoluto caldo ed in acetone bollente.

Come hanno dimostrato TIZIANELLO e TASCA (1951), questo pigmento dà positiva la reazione di SMITH-DIETRICH per i fosfatidi; inoltre trattato con alcool ed acetone bollente, viene solo parzialmente distrutto nella sua componente lipidica, mentre rimane inalterato, per quanto si può giudicare istochimicamente, nella componente proteica. Il pigmento lipoproteico sarebbe costituito da lipidi e da proteine, uniti da un legame di natura fisica (URBACH). In numerosi organi il colore del pigmento, allo stato naturale, varia dal giallo pallido al giallo bruno; di particolare rilievo è la constatazione che la sostanza assume di fronte allo stesso colorante una vasta gamma di tonalità cromatiche (si colora con i metodi di ZIEHL-NEELSEN, Verde di metile, Sudan III, Solfato di Bleu-Nilo, CIACCIO), per cui si può supporre che queste modificazioni tintoriali corrispondano a variazioni della struttura chimica.

Nel nucleo sopraottico e nel nucleo paraventricolare dell'uomo, in diverse età della vita e nel corso di vari quadri morbosi, abbiamo potuto appunto riscontrare la presenza di questo particolare tipo di pigmento lipoproteico.

Indipendentemente dall'età del soggetto, i reperti morfologici confermano in genere la tendenza del pigmento alcool-acido-resistente ad accumularsi in un primo tempo alla periferia della cellula, spesso in prossimità immediate della membrana cellulare, per poi invadere gradatamente il citoplasma. Talora i prolungamenti nervosi delle cellule contengono una fine granulia, che ha gli stessi caratteri morfologici di quella endocitoplasmatica. Il pigmento lipoproteico non è uniformemente distribuito in tutte le cellule, ma si possono rinvenire diversi stadi di pigmentazione anche in elementi relativamente vicini.

Quando la cellula appare completamente invasa dal pigmento si hanno dei quadri che ricordano la lipoidosomia cellulare di MUEHLMANN, quantunque si debba ritenere che il pigmento della "fettige Pigmentierung" sia diverso dal pigmento ceroide per caratteristiche ben definite di quest'ultimo. E' da rilevare a questo proposito che il pigmento lipoproteico non è apparentemente legato con l'involuzione senile della cellula nervosa, come il pigmento di MUEHLMANN, poichè lo si ritrova anche nell'età infantile (cfr. Fig. 2, 3 a e 3 b) ed in quella adulta (cfr. Fig. 5 a, 5 b e 5 c), in numerose situazioni patologiche.

Quando le granulazioni sono abbondanti possono nascondere completamente il corpo della cellula

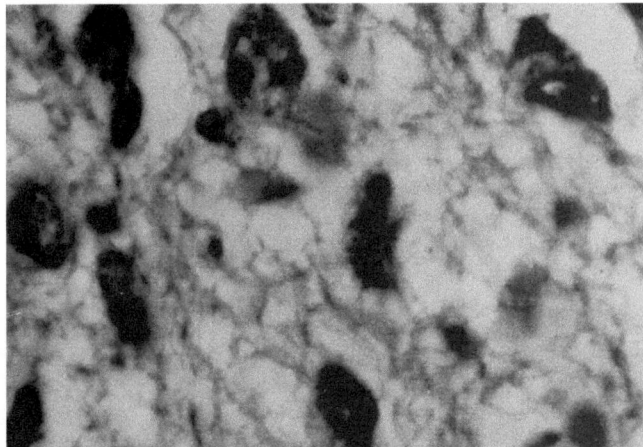

Fig. 2. Abbondante deposizione di pigmento lipoproteico alcool-acido-resistente nel n. sopraottico di un bambino di 8 mesi, deceduto per carcinoma primitivo del fegato. Metodo dell'alcool-acido-resistenza. Ingr. 750 ×

(cfr. Fig. 4 e 5 c), fenomeno che avviene anche in altri tessuti dove è presente il pigmento lipoproteico (RASO, TIZIANELLO e TASCA 1954). In alcune cellule del nucleo sopraottico e del n. paraventricolare si rinvengono talora vacuoli otticamente vuoti e granuli di pigmento ceroide. Questo reperto deporrebbe per la esistenza, accanto alle lipoproteine del pigmento, di altre sostanze lipidiche solubili in alcool a freddo, le quali scompaiono con le manipolazioni tecniche necessarie per l'evidenziazione del pigmento ceroide. In questi casi la cellula nervosa assume un aspetto simil-xantomatoso (cfr. Fig. 5 b).

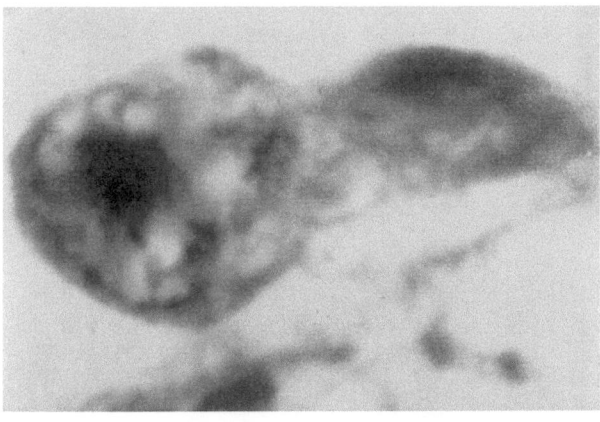
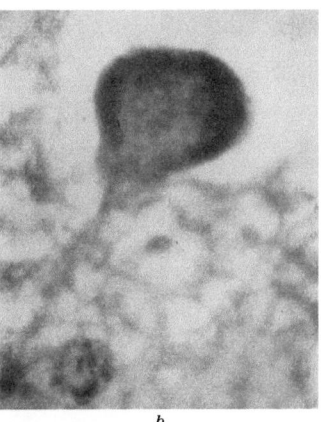

a   b

Fig. 3 a. Deposizione di pigmenti lipoproteici alcool-acido-resistenti in prossimità della periferia della cellula. N. sopraottico di un bambino di 8 mesi. Metodo dell'alcool-acido-resistenza. Ingr. imm. 1220 ×.
Fig. 3 b. Manicotto semilunare costituito da pigmenti lipoproteici in una cellula del n. paraventricolare. Qualche granulo è contenuto anche nella parte iniziale del prolungamento cellulare. In una cellula gliale si rinvengono anche granuli di pigmento. Bambino di 8 mesi. Metodo dell'alcool-acido-resistenza. Ingr. 900 ×

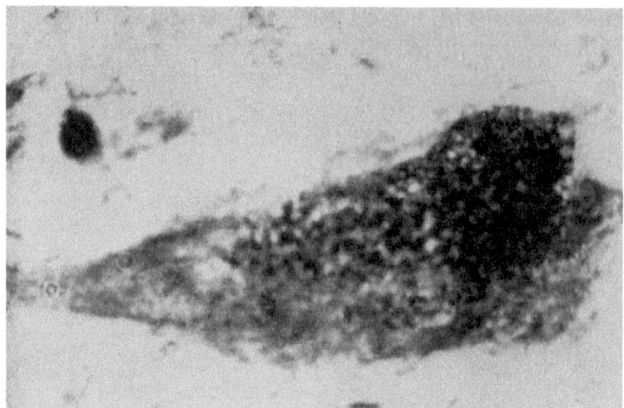

Fig. 4. Cellula gangliare del n. paraventricolare, ripiena di granuli di pigmento ceroide. Donna di 64 anni. Metodo dell'alcool-acido-resistenza. Ingr. 1500 ×

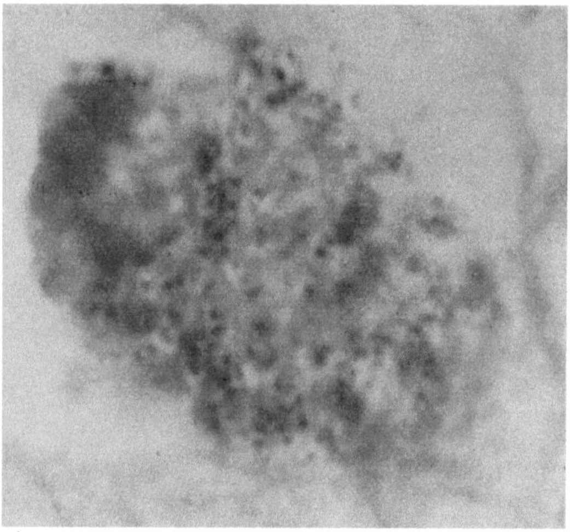

a 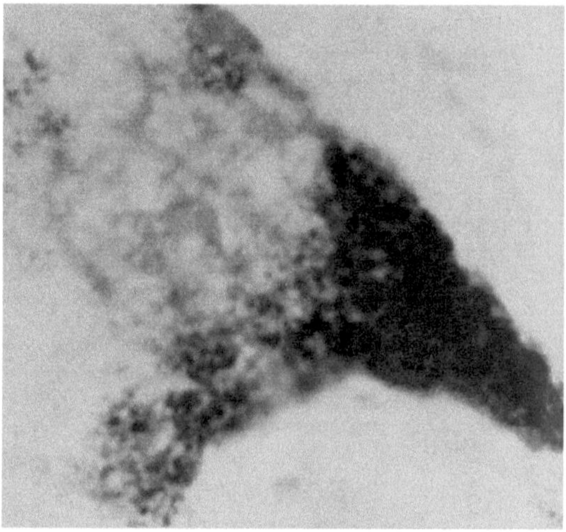   *b*

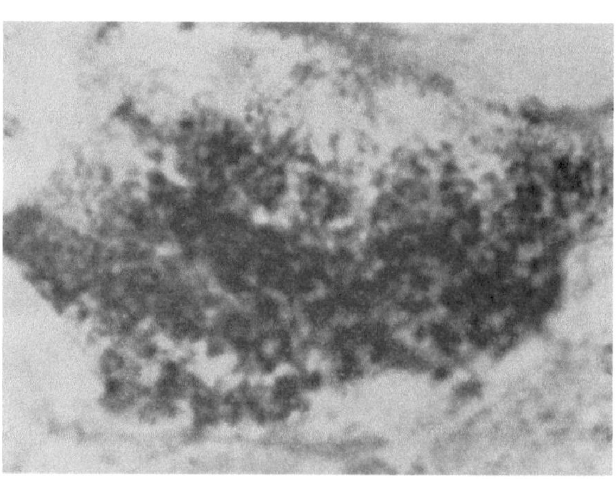

Per quanto concerne ancora la distribuzione del pigmento lipoproteico nelle cellule del nucleo sopraottico e paraventricolare si può affermare che non vi è identità, almeno a un punto di vista strettamente topografico, tra esso ed i granuli gomorifili della cosiddetta "neurosecrezione", colorabili com'è noto con la cromoallume-ematossilina e con altre lacche. Da un punto di vista chimico, le differenze tra sostanza neurosecretoria e pigmento lipoproteico sono ancora più accentuate, poichè i granuli gomorifili sono insolubili in alcool e in acqua, ma non si colorano con i metodi per i grassi (SCHARRER 1932) e per i lipoidi (DIVRY 1934), che vengono invece assunti dalla componente lipidica del pigmento ceroide.

Come per i lipidi sudanofili ed osmiofili, anche per il pigmento ceroide, riscontrato da noi negli elementi magnocellulari dei nuclei ipotalamici dell'uomo ed in cellule gliali della stessa regione, non si possono trarre deduzioni sul significato funzionale se non in via ipotetica. Si deve in ogni modo fare una distinzione tra pigmenti lipidici non alcool-acido resistenti, e pigmenti lipoproteici del tipo pigmento ceroide, che presentano tale caratteristica. Non è ancora chiarito se questa particolare lipoproteina sia legata all'insorgenza di fenomeni degenerativi cellulari, quale espressione di un pervertimento metabolico dell'elemento gangliare secondario a processi patologici evolventisi in altre sedi, o se il fenomeno rientri ancora nell'ambito del fisiologico, quale segno di un aumento di determinati processi anabolici. Certo è che il pigmento ceroide non è un costituente caratteristico delle cellule gangliari ipotalamiche, poichè si ritrova in numerose altre sedi. Noi propendiamo, più che per l'interpretazione degenerativa, per quella che vede nel pigmento ceroide un metabolita, il quale precipita nel citoplasma cellulare quando si verifichino condizioni che alterino il ricambio endocellulare dei lipidi e delle proteine, ma non in modo irreversibile. Contrariamente al pigmento lipoideo presente nelle cellule gangliari nell'involuzione senile, il ceroide costituirebbe un gradino intermedio di natura fisico-chimica (adsorbato: URBACH) nello svolgimento del metabolismo lipoproteico della cellula, evidenziabile solo in determinate situazioni funzionali, ma indipendente dall'età del soggetto. Il pigmento ceroide sembra rientrare quindi, insieme alle altre sostanze di natura lipidica presenti nell'ipotalamo, nell'ambito di quelle sostanze che assumono un particolare interesse per la valutazione dell'atteggiamento funzionale dei centri neurovegetativi ipotalamici.

5. Relazioni tra lipidi e lipine della regione diencefalica e fenomeni neurosecretori

Lo studio dei caratteri chimici della lipoproteina che costituisce verosimilmente il pigmento ceroide non permette altra conclusione, se non che esso è formato da una componente solubile nei solventi dei grassi, e da un'altra insolubile. Questa conclusione è sotto certi aspetti analoga a quanto HILD e ZETLER (1951, 1952, 1953), affermarono sulla costituzione chimica del neurosecreto. Anche la cosiddetta sostanza gomorifila presente nelle cellule dei nuclei neurovegetativi ipotalamici ha una componente lipoproteica, se si considerano valide le ricerche di SCHIEBLER (1952), ed ammettendo che il neurosecreto della postipofisi sia chimicamente identico al neurosecreto contenuto nelle cellule gangliari ipotalamiche. Il fatto che dalla postipofisi si possa ottenere una frazione solubile nei solventi dei grassi e dei lipidi, che si colora, anche se transitoriamente, col metodo di GOMORI allo stesso modo della sostanza gomorifila contenuta nelle cellule del n. sopraottico e paraventricolare, ci sembra difficilmente conciliabile con la scarsa o nessuna affinità del materiale neurosecretorio per i coloranti

---

Fig. 5. Diversi aspetti del carico lipoproteico (pigmento ceroide) in alcune cellule gangliari del n. sopraottico. Uomo di 32 anni, aneurisma della carotide. Ingr. 1500 ×. a Sparsi granuli distribuiti irregolarmente nel citoplasma. b Accumulo in corrispondenza di uno dei poli dell'elemento. Numerosi vacuoli conferiscono alla cellula un aspetto simil-xantomatoso, dopo trattamento con alcool ed acetone a caldo. c Accumulo di pigmento esteso a quasi tutto il cariosoma

dei grassi, quando questo sia ancora nell'ambito cellulare. Evidentemente il processo di estrazione scinde il materiale in singoli componenti di natura chimicamente indefinita, una parte dei quali assume la cromo-ematossilina. La componente colorabile del "neurosecreto" endocellulare, come affermano HILD e ZETLER (1953), è verosimilmente il veicolo o il substrato di sostanze, e pertanto il neurosecreto stesso è costituito da una frazione istologicamente evidenziabile (gomorifila)[1] e da una o più altre che sfuggono all'indagine morfologica con la cromoallume-ematossilina, ma che si possono in parte evidenziare sotto forma di gocciole sudanofile od osmiofile, almeno per ciò che riguarda la supposta componente lipidica.

Esiste o meno un rapporto ben definito tra fenomeni "neurosecretori" dei centri neurovegetativi ipotalamici e lipidi della stessa regione? Noi riteniamo che l'indagine istochimica non sia in grado di dare una risposta definitiva, specialmente se basata su reperti di ordine topografico e legata a schemi che difficilmente conciliano il reperto morfologico con l'atteggiamento funzionale.

Soprattutto ci sembra estremamente difficile poter chiarire la natura dei fenomeni neurosecretori basandosi solo sul reperto istochimico: basti a questo proposito ricordare l'attuale revisione di opinioni sulla neurosecrezione e sulle sedi in cui il fenomeno si svolge. I rapporti tra sostanze lipidiche presenti nell'ipotalamo e neurosecrezione possono forse venir illuminati maggiormente seguendo una strada completamente diversa, che ricalca sotto certi aspetti quanto già COLLIN (1934, 1951, 1953), ROUSSY e MOSINGER (1933, 1935, 1937. 1946), STUTINSKY (1950, 1951, 1953) tra gli altri ebbero a sostenere nel considerare il neurosecreto come un metabolita di natura particolare. Si vuol accennare alla possibilità che il neurosecreto, considerato da un punto di vista dinamico e non strettamente morfologico, costituisca l'equivalente di variazioni quantitative (e qualitative in condizioni patologiche) dei processi ossido-riduttivi cellulari. Pertanto il suo accumulo o la sua diminuzione dalla cellula in determinate situazioni fisiologiche o in condizioni sperimentali sarebbe secondaria ad una modificazione nel metabolismo della cellula ipotalamica a funzione "neurosecretrice". Influenzando gli scambi ossido-riduttivi delle cellule gangliari ipotalamiche in senso positivo (aumento) o negativo (diminuzione) è possibile constatare modificazioni quantitative nella distribuzione della sostanza gomorifila; è noto del resto come numerose sostanze, ed in particolar modo alcuni ormoni, inducano variazioni distributive anche grossolane della sostanza gomorifila. Variazioni analoghe, che si prestano a suggestive interpretazioni, si possono provocare mediante la somministrazione delle frazioni lipidiche ricavate dall'ipotalamo: ed è in questo senso che appare giustificato parlare di relazioni funzionali tra fenomeni neurosecretori e lipidi della regione diencefalica, ammettendo una loro influenza sugli scambi ossido-riduttivi cellulari a livello ipotalamico.

II. Attività biologica delle frazioni lipidiche complesse della regione diencefalica

Il frazionamento del tessuto ipotalamico e l'identificazione qualitativa e quantitativa di elementi strutturali che conferiscono a questa regione dell'encefalo una ben determinata costituzione chimica, ha naturalmente costituito il substrato per la valutazione di eventuali azioni biologiche provocabili con la frazione lipidica diencefalica. Poichè essa non contiene ormoni del tipo di quelli post-ipofisari nè istamina o acetilcolina nè sostanze vagomimetiche, questa indagine presentava particolare interesse. A questo gruppo di ricerche ci siamo dedicati

---

[1] Cfr. lo schema suggerito da SCHARRER (1954), basato sulle ricerche chimiche di R. L. STEHLE, e di HILD e ZETLER.

dal 1953. Ma è solo recentemente che sono emersi, grazie alle ricerche di Azzali (1955) e di Fedeli (1954, 1956) dati sperimentali che hanno ulteriormente contribuito a chiarire le relazioni tra funzionalità ipotalamica e lipidi diencefalici.

La maggior parte di queste osservazioni (Azzali 1955—1956) era rivolta a stabilire se l'apporto di frazioni estrattive della regione diencefalica poteva influenzare il quadro morfologico degli elementi a funzione "neurosecretoria" del n. sopraottico e del n. paraventricolare, con particolare riguardo al comportamento della gomorifilia. In successive indagini si è cercato di paragonare, considerando come test funzionale la deplezione o l'accumulo di neurosecreto negli elementi dei nuclei cellulari ipotalamici, l'attività biologica delle frazioni lipidiche estratte dalla regione ipotalamica con quella delle frazioni ricavate dalla corteccia cerebrale.

I risultati conseguiti nell'analisi morfofunzionale dei fenomeni neurosecretori di mammiferi di piccola e media taglia (cricetus auratus, topo, ratto, coniglio e cane) confortano l'ipotesi che la frazione lipidica della regione diencefalica sia in grado di modificare l'atteggiamento metabolico degli elementi magnocellulari dell'ipotalamo. Il fenomeno riveste, a quanto sembra, un carattere generale, poichè non è legato alle differenze di razza o di specie animale. Nell'analizzare i meccanismi d'azione biologica delle frazioni estrattive diencefaliche e cerebrali daremo perciò il primo posto alle indagini relative al comportamento morfofunzionale dei centri diencefalici, delle ghiandole endocrine e allo studio del metabolismo delle sostanze organiche e di quello idrosalino, per esaminare poi le modificazioni del chemismo ematico e degli organi emopoietici.

A. Sistema diencefalo-ipofisario e ghiandole endocrine

1. Osservazioni istofisiologiche sui centri neurovegetativi ipotalamici, con particolare riguardo ai fenomeni "neurosecretori"

E' noto come nello Hamster normale, anche nel corso dei mesi estivi, i neuroni del n. sopraottico presentino un citoplasma intensamente colorabile con la cromoallume-ematossilina, fenomeno che può essere considerato come l'espressione morfologica della presenza del "neurosecreto"[1].

In effetti le cellule del n. sopraottico (cfr. Fig. 6) appaiono più o meno ripiene di una fine granulia gomorifila; il nucleo è rotondeggiante, con nucleolo floxinofilo, i prolungamenti nervosi appaiono disegnati nella loro variabile morfologia (longitudinali, arcuati, ad S italica) dalla cromo-allume-ematossilina. Nel tessuto nervoso intercellulare si rinvengono granuli gomorifili in quantità più o meno rilevante. Nel n. paraventricolare la gomorifilia è generalmente più accentuata, e secondo Azzali (1956) la maggiore abbondanza di neurosecreto si rileva lungo il margine periferico, mentre scarsi sono i granuli intercellulari.

La zona mediale della regione infundibolare è particolarmente ricca di granuli e gocce gomorifile (cfr. Fig. 12), analogamente al peduncolo ipofisario ed alla neuroipofisi, dove i granuli si addensano particolarmente in sede perivascolare, assumendo un aspetto pulverulento.

La somministrazione per via intramuscolare di 2,5 mg. pro die della frazione lipidica diencefalica per due giorni induce nello Hamster solo scarse modificazioni qualitative e quantitative del neurosecreto nella regione infundibolare. nel peduncolo ipofisario e nella neuroipofisi, mentre sia nel n. sopraottico che nel n. paraventricolare si riscontra una diminuzione, rispetto ai controlli, della gomorifilia.

Nelle zone perinucleari la granulia gomorifila scompare quasi completamente. rimanendo evidente alla periferia della cellula. Le modificazioni si fanno più evidenti aumentando la dose totale (12,5 mg. e 17,5 mg. frazionati in 5—7 giorni), poichè i neuroni del n. sopraottico e del n. paraventricolare appaiono quasi completamente privi di granuli gomorifili nel citoplasma. mentre sono ancora ben disegnati i prolungamenti nervosi. Nella regione infundibolare permangono scarsi granuli, qualitativamente

---

[1] Per gli aspetti fisiologici dell'apparato neurosecretorio negli animali ibernanti cfr. Azzali (1952. 1953. 1955).

modificati rispetto alla norma. La neuroipofisi non presenta invece modificazioni degne di rilievo. Con dosi di 30 mg. della frazione lipidica diencefalica vi è una totale scomparsa della gomorifilia endocitoplasmatica (cfr. Fig. 8): gli animali trattati per 12 e 15 gg. con 2,5 mg. pro die presentano i neuroni dei centri neurovegetativi ipotalamici con citoplasma floxinofilo, mentre i prolungamenti sono ancora gomorifili.

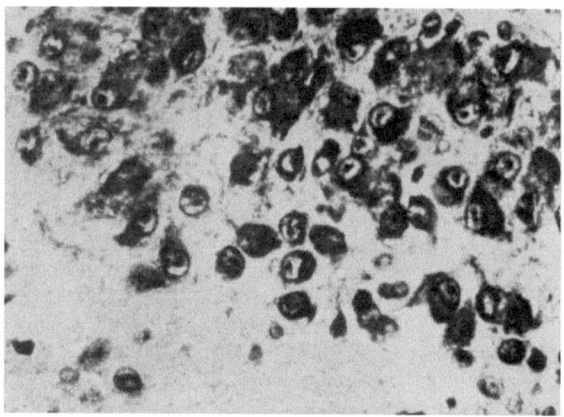

Fig. 6. N. sopraottico di cricetus auratus in condizioni normali. Le cellule gangliari appaiono ripiene di numerosi granuli, fittamente stipati, di sostanza gomorifila. Metodo di Gomori alla cromo-allume-ematossilina-floxina. Ingr. 250 ×. (Da Azzali 1956)

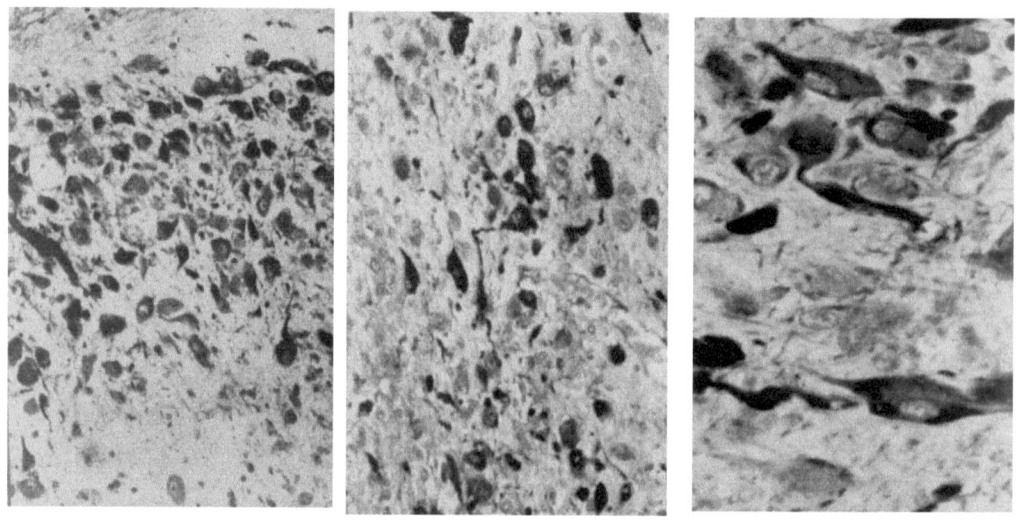

a   b   c

Fig. 7. N. sopraottico di cane non trattato. Aspetti morfologici diversi delle cellule gangliari, più o meno intensamente gomorifile, con prolungamenti ben disegnati. In a, e b, ingr. 80 ×, in c 250 ×. Metodo di Gomori alla cromo-allume-ematossilina-floxina

Particolarmente interessante sembra la apparente dissociazione funzionale tra neuro-ipofisi e regione infundibolare: infatti mentre nella neuroipofisi si riscontrano numerosi granuli pulverulenti gomorifili, la regione infundibolare ne è quasi completamente priva. Aumentando ancora la dose totale, fino a raggiungere nello Hamster i 75 mg. di sostanza secca frazionati in 30 gg., questi fenomeni di deplezione del materiale neurosecretorio dal citoplasma dei neuroni del n. sopraottico, del n. paraventricolare e della regione infundibolare sono ancora più accentuati; di particolare rilievo ci sembra la constatazione (Azzali 1956) dell'eccentricità del nucleo, mentre permane immodificata la cromatina nucleare. A livello della neuroipofisi AZZALI ha constatato, a questo stadio della sperimentazione, una lieve diminuzione quantitativa della sostanza gomorifila.

La deplezione del materiale "neurosecretorio", quale segno morfologico parziale di un'iperfunzione[1] dei centri neurovegetativi ipotalamici (BÁCHRACH, KÓVACS, STRAUB, HÓRVATH e KORPÁSSY 1954) dopo la somministrazione di dosi oscillanti tra 15 e 75 mg. della frazione lipidica diencefalica si ripete anche in mammiferi di taglia superiore, come il cane. Anche in questo caso il fenomeno è direttamente proporzionale alla dose impiegata, nel senso che modificazioni evidenti si riscontrano solo dopo la somministrazione di 50 − 60 mg., frazionati in 10 − 12 giorni. Il n. sopraottico del cane presenta una evidente diminuzione del materiale gomorifilo, mentre i neuroni del n. paraventricolare e la regione infundibolare ne sono quasi privi. La scomparsa della sostanza gomorifila è totale somministrando una dose di 150 mg., frazionata per 30 giorni (cfr. Fig. 10); a questo stadio le fibre nervose del fascio preottico-ipofisario presentano il neuroplasma intensamente gomorifilo, senza che si abbia la morfologia a corona di rosario così frequentemente riscontrata da BARGMANN. AZZALI pensa a questo proposito ad un "ingorgo" del materiale neurosecretorio, il quale verrebbe prodotto in quantità eccessiva dalla cellula nervosa, ristagnando di conseguenza nel neuroplasma. Grosse zolle di materiale gomorifilo si rinvengono nella sostanza nervosa intercellulare della regione del n. sopraottico, in quantità senza dubbio maggiore che in condizioni normali. Sia il n. sopraottico profondo che i nuclei sopraottici accessori si comportano, dal punto di vista della deplezione del materiale, in modo analogo. Che i fenomeni riscontrati da AZZALI nel corso delle sue esperienze sul cane siano strettamente legati alla dose impiegata, risulta dalla constatazione che è possibile riprodurre il quadro della parziale deplezione del materiale neurosecretorio somministrando quantità maggiori della frazione lipidica diencefalica per un numero di giorni inferiore a quello delle esperienze precedenti. Infatti il fenomeno della deplezione si riscontra nel 70% degli elementi magnocellulari ipotalamici adottando una posologia di 60 − 70 mg., frazionata in 5 giorni.

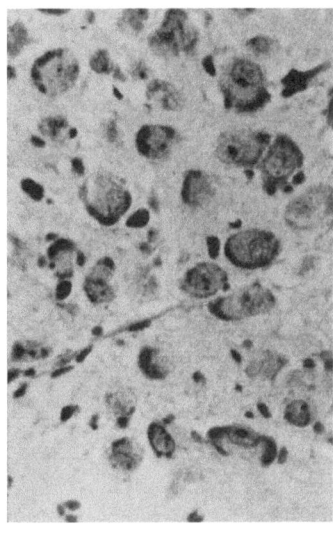

Fig. 8. N. sopraottico di cricetus auratus trattato per 15 giorni con 2,5 mg. pro die della frazione lipidica diencefalica. Il citoplasma delle cellule nervose è quasi completamente libero da sostanza gomorifila, se si eccettua una zona semilunare alla periferia dell'elemento. Metodo di GOMORI alla cromo-allume-ematossilina-floxina. Ingr. 250 ×. (Da AZZALI 1956)

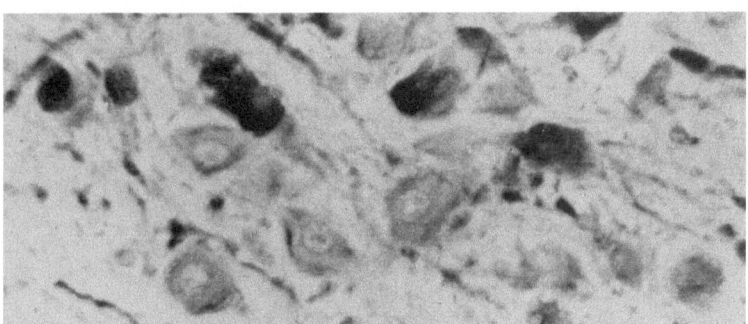

Fig. 9. N. sopraottico di cane trattato per 13 giorni con 5 mg. pro die della frazione lipidica diencefalica. Scarsa gomorifilia intracitoplasmatica; appaiono aumentate le zolle interstiziali. Metodo di GOMORI alla cromo-allume-ematossilina-floxina. Ingr. 250 ×. (Da AZZALI 1956)

[1] Una deplezione marcata della sostanza gomorifila si riscontra a livello dei nuclei magnocellulari ipotalamici anche dopo stimolazione elettrica dell'ipotalamo (cfr. SHIMAZU e Coll. 1954).

Quantunque nelle esperienze di Azzali non sia stato considerato che uno degli elementi — la deplezione del materiale gomorifilo — che secondo Báchrach, Kóvacs, Straub, Hórvath e Korpássy caratterizzano morfologicamente un atteggiamento iperfunzionante dei nuclei magnocellulari, ci sembra opportuno sottolineare che

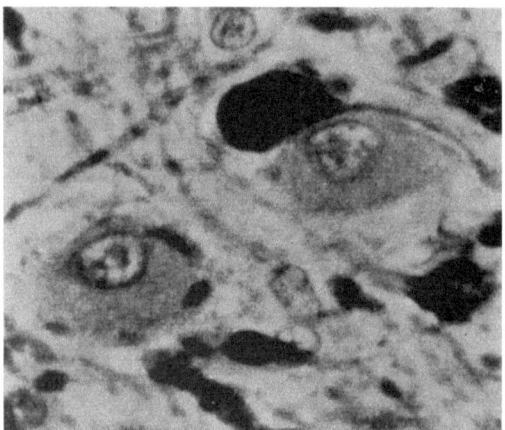

l'ipotesi di Azzali è la più aderente al complesso di fenomeni che seguono all'iperfunzione ipotalamica, come si vedrà analizzando il comportamento delle ghiandole endocrine. Con dosi corrispondenti a 0,5 mg./kg., protratte per 10—15 giorni si ottiene a livello dei nuclei ipotalamici una modificazione metabolica che si traduce nella scomparsa del materiale neurosecretorio dal citoplasma delle cellule nervose; a dosi decuple, all'incremento metabolico subentra invece un rallentamento degli scambi ossidoriduttivi nelle cellule del n. sopraottico e del nucleo paraventricolare.

Questo rallentamento metabolico si traduce in modificazioni morfologiche opposte alla deplezione, e cioè in un accumulo del materiale neurosecretorio.

Nel cane normale la sostanza gomorifila, con l'aspetto di finissimi granuli intracitoplas-

Fig. 10. Cane trattato per 30 giorni con 5 mg. pro die della frazione lipidica diencefalica. Nucleo paraventricolare. Cellule gangliari con scarsa gomorifilia; grosse zolle nel tessuto interstiziale. Metodo di Gomori alla cromo-allume-ematossilina-floxina. Ingr. 420 ×. (Da Azzali 1956)

matici addensati specialmente alla periferia del corpo cellulare, è relativamente più abbondante che in altri mammiferi (cfr. Fig. 7 a, b, c); la regione infundibolare presenta invece scarse gocce e granuli colorabili con la cromo-allume-ematossilina.

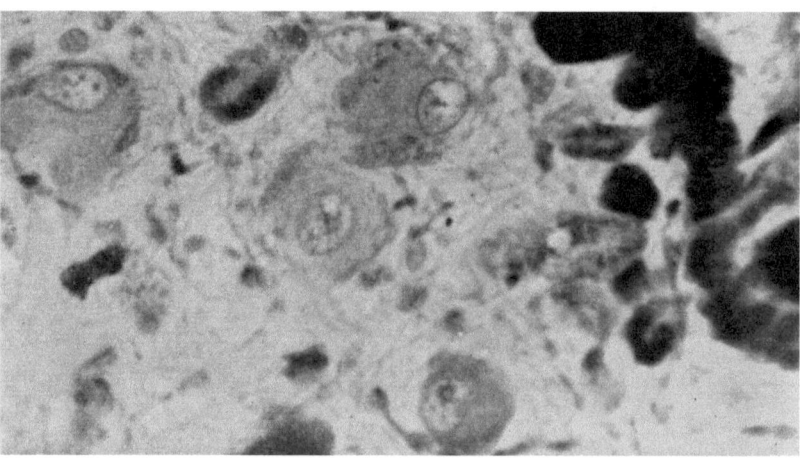

Fig. 11. Cane trattato per la durata di 16 giorni con 17,5 mg. pro die del lipide diencefalico. Scomparsa quasi completa dei granuli gomorifili dalle cellule gangliari. Accumulo di grosse zolle intercellulari. Metodo di Gomori alla cromo-allume-ematossilina-floxina. Ingr. 320 ×. (Da Azzali 1956)

che talora raggiungono le cellule ependimali del ventricolo (cfr. Fig. 16). Nel cane è relativamente più agevole l'analisi del comportamento quantitativo della sostanza neurosecretoria. Il reperto di un abnorme accumulo della sostanza gomorifila dopo la somministrazione di dosi elevate della frazione lipidica diencefalica risalta pertanto più nel cane che in mammiferi di taglia minore. Alla dose di 25 mg./kg. per dieci giorni (dose totale 250 mg.), secondo Azzali si possono distinguere nel n. sopraottico tre tipi di cellule, classificate rispetto alla distribuzione quantitativa e qualitativa del materiale gomorifilo: il 20 % degli elementi è rappresentato da cellule voluminose con nucleo centrale ed abbondante mantello citoplasmatico, totalmente ripieno di neuro-secreto, il 15 % da elementi anch'essi voluminosi, in cui il materiale gomorifilo è addensato alla periferia della cellula, il rimanente da elementi con citoplasma gomori-negativo. Modificazioni analoghe si riscontrano nel n. paraventricolare, nei cui ele-menti vi è una maggiore gomorifilia che in condizioni normali. AZZALI ritiene che a questa dose vi sia una tendenza, da parte degli elementi magnocellulari, ad una tesaurizzazione della sostanza gomorifila, che del resto si rinviene abbondante anche negli spazi intercellulari. Scarse sono invece le modificazioni quantitative del neuro-

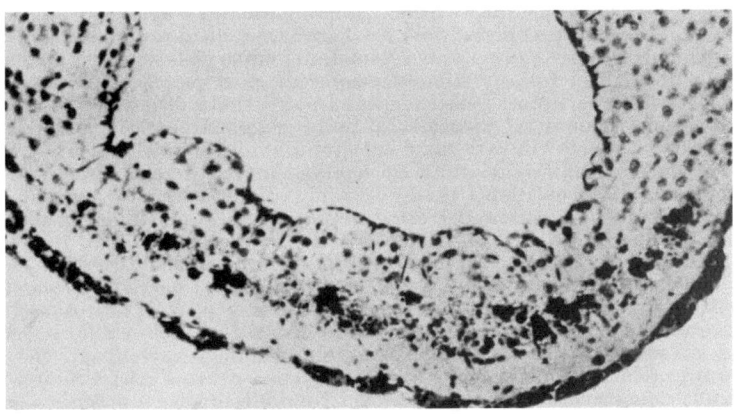

Fig. 12. Cricetus auratus normale. Regione infundibolare, con numerosi granuli e gocciole gomorifile nel tessuto nervoso. Metodo di GOMORI alla cromo-allume-ematossilina-floxina. Ingr. 80 ×. (Da AZZALI 1956)

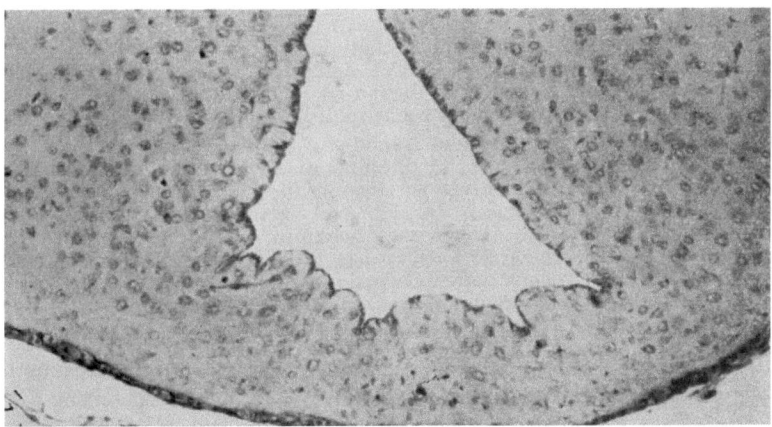

Fig. 13. Cricetus auratus. Regione infundibolare dopo 15 giorni di trattamento con la frazione lipidica della regione diencefalica, alla dose di 2.5 mg. pro die. Scomparsa quasi totale del materiale gomorifilo. Metodo di GOMORI alla cromo-allume-ematossilina-floxina. Ingr. 80 ×. (Da AZZALI 1956)

secreto nella neuroipofisi e nella regione infundibolare. Questa tesaurizzazione del materiale gomorifilo assume proporzioni imponenti, grossolanamente paragonabili a quelle che si ottengono con alte dosi di estrogeni (GASTALDI 1952; LEGAIT 1955) o con determinati ormoni (cfr. LEGAIT 1955), alla dose di 50 mg./kg. pro die (dose totale = 500 mg. frazionati in 10 giorni). Il n. sopraottico del cane appare con i neuroni ripieni di abbondante sostanza gomorifila (cfr. Fig. 15) a morfologia grosso-lanamente granulare. Non si riscontra che raramente la disposizione endocitopla-smatica periferica del materiale, mentre abbondanti appaiono le formazioni a rosetta e le grosse gocce nel tessuto nervoso della regione sopraottica. La stessa abbondanza si riscontra negli elementi del n. paraventricolare. La regione infundibolare ed il peduncolo ipofisario si presentano invasi da grosse gocce e zolle gomorifile, che seguono il decorso dei fasci nervosi di collegamento con la neuroipofisi (cfr. Fig. 17). La neuroipofisi presenta invece un quadro che non si discosta molto da quello normale, per ciò che concerne la distribuzione del neurosecreto.

Le modificazioni riscontrate negli elementi dei nuclei magnocellulari ipotalamici del criceto e del cane fanno deporre dunque per la possibilità di influenzare l'atteggiamento neurosecretorio delle cellule in senso positivo o negativo, a seconda della dose di estratto ipotalamico impiegata. E poichè il fenomeno dell'iperattivazione metabolica, parallelo ad una deplezione della sostanza gomorifila, è un fenomeno riscontrabile anche in situazioni disendocrine deficitarie (ad esempio l'ablazione di una ghiandola periferica, come l'ovaio), abbiamo voluto paragonare il quadro morfologico del n. sopraottico e paraventricolare dopo l'ovariectomia, nel corso della sindrome da castrazione, con quello risultante dalla somministrazione di dosi piccole o proporzionalmente elevate della frazione lipidica diencefalica. In una nota dedicata all'indagine della presunta azione ormonica diencefalica nella regolazione delle gonadi (CURRI e FEDELI 1956), si è fatto rilevare come sussistano analogie molto marcate tra il quadro morfologico indotto dall'ovariectomia e quello provocato negli animali di piccola e media taglia con dosi oscillanti tra 15 e 75 mg. Mentre nel ratto normale, analogamente a quanto si riscontra nel criceto, il materiale gomorifilo è, relativamente alla specie, abbondante sia negli elementi del n. sopraottico che in quelli del n. paraventricolare[1], nel ratto sacrificato al 58° giorno dall'ovariectomia, e quindi con la cosiddetta "sindrome da castrazione" in atto, i neuroni dei centri neurovegetativi ipotalamici appaiono quasi completamente privi di neurosecreto. Solo in qualche elemento si rinvengono alla periferia minuti granuli o zolle irregolarmente disposte di sostanza colorabile con la cromo-allume-ematossilina, che mancano peraltro nei prolungamenti nervosi e nella sostanza nervosa intercellulare. Somministrando una dose elevata (200 mg./kg.) della frazione lipidica diencefalica si riscontra il fenomeno del parziale accumulo del materiale gomorifilo, senz'altro sovrapponibile a quello provocato nel cane con la stessa dose. Infatti dopo 15 giorni dalla somministrazione giornaliera di 1,75 mg. nel ratto ovariectomizzato si assiste ad un fenomeno di tesaurizzazione del materiale gomorifilo che può esser considerato significativo, specie se paragonato ai quadri dei controlli ovariectomizzati ed alle peculiari caratteristiche della neurosecrezione nel ratto rispetto al cane. Il ritorno della morfologia nucleare a quadri secretivi paragonabili a quelli normali nell'animale ovariectomizzato, fa ritenere probabile che la frazione lipidica della regione diencefalica abbia indotto (a dosi elevate) un rallentamento metabolico nelle cellule del n. sopraottico e paraventricolare, favorendo l'accumulo del materiale gomorifilo.

I reperti descritti da AZZALI nello Hamster e nel cane e da CURRI e FEDELI nel ratto normale ed ovariectomizzato si ripetono anche in altri mammiferi di piccola taglia, come il topo albino, la cavia ed il coniglio, con variazioni quantitative dipendenti più che altro dalla specie animale. Nel ratto ipofisectomizzato la frazione lipidica diencefalica provoca diverse modificazioni qualitative e quantitative dei fenomeni neurosecretori, che sono tuttora oggetto di indagine; lo stesso dicasi per le modificazioni successive alla somministrazione di lipidi diencefalici più estrogeni, sia nell'animale integro che ipofisectomizzato, e per l'accumulo dello J 131 nella regione diencefalica della cavia dopo trattamento con il lipide (STURM 1956).

Nel considerare le differenze di natura chimica esistenti tra la frazione lipidica estraibile dalla regione diencefalica e quella ricavata dalla corteccia cerebrale, si era prospettata l'ipotesi che l'elevato tasso di fosfatidi (71,88 %) e la scarsa quantità di cerebrosidi e galattosidi nella regione ipotalamica fosse da porre in relazione con la struttura morfologica della regione diencefalica, ed in particolare con l'esistenza dei nuclei magnocellulari a funzione "neurosecretoria", in cui gli scambi ossido-riduttivi sembrano essere particolarmente intensi. Abbiamo visto come la produzione del neurosecreto, anche intesa quale epifenomeno dell'elaborazione ciclica di uno o più metaboliti, possa venir influenzata quantitativamente dalla frazione lipidica diencefalica. Il reperto andrebbe

---

[1] Gli aspetti istomorfologici del sistema neurosecretorio ipotalamo-ipofisario del ratto albino sono stati esaurientemente descritti, oltrechè da BARGMANN, più recentemente da K. IMAI (1954).

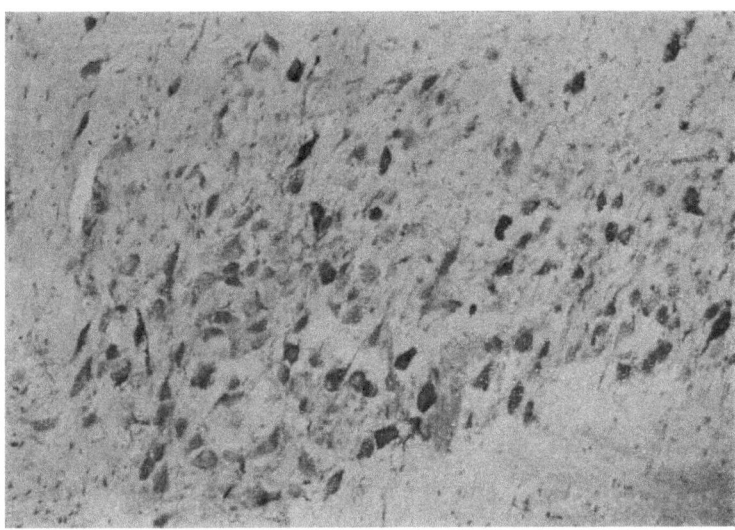

Fig. 14. Nucleo sopraottico di cane normale. Le cellule gangliari appaiono parzialmente ripiene di materiale colorabile in bleu-nero con la cromo-allume-ematossilina. Metodo di Gomori. Ingr. 80 ×. (Preparato del Dr. Azzali)

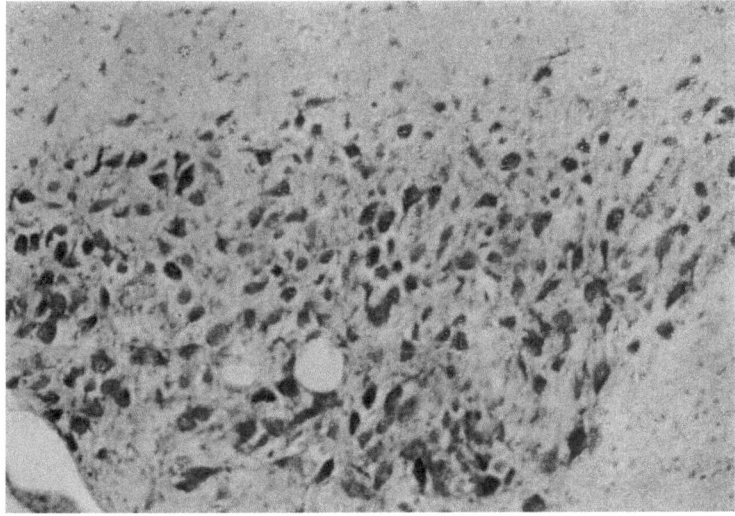

Fig. 15. Nucleo sopraottico di cane trattato con 7,5 mg./kg. pro die per 20 giorni (dose totale 150 mg.) della frazione lipidica della regione diencefalica. Evidente accumulo di materiale gomorifilo nel citoplasma delle cellule gangliari e nel tessuto nervoso intercellulare. Metodo di Gomori alla cromo-allume-ematossilina-floxina. Ingr. 80 ×. (Preparato del Dr. Azzali)

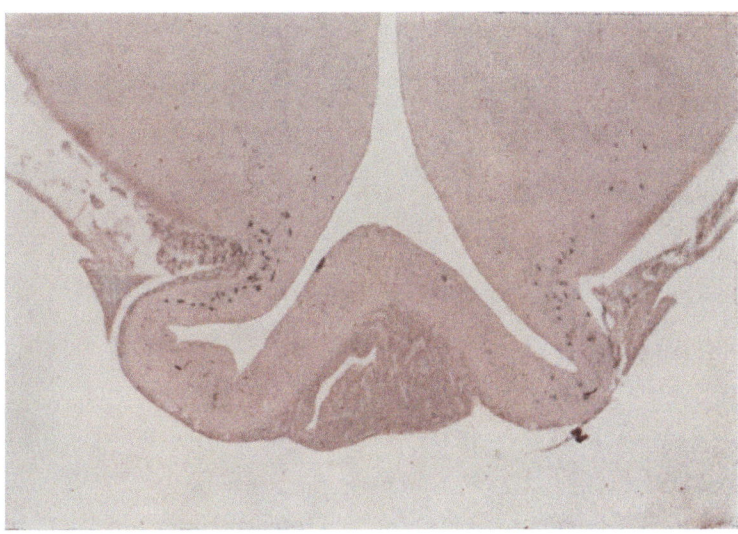

Fig. 16. Regione infundibolare di cane normale. Scarsi granuli di materiale gomorifilo, irregolarmente sparsi. Metodo di Gomori alla cromo-allume-ematossilina-floxina. Ingr. 80 × . (Preparato del Dr. Azzali)

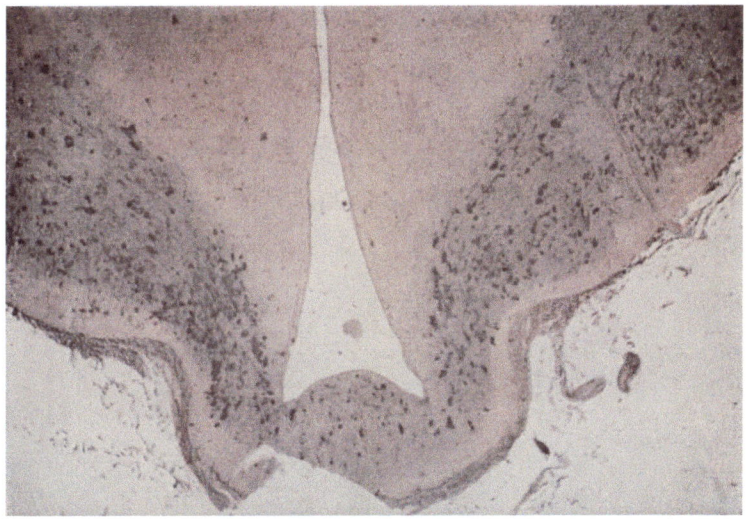

Fig. 17. Regione infundibolare di cane trattato con 7,5 mg./kg. pro die per 20 giorni della frazione lipidica della regione diencefalica. In corrispondenza del fascio nervoso sopraottico-ipofisario si riscontra un notevole aumento quantitativo della sostanza gomorifila. Metodo di Gomori alla cromo-allume-ematossilina-floxina. Ingr. 80 × . (Preparato del Dr. Azzali)

concettualmente ricondotto a due ordini di fattori: 1. l'esistenza di un peculiare "tropismo" della frazione lipidica, o meglio di una specificità zonale limitata alla regione diencefalica, e 2. l'esclusione che modificazioni neurosecretorie siano riproducibili con frazioni lipidiche ricavate da altre regioni del sistema nervoso centrale. In questo caso naturalmente le modificazioni dell'atteggiamento metabolico delle cellule dei nuclei magnocellulari rientrerebbero nell'ambito di una reazione ad uno stimolo aspecifico, evidentemente non legato alla costituzione chimica delle singole frazioni, ma solo alla natura lipidica delle stesse. Per questi motivi è apparso necessario esaminare il comportamento dei nuclei diencefalici in seguito alla somministrazione di frazioni lipidiche ricavate dalla corteccia cerebrale. In sostanza si trattava di dare un'ulteriore base sperimentale al concetto che ogni regione del sistema nervoso, e quindi anche l'ipotalamo, presentano non solo un'architettonica, ma una struttura chimica diverse da zona a zona; e che pertanto sono diverse da zona a zona le singole frazioni estrattive lipidiche. Queste frazioni, come si è detto precedentemente, contengono una quantità minore di fosfatidi; nella corteccia cerebrale prevalgono i cerebrosidi ed i galattosidi accanto ai grassi neutri. I valori della colesterina e degli steroli sono lievemente superiori nella corteccia cerebrale che nell'ipotalamo. Perciò se il complesso di modificazioni riscontrate con la frazione lipidica diencefalica era veramente correlato alla struttura chimica della frazione, i lipidi estraibili dalla corteccia cerebrale non dovevano influenzare la distribuzione della sostanza gomorifila a livello del n. sopraottico e del n. paraventricolare. Parallelamente si sarebbe potuto escludere l'esistenza di una reazione aspecifica, decorrente con caratteri comuni per qualsiasi tipo di frazione somministrata.

Anche in questo caso, come per le esperienze condotte con la frazione lipidica diencefalica nel cane e nello Hamster, si sono adottate posologie diverse, raggiungendo con la frazione lipidica estratta dalla corteccia cerebrale dosi paragonabili a quelle della frazione lipidica diencefalica.

Negli animali trattati con 5 mg. per la durata di 15 e 30 giorni (dose totale di lipidi estratti dalla corteccia cerebrale mg. 75 e 150) il citoplasma dei neuroni del n. sopraottico si presenta ripieno di finissimi granuli di color bleu-nero; la sostanza gomorifila si rinviene sia in sede endocitoplasmatica che nell'interstizio intercellulare. Altrettanto numerosi sono i piccoli e medi granuli, che infarciscono sia il neurite che i dendriti (cfr. Fig. 18 e 19). Il tessuto nervoso compreso tra il n. sopraottico ed il nucleo paraventricolare presenta numerosi filamenti gomorifili, con granuli disposti a corona di rosario e le caratteristiche rosette e gocce sferoidali (cfr. Fig. 20). Un comportamento analogo si riscontra nel n. paraventricolare (cfr. Fig. 21). Il tessuto nervoso della regione infundibolare appare occupato da medi e grossi granuli gomorifili di varia morfologia, mentre il tratto di tessuto nervoso circostante il n. infundibolare presenta scarsi granuli di media grandezza ed altri numerosi e finissimi, che rivelano il decorso delle fibre del fascio sopraottico-ipofisario (cfr. Fig. 22). Abbondante materiale colorabile con la cromo-allume-ematossilina si rinviene anche nella neuroipofisi e nel peduncolo ipofisario. Anche trattando gli animali con dosi massive (mg. 25 pro die per la durata di 15 giorni — dose totale mg. 375, corrispondente a ca. 50 mg./kg.) non si osservano modificazioni quantitative e qualitative della sostanza gomorifila nè nel nucleo sopraottico (cfr. Fig. 23) nè nel n. paraventricolare, nè a livello della regione infundibolare. Con ulteriore aumento di dose, fino a raggiungere i 50 mg. pro die per una durata di 15 giorni, con una dose complessiva di 750 mg., corrispondente a ca. 75 mg./kg., le cellule gangliari del n. sopraottico e del n. paraventricolare (cfr. Fig. 24) non rivelano variazioni che si discostino dai limiti del fisiologico. Anche nei nn. sopraottici accessori (cfr. Fig. 25) non si osservano modificazioni quantitative e qualitative di rilievo. Lo stesso dicasi per la regione infundibolare.

Queste esperienze autorizzano l'enunciazione di un postulato di indole generale; esso si riassume nella constatazione che soltanto le frazioni lipidiche estratte dalla regione diencefalica sono in grado di modificare l'atteggiamento metabolico, e di riflesso la distribuzione della sostanza gomorifila normalmente presente nei

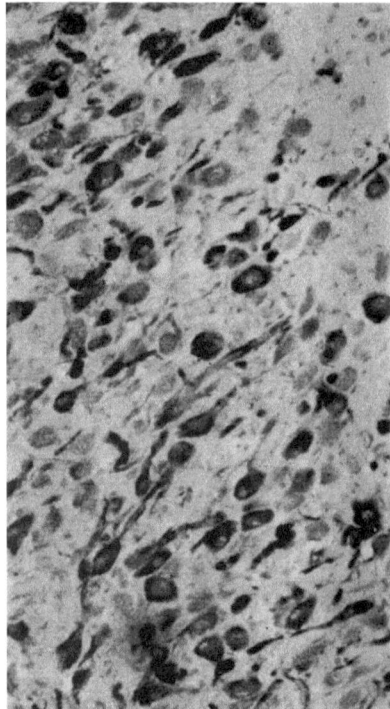

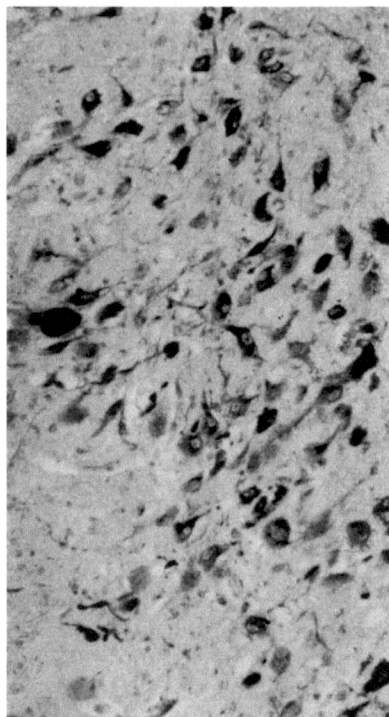

Fig. 18. N. sopraottico. Animale trattato per 15 giorni con 5 mg. pro die della frazione lipidica della corteccia cerebrale. Cricetus auratus. Il citoplasma delle cellule gangliari appare ripieno di granuli gomorifili. Metodo di GOMORI alla cromo-allume-ematossilina-floxina. Ingr. 80 ×

Fig. 19. N. sopraottico. Animale trattato per 15 giorni con 5 mg. pro die della frazione lipidica della corteccia cerebrale. Cane. Disposizione e distribuzione della sostanza gomorifila paragonabile a quella riscontrata in condizioni normali. Metodo di GOMORI alla cromo-allume-ematossilina-floxina. Ingr. 100 ×

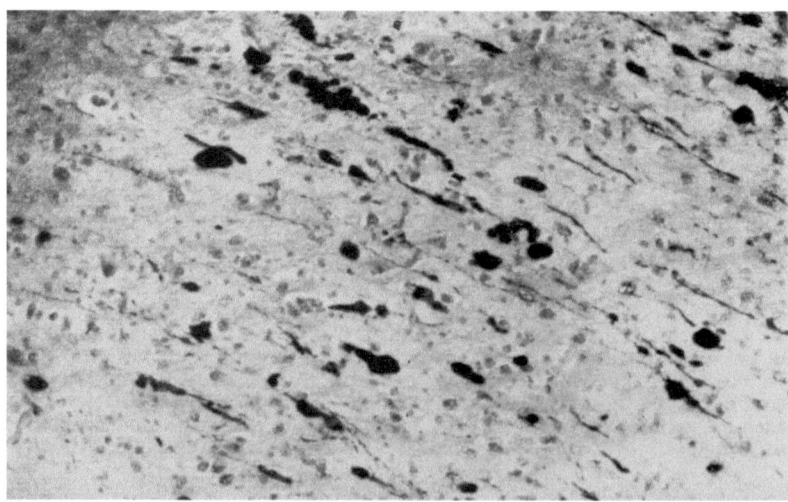

Fig. 20. Tessuto nervoso compreso tra il nucleo sopraottico e il n. paraventricolare. Cane trattato per 15 giorni con 5 mg. pro die della frazione lipidica cerebrale. Sostanza gomorifila abbondante. Metodo di GOMORI alla cromo-allume-ematossilina-floxina. Ingr. 100

nuclei magnocellulari ipotalamici. La frazione lipidica estratta dalla corteccia cerebrale non esercita alcuna influenza sui fenomeni "neurosecretori" del n.

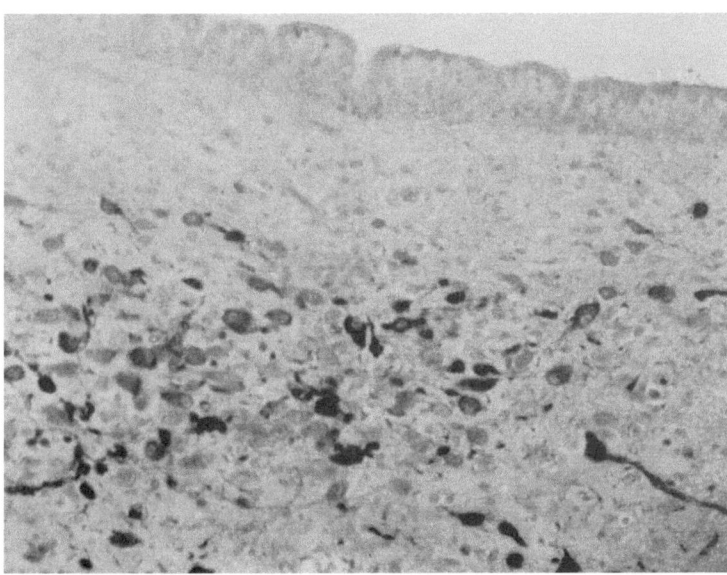

Fig. 21. N. paraventricolare. Animale trattato per 30 giorni con 5 mg. pro die della frazione lipidica della corteccia cerebrale. Non si riscontrano modificazioni quantitative della sostanza gomorifila rispetto ai controlli. Metodo di GOMORI alla cromo-allume-ematossilina-floxina. Ingr. 80 ×

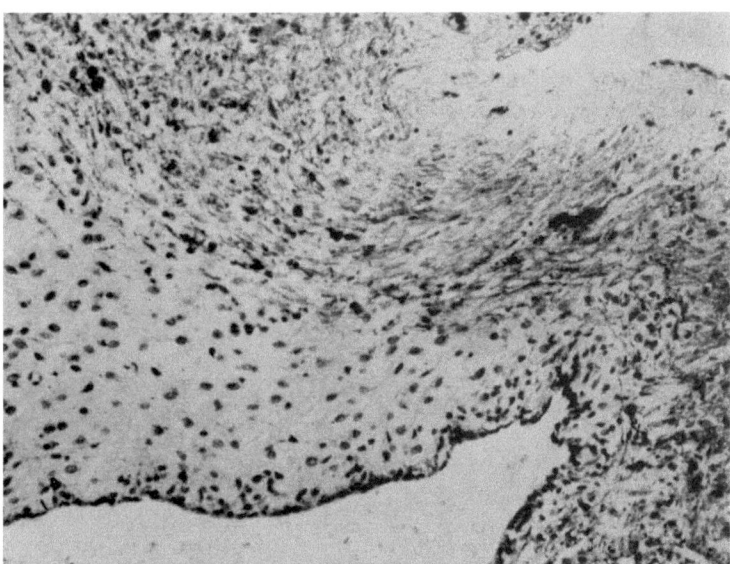

Fig. 22. Il tessuto nervoso della regione infundibolare appare occupato da medi e grossi granuli gomori-fili di varia morfologia. anche nell'animale trattato con la frazione lipidica della corteccia cerebrale. Metodo di GOMORI alla cromo-allume-ematossilina-floxina. Ingr. 80 ×

sopraottico e del n. paraventricolare, i quali si svolgono secondo un gradiente fisiologico anche dopo la somministrazione di dosi massive.

466   S. B. CURRI:

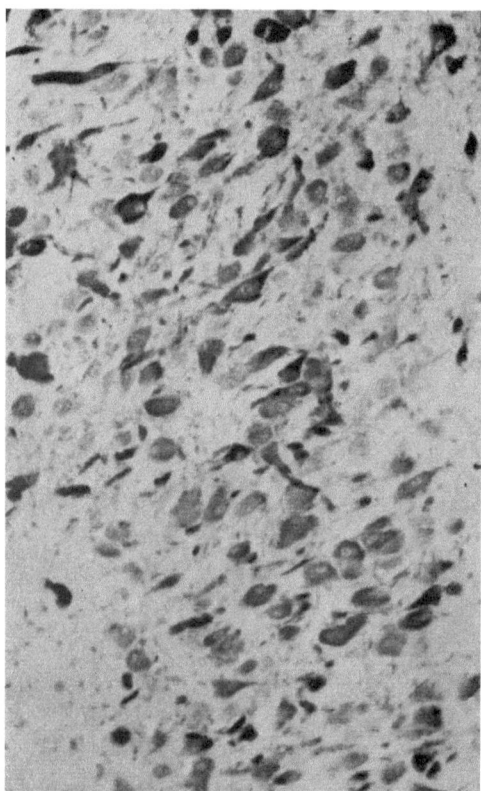

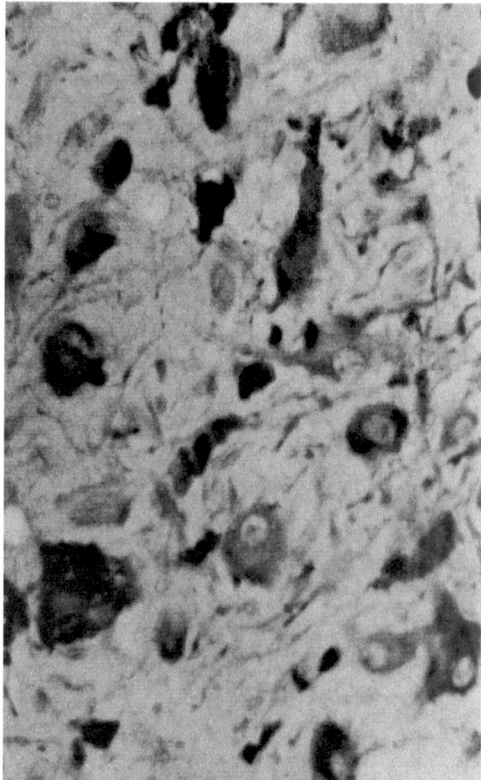

Fig. 23. N. sopraottico. Cane. Animale trattato per 15 giorni con 25 mg. della frazione lipidica della corteccia cerebrale. Non si riscontrano variazioni quantitative della sostanza gomorifila. Metodo di GOMORI alla cromo-allume-ematossilina-floxina. Ingr. 100×

Fig. 24. N. paraventricolare. Cane. Presenza di gomorifilia intracitoplasmatica ed interstiziale nell'animale trattato con 50 mg. pro die della frazione lipidica cerebrale per la durata di 15 giorni. Metodo di GOMORI alla cromo-allume-ematossilina-floxina. Ingr. 250 ×

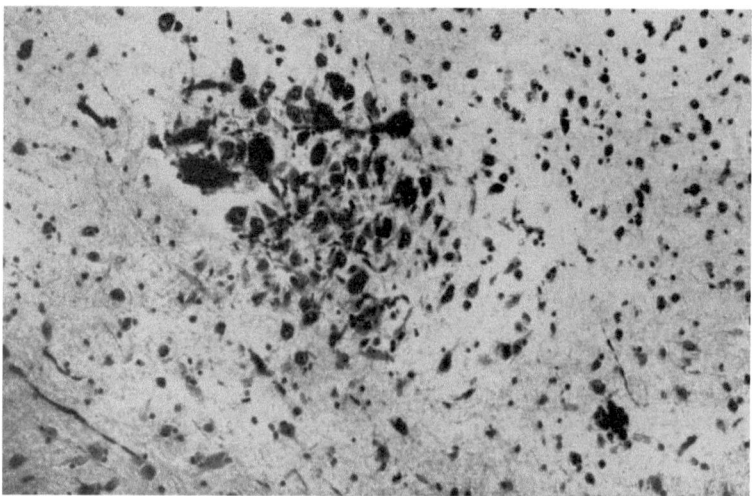

Fig. 25. N. sopraottico accessorio. Cane. Animale trattato per 15 giorni con 50 mg. pro die della frazione lipidica della corteccia cerebrale. Abbondante gomorifilia nelle cellule gangliari, che non si discosta dal reperto normale. Metodo di GOMORI alla cromo-allume-ematossilina-floxina. Ingr. 80 ×

Se la morfologia cellulare consente di stabilire con una certa approssimazione il fenomeno iperfunzione od ipofunzione in corrispondenza dei centri neurovegetativi ipotalamici, non altrettanto si può dire per gli elementi dei vari strati della corteccia cerebrale.

E' appunto per cercare di ovviare alle difficoltà interpretative legate all'indagine morfologica che nell'analisi dell'azione biologica delle frazioni lipidiche corticali si è ricorso al metodo biochimico della respirometria.

GAZZARRINI e BETETTO (1955) hanno esaminato il comportamento dei processi ossidativi della corteccia cerebrale con il metodo manometrico di WARBURG, in ratti trattati per 20 giorni con mg. 2,5 pro die della frazione estrattiva lipidica, ricavata dalla corteccia cerebrale di bovino. Gli AA. hanno potuto così constatare che la somministrazione della frazione lipidica cerebrale determina costantemente un aumento del consumo di O_2 pari al 30%, nelle fettine di corteccia cerebrale degli animali trattati (cfr. Tabella 2).

Tabella 2. *Consumo di O_2 da parte della corteccia cerebrale di ratto*

Animali	μl di O_2 consumati per mg. di tessuto secco e per ora										Media	V%
Normali	4,33	3,52	3,58	3,81	4,14	5,58	4,18	4,31	4,32	4,25	4,20	
Trattati	4,40	4,31	3,89	3,43	5,60	7,45	6,56	5,20	5,11	5,60		
	6,80	5,27	5,51	7,07	4,53	5,75	5,46	5,20			5,47	+30

Variazioni del consumo di O_2 nella corteccia cerebrale di ratti trattati con la frazione lipidica ricavata dalla corteccia cerebrale (da GAZZARRINI e BETETTO 1955).

L'aumento dei processi ossidativi a livello della corteccia cerebrale riscontrato da GAZZARRINI e BETETTO è particolarmente significativo, soprattutto in considerazione del fatto che il metabolismo cerebrale è essenzialmente glucidico. Gli AA. ritengono che il metabolismo glucidico della corteccia venga esaltato dalle frazioni lipidiche cerebrali con un meccanismo diverso da quello provocabile mediante l'ormone tiroideo (COTTEN e GUARD 1937; MACLEOD e REISS 1940), o da quello secondario alla castrazione (EISENBERG, GORDAN, ELLIOT 1949).

Le frazioni lipidiche cerebrali non esercitano invece alcuna modificazione apprezzabile del consumo di O_2 a livello del diencefalo, almeno a quanto risulta da esperienze tuttora in corso. La frazione lipidica estratta dalla corteccia cerebrale determina quindi variazioni metaboliche nella corteccia, e non nella regione diencefalica, la quale viene influenzata esclusivamente dalla frazione lipidica estratta dal diencefalo.

Da un punto di vista strettamente biochimico, questo tropismo peculiare potrebbe esser legato alle caratteristiche chimiche delle due frazioni, le quali rispecchiano in ultima analisi la diversità strutturale — morfologica e biochimica — del diencefalo da un lato, e della corteccia cerebrale dall'altro. Che una frazione lipidica estratta dalla regione diencefalica sia in grado di intervenire nello svolgimento dei processi metabolici dei nuclei magnocellulari diencefalici è un fatto di notevole interesse, poiché ciò consente di provocare sperimentalmente fenomeni di iperfunzione diencefalica o rispettivamente di ipofunzione (a seconda delle dosi impiegate), i quali non possono non ripercuotersi sulla costellazione endocrina.

In conclusione, i dati che ci sembra valga la pena di sottolineare sono i seguenti:

1. L'azione biologica delle frazioni è legata alla conservazione della loro struttura molecolare; i lipidi desaturati, o comunque grossolanamente alterati nel tentativo di renderli solubili in mezzi organici, perdono in gran parte la loro attività.

2. Le frazioni lipidiche complesse della regione diencefalica e della corteccia cerebrale posseggono non solo una struttura chimica diversa, ma presentano un'azione biologica che si esplica primitivamente a livello della zona di origine.

3. L'azione biologica dei lipidi differisce profondamente da quella delle sostanze di natura glucidica o proteica ricavabili dalle stesse regioni del sistema nervoso centrale.

4. Le frazioni lipidiche della regione diencefalica, modificando l'atteggiamento metabolico a livello diencefalico, apportano un contributo al complesso problema della stimolazione od inibizione farmacologica dei nuclei diencefalici, consentendo di riflesso l'analisi di alcuni meccanismi nella regolazione diencefalica dell'omeostasi endocrina.

2. Modificazioni morfofunzionali dell'ipofisi

Quando SLUSHER e ROBERTS (1954) isolarono dall'ipotalamo di bovini le loro frazioni acquose proteiche e non proteiche, e le due frazioni lipidiche saponificabili ed insaponificabili, ritennero opportuno esaminare l'eventuale influenza di queste frazioni sulla funzionalità ipofisaria; date le strette relazioni anatomo-funzionali tra regione diencefalica ed ipofisi (HUME 1949; HARRIS 1951; McCANN 1953; BENOIT e ASSENMACHER 1953), che hanno portato in ultima analisi alla creazione del concetto di sistema diencefalo-ipofisario (BARGMANN 1954), era prevedibile che almeno qualcuna delle frazioni modificasse la funzionalità ipofisaria.

Il metodo scelto dagli Autori è stato la respirometria in vitro col WARBURG, anche in considerazione di precedenti ricerche (KELLER e ROBERTS 1953) eseguite con l'adrenalina, la quale stimolerebbe il quoziente respirometrico di tessuto adenoipofisario sopravvivente. Questa azione è però limitata alle sostanze adrenergiche, ed è questo il motivo per cui il QO_2 ha dimostrato un incremento sensibile solo con le frazioni acquose proteiche dell'ipotalamo anteriore e posteriore. E' da notare però che questa azione è aspecifica, poichè una sostanza simpaticomimetica, la "encefalina", è stata isolata da RAAB (1948) in tutte le regioni dell'encefalo, compresa la sostanza bianca. La frazione lipidica insaponificabile dell'ipotalamo posteriore provoca un incremento del consumo di O_2 pari ad un terzo circa di quello della frazione acquosa. Tuttavia, solo la frazione proteica e quella insaponificabile lipidica sono in grado di incrementare la liberazione di ACTH adenoipofisario, per cui SLUSHER e ROBERTS ritengono che "il fattore attivo ipotalamico sia costituito da un complesso lipoproteico, nel suo stato naturale". Gli AA. auspicano la possibilità di un isolamento e di una purificazione del cosiddetto "ormone ipotalamico", ma non si soffermano ulteriormente sulle ripercussioni morfologiche delle loro frazioni sull'adenoipofisi.

Recentemente GUILLEMIN e ROSENBERG (1955) hanno portato un ulteriore contributo alla conoscenza delle interrelazioni ipotalamo-adenoipofisarie mediante lo studio di culture in vitro di espianti tissurali dell'adenoipofisi[1]. E' noto che le cellule adenoipofisarie in vitro cessano di produrre ACTH entro il quarto giorno dall'espianto; l'aggiunta alle culture di frammenti di tessuto ipotalamico (ipotalamo posteriore) è seguita dalla ricomparsa dell'attività secretoria di ACTH da parte degli elementi adenoipofisari. Un effetto analogo si ottiene con frammenti dell'eminenza mediana, ma non aggiungendo alle culture espianti di milza, fegato, corteccia cerebrale o di ipotalamo anteriore. I frammenti di tessuto ipotalamico posteriore ritardano inoltre sensibilmente la comparsa di fenomeni citolitici a carico delle cellule adenoipofisarie. Da queste esperienze si ricava un dato di notevole importanza: nell'ipotalamo posteriore esistono uno o più principi adenoipofisotropi, che condizionano anche per via "umorale" la liberazione di ormoni ed il trofismo degli elementi adenoipofisari.

In base alle nostre esperienze sulle frazioni estrattive ipotalamiche, noi supponiamo che questi principi, o alcuni di essi, siano di natura lipidica complessa[2], piuttosto che

---

[1] W. HILD (1954) aveva esaminato il comportamento di culture in vitro di ipofisi posteriore nel cane e nel ratto: i rapporti tra ipotalamo ed adenoipofisi sono stati inoltre recentemente analizzati da E. HAGEN (1955), da BRETTSCHNEIDER (1955) ed ancora da HARRIS (1956).

[2] La presenza di lipidi complessi (fosfolipidi) nell'adenoipofisi, legati a particolari atteggiamenti funzionali della ghiandola (G. E. RENNELS 1953), può costituire un argomento a favore di tale ipotesi (cfr. anche J. RACADOT 1954).

riferibili a sostanze come l'adrenalina, la noradrenalina e la serotonina, che sono assenti nelle culture di ipotalamo posteriore (GUILLEMIN e ROSENBERG). Infatti la frazione lipidica diencefalica da noi analizzata induce profonde modificazioni nella citologia adenoipofisaria. Riprendendo le esperienze di SLUSHER e ROBERTS, sebbene con un solo tipo di frazione ipotalamica, quella lipidica complessa, CURRI e FEDELI (1954—1955) hanno riscontrato, in una ricerca di carattere preliminare, che essa induce negli animali di piccola taglia esaminati una notevole basofilia adenoipofisaria[1]. Il reperto fu in seguito confermato da SPIGOLON (1955) nel coniglio. Ma una ricerca accurata è stata compiuta solo recentemente da AZZALI (1956), che dall'osservazione di numerosi preparati con varie metodiche istologiche ed istochimiche (HALMI, P. A. S., paraldeide-fucsina di GOMORI, bleu di metile, FEULGEN ecc.) ha potuto trarre le seguenti conclusioni:

1. L'adenoipofisi di animali trattati con 10 mg. pro die della frazione lipidica complessa ricavata dal diencefalo di bovino per la durata di 15—20 giorni lascia subito osservare modificazioni delle cellule basofile. In particolare si osserva lungo la linea mediana del lobo anteriore dell'ipofisi una ipertrofia ed una leggera iperplasia delle cellule beta con citoplasma a granuli fini P. A. S. positivi ed HALMI-positivi. Il nucleo, per lo più eccentrico, presenta modificazioni dell'acido desossiribonucleico (metodo di FEULGEN), che testimoniano una aumentata attività cellulare. Le cellule delta, P. A. S.-positive ed HALMI-negative, se inizialmente sembrano risentire nelle prime ore di trattamento dell'azione delle frazioni lipidiche, in seguito non rivelano segni di una maggiore o minore attività secretoria. Le cellule alfa (acidofile) e le cellule gamma (cromofobe) non presentano durante il trattamento modificazioni degne di rilievo.

2. L'adenoipofisi di animali trattati con 20—25 mg. pro die (cfr. fig. 27 e 28) per la durata di 15—20 giorni lascia osservare nette modificazioni a carico degli elementi basofili, e cioè una netta degranulazione del citoplasma delle cellule beta (P. A. S.-positive ed HALMI-positive). Con la colorazione alla paraldeide-fucsina di GOMORI il citoplasma delle cellule beta dà una reazione negativa. La degranulazione delle cellule beta si accentua col progredire della durata del trattamento, per cui dal settimo giorno in poi si arriva ad osservare un quadro istologico di cellule quasi del tutto prive di granuli endocitoplasmatici (cfr. Fig. 26).

Anche il nucleo presenta delle evidenti modificazioni morfologiche ed istochimiche (nucleo reniforme, picnotico, povertà assoluta di acido ribonucleico, cfr. Fig. 26). Le cellule delta presentano i granuli endocitoplasmatici radi, un nucleo centrale ricco di cromatina, ed in complesso un aspetto non molto dissimile da quello osservato nei quadri degli animali controllo. E' da rilevare che alcune di queste cellule, seppure raramente, presentano una lieve degranulazione del citoplasma. Le cellule eosinofile e cromofobe non sembrano presentare modificazioni rilevanti.

In conclusione, si osserva negli animali trattati con la frazione lipidica diencefalica un "interessamento delle cellule beta, che non può trovare diversa spiegazione se non nelle modificazioni indotte dalla stessa frazione a livello ipotalamico" (AZZALI).

I reperti di ordine morfologico ed istochimico di AZZALI (1956) costituiscono non soltanto una conferma ed un ulteriore approfondimento delle osservazioni di CURRI e FEDELI (1954) e SPIGOLON (1955) negli animali di piccola taglia, ma dimostrano che le modificazioni morfologiche dell'adenoipofisi secondarie alla somministrazione della frazione lipidica diencefalica sono ottenibili anche in altri mammiferi, e che pertanto essa agisce a livello adenoipofisario indipendentemente dalla specie animale.

A noi sembra che l'esistenza di una basofilia sperimentalmente provocabile con le frazioni lipidiche diencefaliche trascenda il fenomeno contingente del reperto istologico, soprattutto se si considerino le modificazioni morfo-istochimiche come lo specchio più o meno aderente di una condizione funzionale.

Le ripercussioni del quadro citologico ipofisario secondarie ad alterazioni o squilibri dell'omeostasi endocrina da apporti esogeni o da turbe incretorie delle ghiandole satelliti sono anche troppo note; basti ricordare il quadro adenoipofisario da ovariectomia, che recentemente è stato studiato da BARTOLOMEI e MARCHETTO (1955), in relazione alle modificazioni successivamente indotte nel quadro dalla sommini-

---

[1] Sul significato funzionale delle basofile nell'adenoipofisi cfr. l'esauriente lavoro di DESCLAUX (1954).

strazione della frazione lipidica diencefalica. Nelle ratte ovariectomizzate, la basofilia adenoipofisaria è probabilmente l'espressione morfologica di una aumentata
increzione di ormone tireotropo (cfr. anche Scharf e Greer); esse si trovano

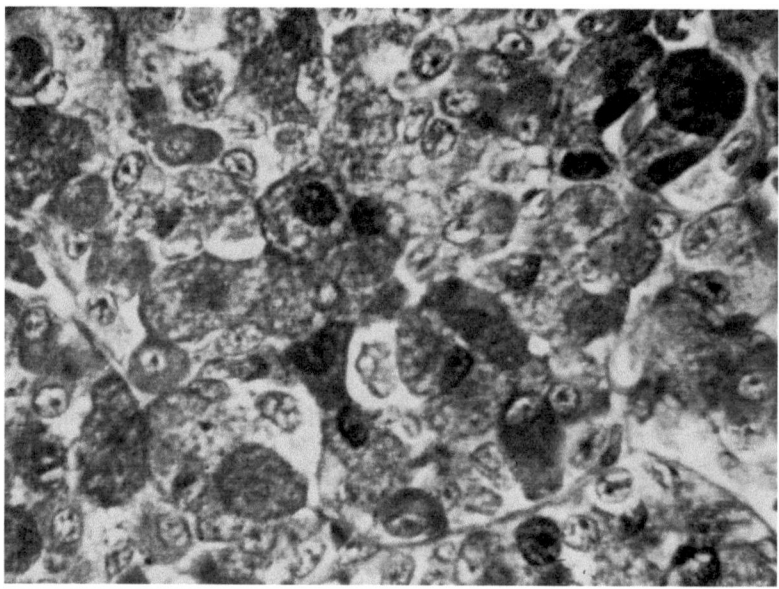

Fig. 26. Adenoipofisi di gatto dopo trattamento con 10 mg. pro die (5 mg./kg.) della frazione lipidica
diencefalica per la durata di 20 giorni. Cellule beta ipertrofiche (P. A. S. positive ed Halmi-positive),
con fenomeni di degranulazione citoplasmatica. Colorazione sec. Azan-Mallory. Ingr. 500 ×. (Preparato del Dr. Azzali)

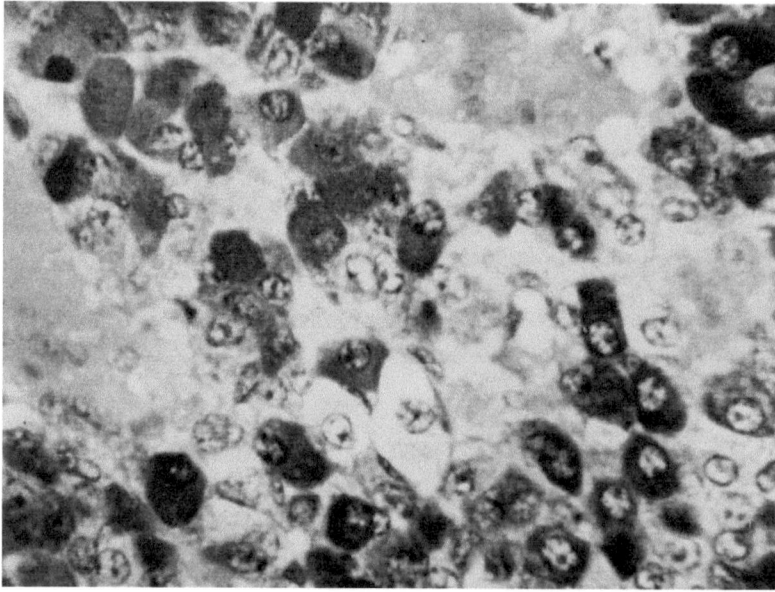

Fig. 27. Adenoipofisi di gatto dopo trattamento con 20 mg. pro die (10 mg./kg.) della frazione lipidica
diencefalica per la durata di 20 giorni. In alto e al centro ben evidente è la degranulazione e la ipertrofia
delle cellule beta. Immodificate le cellule eosinofile e le cromofile. Colorazione sec. Halmi. Ingr. 500 ×
(Preparato del Dr. Azzali)

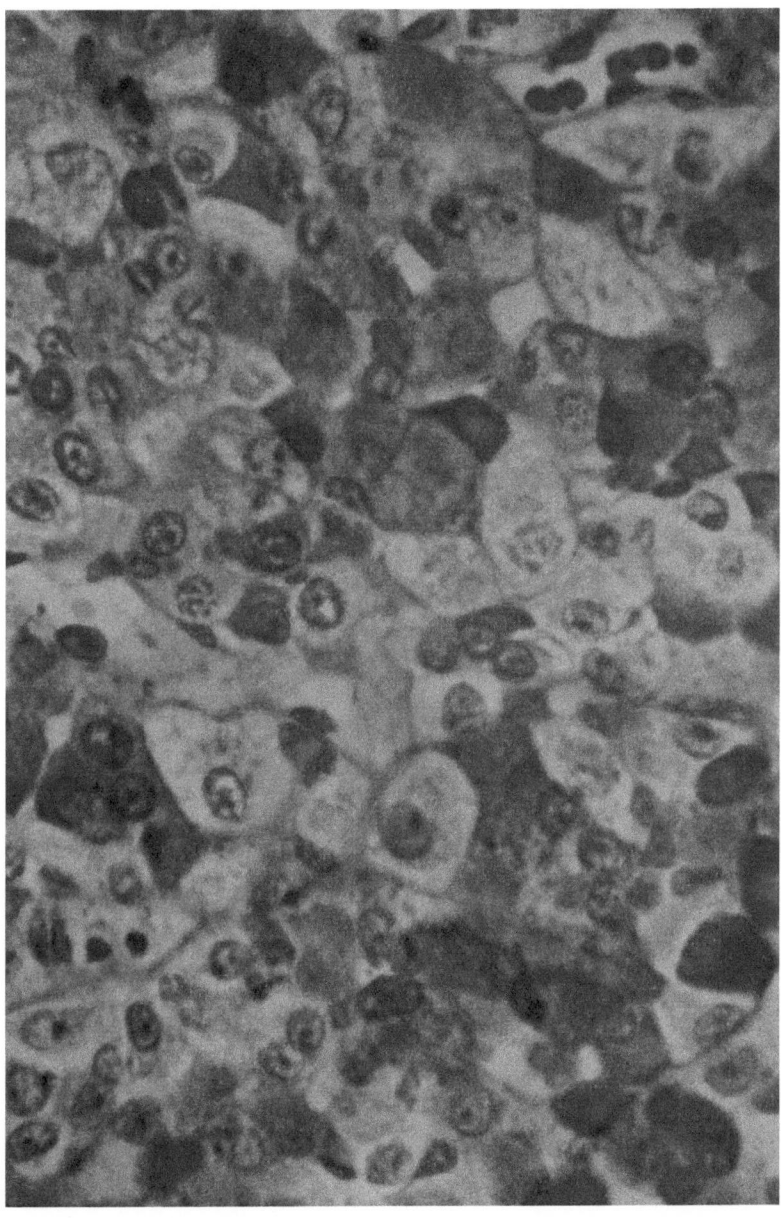

Fig. 28. Adenoipofisi di gatto dopo trattamento con 20 mg. pro die (10 mg./kg.) della frazione lipidica diencefalica per la durata di 20 giorni. Colorazione sec. Azan-MALLORY. Ingr. 500 ×. (Preparato del Dr. AZZALI)

in genere ammassate sulla faccia anteriore mediana e convessa (cfr. BARTO-LOMEI e MARCHETTO 1954), e secondo GRIESBACH (1953) sono distinguibili in due tipi. Alcune sono infatti rotondeggianti e P. A. S.-positive, si dispongono prevalentemente in prossimità dei sinusoidi, con citoplasma ricco di una fine granulia e nucleo

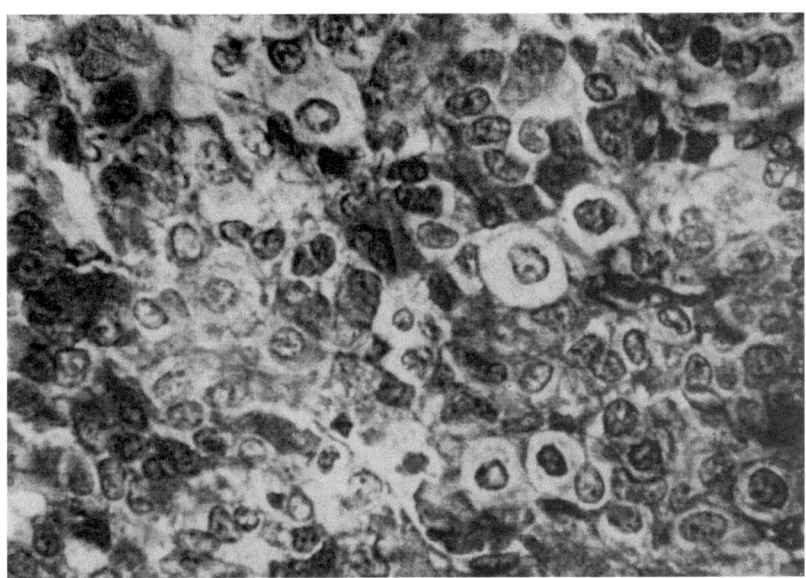

Fig. 29. Adenoipofisi di cane dopo trattamento con 25 mg. pro die della frazione lipidica diencefalica per la durata di 20 giorni. Alcune cellule beta, poste tra le cellule alfa e gamma, presentano una evidente degranulazione del citoplasma e modificazioni nucleari. Colorazione sec. Azan-MALLORY. Ingr. 500 ×. (Preparato del Dr. AZZALI)

il più delle volte periferico. L'altro tipo ha una forma a poligono irregolare, non mostra predilezione per i vasi sanguigni e si rinviene soprattutto nella parte centrale dell'adenoipofisi. BARTOLOMEI e MARCHETTO (1956) ritengono tuttavia che una distinzione così netta non sia sostenibile, avendo riscontrato numerose forme di passaggio.

E' opportuno far rilevare che il quadro citologico adenoipofisario da ovariectomia si avvicina sotto certi aspetti a quello provocabile con la frazione lipidica diencefalica, specie per quanto riguarda la basofilia: in ambedue le condizioni sperimentali vi è un interessamento delle cellule beta, e questo atteggiamento peculiare si riflette sul comportamento dell'epitelio otricolare tiroideo. Infatti sia dopo l'ovariectomia che dopo la somministrazione prolungata della frazione lipidica diencefalica si rinvengono nella tiroide i segni morfologici di un'aumentata increzione di ormone tireotropo ("tireoproliferina": cfr. GREER 1952, SCHARF 1955, OTTAVIANI e AZZALI 1955, AZZALI 1956 a—b). La tiroide nell'animale ovariectomizzato é povera di colloide, presenta un epitelio cubico-cilindrico ricco di vacuoli e formazioni granulari (cfr. BARTO-LOMEI e MARCHETTO 1955); nell'animale trattato con la frazione lipidica diencefalica il quadro è senz'altro sovrapponibile, per cui AZZALI (1956) parla senz'altro di una "netta azione tireotropa" della frazione.

Per CURRI invece le modificazioni tiroidee sono secondarie all'iperfunzione ipotalamica ed alle consecutive ripercussioni adenoipofisarie indotte a dosi opportune dalla frazione lipidica: in conformità a questo modo di vedere, anche l'ipertiroidismo da ovariectomia troverebbe la sua spiegazione nello stato di iperfunzione ipotalamica, provocato dalla cessazione repentina della attività ovarica e dallo squilibrio conseguente nell'omeostasi endocrina (PELLEGRINI, G. 1954).

Il quadro adenoipofisario degli animali ovariectomizzati e trattati successivamente con una dose complessiva di 28 mg. (1,75 mg. per 16 giorni: 1 mg./100 g. di peso corporeo) della frazione lipidica diencefalica, subisce profonde modificazioni. BARTOLOMEI e MARCHETTO (1955) riferiscono che vi è una diminuzione netta della basofilia, una degranulazione ed una colorazione molto più pallida delle cellule basofile di forma rotonda od ovalare, con scomparsa in queste anche dei vacuoli di minimo diametro; inoltre si riscontra un impoverimento dei granuli ed una riduzione volumetrica dei vacuoli anche negli elementi del II Tipo di PURVES e GRIESBACH (1946), a forma di poligono irregolare. Le cellule cromofobe dimostrano invece un aumento numerico, mentre per quelle eosinofile l'aumento numerico potrebbe essere anche solo relativo. Le modificazioni della citologia adenoipofisaria nell'animale integro ed ovariectomizzato in seguito alla somministrazione della frazione lipidica diencefalica fanno pensare, seppure con le riserve legate alle difficoltà di un'interpretazione basata su queste prime esperienze, alla possibilità di un'influenza direttamente esercitata dai centri nervosi ipotalamici a funzione neurosecretoria (cfr. a questo proposito le ricerche di HARRIS, BARGMANN, STUTINSKY, MOSINGER, AZZALI) sulla funzionalità adenoipofisaria.

Contrariamente a quanto ci si poteva aspettare, le frazioni lipidiche diencefaliche o della corteccia cerebrale non modificano il quadro morfologico del lobo intermedio e della postipofisi. Il contenuto postipofisario in materiale gomorifilo non varia né qualitativamente nè quantitativamente anche dopo la somministrazione di dosi massive (cfr. le esperienze di AZZALI 1955).

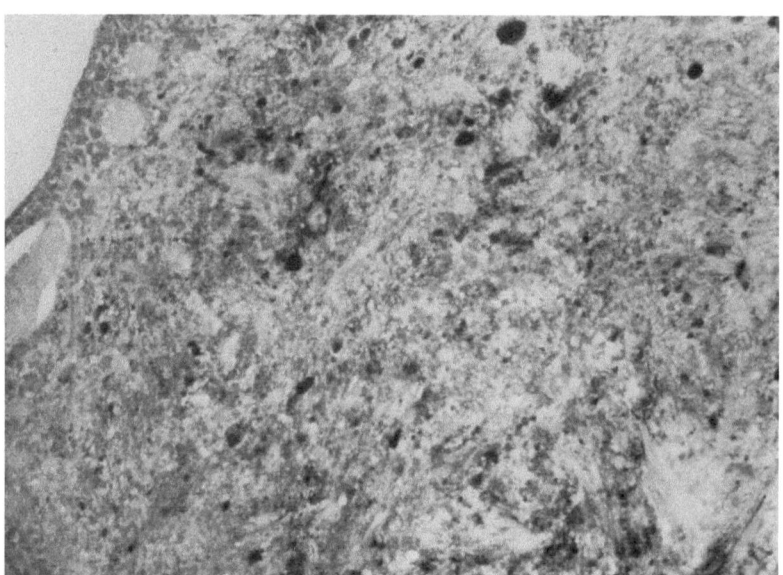

Fig. 30. Postipofisi di cane trattato per 20 giorni con 25 mg. pro die della frazione lipidica diencefalica. Metodo di GOMORI alla cromo-allume-ematossilina-floxina. Non si riscontrano variazioni quantitative e qualitative della sostanza gomorifila, che si presenta sotto forma di guttule di varia forma e dimensioni, irregolarmente sparse in seno al tessuto della pars nervosa, analogamente a quanto si osserva nei controlli non trattati. (Preparato del Dr. AZZALI)

Il fatto che nella postipofisi non si ritrovino modificazioni apprezzabili della sostanza gomorifila, mentre così marcate sono le variazioni della citologia adenoipofisaria, costituisce un dato che sembra bene accordarsi con alcune ipotesi teoretiche sul ruolo dei "fenomeni neurosecretori" nel determinismo di variazioni incretorie dell'adenoipofisi. STUTINSKY (1956), BARGMANN (1952—1956) ed altri sono convinti che l'ipotalamo, attraverso la produzione di neurosecreto, influisca globalmente sulla funzionalità adenoipofisaria. Del resto anche BENOIT e ASSENMACHER (1953) si avvicinano sostanzialmente a questa ipotesi, col reperto di reti capillari primarie appartenenti al sistema portale ipofisario e formanti peculiari anse vascolari in corrispondenza dell'eminenza mediana e delle eminenze laterali, anse che stanno in diretto contatto con i granuli di sostanza gomorifila. Anche STUTINSKY ha osservato nell'interno di vasi dell'eminenza mediana granuli di neurosecreto; AZZALI (1956) li ha riscontrati direttamente in un'ansa del sistema portale, una parte della quale era in diretto contatto del tessuto adenoipofisario (in cani), mentre l'altro polo si trovava in pieno lobo intermedio (cfr. anche SCHARRER 1954, nel cane; LEGAIT 1955, per reperti simili nel pollo Rhode Island; OKADA, BAN e KUROTSU 1955, nel coniglio).

Qualunque sia la modalità con cui avviene la trasmissione degli impulsi neuroumorali dalla regione diencefalica all'adenoipofisi (cfr. G. W. HARRIS 1955; OKADA, BAN e KUROTSU 1955; MOSINGER 1955—1956: "la neuricrinia costituisce il substrato della trasmissibilità umorale di stimoli nervosi, della produzione di determinati ormoni e del metabolismo delle cellule nervose. La neuricrinia è il principale elemento del sistema neuro-ergono-vascolare, che esplica la sua azione nell'integrazione di ogni stimolo organismico"), nel caso delle esperienze con la frazione lipidica diencefalica bisogna riconoscere che sussiste un evidente parallelismo tra reperto ipotalamico e reperto adenoipofisario. Infatti, alla deplezione del materiale gomorifilo a livello dei nuclei magnocellulari, segno presumibile di "iperfunzione" in senso generico, corrisponde un quadro adeno-ipofisario che parla in favore di un aumento incretorio di almeno alcuni ormoni dell'anteipofisi, e specialmente dell'ormone tireotropo, delle gonadostimoline e probabilmente anche dell'ACTH[1] (HERLANT 1954). Un aumento numerico delle cellule beta è certamente indice non solo di una deficiente secrezione di tiroxina (GRIESBACH 1953), ma anche di aumentata increzione adenoipofisaria di tireoproliferina (GREER 1951—1952).

Che questa interpretazione del fenomeno sia aderente, almeno entro certi limiti, ai fatti osservati è dimostrato dal reperto di iperplasia tiroidea (cfr. CURRI e FEDELI 1954, OTTAVIANI e AZZALI 1955) negli stessi animali in cui si rinviene la deplezione del materiale neurosecretorio nell'ipotalamo, e la basofilia adeno-ipofisaria. Sono proprio le cellule basofile (cellule beta, o cianofile), che producono l'ormone tireotropo (BROLIN 1945; GRIESBACH 1953; HALMI 1950—1952; PURVES e GRIESBACH 1951); ed è appunto in base alla esistenza dei seguenti fenomeni:

1. deplezione del materiale gomorifilo nel n. sopraottico e paraventricolare in seguito alla somministrazione della frazione lipidica diencefalica;

2. modificazioni considerevoli della citologia adenoipofisaria con aumento numerico delle cellule beta;

3. quadro tiroideo che depone per un aumento nell'increzione della tireoproliferina

che CURRI (1956) ritiene giustificata l'esistenza di correlazioni molto strette fra fenomeni neurosecretori e funzionalità adenoipofisaria da un lato, e tiroidea dall'altro (almeno per quanto riguarda il "growth factor" di GREER, 1952, il solo passibile di regolazione ipotalamica); correlate alla basofilia adenoipofisaria sarebbero anche le modificazioni morfofunzionali delle surrenali e delle gonadi.

Nella postipofisi non si rinvengono modificazioni quantitative della sostanza gomorifila, come si è già detto. Questo reperto parlerebbe a sfavore dell'opinione che una stimolazione adenoipofisaria sia sempre e in ogni caso condizionata da una modificazione incretoria della postipofisi (cfr. L. MARTINI 1953, 1954; SOBEL, LEVY, MARMOSTON, SCHAPIRO e ROSENFELD 1955, a proposito della supposta

---

[1] Sulla controversa questione riguardante il tipo di cellule adenoipofisarie produttrici di ACTH, cfr. anche le ricerche di BÁCHRACH, KOVÁCS, DAVID, HORVATH e KORPÁSSY (1954) sulla morfologia dell'adenoipofisi in condizioni di aumentata increzione di ACTH.

importanza dell'ADH e della vasopressina come "starter" della formazione di ormoni glandotropi adenoipofisari), o della interferenza degli ormoni postipofisari nella liberazione di ormoni dell'adenoipofisi. Che con la somministrazione di ormoni postipofisari[1] si possa ottenere una iperplasia della fascicolata surrenalica (cfr. Martini, de Poli e Curri 1956) e un incremento quantitativo dei 17-idrossisteroidi plasmatici [con 8—30 unità di pitressina (cfr. McDonald e Weise 1956)] non significa in senso assoluto che sia *solo* la postipofisi a regolare, tramite suoi collegamenti anatomici con l'ipotalamo, o per via umorale, o comunque indiretta, la increzione degli ormoni glandotropi (cfr. a proposito l'interessante caso di Kucsko e Seitelberger 1955). Se così fosse, la deplezione del "neurosecreto" a livello del n. sopraottico e paraventricolare dopo somministrazione dei lipidi diencefalici dovrebbe non soltanto essere accompagnata da un accumulo di materiale gomorifilo nella postipofisi, ma scatenare più o meno prontamente — nell'animale integro — una modificazione del metabolismo idrosalino in senso antidiuretico. Fatto questo mai osservato. Piuttosto è da ritenere che ci si trovi di fronte a meccanismi d'azione distinti: come afferma Sturm (1956) nella sua messa a punto sullo stato attuale delle ricerche sul sistema diencefalo-ipofisario, gli ormoni ipotalamici (cfr. Hild 1954; Stutinsky 1954) della neuroipofisi possono provocare una liberazione di ACTH, ma si tratta di una risposta indiretta delle cellule adenoipofisarie, paragonabile a quella che si ottiene con agenti stressanti. Un secondo meccanismo sarebbe rappresentato dalla possibilità di una regolazione diretta ipotalamica, tramite fibre nervose penetranti nel lobo anteriore (cfr. Metuzals 1953—1955; Mosinger 1954; Bargmann 1956) dell'adenoipofisi stessa. Con ogni verosimiglianza l'ipotalamo regola direttamente in condizioni fisiologiche la funzionalità adenoipofisaria anche senza l'intervento del relais postipofisario. In favore di questa interpretazione stanno del resto anche le ricerche di Guillemin e Rosenberg: questi AA. non hanno mai potuto mettere in evidenza un'attività ossitocica o vasopressinosimile nelle culture dove si liberava ACTH dopo aggiunta di tessuto ipotalamico posteriore, e d'altra parte hanno fatto rilevare l'assenza di un'attività adrenocorticotropa quando in culture combinate di tessuto adenoipofisario ed ipotalamico anteriore si liberavano ossitocina e vasopressina. Il terzo meccanismo di trasmissione degli impulsi ipotalamici all'adenoipofisi è costituito dal passaggio dei granuli neurosecretori nel tessuto del lobo anteriore mediante i capillari primari, o attraverso i loro spazi perivascolari del sistema portale ipofisario (cfr. anche Okada e Coll. 1955) e nel liquor del terzo ventricolo. Una parte dei granuli gomorifili raggiunge la pars caudalis dell'adenoipofisi, dalla pars nervosa attraverso il lobo intermedio, ma è proporzionalmente molto ridotta. Martini (1955, 1956) ritiene che gli ormoni ossitocico e antidiuretico prodotti negli elementi dei nuclei magnocellulari ipotalamici possano intervenire nella regolazione increatoria dell'attività corticotropa preipofisaria, versandosi appunto nel sistema portale ipofisario a livello dell'eminenza mediana.

Il problema si presenta comunque complesso ed è tuttora sub judice; a noi basti far rilevare come una stimolazione dell'ipotalamo (in questo senso vorremmo interpretare la deplezione del neurosecreto a livello dei centri neurovegetativi ipotalamici) può venire indotta da dosi opportune della frazione lipidica diencefalica, che il fenomeno è legato alle peculiarità chimiche della frazione e che infine il mutato atteggiamento metabolico ipotalamico si ripercuote sulla funzionalità adenoipofisaria, modificando il quadro citologico dell'adenoipofisi

---

[1] Per l'origine ipotalamica dell'adiuretina, della vasopressina e dell'ossitocina cfr. Hild (1954) e Hild e Zetler (1951, 1952, 1953).

e incrementando di conseguenza la liberazione di determinati ormoni glandotropi[1]. Ciò potrebbe far pensare alla possibilità che le cellule di alcuni nuclei ipotalamici elaborino non solo ormoni glicoproteici (ADH e ossitocina), ma anche sostanze ormonali nella cui formula di struttura entrano come costituenti gruppi lipidici complessi, ad azione adenoipofisotropa.

3. Modificazioni morfofunzionali della tiroide

Nel corso di ricerche sistematiche sul comportamento della tiroide dopo somministrazione della frazione lipidica (CURRI e FEDELI 1954—1955; OTTAVIANI e AZZALI 1955; BONATI e CURRI 1956) sono emersi alcuni dati che a nostro parere possono contribuire ulteriormente alla conoscenza del complesso problema dei rapporti tra diencefalo e tiroide, prospettati dalle ricerche di STURM e SCHNEEBERG (1933), STURM (1934—1952), WESTMAN e JACOBSOHN (1938), UOTILA (1940), WESTMAN, JACOBSOHN e OKKELS (1942), BROLIN (1947), BARRNETT e GREEP (1951), GREER (1951—1952), BOGDANOVE e HALMI (1953), STURM e WERNITZ (1955), SCHARF (1955), HARRIS (1953, 1954, 1955) ed altri.

In una nota orientativa si è potuto constatare (CURRI e FEDELI 1955) come con dosi variabili da 0,5 mg. a 2,5 mg. pro die, fino a raggiungere un totale di 50 e rispettivamente 250 mg. frazionati in 20—40—60—80 e 100 giorni, la tiroide di piccoli mammiferi come il topo, il ratto, il coniglio presenti modificazioni strutturali che parlano in favore di un incremento dell'attività tireotropa adenoipofisaria, nel senso che gli otricoli tiroidei apparivano rivestiti da epitelio alto, cilindrico, con citoplasma ricco di vacuoli. Queste modificazioni sono state in seguito ulteriormente analizzate e completate da OTTAVIANI e AZZALI e recentemente da AZZALI (1956).

Nel cane trattato con dosi totali variabili da 60 a 150 mg. della frazione lipidica diencefalica, i quadri istologici della tiroide sono caratterizzati dalla presenza di follicoli irregolari, di varie dimensioni, rivestiti da elementi cubici o cilindrici (cfr. Fig. 31 e 32); si rinvengono frequentemente nidi di cellule parafollicolari ed interfollicolari con aspetto globoso e citoplasma basofilo. OTTAVIANI ed AZZALI ritengono che con questa posologia "la tiroide si presenta in una fase di attività molto netta con fenomeni di secrezione e di escrezione alternati e senza evidenti quadri di fasi di riposo, se si fa eccezione però di alcuni follicoli grossi con epitelio basso che talvolta si trovano nella zona periferica della ghiandola". A dosi maggiori, se si eccettua un passeggero fenomeno, della durata di 24—48 ore, costituito dall'evidenziazione di follicoli grossi ricchi di colloide, con epitelio basso e pochi microfollicoli, il quadro tiroideo depone sempre per un'iperincrezione adenoipofisaria di ormone tireotropo[2]. Gli AA. in un primo tempo sono stati dubbiosi nell'assegnare decise funzioni tireostimolanti alla frazione lipidica diencefalica, formulando l'ipotesi che nel diencefalo venga elaborata dalle cellule neurosecretorie una sostanza di probabile natura ormonale, che agirebbe direttamente sulla tiroide senza l'intermezzo ipofisario. In seguito (AZZALI 1956), pur ribadendo il concetto di una relazione diretta tra ipotalamo e tiroide senza l'intermezzo ipofisario, ha ammesso l'esistenza di "una netta azione tireotropa".

Indubbiamente il quadro morfologico tiroideo si presta a varie interpretazioni, anche perchè sono relativamente facili i parallelismi con quanto succede dopo somministrazione di sostanze od ormoni di altra natura (PIGHINI 1933; BUILLIARD e MODAY 1941; CORTI e ROMUALDI 1950; BASCHIERI e FERRI 1951; EHRENBRAND 1953—1954; FOERSTER e MUSCHOLL 1954; SCHARF e FOERSTER

---

[1] Le ricerche di OKADA (1954) sulle modificazioni adenoipofisarie indotte dalla stimolazione elettrica dell'ipotalamo (accumulo di granuli gomorifili negli spazi intercellulari della pars distalis, dilatazione dei capillari, modificazioni morfologiche di tipo non degenerativo delle cellule adenoipofisarie) presentano un interessante parallelismo con le nostre esperienze. In ambedue i casi (stimolazione elettrica — stimolazione farmacologica) alla deplezione del materiale neurosecretorio a livello dei nuclei ipotalamici corrisponde una notevole variazione nell'atteggiamento morfofunzionale dell'adenoipofisi (cfr. anche KUROTSU, KURACHI, TABAYASHI e BAN 1952; SHIMAZU, OKADA, BAN e KUROTSU 1954).

[2] Un elemento morfologico di notevole importanza per la valutazione dell'increzione adenoipofisaria di TSH è rappresentato dal volume nucleare (cfr. tra gli altri MESS 1956), che varia sensibilmente quando venga leso sperimentalmente l'ipotalamo (cfr. SZENTÁGOTHAI e MESS 1951).

1954; SCHARF 1955) o secondariamente all'intervento di fattori fisici come il raffreddamento (WATZKA 1934, 1941; MUELLER 1954), le variazioni della temperatura ambientale (PICHOTKA 1952; PICHOTKA, v. KUEGELGEN e DAMANN 1953)

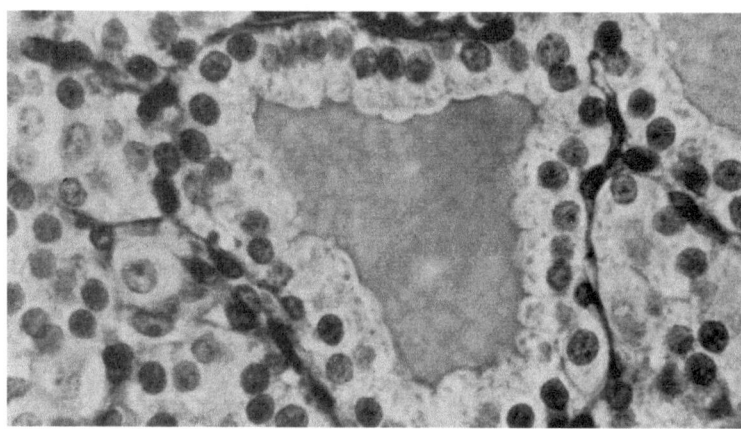

Fig. 31. Cane trattato per 20 giorni con 5 mg. pro die della frazione lipidica diencefalica (dose totale 100 mg.). Follicoli tiroidei con epitelio in fase di secrezione colloide omogenea, cromofila, con alone cromofobo nella parte periferica. Visibili due cellule parafollicolari. Ingr. 420 ×. (Da OTTAVIANI e AZZALI 1955)

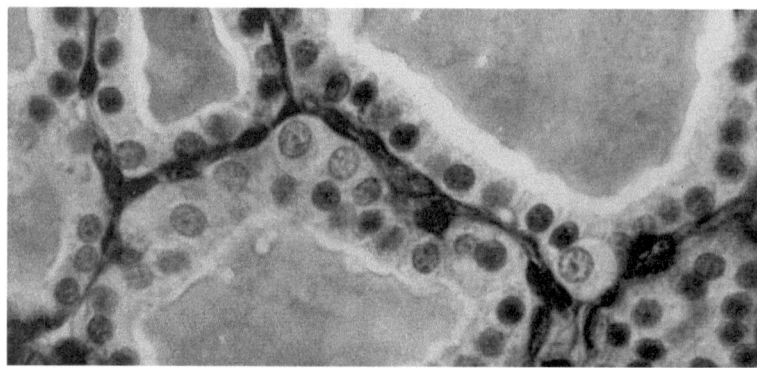

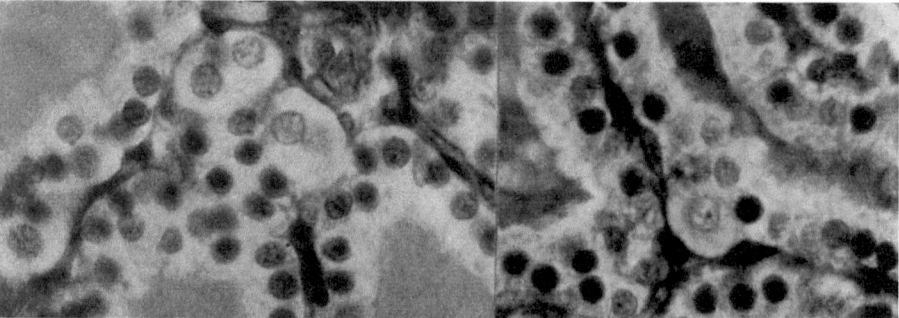

Fig. 32. Cane trattato per 20 giorni con 5 mg. pro die della frazione lipidica diencefalica. Immagini di cellule parafollicolari nell'asse epiteliale del follicolo e nei nidi di cellule interfollicolari. Ingr. 420 . (Da OTTAVIANI e AZZALI 1955)

o infine variazioni dell'omeostasi endocrina, come quelle indotte ad es. dalla cessazione della funzione ovarica.

A questo proposito va ricordato come BARTOLOMEI e MARCHETTO (1955) abbiano riscontrato nella tiroide di ratta in sindrome da castrazione un quadro morfologico che secondo gli AA. è riferibile ad una iperfunzione tiroidea: la somministrazione della frazione lipidica a dosi relativamente alte, se proporzionate al peso dell'animale, ha indotto una riduzione dell'attività funzionale tiroidea, parallelamente alla ricomparsa del materiale gomorifilo in corrispondenza dei nuclei magnocellulari ipotalamici (cfr. CURRI e FEDELI 1956).

Le modificazioni morfologiche della tiroide successive alla somministrazione della frazione lipidica diencefalica sembrano deporre per un effetto morfocinetico di essa, sotto certi aspetti paragonabile a quello esercitato dall'ormone tireotropo (cfr. ARON 1930—1933; PONSE 1951; DE ROBERTIS 1941—1942; TONUTTI 1956): questa analogia è rafforzata dal quadro morfologico adenoipofisario, in cui prevalgono, negli animali trattati, le basofile (CURRI e FEDELI 1954; AZZALI 1956). che come è noto regolerebbero la produzione della tiroxina attraverso l'elaborazione del tireotrope (BROLIN 1945; GRIESBACH 1953; HALMI 1950—1952: PURVES e GRIESBACH 1951).

La proliferazione dell'epitelio di rivestimento dell'otricolo tiroideo non sembra tuttavia accompagnarsi ad una sensibile modificazione funzionale, nel senso di un incremento, della ghiandola; ciò risulterebbe da esperienze preliminari con lo J 131, la cui assunzione non verrebbe variata dalla somministrazione del lipide diencefalico (STURM 1956). Allo stesso modo mancano variazioni cospicue della jodoprotidemia serica (met. di BARCHER e HUMPHREY 1950) in soggetti ipertiroidei trattati con dosi variabili da 2,5 a 5 mg. pro die per 15—20 giorni (BONATI e CURRI 1955—1956). Quantunque la dose usata in questi casi sia stata di gran lunga inferiore a quella usata negli animali da esperimento, e pertanto siano difficilmente raffrontabili i dati delle diverse esperienze, ci sembra che si possa prospettare l'esistenza di una dissociazione tra fenomeno proliferativo indotto dalla frazione lipidica diencefalica e funzionalità tiroidea, alla stessa stregua di ciò che si verifica in determinate circostanze per lo stesso ormone tireotropo; ciò particolarmente se si raffrontano i dati istologici di OTTAVIANI e AZZALI con la negatività dell'assunzione dello radiojodio.

La discrepanza tra fenomeni proliferativi dell'epitelio tiroideo e atteggiamento metabolico della ghiandola è stata ormai sufficientemente documentata, specie dopo somministrazione cronica di tireotropina: i due fenomeni possono anzi decorrere indipendentemente l'uno dall'altro (FOERSTER e MUSCHOLL 1954; EHRENBRAND 1953—1954), come hanno confermato anche SCHARF e Coll. (1954). Per questo motivo, appare giustificata la distinzione tra due fattori adenoipofisari, seguendo i concetti di GREER (1952), che regolano l'uno la sintesi della tiroxina ("metabolic factor", Thyreosekretin o tireosecretina), l'altro l'accrescimento dell'epitelio di rivestimento otricolare ("growth factor", Thyreoproliferin o tireoproliferina). L'ipotalamo regolerebbe, sempre secondo la tesi di GREER ripresa in seguito da SCHARF, soltanto la produzione di tireoproliferina, ma non quella della tireosecretina, poichè la produzione di questa nell'adenoipofisi non viene affatto modificata da una lesione ipotalamica, nè varia dopo trapianto adenoipofisario (GREER 1952; GREER, SCOW e GROBSTEIN 1953). L'integrità delle connessioni tra ipotalamo ed adenoipofisi (METUZALS 1954; MOSINGER 1939—1954; STUTINSKY 1956) dovrebbe quindi essere il presupposto indispensabile per la regolazione nella increzione del "growth factor" di GREER o tireoproliferina[1]. Sulla base di questi concetti. può apparire anche spiegabile la ragione della

---

[1] Basti ricordare a questo proposito le esperienze di W. F. CANONG, D. S. FREDERICKSON e M. D. HUME (1955) sull'effetto di lesioni ipotalamiche in relazione alla funzionalità tiroidea del cane.

discrepanza tra "effetto tireoproliferinico" positivo della frazione lipidica diencefalica, e la negatività dello "effetto tireosecretinico": i lipidi diencefalici, influenzando l'atteggiamento metabolico dei centri neurovegetativi ipotalamici, eserciterebbero un incremento nella secrezione adenoipofisaria della tireoproliferina, lasciando inalterata quella della tireosecretina (cfr. lo schema di Greer, modificato da Scharf 1954). Questa interpretazione ha naturalmente un valore del tutto ipotetico, soprattutto perchè le esperienze sul comportamento della jodoprotidemia serica e quelle sull'assunzione dello radiojodio dopo somministrazione della frazione lipidica diencefalica necessitano di una ulteriore revisione, tenendo conto della dose impiegata e dell'atteggiamento metabolico di base.

4. Modificazioni morfofunzionali delle surrenali

E' noto come la maggior parte delle ricerche intese a dimostrare la partecipazione diencefalica nella regolazione dell'attività surrenalica sia generalmente basata sulle modificazioni dell'eosinofilia periferica, del tenore in acido ascorbico o di colesterolo secondarie a stimoli fisici, alla distruzione di determinate zone ipotalamiche o alla sezione del peduncolo ipofisario (cfr. a questo proposito le interessanti ricerche di Szentágothai 1954—1956; Tonutti 1956 (fig. 33). Anche Hume e Wittenstein (1950), Hume (1952—1953), Harris e Fortier (1954) hanno seguito modalità tecniche impostate su questi principi; infatti l'eosinopenia da adrenalina è legata alla integrità dell'asse ipofisi-surrenalico ed al mantenimento dei collegamenti tra diencefalo ed ipofisi (Tonutti)[1]. Del resto la semplice ablazione dell'adenoipofisi impedisce lo scatenamento della reazione eosinopenica da adrenalina (Recant, Hume, Forsham e Thorn 1950). Una notevole inerzia nella risposta periferica ematica si osserva anche ad ipofisi integra, ma dopo lesioni della regione anteriore della eminenza mediana del tuber cinereum e dei corpi mammillari, o della regione posteriore del tuber. In questi casi viene a mancare non solo l'eosinopenia da adrenalina, ma anche quella da insulina e da Mecholyl.

L'integrità della regione ipotalamica sembra quindi essere condizione indispensabile per il mantenimento delle correlazioni umorali tra ipofisi e surrenali: Ganong e Hume (1954), Slusher e Roberts (1954) ed altri parlano senz'altro a favore di questo intervento ipotalamico, pur riconoscendo che il suo meccanismo di espletazione non è ancora del tutto chiarito. Così sono difficilmente interpretabili gli esiti negativi delle esperienze di Hume (1952) sull'azione di estratti ipotalamici in cani portatori di lesioni diencefaliche, ed il meccanismo genetico delle reazioni linfopeniche emozionali (De Groot e Harris 1950), da alcuni (Pende 1949) riportate ad un intervento funzionale di centri superiori di ordine neuroendocrino, rappresentati dal diencefalo e dall'ipofisi. Che vi sia una relazione tra funzionalità diencefalo-ipofiso-surrenalica ed insorgenza di una leucopenia é dimostrato peraltro dalla possibilità di provocarla mediante la somministrazione di estratti lipidici ricavati dal diencefalo (Hellerstein e Coll. 1952), e dalla mancata risposta leucopenica dopo lesioni interessanti il tuber cinereum ed il corpo mammillare[2].

Se si vuol riassumere la situazione attuale — per ciò che concerne i rapporti tra diencefalo e surrenali — è necessario ammettere con Hume e Wittenstein (1952) che nell'ipotalamo esiste una sostanza, la quale eccita per via umorale (o nervosa: Metuzals, 1953—1955) l'increzione adenoipofisaria dell'ACTH. A questa conclusione erano giunti per vie diverse anche Jores, quando affermava l'esistenza nel diencefalo di una frazione colesterolica ad azione ACTH-simile, e più recentemente Slusher e Roberts (1954).

In base alle modificazioni riscontrate nella regione ipotalamica e nell'ipofisi in seguito alla somministrazione di frazioni lipidiche diencefaliche possiamo ritenere che questi presupposti siano giustificati.

Conveniamo senz'altro con Weil e Bernfeld che le connessioni tra ipotalamo ed ipofisi non sono indispensabili all'effettuazione di una risposta cortico-surrenalica ad uno stimolo indifferenziato, ma che esse sono necessarie per la risposta a stimoli emozionali o sensitivi, come risulterebbe dalle ricerche di Fortier (eosinopenia e

---

[1] Tonutti e Coll. ritengono che i territori ipotalamici mediani (n. ventromediale e dorsomediale) hanno la massima importanza nella regolazione incretoria dell'ACTH sia nelle situazioni di stress che nel caso di somministrazione di tossina difterica.

[2] Va inoltre ricordato che una lesione ipotalamica impedisce nel cane l'insorgenza dell'ipertrofia surrenalica da stress (Ganong e Hume 1954).

caduta dell'acido ascorbico in ratti a peduncolo ipofisario sezionato dopo iniezione di adrenalina o esposizione al freddo: CHENG e Coll., FORTIER e SELYE). Ciò che vorremmo invece far rilevare è che a tutte le esperienze ricordate, se si eccettuano quelle di HELLERSTEIN, HUME e WITTENSTEIN, SLUSHER e ROBERTS, è da porre una

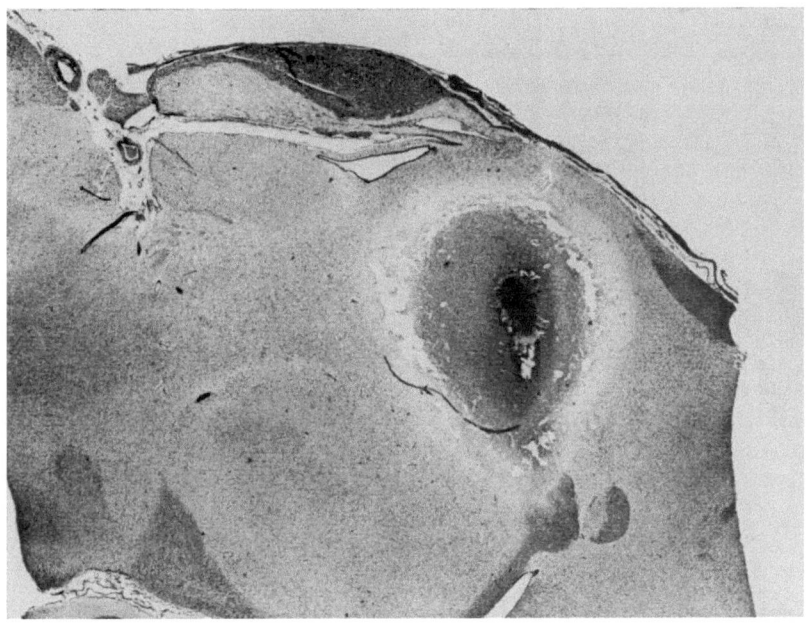

Fig. 33. Area di coagulazione in corrispondenza dei n. ipotalamici ventromediale e dorsomediale. Poichè la distruzione di questi nuclei evita la comparsa della necrosi emorragica della corteccia surrenale da tossina difterica, essi assumono una particolare importanza nella regolazione della mobilizzazione di ACTH. (Preparato e microfotografia del Prof. E. TONUTTI)

riserva pregiudiziale, dovuta al fatto che la stimolazione ipotalamica è stata eseguita con modalità tecniche che non si possono certo definire fisiologiche.

Ciò è naturalmente dovuto alla difficoltà di provocare una condizione di iperfunzione a livello ipotalamico: tuttavia se le premesse che avevamo esposto, parlando delle modificazioni indotte dalla frazione lipidica estratta dalla regione diencefalica, a livello dei nuclei magnocellulari e dell'ipofisi erano valide, si doveva attendersi che la condizione di iperfunzione diencefalica si ripercuotesse sull'asse ipofisi-surrene e di conseguenza sulla funzionalità surrenalica.

Le prime esperienze in questa direzione sono già state comunicate in occasione del Congresso di Endocrinologia di Bruxelles (1954): partendo da alcuni dati emersi dal comportamento delle ghiandole endocrine in seguito alla somministrazione della frazione lipidica diencefalica (CURRI e FEDELI 1954; SPIGOLON 1955), si era esaminata nel ratto la morfologia surrenalica dopo trattamento cronico con la frazione lipidica, giungendo alla conclusione di un'azione ACTH-simile di tali estratti, secondaria all'iperfunzione diencefalica da essi provocata. Questa conclusione è stata successivamente confermata dall'indagine sulle condizioni morfofunzionali surrenaliche di mammiferi di piccola e media taglia (JELMONI 1956).

Nei ratti trattati con 2,5 mg. pro die della frazione lipidica della regione diencefalica per 20 — 40 — 60 — 80 giorni si era potuto constatare una marcata iperplasia della fascicolata surrenalica (cfr. Fig. 34), accompagnata da un aumento quantitativo della fosfatasi alcalina e della lipasi (cfr. Fig. 35 e 36). Mentre per la fosfatasi alcalina si era prospettata la tesi di un'iperattivazione metabolica dei glicocorticoidi, la

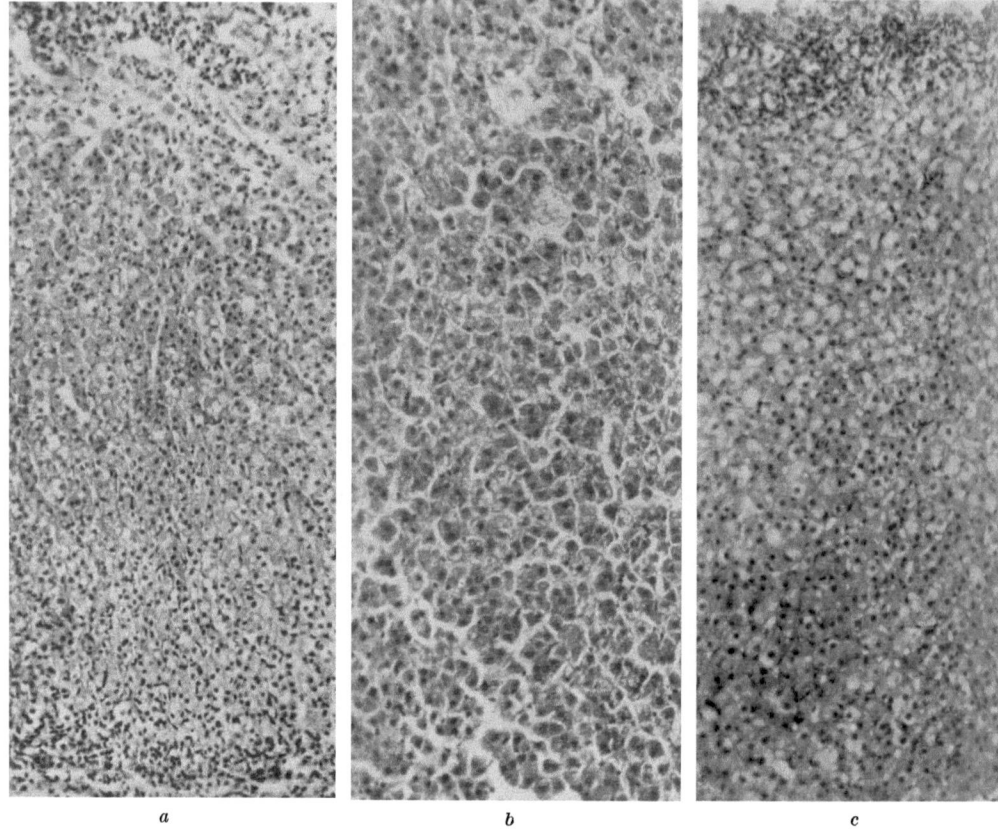

a   b   c

mancata deplezione dei grassi sudanofili in certi stadi, e l'intensità della attività lipasica in altri è stata considerata l'espressione morfologica di fasi alterne di lipopessi e di lipodieresi.

Una caduta dell'acido ascorbico ed una netta reazione eosinopenica sono state osservate. a conferma del reperto morfologico deponente per una iperfunzione surrenalica, da Slusher e Roberts con una frazione lipidica diencefalica nel corso di una ricerca parallela ed indipendente dalla nostra.

L'iperplasia della fascicolata surrenalica ottenibile nei piccoli e medi mammiferi con la frazione lipidica diencefalica è sotto certi aspetti paragonabile, se non per intensità, almeno per il gradiente di evoluzione a quella ottenibile con alcune sostanze corticotrope come i tiosemicarbazoni, gli estrogeni e la stessa tiroxina[1]. Tutte queste sostanze agiscono sulla surrenale indirettamente e per tramite ipofisario (Tuchmann-Duplessis 1952), e provocano modificazioni a livello dei centri neurosecretori diencefalici, se somministrati a dosi elevate (Gastaldi. Stutinsky).

Tuttavia un'iperplasia non significa sempre iperfunzione surrenalica: se Slusher e Roberts ne hanno dato nel caso della loro frazione lipidica diencefalica la dimostrazione con la caduta dell'acido ascorbico e l'eosinopenia periferica. noi abbiamo preferito completare le indagini funzionali con il dosaggio quantitativo del colesterolo surrenalico e dei grassi totali; infatti secondo Sayers (1950)

---

[1] Un aumento del volume nucleare nelle cellule della fascicolata si osserva anche dopo lesioni del tuber cinereum (cfr. Halasz e Szöllössy 1953).

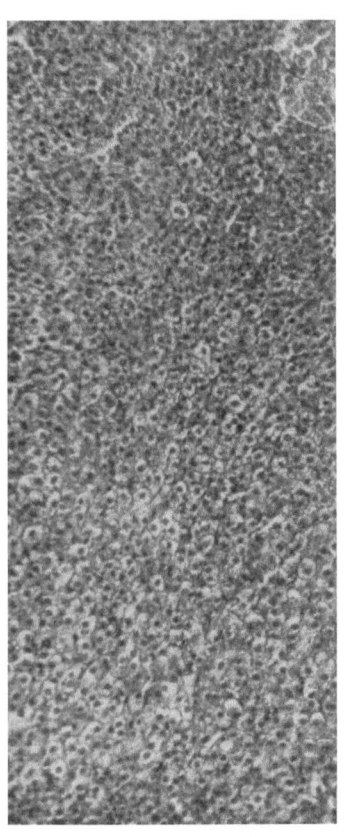
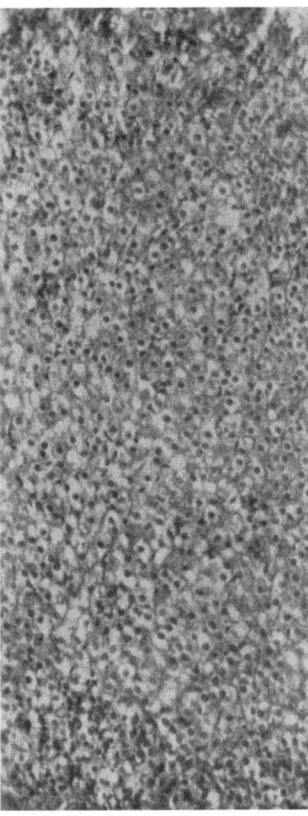

Fig. 34. Surrenale di ratto controllo (*a*) e trattato per 20 (*b*), 40 (*c*), 60 (*d*) ed 80 (*e*) giorni con la frazione lipidica diencefalica. L'iperplasia della fascicolata sembra proporzionale alla durata del trattamento, e quindi alla dose totale. Ematossilina-eosina. Ingr. 195 ×. (Da Curri e Fedeli 1954 — 1955)

d   *e*

le variazioni del colesterolo surrenalico sono un indice sufficientemente preciso della più o meno abbondante increzione di corticoidi.

Le ricerche (Fedeli, 1956) sono state eseguite nelle seguenti condizioni: ratti bianchi adulti dello stesso ceppo adoperato per le esperienze di ordine morfologico ed istochimico sono stati trattati per un periodo di 15 giorni con 2,5 mg. pro die per via parenterale della frazione lipidica diencefalica. Per controllo, ad un altro lotto di ratti è stato somministrato un lipide estratto dal miocardio di bove con le stesse modalità e dosi. Le surrenali sono state pesate ed il tasso di colesterolo determinato nei ratti di ogni lotto complessivamente, per cui ogni determinazione rappresenta la media del peso e del tasso di colesterolo di tre animali. Lo stesso dicasi per la determinazione dei grassi totali. L'estrazione del colesterolo è stata eseguita secondo Schoenheimer e Sperry, ed il dosaggio dello stesso, dopo la reazione di Lieber-mann, è stato fatto all'elettrofotometro di Leitz comparando l'estinzione del campione a quella di una soluzione di colesterolo puro a quantità nota. I risultati ottenuti in questa ricerca di controllo dell'attività surrenalica possono venir così riassunti:

a) Nei controlli, il peso delle surrenali è risultato essere in media di mg. 50,2 con spostamenti compresi tra un massimo di 52,7 mg. ed un minimo di 46,0 per 100 gr. di peso corporeo.

Nei ratti trattati con la frazione lipidica diencefalica invece il peso delle surrenali è risultato inferiore a quello dei controlli. Il valore medio è risultato di mg. 41,2 con spostamenti compresi tra un massimo di 45 ed un minimo di 39 mg.

b) Il colesterolo totale è risultato negli animali controllo di mg. 2,51 con variazioni tra 2,41 e 2,61 per 100 gr. di peso corporeo.

Il colesterolo esterificato è risultato essere in media il 70% del colesterolo presente nella surrene ed il colesterolo libero circa il 30%. In effetti il valore medio del colesterolo esterificato è stato di mg. 1.73/100 gr. di peso corporeo, con variazioni comprese tra un massimo di 1,88 ed un minimo di 1,61 mg.; il valore medio del colesterolo libero è stato di mg. 0,78/100 gr. di peso corporeo con variazioni comprese tra mg. 0,66—0,91.

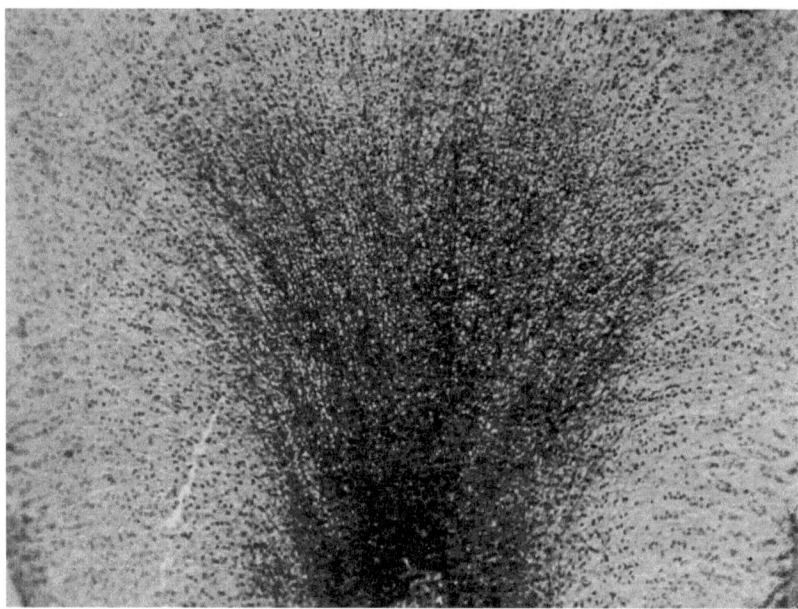

Fig. 35. Ratto trattato per 20 giorni con 2,5 mg. pro die della frazione lipidica diencefalica; notevole aumento dell'attività fosfatasica alcalina (metodo di GOMORI). Ingr. 90×. (Da CURRI e FEDELI 1954 — 1955)

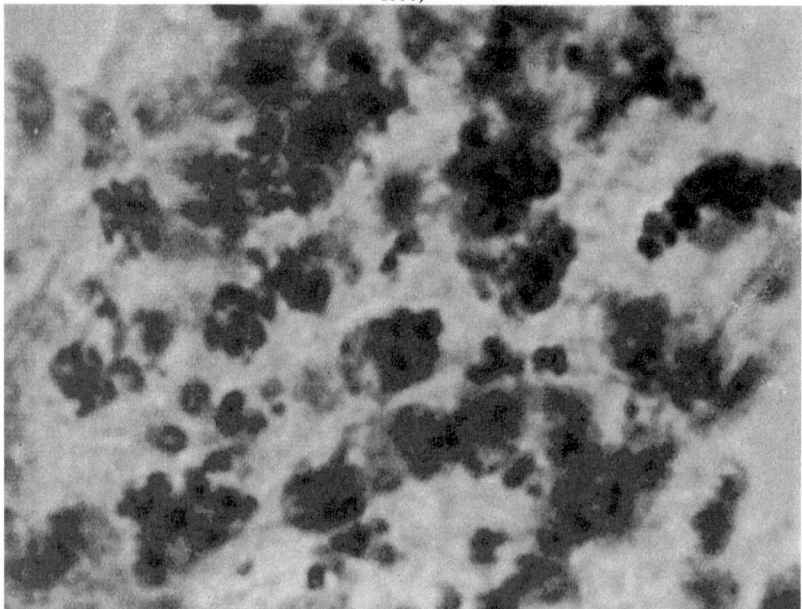

Fig. 36. Ratto trattato per 60 giorni con 2,5 mg. pro die della frazione lipidica diencefalica. Aumento notevole dell'attività lipasica nella fascicolata surrenalica. Metodo di GOMORI mod. da CURRI e IGNESTI Ingr. 2000 ×. (Da CURRI e FEDELI 1954—1955)

Il rapporto colesterolo esterificato: colesterolo libero è risultato in media di 2.21. con variazioni comprese tra un massimo di 2,34 ed un minimo di 1.86.

c) Nei ratti trattati con la frazione lipidica diencefalica si è constatata una diminuzione, rispetto ai controlli, del tasso di colesterolo totale del 26,3 %. In effetti il valore medio è risultato di mg. 1,85/100 gr. di peso corporeo, con variazioni comprese tra un massimo di mg. 2,12 ed un minimo di 1,65 mg. Il colesterolo esterificato rappresenta in questi animali solo il 49,7 % del colesterolo totale. mentre quello libero è compreso nel rimanente 50,3 %.

Si è assistito quindi negli animali trattati con la frazione lipidica diencefalica ad una sensibile diminuzione della quantità di colesterolo presente nella surrene, soprattutto a carico della quota colesterolo esterificato, fenomeno confermato anche dalla diminuzione del rapporto colesterolo esterificato/colesterolo libero (cfr. Fig. 37). Esso è risultato in media nei trattati di 1,02 contro il 2,21 degli animali controllo.

I lipidi totali della surrene sono risultati lievemente aumentati rispetto ai controlli: l'aumento è stato compreso nei limiti dell'1,92 %.

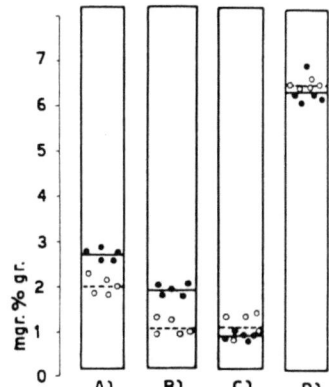

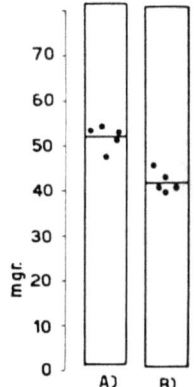

Colesterolo e grassi totali delle surreni di ratto.

• • • Controllo.
o o o Trattato.

A Colesterolo totale.
B Colesterolo esteri.
C Colesterolo libero.
D Grassi totali.

Peso surreni ratto.
A Animali controlli.
B Animali trattati.

Fig. 37. Variazioni del colesterolo e dei grassi totali in ratti trattati per 15 giorni con 2,5 mg. pro die della frazione lipidica ricavata dal diencefalo di bovini. Si nota una diminuzione del colesterolo totale e degli esteri colesterinici, parallela ad un lieve aumento del colesterolo libero, e ad una diminuzione ponderale della surrene. (Sec. FEDELI)

Questa diminuzione del colesterolo esterificato e la caduta del rapporto colesterolo esterificato/colesterolo libero parlano in favore di un incremento della funzionalità surrenalica provocato dalla frazione lipidica diencefalica (cfr. Tabella 3), in accordo sia con le esperienze di SLUSHER e ROBERTS (caduta dell'acido ascorbico surrenalico ed eosinopenia provocata dalla somministrazione del loro lipide diencefalico), che con quelle di HELLERSTEIN e Coll. 1952 e di BUCHANAN e Coll. (1952 — reazione leucopenica nel ratto impubere — cfr. Fig. 39). confermando indirettamente il dato morfologico di un'iperplasia marcata della fascicolata surrenalica precedentemente riscontrato (CURRI e FEDELI 1954—1955).

L'interpretazione del meccanismo funzionale con cui si esplica l'attivazione incretoria delle surrenali è probabilmente legato alla iperfunzione diencefalica indotta dalla frazione lipidica, che si ripercuote secondariamente sull'adenoipofisi stimolando la produzione di ACTH. Della stessa opinione sono SLUSHER e ROBERTS (1954), che accennando all'azione ACTH-simile del loro estratto lipidico insaponificabile hanno probabilmente alluso ad un'azione indiretta. mediata attraverso l'ipofisi.

Tabella 3

Controlli 15 ratti[1]	Peso ratti in gr.	Pesi surreni	Colesterolo in mg. % g peso corporeo				Lipidi totali mg.% peso corp.
			totale	esterificato	libero	E/L	
I Gr. (3)	161	51,3	2,58	1,84	0,74	2,48	6,18
II Gr. (3)	152	52,7	2,61	1,70	0,91	1,86	6,79
III Gr. (3)	155	46,0	2,41	1,61	0,80	2,01	6,18
IV Gr. (3)	158	50,0	2,42	1,61	0,81	2,00	5,96
V Gr. (3)	153	51,2	2,54	1,88	0,66	2,84	6,01
Val. medi	—	50,2	2,51	1,73	0,78	2,21	6,22
Trattati 15 ratti							
I Gr. (3)	200	45,0	2,12	1,15	0,97	1,18	6,31
II Gr. (3)	170	40,0	1,72	0,74	0,98	0,74	6,42
III Gr. (3)	185	42,0	1,96	1,04	0,92	1,13	6,32
IV Gr. (3)	180	40,0	1,80	0,84	0,96	0,87	6,32
V Gr. (3)	160	39,0	1,65	0,89	0,76	1,17	6,34
Val. medi	—	41,2	1,85	0,93	0,91	1,02	6,34

[1] Trattati con 2,5 mg. pro die di estratto lipidico ricavato (con le stesse modalità tecniche usate per la frazione lipidica diencefalica) dal miocardio di bovino.

Per quanto riguarda la caduta degli eosinofili circolanti dopo somministrazione di frazioni diencefaliche, le esperienze di SLUSHER e ROBERTS (1954) hanno portato un notevole contributo alla questione dell'intervento ipotalamico nella regolazione surrenalica. Infatti, se la frazione diencefalica acquosa non proteica da loro estratta, insieme a quella proteica, è in grado di provocare un'eosinopenia del 50 %, la quantità necessaria per ottenere tale effetto è circa 5 volte maggiore di quella occorrente con la frazione lipidica non saponificabile (630 microg. di proteine equivalenti a 125 microg. della frazione lipidica insaponificabile).

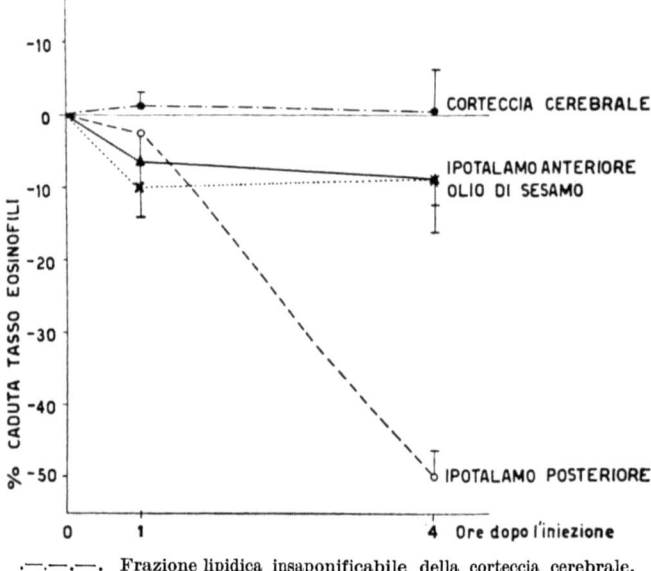

.—.—.—. Frazione lipidica insaponificabile della corteccia cerebrale.
.... Olio di sesamo, usato come veicolo.
———— Frazione lipidica insaponificabile dell'ipotalamo anteriore.
— — — — Frazione lipidica insaponificabile dell'ipotalamo posteriore.
Fig. 38. Influenza della frazione lipidica non saponificabile della regione diencefalica e della corteccia cerebrale sul tasso di eosinofili circolanti nel ratto. (Da SLUSHER e ROBERTS 1954)

Questo effetto eosinopenizzante della frazione acquosa non proteica è del tutto aspecifico: "the non specific origin of the acqueous non protein fraction was established by the observation that comparable extracts of the brain cortex had a similar action (not shown). Saline, the vehicle employed for these injections, was without significant effect on blood eosinophil levels in the rat." Solo la frazione lipidica non saponificabile ricavata dall'ipotalamo posteriore di bovino possiede una netta azione eosinopenizzante, maggiore di quella degli estratti corrispondenti ricavati dalla corteccia cerebrale, e quindi con ogni probabilità si tratta di un fenomeno legato alla composizione chimica della frazione diencefalica.

Perciò nel caso della frazione lipidica non saponificabile dell'ipotalamo posteriore, si tratterebbe di un'azione specifica, dimostrata anche dal fatto che il corrispondente estratto saponificabile, e lo stesso colesterolo, il quale rappresenta la maggior parte percentuale tra i costituenti della frazione lipidica ipotalamica ricavata dagli AA., non sono in grado di provocare una reazione eosinopenica. La dose attiva per lo scatenamento della reazione eosinopenica mediante la somministrazione della frazione lipidica non saponificabile si aggira intorno ai 4 mg. di tessuto cerebrale, calcolato sulla base dell'equivalente, in microgrammi, della frazione lipidica insaponificabile.

Dato che l'ACTH provoca una caduta degli eosinofili e dei linfociti circolanti (THORN, FORSHAM, PRUNTY e HILLS 1948) sembra lecito dedurre che nelle esperienze di SLUSHER e ROBERTS la frazione lipidica non saponificabile dell'ipotalamo posteriore abbia indotto una modificazione quantitativa dell'increzione adenoipofisaria di tale ormone: noi almeno propendiamo per questa interpretazione, anche perchè in accordo con i dati morfologici e funzionali ottenuti con la frazione da noi usata. Ulteriori elementi per inquadrare la questione sono riportati da HELLERSTEIN, HOLTKAMP, HICKEY, HILL e BUCHANAN (1952), che con il loro estratto lipidico diencefalico[1] hanno provocato nel ratto impubere una reazione leucopenica di entità sovrapponibile a quella che si può ottenere con una pari quantità di ACTH (ACTHAR-C[5] in gelatina, col 25 % di glicol propilenico, equivalente a 20 mg. Standard La-I-A/cc). Questa leucopenia è la risultante di una caduta nel tasso dei polimorfonucleati e dei monociti. Secondo gli AA. l'effetto leucopenizzante degli estratti diencefalici non può rientrare nell'ambito dei fenomeni aspecifici, poichè viene a mancare con altri tipi di estratti ricavati da zone diverse del sistema nervoso (estratti insaponificabili lipidici di corteccia, cerebrale o di sostanza bianca). Anche in questo caso si può prospettare l'esistenza nell'ipotalamo di un principio ("endocrinelike principle") che interviene nel regolare l'increzione adenoipofisaria di ACTH (cfr. Fig. 38).

Le modificazioni della crasi ematica, e particolarmente l'eosinopenia secondaria alla somministrazione della frazione lipidica diencefalica, costituiscono a nostro parere un ulteriore dato di fatto in favore dell'interpretazione, già da noi accennata, sul meccanismo d'azione di tali estratti, meccanismo che si esplica con ogni verosimiglianza a livello ipotalamico nel senso di un'iperattivazione funzionale di determinati nuclei od aree deputati alla regolazione dell'adenoipofisi. E' opportuno comunque inquadrare il concetto di "iperfunzione diencefalica" sperimentalmente provocata con mezzi farmacologici (cfr. anche le recenti ricerche di EGDAHL, RICHARDS e HUME 1956 relative all'incremento dei 17-idrossicorticoidi dopo alte dosi di reserpina) e le ripercussioni sull'adenoipofisi e le surrenali di questo fenomeno, nell'ambito di una "stimolazione" dell'apparato diencefalo-ipofiso-corticosurrenalico spostata verso il primo ed il secondo termine del sistema[2]. Va ricordata a questo proposito la possibilità di modificare la funzionalità della regione diencefalica anche con mezzi squisitamente fisici, come la roentgenirradiazione a piccole dosi, che porta ad una rapida caduta degli eosinofili circolanti se eseguita a livello diencefalo-ipofisario (PIAZZI 1954).

---

[1] Gli estratti venivano ricavati con la semplice estrazione acetonica: 1.5 volumi di acetone per la I estrazione, e 1,0 per la II. La frazione ottenuta venne sospesa in glucosio al 5 %.

[2] GAUNT (1954) avrebbe ottenuto con la reserpina una "adrenocortical hypertrophy": sulla scorta di queste esperienze dovrebbero venir analizzate le modificazioni morfofunzionali ipotalamiche provocate dalla reserpina. E'probabile che si abbiano effetti di stimolazione e di inibizione a seconda delle dosi impiegate.

L'irradiazione produce infatti, attraverso meccanismi diretti od indiretti (fattori ipotalamici, come li definisce PIAZZI) un'aumentata increzione di ACTH e di conseguenza una risposta surrenalica, la quale si ripercuote sul tasso di eosinofili circolanti. Lo stimolo fisico sembrerebbe agire dunque alla stessa stregua dello stimolo farmacologico, almeno limitatamente alla risposta surrenalica.

La frazione lipidica diencefalica non saponificabile estratta da SLUSHER e ROBERTS, alla dose di 1 mg./100 gr. di peso corporeo, provoca una sensibile caduta dell'acido ascorbico surrenalico (di ca. il 30 %), caduta che viene a mancare completamente nel ratto ipofisectomizzato. Anche questo dato parla a favore di un incremento nella secrezione di ACTH da parte del lipide insaponificabile, che SLUSHER e ROBERTS definiscono senz'altro "eosinophil-depressing material of hypothalamic origin".

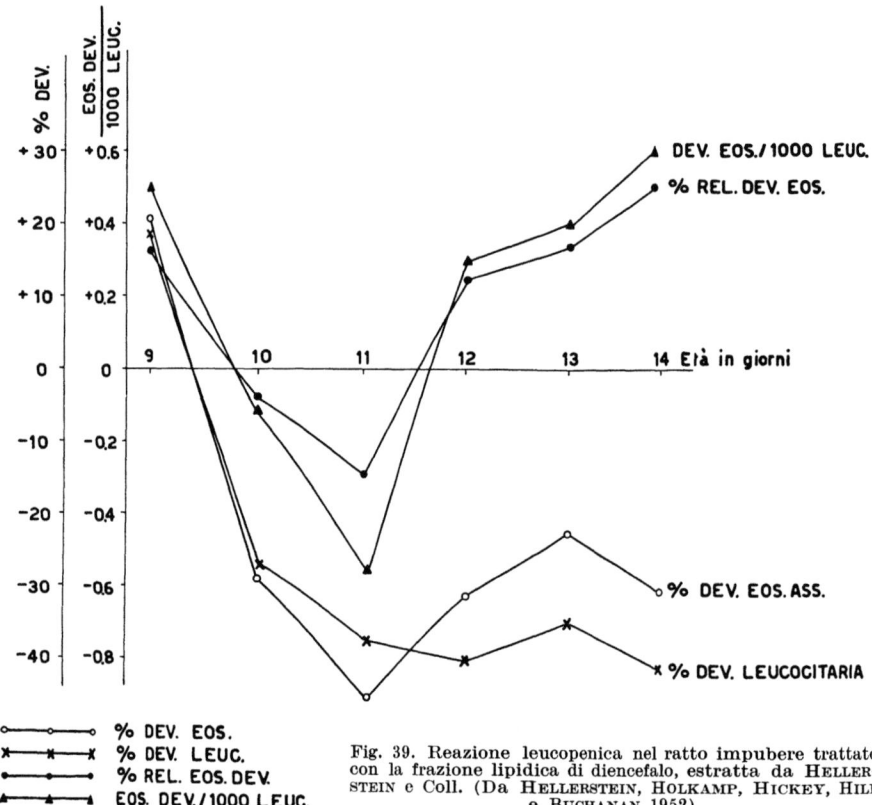

Fig. 39. Reazione leucopenica nel ratto impubere trattato con la frazione lipidica di diencefalo, estratta da HELLERSTEIN e Coll. (Da HELLERSTEIN, HOLKAMP, HICKEY, HILL e BUCHANAN 1952)

Dal complesso dei dati sperimentali raccolti, risulta pertanto che la frazione lipidica ricavata dalla regione diencefalica secondo varie modalità tecniche, basate tuttavia prevalentemente sull'estrazione acetonica, è in grado di indurre diverse modificazioni della morfologia e della funzionalità surrenalica, le quali depongono per una aumentata increzione di ACTH adenoipofisario. Esse sono:

1. iperplasia della fascicolata surrenalica, parallela ad un aumento notevole della fosfatasi alcalina (CURRI e FEDELI 1954 — SPIGOLON 1955);

2. caduta dell'acido ascorbico surrenalico (SLUSHER e ROBERTS 1954);

3. diminuzione del colesterolo surrenalico, con sensibile abbassamento del rapporto colesterolo libero/colesterolo esterificato (FEDELI 1956);

4. caduta degli eosinofili circolanti superiore al 50% (SLUSHER e ROBERTS 1954; FEDELI 1956) (cfr. Fig. 40);

5. reazione leucopenica nel ratto impubere (HELLERSTEIN e Coll. 1952).

L'iperplasia della fascicolata surrenalica si manifesta in genere a partire dal 15°—20° giorno di trattamento con dosi di 1—2 mg./100 gr. di peso corporeo non solo nel ratto, ma anche in altri piccoli mammiferi come lo Hamster, la cavia, il coniglio (SPIGOLON), il cane (CURRI 1956). Nel ratto ovariectomizzato da 58 giorni, in corso di sindrome da castrazione, dove già sussiste per le mutate condizioni endocrine un notevole rimaneggiamento strutturale delle surrenali (zona fascicolata esuberante, iperplastica), fenomeno parallelo alla deplezione di materiale neurosecretorio in corrispondenza del n. sopraottico e del n. paraventricolare, la somministrazione dɜlla frazione lipidica diencefalica non incrementa ulteriormente l'iperplasia della fascicolata, ma, a dosi relativamente elevate, induce modificazioni che attestano una riduzione funzionale della glomerulare e della fascicolata, ed un'iperattività della reticolare (BARTOLOMEI e MARCHETTO 1955). Questo reperto nelle surrenali è correlato apparentemente alla ricomparsa di materiale gomorifilo nei centri neurovegetativi ipotalamici, e perciò rientra nell'ambito della riduzione funzionale dei centri ipotalamici successiva alla somministrazione di dosi elevate della frazione lipidica (AZZALI 1955—1956), a cui segue necessariamente una diminuzione dell'increzione adenoipofisaria di ACTH, esaltata dall'ovariectomia. Questa sembra, allo stato attuale delle conoscenze sull'attività biologica delle frazioni lipidiche diencefaliche, l'interpretazione più adeguata al reperto di BARTOLOMEI e MARCHETTO.

In base alle ricerche di carattere sperimentale appariva giustificata l'ipotesi che la frazione lipidica della regione diencefalica incrementasse l'attività corticosurrenalica. Estendendo le ricerche al comportamento di talune espressioni metaboliche dell'increzione surrenalica (17-chetosteroidi, 11-ossicorticoidi)[1] nell'uomo,

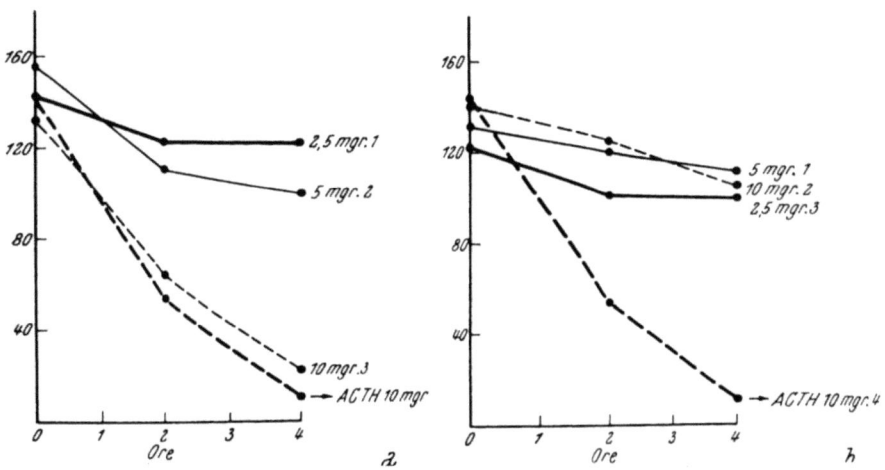

Fig. 40. Comportamento degli eosinofili nel sangue periferico dopo somministrazione di dosi variabili da 2,5 a 10 mg. per via endovenosa, nell'uomo eucrinico del peso medio di 70 kg., della frazione lipidica diencefalica (a) e di una frazione lipidica ricavata con la stessa tecnica di estrazione dal miocardio (b). a La caduta degli eosinofili appare un fenomeno direttamente legato alla dose impiegata; scarsa con 2,5 mg., media con 5 mg., con 10 mg. l'eosinopenia si avvicina sensibilmente a quella provocata da 10 mg. di ACTH. b La frazione lipidica del miocardio non provoca modificazioni apprezzabili nel tasso degli eosinofili, indipendentemente dalla dose impiegata

CURRI (1954) ha potuto mettere in evidenza — nel corso di esperienze preliminari — un evidente incremento nell'increzione dei metaboliti androgeni, un

---

[1] I 17-chetosteroidi urinari sono stati valutati col metodo di HOLTORFF e KOCH (1940), gli 11-ossicorticoidi col metodo di DAUGHADAY e WILLIAMS (1948).

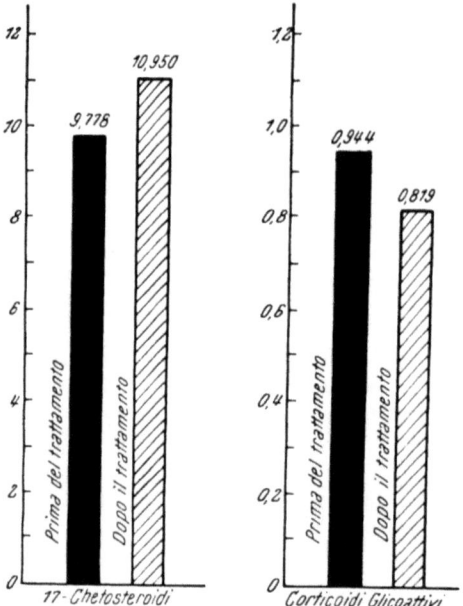

Fig. 41. Variazioni nell'eliminazione urinaria dei 17-chetosteroidi e dei corticoidi glicoattivi in soggetti in menopausa chirurgica, dopo la somministrazione di 5 mg. pro die della frazione lipidica diencefalica. Contrariamente a quanto avviene in soggetti eucrinici o ipocrinici ma a gonadi integre, si osserva una riduzione invece che un incremento della quota degli 11-ossicorticoidi dopo il trattamento con dosi basse. Media di 28 osservazioni. (Sec. Bartolomei e Marchetto 1956)

significativo aumento di quelli cortisonosimili, un modico ed incostante aumento della cloremia. L'esaltazione della funzionalità surrenalica (cfr. anche Bonati e Curri 1956) si instaura gradatamente e diviene cospicua dopo la somministrazione di dosi della frazione lipidica diencefalica corrispondenti a 200—250 mg. di sostanza secca.

Nell'interpretazione dei risultati, Bonati ritiene che nell'uomo l'attivazione dell'asse ipofiso-surrenalico non sia globale; non è improbabile che gli aumenti significativi dei 17-chetosteroidi urinari riscontrati in soggetti maschili e non accompagnati da variazioni altrettanto significative nella eliminazione dei corticoidi siano, almeno in parte, dovuti ad un parallelo effetto gonadoattivante della frazione lipidica diencefalica. Bartolomei e Marchetto (1956), con dosi totali varianti tra i 150 ed i 250 mg., hanno constatato in soggetti ovariectomizzati un aumento, più o meno marcato, dei 17-chetosteroidi urinari, ed una costante riduzione dei corticoidi glicoattivi. Allo stesso risultato è giunto parallelamente D'Incerti-Bonini (1956) studiando il comportamento dei 17-chetosteroidi neutri totali, dei 17-idrossicorticosteroidi, e dei corticoidi chetonici riducenti in seguito alla somministrazione di dosi totali variabili tra 100 e 250 mg. della frazione lipidica, sia per via intramuscolare che per via endovenosa. Una ulteriore indagine che conferma i risultati degli AA. citati è stata compiuta da Gambassi e da Curri (1956), in soggetti eucrinici o affetti da varie condizioni morbose.

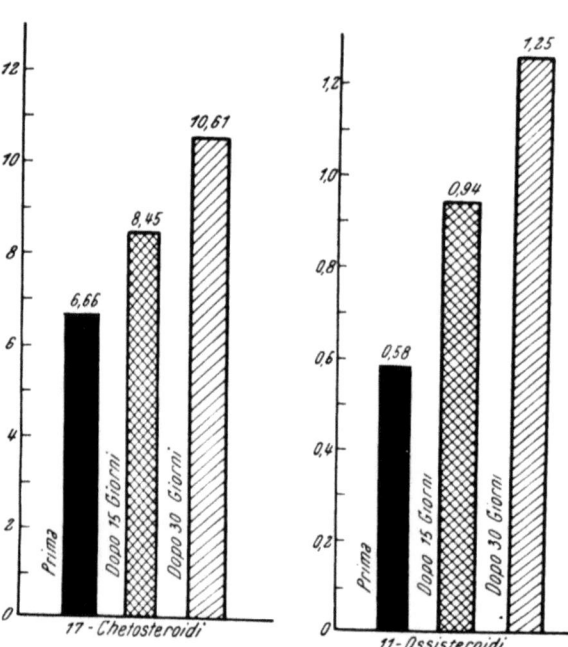

Fig. 42. Valori medi dell'eliminazione urinaria dei 17-chetosteroidi e degli 11-ossicorticoidi in soggetti trattati con 5 mg. pro die per via endovenosa della frazione lipidica diencefalica, per la durata di 30 giorni. La fase massima di eliminazione viene raggiunta verso il 30° giorno, quando la dose complessiva ha raggiunto i 150 mg. (Sec. Gambassi e Coll. 1956)

GAMBASSI ha potuto confermare che l'effetto surrenalico della frazione lipidica è un fenomeno direttamente proporzionale alla dose impiegata. Analogamente a quanto avviene con la caduta degli eosinofili circolanti dopo somministrazione di dosi scalari per via endovenosa della frazione lipidica diencefalica (cfr. Fig. 40), caduta che alla dose di 10 mg. è paragonabile a quella ottenibile con 10 mg. di ACTH, GAMBASSI e V. MAGGI (1956) hanno riscontrato modificazioni quantitative nell'escrezione dei 17-chetosteroidi e degli 11-ossicorticoidi molto evidenti con dosi giornaliere di 25 mg. della frazione lipidica diencefalica per via endovenosa.

In soggetti ipocrinici con peso variabile da 55 a 70 kg., già al quinto giorno dall'inizio della somministrazione si rileva un aumento dei 17-chetosteroidi di circa il 50 —

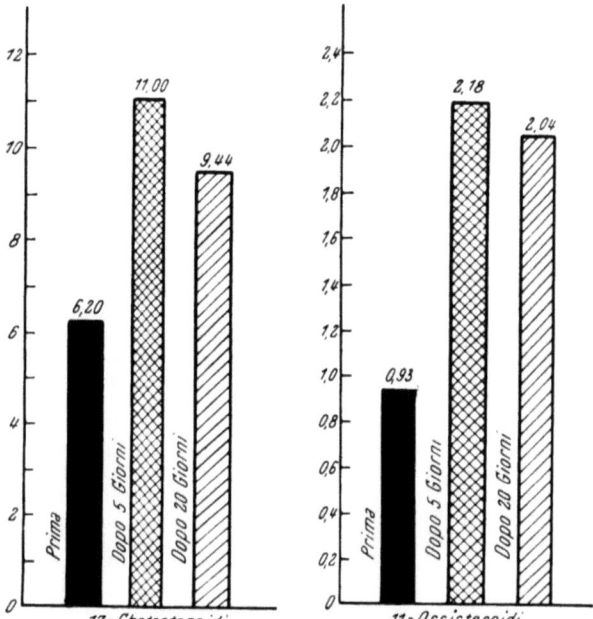

Fig. 43. Valori medi dell'eliminazione urinaria dei 17-chetosteroidi e degli 11-ossicorticoidi in soggetti trattati con 25 mg. pro die della frazione lipidica diencefalica. Si noti il rapido incremento iniziale già entro il 5° giorno, specie a carico degli 11-ossicorticoidi. L'eliminazione dei metaboliti surrenalici è proporzionale quantitativamente alla dose della frazione lipidica diencefalica somministrata. (Sec. GAMBASSI e Coll. 1956)

60%, mentre in taluni casi gli 11 ossicorticoidi aumentano anche del 100% (cfr. Fig. 42 e 43). Questo aumento è rapido, perchè si verifica entro 5 giorni (e quindi con una dose totale di 125 mg.), per poi mantenersi stazionario nel corso dei dosaggi successivi al 10° — 15° — 20° — 30° giorno di trattamento.

L'aumento incretorio dei metaboliti surrenalici è senz'altro interpretabile come un effetto specifico della frazione lipidica diencefalica, poichè frazioni lipidiche ricavate con la stessa tecnica di estrazione dal miocardio di bovini non influenzano i 17-chetosteroidi e gli 11-ossicorticoidi, nè modificano il tasso di eosinofili circolanti (cfr. Fig. 40). La caduta degli eosinofili manca nell'animale surrenectomizzato, come risulta da recenti esperienze di GAMBASSI.

Sembra quindi lecito concludere che l'"eosinophil-depressing material of hypotalamic origin" di SLUSHER e ROBERTS, che si identifica probabilmente con la frazione lipidica da noi ricavata, incrementi notevolmente l'attività corticosurrenalica non solo nell'animale da esperimento, ma anche nell'uomo: che poi "this lipoidal substance may represent, in crude form, the natural neurohumor presumed involved in the stress-induced release of ACTH by the adenohypophysis", come affermano SLUSHER e ROBERTS, è un postulato che potrà venir chiarito solo dal successivo frazionamento e dall'analisi chimica più accurata del lipide diencefalico.

5. Modificazioni del metabolismo degli idrati di carbonio. Azione dei lipidi della regione diencefalica sul sistema insulare pancreatico

Pur ammettendo con STURM (1956) che la regolazione ormonale del metabolismo dei carboidrati è condizionata dal tasso glicemico nell'unità di tempo, bisogna riconoscere che tutta la problematica della glicoregolazione è venuta spostandosi verso quella che potremmo definire una "fase ipotalamo-ipofisaria". Questo in prima linea per le correlazioni tra funzionalità ipotalamica ed increzione di ACTH, con la sua nota azione diabetogena (liberazione di corticoidi quale prima fase, seguita dalla glicogenolisi e gliconeogenesi epatica), ed in secondo luogo per i rapporti tra ipotalamo e i sistemi simpatico-adrenergico e vagoinsulare (cfr. GELLHORN 1954). In questa sede non si ritiene opportuno ricordare i contributi, tendenti a valorizzare la partecipazione del diencefalo al metabolismo dei carboidrati sul piano di osservazioni anatomopatologiche o cliniche; rimandiamo per questo alle ricerche di Weil e Bernfeld (1954), alla monografia di Bargmann (1954), a nostre precedenti osservazioni (Fedeli, Curri e Tambuscio 1954—1955) ed alla recente presa di posizione di Sturm (1956). La risposta ai quesiti impliciti a tale impostazione del problema della glicoregolazione va comunque ricercata su un piano sperimentale.

Possiamo ritenere che solo la stimolazione fisiologica della regione ipotalamica possa contribuire — rimanendo inalterate le vie ipotalamo-ipofisarie e l'ipofisi — all'eliminazione dei fattori spesso contraddittori che si incontrano nel tentativo di schematizzare la "fase ipotalamica" della glicoregolazione[1]. Uno di questi fattori è senz'altro rappresentato dalla scarsezza delle conoscenze sull'effettiva localizzazione dei centri diencefalici deputati alla glicoregolazione.

Solo recentemente Shimizu e Coll. hanno risollevato la questione, descrivendo nel n. sopraottico tre zone, definite convenzionalmente A—B e C. Di queste, la zona A e la zona C comportano, dopo stimolazione elettrica, una iperglicemia con diminuzione del glicogeno epatico, mentre un effetto opposto si otterrebbe con la stimolazione elettrica della zona B.

Intervengono nell'omeostasi glicemica modificazioni metaboliche sperimentalmente indotte a livello della regione ipotalamica? La risposta dovrebbe essere affermativa, considerando gli effetti della sedazione diidroergotaminica (Sturm, Rohrkraemer e Kaumanns 1944) o di quella con Prominal (Heller 1950). Un passo innanzi è a nostro parere rappresentato dall'azione di frazioni estrattive diencefaliche o della pars tuberina (J. A. Garçia 1949); la somministrazione di un estratto idroglicerico ricavato dalla parte tuberina di caprini provocherebbe secondo J. A. Garçia modificazioni notevoli del metabolismo glucidico.

Queste modificazioni sono però incostanti, e discordano tra reperto sperimentale e reperto umano. J. A. Garçia attribuisce queste discordanze ad una disparità posologica: mentre negli animali si osserva infatti un abbassamento della glicemia. nell'uomo la somministrazione della frazione idroglicerica dell'ipotalamo anteriore comporta un innalzamento della glicemia, con un massimo della curva a plateau (140 mg. di glucosio %) entro i primi 20' dell'esperienza. Nell'animale si otterrebbe una "notoria estimulacão das ilhotas de Langerhans e dos acinos pancreaticos", senza che dall'Autore vengano riportati altri elementi di ordine morfologico che permettano di ricostruire le varie fasi della turba della glicoregolazione, indotta apparentemente dalle frazioni impiegate.

Nel quadro di una interpretazione del meccanismo d'azione delle frazioni lipidiche ricavate dalla regione diencefalica ci siamo occupati, fin dai primi tempi dell'isolamento e dell'identificazione di una serie di proprietà biologiche dei lipidi ipotalamici, di stabilire quali siano le ripercussioni sul sistema insulare pancreatico.

Fin dal 1954 si è potuto evidenziare che la frazione lipidica diencefalica determinava nella cavia un aumento quantitativo del glucagone pancreatico, se somministrata alla dose totale, frazionata in dieci giorni, di 12,5 mg./100 gr. di peso corporeo. L'aumento del glucagone pancreatico era particolarmente significativo negli animali di sesso femminile, aggirandosi intorno al 230% rispetto ai controlli (cfr. Tabella 4).

Allo scopo di avere una unità di misura si era convenuto di considerare una unità di glucagone quella quantità di HGF in 1 cc. estratto pancreatico, capace di provocare in una cavia a digiuno, del peso di 250 gr., ed in seguito a somministrazione endovenosa, un innalzamento glicemico del 20%. Per quanto riguarda l'estrazione ed il dosaggio della quantità del glucagone pancreatico cfr. Fedeli 1954—1955.

I quadri istologici del sistema insulare pancreatico concordano con il dato della maggiore quantità del glucagone: infatti accanto ad una ipertrofia delle isole di Langerhans, già osservata da J. A. Garçia con le sue frazioni idrogliceriche, si è potuto mettere in evidenza un aumento numerico della componente alfacellulare. Le cellule alfa sono inoltre caratterizzate da un citoplasma molto più ricco di granulazioni, mentre le cellule beta, oltre che diminuite di nu-

---

[1] A proposito del ruolo ipotalamico nella regolazione centrale del ricambio glucidico cfr. i lavori di Soulairac (1947).

mero, appaiono povere di granuli azzurrofili ed in alcune si osservano nuclei picnotici (cfr. anche JELMONI 1956).

La valutazione analitica dei dati sembra deporre per un'iperfunzione del sistema alfacellulare, come dimostrano l'aumento del glucagone ed il relativo spostamento a sinistra del rapporto cellule alfa-cellule beta (cfr. Fig. 44 e 45).

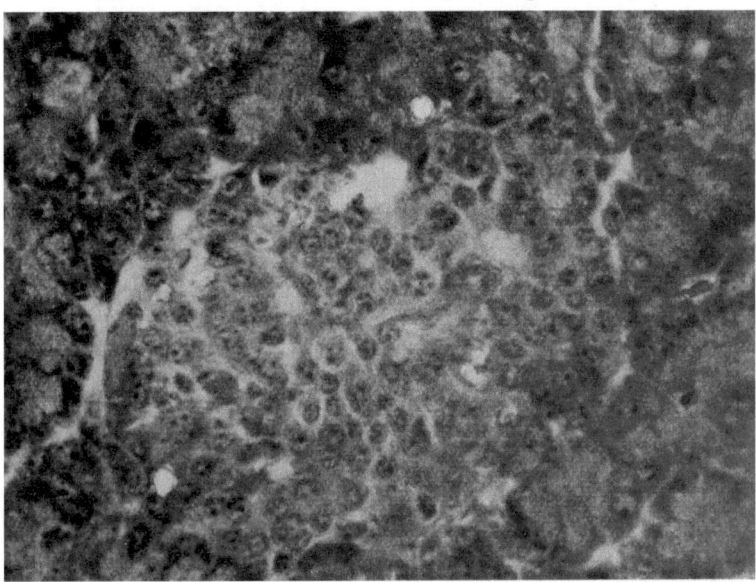

Fig. 44. Isola di LANGERHANS di ratto controllo. Metodo di GOMORI. Ingr. 585 ×. (Da FEDELI e CURRI 1954)

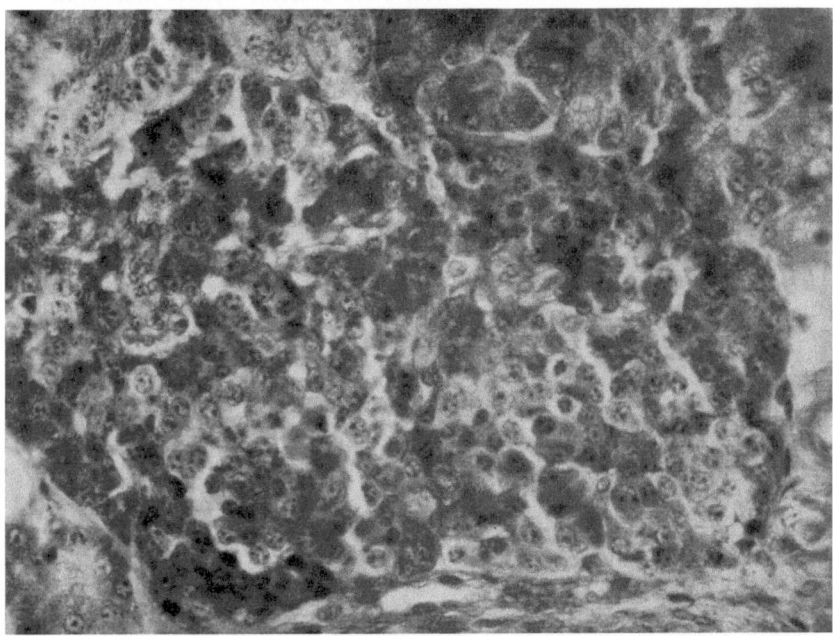

Fig. 45. Isola di LANGERHANS di ratto trattato per 10 giorni con 1,25 mg. pro die della frazione lipidica diencefalica. Notevole aumento numerico della componente alfacellulare, con spostamento a sinistra del rapporto cellule alfa-cellule beta. Metodo di GOMORI. Ingr. 500 ×. (Da FEDELI e CURRI 1954)

Tabella 4. *Variazioni del tasso glucagonico in ratti di ambo i sessi trattati per 10 giorni con 1,25 mg. pro die della frazione lipidica diencefalica* (da Fedeli e Curri 1954)

		Maschi					Femmine			
	N. osserv.	Unità di HGF per			Variazioni %	N. osserv.	Unità di HGF per			Variazioni %
		massimo	minimo	medio			massimo	minimo	medio	
Controlli	5	2,41	0,41	0,95	—	5	1,76	1,15	1,49	—
Trattati	5	3,10	1,00	2,60	+173%	5	7,50	2,16	4,92	+230%

Di particolare rilievo è il fatto che le modificazioni in senso alfacitotropo insorgono non acutamente, ma dopo un trattamento protratto per circa dieci giorni o più, come hanno dimostrato successive ricerche (cfr. Jelmoni 1956); sia le variazioni quantitative del glucagone pancreatico, che le modificazioni morfologiche insulari si ottengono solo con la frazione lipidica diencefalica, e non con quella ricavata dalla corteccia cerebrale o dal miocardio. In seguito, verso il 20° giorno dalla somministrazione, si osserva una notevole iperplasia di tutto il pancreas endocrino, mentre ritornano alla norma i rapporti quantitativi tra cellule alfa e cellule beta (cfr. Jelmoni 1956).

Per ciò che riguarda l'interpretazione del meccanismo con cui si instaurano queste modificazioni, in un primo tempo si era prospettata l'ipotesi di un incremento, condizionato dalle frazioni lipidiche diencefaliche, della increzione di STH adenoipofisario (Curri e Fedeli 1954). Tuttavia bisogna riconoscere che contro tale interpretazione sta la scarsa influenzabilità delle cellule acidofile dell'adenoipofisi da parte della frazione, ed anche il fatto che Fedeli (1956) non ha mai potuto osservare modificazioni significative del tasso serico del fosforo inorganico, in ratti a digiuno da 3 ore e trattati con la frazione lipidica diencefalica. In sostanza sembrerebbe, almeno da queste prime ricerche, che il fattore alfacitotropo adenoipofisario non venga influenzato, o solo in misura scarsa, dalla frazione lipidica diencefalica, e che nel meccanismo dell'insorgenza delle modificazioni pancreatiche giuochino altri fattori endocrini. Fedeli si è recentemente orientato verso l'interpretazione "surrenalica", soprattutto in base ai reperti che documentano di iperincrezione di corticoidi dopo somministrazione dei lipidi diencefalici. D'altra parte i rapporti tra surrene e sistema alfacellulare pancreatico hanno trovato conferme abbastanza numerose. Anche Fedeli e Coll. (1955) hanno messo in evidenza in animali trattati con corticotropina e cortisone un spiccato aumento del glucagone presente nel pancreas, attribuendo così alla corteccia surrenale un'azione di stimolo sulla funzione del sistema alfacellulare pancreatico. E' noto inoltre come gli ormoni glicoattivi della surrene intervengano nella regolazione del metabolismo idrocarbonato anche attraverso una eccitazione dei processi di neoglucogenesi protidica, nonchè inibendo l'esocinasi, enzima necessario alla fosforilazione del glucosio e quindi alla sua utilizzazione.

Tale ipotesi sembrerebbe confermata dall'indagine biochimica. Infatti la frazione lipidica diencefalica, somministrata in cavie adulte del peso medio di 500 gr. alla dose di 2,5 mg. pro die per la durata di 10 giorni, comporta, già in condizioni basali (cavie tenute a digiuno da tre ore), un aumento del glicogeno epatico di circa il 15% (Fedeli). Non varia invece il tasso di glicogeno muscolare. Questo fenomeno depone verosimilmente per un incremento della neoglucogenesi protidica, messo maggiormente in rilievo dallo studio dell'andamento glicemico e dalle modificazioni del glicogeno epatico e muscolare in cavie a digiuno da 16 ore. Com'è noto (Gastaldi e Fedeli 1953) il digiuno prolungato induce nell'organismo una condizione di emergenza onde mantenere invariata la costante glicemica. Questa "condizione di emergenza" interessa tutti i sistemi di regolazione, ed in particolare la surrene; la neoglucogenesi protidica viene appunto favorita ed incrementata dall'aumentata increzione di 11-ossicorticoidi surrenalici. La frazione lipidica diencefalica determina un netto aumento nell'increzione degli 11-ossicorticoidi surrenalici (cfr. Fig. 42—43) per cui appare giustificato ritenere che la minore caduta della glicemia (cfr. Fig. 46), del tasso di glicogeno epatico ed in minor misura di quello muscolare sia legato ad un incremento della funzionalità surrenalica.

L'obiezione che all'aumento dell'increzione glucagonica dovrebbe seguire una caduta di glicogeno epatico è a nostro avviso infondata. Infatti non solo il glucagone non sembra possedere un'azione diabetogena, ma esso agirebbe sinergicamente all'insulina. Pertanto ad una primitiva liberazione del glicogeno epatico succede un aumento secondario dello stesso, in seguito all'azione sinergica dell'insulina e del glucagone. L'aumento della fosfatasi alcalina nel fegato, seppure da un punto di vista istochimico, si inquadrerebbe in tale modo di vedere.

In favore di questa interpretazione sta il fatto che nella cavia del peso medio di 500 gr., il trattamento con la frazione lipidica diencefalica alla dose di 2,5 mg. pro die e per la durata di 10 giorni, provoca un lieve aumento della glicemia basale, una diminuzione della tolleranza agli idrati di carbonio e della sensibilità all'insulina, fenomeni paralleli alle modificazioni del glicogeno epatico e muscolare (cfr. Fig. 46).

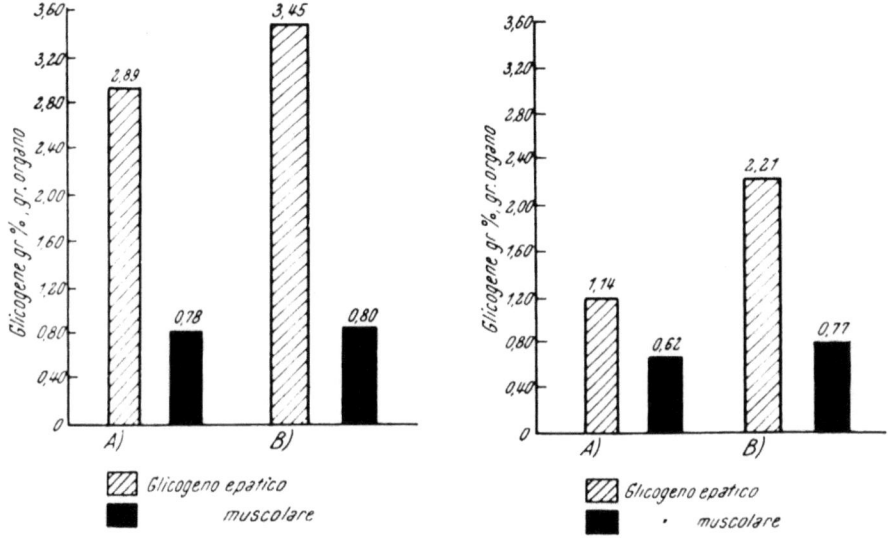

Cavie a digiuno da 3 ore:
A Controllo
B Trattato

Cavie a digiuno da 16 ore:
A Controllo
B Trattato

Fig. 46. Modificazioni quantitative del glicogeno epatico e muscolare in cavie trattate per 10 giorni con 2,5 mg. pro die della frazione lipidica diencefalica

Quali ripercussioni ha la somministrazione della frazione lipidica diencefalica sul metabolismo idrocarbonato dell'uomo normale ? In base alle ricerche sperimentali, si sarebbe potuto supporre un incremento della glicemia basale, modificazioni della tolleranza agli idrati di carbonio e della sensibilità all'insulina. In una ricerca condotta in tale senso, FEDELI, CURRI e TAMBUSCIO (1954—1955) hanno potuto riscontrare che la somministrazione endovenosa di 5 mg. pro die per 15 giorni (dose totale 75 mg. in soggetti del peso medio di 70 kg.) provoca quasi sempre un incremento glicemico, una diminuzione della tolleranza agli idrati di carbonio e della sensibilità all'insulina.

La curva glicemica da carico di glucosio appare in tutti i casi modificata, nel senso che dopo il trattamento si è avuto un aumento più o meno evidente della iperglicemia massima secondaria alla somministrazione di una stessa quantità di glucosio. Nella Fig. 47 sono riportati gli andamenti della curva da carico di glucosio quale media di dieci osservazioni in soggetti normali, prima e dopo il trattamento con la frazione lipidica diencefalica ed indipendentemente dalla via di somministrazione, sia per via intramuscolare che per via endovenosa (FEDELI 1956).

Da notare che la risposta ipoglicemica finale appare meno accentuata, con livello glicemico alla terza ora dall'ingestione del glucosio più elevato rispetto a quello di partenza.

Le modificazioni della curva di ipoglicemia insulinica sono state caratterizzate, oltre che da una meno marcata risposta iperglicemica, da una più pronta fase di restauro della glicemia (cfr. Fig. 48). Di conseguenza vi è stata una diminuzione dell'area di depressione glicemica, che com'è noto rappresenta la superficie compresa

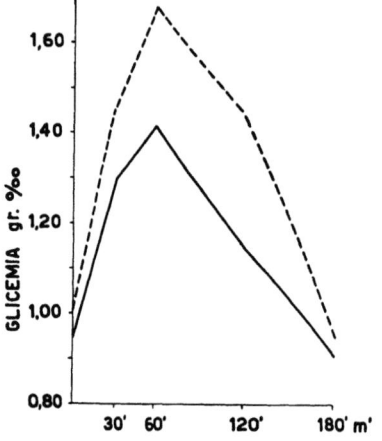

Fig. 47. Incremento della curva da carico di glucosio in soggetti normali (media di 10 osservazioni), trattati con una dose complessiva di 75 mg. della frazione lipidica di diencefalo. Andamento ripido della prima fase iperglicemica con restaurazione glicemica entro 180'. —— Prima del trattamento, — — — dopo trattamento con la frazione lipidica di diencefalo

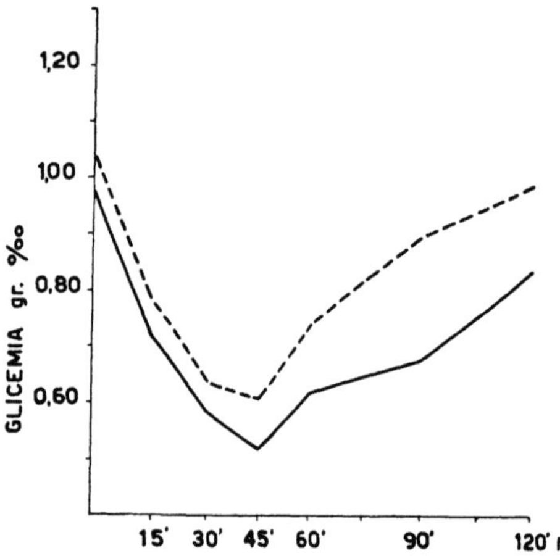

Fig. 48. Diminuzione della risposta ipoglicemica da insulina in soggetti trattati con una dose totale di 75 mg. della frazione lipidica diencefalica. —— Prima del trattamento, — — — dopo trattamento con la frazione lipidica di diencefalo

tra la curva glicemica e l'ascissa passante per il punto iniziale; come tale, essa costituisce l'espressione numerica dell'effetto insulinico inteso in senso assoluto ed indipendentemente dai valori iniziali di glicemia. Nel grafico della Fig. 48 sono riportate le medie della risposta ipoglicemica a 5 U. I. in 10 soggetti normali.

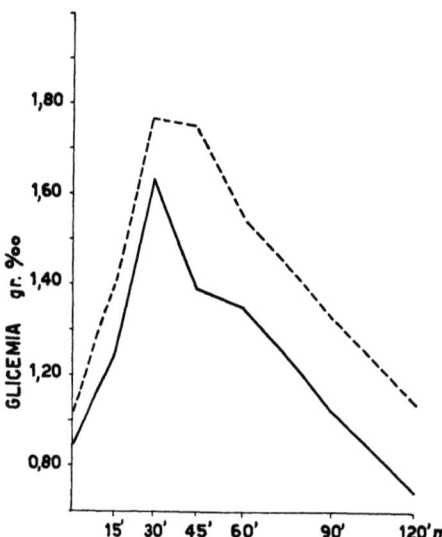

Fig. 49. Andamento della curva glicemica da adrenalina in seguito al trattamento con 75 mg. della frazione lipidica diencefalica. —— Prima del trattamento, — — — dopo trattamento con la frazione lipidica di diencefalo

Per quanto riguarda la risposta iperglicemica da adrenalina, le determinazioni sono state eseguite nel corso di una ricerca sulla possibile azione della frazione lipidica diencefalica in alcune forme di distonie neurovegetative ad impronta ipo- ed iper-simpaticotonica (cfr. FEDELI, CEI e CURRI 1955—1956). Successivamente in dieci soggetti normali si è potuto confermare che la frazione lipidica diencefalica produce alla dose complessiva di 75 mg. un certo aumento della risposta iperglicemica all'adrenalina (cfr. Fig. 49), con un andamento sovrapponibile a quello della curva da carico di glucosio.

In soggetti diabetici la somministrazione della frazione lipidica diencefalica induce un incremento iperglicemico pressochè parallelo a quello osservato in soggetti normali (osservazioni inedite di BUTTURINI).

Dall'insieme dei dati sperimentali emerge quindi la conferma della possibilità di influenzare il metabolismo degli idrati di carbonio mediante l'apporto di frazioni lipidiche ricavate dalla

regione diencefalica. E' presumibile che la frazione lipidica diencefalica, contrariamente a quella ricavata dalla corteccia cerebrale che non modifica l'andamento della glicemia, eserciti un'azione di stimolo sul sistema controinsulare.
Come ha fatto rilevare STURM (1956), "un fattore umorale periferico (variazioni
della glicemia da cortisone, ormone tiroideo, ormoni sessuali, glucosio) scatena
sotto influenza diencefalica tutta una serie di impulsi nervosi, neurosecretori e
neurovascolari che stimolano la produzione degli ormoni glandotropi adenoipofisari". In questo senso tutti i farmaci che influenzano la funzionalità diencefalica,
come i barbiturici, la diidroergotamina, il tiouracile (PEARSE), la reserpina (STERN
1956; STURM 1956), l'aspirina (GEORGE-WAY 1956), gli anestetici (WALKER 1956)
possono in determinate condizioni modificare il metabolismo dei carboidrati.
Accanto a questi farmaci andrebbe pertanto considerata, in base alle nostre
ricerche, anche la frazione lip:dica diencefalica.

6. Modificazioni morfofunzionali delle gonadi

Le interrelazioni funzionali tra diencefalo e gonadi, nel senso di una regolazione
ipotalamica di determinate attività più o meno direttamente legate allo svolgimento
del ciclo sessuale, sono ammesse dalla maggioranza degli Autori, anche se manca
l'accordo sulle modalità del loro meccanismo di effettuazione. Senza addentrarci
nella polemica sulla localizzazione del centro sessuale ipotalamico e sulla interpretazione di determinati quadri clinici o di reperti sperimentali più o meno probativi
(cfr. a questo proposito HERLANT 1948; la Relazione di SPATZ 1955; le considerazioni
riassuntive di STURM 1956), si può affermare che nella regolazione dell'attività
gonadotropa ipofisaria assumono una notevole importanza gli scambi ossidoriduttivi
e le variazioni metaboliche dei nuclei magnocellulari ipotalamici. In questo senso
ci si è espressi in una precedente ricerca sulla regolazione diencefalica delle gonadi
(CURRI, FEDELI 1956), alla quale rimandiamo per l'ulteriore impostazione del problema, limitandoci in questa sede all'analisi dell'azione pseudoormonale delle frazioni
estrattive diencefaliche.

Si è ritenuto opportuno accennare all'importanza di variazioni metaboliche a
livello dei centri neurovegetativi ipotalamici, perchè in tale senso vengono interpretate da CURRI (1956) le modificazioni quantitative del materiale gomorifilo contenuto nelle cellule gangliari del n. sopraottico e del n. paraventricolare. I
fenomeni neurosecretori subiscono modificazioni quantitative rilevanti nel corso
di situazioni direttamente legate alla vita sessuale; così nel corso della gestazione e
dell'allattamento (AZZALI 1951; STUTINSKY 1953; COLLIN e RACADOT 1953; CAVAL-
LERO e MALANDRA 1954), in seguito alla somministrazione di ormoni estrogeni come
la follicolina (WEIL e ZONDECK, VAZQUEZ-LOPEZ 1949), il dietilstilbestrolo e il
benzoato di estradiolo (STUTINSKY 1953, GASTALDI 1954), o in seguito a bruschi
squilibri dell'omeostasi endocrina come quelli indotti dall'ovariectomia. Nel corso
della sindrome da castrazione del ratto, sacrificando gli animali verso il 58° giorno
dall'ablazione delle ovaie si riscontra a livello dei nuclei magnocellulari ipotalamici
una evidente deplezione del materiale gomorifilo (CURRI e FEDELI 1956), che è stata
interpretata come l'equivalente morfologico di uno stato di iperatti vazione metabolica, e quindi di iperfunzione, dei centri neurovegetativi ipotalamici.

Accettando questa interpretazione, di un intervento di peculiari fattori metabolici a sede ipotalamica nella regolazione dell'attività gonadotropa adenoipofisaria,
appare utile richiamare l'attenzione sui reperti ottenibili con le frazioni estrattive
ricavate dal diencefalo.

Le ricerche sperimentali sull'attività gonadotropa di estratti diencefalici offrono
nel complesso una serie di dati sufficientemente persuasivi, anche se i risultati singoli
non sono paragonabili tra di loro.

In sostanza, se con alcuni tipi di estratti ipotalamici bruti si è potuta evidenziare
una qualsiasi modificazione, morfologica o funzionale, del tratto genitale di animali
impuberi, vale sempre la riserva delle differenti tecniche d'estrazione impiegate e
della mancanza di ogni accenno alla costituzione chimica dell'estratto. Queste considerazioni valgono per gli estratti di ABEL (1924), di ABEL e GEILING (1924), di
HOUSSAY (1937). Questi AA. osservarono come con estratti ipotalamici bruti (tartrato
specifico del tuber cinereum di bue) sia possibile ottenere un effetto sulla muscolatura
liscia, effetto che SATO (1928) identificò come un'azione ossitocica. Appaiono qui
evidenti le analogie tra azione diuretica ed azione ossitocica di estratti ipotalamici

bruti, contenenti verosimilmente principi simili agli ormoni postipofisari. In seguito Pighini (1932), Bustamante, Spatz e Weisschedel (1942) hanno a loro volta preparato estratti di diencefalo affermando "che nel tessuto nervoso del tuber cinereum sono contenuti i principi attivi della preipofisi, agenti sullo sviluppo maturativo delle gonadi di ratti impuberi". Questa affermazione precorre in modo molto vicino le ipotesi attualmente emesse da Spatz (1955) sulla localizzazione del centro sessuale ipotalamico, che sarebbe situato in particolari aree prossime al pavimento del terzo ventricolo[1]. Mentre gli altri AA. si erano limitati ad estrarre le supposte frazioni gonadotrope partendo dal diencefalo di animali, Pighini (1932) ha ricavato anche estratti di tuber cinereum umano. Gli estratti venivano preparati con la sostanza nervosa compresa tra le bendellette ottiche ed i corpi mammillari, dopo aver tolto le meningi piali aderenti alla superficie del tuber; la sostanza ricavata, dopo emulsione in soluzione fisiologica fenicata, iniettata in ratti impuberi provocava una ipertrofia degli organi genitali, l'apertura precoce dell'ostio vaginale e la comparsa prematura dei fenomeni dell'estro. Nelle ovaie si riscontravano istologicamente numerosi follicoli in avanzato stadio di maturazione, ma non corpi lutei, mentre nei controlli prevalevano i follicoli primordiali immaturi. Dalle esperienze di Pighini (1932) si può dedurre che una sostanza ad azione gonadotropa è contenuta in estratti bruti del tuber cinereum, e non solo in quelli della regione infundibolare, come aveva sostenuto Berblinger (1921) in relazione a fenomeni compressivi esercitati da tumori della pineale.

Di che tipo è la sostanza od i principi contenuti negli estratti di Pighini? Essa può essere indifferentemente proteica, glucidica o lipidica semplice, dato che i lipidi complessi si alterano in mezzo idrico fenicato. L'A. non ha compiuto alcun tentativo di identificazione chimica delle sostanze estrattive. Così neppure J. A. Garçia (1949) dà ulteriori particolari sulla composizione chimica delle sue "neurotrofine", ricavate dalla regione ipotalamica di giovani capre. Queste neurotrofine avrebbero più una azione genitotrofica che un'azione gonadotropa [Garcia, J. A. e Cruz Ferreira (1954)], perchè sarebbero in grado di impedire l'atrofia degli organi genitali secondaria all'ipofisectomia o a lesioni ipotalamiche ottenute con la tecnica di Smith, Hetherington e Richter. Questa distinzione tra attività gonadotropa e genitotrofica, se in linea teorica può venir attribuita a diverse sostanze o frazioni contenute nell'ipotalamo, è probabilmente dovuta a differenze di natura chimica fra i vari tipi di estratti ed anche alla diversità delle zone ipotalamiche da cui venivano ricavati. E' appunto per la mancanza di una identificazione chimica anche grossolana che si sono definiti "bruti" gli estratti diencefalici preparati dai vari AA., pur riconoscendo che taluni di essi posseggono, almeno da un punto sperimentale, effetti sovrapponibili a quelli che si ottengono con la frazione lipidica di diencefalo bovino.

a) Modificazioni morfofunzionali delle ovaie

Le ovaie di topina impubere presentano una pars corticalis costituita da follicoli primordiali, rivestiti da un unico strato di epitelio cubico che racchiude la cellula uovo. In una ricerca limitata ad uno scarso numero di animali e che pertanto richiede ulteriore conferma, Fedeli (1956) ha riscontrato che il trattamento con la frazione lipidica diencefalica induce uno stimolo alla maturazione dei follicoli. I follicoli in accrescimento presentano una moltiplicazione attiva delle cellule dell'epitelio follicolare, le quali assumono gradatamente una forma poliedrica, si dispongono in più strati e danno origine alla membrana granulosa[2]. Inoltre si osserva un evidente accrescimento della cellula uovo rispetto ai controlli non trattati. Nessuna modificazione ovarica si riscontra dopo trattamento con la frazione lipidica di corteccia cerebrale. Queste modificazioni morfologiche dell'ovaio si accompagnano, sempre con le riserve dovute al limitato numero di osservazioni, ad un incremento ponderale sia dell'ovaio stesso che dell'utero; il peso medio dell'ovaio e dell'utero sale da mg. 140 (valore medio di 20 osservazioni) a mg. 214.

b) Modificazioni morfofunzionali dei testicoli

Analogamente all'incremento ponderale delle ovaie, nei testicoli di ratto Fedeli e Curri (1956) hanno constatato un aumento di peso, secondario alla somministrazione di una dose totale di 75 mg. frazionata in 15 giorni del lipide diencefalico. L'aumento ponderale è particolarmente significativo, poichè i valori medi osservati

---

[1] Cfr. anche la Relazione di Westman (1953).

[2] Nell'ovaio del coniglio trattato per 3 mesi con 2,5 mg. pro die della frazione lipidica diencefalica Spigolon (1955) ha riscontrato una iperplasia degli elementi della granulosa (cfr. Fig. 50).

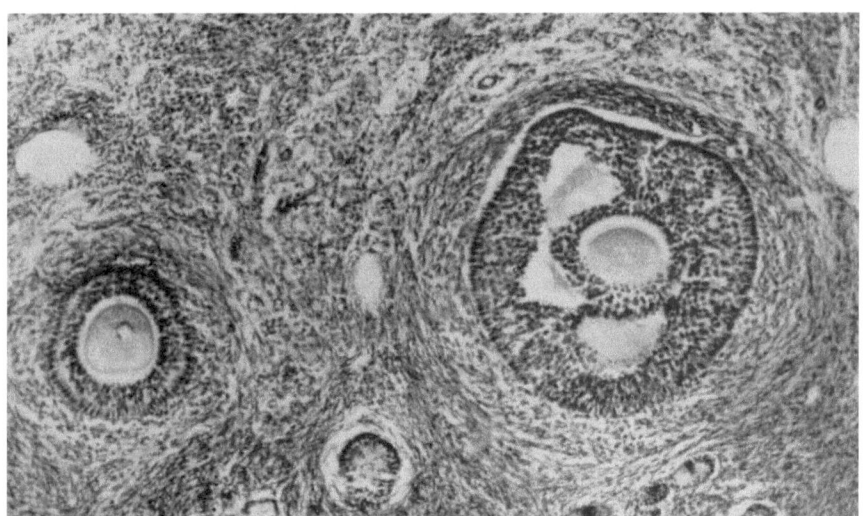

Fig. 50. Ovaio di coniglio trattato per 3 mesi con 2.5 mg. pro die della frazione lipidica diencefalica. Numerosi e variamente distribuiti, i follicoli presentano diversi stadi di maturazione, con elementi della granulosa iperplastici, ampi, quasi microcistici. (Da Spigolon 1955)

sono stati superiori del 28 % a quelli dei controlli. Un aumento ponderale molto più spiccato hanno presentato le vescicole seminali (cfr. Fig. 51).

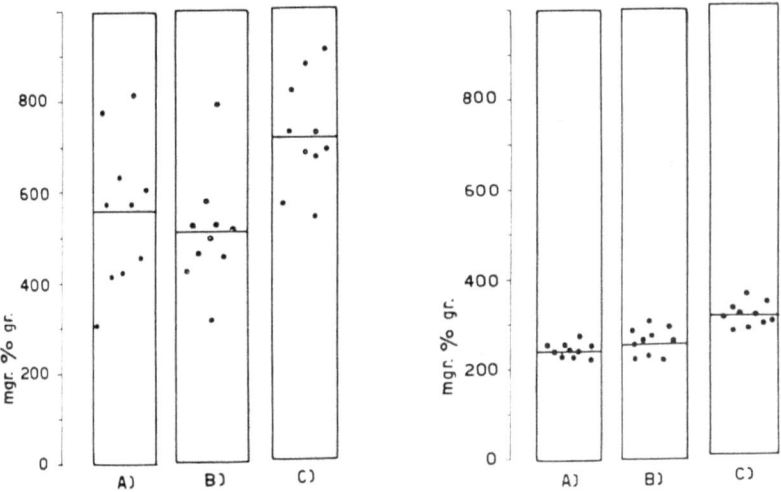

Fig. 51. Variazioni ponderali del testicolo e delle vescicole seminali di ratti puberi in seguito al trattamento con diverse frazioni lipidiche insaponificabili ricavate dalla regione diencefalica, dal miocardio e dalla corteccia cerebrale. alla dose di 75 mg. frazionati in 15 giorni (2,5 pro die). *A* Ratti controllo trattati con 2,5 mg. pro die della frazione lipidica miocardica; *B* Ratti controllo trattati con 2,5 mg. pro die della frazione lipidica della corteccia cerebrale; *C* Ratti trattati con la frazione lipidica diencefalica alla dose di 2.5 mg. Aumento ponderale sia dei testicoli che delle vescicole seminali

Parallelamente negli animali trattati si è assistito ad un costante aumento dei lipidi totali testicolari. aumento che è risultato, allorchè espresso in valori medi, del 42,5% rispetto ai controlli; nessuna variazione significativa hanno presentato invece le percentuali del colesterolo testicolare. Unico dato rilevabile è che sempre, dopo il trattamento, si ha un modico aumento del colesterolo totale, dovuto però all'aumento contemporaneo sia del colesterolo libero che di quello esterificato, per cui non si hanno spostamenti di valori nel rapporto colesterolo libero-colesterolo esterificato.

Lo studio istochimico del testicolo, che può meglio contribuire ad una valutazione funzionale dell'organo, ha messo in evidenza reperti sufficientemente significativi per dedurre un'iperattivazione testicolare. Nel testicolo di ratto la lipasi è presente in quantità maggiore nel tessuto seminale e si presenta sotto forma di grossi granuli color bruno-oro (Curri 1955—1956). Anche i lipidi semplici sono presenti in maggiore quantità nel tubulo seminifero che non nelle cellule interstiziali e sono disposti in una banda ben distinta nel margine esterno del tubulo seminifero, in modo del tutto paragonabile alla "Fettrandzone" del testicolo umano. I lipidi delle cellule interstiziali assumono una forma a piccoli granuli od anelli, meno intensamente sudanofili della "Fettrandzone", per quanto non manchino cellule interstiziali ricche di lipidi complessi. a guttule più voluminose.

Il trattamento con una dose totale di 75 mg. della frazione lipidica diencefalica è seguito da un aumento dei lipidi contenuti sia nel tessuto interstiziale che nel tessuto seminifero, mentre diminuisce parallelamente l'attività lipasica (cfr. Curri 1954—1956), limitata a scarsi granuli nel tessuto interstiziale. Particolarmente intensa la reazione di Ashbel-Seligman, mod. Ignesti-Massimo per i 3—17—20 chetosteroidi. specie in corrispondenza del tessuto peritubulare ed interstiziale.

L'incremento ponderale del testicolo e delle vescicole seminali e le modificazioni di ordine istochimico riscontrate hanno fatto ritenere che la frazione lipidica diencefalica determinasse nel ratto un atteggiamento iperfunzionale dell'attività testicolare. In tale senso si era espresso del resto anche Spigolon (1955), che aveva constatato nel coniglio una linea seminale caratterizzata dalla abbondanza di cariocinesi nella componente spermatogonica. Un'ulteriore messa a punto del problema è stata recentissimamente compiuta da Sturani e Cavalli, i quali hanno adottato tra i vari criteri per la valutazione della funzionalità testicolare quello basato sulla misurazione dei diametri trasversi dei tubuli seminiferi. Di particolare interesse, perchè si accorda con i dati istochimici, è l'aumento del diametro medio dei tubuli seminiferi in animali in accrescimento (di circa il 14%) ed in animali adulti, dove è ancora maggiore, aggirandosi sul 24% (cfr. Tabella 5 e le Fig. 51 a, b e 52 a, b).

Tabella 5. *Modificazioni del diametro medio dei tubuli seminiferi di ratto in accrescimento trattato per 40 giorni con mg. 2,5 pro die della frazione lipidica diencefalica. L'aumento medio, calcolato misurando il diametro di 50 tubuli seminiferi per ciascun testicolo, è di circa il 14%* (da Cavalli e Sturani, comun. pers.)

Ratto n.	Peso iniziale gr.	Frazione lipidica diencefalica mg.	Peso finale gr.	N	Diametro medio dei tubuli seminiferi		
					M	S	D
501	35	—	140	50	260,6 $\pm$ 3,13		22,2
502	40	—	170	50	235,7 $\pm$ 2,72		19,3
503	40	—	165	50	237,0 $\pm$ 2,60		18,4
504	40	—	180	50	256,1 $\pm$ 2,89		20,5
505	40	—	220	50	254,1 $\pm$ 2,34		16,6
506	35	2,5 × 40 gg.	210	50	281,2 $\pm$ 2,75		19,5
507	35	2,5 × 40 gg.	200	50	295,8 $\pm$ 3,06		21,7

N = numero delle misurazioni
M = media
S = scarto quadratico medio della media
D = deviazione standard

All'aumento del diametro medio dei tubuli seminiferi nel ratto in accrescimento ed in quello adulto, va aggiunta una serie di modificazioni della linea spermatogenetica. L'esame della spermiocitogenesi ha messo infatti in evidenza un cospicuo aumento degli spermatogoni di tipo B, accanto ad un reperto relativamente frequente di alcune fasi maturative dei gameti, che per la loro breve durata normalmente si osservano con una certa difficoltà (cfr. Fig. 54).

I reperti sperimentali, considerando le variazioni morfologiche dell'ovaio e le modificazioni testicolari, parlano in favore di un'attività gonadotropa esaltata negli animali trattati con la frazione lipidica diencefalica, mentre prive di tale azione si

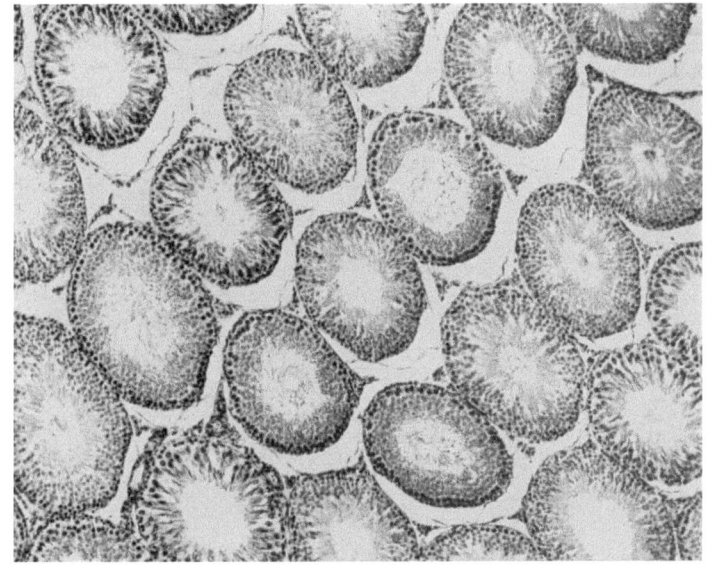

a

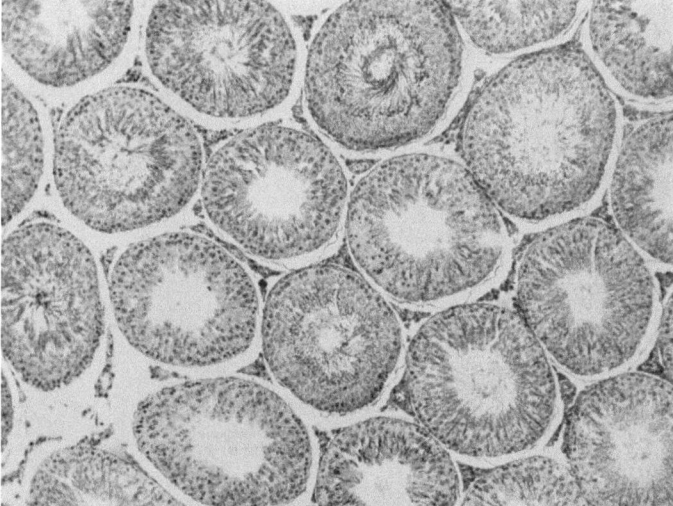

b

Fig. 52. Ratto n. 504 in accrescimento. Controllo. Tubuli seminiferi. Fissazione in BOUIN, colorazione ematossilina sec. HEIDENHAIN, in *a*. Ingr. 90 ×. In *b*, tubuli seminiferi di ratto in accrescimento trattato per 40 giorni con 2,5 mg. pro die della frazione lipidica diencefalica, che induce un aumento del diametro medio tubulare di circa il 14 %. Ratto n. 506. Fissazione in BOUIN, colorazione ematossilina sec. HEIDENHAIN. Ingr. 90 ×. (Preparato del Dr. CAVALLI)

dimostrano le frazioni lipidiche complesse ricavate dal miocardio e dalla corteccia cerebrale. Come per le variazioni surrenaliche, anche in questo caso si può dimostrare un certo parallelismo tra dose della frazione lipidica diencefalica impiegata, ed intensità dell'effetto gonadostimolante; ciò si verifica in particolare modo per le variazioni del diametro dei tubuli seminiferi del ratto, che aumenta rapidamente entro un

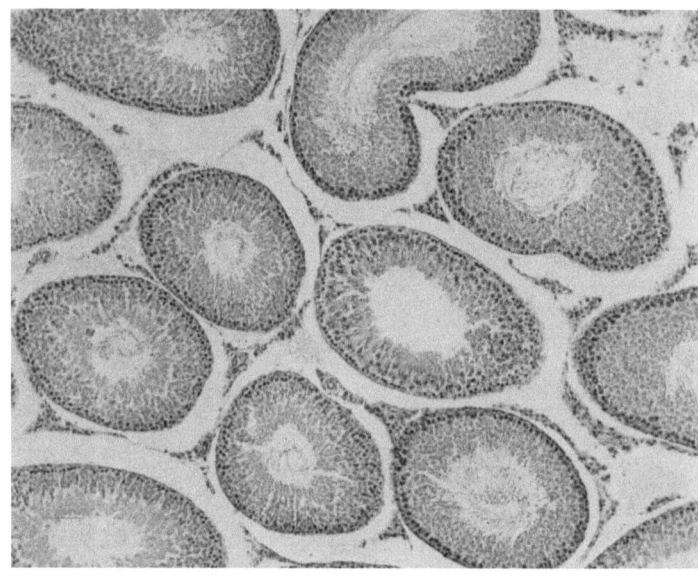

a

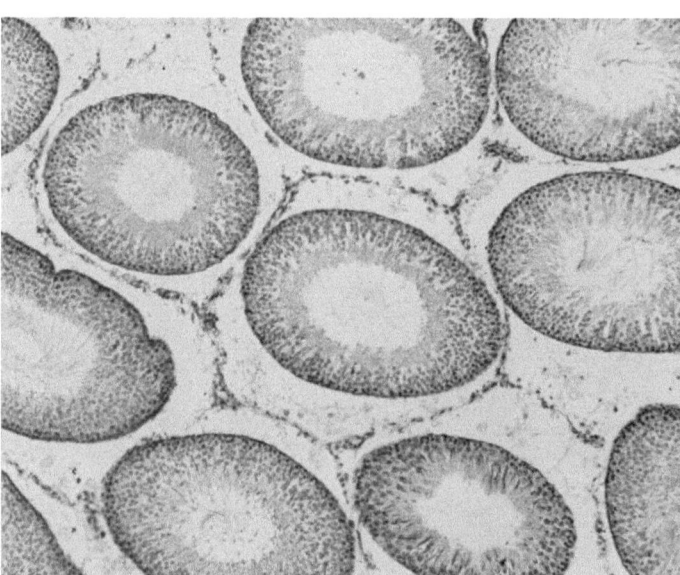

b

Fig. 53. Ratto n. 509, adulto, non trattato. Tubuli seminiferi. Fissazione in Bouin, colorazione ematossilina sec. Heidenhain. Ingr. 90 ×, in a. In b, ratto n. 515 adulto trattato per 32 giorni con 1,25 mg. pro die della frazione lipidica diencefalica. Fissazione in Bouin, colorazione sec. Heidenhain. Ingr. 90 ×. Aumento del diametro medio tubulare del 24 %. (Preparato del Dr. Cavalli)

massimo di 5—7 giorni dopo somministrazione di 10 mg. giornalieri, anziché entro 20—30 giorni con dosi cinque volte minori (Cavalli e Sturani 1956).

Tabella 6. *Modificazioni del diametro medio dei tubuli seminiferi di ratto adulto, del peso medio di 200 gr., trattato per la durata di 32 giorni con 1.25 mg. pro die della frazione lipidica diencefalica. L'aumento medio, calcolato misurando il diametro di 50 tubuli seminiferi, è di circa il 24%* (da CAVALLI e STURANI, comun. pers.)

| | Ratto n. | N | Diametro medio dei tubuli seminiferi | |
			M S	D
Controlli	508	50	287,4±3,37	23,8
	509	50	282,5±2.75	19,5
	510	50	284,2±2,88	20,4
	511	50	280,6±2,43	17,2
	512	50	283,0±2,38	16,9
Trattati con 1.25 mg. pro die per 32 giorni della frazione lipidica diencefalica	513	50	372,4±3,46	24,5
	514	50	369,3±3,15	22,3
	515	50	375,8±3,37	23,9
	516	50	380,6±2,96	21
	517	50	365,2±2,74	19,4

N = numero delle misurazioni
M = media
S = scarto quadratico medio della media
D = deviazione standard

I reperti clinico-sperimentali, quantunque ancora poco numerosi e condotti spesso con posologia molto ridotta (da 5 a 10 mg. pro die per un massimo di 30 giorni), sembrerebbero confermare i dati ricavati dalla sperimentazione animale. Così D'IN-CERTI-BONINI (1956) ha riscontrato in un gruppo di soggetti affetti da ipomenorrea, con periodi intercalati di amenorrea oppure con amenorrea primitiva o secondaria, un certo effetto gonadotropo, più o meno netto a seconda della sindrome. La stimolazione gonadotropa esercitata dalla frazione lipidica diencefalica è apparsa tuttavia costantemente associata ad un interessamento surrenalico, con eliminazione di tutte le quote di metaboliti urinari e in particolar modo dei 17-chetosteroidi (cfr. anche BONATI e CURRI 1956; GAMBASSI, V. MAGGI 1956; BARTOLOMEI e MARCHETTO 1956b). L'indagine citologica sul ricettore vaginale (GIANAROLI 1956) ha permesso d'altra parte di constatare come anche a dosi così ridotte rispetto a quelle impiegate nell'esperimento su animali di laboratorio, si osservino rilevanti modificazioni dell'indice di acidofilia (cfr. Fig. 55 e 56) e di picnosi in senso estrogenico (cfr. anche D'INCERTI-BONINI 1956). Sono comunque necessari altri controlli, usando le dosi impiegate da CURRI (1956)

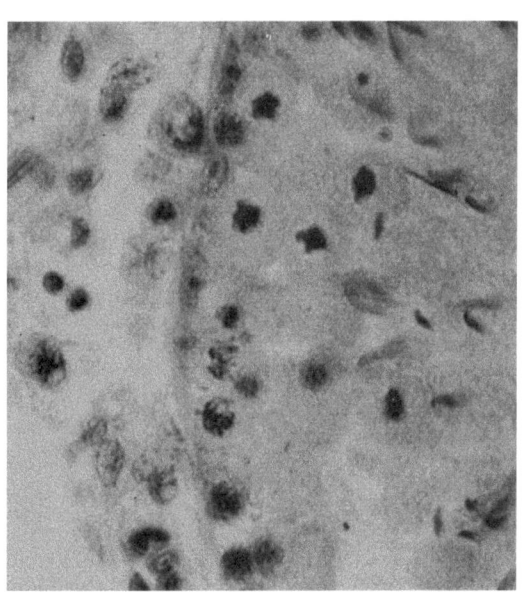

Fig. 54. Ratto n. 516, adulto, trattato per 32 giorni con 1,25 mg. pro die della frazione lipidica diencefalica. Fissazione in BOUIN, colorazione ematossilina sec. HEIDENHAIN. Ingr. 1350 ×. Nido di metafasi della I divisione di maturazione. (Preparato del Dr. CAVALLI)

e da GAMBASSI e Coll. (1956) per determinare un evidente incremento della funzionalità surrenalica (25 mg. pro die della frazione lipidica diencefalica, per via endovenosa e per un periodo non inferiore ai 10 giorni, in modo da raggiungere in soggetti del peso medio di 70 kg. una dose totale di almeno 250 mg), al fine di stabilire l'entità della risposta in senso gonadotropo, scindendola possibilmente da quella adrenocorticotropa.

B. Modificationi di altri organi non endocrini e del ricambio idrosalino

1. Modificazioni di organi non endocrini e della curva di accrescimento corporeo

Nel coniglio trattato con 2,5 mg. pro die della frazione lipidica diencefalica, Spigolon (1955) non ha potuto rilevare modificazioni di rilievo a carico del miocardio, dei polmoni, del rene e del tubo gastroenterico, anche dopo somministrazione prolungata per 3 mesi. A carico del fegato l'A. ha messo in rilievo un alto contenuto in glicogeno. I componenti del mesenchima (istiociti, cellule avventiziali, cellule reticolari, elementi kupfferiani) sono secondo Spigolon particolarmente fiorenti ed attivi, reperto documentato dall'abbondante reperto di granuli di Trypanblau nel protoplasma degli elementi mesenchimali, in quegli animali in cui venne praticata la colorazione vitale. In base a questi reperti l'A. ritiene che la frazione lipidica diencefalica determini nell'organismo degli animali un complesso di modificazioni che egli definisce "stato iperfisiologico", mettendo in rilievo la "reciprocità e la cointeressenza tra ipotalamo da un lato e ghiandole endocrine e mesenchima dall'altro", secondo i concetti di de Gaetani (1947—1956).

2. Variazioni della curva di accrescimento del ratto

Le variazioni ponderali in ratti giovani, del peso medio di 60—80 gr., in seguito al trattamento con la frazione lipidica diencefalica sono state recentemente esaminate da Curri e Paoletti (1956). Alcuni animali erano alimentati a dieta povera, altri a dieta normale contenente in misura equilibrata lipidi, protidi, glicidi e vitamine.

Allo scopo di paragonare l'incremento ponderale con altri fattori di crescita alcuni lotti vennero trattati con acido adenosintrifosforico, intenso fattore di crescita, alla dose di 5 mg./kg., con ½ unità ratto di ormone somatotropo ed infine con altre frazioni lipidiche ricavate dal miocardio o dalla corteccia cerebrale, in modo da poter escludere un'azione aspecifica. I ratti vennero trattati per 30 e 60 giorni, ogni quarto giorno dall'inizio dell'esperienza. Nel grafico della Fig. 57 vengono riportate le curve di crescita di animali trattati per 30 giorni con le varie frazioni lipidiche sperimentate: da esso risulta come solo la frazione lipidica diencefalica e non quella cerebrale o miocardica, svolgano un notevole effetto stimolante sulla crescita.

Nel grafico della Fig. 58 sono riportati invece gli effetti stimolanti la crescita dell'acido adenosintrifosforico, dell'ormone somatotropo, della frazione lipidica diencefalica in associazione all'ATP o all'STH. L'esame della curva di accrescimento in un periodo di 60 giorni permette di escludere che l'associazione con ATP favorisca ulteriormente l'incremento ponderale già esaltato dalla frazione lipidica diencefalica, mentre la contemporanea somministrazione di ormone somatotropo, contrariamente a quanto ci si poteva aspettare, determina invece una lieve inibizione.

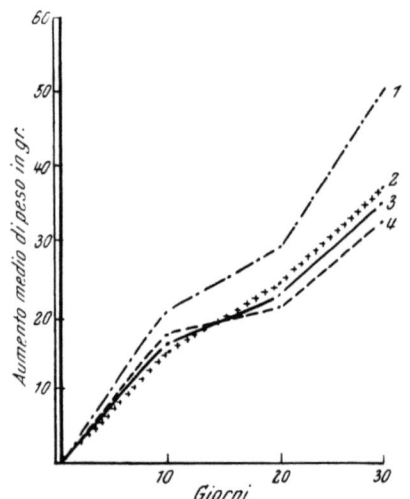

Fig. 57. Curve di crescita di ratti giovani del peso medio di 60—70 gr., trattati per 30 giorni con 0,5 mg. pro die di frazioni lipidiche complesse ricavate dalla regione diencefalica (1), dal miocardio (2), dalla corteccia cerebrale (4). L'accrescimento dei controlli non trattati è indicato dalla linea continua (3). (Da Curri e Paoletti 1956)

L'attribuire l'incremento ponderale del ratto impubere ad una maggiore increzione adenoipofisaria di ormone somatotropo, nelle condizioni sperimentali ora esaminate, urta contro il dato morfologico reperibile nell'adenoipofisi stessa dopo somministrazione della frazione lipidica diencefalica. Anche se attualmente non è possibile stabilire una correlazione tra la produzione quantitativa di STH ed il quadro citologico della

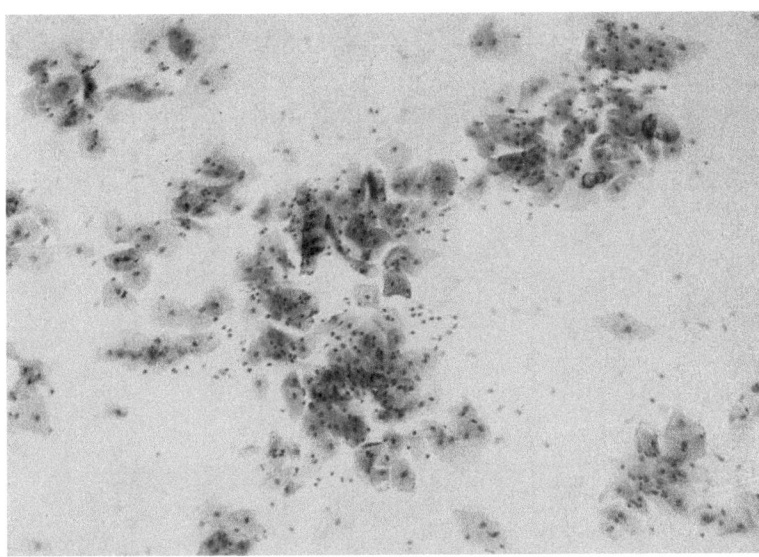

Fig. 55. Secreto subatrofico con note di modesto stimolo estrogenico. Evidente basofilia, aggregamento degli elementi con pieghettatura dei margini. Rari nuclei picnotici, presenza di muco e leucociti. Soggetto in menopausa chirurgica (isterectomia subtotale ed annessiectomia bilaterale per fibroma uterino), da 6 mesi. Colorazione sec. Papanicolau. Ingr. 100 ×. (Preparato del Prof. Gianaroli)

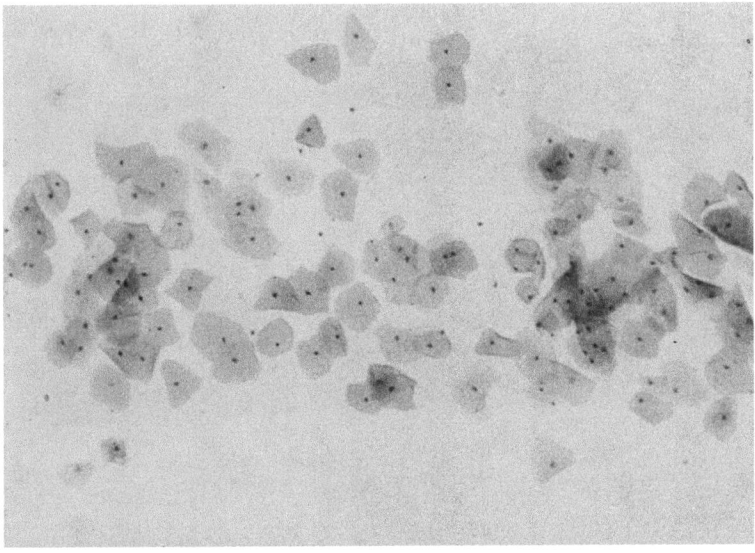

Fig. 56. Secreto di tipo secondario a stimolazione estrogenica, con elementi dissociati, spiccatamente acidofili, dispiegati; frequenti picnosi ed assenza di muco e leucociti, nello stesso soggetto della figura precedente. Trattamento con 100 mg. (dose totale) della frazione lipidica diencefalica. Colorazione sec. Papanicolau. Ingr. 100 ×. (Preparato del Prof. Gianaroli)

adenoipofisi (Tonutti 1955), il fatto che non vi siano modificazioni a carico delle acidofile (Curri e Fedeli 1954−1955; Azzali 1956) negli animali trattati, ma piuttosto una basofilia ed un'ipertrofia con degranulazione delle cellule beta, parla contro la tesi di un aumento incretorio della somatotropina direttamente causato dai lipidi diencefalici; non è escluso pertanto che l'aumento ponderale osservato nei ratti impuberi da Curri e Paoletti (1956) e da Spigolon nei conigli (1955) sia da ricondursi all'influenza esercitata dalla frazione lipidica diencefalica sull'elaborazione degli ormoni surrenalici e delle gonadi. Infatti se è pur vero che l'ipofisi con la elaborazione dell'STH ha una parte di assoluta preminenza nella regolazione dell'accrescimento osseo, è d'altra parte ampiamente dimostrato che anche altri ormoni influenzano l'accrescimento somatico e lo sviluppo scheletrico. Il mancato intervento di un'aumentata increzione di somatotropo nel determinare l'incremento della curva di crescita del ratto impubere verrebbe sottolineato anche dalle scarse

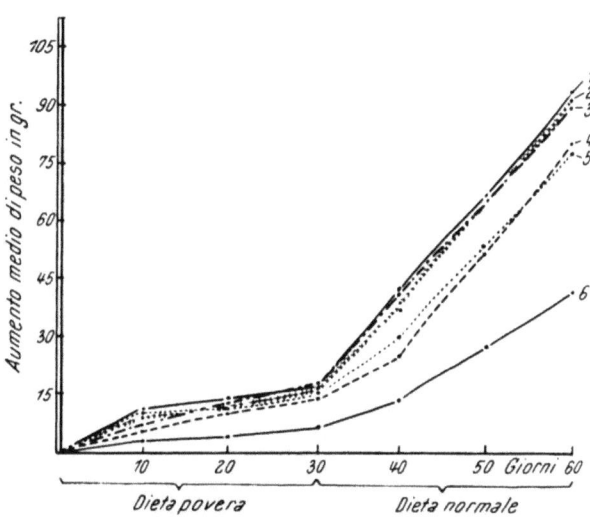

Fig. 58. Curve di crescita di ratti giovani del peso medio di 60 − 80 gr. trattati per 60 giorni, in regime di dieta povera e di dieta normale, con 0,5 mg. pro die della frazione lipidica diencefalica + 5 mg. di ATP (1), con la sola frazione lipidica diencefalica (2), con ½ unità di STH (3), con soli 5 mg. pro die di ATP (4), con la frazione lipidica diencefalica + ormone somatotropo (5). La linea continua indica i controlli non trattati (6). (Da Curri e Paoletti 1956)

variazioni della fosforemia inorganica del siero in ratti adulti trattati con 2,5 mg. della frazione lipidica diencefalica per 10 giorni. Il valore si aggira sia nei controlli che nei trattati sui 5,12 − 5,15 mg. % di fosforo serico inorganico (Fedeli). La determinazione della fosforemia inorganica fu eseguita in base al concetto che un'iperincrezione di STH provoca alterazioni dell'equilibrio elettrolitico rappresentate essenzialmente da un'elevazione della fosforemia.

3. Modificazioni dell'apparato emopoietico, del sangue e del chemismo ematico

Le modificazioni della milza indotte dalla frazione lipidica diencefalica sono particolarmente significative, anche se di difficile interpretazione: ammettendo gli intimi rapporti tra diencefalo, costellazione endocrina e mesenchima, ripetutamente affermati e sostenuti dalla Scuola di de Gaetani (1947, 1948, 1949, 1953, 1954), le modificazioni spleniche sarebbero secondarie alla iperfunzione diencefalica esercitata dalla frazione lipidica, iperfunzione che si ripercuote secondariamente sul mesenchima e sulla milza determinando quel complesso di variazioni morfologiche, inquadrate da de Gaetani nella definizione di "stato iperfisiologico"[1].

Nella milza del coniglio, trattato per 3 mesi con 2,5 mg. pro die della frazione lipidica diencefalica, Spigolon (1955) ha potuto mettere in evidenza (cfr. Fig. 59) una spiccata ipertrofia ed iperplasia delle formazioni follicolari. I follicoli splenici presentano un diametro superiore alla norma, con centro germinativo ampio, formato da elementi di aspetto istiocitario, debolmente eosinofili, stellati. La componente linfocitaria è particolarmente numerosa: i linfociti sono addensati e talora disposti ad alone periferico. Una netta iperplasia si rileva a carico della polpa rossa, che presenta seni ampi, rivestiti da cellule endoteliali iperplastiche, rigonfie, spesso sporgenti nel lume dei seni. Non si riscontrano modificazioni della trama reticolare, mentre rare sono le zone emosiderotiche. Questi reperti, che parlano a favore di una iper-

---

[1] Cfr. inoltre le ricerche di de Gaetani sui rapporti tra diencefalo, mesenchima e sviluppo neoplastico.

funzione del parenchima splenico, sono stati in seguito confermati da TISCHENDORF (1956), il quale ha riscontrato nel ratto la presenza di focolai di eritropoiesi splenica dopo trattamento per 20 giorni con la frazione lipidica diencefalica. Di particolare interesse ci sembrano anche le osservazioni di BIANCHI e Coll. (1956), i quali in cani medullectomizzati hanno riscontrato "una diminuzione netta dell'attivazione istioide di tipo epitelioide, con policariociti e centri di metaplasia mieloide" dopo trattamento con la frazione lipidica diencefalica.

Le modificazioni spleniche vanno peraltro ancora rivedute ed analizzate anche in altre specie animali, oltre che nel coniglio (SPIGOLON 1955), nel ratto (TISCHENDORF 1956) e nel cane medullectomizzato (F. BONATI, CUCURACHI e STRATA 1956), specie in relazione ai focolai di ematopoiesi extramidollare riscontrati da TISCHENDORF: anche considerando accertate le correlazioni tra funzionalità diencefalica ed ematopoiesi (ASCHKENASY 1952, SEIP 1953 ed altri), rimane da chiarire il quesito dei rapporti tra iperfunzione diencefalica e reattività splenica.

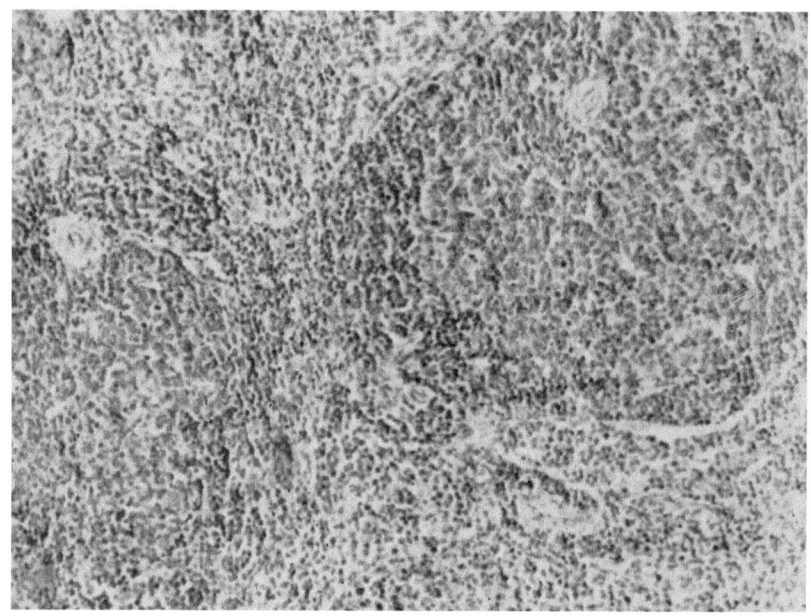

Fig. 59. Grossi follicoli splenici a centro germinativo iperplastico, con iperplasia della polpa rossa in coniglio trattato per 3 mesi con 2,5 mg. pro die della frazione lipidica diencefalica. (Da SPIGOLON 1955)

Impiegando una metodica esplorativa del parenchima mieloide, che permette una valutazione funzionale quantitativa e qualitativa dello stato funzionale del midollo osseo, GRIFONI (1956) ha esaminato recentemente il comportamento del midollo di topi albini dopo somministrazione della frazione lipidica diencefalica. Nello studio dei fenomeni pertinenti all'apparato emopoietico, lo stabilire il numero delle cellule delle varie categorie, presenti in un determinato distretto osseo, come ad es. il femore o la tibia, può offrire elementi di notevole utilità, più che l'esame del sangue periferico; infatti specie nei piccoli animali di laboratorio l'esame del sangue periferico dà secondo GRIFONI poco affidamento, variando il reperto secondariamente a fattori molteplici ed occasionali.

La frazione lipidica diencefalica è stata somministrata per via intraperitoneale una volta al giorno, per un periodo di 5 giorni, in topi albini del peso di 20 gr. A 24 ore dall'ultima iniezione è stato esaminato il comportamento del midollo femoro-tibiale, in cui si è potuto constatare alla dose di 1,25 mg. pro die una discreta riduzione del contenuto cellulare globale, per diminuzione delle cellule eritroidi ed ancor più di quelle linfoidi, mentre invariata risulta la quota mieloide. Nell'ambito della serie mieloide GRIFONI ha messo in evidenza un lieve aumento relativo delle cellule adulte (metamielociti e granulociti), nei confronti di quelle giovani (promielociti e mielociti). Aumentando la dose giornaliera a 2,5 mg., si nota una deplezione midollare di notevole entità, questa volta armonicamente interessante le tre serie.

I dati di GRIFONI non possono tuttavia considerarsi conclusivi, soprattutto perchè si riferiscono a trattamenti di breve durata; non è perciò attualmente possibile precisare se i fenomeni osservati sono da interpretare come specifici o se hanno invece un significato più generico.

Più significative a nostro avviso sono le osservazioni di BONATI, CUCURACHI e STRATA (1956) sull'influenza esercitata dalla frazione lipidica diencefalica sulla reazione eritoblastica e reticolocitica da medullectomia. Gli elementi raccolti dagli AA. fanno pensare che nei cani medullectomizzati e trattati con 5 mg. pro die per tutta la durata della rigenerazione midollare, venga notevolmente ostacolato il processo di anemizzazione. Il processo di anemizzazione non è solo legato alla perdita di sangue, ma presumibilmente ad un processo patogenetico simile a quello dell'anemia tardiva nei traumatizzati gravi degli arti (CROSBY e HOWARD 1954). La minore reazione eritoblastica e reticolocitica osservata negli animali trattati con la frazione lipidica diencefalica (cfr. Fig. 60) potrebbe esser ricondotta ad una modificazione della reattività diencefalica, indotta appunto dalla frazione stessa; elemento che parlerebbe in favore della tesi di SEIP (1953), sull'importanza di un intervento diencefalico nella regolazione del processo di liberazione delle emazie giovani.

Per quanto si riferisce al quadro midollare da un punto di vista istologico, BIANCHI e Coll. ritengono che l'azione della frazione lipidica rallenti la tumultuosità dei processi connettivali e vascolari che preludono alla rigenerazione midollare stessa. Persisterebbe più a lungo la fase intermedia a cellularità mesenchimale; inoltre la penetrazione dei vasi neoformati in sito provenienti dal midollo metafisario nel tessuto connettivo cicatriziale è secondo gli AA. più regolare e meno caotica.

Le variazioni morfologiche riscontrate nella milza, nel midollo osseo degli animali di laboratorio integri o medullectomizzati dopo trattamento con la frazione lipidica diencefalica a dosi variabili, ma comunque proporzionali alla taglia dell'animale, parlano in favore di un intervento diencefalico nella regolazione globale dell'ematopoiesi. Se nell'animale medullectomizzato sembra sussistere una attenuazione della risposta dell'organo midollare allo stress costituito dalla medullectomia, la presenza di focolai eritropoietici splenici nel ratto indica la possibilità di un'iperattivazione del sistema emopoietico. I dati sono solo apparentemente discordanti: è presumibile, in base alle osservazioni sullo stato funzionale dei centri diencefalici precedentemente riportate, che la frazione lipidica abbia modificato l'atteggiamento metabolico degli elementi magnocellulari con gradienti sostanzialmente diversi, direttamente legati alle condizioni funzionali di base, che variano naturalmente nell'animale integro rispetto a quello medullectomizzato.

Per chiarire definitivamente la questione sarebbe opportuno esaminare il comportamento dei fenomeni neurosecretori nell'animale medullectomizzato e non sottoposto a trattamento. Considerando come valido il test della deplezione del materiale gomorifilo dagli elementi gangliari del sopraottico e del paraventricolare, è presumibile che nell'animale medullectomizzato sussista, come del resto in altre condizioni stressanti, uno stato di iperfunzione diencefalica con parziale o totale riduzione della sostanza gomorifila (cfr. a proposito le esperienze di MILIN 1955—1956, e di CURRI e FEDELI 1956, sull'iperfunzione diencefalica nei ratti ovariectomizzati). Comunque sembra accertato che la frazione lipidica diencefalica induce modificazioni quantitative e qualitative anche a carico degli elementi figurati del sangue; in osservazioni preliminari, riprese e completate successivamente da SCALABRINO e P. BIANCHI (1956), FEDELI, CEI e CURRI (1956) avevano notato una diminuzione evidente dell'anemizzazione anche in casi della patologia umana.

Sulla scorta di queste prime osservazioni sul sistema ematopoietico, non si possono certo trarre conclusioni definitive. A titolo di ipotesi, riteniamo probabile

che le variazioni della funzionalità diencefalica, dell'adenoipofisi e delle ghiandole
endocrine indotte dalla frazione lipidica siano in gran parte responsabili delle
modificazioni spleno-midollari.

Un'azione diretta, senza l'intermezzo adenoipofisario, delle frazioni stesse,
pur senza escludere che la trasmissione dell'impulso diencefalico avvenga per
via umorale come vorrebbero BEER (1942) e REISSMAN (1950), appare meno
soddisfacente da un punto di vista interpretativo.

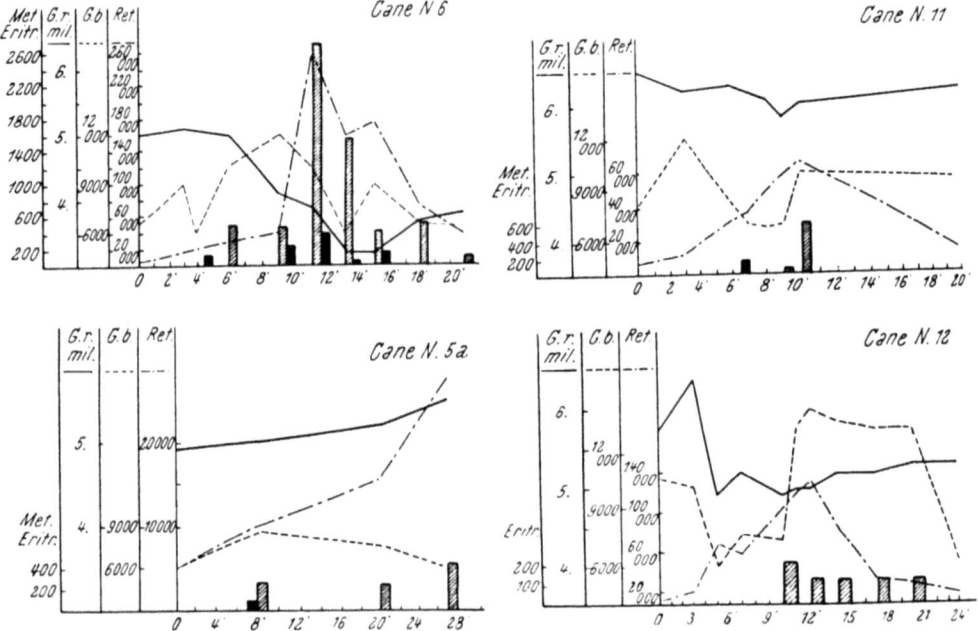

Fig. 60. Modificazioni quantitative delle emazie, dei leucociti e dei reticolociti, comparsa di metamielociti (colonne nere) e di eritroblasti (colonne tratteggiate) nel sangue circolante del cane medullectomizzato. Nei cani trattati con la frazione lipidica diencefalica, alla dose di 5 mg. pro die per
tutta la durata della rigenerazione midollare assume minore rilievo il fenomeno dell'eritroblastosi e
mielocitosi periferica

Recentemente R. J. JONES, KRAFT, HUFFMANN, BALTER e GORDON (1953) hanno
messo in evidenza che frazioni lipidiche ricavate dal cervello di mammiferi dopo
una serie di estrazioni acetonico-eteree erano in grado di abbassare sensibilmente
il tasso di colesterolo serico in polli resi aterosclerotici. In seguito ai lavori di ROSEN-
HEIM e WEBSTER (1941), JONES ritenne di poter identificare la sostanza colesterolo
riducente in un cerebroside non meglio identificato. La frazione cerebrosidica ottenuta
da JONES (cfr. la tecnica estrattiva nel lavoro originale), somministrata alla dose di
10 grammi in animali resi sperimentalmente aterosclerotici provoca una riduzione
della colesterolemia di circa il 40%: di particolare interesse è il fatto che questa
frazione conteneva il 45% di slingomielina e di fosfolipidi, mentre il 50% era rappresentato da glicosidi (frenosina cerebrosidica?). Applicando successivamente (1956)
l'analisi del comportamento della colesterolemia dopo somministrazione delle frazioni lipidiche cerebrali all'uomo, JONES ha rilevato una caduta dei grassi neutri
del siero, una certa riduzione del fosforo lipidico e dei lipidi totali, una riduzione
delle beta-lipoproteine mentre le alfa non risultavano modificate, una caduta del
colesterolo in soggetti con ipercolesterolemia. Il dato più curioso di queste interessanti esperienze è rappresentato anzitutto dalla via di somministrazione del composto cerebrosidico (la via orale), per la durata di circa quattro settimane, e soprattutto dalla dose (da 30 a 40 grammi pro die!), specie se si raffrontino le posologie
usate da JONES con quelle proporzionalmente minime adottate dai ricercatori italiani
(D'INCERTI-BONINI 1956; BONATI e CURRI 1956) nell'esaminare le eventuali ripercussioni delle frazioni lipidiche diencefaliche e della corteccia cerebrale su alcuni

elementi del chemismo ematico. Così D'INCERTI-BONINI, a dosi di 5 mg. pro die per la durata di 20 giorni (dose totale 50 mg. in soggetti di peso medio di 45—65 kg.), ha osservato con la frazione lipidica diencefalica scarsissime variazioni della colesterinemia. Non vengono modificati a questa dose neppure il tasso protidemico totale e l'atteggiamento elettroforetico delle varie quote proteiche (BONATI e CURRI 1956).

Una evidente modificazione, nel senso di un abbassamento, si è avuta invece nel tasso lipemico totale, accompagnata da un rimaneggiamento quantitativo e qualitativo delle lipoproteine; per le beta-lipoproteine si è constatata una accentuazione del gradiente di migrazione elettroforetico. L'azione ipolipemizzante è apparsa più accentuata per le frazioni lente, nella cui composizione prevalgono i grassi neutri.

Paragonando i risultati ottenuti da JONES con la sua frazione cerebrosidica a dosi elevate (30-40gr.), con quelli di BONATI e CURRI, che hanno usato invece dosi molto minori (100—150 mg. di dose totale) della frazione lipidica diencefalica, si notano diverse concordanze: infatti sia nell'uno che nell'altro caso si è avuta una diminuzione dei grassi neutri, una riduzione delle beta-lipoproteine, mentre scarsa era l'influenza sul quadro proteico.

Il fatto che con dosi proporzionalmente così limitate della frazione lipidica diencefalica si possano ottenere modificazioni analoghe a quelle di JONES con la frazione cerebrosidica, e particolarmente il problema dell'interpretazione di queste modificazioni, hanno indotto CURRI (1956) ad esaminare il comportamento del chemismo ematico da un punto di vista sperimentale. Si è cercato

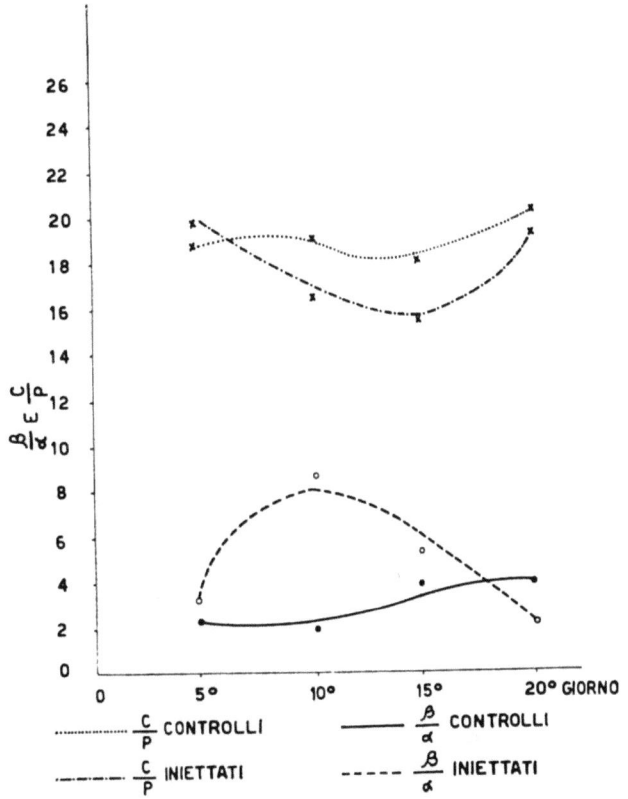

Fig. 61. Modificazioni del rapporto colesterolo-fosforo lipidico e del rapporto beta-alfa delle lipoproteine in conigli trattati per 20 giorni con 2,5 mg. pro die della frazione lipidica diencefalica

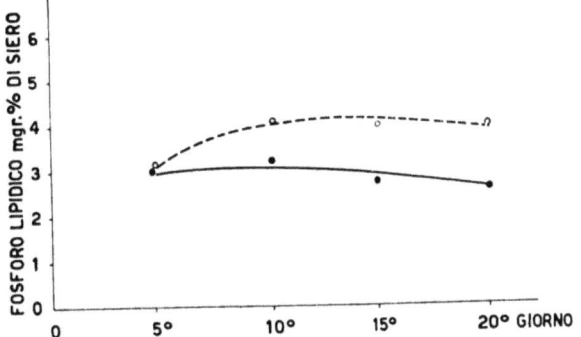

Fig. 62. Modificazioni del fosforo lipidico in conigli trattati con 2,5 mg. pro die della frazione lipidica diencefalica per la durata di 20 giorni

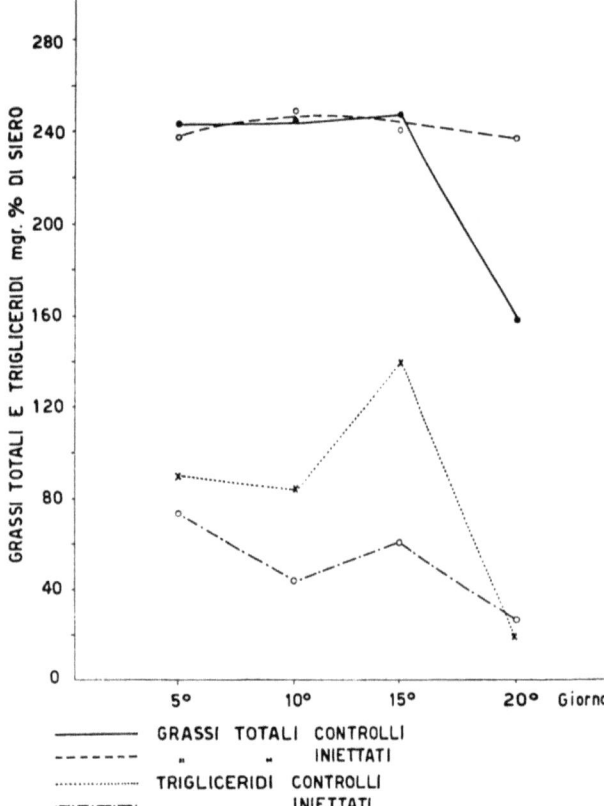

Fig. 63. Modificazioni dei grassi totali e dei trigliceridi in conigli trattati con 2,5 mg. pro die della frazione lipidica diencefalica per la durata di 20 giorni

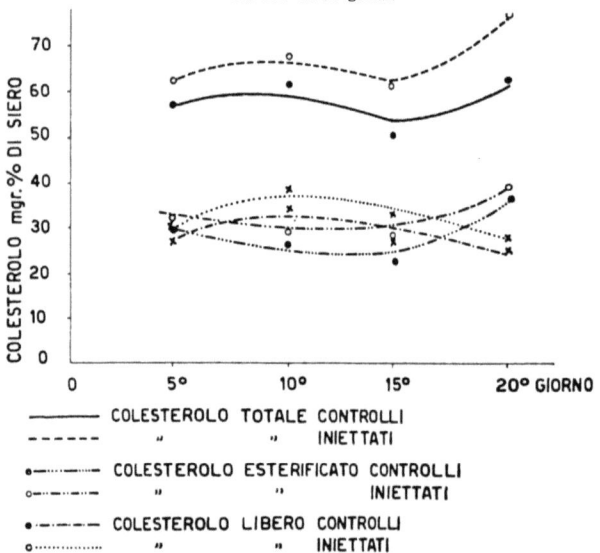

Fig. 64. Comportamento del colesterolo totale, del colesterolo libero ed esterificato in conigli controllo e trattati con 2,5 mg. pro die della frazione lipidica diencefalica per la durata di 20 giorni

pertanto di stabilire il gradiente di migrazione elettroforetico delle lipoproteine, la proteinemia totale, il tasso delle globuline (alfa 0, alfa 1, alfa 2, beta e gamma), il tasso del colesterolo libero, esterificato e totale, il fosforo lipidico, i fosfolipidi, il tasso dei trigliceridi e dei grassi totali nel coniglio trattato con la frazione lipidica diencefalica. Il colesterolo totale ed esterificato è stato dosato col metodo di BLOOR (1916) modificato da IRELAND (1941); il fosforo lipidico col metodo di FISKE e SUBBAROW (1926), modificato da BLOOR (1926) e ROE e WHITMORE (1938); i grassi totali col metodo di BRAGDON (1951). I diagrammi elettroforetici sono stati eseguiti col metodo di GRASSMANN-HANNING, con lettura fotometrica dopo colorazione con Amidoschwarz.

Quale animale da esperimento si è data la preferenza al coniglio piuttosto che al pollo, usato da JONES; questo perchè secondo recentissime ricerche di CHIARONI e NARDI (1956) il quadro sieroproteico del coniglio normale si avvicina molto più di quello del ratto e del pollo al quadro sieroproteico dell'uomo. Gli Autori affermano anzi che "pressochè identici a quelli dell'uomo sono nel coniglio i valori percentuali delle diverse frazioni, salvo un'inversione del rapporto alfa, e alfa$_2$-globuline, per una leggera prevalenza della prima di esse nel coniglio e della seconda nell'uomo".

I reperti riscontrati nel coniglio dopo somministrazione della frazione lipidica diencefalica (2,5 mg. pro die, pari a ca. 1 mg./kg. di peso, per la durata di 20 giorni; prelievi ogni 5°—10°—15°—20° giorno) non sono comunque paragonabili che in parte alle risultanze dell'indagine eseguita da BONATI e CURRI (1956) su soggetti obesi. Ciò che colpisce è ad ogni modo la caduta del rapporto colesterolo-fosforo lipidico al 15° giorno del trattamento, fenomeno parallelo e quasi concomitante ad un aumento del rapporto beta-alfa delle lipoproteine (cfr. Fig. 61).

Mentre vi è un aumento del fosforo lipidico negli animali trattati (cfr. Fig. 62) che non si accompagna tuttavia ad una modificazione dei grassi totali, si assiste nel coniglio dopo somministrazione della frazione lipidica diencefalica ad una sensibile caduta del tasso di trigliceridi (cfr. Fig. 63).

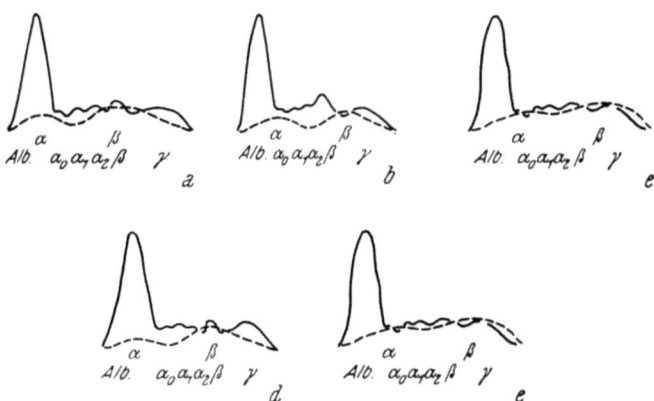

Fig. 65. Comportamento del tracciato elettroforetico delle lipoproteine nel coniglio normale.

a I prelievo frazione alfa ....31,4 %
            frazione beta..................68,6 %   — al 5° giorno
            rapporto beta-alfa 2,18
b II prelievo frazione alfa ....40,0 %
            frazione beta..................60,0 %   — al 10° giorno
            rapporto beta-alfa 1,5
c III prelievo frazione alfa ....19,37 %
            frazione beta..................80,63 %   — al 15° giorno
            rapporto beta-alfa 4,16
d IV prelievo frazione alfa ....22,0 %
            frazione beta..................78,0 %   — al 20° giorno
            rapporto beta-alfa 3,55
e V prelievo frazione alfa ....20,3 %
            frazione beta..................79,7 %   — a 50° giorno
            rapporto beta-alfa 3,92

Le variazioni del colesterolo libero, totale ed esterificato non sono significative, come del resto non appaiono significative le modificazioni riscontrate da D'INCERTI-BONINI (1956) in soggetti ipo‚varici. Nel complesso non si può dire che le modificazioni del chemismo serico rilevate nel coniglio corrispondano a quelle rilevate nel corso della sperimentazione clinica. Anzi, all'abbassamento delle beta lipoproteine nell'uomo (quantunque si trattasse di soggetti ipocrinici), corrisponde al 10° giorno del trattamento nel coniglio un sensibile incremento. Questo incremento va tuttavia interpretato con riserva, perchè al 20° giorno le beta-lipoproteine ritornano a valori subnormali (cfr. Fig. 65—66).

L'unico dato di un certo interesse è rappresentato dalla caduta del rapporto colesterolo-fosforo lipidico, caduta che si mantiene per un periodo di vari mesi dalla fine del trattamento.

L'interpretazione di questi fenomeni non è certo agevole; se da un lato si può escludere, secondo l'opinione di BONATI e CURRI, l'esistenza di un meccanismo eparino-simile della frazione lipidica diencefalica, appare senza dubbio interessante il curioso parallelismo tra l'azione dei cerebrosidi di JONES (1956) e l'azione ipolipemizzante nell'uomo dei lipidi diencefalici. Non si deve escludere l'ipotesi che si tratti di azioni aspecifiche, con meccanismo forse simile a quello di determinati steroli (sitosteroli, presenti oltre che nell'olio di soia, anche in alcuni cerebrosidi come la frenosina: cfr. Rosenheim e Webster 1941). Un dato che rimane da chiarire è comunque l'identità dell'azione ipolipemizzante delle due sostanze (lipidi diencefalici e cerebrosidi di Jones), nonostante l'enorme disparità della dose impiegata, almeno per ciò che riguarda i risultati in patologia umana.

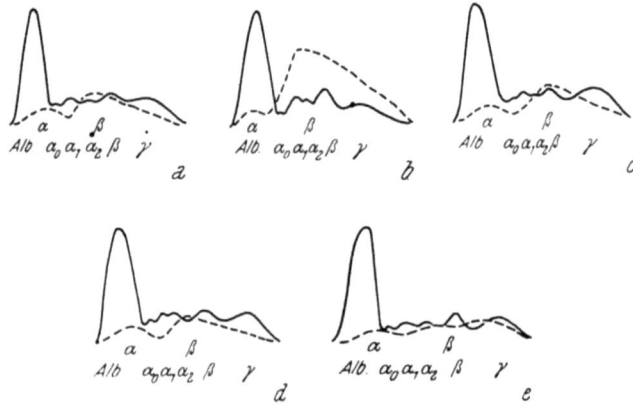

Fig. 66. Comportamento del tracciato elettroforetico delle lipoproteine nel coniglio trattato per 20 giorni con 2,5 mg. pro die della frazione lipidica diencefalica, per via endovenosa. I prelievi sono stati eseguiti al 5° − 10° − 15° − 20° − 50° giorno dall'inizio del trattamento.

a	I prelievo	frazione alfa	24,5 %	
		frazione beta	75,5 %	− al 5° giorno
		rapporto beta-alfa	3,08	
b	II prelievo	frazione alfa	6,7 %	
		frazione beta	93,3 %	− al 10° giorno
		rapporto beta-alfa	13,9	
c	III prelievo	frazione alfa	21,5 %	
		frazione beta	78,5 %	− al 15° giorno
		rapporto beta-alfa	3,65	
d	IV prelievo	frazione alfa	29,4 %	
		frazione beta	70,6 %	− al 20° giorno
		rapporto beta-alfa	3,65	
e	V prelievo	frazione alfa	19,3 %	
		frazione beta	80,7 %	− al 50° giorno
		rapporto beta-alfa	4,18	

4. Variazioni del metabolismo idrosalino: modificazioni della diuresi secondaria alla somministrazione della frazione lipidica diencefalica

Che il diencefalo intervenga nella regolazione del metabolismo idricosalino è questione sufficientemente documentata, sia da osservazioni anatomopatologiche che da reperti sperimentali[1], anche se l'interpretazione teorica delle modalità con cui questa regolazione si esplica risenta tuttora di un certo eclettismo, dovuto all'esistenza di elementi contradditori. Su un piano teorico appare senz'altro agevole conciliare l'esistenza di un centro della sete (Beattie, Brow e Long 1930; Weil e Zondeck 1939; Hess 1949−1952), di elementi cellulari a funzione osmoricettrice agenti in parallelo con le variazioni pressorie dei liquidi organici (Verney 1946−1947−1948; Weil e Bernfeld 1954; Bargmann 1954) con il sinergismo funzionale tra neuroipofisi e ipotalamo. Il nucleo centrale della questione risiede ancora nella identificazione della sede anatomica in cui venga effettivamente prodotto il principio antidiuretico: la maggior parte degli Autori ammette la proprietà del diencefalo di produrre un principio antidiuretico, che verrebbe poi raccolto ed elaborato nella sua configurazione molecolare definitiva a livello della postipofisi (Fisher, Ingram, Hare e Ranson 1935; Melville e Hare 1945; Pupilli 1949; Kovács e Coll. 1945; Bogdanove e Halmi 1953).

---

[1] Cfr. le ricerche di Kovács e Bachrach (1951), Kovács, Bachrach, Jacobowits, Horváth e Korpássy (1954), Morel e Andre (1954), Martini e Coll. (1952, 1953, 1954).

Da molti anni a questa parte BARGMANN e la sua Scuola, E. e B. SCHARRER, HILD e ZETLER (1953), ritengono di poter identificare in base a una larga messe di ricerche sperimentali — anche su frazioni estrattive — il neurosecreto quale portatore dell'ADH e della vasopressina, che notoriamente inibisce la diuresi e la filtrazione glomerulare. Il nucleo sopraottico ed il nucleo paraventricolare sarebbero pertanto la sede degli ormoni regolatori del metabolismo idrico-salino, e di conseguenza gli ormoni postipofisari sarebbero ormoni ipotalamici ("Hypothalamushormonen" di BARGMANN). Secondo B. ANDERSON e Coll. (1952—1955) il centro della sete andrebbe identificato nel n. paraventricolare, che regolerebbe anche la liberazione dell'ADH postipofisario, oltre ad essere il centro di produzione di tale ormone. Bisogna riconoscere che gran parte di queste supposizioni è fondata sulla estrazione di un fattore ADH-simile da determinate frazioni o da estratti totali della regione ipotalamo-ipofisaria e sulla loro valutazione quantitativa rispetto all'adiuretina postipofisaria (ABEL 1924; SATO 1928; VAN DYKE e Coll. 1929; HELLER 1939; MELVILLE e HARE 1945; MELLI 1948; CAVALCA e ROSSINI 1950 e altri).

Tutti gli AA. riconoscono che l'attività antidiuretica degli estratti ipotalamici è minore di quella della corrispondente frazione estrattiva postipofisaria, approssimativamente del 20—30% nei nn. sopraottici del cane (MELVILLE e HARE 1945) o del 50% per l'ipotalamo di bue in toto (MELLI 1948—1949). Non manca però chi nega una qualsiasi attività antidiuretica degli estratti ipotalamici (HOLSCHER e FINGER 1949), o ritiene che essa sia incostante ed esercitata prevalentemente in funzione del tempo, ritardando l'inizio della diuresi da carico idrico (CAVALCA e ROSSINI 1950).

Vi è quindi anche nel campo dell'azione di estratti ipotalamici sulla diuresi una notevole diversità di opinioni: più che soffermarci sull'analisi delle singole modalità sperimentali, appare accettabile una valutazione critica dei metodi di estrazione adottati dai singoli Autori, dalla quale risulta che non è possibile paragonare i reperti tra di loro per la diversità delle tecniche adottate. In tutte le frazioni estrattive, comprese quelle idrogliceriche di GARÇIA (1948), si deve ritenere che la componente lipidica fosse scarsa o comunque resa inattiva dalle manipolazioni tecniche, tanto che GARÇIA attribuì le variazioni del metabolismo idrosalino ottenibili con il suo estratto caprino ad una sostanza vagomimetica, inattivata dalla contemporanea somministrazione di atropina. Gli estratti totali, in cui i lipidi sono desaturati, e quindi privi di ogni attività biologica apprezzabile, hanno un'azione ADH-simile incostante, minore di quella esercitata da frazioni acquose proteiche non dializzabili, costituite prevalentemente da glicoprotidi e dai loro prodotti di scissione. Le frazioni acquose dializzabili non dimostrano invece un'attività antidiuretica francamente manifesta, per cui si può ritenere che essa sia legata alla presenza, negli estratti ipotalamici bruti, di sostanze appartenenti al gruppo dei protidi, semplici o combinati, o a sottoprodotti idrolitici di essi.

Queste considerazioni ci sono sembrate necessarie per l'enunciazione del postulato che le frazioni lipidiche insaponificabili ricavate dal diencefalo di bovino non presentano un'attività antidiuretica nè vasopressinosimile, alla quale da alcuni viene attribuita un'importanza determinante nel meccanismo della diuresi. Le frazioni lipidiche diencefaliche posseggono invece una attività diuretica, secondaria alle modificazioni surrenaliche da esse provocate, per cui si deve ritenere che determinati gruppi di attività biologiche riscontrate negli estratti ipotalamici sono condizionati in misura preminente dalla composizione chimica delle singole frazioni.

Nel corso di una ricerca sull'accrescimento di giovani ratti trattati con la frazione lipidica diencefalica CURRI e PAOLETTI 1956 avevano osservato come la somministrazione di 0,5 mg. pro die, protratta per 30 giorni in ratti del peso di 60—80 gr., provocasse un lieve aumento della diuresi da carico idrico; infatti mentre nei controlli la percentuale di eliminazione dell'acqua introdotta dopo 60—90—120′ era rispettivamente di 23,31—35,58—41,71, negli animali trattati essa saliva a 31,12—41,69—46,49. Successivamente SETTIMI (1955) metteva in evidenza nel ratto adulto un aumento nella media di eliminazione urinaria dopo carico idrico con dosi variabili da 1,75 a 7,5 mg. della frazione lipidica (cfr. Tabella 7).

Tabella 7. *Modificazioni dell'eliminazione urinaria in ratti adulti dopo carico idrico (prova di Ginsburg), secondarie alla somministrazione di dosi crescenti della frazione lipidica diencefalica di bovino*

1 cc = 2,5 mg. di sostanza secca in sospensione acquosa.

L'aumento della diuresi da carico è proporzionale, entro certi limiti, alla dose impiegata. (Da SETTIMI 1955.)

N. ratti	Trattamento	Media dell'eliminazione urinaria dopo		
		30'	60'	120'
20	—	18,98	35,61	50,19
6	frazione lipidica diencefalica 0,5 cc.	18,82	31,73	47,91
14	frazione lipidica diencefalica 1 cc.	20,58	43,27	54,62
15	frazione lipidica diencefalica 2 cc.	26,03	50,40	78,15
5	frazione lipidica diencefalica 3 cc.	22.89	47,21	68,56

Questo aumento della diuresi da carico ottenibile con le frazioni lipidiche nel ratto è particolarmente interessante se paragonato all'effetto di corrispondenti frazioni non lipidiche preparate da CAVALCA e ROSSINI (1950, 1952) dall'ipotalamo e dall'ipofisi posteriore di bue mediante disidratazione acetonica in Soxhlet e successiva sospensione del residuo secco in una soluzione acetica al 0,25% a pH 3,5.

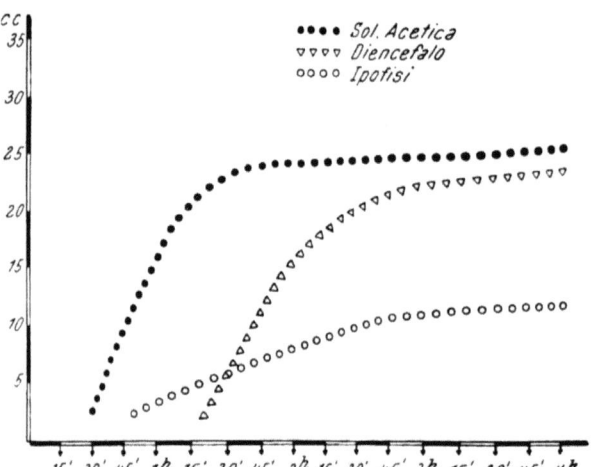

Fig. 67. Effetto inibitore sulla diuresi da carico idrico nel ratto adulto dopo somministrazione di un estratto ipotalamico portato all'ebollizione e filtrato per Seitz, contenente il principio attivo idrosolubile ad azione ADH-simile. (Da CAVALCA e ROSSINI 1950)

Dall'esame del grafico risulta che questo tipo di frazioni ipotalamiche, in cui la componente lipidica si è certamente alterata per la sospensione del materiale in mezzo a pH acido, dimostra un'attività ADH-simile, seppure inferiore a quella di corrispondenti frazioni postipofisarie (cfr. Fig. 67).

Inoltre è da rilevare che l'azione ADH-simile è verosimilmente contenuta in una frazione idrosolubile, per cui si può escludere che essa sia legata ai lipidi semplici o complessi, i quali del resto venivano già eliminati dalla filtrazione per Seitz. Il principio antidiuretico ipotalamico di CAVALCA e ROSSINI (1950), contenuto "nell'estratto acquoso limpido usato negli esperimenti" potrebbe pertanto, con le opportune riserve, venir identificato con la frazione acquosa proteica non dializzabile di SLUSHER e ROBERTS (1948).

L'evidente discrepanza del reperto sperimentale tra frazioni acquose proteiche e frazioni lipidiche ricavate dal diencefalo ha costituito il presupposto per l'estensione delle ricerche al comportamento della filtrazione glomerulare e del riassorbimento tubulare nell'uomo. BONATI e CURRI (1956) hanno constatato in soggetti affetti da obesità diencefalica un aumento della portata renale secondario alla somministrazione della frazione lipidica in dosi corrispondenti a 5 mg. pro die per 20—30 giorni. Successivamente FALETRA e FEDELI (1956), studiando il comportamento della diuresi da carico idrico in soggetti normali, hanno notevolmente contribuito alla conoscenza delle modificazioni del metabolismo idricosalino legate alla somministrazione dei lipidi diencefalici in dosi variabili, mentre TAMBUSCIO e FALETRA (1956) hanno esaminato il comportamento degli osmoricettori diencefalici secondo la metodica di CARTER e ROBINS. In soggetti tenuti a dieta idrica limitata (fino a 1000 cc. di liquidi pro die) e in condizioni normali sia dal punto di vista endocrinologico che da quello renale, la somministrazione della frazione lipidica diencefalica alla dose di 5 mg. pro die per la durata di 15—20 giorni non induce modificazioni rilevanti della diuresi giornaliera.

Questo fatto escluderebbe che nella frazione lipidica diencefalica vi sia una sostanza diuretica. La somministrazione di un'unica dose di 5 mg. in un soggetto normale non provoca modificazioni sostanziali della diuresi da carico idrico (cfr. Fig. 68); la prova della bevuta, eseguita secondo lo schema ormai classico di VOLHARD, induce un andamento della diuresi distinguibile nelle due fasi dell'incremento e della successiva riduzione della diuresi stessa, conformemente al I e II meccanismo di BORST. La continuazione del trattamento per 15 giorni, fino alla dose totale di 75 mg., provoca invece un'aumentata

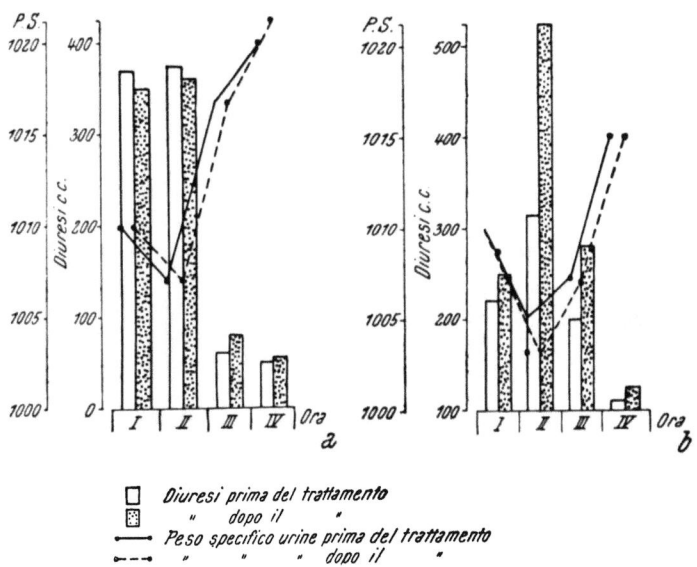

Fig. 68. Andamento della diuresi da carico idrico dopo la somministrazione di una dose unica di 5 mg. (a) e di un trattamento protratto per 15 giorni (b) con la frazione lipidica diencefalica in soggetti normali. Marcato incremento della diuresi in b, alla seconda ora della prova, con netta caduta del peso specifico, in corso di trattamento prolungato (dose totale 75 mg.)

escrezione di urine specie durante le prime due ore della prova; nelle ultime due ore dell'esperimento non si ha tuttavia la marcata riduzione della diuresi propria del diabete insipido, il che si presta ad interessanti deduzioni circa le modalità di azione farmacodinamica della frazione lipidica diencefalica, che non interverrebbe a livello degli osmoricettori (cfr. Fig. 69).

La frazione lipidica diencefalica induce un aumento della diuresi soltanto dopo un trattamento protratto; questo fenomeno fa ritenere che le modificazioni del metabolismo idrosalino da essa indotte non siano dovute all'esistenza nella frazione lipidica di un "principio diuretico", antagonista dell'antidiuretico ADH-simile contenuto nelle frazioni acquose, ma che l'aumento della diuresi sia legato o ad una modificazione della sensibilità degli osmoricettori diencefalici, o ad un rallentamento della produzione ed immissione in circolo dell'ormone antidiuretico, o infine a modificazioni funzionali di altre ghiandole endocrine ed in particolare della surrene.

Contro le prime due ipotesi sta il fatto che non si sono riscontrate modificazioni nella risposta tardiva di ipodiuresi, il che deporrebbe per una normale risposta degli osmoricettori diencefalici e per una normale increzione di ormone antidiuretico. Inoltre non si sono avute modificazioni significative della diuresi giornaliera, nè è insorta polidipsia o poliuria. Per questo motivo sembra giustificato ritenere che l'aumento della diuresi da carico idrico sia riconducibile alle modificazioni indotte dalla frazione lipidica diencefalica sulla funzione surrenalica.

Il trattamento prolungato con la frazione lipidica diencefalica non ha infatti comportato modificazioni evidenti e significative nell'andamento della prova di CARTER e ROBINS (cfr. TAMBUSCIO e FALETRA 1956 e Fig. 69).

La terza ipotesi sull'intervento della surrene, nel senso di una più spiccata risposta reattiva secondaria al trattamento con la frazione lipidica, è pertanto la più attendibile per spiegare l'incremento della prova da carico idrico. La più abbondante eliminazione dell'acqua ingerita sarebbe quindi legata all'intervento diretto dei corticosteroidi, increti in maggiore quantità (cfr. BO-

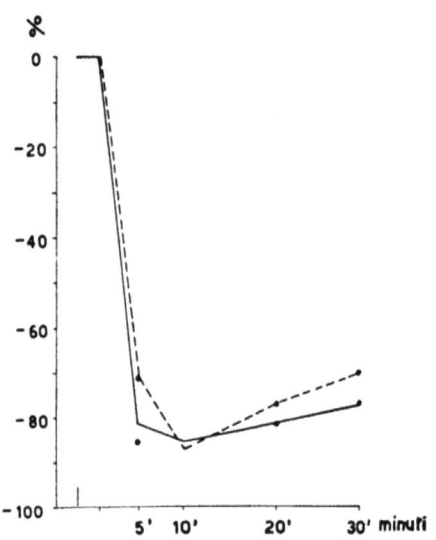

——Prima del trattamento, — — —dopo il trattamento

Fig. 69. La scarsa riduzione della diuresi minuto da carico idrico dopo somministrazione di una soluzione ipertonica di NaCl (prova di CARTER e RO-BINS) nei soggetti trattati con 5 mg. pro die della frazione lipidica diencefalica per 15 giorni, rispetto ai controlli, fa ritenere che non vi sia una modificazione sostanziale a livello degli osmoricettori diencefalici. Riduzione in % della diuresi minuto da carico idrico in soggetti normali in seguito alla somministrazione per vena di una soluzione ipertonica di NaCl prima e dopo trattamento con estratti lipodei di diencefalo (valori medi)

NATI e CURRI 1956; D'INCERTI-BONINI 1956; BARTOLOMEI e MARCHETTO 1956; GAMBASSI e Coll. 1956) dopo trattamento prolungato, sul tubulo renale. Infatti è risaputo che alcuni cortinoidi di origine surrenalica posseggono in determinate condizioni sperimentali un'azione diuretica notevole (GAUNT, BIRNIE e EVERSHOLE 1949; GAUNT, LLOYD e CHART 1956; HERKEN, SENFT e WILUTZKY 1956), anche se tuttora il meccanismo con cui questo incremento si svolge appare poco chiaro, mentre altri cortinoidi dimostrano per contro un'attività antidiuretica (HERKEN, SENFT, WILUTZKY 1956). D'altra parte, pur propendendo per l'ipotesi dell'interferenza dei metaboliti surrenalici nel determinismo dell'aumento diuretico da carico idrico, non sembra lecito escludere aprioristicamente l'intervento di centri superiori. E' vero che le ricerche di TAMBUSCIO e FALETRA non hanno messo in evidenza modificazioni sostanziali nella riduzione della diuresi minuto da somministrazione di NaCl dopo il trattamento con la frazione lipidica diencefalica, ma si deve ammettere — specie dopo le ricerche di CORT (1955) l'esistenza di relazioni tra funzionalità diencefalica e funzionalità renale. Tutta una serie di modificazioni nell'escrezione urinaria, anche degli stessi corticoidi surrenalici, andrebbe inquadrata sotto l'aspetto di variazioni selettive della permeabilità renale sotto l'influenza di una regolazione centrale, di probabile pertinenza diencefalica. Non va inoltre dimenticata la possibilità di provocare modificazioni della diuresi attraverso variazioni quantitative incretorie di altre ghiandole endocrine, e non solo della surrenale, indotte dalla frazione lipidica diencefalica (cfr. a questo proposito le ricerche di BERGAMINI, BONATI e RANCATI 1955).

Di particolare interesse, in sede di valutazione critica di questi risultati, appare il fatto che non si possono ottenere modificazioni della diuresi da carico idrico con frazioni lipidiche ricavate, anzichè dalla regione diencefalica, dalla corteccia cerebrale o da altri organi. Le modificazioni della diuresi da carico sono quindi legate al peculiare meccanismo d'azione della frazione lipidica diencefalica. L'aumento della diuresi è in ogni caso proporzionale, o per lo meno in diretto rapporto, con la dose somministrata: FEDELI (1956) ha potuto recentemente dimostrare, almeno nei pochi casi finora presi in considerazione, che con dosi singole superiori a 10 mg., in soggetti normali del peso di $55-70$ kg., somministrate per via endovenosa, si ottiene una più spiccata diuresi da carico idrico, del tutto simile a quella ottenibile con il trattamento prolungato a dosi sensibilmente minori.

E' utile ricordare a questo proposito che questo reperto collima con le ricerche sperimentali sul ratto di SETTIMI (1955): le dosi usate da SETTIMI, se sono sufficienti a provocare un aumento immediato della diuresi ed un'eosinopenia nel ratto, non lo sono per l'uomo, in cui l'eosinopenia e l'incremento della diuresi da carico idrico sono ottenibili con circa $10-15$ mg. della frazione lipidica diencefalica per via endovenosa.

Lasciando impregiudicata la questione del meccanismo d'azione sulla diuresi provocata dalla frazione lipidica diencefalica, anche perchè la funzionalità renale è stata per ora esaminata solo in un numero limitato di casi (cfr. BONATI e CURRI 1956), le deduzioni che si possono trarre da queste ricerche concordano nell'escludere che la frazione contenga un principio ADH-simile. Piuttosto, le notevoli modificazioni della diuresi da carico idrico nel senso di un incremento proporzionale entro determinati limiti alla posologia ed alla via di somministrazione, mettono in luce un principio di carattere generale: si tratta in sostanza del fatto che la regolazione della diuresi, e quindi del metabolismo idrosalino, non va interpretata in modo unilaterale, tenendo conto solo del principio antidiuretico ipotalamico di natura proteica complessa, e dei collegamenti anatomici tra regione ipotalamica e postipofisi, o delle supposte interferenze tra ADH e funzionalità del lobo anteriore ipofisario. In questo modo sarebbe oltremodo difficile, e soprattutto contradditorio, correlare il dato anatomico della mobilizzazione del neurosecreto provocata dalla frazione lipidica con la prospettata attività antidiuretica dello stesso ("Neurosekret als Trägersubstanz des Adiuretins": BARGMANN e Coll.), ed alcuni reperti sperimentali tendenti a dimostrare l'attività adenoipofisostimolante di ormoni postipofisari (MARTINI e Coll. 1954—1956). Il fatto stesso che frazioni lipidiche ricavate dal diencefalo siano in grado di produrre un incremento della diuresi parla in favore dell'ipotesi che la regione ipotalamica regoli, seppure attraverso modalità ed organi effettori estremamente diversi, non solo l'elaborazione dell'ormone antidiuretico, ma anche l'effettuazione di azioni antagoniste.

In questa sede ci preme soprattutto far rilevare che non si può affermare l'esistenza di principi antidiuretici in sede diencefalica, o negarli, come fanno HOLSCHER e FINGER (1949), senza considerare la natura e la composizione chimica delle singole frazioni estrattive.

Dall'indagine sull'attività diuretica della frazione lipidica diencefalica, sia
che essa si ripercuota sull'increzione di ormoni anteipofisari (cfr. le ricerche di
Terzi sull'azione diuretica di estratti anteipofisari, 1956), o che modifichi l'increzione dei cataboliti surrenalici, risulta l'importanza che variazioni metaboliche
e degli scambi ossido-riduttivi dei nuclei magnocellulari ipotalamici possono
assumere nel giuoco alterno della funzionalità renale.

Conclusioni

L'analisi chimica della regione diencefalica ha messo in luce una serie di
elementi, che tendono ad attribuire un notevole significato nell'espletamento
delle funzioni metaboliche cellulari della regione ai costituenti lipidici complessi.
Il dato più significativo ci sembra rappresentato anzitutto dalla diversità della
distribuzione dei lipidi, e dalla loro costituzione chimica nell'ipotalamo rispetto
alla corteccia cerebrale.

I lipidi ricavabili dalla regione ipotalamica sono essenzialmente rappresentati
da diversi tipi di fosfatidi e di glicolipidi. Le lipoproteine sono in quantità notevole,
come del resto è dimostrato dalle bande cromatografiche riferite agli aminoacidi,
derivati dalla scomposizione delle proteine combinate più o meno labilmente
a gruppi lipidici. La struttura chimica della corteccia cerebrale è invece, come
è noto da tempo, caratterizzata dalla abbondanza di cerebrosidi e galattosidi,
che sono invece scarsamente rappresentati nella regione diencefalica. Sembra
sussistere quindi un certo parallelismo tra diversità di struttura chimica e diversità delle strutture morfologiche nell'ipotalamo e nella corteccia cerebrale.
Questa diversità di natura chimica è d'altronde sottolineata dalla fondamentale
differenza dell'attività biologica esplicata dai lipidi complessi ricavati dalle due
regioni. I lipidi ricavati dalla regione ipotalamica esplicano tutta una serie di
modificazioni morfofunzionali a livello dei nuclei magnocellulari ipotalamici,
che a loro volta provocano variazioni significative e costanti della funzionalità
adenoipofisaria. Le modificazioni ipofisarie si ripercuotono necessariamente sulla
funzione delle ghiandole endocrine, e probabilmente anche sul mesenchima. Le
frazioni lipidiche complesse ricavate dalla sostanza grigia cerebrale non influenzano l'atteggiamento funzionale dei nuclei magnocellulari ipotalamici, ma modificano gli scambi ossido-riduttivi a livello corticale.

Noi siamo dell'opinione, in base ai risultati delle esperienze condotte in questi
ultimi anni con le frazioni lipidiche complesse, che non si possa parlare di "azioni
aspecifiche" legate semplicemente alla natura lipidica delle frazioni. Con frazioni
lipidiche complesse ottenute dal cuore di bovini, con lo stesso metodo di estrazione
usato per le frazioni lipidiche diencefaliche, non abbiamo mai potuto osservare
modificazioni della funzionalità del sistema ipotalamo-ipofisario o delle ghiandole endocrine. E' soltanto con la frazione lipidica diencefalica che si possono
provocare la deplezione del materiale gomorifilo in corrispondenza dei nuclei
magnocellulari ipotalamici, la basofilia adenoipofisaria, il notevole aumento incretorio di ACTH, di tireoproliferina, di gonadostimoline, il quadro netto di
iperfunzione surrenalica, le modificazioni delle gonadi, le variazioni del ricambio
idrosalino, del ricambio idrocarbonato, le modificazioni dell'eritropoiesi.

La frazione lipidica diencefalica non si sottrae a quella che è una legge generale,
e cioè la proporzionalità tra dose impiegata ed effetto biologico. Dal complesso
dei dati raccolti, risulta che nell'uomo la dose minima attiva oscilla sui 0,1 mg./kg.
di peso corporeo pro die; a dosi maggiori le modificazioni funzionali dell'adenoipofisi, e di riflesso delle surrenali e delle gonadi, sono più rapide ed intense.

Dal complesso di queste esperienze, per forza maggiore ancora frammentarie ed incomplete, si possono trarre le seguenti conclusioni:

dalla regione diencefalica è possibile isolare diverse frazioni estrattive, di sicura attività biologica anche in specie animali diverse da quella da cui vengono ricavate e nell'uomo. Questa attività biologica varia in rapporto alla natura chimica delle frazioni. La frazione lipidica diencefalica, di cui ci siamo particolarmente occupati, modifica quantitativamente e qualitativamente — in rapporto alle dosi impiegate — la funzionalità di alcune zone del diencefalo, probabilmente attraverso variazioni dei processi metabolici a livello dei nuclei magnocellulari ipotalamici. Questa interpretazione sembra confermata da tutte le nostre esperienze sulle modificazioni indotte dalla frazione lipidica diencefalica a livello delle ghiandole endocrine, pur rimanendo ancora un'ipotesi di lavoro, che potrà venire convalidata o meno dall'apporto di nuove ricerche.

Riassunto

Il problema della localizzazione di eventuali sostanze ormoniche nell'ipotalamo costituisce uno degli argomenti, di particolare interesse teorico, che possono contribuire alla chiarificazione di alcune complesse funzioni diencefaliche nel campo della regolazione dell'omeostasi endocrina. L'identificazione di sostanze attive mediante tentativi di frazionamento e di estrazione con mezzi chimici dalla regione ipotalamica ha sostanzialmente consolidato l'ipotesi, che in alcune zone del diencefalo vengano elaborate sostanze ormonali o simil-ormonali deputate alla regolazione dell'attività postipofisaria. Ciò vale in prima linea per gli estratti diencefalici bruti, cioè contenenti le sostanze proteiche ed i loro prodotti di scissione, gli idrati di carbonio combinati alle proteine ed ai lipidi, ed altri costituenti non meglio identificati. E' ormai sufficientemente accertato che estratti proteici della regione diencefalica posseggono un'attività antidiuretica, un'attività ossitocica e vasopressino-simile, accanto ad una attività genitotrofica di minore rilievo. Le ricerche sperimentali sull'azione di questo tipo di estratti sono relativamente numerose e per la maggior parte concordanti. Un ulteriore contributo è stato apportato in questi ultimi tre anni dallo studio delle frazioni lipidiche semplici e complesse (lipine) della regione ipotalamica; partendo dalle considerazioni clinico-sperimentali di García, il quale nei suoi estratti avrebbe dimostrato l'esistenza di particolari "neurotrofine", l'A. ha cercato di stabilire con una serie di osservazioni sperimentali quale possa essere l'attività biologica dei lipidi ottenuti mediante il metodo di Slusher e Roberts opportunamente modificato, dall'ipotalamo anteriore e posteriore.

La peculiare ricchezza in fosfatidi insaturi della regione diencefalica, rispetto alla corteccia cerebrale, fa ritenere probabile che la costituzione chimica della frazione ottenuta sia direttamente legata all'esistenza dei centri a funzione neurosecretoria prossimi al terzo ventricolo. La frazione lipidica studiata è stata appunto ricavata dalla regione prossima al terzo ventricolo, includendo quella tuberiana, e sezionando accuratamente il peduncolo ipofisario. Per evitare la desaturazione dei lipidi, anzichè usare solventi oleosi, soluzioni idrogliceriche o fenicate, adottate da altri Ricercatori, si è preferito eseguire una sospensione idrica a pH neutro ed a punto isoelettrico costante. Che le frazioni lipidiche diencefaliche potessero indurre un aumento del consumo di O_2 dell'ipofisi, una caduta dell'acido ascorbico surrenalico secondaria alla liberazione di ACTH adenoipofisario, una reazione leucopenica nel ratto impubere, era già noto attraverso le parallele ricerche di Slusher e Roberts e di Buchanan e Coll.: l'A. ha peraltro ritenuto opportuno approfondire il meccanismo genetico di queste modificazioni, mediante l'analisi cromatografica delle frazioni lipidiche, la quale ha messo in evidenza determinati aspetti chimici (presenza di colinofosfolipidi, glicolipidi, aminoacidi ecc.) propri della regione diencefalica. Successivamente si è proceduto allo studio delle variazioni morfologiche eventualmente provocabili dalla frazione lipidica estratta sui fenomeni neurosecretori dei nuclei magnocellulari ipotalamici, sull'adeno-e postipofisi, la tiroide, le surrenali, il pancreas e le gonadi. Contemporaneamente è stato indagato il comportamento del ricambio idrosalino, dei carboidrati, della ematopoiesi e del chemismo ematico ed infine della costellazione ormonica. Il primo dato di un certo interesse teorico è rappresentato dall'assenza nella frazione lipidica di un potere antidiuretico, che invece è presente nelle frazioni proteiche e negli estratti totali in grado più o meno spiccato. Per contro la frazione lipidica induce nel ratto o nell'uomo un aumento sensibile della diuresi da carico, probabilmente legato ad un aumento della funzionalità surrenalica.

Gli estratti lipidici, costituiti dal 71,88 % di fosfatidi saturi ed insaturi, dal 23,84 % di steroli ed esteri colesterinici, dal 4,28 % di grassi neutri ed altri lipidi (unidentified fraction di BRANTE) per 100 gr. di sostanza secca, provocano a piccole dosi (2,5—5 mg.) nel topo, nel ratto, nello hamster, nel gatto, e nel cane la mobilizzazione del neuro-secreto a livello dei nn. sopraottico e paraventricolare, entro un periodo di tempo variabile da 7 a 15 gg. a seconda della taglia dell'animale. La deplezione del neuro-secreto dagli elementi dei nuclei ipotalamici è correlata agli equivalenti morfologici dell'iperfunzione cellulare (ipertrofia degli elementi gangliari, variazioni quantitative dell'attività fosfatasica alcalina, addensamento periferico delle zolle di NISSL, baso-filia citoplasmatica). La sostanza neurosecretoria si accumula verosimilmente nella regione infundibolare, nel peduncolo ipofisario e nella neuroipofisi, dove in realtà il reperto di abbondante materiale gomorifilo è costante in tutti gli animali esaminati.

La scomparsa del neurosecreto a livello dei nuclei ipotalamici a funzione neuro-secretoria si accompagna ad una serie di modificazioni dell'adenoipofisi (basofilia), della tiroide, delle surrenali (iperplasia della fascicolata, caduta del colesterolo e dell'acido ascorbico, aumento nell'escrezione urinaria dei 17-chetosteroidi ed 11-ossi-corticoidi ecc.), del pancreas (iperplasia del pancreas endocrino, aumento del glucagone biologicamente dosabile), delle gonadi nell'animale impubere (maturazione del follicolo ovarico, aumento ponderale dell'utero, delle ovaie e del testicolo, modificazioni quantitative dello striscio vaginale ecc.). Di particolare rilievo appare la constatazione che frazioni lipidiche estratte con lo stesso metodo dalla corteccia cerebrale o dal miocardio, non inducono alcuna apprezzabile modificazione nè a livello dei nuclei magnocellulari ipotalamici, nè della costellazione endocrina.

La somministrazione di dosi più elevate (da 10 a 25 mg. di sostanza secca) provoca per contro un accumulo della sostanza neurosecretoria nel nucleo sopraottico, para-ventricolare e nella regione infundibolare. Le modificazioni ottenute sono direttamente proporzionali alla dose impiegata. Nell'uomo la dose minima attiva è dell'ordine di 0,1 mg./kg.

L'A. ritiene che i singoli reperti sperimentali possano inquadrarsi nel senso di un'iperfunzione adenoipofisaria, direttamente collegata alle modificazioni dei centri neurovegetativi a funzione neurosecretoria. Pur potendo isolatamente prestarsi a differenti tentativi di interpretazione, le modificazioni morfofunzionali secondarie alla somministrazione delle frazioni lipidiche sembrano orientare verso la possibilità di una stimolazione farmacologica dei centri neurovegetativi, confermando implicita-mente l'importanza del diencefalo nella costellazione endocrina.

Summary

The problem of the localization of possible hormonal substances in the hypo-thalamus represents one of the subjects, of particular theoretical interest, that may contribute to throwing light on some complex diencephalic functions in the field of the regulation of endocrinous homeostasis. The identification of biologically active substances by means of attempts of fractionation and extraction by chemical means from the hypothalamic region, has substantially borne out the hypothesis that, in certain regions of the diencephalon hormonal or hormone-like substances, designed to regulate posthypophyseal activity, are produced. In the first place, this refers to raw diencephalic extracts, which contain proteic substances and their scission products, carbohydrates bound to proteins and lipids, and other not better iden-tified constituents. It is now sufficiently proved that proteic extracts of the dience-phalic region possess an antidiuretic activity, an oxytocic and vasopressin-like activity, next to a genitotrophic activity of lesser importance. Experimental researches on the effect of this type of extracts are comparatively numerous, and for the greater part in agreement with one another. A further contribution was made in these last three years by the study of the simple lipid fractions and of the complex ones (lipines) of the hypothalamic region; starting from the clinico-experimental considerations of GARÇIA, who in his reports appears to have demonstrated the existence of parti-cular "neurotrophins", the Author has tried to establish, by a series of experimental observations, what could be the biological activity of the non-saponifiable lipids obtained from the anterior and posterior hypothalamus by the method of SLUSHER and ROBERTS, suitably modified. The particular richness in insaturated phosphatides of the diencephalic region, compared to the cerebral cortex, makes it seem probable that the chemical constitution of the fraction obtained be directly bound to the existence of the neurovegetative centres with a neurosecretory function near the third ventricle. The lipid fraction studied, as a matter of fact, was obtained from the region next to the third ventricle, by including the tuberal region, and carefully severing the pituitary stem. To avoid desaturation of the lipids, instead of using oleose solvents, hydroglyceric or phenicated solutions, adopted by the other Workers, it was thought preferable to make a hydric suspension at neutral pH and at a constant isoelectric point. That the non-saponifiable lipid fraction was capable of causing an increase in the consumption of O_2 on the part of the hypophysis, a fall in adrenal ascorbic acid secondary to release of adenohypophyseal ACTH, a leucopoenic reaction in infantile rats, was already known, through the parallel researches of SLUSHER and ROBERTS and of BUCHANAN and his co-workers: the Author, however, thought it advisable to make a more thorough research into the genetical mechanism of these modifications, by analysing the morphological variations that might be caused by the extracted lipid fraction in the neurosecretory phenomena of the magnicellular hypothalamic nuclei, in the adeno- and posthypophysis, the thyroid, the suprarenal glands, the pancreas and the gonads. At the same time the behaviour of hydrosaline metabolism, of carbohydrates and of the hormonal system was examined. The first datum of a certain theoretical interest is represented by the absence in the lipid fraction of antidiuretic power, which, on the contrary, is present in the proteic fractions to a greater or lesser degree. Instead, the administration causes in the rat of 2.5—5 mg/100 g of body weight, a significant increase in diuresis, probably due to an increase in glomerular filtration and a parallel decrease in tubular reabsorption. The lipid extracts, composed of 71.88% of saturated and insaturated phosphatides, of 23.84% of sterols and cholesterol esters, of 4.28% of neutral fats and other lipids (unidentified fraction of BRANTE) per 100 g of dry substance, cause in small doses (2.5—5 mg) in mice, rats, hamsters, cats, rabbits and dogs a release of neurosecretion at the level of the nuclei supraopticus and paraventricularis, within a length of time that varies from 7 to 15 days according to the animal's size. The depletion of neurosecretion from the hypothalamic nuclei coincides with the morphological equivalent of cellular hyperfunction (hypertrophy of the ganglionic elements, quantitative variations in alcaline phosphatase activity, peripheral thickening of NISSL's substance, cytoplasmatic basophilia).

The neurosecretory substance probably accumulates in the infundibular region, in the pituitary stem and in the neurohypophysis, where actually plentiful GOMORI-stainable material was constantly to be found in all the animals under examination.

The decrease in the amount of the GOMORI-stainable material at the level of the nuclei hypothalamici with neurosecretory functions is accompanied by a series of modifications in the adenohypophysis (basophilia), the thyroid (hyperplasia of the follicular epithelium), the suprarenals (hyperplasia of the zona fasciculata), the pancreas (shifting of the ratio of alpha/beta cells in favour of the former, increase of the biologically dosable glucagone), the gonads in infantile animals (ripening of the ovaric follicle, increase in weight of the uterus and ovaries). It seems of particular significance that lipid fractions extracted by the same method from the cerebral cortex do not cause any provable modification either at the level of the hypothalamic magnicellular nuclei or of the endocrinous system. The administration of higher doses (from 10 to 25 mg of dry substance) causes, instead, an accumulation of the neurosecreted substance in the nuclei supraopticus and paraventricularis, and in the infundibular region. Parallely, a hypofunction of all endocrinous glands, and particularly of the thyroid (flattening of the follicular epithelium, with the typical picture of the colloid stasis thyroid), may be observed.

The Author believes that the various experimental findings could be grouped together to signify an adenohypophyseal hyperfunction directly related to the modifications of the neurovegetative centres with neurosecretory functions; although, taken separately, they could justify different attempts of interpretation, the morpho-functional modifications consequent on the administration of the lipid fractions seem to suggest the possibility of a pharmacological stimulation and, respectively, a pharmacological inhibition of the neurovegetative centres, thus implicitely confirming the importance of the diencephalon in the neuroendocrinous regulation.

Zusammenfassung

Das Problem der Lokalisationen eventueller hormoneller Substanzen im Hypothalamus ist unter anderem zur Erklärung einiger komplexer diencephaler Funktionen im Rahmen der Regulation der endokrinen Homöostase von besonderem theoretischem Interesse. Die Bestimmung von biologisch aktiven Stoffen durch Fraktionierungs- und Extraktionsversuche aus dem hypothalamischen Gebiet mittels chemischer

Mittel hat die Hypothese wesentlich bestätigt, daß in einigen Gebieten des Diencephalon hormonale oder hormonartige Stoffe produziert werden, die der Regulation der posthypophysären Aktivität dienen. Dies gilt in erster Linie für die rohen diencephalen Extrakte, die Proteine und deren Spaltungsprodukte, mit den Proteinen und Lipiden verbundene Kohlehydrate und andere nicht näher identifizierbare Bestandteile enthalten. Es ist nunmehr genügend bewiesen, daß verschiedene Extraktionsfraktionen der Zwischenhirnregion eine antidiuretische, oxytocische und vasopressinartige Wirkung ausüben. Die experimentellen Untersuchungen über die Wirkung dieser Art Extrakte sind verhältnismäßig zahlreich und zum Großteil übereinstimmend. Ein weiterer Beitrag wurde während der letzten drei Jahre durch die Untersuchung von einfachen und komplexen Lipidfraktionen (Lipinen) der hypothalamischen Region geleistet. Auf Grund der klinisch-experimentellen Betrachtungen von GARÇIA, der in seinen Darlegungen das Vorhandensein besonderer „Neurotropine" bewies, versuchte der Verfasser durch eine Serie von experimentellen Beobachtungen festzustellen, welches die biologische Aktivität der durch das entsprechend veränderte Verfahren von SLUSHER und ROBERTS vom vorderen und hinteren Hypothalamus gewonnenen, nicht verseifbaren Lipiden sein könnte.

Der besondere Reichtum der diencephalen Region an ungesättigten Phosphatiden gegenüber der Hirnrinde läßt es möglich erscheinen, daß die chemische Beschaffenheit der erhaltenen Fraktionen von den dem dritten Ventrikel benachbarten, mit neurosekretorischer Funktion versehenen, neurovegetativen Zentren unmittelbar abhängt. Die untersuchte Lipidfraktion wurde von der dem dritten Ventrikel benachbarten Gegend mit Einschluß der Tuberregion bei gleichzeitiger Durchschneidung des Hypophysenstieles gewonnen. Um die Lipidübersättigung zu vermeiden, wurde statt der von den anderen Forschern gebrauchten ölhaltigen Lösungsmittel bzw. hydroglycerinsauren oder phenolischen Lösungen eine wäßrige Suspension von neutralem pH und konstantem isoelektrischem Punkt verwendet. Schon durch die parallelen Untersuchungen von SLUSHER und ROBERTS sowie von BUCHANAN und Mitarbeitern war bekannt, daß die nicht verseifbare Lipidfraktion eine Zunahme des O_2-Verbrauchs der Hypophyse, eine Abnahme der suprarenalen Askorbinsäure infolge Freiwerdens von adenohypophysärem ACTH und bei infantilen Ratten eine leukopoetische Reaktion verursachen kann. Der Verfasser hat es aber vorgezogen, den genetischen Mechanismus dieser Veränderungen durch Analyse der morphologischen Variationen, die von der extrahierten Lipidfraktion an den neurosekretorischen Kernen, an der Adeno- und Neurohypophyse, der Schilddrüse, den Nebennieren, dem Pankreas und den Gonaden verursacht werden, genauer zu untersuchen. Gleichzeitig wurde das Verhalten des Wasserhaushaltes, der Kohlehydrate und des hormonellen Systems geprüft. Der erste theoretisch interessante Befund ist der Mangel der Lipidfraktion an antidiuretischer Wirkung, die dagegen bei den Proteinfraktionen mehr oder weniger vorhanden ist. Dagegen verursacht bei Ratten die Zufuhr von 2,5 bis 5 mg/100 g Körpergewicht eine beträchtliche Steigerung der Diurese, die wahrscheinlich mit einer Zunahme der glomerulären Filtration und mit einer parallelen Abnahme der tubulären Rückresorption verbunden ist. Die Lipidextrakte, die aus 71,88% gesättigten und ungesättigten Phosphatiden, 23,84% Sterolen und Cholesterolestern, 4,28% Neutralfetten und anderen Lipiden („unidentified fraction" von BRANTE) pro 100 g Trockenstoff zusammengesetzt sind, verursachen in kleinen Dosen (2,5 bis 5 mg) bei der Maus, der Ratte, dem Hamster, der Katze, dem Kaninchen und dem Hund eine Ausschüttung von Neurosekret im Bereich der Nuclei supraoptici und paraventriculares innerhalb eines Zeitraumes, der von 7 bis 15 Tagen je nach Größe des Tieres wechselt. Die Entleerung des Neurosekrets aus den Zellen der hypothalamischen Kerne hängt mit den morphologischen Äquivalenten der zellulären Hyperfunktion (Hypertrophie der Ganglienzellen, quantitative Abweichungen der alkalischen Phosphataseaktivität, periphere Verdichtung der NISSL-Substanz [cytoplasmatische Basophilie]) zusammen. Das Neurosekret stapelt sich wahrscheinlich in der Infundibulargegend, im Hypophysenstiel und in der Neurohypophyse, wo bei allen untersuchten Tieren stets überflüssiges GOMORI-positives Material nachgewiesen wurde.

Der Ausscheidung von GOMORI-positiver Substanz im Bereich der neurosekretorischen hypothalamischen Kerne entspricht eine Reihe von Veränderungen der Adenohypophyse (Basophilie), der Schilddrüse (Hyperplasie des Follikelepithels), der Nebenniere (Hyperplasie der Zona fasciculata), des Pankreas (Änderung der Relation zwischen Alpha- und Betazellen zugunsten der ersteren, Zunahme des biologisch dosierbaren Glukagon), der Gonaden des unreifen Tieres (Reifung der Follikel, Gewichtszunahme des Uterus und der Ovarien). Besonders wichtig scheint die Beobachtung zu sein, daß die mit dem gleichen Verfahren gewonnenen Lipidfraktionen der Hirnrinde keine nachweisbaren Veränderungen an den hypothalamischen großzelligen Kernen und am endokrinen System verursachen. Die Zufuhr von höheren Dosen (10 bis 25 mg Trockenstoff) verursacht dagegen eine Stapelung des Neurosekretes in den Nuclei supraoptici, paraventriculares und im Infundibulargebiet. Parallel damit findet man eine Unterfunktion aller endokrinen Drüsen, besonders der Schilddrüse (Abflachen des Follikelepithels bei typischem Bild der kolloiden Stapelschilddrüse).

Der Verfasser ist der Ansicht, daß die individuellen experimentellen Befunde im Sinne einer adenohypophysären Hyperfunktion, die mit Veränderungen der neurosekretorischen Zentren unmittelbar verbunden sind, zusammengefaßt werden können. Obgleich die Einzelbefunde sich verschieden erklären lassen, scheinen die morphologischen Veränderungen infolge Zufuhr von Lipidfraktionen auf die Möglichkeit einer pharmakologischen Reizung bzw. einer pharmakologischen Hemmung der neurovegetativen Zentren hinzudeuten und bestätigen dadurch die Wichtigkeit des Diencephalon in der neuroendokrinen Regulation.

Résumé

Le problème de la localisation de probables substances hormoniques dans l'hypothalamus, représente un des sujets particulièrement intéressants d'un point de vue théorique, qui peuvent contribuer à éclaircir de complexes fonctions diencéphaliques dans le domaine de la régulation de l'homéostase endocrine. L'identification de substances biologiquement actives au moyen d'essais de fractionnement et d'extraction par des moyens chimiques de la région hypothalamique a substantiellement affermi l'hypothèse que dans des zones du diencéphale, des substances hormonales ou semblables aux hormones, dévouées à la régulation de l'activité posthypophysaire sont élaborées. Cela vaut particulièrement pour les extraits bruts du diencéphale, c'est-à-dire contenant les substances protéiques et leur produits de scission, les carbohydrates — combinés avec les protéines et les lipides — et d'autres constituants non mieux identifiés. Il est désormais suffisamment verifié que des extraits protéiques de la région diencéphalique possèdent une activité antidiurétique, une activité oxytocique et analogue à la vasopressine, de même qu'une moins importante activité gonadotrophique. Les recherches expérimentales sur l'action de ces types d'extraits sont assez nombreuses et la plupart concordantes. Une ultérieure contribution a été amenée au cours des dernières trois années par l'étude des fractions lipidiques simples et complexes (lipines) de la région hypothalamique; sur la base des considérations clinicoéxpérimentales de GARCIA, qui avait démontré dans ces extraits l'existence de particulières "neurotrophines", l'auteurs a essayé d'établir, par une série d'observations expérimentales, l'activité biologique des lipides non saponifiables, obtenus par la méthode de SLUSHER et ROBERTS opportunément modifiée, de l'hypothalamus antérieur et postérieur. La particulière richesse en phospholipides insaturés de la région diencéphalique, en comparaison du cortex cérébral, fait juger possible que la constitution chimique de la fraction obtenue soit directement dépendante de l'existence des centres neurovégétatifs developpant une fonction neurosécrétoire, tout près du troisième ventricule. La fraction lipidique étudiée a été justement obtenue de la région proche du troisième ventricule — y comprise la région tubérienne — et par le sectionnement soigneux du tige pituitaire. Pour éviter la désaturation des lipides, plutôt qu'user des solvents huileux, des solutions hydroglycériques ou pheniquées adoptées par d'autre rechercheurs, on a préféré faire une suspension hydrique à pH neutre et constant point isoélectrique. Il était déjà connu par les recherches parallèles de SLUSHER et ROBERTS et BUCHANAN et Coll., que la fraction lipidique insaponifiable pouvait provoquer chez le rat impubère une consommation augmentée d'O_2 par l'hypophyse, une diminution de l'acide ascorbique surrénal suivante l'émission d'ACTH de l'adénohypophyse et une réaction leucopénique: l'auteur a cependant jugé convenable d'approfondir le mécanisme génétique de ces modifications par l'analyse des variations morphologiques des phénomènes neurosécrétoires des noyaux magnocellulaires hypothalamiques, de l'adéno- et neurohypophyse, de la thyroïde, des surrénales, du pancréas et des gonades, qui peuvent être éventuellement provoquées par la fraction lipidique extraite. En même temps on a étudié la conduite du métabolisme hydrosalin, des carbohydrates et de la constellation hormonale. Une première donnée d'un certain intérêt théorique est l'absence de pouvoir antidiurétique dans la fraction lipidique, tandis qu'elle est présente, d'un gré plus ou moins haut, dans les fractions protéiques. Au contraire, en administrant au rat 2,5—5 mg/100 g de poids corporel, on provoque une remarquable augmentation de la diurèse, probablement en relation avec une augmentée filtration glomérulaire et une probable

diminution du réabsorbement tubulaire. Les extraits lipidiques, formés du 71,88%
de phospholipides saturés et insaturés, du 23,84% de stérols et esters du choléstérol,
du 4,28% de gras neutres et d'autres lipides (unidentified fraction selon Brante)
pour 100 g de substance sèche, provoquent, en de petites doses (2,5—5 mg) chez le
souris, le rat, le hamster, le chat, le lapin et le chien la mobilisation du neurosécrétat
au niveau des noyaux supraoptique et paraventriculaire, dans une période de temps
de 7 à 15 jours, selon la taille de l'animal. Au videment du neurosécrétat des éléments
des noyaux hypothalamiques fait pendant l'aspect morphologique de l'hyperfonction
cellulaire (hypertrophie des éléments ganglionnaires, variations quantitatives de
l'activité de la phosphatase alcaline, épaississement périphérique de la substance de
Nissl, basophilie cytoplasmatique). La substance neurosécrétoire est vraisemblablement accumulée dans la région infundibulaire, dans la tige pituitaire et dans la neuro-
hypophyse, où en réalité on observe constamment du matériel Gomori-positif dans
tous les animaux examinés. A la disparition du neurosécrétat au niveau des noyaux
hypothalamiques exerçant une fonction neurosécrétoire fait pendant une série de
modifications de l'adénohypophyse (basophilie), de la thyroïde (hyperplasie de
l'épithélium folliculaire), des glandes surrénales (hyperplasie de la zona fasciculata),
des gonades de l'animal impubère (maturation du follicule ovarien, poids augmenté
de l'utère et de l'ovaire), du pancréas (déplacement du rapport cellules α/β en faveur
des α, augmentation du glucagon dosable biologiquement). La constatation que les
fractions lipidiques extraites par la même méthode du cortex cérébral ne causent
aucune modification appréciable ni au niveau des noyaux magnocellulaires hypothalamiques, ni de la constellation endocrine, nous semble particulièrement importante. Au contraire, l'adminstration de doses plus élevées (de 10 à 25 mg de substance
sèche) provoque une accumulation du neurosécrétat dans les noyaux supraoptique
et paraventriculaire, et dans la région infundibulaire.

On observe en même temps une hyperfonction de toutes les glandes endocrines,
et particulièrement de la thyroïde (épaississement de l'épithélium folliculaire, avec
l'aspect typique de la thyroïde en cas de stase de la colloïde).

L'auteur pense que les particulières observations expérimentales peuvent
être interprétées dans l'ensemble comme une hyperfonction de l'adénohypophyse,
directement rattachée aux modifications des centres neurovégétatifs exerçant une
fonction neurosécrétoire; les modifications morphofonctionnelles, suivant l'administration des fractions lipidiques, bien qu'elles puissent se prêter isolément à de différents
essais d'interprétation, semblent nous suggérer la possibilité d'une stimulation et
respectivement d'une inhibition pharmacologique des centres neurovégétatifs, en
confirmant implicitement l'importance du diencéphale dans la régulation endocrine.

Bibliografia

Abel, J. J.: Physiological, chemical and clinical studies on pituitary principles.
Bull. Johns Hopkins Hosp. **35**, 305 (1924).
— On the unitary versus of the multiple theory of posterior pituitary principles.
J. Pharmacol. **40**, 139 (1930).
Abel, J. J., C. A. Rouiller e E. M. K. Geiling: Further investigations on the oxytocic-
pressor-diuretic principle of the infundibular portion of the pituitary gland.
J. Pharmacol. **22**, 317 (1924).
Adams, C. W. M. e J. C. Sloper: The hypothalamic elaboration of posterior pituitary
principles in man, rat and dog. Histochemical evidence derived from a performic
acid-alcian blue reaction for cystine. J. Endocrin. **13**, 221 (1956).
Adams, D. D. e H. D. Purves: A new method of assay for thyreotrophic hormone.
Endocrinology **57**, 17 (1955).
Allimant, J. e G. Peiffert: Puberté precoce chez une fillette au cours d'une ménin-
gite tuberculeuse. Sem. Hôp., Paris **21**, 2604 (1952).
Anderson, E. e Coll.: Disturbances in blood sugar regulation in animals subjected
to transsection of the brain stem. Acta Neuroveget. **5**, 132 (1952).
Aragona, F.: Passano gli ormoni ipofisari nel diencefalo? Cervello **1**, 21 (1947).
Aron, M.: L'hormone préhypophysaire excito-sécretrice de la thyroïde. Contribution
a l'étude du fonctionnement thyroidien. Rev. franç. Endocrin. **8**, 472 (1930).
— Injection d'extrait préhypophysaire au foetus de Cobaye in utero. Action sur les
glandes génitales. Compt. Rend. Soc. Biol., Paris **113**, 1069 (1933).
Aschkenasy, A.: Sang **23**, 89 (1952); cit. da Bonati, Cucurachi e Strata, 1956.
Azzali, G.: Osservazioni sulla neurocrinia dei chirotteri nelle varie epoche dell'anno
e nella gravidanza. Atti Soc. Anat. Ital. 1952.

Azzali G.: L'apparato neurosecretorio diencefalo-ipofisario in condizioni normali (gravidanza) e sperimentali (disidratazione). Tesi di laurea, premio Lepetit, 1953–1954.

— Aspetti istofisiologici dell'apparato neurosecretorio diencefalico nel riccio in condizioni normali e sperimentali. Z. Zellforsch. 41, 391 (1955).

— Histophysiologische Beobachtungen über die Wirkung von Lipoidfraktionen aus dem Zwischenhirn auf die neurovegetativen Hypothalamuszentren, besonders im Hinblick auf das Neurosekret. Acta Neuroveget. 13, 456 (1956).

— Ricerche sull'azione di estratti di frazioni lipoidee sull'ipotalamo e su alcune ghiandole endocrine. Boll. Soc. Med. Sci. Nat. Univ. Parma 27, 504 (1956).

Bachrach, D., K. Kovács, A. Straub, E. Horváth e B. Korpássy: Histomorphological signs of hyperfunction in the magnocellular nuclei of the anterior hypothalamus of the rat. Acta Morphol. Acad. Hung. 4, 179 (1954).

Bachrach, D., K. Kovács, V. Varrò e F. Oláh: Histochemical examination of the colloids of the hypothalamus-hypophysis system. Acta Morphol. Acad. Hung. 3, 169 (1953).

Bachrach, O., S. Scultety, J. Faki e B. Korpássy: Histophysiological signs of hyperfunction in the antidiuretic centers in experimental traumatic oliguria. Acta Morphol. Acad. Hung. 6, 371 (1956).

Backlin, J.: cit. da Buscaino, 1950.

Bannstark, H.: Rass. stud. psichiatr. 25, 673 (1936); cit. da Buscaino, 1950.

Bargmann, W.: Das Zwischenhirn-Hypophysensystem. Berlin-Göttingen-Heidelberg: Springer. 1954.

Bargmann, W. e W. Hild: Über die Morphologie der neurosekretorischen Verknüpfung von Hypothalamus und Neurohypophyse. Acta. Anat., Basel 8, 264 (1949).

Bargmann, W., W. Hild, R. Ortmann e Th. H. Schiebler: Morphologische und experimentelle Untersuchungen über das hypothalamisch-hypophysäre System. Acta Neuroveget. 1, 233 (1950).

Bargmann, W. e E. Scharrer: The site of origin of the hormones of the posterior pituitary. Amer. Scientist 39, 255 (1951).

Barnett, R. J. e R. O. Greep: Regulation of secretion of adrenotropic and thyreotropic hormones after stalk section. Amer. J. Physiol. 167, 569 (1951).

Barta, M. F.: Pubertas praecox bedingt durch generalisierte Neurofibromatose. Ann. Paediatr. 170, 15 (1948).

Bartolomei, G. e G. Marchetto: Modificazioni morfofunzionali indotte dalla frazione lipoidea dei nuclei diencefalici sull'ipofisi, tiroide e surrene di ratte castrate. Biologica Lat. 8, IV (1955).

— Diencefalo e apparato genitale femminile. Rapporti tra diencefalo e corticosurrene: ricerche cliniche. Attual. Ostetr. Ginec. 3, 239 (1957).

Baschieri, F. e F. Ferri: Studi sull'ormone tireotropo. Fol. Endocrin. 4, 359 (1951).

Beattie, Y., J. R. Brow e C. N. H. Long: Proc. Roy. Soc. Med., London 106, 253 (1930); cit. da Fedeli, Cei e Curri, 1956.

Beer, A. G.: Fol. Haemat. 66, 222 (1942); cit. da Bianchi, Bonati e Cucurachi, 1956.

Benoit, J. e I. Assenmacher: Arch. Anat. Microsc. 42, 334 (1953); cit. da Bargmann, 1954.

— — Le contrôle hypothalamique de l'activité préhypophysaire gonadotrope. J. Physiol. Path. Gén. 47, 427 (1955).

Berblinger, W.: Zur Frage der Zirbelfunktion. Virchows Arch. 337, 144 (1921).

Bergamini, A.: La composizione chimica del sistema nervoso centrale nelle varie età dell'infanzia. Milano: Ist. Editor. Scient. 1925; Biochem. Terap. Sper. 11, 410 (1924).

Bertolani, A.: Pubertà precoce da encefalite epidemica. Atti VII Congr. Soc. Neurol. 1926.

Biancalani, G.: Variazioni della composizione chimica lipidica dei centri nervosi cerebro-spinali sotto l'influenza di alcuni veleni. Arch. Fisiol. 30, 519 (1932).

— Arch. Fisiol. 34, 487 (1935); cit. da Buscaino, 1950.

Biancalani, G. e B. Hoppfinger: Arch. Fisiol. 27, 53 (1929); cit. da Buscaino, 1950.

Bloor, W. R.: Biochemistry of the fatty acids. Philadelphia: Reinhold. 1943.

Bodechtel, G. e O. Gagel: Die Histopathologie der „vegetativen" Kerne des menschlichen Zwischenhirns am Beispiel der tuberkulösen Meningitis und Polioencephalitis. Z. Neurol. 132, 755 (1931).

Bogdanove, E. M. e N. S. Halmi: Effects of hypothalamic lesions and subsequent propylthiouracil treatment on pituitary structure and function in the rat. Endocrinology 53, 274 (1953).

Bonati, B., A. G. Bergamini e G. Rancati: Rene e ghiandole endocrine. I. Le prove selettive di funzionalità renale nella sindrome tireopriva post-operatoria: modificazioni dopo trattamento con ormone tiroideo e tireotropo. Boll. Atti Soc. Ital. Endocrin. 5, 386 (1955).

Bonati, B. e S. B. Curri: Rilievi metabolici in corso di trattamento con un estratto lipidico della regione diencefalica. Vedi p. 271.

Bonati, F., L. Cucurachi e A. Strata: Il quadro ematico periferico nel cane dopo medullectomia. Ateneo Parmense 27, 121 (1956).

Brante, G.: Studies on lipids in nervous system with special reference to quantitative chemical determination and topical distribution. Acta Physiol. Scand. (Suppl. 63) 18, 1 (1949).

Brettschneider, H.: Zur Frage der Verknüpfung von Hypothalamus und Hypophyse. Verh. dtsch. Anat. Ges. 86 (1954).

Brolin, S. E.: Study of structural and hormonal reactions of pituitary body of rats exposed to cold; illustrating regulatory influence of anterior lobe on thyroid gland. Acta Anat., Basel, Suppl. 2, 1 (1946).

— The importance of stalk connexion for the power of anterior pituitary of rat to react structurally upon reasing thyroid function. Acta Physiol. Scand. 14, 233 (1947).

Brouwer, B. e R. Brummelkamp: Le syndrome de puberté precoce, adiposité, polidactylie, oligophrenie et epilepsie au cours d'une malformations localisée à l'hypothalamus. Fol. Psychiatr. Neerl. 51 (1948).

Buchanan, A. R. e R. M. Hill: Proc. Soc. Exper. Biol. Med. 66, 602 (1947); 71, 126 (1949); cit. da Hellerstein e Coll., 1952.

Builliard, H. e I. Moday: Action du propionate du testosterone sur la thyroide du rat. Compt. Rend. Soc. Biol., Paris 135, 737 (1941).

Buscaino, G. A.: Panorami di biochimica topografica del sistema nervoso centrale. Acta Neurol., Suppl. I, Napoli (1950).

Bustamante, M.: Experimentelle Untersuchungen über die Leistungen des Hypothalamus, besonders bezüglich der Geschlechtsreifung. Arch. Psychiatr. 115, 419 (1942).

Bustamante, M., M. Spatz e E. Weisschedel: Die Bedeutung des Tuber cinereum des Zwischenhirns für das Zustandekommen der Geschlechtsreifung. Dtsch. med. Wschr. 289 (1942).

Butturini, U.: Comunicazione personale, 1955.

Cahane, M.: Amer. J. Physiol. 90, 11, 644 (1932); 92, 11, 415 (1934); cit. da Buscaino, 1950.

Cahane, M. e P. Cahane: Sur certains modifications de l'hypophyse après une lésion du noyau infundibulaire régulateur de la fonction génitale. Rev. franç. Endocrin. 13, 366 (1955).

Camus, J. e J. Roussy: Diabète insipide experimental et atrophie génitale. Compt. Rend. Soc. Biol., Paris 83, 90 (1920).

Camus, J., J. Roussy e J. Gournay: Association et dissociation des syndromes infundibulo-tuberien (présentation d'un cas). Rev. Neurol. 1, 266 (1924).

Cattaneo, O.: Ricerche sul contenuto colesterinico della sostanza encefalica del feto umano nelle varie età. Ann. Ostetr. Ginec. 53, 1755 (1931). Ricerche sul contenuto in fosfatidi (lecitine) nella sostanza encefalica del feto umano nelle varie età. Ann. Ostetr. Ginec. 44, 577 (1932).

Cavalca, G. G. e R. Rossini: Azione di estratti ipotalamici sulla diuresi provocata nell'animale. Rass. Neurol. Veget. 2, 105 (1950).

— — Attività ormonale del diencefalo. Atti XI Congr. Neurol. 27—30 maggio, 529 (1952).

Cavallero, C., C. Corbetta e B. Malandra: The antidiuretic power of rat neurohypophysis after ovariectomy and remplacement therapy. Acta Internat. Pharmacol. 87, 310 (1953).

Cavalli, G. e P. Sturani: Comunicazione personale, 1956.

Cheng, W. e Coll.: Discharge of adrenocorticotrophic hormone from transplanted pituitary tissue. Amer. J. Physiol. 158, 426 (1949).

Chiaroni, T. e E. Nardi: Il quadro sieroproteico del coniglio normale. Ateneo Parmense 27, 607 (1956).

Collin, R.: Passage de la colloide hypophysaire dans la substance cérébrale chez le chien. Compt. Rend. Soc. Biol. 31, 1334 (1924).

— La neurocrinie hypophysaire. Bull. Ass. Anat. 38, Réun. 1951.

Collin, R., J. B. de Oliveira e O. Silva: Neurocrinie ou neuricrinie. Bull. Histol. Appl. 11, 241 (1934).

Collin, R. e J. Racadot: La chûte du taux de la substance Gomori-positive neurohypophysaire dans le postpartum chez le cobaye. Ann. Endocrin. 14, 546 (1953).

COLLIN, R. e F. STUTINSKY: Les problèmes posés par la neuro-hypophyse. J. Physiol. Path. Gén. **41**, 7 (1949).

CORT, J. H.: Physiologia Bohemoslovenica **4**, 14 (1955); cit. da KLEINSORGE e Coll., 1956.

CORTI, I. e G. ROMUALDI: Modificazioni istopatologiche da tiosemicarbazone nella ghiandola tiroide. Fol. Endocrin. **3**, 139 (1950).

COTTEN, R. A. e R. W. GUARD: J. Cellul. Comp. Physiol. **10**, 233 (1937); cit. da GAZZARRINI e BETETTO, 1955.

CROSBY, W. H., e J. M. HOWARD: Blood **9**, 439 (1954); cit. da BONATI, CUCURACHI e STRATA, 1956.

CURRI, S. B.: Rilievi istochimici sulla lipasi ipofisaria in portatori di tumori maligni. Boll. Soc. Ital. Patol. **4**, 3 (1954).

— Osservazioni sulla lipasi ipofisaria (topografia endocellulare della lipasi). Riv. Anat. Pat. Oncol. **10**, 974 (1956).

— Lipidi e lipine della regione ipotalamica. (Considerazioni sulla distribuzione quantitativa dei lipidi ternari e dei lipidi complessi nel sistema nervoso centrale, con particolare riguardo alla regione ipotalamica.) Riv. Anat. Pat. Oncol. **11**, 1061 (1956).

— Variazioni quantitative nell'escrezione urinaria dei 17-chetosteroidi e degli 11-ossicorticoidi nell'idiozia mongoloide (in corso di stampa).

CURRI, S. B. e S. FEDELI: Modificazioni morfofunzionali delle ghiandole endocrine in animali trattati con estratti lipoidei dei nuclei diencefalici. Boll. Soc. Ital. Biol. Sper. **31**, 225 (1955).

— Modifications morphofonctionelles de la glande surrénale causées par la fraction lipoidée de noyaux du diencéphale. Ann. Endocrin. **16**, 529 (1955).

— Sulla presunta azione ormonica diencefalica nella regolazione delle gonadi. (Modificazioni morfofunzionali del diencefalo e delle gonadi in ratte trattate con estratti lipidici della regione diencefalica.) Riv. Anat. Pat. Oncol. **11**, n° 4 (1956).

CURRI, S. B. e R. PAOLETTI: Attività favorente la crescita di un estratto lipoideo diencefalico. Boll. Soc. Ital. Biol. Sper. **33**, 1, 1415 (1956).

DE GAETANI, G.: Il mesenchima nella genesi dei tumori. Discorso inaugurale anno accademico 1949—1950.

— Per una più chiara classificazione dei tumori mesenchimali. Importanza del mesenchima nella genesi dei tumori. Arch. Ital. Anat. Pat. **22**, 5 (1950).

— Sul problema dei tumori. Minerva med. **43**, 1257 (1952).

— Presupposti di terapia dei tumori maligni con roentgenirradiazione del diencefalo. Boll. Soc. Med. Chir. Modena **53**, 1 (1953).

— Ulteriore contributo alla conoscenza delle relazioni tra mesenchima attivo e neoplasie. Giorn. Ital. Chemoterapia **1**, 256 (1954).

— Presupposti di terapia dei tumori maligni con roentgenirradiazione del diencefalo. Minerva med. **45**, 3 (1954).

— Il problema dei tumori: per una terapia dei tumori maligni con la roentgenirradiazione del diencefalo. Rass. Internaz. Clin. Terap. **34**, 271 (1954).

— Costellazione neuroendocrina. Mesenchima. Tumori. Endocrin. Sci. Costituz. **22**, 111 (1955).

— L'ipotalamo nelle neoplasie maligne e nelle leucemie: considerazioni anatomo-istopatologiche, patogenetiche e cliniche. Endocrin. Sci. Costituz. **23**, 307 (1956).

DE GROOT, J. e G. W. HARRIS: Hypothalamic control of the anterior pituitary gland and blood lymphocytes. J. Physiol. **111**, 335 (1950).

DE LANGE, C.: Zur Klinik und pathologischen Anatomie der hypothalamischen Form von Pubertas praecox. Ann. Paediatr. **161**, 113 (1943).

DE ROBERTIS, E.: The intracellular colloid of the normal and activated thyroid gland of the rat studied by the freezing-drying method. Amer. J. Anat. **68**, 317 (1941).

— Intracellular colloid in the initial stages of thyroid activation. Anat. Rec. **84**, 125 (1942).

DESCLAUX, P.: Significations des cellules basophiles vacuolisées de l'hypophyse du rat. Arch. Anat. Microsc. **43**, 1 (1954).

DI MACCO, G.: Patologia del metabolismo. Torino: Ed. Minerva Medica. 1954.

D'INCERTI BONINI, L.: La regolazione diencefalica delle gonadi. (Primi risultati sulle modificazioni metabolico-ormonali determinate da frazioni estrattive di natura lipidica ricavate dall'ipotalamo.) Ann. Ostetr. Ginec. **77**, fasc. IV (1956).

DIVRY, P.: Sécrétion ou dégénérescence colloide au niveau de l'hypothalamus. J. Belge Neurol. **34**, 649 (1934).

EGDAHL, R. H., J. B. RICHARDS e M. D. HUME: Effect of reserpine on adrenocortical function in unanesthetized dogs. Science **123**, 418 (1956).

Ehrenbrand, F.: Med. Dissertation Mainz 1953; cit. da Scharf, 1955.

Eisenberg, G., G. S. Gordan e W. H. Elliott: cit. da Gazzarrini e Betetto, 1955.

Faletra, G. e S. Fedeli: Influenza di estratti lipoidei ipotalamici sul metabolismo idrosalino di soggetti normali. Nota 1. Modificazioni della prova da carico idrico. Arch. Sci. Med. (in corso di stampa).

Fedeli, S. e S. B. Curri: In tema di correlazioni neuro-pancreatiche. [Azione di estratti lipoidei dei nuclei diencefalici sul glucagone (HGF) pancreatico.] Riv. Anat. Pat. Oncol. 8, 381 (1954).

Fedeli, S., C. Cei e S. B. Curri: Di un possibile orientamento terapeutico nelle distonie neurovegetative. Endocrin. Sci. Costituz. 23, 8° (1956).

Fedeli, S., S. B. Curri e S. Tambuscio: Modificazioni della tolleranza agli idrati di carbonio in soggetti normali provocate dalla somministrazione di estratti lipoidei dei nuclei diencefalici. Boll. Soc. Ital. Biol. Sper. 31, 326 (1955).

— — — Rapporti tra diencefalo e metabolismo di carboidrati: modificazioni glicemiche indotte in soggetti normali dalla somministrazione di frazioni lipoidee dei nuclei diencefalici. Arch. Sci. Med. 80, 1 (1955).

— — — Sulla presunta azione ormonica diencefalica nella regolazione delle gonadi. II. Azione della frazione lipidica diencefalica sul quadro morfofunzionale e sul peso del testicolo di ratti impuberi e puberi (in corso di stampa).

Fischer, C., W. R. Ingram, K. Hare e S. W. Ranson: Relation of hypothalamic-hypophyseal system to diabetes insipidus. Arch. Neurol. Psychiatr. 34, 124 (1935).

— — — — The degeneration of the supraoptico-hypophyseal system in diabetes insipidus. Anat. Rec. 63, 29 (1935).

Foerster, W. e E. Muscholl: Arch. exper. Pathol. 222, 388 (1954); cit. da Scharf, 1955.

Foerster, W., C. Herrmann, J. H. Scharf e F. Ehrenbrand: Arch. exper. Path. 225, 196 (1955); cit. da Scharf, 1955.

Fortier, C.: Régulation de la fonction corticotrophique. Thèse de Doctorat en Médicine et Chirurgie expérimentales; Montreal 1951.

Fraenkel, R. e H. D. Dimitz: Biochem. Z. 28, 295 (1919); cit. da Buscaino, 1950.

Fraenkel, R. e W. J. Linnert: Biol. Zbl. 26, 44 (1910); 41, 253 (1912); cit. da Buscaino, 1950.

Gagel, O.: Zur Topik und feineren Histologie der vegetativen Kerne des Zwischenhirns. Z. Anat. 87, 558 (1928).

Gagel, O. e M. Muehlmann: cit. da Herzog, 1956.

Gambassi, G. e G. C. Maggi: Comunicazione personale, 1955.

Ganong, W. F. e D. M. Hume: Absence of stress-induced and "compensatory" adrenal hypertrophy in dogs with hypothalamic lesions. Endocrinology 55, 474 (1954).

Garcia, J. A.: As funcôes endocrinas do diencefalo. J. Brasil. Psiquiatr. 1, 29 (1949).

Garcia, J. A. e A. Cruz Ferreira: Cytometry of the hypothalamus after large doses of estrogen. Acta Neuroveget. 8, 283 (1954).

— — Experimentelle und klinische Untersuchungen mit Hypothalamusextrakten. Acta Neuroveget. 2, 74 (1954).

Gastaldi, A.: Quadri istologici ottenuti con una modificazione del metodo di Gomori alla paraldeide-fuxina nel diencefalo di animali normali e trattati con benzoato di estradiolo e progesterone. Boll. Soc. Ital. Biol. Sper. 28, 1095 (1952).

Gastaldi, A. e S. Fedeli: Il digiuno come mezzo di indagine nell'orientamento metabolico. Arch. Sci. Med. 96, 1 (1953).

Gaunt, R.: The interrelationship between the adrenal cortex, posterior pituitary and anterior pituitary in water metabolism. Ciba Foundation Colloquia on Endocrinology, Bd. IV, London 1952.

Gaunt, R., J. H. Birnie e H. J. Eversole: Adrenal cortex in water metabolism. Physiol. Rev. 29, 4 (1949).

Gaunt, R., C. W. Lloyd e J. J. Chart: The adrenal-neurohypophyseal interrelationship (mammalian studies). Prepared for the "Symposium on the Neurohypophysis", Colston Research Society and University of Bristol, Bristol, England, April 9—11, 1956.

Gaupp, R. Jr.: Die Beziehungen von Zwischenhirn zur Hypophyse in der morphologischen und experimentellen Forschung. Fortschr. Neurol. 13, 257 (1941).

Gazzarrini, A.: Influenza della castrazione sul tasso della colinesterasi e tributirrinasi serica ed epatica di ratte impuberi. Boll. Soc. Ital. Biol. Sper. 29, 7, 1503 (1953).

— Influenza di alcuni solventi degli estrogeni sul tasso della colinesterasi e della tributirrinasi serica ed epatica di ratte. Boll. Soc. Ital. Biol. Sper. 29, 7, 1311 (1953).

Gazzarrini, A. e D. Betetto: Influenza del trattamento con lipoidi cerebrali sul consumo di O_2 della corteccia cerebrale di ratto. Riv. Pat. Nerv. 76, 1 (1955).

GELLHORN, E.: On physiological action of carbon dioxide on cortex and hypothalamus. Electroencephalogr. **5**, 401 (1953).

GIANAROLI, L.: Comunicazione personale, 1956.

GORDON, R.: The effect of cholesterol free brain fraction against diet induced atherosclerosis. Circulation Res. **1**, 530 (1953).

GORODISSKY, M.: Biochem. Z. **164**, 446 (1925); **179**, 46 (1926); J. Ment. Sci. **82**, 687 (1936); cit. da BUSCAINO, 1950.

GOSLAR, H. G.: Vergleichende cytologische Untersuchungen zur Frage der Neuro-sekretion im Hypothalamus. Acta Neuroveget. **4**, 381; **5**, 25 (1952).

GOSLAR, H. G. e F. TISCHENDORF: Cytologische Untersuchungen an den „vegetativen Zellgruppen" des Meso- und Rhomboencephalon bei Teleostiern und Amphibien, nebst Bemerkungen über Hypothalamus und Ependym. Z. Anat. Entw.-Gesch. **117**, 259 (1953).

GREEN, J. D.: Vessels and nerves of amphibian hypophysis: a study of the living circulation and of the histology of the hypophyseal vessels and nerves. Anat. Rec. **99**, 21 (1947).

— The histology of the hypophyseal stalk and the median eminence in man with special reference to blood vessels, nerve fibers and peculiar neurovascular zone in this region. Anat. Rec. **100**, 273 (1948).

— Innervation of the pars distalis of the adenohypophysis studied by phase micro-scopy. Anat. Rec. **109**, 99 (1951a).

— The comparative anatomy of the hypophysis, with special reference to its blood supply and innervation. Amer. J. Anat. **88**, 225 (1951b).

GREEN, J. D. e G. W. HARRIS: The neurovascular link between the neurohypophysis and adenohypophysis. J. Endocrin. **5**, 136 (1947).

— — Observations on the hypophysioportal vessels of the living rat. J. Physiol. **108**, 359 (1949).

GREER, M. A.: The role of hypothalamic control on the pituitary release of thyreo-trophin. Proc. Soc. Exper. Biol. Med. **77**, 603 (1952).

— The role of the hypothalamus in the control of thyroid function. J. Clin. Endocrin. **12**, 1259 (1952).

GREER, M. A. R., O. SCOW e C. GROBSTEIN: Proc. Soc. Exper. Biol. Med. **82**, 28 (1953); cit. da SCHARF, 1955.

GRIESBACH, W. E.: Über die Darstellung von zwei Typen von Basophilen in der Rattenhypophyse. (Ein Beitrag zur Lokalisation der Hypophysenhormone.) Klin. Wschr. **31**, 296 (1953).

GRIFONI, V.: Comunicazione personale, 1956.

GUILLEMIN, R.: A re-evaluation of acetylcholine, adrenaline, nor-adrenaline and hista-mine as possible mediators of the pituitary adrenocorticotrophic activation by stress. Endocrinology **56**, 248 (1955).

GUILLEMIN, R. e B. ROSENBERG: Humoral hypothalamic control of anterior pituitary; a study with combined tissue cultures. Endocrinology **57**, 599 (1955).

HAGEN, E.: Zur Frage der afferenten Nervenfasern im Drüsenlappen der Hypophyse. Z. Zellforsch. **41**, 79 (1954).

HÁLASZ, B. e L. SZÖLLÖSY: Einfluß peripherer Denervation auf den hypothalamischen Kernvergrößerungseffekt der Zona Fasciculata der Nebennierenrinde. Acta Morphol. Acad. Hung. **3**, 1 (1953).

HALMI, N. S.: Two types of basophils in the anterior pituitary of the rat and their respective cytophysiological significance. Endocrinology **47**, 289 (1950).

— Two types of basophils in the rat pituitary. Endocrinology **50**, 140 (1952).

— The effect of graded doses of thyroxin on the anterior pituitary of hypothyroid male albino rats. Anat. Rec. **112**, 17 (1952).

HARRIS, G. W.: Neural control of the pituitary gland. Physiol. Rev. **28**, 139 (1948).

— Brit. Med. J. 627, Sept. 15 (1951).

— The reciprocal relationship between the thyroid and adrenocortical responses to stress. Ciba Foundation Colloquia on Endocrinology **8**, 531. London: J. e A. Churchill. 1954.

— Stress and thyroid activity. Lectures on the Scientific Basis of Medicine, Vol. III, 1953—1954.

— The function of the pituitary stalk. Bull. Johns Hopkins Hosp. **97**, 5, 358 (1955).

HARRIS, G. W. e C. FORTIER: The regulation of the anterior pituitary function with special reference to the secretion of adrenocorticotrophic hormone. Fourth Annual Report on Stress, H. SELYE and G. HENSER. Montreal: Acta Inc. Med. Publ. 106, 1954.

Hechst, B.: Über das Verhalten der hypothalamischen vegetativen Zentren bei der progressiven Paralyse. Arch. Psychiatr. **91**, 319 (1930).

Heintecher, P.: The pathogenesis of Cushing's syndrome. Medicine **23**, 225 (1944).

Heller, H.: The effect of the hydrogen-ion concentration on the stability of the antidiuretic and vasopressor activities of posterior pituitary extracts. J. Physiol. (London) **96**, 337 (1939).

Hellerstein, S., D. E. Holtkamp, M. E. Hickey, R. M. Hill e A. R. Buchanan: Effect of hypothalamic extract on leucocytes of infant rats. Amer. J. Physiol. **171**, 106 (1952).

Herken, H., G. Senft e H. Wilutzky: Diuretische und antidiuretische Wirkungen einiger Cortinoide. Klin. Wschr. **34**, 781 (1956).

Herlant, M.: Ann. Soc. Roy. Belg. **82**, 463 (1951); cit. da Curri, 1956.

Herzog, E.: Histopathologie des vegetativen Nervensystems. Handbuch der speziellen pathologischen Anatomie und Histologie, Bd. 13/5, 357 (1955).

Hess, W. R.: Il diencefalo. Sindromi, localizzazioni, funzioni. Milano: Martello Ed. 1952.

Hild, W.: Das morphologische, kinetische und endokrinologische Verhalten von hypothalamischem und neurohypophysärem Gewebe in vitro. Z. Zellforsch. **40**, 257 (1954).

— Histological and endocrinological observations in tissue cultures of posterior pituitary of dog and rat. Texas Rep. Biol. Med. **12**, 474 (1954).

Hild, W. e G. Zetler: Über das Vorkommen der drei sogenannten „Hypophysenhinterlappenhormone" Adiuretin, Vasopressin und Oxytocin im Zwischenhirn als wahrscheinlicher Ausdruck einer neurosekretorischen Leistung der Ganglienzellen der Nuclei supraopticus und paraventricularis. Experientia, Basel **7**, 189 (1951).

— — Vergleichende Untersuchungen über das Vorkommen der Hypophysenhinterlappenhormone im Zwischenhirn einiger Säugetiere. Dtsch. Z. Nervenhk. **167**, 205 (1951).

— — Neurosekretion und Hormonvorkommen im Zwischenhirn des Menschen. Klin. Wschr. **30**, 433 (1952).

Hoff, H.: Der Hypothalamus, seine Anatomie, Physiologie und Pathologie. Acta Neurol. **1**, 123 (1950).

Holscher, B. e J. Finger: Über das Fehlen des diuresehemmenden Prinzips im Zentralnervensystem. Arch. Psychiatr. **181**, 611 (1949).

Houssay, B. A., A. Biasotti e R. Sammartino: Modifications fonctionnelles de l'hypophyse après les lésions infundibulo-tubériennes chez le crapaud. Compt. Rend. Soc. Biol., Paris **120**, 725 (1935).

Hume, D. M.: J. Clin. Invest. **28**, 790 (1949); cit. da Slusher e Roberts, 1954.

— The relationship of the hypothalamus to the pituitary secretion of ACTH. Ciba Foundation Colloquia on Endocrinology **4**, 87 (1952).

— The neuroendocrine response to injury: present status of the problem. Ann. Surg. **138**, 548 (1953).

Hume, D. M. e G. J. Wittestein: The relationship of the hypothalamus to pituitaryadrenocortical function. Proc. I. Clin. ACTH-Conference. Philadelphia: Blakiston Co. 1950.

Imai, K.: Some observations on the hypothalamo-hypophyseal neurosecretory system in the albino rat. Gunma J. Med. Sci. **3**, 281 (1954).

Jelmoni, G.: Comunicazione personale, 1956.

Johnson, A. S., B. J. MacNabb e L. R. Rossiter: Biochim. J. **44**, 994 (1949); cit. da Buscaino, 1950.

Jones, R. J.: Hypocholesterolemic effect of a brain fraction in patients with elevated serum cholesterol. Circulation **8**, 445 (1953).

— Serum cholesterol reduction in patients by the oral administration of a brain extract. J. Lab. Clin. Med. **47** (1956).

Jones, R. J., S. C. Kraft, S. Huffman, E. L Balter e R. Gordon: The effect of a cholesterol-free brain fraction against diet induced atherosclerosis. Circulation **1**, 530 (1953).

Jores, A.: Über die Funktion des Pigmenthormons im menschlichen Organismus. Verh. dtsch. Ges. Med. **166**, 178 (1933).

— Tag- und Nachtwechsel in seiner Wirkung auf den Menschen. Klin. Wschr. **1933**, II.

Keller, M. R. e S. Roberts: Fed. Proc. **12**, 76 (1953); cit. da Slusher e Roberts, 1954.

Kleinsorge, H., M. Földi, G. Bolland e H. Wittig: Änderungen der Nierenfunktion und Hämodynamik durch zentral nervöse Einflüsse. Med. Klin. **49**, 2077 (1956).

Koch, M. L. e Coll.: cit. da Buscaino, 1950.
Koch, W.: Z. Physiol. Chem. 5, 496 (1907); 63, 432 (1909); 70, 94 (1910); Arch. Neurol. Psychiatr. 7, 488 (1922); cit. da Buscaino, 1950.
Kovács, K. e D. Bachrach: Hypothalamus and water metabolism. Studies on the antidiuretic substance of hypothalamus and hypophysis. Acta Med. Scand. 141, 137 (1951).
Kovács, K. e Coll.: Histomorphological changes following aspecific damage in the anterior hypothalamic nuclei of rat. Acta Morphol. Acad. Hung. 4, 409 (1954).
Kucsko, L. e F. Seitelberger: Über die Auswirkung der spontanen Ausschaltung der Neurohypophyse und des Hypothalamus bei intakter Adenohypophyse auf die inkretorischen Drüsen. Endokrinologie 32, 136 (1955).
Kurotsu, T., K. Kurachi, C. Tabayashi e T. Ban: Experimental studies on ovulation by the electrical stimulation of the hypothalamus of hypophysectomized rabbits. Med. J. Osaka Univ. 3, 139 (1952).
Laissaigne, R.: cit. da Stigliani e Monaci, 1956.
Laruelle, P.: cit. da Stigliani e Monaci, 1952.
Legait, H.: Etude histophysiologique et expérimentale du système hypothalamo-neurohypophysaire de la Poule Rhode-Island. Arch. Anat. Microsc. 44, 4, 323 (1955).
— Corrélation endocriniennes de l'hypothalamus et de la neurohypophyse chez la Poule Rhode-Island. Compt. Rend. Soc. Biol., Paris 159, 1016 (1955).
Leveque, T. F. e E. Scharrer: Pituicytes and the origin of the antidiuretic hormone. Endocrinology 52, 436 (1953).
Lloyd, L. W., E. Loewy, S. Pierog, K. Bradwick e R. Sostheim: Presence of antidiuretic material in blood of hypophysectomized rats. Proc. Soc. Exper. Biol. Med. 85, 333 (1954).
MacArthur, B. e C. H. Doisy: J. Comp. Neurol. 30, 445 (1918); cit. da Buscaino, 1950.
MacLeod, N. A. e J. Reiss: J. Ment. Sci. 86, 276 (1940); cit. da Gazzarrini-Betetto, 1955.
Manery, D. L. e P. Hastings: cit. da Buscaino, 1950.
Marchetto, G. e G. Brigato: La frazione lipidica complessa diencefalica nelle correlazioni neuro-endocrine. Attual. Ostetr. Ginec. III, IV (1957).
Martini, L.: Sguardo riassuntivo alle mie ricerche sui rapporti funzionali tra ipofisi posteriore ed ipofisi anteriore. Boll. Atti Soc. Ital. Endocrin. 3, 168 (1953).
— Nuove osservazioni sulla regolazione ormonale della ipofisi anteriore ad opera della ipofisi posteriore e deduzioni anche sul piano terapeutico. Clin. Terap. 7, 189 (1954).
— Le contrôle hypothalamique de la sécrétion de l'hormone adrénocorticotrophique. Ann. Endocrin. 16, 670 (1955).
Martini, L., S. Casentini e A. De Poli: Hypothalamo-neurohypophysial involvement in acetylcholine corticotrophic action. XX Congresso Internazionale di Fisiologia, Bruxelles 1956, p. 621.
Martini, L. e A. De Poli: Neurohumoral control of the release of adrenocorticotrophic hormone. J. Endocrin. 13, 229 (1956).
Martini, L., A. De Poli e S. B. Curri: Hypothalamic Stimulation of ACTH Secretion. Proc. Soc. Exper. Biol. Med. 91, 490 (1956).
Masuda, K.: Biochem. Z. 25, 161 (1910); cit. da Buscaino, 1950.
McCann, S. M.: Effect of hypothalamic lesions on the adrenal ascorbic acid response to stress. Amer. J. Physiol. 171, 746 (1952). (Abstract of paper presented at Amer. Physiol. Soc.)
— Effect of hypothalamic lesions on the adrenal cortical response to stress in the rat. Amer. J. Physiol. 175, 13 (1953).
— e J. R. Brobeck: Evidence for a rôle of the supraoptico-hypophyseal system in the regulation of adrenocorticotrophin secretion. Proc. Soc. exper. Biol. N. Y. 87, 318 (1954).
Melli, G.: Sull'attività antidiuretica degli estratti ipotalamici ed ipofisari. Settimana Med. 40—43, 369 (1948).
Melville, E. V. e K. Hare: Antidiuretic material in the supraoptic nucleus. Endocrinology 36, 323 (1945).
Mess, B.: Ein Verfahren zur Bestimmung kleinerer Mengen thyreotrophen Hormons. Acta Physiol. (Budapest) 9, 215 (1956).
Metuzals, J.: Über eigenartige Nervenzellen in der Hypophyse des Bitterlings. (Rhodeus amarus Bl.) Acta Anat., Basel 14, 124 (1952).

Metuzals, J.: Neurohistologische Untersuchungen über die nervöse Verbindung der Pars distalis mit dem Hypothalamus auf dem Wege des Hypophysenstiels. In: Erstes Symposion der Dtsch. Ges. f. Endokrin. über zentrale Steuerung der Sexualfunktionen, Die Keimdrüsen des Mannes, Hamburg, 28. 2. bis 1. 3. 1953, p. 65. Berlin-Göttingen-Heidelberg: Springer. 1955.

— Die Innervation der Drüsenzellen der Pars distalis der Hypophyse bei der Ente (mit Vergleich zwischen nervösem Endplexus und argyrophilem Bindegewebe). Z. Zellforsch. 43, 319 (1955).

Mitolo, M.: Ricerche sulla indofenol-ossidasi della sostanza nervosa centrale; il potere indofenol-ossidasico delle varie parti del neurasse di animali e dell'uomo. Boll. Soc. Ital. Biol. Sper. 22, 221 (1946); 23, 983 (1947); cit. da Buscaino, 1950.

Miwa, A.: A study on the midbrain gland. Folia Psychiatr. Jap. 4, 193 (1950).

Monaci, M.: Comportamento del neurosecreto ipotalamo-ipofisario in corso di alterazioni sperimentali del ricambio idro-salino. Arch. de Vecchi Anat. Pat. 19, 437 (1953).

Morel, F. e S. André: Le comportement de la neurosécrétion Gomori-positive chez des rats atteints de diabète insipide expérimental. Arch. Anat. Microsc. 43, 4 (1954).

Mosinger, M.: La neurocrinie hypothalamo-hypophysaire et la neurocrinie en général. L'Hyperneurocrinie. Folia Anat. Univ. Coimbra 25, 8 (1950).

— Anatomie de l'hypothalamus et du sousthalamus élargi. Folia Anat. Univ. Coimbra 25, 8 (1950).

— Anatomie de l'hypothalamus et du sous-thalamus élargi (Cytoarchitectonie, voie de conduction, histophysiologie). Arch. Suiss. Neur. 45, 135—186 (1950).

— Sur l'histophysiologie normale et pathologique du complexe hypothalamo-hypophysaire et la rôle du diencéphale en pathologie corrélative. Ann. Endocrin. 12, 901 (1951).

— Sur la neurocrinie cérébelleuse et l'hyperneurocrinie cérébelleuse an cours de choc. Compt. Rend. Acad. Sci., Paris 233, 982 (1951).

— L'Anatomo-physiologie du complexe hypothalamo-hypophysaire considéré dans ses relations avec le métabolisme des glucides. Acta Neuroveget. 9, 5 (1954).

Mühlmann, M.: Altersveränderungen der vegetativen Hirnzentren usw. Zbl. allg. Path. 36, 1 (1925).

— Weitere Studien über die Beziehungen des zentralen vegetativen Systems zur Geschwulstbildung. Verh. dtsch. path. Ges. 27, 85 (1934).

Nakamura, S., Y. Hayashi e K. Tanaka: Successive extraction of tissue proteins. II. Brain and intestinal mucosa. J. Biochem. 40, 13 (1954).

Okada, M.: Effect of the electrical stimulation of the hypothalamus on the cells of the anterior pituitary gland. Osaka Daigaku Igaku Zassi 6, 365 (1954).

Okada, M., T. Ban e T. Kurotsu: Relation of the neurosecretory system to the third ventricle and the anterior pituitary gland. Med. J. Osaka Univ. 6, 359 (1955).

Ottaviani, G. e G. Azzali: Ricerche sull'azione di estratti di frazioni lipoidee di diencefalo sulla tiroide. Acta Neuroveget. 13, 80 (1955).

Pasetto, N.: Arch. Fisiol. 52, 1 (1952); cit. da Curri, 1956.

Pellegrini, G.: Le sindromi di iperfunzione reattiva della preipofisi. Atti Congr. Naz. Soc. Ital. Endocrin. 16—17 Dicembre 1954, Napoli.

Pende, N. e L. Antognetti: Endocrinologia, patologia e clinica degli organi a secrezione interna. Milano: Ed. S. E. L. 1949.

Peters, G.: Die Beziehungen „sekretorischer Vorgänge" im Zwischenhirn zu Psychosen und innersekretorischen Erkrankungen. Dtsch. Z. Nervenhk. 139, 222 (1936).

— Die Kolloidproduktion in den Zellen der vegetativen Kerne des Zwischenhirns des Menschen und ihre Beziehung zu physiologischen und pathologischen Vorgängen im menschlichen Organismus. Z. Neurol. 154, 331 (1936).

— Patologia del sistema nervoso centrale e periferico. Firenze: S. E. S. Ed. 1955.

Philips, D. M. e K. Hare: Antidiuretic potency of neurohypophysis of cat following pituitary stalk section. Endocrinology 37, 29 (1945).

Piazzi, M.: La caduta degli eosinofili dopo irradiazione della regione diencefalo-ipofisaria con piccole dosi. Fol. Endocrin. 5, VII (1954).

Piazzi, M. e G. C. Palmieri: L'eliminazione urinaria dei 17-chetosteroidi nella roentgenirradiazione della regione diencefalo-ipofisaria. Fol. Endocrin. 5, VII (1954).

Pichotka, J. B.: Das Verhalten der Schilddrüse bei akuter Insuffizienz der Wärmeregulation. Arch. exper. Path. Pharmakol. 216, 268 (1952).

Pichotka, J. B., von Kuegelgen e B. Damann: Arch. exper. Path. Pharmakol. 220, 398 (1953); cit. da Scharf, 1955.

PIGHINI, G.: Sulla presenza dell'ormone anteipofisario nel tuber cinereum e nel liquor ventricolare dell'uomo. Riv. Sper. Freniatr. **56**, 575 (1932).
— Modificazioni della tiroide in varie condizioni sperimentali. Riv. Sper. Freniatr. **57**, fasc. 3 (1933).
PONSE, K.: L'histophysiologie thyroïdienne. Ann. Endocrin. **12**, 3 (1951).
POPPI, U.: Strutture e funzioni del tuber cinereum. Riv. Pat. Nerv. **36**, 397 (1930).
— Le cellule nervose del tuber cinereum secernono ? Riv. Neurol. **8**, 345 (1935).
PUPILLI, G. C.: La regolazione del ricambio idrico operato dall'ipotalamo e dall'ipofisi. Terapia **34**, 929 (1949).
PURVES, H. D. e W. E. GRIESBACH: Observations on the acidophil cell changes in the pituitary in thyroxine deficiency states. I. Acidophil degranulation in relation to goitrogenic agents and extrathyroidal thyroxine synthesis. Brit. J. Exper. Path. **27**, 170 (1946).
— — The site of thyreotrophin and gonadotrophin production in the rat pituitary. Endocrinology **49**, 244 (1951).
— — The significance of the Gomori staining of the basophiles of the rat pituitary. Endocrinology **49**, 652 (1951).
— — Specific staining of the thyreotrophic cells of the rat pituitary by the Gomori stain. Endocrinology **49**, 427 (1951).
RABL, R.: Ursachen und Bedeutung der pathologischen-physiologischen Reaktionen im Infundibulum der Neurohypophyse. Virchows Arch. **327**, 716 (1955).
RACADOT. J.: Mise in évidence de lipides complexes au niveau de l'hypophyse après inclusion à la paraffine. Compt. Rend. Soc. Biol., Paris **148**, 167 (1950).
RANDALL, G.: J. Biol. Chem. **124**, 481 (1935); **125**, 723, 938 (1938); cit. da BUSCAINO, 1950.
RASO, M., A. TIZIANELLO e G. TASCA: Contributo alla patologia del ceroide. (Sulla possibile esistenza di una forma chimica di tesaurismosi lipoproteica alcool-acido resistente.) Riv. Anat. Pat. Oncol. **8**, 1 (1954).
RECANT, L. D., D. M. HUME, P. H. FORSHAM e G. W. THORN: Studies on the effect of epinephrine in the pituitary-adrenocortical system. J. Clin. Endocrin. **10**, 187 (1950).
REISSMAN, K. R.: Blood **5**, 372 (1950); cit. da BIANCHI, BONATI e CUCURACHI, p.582.
RENNELS, E. G.: Localization of phospholipide in the rat hypophysis. Anat. Rec. **115**, 659 (1953).
ROMIEU, M., A. STAHL e G. COTTE: Cytologie des cellules nerveuses de l'hypothalamus. Acta Anat., Basel **18**, 74 (1953).
ROSENHEIM, O. e R. A. WEBSTER: A dietary factor concerned in coprosterol formation. Biochem. J. **35**, 920 (1941).
ROUSSY, G. e M. MOSINGER: Etude anatomique et physiologique de l'hypothalamus. Rev. Neur. **41**, 848 (1934).
— — Processus de sécrétion neuronale dans les noyaux végétatifs de l'hypothalamus de l'homme. La neuricrinie. Compt. Rend. Soc. Biol., Paris, février 1934.
— — Le pigment jaune de la région thalamo-sous-thalamique. Compt. Rend. Soc. Biol., Paris **117**, 1054 (1935).
— — Anatomie du diencéphale. In Traité de Neuro-endocrinologie. Paris: Masson & Cie. 1946.
— — Histophysiologie du système neuro-végétatif. In Traité de Neuro-endocrinologie. Paris: Masson & Cie. 1946.
SATO, G.: Über die Beziehungen des Diabetes insipidus zum Hypophysenhinterlappen und zum Tuber cinereum. Arch. exper. Path. Pharmak. **131**, 45 (1928).
SAYERS, G.: Adrenal Cortex and Homeostasis. Physiol. Rev. **30**, 241 (1950).
SAYERS, G. e Coll.: Metabolic action and fate of intravenously administered adrenocorticotrophic hormone in man. J. Clin. Endocrin. **9**, 593 (1949).
SCALABRINO, R.: Comunicazione personale, 1956.
SCHARF, J.-H.: Zwischenhirnabhängige Korrelationen zwischen Hypophysenvorderlappen und Schilddrüse im Dienste der Stoffwechsel- und Wärmeregulation. Acta Neuroveget. **11**, 100 (1955).
SCHARF, J.-H. e W. FOERSTER: Das Zellbild der Rattenhypophyse nach kombinierter Verabreichung einiger Thyreostatica zusammen mit SH-gruppenhaltigen Verbindungen unter besonderer Berücksichtigung der Cytogenese der Thyroidektomiezelle. Z. Zellforsch. **40**, 117 (1954).
SCHARF, J.-H., W. FOERSTER, C. HERMANN e F. EHRENBRAND: Über die NaJ-Wirkung auf den Gesamtstoffwechsel sowie Morphologie von Schilddrüse und Adenohypophyse bei der Ratte. Naturwiss. **41**, 406 (1954).

Scharrer, E.: Secretory cells in the midbrain of the european mimow. J. Comp. Neurol. 55, 573 (1932).
— Ein inkretorisches Organ im Hypothalamus der Erdkröte (Bufo vulgaris). Z. wiss. Zool. 144, 1 (1933).
— Hormones produced by neurosecretory cells. Recent Progr. Hormone Res. 10, 183 (1954).
— Neurosecretion and anterior pituitary in the dog. Experientia, Basel 10, 264 (1954).
Schiebler, Th. H.: Zur Histochemie des neurosekretorischen hypothalamisch-neurohypophysären Systems. I. Teil. Acta Anat., Basel 13, 233 (1951).
— Die chemischen Eigenschaften der neurosekretorischen Substanz in Hypothalamus und Neurohypophyse. Exper. Cell. Res. 3, 249 (1952).
— Zur Histochemie des neurosekretorischen hypothalamisch-neurohypophysären Systems. II. Teil. Acta Anat., Basel 15, 393 (1952).
— Zur Cytochemie der neurosekretorischen Substanz. Verh. Anat. Ges. Erg.-H. z. Anat. Anz. 99, 91 (1952).
Seip, M.: Acta Med. Scand., Suppl. 282 (1953); cit. da Bonati, Cucurachi e Strata, 1955.
Settimi, A.: Sul potere diuretico di un estratto lipoideo diencefalico. Atti Soc. Lombard. Sci. Med. Biol. (1955).
Shimazu, K., M. Okada, T. Ban e T. Kurotsu: Influence of stimulation of the hypothalamic nuclei upon the neurosecretory system in the hypothalamus and the neurohypophysis of rabbit. Med. J. Osaka Univ. 5, 701 (1954).
Slusher, M. A. e S. Roberts: Fractionation of hypothalamic tissue for pituitary stimulating activity. Endocrinology 55, 245 (1954).
Smith, P. E. e J. Mair: J. Path. 16, Proc. 131 (1911); 17, 123 (1912); cit. da Buscaino, 1950.
Sobel, H., R. S. Levy, J. Marmoston, S. Schapiro e S. Rosenfeld: Increased excretion of urinary corticoids by guinea-pigs following administration of pitressin. Proc. Soc. exper. Biol. N. Y. 89, 10 (1955).
Soulairac, M. A.: Le rôle du complexe hypothalamo-hypophysaire dans la régulation centrale de l'appétit glucidique. Compt. Rend. Acad. Sci. 224, 757 (1947).
Spatz, H.: Das Hypophysen-Hypothalamus-System mit besonderer Berücksichtigung der zentralen Steuerung der Sexualfunktionen. I. Symp. Dtsch. Ges. Endokr., p. 44. Berlin-Göttingen-Heidelberg: Springer. 1955.
Spigolon, G.: Modificazioni dei centri neurovegetativi ipotalamici e dei vari organi del coniglio in seguito a trattamento prolungato con estratti lipoidei diencefalici. Atti. Soc. Lombard. Sci. Med. Biol. 10, 2 (1955).
Stern, F.: Die epidemische Encephalitis. Berlin: Springer. 1922.
— Über Pubertas praecox bei epidemischer Encephalitis. Med. Klin. 864 (1922).
Stigliani, R.: Sulla presenza di neurosecreto nell'anteipofisi e sulle vie percorse dal neurosecreto nel sistema ipotalamico-ipofisario. Arch. de Vecchi Anat. Pat. 18, 739 (1952).
— Osservazioni sulla citologia e architettanica gliare della regione diencefalica nell'uomo. Arch. de Vecchi Anat. Pat. 2, 473 (1939—1940).
Stigliani, R. e M. Monaci: Studio e documentazione della neurocrinia nel sistema ipotalamo-ipofisario con le più recenti metodiche. Arch. de Vecchi Anat. Pat. 17, 655 (1952).
Stigliani, R., M. Monaci e P. Nocentini: Gli effetti della ipofisectomia totale e di quella parziale nel ratto giovane con particolare riguardo alle modificazioni della corticosurrenale e del diencefalo. Arch. de Vecchi Anat. Pat. 18, 705 (1952).
Sturm, A.: Comunicazione personale, 1956.
— Über den gegenwärtigen Stand der Zwischenhirn-Hypophysenforschung. Medizinische 38, 1337 (1956).
Sturm, A., H. Rohrkrämer e H. Kaumanns: Acta Neuroveget. 6, 127 (1953); cit. da Scharf, 1955.
Sturm, A. e R. Schneeberg: Z. exper. Med. 86, 665 (1953); cit. da Sturm, 1956.
Sturm, A. e W. Wernitz: Klin. Wschr. 93 (1956); Acta Neuroveget. 13, 50 (1955); cit. da Sturm, 1956.
Stutinsky, F.: Sur l'existence de cellules neurohypophysaires dans la "pars intermedia". Compt. Rend. Ass. Anat. 37. Réunion Louvain, 1950.
— Sur l'origine de la substance Gomori-positive du complex hypothalamo-hypophysaire. Compt. Rend. Soc. Biol., Paris 145, 367 (1951).
— La neurosécrétion au cours de la gestation et le postpartum chez la rate. Ann. Endocrin. 14, 722 (1953).
— Sur la signification des pituicytes. Compt. Rend. Ass. Anat. 41. Réunion Gênes, 12—14 avril 1954.

TAMBUSCIO, S. e G. FALETRA: Influenza degli estratti lipoidei di diencefalo sul metabolismo idrosalino di soggetti normali. Nota 2. L'esplorazione biologica degli osmoricettori diencefalici. Arch. Sci. Med. (in corso di stampa).

TERZI, I.: Valutazione dell'attività diencefalica in un gruppo di donne ipogenitali mediante la prova idrica di Volhard (modificata). Minerva Ginec. 7, 1 (1956).

THORN, G. W., P. H. FORSHAM, F. T. G. PRUNTY e A. G. HILL: J. Amer. Med. Ass. 37, 458 (1951); cit. da HELLERSTEIN et coll., 1952.

TILNEY, A. L. e L. ROSSETT: Bull. Neurol. Inst. N. Y. 1, 28 (1931); cit. da BUSCAINO, 1950.

TISCHENDORF, F.: Experimentelle Untersuchungen an der Rattenmilz über die Wirkung von Zwischenhirn-Lipoidextrakten auf das Mesenchym. Acta Neuroveget. 17, H. 3 (1958).

TIZIANELLO, A. e G. TASCA: Sulla presenza di pigmenti alcool-acido-resistenti nei tessuti umani. Riv. Anat. Pat. Oncol. 4, 1305 (1951).

TONUTTI, E.: La partecipazione dell'ipofisi nella genesi delle lesioni tissurali da tossine batteriche. Fol. Endocrin. 8, 291 (1955).

— Zur hypothalamischen Steuerung der ACTH-Abgabe aus der Hypophyse. Naturwiss. 43, 424 (1956).

TRENDELENBURG, P.: Pharmacologie und Physiologie des Hypophysenhinterlappens. Erg. Physiol. 25, 364 (1926).

— Anteil der Hypophyse und des Hypothalamus am experimentellen Diabetes insipidus. Klin. Wschr. 7, 1679 (1928).

TRIPI, G.: La terapia delle distonie neurovegetative con lipoidi diencefalici. Atti del Convegno Nazionale sulle moderne terapie neuropsichiatriche, Trapani, 1956.

TUCHMANN-DUPLESSIS, H.: Structural changes in the anterior pituitary with special reference to the adrenal cortex. Ciba Foundation Colloquia on Endocrinology 4, 33 (1952).

TUPIKOWA, M. e J. GERARD: Amer. J. Physiol. 119, 414 (1937); cit. da BUSCAINO, 1950.

UOTILA, U. U.: Rôle of pituitary stalk in regulation of thyrotropic and thyroid activity. Proc. Soc. Exper. Biol. Med. 41, 106 (1939).

— On the rôle of the pituitary stalk in the regulation of the anterior pituitary, with special reference to thyrotropic hormone. Endocrinology 25, 605 (1939).

— The regulation of the thyrotropic function by thyroxin after pituitary stalk section. Endocrinology 26, 129 (1940).

VAN DYKE, H. B., K. ADAMSONS e S. L. ENGEL: Aspects of the biochemistry and physiology of the neurohypophyseal hormones. Recent Progr. Hormone Res. 11, 1 (1955).

VAN DYKE, H. B., B. F. CHOW, R. O. GREEP e A. ROTHEN: The isolation of a protein from the pars neuralis of the ox pituitary with constant oxytocic, pressor and diuresis-inhibiting activities. J. Pharmacol. 74, 190 (1942).

VAZQUEZ-LOPEZ, E.: Innervation of the rabbit adenohypophysis. J. Endocrinology 6, 158 (1949).

— The structure of the rabbit neurohypophysis. J. Endocrinology 9, 30 (1953).

VERNEY, E. B.: Absorption and excretion of water. The antidiuretic hormone. Inhibition of water diuresis by wise in osmotic pressure of carotid plasma. Lancet 251, 781 (1946).

— Croonian lecture; the antidiuretic hormone and the factors which determine its release. Proc. Roy. Soc. London 135, 25 (1947).

— The antidiuretic hormone and the factors which determine its release. Brit. med. J. 2, 119 (1948).

— Agents determining and influencing the functions of the Pars Nervosa of the pituitary. Brit. Med. J. 2, 119 (1953).

WALKER, A. E.: Ass. Res. Nerv. Ment. Dis. 12, 400 (1940); cit. da BARGMANN, 1954.

WATZKA, M. Z.: Z. mikrosk.-anat. Forsch. 50, 366 (1941); 51, 73 (1942); cit. da SCHARF, 1955.

WEBER, G.: La questione della sostanza ceroide e dell'aposiderina epatiche in corso di emocromatosi e di emosiderosi trasfusionale. Arch. de Vecchi Anat. Pat. 20, 913 (1954).

WEIL, A. e P. BERNFELD: Le syndrome hypothalamique. Paris: Masson et Cie. 1954.

WEIL, A. e M. ZONDEK: Endocrinology 25, 114 (1939); cit. da FEDELI, CEI e CURRI. 1956.

WEISSCHEDEL, E. e H. SPATZ: Über die gonadotrope Wirksamkeit des Tuber Cinereum bei Ratten. Dtsch. med. Wschr. 1221 (1942).

534 S. B. CURRI:

WESTMAN, A.: Die Physiologie des Hypophysen-Hypothalamus-Systems unter besonderer Berücksichtigung der Regulation der Sexualfunktionen. In: Zentrale Steuerung der Sexualfunktionen, Die Keimdrüsen des Mannes, p. 73. Berlin-Göttingen-Heidelberg: Springer. 1955.

WESTMAN, A. e D. JACOBSOHN: Experimentelle Untersuchungen über die Bedeutung des Hypophysen-Zwischenhirnsystems für die Produktion gonadotroper Hormone des Hypophysenvorderlappens. Acta Obstetr. Gynec. Scand. **17**, 235 (1937).

WESTMAN, A., D. JACOBSOHN e H. OKKELS: Über die Struktur der Schilddrüse nach Hypophysenstieldurchtrennungen beim Kaninchen. Acta Path. Scand. **19**, 42 (1942).

YASUDA, M.: Lipids Analysis of Human Brain. J. Biochem. **26**, 203 (1937).

Dr. SERGIO B. CURRI, Istituto di Anatomia e Istologia Patologica della Università di Padova, *Padova*, Italia.

Disputatio

F. STUTINSKY (Paris): Je voudrais tout d'abord faire une remarque à propos du rapport du docteur CURRI et dire que j'ai été extrêmement intéressé par son rapport et par les images séduisantes qu'il a montrées. J'ai été frappé surtout par le résultat obtenu en injectant de fortes doses, qui provoquent une accumulation de neuro-sécrétat dans l'infundibulum. Ce qui est plus difficile à comprendre est la déplétion que l'on obtient avec de faibles doses et je voudrais lui demander quelle est son interprétation à ce sujet. En effet, des résultats inversés comme ceux-là, sont obtenus très fréquemment avec des mélanges de substances actives, et ne faut-il pas considérer que le résultat obtenu par la dose faible est un phénomène non spécifique: il y a beaucoup de substances qui, injectées, donnent une diminution de neurosécrétat. Je considère que l'inverse, l'augmentation du neurosécrétat dans l'hypothalamus est obtenu beaucoup plus difficilement et, dans ce cas, ne pourrait-on pas rappeler que la tyroxine injectée elle aussi, stocke à certaines doses la colloïde dans le corps thyroïde, de sorte que la réaction vraiment intéressante serait l'accumulation de substances dans la glande et non pas la déplétion de la glande. Un autre fait qui m'a frappé est la dissociation, apparente en tout cas, entre ce qui se passe dans l'hypothalamus et ce que l'on observe dans la neurohypophyse. M. CURRI nous a dit que les doses faibles font disparaître le neurosécrétat dans l'infundibulum, et dans les noyaux et que les autres forces augmentent le neurosécrétat dans l'infundibulum et les noyaux, tandis que la neurohypophyse ne paraît pas touchée. Il est naturellement toujours difficile d'argumenter uniquement d'après des microphotographies, mais j'ai eu l'impression — M. CURRI m'excusera — que la neurohypophyse de certains de ses animaux n'était pas réellement normale. En effet, la teinte du neurosécrétat n'était pas réellement bleue, elle était grisâtre; je ne sais pas si c'est uniquement un effet de la photographie ou si cela correspond à la réalité. Or, c'est un fait constant que le premier changement dans le neurosécrétat n'est pas la perte du neurosécrétat, mais un changement d'affinités pour l'hématoxyline chromique. De plus j'ai remarqué que, dans cette première photographie il existait de gros corps d'HERRING, et dans cette dernière photographie il n'en existait plus. Je serais très heureux de savoir si j'ai été trompé par la photographie ou si cela correspond à une réalité. Si cela correspondait à une réalité, nous n'aurions pas cette contradiction qui est extrêmement difficile à expliquer.

S. B. CURRI (Padova): L'interlocuzione del Prof. STUTINSKY, che ringrazio per le cortesi precisazioni, ha messo a fuoco alcuni degli aspetti meno facilmente interpretabili relativi all'azione farmacodinamica ed alla supposta specificità zonale delle frazioni lipidiche ricavate dalla regione diencefalica. In effetti le differenze di ordine morfologico a livello dei nuclei magnocellulari e dell'infundibolo sembrano essere direttamente proporzionali alla dose impiegata, poichè con dosi totali dell'ordine di 10—15 mg./kg. si assiste nel cane e negli altri mammiferi di taglia minore ad una sensibile diminuzione quantitativa del materiale gomorifilo, mentre con dosi decuple o ancora maggiori della frazione lipidica diencefalica si ottiene un notevole accumulo del "neurosecreto".

L'interpretazione del fenomeno va forse cercata nell'analisi degli equivalenti morfologici di iperfunzione o rispettivamente di ipofunzione diencefalica, che la Scuola del Prof. KORPÁSSY è venuta puntualizzando in questi ultimi anni con una serie di esperienze molto persuasive, perchè rispecchiano a livello diencefalico situazioni funzionali già note e controllate per altri organi o sistemi. Se pertanto la diminuzione quantitativa del materiale gomorifilo dal citoplasma degli elementi del n. sopraottico e paraventricolare, associata ad una parallela diminuzione della P.A.S.-positività e ad un aumento dell'attività fosfatasica alcalina, può venire considerata uno degli equivalenti morfologici di iperfunzione diencefalica, la risposta dei nuclei magno-cellulari a piccole dosi della frazione lipidica diencefalica andrebbe interpretata appunto in tale senso. A favore di questa interpretazione potrebbero venir considerati anche altri fenomeni, e precisamente le modificazioni morfologiche dell'apparato endocrino e di altri organi più o meno correlati nell'espletamento della loro attività funzionale ad un controllo o ad una regolazione diencefalici: così la basofilia adenoipofisaria, l'ipertrofia e iperplasia dell'epitelio di rivestimento degli otricoli tiroidei, l'aumento volumetrico della corticale surrenalica, le modificazioni dei tubuli seminiferi e della linea seminale, le modificazioni spleniche e della eritropoiesi midollare. A piccole dosi si avrebbe insomma una serie di quadri che depongono per la possibilità di una stimolazione dei centri ipotalamici esercitata dalla frazione lipidica, stimolazione che a sua volta si ripercuote sulla morfologia e sulla funzione dell'adenoipofisi e di altre ghiandole endocrine. Questo peculiare comportamento sembra legato alla composizione chimica della frazione lipidica estraibile dalla regione diencefalica, dato che altri lipidi complessi, ricavati con lo stesso metodo dalla corteccia cerebrale o dal miocardio di bovini, sono privi di azioni morfologicamente evidenziabili a livello ipotalamico.

Molto più difficile è invece l'interpretazione del secondo quesito posto dal Prof. STUTINSKY, e cioè il significato della deplezione e dell'aumento quantitativo del materiale gomorifilo dopo dosi massive della frazione lipidica diencefalica. Seguendo lo schema proposto dal Prof. KORPÁSSY si dovrebbe in questo caso parlare di un quadro morfologico di ipofunzione diencefalica. A questo proposito AZZALI ha prospettato l'ipotesi che con le dosi elevate si abbia una specie di "messa a riposo" dei centri ipotalamici, nel quadro di una mancata utilizzazione del neurosecreto o di una possibile funzione sostitutiva esercitata dalla frazione stessa.

La terza questione sollevata dal Prof. STUTINSKY è di grande interesse, poichè chiama in causa la partecipazione postipofisaria al complesso dei fenomeni osservati somministrando agli animali da esperimento dosi piccole o grandi della frazione lipidica diencefalica. Il cambiamento di affinità per l'ematossilina cromica osservabile nella neuroipofisi di alcuni cani trattati con dosi basse, può senz'altro costituire il primo segno di una scomparsa del neurosecreto, ma nel complesso le modificazioni riscontrate da AZZALI sia con dosi basse che con dosi elevate sono nella neuroipofisi molto modeste, e certamente non proporzionali a quelle osservate nella parte ghiandolare. Il problema va comunque riveduto, anche in relazione alle acquisizioni sulla partecipazione della postipofisi nella trasmissione degli impulsi ipotalamici al lobo anteriore. Le esperienze con la frazione lipidica diencefalica indicherebbero, come ipotesi di lavoro, che questa modalità di trasmissione neuro-umorale non sia obbligatoriamente l'unica, pur riconoscendo che la mancanza di modificazioni postipofisarie grossolane costituisce un elemento difficilmente conciliabile coi reperti ottenibili in altre condizioni speri-mentali.

R. MILIN (Sarajevo): En écoutant le beau rapport de M. CURRI, nous ne pouvons pas nous arracher à une impression de la similitude, je dirais presque de l'analogie, de ces deux aspects différents de la structure des noyaux hypothalamiques, déterminée par petites et grandes doses d'extrait lipidique d'hypothalamus. Ces deux aspects sont tout-à-fait semblables à deux phases différentes du cycle saisonnier dans le rythme neuro-sécrétoire. Au printemps et en hiver, on voit ce que l'auteur a vu par l'application de petites et de grandes doses d'extrait lipidique. En étudiant l'influence du bruit et des vibrations sur le hérisson pendant le sommeil hibernal, nous avons pu nous rendre compte, quand il s'est éveillé sous l'influence du bruit, que l'accumu-lation de substances neuro-sécrétrices existantes pendant le sommeil, disparaissait sous l'influence du bruit. Avec un broyat brut de tissu hypothalamique, nous avons essayé de voir si cet extrait pouvait prévenir, empêcher l'effet stressant du bruit. Je demande à l'auteur italien, s'il a orienté ses recherches dans le sens de l'emploi des extraits hypothalamiques comme méthode de protection contre les stress. Je crois que le terrain hypothalamo-hypophysaire, la glande diencéphalique, nous offre une possibilité d'orienter nos recherches dans ce sens. Nous n'avons pas encore, en médecine, un moyen de protection contre les agents non spécifiques; la médecine, grâce à l'ère Pasteurienne possède des moyens de protection spécifiques, mais les agents qui pourraient nous protéger contre le stress, n'existent pas jusqu'à présent. Je me demande si les travaux avec les extraits hypothalamiques, ne pourraient pas être orientés dans ce sens, et, nous sommes assures, par ce Congrès, que ce terrain nous donnera des résultats très féconds.

S. B. CURRI (Padova): Le analogie tra il ritmo stagionale neurosecretorio in alcuni animali ibernanti ed i quadri morfologici ottenibili con dosi differenti della frazione lipidica diencefalica sono indubbiamente molto marcate: ed io sono grato a Prof. Milin, per aver sottolineato come al risveglio provocato durante il sonno invernale si possano osservare modificazioni quantitative del materiale gomorifilo, nel senso di una deplezione, senz'altro sovrapponibili a quelle ottenute con le piccole dosi della frazione lipidica. In ambedue i casi si dovrebbe pensare ad un incremento della funzionalità diencefalica, grossolanamente rivelato dalla parziale scomparsa del neurosecreto dal citoplasma dell'elemento magnocellulare.

L'impiego della frazione lipidica come metodo di protezione contro lo stress non è stato oggetto di ricerche particolari: sono comunque d'accordo nel ritenere che una stimolazione farmacologica dei centri diencefalici a funzione neurosecretoria possa ripercuotersi favorevolmente su determinate situazioni della costellazione endocrina a sfondo deficitario.

Istituto di Anatomia ed Istologia Patologica della Università di Modena
(Direttore: Prof. Giovannino de Gaetani)

Morfologia patologica dell'ipotalamo in rapporto alla sua funzionalità parcellare

G. de Gaetani

Con 7 Figure

Fin dal 1947 in una serie di osservazioni condotte sui vari organi di animali trattati con metiltiouracile, avevo particolarmente preso in esame — unitamente agli altri distretti del sistema endocrino — anche il complesso dei nuclei vegetativi ipotalamici. Ed avevo fin da allora osservato che le alterazioni repertate in tutto l'ambito ipotalamico assumevano un carattere nettamente parcellare.

Tale modalità lesiva, percettibile specie a carico degli elementi gangliari, era particolarmente evidente in quegli animali che avevano ricevuto forti dosi di tioureici: in tal caso infatti alcune cellule gangliari, in contrasto con altre situate in tutta vicinanza ed osservabili in istato di perfetta integrità anatomica, mostravano una netta e spiccata sofferenza rilevata dall'aspetto citoplasmatico scarsamente colorato e ripieno di piccoli vacuoli birifrangenti, dalla degenerazione in senso centrifugo della sostanza tigroide, dalla carioressi e cariolisi nucleare.

La stessa modalità lesiva veniva in seguito riscontrata in corso di ricerche compiute sul sistema nervoso vegetativo di conigli resi diabetici con allossana.

Ricerche sistematiche compiute su ipotalami di animali normali non hanno mai permesso di evidenziare nulla che potesse in un qualche modo accennare ai quadri anatomici ora ricordati.

In base a questa serie di osservazioni, non si era potuto prendere una netta posizione interpretativa, per quanto già fin da allora io pensai che non un nucleo in modo unitario, ma varie cellule sparse per i vari centri ipotalamici presiedessero ad una stessa funzione. Questa ipotesi era nata soprattutto dalla osservazione che con piccole dosi di tioureici si riscontravano nella regione ipotalamica solo modeste alterazioni parcellari, mentre parallelamente si aveva un modico turbamento della struttura tiroidea e, al contrario, con dosi ingenti di farmaco si otteneva non solo un aggravamento in senso sofferenziale del quadro ipofisario-tiroideo ma si assisteva anche alla comparsa di alterazioni nelle ghiandole a secrezione interna e parallelamente a più vasti fenomeni regressivi negli elementi cellulari dei vari nuclei ipotalamici.

Si era quindi pensato, fin da allora, che a compromissione di più organi endocrini corrispondesse compromissione di più elementi gangliari ipotalamici e che la compromissione di un solo organo endocrino portasse a compromissione di elementi gangliari non di un solo nucleo vegetativo ma di più nuclei vegetativi.

Il riscontro istologico a tale presupposto lo ebbi intossicando con allossana animali già sottoposti a trattamento tioureico.

In tal caso a più ingente alterazione periferica, specie del quadro tireopancreatico, vennero a corrispondere più ingenti alterazioni ipotalamiche.

Tutte le successive ricerche mie e della mia Scuola furono, quindi, orientate in tal senso e si venne perciò a dimostrare la intima connessione, in senso isto-patologico, tra sistema endocrino e sistema ipotalamico dapprima e quindi caratteristici ed indissolubili legami anche tra sistema neuroendocrino e sistema mesenchimale, *tanto da non potersi scindere l'uno dall'altro, in un organismo, i tre vertici di un triangolo: sistema vegetativo ipotalamico, costellazione endocrina, sistema mesenchimale.*

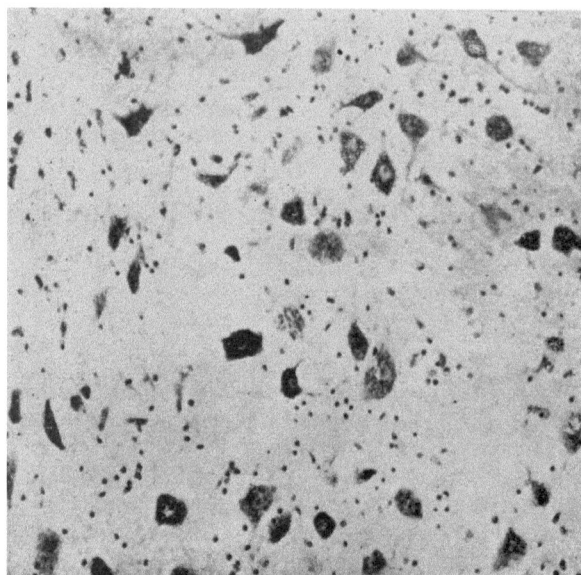

Fig. 1. Ipotalamo di coniglio trattato per 100 gg. con 0,20 gr. di metil-tiouracile pro die. Nucleo riuniente: accanto a cellule nervose gangliari in perfette condizioni di integrità anatomica se ne notano altre in varie fasi di regressione (NISSL)

Quanto sopra fu confermato in ricerche condotte sia in campo sperimentale sia in campo umano.

In campo sperimentale si é modificato la normale funzione e la fisiologica morfologia del sistema poliendocrino o del sistema mesenchimale usando, per esempio, la yohimbina, il desossicorticosterone da solo o in associazione alla vitamina C, ancora il metiltiouracile, il cortisone, la streptomicina, l'idrazide dell'acido isonicotinico, la vitamina A, ecc. E da tutto questo gruppo di esperimenti, spesso condotti in maniera da arrecare una intensità lesiva notevole su quelli che sono gli organi od i sistemi bersaglio di queste sostanze, si é sempre confermato che l'alterazione ipotala-

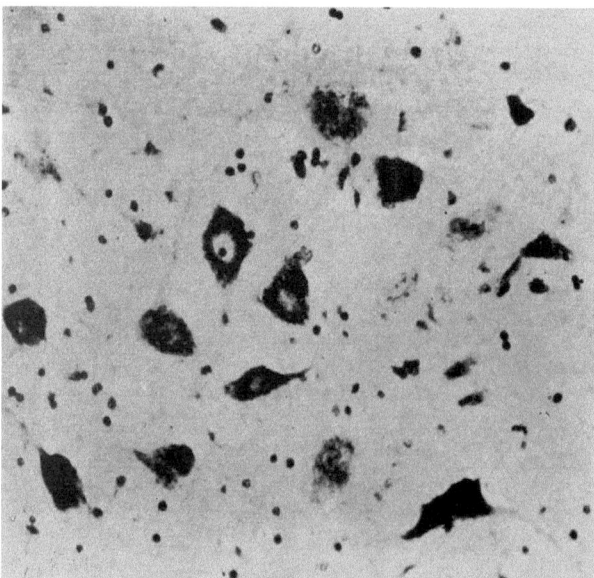

Fig. 2. Particolare della figura precedente

mica é proporzionale alla intensità delle alterazioni degli organi periferici e che in ogni caso il quadro ipotalamico si é sempre rilevato con aspetto tipico di parcellarità lesiva.

In campo umano, d'altra parte, il reperto non é gran che diverso.

Cosí da un lato ho potuto osservare tipici aspetti di parcellarità lesiva ipotalamica in corso di leucemie acute e da un altro il massivo esaurimento dei complessi gangliari diencefalici in corso di aplasia midollare. Cosí come mentre in corso di neoplasie maligne, specie della sfera genitale, il reperto di parcellarità ipotalamica riaffiora evidente, esso viene a mancare qualora ogni funzione endocrina e mesenchimale é soppressa completamente, come é possibile assistere, per esempio, oltre che nella già ricordata aplasia midollare in corso di necrosi del peduncolo ipofisario.

Resta quindi fondamentale la osservazione che esiste una intima e reciproca interdipendenza tra complesso ipotalamico, complesso poliendocrino e sistema mesenchimale, per cui la lesione indotta sperimentalmente o constatata in patologia umana, comporta inevitabilmente con sé una serie di lesioni regressive anche nella regione vegetativa. Tale serie di lesioni non é mai caratteristica di un solo complesso nucleare, anche per interessamento periferico limitatissimo e coinvolgente un solo organo endocrino, ma lede sempre più nuclei vegetativi e si svolge per ogni singolo nucleo in maniera del tutto parcellare con alternanza di cellule gangliari colpite e cellule gangliari rispettate.

In tal senso io ho escluso ed escludo che nell'ipotalamo si possano realizzare quei particolari aspetti funzionali di ritmica alternanza già dimostrati per altri organi endocrini o per altri parenchimi. Se la esistenza, infatti, di zone fisiologicamente inattive é possibile ammetterla in organi come il rene, il fegato, le ghiandole endocrine, ecc., non lo é certamente per l'ipotalamo se non altro per il generico concetto che vede in esso un distretto ove si svolge la sintesi di ogni attività vegetativa dell'organismo, ove esiste il coordinamento del sistema endocrino e di quello mesenchimale e dove quindi si deve arguire che l'attività cellulare raggiunge i suoi più alti livelli.

A questo, poi, si aggiunga la stessa

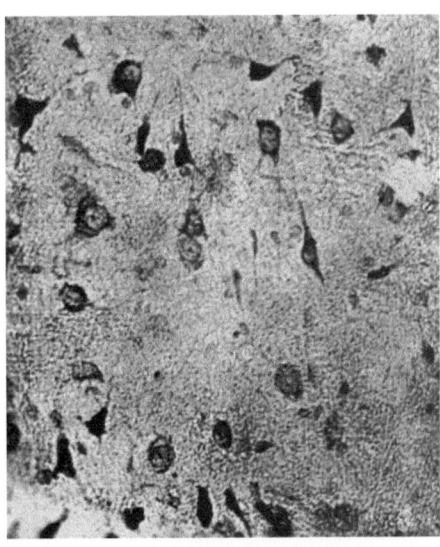

Fig. 3. Ipotalamo di coniglio trattato con 0,50 gr. di cortisone. Zona del complesso nucleare ventrale. Cromatolisi e rarefazione delle cellule gangliari con parziale conservazione ed integrità di rari elementi (NISSL)

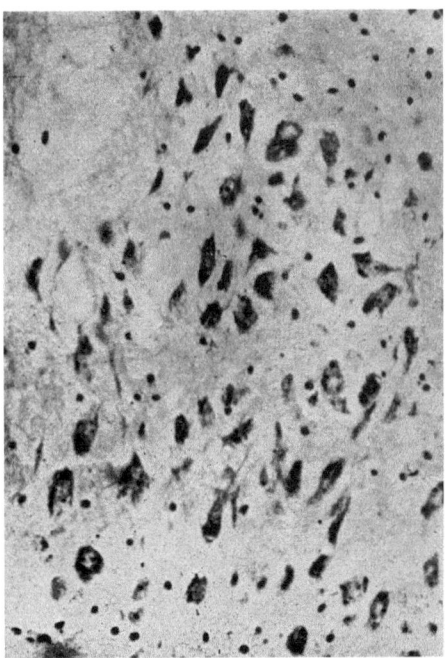

Fig. 4. Nucleo del complesso nucleare ventrale di coniglio trattato per 95 gg. con 100 mgr. di streptomicina pro kg. e pro die. Fenomeni regressivi a carico delle cellule gangliari che si presentano con evidenti fenomeni di parcellarità (NISSL)

struttura anatomica dell'ipotalamo con la sua ricchissima e non ancora ben conosciuta rete di connessioni esistenti tra nucleo e nucleo, tra cellule e cellule, tra nucleo e corteccia.

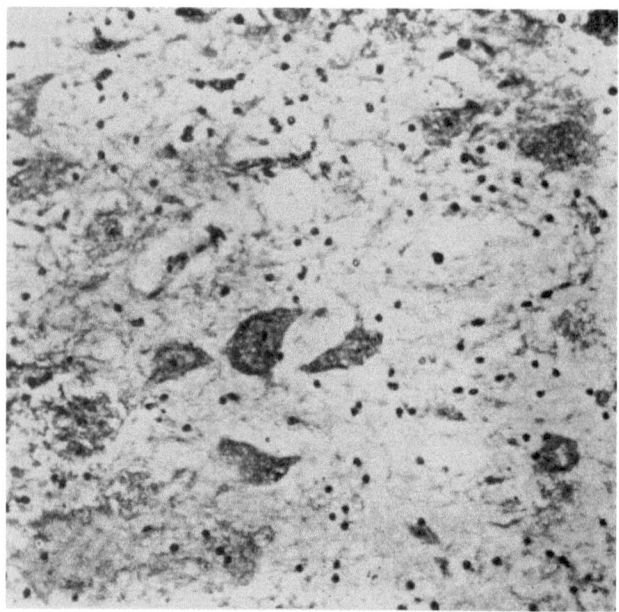

Fig. 5. Ipotalamo di deceduto per leucemia emocitoblastica. Nucleo paraventricolare: alternanza di elementi gangliari normali e di altri situati in tutta contiguità e profondamente alterati (Emat.-eos.)

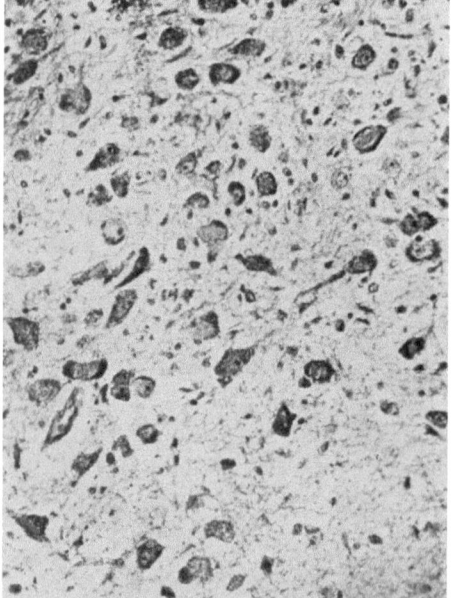

Fig. 6. Ipotalamo di deceduta per adenocarcinoma della mammella. Si evidenziano notevoli fenomeni di tigrolisi e neurolisi i quali assumono un aspetto nettamente zonale alternandosi ad elementi di aspetto ancora normale anche se di numero limitato (NISSL)

corteccia e nucleo, nuclei della base ed ipotalamo, bulbo ed ipotalamo ecc.

Ed é in questa visione unitaria del complesso ipotalamico che il fenomeno da me riscontrato di "parcellarità lesiva" va interpretato, e soprattutto concludendo che i centri di una sola funzione vegetativa sono dislocati in più nuclei ipotalamici, per cui ogni singolo nucleo ha più cellule deputate ad una sola funzione.

E' così che si può spiegare come agendo con un farmaco o con un mezzo fisico su una determinata funzione vegetativa si verranno a ledere tutte le cellule che sono deputate a tale funzione e che si trovano sparse nei vari nuclei ipotalamici.

Esaminando però singolarmente un solo nucleo si vedranno lese esclusivamente le cellule deputate alla funzione che noi abbiamo indirettamente soppresso o alterato, mentre in tutta prossimità di questa, si scorgeranno altre cellule gangliari ancora completamente integre, e questo in quanto deputate ad altre funzioni che non sono state lese.

Caratteristiche in tal senso le risultanze di esperimenti condotti con dosi varianti di uno stesso farmaco: a dosaggi bassi sono poche le funzioni vegetative compromesse e modeste le alterazioni ipotalamiche, più nettamente parcellari; a dosaggi alti e prolungati, essendo la massa delle funzioni vegetative e mesenchimali compromesse al completo, l'aspetto parcellare delle lesioni ipotalamiche lascia il posto a quadri di massive alterazioni di tutte le cellule di ogni singolo complesso ipotalamico.

Si può quindi concludere ammettendo come ipotesi, per potere spiegare la parcellarità delle lesioni ipotalamiche, che in ogni singolo complesso nucleare gli elementi gangliari non siano tutti deputati alla medesima funzione vegetativa, ma facciano parte di più complessi funzionali, per cui un medesimo atto vegetativo ha la propria espressione non in uno ma in più centri dell'ipotalamo.

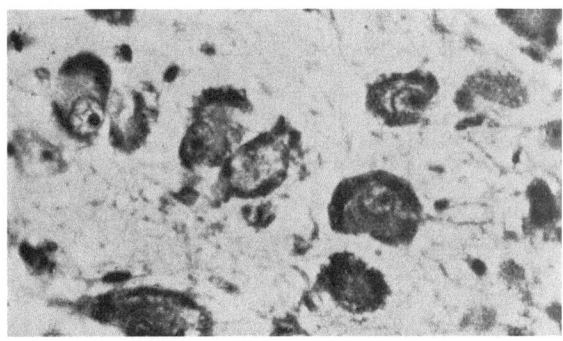

Fig. 7. Ipotalamo di deceduta per carcinoma uterino. Evidente parcellarità lesiva a carico degli elementi gangliari del nucleo paraventricolare (NISSL)

Tale modo di vedere, quanto mai suggestivo, apre la strada a tutta una serie di considerazioni non solo di patologia, ma anche di fisiologia ed attende quindi una ulteriore conferma da nuove e più complete ricerche.

Riassunto

L'Autore ricorda numerose ricerche sperimentali compiute dalla sua Scuola con sostanze chimiche varie e con mezzi fisici atti ad indurre alterazioni nell'ipotalamo di vari animali. Tali alterazioni hanno sempre avuto il carattere di "parcellarità", nel senso che soltanto qualche cellula gangliare per ogni complesso nucleare rimane alterata, mentre altri elementi in vicinanza e dello stesso nucleo rimangono perfettamente normali. Questi processi regressivi coinvolgono in genere più nuclei ipotalamici. Dopo aver fatto rilevare che identiche alterazioni sono osservabili in patologia umana (ad es. in corso di tumori e di leucemia), l'Autore prospetta l'ipotesi che tale modalità lesiva parcellare sia da mettere in relazione col fatto che le cellule di un medesimo complesso nucleare sono deputate a varie funzioni vegetative, per cui rimarrebbero interessate di volta in volta soltanto quelle deputate alla specifica funzione sperimentalmente alterata. Come corollario generale deriva il concetto che ogni processo vegetativo non è localizzato in un solo complesso nucleare, ma ha la sua espressione anatomica situata in un ambito maggiore corrispondente a più nuclei ipotalamici.

Zusammenfassung

Der Verfasser berichtet über zahlreiche experimentelle Untersuchungen, die von seiner Schule mit verschiedenen chemischen Stoffen und mit physikalischen Mitteln bei verschiedenen Tieren durchgeführt wurden, um Hypothalamusveränderungen hervorzurufen. Diese Alterationen hatten immer den Charakter der „Parzellarität" in dem Sinn, daß nur einige Zellen in jedem Kern verändert waren, dagegen andere Zellen der Umgebung und desselben Kernes vollständig unverändert blieben. Diese Regressionsvorgänge betreffen gewöhnlich mehrere Hypothalamuskerne. Nach der Bemerkung, daß analoge Veränderungen in der menschlichen Pathologie (z. B. im Verlaufe von Geschwülsten und Leukämien) zu sehen sind, schließt der Verfasser hypothetisch, daß diese Art parzellarer Veränderung davon abhängig sei, daß die Zellen desselben Kernes zu mehreren vegetativen Funktionen bestimmt sind; deshalb ist es möglich, daß nur diejenigen Zellen, die experimentell spezifisch angegriffen werden, reagieren. Im allgemeinen folgt daraus der Begriff, daß jeder vegetative Prozeß nicht auf einen einzigen Kern beschränkt ist, sondern anatomisch sich auf ein breiteres, mehrere Hypothalamuskerne umfassendes Gebiet ausdehnt.

Summary

The Author reports numerous experimental researches carried out by his school with several chemical substances and physical agents capable of causing alterations in the hypothalamus of several animals. Such alterations always had the peculiarity of being "parcellar", i. e., only some cells of every nucleus are altered, whilst other cells in the neighbourhood and in the same nucleus remain perfectly normal. These regressive processes generally involve several hypothalamic nuclei at the same time. After having remarked that identical alterations can be observed in human pathology (e. g. in tumours and leukemia) the A. puts forward the hypothesis that this parcellar type of lesion should be related to the fact that cells of the same nucleus carry out several vegetative functions, therefore each time only those cells, which are devoted to the specific function experimentally altered, are involved. As general consequence, it may be inferred that every vegetative process is not localized in only one nucleus, but has its anatomical basis in wider limits, covering several hypothalamic nuclei.

Résumé

L'Auteur décrit nombreuses recherches expérimentales réalisées par son école avec différentes substances chimiques et avec des agents physiques capables de provoquer des altérations dans l'hypothalamus de divers animaux. Ces altérations ont toujours montré un caractère de "parcellarité", c'est-à-dire que dans chaque noyau seulement quelque cellule subit l'altération, tandis que d'autres éléments tout à fait voisins et dans le même noyau restent parfaitement normaux. Ces procès regressifs entraînent généralment plusieurs noyaux hypothalamiques. Après avoir remarqué qu'on observe des altérations tout à fait égales dans la pathologie humaine (par exemple au cours de tumeurs et de leucémie), l'Auteur propose l'hypothèse que cet aspect "parcellaire" des lésions soit dû au fait que les cellules d'un même noyau sont chargées de différentes fonctions végétatives, et pour cela en chaque cas seulement les cellules dévouées à la fonction spécifique expérimentalement altérée, seraient interessées. Comme conclusion générale on a le concept que chaque procès végétatif n'est pas localisé dans un seul noyau, mais il a son fondement anatomique placé dans un plus grand milieu comprenant plusieurs noyaux hypothalamiques.

Notizie bibliografiche

AJELLO, L.: La funzione parcellare, alternante e ritmica degli organi. Particolari orientamenti di fisiologia normale e patologica. Riv. san. sic. **19**, 1078—1714 (1931).
— Prolegomeni sui bioritmi e sui loro equivalenti anatomici. Pathologica **36**, 75—78 (1946).
BALLI, V. e C. MARINI: Alterazioni istologiche della regione ipotalamo-infundibulare nel diabete da allossana in conigli. Ormonologica **5**, 245—250 (1948).
BRACALI, G.: Il sistema ipotalamico e la costellazione endocrina nella necrosi post-partum dell'ipofisi. Endocrinol. sc. costit. **21**, 319—356 (1953).
— Le alterazioni anatomopatologiche dell'ipotalamo in corso di leucemie. Arch. it. anat. ist. pat. **26**, 385—415 (1953).
— Alterazioni anatomopatologiche dell'ipotalamo in corso di aplasia midollare acuta. Arch. it. anat. ist. pat. **27**, 1—16 (1953).
— Quadri morfologici dell'ipotalamo in corso di neoplasie maligne. Arch. it. anat. ist. pat. **27**, 50—105 (1954).
BRACALI, G. e G. SPIGOLON: Alterazioni morfologiche nei vari organi del coniglio in seguito a prolungato trattamento con desossicorticosterone (DCA) e desossicorti-costerone + acido ascorbico. Giorn. med. marca travigiana **12**, 49—74 (1952).
— Sulla intossicazione acuta da cortisone. Endocrinol. sc. costit. **21**, 409—455 (1953).
— La roentgenirradiazione della regione diencefalo-ipofisaria. Ricerche istologiche sperimentali sul complesso neuroendocrino e parenchimale del coniglio. Scritti in on. del prof. R. BALLI. Modena: Ed. Coop. Tip. 1953.
BRACALI, G., A. CAMERA, F. MARZULLO e G. DE GAETANI: Fenomeni regressivi di tipo parcellare nelle cellule gangliari dell'ipotalamo. Endocrinol. sc. costit. **22**, 1 (1955).
— — — Sulla infiammazione sierosa "del miocardio". Arch. de Vecchi **4**, 248—265 (1942).
DE GAETANI, G., G. SPIGOLON e L. NEGRIL: Alterazioni macromicroscopiche del coniglio in corso di trattamento con tioureici. Arch. it. anat. ist. pat. **21**, 3—37 (1948).

DELFINI, C.: Lesioni epatiche e della costellazione neuroendocrina indotte da prolungato trattamento con elettro-shock. Pensiero medico 313, 1—8 (1952).
— Modificazioni dell'ipotalamo e del sistema endocrino per somministrazione a conigli di metiltiouracile + yohimbina. Endocrinol. sc. costit. 19, 397 (1950).
GALLETTI, G., F. MARZULLO e G. SPIGOLON: Modificazioni della costellazione neuroendocrina in conigli trattati con cloridrato di yohimbina. Endocrinol. sc. costit. 19, 208 (1950).
MAJORANA, A.: Il diencefalo e la costellazione endocrina di conigli sottoposti a trattamento con elettro-shock e yohimbina. Endocrinol. sc. costit. 19, (1950).
MARZULLO, F. e S. RUSSO: Alterazioni marco e microscopiche nei vari organi del colombo in corso di trattamento con tioureici. Arch. it. anat. ist. pat. 22, 24—31 (1950).
MARZULLO, F. e F. TAPPARELLI: Il diencefalo e la costellazione endocrina nei conigli in corso di trattamento con elettroshock. Giorn. Psich. neuropat. 1, 2 (1950).
NOBILE, F.: Ricerche sperimentali sulle modificazioni organiche in conigli provocate da trattamento con idrazide dell'acido isonicotinico. Arch. it. anat. ist. pat. 26, 150—166 (1953).
ROUSSY, G. e M. MOSINGER: Traité de neuro-endocrinologie. Parigi: Masson. 1946.
SPIGOLON, G. e F. VENTURA-GREGORINI: Studio sistematico sulle modificazioni istologiche indotte nei vari organi del coniglio in seguito a trattamento prolungato con alte dosi di streptomicina. Arch. it. anat. ist. pat. 23, 350—363 (1950).

Prof. Dr. GIOVANNINO DE GAETANI, Direttore dell'Istituto di Anatomia ed Istologia Patologica della Università di Modena, Modena, Italia.

Department of Pharmacology, University of Bristol

Hormones and Hormone Ratios in the Hypothalamo-Neurohypophysial System

By

H. Heller

With 4 Figures

One of the classical approaches to the investigation of the function of an endocrine organ consists in studying changes in the hormone content of the gland. This has also been done in the posterior pituitary lobe under various physiological and pathological conditions. Table 1 gives a summary of some of the results. There are obvious gaps and what appear to be controversial findings. Today, however, I can only discuss two of the conditions shown, on which work is currently proceeding in my laboratory: Firstly, the hormone content of the neural lobe in newborn and infant animals and human beings and secondly the effect of anaesthetics on the hormone level and the hormone ratio in the posterior pituitary gland.

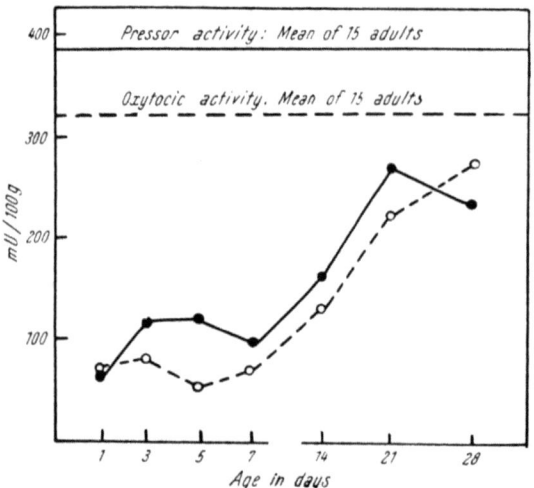

Fig. 1. Infant rats. Hormone content of pituitary gland per 100 g. body weight. ●——● = pressor activity. ○ – – – ○ = oxytocic activity. Each point is the mean obtained from at least 12 glands (HELLER and LEDERIS, unpubl.)

The question of the production of the antidiuretic hormone by the newborn seems to us of particular interest since the water metabolism of immature animals and very young infants shows 'abnormalities' which would be compatible with a lack of vasopressin. For example, after withdrawal of fluids for 24 hours the osmotic urine/plasma ratio of adult rats increased to 3.7 whereas that of newborn animals remained virtually unchanged (HELLER, 1949). That is to say the dehydrated newborn rats were still excreting a hypotonic urine. My colleague Mr. K. LEDERIS and I have recently estimated pressor, antidiuretic and oxytocic activity in the glands of newborn and infant rats. Fig. 1 shows that the neural lobe of adult rats, per 100 g. body weight, contained about six times as much pressor activity and about 4.5 times as much oxytocic activity as that of one

Table 1. *Content of hormones and neurosecretory material of the posterior lobe in various physiologi caland pathological conditions (as compared with the normal male adult)*

Condition	Species	Vasopressin	Oxytocin	Neurosecretory material	Reference
Neonatal...	man	↓	↓	↓	HELLER and ZAIMIS (1949); BENIRSCHKE and McKAY (1953); RODECK and CAESAR (1956)
	rat	↓	↓	↓	HELLER (1947); DICKER and TYLER (1953); ACHER and FROMAGEOT (1956); DAWSON (1953); RODECK and CAESAR (1956)
Parturition	rat	↓	↓	↓	ACHER and FROMAGEOT (1956); STUTINSKY (1953)
Lactation ..	dog	↓ —	↓ ↓	?	DICKER and TYLER (1953); VAN DYKE, ADAMSONS and ENGEL (1955)
	rat	↓ —	↓ ↓	↓	DICKER and TYLER (1953); ACHER and FROMAGEOT (1956); STUTINSKY (1953); MALANDRA (1955)
Adrenal-ectomy ..	rat	↓ —	—	↓ —	KOVACS and BACHRACH (1951); CAVALLERO, DOVA and ROSSI (1954); SAWYER and ROTH (1953); GAUNT, LLOYD and CHART (1956)
Dehydration	dog	↓	↓	↓	HILD and ZETLER (1953)
	rat	↓ ↑	↓	↓	SIMON (1934); AMES and VAN DYKE (1950); ORTMANN (1951)
Anaesthesia	rat	— ↓	— ↓ ↑	?	GINSBURG and HELLER (1952); AMES and VAN DYKE (1952); GINSBURG and BROWN (1956)
Hae-morrhage	rat	— ↑	— ↑	?	GINSBURG and HELLER (1953); GINSBURG and BROWN (1956)

↓ = Decreased   — = Unchanged
↑ = Increased   ? = Not investigated

day old rats of the same strain. The hormone content rose steeply after about seven days of extra-uterine life but had not quite reached adult levels in animals aged four weeks. I refrain from discussing the difficult question of hormone ratios in the neonatal glands since experiments aimed at veri-fying oxytocic potency by parallel estimations of milk ejecting activity have not been completed. Similar results as those shown in Fig. 1 have been obtained by HELLER and ZAIMIS (1949) in stillborn and newborn infants, though the difference between newborn and adult was less pronounced than in rats. The histological counterpart of these results has been furnished by DAWSON (1953) and RODECK and CAESAR (1956) who studied neurosecretory activity in the hypothalamo-neurohypophysial system in newborn rats and infants.

It would be tempting to ascribe what has been called the 'physiological diabetes insipidus of the newborn' to a lack of antidiuretic hormone but there are two difficulties which stand in the way. Firstly, while the amounts of anti-diuretic activity in the neural lobe in terms of hormone per mg. glandular tissue is much lower than in adults, it may still be functionally adequate. The glands of infants who died during the first week after birth contained per mg neuro-hypophysial tissue about 25% of the hormone content of adults. This may be contrasted with the findings in a young patient with diabetes insipidus (HEWER and HELLER, 1949) whose neural lobe contained less than 1% of the normal amount (see also CAVALLERO and ZANCHI, 1951). This agrees with results of O'CONNOR and VERNEY (1942) in dogs: They found that permanent diabetes insipidus could be established only when more than 95% of the neural lobe had been removed at hypophysectomy. Likewise, the hormone content in diabetic dogs after stalk section was less than 2% of the normal.

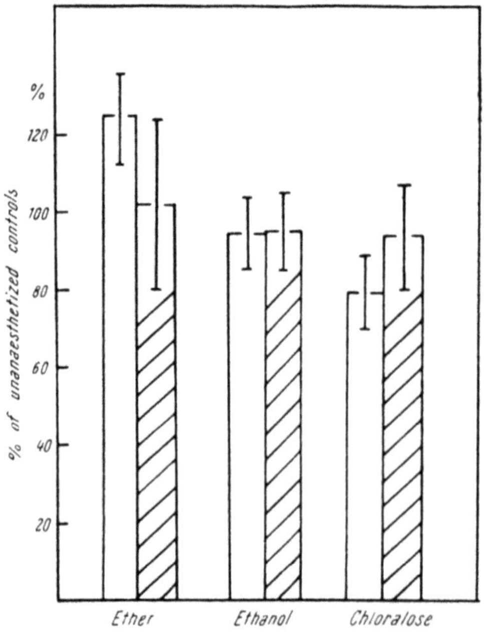

Judging from these data — and the same applies to the new-born rat — there would be enough antidiuretic hormone in neonatal glands to prevent diabetes insi-pidus but — and this is the second difficulty — I could show some years ago (HELLER, 1944, 1952) that the newborn infant and the newborn rat do not respond to injected vasopressin in the adult manner. Even infants aged 5 days, for example, showed a weaker response than adults. Similar findings have since been made by BARNETT and VESTER-DAL (1953); AMES, (1953); FALK (1955), and others. Thus the ade-quate antidiuretic dosage in the newborn is not known and the sufficiency of hormone storage cannot be assessed.

Turning now to the effect of anaesthesia: GINSBURG and HELLER showed in 1952 that

Fig. 2. Activity in the neural lobe of adult rats anaesthe-tized with ether, ethanol or chloralose. ☐ = pressor activity. ▨ = oxytocic activity. The results are means and their standard error. The controls were adult rats of the same strain. (GINSBURG and BROWN, 1956)

ether causes the release of antidiuretic hormone and Mrs. BROWN and Dr. GINSBURG in my department have since studied the effect of other anaesthetics on the hormone content of the neural lobe. Their results are interesting. They found (Fig. 2) that the pressor and the oxytocic activity in the glands of rats anaesthetized with ether, ethanol or chloralose did not differ from that of unanaesthetized controls. The hormone ratio was approximately 1.0. This was surprising since we had shown that, in ether anaesthesia at least, antidiuretic hormone was pouring out of the gland. There is the strong suggestion, therefore, that ether not only activates the release from the gland but also that it stimulates the hypothalamic nuclei to replete the gland rapidly. In a review article published a year ago (HELLER, 1955) I have proposed to call a stimulus for release a *tropic* one and one for repletion a *trophic* stimulus.

Fig. 3 shows the effect of two further anaesthetics or hypnotics on the hormone content and the hormone ratio in the neural lobe of the rat. It supplies evidence for independent movement of the two neurohypophysial hormones: The hormone ratio (vasopressin/oxytocin) in urethane anaesthesia changed from about 1.0 to 0.5 and in pentobarbitone anaesthesia, owing to the relative greater depletion in oxytocin, from 1 to about 2.

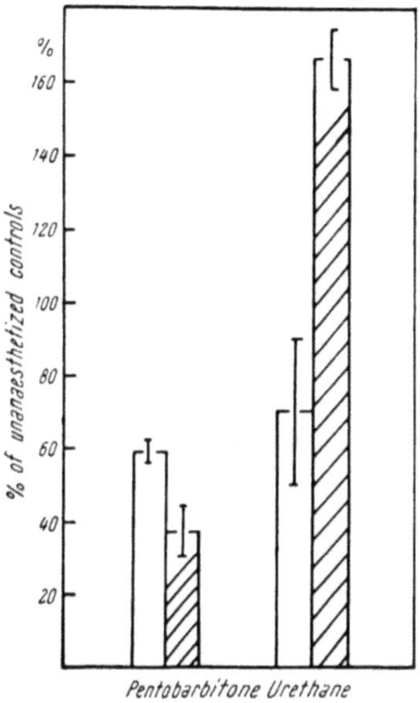

These findings throw some light on another situation in which differential release

Fig. 3. Activity in the neural lobe of adult rats anaesthetized with pentobarbitone or urethane. ☐ = pressor activity. ▨ = oxytocic activity. The results are means and their standard error. (GINSBURG and BROWN, 1956)

of the two active principles has been postulated, i. e. during lactation. As shown on Table 2 there is evidence for the differential release of oxytocin

Table 2. *Ratio of vasopressor to oxytocic activity (= v/o) in the pituitary gland of lactating animals*

Species	v/o in lactating animals	v/o in non-pregnant controls	Reference
Dog	5.4 3.5	1.0 1.5	DICKER and TYLER (1953); VAN DYKE, ADAMSONS and ENGEL (1955)
Cow..........	~ 1.0	~ 1.0	WHITTLESTONE, BASSETT and TURNER (1952)
Goat	~ 1.0	~ 1.0	MACAULEY (1951); COWIE and FOLLEY (1956)
Guinea pig....	3.6	2.4	DICKER and TYLER (1953)
Rat	1.9 2.4 1.3	1.1 1.0 1.1	DICKER and TYLER (1953); ACHER and FORMAGEOT (1956); HELLER and LEDERIS (1956)

in the dog but not in the cow or the goat. The situation in the rat is difficult. Two groups of workers DICKER and TYLER (1953) and ACHER and FROMAGEOT (1956) have found that in the lactating rat the neural lobe may lose more oxytocin. Similar estimations are being done in my laboratory (Fig. 4) but the mean hormone ratio is, so far, lower than that found by the other authors. Since the assay techniques used are the same as those employed by the other investigators, the difference in results may be a real one. For instance, it may be due to a difference of litter-size or of the interval between suckling and killing. If, in our experiments, this interval was too long, repletion which, as the experiments with anaesthetics suggest, may take place with considerable rapidity, may have occurred. Comparatively rapid repletion may also be the explanation for the failure to find alterations in the glands of lactating cows and goats.

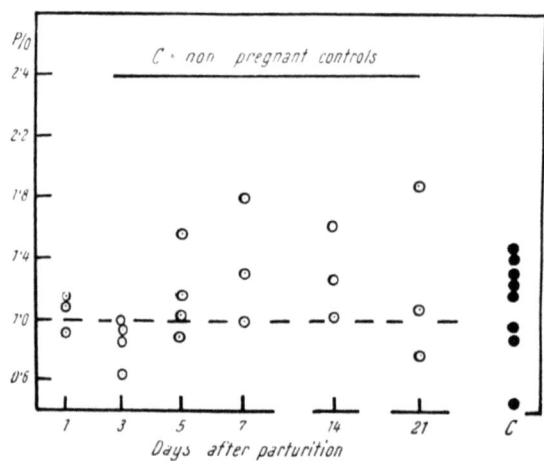

Fig. 4. Ratio of pressor to oxytocic activity in the neural lobe of lactating rats. ○ = lactating animals. ● = non-pregnant controls. Litter-size limited to six. Decapitated up to one hour after separation. (HELLER and LEDERIS, unpubl.)

To sum up: I have tried to draw attention to the following points: (1) There appears to be a correlation at and shortly after birth between the immaturity of the hypothalamic nuclei (AUER, 1951), the hormone content of the posterior lobe and the functional maturity of the kidney. (2) When considering hormone storage in the neurohypophysis the existence of *tropic* and *trophic* stimuli to the hypothalamus should be taken into account. Though perhaps usually linked these stimuli may be of different intensity and either or both may be responsible for altered hormone ratios in the gland.

Summary

Their cytological observations on the activity of secretory cells in the hypothalamus led BARGMANN and SCHARRER to the concept that the neurohypophysial hormones originate not, as hitherto assumed in the posterior lobe but in the supraoptic and paraventricular nuclei. BARGMANN and SCHARRERs theory is supported by a considerable body of evidence: Antidiuretic material has been found in the hypothalamic of all mammalian species so far investigated and has been reported to accumulate rostrally to the cut after pituitary stalk section. Parallelism between depletion of ·GOMORI-stainable material and decrease in hormone content has been claimed to occur as a result of various experimental procedures. However, these reports are not unanimous and the accuracy of the assay procedure used by some of the authors concerned has been criticised. There are further important gaps: the nature of the 'neurosecretory material' has not been sufficiently defined and too little is known about the form or forms in which posterior pituitary-like activities are elaborated in the hypothalamus. The latter problem has been approached by estimating activity ratios in the hypothalamus and in the neural lobe; it has been briefly discussed with special reference to new evidence on the hormone content and hormone ratios in newborn and infant animals. The possibility that not only differential secretion but also differential production of the active principles influences the glandular hormone ratio has also been discussed and recent findings in lactating and anaesthetized animals have been presented.

Riassunto

Il complesso di osservazioni citologiche relativo all'attività degli elementi gangliari dei nuclei magnocellulari ipotalamici ha indotto BARGMANN e SCHARRER a ritenere che la sede di produzione degli ormoni neuroipofisari non sia il lobo posteriore dell'ipofisi, ma i nuclei sopraottico e paraventricolare dell'ipotalamo.

L'ipotesi di BARGMANN e SCHARRER ha trovato conferma in ricerche sperimentali ormai numerose: infatti nei nuclei ipotalamici di tutte le specie di mammiferi è stato messo in evidenza materiale antidiuretico, che si accumula rostralmente nel moncone residuo ad una sezione totale del peduncolo ipofisario.

In diverse osservazioni sperimentali si è rilevato come esista un parallelismo tra deplezione del materiale gomorifilo e diminuzione quantitativa del contenuto ormonale. Tuttavia tali rapporti morfofunzionali non sono esenti da critiche e spesso somo state poste molte riserve sulle modalità e sull'impostazione delle ricerche tendenti a dimostrare l'esistenza di questo parallelismo.

Una delle considerazioni negative in merito a questo problema è data appunto dal fatto che la natura del cosiddetto "materiale neurosecretorio" non è stata ancora sufficientemente definita ed inoltre dalle scarse conoscenze sulla forma e sulle modalità con cui gli ormoni neuroipofisari vengono elaborati a livello ipotalamico. Quest'ultimo quesito è stato affrontato esaminando l'attività ormonale dell'ipotalamo rispetto a quelle del lobo posteriore dell'ipofisi, con particolare riguardo alla situazione morfofunzionale esistente nell'animale da esperimento nei periodi neonatale e prepubere.

E' stata discussa la possibilità che non esista una secrezione differenziale dei principi attivi che sono in grado di influenzare la produzione di ormoni glandotropi, presentando i risultati di recenti esperienze nell'animale lattante ed anestetizzato.

Zusammenfassung

Zytologische Beobachtungen über die Aktivität sekretorischer Zellen im Hypothalamus führten BARGMANN und SCHARRER zu der Auffassung, daß die neurohypophysären Hormone nicht, wie bisher angenommen, im Hypophysenhinterlappen, sondern in den Nuclei paraventriculares und supraoptici entstehen. Die Theorie von BARGMANN und SCHARRER ist weitgehend bewiesen; antidiuretisches Material wurde im Hypothalamus aller bisher untersuchten Säugetierarten gefunden und beobachtet, daß es sich nach Durchschneidung des Hypophysenstiels vor der Schnittfläche stapelt. Als Resultat verschiedener experimenteller Eingriffe wurde eine Parallelität zwischen der Verminderung GOMORIphilen Materials und der Abnahme des Hormongehaltes festgestellt. Jedoch sind diese Berichte nicht übereinstimmend, die Beweiskraft der von manchen Autoren verwendeten Versuchsanordnung wurde kritisiert. Außerdem besteht noch eine empfindliche Lücke: die Natur des „neurosekretorischen Materials" ist noch nicht genügend geklärt und über die Form oder die Formen, in der hinterlappenaktive Substanzen im Hypothalamus deliberiert werden, ist noch viel zu wenig bekannt. Dem letzten Problem wurde durch Bestimmung der Aktivitätsverhältnisse zwischen Hypothalamus und Neurallappen nähergekommen. Eine kurze Diskussion über den Hormongehalt und die Hormonverhältnisse mit besonderer Berücksichtigung neuer Erkenntnisse wurde geführt. Die Möglichkeit, daß nicht nur differenzierte Sekretion, sondern auch differenzierte Produktion von aktiven Substanzen das glanduläre hormonelle Verhältnis beeinflußt, wurde ebenfalls diskutiert und neue Befunde bei laktierenden und anaesthesierten Tieren dargelegt.

Résumé

Les observations cytologiques sur l'activité des cellules sécrétoires de l'hypothalamus effectuées par BARGMANN et SCHARRER, amenèrent ces auteurs au concept que les hormones neurohypophysaires ne dérivent pas, comme on pensait jusqu'à présent, du lobe postérieur, mais des noyaux supraoptique et paraventriculaire. La théorie de BARGMANN et SCHARRER est supportée par un ensemble remarquable de données démonstratives; on a trouvé du matériel antidiurétique dans l'hypothalamus de toutes les espèces de mammifères étudiées jusqu'à présent, et on a observé que ce matériel s'accumule rostralement à la coupe après section de la tige pituitaire. On a affirmé qu'il existe un parallélisme entre la disparition de matériel GOMORI-positif et la diminution du contenu hormonal, parallélisme qui résulte de différents procédés expérimentaux. Cependant ces résultats ne correspondent pas, et on a censuré le soin des procédés expérimentaux de quelq'un des auteurs en question. Mais il y a d'autres défauts importants: on n'a pas suffisamment éclairci la nature du "matériel neurosécrétoire", et l'on connaît trop peu sur la forme ou les formes dans lesquelles l'hypothalamus élabore les activités du type neurohypophysaire. On a approché ce dernier problème en déterminant les rapports d'activité dans l'hypothalamus et dans le lobe postérieur; ce problème fut brièvement traité, avec une particulière considération de nouvelles données sur le contenu et les hormonaux dans les animaux nouveau-nés et enfantins. On traita aussi la possibilité que le rapport hormonal glandulaire ne soit pas seulement influencé par une production différentielle, mais aussi par un sécrétion différentielle des principes actifs, et l'on présenta de récents résultats dans les animaux au cours de la lactation.

References

Acher, R. and C. Fromageot: in 'The Neurohypophysis', ed. H. Heller. London: Butterworth. 1957.

Ames, R. G.: Pediatrics 12, 272 (1953).

Ames, R. G. and H. B. van Dyke: Proc. Soc. exp. Biol. Med. N. Y. 75, 417 (1950).

— Endocrinology 50, 350 (1952).

Auer, J.: J. comp. Neur. 95, 17 (1951).

Barnett, H. L. and J. Vesterdal: J. Pediat. 42, 99 (1953).

Benirschke, K. and D. G. McKay: Obstet. Gynec. 1, 638 (1953).

Cavallero, C., E. Dova and L. Rossi: J. Endocr. 10, 228 (1954).

Cavallero, C. and M. Zanchi: J. Path. Bact. 63, 249 (1951).

Cowie, A. T. and S. J. Folley: in 'The Neurohypophysis', ed. H. Heller. London: Butterworth. 1957.

Dawson, A. B.: Anat. Rec. 117, 620 (1953).

Dicker, S. E. and C. Tyler: J. Physiol. 121, 206 (1953).

Dyke, H. B. van, K. Adamsons and S. L. Engel: Recent Progr. Hormone Res. 11, 1 (1955).

Falk, G.: Amer. J. Physiol. 181, 157 (1955).

Gaunt, R., C. W. Lloyd and J. J. Chart: in 'The Neurohypophysis', ed. H. Heller. London: Butterworth. 1957.

Ginsburg, M.: in 'The Neurohypophysis', ed. H. Heller. London: Butterworth. 1957.

Ginsburg, M. and L. Brown: Brit. J. Pharmacol. 11, 236 (1956).

Ginsburg, M. and H. Heller: in 'The Suprarenal Cortex', ed. J. M. Yoffev. London: Butterworth. 1952.

— J. Endocr. 9, 274 (1953).

Heller, H.: J. Physiol. 102, 429 (1944).

— J. Physiol. 106, 28 (1947).

— J. Physiol. 108, 303 (1949).

— J. Pharm. Pharmacol. 7, 225 (1955).

Heller, H. and K. Lederis: Unpubl. observ.

Heller, H. and E. J. Zaimis: J. Physiol. 109, 162 (1949).

Hewer, T. F. and H. Heller: J. Path. Bact. 61, 499 (1949).

Hild, W. and S. Zetler: Pflügers Arch. ges. Physiol. 257, 169 (1953).

Kovács, K. and D. Bachrach: Acta med. Scand. 141, 137 (1951).

Macaulay, M. H. T.: Colloq. intern. centre natl. recherche sci. (Paris). Paper No. 1250, p. 145 (1951).

Malandra, B.: Z. Zellf. 43, 594 (1955).

O'Connor, W. J. and E. B. Verney: Quart. J. exp. Physiol. 31, 393 (1942).

Ortmann, R.: Z. Zellf. 36, 92 (1951).

Rodeck, H. and R. Caesar: Z. Zellf. 44, 666 (1956).

Sawyer, W. H. and W. D. Roth: Fed. Proc. 12, 125 (1953).

Simon, A.: Amer. J. Physiol. 107, 220 (1943).

Stutinsky, F.: Ann. Endocr. (Paris) 14, 722 (1953).

Whittlestone, W. G., E. G. Bassett and C. W. Turner: J. Dairy Sci. 35, 889 (1952).

Professor Dr. H. Heller, Department of Pharmacology, University of Bristol, *Bristol* 8, England.

Disputatio

V. Malandra (Pavia): Il Prof. Heller, alla fine della sua relazione, ci ha parlato di dosaggi biologici effettuati sulla neuroipofisi di ratte allattanti. Egli ci ha confermato come il contenuto della neuroipofisi in ossitocina vari notevolmente rispetto alla norma. nel senso di una diminuzione. Tuttavia è da rilevare che in genere i valori sono piuttosto discordanti, poichè si possono riscontrare variazioni quantitative piuttosto marcate. Inoltre ha accennato alla possibilità che questa diminuzione del contenuto ossitocico della neuroipofisi sia da mettere in rapporto con il diverso periodo in cui gli animali erano stati sacrificati dopo l'allattamento. A questo proposito vorrei accennare ad un'altra possibilità: e cioè che la diminuzione del potere ossitocico possa essere anche in rapporto al numero dei nati da allattare. E' stato infatti dimostrato da DICKER e TAILER che le ratte con solo due o tre nati presentano una diminuzione del potere ossitocico, meno marcata rispetto a quella di femmine che allattino da 7 a 8 nati.

Nel corso di ricerche morfologiche condotte nell'Istituto del Prof. BARGMANN a Kiel abbiamo indagato sul comportamento del neurosecreto nella neuroipofisi di ratte allattanti. In questi animali abbiamo potuto riscontrare una costante diminuzione del neurosecreto, soggetta tuttavia a notevoli oscillazioni quantitative. Non possiamo stabilire se queste oscillazioni fossero in rapporto al numero dei nati oppure al periodo in cui l'animale era stato ucciso; ci sembra però che esista una certa correlazione tra i dati biologici del Prof. HELLER ed i dati morfologici che noi abbiamo constatato, pur senza voler concludere per una stretta dipendenza tra fenomeni neurosecretori e principio ossitocico della neuroipofisi.

H. HELLER (Bristol): I am most interested in your remarks, Professor MALANDRA. I thought I had mentioned the possibility of differences in litter size this afternoon. However, so far as our own experiments are concerned, the litter size was controlled: all the animals were left with the same number of young, namely six. I think, therefore, that this factor can be excluded. Hence my supposition, and it is no more, that perhaps the interval between suckling and killing has something to do with the apparent discrepancy in the results.

Institut d'Anatomie pathologique de l'Université Médicale de Szeged, Hongrie

Recherches sur les rapports entre l'hypothalamus et l'hypophyse

Par

B. Korpássy

Avec 1 Figure

Les recherches commencés en 1948 par mes collaborateurs et moi-même avaient pour point de départ les conceptions de R. COLLIN sur la neurocrinie hypophysaire. Nous nous sommes fixés pour tâche principale de déterminer l'origine et le transport de colloïdes de l'hypothalamus et leurs rôles dans les processus vitaux. Les premiers résultats atteints par MM. BACHRACH, KOVÁCS et VARRÓ ont montré que la picrotoxine cause une hyperneurocrinie chez le chien [2]. Cet observation nous a fourni un procédé simple et efficace pour augmenter les colloïdes de l'hypothalamus, nous permettant par là d'étudier de plus près les propriétés histochimiques de ces substances. Mes collaborateurs ont constaté qu'il existe dans le système hypophyseo-hypothalamique des chiens et des rats trois substances colloïdales qu'on peut aisément distinguer l'une de l'autre par des procédés de l'histochimie: selon ces examens le colloïde du lobe antérieur est composé de ribonucléoprotéides et d'hydrates de carbone attachées aux protéines; celui du lobe intermédiaire est une substance mucoïde qui contient des mucopolysaccharides acides; enfin le colloïde neurohypophyseo-hypothalamique peut être considéré comme une glycolipoprotéide [3].

Nous avons présenté ces travaux pour la première fois en octobre 1951; nous en avons tiré la conclusion que, sans éliminer absolument la neurocrinie, il nous fallait nous ranger du partie de SCHARRER-BARGMANN, c'est-à-dire de la neurosécrétion hypothalamique et du transport de direction centrifuge du neurosécrétat.

Nos collaborateurs MM. KOVÁCS et BACHRACH ont réussi en même temps à atteindre à des résultats dignes d'intêret. Ils ont constaté entre autres par des examens biologiques, qu'une solution saline hypertonique et le stress de formol, de même que la surrénalectomie sont suivis d'une diminution quantitative de la substance active antidiurétique tant de l'hypophyse que de l'hypothalamus [7, 11].

Ces résultats une fois atteinte nous avons placé aux premier plan de nos recherches l'étude de l'histophysiologie et de la pathologie de la fonction antidiurétique. Au cours de nos expériences nous avons voulu avant tout mettre en œuvre les influences qui altèrent la fonction antidiurétique de façon à déterminer par des moyens quantitatifs cytologiques et histochimiques les substrats morphologique de cette fonction altérée.

Ce que nous avons constaté, c'est que tout facteur dont l'effet est d'accroître le besoin d'hormone antidiurétique de l'organisme se traduit également par des altérations forts caractéristiques tant dans les noyaux des grosses cellules de l'hypothalamus antérieur que dans la pars nervosa. Ces changement sont les suivant: gonflement des cellules ganglionnaire des noyaux supraoptique et paraventriculaire; diminution des granules de sécrétat, c'est à dire la substance positive de Gömöri, le rassemblement de ces granules sur le péripherie des cellules ou leur disparition complète; la dissolution des grains de tigroïde périnucléaire et la condensation de ceux-ci également sur le pourtour, ce qui a pour résultat de former une plage claire autour du noyaux et de faire ressortir nettement les parois des cellules. En même temps la pyroninophilie et l'activité de phosphatase alcalique augmente dans les cellules ganglionnaires; ces phénomènes suggèrent une accélération de la synthèse des protéines [1, 10].

Dans le cas ou ces facteurs exercent une influence intensive et prolongée, le volume du cytoplasme, du noyau et de la nucléole subit une augmentation significative. L'aspect histologique de la pars nervosa est également caractéristique: on y constate l'hypèrémie, l'œdème, la diminution de sécrétat, accompagné du gonflement et de la multiplication des pituicytes [8, 9]. Pour nous, nous tenons ces altérations pour des signes histomorphologiques des l'hyperneurosécrétion.

Permettez moi maintenant de vous exposer les résultats des nos experiences les plus récentes qui ont portés sur le choc traumatique. Il est bien connu qu'une des conséquences les plus graves de choc secondaire et traumatique est l'insuffisance rénale. La plupart des auteurs proposent l'hypothèse de la circulation pour le mécanisme de l'oligurie et de l'anurie. Le rôle éventuel de l'hormone antidiurétique n'est pas même mentionné par eux, alors que chacun sait que le choc secondaire a encore pour conséquence importante l'hémoconcentration, stimulatrice de la mobilisation de l'ADH.

Nous-mêmes avons étudié par des méthodes morphologiques et biologiques le fonctionnement des centres antidiurétique chez le rat blanc au moyen de choc par tourniquet. Nous avons comprimé pendant 4 heures, au moyen de fil d'aluminium isolé, les pattes postérieures de l'animal anestésié à l'éther. Au cours de nombreuses séries d'expériences nous avons utilisé environ 300 rats. Avant tout nous avons noté l'évolution de l'oligurie, sa durée, son intensité, de même que le changement constaté dans l'hémoconcentration et le concentration de l'azote résiduel du sang. Au cours des expériences suivantes nous avons sacrifié les rats à différents moments soit en état d'oligurie par tourniquet, soit après, pour étudier l'histophysiologie des centres antidiurétiques. Nous avons trouvé qu'aussitôt après l'apparition de l'oligurie il se produit, tant dans les noyaux supraoptiques et paraventriculaires que dans la pars nervosa, des altérations très caractéristiques que nous n'hésitons pas à considérer comme signes d'hyperfonction. La normalisation de l'aspect histophysiologique se produit autour de la soixante-dizième heure de l'expérience [4].

Par les expériences subséquentes nous avons déterminé la quantité de substance antidiurétique active dans l'urine des rats souffrant d'oligurie traumatique. Nous avons injecté à des rats hydratés l'urine receuillie, aussitôt après l'oligurie, et nous avons observé que les animaux traités à l'urine de rats garottés n'ont éliminé au bout d'une heure que 5,2 pour cent de l'eau injectée et au bout deux heures 36,6 pour cent; par contre les animaux de contrôle ont évacué, au cours de la première heure, 17 pour cent de l'eau ingérée et en deux heures 68 pour cent [5].

Selon nous, ces expériences prouvent qu'en cas de choc expérimentale par tourniquet l'hormone antidiurétique est abondamment produite et que son passage dans le sang augmente considérablement. Nous sommes d'avis que dans l'oligurie causée par choc traumatique ce mécanisme neurohormonal joue un rôle de premier plan, soit en augmentant la réabsorption tubulaire, soit en aidant la vasoconstriction rénale.

Permettez moi de passer maintenant à une autre question à laquelle nous aussi nous sommes intéressé depuis plusieurs années, celle du mécanisme de stimulation de la sécrétion de l'hormone adrénocorticotrope. Dès 1948/49, alors que nous étudiions les rapports à l'endocrinologie du stress de l'acide tannique [6], la question s'est posée pour la première fois de savoir si le diencéphale est responsable pour la libération des hormones préhypophysaires telles que l'ACTH, et dans l'affirmative, par laquelles de ses structures, et par quelle voie ? Au début nous n'avons obtenu aucun résultat. En revanche d'autres expériences, rapportées brièvement ci-dessus, nous ont fourni certaines indications. Nous avons pu établir que différentes influences telles que la soif, une solution de NaCl hypertonique, enfin le formol, ont provoqué simultanément une hypersécrétion d'ADH et d'ACTH [8, 9]. En présence de ces faits, le premier problème à resoudre était de savoir si l'ADH produit par des noyaux de l'hypothalamus antérieur jouait le rôle de médiateur dans la mobilisation de l'ACTH.

Pour répondre à cette question nous nous sommes livré aux expériences suivantes: nous avons administré à un premier groupe de rats, par injection intrapéritonéale, une solution de NaCl hypertonique (10%), à raison de 2 gr. par 100 gr de poids de l'animal; à un second groupe nous avons injecté également par voie intrapéritonéale et en même quantité relative une solution de glucose à 61,6% correspondant à la solution de NaCl hypertonique; le troisième groupe a été traité de la même manière, recevant 4⁰/₀ par 100 gr de poids d'eau distillée; au quatrième groupe on a injecté de la même façon un demi-milligramme d'histamine par 100 gr de poids; le cinquième groupe enfin, non traité, nous a servi de groupe de contrôle. Une heure après les injections nous avons sacrifié tous les animaux et nous avons déterminé le contenu en vitamine C de la surrénale gauche ainsi que l'action antidiurétique de l'hypophyse. D'autre part, après avoir sacrifié d'autres animaux traités de la même manière pendant six semaines nous avons exactement pesé leurs surrénales, soumettant d'ailleurs l'hypophyse de ces animaux à un examen cytologique quantitatif.

Nous avons déterminé le contenu en vitamine C des surrénales par le procédé ROE-KUETHER, modifié par SAWYERS, et l'activité antidiurétique des hypophyses selon la procédé employé par BIRNIE et ses collaborateurs avec quelque modifications.

Laissez-moi vous présenter les résultats. Vous voyez représenté sur le tableau I le contenu en vitamine C des surrénales. Par rapport au groupe de contrôle tous les agents appliqués par nous ont causé une diminution significative du contenu en vitamin C des surrénales. Le second tableau permet de voir le poids des surrénales des autres animaux auxquel a été appliqué le même traitment, ainsi que le résultat de l'examen cytologique quantitatif de l'hypophyse. Le nombre des cellules basophiles et de réaction PAS positive de l'adénohypophyse manifeste une augmentation significative par rapport aux sujets de contrôle; les surrénales montrent aussi une augmentation de volume.

Ces donnés prouvent clairement que les agents mis par nous en action ont eu pour résultat une hyperproduction d'ACTH.

Fig. 1 montre l'activité antidiurétique des hypophyses. Il permet de voir que cette activité n'a varié que sous l'influence de la seule solution de NaCl hypertonique, et dans une mesure considérable, alors que la même activité, chez les animaux traités à la solution du glucose, ne manifeste qu'un variation inférieure ou nulle, comparée à celle des animaux du contrôle ou a celle des animaux traités à l'eau distillée. La conclusion s'impose, que l'hypophyse des animaux traités à la solution de sel contient moins d'hormone antidiurétique que celle des animaux de contrôle, et que par contre l'activité antidiurétique de l'hypophyse

Tableau 1

Traitement	Nombre des animaux	Contenu en vitamine C par mg/100 gr de poids de surrénale	P
I. Contrôle	12	487.1 ± 13.5	—
II. Sol. sucre hypertonique i. p. 2%/100 gr de poids vif	6	358.4 ± 20.7	I/II : $p \leqslant 0.001$
III. Sol. sal. hypertonique i. p. 2%/100 gr de poids vif	6	345.3 ± 22.1	I/III : $p \leqslant 0.001$
IV. Eau distillée 4%/100 gr de poids vif	6	324.6 ± 21.6	I/IV : $p \leqslant 0.001$
V. Hydrochlorure d'histamine 0.5 mg/100 gr de poids vif	6	332.7 ± 13.6	I/V : $p \leqslant 0.001$

Tableau II

Groupes	Nombre des animaux	Distribution quantitative des cellules de l'adénohypophyse					Surrénales en mgr.
		Baso-philes	Eosino-philes	Chromo-phobes	Pas +	Pas −	
Contrôle	8	5.8±0.5	44.4±1.1	49.9±1.1	6.0±0.5	94±1.1	25.2±1.2
Sol. sal. hypertonique	8	11.0±0.7	40.3±1.1	48.7±1.1	10.7±0.7	89.3±1.1	32.5±1.2
Sol. sucre hypertonique	8	11.0±0.7	40.9±1.1	48.0±1.1	11.5±0.8	88.5±1.1	30.9±1.4
Eau distillée	8	12.1±0.7	40.2±1.1	47.7±1.1	11.9±0.7	88.1±1.1	37.0±2.1

des rats traités à la solution hypertonique du sucre ne diffère en rien de celle des animaux du contrôle ou des ceux traités à l'eau distillée.

Il nous faut encore conclure de cette expérience que, alors que la solution hypertonique de NaCl mobilise aussi bien l'hormone anti-diurétique que l'hormone adrénocorticotrope, la solution hypertonique de sucre, elle, ne stimule que la sécrétion de la seconde hormone. Par conséquent, dans ce second cas, le mobilisation de l'ACTH doit être indépendante de celle de l'hormone anti-diurétique.

Permettez-moi pour finir de dire quelques mots d'expériences auxquelles nous nous sommes livré précédemment sur ce sujet et qui nous ont appris qu'en cas d'hydratations chronique, l'examen cytologique qualitatif et quantitatif des noyaux supraoptique et paraventriculaire montre un aspect correspondant plutôt à l'hypofonction, alors que, simultanément, on reconnaissait les signes incontestables d'une hyperfonction de l'hormone adrénocorticotrope. Au cours d'une autre de nos expériences ou nous avons combiné simultanément stress du formol et hydratation, nous avons réussi à éviter complètement l'hyperproduction d'hormone antidiurétique, ce qui n'a nullement influencé la mobilisation d'hormone adrénocorticotrope [8, 9].

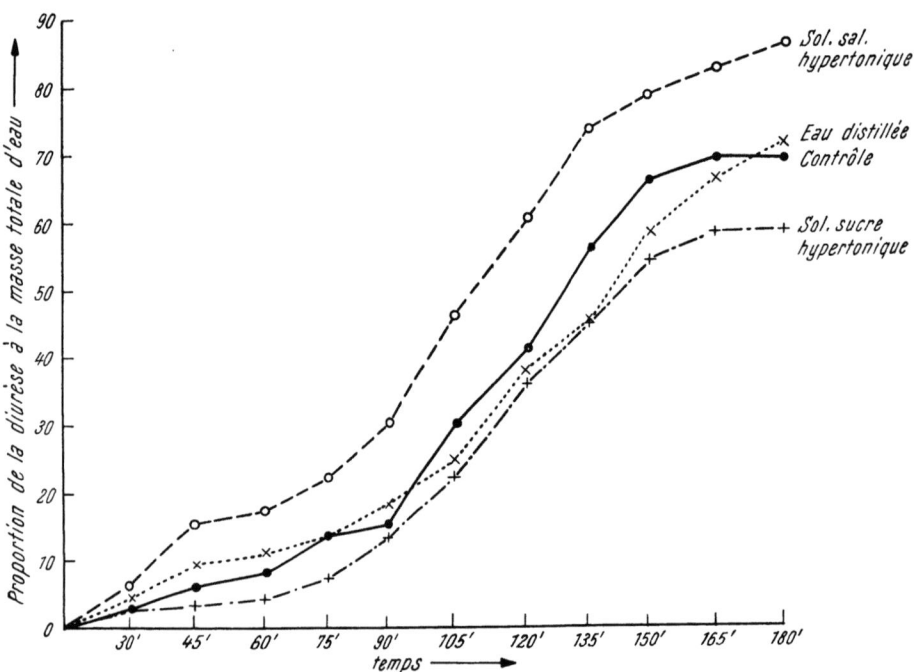

Fig. 1. L'effet sur la diurèse des rats hydratés de l'extrait d'hypophyse des rats soumis aux divers traitement

Pour conclure, les expériences ci-dessus relatées indiquent toutes que la mobilisation de l'hormone antidiurétique et l'hyperproduction de l'hormone adrénocorticotrope, causées par divers facteurs, sont des phénomenes purement concomitants, sans rapports entre eux, et que l'hormone antidiurétique ne peut servir de médiateur à la mobilisation de l'hormone adrénocorticotrope. Nous sommes d'avis que les noyaux supraoptiques et paraventriculaires forment avec la pars nervosa une entité fonctionelle qui n'influence pas immédiatement la production de l'hormone adrénocorticotrope. Tout semble indiquer que l'influence neurohumorale sur la fonction adrénocorticotrope est reliée à des structures de diencéphale indépendantes de l'hypothalamus antérieur, mais peut-être reliée à l'hypothalamus postérieur, et que nos examens histologiques ne nous ont pas permis de localiser jusqu'à présent.

Résumé

On passe d'abord brièvement en revue les principaux résultats acquis à ce sujet à l'Institut d'anatomie pathologique de Szeged au cours des dernières années de recherches. Ces recherches nous ont permis en premier lieu de préciser nos connaissances sur les propriétés histochimiques des colloïdes du système hypothalamo-hypophysaire, puis de passer à l'étude de la morphologie fonctionnelle des noyaux antérieurs de l'hypothalamus. Chez le rat, une solution hypertonique de NaCl, la soif et le stress ont causé des altérations histophysiologiques caractéristiques des noyaux supraoptiques et paraventriculaires qu'on considère comme les signes d'une neurosécrétion excessive, à savoir une production en excès de l'hormone antidiurétique. Les expériences récentes de choc traumatique expérimental nous ont permis d'observer les mêmes symptômes, et en même temps, nous avons réussi à démontrer la présence de substance antidiurétique dans l'urine.

Un des buts de nos examens était d'approcher du problème du mécamisme diencéphalique de la sécrétion d'ACTH. Etant donné que selon nos expériences l'eau fournie en abondance (chargement de l'eau) pour contrebalancer les effets mentionnés ci-dessus, a complètement inhibé l'hyperfonction des centres antidiurétiques, mais n'a influencé en rien la sécrétion en excès d'ACTH, nous en avons conclu que la neurosécrétion des noyaux supraoptiques et paraventriculaires, à savoir l'hormone antidiurétique, n'exerce aucune influence directe sur l'activité adrénocorticotrope préhypophysaire, mais que celle-ci est soumise à d'autres structures diencéphaliques. Nous nous efforcerons par des recherches à venir de prouver le bien-fondé de cette conception.

Riassunto

Il Relatore riferisce sui risultati più importanti delle indagini eseguite da parecchi anni nel suo Istituto. Dopo aver chiarito le proprietà istochimiche della sostanza colloide nel sistema ipotalamo-ipofisario, l'A. ha studiato soprattutto la morfologia funzionale dei nuclei anteriori dell'ipotalamo. Le alterazioni morfofunzionali del nucleo sopraottico e paraventricolare, provocate in ratti mediante una soluzione ipertonica di NaCl, la sete e diversi tipi di stress, vengono considerate come segno di una neurosecrezione molto accentuata e di una produzione aumentata di ADH. Ultimamente sono stati osservati gli stessi fenomeni nel corso dello shock traumatico. Contemporaneamente si poteva dimostrare una sostanza antidiuretica nell'urina degli animali sottoposti all'esperienza. Uno degli scopi della ricerca è l'esame del problema del meccanismo diencefalico nella secrezione dell'ACTH. Si è potuto dimostrare che il carico idrico, in collegamento con gli stimoli suesposti, è in grado di ostacolare l'aumento della funzione dei centri antidiuretici, ma non influisce sulla secrezione dell'ACTH. Da tale fatto l'A. conclude che la funzione neurosecretoria del nucleo sopraottico e del nucleo paraventricolare, o più precisamente l'ADH, non influisce direttamente sulla secrezione adrenocorticotropa dell'adenoipofisi; quest'ultima sarebbe guidata da altre strutture diencefaliche. Nell'Istituto del Relatore si cercherà di provare tale ipotesi con ulteriori richerche.

Summary

The Author reports on the most important results of the research carried out since several years in his Institute. After having explained the histochemical properties of the colloidal substances in the hypothalamo-hypophyseal system, the A. studies especially the functional morphology of the anterior nuclei of the hypothalamus. The morphofunctional alterations of the nucleus supraopticus and the nucleus paraventricularis caused in rats by hypertonic solutions of NaCl, thirst and various types of stress, are considered a sign of a very pronounced neural secretion and of an increased production of ADH. Recently the same phenomena were observed in the course of traumatic shock. At the same time it is possible to demonstrate an antidiuretic substance in the urin of animals subjected to the treatment. One of the aims of the research is to examine the problem of the diencephalic mechanism of ACTH secretion. It was possible to show that the administration of water in relation with the above-mentioned influences, is able to inhibit the increase of the function of the antidiuretic centres but does not influence the secretion of ACTH. From this the A. concludes that the neurosecretory function of nucleus supraopticus and nucleus paraventricularis, or more precisely, ADH, does not immediately influence the adrenocorticotropic function of the adenohypophysis; the latter is probably subject to other diencephalic structures. In the Author's Institute it will be endeavoured to prove this hypothesis with further research.

Zusammenfassung

Der Verfasser berichtet vorerst über die wichtigsten Ergebnisse der im patholo-gisch-anatomischen Institut Szeged seit mehreren Jahren durchgeführten Untersuchungen über das eben behandelte Gebiet. Die Beobachtungen erlaubten in erster Linie die Kenntnisse über die histochemischen Eigenschaften der Kolloide des hypothalamo-hypophysären Systems zu erweitern. Weiterhin wandte sich das Interesse der funktionellen Morphologie der vorderen Hypothalamuskerne zu. Hypertonische Kochsalzlösung, Durst und Stress verursachten bei Ratten charakteristische histophysiologische Alterationen der Nuclei supraoptici und paraventriculares, die als Zeichen einer exzessiven Neurosekretion und damit einer ebensolchen adiuretischen Hormonproduktion aufzufassen sind. In rezenten Untersuchungen mit experimentellem traumatischem Schock konnten die gleichen Symptome gefunden und gleichzeitig die Anwesenheit adiuretischer Substanz im Harn nachgewiesen werden.

Ein Ziel der Untersuchungen bestand in der Aufklärung des diencephalen Mechanismus der ACTH-Sekretion. Um den oben erwähnten Effekt auszugleichen, wurde Wasser im Überfluß zugeführt (Wasserbelastung). Dadurch kam es wohl zu einer Hemmung der Hyperfunktion der adiuretischen Zentren, ohne daß jedoch ein Einfluß auf die exzessive ACTH-Sekretion ausgeübt wurde. Daraus wurde geschlossen, daß die Neurosekretion der Nuclei supraoptici und paraventriculares, also das adiuretische Hormon, keinerlei direkten Einfluß auf die adenohypophysäre adenocorticotrope Aktivität ausübt, sondern diese anderen diencephalen Strukturen unterworfen ist. Weitere Untersuchungen zur Stützung dieser Konzeption werden durchgeführt werden.

Bibliographie

1. BACHRACH, D., K. KOVÁCS, A. TRAUB, E. HORVÁTH et B. KORPÁSSY: Acta Morph. Hung. 4, 179 (1954).
2. BACHRACH, D., K. KOVÁCS et V. VARRÓ: Acta Physiol. Hung. 2, 105 (1951).
3. BACHRACH, D., K. KOVÁCS, V. VARRÓ et F. OLÁH: Acta Morph. Hung. 2, 71 (1952); 3, 169 (1953).
4. BACHRACH, D., S. SCULTETY, J. JÁKI et B. KORPÁSSY: Acta Morph. Hung. 6, 371 (1956); Acta Neuroveg. 15, 60 (1956).
5. — — — — Z. exper. Med. 127, 250 (1956).
6. KORPÁSSY, B., J. TÖRÖK et K. KOVÁCS: Acta Physiol. Hung. 1, 113 (1950).
7. KOVÁCS, K. et D. BACHRACH: Acta med. Scand. 141, 137 (1951).
8. KOVÁCS, K., D. BACHRACH, A. JAKOBOVITS, E. HORVÁTH et B. KORPÁSSY: Endokrinologie 31, 17, 149 (1954).
9. — — — — — Acta Morph. Hung. 4, 417 (1954).
10. KOVÁCS, K., D. BACHRACH, A. JAKOBOVITS, E. HORVÁTH, A. SZTANOJEVITS et B. KORPÁSSY: Acta Morph. Hung. 4, 409 (1954).
11. OLÁH, F., V. VARRÓ, K. KOVÁCS et D. BACHRACH: Endokrinologie 30, 12 (1953).

Professor Dr. BÉLA KORPÁSSY, Pathologisch-anatomisches Institut der Medizinischen Universität Szeged, Szeged, Ungarn.

Disputatio

L. MARTINI (Milano): Sono molto lieto della possibilità che mi è stata offerta di accennare allo schema che il Prof. KORPÁSSY ha presentato, in cui dimostrava come i nuclei ipotalamici che regolano il sistema postipofisarico sarebbero localizzati nell'ipotalamo anteriore, mentre invece i nuclei dell'ipotalamo posteriore regolerebbero il sistema ACTH. Devo però dire che le esperienze più recenti, ed anche il dott. HUME questa mattina ha accennato ad esse, portano alla conclusione che i centri regolatori dell'emissione in circolo dell'ACTH, coincidono con quelli che regolano la produzione e l'emissione in circolo dell'ormone antidiuretico della postipofisi. Tanto è vero che dalle recenti esperienze di MACCANN è risultato come la semplice sezione del tratto sopraottico-ipofisarico è capace di produrre un diabete insipido; cioè una alterazione nel sistema della secrezione dell'ormone antidiuretico produce nello stesso tempo una lesione del sistema corticotropico.

Inoltre volevo dire, a proposito delle indagini con l'adrenalina, che in alcune nostre esperienze abbiamo potuto documentare come l'azione dell'adrenalina sull'ipofisi non sia una azione diretta, bensì una azione che pare essere secondaria all'attivazione del sistema ipotalamo-postipofisi. Infatti abbiamo documentato che, dopo la somministrazione di larghe dosi di adrenalina, si ha una liberazione massiva dell'ormone antidiuretico sia nel circolo che nel liquido cerebro-spinale.

B. KORPÁSSY (Szeged): Ich möchte Herrn MARTINI auf die Frage antworten. ob es sich beim Experiment, bei dem wir hypertonische Glukoselösung angewandt haben, nicht um einen direkten Einfluß auf die Hypophyse handeln könnte. Wir glauben, daß, wenn diese Möglichkeit überhaupt existiert, sie äußerst selten sein muß.

Ich möchte in diesem Zusammenhang auf den sehr interessanten Vortrag von Herrn HUME hinweisen, der mehrere Mechanismen der ACTH-Stimulation zeigte. Es ist auch unsere Ansicht, daß höchstwahrscheinlich mehrere Mechanismen von der Seite des Hypothalamus das ACTH stimulieren und daß es sich vielleicht auch um auf die Adenohypophyse gerichtete, direkte Effekte handeln kann. Das wäre aber noch in späteren Arbeiten zu beweisen. Nun möchte ich zu dem interessanten Vortrag von Herrn MARTINI und auch zu anderen Vorträgen Stellung nehmen. Herr BARGMANN hat zum erstenmal in diesem Symposion gesagt, daß Antidiuretin die Abgabe des ACTH fördert. Dies wurde von mehreren Herren bestätigt und auch Herr MARTINI befaßte sich im ersten Teil seines Vortrages mit dieser Frage. Nach unserer Meinung ist der Beweis, daß Pitressin (Vasopressin) der Mediator in der Stimulierung der ACTH-Sekretion ist, noch nicht erbracht. Anfangs dachte man, daß Adrenalin, später, daß Histamin der chemische Mediator sei. Mehrere Autoren, wie auch Herr MARTINI, glauben nun, daß das vasopressorisch-antidiuretische Hormon den stimulierenden Faktor der ACTH-Sekretion darstelle. Die schönen Experimente von MUNSON und BRIGGS (Recent Progress in Hormone Research 11, 83, 1955) weisen aber darauf hin, daß weder Epinephrin noch Vasopressin der postulierte „Chemotransmitter" sein kann. Wenn also Herr MARTINI die Hypophyse in die vordere Augenkammer transplantierte und mit Pitressin doch einen Erfolg hatte, so glaube ich, daß in diesem Falle eine unspezifische Reaktion nicht auszuschließen ist. Man sollte auch nicht vergessen, daß das im Handel befindliche Pitressin mit zwar kleinen, aber doch wirksamen Mengen von ACTH verunreinigt ist. Nach unserer Meinung wird im Hypothalamus ein (oder mehrere) adenohypophysiotroper, chemischer Mediator erzeugt, der aber nicht mit dem antidiuretisch-vasopressorischen Hormon identisch ist. Wir nehmen an, daß im Zentrum der neuroendokrinen Regulation zwei Systeme als funktionelle Einheiten stehen: der vordere Hypothalamus und die Neurohypophyse einerseits, der hintere Hypothalamus und die Adenohypophyse andererseits (Projektion eines Diagramms). Diese zwei Systeme sind voneinander unabhängig. Demnach kann ein Einfluß von der Peripherie direkt den Kortex anregen und von diesem kommen Einflüsse auf beide Systeme, oder auch nur auf ein System; dieses wird dann stimuliert. Unsere Untersuchungen zeigten, daß es möglich ist, beide Systeme unabhängig voneinander zu stimulieren. Ein Wasserstoß bei Ratten führt zu einer Hypofunktion im vorderen Hypothalamus-Neurohypophysären-System, gleichzeitig aber zu Hyperfunktion, ACTH-Mobilisierung, im anderen System. Wir glauben, daß im hinteren Hypothalamus produzierte chemische Stoffe für die Stimulation der Adenohypophyse verantwortlich seien. Abschließend möchte ich noch bemerken, daß die ganze Arbeit über die Stimulation der ACTH-Sekretion erst begonnen hat; es sind sehr viele Fragen noch offen, und wir hoffen, mit weiteren Untersuchungen einer Lösung der Probleme näherzukommen.

Anatomisches Institut der Universität Pécs, Ungarn

Die Rolle diencephaler Mechanismen bei der Rückwirkung von Schilddrüsen-, Nebennierenrinden- und Sexualhormonen auf die Funktion des Hypophysenvorderlappens

Von

J. Szentágothai

Mit 6 Abbildungen

I. Einleitung

Die Folgeerscheinungen von experimentellen Hypothalamusläsionen und noch viel mehr deren Erklärungsversuche sind voll der schärfsten Widersprüche. Insbesondere die Mitleidenschaft des Portalkreislaufs der Hypophyse bei Läsionen der tuberalen Gegend macht es schwierig, ,,nervöse'' Effekte von rein oder zum größeren Teil ,,vaskulären'' Effekten zu trennen. Mit einem Team von Mitarbeitern beschäftigen wir uns seit mehreren Jahren mit der Auswertung der Folgen experimenteller Hypothalamusläsionen (HORSLEY-CLARKEsche Technik) auf die histologische Struktur innersekretorischer Drüsen bei Albinoratten. Unser Interesse galt vor allem der nervösen Steuerung; wegen der erwähnten Schwierigkeiten richteten wir daher unser Augenmerk auf die Folgen von Zerstörungsherden, die entfernt von der Eminentia medialis, ja sogar außerhalb des Hypothalamus liegen.

Der leitende Gedanke dieses Vortrages ist, einige experimentelle Angaben zu der Rolle zu liefern, die diencephale Strukturen bei der bekannten Rückwirkung von Schilddrüsen-, Nebennierenrinden- und Sexualhormonen auf die Sekretion der hypophysären Troph-Hormone ausüben.

II. Rückwirkung des Schilddrüsenhormons

Ganz zufälligerweise machten wir die Erfahrung, daß beiderseitige Läsion der *Nuclei habenulae* des Thalamus eigentümliche histologische Veränderungen des Vorderlappens hervorruft, nämlich eine Erhöhung der Zahl sowohl der basophilen als auch der eosinophilen Zellen. Im Laufe gleichzeitiger Experimente mit denselben Versuchstieren über Stoffwechsel und Wärmeregulation (Institut für pathologische Physiologie: Professor Dr. Sz. DONHOFFER) ergaben sich Befunde. die auf eine Störung der TSH-Sekretion und der Schilddrüsenfunktion hindeuteten.

Ohne hier auf Einzelheiten eingehen zu können, zeigen wir in Tab. 1 die Ergebnisse einer Versuchsserie, die die Störung der Rückwirkung von außen eingeführten Thyroxins auf die TSH-Sekretion der Hypophyse nach Zerstörung der *Nuclei habenulae* (Abb. 1) anzeigen.

Aus Tab. 1 geht hervor, daß die das Gewicht der Thyreoidea herabsetzende Wirkung von Thyroxinzufuhr durch Läsion der Nuclei habenulae des Thalamus statistisch nachweisbar gehemmt wird. Der Effekt ist wohl nicht sehr auffällig, aber in mehreren ähnlichen Versuchsserien konstant nachweisbar und besonders durch genaue Erhebungen über die Kerngröße der Thyreoidea auch histologisch klar zu demonstrieren. Da die Kerngröße ein besserer Maßstab für die TSH-Sekretion ist als das Gewicht der Thyreoidea [12], demonstrieren wir denselben Effekt an einer anderen Versuchsserie in Abb. 2, welche zeigt, daß die durch äußere Thyroxinzufuhr ausgelöste Herabsetzung des Kernvolumens der Thyreoidea durch

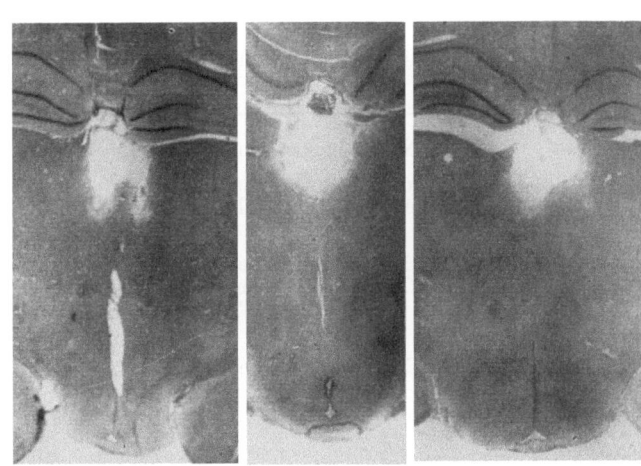

Abb. 1. Drei Fälle mit Lokalisation der Läsion in der Gegend der Nuclei habenulae

Läsion der Nuclei habenulae gehemmt wird, obwohl die Läsion allein das Kernvolumen nicht nennenswert beeinflußt.

Diese Wirkung der Läsion der Nuclei-habenulae-Gegend läßt sich auch direkt nachweisen. Tab. 2 zeigt die Ergebnisse einer Versuchsserie, in der von den gleichen Versuchsgruppen wie auf Tab. 1 der TSH-Gehalt der Hypophysen am „Hühnchen-Thyreoidea-Kerngrößen"-Test [13] bestimmt wurde.

Der Versuch zeigt, daß die durch Thyroxinzufuhr verursachte Herabsetzung des TSH-Gehaltes der Rattenhypophyse durch Läsion der Nuclei habenulae des Thalamus empfindlich gehemmt wird.

Es ist bekannt, daß Hypothalamusläsionen den histologischen Thiouracileffekt verhindern

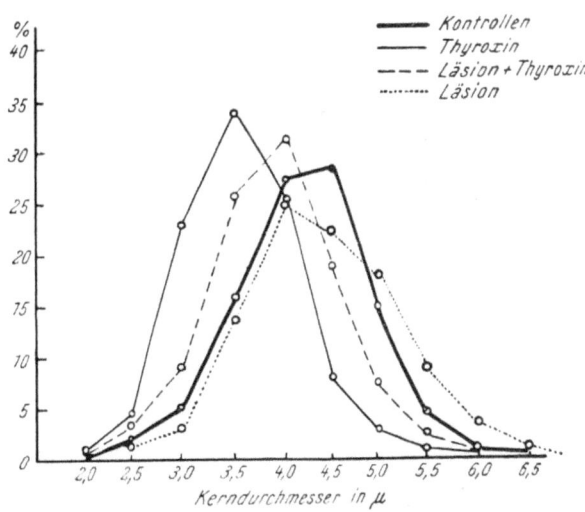

Abb. 2. Graphische Darstellung der Kerndurchmesser der Thyreoidea einer gleichen Serie wie auf Tab. 1. Die einzelnen Kurven entsprechen dem Durchschnitt einer Versuchsgruppe, bestehend aus je zehn Albinoratten. Von jedem Tier wurden die Durchmesser von 200 Kernen bestimmt. Die Unterschiede der Ergebnisse zwischen der mit Thyroxin behandelten und der nach Läsion der Gegend der Nuclei habenulae mit gleicher Dosis Thyroxin behandelten Versuchsgruppen sind statistisch gesichert

oder herabsetzen können [1, 6]. Hierbei ist aber die Möglichkeit nicht ganz auszuschließen, daß die Läsionen diesen Effekt durch Störung des

Tabelle 1. *Thyreoideagewichte von gleichaltrigen Albinoratten männlichen Geschlechts, die während der ganzen Versuchsdauer (21 Tage) unter streng gleichen Versuchsbedingungen und konstanter Umweltstemperatur (27° ±1° C) gehalten wurden*

Zahl der Tiere	V e r s u c h s g r u p p e	Thyreoidea Gew. g/100 g Körpergewicht
25	Normalkontrollen	9,04 (± 0,51)
29	5 µg Thyroxin (Roche) pro Tag je Tier in den letzten 14 Tagen des Versuchs	7,07 (± 0,40)
		$\begin{cases} T = 2{,}46 \\ P \approx 0{,}02 \end{cases}$
24	Läsion der Nuclei habenulae am ersten Tag, 5 µg Thyroxin (Roche) pro Tag je Tier in den letzten 14 Tagen des Versuchs	8,30 (± 0,25)
13	Läsion der Nuclei habenulae am ersten Versuchstag	9,7 (± 0,62)

Tabelle 2

Zahl der Tiere	V e r s u c h s g r u p p e	Hühnchen-Thyreoidea[1] Kerndurchmesser Mittelwert in µ	TSH-Gehalt der Hypophyse in Ambinon E.
11	Normalkontrollen	4,03 (± 0,063)	1,21
15	5 µg Thyroxin (Roche) pro Tag und Tier in den letzten 14 Versuchstagen	3,78 (± 0,037)	0,74
		$\begin{cases} T = 4{,}795 \\ P < 0{,}01 \end{cases}$	
17	Läsion der Nuclei habenulae am ersten Versuchstag, 5 µg Thyroxin (Roche) pro Tag und Tier in den letzten 14 Versuchstagen	4,01 (± 0,029)	1,2

[1] Kerndurchmesser (je 200 Kerne) des fünftägigen Hühnchens, dem an den ersten bis vierten Lebenstagen einer halben Rattenhypophyse entsprechender Rohextrakt i. m. injiziert wurde. (Alle übrigen Versuchsbedingungen entsprechen der Serie auf Tab. 1.)

Portalkreislaufs hervorrufen, d. h. daß der Effekt nicht „spezifisch" ist. Die histologisch sichtbare Aktivität der Thyreoidea wird nämlich durch Tubercinereum-Läsionen stets stark herabgesetzt. Läsionen der Nuclei-habenulae-Gegend hemmen den histologischen Thiouracileffekt bei kleineren Gaben, demonstrativer ist jedoch eine Versuchsserie über die Wirkung dieser Läsion auf die Jodmangelstruma von Albinoratten. In Pécs (einer bekannten Strumagegend) entwickelt sich bei Albinoratten, wenn in der Diät nicht für die Deckung des Jodbedarfs Sorge getragen wird, in nahezu 100% eine Struma, die histologisch weitgehend einer chronischen Thiouracilstruma ähnelt, und durch täglich 3 µg Thyroxin in 14 Tagen vollkommen normalisiert werden kann. Der TSH-Gehalt des Vorderlappens der Strumatiere ist erhöht. Abb. 3 zeigt einige charakteristische histologische Bilder aus der Thyreoidea von Tieren einer Versuchsserie, bei denen sich eine ausgebildete Struma nach Läsion der Nuclei habenulae histologisch weitgehend normalisierte. Dieser Effekt ist für die Lokalisation der Läsion in der Gegend der Nuclei habenulae spezifisch, da in Fällen, bei denen infolge irrtümlicher Einstellung der Elektroden die Läsion außerhalb dieses Gebietes lag, die Struma unverändert blieb.

Wir haben also in der Gegend der Nuclei habenulae ein Gebiet vor uns, dessen Intaktheit sowohl für die hemmende Rückwirkung von überschüssig in

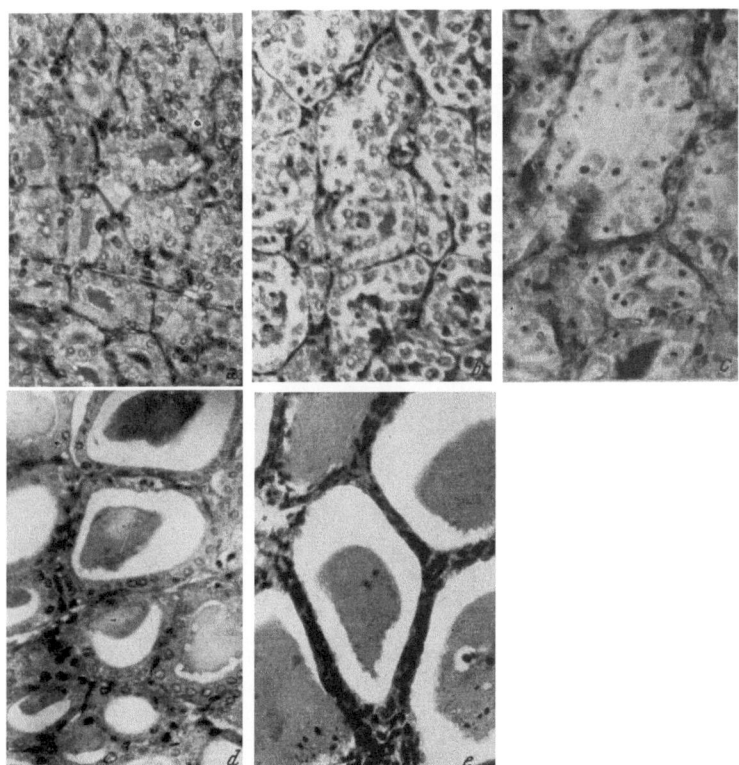

Abb. 3. Auf Überproduktion von TSH (infolge Jodmangel) beruhende Struma bei Albinoratten. *a* Frühstadium; *b* ausgebildetes Stadium – viele Kerne pyknotisch; *c* ähnliche Schilddrüsenveränderung bei chronischer Thiouracilbehandlung; *d, e* Thyreoidea von Strumatieren drei Wochen nach Läsion der Gegend der Nuclei habenulae. Thyreoideagewicht pro 100 g Körpergewicht: 14 Tiere mit Struma 14,3 (± 1,28) g, 11 Tiere mit Struma und Läsion der Nuclei habenulae 11,8 (± 0,71) g

den Kreislauf gelangendem Thyroxin, als auch für die TSH-Sekretion erregende Wirkung des Thyroxinmangels notwendig ist. Es wäre naheliegend, besonders auch in Anbetracht der histologischen Struktur und Angioarchitektonik dieses Gebietes, daran zu denken, daß sich hier ein chemorezeptorisches Feld für die Thyroxinwirkung befindet. Diese Möglichkeit sehen wir jedoch durch einen Versuch ausgeschlossen, bei dem kleine Stücke aus der eigenen Thyreoidea von Albinoratten mittels einer geeigneten Vorrichtung und dem HORSLEY-CLARKEschen Apparat an diese Stelle implantiert wurden. Einheilung des Transplantates in der Gegend der Nuclei habenulae übt keinerlei Einfluß auf das Gewicht und die histologische Struktur der Thyreoidea aus.

III. Rückwirkung der Nebennierenrindenhormone

Eine mehrere Wochen anhaltende Aktivierung des Hypophysen-Nebennierenrinden-Systems kann durch Läsionen des vorderen Hypothalamusgebietes (Nucleus ventromedialis, Area hypothalami ant.) hervorgerufen werden. Es ist nicht leicht, zu entscheiden, ob dieser Effekt spezifischer Natur ist, da auch die

Läsion anderer Hypothalamusgebiete zuweilen ähnliche Folgen hat [5]. Man könnte daran denken, daß Läsionen des vorderen Hypothalamusgebietes sich über eine Störung der ableitenden Bahnen des antidiuretischen Systems auswirken, dessen Beziehungen zu der ACTH-Sekretion nun bekannt zu werden beginnen [11].

Läsionen im vorderen Hypothalamusgebiet beeinträchtigen die Wirkung stressorischer Einflüsse auf die Hypophyse in der Regel nicht. Umgekehrt ist auch die normale Rückwirkung äußerer Cortisonzufuhr auf die ACTH-Sekretion nicht beeinflußt, wie dies aus Tab. 3 hervorgeht.

Tabelle 3. *Nebennierengewichte gleichaltriger weiblicher Albinoratten, 21tägiger Versuch*

Zahl der Tiere	Versuchsgruppe	Nebennierengewicht pro 100 g Körpergewicht
9	Normalkontrollen	33,6 ($\pm$ 1,75) $\Big\}$ T = 2,85 P < 0,02
11	Läsion am ersten Versuchstag, vorwiegend des Nucleus ventromedialis und der Area hypothalami ant.	42,6 ($\pm$ 2,45)
10	45 mg Cortisone (CIBA) je Tier, auf die letzten 14 Tage gleichmäßig verteilt	26,1 ($\pm$ 1,11)
10	Läsion der Area hypothalami ant. und des Nucleus ventromedialis am ersten Versuchstag, 45 mg Cortisone (CIBA) je Tier gleichmäßig auf die letzten 14 Tage verteilt	25,5 ($\pm$ 1,55)

Aus dieser Versuchsserie geht hervor, daß von außen zugeführtes Cortison das infolge der Läsion erhöhte Nebennierengewicht auf ebendieselben Werte herabdrückt wie bei Normaltieren. Auch qualitativ histologisch (Fettbild, doppelbrechende Lipoide) ist kein verwertbarer Unterschied der Cortisonwirkung bei intakten und im vorderen Hypothalamusgebiet lädierten Ratten zu beobachten.

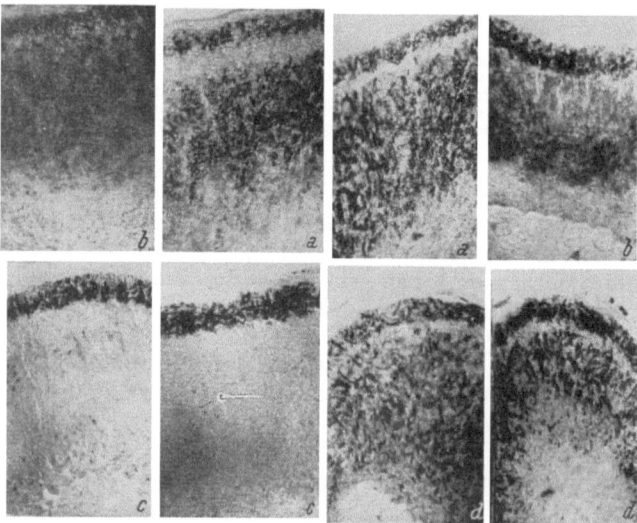

Dagegen kann eine teilweise Störung der Rückwirkung nach Läsionen der hinteren Tuber- und praemamillaren Gegend beobachtet werden. Abb. 4 zeigt das histologische Bild der Nebennierenrinde aus einer Versuchsserie meines Mitarbeiters HALÁSZ [7], mit

Abb. 4. Das Lipoidbild der Nebennierenrinde einer Versuchsserie (HALÁSZ [7]) wie auf Tab. 3. Läsionen vorwiegend im Gebiet des Nucleus praemamillaris und der Area hypothalami post. *a* Kontrollen. *b* Tiere mit Hypothalamusläsion. *c* Intakte, mit Cortison behandelte Tiere. *d* Tiere mit Hypothalamusläsion und Cortisonbehandlung

gleicher Versuchsanordnung wie die Serie auf Tab. 3, nur mit dem Unterschied, daß die Läsionen vorwiegend in der praemamillaren und hinteren Tubergegend lagen. Die nur lädierte Gruppe zeigt bei dieser Lokalisation keine Erhöhung des Nebennierengewichtes, die Herabsetzung des Gewichtes und der Kerngröße ist nach Cortisonzufuhr in der intakten und lädierten Gruppe gleich. Das Lipoidbild zeigt jedoch einen grundlegenden Unterschied der zwei Gruppen. Während bei den intakten Tieren die Lipoide aus der Zona fasciculata und reticularis praktisch verschwanden, sind solche bei Tieren mit Läsion der hinteren Tuber- und praemamillaren Gegend reichlich vorhanden.

Dieses Ergebnis ist in zwei Beziehungen interessant: Einesteils verhindern Läsionen derselben Lokalisation die Überleitung stressorischer Einflüsse auf die Hypophyse, die Reaktionen der Nebennierenrinde auf Belastungen bleiben aus [3, 10]. Dieses Gebiet scheint also bei auf die ACTH-Sekretion oder Abgabe einwirkenden Einflüssen in beiden Richtungen (erregende und hemmende) eine Rolle zu spielen. Anderenteils deutet aber die Dissoziation des Lipoidbildes von dem Verhalten des Gewichts und der Kerngröße darauf hin, daß die von der Hypophyse sezernierten adrenocorticotrophen Stoffe keine Substanz einheitlicher Wirkung sind, was von anderen Autoren schon verschiedentlich angenommen wurde [14].

IV. Rückwirkung der Sexualhormone

Daß zum Zustandekommen des Kastrationseffektes — also zur Rückwirkung des Fehlens von Sexualhormonen auf den Vorderlappen — gewisse Hypothalamusteile notwendig sind, ist seit den Untersuchungen von HOHLWEG und JUNKMANN [9] anzunehmen. Hyperoestrische Erscheinungen [2, 8] und Hyperluteinisation [4] nach Läsionen im vorderen Hypothalamusgebiet (Nucleus paraventricularis) erwecken den Gedanken, daß auch zur hemmenden Rückwirkung der Sexualhormone auf die Funktion des Hypophysenvorderlappens diencephale Mechanismen notwendig sind. Diese Annahme wird durch drei Versuchsanordnungen meines Mitarbeiters FLERKÓ bestärkt, die ich, da anderweitig schon veröffentlicht [4] oder zu veröffentlichen geplant, nur kurz erwähne. Das Beweismaterial steht interessierten Kongreßteilnehmern zur Verfügung.

a) *Verhinderung der auf äußere Oestrogenzufuhr eintretenden Ovarienatrophie durch Läsionen im Gebiet der Nucleus paraventricularis.* Verabreichung von 18000 bis 27000 I. E. Follikelhormon (innerhalb von 60 Tagen) verursachen bei intakten weiblichen Albinoratten eine vollkommene Atrophie der Ovarien, besonders verschwinden jegliche Corpora lutea. Beiderseitige Läsion der Nuclei-paraventriculares-Gegend verhindert das Zustandekommen dieser Atrophie weitgehend (Abb. 5).

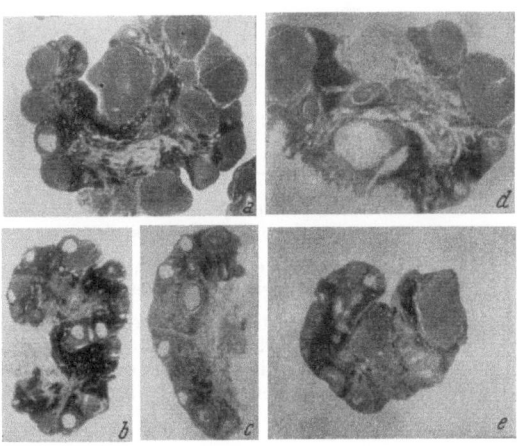

Abb. 5. Verhinderung der Ovarienatrophie auf Oestrogenbehandlung bei Hypothalamusläsion (FLERKÓ [4]). *a* Normalkontrolle. Ovarium aus einem Dioestrusstadium. *b* Atrophie des Ovariums infolge Oestrogengaben bei intaktem Tier — 600 µg Oestradiol auf 60 Tage verteilt, *c* das gleiche nach 900 µg Oestradiol. *d* Tier mit Läsion der Nuclei paraventriculares, nach 600 µg Oestradiol in 60 Tagen verabreicht — keine Atrophie, *e* wie *d* nach 900 µg Oestradiol. noch immer Bildung von Luteinkörpern

b) *Enthemmung der Luteinisation bei infantilen, in der Gegend der Nuclei
paraventriculares lädierten Tieren trotz einer Tagesdosis von 1 µg Oestradiol.* Eine
Tagesdosis von 1 µg Oestradiol, beginnend vom 50. Lebenstage, hemmt bekanntlich die im Rahmen der normalen Geschlechtsreifung eintretende Luteinkörper-
bildung. Den Unterschied zwischen intakten und am 45. bis 49. Lebenstage
in der Paraventricularis-Gegend lädierten Albinoratten demonstriert Tab. 4.

Tabelle 4

Zahl der Tiere	Versuchsgruppe	Gewicht der Ovarien mg	Zahl der Corpora lutea pro Tier
15	Vom 50. Lebenstage an täglich 1 µg Oestradiol, Tötung 14 bis 30 Tage nach Beginn der Behandlung	14,2 ($\pm$ 1,09) $\searrow$ $\begin{cases} T = 4,618 \\ P < 0,01 \end{cases}$	2,46 ($\pm$ 0,63) $\searrow$ $\begin{cases} T = 3,865 \\ P < 0,01 \end{cases}$
11	Am 45. bis 49. Lebenstage Läsion der Nuclei-paraventriculares-Gegend, vom 50. Tage an 1 µg Oestradiol täglich; Tötung 10 bis 17 Tage nach Beginn der Behandlung	25,0 ($\pm$ 2,26)	6,54 ($\pm$ 0,87)

c) *Nachweis der Hinderung der Hemmungswirkung von Oestradiol auf die
FSH-Sekretion im Parabiosetest.* Von drei Gruppen parabiotischer infantiler
weiblicher Albinorattenpaaren wurde stets ein Partner kastriert. Die Tiere waren bei
Versuchsbeginn 30 Tage alt, die Versuchsdauer betrug 10 Tage. Eine Gruppe blieb als
Kontrolle, bei der zweiten Gruppe wurde dem kastrierten Partner 1 µg Oestradiol pro
Tag injiziert, bei der dritten Gruppe wurde der kastrierte Partner neben der gleichen
Oestrogenbehandlung wie Gruppe 2 vorhergehend in der Gegend der Nuclei
paraventriculares lädiert. Die Uterusgewichte der intakten Partner zeigt Tab. 5.

Tabelle 5

Zahl der Paare	Versuchsgruppe	Uterusgewicht des intakten Partners in mg
8	Kontrollpaare, je einer intakt, der andere Partner kastriert	133,8 ($\pm$ 27,67)
11	Der kastrierte Partner erhielt 10 Tage lang täglich 1 µg Oestradiol	39,6 ($\pm$ 4,49) $\Big\}$ $\begin{cases} T = 4,116 \\ P < 0,01 \end{cases}$
15	Der kastrierte Partner bei Versuchsbeginn in der Gegend der Nuclei paraventriculares lädiert; erhielt während 10 Tagen täglich 1 µg Oestradiol	76,3 ($\pm$ 2,15)

Aus diesem Versuch ist ersichtlich, daß eine Läsion im Gebiete der Nuclei
paraventriculares die hemmende Rückwirkung von Oestradiol auf die FSH-
Sekretion des Vorderlappens vermindert. Nicht nur zum Zustandekommen,
sondern insbesondere auch zur Verhinderung des Kastrationseffektes mittels
von außen zugeführtem Oestrogen ist also die Mitwirkung eines diencephalen
Mechanismus notwendig.

Die drei Versuchsserien zeigen einheitlich, daß zur Auswirkung der hemmenden Rückwirkung der Sexualhormone auf die gonadotrophe Funktion des Vorderlappens die Gegend der Paraventricularkerne notwendig ist. Der Gedanke ist auch hier naheliegend, daß sich im Hypothalamus selbst ein chemorezeptorisches Feld für Sexualsteroide befindet, das die Konzentration derselben im Blute registriert und den Vorderlappen dementsprechend hemmt oder stimuliert. In erster Annäherung suchten wir diesen Gedanken ebenso zu prüfen wie bei der Thyreoidea. Kleine exzidierte Stücke der eigenen Ovarien

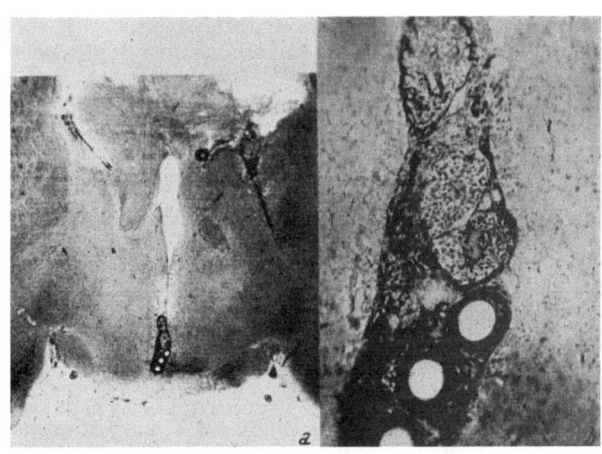

Abb. 6. Kleines exzidiertes Stück aus dem Ovar, in die Gegend der Nuclei paraventriculares implantiert. *a* Übersichtsbild, *b* 50tägiges Transplantat

wurden in die Gegend der Nuclei paraventriculares implantiert (Abb. 6). Die Uterusgewichte solcher Tiere und der entsprechenden Kontrollen zeigt Tab. 6.

Tabelle 6. *50tägiger Versuch, gleichaltrige ausgewachsene Albinoratten*

Zahl der Tiere	Versuchsgruppe	Uterusgewicht mg	
10	Normalkontrollen	411,5 ($\pm$ 41,07)	$\begin{cases} T = 0,936 \\ P > 0,20 \end{cases}$
10	Leerversuchstiere, aus einem Ovar ein kleines Stück exzidiert, ein kleines Stück der eigenen Leber in den Hypothalamus implantiert	355,1 ($\pm$ 43,46)	$T = 4,538$ $P < 0,01$ $\begin{cases} T = 3,147 \\ P < 0,01 \end{cases}$
20	Hauptversuchstiere, kleines Stück Ovar in den Hypothalamus implantiert	212,0 ($\pm$ 23,71)	

Die ziemlich starke Herabsetzung des Uterusgewichtes gegenüber den Kontrollen und Leerversuchstieren zeigt, daß die Annahme eines chemorezeptorischen Feldes für im Kreislauf befindliche Sexualsteroide in der Gegend des Nucleus paraventricularis durchaus möglich ist, obwohl diese Frage einer weiteren Analyse bedarf.

V. Schlußbetrachtung

Es wäre durchaus verfrüht, aus diesem heterogenen Material auf irgendeine Ähnlichkeit der Steuerungsmechanismen für die Sekretion der Trophhormone schließen zu wollen. Im Gegenteil, die ganz verschiedenen Lokalisationen der Gegenden, von denen die Rückwirkungsmechanismen der durch die Erfolgs-(„target"-) Organe sezernierten Hormone beeinflußt werden können, deutet auf ganz verschiedene Nervenbahnen oder Mechanismen, die dabei eine Rolle spielen. Es war lediglich mein Ziel, darauf hinzuweisen, daß die Betrachtung der zahlreichen Widersprüche zeigenden Folgeerscheinungen der experimentellen (und vielleicht auch der klinischen) Läsionen des Diencephalon von dem Standpunkt aus, wie sie auf den Rückwirkungsmechanismus der Schilddrüsen-, Nebennierenrinden- und Sexualhormone auf den Hypophysenvorderlappen einwirken, fruchtbringend sein dürfte.

Zusammenfassung

Auf Grund eines ausgedehnten Materials von experimentellen Hypothalamusläsionen (Horsley-Clarkesche Technik) an Albinoratten kamen der Verfasser und seine Mitarbeiter zur Überzeugung, daß Läsionen der *Eminentia mediana* und ihrer Umgebung wegen des in Mitleidenschaft gezogenen hypophysären Portalkreislaufs wenig zur feineren Analyse der neuralen Steuerungsmechanismen der Vorderlappenfunktionen geeignet sind. Auf Grund vereinzelter Literaturangaben und eigener Erfahrung richteten der Verfasser und seine Mitarbeiter ihr Augenmerk auf die Folgen tuberferner Hypothalamusläsionen.

Auf die hypothalamische Steuerung der Sekretion des thyreotropen Hormons wurde die Aufmerksamkeit durch die Folgen doppelseitiger Zerstörungsherde im Gebiet des Ganglion habenulae gelenkt. Zunächst schwer zu deutende histologische Veränderungen wurden durch den Nachweis einer charakteristischen Temperaturregulationsstörung bestärkt (Prof. Donhoffer, Pathologisch-physiologisches Institut Pécs). Die Tiere verhielten sich ähnlich wie thyreoidektomierte oder hypophysektomierte Tiere. Die Störung konnte aber mit Thyroxinzufuhr nicht behoben werden. Im Zusammenhang mit diesem Effekt wurden folgende Erscheinungen näher analysiert:

a) Durch Jodmangel entstandene Struma von Albinoratten wird durch doppelseitige Ganglion-habenulae-Läsion behoben.

b) Thyroxinzufuhr bei doppelseitig in der Ganglion-habenulae-Gegend lädierten Tieren verursacht eine erheblich geringere Hemmung der Sekretion des thyreotropen Hormons als bei Normaltieren.

Bezüglich der Nebenniere wird die Erscheinung vielfach bestätigt, daß Läsionen im hinteren Tuberalgebiet, unmittelbar an der Grenze der Corpora mamillaria, die Auswirkung stressorischer Einflüsse auf die Nebennieren hemmen. Zufuhr von Cortison verursacht bei in der hinteren Tuberalgegend lädierten Tieren, im Gegensatz zu normalen Albinoratten, keine Lipoiddiaprasie.

In bezug auf die hormonalen Mechanismen der weiblichen Genitalfunktionen ging der Mitarbeiter des Verfassers (Dr. Flerkó) von den auf Hyperoestrogenismus und gehemmte Luteinisation deutenden Effekten vorderer Hypothalamusherde (Dey, Hillarp) aus. In dieser Hinsicht gründet sich die Auffassung des Verfassers und seiner Mitarbeiter auf folgende Erscheinungen:

a) Nach doppelseitiger Läsion der Gegend ventrocaudal vom Nucleus paraventricularis führt äußere Oestrogenzufuhr zu keiner vollständigen Ovarienatrophie, besonders was die Corpora lutea betrifft.

b) Eine bei infantilen Albinoratten zugeführte Tagesdosis von 1 γ Oestradiol kann bei doppelseitiger Läsion derselben Gegend die Ausbildung zahlreicher Corpora lutea mit genügender Hormonproduktion, im Gegensatz zu normalen Tieren, nicht hemmen.

c) Mit kastrierten, doppelseitig in der Paraventriculargegend lädierten infantilen Tieren, denen täglich 1 γ Oestradiol verabreicht wurde, in Parabiose befindliche normale Partner besitzen ein signifikant höheres Uterusgewicht als die parabiotischen Partner von gleichaltrigen und gleichartig behandelten, aber nicht hypothalamuslädierten Tieren.

d) In die Area hypothalami anterior implantierte kleine Ovarialfragmente verursachen eine signifikante Herabsetzung des Uterusgewichtes.

Diese Erscheinungen versuchen der Verfasser und seine Mitarbeiter in eine gemeinsame Arbeitshypothese über die Rolle hypothalamischer nervöser Mechanismen bei der hemmenden Rückwirkung der Schilddrüsen-, Nebennierenrinden- und vor allem ovarieller Sexualhormone auf die sekretorische Funktion des Hypophysenvorderlappens zusammenzufassen.

Riassunto

Dopo aver compiuto una vasta serie di ricerche sperimentali provocando nel ratto albino lesioni ipotalamiche con il metodo stereotattico di HORSLEY-CLARKE, l'A. ed i suoi Collaboratori sono giunti alla conclusione che lesioni dell'eminentia mediana e delle zone circostanti sono poco adatte per uno studio analitico dei meccanismi di regolazione neuroumorale dell'adenoipofisi, perchè con questa modalità tecnica viene costantemente alterata la situazione emodinamica del circolo portale ipofisario. Perciò in base ad isolate osservazioni della letteratura e ad esperienze personali, l'A. si è orientato verso lo studio sistematico delle modificazioni funzionali provocate da lesioni ipotalamiche in regioni lontane dal tuber cinereum.

L'esistenza di una regolazione ipotalamica nella secrezione dell'ormone tireotropo è stata supposta in seguito all'esame delle modificazioni insorte dopo distruzione bilaterale del territorio corrispondente al ganglio abenulare.

Le modificazioni istologiche riscontrate, apparentemente di difficile interpretazione, sono state in seguito chiarite dalla dimostrazione che negli animali portatori di una doppia lesione in territorio abenulare si riscontra una caratteristica disregolazione della temperatura corporea (Prof. DONHOFFER, Istituto Patofisiologico di Pécs); gli animali si comportano infatti da questo punto di vista come se fossero stati tiroidectomizzati od ipofisectomizzati. Questa alterazione dell'omeostasi termica non viene influenzata dall'apporto di tiroxina. Proseguendo le indagini in questo campo, sono state ulteriormente compiute le seguenti osservazioni:

a) lo struma da carenza iodica del ratto albino non si instaura dopo lesione bilaterale del ganglio abenulare.

b) La somministrazione di tiroxina nell'animale portatore di lesione abenulare bilaterale provoca una caduta minore nella secrezione di ormone tireotropo, di quanto non si verifichi nei controlli normali.

Per quel che riguarda la surrenale, si è potuto confermare come lesioni della regione tuberale posteriore in corrispondenza dei corpi mammillari siano in grado di inibire l'effetto surrenalico degli agenti stressanti. L'apporto di cortisone non è seguito in questi animali dalla diaprasia lipidica che comunemente si osserva nei controlli.

In relazione ai meccanismi ormonali che regolano le funzioni dell'apparato genitale femminile, un Collaboratore dell'A. (Dr. FLERKÓ) ha messo in rilievo come lesioni dell'ipotalamo anteriore (DEY, HILLARP) siano in grado di indurre un iperestrogenismo ed una deficiente luteinizzazione del follicolo.

L'interpretazione data dall'A. e Collaboratori a questi fenomeni si basa essenzialmente sui seguenti dati sperimentali:

a) dopo una lesione bilaterale delle regioni ventrocaudali del nucleo paraventricolare, l'apporto di sostanze estrogeniche non è seguita da un'atrofia totale dell'ovaio, specie per ciò che concerne i corpi lutei;

b) nel ratto albino in parabiosi e portatore di lesioni bilaterale paraventricolare, la somministrazione di 1 gamma pro dose giornaliera di estradiolo non è in grado di inibire la formazione di numerosi corpi lutei funzionanti;

c) animali normali in parabiosi con ratti prepuberi portatori di lesione bilaterale ipotalamica presentano valori ponderali dell'utero notevolmente più elevati di quelli che si sono riscontrati in animali in parabiosi con ratti non portatori di lesione ipotalamica;

d) riccoli frammenti di ovaio impiantati nell'area ipotalamica anteriore inducono una significativa caduta nel peso dell'utero.

Il complesso di queste osservazioni sperimentali fa ritenere che sia possibile inquadrare il significato dei meccanismi regolatori ipotalamici nelle loro ripercussioni sulla funzionalità tiroidea, surrenalica e ovarica, nell'ambito di modificazioni nella secrezione dei principi attivi adenoipofisari.

Summary

On the basis of a great quantity of experimental hypothalamic lesions (HORSLEY-CLARKE technique) in albino rats, the author and his co-workers have reached the conclusion that lesions of the eminentia mediana and of the surrounding region, because of the accompanying disturbance caused to the hypophyseal portal circulation, are not fit for the finer analysis of the mechanisms of nervous regulation of the function of the anterior lobe. Basing themselves on isolated data in literature and on work of their own, the author and his co-workers directed their attention to the consequences of hypothalamic lesions far from the tuber.

Through the consequences of bilateral electrolytic lesions in the region of the nucleus habenulae, attention was called to the hypothalamic regulation of thyreotropic hormone secretion. First of all, histological alterations difficult to explain were confirmed through the demonstration if a characteristic alteration of thermoregulation (Prof. Donhoffer, Institute of Physiopathology, Pécs). The animals behave as if thyroidectomized or hypophysectomized, but the disorder could not be removed by the administration of thyroxine. In relation to this effect, the following phenomena were examined more closely.

a) The struma of albino rats caused by Iodine deficiency is removed by a bilateral lesion of the nucleus habenulae.

b) The administration of thyroxine to animals with bilateral lesions in the district of the nucleus habenulae, causes inhibition of thyreotropic hormone secretion that is considerably smaller than in normal animals.

As far as the suprarenal glands are concerned, it was repeatedly observed that lesions of the posterior tuberal region directly at the border of corpora mammillaria, inhibit the effects of stress agents on the suprarenal glands. The administration of cortisone to animals with lesion in the posterior tuberal region, contrary to what happens in normal albino rats, does not cause any lipoid diaprasia.

As far as the hormonal mechanisms of female genital functions are concerned, the co-worker of the author (Doctor Flerkó) started from the effects of anterior hypothalamic lesions consisting of hyperoestrogenism and inibited lutenization (Dey, Hillarp). In this aspect, the opinion of the author and his co-workers is based on the following phenomena:

a) After bilateral lesion of the ventrocaudal part of the nucleus paraventricularis, the administration of oestrogens does not lead to a complete ovaric atrophy, especially as regards corpora lutea.

b) In infantile albino rats the administration of daily doses of 1 gamma of oestradiol in the presence of a bilateral lesion of the same region, is not able to inhibit the formation of numerous corpora lutea with a sufficient production of hormones, contrary to what happens in normal animals.

c) Normal animals united in parabiosis with castrated infantile animals with bilateral lesions in the region of the nucleus paraventricularis, to which 1 gamma of oestradiol was administered daily, present a significantly higher increase in the weight of the uterus than normal animals united in parbiosis with other animals of the same age which had undergone the same treatment, but without the hypothalamic lesions.

d) Small ovaric fragments planted into the anterior hypothalamic area cause a significant decrease in the weight of the uterus.

The author and his co-workers try to unite these phenomena in a common theory of the rôle of hypothalamic nervous mechanisms in the inhibiting effect of thyroid, suprarenal, and, above all, ovaric sexual hormones on the secretory function of the anterior lobe of the hypophysis.

Résumé

Sur la base d'une grande quantité de lésions hypothalamiques expérimentales (technique de Horsley-Clarke) dans des rats albinos, l'Auteur et ses collaborateurs sont parvenus à la conviction que les lésions de l'"eminentia mediana" et de ses environs, à cause de la souffrance concomitante provoquée dans la circulation portale hypophysaire, sont peu convenables à l'analyse la plus fine des mécanismes de régulation nerveuse des fonctions du lobe antérieur. Sur la base de données isolées de la littérature et de ses propres expériences, l'A. et ses coll. se dédièrent à l'étude des conséquences des lésions hypothalamiques loin du tuber.

Les conséquences de zones de déstruction bilatérales dans la région du ganglion de l'habenula, adressèrent l'attention sur la régulation hypothalamique de la sécrétion histologique de difficile interprétation, par la démonstration d'une altération typique de la thermorégulation (Prof. Donhoffer, Institut de Physio-Pathologie, Pécs). Les animaux se portaient analoguement aux animaux thyroïdectomisés ou hypophysecto-misés, mais cette altération n'était pas enlevée par la thyroxine. En relation avec cet effet, on va analyser les suivants phénomènes.

a) Le strume provoqué dans les rats par la carence d'iode, est enlevé par la lésion bilatérale du ganglion de l'habénula.

b) L'administration de thyroxine dans les animaux avec lésions bilatérales dans la zone du ganglion de l'habénula cause une inhibition de la sécrétion de l'hormone thyréotrope remarquablement inférieure que dans les animaux normaux.

Quant aux surrénales, on constate plusieurs fois le phénomène que les lésions de la région tubérale postérieure, tout près des corps mammilaires, inhibent l'effet sur les surrénales des agents stressants. Le cortisone, administré à des animaux avec lésions dans la région tubérale postérieure, ne cause aucune diaprasie des lipoïdes.

Pour ce qui concerne les mécanismes hormoniques des fonctions génitales féminines, le collaborateur de l'A. (Dr. Flerkó) considéra les effets d'hyperoestrogénisme et la lutéinisation inhibée des lésions hypothalamiques (Dey-Hillarp) A ce propos, l'opinion de l'A. et de ses coll. se fonde sur les suivants phénomènes:

a) Après lésion bilatérale de la partie ventrocaudale du noyau paraventriculaire, l'administration d'oestrogènes ne provoque aucune atrophie complète de l'ovaire, surtout pour ce qui concerne les corps jaunes.

b) L'administration à des rattes impubères de doses de 1 gamma d'oestradiol par jour, en présence de lésions bilatérales de la même région, ne peut inhiber la formation de plusieurs corps jaunes avec suffisante production d'hormones, au contraire que dans les animaux normaux.

c) Les animaux normaux mis en parabiose avec des sujets impubères châtrés, porteurs de lésions bilatérales de la région paraventriculaire, et traités avec un gamma d'oestradiol par jour, présentent un poids de l'utérus remarquablement plus haut que les sujets mis en parabiose avec des animaux du même âge et également traités mais sans lésions de l'hypothalamus.

d) Des petits fragments d'ovaire inoculés dans l'aire hypothalamique antérieure causent une réduction significative du poids de l'utérus.

L'A. et ses coll. essayent de rallier touts ces phénomènes dans une théorie unitaire sur le rôle des mécanismes nerveux hypothalamiques sur l'action inhibitoire que les hormones de la thyroïde, des surrénales et surtout des ovaires exercent sur la fonction sécrétoire de l'hypophyse.

Literaturverzeichnis

1. Bogdanove, E. M. und N.S. Halmi: Endocrinology 53, 274—292 (1953).
2. Dey, F. L.: Amer. J. Anat. 69, 61—87 (1941).
3. Endröczy, E. und B. Mess: Endokrinologie 83, 1—8 (1955).
4. Flerkó, B.: Acta Morph. Hung. 4, 475—492 (1954).
5. Fülöp, T.: Acta Morph. Hung. 2, 41—49 (1952).
6. Greer, M. A.: J. Clin. Endocrin. 12, 1259—1268 (1952).
7. Halász, B.: Acta Morph. Hung. 6, 119—127 (1955).
8. Hillarp, N. A.: Acta Endocrin. 2, 11—23 (1949).
9. Hohlweg, W. und K. Junkmann: Klin. Wschr. 1932, 321—323.
10. Hume, D. M. und G. J. Winterstein: Proc. Clin. ACTH-Conference. Philadelphia: Blakiston. 1950.
11. Martini, L.: Ann. Endocrin. (Paris) 16, 670—675 (1955).
12. Mess, B.: Acta Morph. Hung. 4, 515—523 (1954).
13. — Acta Physiol. Hung. 9, 217—222 (1956).
14. Young, F. G. und M. Stuck-Dunne: Brit. Med. J. 1, 1386 (1951).

Professor Dr. János Szentágothai, Anatomisches Institut der Universität Pécs, *Pécs*, Dischka-út. 5, Ungarn.

Disputatio

M. Mosinger (Coimbre-Marseille): Messieurs, les rapports que j'ai entendus ce matin m'ont inspiré quelques idées que je vais vous soumettre. En premier lieu, celle-ci: vous connaissez tous le rôle considérable que l'on attribue maintenant au système porte dans la transmission humorale de l'excitation hypothalamique. au lobe antérieur. Or, ce matin je n'ai pas vu une microphotographie sur laquelle on nous ait montré la pénétration de substances sécrétrices dans le système porte et leur élimination par les capillaires à leur extrémité inférieure, dans l'adénohypophyse. M. Stutinsky a montré dans un capillaire des granules de neurosécrétat; ce que j'ai vu surtout, ce matin, est la propagation de ces neurosécrétats autour des vaisseaux c'est-à-dire dans la gaine vasculaire; dans cette même gaine passent des fibres nerveuses; par conséquent, je crois pouvoir maintenir le point de vue, déjà exprimé en 1935 avec M. Roussy, selon lequel l'hypothalamus peut agir directement sur l'adéno-hypophyse.

Je suis convaincu, et je m'étonne qu'on ne l'ait pas encore fait, que l'on pourrait sur la même préparation imprégner les fibres nerveuses et colorer pas surcroît le neurosécrétat. Si vous l'avez fait, dites-le, je serais très content de le savoir. En 1933 j'arrivai déjà à insister avec Roussy, sur l'existence d'adénomes hypophysaires dans certaines lésions hypothalamiques et en particulier dans certains cas d'hydrocéphalie. En entendant la deuxième intéressante observation de Coronini et de Kovac, j'ai constaté que ces malades étaient frappés d'hydrocéphalie. Voilà une chose que nous devons étudier très sérieusement en pathologie. Comme je l'ai dit tout-à-l'heure, M. Nicola Pende a insisté le premier sur la nécessité d'étudier constamment le degré de distension du troisième ventricule et j'ai longuement insisté sur le fait que le fameux complexe hypothalamo-hypophysaire doit être élargi en complexe ventriculo-hypothalamo-cervico-hypophysaire. Il y a toute une série d'éléments qui interviennent et le troisième ventricule doit jouer un rôle considérable. J'ai constaté qu'il existe des rapports définis entre le degré de distension des vaisseaux-portes et le degré de distension du troisième ventricule. Dans la paroi du troisième ventricule, qui reçoit également du sécrétat, il existe un réseau sensitif; par conséquent, je continue à penser qu'il faut assigner au troisième ventricule un rôle très considérable dans la régulation hypothalamo-hypophysaire. Dans l'observation de Mme Coronini et ses collègues vous avez pu remarquer un autre fait, sur lequel j'aurais voulu longuement insister ce matin. Elle vous a montré une neuro-hypophyse dans laquelle il existait une immigration de cellules adéno-hypophysaires, et autour de ces cellules vous avez pu remarquer une réaction considérable de la neuro-hypophyse, que je constate constamment dans les hypophyses humaines, dans lesquelles il existe immigration considérable de cellules. J'avais sur moi des microphotographies pour vous montrer que cette immigration dans certains cas, peut être étonnante, à telle enseigne que la totalité de la neurohypophyse est envahie par des cellules épithéliales. Ces cellules épithéliales se transforment parfaitement en substances hyalines, mais ce qui est intéressant à côté de cette réaction *oedémateuse*, dont a parlé M. Kovac au nom de Mme Coronini et de Mme Smereker; on note que, dans cette neurohypophyse, les pituicites réactionnels deviennent géants, avec des noyaux géants, des nucléoles géants. C'est là une réaction analogue à celle que l'on peut observer parfois dans certaines épiphyses. Vous voyez par conséquent, et Mme Coronini a eu raison d'y insister, que nous pathologistes, tout comme les cliniciens d'ailleurs, nous pouvons parfaitement contribuer à une étude plus approfondie du complexe hypothalamo-hypophysaire. Une autre notion sur laquelle je voudrais insister est la suivante: on nous a montré fréquemment des noyaux paraventriculaires et supraoptiques réactionnels. J'en vois pratiquement tous les jours, parce que, systématiquement, dans toutes les autopsies, je fais l'étude du diencéphale et de l'hypothalamus en particulier. Je peux dire, en tout cas, que la disparition de substances gomoriphiles et *macmanusphiles* n'est nullement spécifique. Dans de très nombreuses conditions en pathologie humaine — je dois dire que je fais l'autopsie souvent tout de suite après la mort et que j'ai donc du matériel histologiquement convenable: dans de nombreuses conditions, je disais, on voit avec une fréquence extraordinaire la disparition complète de substances gomoriphiles dans la neurohypophyse et je dois dire qu'il m'est impossible d'attribuer cette disparition à un facteur étiologique spécifique. Je ne veux pas dire que dans les syndromes humains que nous voyons, il ne puisse pas y avoir un facteur étiopathologique commun à tous. En tout cas, ce que je veux dire aujourd'hui est que je ne peux pas trouver une cause étiologique commune à cette disparition. Je vais poser maintenant une question à M. Stutinsky, qui me semble importante. Dans les recherches que vous avez faites, il manque peut-être un élément: que deviennent les noyaux paraventriculaires et supraoptiques chez vos animaux à tige sectionnée? J'ai personnellement étudié des hypothalamus de chiens à tige sectionnée et le fait qui m'a frappé, c'est qu'un grand nombre de cellules du noyau paraventriculaire disparaissent complètement. J'ai étudié des animaux trop peu de temps après la section, à tige pituicitaire, pour pouvoir dire que cela ne se régénère pas. Il me semble, à la vue des préparations de M. Stutinsky, qu'il doit y avoir cette régénération; je trouve qu'il serait capital pour la compréhension de tout le système végétatif de montrer si, en même temps que vous voyez réapparaître votre neurosécrétat, le noyau paraventriculaire et le noyau supraoptique se régénèrent. D'après une loi neurobiologique générale, quand un faisceau nerveux est sectionné, les cellules d'origine dégénèrent; or, il est démontré, et non seulement par moi, que la plupart des cellules dégénèrent et que dans le noyau supraoptique il en reste par exemple 10%. J'avais expliqué ce phénomène très simplement par le fait que, comme je l'ai montré avec M. Roussy, les noyaux paraventriculaires et supraoptiques envoient non seulement des fibres à l'hypophyse, mais envoient d'autres fibres à d'autres territoires du sousthalamus élargi.

Quant à l'interprétation des animaux de M. SzENTÁGOTHAI, je voudrais dire aussi deux mots. Il y a plusieurs moyens d'expliquer vos résultats. Je vais dire tout d'abord que, d'après ce que j'ai vu, vous avez lésé plus que les noyaux habénulaires. Dans nos préparations, très probablement sont lésés: le noyau parathénial, le noyau paraventriculaire postérieur du thalamus, le noyau sous-habénulaire. Or, j'ai pu montrer avec ROUSSY en 1935, dans des recherches qui n'ont jamais été citées, qu'il part de ces noyaux des fibres, qui rejoignent l'hypothalamus et il existe six faisceaux thalamo-hypothalamiques, qui proviennent des noyaux du groupe médioparamédium, des noyaux du groupe médian, des noyaux intralamellaires, du noyau médian ventral, que vous avez également lésé. Tous ces noyaux envoient des fibres à l'hypothalamus; ces fibres vont rejoindre en grande partie les noyaux paraventriculaires. Par conséquent, une explication est déjà possible: par ces lésions, vous lésez indirectement les centres excito-sécrétoires de l'hypophyse. Deuxième explication, et c'est M. NICOLA PENDE lui-même, qui tout-à-l'heure y a attiré mon attention, c'est que je crois également avoir montré avec ROUSSY, les noyaux habénulaires, envoient à l'épiphyse de très nombreuses fibres. L'épiphyse est la glande la plus richement innervée et voilà pourquoi je peux dire que réellement il n'est injuste de ne pas assigner à l'épiphyse un rôle considérable, et M. NICOLA PENDE d'ailleurs est en train, à l'heure actuelle, de faire des recherches fondamentales sur ce sujet. Par conséquent vous savez que par vos lésions vous êtes également intervenu sur l'innervation de l'épiphyse, qui, elle aussi, joue certainement un rôle important dans l'organisme. Par ailleurs, il existe des connexions nerveuses extrêmement importantes entre les noyaux habénulaires et les noyaux thalamiques. Voila par conséquent toute une série de possibilités pour expliquer ces résultats étonnants et extrêmement importants que vous avez obtenus. J'ai également insisté en 1937 sur le fait qu'il existe des faisceaux de fibres extrêmement abondants, qui vont, de l'hypothalamus à l'épithalamus, en particulier du noyau latéral de l'hypothalamus, qui est tout-à-fait indépendant des voies hypothalamo-hypophysaires et qui est un noyau interstitiel du faisceau frontal interne, c'est-à-dire du faisceau qui provient du cortex frontal antérieur. Encore un mot au sujet du film qui a été présenté. J'ai pu obtenir des syndromes neurovégétatifs et neurosomatiques par l'injection dans le troisième ventricule de substances irritatives. Par l'irritation du troisième ventricule, vous obtenez un syndrome neuropsychique extrêmement important, ainsi que toute une série de manifestations neurovégétatives. Enfin, il nous a dit pour le même film une chose que je dois réprouver en tant que neuro-histologiste. Tous, peut-être, vous connaissez l'importance que l'on commence à attribuer à la substance réticulaire. Avec mon Maître ROUSSY, j'ai fait en 1937 la première étude, de la littérature, sur la substance réticulaire et j'ai insisté sur le fait qu'elle part du noyau antérieur du thalamus pour se terminer à la mœlle sacrée.

Il nous a été dit tout-à-l'heure, que la substance réticulaire s'accumule essentielle-ment dans l'hypothalamus. C'est une erreur. La substance réticulaire ne s'accumule pas dans l'hypothalamus; l'hypothalamus en contient le prolongement antérieur, mais en réalité la substance réticulaire a son maximum de développement dans le subthalamus, dans lequel on trouve la zona incerta, la zona H 1, la zona H 2, le corps de LUYS et qui se prolonge par le noyau réticulaire externe du thalamus. C'est là qu'on peut dont la stimulation provoque des modifications électroencéphaliques corticales. Dans le cadre de ce problème, j'ai montré le premier avec ROUSSY que l'hypothalamus envoie des fibres ascendentes vers le noyau antérieur du thalamus, vers le centre du thalamus, vers la partie ventrale du thalamus et vers la substance réticulaire.

J. SzENTÁGOTHAI (Pécs): Unser gesamtes Untersuchungsmaterial über die Folgen der Läsion der *Nuclei habenulae* bezieht sich auf mehr als 250 Versuchstiere. Eine genaue histologische und statistische Analyse dieses Materials auf Grund von Serien-schnitten der Läsionsherde zeigte, daß der von uns beobachtete Effekt für die Läsion der *Nuclei habenulae* spezifisch ist. Läsionen anderer Thalamuskerne rufen ähnliche Effekte nicht hervor.

L. DESCLIN (Bruxelles): On aurait pu peut-être recueillir l'impression, après tout ce que nous avons entendu au cours de ce symposium, que l'hypophyse séparée de ses connexions hypothalamiques, serait dépourvue de toute activité gonadotrope ou ne posséderait plus que des activités gonadotropes tout à fait résiduelles. Je crois qu'il n'en est pas absolument ainsi, et je voudrais rappeler que j'ai montré ce matin, dans un auditoire voisin, toute une série d'expériences qui se rapportent à des rats hypophysectomisés, porteurs d'une greffe d'hypophyse dans le rein. Ces expériences montrent que, chez ces animaux, il est possible de produire par irritation des cornes urérines, des déciduomes, des réactions déciduales, qui montrent l'activité des corps jaunes, et donc la libération de quantités d'hormone lutéotrophique importantes, par les greffons hypophysaires complètement séparés de toute connexion avec l'hypothalamus. J'ai montré également, chez des animaux hypophysectomisés, porteurs de greffes hypophysaires, et injectés de Benzoate d'œstradiol à raison de cinq gammas par jour, une activité lutéotrophique extrêmement manifeste, qui se traduit par l'apparition d'une mucification vaginale très importante et d'un développement de la glande mammaire, qui est aussi accusé que celui que l'on peut trouver à la fin de la gestation. Je crois que cette activité lutéotrophique, qui a été négligée dans l'étude des gonades, est importante parce que l'hormone lutéotrophique, la prolactine, joue manifestement pendant tout le phénomène de la gestation un rôle particulièrement important. Cette activité paraît pouvoir s'exercer indépendamment du contrôle hypothalamique. Cela ne signifie naturellement pas que l'hypothalamus n'aurait pas d'influence sur la production et la libération de la prolactine. Nous avons nous-même montré, dans de nombreuses expériences antérieures, qu'au cours de la lactation, la succion des mamelons par les jeunes est capable de déclencher cette libération de prolactine. Mais je crois qu'il est important de montrer que l'œstrogène peut encore agir indépendamment des relations hypothalamiques, car il est possible que cet œstrogène intervienne pour maintenir les corps jaunes, notamment pendant la période de la gestation. Je crois qu'il serait dangereux de négliger l'étude de l'hypophyse séparée de ses connexions hypothalamiques, et de ne considérer son activité que comme une activité résiduelle. Cette étude est susceptible de nous apporter des renseignements sur la façon d'agir de diverses substances, des médiateurs chimiques notamment.

H. Legait (Nancy): J'aimerais faire seulement quelques remarques à propos de la communication fort intéressante de M. Szentágothai. Celui-ci a parlé de l'influence des lésions expérimentales au niveau des ganglions habénulaires sur le corps thyroïde. J'aimerais attirer son attention sur le fait qu'il existe et qu'il a été décrit un certain nombre de voies ascendantes neurosécrétoires chez diverses espèces. La première, décrite par Scharrer chez un reptile, montre l'existence d'une voie ascendante se terminant au voisinage de la commissure *palliale*. Il y a quelques années, Barry a montré qu'il existait, chez les chauves-souris, une voie neurosécrétoire entre l'hypothalamus et la région habénulaire. On a découvert très récemment chez plusieurs oiseaux l'existence de voies ascendantes neurosécrétoires; l'une d'entre elles débute dans la partie postérieure du noyau paraventriculaire et abouti dans la région habénulaire. Ce fait morphologique, s'il était vérifié chez d'autres espèces, permettrait de comprendre parfaitement la signification des expériences réalisées par M. Szentágothai, que je félicite des résultats obtenus.

Clinica Ostetrica-Ginecologica dell'Università di Padova
(Direttore: Prof. G. Revoltella)

Diencefalo ed apparato genitale femminile

La funzione cortico-surrenale in donne ovariectomizzate trattate con
la frazione lipidica diencefalica

G. Bartolomei, G. Marchetto

Con 1 Figura

In una precedente ricerca abbiamo dimostrato che la frazione lipidica diencefalica (Curri e Coll.) svolge un'azione costante su alcune ghiandole endocrine
di ratte castrate (Bartolomei e Marchetto). E' noto come in seguito all'asportazione delle gonadi tutte le ghiandole endocrine, ma in modo prevalente l'ipofisi,
la tiroide ed il surrene assumono atteggiamenti strutturali caratteristici, espressione della reazione dell'organismo alla brusca rottura dell'equilibrio neuroendocrino.

Abbiamo riscontrato che l'ipofisi delle ratte castrate trattate con la frazione
lipidica diencefalica era caratterizzata:

da diminuzione totale delle cellule basofile;

da degranulazione e colorazione molto più pallida delle cellule basofile a forma
rotondeggiante ed ovalare, con scomparsa, inoltre, in moltissime di queste dei
vacuoli citoplasmatici anche di minimo diametro;

da impoverimento di granuli e riduzione di vacuoli delle cellule basofile a
forma di poligono irregolare;

da aumento numerico delle cellule cromofobe e delle cellule eosinofile.

La tiroide delle ratte castrate e trattate era contraddistinta da note microscopiche deponenti per una diminuzione funzionale della ghiandola stessa.

Il cortico-surrene era dominato da una evidente riduzione della zona fascicolata e da un cospicuo aumento della zona reticolata, i cui elementi apparivano
più voluminosi con citoplasma ricco di sostanze lipidiche.

Incoraggiati da queste ricerche, abbiamo trasferito gli esperimenti nel campo
umano.

Abbiamo iniettato in donne ovariectomizzate da 4-11 mesi, di età variante
dai 30 ai 44 anni, 5 mgr. pro die della frazione lipidica diencefalica, sospesa
in mezzo idrico a pH e punto isoelettrico costanti; il trattamento è stato protratto per un periodo variante dai 15 ai 30 giorni.

Le pazienti in studio presentavano la tipica sintomatologia ovaropriva da
castrazione chirurgica: erano afflitte da tensione nervosa, reagivano esagerata-
mente ai comuni stimoli, erano irascibili, accusavano cefalea di intensità e
localizzazione diverse, diminuzione della memoria per gli avvenimenti recenti,
formicolii, insonnia; due delle nostre pazienti presentavano addirittura una
psicosi depressiva resistente a varie cure ormonali e a sedativi; quasi tutte erano

ossessionate da sensazioni di calore alla testa ed alla parte superiore del corpo, con arrossamento zonale della cute, spesso da sudorazione profusa, da tachicardia e dispnea saltuarie, da ronzii auricolari; alcune si lamentavano di dolori alle articolazioni delle dita della mano e del polso, della spalla e della colonna vertebrale, più frequentemente nel tratto lombo-sacrale; una paziente, che aveva beneficiato solo temporaneamente della somministrazione di benzoato di estradiolo alla dose di 1 mgr. pro die e per 25 giorni, accusava ancora dolori e tumefazione alle dita delle mani; la pressione arteriosa in diverse delle nostre pazienti era aumentata.

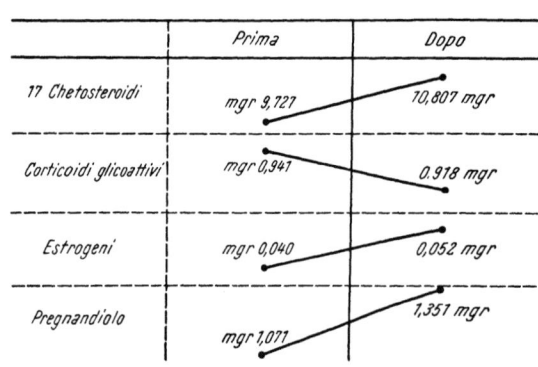

Fig. 1. Valori ormonali medi prima e dopo il trattamento

In questa prima ricerca clinica abbiamo studiato la funzionalità corticosurrenale mediante il dosaggio degli ormoni urinari prima e dopo il trattamento. I valori medi degli ormoni dosati sono i seguenti:

Il tasso dei 17 chetosteroidi prima del trattamento era di mgr. 9,727, dopo il trattamento di mgr. 10,807;

il tasso dei corticoidi glico-attivi prima del trattamento era di mgr. 0,941, dopo il trattamento di mgr. 0,918;

il tasso degli estrogeni totali prima del trattamento era di mgr. 0,040, dopo il trattamento di mgr. 0,052;

il tasso del pregnandiolo prima del trattamento era di mgr. 1,071, dopo il trattamento di mgr. 1,351.

A seguito della somministrazione della frazione lipidica diencefalica abbiamo avuto un netto miglioramento della sintomatologia clinica ed un costante aumento, più o meno marcato nelle singole pazienti, dei 17 chetosteroidi, degli estrogeni totali e del pregnandiolo, mentre per i corticoidi glicoattivi si è avuto una costante diminuzione.

Alcune delle nostre pazienti trattate (comprese le due donne affette da psicosi depressiva e quelle con dolori alle dita della mano recidivanti dopo breve tempo della terapia estrogena) le seguiamo tuttora, cioè a distanza di 3—4 mesi dal termine della cura ed ancora oggi i benefici ottenuti dalla terapia loro praticata permangono invariati.

Come spiegare questi risultati?

Intimi sono i rapporti tra l'ipotalamo e l'ipofisi: i centri nervosi diencefalici agiscono sulle cellule preipofisarie e tale regolazione neurovegetativa può stabilirsi in modo diverso per i vari tipi delle cellule ipofisarie e di conseguenza per le varie stimoline ipofisarie. D'altra parte si è visto che i centri ipotalamici sono capaci di una attività secretoria che può interessare non solo l'ipofisi ma anche altre ghiandole a secrezione interna per la presenza in essi di diversi ormoni.

La sostanza da noi usata è costituita dalla frazione lipidica della regione diencefalica; (Curri e Fedeli, Slusher e Roberts) ora se agli estratti lipoidei di organo si attribuisce una spiccata organo-specificità per cui questi agiscono primitivamente e precipuamente sugli organi da cui sono estratti, si può supporre che gli estratti da noi esperimentati abbiano stimolato i centri diencefalici. Che questa azione di stimolo si riverberi poi sull'ipofisi o direttamente sulle ghiandole endocrine periferiche non ci è possibile per il momento precisare anche perchè, se indubbio appare lo stretto legame funzionale tra diencefalo ed ipofisi (WEINBERG e GRANT, BRONSTEIN, BAUER, ZUCKERMAN ecc.), non si può negare la possibilità di una azione diretta dei centri diencefalici sulle ghiandole endocrine periferiche (HUME e WITTENSTEIN, DEY, ecc...). L'ipotalamo interviene certamente nella regolazione cortico-surrenale: studi sperimentali avrebbero permesso di individuare dei centri che controllano la secrezione di ACTH nella regione mediana dell'ipotalamo anteriore e l'azione specifica dell'ipotalamo sarebbe condizionata dai cortico-steroidi; d'altra parte le connessioni ipotalamo-ipofisarie sembrano necessarie per la funzione cortico-surrenale.

Sulla scorta dei nostri attuali risultati clinici e biochimici ci limitiamo a ritenere che la frazione lipidica diencefalica, riconosciuta una sua particolare influenza sull'attività funzionale del cortico-surrene, abbia agito sul sistema neuro-endocrino ristabilendone l'equilibrio turbato dalla brusca soppressione delle gonadi.

Riassunto

Gli AA., facendo seguito alle loro ricerche sperimentali su ratte castrate, riferiscono i risultati clinici ottenuti impiegando la frazione lipidica diencefalica in donne di età variante dai 33 ai 44 anni che presentavano la tipica sintomatologia ovaropriva da castrazione chirurgica.

In seguito a somministrazione per via intramuscolare della sostanza in studio per un periodo variante di 15—30 giorni, hanno ottenuto un netto miglioramento della sintomatologia.

Dal lato endocrino essi hanno studiato in queste prime ricerche cliniche la funzionalità cortico-surrenale mediante il dosaggio degli ormoni urinari.

Summary

The authors following up their experimental research work in castrated rats, communicate the clinical results obtained by employing the diencephalic lipoid fraction in women from 33 to 44 years of age who presented the typical ovaroprivative symptomatology from surgical castration.

After intramuscular administration of the substance under investigation for a period of time ranging from 15 to 30 days, they have obtained a neat improvement of the symptomatology.

From the endocrine point of view, they have studied in these first clinical investigations the cortico-suprarenal functions by administering urinary hormones.

Bibliografia

BARTOLOMEI, G. e G. MARCHETTO: Biol. Latina 8, 4 (1955).
BAUER, H. G.: J. clin. Endocrin. 14, 1 (1954).
BRONSTEIN, I. P.: Amer. J. Dis. Child. 64 (1952).
CURRI, S. e S. FEDELI: Boll. Soc. Ital. Biol. Sper. 21, 3/4 (1955).
DEY, F. L.: Anat. Rec. 87 (1943).
HUME. D. M. e G. E. WITTENSTEIN: ACTH Conference, Chicago (1950).
WEINBERG, L. M. e F. C. GRANT: Arch. Int. Med. 67 (1941).
ZUCKERMAN, S.: Lancet 6815 e 6816 (1954).

Professor Dott. G. BARTOLOMEI e Professor Dott. G. MARCHETTO, Clinica Ostetrica-Ginecologica dell'Università di Padova, *Padova*, Italia.

Istituto di Patologia Medica, Università di Parma (Direttore: Professor C. BIANCHI, Titolare di Semeiotica Medica)

Influsso della frazione lipidica diencefalica sulla rigenerazione del midollo osseo dopo ablazione chirurgica

C. Bianchi, F. Bonati, L. Cucurachi

Con 9 Figure

L'esistenza di una correlazione fra attività diencefalica e funzione emopoietica si può ormai considerare accertata, sia nell'animale, in via sperimentale, sia nell'uomo, per svariate osservazioni cliniche in rapporto a fenomeni patologici spontanei o ad interventi terapeutici.

Non appare questo il luogo per un esauriente esame dei numerosi contributi volti a dimostrare l'influsso dei centri diencefalici sulla emopoiesi. Esistono in proposito recenti ed ampie riviste sintetiche (ASCHKENAZY). Noi ci limiteremo pertanto ad un accenno ai lavori che più da vicino si riferiscono al problema particolare che vogliamo affrontare.

Già nel 1932 GINSBERG ed HEILMEYER con puntura dell'ipotalamo ed anche con semplice pneumoencefalografia avevano provocato una reticolocitosi periferica mentre RICCITELLI osservava poliglobulia eritrocitaria per stimolazione della base del terzo e quarto ventricolo.

WESPI-WALDVOGEL nel corso degli studi compiuti nella scuola di HESS (1944—47) osservava leucocitosi ed iperglobulia, sia pure non costanti, per distruzione parziale dell'ipotalamo medio mentre BONVALLET e collaboratori descrivevano una anemia di tipo iporigenerativo in cani con lesioni dell'ipotalamo anteriore. Eritroblastosi periferica, unita alla comparsa in circolo di emazie policromatofile e ad una leucocitosi neutrofila, era stata osservata da ROSE-NOW per agopuntura del corpo striato, talamo e regione ipotalamica. Del tutto recentemente BOË e BENESTAD hanno, almeno parzialmente, confermato questi rilievi.

L'esistenza anche nell'uomo di una funzione diencefalica che regola la immissione in circolo di reticolociti è stata dimostrata da SEIP.

Se la trasmissione dell'influsso diencefalico avvenga per via umorale o per via nervosa, almeno parziale (stimolazione splenica od epatica), è stato a lungo discusso: i più recenti apporti sperimentali con animali in parabiosi (BEER, REISSMANN) sono a favore della teoria umorale.

Anche nell'uomo (SEIP, OLIVO e collaboratori) sembrano rilevabili elementi in appoggio a questa ipotesi.

Nel complesso appaiono più cospicue le modificazioni a carico della serie rossa ma non univoche essendo possibile osservare sia un aumento di produzione e forse soprattutto una più rapida liberazione, sia manifestazioni a tipo iporigenerativo. Quello che la maggior parte degli esperimenti citati non vale a dimostrare è se nel singolo caso si tratti di stimolo o di inibizione diencefalica. Infatti se il procedimento sperimentale fosse basato sulla semplice anossia o sulla agopuntura si può ipotizzare un aumento come una diminuzione di attività conseguente alla stimolazione; solo le lesioni più gravemente distruttive fanno pensare che gli effetti che ne conseguono o quanto meno quelli più tardivi siano dovuti a carenza dei centri lesi. Sono quindi ancora incerti i limiti ed il senso di questo intervento diencefalico sulla funzione emopoietica: se l'azione sia soltanto di stimolo od anche regolatrice, se sia limitata alla immissione in circolo degli elementi già formati o si estenda alla maturazione, se sia ugualmente sensibile su tutti gli stipiti cellulari o prevalga su alcuni.

Le ricerche che qui riferiamo tendono ad apportare un contributo alla soluzione di alcuni di tali quesiti. Nello studio della rigenerazione midollare dopo ablazione chirurgica (già praticato da Bianchi, in collaborazione con Ferrari e Regina parallelamente a Steinberg e collaboratori nel coniglio ed ora da noi ripreso nel cane) si potè rilevare una ordinata ed armonica successione temporale di quadri istologici, assai simile nei diversi animali mentre, nelle varie specie, era più estesa la gamma di reazioni nel sangue periferico. Essendo giunti al nostro esame estratti lipidici di diencefalo (Curri 1954—1956), dotati di netta attività biologica (v. al proposito Ottaviani ed Azzali, Curri, Fedeli, Cei ecc.) ci sembrò interessante osservare sino a che punto ed in che senso questi principi attivi diencefalici potessero influenzare il susseguirsi dei fenomeni della rigenerazione del midollo e le variazioni del quadro ematico periferico che ne conseguono.

I reperti ematologici periferici nel cane dopo medullectomia sono stati descritti in un precedente lavoro (Bonati, Cucurachi e Strata). Appare in questi animali particolarmente interessante, dopo l'iniziale anemizzazione, con ogni probabilità non legata in modo precipuo alla emorragia operatoria, la cospicua eritroblastosi periferica che si osserva in genere all'inizio dei processi di riparazione, quando ancora il midollo delle ossa operate non è differenziato in senso emoblastico. Nello stesso tempo si ha anche una evidente crisi reticolocitaria. Meno importanti sono le modificazioni della serie bianca.

Nei conigli invece predomina la comparsa in circolo di elementi istiodi a tipo irritativo (Ferrari e Regina) fino ad aversi in qualche caso (Steinberg e collaboratori) un vero e proprio quadro leucemoide con intensa leucocitosi.

L'evoluzione del quadro istologico nel midollo rigenerante nel coniglio è stata seguita da Bianchi, Ferrari e Regina che, in sostanziale accordo con Steinberg e Hufford, hanno rilevato una iniziale "fase macrofagica" della durata di una decina di giorni con eliminazione dei residui sanguigni dal campo dell'intervento chirurgico cui segue una "fase cicatriziale" rappresentata microscopicamente da una massa otticamente omogenea con elementi cellulari scarsi, di tipo istiocitario e fittissima rete di fibrille assai fini. In questo periodo si ha anche una abbondante neoformazione di lamelle osteoidi. Successivamente (20ª—30ª giornata) si assiste all'inizio di una riorganizzazione strutturale con penetrazione di numerosissimi capillari, sia provenienti dal midollo metafisario rimasto in sede sia neoformati nel tessuto in rigenerazione, e ricomparsa della normale struttura areolata e di formazioni areolari grassose; vengono intanto progressivamente riassorbite le spicole osseo neoformate. In una ultima fase di "rigenerazione parenchimale" si ricostituiscono centri di cellule emoblastiche, presumibilmente per differenziazione degli elementi istiocitari locali e non per invasione dal restante parenchima midollare (Bianchi).

Gli studi istologici sul cane, tuttora in corso (Bianchi, Bonati e Cucurachi), permettono fin da ora di affermare che anche in questo animale la rigenerazione del midollo osseo segue dei ritmi abbastanza precisi e fondamentalmente sovrapponibili a quanto osservato nel coniglio. Differenze quantitative e cronologiche di non grande entità non infirmano lo stretto parallelismo della successione delle fasi fondamentali che in ultima analisi corrispondono a quanto si può osservare in altri organi che presentino una rigenerazione anatomica e funzionale pressochè completa.

Confrontiamo in questa nota i reperti ottenuti in alcuni animali sottoposti dopo l'intervento chirurgico a somministrazione prolungata di estratti lipoidei di diencefalo con quelli che si avevano in assenza di qualsiasi trattamento post-operatorio.

La tecnica impiegata nella ablazione del midollo è stata descritta altrove (BONATI, CUCURACHI e STRATA) e ricalca, colle modificazioni suggerite dalla diversa mole dell'animale, quella precedentemente applicata ai conigli. L'estratto lipoideo di diencefalo era somministrato, per via intramuscolare, dal giorno seguente l'intervento, nella dose di 10 mg. di estratto secco pro die. Nessun altro trattamento era praticato, salvo la somministrazione di antibiotici (penicillina 1.000.000—2.000.000, streptomicina 2—3 g. in 4—5 giorni) come in tutti gli animali sottoposti a medullectomia.

Fra le osservazioni fatte sono più facilmente traducibili in termini quantitativi e quindi meglio paragonabili con quanto avviene dopo la semplice ablazione chirurgica del midollo osseo quelle che si riferiscono al quadro ematico periferico, puramente qualitative e quindi più sfumate e di apprezzamento squisitamente soggettivo ma non perciò meno interessanti quelle sui quadri istologici del midollo in rigenerazione.

Nel quadro ematico periferico differenze significative si possono in primo luogo apprezzare nella fase iniziale di anemizzazione (v. tabella 1) che risulta

Tabella 1. *Variazioni eritrociti*

Cane N⁰	val. iniz.	val. min. postop.	variazioni %	vol. min. in G/ postoperatoria.
GL. ROSSI (in mil. per mmc.)				
(animali trattati con estratti diencefalici) media ossa operate per animale 3,8				
1	4,8	5,3	+10,4	4
2	5,5	5,1	− 7,3	5
3	5,3	4,9	− 7,4	2
11	6,5	5,8	−10,8	9
12	5,7	4,9	−14,0	10
		media (m′) − 5,8±4,2		
(controlli: media ossa operate 3,6)				
4	4,8	4,2	−12,5	4
5	4,9	5,0	+ 2,0	8
6	5,0	3,2	−36,0	13
7	4,7	3,2	−31,9	3
8	5,4	4,3	−20,4	5
9	5,0	3,3	−34,0	13
10	6,7	5,3	−20,9	6
		media (m″)−21,9±5,1		

differenza m′ − m″ = − 16,1   t = 2,27   0,05   P 0,01
differenza 0 − m′ = − 5,8   t = 1,22   0,3   P 0,2

assai meno accentuata nei cani trattati col lipoide diencefalico sino a ridursi nella maggior parte di essi ad una entità di scarso rilievo mentre nei controlli il processo è molto più chiaramente evidente. Come si può rilevare dai dati esposti pur nella loro notevole variabilità assai scarsa risulta la probabilità che la differenza sia causale.

Parallelamente assume nei cani trattati una minore importanza il fenomeno della eritroblastosi e mielocitosi periferica che, come abbiamo detto, è caratteristico del periodo reattivo e di ricostituzione della crasi ematica in questi animali. Tale manifestazione deve sempre intendersi come reazione dell'organo emopoietico nel suo complesso e non del midollo delle ossa operate in particolare in quanto in queste il tessuto midollare è ancora in fase precoce, indifferenziata in senso emoblastico, del processo di riparazione. I valori numerici (v. fig. 1) sono anche qui assai indicativi soprattutto tenendo presente il numero relativamente scarso delle osservazioni e la cospicua variabilità individuale.

Meno facile valutare obbiettivamente il quadro istologico midollare: l'azione del lipide diencefalico sembrerebbe svolgersi nel senso di un rallentamento, con conse-

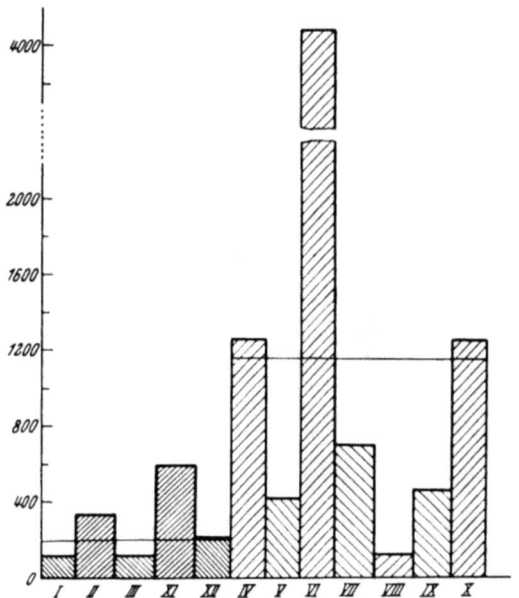

Fig. 1. Eritroblastosi massima per mmc.

guente minore tumultuosità, dei processi connettivali e vascolari che preludono alla ricostruzione del midollo. In altre parole la fase intermedia mesenchimale persiste più a lungo come più a lungo persiste la penetrazione d'altronde più regolare e meno caotica, dei vasi neoformati in sito e provenienti dal midollo metafisario, nel tessuto connettivale cicatriziale.

Le differenze fra animali trattati e controlli sono spesso sfumate ed in alcuni casi avvertibili a stento anche se a volte acquistano un certo rilievo come può essere documentato dai reperti microscopici che riproduciamo (v. fig. 2—7).

Anche l'aspetto istologico della milza (v. fig. 8—9) appare più ordinato, più normale nei cani sottoposti al trattamento postoperatorio, mentre è rilevabile negli altri animali una vivace attivazione istioide di tipo epitelioide e la presenza di policariociti e di centri di metaplasia mieloide.

Le osservazioni su riferite acquistano un sensibile valore se rapportate alle più sicuramente evidenti modificazioni nel comportamento del quadro ematico periferico e tendono ad indicare una generale attenuazione della risposta dell'intero organo emoformatore allo stress rappresentato dalla ablazione di larghe sezioni del midollo. Ne consegue un più calmo processo rigenerativo ed un meno netto risentimento generale.

Riassunto

In cani sottoposti a medullectomia (asportazione del midollo di ossa lunghe da due ad otto per animale) e trattati con estratti lopoidei di diencefalo dal giorno successivo all'intervento la anemizzazione è meno pronunciata che non nei controlli, come minore è la liberazione in circolo di reticolociti e di emazie nucleate.

Meno tumultuosa e più lentamente evolventesi appare la fase fibroblastica della cicatrizzazione del canale midollare con maggiore abbondanza di tessuto connettivo relativamente più lasso. Pure nettamente più ordinata la attivazione del mesenchima splenico.

Summary

In dogs subjected to medullectomy (removal of the medulla of long bones, from two to eight per animal) and treated with diencephalic lipoid extracts since the day after the intervention, the anemization is less pronounced than in the control animals, such as the liberation is less around the reticulocytes and nucleate hematias.

Less tumultuous and more slowly passing off seems to be the fibroblastic phase of cicatrization of the medullar canal with great abundance of the relatively laxer connective tissue. More neatly organized is the activation of the splenic mesenchyma.

Bibliografia

Aschkenasy, A.: Sang 23, 89 (1952).
Azzali, G.: Acta Neuroveget. 13, 456 (1956).
Beer, A. G.: Fol. Haemat. 66, 222 (1942).
Bianchi, C.: La funzione emoblastica del sistem aistiocitario. Parma: Carlevaro. 1951.
Bianchi, C., F. Bonati e L. Cucurachi: In corso di pubblicazione.
Bianchi, C., M. Ferrari e L. Regina: Ateneo Parmense 21, 231 (1950).
Boë, J. e M. A. Benestad: Acta Med. Scai d. 148, 345 (1954).
Bonati, F., L. Cucurachi e A. Strata: Ateneo Parmense 27, 493 (1956).
Bonvallet, M., E. Morel e P. Benda: Compt. Rend. Soc. Biol. Paris 145, 1055 (1951).
Bonvallet, M., E. Morel e C. Thiery: Compt. Rend. Soc. Biol. Paris 145, 381 (1951).
Curri, S. B. e S. Fedeli: Boll. Soc. Ital. Biol. Sper. 31, 255 (1955); Ann. Endocrin. 4, 529 (1955); Riv. Anat. Patol. Oncol. 4, 460 (1956).
Fedeli, S., C. Cei e S. B. Curri: Riv. Endocrin. Sci. Costituz. 23, 81 (1956).
Fedeli, S. e S. B. Curri: Riv. Anat. Patol. Oncol. 8, 1 (1954).
Fedeli, S., S. B. Curri e S. Tambuscio: Arch. Sci. Med. 99, 1 (1955); Boll. Soc. Ital. Biol. Sper. 31, 326 (1955).
Ferrari, M. e L. Regina: Arch. Maragliano 6, 121 (1951).
Ginzberg, R. e L. Heilmeyer: Arch. Psychiatr. 97, 719 (1932).
Oliva, G., F. Chiuini e C. Tramontano: Acta Med. Scand. 133, 27 (1949).
Ottaviani, G. e G. Azzali: Acta Neuroveget. 13, 80 (1956).
Reissmann, K. R.: Blood 5, 372 (1950).
Riccitelli, L.: Dtsch. med. Wschr. 59, 1935 (1933).
Rosenow, G.: Acta Haemat. 5, 1 (1951).
Seip, M.: Acta Med. Scand. Suppl. 282 (1953).
Steinberg, B. e V. Hufford: Arch. Path. 47, 117 (1947).
Steinberg, B. e R. A. Martin: Proc. Soc. Exper. Biol. Med. 61, 428; 63, 390 e 391 (1946).
Wespi-Waldvogel, H.: Fol. Haemat. 68, 176 (1944); Helv. Med. Acta 14, 490 (1947).

Professor Dott. C. Bianchi, Dott. F. Bonati e Dott. L. Cucurachi, Istituto di Patologia Medica dell'Università di Parma, Parma, Italia.

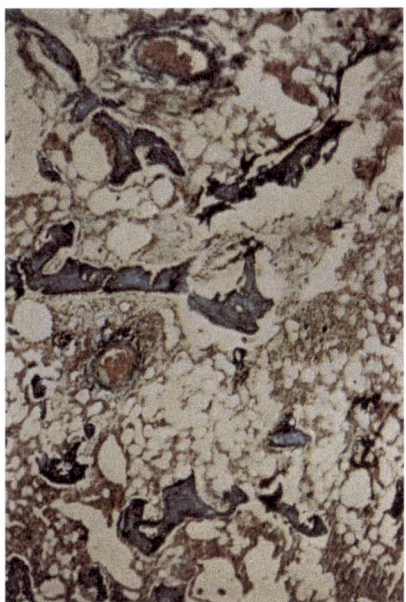

Fig. 2. Animale non trattato, 18ª giornata:
abbondante osso neoformato ma in evidente
fase osteolitica, areolature piccole

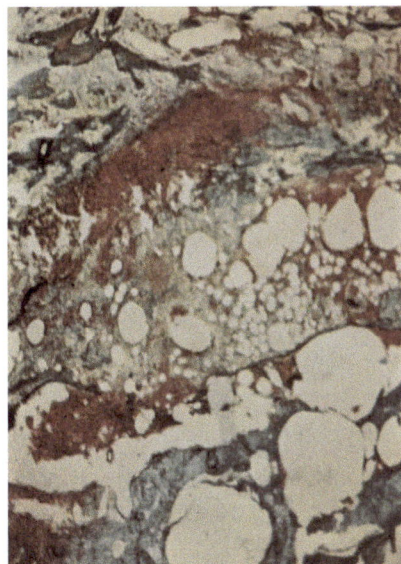

Fig. 3. Animale trattato, 18ª giornata: areolature molto lasse, non tessuto specifico,
molto connettivo

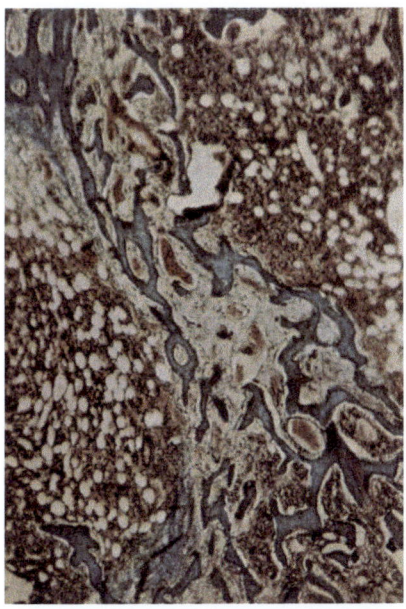

Fig. 4. Animale non trattato, 20ª giornata:
anche dove vi è molto osso avanza il tessuto
midollare di aspetto abbastanza tipico

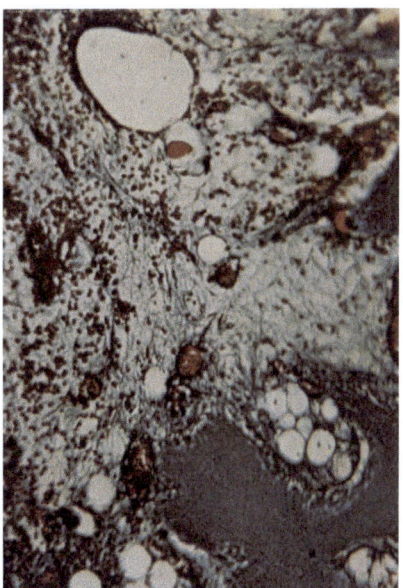

Fig. 5. Animale trattato, 20ª giornata: larghe
zone osteoidi e connettivali

Pathophysiologia diencephalica

Springer-Verlag in Wien

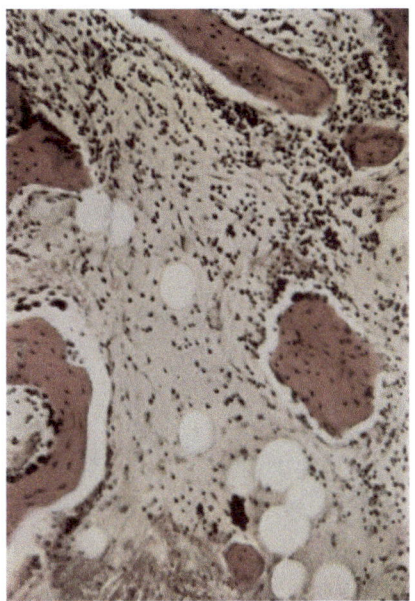
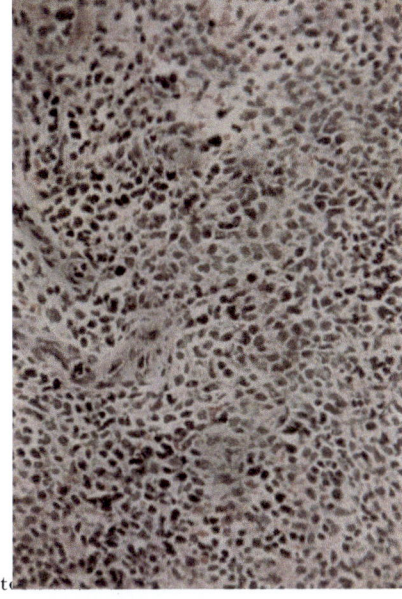

Fig. 6 e 7. Stesso caso della fig. 5. maggior ingrandimento specifiche

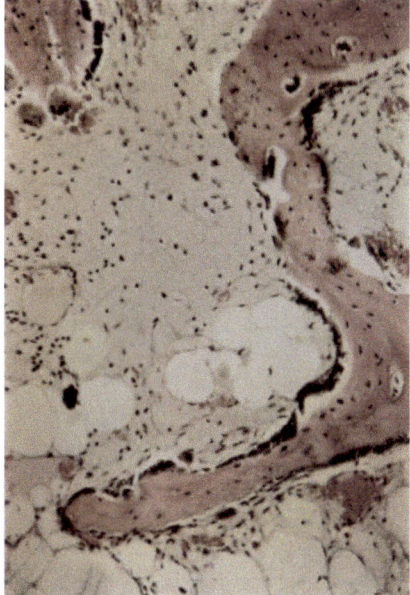
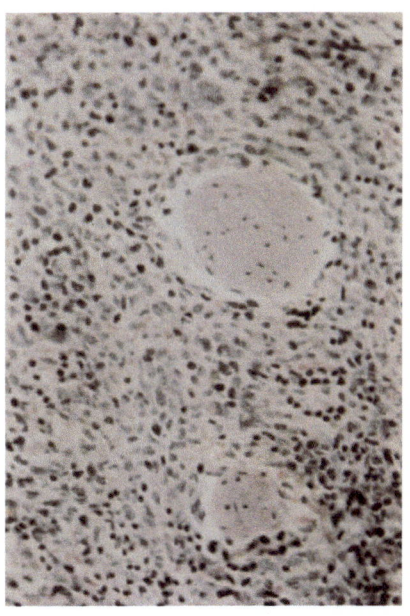

Fig. 8. Milza di animali non trattati, 15ᵃ—16ᵃ giornata: metaplasia mieloide, attivazione istioide in orientamento epitelioide, policariociti

Fig. 9. Milza di animale trattato, 16ᵃ giornata: iperplasia istiocitaria perifollicolare, abbondanza di sangue

L'Institut de Physiopathologie de l'Université d'Istanbul, Turquie

Mécanisme de l'excitation de l'antéhypophyse par les extraits post-hypophysaires

Par

S. Eser et P. Tüzünkam

Nous avons déjà observé en 1950, que de très petites doses d'extraits post-hypophysaires provoquaient chez le rat normal une très forte chute des éosinophiles du sang ne pouvant en aucune façon être comparée à celle survenant chez les animaux de contrôle, et que par contre cette chute n'avait pas lieu chez les animaux surrénalectomisés [1]. Les extraits post-hypophysaires, à plus forte dose, provoquaient également une diminution du taux de l'acide ascorbique du cortex surrénalien [1]. Cette action des extraits post-hypophysaires est probablement due à l'hormone post-hypophysaire (Pitressine-ADH) elle même et non à l'ACTH qui s'y trouve mélangé ni à d'autres agents non spécifiques [1—3]. Le fait que le cortex surrénalien se trouve stimulé après une injection d'extrait post-hypophysaire [4—10], ou de pitressine [4, 9, 10], a été confirmé également par d'autres expérimentateurs.

Les extraits post-hypophysaires, pour exciter les surrénales, ont besoin de l'anté-hypophyse. Nous avons observé que chez les rats hypophysectomisés, les extraits post-hypophysaires n'agissaient pas sur les surrénales [2]. Ceci a été également confirmé [6]. Ces faits montrent que la post-hypophyse en excitant l'antéhypophyse provoque une augmentation de sécrétion de l'hormone adrénocorticotrope (ACTH).

Sayers [11] a montré que le stress augmente le besoin en hormone corticale des tissus périphériques, d'où son utilisation plus rapide, et il admet que l'anté-hypophyse réagit à cette chute de la concentration de l'hormone corticale à la périphérie par une augmentation de sécrétion d'ACTH. Dans ce travail nous avons cherché à savoir si la post-hypophyse excitait l'anté-hypophyse par voie directe, ou au contraire, indirectement en provoquant une chute du taux des hormones du cortex surrénalien dans le sang périphérique.

Matériel et méthode

Dans le but d'éliminer toute sécrétion endogène de cortisone, nous avons employé pour nos expériences des rats albinos de 100 gr. et des lapins de 1750 gr. doublement surrénalectomisés.

Nous leur avons injecté une préparation de cortisone Merck par voie intraveineuse à raison de 12,5 mgr. par kilo et dans l'espace de trois minutes à un rythme constant.

Nous avons commencé nos expériences chez les lapins 5 jours après la surrénalectomie. Nous avons injecté à ces animaux soumis à un régime hyperchloruré, par la veine de l'oreille, la dose de cortisone prévue, diluée dans 10 ml. de sérum physiologique. Nous avons injecté à chaque lapin une première fois la cortisone seulement, et le lendemain nous avons répété l'injection mais en le faisant précéder d'une injection d'extrait post-hypophysaire. Après trois jours d'intervalle nous avons répété la même expérience mais en renversant l'ordre journalier et avons pris la moyenne des résultats obtenus. Nous avons prélevé le sang, sur oxalate, de l'oreille opposée, avant l'injection et 8, 18, 28 et 38 minutes après le début de l'injection, et avons dosé chimiquement la cortisone par la méthode de Silber et Porter [12] dans un ml. de plasma.

Les rats assujettis à un régime hyperchloruré, ont été soumis à l'épreuve 3 à 7 jours après la surrénalectomie. Nous leur avons administré la dose de cortisone, diluée dans un ml. de sérum physiologique, par la veine fémorale et sous légère narcose à l'éther. 5 ou 20 minutes après le début de l'injection, après leur avoir donné un coup sur la nuque nous leur avons tranché les carotides et receuilli leur sang sur l'oxalate. Nous avons dosé la cortisone dans le plasma chimiquement [12], et dans une série d'essais, biologiquement (par l'étude de la chute des éosinophiles, dénombrés par une méthode directe, après injection intrapéritonéale, à des rats surrénalectomisés de 80 gr., d'un ml. de plasma).

Nous avons employé en tant qu'extrait de neuro-hypophyse un extrait total (Infundin) et l'avons injecté par voie sous-cutanée en deux fois 35 et 5 minutes avant l'injection de cortisone. Chez les rats seulement, nous avons fait la dernière injection, intrapéritonéale. Nous avons employé chez ceux-ci des doses de 0,04 unité et chez les lapins de 1,5 unités.

Résultats et conclusion

Nous avons administré de la cortisone à des rats et des lapins doublement surrénalectomisés et avons étudié la chute du taux de la cortisone dans le sang en dosant chimiquement et biologiquement la cortisone dans le plasma. La cortisone étant très rapidement métabolisée dans l'organisme [13] nous avons dû en employer de forte doses. La cortisone injectée au lapins à dose de 12,5 mgr. par kilo, disparaissait complétement du sang au bout de 45 minutes.

Chez les rats, cinq minutes après l'injection de cortisone à la même dose, (soit 2 minutes après la fin de l'injection) la concentration dans le plasma était de 49,5 mgr. par litre; chez 12 rats, à la vingtième minute, elle était de $23,6 \pm 0,6^0/_{00}$. Les 12 rats ayant subi l'injection d'extrait post-hypophysaire avant celle de cortisone ne différaient pas des précédants; chez ceux-ci à la vingtième minute la concentration de cortisone dans le plasma était de $23,1 \pm 0,6^0/_{00}$ (Tableau I).

Tableau I. *Variation du taux de la cortisone dans le plasma sanguin chez les rats surrénalectomisés, après la surcharge intraveineuse de cortisone (12,5 mgr. par kilo), précédée d'une injection de sérum physiologique ou d'extrait post-hypophysaire*

Nombre de cas	Essai	Le taux de la cortisone (mgr. au litre) dans le plasma après l'injection (i. v.) de 12,5 mgr./Kg. de cortisone	
		Avant l'injection	20 minutes après le début de l'injection
12	Témoins: Injection sous cutanée de sérum physiologique	0	$23,6 \pm \cdot 6$
12	Injection sous cutanée de 2×0,04 u. d'extrait post-hypophysaire	0	$23,1 \pm \cdot 6$

Aucune différence significative n'a été trouvée de même dans les essais où la méthode de dosage biologique a été employée. En comparant la chute des éosinophiles dans les deux séries d'expériences faites sur 8 paires de rats, la différence trouvée n'a été en moyenne que de 4,6 %.

Les expériences faites sur les lapins avaient donné exactement les mêmes résultats. Chez 5 lapins surrénalectomisés ayant subi une injection de 12,5 mgr. de cortisone par kilo la concentration de la cortisone dans le plasma était à la huitième minute (soit 5 minutes après la fin de l'injection) 19,6, à la 18ième minute 15,5, à la 28ième minute 11 et à la 38ième minute 6,5 mgr. par litre. Chez les lapins ayant subi au préalable l'injection d'extrait post-hypophysaire, la disparition de la cortisone du plasma était presque exactement aussi rapide. Dans les deux séries, à la 45ième minute, il n'existait plus dans le plasma de cortisone pouvant être dosée par notre méthode.

Tableau II. *Variation du taux de la cortisone dans le plasma sanguin chez les lapins surrénalectomisés, après la surcharge intraveineuse de cortisone (12,5 mgr. par kilo), précédé d'une injection de sérum physiologique ou d'extrait post-hypophysaire*

Nombre de cas	Essai	Taux de la cortisone dans le plasma (mgr. par litre)				
		Avant l'injection	8m.	18m.	28m.	38 minutes après l'injection de cortisone
5	Témoins: Injection sous cutanée de sérum physiologique	0	19,6 ± ·77	15,5 ± ·1	11,0 ± ·45	6,5 ± ·2
5	Injection sous cutanée de 2 × 0.04 u. d'extrait post-hypophysaire	0	20,4 ± ·4	15,5 ± ·05	11,9 ± ·5	7,0 ± ·1

Toutes ces experériences montrent que dans les conditions où elles ont été réalisées, les extraits post-hypophysaires n'augmentent pas d'une façon significative l'utilisation de la cortisone à la périphérie. Le fait que les extraits post-hypophysaires ne provoquent pas une augmentation de secrétion d'ACTH en faisant tomber le taux des corticostéroides, par suite d'une utilisation augmentée de cortisone à la périphérie, porte à penser que ces extraits agissent très probablement directement sur l'anté-hypophyse.

Ce fait renforces l'hypothèse que nous avions formulée précédemment [2]: Au début de la réaction de stress, la pitressine sécrétée en grande quantité par la post-hypophyse atteint l'anté-hypophyse au moyen des connections vasculaires et en l'activant elle provoque la sécrétion d'ACTH qui a son tour stimule les surrénales.

Résumé

Nous avons cherché à savoir si la post-hypophyse excitait l'anté-hypophyse par voie directe, ou au contraire indirectement en provoquant une chute du taux des hormones du cortex surrénalien dans le sang périphérique.

Nous avons administré de la cortisone à des rats et des lapins doublement surrénalectomisés et avons étudié la chute du taux de la cortisone dans le sang en dosant chimiquement et biologiquement (par son action sur les éosinophiles du sang chez les rats surrénalectomisés) la cortisone dans le plasma. Nous avons pu ainsi constater que les extraits post-hypophysaires n'accéléraient pas d'une façon significative la chute du taux de la cortisone dans le sang.

Ces résultats nous font penser que les extraits post-hypophysaires excitent l'anté-hypophyse probablement par voie directe, et non en provoquant une chute du taux des hormones du cortex surrénalien dans le sang périphérique.

Riassunto

Nell'intento di chiarire se la postipofisi stimola l'anteipofisi per via diretta od indiretta, provocando una caduta del tasso ematico degli ormoni cortico-surrenalici, gli Autori hanno somministrato cortisone a ratti e conigli bilateralmente surrenalec-tomizzati; quale indice dell'attività biologica è stata considerata la caduta della cortisonemia, dosando chimicamente e biologicamente (azione eosinopenica nel ratto surrenalectomizzato) il cortisone plasmatico. In base alle esperienze condotte gli Autori affermano che gli estratti postipofisari non accelerano in modo significativo la caduta del tasso di cortisone ematico, per cui ritengono che la loro azione si esplichi mediante un'eccitazione diretta dell'adenoipofisi e non attraverso una caduta del tasso di ormoni corticosurrenalici nel sangue periferico.

Bibliographie

1. Eser, S. et Ü. Sipahioglu: Tip Fak. Mecmuasi Istanbul Üniv. **13**, 602 (1950).
2. — — Sem. Hôp. Paris **27**, 3570 (1951).
3. Eser, S.: Tip Fak. Mecmuasi Istanbul Üniv. **15**, 941 (1952).
4. Nagareda, C. S. et R. Gaunt: Endocrinology **48**, 560 (1951).
5. Fraja, A. et L. Martini: Boll. Soc. Ital. Biol. Sper. **28**, 407 (1952).
6. Bertelli, A. et L. Martini: Atti Soc. Lombard. Sc. Med. **7**, 430 (1952).
7. Libretti, A. et L. Martini: Arch. Internat. Pharmacodyn. **93**, 163 (1953).
8. Martini, L.: Boll. Soc. Ital. Endocrinol. **3**, 168 (1953).
9. Frank, H. R.: Arzneimittel-Forsch. **2**, 506 (1952).
10. McCann, S. M. et J. R. Brobeck: Proc. Soc. Exper. Biol. Med. **87**, 318 (1954).
11. Sayers, G.: Progress in Clinical Endocrinology, p. 122. New York: S. Soskin; Grune and Stratton. 1950.
12. Silber, R. H. et C. C. Porter: J. Biol. Chem. **210**, 923 (1954).
13. Schwartz, J. et E. Pivel: Ann. Endocrinol. **14**, 987 (1953).

Dr. Sati Eser et Dr. Perihan Tüzünkam, Istanbul Üniversitesi, Fiziyo-Patoloji Enstitüsü, *Istanbul*, Türkiye.

Istituto di Clinica Medica Generale e Terapia dell'Università di Firenze
(Direttore: Prof. E. GREPPI)

Il Carassius carassius (L.) (= auratus) reattivo biologico della sostanza serica esoftalmizzante

A. Frassineti, R. Conti

Sulla scorta dei dati sperimentali (ABRAMOVITZ e FEVOLD 1937, ABRAMOVITZ 1940, ALBERT 1945, DOBYNS 1946, DOBYNS e STEELMAN 1953) e clinici (DOBYNS e WILSON 1954, SILVESTRINI e PASARGIKLIAN 1955) riguardanti l'insorgenza di esoftalmo nel *Fundulus heteroclitus* (L.) con la somministrazione di estratti ipofisari e di siero di alcuni pazienti con esoftalmo a carattere progressivo, abbiamo voluto indagare la possibilità di impiego di un'altro genere di pesce.

Abbiamo rivolto la nostra attenzione al *Carassius carassius* (L.) (= auratus) essendo questo pesce facilmente reperibile sul mercato per tutto l'anno ed essendo anche facile la sua conservazione in laboratorio.

Questa comunicazione ha lo scopo di presentare i primi risultati sull'impiego di questo nuovo reattivo biologico nella ricerca della sostanza serica esoftalmizzante.

Riguardo la tecnica dell'iniezione ed il controllo dei risultati ci siamo attenuti finora alle modalità descritte dagli AA. precedenti (vedi DOBYNS e WILSON 1954): in alcuni casi inoltre abbiamo inoculato l'animale con una sola dose di cc. 0,5 di siero eseguendo il controllo della distanza intercorneale a intervalli molto ravvicinati. Aumenti del 5% non sono stati ritenuti significativi. Solo rari esemplari mostrano segni di sofferenza dopo le iniezioni.

Abbiamo in tal modo esaminato l'attività serica di 5 pazienti con esoftalmo e di alcuni soggetti ipertiroidei non esoftalmici e di soggetti normali. In quattro di cinque casi con esoftalmo si è notata una risposta positiva di vario grado (dall'8 al 23% di aumento della distanza intercorneale), mentre nel rimanente dei casi non abbiamo avuto risposte significative.

Anche noi come gli AA. precedenti abbiamo constatato delle differenze notevoli di risposta tra gli animali di uno stesso lotto iniettato con la medesima sostanza. Anche con i sieri che hanno provocato le risposte più intense in alcuni animali, altri non hanno mostrato alcuna variazione.

Il siero di due casi di esoftalmo che non la tecnica delle tre iniezioni di cc. 0,25 spaziate nelle 24 ore, avevano offerto risposta positiva, con una sola inoculazione di cc. 0,5 hanno provocato rapida risposta subito al primo controllo: il primo dopo 24 ore (10%), l'altro dopo quattro ore (21%).

Dei preparati del commercio impiegati, Ambinon (Organon), Antuitrin G. (Parke e Davis) e Anteipofisi (Pabyrn), solo con quest'ultimo a forti dosi abbiamo ottenuto la risposta esoftalmica.

I dati analitici e critici verranno riferiti successivamente nel lavoro definitivo.

Riassunto

In base a presedenti ricerche sperimentali gli Autori hanno esteso le ricerche sulla sostanza serica esoftalmizzante a pazienti con esoftalmo, ipertiroidei non esoftalmici e in soggetti normali notando un aumento della distanza intercorneale soltanto nel primo gruppo di soggetti in esame.

Summary

On the ground of preceding experimental research work, the authors have extented the investigations on the exophthalmizing serous substance to patients with exophthalmus, hyperthyroid non-exophthalmic patients, and normal subjects, noticing an enlargement of the intercorneal distance only in the first group of subjects under investigation.

Bibliografia

Abramovitz, A. A. e H. L. Fevold: Anat. Rec. 70, 123 (1937).
Abramovitz, A. A.: Anat. Rec. 78, 112 (1940).
Albert, A.: Endocrinology 37, 389 (1945).
Dobyns, B. M.: Surg. Gyn. Obstetr. 82, 609 (1946).
Dobyns, B. M. e S. L. Steelman: Endocrinology 52, 705 (1953).
Dobyns, B. M. e L. A. Wilson: J. Clin. Endocrin. 14, 1393 (1954).
Silvestrini, F. e E. Pasargiklian: L'Esoftalmo Endocrino. Relazione al 5⁰ Congresso Nazionale della Società di Endocrinologia Italiana, Genova, 17 Dic. 1955. Livorno: Stab. Poligr. Belforte.

Dott. A. Frassineti e Dott. R. Conti, Istituto di Clinica Medica Generale e Terapia dell'Università di Firenze, *Firenze*, Italia.

Clinica Ostetrica e Ginecologica della Università di Bologna
(Direttore: Prof. LUIGI BACCIALLI)

Equivalenti morfologici della stimolazione diencefalica indotti dalla frazione lipidica della regione ipotalamica sul recettore vaginale

L. Gianaroli

Con 10 Figure

Partendo dal concetto fisiopatologico di sinergismo tra diencefalo ed ipofisi e dalle strette relazioni esistenti tra i nuclei diencefalici e la costellazione endocrina (VOGT, ROUSSY e MOSINGER, KORPASSY, SZENTÁGOTHAI, MARKEE e Coll., KEHL e MOLINA, SPATZ, HARRIS, PENDE, ANTOGNETTI ed altri), è apparsa giustificata la supposizione che modificando con peculiari modalità farmacodinamiche la situazione metabolica dei nuclei diencefalici, si possano ottenere ripercussioni morfofunzionali sull'adenoipofisi, e di riflesso sulla costellazione endocrina. Questa supposizione è basata in parte sui risultati sperimentali di AA. meno recenti (PIGHINI), in parte su un complesso di osservazioni che tendono a valorizzare la teoria neuroumorale nella regolazione diencefalica delle gonadi (GARÇIA, CURRI e FEDELI). Le modalità di azione farmacodinamica di frazioni estrattive ricavate dalla regione diencefalica (GAGEL, PIGHINI, GARÇIA, SLUSHER e ROBERTS, DE WIED, CURRI) sembrano confermare la tesi dell'intervento diencefalico in alcune attività endocrine strettamente legate allo svolgimento del ciclo sessuale; ciò vale soprattutto per le frazioni lipidiche complesse, poiché quelle proteiche o totali dimostrano una preminente azione antidiuretica (ROSSINI e CAVALCA, TRENDELENBURG, SATO), contenendo principi presumibilmente analoghi — da un punto di vista fisiologico — a quelli postipofisari. Le frazioni lipidiche semplici e complesse estratte dalla regione diencefalica di bovini con diverse modalità tecniche (CURRI, SLUSHER e ROBERTS, DE WIED, HELLERSTEIN e Coll.) modificano infatti l'atteggiamento metabolico degli elementi del nucleo sopraottico e paraventricolare (AZZALI), influenzano il ricambio degli idrati di carbonio (FEDELI e CURRI, FEDELI, CURRI e TAMBUSCIO), esplicano un'attività adrenocorticotropa, somatotropa e tireotropa (OTTAVIANI e AZZALI).

Per quanto riguarda le modificazioni dell'ovaio, secondarie alla somministrazione prolungata delle frazioni lipidiche diencefaliche, SPIGOLON ha osservato nella coniglia adulta un'accentuata iperplasia della teca, elementi della granulosa ampi ed iperplastici, con numerosi follicoli talora di aspetto cistico e abbondante contenuto di liquor follicoli. Recentemente CURRI e FEDELI hanno constatato nell'animale impubere (topino e ratto) un sensibile aumento ponderale dell'utero e degli annessi, e la maturazione dei follicoli ovarici dopo somministrazione intraperitoneale di 4 mg. della frazione lipoidea diencefalica. Gli AA. ritengono pertanto probabile che il diencefalo elabori particolari sostanze, presumibilmente di natura lipidica o lipoproteica, ad azione FSH ed LH-tropa, increte in rapporto al tasso ematico di follicolina e di progesterone. In tale senso parlano anche le ricerche di D'Incerti-Bonini, Bartolomei e Marchetto, Garçia e Cruz-Ferreira.

Sulla scorta di queste osservazioni si è ritenuto opportuno sperimentare in

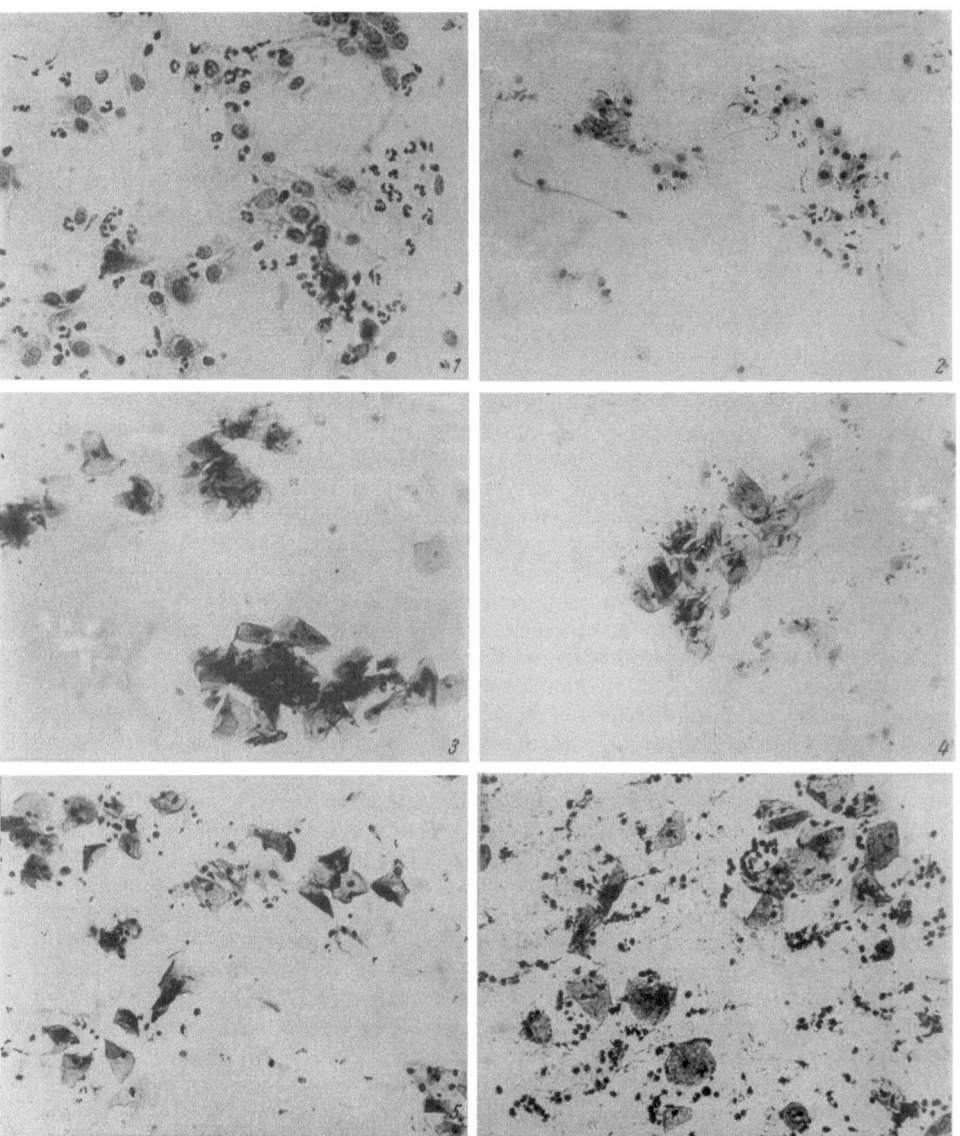

Fig. 1–6. *Caso A. Z. A.* anni 54 operata di isterectomia subtotale ed annessiectomia bilaterale nel settembre 1955 per fibroma del corpo uterino.
Micro N. 1 (400 ×) controllo precedente il trattamento: secreto atrofico; elementi basali.
Micro N. 2 (200 ×) primo controllo dopo 10 fiale i. m. (1 al dì): migliorato il trofismo degli elementi cellulari.
Micro N. 3 (200 ×) secondo controllo dopo ulteriori 10 fiale i. m. (2 al dì). A 10 giorni dalla sospensione del trattamento buon trofismo degli elementi cellulari; note di reazione di tipo estrogeno.
Micro N. 4 (200 ×) terzo controllo a 20 giorni dalla sospensione del trattamento: reperto immutato rispetto al precedente.
Micro N. 5 (200 ×) quarto controllo a 40 giorni dalla sospensione del trattamento: reperto immutato.
Micro N. 6 (200 ×) quinto controllo a 90 giorni dalla sospensione del trattamento: attenuazione delle note di stimolo estrogeno

disturbi di tipo neurovegetativo (cfr. a questo proposito la casistica di FEDELI, CEI e CURRI) collegati alla menopausa spontanea ed artificiale, le frazioni lipidiche ricavate dalla regione diencefalica, alla dose di mg. 2,5—5 pro die di una sospensione acquosa stabilizzata, ricorrendo in questa prima serie di ricerche alla somministrazione per via endomuscolare.

L'indagine è stata condotta su 40 pazienti in menopausa spontanea o chirurgica nelle quali è stato preso in considerazione, parallelamente all'andamento clinico della sintomatologia, il comportamento dei quadri della citologia vaginale in rapporto alle dosi ed alla durata del trattamento.

Lo studio citologico è stato considerato quale mezzo di espressione della reattività genitale a stimoli di tipo ormonale. Di esso è stato dato particolare valore al comportamento del trofismo cellulare e più segnatamente alle variazioni degli indici di acidofilia e picnosi.

L'indagine tiene conto dei risultati ottenuti in 30 delle 40 pazienti osservate, mancando per 10 di esse elementi sufficientemente validi di controllo a distanza di tempo probativo.

Facendo riferimento a queste 30 pazienti vengono qui riferiti gli elementi di maggior rilievo. L'età dei soggetti variava da un minimo di 25 ad un massimo di 63 anni, con media di 42 anni; per le pazienti in menopausa spontanea (12) l'arresto del ciclo mestruale si era verificato fra un minimo di sei mesi ed un massimo di 10 anni — media mesi 22 — prima del riscontro: per le pazienti in menopausa artificiale (18) di cui 16 per intervento demolitore e due per attinoterapia, la sospensione del flusso mestruale si era verificata tra un minimo di mesi 4 ed un massimo di anni 7 (media anni 3) prima della osservazione: la indicazione degli interventi chirurgico e radiologico era stata rappresentata in 13 casi da fibroma dell'utero, in 2 casi da affezione neoplastica della portio (ca) ed in 3 casi da condizione annessiale flogistica o cistica.

Delle 30 pazienti in esame 20 erano state precendentemente sottoposte a trattamento ormonale con esito scarso oppure transitorio.

La sintomatologia clinica caratteristica della menopausa è risultata ad una prima osservazione grave in 22 pazienti, di media entità in 8. Essa è scomparsa a seguito di un primo ciclo di trattamento in 12 casi, si è ridotta del 50 % in altri 12 pazienti, è rimasta invariata in 6. A seguito di un secondo ciclo detta sintomatologia è scomparsa in 12 su 18 casi (66%), si è attenuata in 4 e mantenuta invariata in 2. Un terzo ciclo condotto in 4 pazienti ha portato alla scomparsa della sintomatologia in 3 di esse ed alla attenuazione in 1.

I favorevoli risultati ottenuti sono persistiti in alcune pazienti fino all'ultima osservazione, che per alcuni casi è ora di un anno. Essi non sono comunque apparsi in netto rapporto nè con l'età nè con le modalità di insorgenza della menopausa, nè infine con il periodo intercorso fra menopausa ed inizio del trattamento, per quanto sia apparsa meglio influenzata la sintomatologia delle pazienti relativamente giovani in menopausa chirurgica da breve tempo (5—6 mesi).

Il trattamento è stato eseguito per via parenterale con iniezione quotidiana di 1—2 fiale per un minimo di 7 ed un massimo di 10 gg. per un primo ciclo (30 casi), di 2 fiale al dì per un minimo di 5 ed un massimo di 10 giorni per un secondo ciclo (18 casi); di 1—2 fiale al dì per 7 gg. per un terzo ciclo (4 casi).

Ai risultati sulla sintomatologia clinica hanno fatto riscontro abbastanza da vicino le modificazioni dei quadri della citologia vaginale.

I quadri della citologia vaginale hanno dimostrato all'esame eseguito precedentemente all'inizio del trattamento un aspetto nettamente atrofico in

22 casi, subatrofico in 8. L'indice di acidofilia è variato dall'1% all'8%, con media di 2,7%; quello di picnosi da 3% a 25% con media di 14%.

A seguito del primo ciclo si sono rilevati un aspetto nettamente atrofico in 4 casi, subatrofico in 26. L'indice di acidofilia è variato da 2% a 15%, con media di 5,2%, quello di picnosi da 7% a 30%, con media di 22%.

A seguito del secondo ciclo effettuato in 18 pazienti l'aspetto atrofico è apparso in 2 casi, subatrofico in 4, trofico in 12. L'indice di acidofilia è oscillato fra 2% e 18% con media di 8%, quello di picnosi fra 14% e 40% con media di 30%.

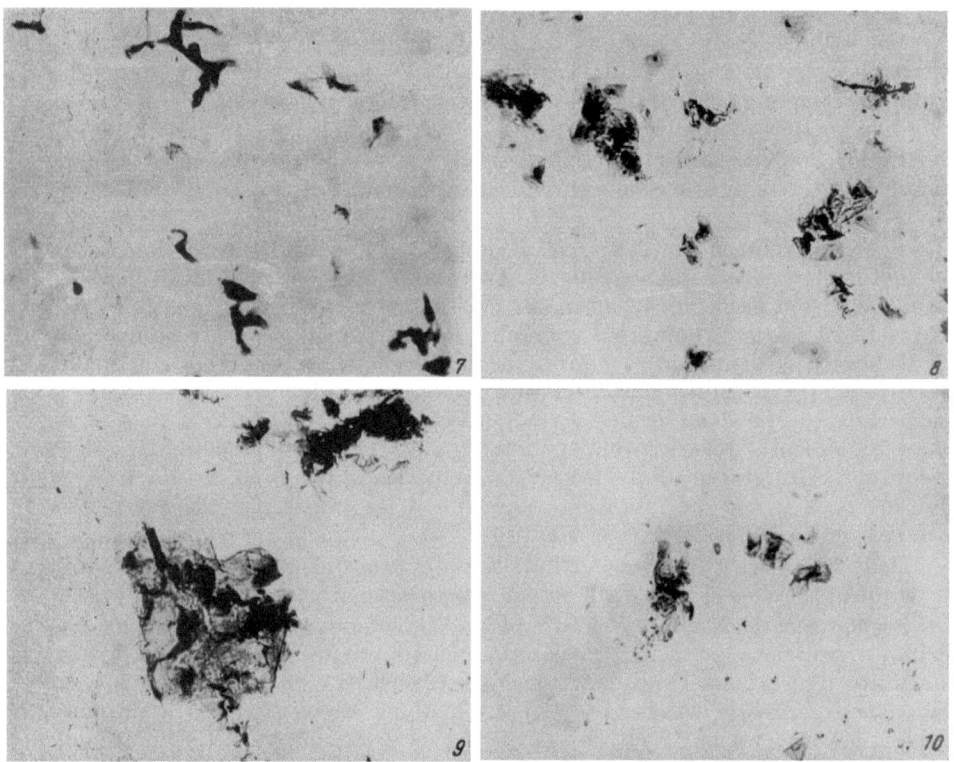

Fig. 7–10. *Caso B. R. F.* anni 50 operata da isterectomia totale ed annessiectomia bilaterale nel novembre 1955 per fibroma del corpo uterino.
Micro N. 7 (200 ×) controllo precedente al trattamento: secreto nettamente atrofico.
Micro N. 8 (200 ×) primo controllo dopo 10 fiale i. m. (1 al dì): migliorato il trofismo cellulare.
Micro N. 9 (200 ×) secondo controllo dopo ulteriori 14 fiale i.m. (2 al dì): ulteriore miglioramento del trofismo cellulare: note di attività estrogena.
Micro N. 10 (200 ×) terzo controllo a 30 giorni dalla sospensione del trattamento: riduzione del trofismo cellulare e delle note di attività estrogena

Un terzo ciclo eseguito in 4 pazienti ha fatto rilevare secreto subatrofico in 2, trofico in 2. L'indice di acidofilia è variato fra 7% e 16% (media 8,5%), quello di picnosi fra 16% e 40% (media 32%).

In 10 pazienti è stato possibile seguire un terzo controllo citologico a distanza di 30—45 giorni dalla fine del secondo ciclo di trattamento. Si è notato secreto subatrofico in 8, trofico in 2. L'indice di acidofilia è variato fra 1% e 10% (media 5%); quello di picnosi fra 5% e 20% (media 15%).

Un quarto controllo a distanza di 15—30 gg. dal precedente in 5 pazienti ha mostrato 5 secreti subatrofici con indice acidofilo compreso fra 1% e 4% (media 2,5%) ed indice picnotico compreso fra 6% e 17% (media 12%).

Un quinto controllo a distanza di 45 giorni dal precedente in 2 pazienti ha mostrato secreto subatrofico (i. a. 1% e 2%, i. p. 6% ed 8%).

L'indagine citologica pertanto ha permesso di rilevare che l'estratto lipoideo della regione diencefalica in esame è capace di indurre rapidamente ed in grado accentuato modificazioni in senso trofico sul recettore vaginale, modificazioni tendenti alla regressione verso la $20-30^a$ giornata dalla fine del trattamento ma mantenentesi a livello più elevato che in partenza ancora al 4^0-5^0 mese dall'inizio del trattamento ed al 3^0-4^0 mese dalla sua sospensione. Le variazioni degli indici di acidofilia e picnosi ne sono espressioni alquanto fedeli.

L'interpretazione delle modificazioni osservate non è agevole; comunque è da ritenere che il trattamento instaurato può eventualmente comportare il raggiungimento di un equilibrio della funzione diencefalica e di conseguenza delle funzioni sessuali femminili da essa dipendenti.

Riassunto

Vengono studiate le modificazioni dei quadri della citologia vaginale ottenute in donne in menopausa spontanea o chirurgica a seguito della somministrazione della frazione lipidica della regione ipotalamica.

Le modificazioni osservate rispetto ai quadri di partenza vengono raffrontate alle dosi ed alla durata del trattamento: esse sembrano riferibili ad una azione di tipo estrogeno.

Summary

There have been studied the modifications in the pictures of the vaginal cytology obtained in women during the spontaneous and surgical menopause, after administration of the lipoïd fraction of the hypothalamic region.

The modifications observed in regard to the pictures at the beginning have been compared with the doses and the duration of the treatment. They seem to be due to an action of an exogenous type.

Bibliografia

AZZALI. G.: Osservazioni sulla Neuricrinia dei chirotteri nelle varie epoche dell'anno e nella gravidanza. Atti Soc. Ital. Anat. 1952.
— Apparato neurosecretorio diencefalo-ipofisario in condizioni normali (gravidanza) sperimentali (disidratazione). Tesi di laurea, Premio Lepetit a. 1953/54.
— Histophysiologische Beobachtungen über die Wirkung von Lip·idfraktionen aus den Zwischenhirnkernen auf die neurovegetativen Hypothalamuszentren, besonders im Hinblick auf das Neurosekret. Acta Neuroveget. **13**, 456 (1956).
BARTOLOMEI, G. e G. MARCHETTO: Modificazioni morfofunzionali indotte dalla frazione lipoidea dei nuclei diencefalici sulla ipofisi, tiroide e surrene di ratte castrate. Biologica Lat. **8**, IV (1955).
CURRI, S. B. e S. FEDELI: Mofidicazioni morfofunzionali delle ghiandole endocrine in animali trattati con estratti lipoidei dei nuclei diencefalici. Boll. Soc. Ital. Biol. Sper. **31**, 255 (1955).
DE WIED, D.: The effect of autonomic blockade on the ACTH-release from the pituitary, as induced by a hypothalamus extract. Ved. p. 320.
D'INCERTI BONINI, L.: L'azione di estratti lipidici ipotalamici in tema di regolazione diencefalica delle gonadi. Ved. p. 737.
FEDELI, S., C. CEI e S. B. CURRI: Di un possibile orientamento terapeutico nelle distonie neurovegetative. Endocrin. Sci. Costituz. **23**, $1-78$ (1956).
FEDELI, S. e S. B. CURRI: In tema di correlazioni neuro-pancreatiche. Riv. Anat. Pat. Oncol. **8**, 1 (1954).
FEDELI, S., S. B. CURRI e S. TAMBUSCIO: Modificazioni della tolleranza agli idrati di carbonio in soggetti normali provocate dalla somministrazione di estratti lipoidei dei nuclei diencefalici. Boll. Soc. Ital. Biol. Sper. **31**, 326 (1955); Rapporti tra diencefalo e metabolismo dei carboidrati: modificazioni glicemiche indotte in soggetti normali dalla somministrazione di frazioni lipoidee dei nuclei diencefalici. Arch. Sci. Med. **80**, 1 (1955).
GAGEL, O.: Eine Granulationsgeschwulst im Gebiet des Hypothalamus. Z. Neurol. **172**, 710 (1941).

Garçia, A. J.: As funcôes endocrinas do diencefalo. J. Brasil. Psiquiatr. 1, 29—61 (1949).

Garçia, A. J. e A. Cruz Ferreira: Experimentelle und klinische Untersuchungen mit Hypothalamusextrakten. Acta Neuroveget. 2, 74 (1954). Effeitos do extracto de hipotalamo en animais hipofisectomizados (estratto).

Harris, G. W.: The relationship of the hypothalamus to the activity of the thyroid gland. Ved. p. 198.

Harris, S. C., P. C. Ivy e M. C. Searle: J. Amer. Med. Ass. 134, 1468 (1947).

Hellerstein, S., P. E. Holtkamp, M. E. Hickey, R. M. Hill e A. R. Buchanan: Effect of hypothalamic extracts on Leucocytes of infant rats. Endocrinology 171, 106 (1952).

Kehl, R. e C. Molina: Facteurs neuro-chimiques de l'ovulation. Bull. Ass. Gynéc. obstetr. 2, Suppl. 1, 68—70 (1950).

Korpássy, B.: Recherches sur les rapports entre l'hypothalamus et l'hypophyse. Ved. p. 552.

Markee, J. E., J. W. Everett e Ch. Sawyer: The relationship of the nervous system to the release of gonadotropin and the regulation of the sex cycle. Recent Progr. Hormone Res. 7, 139 (1952).

Ottaviani, G. e G. Azzali: Ricerche sull'azione di estratti di frazioni lipoidee di diencefalo sulla tiroide. Acta Neuroveget. 13, 80—92 (1955).

Pende, N. e L. Antognetti: Trattato di Endrocrinologia. Milano: Ed. SEL. 1949.

Pighini, G.: Sulla presenza dell'ormone anteipofisario nel tuber cinereum e nel liquor ventricolare dell'uomo. Riv. Sper. Freniatr. 56, 575 (1932).

Rossini, R. e G. C. Cavalca: Attività ormonale del diencefalo. Acta Neurol. 7, 529 (1952).

Roussy, G. e M. Mosinger: Traité de Neuro-endocrinologie. Paris: Masson. 1946.

Sato, G.: Über die Beziehungen des Diabetes insipidus zum Hypophysenvorderlappen und zum Tuber cinereum. Arch. exper. Pharmac. 131, 45 (1928).

Slusher, M. e S. Roberts: Fractionation of hypothalamus tissue for pituitary stimulating activity. Endocrinology 55, 245 (1954).

Spatz, H.: Neues über das Hypophysen-Hypothalamus-System und die Regulation der Sexualfunktionen. Regensb. Jb. ärztl. Fortb. 2, 311 (1952); Das Hypophysen-Hypothalamus-System in Hinsicht auf die zentrale Steuerung der Sexualfunktionen. 1. Symp.Dtsch. Ges. Endokrin. 1—44. Berlin-Göttingen-Heidelberg: Springer.1955.

Spatz, H., R. Diepen e V. Gaupp: Zur Anatomie des Infundibulum und des Tuber cinereum bei Kaninchen. Zur Frage der Verknüpfung von Hypophyse und Hypothalamus. Dtsch. Z. Nervenhk. 139, 229 (1948).

Spigolon, G.: Modificazioni dei centri neurovegetativi ipotalamici e dei vari organi del coniglio in seguito a trattamento prolungato con estratti lipoidei diencefalici. Atti Soc. Lombard. Sci. Med. 9, 6 (1954).

Szentágothai, J.: Die Rolle diencephaler Mechanismen bei der Rückwirkung von Sch.lddrüsen-, Nebennierenrinden- und Sexualhormonen auf die Funktion des Hypophysenvorderlappens. Ved. p. 560.

Trendelenburg, P.: Anteil der Hypophyse und des Hypothalamus am experimentellen Diabetes insipidus. Klin. Wschr. 7, 1679 (1928).

Vogt, M.: J. Physiol. 100, 410 (1942).

Professor Dott. Lamberto Gianaroli, Clinica Ostetrica e Ginecologica dell'Università di Bologna, *Bologna*, Italia.

Istituto di Clinica Ostetrica e Ginecologica dell'Università di Genova
(Direttore: Prof. E. Maurizio)

Il diencefalo nella fisiopatologia dell'ovulazione

E. Maurizio, N. Pasetto

I rapporti tra diencefalo e fisiopatologia ovulatoria, visti sia nel loro profilo biologico che nel loro significato clinico, costituiscono uno dei più interessanti problemi della moderna ginecologia endocrina.

Nell'ovulazione infatti si concreta la normale funzione genitale in quanto sia nelle specie ad ovulazione spontanea come in quelle ad ovulazione provocata essa è sempre l'espressione di un sinergismo e di un'armonia funzionale della correlazione diencefalo-preipofisi-ovarica.

Nell'ambito di tale correlazione, mentre l'essenza della partecipazione diencefalo-preipofisaria si estrinseca attraverso la secrezione del principio gonadotropo L.H., quella ovarica è rappresentata fondamentalmente dalla secrezione estrogena. Principio gonadotropo L.H. e secrezione estrogena, secrezioni tra di loro strettamente correlate nel senso di una reciproca stimolazione, costituiscono gli elementi fondamentali del meccanismo endocrino del fenomeno ovulatorio.

Ora è noto come la secrezione gonadotropa sia sotto un triplice controllo cioè nervoso, nutritivo e chimico ematico steroideo.

Nella nostra Relazione al 2° Convegno di Fegato ed Alimentazione (Maurizio e Pasetto [1]), ci siamo occupati del fattore nutritivo nei riguardi della fisiopatologia ovulatoria, mettendo in rilievo come tale fattore ingrani nella secrezione gonadotropa, in quella estrogena e nei processi metabolici epatici; e ne scaturì così il concetto di *anovulatorietà trofopatica*. Riguardo al fattore chimico ematico steroideo, a parte il problema degli estrogeni, e dei loro derivati metabolici, gli aspetti più interessanti sono dati dalla discussa azione antiovulatoria del progesterone e dall'azione pure antiovulatoria del 17-idrossiprogesterone, vale a dire l'ormone incompleto che sarebbe ipersecreto, secondo l'ipotesi del blocco metabolico di Jayler [2] nelle forme di ipersecrezione androgena corticosurrenalica, sensibili al trattamento cortisonico (e quindi prednisonico e prednisolonico).

E' opportuna comunque una considerazione e cioè che, sia il fattore chimico ematico steroideo, sia il nutritivo (per la sua interferenza sui processi metabolici) agirebbero tramite la via ipotalamica. E' ammessa anche un'azione diretta sulla preipofisi, sicura per il fattore nutritivo che interverrebbe nei processi energetici e di biosintesi della preipofisi stessa, molto discussa per il fattore chimico ematico steroideo. Ne deriva pertanto che il ruolo del settore diencefalo preipofisario, nel quadro correlativo ha un'importanza predominante.

Le prime osservazioni a favore dell'intervento del sistema diencefalo-ipofisario nell'ovulazione, per mezzo di un fattore neuro-ormonale, risalgono al 1933 per opera di Hinsey e Markee [3]. Successivamente esse furono ampiamente confermate ed approfondite da Markee e Coll. [4] e da Harris [5].

Sono proprio le ricerche di Harris [6] basate sulla stimolazione elettrica dell'ipotalamo a documentare il ruolo essenziale dei centri nervosi diencefalici nel meccanismo del fenomeno ovulatorio.

Come sostiene Harris [7], si può dire che nell'ipotalamo avvenga l'integrazione tra l'effetto di stimoli nervosi provenienti dall'esterno e dai centri nervosi superiori, con fattori umorali quali il tasso ematico steroideo. Da questa integrazione deriverebbe il controllo della secrezione gonadotropa L.H., che come è già stato rilevato, è ritenuta essere il fattore determinante del fenomeno ovulatorio.

Dal lato clinico l'influenza del diencefalo nella fisiopatologia ovulatoria è stata prospettata da interessanti osservazioni.

E' noto come la patologia ovulatoria si possa riscontrare in cicli mestruali apparentemente normali (mestruazioni anovulari), oppure in menometrorragie o in spaniomenorree o in amenorree. In ognuna di queste circostanze l'anovulatorietà, che costituisce l'espressione comune nella quale si traducono alterazioni di vario tipo e a diverso livello nella correlazione diencefalo-preipofiso-ovarica, può essere sostenuta da una alterazione diencefalica. Infatti se la patologia ovulatoria può essere primitivamente ovarica, cioè sostenuta da una alterazione organica dell'ovaio, essa comunque in ogni caso, non può mai essere disgiunta dal problema della secrezione di gonadotropina L.H. che è sotto controllo diencefalico. Di conseguenza la patologia ipotalamica viene a ripercuotersi sempre sulla fisiopatologia ovulatoria.

Oltre al quadro comune della mestruazione anovulare o delle menometrorragie con anovulatorietà, ove più evidente appare l'interessamento diencefalico è nell'anovulatorietà dell'amenorrea ipotalamica o psicogena e nel cosiddetto riflesso genito-ipofisario.

Al concetto di mestruazione anovulare si contrappone quello di amenorrea con ovulazione. Anzi, come rilevava il Gusserow [8], nel 1880, è stato facile l'ammettere l'ovulazione senza mestruazione, mentre "il contrario difficilmente potrebbe essere dimostrato".

Orbene tra le amenorree anovulari, la più interessante è quella ipotalamica o psicogena (Reifenstein [9]). In tale tipo di amenorrea, detta anche amenorrea da fattore emotivo, secondo qualche A. (Sturgis [10]) rientrerebbe quella da allattamento (per il riflesso mammillo-diencefalo preipofisario provocato dalla suzione), quella cosiddetta di guerra, o da campo di concentramento o da captività, ed anche sotto un certo aspetto quella che si associa all'anoressia nervosa (precisamente quando l'amenorrea precede l'anoressia).

In riferimento al riflesso genito-ipofisario, è bene ricordare che esso, prospettato per la prima volta dal Birnberg [11] nel 1937 in seguito al rilievo di un aumento di gonadotropinuria nel 76,6% delle pazienti sottoposte a dilatazione del canale cervicale, successivamente è stato confermato, come rileva il Decio [12], da Segond [13], da Cotte [14] e da Netter [15].

Già nel 1947, però, il Dellepiane [16] rifacendosi a sue precedenti osservazioni, segnalava l'importanza terapeutica di tale riflesso nell'ambito della clinica ginecologica.

A questo punto merita di essere sottolineato, per l'importanza che tende ad assumere, il problema dei rapporti tra chemioterapia delle psicosi e funzione genitale. E' noto infatti come in seguito a prolungati trattamenti con Clorpromazina, sia stata segnalata l'insorgenza di galattorrea (Winnik e Tennenbaum [17]; Sulman e Winnik [18]; Marshall e Leiberman [19]). Pure di notevole interesse è il rilievo di metrorragie in seguito a trattamento con Reserpina cui viene attribuita un'azione adrenocortico-tropomimetica (Barnard e Barnard [20]).

La diagnostica di un eventuale interessamento diencefalo-preipofisario nei vari quadri patologici precedentemente accennati, dovrebbe basarsi in modo particolare, sul rilievo del principio gonadotropo L.H. — Non potendo però disporre, ad uso clinico, di modalità di ricerca che permettano un preciso rilievo, qualitativo e quantitativo della gonadotropinuria, si è costretti a valersi dei reperti forniti dalla ricerca dell'eliminazione ormonale steroidea. Ed in tal caso, i rilievi di fondamentale importanza sono la fenolsteroiduria e la pregnandioluria.

Infatti l'alterata secrezione del principio gonadotropo L.H. per causa diencefalica, si ripercuote sia sulla secrezione estrogena che luteinica. Sotto tale aspetto di particolare interesse appaiono i dati forniti dalla indagine diagnostica ormonale di 13 casi di amenorrea ipotalamica (dei quali 3 con amenorrea da allattamento). Mentre la pregnandioluria era limitata a tracce in ogni caso, l'estrogenuria ha presentato il seguente comportamento: nel 38,4%, cioè in 5 casi, ha avuto valori pressoché normali; negli otto, cioè nel 61,5%, essa ha presentato valori inferiori a quelli ritenuti come limiti della normalità.

Maggiormente caratteristica di un'eventuale alterazione diencefalica è, a nostro avviso, la mancanza di una secrezione luteinica, cioè in linea generale, la anovulatorietà. E' questo infatti il reperto costante di queste forme amenorroiche, che non varia col variare della durata dell'amenorrea (come invece può capitare con la estrogenuria).

Il problema terapeutico della patologia ovulatoria diencefalica può essere di natura medica, chirurgica e fisica. Di natura chirurgica è quell'indirizzo terapeutico che fa capo, mediante piccoli interventi sul collo uterino, alla provocazione del riflesso genito-ipofisario, oppure quello basato sull'infiltrazione del ganglio cervicale superiore secondo NETTER. L'indirizzo terapeutico fisico, invece, è quello basato sull'irradiazione Roentgen dell'ipofisi (e delle ovaie) (EDEIKEN [21]; MAZER e Coll. [22]; KAPLAN [23]; DRIPS [24]).

La terapia medica infine è quella basata essenzialmente sull'impiego di gonadotropina coriale, associata talvolta a piccole dosi di estrogeni che avrebbero il compito di agire in senso benefico sul controllo diencefalico della secrezione gonadotropa L.H. da parte dell'ipofisi.

E' a questa terapia medica (MAURIZIO e Coll. [25]) che noi siamo sempre ricorsi, conseguendo soddisfacenti risultati nel trattamento della patologia ovulatoria diencefalica.

Riassunto

Tratteggiato il quadro del meccanismo neuro-umorale della ovulazione, gli AA. passano a considerare il significato biologico e clinico dell'intervento del diencefalo nella fisiopatologia del fenomeno ovulatorio. Viene infine esaminato l'aspetto diagnostico e terapeutico del problema.

Summary

Describing the picture of the neuro-humoral mechanism of ovulation, the authors pass over to considering the biologic and clinical significance of the intervention of the diencephalon in the physiopathology of the ovular phenomenon. Finally, the diagnostic and therapeutical aspect of the problem has been examined.

Bibliografia

1. MAURIZIO, E. e N. PASETTO: Il fattore nutritivo nella fisiopatologia dell'ovulazione. Rel. 2° Conv. Naz. Fegato e Alimentazione, Ferrara, 1955. Minerva Med. 46, 1 (1955).
2. JAYLER, J.: Citato da BONGIOVANNI, A. M., N. R. EBERLEIN e J. CARA: J. Clin. Endocrin. 14, 409 (1954).
3. HINSEY, Y. C. e J. E. MARKEE: Proc. Soc. Exper. Biol. Med. 31, 270 (1933).

4. Markee, J. E., C. A. Sawyer e W. H. Hollinshead: Recent Progr. Hormone Res. **2**, 117 (1948).
5. Harris, G. W.: Physiol. Rev. **28**, 138 (1948).
6. — J. Physiol. **107**, 418 (1948).
7. — Ciba Found. Colloquia Endocrin. **4**, 106 (1952).
8. Gusserow, A.: Sulla mestruazione e dismenorrea. Napoli: Vallardi Ed. 1880.
9. Reifenstein, E. C.: Med. Clin. North America (Boston number) 1103 (1946).
10. Sturgis, S. H.: Progress in Gynecology. (Meigs and Sturgis Ed.) New York: Grune & Stratton. 1946.
11. Birnberg, C. H.: Endocrinology **21**, 294 (1937).
12. Decio, C.: Riv. Ostetr. **11**, 292 (1947).
13. Segond, R.: Monde et Médecine, citato da Decio [12].
14. Cotte, G.: Traitement des troubles de l'ovulation. X° Congr. franç. de Gynécol. 168 (1946).
15. Netter, A.: Riv. Ostetr. **10**, 77 (1953).
16. Dellepiane, G.: Atti Soc. Ital. Ostetr. **38**, 212 (1947).
17. Winnik, H. Z. e L. Tennenbaum: Presse Méd. **63**, 1092 (1955).
18. Sulman, F. G. e H. Z. Winnik: Lancet **1**, 161 (1956).
19. Marshall, W. K. e D. M. Leiberman: Lancet **1**, 162 (1956).
20. Barnard, D. R. e E. H. Barnard: Lancet **1**, 639 (1955).
21. Edeiken, L.: Amer. J. Obstetr. Gynec. **25**, 511 (1933).
22. Mazer, C., L. Israel e L. Kacher: Surg. Gyn. Obstetr. **65**, 30 (1937).
23. Kaplan, J. J.: Amer. J. Roentgenol. **59**, 370 (1948).
24. Drips, G. Della: Amer. J. Obstetr. Gynec. **55**, 789 (1948).
25. Maurizio, E. e N. Pasetto: Atti II° Congr. Mond. Fert. e Steril., Napoli 1956 (in corso di stampa).

Professor Dott. E. Maurizio e Professor Dott. Nino Pasetto, Istituto di Clinica Ostetrica e Ginecologica dell'Università di Genova, *Genova*, Italia.

Laboratoire d'Histophysiologie du Collège de France

L'activité corticotrope de la posthypophyse: sa variation au cours de certaines agressions de l'organisme

Par

C. Mialhe-Voloss

Avec 2 Figures

Les recherches sur l'activité corticotrope de la posthypophyse ont eu comme point de départ le problème du rapport entre les hormones mélanophorique et corticotrope. JORES et BECK montrent en 1934 que l'injection d'hormone mélanophorique, préparée à partir de poudre de lobe postérieur, détermine chez le jeune lapin en croissance une augmentation du poids de la surrénale, cette augmentation portant sur la zone corticale. MOSZKOWSKA (1935) signale l'action corticotrope de la posthypophyse de Bœuf chez le Cobaye. Ces résultats étaient obtenus chez l'animal normal, et, par conséquent, n'excluaient pas une libération d'ACTH endogène entrainée directement par l'agression, ou l'action d'un médiateur déclenchant l'activité corticotrope de l'hypophyse, récemment découvert dans les extraits d'hypothalamus postérieur et de posthypophyse. (HUME, 1949; HUME et WITTENSTEIN, 1950; NAGAREDA et GAUNT, 1951; ESER et SIPAHIOGLU, 1951; STUTINSKY, SCHNEIDER et DENOYELLE, 1952; BUCHANAN, HELLERSTEIN, HOLT-KAMP, HICKEY et HILL, 1952; HELLERSTEIN, HOLTKAMP, HICKEY, HILL et BUCHANAN, 1952; SLUSHER et ROBERTS, 1954; McCANN et BROBECK, 1954; MARTINI, 1955; CURRI et FEDELI, 1955; SAFFRAN, SCHALLY et BENFEY, 1955; GUILLEMIN, 1955.)

Nos expériences ont mis en évidence la présence d'une activité corticotrope dans les extraits bruts de lobe postérieur (lobes intermédiaire et nerveux). Cette activité est mesurée chez l'animal hypophysectomisé; par conséquent, elle ne peut être due qu'à l'extrait utilisé. Chez le Bœuf, en utilisant le test de maintien du poids des surrénales (1952), puis celui de SAYERS modifié par MUNSON (1953), nous avons montré, dans nos conditions expérimentales, que la concentration de la substance responsable de l'activité corticotrope est sensiblement la même dans l'antéhypophyse et dans la posthypophyse. Chez le Rat, l'activité corticotrope de la posthypophyse, mesurée par le test de SAYERS, représente 60 à 80% de celle de l'antéhypophyse (1955). Chez le Canard, le lobe nerveux (il n'y a pas de lobe intermédiaire chez les Oiseaux, et l'intermédine est localisée dans le lobe antérieur) a également un pouvoir corticotrope, qui est donc indépendant de l'intermédine. Ces résultats ont été retrouvés par SIMONNET, THIÉBLOT, MARTIN et SÉGAL (1953), qui isolent de la posthypophyse du Porc une substance corticotrope. KARKUN, KAR et MUKERJI (1953, 1954), avec des extraits de posthypophyse de Bœuf préparés selon la méthode de LANDGREBE, trouvent une réponse positive avec le test de SAYERS, mais les auteurs notent qu'il n'y a pas d'action sur le poids des surrénales. Il est intéressant de rappeler ici les résultats de

PARKES (1951), qui note une action des extraits posthypophysaires sur l'acide ascorbique surrénalien. L'auteur pense qu'il peut s'agir d'une contamination des extraits par le matériel antéhypophysaire. Une observation clinique de MOERI (1951) signale une atrophie du cortex foetal humain chez les anencéphales (qui possèdent un lobe antérieur, mais pas de neurohypophyse) alors que les hydrocéphales (qui ont un lobe antérieur et un lobe postérieur) présentent un cortex foetal normal.

Nous ne discuterons pas ici l'origine de cette activité, n'ayant encore obtenu aucun résultat positif dans ce domaine. Toutefois, l'importante concentration de l'activité corticotrope dans la posthypophyse et les variations physiologiques que nous allons exposer montrent qu'il ne peut s'agir d'une simple contamination par l'ACTH du lobe antérieur. Nous nous bornerons dans ce travail à mettre en évidence les variations de l'activité corticotrope des extraits pré- et posthypophysaires de Rats soumis à différentes agressions, pendant des temps variés. Or, on sait que les mécanismes mis en jeu par les deux types d'agression sont différents (FORTIER, 1952).

La transplantation de l'hypophyse, ou la section de la tige hypophysaire n'empêchent pas la libération de l'ACTH sous l'effet de stimuli tels que le froid, l'injection d'histamine ou de formol...; ces agents atteindraient l'hypophyse par divers mécanismes humoraux; FORTIER les appelle les "stimuli systémiques" (CHENG, SAYERS, GOODMAN et SWINYARD, 1949; FORTIER et SELYE, 1949; McDERMOTT, FRY, BROBECK et LONG, 1950; GANONG et HUME, 1954). Mais l'hypophyse, dans ces expériences, ne répond plus aux "stimulations neurotropes" (FORTIER, 1951), qui atteignent l'hypophyse par l'intermédiaire du système nerveux et de l'hypothalamus (son, immobilisation...). D'autre part, l'intégrité de l'éminence médiane semble nécessaire pour le relâchement de l'ACTH, puisque les lésions de cette partie du diencéphale abolissent la réponse à toutes les agressions. (DE GROOT et HARRIS, 1950, 1952; McCANN, 1952; PORTER, 1953; GANONG et HUME, 1954; HUME et NELSON, 1955). FORTIER conclut que la rupture des voies neuro-vasculaires hypothalamo-hypophysaires empêche la réponse à une agression neurotrope.

Nos résultats sur la participation de la réserve de corticotrophine posthypophysaire dans le stimulus au son (1955) pourraient illustrer la différence de réponse aux deux catégories d'agressions chez l'animal hypophysectomisé porteur d'un greffon hypophysaire.

Expériences

Nous avons utilisé des rats mâles de 150 à 200 g.

I — un premier lot (50 rats) nous a permis d'évaluer l'activité corticotrope des lobes antérieur et postérieur de l'hypophyse du rat normal (cf. tableau 2).

II — 160 rats sont soumis à un stimulus *neurotrope* (bruit continu d'une sonnette électrique) pendant des temps variés: 15, 30, 60 et 120 minutes. Chez ces animaux, on dose l'activité corticotrope du lobe antérieur, du lobe postérieur et la déplétion de l'acide ascorbique surrénalien produite par ce stimulus neurotrope.

III — 200 rats sont soumis à un stimulus *systémique*; 15, 30, 60 ou 120 minutes avant d'être sacrifiés, ils reçoivent une injection intrapéritonéale de 1 mg. pour 100 g. de poids du corps de bichlorhydrate d'histamine Hoffman-La Roche. Chez ces animaux, on dose les mêmes éléments que dans le 2ème lot.

Préparation des extraits et dosages

Les extraits sont préparés selon notre méthode habituelle avec du sérum physiologique (2 mg par cm³). L'activité corticotrope est dosée par la méthode de SAYERS. Nous dosons toujours dans une même séance l'activité corticotrope des lobes antérieurs et postérieurs d'une même série expérimentale.

Résultats

Le tableau 1 donne les déplétions de l'acide ascorbique des surrénales produites 15, 30, 60 et 120 minutes après le début de l'agression. Dans un même lot, une partie des rats servent de témoins, les autres subissent l'agression. Les deux surrénales d'un même rat sont dosées en même temps.

Tableau 1

| | acide ascorbique en μg pour 100 mg de glande fraîche | | |
	surrénales témoins	surrénales soumises à l'agression	déplétion
Son			
15 minutes ...	481 ± 21* (5)	342 ± 18 (5)	76
30 minutes ...	409 ± 2 (3)	283 ± 15 (5)	126
60 minutes ...	465 ± 27 (5)	278 ± 15 (6)	187
120 minutes ...	381 ± 5 (4)	223 ± 15 (5)	158
Histamine			
15 minutes ...	379 ± 22 (5)	319 ± 9 (7)	60
30 minutes ...	344 ± 31 (5)	240 ± 9 (7)	104
60 minutes ...	357 ± 21 (5)	207 ± 15 (6)	150
120 minutes ...	373 ± 12 (5)	210 ± 0 (7)	163

* Erreur standard. Le chiffre entre parenthèses indique le nombre de cas.

On voit que le son, de même que l'histamine, provoque une chute de l'acide ascorbique. Le phénomène est même plus brutal dans le cas du son. Nous retrouvons ici, pour l'agression systémique (histamine), un résultat analogue à celui de SAYERS, SAYERS et WOODBURY (1948): le maximum de déplétion est obtenu une heure après l'agression. (La différence entre 150 et 163 n'est pas significative.)

Nous avons vérifié, dans une autre expérience, que des rats soumis au son pendant 15 minutes, mais sacrifiés une heure après le début de l'expérience, donnent une déplétion de 114. Donc le maximum de déplétion doit être également atteint une heure après le début de l'agression neurotrope. Ici interviennent deux facteurs: la durée de l'agression proprement dite, et le temps écoulé entre le début du stimulus et le sacrifice.

Le tableau 2 donne les déplétions de l'acide ascorbique surrénalien obtenues chez le rat hypophysectomisé recevant 2 mg d'extrait sec de lobe antérieur ou de lobe postérieur des hypophyses des trois groupes expérimentaux. Nous déterminons ainsi les modifications de l'activité corticotrope des lobes antérieur et postérieur entraînées par les stimuli neurogène et systémique.

Ces résultats sont schématisés dans les Fig. 1 pour le son et Fig. 2 pour l'histamine.

Interprétation. Les résultats obtenus avec le stimulus neurotrope sont très nets. Au niveau des surrénales, le maximum de déplétion a lieu au bout d'une heure d'agression. Au niveau du lobe antérieur, il n'y a pas de modification

Tableau 2

	déplétion obtenue avec 2 mg d'extrait de lobe *antérieur* en µg pour 100 mg de glande fraîche	différence par rapport aux témoins	$\dfrac{M_1-M_3}{\sqrt{(EP_1)^2+(EP_3)^2}}$	différence significative	déplétion obtenue avec 2 mg d'extrait de lobe *postérieur* en µg pour 100 mg de glande fraîche	différence par rapport aux témoins	$\dfrac{M_1-M_3}{\sqrt{(EP_1)^2+(EP_3)^2}}$	différence significative
Témoins*	144 ± 6 (5)				113 ± 4 (5)			
son:								
15 minutes	131 ± 4 (8)	− 13	2,07	non	83 ± 6 (6)	− 30	3,4	oui
30 minutes	135 ± 4 (8)	− 9	1,1	non	86 ± 4 (4)	− 27	7,5	oui
60 minutes	133 ± 5 (8)	− 11	2,1	non	68 ± 5 (5)	− 45	11,2	oui
120 minutes	135 ± 8 (8)	− 9	1,3	non	105 (2)	− 8	1,3	non
histamine:								
15 minutes	141 ± 8 (7)	− 3	0,4	non	121 ± 4 (5)	+ 8	1,7	non
30 minutes	139 ± 8 (8)	− 5	0,7	non	89 ± 6 (5)	− 24	5,1	oui
60 minutes	105 ± 4 (12)	− 39	8,3	oui	129 ± 7 (6)	+ 16	2,6	non
120 minutes	144 ± 13 (5)	0	—	non	116 ± 6 (6)	+ 3	0,6	non

Pour le calcul d'erreur, nous avons employé la méthode du "moindre carré" et nous considérons nos expériences comme significatives quand elles donnent pour le rapport $\dfrac{M_1-M_3}{\sqrt{(EP_1)^2+(EP_3)^2}}$ des valeurs égales ou supérieures à 3 (ce qui correspond à une chance sur 50 d'avoir obtenu le résultat par hasard).

* Des dosages pratiqués antérieurement avec la méthode de SAYERS modifiée par MUNSON, nous avaient donné, pour le lobe antérieur, 131 ± 5 (6), et, pour le lobe postérieur, 112 ± 4 (6).

significative; le contenu en ACTH du lobe antérieur reste constant pendant toute la durée de l'expérience. La préhypophyse ne paraît donc pas répondre au stimulus neurotrope. On ne peut pas toutefois tirer de conclusion définitive de ce résultat: cette glande pourrait varier sa sécrétion et son excrétion dans le même rapport: son contenu en ACTH ne serait ainsi pas modifié. Dans le lobe postérieur, on observe une baisse très nette du contenu en hormone corticotrope. Le stimulus neurotrope a donc entraîné la libération de cette hormone. La baisse est déjà importante au bout de 15 minutes. Il serait intéressant de faire des agressions plus courtes. La concentration la plus basse est atteinte en une heure; puis le contenu en hormone corticotrope remonte. On sait que le lobe postérieur réagit avec une extrême rapidité (1 à 2 minutes) aux agressions, en ce qui concerne le matériel neuro-sécrétoire (ROTHBALLER, 1953). En effet, quelques minutes après l'agression, l'auteur signale une diminution de la substance GOMORI-positive neurohypophysaire. Il est possible que la libération de l'activité corticotrope posthypophysaire soit aussi un phénomène très rapide. Enfin, l'absence de posthypophyse du rat hypophysectomisé porteur d'un greffon préhypophysaire pourrait être une des raisons de l'absence de réponse de ces animaux à l'agression neurotrope.

Les résultats obtenus avec

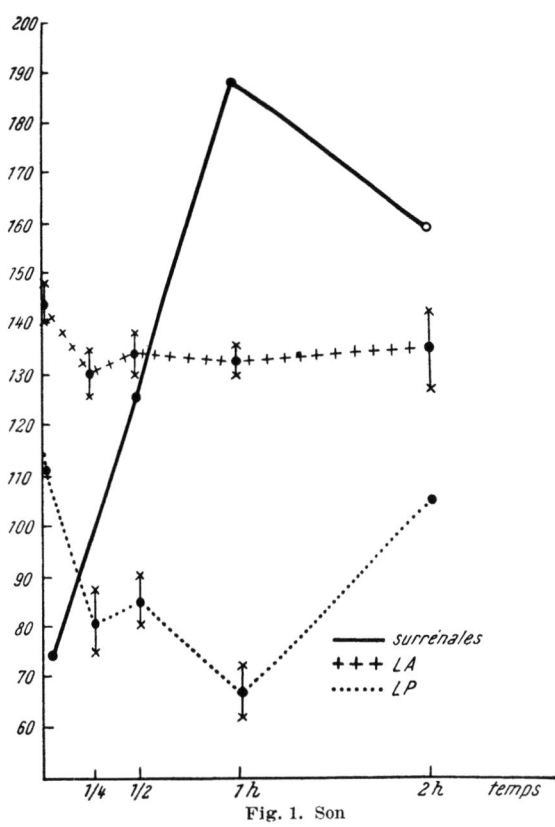

Fig. 1. Son

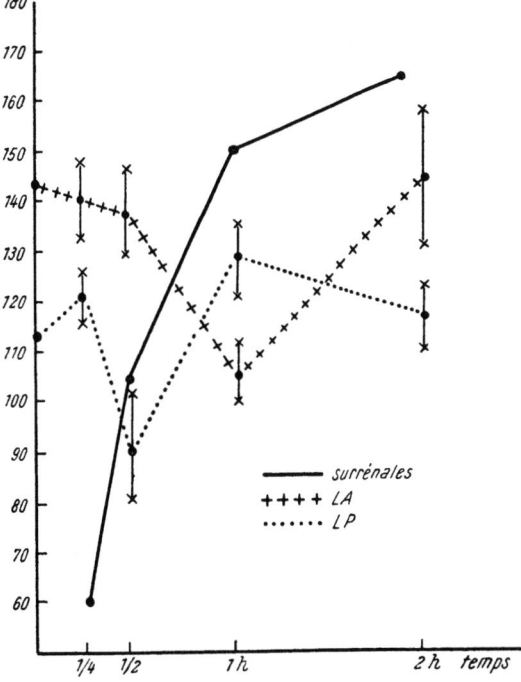

Fig. 2. Histamine

l'histamine sont plus difficiles à interpréter. Au niveau de la surrénale, nous obtenons le résultat classique: la déplétion est maxima au bout de la première heure. Le lobe antérieur de l'hypophyse doit sécréter et excréter en même temps: il faut attendre que l'excrétion dépasse la sécrétion pour qu'apparaisse une baisse du stock d'ACTH. En effet, de nombreux auteurs, comme GRAY et MUNSON (1951), ont mis en évidence la rapidité de l'excrétion antéhypophysaire après une agression. Il existe une autre source de confusion: l'histamine agit probablement comme un stimulus à la fois systémique et neurotrope (l'injection intrapéritonéale étant le stimulus neurotrope): ceci expliquerait peut-être la baisse de l'activité corticotrope posthypophysaire au bout de 30 minutes. D'autre part, nous confirmons, malgré nos techniques relativement grossières, deux résultats connus: le contenu en ACTH de l'hypophyse diminue une heure après l'agression (SAYERS, 1950), alors qu'aucune variation n'est encore apparue 45 secondes à 15 minutes après le stimulus. (SYDNOR et SAYERS, 1954.)

En conclusion, après un *stimulus neurotrope*, seule la réserve de corticotrophine de la posthypophyse est rapidement mobilisée; l'antéhypophyse ne prend vraisemblablement pas part à ce phénomène, quoiqu'on ne puisse exclure sa participation d'une façon absolue. Par contre le *stimulus systémique* met en jeu l'ACTH préhypophysaire. Mais il faut attendre un temps assez long (1 heure) pour mettre en évidence une baisse du contenu en ACTH de la préhypophyse, bien que la résponse hypophysaire à une agression systémique soit un phénomène très rapide. Quant à la variation du stock de corticotrophine posthypophysaire après l'agression à l'histamine, nous devons probablement l'attribuer au fait que le stimulus doit avoir en outre, par le fait de l'injection, une action neurogène.

Résumé

Les extraits bruts de posthypophyse de Bœuf, de Rat et de Canard ont une activité corticotrope sur le Rat hypophysectomisé. Chez le Bœuf, la concentration de l'activité corticotrope dans le lobe postérieur est un peu près égale à celle du lobe antérieur; chez le Rat, elle représente 60 à 80% de celle de l'antéhypophyse.

En outre, chez le Rat, nous avons pu montrer des variations du stock de corticotrophine posthypophysaire dans certaines agressions. En effet, une heure après "un stimulus systémique", le contenu en hormone corticotrope de la préhypophyse diminue, alors que celui de la posthypophyse reste constant. Au contraire, après un "stimulus neurotrope" on observe le phénomène inverse. Il faut donc tenir compte du lobe postérieur avec sa réserve de corticotrophine dans l'interprétation des mécanismes nerveux et hormonaux déclenchés par certaines agressions.

Riassunto

Gli estratti bruti ricavati dalla postipofisi di bue, di ratto e di anitra, somministrati al ratto ipofisectomizzato presentano una evidente attività corticotropa. Nel bue la concentrazione del fattore ad attività corticotropa nel lobo posteriore è pressapoco uguale a quella del lobo anteriore, mentre nel ratto è di circa il 60—80% rispetto all'attività corticotropa dell'adenoipofisi.

Si è potuto inoltre dimostrare nel ratto che è possibile provocare variazioni quantitative della corticotropina postipofisaria, in relazione a determinate condizioni sperimentali; infatti circa un'ora dopo avere esercitato uno "stimolo sistemico" il contenuto in ormone corticotropo dell'adenoipofisi diminuisce, mentre quello postipofisario non presenta variazioni nel tasso. Il fenomeno contrario si verifica invece dopo l'intervento di uno "stimolo neurotropo". E' necessario pertanto una opportuna valutazione del tasso di corticotropina postipofisaria e delle sue variazioni. quando si cerchi di interpretare il complesso dei meccanismi neuroormonali secondari a determinati stimoli stressanti.

Bibliographie

BUCHANAN, A. R., S. HELLERSTEIN, D. E. HOLTKAMP, M. E. HICKEY et R. M. HILL: Anat. Rec. **112**, 408 (1952).

McCANN, S. M.: Amer. J. Physiol. **171**, 746 (1952).

McCANN, S. M. et J. R. BROBECK: Proc. Soc. Exper. Biol. Med. **1954**, 318.

CHENG, C. P., G. SAYERS, L. S. GOODMAN et C. A. SWINYARD: Amer. J. Physiol. **159**, 426 (1949).

CURRI, S. B. et S. FEDELI: Boll. Soc. ital. Biol. sper. **31**, 255 (1955).

McDERMOTT, W. V., E. G. FRY, J. R. BROBECK et C. N. H. LONG: Proc. Soc. Exper. Biol. Med. **73**, 609 (1950).

ESER, S. et V. SIPAHIOGLU: Sem. Hôp. Paris **27**, 3571 (1951).

FORTIER, CL.: Rev. Canad. Biol. **10**, 67 (1951); Acta Neuroveget. **5**, 55 (1952).

FORTIER, CL. et H. SELYE: Amer. J. Physiol. **159**, 433 (1949).

GANONG, W. F. et D. M. HUME: Endocrinology **55**, 474 (1954).

GRAY, W. D. et P. L. MUNSON: Endocrinology **48**, 471 (1951).

DE GROOT, J. et G. W. HARRIS: J. Physiol. **3**, 335 (1950); Ciba Found. Colloquia on Endocrinol. **1952**, p. 102.

GUILLEMIN, R.: Fed. Proc. **1955**, 14.

HELLERSTEIN, S., D. E. HOLTKAMP, M. E. HICKEY, R. M. HILL et A. R. BUCHANAN: Amer. J. Physiol. **171**, 106 (1952).

HUME, D. M.: J. Clin. Invest. **28**, 790 (1949).

HUME, D. M. et G. J. WITTENSTEIN: First Clin. ACTH Conf. (J. R. MOTE Ed.), p. 134. Philadelphia: Blakiston et Co. 1950.

HUME, D. M. et H. NELSON: J. Clin. Endocrin. **15**, 839 (1955).

JORES, A. et H. BECK: Z. exper. Med. **1934**, 203.

KARKUN, J. N., A. B. KAR et B. MUKERJI: Acta Endocrinol. **13**, 188 (1953); J. Endocrinol. **10**, 124 (1954).

MARTINI, L.: Ann. Endocrinol. **16**, 670 (1955).

MIALHE-VOLOSS, C.: Compt. rend. Acad. Sci. Paris **235**, 743 (1952); J. Physiol. **45**, 189 (1953); **47**, 251 (1955); Compt. rend. Acad. Sci. Paris **241**, 105 (1955).

MOERI, E.: Acta Endocrinol. **8**, 259 (1951).

MOSZKOWSKA, A.: Compt. rend. Soc. Biol. **119**, 1239 (1935).

NAGAREDA, C. S. et R. GAUNT: Endocrinology **48**, 560 (1951).

PARKES, A. S.: J. Endocrinol. **7**, LXXII (1951).

PORTER, R. W.: Amer. J. Physiol. **172**, 515 (1953).

ROTHBALLER, A.: Anat. Rec. **115**, 21 (1953).

SAFFRAN, M., A. V. SCHALLY et B. G. BENFEY: J. Clin. Endocrinol. **15**, 839 (1955).

SAYERS, M. A., G. SAYERS et L. WOODBURY: Endocrinology **42**, 379 (1948).

SAYERS, G.: Physiol. Rev. **30**, 241 (1950).

SIMONNET, H., L. THIÉBLOT, G. MARTIN et V. SÉGAL: Ann. Endocrinol. **14**, 703 (1953).

SLUSHER, M. A. et S. ROBERTS: Endocrinology **55**, 245 (1954).

STUTINSKY, F., J. SCHNEIDER et P. DENOYELLE: Ann. Endocrinol. **13**, 641 (1952).

SYDNOR, K. et G. SAYERS: Endocrinology **55**, 621 (1954).

Dr. C. MIALHE-VOLOSS, Laboratoire d'Histophysiologie du Collège de France, Place Marcelin-Berthelot, *Paris* 5ᵉ, France.

Centro Studi di Oncologia del C.N.R.,Sezione Novarese (Diretto dal Prof. M. Lupo).
Istituto di Anatomia Umana Normale dell'Università di Messina
(Diretto dal Prof. Z. Fumagalli)

Roentgenirradiazione focalizzata dei nuclei ipotalamici in ratti albini integri ed ipofisectomizzati

Comportamento dell'attività secretoria dei neuroni dei nuclei paraventricolare e sopraottico

G. Pisani, P. Fumagalli

Con 6 Figure

Recenti ricerche (Ortmann 1951, Eichner 1952, Ottaviani e Azzali 1953. Azzali 1954, Azzali e Butturini 1954, ecc.) condotte in una estesa serie di vertebrati, hanno permesso di documentare l'esistenza di una intima correlazione funzionale tra attività secretoria ipotalamica e alcune particolari attività metaboliche dell'organismo.

Prendendo lo spunto da tale documentazione sperimentale ci siamo proposti di studiare quali variazioni neurosecretorie siano rilevabili, in seguito alla somministrazione focalizzata di diverse dosi di raggi X, a livello dei neuroni dei nuclei ipotalamici e in modo particolare del sopraottico e del paraventricolare. essendo questi i nuclei meglio studiati da un punto di vista funzionale nei rapporti con l'ipofisi.

Per le nostre esperienze ci siamo serviti di 112 ratti albini, per la metà ipofisectomizzati e in corso di trattamento con estratti ipofisari totali, tutti della stessa età (4 mesi) e pressochè dello stesso peso (250/300 gr.).

Ognuno dei due lotti di animali, ipofisectomizzati e no, fu suddiviso in tre gruppi di 18 animali a cui venne praticata una roentgenirradiazione ipotalamica in seduta unica con una dose focolaio rispettivamente di 100 r., 500 r., 5.000 r. −(120 KV. 70 r./m., 3 Al di filtro, 20 cm. f. p.).

Per evitare di irradiare zone estese dell'encefalo e i gangli neurovegetativi cervicali. la tiroide e le paratiroidi, è stato utilizzato un limitatore cilindrico di piombo del diametro di 3 mm., portandolo a contatto del tubercolo faringeo della base cranica del ratto attraverso una breccia chirurgica delle parti molli.

Ognuno dei tre gruppi di ratti roentgenirradiati fu, a sua volta, suddiviso in sei lotti di 3 animali, lotti che vennero mantenuti in vita per un tempo variab le, e precisamente: il I° per un'ora, il II° per 12 h.. il III° per 48 h., il IV°, il V°, il VI° rispettivamente per 5 giorni, 10 g., 20 g. dalla irradiazione.

Sacrificati gli animali mediante dissanguamento. i pezzi prelevati vennero fissati in liquido "Susa" e inclusi in paraffina.

Le sezioni istologiche furono quindi. previo sparaffinamento, sottoposte a colorazione col metodo di Gomori-Bargmann (al permanganato di potassio-ematossilina cromica-floxina), elettivo per evidenziare i granuli di neurosecrezione.

Altre sezioni degli stessi pezzi furono colorate con ematossilina-eosina.

Lo studio dei preparati istologici dei ratti, in cui l'irradiazione ipotalamica è stata eseguita con una dose focolaio di 5000 r., ci consente di assistere ad una rapida e spiccata degenerazione dei neuroni cosicchè già dopo 5 g. le zone dei nuclei paraventricolare e sopraottico appaiono caratterizzate dalla presenza di

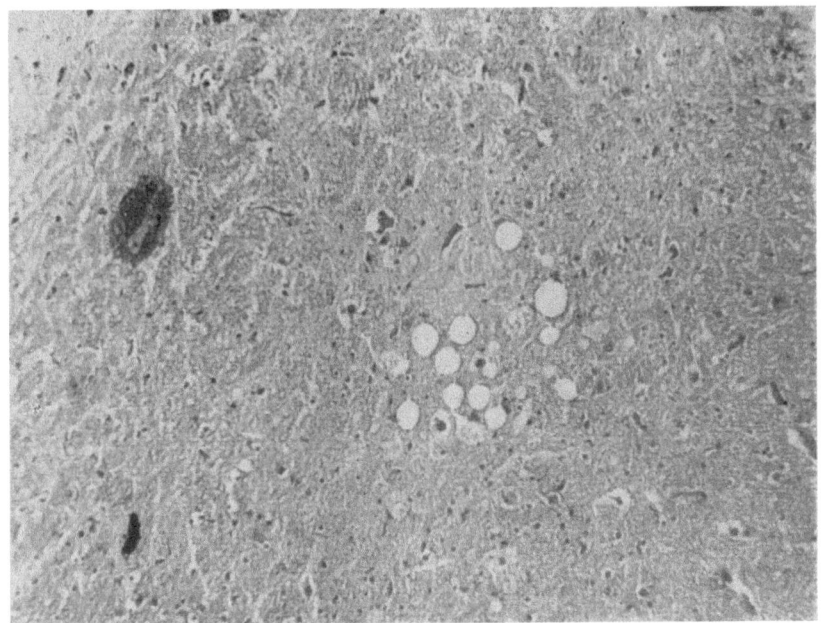

Fig. 1. Nucleo paraventricolare, 80

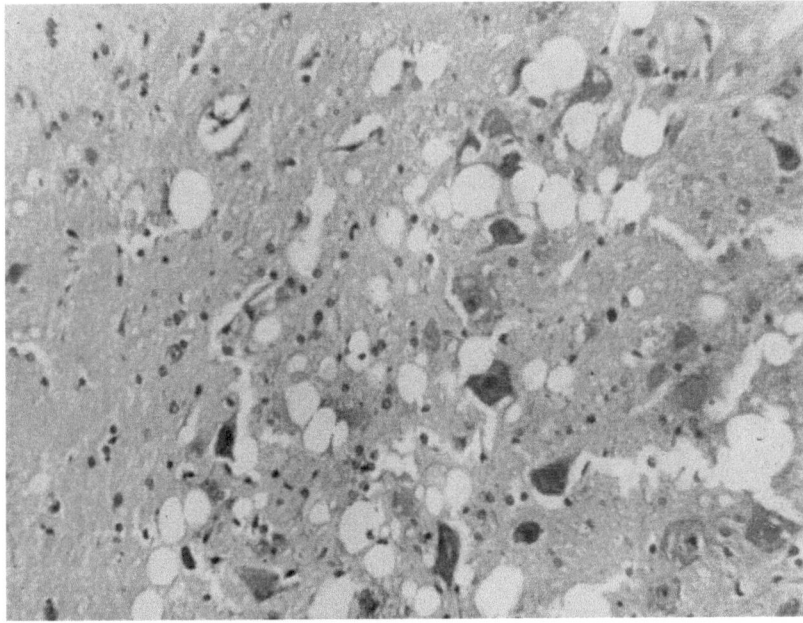

Fig. 2. Nucleo paraventricolare, 150

numerose vescicole che conferiscono alle suddette regioni un aspetto alveolare (Fig. 1—2).

I fenomeni distruttivi proseguono ancora con intensità nei giorni successivi fino a giungere. al ventesimo giorno, alla quasi totale scomparsa dei neuroni.

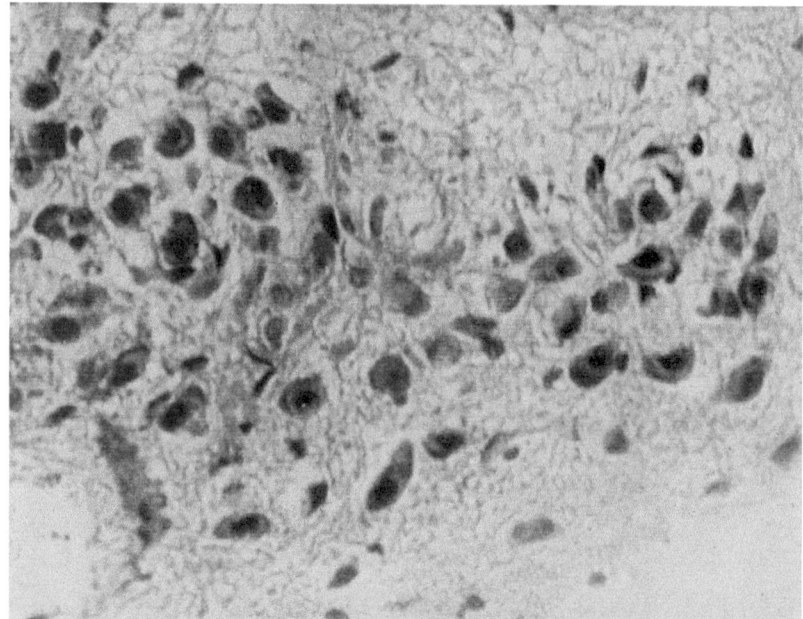

Fig. 3. Nucleo sopraottico, 600

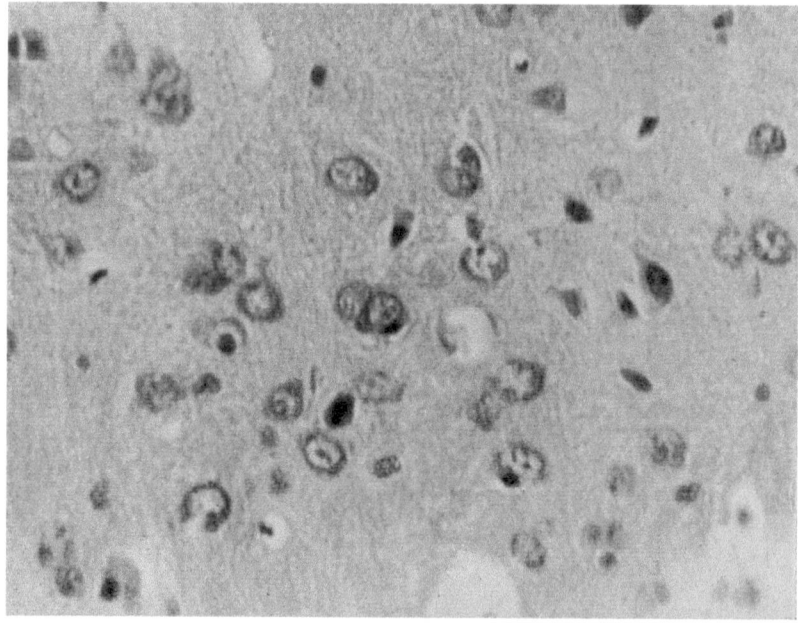

Fig. 4. Nucleo paraventricolare, 600

Negli animali in cui è stata praticata l'irradiazione diencefalica con dosi focolaio da 100 r. a 500 r., sono invece rilevabili, a livello particolarmente dei nuclei sopraottico e paraventricolare, alcuni particolari aspetti che noi interpretiamo come quadri di modificata attività neurosecretoria.

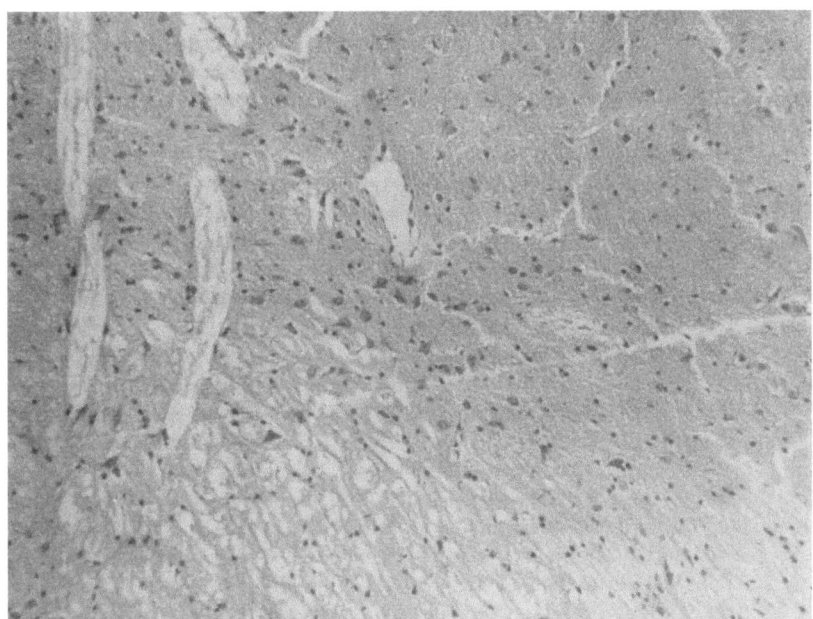

Fig. 5. Nucleo paraventricolare, 350

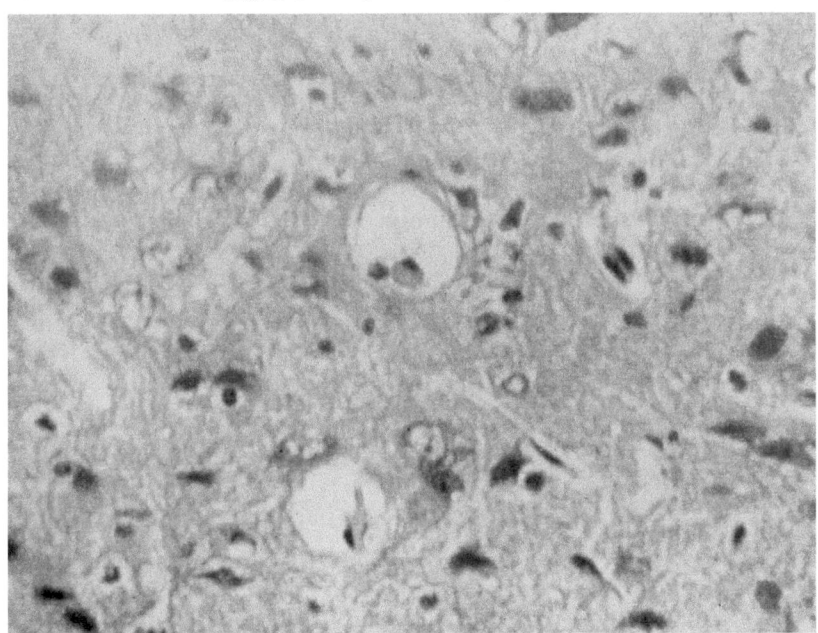

Fig. 6. Nucleo sopraottico, 80

Molti elementi cellulari appaiono, già nelle prime ore dopo l'irradiazione (Fig. 3), infarciti da una massa di aspetto colloidale acidofila, colorabile dall'ematossilina cromica, che occupa la parte periferica del citoplasma mentre i nuclei appaiono piccoli, densi e deformati per introflessione della membrana nucleare: segni questi che sono considerati come caratteristici della fase secretoria dei neuroni dei nuclei vegetativi.

48 h. dopo l'irradiazione, accanto a reperti di questo tipo, sono ben evidenti, specie a livello del nucleo paraventricolare, elementi cellulari trasformati in vere e proprie vescicole a contenuto incolore con nucleo denso e raggrinzito spostato alla periferia (Fig. 4—5).

Oltre che a livello dei nuclei la colloide Gomori-positiva si trova sparsa nel recesso infundibolare e a livello delle parti tuberali dell'ipofisi.

E' ben evidente pure lo stato di edema: i vasi sanguiferi e soprattutto le arteriole appaiono circondate da ampie lacune per distensione della guaina linfatica periarteriosa.

10 giorni dopo l'irradiazione permangono segni di edema del tessuto nervoso; gli elementi cellulari non presentano però segni degenerativi ed hanno una morfologia normale; segni di neurosecrezione non sono più evidenti (Fig. 6).

Gli stessi reperti sono rilevabili a livello dei nuclei ipotalamici degli animali irradiati previa ipofisectomia. Da ciò possiamo dedurre che le lesioni neuroniche non sono dovute alla irradiazione della ipofisi ma esclusivamente a quella ipotalamica. E' inoltre assai improbabile, data la tecnica di irradiazione da noi adottata, che nel meccanismo delle lesioni ipotalamiche possano entrare in gioco eventuali fattori nervosi e ormonici lontani.

A questo punto dobbiamo necessariamente chiederci quale significato si possa attribuire ai quadri di infarcimento intracellulare di neurosecreto e di trasformazione vescicolare del pirenoforo della maggior parte dei neuroni dei nuclei sopraottico e paraventricolare rilevabili tra le prime ore e 10 giorni dopo l'irradiazione (dosi focolaio di 100—500 r.) con tendenza al ritorno ad una morfologia normale del neurone dopo il 10º giorno.

La serie di modificazioni neuroniche da noi rilevate corrispondono in linea di massima ai quadri che furono ottenuti da altri Autori (Hild 1951, Ortmann 1951, Mazzi 1953, Azzali 1955, ecc.) sottoponendo animali di diversa specie, a bruschi squilibri della vita vegetativa.

Da tali ricerche risulta evidente che i neuroni dei nuclei sopraottico e paraventricolare reagiscono di fronte a stimoli sperimentali di diversa natura e talora ad azione contraria sempre nello stesso modo: elaborando cioè, come prima reazione, una grande quantità di neurosecreto, per passare poi nel giro di 10 giorni in una fase di esaurimento con manifestazioni degenerative a carico di alcuni neuroni se lo stimolo è stato particolarmente intenso.

Ora dato che gli stessi risultati furono da noi ottenuti irradiando il diencefalo di ratti con dosi focolaio di 100 r. e 500 r., crediamo che, allo stato attuale delle nostre conoscenze sui processi di neurosecrezione, non sia possibile considerare i quadri istologici osservati se non come espressione morfologica di un perturbamento del metabolismo dei neuroni vegetativi ipotalamici.

Ricerche istochimiche quantitative in corso nel nostro Istituto oltre a quelle già pubblicate da Eränkö (1952), sull'attività fosfatasica alcalina e acida e da Lischi e Pacciardi (1955) sulle variazioni degli acidi nucleici dei neuroni vegetativi ipotalamici fanno pensare che questi neuroni, siano sede di un intenso metabolismo nucleo-proteico, che può essere esaltato da una adeguata dose di irradiazione.

Se confrontiamo poi i risultati della nostra presente ricerca con quelli ottenuti da Lischi e Pacciardi (1955) possiamo rilevare che dopo irradiazione con dosi focolaio da 100 r. a 500 r. le oscillazioni del tenore di ribonucleotidi citoplasmatici e di neurosecreto sono inversamente proporzionali e che, cioè,ad una diminuzione dei ribonucleotidi si accompagna un aumento di neurosecreto, confermando così l'ipotesi secondo la quale il neurosecreto deriva dai ribonucleotidi per un meccanismo tuttora sconosciuto.

Riassunto

Somministrando dosi diverse di radiazioni X (100 r.—500 r.—5000 r. focolaio) sui nuclei ipotalamici del ratto integro ed ipofisectomizzato, gli AA. hanno potuto dimostrare che dosi di 100 r.—500 r. determinano modificazioni dell'attività neurosecretoria dei neuroni dei nuclei sopraottico e paraventricolare svelabili già nelle prime ore e che si normalizzano tra i 10—20 giorni dalla irradiazione.

Dosi di 5000 r. determinano invece alterazioni a carattere degenerativo dei neuroni vegetativi.

E' prospettata una interpretazione dei reperti.

Summary

Administering divers doses of X rays (100 r to 500 r to 5,000 r focus) to hypothalamic nuclei of integer and hypophysectomized rats, the authors were able to demonstrate that doses of 100 r to 500 r determine modifications of the neurosecretory activity of the neurones of the supraoptic and paraventricular nuclei, revealable already during the first hours. They return to the normal between the 10 to 20 days after the irradiation.

Bibliografia

Azzali, G.: Z. Zellforsch. **41**, 391 (1955).

Eichner, D.: Z. Zellforsch. **37**, 274 (1952).

Eränkö, O.: Acta Physiol. Scand. **24**, 1 (1952).

Hild, W.: Z. Anat. **115**, 459 (1951).

Levi, G.: Trattato di Istologia, IV. Ediz. Torino: U.T.E.T. 1954.

Lischi, G. e Pacciardi: Comunicazione al XLII Raduno del Gruppo Tosco-Umbro della S.I.R.M. Grosseto, settembre 1955. Radiol. Med. **42**, 65 (1956).

Mazzi, V.: Z. Zellforsch. **39**, 298 (1953).

Ortmann, R.: Z. Zellforsch. **36**, 92 (1951).

Ottaviani, G. e G. Azzali: Boll. Soc. Ital. Biol. Sper. **29**, 2007 (1953).

Scharrer, E. e B. Scharrer: Neurosekretion. Handbuch der mikroskopischen Anatomie des Menschen, VI/5. Berlin-Göttingen-Heidelberg: Springer. 1954.

Dott. Giovanni Pisani, Centro Studi di Oncologia del C.N.R., Sezione Novarese, *Novara*, Italia, e Dott. Paolo Fumagalli, Istituto di Anatomia Umana Normale dell'Università di Messina, *Messina*, Italia.

Diencéphale, ganglion cervical supérieur et glandes endocrines

Action de l'infiltration du ganglion cervical supérieur sur les glandes endocrines par l'intermédiaire du diencéphale

Par

J. Regner

En 1944, poursuivant les idées de notre maître, monsieur BAILLEUL, sur l'influence des glandes endocrines, et en particulier de l'hypophyse sur le tissu osseux physiologique et pathologique, nous avons essayé d'agir sur cette glande par l'intermédiaire du sympathique. Nous avons obtenu cette action par l'infiltration novocaïnique du Ganglion Cervical Supérieur dont les fibres innervent directement l'hypophyse.

Avant de poursuivre ce que nous avons à dire il nous faut rappeler quelques précisions anatomiques essentielles sur ce ganglion cervical supérieur. Avant tout il faut préciser qu'il est de beaucoup le plus important des ganglions sympathiques du corps humain et aussi le moins connu. Situé à un centimètre et demi environ au dessous de la base du crâne, ressemblant en forme et en volume à un noyau de datte, il présente de nombreuses branches et filets anastomotiques.

Nous en rappelerons deux seulement qui nous interessent particulièrement: *une branche supérieure* qui, du fait de la position du ganglion contre la face postérieure de la carotide interne, remonte le long de cette dernière en accompagnant toutes ses branches terminales; et un *filet direct* rejoignant l'hypophyse puis l'hypothalamus par l'intermédiaire du faisceau hypothalamo hypophysaire.

Si l'on note qu'a ce niveau se terminent également: les fibres émises par le cortex et les fibres qui, par l'intermédiaire du sympathique médullaire, proviennent des "rami" des différents métamères du corps humain, l'on se rend compte de l'importance extraordinaire de ce carrefour neuro endocrino végétatif.

Et l'on conçoit qu'en agissant sur l'un de ces éléments, ce que nous avons voulu faire pour l'hypophyse, il soit impossible de ne pas agir en même temps sur les autres. Nous nous en sommes très rapidement aperçu et nous avons noté, répondant à nos infiltrations sympathiques, des manifestations très diverses et nettement diencéphaliques. Ces manifestations, nous les avons décrites dans un article [9].

Nous sommes ensuite passé à des applications thérapeutiques et, en 1945, à Lyon, au Centre de Fractures de la Ière Armée, nous avons atteint notre premier but: l'accélération de la formation des cals de fractures.

En même temps, grâce à un laboratoire très bien organisé par le Professeur SOHIER, nous pouvions noter d'autres faits consécutifs a nos infiltrations: — l'élévation passagère de deux points en moyenne de la pression artérielle; — le blocage du réflexe oculo cardiaque et diverses autres manifestations classiquement diencéphaliques: — hypersomnies, somnolences, augmentation passagère de la diurése, augmentation passagère de l'activité génitale.

Nous avons alors recherché avec plus de précisions d'autres répercussions possibles; et, pour le *métabolisme des glucides* par exemple, nous avons trouvé l'aire du triangle d'hyperglycémie provoquée nettement augmenté.

Puis nous avons cherché à avoir confirmation de l'existence d'un *Centre Hypothalamo-hypophysaire régulateur du Métabolisme du Calcium* et, en effet, après plusieurs infiltrations nous avons trouvé des augmentations des taux sanguins atteignant fréquemment 125 à 130 et même 140 milligrammes. Et, par la suite, ajoutant à ce fait les résultats thérapeutiques successivement obtenus au cours de nos travaux nous avons acquis la quasi certitude de la réalité de l'existence de ce centre. A noter, en passant, que les taux des phosphatases et du cholestérol ne sont nullement modifiés.

Partant ensuite des travaux de COLLIN sur la monocytose sanguine et pensant d'autre part que la vie du tissu osseux et la vie du tissu médullaire sont en étroite corrélation, nous avons étudié sur un certain nombre de nos blessés les transformations apportées à l'hémogramme et au myélogramme par l'infiltration du Ganglion Cervical Supérieur, c'est à dire en agissant sur le diencéphale.

Chez tous nos infiltrés une lignée cellulaire au moins a été modifiée. Mais ces phénomènes sont difficiles à interpréter du fait que cette lignée varie selon les sujets.

L'étude de l'hémogramme, avant et après une série d'infiltrations nous a montré néanmoins de façon constante l'augmentation nette du taux de la *mononucléose* qui passe par exemple de 29 à 47 % chez un malade, de 37 à 43 % chez un autre, à 49 % chez un troisième.

Par ailleurs, de façon inconstante, apparaissent des éléments jeunes de différentes lignées ne se trouvant pas normalement dans le sang, tel le *mégaloblaste*.

Dans le myélogramme . .: cette poussée de formes jeunes se manifeste plus clairement par le remaniement profond que subit celui-ci après infiltrations: *hyperplasie du normoblaste* dans la série normoblastique, et surtout, transformation la plus interessante de notre point de vue: — *augmentation du taux des monocytes*; ce monocyte, la plus typique des cellules mésenchymateuses, cellule mère de la cellule conjonctive et par là de l'ostéoblaste.

En résumé: cette action locale exercée sur le diencéphale provoque une hyperplasie ou une métaplasie cellulaire portant sur tous les éléments de ce tissu mésenchymateux: tissu hématique, tissu médullaire et tissu conjonctif que CAZAL a groupé sous le nom de "Mésenchyme Actif".

De ce fait le diencéphale devient l'élément de base responsable soit de l'équilibre, soit des perturbations pathologiques du mésenchyme actif.

Nous allons répondre d'avance à une question qui pourrait nous être posée et que voici: etant donné que la novocaïne provoque automatiquement une paralysie du ganglion sympathique déterminant dans la région diencéphalique une vasodilatation des vaisseaux, comment par ce seul moyen thérapeutique peut on obtenir dans les perturbations de cette région une action constamment favorable quelque soit le sens de ces perturbations.

Un fait est certain: chaque fois que l'indication clinique est bien posée, le résultat thérapeutique s'ensuit.

Nous pensons que dans cette action paralysante du ganglion il faut considérer deux cas.

Le premier est celui de l'individu normal; chez celui là l'infiltration provoque les phénoménes que nous venons rapidement d'analyser.

Le deuxième cas est celui de l'individu présentant une lésion soit du diencéphale lui même, soit d'un quelconque organe du complexe neuro endocrino végétatif dépendant du diencéphale. Alors, l'action de l'infiltration n'est plus la même. Elle agit dans ces conditions en tant que régulateur d'une circulation perturbée. Elle rétablit la physiologie de l'organe et c'est ce qui peut rendre son action thérapeutique durable. C'est là une action analogue à celle que l'on peut obtenir par hormonothérapie ou encore par diathermie.

Pour nous résumer, nous dirons donc: qu'il y a possibilité d'agir facilement et électivement sur le diencéphale.

En effet, physiologiquement: — l'infiltration novocaïnique du Ganglion Cervical Supérieur, ou plutot la répétition dans un temps relativement limité de plusieurs infiltrations provoque, par l'intermédiaire de la carotide interne et surtout par action directe du filet sympathique hypophyso-thalamique une vaso dilatation au niveau de cette région qui, à son tour, peut determiner —, dans des conditions pathologiques, une régulation durable et souvent définitives des fonctions perturbées de ce centre vital.

Tout à l'heure le docteur LEGRAND etudiera devant vous en particulier l'action du Ganglion Cervical Supérieur sur le mésenchyme actif et vous dira comment nous en sommes venus à des applications pratiques et thérapeutiques.

Ensuite le docteur THÉBAUT vous donnera ces principales applications thérapeutiques et vous exposera les résultats obtenus.

Résumé

Anatomiquement la région du diencéphale et de l'hypophyse sont sous la dépendance des filets sympathiques du ganglion cervical supérieur.

Physiologiquement l'infiltration novocaïnique de ce ganglion ou mieux, la répétition dans un temps relativement limité de plusieurs infiltrations provoque, par l'intermédiaire de la carotide interne, et par action directe du filet hypophysaire, une vasodilatation au niveau de la région hypothalamo-hypophysaire qui, à son tour, peut déterminer, dans des conditions pathologiques, une régulation durable et souvent définitive des fonctions perturbées de cette région.

Riassunto

Da un punto di vista puramente anatomico, sembra che la regione diencefalica e l'ipofisi dipendano da esili fasci nervosi di natura simpatica provenienti dal ganglio cervicale superiore. L'infiltrazione novocainica di questo ganglio o meglio l'infiltrazione ripetuta in tempi relativamente vicini provoca per tramite della carotide interna e per azione diretta delle fibre simpatiche adenoipofisarie, una notevole vasodilatazione a livello della regione ipotalamo-ipofisaria che può in determinate condizioni patologiche sfociare nel ritorno alla normalità di turbe funzionali diencefaliche.

Voir bibliographie complète dans l'article du Dr. Thébaut, p. 622.

Dr. JEAN REGNER, 32, Rue la Boëtie, *Paris* 8e, France.

Diencéphale, ganglion cervical supérieur et mésenchyme actif, glande endocrine

Par

G. Legrand

I

Il existe, venons-nous de voir, un centre diencephalique de régulation du Métabolisme du Calcium, au même titre qu'il existe des centres du Métabolisme des Glucides, des Lipides et de l'Eau.

Sur quoi nous basons-nous pour énoncer une telle affirmation ? Sur des preuves physiologiques expérimentales et sur des preuves cliniques.

Expérimentalement, nous avons voulu vérifier si l'infiltration du ganglion cervical supérieur modifiait le taux du calcium dans le sang. De fait, nous avons vu la calcémie augmenter de façon constante dans les heures suivant l'infiltration. Ella a pu atteindre le taux de 140 mgr pour 1.000 à la 2° heure. Nous avons ainsi obtenu une hypercalcémie sans lésion parathyroïdienne, ou du moins sans avoir agi, au moins directement, sur les parathyroïdes. Le Docteur REGNER nous a montré tout à l'heure le mécanisme de l'action du G.C.S. sur le diencéphale. Il semble donc logique de mettre cette hypercalcémie provoquée sur le compte d'une action diencéphalique.

Par ailleurs, ROUSSY et MOSINGER ont rapporté une expérience de FISCHER montrant que le taux du calcium est augmenté dans le diencéphale pendant le sommeil. De son côté, la calcémie est modifiée après production de lésions expérimentales du Tuber, ainsi que l'ont montré MORGAN et JOHNSON.

A côté de ces preuves expérimentales, de nombreux *faits cliniques* viennent corroborer cette hypothèse. Nous pensons maintenant à une observation de PAVIOT, GUICHARD, PLAUCHU et BADINAND, de Lyon, relatant l'histoire d'une malade qui présentait notamment une affection osseuse chronique à type de PAGET sur laquelle était venue se greffer une ostéite fibro-kystique de RECKLING-HAUSEN à évolution rapide. Le fait intéressant de cette observation était l'absence d'adénome parathyroïdien typique, macroscopiquement décelable. Au contraire, il existait une lésion diencéphalique consistant en une cicatrice bilatérale de ramollissement dans toute la région des noyaux opto-striés, interrompant presque complètement la capsule interne. Uniquement localisée en profondeur, elle respectait en surface la substance grise des circonvolutions. Ces lésions centrales avaient entraîné une hyperplasie des cellules éosinophiles du lobe antérieur de l'hypophyse et, secondairement, la formation de minuscules petits adénomes parathyroïdiens qui furent une découverte de l'examen histologique.

Une lésion diencéphalique est donc ici à l'origine d'un syndrome osseux mixte PAGET-RECKLINGHAUSEN.

HARTWICH, de son côté, a rapporté une observation analogue où la lésion portait sur la couche optique et le noyau caudé.

Deux auteurs italiens CASSANO et TRONCHETTI ont de leur côté décrit un syndrome diencéphalique dans la maladie de PAGET consistant en:
— augmentation du métabolisme de base,
— augmentation de la lipémie,
— Elévation de la tension artérielle,
— Troubles de la glyco-régulation,
— Rétention aqueuse.

C'est ce qui a permis à PAVIOT de poser la question de l'existence d'un centre diencéphalique du calcium. Le mécanisme de ce centre est facile à concevoir, la région hypothalamique étant au faîte de la chaîne neuro-végétative et de l'arbre endocrinien. Son mode d'action serait double, sympathique et endocrinien, comparable à celui des autres centres diencéphaliques. Enfin, il serait situé dans la région des noyaux para-ventriculaires, dans la face profonde de la couche optique, et sous le noyau caudé.

L'hyperparathyroïdie ne serait donc pas une lésion primitive, mais au contraire secondaire à la lésion centrale et à l'hypercalcémie contre laquelle son rôle consisterait à lutter pour rétablir un équilibre détruit. D'ailleurs, la coexistence plusieurs fois constatée chez un même malade des maladies de PAGET et de RECKLINGHAUSEN est déjà un argument pour détruire la notion d'ostéose parathyroïdienne. L'ostéite fibro-kystique n'est que le terme ultime du processus d'ostéite fibreuse. Rappelons d'ailleurs que la première malade atteinte de maladie de RECKLINGHAUSEN opérée par MANDL d'un adénome parathyroïdien, fut revue par la suite par KIENBOCK qui la trouva en réalité porteuse d'un PAGET typique.

Il n'y a pas opposition entre ces deux maladies, mais au contraire identité de nature.

Mieux, nous pensons qu'il y a lieu de généraliser cette notion à l'ensemble des grandes ostéodystrophies généralisées. C'est ce que nous voudrions exposer maintenant.

II

En effet, il ne faut pas considérer le tissu osseux comme un tissu isolé, mais le regarder vivre dans son milieu embryologique. Ainsi que nous l'a enseigné LERICHE, "l'un des problèmes les plus intéressants de la vie du tissu osseux réside dans l'étude des relations entre l'hématopoïèse et l'os".

Les tissus osseux et médullaires ne peuvent donc être séparés. De nombreuses affections osseuses présentent des lésions hématiques et inversement. L'os est un tissu conjonctif, donc d'origine mésenchymateuse. C'est par conséquent dans le cadre de la physio-pathologie du tissu mésenchymateux que l'on doit étudier le tissu osseux. Et c'est sur le mésenchyme dans son ensemble qu'agit le complexe diencéphalo-hypophysaire dont les perturbations entrainent des manifestations pathologiques sur chacun de ses constituants: le tissu conjonctif, le tissu hématique et le système réticulo-endothélial.

Embryologiquement, ces trois tissus forment un système cohérent et indissoluble que SIEGMUND a décrit en 1923 sous le nom de *mesenchyme actif*. La cellule-mère mésenchymateuse est *l'histioblaste* d'où dérivent pour le tissu conjonctif, le fibroblaste et l'histiocyte, pour le tissu hématique, l'hémocytoblaste et enfin pour le S.R.E., l'histiocyte qui est la forme tissulaire et le monocyte la forme sanguine d'une même cellule.

Toutes ces cellules sont capables de se métaplasier l'une dans l'autre mais ce sont surtout les cellules R.E. qui possèdent cette faculté. Toutes les cellules réticulaires sont douées, selon le terme de CAZAL, d'une potentialité évolutive embryonnaire très importante qui font du S.R.E. le centre de tout le système mésenchymateux.

Physiologiquement, la vie de ce système est conditionnée localement par un équilibre périphérique à la fois sympathique, chimique et hormonal. Il est réalisé, notamment, par ce que TINEL a appelé les "appareils autonomes périphériques". Ils sont constitués par des cellules interstitielles disposées en réseau différent des fibres sympathiques qui s'y terminent, rappelant la structure du tissu conjonctif mais capables de conduire l'influx nerveux; ils reçoivent et transmettent l'influx sympathique mais sont également sensibles aux médiateurs chimiques et à certaines stimulations hormonales. Ces hormones peuvent être de formation tissulaire locale. Enfin, ils réagissent aux modifications locales physico-chimiques.

Cet équilibre local est bien entendu sous l'influence centrale du diencéphale, par un mécanisme complexe:

1°) par action directe des centres vago-sympathiques sur la transmission de l'influx sympathique aux appareils autonomes périphériques et sur la régulation de la circulation locale par vaso-dilatation ou vaso-constriction;

2°) par l'action des différents centres métaboliques (eau, glucides, lipides, calcium et peut-être protides);

3°) par régulation cellulaire et tissulaire. En effet, le Docteur REGNER nous a montré que l'infiltration provoquait, toujours par voie centrale. une stimulation des tissus médullaire, hématique et R.E. qui se traduit par une augmentation dans l'hémogramme et le myélogramme des mononucléaires, des monocytes et des normoblastes notamment, avec apparition fréquentes dans l'hémogramme de formes jeunes qui ne s'y trouvent pas habituellement. C'est surtout la monocytose sanguine qui semble augmenter, traduisant la stimulation du S.R.E.

Pathologiquement, le potentiel embryonnaire du S.R.E. peut réapparaître et déclencher le phénomène de la *metaplasie cellulaire:* une quelconque des cellules des trois tissus mésenchymateux peut dans des conditions pathologiques, se métaplasier en n'importe quelle autre cellule d'un de ces trois tissus.

Cette transformation se fait en trois stades:

— une première phase de dédifférenciation cellulaire qui ramène la cellule primitive au stade embryonnaire et aboutit ainsi au;

— deuxième stade, qui est, le stade d'histiocytose, stade réticuloendothélial indifférencié.

— puis une néodifférenciation se produit aboutissant à une cellule différente de la cellule originelle, soit une cellule normale, soit une cellule pathologique. Un degré de plus, et c'est l'*hyperplasie* d'une cellule ou d'une lignée cellulaire ou même de plusieurs lignées cellulaires. Un degré de plus encore est c'est l'apparition des *dysplasies cellulaires* (cellules géantes, ostéoclastes, myéloplaxes, etc.).

A l'échelon tissulaire. à la métaplasie cellulaire correspond la *mutation tissulaire:* c'est-à-dire que l'on assiste à l'apparition d'un tissu néoformé aux dépens du tissu normal. Je donnerai simplement 2 exemples d'ailleurs simples et classiques:

— d'abord celui de la formation du cal osseux, où l'on voit, à partir de débris osseux ou musculaires, de cellules sanguines, hémorragiques ou extravasées, de cellules médullaires, se produire d'abord un tissu embryonnaire R.E., puis un cal fibreux, et enfin le cal osseux.

— Ensuite, celui de la maladie de PAGET, où le processus pathologique à point de départ médullaire, passe ensuite par un stade indifférencié R.E. d'histiocytose, pour aboutir enfin à un stade d'*osteofibrose*, terme que nous conserverons de préférence à celui d'ostéite fibreuse, inexact.

C'est d'ailleurs dans le domaine de la pathologie osseuse que nous avons

principalement appliqué nos idées: si celles-ci étaient exactes, il devait être facile
de mettre en évidence dans les principales maladies osseuses généralisées, une
triade symptomatique:
- osseuse,
- hématique,
- endocrinienne,
ce dernier facteur, rattaché à une perturbation hypothalamo-hypophysaire,
étant le primum movens du processus pathologique. De fait, sans entrer dans les
détails pour chacun de ces syndromes, nous pouvons affirmer que dans l'immense
majorité des cas on peut trouver des modifications sanguines ou médullaires
dans les affections osseuses diffuses, grâce à l'emploi systématique de la ponction
sternale. De même, la radiographie et la clinique montrent assez souvent l'existence
de lésions osseuses dans certaines affections hématiques ou médullaires. Enfin,
toujours ou presque, on peut mettre en évidence des syndromes endocriniens
très variables (aménorrhées, dysménorrhées, troubles thyroïdiens, surrénaliens,
hypophysaires, etc.), témoignant de la lésion hypothalamo-hypophysaire.

III

Pour conclure, nous pensons que l'infiltration du G.C.S. nous permet d'agir
par l'intermédiaire d'un centre diencéphalique du calcium d'une part, par la
régulation des centres neurovégétatifs et endocriniens d'autre part, sur un système
embryologique et physio-pathologique bien défini, le *mésenchyme actif*.

Ce système cohérent semble se comporter comme un système endocrinien
diffus, capable de recevoir des stimulations sympathiques et hormonales centrales
agissant sur un appareil autonome périphérique sympathique et hormonal.

Son déséquilibre provoque des affections très variées que CAZAL à dénommé
Mésenchymatoses. Nous en avons étudié les formes osseuses et le Docteur
THEBAUT vous dira plus loin les résultats thérapeutiques que nous avons obtenus.

Résumé

L'infiltration du *ganglion cervical superieur* agit sur les glandes endocrines, ainsi
que sur les tissus hématique, médullaire, et conjonctif, et en particulier osseux, tout
ceci *se faisant par l'intermédiaire du diencephale*.

Elle nous permet d'envisager avec quasi certitude, l'existence d'un centre diencéphalique régulateur du métabolisme du calcium.

Nous pensons que toutes les ostéopathies généralisées appartiennent à un système
embryologique unique, le *"mesenchyme actif"*, constitué par les tissus conjonctif,
hématique et réticulo-endothélial. Cet ensemble peut être considéré comme un système
endocrinien diffus, lui-même sous la dépendance directe du diencéphale.

La pathogénie de ces affections semble donc bien due à un trouble hypothalamique
et hypophysaire sur lequel il est possible d'agir par l'infiltration du ganglion cervical
supérieur.

Riassunto

L'infiltrazione del ganglio cervicale superiore sembra ripercuotersi sull'atteggiamento funzionale delle ghiandole endocrine, degli organi ematopietici, del tessuto
connettivo e dell'osso attraverso un complesso relais diencefalico. Gli Autori ritengono
in base alle loro ricerche che sia giustificato ammettere l'esistenza di un centro
regolatore diencefalico del metabolismo del calcio: tutte le osteopatie generalizzate
appartengono infatti ad un unico sistema embriologico, il *mesenchima attivo*, costituito dal tessuto connettivo, ematico e reticolo-endoteliare. Questo complesso va
considerato alla stregua di un sistema endocrino diffuso, sottoposto ad una regolazione diencefalica diretta. La patogenesi delle osteopatie generalizzate andrebbe
pertanto ricercata in una disfunzione ipotalamica ed ipofisaria suscettibile di venir
modificata mediante l'infiltrazione del ganglio cervicale superiore.

Voir bibliographie complète dans l'article du Dr. Thébaut, p. 622.

Dr. GEORGES LEGRAND, 40, Rue Trébois, *Levallois* (Seine), France.

Indications thérapeutiques de l'infiltration du ganglion cervical supérieur dans certaines affections d'origine diencéphalique

Par

Y. Thébaut

Au cours des exposés des Docteurs J. REGNER et G. LEGRAND nous avons vu *que le couple diencéphalo-hypophysaire* était sous la dépendance des filets sympathiques du ganglion cervical supérieur, *qu'il était possible d'agir sur ce couple* par l'infiltration novocaïnique de ce ganglion, *que le Mésenchyme Actif* pouvait être considéré comme une glande endocrine, système endocrinien diffus, sous la dépendance directe du diencéphale, au même titre que les récepteurs endocriniens périphériques, *et qu'il est donc possible d'agir* sur le Mésenchyme Actif par l'intermédiaire du sympathique.

Avant d'exposer le plus succintement possible les indications thérapeutiques de l'infiltration du ganglion cervical superieur dans les affections d'origine diencéphalique il nous semble utile de rappeler que ce ganglion envoie d'une part des rameaux sympathiques à la carotide interne et participe ainsi à l'innervation sympathique des vaisseaux de tout l'étage antérieur du crâne, par conséquent du diencéphale, d'autre part qu'il envoie un rameau direct à l'hypophyse et à l'hypothalamus par le jeu du faisceau hypothalamo-hypophysaire; par ce fait les infiltrations du ganglion cervical supérieur ont une *action diencéphalique*, prouvée physiologiquement:

— par l'augmentation de l'aire du triangle d'hyperglycémie provoquée,
— par une modification du métabolisme de l'eau,
— par une modification du sommeil,
— par une modification de la diurèse,
— par une modification du métabolisme Basal,
— par une modification de la libido.

Cette action du Ganglion Cervical Supérieur a été étudiée et admise par de nombreux auteurs tels que ROUSSY, MOSINGER, COLLIN, LANGERON, NETTER etc.

Nous avons vu dans les exposés des Docteurs REGNER et LEGRAND:
— les augmentations importantes de la calcémie après les infiltrations,
— les modifications de l'hémogramme et du myélogramme qui se manifestent en particulier par une augmentation de la monocytose.

Ces différents faits rappelés nous allons étudier la thérapeutique des Mésenchymatoses esseuses.

Suivant le tissu atteint nous aurons:
A) pour *le tissu conjonctif*, 1) les arthroses et 2) les ostéofibroses;
B) pour le *Système Réticulo Endothélial*, les Réticuloses osseuses;
C) pour le *tissu Hématique*, les formes osseuses des myéloses et des leucoses, sans qu'il existe de barrière absolue entre ces différentes catégories de maladies. C'est d'ailleurs ce qui nous a permis de faire une classification de ces maladies

osseuses. En effet nous savons que par le jeu de la métaplasie cellulaire chaque cellule de l'un de ces trois tissus peut se transformer en une quelconque des cellules des deux autres tissus et, après être passée par un stade *histiocytaire*, contribuer à la formation d'un tissu pathologique; la pathogénie de ces affections du Mésenchyme Actif est donc d'origine hypothalamo-hypophysaire.

La thérapeutique de ces affections par infiltration novocainique du Ganglion Cervical Supérieur est la conséquence logique de ces études.

Nous avons en pathologie osseuse une expérience portant sur plus de 30.000 infiltrations du Ganglion Cervical Supérieur, ce qui représente douze années d'étude et de traitement.

A) Dans le cadre du tissu conjonctif nous étudions: 1) Les *Arthroses vertébrales*, groupées sous le terme de rhumatisme vertébral. Nous y trouvons la Spondylose, la Spondylose Rhizomélique, l'Arthrose vertébrale de la ménopause, la Maladie de Scheuerman, formes diverses d'une même affection et présentant une unité pathogénique et thérapeutique.

En dehors des troubles osseux, bien connus, dans toutes les formes de rhumatisme vertébral peut être mise en évidence une symptomatologie commune comprenant d'une part, des troubles ostéomusculaires et des algies radiculaires, d'autre part des troubles sympathiques, endocriniens et psychiques, d'autre part enfin, et, surtout, une note diencéphalique et hypophysaire, caractéristique et fréquente comprenant:

Une modification de la soif,
une modification du sommeil,
une modification de la diurèse,
une modification de la régulation des glucides et des lipides.

Le temps nous manque pour entrer dans les détails et exposer la conduite du traitement dans chaque cas particulier.

2) Puis viennent les *ostéofibroses*.

Nous avons traité avec de bons résultats:

— la maladie de Paget: l'on y retrouve un syndrome diencéphalo-hypophysaire, mis en évidence par Cassano et Tronchetti de Pise, et comprenant:

— une élévation de la tension artérielle,
— une tendance à la rétention aqueuse,
— une perturbation de la gluco régulation,
— et enfin une augmentation considérable du Métabolisme de Base.

L'évolution de la maladie, à moins d'un cas très évolué chez un malade déficient ou un vieillard, peut être arrêtée complètement.

Les douleurs cessent, la mobilité articulaire réapparait, les troubles sympathiques et endocriniens disparaissent, l'obésité diminue.

— La maladie de Recklinghausen, qu'il est impossible de séparer de l'affection précédente.

— Enfin nous citons pour mémoire le syndrome d'Albright, les ostéoporoses ovariennes, thyroidiennes, la maladie de Morgagni-Morel qui peut être considérée comme une forme localisée de rhumatisme au niveau du frontal, avec d'importants troubles diencéphaliques, hypophysaires et psychiques.

B) Dans le cadre des *réticuloses osseuses* cette thérapeutique est applicable à la *Xanthomatose osseuse*, au syndrome de Hand-Schuller-Christian, forme localisée cranio-hypophysaire de cette affection, à la *maladie de* Gaucher, réticulose lipoidique, et à la maladie de Besnier-Boeck-Schauman, dans sa forme osseuse, maladie de Perthes-Jungling.

Notre expérience dans ce domaine est trop minime pour pouvoir comme nous l'avons fait pour les arthroses vertébrales et pour certaines ostéofibroses en tirer avec certitude des conclusions thérapeutiques, par action sur le couple diencéphalo-hypophysaire.

C) Il en est de même en ce qui concerne les *affections hématiques et médullaires*.

Les modifications hématologiques d'origine hypothalamo-hypophysaire nous permettent de penser que, les facultés d'hématopoïèse et de mobilisation du système Réticulo-Endothélial étant sous l'influence directe du système nerveux et notamment de l'hypothalamus, elles découlent de cette même thérapeutique.

La conduite du traitement est relativement simple, puisque les éléments essentiels en sont les infiltrations du Ganglion Cervical Supérieur. Leur nombre variera suivant l'intensité des troubles et l'ancienneté de la maladie. Le résultat définitif est acquis après une période de six à dix-huit mois. Nous faisons une série de six infiltrations, à raison d'une tous les deux jours, puis deux par mois. Les troubles diencéphaliques et hypophysaires régressent au même titre que les troubles ostéomusculaires, radiculaires, sympathiques. Les radiographies montrent une stabilisation du processus morbide et parfois même une amélioration.

L'extrême importance du diencéphale, les intercorrélations hypothalamo-hypophysaires, épiphyso-hypothalamiques, les rapports entre le cortex et l'hypothalamus, ouvrent un vaste champ d'étude, toujours en fonction des rapports du Ganglion Cervical Superieur et du Diencéphale.

En dehors du Mésenchyme Actif, nous pouvons classer rapidement les autres indications thérapeutiques en:

1) *Affections hypothalamo-hypophysaires:*
— acromégalie, maladie de SIMMONS, maladie de SHEEHAN,
— le problème de la maladie de CUSHING est soulevé dans laquelle la constatation d'un adénome basophile du lobe antérieur de l'hypophyse ne doit pas faire oublier le dysfonctionnement diencéphalo hypophysaire de cette affection,
— le syndrome adiposo-génital,
— l'hyperhydropexie,
— le diabète insipide.

2) *Affections thyroidiennes:*
certaines formes de maladies de BASEDOW sont nettement améliorées par les infiltrations du Ganglion Cervical Supérieur.

3) *Affections ovariennes*
nous rappellerons LANGERON, NETTER et le traitement des aménorrhées primaires d'origine centrale.

4) *Certains asthmes* d'origine hypothalamo-hypophysaire nous semble-t-il ont été guéris d'une façon très spectaculaire, alors que d'autres ne répondaient absolument pas.

5) Rappelons également les intercorrélations entre épiphyse et hypothalamus, entre cortex et diencéphale, ouvrant la voie au grand domaine des *affections psychiques.*

6) Pour terminer n'oublions pas le point de départ de nos recherches qui était simplement une tentative d'accélération de la formation du cal dans les fractures.

Nous vous avons apporté les résultats d'une expérience thérapeutique réellement importante par le nombre des malades traités, par les résultats obtenus et le recul que nous avons. Nous espérons qu'elle apportera dans le domaine si complexe du Diencéphale une contribution à son étude et que, véritable expérimentation, elle débordera le cadre même de l'endocrinologie pour aborder les problèmes ardus de la psychologie, complètant heureusement l'étude de l'âme humaine.

Résumé

Nous considérons le *"mesenchyme actif"* et en particulier le tissu osseux comme un système endocrinien diffus soumis à l'action du diencéphale. Nous avons fait 30.000 infiltrations du ganglion cervical supérieur en pathologie osseuse.
Voici les principales indications de cette thérapeutique:
A) Les différentes forme de mesenchymatoses, c'est-à-dire suivant le tissu atteint: 1) les ostéofibroses, telles que la maladie de Paget, 2) les arthroses vertébrales avec leurs multiples aspects, 3) les réticuloses osseuses entrent aussi dans le cadre de cette thérapeutique, telles que la maladie de Hand-Schuller-Christian, 4) nous soulevons la question des affections hématiques et médullaires.
B) Entrent aussi dans le cadre de cette thérapeutique: 1) les affections hypothalamo-hypophysaires, telles que acromégalie et diabète insipide, 2) les affections des récepteurs endocriniens périphériques: thyroïde, ovaires et testicules.

Riassunto

Il *"mesenchima attivo"* ed in particolare il tessuto osseo vengono considerati dall'Autore alla stregua di un sistema endocrino, anch'esso sottoposto ad una regolazione diencefalica. Partendo da questo presupposto teorico, sono state eseguite finora 30 000 infiltrazioni del ganglio cervicale superiore in diverse situazioni patologiche del sistema osseo. Le principali indicazioni di tale terapia sono:
A) le diverse forme di mesenchimatosi ed in primo luogo 1) le osteofibrosi come la malattia di Paget, 2) le artrosi vertebrali in tutti i loro molteplici aspetti, 3) le reticolosi osseo come la malattia di Hand-Schüller-Christian, 4) alcuni tipi di affezioni ematiche e midollari.
B) Accanto a questo gruppo di indicazioni, si sono avuti buoni risultati nei seguenti quadri morbosi: 1) le alterazioni del sistema ipotalamo-ipofisario come l'acromegalia ed il diabete insipido, 2) alcune situazioni patologiche dei ricettori endocrini periferici: tiroide, ovaio, surrenali e testicoli.

Dr. Yves Thébaut, 66, Boulevard Malesherbes, *Paris* 8e, France.

Bibliographie complète

Pour les articles de Regner, Legrand et Thébaut

1. Cassano et Tronchetti: Maladie de Paget — observations cliniques et recherches physio-pathologiques. Rass. fisiopat., Pisa, Mars 1939.
2. Cazal: Un nouvel aspect de la médecine tissulaire = les Réticulopathies et le système réticulo-histiocytaire. Thèse, Montpellier 13 juillet 32.
3. Collin, Florentin, Fontaine et Hennequin: Modification de la formule leucocytaire consécutive à l'extirpation du ganglion cervical supérieur chez le lapin. Société de Biologie de Nancy 1936.
4. Collin, Roussy, Zovdek et Lhermitte: L'Hypothalamus. Ann. méd. **33,** No. 3.
5. Langeron: Précis d'Endocrinologie Clinique. Paris: Doin. 1944.
6. Legrand: Les Mésenchymatoses Osseuses généralisées d'origine Centrale (Hypothalamo-Hypophysaire). Thèse, Paris 30 janvier 1946.
7. Netter: Gynécologie. Paris: Flammarion. 1949.
8. Paviot, Guichard, Planchu et Badinand: Maladie de Paget et Osthéose parathyroïdienne avec hypoplasie de l'hypophyse. Paraplégie en flexion par ramollissement bilatéral des corps striés. J. Méd. Lyon, février 1936.
9. Regner, Leveau et Legrand: A propos de 2000 infiltrations du Ganglion Cervical Supérieur. Mém. Acad. Chir., Séance du 28 avril 1948.
10. — — — Refléxions au sujet de 2000 infiltrations du Ganglion Cervical Supérieur. Sem. Hôp., Paris No. 83 (1948).
11. Regner, Legrand et Thébaut: Résultats Thérapeutiques de 30 000 infiltrations du Ganglion Cervical Supérieur. Sem. Hôp., Paris **31,** No. 48—49 (1955).
12. Roussy et Mosinger: Traité de Neuro-endocrinologie. Paris: Masson et Cie. 1946.
13. Thébaut: Ganglion Cervical Supérieur et tissu Osseux. Thèse, Paris 1950.
14. Tinel: Le Système Neuro-Végétatif. Paris: Masson et Cie. 1937.

Laboratoire de Psychophysiologie de la Sorbonne, Paris
(Directeur: Prof. A. SOULAIRAC)

Modifications du comportement sexuel du Rat mâle après lésions hypothalamiques

Par

A. Soulairac, Mmes M. L. Soulairac et J. Giabicani-Teysseyre

Avec 16 Figures

Il existe assez peu d'études systématiques sur le contrôle nerveux du comportement sexuel. Les recherches de BARD (1939), DEMPSEY et RIOCH (1939), sur la chatte et le cobaye femelle, avaient tenté de préciser les niveaux du système nerveux responsables des différents éléments moteurs et avaient signalé le rôle de la région mamillaire. BEACH (1940) sur le Rat mâle a étudié le rôle du cortex cérébral dans le déclenchement du comportement sexuel et a montré que des ablations corticales importantes diminuent l'excitabilité des animaux, sans intervenir directement dans le déroulement du comportement. En 1941, DEY, BROOKHARD et RANSON ont étudié le rôle possible de l'hypothalamus dans le contrôle du comportement sexuel sur le cobaye mâle et femelle. Ils concluent que des lésions, situées dans l'hypothalamus antérieur, entre le chiasma optique et la tige pituitaire, suppriment toute activité sexuelle, sans produire aucune modification du tractus génital et des gonades. SCHREINER et KLING (1954) rapportent que des lésions du rhinencéphale (noyaux amygdaliens) provoquent un état d'hypersexualité chronique chez le Chat mâle.

Dans le cadre d'une étude générale de la régulation neuroendocrinienne du comportement sexuel du Rat mâle, nous avons essayé de déterminer le rôle possible des structures hypothalamiques. Des recherches antérieures nous avaient montré que le comportement sexuel du rat peut se décomposer en différents éléments, n'ayant pas tous la même signification physiologique (SOULAIRAC et Coll., 1952). Le nombre des intromissions, ou copulations, semble dépendre particulièrement de l'excitabilité du système nerveux central, alors que le nombre des éjaculations est sous la dépendance plus étroite de l'équilibre hormonal. L'intervalle qui s'écoule entre une éjaculation et la reprise de l'activité copulatoire (que nous avons appelé "la période réfractaire") dépend, en grande partie, de facteurs métaboliques du système nerveux (SOULAIRAC, 1952). La variation expérimentale d'un de ces éléments permet de modifier considérablement le déroulement même du comportement sexuel. Il était intéressant de rechercher s'il n'existait pas de structures supérieures, capables de coordonner et de régler l'ensemble du comportement sexuel: nos expériences ont été principalement entreprises dans ce dessein.

Techniques

Le comportement sexuel a été étudié sur des rats mâles adultes, de 250 grammes en moyenne, selon notre technique, antérieurement décrite (Soulairac et Coll., 1950, 1952): au cours d'une série de tests, d'une heure chacun, le comportement de l'animal est suivi, minute par minute, ce qui permet d'obtenir le nombre des intromissions, le nombre des éjaculations, le nombre des périodes réfractaires et leur durée, ainsi que le déroulement chronologique des phénomènes. Chaque animal subit 4 tests avant l'opération.

Des lésions hypothalamiques ont été ensuite effectuées, dans les régions antérieures, moyennes et postérieures, en utilisant l'appareil stéréotaxique de Johnson-Krieg, pour le rat, avec des courants de 2 mA, pendant 15 à 20 secondes.

Après l'opération, le comportement sexuel est de nouveau étudié à partir du 2ème jour et pendant une période de 45 jours, en moyenne.

Pour localiser les lésions éffectuées, les cerveaux des animaux ont été étudiés en coupes sériées, et toutes les glandes endocrines ainsi que le tractus génital ont été prélevés systématiquement.

Résultats

1. Effets des lésions sur le comportement sexuel

Le comportement sexuel est modifié par des lésions antérieures et postérieures de l'hypothalamus. Les lésions moyennes sont sans effets. Les effets sur les gonades et le tractus génital varient selon la localisation de la lésion.

a) Lésions antérieures. Les lésions, situées au niveau du chiasma optique, intéressant les noyaux pré-optiques et supra-chiasmatiques, entraînent la disparition complète et assez rapide (en moyenne 10 jours) de tout comportement sexuel (Fig. 1 et 2). Quand les lésions sont bilatérales et ont détruit ces formations, tous les éléments du comportement disparaissent: l'animal ne manifeste plus aucune tentative de copulation, il n'y a aucune éjaculation et 15 jours après la lésion, il ne manifeste plus aucun intérêt pour la femelle en oestrus.

Parfois des lésions, moins bien situées ou unilatérales, produisent soit une diminution quantitative du comportement sexuel, soit une modification de l'un de ses éléments constitutifs: par exemple, diminution très importante du nombre des éjaculations, avec maintien d'un nombre à peu près normal d'intromissions.

b) Lésions postérieures. Les animaux ayant subi des lésions de l'hypothalamus postérieur et présentant une destruction des formations mamillaires (noyaux médians et latéraux), ne manifestent plus aucun comportement sexuel (Fig. 3, 4 et 5). Cette disparition est aussi complète qu'après les lésions antérieures, mais elle se réalise encore plus rapidement. Trois jours après l'opération, les tests sont *totalement négatifs*, alors que l'animal a, par ailleurs, récupéré un comportement général normal. La destruction doit atteindre largement et bilatéralement les corps mamillaires, car des lésions unilatérales ou partielles de ces structures n'ont que peu d'influence sur le comportement.

c) Lésions moyennes. Ces lésions ont intéressé des structures hypothalamiques assez nombreuses: noyaux para-ventriculaires, dorso- et ventro-médians, noyaux arqué et réuniens, aires hypothalamiques latérales. Chez aucun des animaux présentant ces lésions, même bilatérales, nous n'avons constaté la disparition du comportement sexuel, ni noté de parturbations importantes de ses différents éléments.

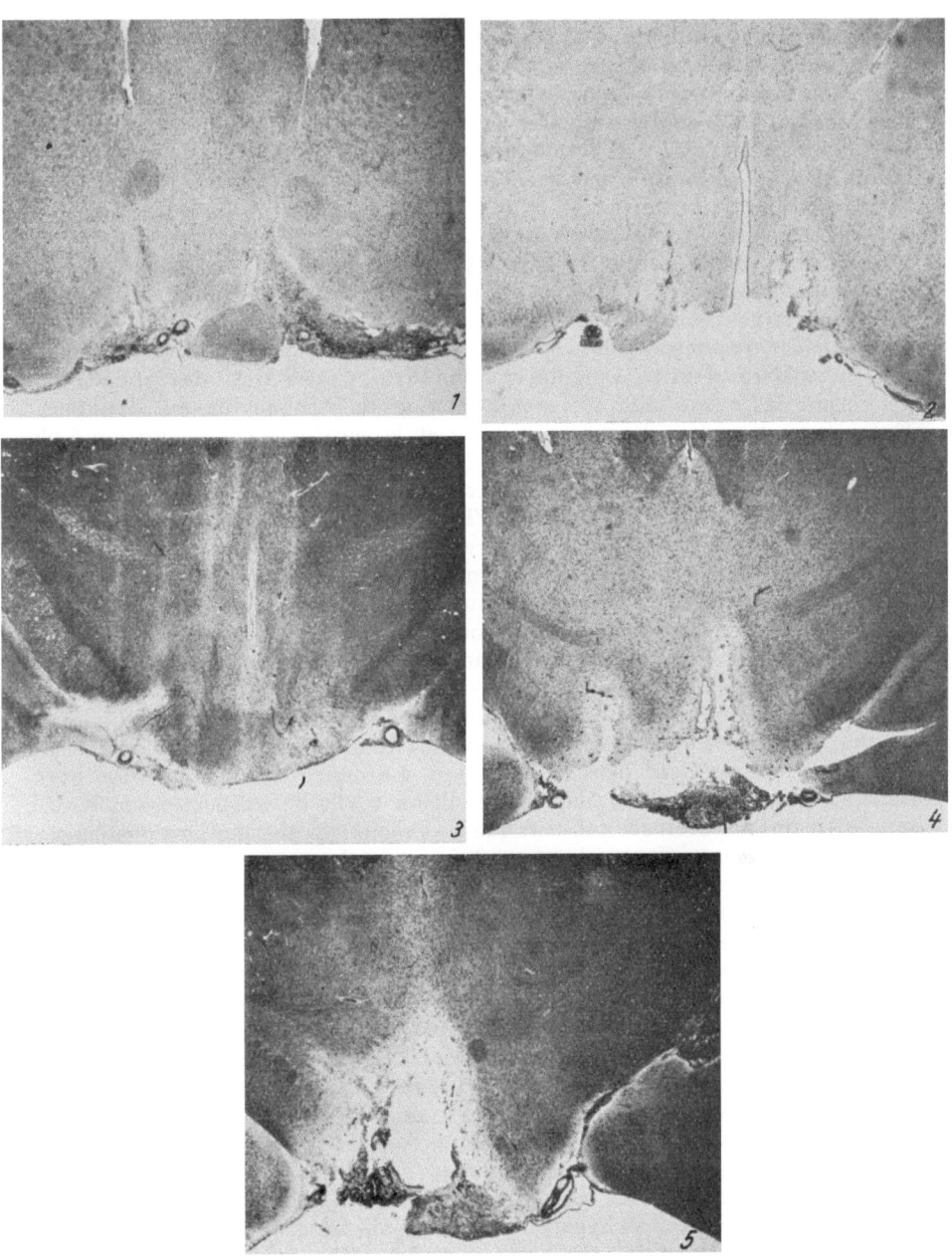

Planche I. Lésions hypothalamiques
Lésions antérieures { Fig. 1. Rat 5 J
                    { Fig. 2. Rat 8 J

Lésions postérieures { Fig. 3. Rat 4 L
                     { Fig. 4. Rat 6 M
                     { Fig. 5. Rat 3 M

2. Effets des lésions sur l'appareil génital

Si des lésions antérieures et postérieures possèdent le même effet sur le comportement sexuel, leur action est complétement différente sur l'appareil génital.

— *Les lésions hypothalamiques antérieures* ne provoquent pas de modifications des gonades, ni en général du tractus génital (Fig. 7 et 14). Dans le testicule, la spermatogénèse et les éléments interstitiels sont normaux et la structure du tractus génital ne semble pas modifiée: en particulier, le canal déférent reste histologiquement normal.

— *Les lésions hypothalamiques postérieures*, par contre, provoquent des modifications considérables de tout l'apparail génital. Les testicules sont très souvent atrophiés (Fig. 8 et 9) ou, si l'atrophie est macroscopiquement moins visible, les structures histologiques sont profondément troublées (Fig. 10 et 11). Il se produit des anomalies de la spermatogénèse et de nombreux tubes séminifères sont de taille très réduite, Dans des cas plus rares, on peut constater une atrophie des cellules de Leydig (Fig. 13), avec des images de la chromatine en "échiquier". Enfin, le tractus génital est très atrophié et le canal déférent ne présente plus aucune structure de spermiducte (Fig. 15 et 16).

Le tableau 1 résume nos principaux résultats.

Nous devons signaler que l'étude de l'hypophyse nous a montré des différences considérables après les lésions antérieures et postérieures. Dans le premier cas, l'hypophyse apparaît pratiquement normale, tandis que dans le second cas, on constate une atrophie hypophysaire plus ou moins importante, avec souvent des réactions de nécrose, une infiltration conjonctive et des modifications des catégories cellulaires. L'étude histologique, actuellement en cours, nous permettra de préciser ces phénomènes.

Ces expériences montrent le rôle important de certaines structures hypothalamiques dans le comportement sexuel du Rat mâle et soulignent que plusieurs formations interviennent dans sa régulation. La destruction de la région hypothalamique antérieure détermine une abolition totale du comportement sexuel, sans atteindre l'appareil génital, alors que les lésions hypothalamiques postérieures provoquent le même effet sur le comportement, mais avec atteinte très profonde des structures génitales.

Ces resultats indiquent que les formations hypothalamiques intéressées interviennent directement dans le contrôle du comportement sexuel. L'effet des lésions postérieures sur l'appareil génital et l'hypophyse ne peut pas expliquer la disparition aussi rapide et aussi totale de ce comportement. On sait, en effet, que même après la castration, les divers éléments composant le schéma sexuel ne disparaissent pas simultanément: l'éjaculation est d'abord supprimée, et ce n'est que beaucoup plus tardivement (chez le rat, 30 à 40 jours) que disparaissent les tentatives de copulation. D'autre part, nous avons montré que les lésions antérieures abolissent tout comportement sexuel, en laissant subsister des conditions hormonales apparemment normales.

D'autres recherches sont encore nécessaires pour préciser le rôle réciproque de ces différentes structures hypothalamiques, mais dès maintenant, il est possible d'insister sur le rôle capital des formations diencéphaliques dans la régulation neuro-endocrinienne du comportement sexuel.

Résumé

Les expériences rapportées semblent indiquer qu'il existe dans l'hypothalamus du Rat mâle deux régions (pré-optique et mamillaire), dont la lésion bilatérale provoque la disparition de tout comportement sexuel, mais seule l'atteinte de la région mamillaire entraîne une atrophie considérable des gonades et du tractus génital.

Tableau 1. *Tableau récapitulatif des modifications du comportement sexuel et de l'appareil génital du Rat mâle à la suite de lésions hypothalamiques*

Numéro des Animaux		Nombre des intro-missions par heure	Nombre des éjacu-lations par heure	Structures Hypothalamiques lésées	Appareil génital
3 D	avant	57,7	3,0	N. arqués; lésions du Septum antérieur	Normal
	après	40,7	4,6		
5 D	avant	58,0	2,33	N. supra-optique Aires latérales	testicule normal — C. D. très atrophié
	après	53,3	2,1	N. réuniens	
6 D	avant	65,3	2,67	N. pré-optique antérieur N. paravent D.M. (D)	
	après	68,7	0,9	Aire latéral (G)	
4 J	avant	97,0	2,25	N. pré-optiques partiellement	testicule et C.D. normaux
	après	36,0	0,3	N. péri-ventriculaires	
5 J	avant	64,2	1,75	N. pré-optiques N. supra-optiques	testicule normal, C.D. lég. diminué
	après	6,0	0,6	N. réuniens (D)	
6 J	avant	51,0	3,5	N. péri-ventriculaires	Normal
	après	53,7	3,3		
8 J	avant	67,2	2,25	N. pré-optiques N. supra-chiasmatiques Aires antérieur (part.)	Normal
	après	4,1	0,14	N. supra-optiques (D)	
4 L	avant	34,3	2,3	N. mamillaires médians N. arqué et V.M. (D)	testicule très atrophié C.D. id.
	après	0	0	Aire latérale (D)	
6 L	avant	42,0	3,0	N. mamillaires médians et N. mamillaire latéral (G)	testicule très atrophié C.D. id.
	après	6,6	0,17		
7 L	avant	77,3	3,0	N. mamillaire médian et latéral (G)	testicule normal, C.D. sub-normal
	après	56,0	2,14	A. latérale (G)	
1 M	avant	75,5	3,7	A. latérales N. ventro-médian	testicule dés-organisé C.D. atrophié
	après	0	0	N. mamillaires médians	
3 M	avant	50,8	4,0	N. dorso et ventriculo médian, N. arqués	testicule nb. tubes atrophiés C.D. très atrophié
	après	0	0	N. mamillaires médians	
5 M	avant	47,5	3,25	A. latéral, N. arqués N. ventro-médial	testicule normal C.D. sub-normal
	après	47,1	2,25	N. mamillaire part. anté-rieur très partiel.	
6 M	avant	77,3	3,7	N. ventriculo médiaux N. dorso-médian (D)	testicule dés-organisé sans atrophie. C.D. diminué
	après	0	0	N. arqué (D) N. mamillaires	

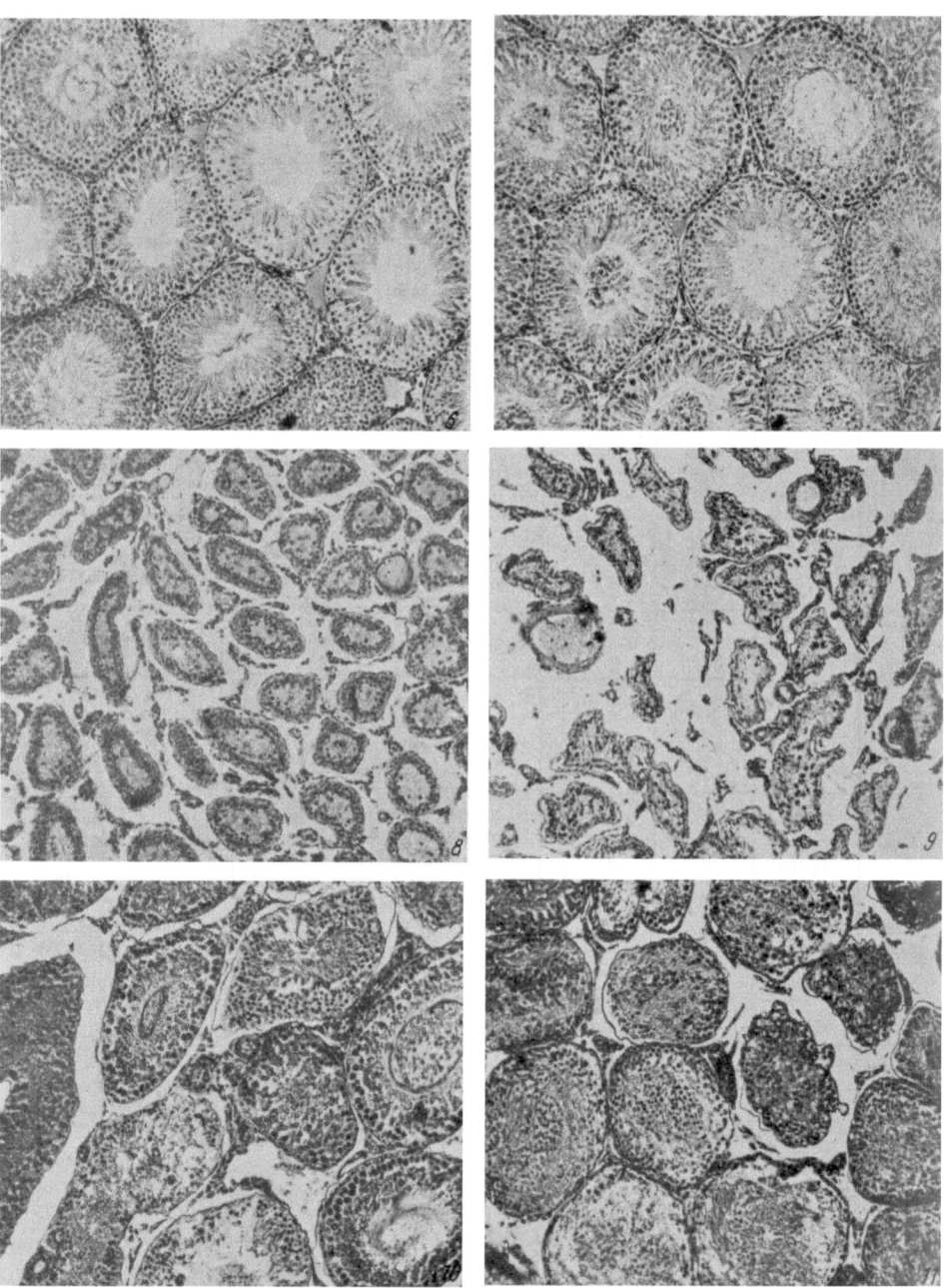

Planche II. Modifications testiculaires
Fig. 6. Testicule normal. — Fig. 7. Testicule après lésion antérieure (rat 8 J). — Fig. 8 et 9. Testicules après lésions postérieures (rat 4 L et 6 L). Atrophie considérable de tous les tubes séminifères. — Fig. 10 et 11. Testicules après lésions postérieures (rat 1 M et 3 M). On note une désorganisation profonde de la structure tubulaire, bien que le calibre soit resté à peu près normal.
(Toutes les images sont au même grossissement)

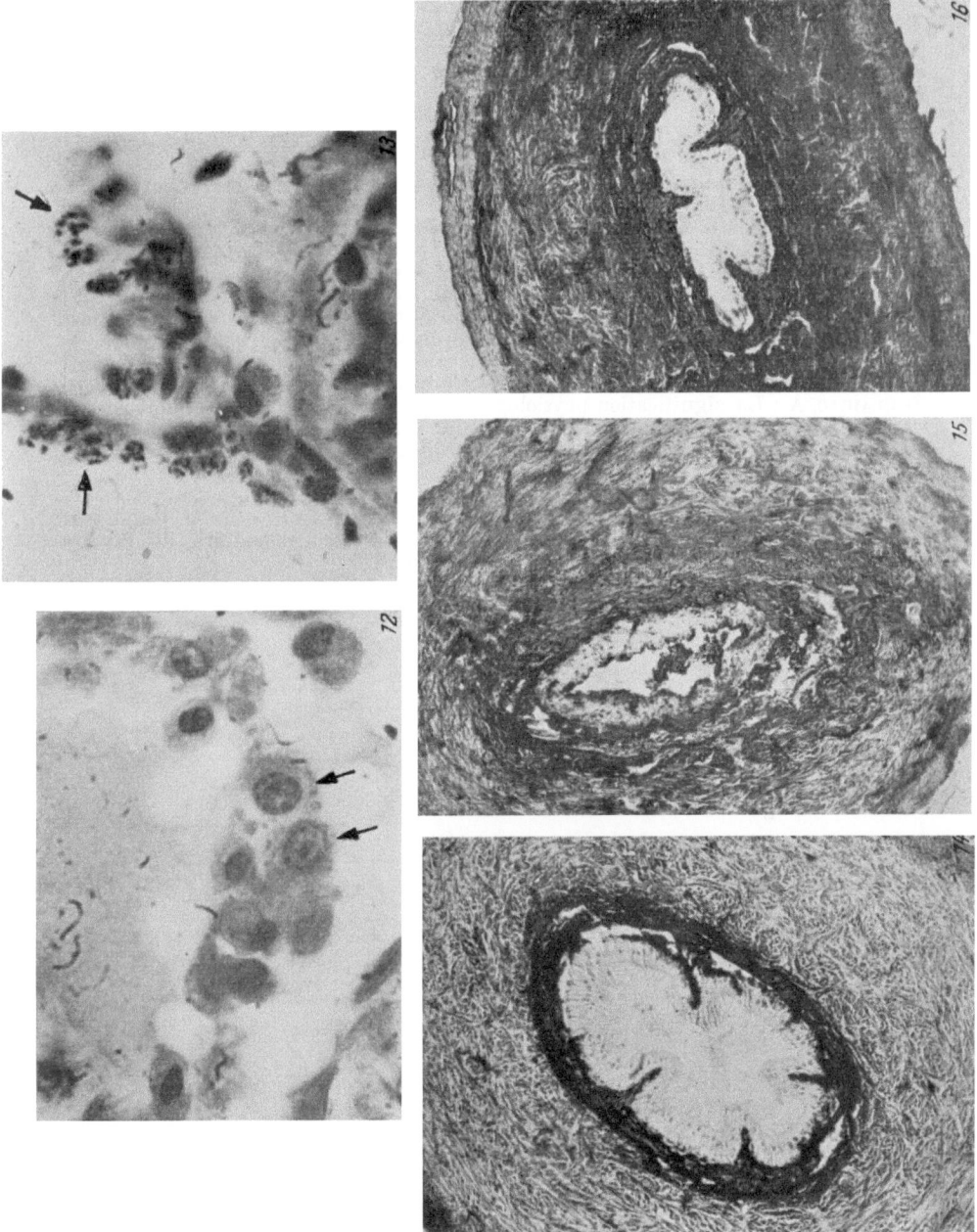

Planche III. Modifications génitales
Fig. 12. Cellules de LEYDIG d'un testicule normal. — Fig. 13. Cellules de LEYDIG après lésions hypothalamiques postérieures (rat 6 L). Noter l'aspect en "échiquier". — Fig. 14. Canal déférent après
lésions antérieures (rat 8 J). Aspect normal. — Fig. 15 et 16. Canaux déférents après lésions postérieures
(rat 3 M et 6 M). Noter l'involution profonde du spermiducte

Riassunto

Le esperienze riportate dall'Autore sembrano indicare l'esistenza nell'ipotalamo del ratto maschio di due regioni (preottica e mamillare), la cui lesione bilaterale provoca la scomparsa degli atteggiamenti correlati all'attività sessuale; tuttavia solo lesioni distruttive della regione mamillare provocano l'insorgenza di fenomeni atrofici delle gonadi e del tratto genitale.

Bibliographie

BARD, P.: The hypothalamus and sexual behavior. Res. Publ. Ass. Nerv. Ment. Dis. 20, 551—579 (1940).

BEACH, F. A.: Effects of cortical lesions upon the copulatory behavior of male rats. J. Comp. Psychol. 29, 193—244 (1940).

BROOKHART, J. M. et F. L. DEY: Reduction of sexual behavior in male guinea pigs by hypothalamic lesions. Amer. J. Physiol. 133, 551—554 (1941).

DEMPSEY, E. W. et D. M. RIOCH: Localization in the brain stem of the oestrous responses of female guinea pig. J. Neurophysiol. 2, 9—18 (1939).

SCHREINER, L. et A. KLING: Effects of castration on hypersexual behavior induced by rhinencephalic injury in cat. Arch. Neurol. Psychiatr. 72, 180—186 (1954).

SOULAIRAC, A.: La signification physiologique de la période réfractaire dans le comportement sexuel du Rat mâle. J. Physiol. 44, 99—113 (1952).

— Le comportement sexuel du Rat mâle: indépendance relative des différents composants neuro-motivés. Ann. Endocrin. 13, 775—780 (1952).

Professeur Dr. A. SOULAIRAC, Professeur Dr. M. L. SOULAIRAC e Dr. J. GIABICANI-TEYSSEYRE, Université de Paris, Faculté des Sciences, Laboratoire de Psychophysiologie, 1, Rue Victor Cousin, *Paris* 5e, France.

VII. CLINICA

Sul problema dei rapporti tra diencefalo e reattività periferica nella clinica neuro-psichiatrica

G. B. Belloni, S. Rigotti

Sono passati parecchi anni ormai da quando fu prospettata la possibilità di una funzione secretoria da parte di elementi morfologicamente qualificati come cellule nervose: questo memorabile *simposio* crediamo però rappresenti una tappa fondamentale di codesto cammino verso prospettive anatomo-fisiologiche che non esitiamo a definire rivoluzionarie. Viene fatto di chiedersi quanta parte della neuropatologia diencefalica dovrà trasferirsi nell'orbita della pura endocrinologia: dopo che si era prospettata la possibilità opposta, cioè a dire che una parte non piccola della patologia endocrina potesse riconoscere una causalità neurogena.

Le poche considerazioni che stiamo per fare non si riferiscono a questo problema che nella Clinica neurologica si è per ora appena affacciato con la geniale ipotesi di CERLETTI, che nell'elettroshock terapeutico si formassero, in sede ipotalamica, delle sostanze chimiche legate ad una attività di estrema difesa: noi ci riferiamo a problemi antichi, i quali trovano nelle conoscenze recenti sulle strutture ad azione nervosa e sui loro collegamenti fisiologici una spiegazione che permette, a nostro avviso, di sostituire in gran parte il linguaggio fisiologico a quello psicologico: il che è per noi prova e fondamento del progresso della neuro-psichiatria.

Prescinderemo pertanto anche dai legami che si stabiliscono nell'orbita di azioni strettamente nervose, tra centri ipotalamici e funzioni endocrine.

Siamo giunti a questo: che quando pensiamo ai fenomeni emotivi, a questo grande e agitato settore della nostra vita psichica, noi ci raffiguriamo tutto un vasto complesso di centri e di vie nervose, un grande sistema di collegamenti neuronici, i quali, soprattutto nella regione diencefalica, formano la stazione di integrazione e di smistamento, il passaggio obbligato di stimoli, e sono origine di impulsi che si dirigono nei due sensi: verso la corticalità e fino alla estrema periferia somatica.

E le medesime strutture si presentano al nostro ricordo quando pensiamo ai centri e alle vie del S. N. vegetativo: cosicchè dire *encefalo-viscerale* e dire *timo-encefalo* è usare termini pressochè equivalenti.

La documentazione sperimentale di questa concezione anatomo-fisiologica, è, come è noto, imponente: dalle ricerche di GOLTZ, di CANNON, di KARPLUS e KREIDL a quelle di FULTON, di HESS, di MORUZZI e MAGOUN, di LINDSLEY, di GELLHORN. L'impalcatura di questa costruzione è solidamente sistemata.

Ed è questo il primo pilastro del ponte che collega la mente col corpo. Su tali basi noi ci diamo spiegazione del come un impulso di ordine psichico si possa tradurre in una manifestazione somatica corrispondente alla eccitazione o alla inibizione di regolazioni vegetative fisiologiche. Diremmo che il più semplice e il più persuasivo esempio di questa correlazione si ha in quel *riflesso psico-*

galvanico il quale dimostra come una prestazione mentale quale è un semplice calcolo mnemonico si ripercuota sulla sudorazione e modifichi la resistenza elettrica della cute.

Ma altri pilastri oltre a questo sono necessari per prolungare il ponte e per arrivare a riconoscere che anche nel campo della patologia (là dove si creano condizioni che esorbitano dal limite della risposta fisiologica e che possono impegnare il trofismo dei tessuti) giochino una parte non trascurabile influssi di ordine psichico.

Le conoscenze sulle organizzazioni nervose reticolari della estrema periferia, penetranti l'intima compagine dei tessuti e costituenti col sistema arteriolo-capillare una entità funzionale di primissima importanza per la regolazione del trofismo e per le reazioni agli stimoli aggressivi, rappresentano il secondo pilastro sul quale ci appoggiamo, tenuto presente che pur nella loro relativa autonomia di funzione, queste reti non hanno perduto il collegamento coi centri, a cui le uniscono le espansioni delle fibre vegetative efferenti e i recettori sensitivi.

Il terzo pilastro, finalmente, è rappresentato dalle conoscenze sulla biologia e sulla patologia del connettivo, di questo tessuto che dal ruolo di semplice elemento di sostegno è passato a quello di fondamentale strumento di risposta agli stimoli nocivi che sui tessuti si esercitano, e, dunque, impegnato nei fenomeni di reattività che sono alla base delle risposte alle aggressioni.

E' ormai abbastanza nota l'importanza dei fattori enzimatici ed ormonali sullo stato fisico-chimico del connettivo e in particolare della sostanza fondamentale collagena. Ma anche codesti fattori enzimatici e ormonali sono in parte non trascurabile influenzati dal sistema vegetativo: basti pensare all'adrenalina e alla eparina o alla ialuronidasi, e all'azione che su questi fattori del trofismo connettivale hanno gli influssi di natura simpatica. Ed è il caso crediamo di ricordare a questo punto le variazioni indotte dagli stimoli emotivi sulla fibrinolisi ematica (LATNER).

Indiscussa è l'esistenza di atrofie di origine nervosa per soppressione della trasmissione midollare, o del nervo, o delle vie vegetative periferiche. La clinica propone a questo riguardo dei problemi, dimostrandosi per esempio una netta differenza tra il comportamento del trofismo in una lesione midollare trasversa acuta in confronto di una interruzione che si stabilisca lentamente. Riteniamo che una spiegazione possa trovarsi applicando alle reti periferiche il concetto della diaschisi di VON MONAKOW. Anche le reti periferiche, in conseguenza dei loro collegamenti con le vie nervose, subiscono verosimilmente il fenomeno della diaschisi, entrando in stato di blocco funzionale per sospensione brusca degli impulsi superiori. E' questa una ipotesi che stiamo controllando sperimentalmente, dopo aver del resto constatato (FONTANARI) in accordo con altri, che anche nelle lesioni croniche dei nervi la funzione delle reti saggiata con la tecnica di LEWIS, si dimostra alterata. Ricordiamo le recenti osservazioni di REGELS-BERGER che in due casi di sezione midollare trasversa osservò annullati i valori della conduzione cutanea all'elettrodermatogramma, come se il tessuto fosse privo di innervazione.

I negatori della importanza delle azioni nervose sul trofismo ci ricordano che ancora non sono stati individuati dei centri o delle vie ad azione esclusivamente trofica: ma TINEL, per converso, attribuisce una funzione trofica ad ogni elemento nervoso. Il che in complesso ci sembra voler dire niente altro che questo: che la normale vitalità e reattività di un tessuto è in certa misura legata agli impulsi che esso trasmette e riceve dai centri nervosi: senza negare per questo, che sarebbe assurdo, che la irrorazione sanguigna in primissimo luogo, e la omeostasi chimica, e i fattori ormonici, enzimatici, vitaminici, siano altrettanti elementi indispensabili al mantenimento dell'eutrofia tessutale.

Che una azione sul trofismo sia esercitata perfino da impulsi di origine corticale lo si vide fin da quando si rivolse l'attenzione ai fenomeni distrofici generali che il progressivo distruggersi del mantello cerebrale porta con sè, fino agli stati più impressionanti di cachessia, quali si osservavano un tempo nel decorso fatale della demenza paralitica, e si vedono oggi per esempio nella encefalite sclerosante subacuta di VON BOGAERT. Tali rapporti sono documentati anche dai numerosi contributi sulle modificazioni vegetative dopo leucotomia, comportanti frequenti e talora intense variazioni della vasomotilità, della temperatura cutanea, della permeabilità vasale, e della reattività tissutale. A proposito di quest'ultima, l'esplorazione con il metodo del ponfo intradermico con istamina ha dimostrato una diminuita estensione e una regolarizzazione del contorno dell'area interessata, nonchè una riduzione dell'alone di reazione vasomotoria: inoltre l'esame capillaroscopico ha messo in evidenza una maggiore regolarità ed un aumento dei capillari pervii.

Le modificazioni vegetative dopo leucotomia non si limitano però a quelle sopraddescritte, ma sono rappresentate anche da complicazioni tardive che vanno dagli edemi ai disturbi trofici cutanei, alle modificazioni della pigmentazione, alle alterazioni della motilità e della secrezione gastrica e al deficit della capacità omeostasica. Di particolare importanza per la loro gravità sono i disturbi del trofismo cutaneo che insorgono talora a distanza di mesi dall'intervento. Questi casi, tutti mortali, sono stati particolarmente studiati da McLARDY che indica tale sindrome con il termine di "trophic deterioration", sindrome che sarebbe dovuta, secondo tale A., alla lesione bilaterale del fascicolo subcalloso.

Nell'ambito dei rapporti tra lobi frontali e disturbi vegetativi vanno ancora ricordati alcuni casi descritti da LE BEAU nei quali disturbi trofici da tempo in atto (per esempio sindromi causalgiche con cute sclerodermica, edema, diminuzione dell'indice oscillometrico, ecc.) si sono immediatamente modificati dopo interventi di topectomia, anche se l'arto rimaneva immobilizzato. Il che, fra l'altro, fa sorgere qualche dubbio sulla affermazione di ROUSSY e LHERMITTE, che l'edema blu degli isterici sia effetto della sola immobilità.

Nell'orbita di questi rapporti, che non possono essere contestati, fra trofismo dei tessuti ed azioni nervose, si inseriscono le dottrine e le ricerche neurorelazionistiche, a proposito delle quali vorremmo dire che se la clinica aveva fatto riconoscere fin da tempi lontani l'insorgenza di fenomeni distrofici per difetto di impulsi nervosi, la sperimentazione neuro-relazionistica documenta lo stabilirsi di disturbi del trofismo e della reattività (quadri di *flogosi* sierosa con rigonfiamento e trasformazione fibrinoide del connettivo, sieroso-emorragica, emorragico-necrotica) per eccesso di impulsi, ossia per fatti di irritazione neurogena (sindrome di irritazione la chiamò infatti REILLY).

In clinica l'importanza degli impulsi nervosi abnormi come causa di patologia disreattiva è ormai ammessa, crediamo senza riserva, nell'orbita delle azioni riflesse periferiche; esempio tipico, a cui ripetutamente si è riferito LUNEDEI nelle sue fondamentali monografie sul reumatismo, la fibrosite della sindrome spalla-mano per plessalgia cervico-brachiale o per stimoli a partenza dal cuore o dal diaframma: e diciamo subito che è di secondaria importanza per il nostro discorso, che verte sul problema della componente neurogena nei fenomeni disreattivi, il fatto che si debba ammettere, anche in questo caso, una preesistente abnorme attitudine reattiva dei connettivi periarticolari.

La variabilità individuale nella responsività della periferia è documentata da molteplici osservazioni: una delle quali è rappresentata dal rilievo (LACEY e coll.) che ogni individuo presenta un settore periferico che risponde elettivamente a stimoli emotivi sperimentali, qualunque sia il tipo di stimolo.

Valorizzare nella patogenesi di una situazione disreattiva distrofica un fattore nervoso nel campo delle azioni riflesse, vuol dire implicitamente ammettere che anche azioni efferenti dai centri possano agire nello stesso modo: con questa differenza: che mentre è necessaria, affinchè una azione reattogena si ripercuota sull'organo bersaglio, la normale funzionalità delle vie del riflesso, essendo il momento patologico situato ai due estremi dell'arco diastaltico, per le azioni da efferenza centrale è necessaria una anormalità di funzione dei centri, ferma restando la particolare responsività della periferia.

Orbene: è stabilito da una sperimentazione importante, che una stimolazione delle strutture diencefaliche è atta a determinare fenomeni distrofici viscerali. In particolare i rapporti tra diencefalo e trofismo periferico sono stati ampiamente studiati e documentati (clinicamente e sperimentalmente) nei riguardi dell'influenza dell'ipotalamo sulla motilità, sulla secrezione e sul trofismo gastro-intestinale. Risalgono infatti alla metà del secolo scorso i primi rilievi di ROKITANSKI sui processi ulcerativi gastro-duodenali riscontrati in soggetti affetti da lesioni del sistema nervoso centrale, e d'altra parte già nel 1845 SCHIFF osservò nei cani e nei conigli, che dopo lesione del talamo ottico si verificavano emorragie e talvolta perforazioni dello stomaco.

I recenti progressi nel campo della neurofisiologia e della neurochirurgia hanno portato a più approfondite conoscenze sull'argomento. Ricorderemo fra l'altro che si è tentato di riprodurre nell'animale condizioni avvicinabili a quelle da stress emotivo mediante stimolazione cronica dell'ipotalamo nella scimmia, ottenendo in tal modo lesioni gastriche di tipo prevalentemente emorragico per stimolazione della regione anteriore, e prevalentemente erosivo per stimolazione di quella posteriore. Alterazioni della motilità e della secrezione gastrica, nonchè della vascolarizzazione, sono pure ottenibili per stimolazione di strutture più alte, ma sempre appartenenti al "visceral brain": le vie seguite in quest'ultimo caso passano, nella scimmia, almeno in parte, per l'ipotalamo. E da MAHL sono stati registrati anche fenomeni di alterata secrezione gastrica per semplici stimoli emotigeni purchè di lunga durata.

In campo clinico vanno segnalati non tanto i numerosissimi casi di ulcera gastrica in soggetti portatori di lesioni tumorali o flogistiche in sede ipotalamica, quanto piuttosto alcune osservazioni che documentano — in condizioni pressochè analoghe a quelle sperimentali — la possibilità che stimoli psichici si ripercuotano sul trofismo della mucosa gastrica.

Tra esse è di eccezionale interesse il caso descritto da WOLF S. e WOLFF H. G. nel 1943. Si tratta di un soggetto portatore di ampia fistola gastrica (per stenosi cicatriziale dell'esofago), attraverso la quale era possibile osservare l'effetto degli stimoli emotivi sulla secrezione e motilità del viscere. Fu possibile così constatare che situazioni provocanti uno stato ansioso (ad esempio preoccupazioni nei riguardi dell'avvenire per la minacciata soppressione della pensione) provocavano una ipermotilità e una ipersecrezione, tanto che si formarono delle emorragie e delle erosioni e infine delle vere ulcere, che guarirono rapidamente quando lo stato affettivo del soggetto ritornò normale. Nello stesso soggetto gli stati di depressione dell'umore si accompagnavano invece ad una ipofunzione gastrica. Altre ricerche di WOLFF H. G. e coll. in pazienti portatori di ulcere gastroduodenali o di gastriti ipercinetiche o in soggetti normali, dimostrarono che tutti gli individui, ulcerosi o no, presentavano un aumento della secrezione gastrica nel corso dell'evocazione di determinate situazioni affettive, e che tale reazione era più intensa nei gastropatici.

Circa il meccanismo mediante il quale alterazioni diencefaliche possono determinare i suddetti disturbi, Cushing ha particolarmente valorizzato l'importanza degli impulsi trasmessi attraverso il vago, che determinerebbero ipersecrezione, ipercloridria, ipermotilità e ipertono, a cui conseguirebbe, per spasmo della muscolatura e dei vasi terminali, la formazione di aree ischemiche o di infarti emorragici, con autodigestione della mucosa da parte del succo gastrico iperacido. Questa ipotesi ha trovato successivi numerosi dati di convalida, seppure non manchino dati contrastanti, sia di ordine clinico che sperimentale.

Ricollegandoci a questo punto con quanto detto al principio del nostro discorso, vorremmo intrattenerci brevemente su qualche aspetto della clinica delle psiconevrosi. Non si tratta qui di discutere dei fenomeni scatenati da una emozione: che questa è fisiologia: si tratta, nelle psiconevrosi, di una *abnorme* attività emotiva da cui derivano *abnormi* impulsi lungo i collegamenti fisiologici, verso la corticalità e verso la periferia somatica.

Sfrondata della sua bardatura freudiana, la psicosomatica che diremo europea, non è altro che questo: e siamo ben persuasi che non esiste malattia psicosomatica che sfugga alla cerchia delle psiconevrosi: perchè è fondamentale caratteristica neurofisiologica dello stato psiconevrosico l'abnorme attività e reattività dei centri vegeto-emotivi, con tutte le conseguenze che ne derivano sulle funzioni neo-psichiche della corticalità attraverso i collegamenti ipotalamo-corticali, e su quelle somatiche attraverso i collegamenti del sistema vegetativo.

Orbene: i rapporti tra la patologia somatica dell'emotività e gli effetti delle stimolazioni sperimentali diencefaliche si stabiliscono attraverso la similitudine degli effetti periferici, che sono in forma piuttosto monotona rappresentati da modificazioni della vasomotilità e del trofismo inteso in senso estensivo e fra queste, ad esempio, quelle lesioni emorragiche ed erosive dell'apparato digerente di cui prima abbiamo parlato, e che sono state uno dei punti di partenza degli studi di Selye che le osservò in animali sottoposti a stress emozionali. E ricordiamo che Selye ha visto come i ratti surrenectomizzati e sottoposti ad azioni stressanti non presentino più la caratteristica involuzione timo-linfatica nè le modificazioni della crasi ematica, ma più gravi si manifestino quelle ulcerazioni gastro-intestinali, che sono il terzo elemento caratteristico della reazione.

Ricordiamoci però un poco anche dei nostri grandi vecchi: di Dupré il quale disse molto chiaramente che nelle "malattie emotive" si osserva un complesso di perturbazioni che dimostrano lo stato di eretismo dei centri; accanto ai fenomeni senso-motori larga parte riconobbe il Dupré alle perturbazioni vegetative, vasomotorie, secretorie, viscerali. Noi crediamo oggi di sapere quali sono questi centri impegnati: crediamo di poter pensare che le psiconevrosi siano, nei confronti dell'anello patogenetico fondamentale, malattie del sistema diencefalico.

L'amico Lunedei, che ha trattato ripetutamente, e, secondo il suo costume, in profondità il problema del reumatismo, ci dice che si prospetta la possibilità che abbiano importanza scatenante o aggravante, nel gruppo dei reumatismi cosiddetti distrofici, fattori di ordine psichico. Che egli, avendo ciò riconosciuto, ritenga non giustificata l'introduzione del concetto di un reumatismo psicosomatico, si accorda con il nostro pensiero, che è lontano dal riconoscere alla psicosomatica il merito di un effettivo apporto di nuove conoscenze.

Ma ci sovviene piuttosto di una vecchia locuzione che non è nata dalla sperimentazione e dal laboratorio ma da quella osservazione clinica, da quegli accostamenti che l'esperienza del malato suggerisce, osservazioni ed esperienze che i vecchi medici possedevano non meno di noi.

Il neuro-artritismo della medicina francese comprende un gruppo molto numeroso di malati che vengono a parlarci delle loro ansie, delle loro fobie, dell'insonnia tormentosa, della astenia che ostacola il lavoro, ma altresì ci parlano di cefalea e di emicrania, di dolori nucali, di nevralgie saltuarie, di iperestesie onde perfino la carezza diviene fonte di dolore, di fugaci gonfiori, di lombaggini e di sciatica. Non raramente avviene che l'allarme nevrastenico, la patofobia trovino in questi disturbi e in questi dolori il loro alimento e la loro giustificazione.

Osservazione di tutti i giorni per noi, per i medici generali, per i reumatologi: non raramente classificata con la comoda etichetta di "psicalgia". Su questo termine ci sembra si possano fare molte riserve sia dal punto di vista strettamente semantico che da quello concettuale. Soprattutto da quando si pensa che il dolore non sia già (come LUGARO proponeva) un problema di soglia, ma la conseguenza della stimolazione di terminazioni specifiche. Un dolore che non derivi da stimoli afferenti e che si formi autoctono nella sfera psicosensoriale è una allucinazione: e il fenomeno allucinatorio non appartiene a nostro avviso alla situazione psiconevrosica. Noi abbiamo perciò molti dubbi sulla esistenza di vere algie di natura esclusivamente psichica, in queste forme morbose.

Sulla parentela tra artritismo e nevropatia insisteva CHARCOT, e HUCHARD affermava che nella maggioranza dei casi la nevrastenia è una *nevrosi artritica*. E' vero, scriveva BOUVERET che quasi tutti i nevrastenici si lamentano di dolori nelle membra e anche nelle giunture: ma la maggior parte di questi dolori sono dati dalla nevrastenia stessa, sono di natura nervosa non già di natura reumatica. E affermava ancora che accanto a quella che VALLEIX chiamava "nevralgia generale" esistono sempre dei sintomi nevrastenici, e di *neuritide neurastenica* parlarono NONNE e MANN.

Dolori reumatoidi ma di origine nervosa, dolori nevralgici ma fugaci e senza segni di nevrite: ecco il punto su cui si fermarono questi clinici illustri, mentre non mancarono coloro che affermavano una origine nervosa del reumatismo, come MASSALONGO della nostra Scuola padovana di DE GIOVANNI, che nel 1893, in un lavoro sulla origine nervosa del reumatismo cronico elenca una lunga serie di fenomeni extra-articolari quali l'eritema e l'atrofia cutanea, l'orticaria e l'edema cronico, le algie parossistiche, i quali, associandosi ai sintomi articolari, lo confortavano nell'assunto che il reumatismo cronico fosse una trofoneurosi da lesione nervosa organica o funzionale. "Che anche una lesione funzionale, egli scrive, sia capace di determinare dei processi distrofici, lo dimostra la patologia dell'isterismo e della neurastenia".

Così è nato ed è vissuto il neuro-artritismo che, se non erriamo, è di BAILLARGER: e se ne è affermata la natura *diatesica*, essendo apparso che nella genealogia dei malati "nervosi" si trovano spesso, diversamente combinati ai membri della famiglia nevropatica quelli della famiglia artritica: il reumatismo, la gotta, la calcolosi.

Diatesi reumatica che vuol dire tendenza alle mesenchimopatie reattive, e diatesi psiconevrosica che vuol dire tendenza alla alterata reattività emotiva nel senso dell'ansia. Il combinarsi di queste due diatesi è il neuroartritismo dei vecchi Autori.

Sappiamo bene che questo termine viene respinto da qualche reumatologo contemporaneo che lo giudica conseguenza di ignoranza e di errore: ma noi pensiamo che non sia prudente questo immodesto atteggiamento e vediamo con piacere un acuto e moderno patologo qual'è il CIARANFI trattare del concetto di diatesi, e definirla una condizione costituzionale per la quale l'organismo reagisce verso stimoli morbosi in modo differente o esagerato rispetto alla norma: e darci di essa delle interpretazioni genetiche che possono spiegare, nell'orbita dell'incrocio poli-ibrico e delle serie polialleliche, la variabilità di estrinsecazione di alcune diatesi: e parlarci di una diatesi artritica a carattere genetico dominante e di una diatesi neuroartritica strettamente connessa con la diatesi essudativa dell'infanzia, definita come "tendenza esagerata all'infiammazione della cute e delle mucose".

Si potrà discutere se, definita come disposizione reattiva, la diatesi debba necessariamente essere di natura genotipica o non possa anche venire acquisita: ma ci domandiamo che cosa sia, se non una diatesi, quella particolare responsività dei connettivi che LUNEDEI riconosce fra i fattori indispensabili all'istituirsi di una situazione fibrositica, quando tale responsività non sia creata da situazioni contingenti.

Non sembra pertanto che le più recenti acquisizioni sui momenti patologici delle manifestazioni reumatiche o reumatico-simili contrastino con questi due elementi individuati già per osservazioni antiche e che sono la natura diatesica della disposizione reumatica e la possibilità di un fattore scatenante neurogeno nella patogenesi del processo reattivo.

Il quadro delle psiconevrosi, e quello della neurastenia in modo del tutto particolare, è ricco di elementi somatici che vanno dall'ulcera gastroduodenale alla cellulite, dalla colite muco-membranosa alle distrofie cutanee, dalla cefalea all'artrosi dolorosa: ed è osservazione quotidiana quella dell'attenuarsi parallelo dell'allarme psichico e dei fenomeni somatici. Il fatto non è privo, a nostro parere, di valore euristico, e ci sembra debba inquadrarsi nell'orbita di una interpretazione neuro-fisiologica di questi stati morbosi nei quali la disfunzione diencefalica è il centro della catena patogenetica.

Non ci nascondiamo, naturalmente, la difficoltà di assegnare agli impulsi di origine diencefalica che raggiungono per via nervosa la estrema periferia il posto loro spettante nella patogenesi di queste sindromi disreattive. L'interferenza dei fattori endocrini non può essere negata, se sappiamo dalle stesse esperienze iniziali di SELYE come lo stato emotivo appartenga al gruppo delle azioni "stressanti" e quanta importanza abbiano, per le reazioni di difesa, le variazioni della funzione surrenalica: ma sappiamo altresì che una regolazione endocrina che prescinda dall'intervento dei centri vegetativi si va ritenendo sempre meno probabile. I processi della vita vegetativa, e in particolare della regolazione omeostasica, si servono infatti sia del sistema neurovegetativo e sia di quello endocrino: nei processi rapidi sarebbero in gioco essenzialmente le strutture vegetative, mentre negli adattamenti più lenti le reazioni endocrine e umorali.

Un esempio che documenta chiaramente tale duplice meccanismo è stato recentemente messo in evidenza da PORTER, FRENCH e coll. per quanto riguarda la secrezione gastrica. Infatti questi AA. hanno dimostrato nella scimmia che la stimolazione dell'ipotalamo influenza la secrezione dell'acido cloridrico nello stomaco per mezzo di due distinti processi. Il primo — che è completamente di natura nervosa — origina dall'ipotalamo anteriore e decorre lungo le fibre vagali fino allo stomaco. E' ad esso che si deve la pronta secrezione dell'acido cloridrico, che raggiunge il suo massimo entro 30—60 minuti. Si tratta di una risposta che non è influenzata dalla surrenalectomia, nè dalla sezione cervicale del midollo, ma che è invece abolita dalla vagotomia e che, per la sua rapidità, ricorda la risposta indotta per diretta stimolazione dell'estremità periferica del vago.

Una seconda e del tutto distinta via è quella che si collega all'ipotalamo posteriore e che viene mediata dal sistema ipofiso-surrenalico. E' a questa che si deve l'aumento tardivo dell'acidità gastrica, il cui massimo viene raggiunto dopo circa tre ore. Questa seconda risposta non è influenzata dalla vagotomia, nè dalla sezione del midollo cervicale (è pertanto escluso che fibre simpatiche o parasimpatiche siano in causa nella trasmissione), ma è invece completamente bloccata dalla surrenalectomia: inoltre per il ritardo con cui essa si attua ricorda l'aumento dell'acidità gastrica che si ha dopo somministrazione di ACTH.

Ci sembra codesto un esempio suggestivo a dimostrare come una funzione nei confronti della quale si sono potuti documentare i due meccanismi di regolazione vegetativa ed ormonale, abbia in ogni caso nell'ipotalamo il supremo centro regolatore.

Riassunto

Premesso un rapido sguardo sui dati sperimentali che documentano la possibilità che fenomeni distrofici conseguano a stimoli neurogeni di origine centrale, e prospettata l'ipotesi che il concetto di diaschisi di VON MONAKOW possa essere esteso alla patologia delle reti periferiche, gli AA. si soffermano sul significato e sul meccanismo delle ripercussioni somatiche degli stati psiconevrosici.

A tale riguardo essi considerano accettabile, anche alla luce delle moderne conoscenze, il concetto di neuroartritismo, inteso come associazione di una tendenza alle mesenchimopatie reattive e di una tendenza alla alterata reattività emotiva.

Si sottolinea la ricchezza degli elementi somatici di natura distrofica nel quadro delle psiconevrosi, e in particolare in quello della neurastenia. Fra questi elementi somatici figurano manifestazioni di reumatismo distrofico legato ad alterata responsività tessutale e ad anormalità di stimoli neurogeni.

Summary

After a quick view on the experimental data which document the possibility that dystrophic phenomena follow neurogenous stimuli of central origin and after raising the hypothesis that the concept of diaschisis of VON MONAKOW may be extended to the pathology of the peripheral nets, the authors dwell on the significance and mechanism of the somatic repercussions of the psycho-neurotic states.

In consideration there of they consider acceptable, also in the light of modern knowledge, the concept of neuroarthritism, understood as the association of a tendency to the reactive mesenchymopathies and of a tendency to the altered emotive reactivity.

The authors underline the abundance of the somatic elements of dystrophic nature in the picture of the psychoneuroses and, in particular, in the one of neurasthenia. Among these somatic elements figure manifestations of dystrophic rheumatism tied to an altered tissue responsiveness and to an abnormality of neurogenous stimuli.

Zusammenfassung

Nach einem kurzen Überblick über die experimentellen Daten, welche die Möglichkeit dokumentieren, daß dystrophische Phänomene neurogenen Stimuli zentralen Ursprungs folgen und nach Aufstellen der Hypothese, daß das Diaschisis-Konzept VON MONAKOWs auf die Pathologie der peripheren Netze ausgedehnt werden könne, besprechen die Autoren die Bedeutung und den Mechanismus der somatischen Reperkussionen der psychoneurotischen Zustände.

In Anbetracht dessen betrachten sie das Konzept des Neuroarthritismus, welches als Assoziation einer Tendenz zu den reaktiven Mesenchymopathien und einer Tendenz zur geänderten emotiven Reaktivität verstanden wird, auch im Licht der modernen Erkenntnisse, annehmbar.

Es wird die Reichhaltigkeit der somatischen Elemente dystrophischer Natur im Bild der Psychoneurosen, und im besonderen in jenem der Neurasthenie, unterstrichen. Unter diesen somatischen Elementen figurieren Manifestationen eines dystrophischen Rheumatismus, der an eine geänderte Reaktionsbereitschaft des Gewebes und an eine Abnormalität neurogener Stimuli gebunden ist.

Résumé

Après une vue rapide sur les dates qui documentent la possibilité que des phénomènes dystrophiques suivent des stimulus névrogènes d'origine centrale et après avoir levé l'hypothèse que le concept de la diaschise de VON MONAKOW puisse être étendu à la pathologie des réseaux périphériques, les auteurs s'arrêtent sur la signification et le mécanisme des répercussions somatiques des états psychonévrosiques.

En considération de cela ils considèrent acceptable, aussi à la lumière des connaissances modernes, le concept du névroarthritisme, entendu comme l'association d'une tendance à les mésenchymopathies réactives et d'une tendance à la réactivité émotive altérée.

On sousligne la richesse des éléments somatiques de nature dystrophique dans l'image des psychonévroses et, en particulier, dans celle-là de la neurasthénie. Parmi ces éléments somatiques figurent des manifestations d'un rhumatisme dystrophique lié à une responsivité des tissus altérée et à une anormalité de stimulus névrogènes.

Professor Dott. GIAMBATTISTA BELLONI, Direttore della Clinica Neurologica dell'Università di Padova, *Padova*, Italia.

Aus der Neurologischen Abteilung des Alterskrankenhauses der Stadt Wien-Lainz
(Vorstand: Primarius Dozent Dr. W. Birkmayer)

Die vegetative Ataxie — ein Funktionswandel der diencephalen Regulationen

Von

W. Birkmayer

Mit 3 Abbildungen

Wenn ein Trauma die Schädelkapsel trifft, kommt es zur Zerteilung der Energie. Diese verläuft in Form einer ,,räumlichen Strahlungsenergie" durch den gesamten Schädelinhalt (Birkmayer). Daß diese räumliche Strahlungsenergie das gesamte Gehirn erfaßt, konnte durch Untersuchungen von Williams-Denny-Brown, ferner von Clark-Ward, Groat u. a. bestätigt werden. Die Energie verläuft wellenförmig in allen Richtungen des Raumes in Form potentieller Energie. An Stellen differenter physikalischer Beschaffenheit entsteht aus der potentiellen kinetische Energie. Dadurch kommt es an diesen Grenzflächen zu Substanzschädigungen (Tillmann, Hämäläinen, Esser, Birkmayer). Solche Grenzflächen sind: 1. Gehirn-Schädelknochen, 2. Gehirn-Liquor, 3. Gehirn-Gefäßsystem, 4. graue und weiße Substanz. Die Energie des auffallenden Traumas durchläuft in verschiedenen Richtungen und in mehrfach reflektierenden Wellen den gesamten Schädelinhalt. Die klinische Symptomatik weist im Gegensatz hiezu von der Bewußtlosigkeit (Gamper, Reichardt, Bay) bis zur Unsumme der vegetativen Irritationen (Wanke u. v. a.) ausschließlich auf den Hirnstamm hin. So zweckmäßig geschützt der gesamte Hirnstamm als Regulator der Homöostase in der zweifachen Flüssigkeitseinbettung liegt, so deletär wirken sich diese mehrfachen Grenzflächen differenter physikalischer Substanzen bei einem Maximaltrauma aus (Abb. 1). Im Extremfall entstehen gerade in diesen Regionen subependymäre Blutungen (Duret-Berner) oder Zellschäden bzw. Zellausfälle (Groat, Windle), im Falle einer leichteren Schädigung bleiben es histologisch ,,spurlose" Vorgänge (Spatz), die sich bloß in einer thixotropen Veränderung des Parenchyms manifestieren (Hallervorden).

Eine Folge dieser funktionellen oder morphologischen Läsion der Hirnstammregionen ist eine Unordnung der vegetativen Regulationen. Während bei Gesunden eine Irritation dieser Regionen (Luftfüllung, Elektroschock u. a.) im allgemeinen zu einer Generalumschaltung im Sinne F. Hoffs führt, vermissen wir nach Läsionen des Hirnstamms diese einheitliche Reaktion und es kommen im wesentlichen drei Reaktionstypen zur Beobachtung:

1. Eine Regulationsstarre (A. Sturm) = vegetative Areflexie (Birkmayer). Auf Adrenalin, Insulin, Luftfüllung und Pyrogene kommt es zu keiner Verschiebung der Blutdruck-, Blutzucker-, Puls-, Temperatur- und Leukozytenwerte.

2. Eine Hyperregulation (A. Sturm) = vegetative Hyperreflexie (Birkmayer). Überstarke Verschiebung der Ausgangswerte.

3. Vegetative Dissoziation (Birkmayer). Die Reaktion läßt jede einheitliche Richtungsabweichung vermissen und verläuft in jedem Sektor verschieden (Abb. 2).

Diese besonderen Reaktionsformen sind ein Funktionswandel der diencephalen Regulation und wurden von uns als vegetative Ataxie bezeichnet. Die Folge dieser vegetativen Koordinationsstörung ist eine Insuffizienz der Adaptationsfähigkeit des Organismus. Während das gesunde vegetative System den Organismus an Belastungen des inneren oder äußeren Milieus adaptieren kann, gelingt dies bei der vegetativen Ataxie nur mangelhaft. Da aber im normalen Leben eine ständige Anpassung an die verschiedenen Belastungen der In- und Umwelt erforderlich ist, tritt bei der vegetativen Ataxie eine Reihe von Anpassungsstörungen zutage, die sich in charakteristischen Beschwerden wie in einer Reduktion der gesamten Leistungsfähigkeit zeigen.

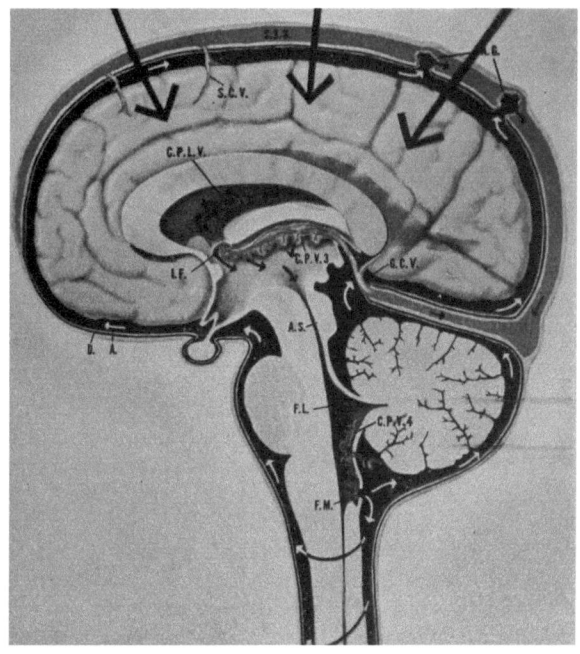

Abb. 1. Die doppelte Einbettung des Hirnstammes in den Liquor der inneren Ventrikelräume und der Cisternen ist ersichtlich. Die potentielle Energie des Traumas (schwarze Pfeile) wird an den vier Grenzflächen (Gehirn-Liquor) frei. (Aus ,,Anatomie des Gehirns", herausgegeben von der Ciba-Foundation)

Subjektiv werden angegeben: Kopfschmerzen, Schwindel in Form einer allgemeinen Unsicherheit, Schwarzwerden vor den Augen, besonders bei plötzlichen Lageveränderungen des Körpers, Übelkeit, Brechreiz, Unverträglichkeit von Erschütterungen (Eisenbahn), Unverträglichkeit von Wärme und Kälte, besondere Empfindlichkeit gegen Wetterstressoren, Unverträglichkeit von Alkohol und Nikotin, Schlafstörungen, Störungen

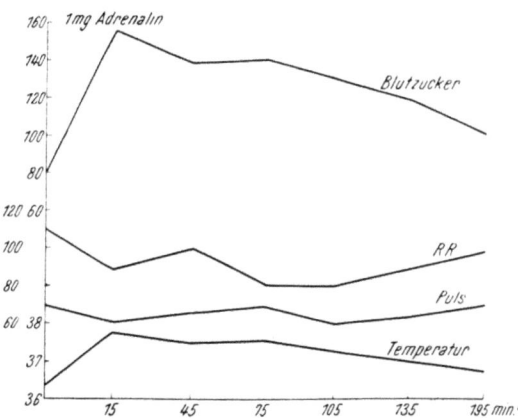

Abb. 2. Vegetative Dissoziation. (Aus Birkmayer, W. und W. Winkler: Klinik und Therapie der vegetativen Funktionsstörungen. Wien: Springer. 1951)

der Sexualsphäre, hochgradige Ermüdbarkeit und Erschöpfung ohne Arbeitsleistung, innere Erregung, Abstumpfung, depressive Verstimmung.

In der Begegnung mit der Umwelt: hochgradige Vergeßlichkeit, Konzentrationsunfähigkeit, Erschöpfung, Affektinkontinenz, Apathie, Gefühl der Leere, reduzierte Leistungsfähigkeit bei körperlicher und geistiger Arbeit.

Objektiv findet man: neben den pathologischen Ausfällen der vegetativen Belastungsproben vor allem in der psychiatrischen Exploration eine Verlangsamung, eine Antriebsstörung, Affektinkontinenz, depressive Verstimmungen, Störungen der Merkfähigkeit, Reduktion der geistigen Leistungsfähigkeit, kurz das Syndrom der posttraumatischen Encephalopathie.

In sehr seltenen Fällen treten massive vegetative Fehlhaltungen zutage, wie sie von uns und vielen anderen als Diabetes insipidus, zentrale Oligurie, Riesenwuchs und Akromegalie, zentrale Fettsucht und Magersucht usw. beschrieben worden sind.

Die mangelnde zentrale Steuerungsfähigkeit solcher Patienten zeigte auch bei Hirnabszessen, Meningitis oder anderen Infektionskrankheiten eine fehlende Reaktion (kein Fieber, keine Leukozytose usw.). Der „harmonische Akkord" F. HOFFS, mit dem der normale Organismus auf toxische oder infektiöse Reize reagiert, in Form der vegetativen Generalumschaltung, tritt bei Patienten mit vegetativer Ataxie nicht oder nur mangelhaft in Erscheinung.

In einer Zusammenstellung von 260 posttraumatischen Epileptikern konnten wir zeigen, daß 75% nach der Verletzung eine mehrstündige bis mehrtägige Bewußtlosigkeit hatten. Die Dauer der Bewußtlosigkeit ist grob klinisch als Zeichen für die Schwere der Hirnstammläsion anzusehen. Die mangelnde vegetative Kompensationsfähigkeit führt bei einem bestehenden Krampffokus häufiger zu einer Adaptationsunfähigkeit auf äußere oder innere Reize, was dann zu einem Kippvorgang im Sinne SELBACHS in Form eines Krampfanfalles führt.

Eine umfangreiche psychologische Testung von 220 Hirnverletzten mit mehrtägiger Bewußtlosigkeit, und 240 Hirnverletzungen mit fehlender Bewußtlosigkeit zeigte in allen untersuchten Bereichen von der einfachen mechanischen Merkfähigkeit bis zu den komplizierten Denkleistungen eine beträchtliche Differenz (Abb. 3).

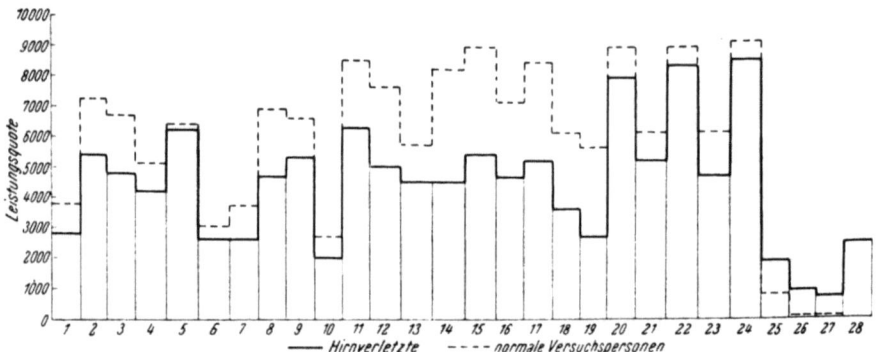

Abb. 3. Leistungsteste. *1* bis *10* akustische und optische Merkfähigkeit; *11* bis *15* sprachgebundene Intelligenzleistungen (Sprichwortdeutung, Assoziation, Lückentest); *16, 17* KRAEPELIN-PAULI-Arbeitsbelastung. ———— Hirnverletzte mit 24stündiger Bewußtlosigkeit. ————— NormaleVersuchspersonen. (Aus BIRKMAYER, W.: Hirnverletzungen. Wien: Springer. 1951)

Dieses von uns am Modell des Schädel-Hirn-Traumas herausgearbeitete klinische Syndrom der vegetativen Ataxie stellt eine durch funktionelle oder morphologische Läsionen bedingte Koordinationsstörung der diencephalen Regulationsstellen dar. Die Folge davon ist ein Funktionswandel der vegetativen Reaktionen. Dadurch kommt es zu einer mangelhaften Adaptation und Kompensationsfähigkeit des Organismus auf Reize oder Anforderungen aus dem inneren oder äußeren Milieu. In der Folge konnten wir dieses Syndrom auch bei Entzündungen, die analoge Hirnregionen befallen haben, aufzeigen (Fleckfieber, Polioencephalitis), desgleichen bei chronischen Intoxikationen (Alkohol, Barbiturate, Schwermetall). Je nach der Schwere der vegetativen Ataxie kommt es zu einer vorübergehenden oder permanenten Unfähigkeit, den Organismus an die Belastungen des Lebens anzupassen oder die Anforderungen des Lebens zu bewältigen.

Zur Therapie ist kurz zu sagen, daß ein Leben im „vegetativen Schongang" mit einem Minimum an Belastungen nötig ist. Von Hypophysenimplantationen haben wir gelegentlich gute Erfolge gesehen. In letzter Zeit haben wir auch Lipoidextrakte des Zwischenhirns injiziert und ähnlich wie CURRI gute Besserungen erzielt.

Zusammenfassung

Die vegetative Ataxie: Wenn ein mechanisches Trauma die Schädelkapsel trifft, kommt es zu einer Zerteilung der mechanischen Energie. Diese läuft in allen räumlichen Richtungen durch den gesamten Schädelinhalt (DENNY-BROWN). An Stellen differenter physikalischer Beschaffenheit (Gehirnknochen, Gehirnliquor, Gehirngefäß) kommt es zur Umwandlung der potentiellen in kinetische Energie. Der Hirnstamm ist durch seine doppelte Einbettung in die Flüssigkeit des dritten Ventrikels und der basalen Cysternen an sich gut geschützt. Bei mechanischen Traumata kommt es aber gerade an diesen Stellen zu einem Freiwerden einer großen kinetischen Energie mit einer Strukturschädigung. Diese führt entweder zu einer Thixotropie (HALLERVORDEN) oder sogar zu Blutungen (DURET-BERNER). Die Folge davon ist eine Regulationsstörung der vegetativen Funktionen. Belastungsproben mit Adrenalin oder Insulin zeigen eine inadäquate Reaktion in Form einer überschießenden Reaktion (vegetative Hyperreflexie) oder in Form einer divergenten Reaktion (vegetative Dissoziation). Die Folge davon ist eine verminderte vegetative Kapazität, die wir als vegetative Ataxie beschrieben haben. Sie äußert sich in einer Reihe von Beschwerden, einer erhöhten Unverträglichkeit gegenüber toxischen Substanzen (Alkohol, Nikotin) und in einer beträchtlichen Reduktion der körperlichen und geistigen Leistungsfähigkeit. Dieses spezifische Syndrom einer vegetativen Betriebsstörung kommt nicht nur nach Traumata, sondern auch nach Infektionen (Fleckfieberencephalitis, Polioencephalitis) und bei Intoxikationen (Alkohol, Barbiturate), die das Zwischenhirn direkt befallen, zur Beobachtung.

Riassunto

L'atassia vegetativa post-traumatica può venire interpretata come una delle conseguenze della distribuzione delle linee di forza quando la scatola cranica venga violentemente colpita. L'energia meccanica percorre il cranio in tutte le direzioni (DENNY-BROWN). Trasformandosi in energia cinetica a livello delle regioni a differente struttura fisica (teca ossea, liquor, vasi cerebrali). La base encefalica sembrerebbe relativamente protetta dall'azione di agenti traumatici appunto perchè inserita tra il doppio cuscinetto costituito dal liquor del terzo ventricolo e da quello delle cisterne basali; tuttavia proprio in queste regioni si verifica nei traumi meccanici la trasformazione di gran parte dell'energia potenziale in energia cinetica, fenomeno che si traduce in alterazioni strutturali e cioè alla tixotropia (HALLERVORDEN) o ad emorragia (DURET-BERNER). Diretta conseguenza di questo processo su base eminentemente fisio-meccanica è un'alterata regolazione delle funzioni vegetative. Infatti le prove da carico con adrenalina od insulina rivelano tutto un complesso di reazioni abnormi, dalla areflessia vegetativa (reazione mancante) giungono all'iperreflessia vegetativa (reazione eccessiva) ed infine alla dissociazione vegetativa (reazione divergente). Ne risulta una compromissione funzionale con sintomatologia più o meno tipica che abbiamo descritto come "atassia vegetativa", esitando in una serie di disturbi soggettivi, in un'intolleranza verso sostanze tossiche (alcool, nicotina) ed in una notevole riduzione del rendimento intellettuale e fisico. Questa specifica sindrome che indica un'alterata regolazione vegetativa si rileva non solo secondariamente a traumi, ma anche a processi encefalitici (encefalite da tifo petecchiale, polioencefalite) o comunque ad intossicazione (alcool, barbiturici) che interessino più o meno direttamente la regione diencefalica.

Summary

Vegetative ataxia: when a mechanical trauma reaches the skull, there is a division of mechanical energy, which runs in every direction through the entire contents of the skull (DENNY-BROWN). In points of different physical structure (brain-bone, brain-liquor, brain-blood vessel) a transformation of potential energy into kinetic energy occurs. The truncus encephali in itself is well protected by its double embeding in the fluids of the third ventricle and of the cisternae basales. However, when mechanical traumata occur it is exactly in these points that liberation of a great kinetic energy with structural lesion takes place. This leads either to thixotropy (HALLER-VORDEN) or even to haemorrhages (DURET-BERNER). The consequence is an altered regulation of vegetative functions. Load tests with adrenalin or insulin show an inadequate reaction in the form of a lacking reaction (vegetative areflexia), of an excessive reaction (vegetative hyper reflexia) or of a diverging reaction (vegetative dissociation). The consequence is a diminished vegetative capacity, that we have described as vegetative ataxia. It shows itself in a series of complaints, in an increased intolerance towards toxic substances (alcohol, nicotine) and in a considerable reduction of bodily and psychic performance capacity. This specific syndrome of an altered vegetative regulation does not only occur after traumata, but also after infections (encephalitis from epidemic thyphus, polioencephalitis), in intoxications (alcohol, barbiturates), that directly concern the diencephalon.

Résumé

L'ataxie végétative. Lorsque un trauma mécanique frappe la boîte cranienne, on a une répartition de l'énergie mécanique, Celle-ci court dans toutes les directions de l'espace à travers l'entier contenu crânien (DENNY-BROWN). Aux points de différente constitution physique (os de cerveau, liquide de cerveau, vaisseau de cerveau) on arrive à une transfornation de l'énergie potentielle en énergie cinétique. Le tronc cérébral est en lui même bien protégé par sa double inclusion dans le fluide du troisième ventricule et des citernes basales. Mais en cas de traumas mécaniques on arrive juste sur ces points, à la délivrance d'une remarquable énergie cinétique, avec lésion des structures. Celle-ci amène à une thixotropie (HALLERVORDEN) ou même à des hémorragies (DURET-BERNER). La conséquence de cela est une régulation altérée des fonctions végétatives. Les épreuves de charge avec adrénaline ou insuline montrent une réaction disproportionnée, c'est-à-dire manquante (aréflexie végétative) ou outrée (hyperréflexie végétative) ou divergente (dissociation végétative), que nous avons décrite comme ataxie végétative. Elle se manifeste avec une série d'ennuies, une intolérance augmentée pour les substances toxiques (alcool, nicotine), et une réduction remarquable de la capacité de rendement corporel et psychique. Ce syndrome specifique régulation végétative de altérée ne paraît pas seulement après des traumas, mais aussi après des infections (encéphalite par typhus pétéchial, polio-encéphalite), au cours d'intoxications (alcool, barbiturates) qui intéressent directement le diencéphale.

Literaturverzeichnis

BAY, E.: Zbl. Neurochir. 4 (1939).
BIRKMAYER, W.: Wien. med. Wschr. 28/29 (1947); Hirnverletzungen. Wien: Springer. 1951; Acta Neuroveg. 4, 453 (1952).
CURRI, S. und Mitarbeiter: Rass. endocrin. Sci. costituz. 1955, Fasc. II.
DURET: Etudes expérimentales et cliniques sur les traumatismes cérébraux. Paris: Masson. 1878.
ESSER, A.: Arch. Orthop. 33 (1933).
GAMPER, W. und G. KRAL: Z. Neur. 153 (1935).
GROAT, R. W. und W. F. WINDLE: J. Neurosurg. 2 (1945).
HÄMÄLÄINEN, M.: Z. gerichtl. Med. 13 (1929).
HALLERVORDEN, G.: Zbl. Neurochir. 6 (1941).
HOFF, F.: Medizinische Klinik. Stuttgart: G. Thieme. 1948.
SPATZ, H.: Arch. Psychiatr. 90 (1930).
TILLMANN, K.: Arch. klin. Chir. 59 (1899).
VEIL, W. und A. STURM: Pathologie des Stammhirns. Jena: G. Fischer. 1941.
WANKE, R.: Pathologische Physiologie der frischen geschlossenen Hirnverletzung. Stuttgart: G. Thieme. 1948.
WILLIAMS, D. und D. DENNY-BROWN: Brain 11 (1941).

Dozent Dr. WALTHER BIRKMAYER, Primarius der Neurologischen Abteilung des Alterskrankenhauses der Stadt Wien-Lainz, *Wien* XIII, Wolkersbergenstraße 1, Österreich.

The United Birmingham Hospitals, Department of Clinical Endocrinology,
Birmingham and Midland Hospital for Women, Birmingham 11, England

The Differential Assay of Urinary Gonadotrophins

By

A. C. Crooke

With 1 Figure

A clinical investigation into the actions of drugs which stimulate or depress the hypothalamus has been initiated in the Department of Experimental Psychiatry in the University of Birmingham and we were asked to collaborate by measuring the pituitary function of patients undergoing treatment in this study. Unfortunately no routine methods for the direct measurement of pituitary hormones in blood or urine are sufficiently sensitive, accurate or specific for this purpose. The best available procedure is the measurement of gonadotrophins by the method of KLINEFELTER, ALBRIGHT and GRISWOLD (1943) but this method has an error of many hundreds per cent in our hands and is certainly not specific. We therefore had either to improve the old methods of assay or else to develop new ones before we could study the effect on pituitary function of drugs which act through the hypothalamus.

At first we endeavoured to improve the specificity of the assay by initial chemical purification of the gonadotrophic extracts. We evolved a chromatographic procedure which led to a considerable degree of purification and for a time we abandoned the biological assay and measured the protein which we called gonadotrophin A, or GA, by chemical means (CROOKE, BUTT, INGRAM and ROMANCHUCK, 1954). Using this method we were able to demonstrate wide cyclical fluctuations in the output of GA during a series of normal menstrual cycles. I showed graphs last year at the International Medical Conference at Verona which demonstrated the smoothness of the curves which represented the daily excretion of GA in a series of normal cycles. The output at mid-cycle averaged eight times as much as the output at the end of menstruation. At this stage the chemist seemed to have surpassed the biologist whose methods of assay were too inaccurate to demonstrate whether or not the chemical procedures reflected accurately the biological potency of the extract. Soon, however, the biologist took the lead again by improving the method of bioassay and demonstrated that the chemical procedure did not reflect the biological potency accurately, and it is with this aspect of the problem that I wish to deal mainly, to-day.

BROWN (1955, 1956) working in our laboratory has developed two methods for the assay of urinary gonadotrophins. Both employ immature female mice, and in both it may be necessary to use from 40 to 80 mice to limit the error of the potency-estimate to 10%. The first is a quantal procedure. It depends on the increase in weight of the uterus and measures total gonadotrophins. The second method is a modification of the procedure described by STEELMAN and POHLEY (1953). Mice are injected with commercial chorionic gonadotrophin in amounts which are sufficient to produce maximum hypertrophy of the ovaries and the assay depends on the further increase in ovarian weight which then results from the injection of urinary extracts of gonadotrophin. This assay is believed to be more specific for follicle stimulating hormone (FSH). Using the two assays together we obtain, by difference, a relative measure of interstitial cell stimulating hormone (ICSH). They have been used simultaneously both for clinical investigations and also for studying the biological properties of various gonadotrophic extracts prepared by the chemists.

In the clinical studies urine has been collected from subjects with primary and secondary amenorrhoea, or after the menopause. It is collected in 24 hour lots for at least 4 days, while the patients are in a metabolism-ward. The patients have then been treated with stilboestrol or cortisone and the urine collected

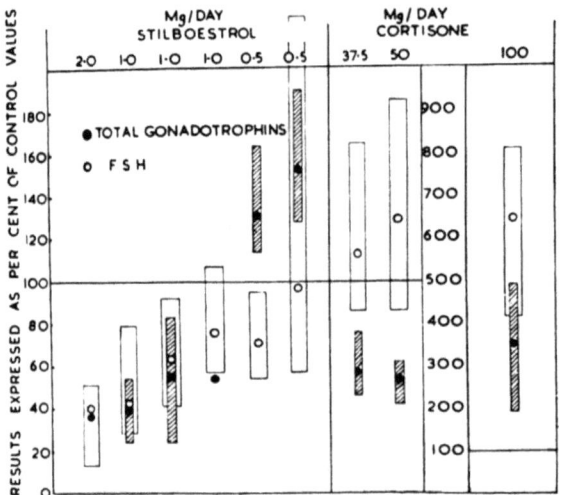

Fig. 1. Effect of treatment on output of gonadotrophins by women with amenorrhoea

again. The collections made before and after treatment are then extracted and the extracts are assayed. The results of the second assay have been expressed as a percentage change compared with the results of the first assay for each individual. The results are shown in the chart (Fig. 1) in which the figure 100, which is marked by a horizontal line, represents the response during the control period, and the circles represent the change in the response caused by treatment. The black circles and the shaded rectangles represent the actual figures and the 95 percent fiducial limits of the assays for total gonadotrophins, and the open circles and open rectangles represent the actual figures and the 95 percent fiducial limits for the assays believed to be relatively specific to FSH. The fiducial limits are not shown in every case because there was not always enough of the extract for the quantal assays to establish these limits. It was found that stilboestrol in a dosage of 1 to 2 mg. daily caused a significant fall in the results of both assays compared with the control readings before treatment. A dose of 0.5 mg. daily, however, caused a significant rise in the excretion of FSH relative to ICSH, whereas treatment with cortisone had the reverse effect causing a significant rise in the excretion of FSH relative to ICSH.

The two assays have been used to compare numerous gonadotrophic extracts which have been prepared by a standard procedure. This involves adsorption from urine on kaolin at pH 4.0, elution with alkali at pH 11.5, precipitation from acetone, adsorption on tricalcium phosphate and elution in disodium phosphate according to the method developed in our laboratory by BUTT, and final precipitation from acetone. This method has also been adopted for the preparation of the British Standard gonadotrophin which was made for the

Clinical Endocrinology Committee of the Medical Research Council (LORAINE and BROWN, 1954). This standard was prepared by Organon Laboratories Ltd., and is called HMG 20 A.

At a meeting of the G-Club, (which stands for Gonadotrophin Club) held in Birmingham last August Dr. JOHNSEN (1955) from Professor HAMBURGER's Department in Copenhagen, described his method for extracting gonadotrophins from menopausal urine and gave us some of his material. This extract was prepared by adsorption from urine on the ion exchange resin, Cubanite, at pH 4.0 which is then washed successively with water, 80 percent ethanol and 80 percent ethanol-ammonium acetate mixture, eluted in 40 percent ethanol-ammonium acetate at pH 8.5 and precipitated from 85 percent ethanol. We called this preparation HMG-J1. It has been further fractionated from ammonium sulphate and the resulting extract we called HMG-J2, but the latter procedure involves considerable loss of material.

When HMG-J2 was assayed against HMG 20 A it was found to be 55 times as potent by the assay for total gonadotrophins, the ED50 being 18 μg. The assay for FSH, however, was invalid because the slopes were not parallel. HMG-J2 is about 6 times as active as HMG-J1 according to JOHNSEN's data.

We compared the properties of HMG 20 A with HMG-J1 since we had not enough HMG-J2 for this purpose. We found no qualitative differences in the amino acids or sugars of the two substances. The ninhydrin reaction which we had previously thought was a measure of biological activity gave figures of 23 μg/mg. for HMG 20 A, 18.8 μg/mg. for HMG-J1 and 20 μg/mg. for HMG-J2, measured as glycine. In view of the much greater specific activity of JOHNSEN's preparations this measure is seen to bear no relation to the biological activity. Finally we found that the U. V. absorption was maximum at 280 mμ for both JOHNSEN's preparations and at 292 mμ for HMG 20 A.

We were puzzled by the much higher ninhydrin reaction of HMG 20 A and concluded that the most likely cause was that during the preparation this material was treated with alkali at pH 11.5 at room temperature for 20 minutes. We therefore subjected HMG-J2 to this treatment. It had no effect on its biological activity but caused an increase in the ninhydrin reaction from 20 to 37.4 μg/mg. measured as glycine. This suggests that it is possible to unroll the protein molecule and liberate free amino groups without altering its biological potency significantly.

It now appears to be the turn of the chemist once more and our most recent work shows that we can obtain material with a specific activity as great as HMG-J2 by adsorption on the Permutit resin, Decalso, instead of Cubanite. JOHNSEN's method of washing and elution is then followed and the product is finally fractionated on tricalcium phosphate.

Thus by two simple procedures involving adsorption first on Decalso and second on tricalcium phosphate we have extracted from crude urine a material which gives a significant response in our mice at a dose level of 13 μg. per mouse. We do not of course claim that this is a pure substance or that it contains only one gonadotrophic activity. Next it will be the turn of the biologist to show whether the substance obtained has a constant specific activity and whether the character of the response as measured by the two assays has altered materially.

Summary

Two methods for the assay of urinary gonadotrophins of nonpregnant subjects have been described by BROWN (1955, 1956) in our laboratory. Both employ immature female mice. The first depends on the increase in weight of the uterus and measures total gonadotrophins. In the second method mice are injected with commercial chorionic gonadotrophin in amounts which are sufficient to produce maximum hypertrophy of the ovaries and the assay depends on the further increase in ovarian weight caused by the urinary gonadotrophins. This assay is believed to be more specific to follicle stimulating hormone (FSH) and the two assays together give, by difference, a relative measure of interstitial cell stimulating hormone (ICSH). Both assays have an error of about 10 per cent and they have been used together for clinical investigations and for studying the biological properties of various preparations of gonadotrophins.

In the clinical studies urine has been collected from subjects with primary and secondary amenorrhoea, or after the menopause. The subjects have then been treated with stilboestrol or cortisone and the urine collected and again assayed. The results of the second assays have been expressed as a percentage change, compared with the results of the first assays for each individual. It was found that stilboestrol in a dosage of 1 mg. daily or more caused a significant fall in the results of both assays compared with the control readings before treatment. A dose of 0.5 mg. daily, however, caused a significant rise in the excretion of ICSH relative to FSH whereas treatment with cortisone had the reverse effect causing a significant rise in the excretion of FSH relative to ICSH.

The two assays have also been used to compare a sample of human menopausal gonadotrophin prepared by JOHNSEN (1955) which has been called HMG-J2 with a standard (HMG 20A), made for the Clinical Endocrinology Committee of the Medical Research Council. The assay for total gonadotrophins showed that HMG-J2 is between 50 and 60 times as potent as an equal weight of HMG 20A, i.e., a dosage of about 15 μg. produces a significant response in the mouse. The assay for FSH, however, gives a significantly lower slope indicating different biological properties, but the meaning of this is not yet clear. The biological and chemical properties of this highly active gonadotrophin are being studied and it is apparent that although the amino acids and sugars are the same as in the standard preparation the former gives a much lower reaction to ninhydrin and to ultraviolet absorption per unit of biological activity. Treatment with alkali in the concentration which is normally used for elution of gonadotrophin from kaolin by the method employed in preparation of the standard causes an alteration of the properties of JOHNSEN's gonadotrophin to approximate those of the standard. It is likely that the effect of the treatment with mild alkali is to uncoil the protein molecule.

Riassunto

BROWN (1955, 1956) ha elaborato nel nostro Istituto due metodi per la determinazione quantitativa delle gonadotrofine urinarie in soggetti non gravidi, basati ambedue sulle modificazioni ponderali presentate dall'utero dell'ovaio del topino impubere. Il primo metodo consente il dosaggio delle gonadotrofine totali e si fonda sull'incremento ponderale dell'utero. Il secondo metodo consiste nella valutazione dell'ulteriore incremento ponderale ottenuto con le gonadotrofine urinarie dopo somministrazione al topino impubere di gonadotrofina corionica. E' probabile che con questa tecnica di possa valutare con maggiore attendibilità il tasso di FSH: i due metodi combinati darebbero, per differenza dei valori ottenuti, dati quantitativi riferibili con ogni verosimiglianza all'ICSH. L'errore standard dei due metodi è di circa il 10%: essi sono comunque stati usati sia nel corso di ricerche cliniche che per studiare l'attività biologica di diverse preparazioni di gonadotrofine.

Nel corso di una serie di ricerche clinico-sperimentali in soggetti con amenorrea primaria o secondaria ed in menopausa, trattati con stilbestrolo o cortisone si è potuto riscontrare che alla dose di 1 mgr. al giorno o più di stilbestrolo si verifica una sensibile riduzione nel tasso di gonadotrofine urinarie, determinate appunto con i due metodi proposti da BROWN. Di particolare rilievo è tuttavia il fatto che dosi di 0,5 mgr. pro die inducono un aumento dell'ICSH rispetto all'FSH, mentre il contrario avviene dopo trattamento cortisonico.

Le due tecniche sono state usate inoltre per stabilire un raffronto tra l'attività biologica di una preparazione di gonadotrofina umana ricavata da soggetti in menopausa (HMG — J 2 di JOHNSEN 1955) ed un campione standard (HMG 20 A) del Clinical Endocrinology Committee of the Medical Research Council. Il dosaggio delle gonadotrofine totali ha messo in evidenza come l'HMG-J 2 sia da 50 a 60 volte più attivo, a parità di dose, dell'HMG 20 A, nel senso che già con 15 gamma è possibile ottenere nel topino una risposta positiva. Il dosaggio dell'FSA ha dato valori meno elevati, il che è indice di proprietà biologiche differenti dei 2 tipi di gonadotrofine. Le proprietà chimiche di questa gonadotropina altamente attiva sono tuttora in corso di studio: si è potuto comunque rilevare che quantunque il tasso di aminoacidi e di carboidrati sia il medesimo in ambedue le preparazioni, l'HMG-J 2 presenta una reazione ninidrino-positiva ed un assorbimento all'ultravioletto molto minori per unità biologica del campione standard. Il trattamento con alcali, nella concentrazione normalmente usata per l'eluzione della gonadotrofina dal caolino, secondo il metodo impiegato nella preparazione dello standard, provoca un'alterazione delle proprietà della gonadotrofina di JOHNSEN fino ad accostarle a quelle dello standard. E' probabile che l'effetto del trattamento con alcali deboli sia di scindere la molecola proteica.

Zusammenfassung

Zwei Verfahren zur Bestimmung der Uringonadotropine Nicht-Schwangerer wurden in unserem Laboratorium von BROWN (1955, 1956) beschrieben. Beide verwenden infantile weibliche Mäuse. Die erste Methode beruht auf der Steigerung des Uterusgewichtes und auf der Bestimmung der gesamten Gonadotropine. Beim zweiten Verfahren wurde den Mäusen Handelschoriogonadotropin in Dosen injiziert, die genügen, um eine Maximalhypertrophie der Ovarien zu verursachen. Die Bestimmung basiert auf der weiteren durch Uringonadotropine verursachten Steigerung des Ovarialgewichtes. Diese Methode scheint bezüglich des Follikelstimulierenden Hormons (FSH) spezifischer zu sein, und beide Bestimmungen zusammen ergeben, durch Subtraktion, einen relativen Wert des Interstitielle-Zellenstimulierenden Hormons (ICSH). Beide Verfahren haben eine Fehlerbreite von ungefähr 10% und wurden sowohl für klinische Untersuchungen und für die Bestimmung der biologischen Eigenschaften verschiedener Gonadotropinpräparate verwendet.

Für die klinischen Untersuchungen wurde Urin von Frauen mit Primär- und Sekundäramenorrhoe, oder nach der Menopause, gesammelt. Die Patientinnen wurden dann mit Stilboestrol oder Cortison behandelt, und der gesammelte Urin wieder untersucht. Die Ergebnisse der zweiten Bestimmung wurden für jede Patientin in prozentuellen Veränderungen gegenüber der ersten Bestimmung ausgedrückt. Es wurde festgestellt, daß Stilboestrol, in Dosen von 1 mg täglich oder mehr, eine beträchtliche Herabsetzung der Werte beider Bestimmungen im Vergleich zu den Kontrollbestimmungen vor der Behandlung verursachte. Jedoch führte eine Dosis von 0,5 mg täglich zu einer starken Zunahme der ICSH-Ausscheidung gegenüber jener von FSH. Dagegen hatte die Behandlung mit Cortison den entgegengesetzten Effekt zur Folge, da sie eine bedeutende Zunahme der FSH-Ausscheidung in bezug auf die ICSH-Exkretion verursachte.

Die zwei Bestimmungen wurden auch dazu verwendet, um eine Probe eines humanen, von JOHNSEN (1955) hergestellten Menopausengonadotropins, das HMG-J 2 genannt wurde, mit einem Standard (HMG 20A), für das Clinical Endocrinology Committee des Medical Research Council zu vergleichen. Die Bestimmung für Totalgonadotropine zeigte, daß HMG-J 2 zwischen 50- und 60mal stärker wirkt als eine gleiche Menge HMG 20A, d. h., eine Dosis von ungefähr 15 μg verursacht eine bedeutende Reaktion bei der Maus. Jedoch gibt die Bestimmung für FSH eine bedeutend niedrigere Kurve, was auf verschiedene biologische Eigenschaften hinweist, doch bestehen hier bis jetzt noch Unklarheiten. Die biologischen und chemischen Eigenschaften dieses höchst aktiven Gonadotropins werden jetzt untersucht, und es ist offenbar, daß, obwohl die Aminosäuren und Kohlehydrate dieselben wie im Standardpräparat sind, erstere eine viel schwächere Reaktion zu Ninhydrin und eine geringere Ultraviolettabsorption pro biologischer Wirkungseinheit geben. Die Behandlung mit Alkalien in der Konzentration, die gewöhnlich zur Elution des Gonadotropins von Kaolin bei der Herstellungsmethode des Standards gebraucht wird, verursacht eine Veränderung der Eigenschaften des JOHNSENchen Gonadotropins, die jener des Standards ähnlich ist. Es ist möglich, daß der Effekt der Behandlung mit schwachen Alkalien in der Entfaltung des Proteinmoleküls besteht.

Résumé

BROWN décrit dans notre laboratoire (1955, 1956) deux méthodes pour la détermination des gonadotrophines urinaires de femelles pas enceintes. Les deux méthodes utilisent les femelles impubères des souris. La première méthode considère l'accroissement du poids de l'uterus et dose les gonadotrophines totales. Pour la deuxième méthode on injecte aux souris des quantités de gonadotrophine choriale du commerce en quantité suffisante à causer une hypertrophie maximum de l'ovaire, et pour la détermination on considère l'utérieur accroissement du poids de l'ovaire causé par les gonadotrophines urinaires. On pense que cette détermination soit plus spécifiée pour l'hormone stimulant le follicule (FSH), et que les deux déterminations nous donnent par différence une mésure relative de l'hormone stimulant les cellules inter-stitielles (ICSH). Les deux méthodes ont une erreur d'à peu près le 10 pour cent, et elles ont été utilisées ensemble pour les recherches cliniques aussi bien que pour l'étude des propriétés biologiques' de différentes préparations de gonadotrophines.

Au cours des recherches cliniques on a recueilli l'urine de femmes avec aménorrhée primaire ou secondaire, ou bien après l'âge critique. On a traités les sujets avec stilb-oestrol ou cortisone, et on en a encore recueilli l'urine en y déterminant les gonado-trophines. On a exprimé les résultats de ces deuxièmes déterminations comme varia-tions pour cent des résultats des premières déterminations, pour chaque individu. On a trouvé que le stilboestrol en doses de 1 mg par jour ou plus, causait une réduction remarquable des résultats des deux dosages, en comparaison des données de contrôle avant le traitement. Cependant une dose de 0,5 mg par jour causait une augmentation remarquable des résultats de l'excrétion du ICSH en comparaison du FSH, tandis qu'un traitement avec cortisone en renversait l'effet, en causant une augmentation remarquable du FSH en comparaison du ICSH.

On a utilisé les deux dosages aussi pour comparer un spécimen de gonadotrophine de femmes dans l'âge critique, préparé par Johnsen (1955) qui fut appelé HMG-J 2 avec un standard (HMG 20 A) préparé pour le Comité d'Endocrinologie Clinique du Medical Research Council. Le dosage des gonadotrophines totales montra que le HMG-J 2 est de 50 à 60 fois plus puissant qu'un égal poids de HMG 20 A c'est-à-dire qu'une dose d'à peu près 15 mcrg cause une réponse remarquable dans la souris. Cependant, le dosage du FSH montre une augmentation bien plus basse qui dénote des propriétés biologiques différentes, mais le sens de tout cela n'est pas encore clair. Les propriétés biologiques et chimiques de cette très active gonadotrophine sont étudiées à présent, et il semble que, bien que les aminoacides et les sucres soient les mêmes que dans la préparation standard, celle-ci donne une réaction bien plus basse à la ninhydrine et à l'absorption des rayons ultraviolets, pour unité d'activité biolo-gique. Le traitement avec alcali à la concentration normalement usée pour l'élution de la gonadotrophine du Kaolin, suivant la méthode employée pour la préparation du standard, cause une altération des propriétés de la gonadotrophine de Johnsen, jusqu'à les rapprocher à celles du standard. Il est probable que le traitement avec alcali cause un déroulement de la molécule protéique.

References

Brown, P. S.: J. Endocrin. **13,** 59 (1955); **13,** 178 (1956).
Crooke, A. C., W. R. Butt, D. J. Ingram, and E. L. Romanchuck: Lancet I, 379 (1954).
Johnsen, S. G.: Acta Endocrin. **20,** 101, 106 (1955).
Klinefelter, H. F. Jun., F. Albright, and G. C. Griswold: J. clin. Endocrin. **3,** 529 (1943).
Loraine, J. A., and J. B. Brown: Acta Endocrin. **17,** 250 (1954).
Steelman, S. L., and F. M. Pohley: Endocrinology **53,** 604 (1953).

Professor Dr. A. C. Crooke, The United Birmingham Hospitals, Department of Clinical Endocrinology, Birmingham and Midland Hospital for Women, Showell Green Lane, Sparkhill, *Birmingham* 11, England.

Istituto di Patologia Speciale Medica e Metodologia Clinica della Università di Pavia

La fotoregolazione diencefalica delle funzioni vegetative

G. Pellegrini, V. Malamani, S. Fedeli

Con 4 Figure

La possibilità che la stimolazione luminosa della retina con luce integrale possa influenzare alcune funzioni della vita vegetativa risulta prospettata e parzialmente documentata da osservazioni, prevalentemente sperimentali.

Tra queste sono da ricordare: il riflesso fotomelanoforo studiato da KOLLER e RODEWALD (1933), JORES (1933), DIETEL, quello fotogonadotropo evidenziato dalle ricerche di BENOIT e coll. (1935—1955), FLORENTIN e STUTINSKI (1936), WARREN e coll. (1936), SCHARRER e coll. (1937—1949), TRUSCOTT (1944), BROWMANN (1937) e PIGHINI (1941) ed infine il riflesso fotoglicemico studiato dal CAVALLACCI (1931).

Esistono anche, limitatamente ai normali, osservazioni di ordine clinico. Sono così state riscontrate in seguito a stimolazione luminosa della retina da parte di BASSI (1945) e di RUBINO e coll. (1948) modificazioni della glicemia, ancora dal BASSI (1945) e dal VIGNES (1938) modificazioni della pressione arteriosa e della motilità dello stomaco.

Il meccanismo di queste influenze viene ricondotto generalmente alla elaborazione diencefalica dello stimolo luminoso. Sono da ricordare a questo proposito le numerose, se pur non sempre univoche, osservazioni di anatomia e fisiologia sperimentale che, largamente integrandosi, prospettano in un complesso arco diastaltico svolgentesi attraverso le vie ottiche, i centri diencefalici e le loro connessioni coi centri vegetativi sottostanti, le vie di ricezione e di elaborazione dello stimolo luminoso, ponendo la funzionalità diencefalica al centro della genesi delle complesse influenze della vita vegetativa.

Già EDINGER (1908) aveva evidenziato che l'enucleazione dei bulbi comportava una degenerazione delle fibre nervose del nucleo sopraottico; PATE (1937) rilevava a sua volta l'esistenza, nel gatto, di correlazioni fra fibre ottiche e nuclei ovoidale e soprachiasmatico, nonchè una atrofia di dette fibre per ablazione dell'occhio controlaterale.

L'anatomia descrittiva ha notevolmente contribuito al problema così da descrivere, CAJAL (1909), WAGNER e MAYNERT (1872), OBERSTEINER (1878), GOLDSTEIN (1905), ROUSSY e MOSINGER (1933), LAHOUELLE (1934), BRUGI (1937), GEIRINGER (1938) e COLLENZA (1943), tanto negli animali quanto nell'uomo un fascio retinico tangenziale formato da fibre che decorrono attraverso il chiasma e le bendelette e terminanti intorno agli elementi del nucleo tangenziale e di un fascio tangenzio-retinico o delle fibre ottiche discendenti che contiene fibre vegetative.

Solo FREY però (1933, —35, —37, —38, —41, —50) è giunto alla precisa identificazione di tali vie di collegamento ed ha descritto nel proteus, nei primati e nell'uomo una "radice ottico-ipotalamica" che nel proteus è l'unica componente del minuscolo nervo ottico, mentre nei primati e nell'uomo è rappresentata da fibre amieliniche, embriologicamente primitive, a punto di partenza retinico e terminanti omolateralmente nella parete ipotalamica.

Tanto nei mammiferi quanto nell'uomo la radice ottico-ipotalamica corrisponde quindi ai fasci retinico-tangenziale e tangenzio-retinico ed è divisa in due tratti: un primo "radice ottica basale" terminante nel nucleo basale ottico, da riconnettere con i centri motori pupillari; un secondo tratto "radice ottica-ipotalamica" da riconnettere con ogni probabilità al sistema nervoso vegetativo, che porta all'ipotalamo eccitamenti luminosi ad azione su particolari funzioni regolate dall'ipotalamo stesso.

Il favore che in un primo tempo ha riscosso il reperto della esistenza della radice ottica basale è stato successivamente temperato da critiche e reperti contraddittori: Jefferson (1940) ha infatti constatato l'esistenza nel furetto delle vie ottiche ipotalamiche, dei fasci ottici accessori e delle terminazioni delle fibre ottiche nel nucleo ventrale del corpo genicolato laterale, sostenendo che non è necessaria la presenza di vie nervose speciali per le varie risposte biologiche alla luce, in quanto esse possono essere considerate un effetto indiretto dei cambiamenti della attività corporea dell'animale, primariamente indotti da tale stimolo.

Tale interpretazione è stata però negata da Galgano e Mazzi (1951) e da Benoit ed Assenmacher (1955) in quanto, per usare le parole di detti AA., "é basata soltanto sul mancato riconoscimento delle vie nervose che collegano la retina all'ipotalamo e su considerazioni teoriche che richiedono una più solida documentazione".

Anche Herrick ha negato, almeno negli anfibi, l'esistenza della radice ottica-ipotalamica in quanto, secondo questo AA., il Frey identificherebbe la radice ottica-ipotalamica con il fascio ottico assiale descritto da Vlassak (1893) che però, sia nell'ambystoma quanto nel necturus, e nella rana, si continua fino al tetto. In questi animali esisterebbe invece un fascio ottico accessorio anteriore, formato da fibre che prendono rapporto con la parte epichiasmatica del nucleo preottico, paragonabili al fascio preottico-ottico dei pesci descritto dall'Holmgren (1920) e non identificabile con il fascio ottico accessorio dei mammiferi.

Lo stesso Frey ha però sottolineato nel suo ultimo lavoro (1950) che negli anfibi, come del resto anche nei pesci, gli stimoli a punto di partenza retinico possono giungere alla regione preottica nei primi attraverso il fascio ottico-accessorio anteriore e nei secondi attraverso il fascio preottico-ottico, verosimilmente omologhi fra loro.

In complesso questo insieme di dati depone per l'esistenza di una radice ottica-ipotalamica deputata alla trasmissione degli impulsi luminosi dalla retina all'ipotalamo e da questi ai centri sottostanti; pertanto si può schematizzare la via seguita dallo stimolo luminoso sullo schema di un arco diastaltico [Scharrer e coll. (1949)] la cui via afferente è rappresentata dal fascio retinico-tangenziale, il centro dal diencefalo e dai centri vegetativi inferiori e le vie efferenti dalle connessioni che legano l'ipotalamo a tutto l'organismo.

Oltre i limiti di una documentazione morfologica e fisiologica, per una definizione del momento diencefalico nella regolazione neurovegetativa delle complesse funzioni dell'organismo, sta il problema clinico. Allo stato attuale questo si pone soprattutto come la necessità di raccogliere una documentazione di particolarità funzionali o disfunzionali significative di esso.

Si è così ritenuto opportuno riprendere lo studio delle modificazioni indotte a carico di diverse funzioni da una stimolazione standard del diencefalo; questa è stata ottenuta per mezzo dello stimolo luminoso portato alla retina con luce bianca derivata da una lampada e si sono documentate nel contempo le modificazioni del metabolismo idrocarbonato, della circolazione e della funzione renale. Tali ricerche sono state fatte comparativamente in soggetti normali ed in soggetti encefalopatici o discrinici in cui fosse documentabile od ammissibile una lesione organica o una perturbazione funzionale diencefalica.

Gli encefalopatici considerati sono dati da atrofie cerebrali e da epilettici, mentre i discrinici corrispondono a casi di diabete mellito, di magrezza ipofisaria, di diabete insipido, di morbo di Froehlich, di morbo di Basedow ecc.

Malgrado le inevitabili scarsezze di alcune di tali casistiche, malgrado le numerose lacune, sembra utile sin d'ora riferire i risultati ottenuti per le conclusioni di vario ordine che essi consentono di trarre.

Piano e metodica delle ricerche - Fu considerata l'azione della fotostimolazione sul metabolismo glucidico, sulla funzione circolatoria e sulla funzionalità renale.

L'azione della fotostimolazione sul metabolismo idrocarbonato fu dedotta dagli spostamenti della glicemia basale, dalla iperglicemia da carico e dalla valutazione della differenza capillaro-venosa di glucosio; questi dati sono stati integrati dalla determinazione di alcuni acidi del ciclo di Krebs.

L'azione sulla funzionalità circolatoria fu studiata considerando il comportamento della pressione arteriosa e della velocità di circolo.

L'azione sulla funzione renale fu valutata considerando il comportamento della diuresi acquosa nelle sue componenti del filtrato glomerulare e del riassorbimento tubulare. In rapporto a questi dati parve utile anche seguire le modificazioni da fotostimolazione di alcune costanti ematochimiche quali la natremia, la kaliemia, la cloruremia, la calcemia e la azotemia e conseguentemente determinare le clearances parziali in rapporto ai dati di funzione renale precedentemente ricordati.

La fotostimolazione venne praticata secondo la tecnica già seguita da altri AA. [BASSI (1945), RUBINO e coll. (1948), CAVALLACCI (1931)] esponendo il soggetto in esame per un periodo di 15' alla luce di una lampada smerigliata di 300 candele, tenuta ad un metro di distanza; e durante l'illuminazione il soggetto era invitato a fissarla.

Prima della fotostimolazione esso veniva tenuto per circa 30' in ambiente buio e ad occhi bendati. Nei soggetti in cui venne praticata la narcosi barbiturica, la foto-stimolazione veniva eseguita tenendo gli occhi aperti mediante blefarostato.

Per le varie determinazioni furono usati i seguenti metodi: *glicemia:* HAGEDORN-JENSEN eseguendo i prelievi di sangue in condizioni basali e subito dopo ed a 15', 30', 45', 60' e 90' dalla fotostimolazione.

Nelle prove da carico la fotostimolazione è stata condotta tra i 15' ed i 30' dalla ingestione di glucosio somministrato per os nella dose di gr. 0,75 per Kg. di peso corporeo.

Tabella 1. *Comportamento della glicemia in soggetti normali dopo stimolazione luminosa della retina*

	variazioni della glicemia in gr. °/₀₀						
	basale	dopo luce	15'	30'	60'	90'	120'
Uomini							
N. 1 F.S. a. 28	1,08	0,84	0,90	0,95	0,95	1,02	1,04
N. 2 T.S. a. 25	1,11	1,05	0,82	0,80	0,88	0,90	1,03
N. 3 F.G. a. 30	0,96	0,86	0,74	0,81	0,80	0,86	0,94
N. 4 C.M. a. 24	1,03	0,92	0,98	0,92	0,84	0,92	1,01
N. 5 R.G. a. 15	1,00	0,90	0,90	0,88	0,92	0,95	0,98
N. 6 F.L. a. 62	0,98	0,82	0,76	0,72	0,84	0,90	0,96
N. 7 T.P. a. 50	1,02	0,94	0,90	0,90	0,96	1,04	1,04
N. 8 P.V. a. 17	0,98	0,90	0,84	0,76	0,74	0,88	0,99
N. 9 M.C. a. 42	1,05	0,85	0,74	0,85	0,87	1,01	1,02
N. 10 C.A. a. 58	0,94	0,79	0,74	0,74	0,80	1,13	1,13
N. 11 B.P. a. 59	0,96	0,91	0,82	0,82	0,86	1,00	1,03
N. 12 B.F. a. 23	1,00	0,72	0.58	0,47	0,74	1,04	1,02
N. 13 N.F. a. 42	1,04	0,98	0,85	0,86	0,79	0,64	0,89
N. 14 S.P. a. 49	1,00	0,98	0,92	0,93	0,90	1,03	1,03
Donne							
N. 1 P.M. a. 48	1,07	0,88	0,82	0,73	0,90	0,87	1,01
N. 2 F.S. a. 28	0,99	0,84	0,80	0,84	0,82	0,91	0,99
N. 3 F.C. a. 23	1,02	0,88	0,87	0,85	0,92	0,87	0,94
N. 4 S.N. a. 60	0,97	0,86	0,80	0,80	0,86	0,97	0,99
N. 5 C.M. a. 25	1,08	0,91	0,87	0,94	0,95	1,02	1,04
N. 6 N.T. a. 14	1,04	0,99	0,82	0,80	0,95	1,03	1,05
N. 7 R.E. a. 21	1,07	0,90	0,91	0,94	0,95	1,03	1,04
N. 8 T.A. a. 15	1,05	1,02	1,00	0,96	0,98	1,00	1,11
N. 9 G.L. a. 45	1,00	0,93	0,92	0,86	0,84	0,92	0,99
N. 10 D.C. a. 28	1,00	0,85	0,83	0,83	0,86	1,00	1,02
N. 11 B.A. a. 50	1,12	0,94	0,88	0,84	0,82	0,80	0,98
N. 12 C.G. a. 27	1,09	0,98	0,92	0,86	0,92	0,98	0,99
N. 13 F.L. a. 25	1,11	0,92	0,84	0,82	0,88	0,78	1,08
N. 14 F.M. a. 17	0,92	0,84	0,80	0,90	0,86	0,82	0,96
Valori medi su 28 osservazioni	±1,02	0,90	0,80	0,84	0,87	0,94	
Errore standard	±0,9	±1,4	±1,4	±1,4	±1,4	±1,4	

Pressione arteriosa, metodo ascoltatorio di Korotkoff; le determinazioni furono seguite in condizioni basali, subito dopo lo stimolo luminoso e dopo 5', 10', 15' e 30' da esso.

Tempo di circolo: metodo al deidrocolato sodico nel tratto braccio-lingua determinazioni in condizioni basali, dopo 7' e dopo 14' di luce.

Esposizione dei risultati — Nel soggetto normale in condizioni basali si osserva una diminuzione della glicemia che inizia già durante la stimolazione e continua per circa mezz'ora per poi ritornare gradatamente entro l'ora e mezza all'incirca ai valori di partenza. Le oscillazioni massime raggiunte con questa stimolazione corrispondono ad una glicemia di meno 20%; il margine di oscillazione è molto modesto in quanto si hanno riduzioni che variano tra meno 18% e meno 22%; su 28 casi questo comportamento si è dimostrato costante e non si sono rilevate in nessun modo differenze significative (ved. Tab. 1).

In condizioni patologiche si osservano tanto modificazioni glicemiche simili a quelle ottenute nei soggetti normali, quanto modificazioni sensibilmente differenti; queste ultime possono presentarsi in quattro tipi principali: in alcuni casi si ha una risposta ipoglicemica accentuata (tipo iperreattivo); in altri casi la reazione ipoglicemica è molto più modesta o manca (tipo iporeattivo); in altri ancora può aversi una reattività invertita (tipo paradosso) e finalmente si può osservare anche una reazione caratterizzata dalla successione di oscillazioni glicemiche in più od in meno che possono susseguirsi in modo diverso determinando aspetti differenti della curva (tipo atassico) (cfr. Fig. 1).

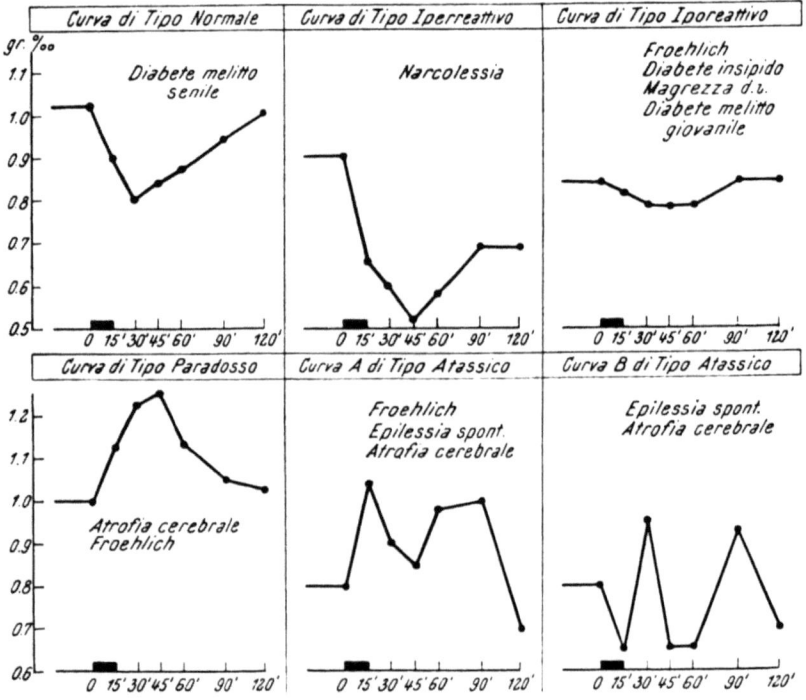

Fig. 1. Variazioni glicemiche da fotostimolazione della retina

E' di notevole interesse considerare le casistiche in cui noi abbiamo trovato questi tipi di curva: nei diencefalopatici e negli atrofici del cervello predominano le modificazioni riflesse di tipo atassico della glicemia e più raramente modificazioni paradosse.

La reazione con depressione glicemica ridotta (tipo iporeattivo) è stata riscontrata nella magrezza essenziale, nel diabete mellito di tipo giovanile, nel diabete insipido ed anche in alcuni casi di morbo di Froehlich; nel morbo di Froehlich però si è rilevato in alcuni casi una curva glicemica ad andamento paradosso cioè con aumento della glicemia; finalmente la curva di tipo iperreattivo si è riscontrata solo nei casi di narcolessia, mentre nei casi di diabete mellito si è costantemente avuta una curva di tipo normale (cfr. Fig. 1 e Tab. 2).

Tabella 2. *Comportamento della glicemia nelle varie condizioni patologiche da stimolazione luminosa della retina*

	variazioni della glicemia in gr. $^o/_{oo}$						
	basale	dopo luce	15'	30'	60'	90'	120'
a) Epilettici							
N. 1 B.A. a. 47	0,65	0,96	0,77	0,77	0,74	0,89	0,99
N. 2 B.L. a. 38	0,63	0,74	0,78	0,78	1,03	1,09	0,67
N. 3 C.C. a. 28	0,90	1,04	0,93	0,85	0,88	0,97	0,64
N. 4 C.L. a. 62	0,75	0,61	0,93	0,54	0,50	0,93	0,64
N. 5 G.S. a. 18	0,88	0,72	0,94	0,97	0,83	0,92	0,80
N. 6 D.G. a. 40	0,73	0,84	0,85	0,73	0,79	0,97	0,69
b) Atrofia cerebrale							
N. 1 G.M. a. 58	1,24	1,06	0,79	0,97	0,92	0,51	0,79
N. 2 B.C. a. 52	0,81	0,52	0,70	0,53	0,58	0,66	0,68
N. 3 G.C. a. 43	0,96	0,87	0,94	0,83	0,92	0,02	0,92
N. 4 B.A. a. 64	0,88	0,14	1,19	1,24	1,08	0,76	0,83
N. 5 A.S. a. 52	0,79	0,82	0,82	0,75	0,84	0,76	0,85
N. 6 M.C. a. 49	1,03	0,96	0,94	0,88	0,85	0,90	0,90
N. 7 M.C. a. 58	0,85	0,90	0,96	0,88	0,97	0,81	0,93
c) Diabete mellito giovanile							
N. 1 V.L. a. 14	3,25	3,25	3,25	3,25	3,11	3,07	3,08
N. 2 S.F. a. 16	2,18	2,04	2,18	2,08	1,98	1,96	1,90
N. 3 C.A. a. 26	1,67	1,67	1,68	1,72	1,77	1,77	1,77
d) Diabete mellito senile							
N. 1 M.L. a. 69	2,08	1,83	1,81	1,65	1,54	1,41	1,76
N. 2 C.M. a. 61	3,27	3,13	3,13	3,03	3,31	3,35	3,17
N. 3 B.L. a. 63	1,80	1,41	1,44	1,58	1,62	1,70	1,75
N. 4 V.C. a. 69	1,30	1,25	1,19	1,14	1,16	1,26	1,32
N. 5 G.G. a. 69	2,01	1,88	1,82	1,82	1,74	1,80	1,97
N. 6 N.G. a. 74	1,50	1,42	1,42	1,55	1,55	1,59	1,58
e) Diabete insipido							
N. 1 B.D. a. 50	0,93	0,82	0,83	0,83	0,87	0,93	0,92
N. 2 V.A. a. 19	0,90	0,90	0,86	0,85	0,86	0,90	0,90
N. 3 B.F. a. 48	0,70	0,70	0,66	0,66	0,61	0,73	0,66
f) Narcolessia							
N. 1 C.G. a. 68	1,10	0,67	0,59	0,54	0,68	0,76	0,77
N. 2 C.A. a. 19	0,70	0,65	0,60	0,50	0,42	0,51	0,52
g) Magrezza diencefalo-ipofisaria							
N. 1 Z.A. a. 34	0,84	1,03	0,86	0,98	1,05	0,93	0,88
N. 2 A.M. a. 28	1,00	1,13	1,22	1,27	1,13	1,05	1,03
N. 3 S.M. a. 19	0,75	0,63	0,77	0,67	0,77	1,09	1,04
N. 4 M.T. a. 34	0,88	0,62	0,61	0,62	0,74	0,76	0,76
N. 5 D.R. a. 15	0,97	0,95	0,92	0,86	0,92	0,81	0,88
h) Distrofia adiposo-genitale							
N. 1 M.M. a. 10	0,70	0,88	0,79	0,92	1,04	0,72	0,68
N. 2 C.A. a. 10	0,69	0,76	0,83	0,83	0,83	0,92	0,83
N. 3 D.L. a. 14	0,95	1,12	0,83	1,15	1,22	1,06	0,65
N. 4 F.L. a. 14	0,92	0,92	0,86	0,85	0,95	0,95	0,95
N. 5 C.M. a. 10	0,84	0,81	0,77	0,70	0,70	0,54	0,64

* * *

Tanto nei soggetti normali quanto nei patologici è stato seguito l'andamento della glicemia da stimolazione luminosa della retina dopo *anestesia* sia con barbiturici, che in realtà intervengono anche nella reattività diencefalica, quanto con idrato di cloralio, per il quale si ritiene che agisca prevalentemente sulla zona corticale e molto meno sulla base del cervello. Ora le reazioni glicemiche ottenute sono di tipo analogo e di entità maggiore a quelle che si osservano in condizioni basali, sia per le reazioni normali che per quelle abnormi. In effetti si può esservare, durante l'anestesia soprattutto barbiturica, che la reazione fotoglicemica conserva, accentuato, il tipo di andamento che presentava nel soggetto non narcotizzato (cfr. Fig. 2).

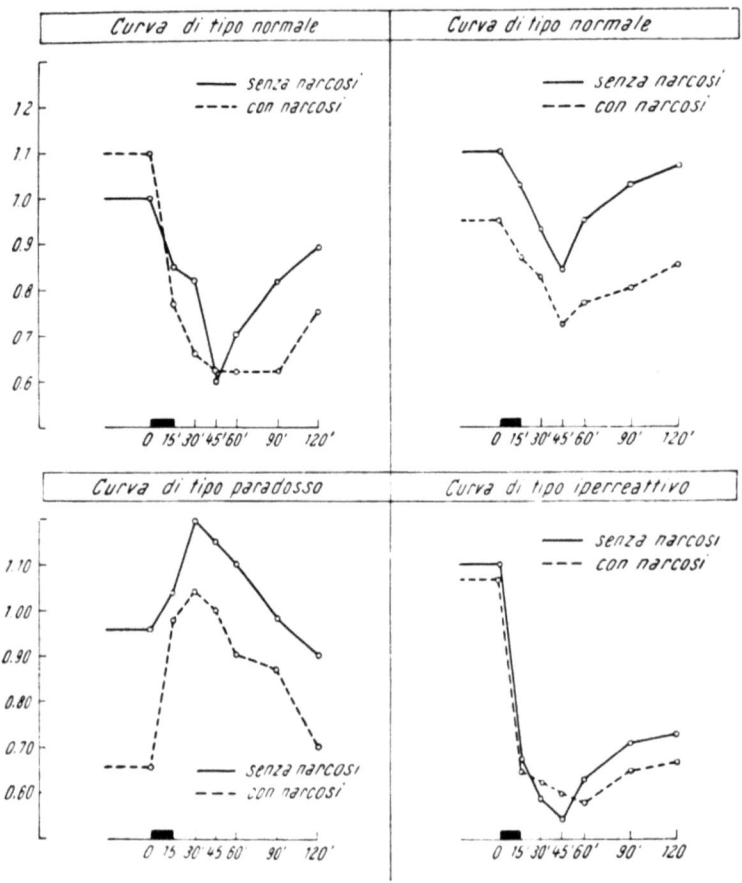

Fig. 2. Variazioni glicemiche da fotostimolazione retinica con o senza narcosi

La curva o meglio l'aumento della glicemia indotta sul normale dal carico glicidico risulta in genere attenuata dalla fotostimolazione, mentre nei soggetti patologici si possono osservare modificazioni di tipo diverso caratterizzate ora da una attenuazione della curva glicemica ora da un aumento della stessa (cfr. Tab. 3 e Fig. 3).

Nella Fig. 3 sono riportate al proposito tre curve fra le più significative che rispecchiano l'andamento della curva da carico di glucosio al buio e dopo stimolazione della retina in un soggetto normale, in un morbo di Basedow ed infine in un morbo di Cushing.

Mentre nel normale e nel Cushing si osserva una attenuazione della risposta ipoglicemica da carico di glucosio dopo fotostimolazione, nel morbo di Basedow qui considerato, si osserva una iperglicemia da carico più spiccata ed un più lento ritorno della stessa ai valori di partenza.

Tale comportamento non è però caratteristico di tale forma in quanto in un altro caso considerato si è avuto in seguito a fotostimolazione una attenuazione della curva.

Tabella 3. *Comportamento della curva da carico di glucosio in soggetti normali e patologici tenuti al buio e dopo stimolazione luminosa (stimolo tra i 15' ed i 30')*

| | | glicemia gr. %₀ | | | | | | | |
		basale	15'	30'	45'	60'	75'	90'	120'
Normali									
M.P. a. 46	al buio	0,86	1,49	1,97	1,28	1,26	0,95	0,89	0,68
	stimolo	0,85	1,42	1,82	1,24	1,09	0,92	0,89	0,67
M.M. a. 46	al buio	1,00	1,70	1,74	2,04	1,98	1,38	1,18	0,87
	stimolo	1,10	1,56	1,79	1,83	1,36	1,22	0.86	0,62
D.G. a. 15	al buio	0,91	1,41	1,80	1,56	1,32	1,48	1,06	0,88
	stimolo	0,90	1,46	1,73	1,36	1,28	1,14	1,02	0,59
M.M. a. 25	al buio	1,04	1,18	1,36	1,54	1,67	1,60	1,42	1,06
	stimolo	1,03	1,20	1,34	1,48	1,56	1,42	1,33	0,97
F.S. a. 28	al buio	0,97	1,24	1,53	1,60	1,58	1,32	1,20	0,95
	stimolo	1,00	1,26	1,44	1,38	1,30	1,18	1,02	0,83
Morbo di Basedow									
B.L. a. 21	al buio	1,32	1,85	2,54	2,30	1,96	1.94	1,94	1,93
	stimolo	1,30	1,88	2,20	1,94	1,24	1,18	1,10	1,07
Z.E. a. 34	al buio	1,16	1,34	1,50	1,66	1,98	1,98	1,98	1,18
	stimolo	1,22	1,39	1,83	1,96	2,00	1,96	1,87	1,49
Morbo di Cushing									
V.P. a. 37	al buio	0,93	1,28	1,58	1,64	1,76	1,91	1,93	1,80
	stimolo	0,95	1,27	1,36	1,40	1,58	1,62	1,64	1,57
Ipertrofia timica									
G.G. a. 7	al buio	0,72	1,46	1,34	1,27	1,12	0,95	0,96	1,00
	stimolo	0,76	1,49	1,11	0,81	0,74	0,70	0,79	0,90
Lipomatosi dolorosa di dercum									
B.E. a. 42	al buio	0,80	0,92	1,14	1,03	0,98	0,78	0,78	0,65
	stimolo	0,83	0,96	1,25	1,78	1,19	0,94	0,76	0,68

* * *

La fotostimolazione induce un costante aumento della differenza capillaro-venosa di glucosio; questo fatto si presenta più accentuato in alcuni casi patologici quali il diabete mellito e la narcolessia, mentre nei soggetti con reazione paradossa o con curva iporeattiva non si osservano che spostamenti insignificanti della glicemia differenziale (cfr. Tab. 4).

Il tasso ematico degli acidi piruvico, alfachetoglutarico e citrico si è presentato costantemente aumentato nei soggetti normali dopo stimolazione luminosa della retina. In un caso di diabete mellito si è riscontrato un aumento del tutto sovrapponi-bile a quello osservato nei soggetti normali per quanto riguarda l'acido piruvico, non si sono avuti invece spostamenti dell'acido citrico mentre l'acido alfachetogluta-rico è aumentato notevolmente. Nei soggetti con curva glicemica da stimolo luminoso a tipo iporeattivo si è notata una scarsa risposta nel senso di un lieve aumento dell'acido piruvico mentre l'acido citrico ed alfachetoglutarico sono risultati indosabili; infine in un soggetto che presentava una risposta iperglicemica alla stimolazione luminosa il comportamento degli acidi del ciclo di KREBS studiati è stato inverso a quello osservato nel normale in quanto si è osservato un aumento dell'acido citrico ed una diminuzione spiccata tanto dell'acido piruvico che dell'acido alfachetoglutarico (cfr. Tab. 5).

La stimolazione luminosa della retina induce nel normale anche modificazioni della pressione arteriosa e della velocità di circolo caratterizzate da aumento della pressione arteriosa sia come massima che come minima. L'aumento della massima

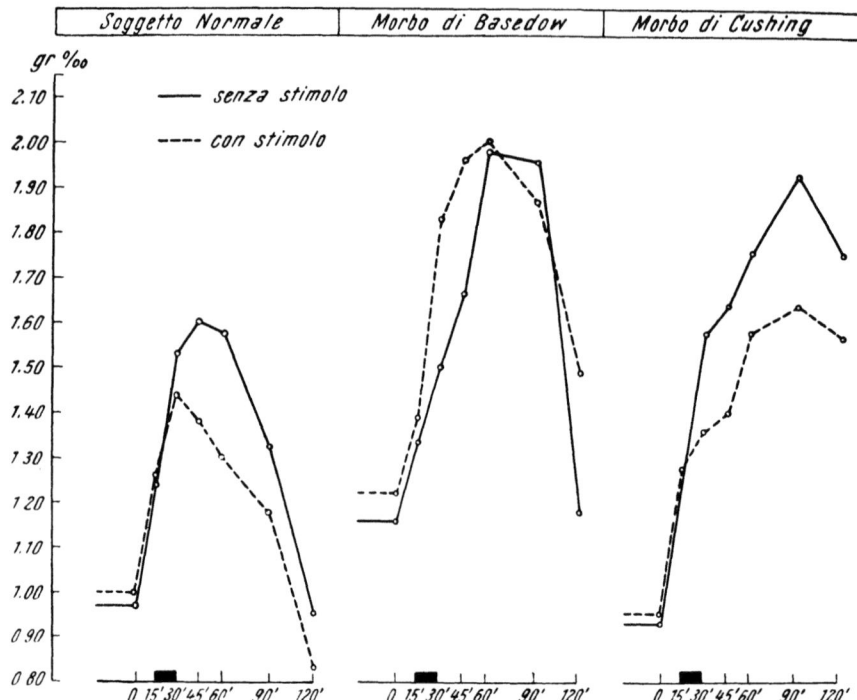

Fig. 3. Curva da carico di glucosio in soggetti al buio e da fotostimolazione

Tabella 4. *Comportamento della glicemia capillare e venosa da stimolazione luminosa della retina*

			glicemia gr. ⁰/₀₀				
			basale	15′	30′	45′	60′
N. 1 L.A.	a. 26	capil.	1,10	1,03	0,93	0,93	1,03
		venos.	0,93	0,71	0,75	0,76	0,94
N. 2 V.A.	a. 26	capil.	0,90	0,82	0,65	0,65	0,72
		venos.	0,84	0,59	0,58	0,60	0,68
N. 3 M.C.	a. 36	capil.	1,09	0,99	0,84	0,86	0,91
		venos.	1,05	0,87	0,72	0,75	0,79
N. 4 C.M. diabete mell.	a. 47	capil.	1,39	1,36	0,83	0,92	1,02
		venos.	1,25	1,24	0,83	0,85	0,99
N. 5 C.A. narcolessia	a. 19	capil.	0,78	0,67	0,62	0,53	0,48
		venos.	0,67	0,55	0,50	0,46	0,40
N. 6 M.G. iporeattività	a. 28	capil.	0,72	0,81	0,77	0,72	0,72
		venos.	0,70	0,79	0,76	0,71	0,70
N. 7 D.G. paradossa	a. 40	capil.	0,90	1,04	1,13	1,09	1,04
		venos.	0,85	0,96	1,05	1,04	1,00

è però leggermente superiore a quello della minima; la differenziale presenta così dei molto modesti spostamenti che iniziano durante la stimolazione e si prolungano per circa dieci primi dalla cessazione dello stimolo. La frequenza e il tempo di circolo hanno invece un comportamento opposto in quanto caratterizzati da una riduzione (cfr. Tab. 6).

Tabella 5. *Comportamento della glicemia e del tasso ematico degli acidi piruvico, alfa-chetoglutarico e citrico in seguito a stimolazione luminosa della retina in soggetti normali e patologici*

Diagnosi		basale	dopo stimolo	dopo 15' dallo stimolo
N. 1 G.L.	Normale	glicem. 1,09	0,99	0,84 g⁰/₀₀
		piruv. 0,44	0,50	0,85 mg⁰/₀
		chet. 0,04	0,07	0,16 mg⁰/₀
		citric. 0,29	0,36	0,93 mg⁰/₀
N. 2 V.G.	Normale	glicem. 1,10	1,03	0,93 g⁰/₀₀
		piruv. 0,49	0,57	0,61 mg⁰/₀
		chet. 0,04	0.05	0,08 mg⁰/₀
		citric. 0,50	0,50	0,97 mg⁰/₀
N. 3 M.A.	Normale	glicem. 0,90	0,82	0,65 g⁰/₀₀
		piruv. 0,41	0,68	0,54 mg⁰/₀
		chet. 0,04	0,05	0,04 mg⁰/₀
		citric. 0,21	0,59	1,14 mg⁰/₀
N. 4 M.G.	Iporeattivo	glicem. 0,72	0,71	0,77 g⁰/₀₀
		piruv. 0,34	0,33	0,39 mg⁰/₀
		chet. ind.	ind.	ind.
		citric. ind.	ind.	ind.
N. 5 D.G.M.	Epilessia	glicem. 0,98	1,24	1,18 g⁰/₀₀
		piruv. 0,25	0,19	0,19 mg⁰/₀
		chet. 0,07	0,06	0,07 mg⁰/₀
		citric. 0,51	0,66	0,71 mg⁰/₀
N. 6 M.L.	Diabete	glicem. 2,08	1,83	1,59 g⁰/₀₀
		piruv. 0,57	0,58	0,63 mg⁰/₀
		chet. 0,07	0,06	0,07 mg⁰/₀
		citric. 0,51	0,66	0,71 mg⁰/₀
N. 7 C.M.	Diabete	glicem. 1,39	1,36	0,83 g⁰/₀₀
		piruv. 0,33	0,52	0,56 mg⁰/₀
		chet. 0,06	0,09	0.13 mg⁰/₀
		citric. 0,21	0,36	0,82 mg⁰/₀

Negli atrofici cerebrali la stimolazione luminosa della retina comporta invece una diminuzione della pressione massima e minima, più spiccata però a carico della massima; si riduce la velocità di circolo e la frequenza del polso. Negli epilettici mancano invece spostamenti significativi della pressione arteriosa e della velocità di circolo, mentre la frequenza del polso tende ad aumentare (cfr. Tab. 6).

L'azione della fotostimolazione retinica sulla funzione renale è stata valutata considerando il comportamento della diuresi acquosa nelle sue componenti del filtrato glomerulare e del riassorbimento tubulare.

La diuresi acquosa e le sue componenti in casi normali non presentano per azione della stimolazione luminosa della retina spostamenti significativi (cfr. Fig. 5); negli atrofici cerebrali invece la diuresi acquosa aumenta in modo netto per un incremento della filtrazione glomerulare non compensato da un aumento del riassorbimento tubulare che si mantiene praticamente invariato; negli epilettici si ha un duplice tipo di reazione; in un primo tipo si osserva un aumento della diuresi con riduzione

Tabella 6. *Comportamento della pressione arteriosa, della frequenza del polso e della velocità di circolo in soggetti normali e patologici (valori medi)*

| | | | Pressione arteriosa mm. HG e frequenza polso al m' | | | | Tempo | di circolo m" | |
			basale	dopo luce	a 5' luce	a 10' luce	basale	7' luce	14' luce
Normali	10 casi	P.A.	121/78	125/80	121/77	118/76	15,6	12,6	12,2
		polso	75	70	73	77			
Atrofia cerebrale	12 casi	P.A.	150/85	147/82	144/81	148/83	16	18	19
		polso	73	70	67	75			
Epilettici	8 casi	P.A.	152/67	131/77	128/80	132/80	16	16	16
		polso	76	82	85	82			

della filtrazione quanto una riduzione del riassorbimento tubulare, nel secondo tipo si ha il comportamento opposto e cioè diminuzione della diuresi con riduzione della filtrazione ed aumento del riassorbimento tubulare (cfr. Fig. 4).

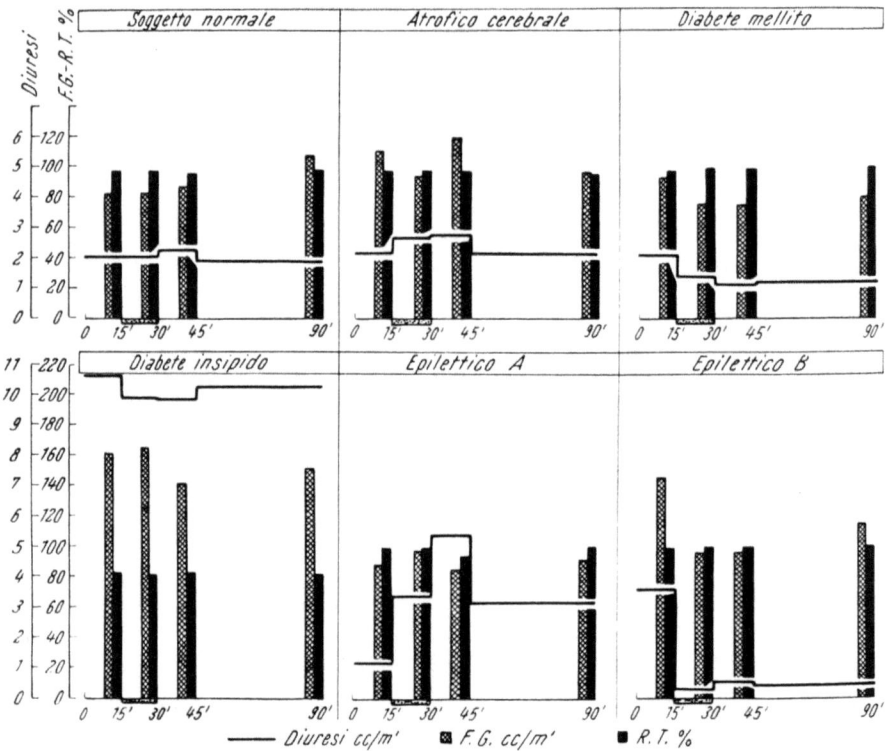

Fig. 4. Variazioni della diuresi, della filtrazione glomerulare in soggetti normali e patologici da foto-stimolazione retinica

In casi di diabete insipido si è osservata in seguito a fotostimolazione della retina una modesta riduzione della diuresi secondaria ad una riduzione della filtrazione glomerulare e ad un aumento del riassorbimento tubulare; infine in casi di diabete mellito si è riscontrato una riduzione della diuresi acquosa dovuta anche in questo caso sia ad una riduzione della filtrazione glomerulare quanto ad un aumento del riassorbimento tubulare (cfr. Tab. 7).

Tabella 7. *Variazioni medie della diuresi, della filtrazione glomerulare e del riassorbimento tubulare in soggetti: normali e patologici da stimolazione retinica*

	Diuresi cc/m'				Filtrazione glomerulare cc/m'				Riassorbimento tubulare %			
	basale 15 m'	luce 15 m'	30 m'	30→75 m'	basale 15 m'	luce 15 m'	30 m'	30→75 m'	basale 15 m'	luce 15 m'	30 m'	30→75 m
Soggetto normale	2,00	2,00	2,26	1,88	81,84	81,84	87,07	108,61	97,56	97,56	97,40	98,27
Atrofico cerebrale	2,18	2,65	2,77	2,15	110,03	93,16	119,25	96,87	97,82	97,83	97,85	96,17
Diabete mellito	2,05	1,35	1,10	1,16	92,45	75,30	76,18	79,88	97,56	98,10	98,30	98,51
Diabete insipido	10,61	9,86	9,83	10,27	160,42	165,48	140,12	150,10	82,17	82,04	82,18	82,08
Epilettico a)	1,13	3,33	5,36	3,11	87,37	97,17	85,33	90,75	98,70	98,57	93,72	96,69
Epilettico b)	3,52	0,25	0,50	0,40	146,04	96,01	95,85	113,96	97,59	99,74	99,43	99,65

Tabella 8. *Variazioni medie del tasso elettrolitico in soggetti normali e patologici da fotostimolazione retinica*

	Natriemia				Potassiemia				Cloremia				Calcemia			
	basale	luce	30 m'	30→75 m'	basale	luce	30 m'	30→75 m'	basale	luce	30 m'	30→75 m'	basale	luce	30 m'	30→75 m'
Soggetto normale	334,79	334,79	334,79	334,79	17,14	17,10	17,19	17,88	497,25	497,25	497,25	497,25	9,18	9,20	9,18	9,18
Atrofico cerebrale	333,09	333,09	333,09	333,09	18,76	18,77	18,95	18,82	494,57	494,06	490,23	491,04				
Diabete mellito	327,29	327,29	327,29	327,29	20,30	20,30	19,66	19,91	505,53	497,76	501,51	501,51				
Diabete insipido	328,14	328,14	328,14	328,14	18,17	18,14	18,12	18,15	480,18	480,18	480,18	480,18				
Epilettico a)	341,36	341,36	341,36	341,36	17,83	17,83	17,83	17,83	468,00	468,00	468,00	468,00				
Epilettico b)	328,14	328,14	328,14	328,14	18,26	18,26	18,26	18,26	483,40	483,40	483,40	483,40				

Sono pure stati documentati gli spostamenti degli elettroliti del plasma da foto-stimolazione retinica, tenendo conto della relativa dinamica renale delineata dal carico tubulare, dalla quantità urinata e dal riassorbimento tubulare in per cento di ciascun elettrolita.

Nei soggetti normali la stimolazione luminosa della retina non comporta modificazioni significative del tasso ematico di nessuno degli ioni considerati, così pure negli epilettici e nel diabete insipido; al contrario negli atrofici cerebrali si è rilevato una lieve caduta della cloremia ed un aumento modesto della kaliemia; nel diabete mellito invece si nota una lieve caduta tanto della cloremia quanto della kaliemia. In nessuno dei casi studiati si sono osservate modificazioni della calcemia (cfr. Tab. 8).

La dinamica renale degli ioni non ha subito modificazioni nel normale in seguito a fotostimolazione retinica; nell'atrofia cerebrale si è invece assistito ad una modificazione di essa sia per quanto riguarda il sodio, sia per quanto concerne il potassio ed il cloro; in effetti la stimolazione luminosa ha comportato per il sodio un aumento del carico tubulare e della quantità urinata ed una diminuzione del riassorbimento tubulare in per cento, per il potassio un aumento del carico tubulare e del riassorbimento tubulare ed una diminuzione della quantità filtrata ed infine per il cloro un aumento della quantità urinata e del carico tubulare ed una diminuzione del riassorbimento tubulare.

Nel diabete insipido si è avuto uno stesso comportamento per tutti e tre gli ioni caratterizzato da una diminuzione del carico tubulare e della quantità urinata e da un aumento del riassorbimento tubulare in per cento. Nel diabete mellito si è rilevato per il sodio ed il cloro una diminuzione del carico tubulare e della quantità urinata ed un aumento del riassorbimento tubulare, mentre per il potassio si è rilevato un aumento del carico tubulare, della quantità filtrata e del riassorbimento tubulare in per cento.

Come per la diuresi acquosa, negli epilettici si devono distinguere due tipi di comportamento caratterizzati il primo da un aumento per tutti e tre gli ioni sia del carico tubulare che del riassorbimento e da mancanza di modificazioni della quantità urinata, il secondo in cui si ha l'inverso del comportamento precedente in quanto caratterizzato da una diminuzione sia del carico che del riassorbimento tubulare dei tre ioni mentre la quantità urinata rimane invariata in seguito a stimolo luminoso.

Considerazioni

Dal complesso dei risultati, ancora largamente incompleto, sembra di poter trarre alcune deduzioni. E'ovvio che le modificazioni funzionali rilevate sono indotte prevalentemente da una stimolazione diencefalica; la possibilità di interferenze di ordine psichico parrebbe molto limitata, sia per la modalità con cui si manifestano le modificazioni funzionali, sia per essere più spiccate nell'ambito del ricambio e poco spiccate nell'ambito della circolazione e della funzione renale, sia anche per il fatto che le differenze che per esse si notano durante la narcosi sono caratterizzate da una maggiore intensità del fenomeno che rimane però sostanzialmente eguale nell'andamento.

Comunque nelle reazioni da fotostimolazione non si mette in azione un dato organo od un singolo centro neurovegetativo ma la stimolazione diencefalica agisce su di un complesso di funzioni, in cui figurano regolazioni nervose neurovegetative, ormoniche ed umorali; é quindi verosimile che le modificazioni delle reazioni da fotostimolazione documentate negli encefalopatici siano espressione di primitive alterazioni del sistema diencefalico, cioé il fatto nervoso parrebbe primitivo. Nelle discrinie a priori parrebbe verosimile l'evenienza di reazioni modificate anche o prevalentemente in rapporto con i momenti discrinici; il rilievo però, anche nelle discrinie, di modificazioni delle reazioni da fotostimolazione a carico dei diversi sistemi parrebbe documentare almeno una condizione disfunzionale pure a carico del diencefalo forse secondaria, ma con maggior probabilità primitiva.

Le reazioni funzionali da fotostimolazione sono diverse: già in condizioni normali si verificano modificazioni che trovano corrispondenze differenti secondo le singole funzioni; ad es. le modificazioni del metabolismo glicidico sono nel loro complesso di tipo vagale con le inerenti componenti anaboliche della ipo-glicemia, aumento della glicemia differenziale capillaro-venosa ed aumento degli acidi del ciclo di KREBS. Al contrario le modificazioni della circolazione date nel normale da un aumento sia pure modesto della grandezza circolatoria non sono certo di tipo vagale ma piuttosto di tipo simpatico e finalmente anche la mancanza nel normale di modificazioni della funzione renale e di spostamenti degli elettroliti presenta comparativamente alle modificazioni evidenti di questi atteggiamenti funzionali nei casi patologici uno stesso significato.

In effetti in condizioni patologiche gli spostamenti delle reazioni alla foto-stimolazione, che specie nell'ambito del ricambio sembrano denunciare un eccesso od un difetto di una reattività od una profonda alterazione di esso sono non definibili con sicurezza come espressione di un tipo di disfunzione diencefalica, comunque parrebbe corrispondere ad una disfunzione di questo organo e poichè il diencefalo è un organo estremamente complesso, in cui sono localizzabili diversi centri, è evidente che tali differenze sono espressione di differenti localizzazioni di patimenti o di lesioni prevalentemente in senso topografico, anche se attual-mente non è possibile schematizzare con sicura corrispondenza un rapporto fra atteggiamento disfunzionale di questo genere e condizioni anatomiche o topo-graficamente disfunzionali del diencefalo.

Al termine di questa breve discussione e rifacendoci anche a quanto è stato da altri esposto e documentato sperimentalmente nel modo più sicuro sulla regolazione da parte di particolari nuclei e centri del diencefalo si può prospettare l'ipotesi che anche le alterazioni funzionali documentabili clinicamente nel paziente sia con prove funzionali di questo tipo quanto con quelle di altro tipo possano corrispondere a diverse condizioni morfologiche o disfunzionali. Non crediamo però che attualmente sia possibile nel campo clinico arrivare ad una più esatta definizione di corrispondenze tra funzione e condizione anatomica o disfunzionale.

Riassunto

Allo scopo di meglio definire l'importanza fisiologica della fotostimolazione dience-falica ed i suoi meccanismi di azione, se ne sono studiati gli effetti su diverse attività fisiologiche nell'uomo: tra queste il metabolismo dei carboidrati, la funzione renale, quella gastrica e quella circolatoria.

La ricerca è stata condotta sia su soggetti normali che in individui affetti da forme morbose variamente interessanti il sistema neuro-vegetativo ed il nevrasse ed in particolare il diencefalo.

Si è così anzitutto precisato che la fotostimolazione interviene in misura maggiore o minore in quasi tutte le funzioni studiate, ma con differenze individuali sensibili. In secondo luogo che si sono riscontrate differenze di comportamento tra i soggetti normali ed i patologici, in rapporto alle diverse forme morbose.

Si prospetta così e si documenta l'importanza della fotostimolazione come cofattore di regolazione delle diverse funzioni vegetative; tale azione appare verosimilmente mediata attraverso l'eccitazione diencefalica, soprattutto per le differenti modalità con cui essa si estrinseca nei normali e nei soggetti in cui sia documentata o prospet-tabile l'esistenza di una lesione o di una disfunzione del diencefalo.

I presenti risultati sembrano costituire un contributo alla semeiologia della funzio-nalità diencefalica.

Summary

In order to better define the physiological importance of diencephalic photo-stimulation and its mechanisms of action, its effects on various physiological activities in man have been studied: among these, carbohydrate metabolism, renal, gastric and circulatory functions.

The research was carried out both in normal subjects and in subjects affected by diseases which in various ways concerned the neurovegetative system and the central nervous system, in particular, the diencephalon.

First of all, it was established that photostimulation takes part more or less in almost all the functions under examination but with marked individual differences. Secondly, differences in behaviour were observed between normal and pathological subjects, in relation to the various diseases.

In this is shown and proved the importance of photostimulation as cofactor of regulation of various vegetative functions: it appears likely that this effect takes place by means of diencephalic stimulations, especially on account of the different aspects which it shows in normal subjects and in subjects in whom the existence of a lesion or of a disfunction of the diencephalon is either proved or probable.

The present research appears to represent a contribution to the semiology of diencephalic functions.

Zusammenfassung

Um die physiologische Bedeutung der diencephalen Photostimulation und ihre Wirkungsmechanismen näher zu bestimmen, wurden ihre Effekte auf verschiedene physiologische Funktionen beim Menschen untersucht: unter anderem auf den Kohlehydratstoffwechsel, die Nieren-, Magen- und Kreislauffunktion.

Die Untersuchung wurde sowohl an normalen Personen als auch an Patienten, die an Krankheiten des neurovegetativen und des cerebrospinalen Systems, besonders aber des Diencephalon litten, durchgeführt.

Dadurch wurde in erster Linie festgestellt, daß die Photostimulation mehr oder weniger, an fast allen untersuchten Funktionen jedoch mit beträchtlichen individuellen Abweichungen, teilnimmt. Weiters, daß Reaktionsunterschiede zwischen normalen und kranken Personen, je nach Erkrankung, bestehen.

Auf diese Weise demonstriert und beweist man die Wichtigkeit der Photostimulation als eines an der Steuerung der verschiedenen vegetativen Funktionen mitwirkenden Faktors. Diese Wirkung wird wahrscheinlich durch den diencephalen Reiz vermittelt, da sich bei Normalen gegenüber Personen, bei denen eine Läsion oder eine Funktionsstörung des Diencephalon bewiesen oder wahrscheinlich ist, ganz verschiedene Reaktionen zeigen.

Die genannten Ergebnisse scheinen einen Beitrag zur Semiologie der diencephalen Tätigkeit zu bilden.

Résumé

Au but de mieux établir l'importance physiologique de la photostimulation diencéphalique et ses mécanismes d'action, on en a étudié les effets sur des différentes activités physiologiques de l'homme: parmi lesquelles le métabolisme des carbohydrates, les. fonctions rénale, gastrique et circulatoire.

La recherche a été réalisée sur des sujets normaux et sur des individus atteints de différentes maladies du système neurovégétatif et du système nerveux central, particulièrement le diencéphale.

On a avant tout précisé ainsi que la photostimulation prend part, d'une mesure plus ou moins grande, à toutes les fonctions étudiées, mais avec de remarquables différences individuelles. Secondement, on a observé des différences dans la conduite entre les sujets normaux et pathologiques, en relation avec les différentes maladies.

On démontre et on prouve ainsi l'importance de la photostimulation comme co-facteur de régulation des différentes fonctions végétatives; cette action semble être probablement médiate à travers l'excitation diencéphalique, surtout à cause des différents aspects qu'elle montre dans les normaux et dans les sujets sûrement ou probablement porteurs d'une lésion ou d'une dysfonction du diencéphale.

Ces résultats semblent constituer une contribution à la sémiologie de la fonctionnalité diencéphalique.

Bibliografia

Bassi, M.: Le reazioni vegetative agli stimoli luminosi. Nota I — L'influenza della stimolazione luminosa sulla glicemia. Nota II — L'influenza degli stimoli luminosi sulla motilità ed il tono dello stomaco. Nota III — Le reazioni cardiovascolari alla stimolazione luminosa della retina. Rass. Neurol. Veget. 4—5 (1945).

Benoit, I. e I. Assenmacher: Le contrôle hypothalamique de l'activité gonadotrope. J. Physiol. 47, 427—567 (1955).

Browmann, L. G.: Light in its relation to activity and estrous in the albino rat. J. exper. Zool. 75, 375 (1937).

Brugi, G.: Reperti istologici sperimentali nel pollo a conferma di dirette connessioni del tratto ottico con la zona anteriore dell'ipotalamo. Mon. Zool. Ital. 16, 264—268 (1937).

CAJAL: Citato da RUBINO e coll.
CAVALLACCI, G.: Influenza dell'eccitazione luminosa della retina sul tasso glicemico. Arch. Oftalm. **43**, 101—109 (1937).
COLLENZA, D.: Contributo sperimentale allo studio dei rapporti fra via ottica e commessure sopraottiche. Mon. Zool. Ital. **54**, 60—63 (1943).
EDINGER, G.: Vorlesungen über den Bau der nervösen Zentralorgane des Menschen und der Tiere. Leipzig: F. C. W. Vogel. 1908.
FLORENTIN, P. e F. STUTINSKY: Modifications cytologiques de la glande pituitaire des grenouilles maintenues à l'obscurité. C. R. Soc. Biol. **122**, 674 (1936).
FREY, E.: Arch. Suiss. Neurol. **39**, 255—240 (1937); Schweiz. Akad. Med. Wiss. **7**, 115—127 (1951).
GALGANO, M. e V. MAZZI: Modalità di regolazione dei cicli sessuali foto e termoperiodici nei vertebrati. Riv. Biol. **43**, 21 (1951).
GEIRINGER: Citato da GALGANO e coll.
GOLDSTEIN: Citato da RUBINO e coll.
HERRICK, C. J.: J. Comp. Neur. **75**, 487—544 (1941).
HOLMGREN: Acta Zool. **1**, 337 (1920).
JEFFERSON, J. M.: J. Anat. **75**, 106—135 (1940).
KOLLER, G. e W. RODEWALD: Über den Einfluß des Lichtes auf die Hypophysentätigkeit des Frosches. Pflügers Arch. **232**, 636 (1953).
PATE, J. R.: Trans-neural atrophy of the nucleus ovoideus following eye removal in Cats. Anat. Rec. **67**, suppl. 39 (1937).
PIGHINI, G.: Modificazioni delle ghiandole endocrine in animali allevati a luci monocromatiche. Riv. Biol. **31**, 186—207 (1941).
ROUSSY, G. e M. MOSINGER: Traité de Neuro-Endocrinologie. Paris: Masson & Cie. 1946.
RUBINO, A. e I. ESENTE: Occhio e diencefalo — Il riflesso fotoglicemico. Comportamento della curva da carico di glucosio al buio e sotto stimolazione luminosa della retina. Riv. Oto-neuro-oftal. **23**, 149 (1948).
SCHARRER, E.: Klin. Wschr. **16**, 21 (1937).
TRUSCOTT, B. L.: J. exper. Biol. **95**, 291 (1944).
VIGNES, H.: C. R. Soc. Biol. **127**, 677 (1938).
VLASSAK: Arch. Anat. Physiol. Suppl.-Bd. 1 (1893).
WARREN, D. C. e H. M. SCOTT: J. exper. Zool. **74**, 137—156 (1936).

Professor Dott. G. PELLEGRINI, Direttore dell'Istituto di Patologia Speciale Medica e Metodologia Clinica dell'Università di Pavia, *Pavia*, Italia.

Disputatio

K. WEZLER (Frankfurt am Main): Darf ich mir erlauben, einige ergänzende Bemerkungen zu den interessanten Ausführungen des Vorredners zu machen. Diese Befunde finden eine sehr wichtige Stütze in den alten Mitteilungen der Frankfurter Zoologen GIERSBERG, FILL und LOTZE, die an Vögeln und verschiedenen kleinen Säugern gezeigt haben, daß durch Belichtung eine Stoffwechselsteigerung signifikanter Größe ausgelöst werden kann; andererseits werden diese Befunde von Herrn GIERSBERG und seinen Schülern durch die Untersuchungen von Herrn PELLEGRINI weitgehend im einzelnen gestützt, weil wir jetzt sehen, daß durch die Abnahme des Blutzuckers, durch die Erhöhung der Konzentration des intermediären Stoffwechselprozesses des Krebszyklus diese Stoffwechselsteigerung eine analytische Basis gefunden hat. Wir haben in Frankfurt auf der Frankfurter wissenschaftlichen Woche schon vor Jahren dieses Problem auch in Zusammenhang gebracht mit der Akzeleration der Jugendlichen, die besonders von der Frankfurter pädiatrischen Schule von DE RUDDER und BENNHOLD-THOMSEN studiert worden ist, die unter all den zivilisatorischen Einflüssen, welche die Entwicklung der Jugendlichen beschleunigen, nachweisbar aus großen statistischen Untersuchungen zeigten, daß die Lichtwirkung die stärkste, bedeutendste Rolle spielt. Und daß diese Wirkungen nicht über den Kortex zu laufen brauchen, sondern über den Hirnstamm, das wissen wir ja aus den Experimenten an *großhirn*losen Tieren, und zwar bei Hunden von GOLTZ und ROTMANN, bei Katzen von GIRNDT. Auch in den Untersuchungen von GIERSBERG ist gezeigt worden, daß diese Effekte an *großhirn*losen Tieren nachweisbar sind. Es sind übrigens Effekte, die sich auch auf den Kreislauf auswirken, was ja auch aus den Untersuchungen von Herrn PELLEGRINI und MALAMANI sowie FEDELI hervorgegangen ist. Das zweite Problem, das mich besonders interessiert hat, war die paradoxe Reaktion bei verschiedenen Erkrankungen des vegetativen Systems. Darf ich fragen, ob die Herren

Kollegen auch der Auffassung sind, daß diese paradoxe Reaktion in das große Gebiet der vegetativen Umstimmung einzuordnen ist, die ich 1939 („Organismen und Umwelt", S. 106; Leipzig: Steinkopff. 1939) versucht habe, in einen größeren Zusammenhang mit der Erscheinung der Reflexumkehr auf somatischem Gebiet zu bringen? Wir können ja seit den grundlegenden Untersuchungen der Schule von SHERRINGTON und MAGNUS, daß je nach der zentralen Schaltung ein und derselbe periphere Reiz — und die Lichtwirkung muß ja als peripherer Reiz in diesem Falle aufgefaßt werden — entweder eine Erregung oder eine Hemmung bedingt, und daß die Schaltung der Zentren zum Teil auch von der Peripherie über das afferente System bewirkt wird. Sie kann aber auch autochthon durch Veränderungen in den Zentren bewirkt werden, deren Natur wir nicht kennen. Darf ich also fragen, ob Sie auch der Ansicht sind, daß diese paradoxen Reaktionen ein Ausdruck der allgemeinen Gesetzmäßigkeit der vegetativen Umstimmung und der Reflexumkehr sind?

G. PELLEGRINI (Pavia): Ringrazio il Professore WEZLER di aver portato dei dati biologici che confermano pienamente il risultato che noi otteniamo in condizioni cliniche.

In quanto al problema che egli pone, e cioè di una possibile ripercussione da parte di riflessi di origine periferica su particolari atteggiamenti funzionali del diencefalo, credo che effettivamente ciò possa verificarsi: non mi sembra che sia facile essere dogmatici su questo punto. E' tuttavia verosimile, anche tenendo conto dei reperti esposti stamattina, che quando esista una condizione periferica che può interferire sul diencefalo, tutte le attività del diencefalo vengano in un certo senso modificate e spostate. In effetti una ripercussione di questo genere sembra verificarsi in alcune discrinie, dove è verosimile che l'alterazione primitiva sia periferica, ma di origine glandolare. In tali condizioni morbose troviamo che sono alterate non soltanto quelle reazioni, quelle condizioni, quelle funzioni che dipendono da una regolazione diencefalica dell'omeostasi ormonica, ma anche altre funzioni strettamente legate ad un controllo diencefalico. Il diencefalo viene pertanto a costituire un elemento della unitarietà del sistema neurovegetativo ed ormonico.

Introduzione alla clinica del diencefalo

N. Pende

Io devo cominciare col ringraziare l'illustre patologo e neuroendocrinologo di Coimbra, il Prof. MOSINGER, perchè ha voluto ricordare che io fin dal 1909 ho sostenuto l'unità funzionale e la sinergia morbosa del sistema endocrino e del sistema neurovegetativo: concetto oggi documentato nella maniera più ampia dalla fisiopatologia diencefalica-ormonale. Ed egli ha ricordato pure i miei recenti contributi alla semeiologia diencefalica, per le ricerche di radiologia cranica, dimostranti la importanza e la frequenza delle alterazioni del terzo ventricolo, fulcro delle formazioni diencefaliche, e delle connessioni coi centri nervosi viciniori: alterazioni soprattutto *idrocefaliche* e di natura congenita.

Ora dirò che i tre principi basilari, su cui dobbiamo oggi fondere la semeiologia generale e la semeiogenesi diencefalica, sono quelli su cui soprattutto si sono soffermati il grande sperimentatore fisiologo di Zurigo, W. HESS, il Prof. BARGMANN ed il Prof. MOSINGER. Il primo ha nettamente impostato il problema delle funzioni del diencefalo e quindi della patologia diencefalica come problema non localistico od anatomistico ma *correlativo* e *funzionale:* essendo per lui il diencefalo una *complessione di formazioni nervose* che agisce come coordinatore di nuclei funzionali, che si integrano l'uno con l'altro, senza potersi concepire come centri isolati.

Il BARGMANN ha dimostrato nel modo più brillante, dopo SCHARRER, la neurosecrezione dei nuclei diencefalici, sopraottico e paraventricolare, ed il passaggio di questi neurosecreti nell'ipofisi, per via neurocrinica, attraverso i asci ipotalamo-ipofisari, nonchè mercè le connessioni portovenulari unenti pofisi ed ipotalamo basale.

E MOSINGER ha giustamente sostenuto che deve d'ora innanzi allargarsi il regno diencefalico, perchè non si può parlare di funzioni del diencefalo senza pensare alle connessioni di esso con i talami e l'epitalamo, cui appartiene anche la glandola pineale; e alle connessioni con il subtalamo, il metatalamo, il mesencefalo, dove soprattutto si accumula la così detta *sostanza reticolare;* ed infine alle connessioni del diencefalo col cervello interno o viscerale, orma ritenuto la stazione regolatrice dei processi emotivi, e del diencefalo colla corticccia dei lobi frontali e soprattutto prefrontali.

Ecco così su questi tre nuovi principi che la clinica del diencefalo diviene uno dei campi più dimostrativi della nostra *medicina moderna funzionale e correlativa:* e cioè non dobbiamo da essa attenderci diagnosi anatomistiche, ma generalmente diagnosi di squilibri funzionali, di *diencefalosi*, come possiamo esprimerci, di forma clinica diversa, a seconda della varietà di processi funzionali più colpiti, nel singolo malato.

E qui dobbiamo ricordare l'osservazione, su cui ha insistito recentemente ERNESTO KRETSCHMER, che le lesioni diencefaliche anche estese possono rimanere per lungo tempo latenti, a causa di compensi funzionali che intervengono. Con questo concetto, io credo si accordino bene le interessanti ricerche anotomopatologiche compiute dal nostro DE GAETANI. Questi ha dimostrato che le lesioni anatomiche dei nuclei diencefalici, in condizioni morbose diverse, si presentano come *lesioni parcellari*, e che accanto a cellule distrutte ci sono altre conservate od anche con segni d'iperfunzione. Il che significa che nello stesso nucleo vi possono essere più cellule a funzionare, con reattività morbosa diversa: proprio come avviene nelle glandole endocrine, per esempio nell'ipofisi.

Ciò premesso, passiamo ad illustrare la sintomatologia generale diencefalica, non dimenticando che essa deve necessariamente abbracciare un vastissimo campo della clinica medica, dato che al diencefalo noi assegniamo la complessa dominanza regolatrice di tutto l'equilibrio e morfogenetico e umorale e funzionale e psichico dell'organismo: e la funzione di ponte coordinatore tra vita viscerale e vita di relazione; cosicchè per la sua azione non si può più parlare strettamente di sistema della vita vegetativa e sistema della vita di relazione; e la funzione di ponte tra vita istintiva, vita emotiva, vita ideativa; e la funzione di coordinatore tra sistema parasimpatico, ortosimpatico, metasimpatico; e di regolatore della omeostasi e della reattività periferica dei tessuti; e di stazione di collegamento tra mondo interno e mondo esterno, e regolatore di tutte le attività ormonali, tal che oggi *non vi può essere endocrinopatia od endocrinodisfunzione, in cui non ci sia un anello diencefalico*. Il che non vuol dire, come erroneamente pensano alcuni, che ogni endocrinopatia è una diencefalopatia: perchè io da molti anni ho distinto *endocrinosi protopatiche o a tipo glandolare* ed *endocrinosi a tipo prevalentemente nervoso* (oggi diremo diencefalico).

E ciò vale per il basedow come per il diabete come per l'obesità e per gliper- e glipogonadismi, iper- ed iposurrenalismi ecc.

Abbiamo creduto utile di riunire i sintomi diencefalici in alcune *categorie sintomatiche*. E' naturale che tali categorie interferiscano l'una coll'altra, nel malato (vedi tabella).

Tabella delle categorie sintomatiche diencefaliche

1 — Le incontinenze o disinibizioni diencefaliche
2 — Le bipolarità sintomatiche diencefaliche
3 — Le disritmie diencefaliche
4 — Le discrinie diencefaliche — endocrine
5 — I dismorfismi diencefalici
6 — Psicopatie diencefaliche
7 — Labilità muscolare diencefalica
8 — Alterazioni elettroencefalografiche
9 — Alterazioni cranioradiologiche
10 — Prove funzionali diagnostiche e criteri ab in antibus.

I. Cominceremo dalla più frequente e più caratteristica, quella che possiamo dire delle *incontinenze o disinibizioni diencefaliche*.

a) *incontinenza della motorica generale:* cioè irrequietezza motoria ed ipercinesi continua, immotivata, infrenabile, di giorno ed anche di notte. Caratteristici sono pure alcuni movimenti automatici localizzati, di tipo regressivo ancestrale, che ricordano quelli del piccolo bambino o quelli di certi animali, come movimenti di afferrare, di mordere, arrampicarsi, digrignare i denti, saltare, camminare a modo di quadrupedi: devo qui ricordare anche la loquacità continua eccessiva.

b) Si passa così agli *scatenamenti epilettici od epilessia diencefalica*, con i suoi due tipi principali (HOFF); l'*epilessia di tipo Cushing*, in cui dominano i fenomeni inquadrabili come parasimpaticotropi, per compromissione prevalente della *zona ipotalamica anteriore colinergica*: e l'*epilessia di tipo Penfield* con sintomi prevalenti ortosimpaticotropi, per compromissione della *zona ipotalamica poste-riore adrenergica di Hess o zona retromammillare.*

Al posto o accanto alle crisi epilettiche si possono osservare fenomeni motori equivalenti: *automatismi motori, fughe, vagabondaggio subconscio, sonnambulismo,* salti e grida notturne, allucinazioni ipnagogiche, onirismi vari (LHERMITIE, BARUK).

c) *incontinenza erotica,* con esaltazione dell'eros e dell'attività sessuale, spesso con pervertimenti, come perdita di pudore, omosessualità, pedofilia;

d) *incontinenza dell'istinto di aggressività,* con perdita di freni morali, impulsi criminogeni ed atti delinquenziali, come furti;

e) *incontinenza di tutto il temperamento,* con fasi brusche e violente di esal-tazione del tono e dell'umore (REICHARDT, KNEPPER) fino a stati ipomaniaci;

f) *incontinenza affettiva* con esplosioni o tempeste emotive, accompagnate talvolta ad esoftalmo intenso, occhio brillante, vere crisi di *shame rage* o di rabbia senza scopo, come negli animali stimolati nell'ipotalamo, in cui tali crisi sono accompagnate (HOFF) a fenomeni di simpaticotonismo (dilatazione pupillare, erezione dei peli, tachicardia, ipertensione, salivazione);

g) *incontinenza dell'istinto alimentare:* fame morbosa incontenibile, accompa-gnata da spasmi gastrici violenti, polifagia continua, ovvero sete e polidipsia continua;

h) *incontinenza renale, cioè eccessiva eliminazione di acqua* o poliuria insipida (prove della bevuta) — DAMINU, REIN, VERNEY;

i) *incontinenza vescicale ed anale* (RANSON, CABAT e MAGOUN, CABAT, BRATTIE e KEN);

k) *incontinenza di secrezioni esterne,* come iperidrosi continua (RANSON), scialorrea (DE MORSIER, HESS), lacrimazione continua, secrezione gastrica eccessiva (BEATLE e SHEEMAN), galattorrea continua.

l) *incontinenze o catastrofi metaboliche* (SVEET, COTZIAS, SEED e YAKOVLEV): cioè crisi d'iperazotemia, senza lesioni renali, crisi d'ipersodiemia, d'iperpotas-siemia, d'ipercolesterolemia (ZONDEK), d'iperglicemia, d'iperidrenia, con anomalie paradossali del metabolismo basale, resistenza alla prova di sedazione, azione dinamica specifica negativa.

II. La seconda categoria sintomatica diencefalica, su cui E. KRETSCHMER ha recentemente insistito, è la coesistenza paradossale di disturbi funzionali opposti o la facile inversione: possiamo parlare *di bipolarità diencefaliche sinto-matiche.*

a) *coesistenza o facile passaggio* di *obesità mostruosa ed a rapido sviluppo con magrezza scheletrica,* rapida ed incorreggibile;

b) *iperattività polipragmatica ed apatia, ipercinesia ed acinesia;*

c) *iperaggressività e atteggiamenti di paura esagerata;*

d) *ipererotismo ed anerotismo;*

e) *vasodilatazione intensa con cianosi rubra da paralisi ipotonica vascolare ed ipotensione grave e poi vasocostrizione, ipertensione e pallore angiospastico;*

f) *stati di ritenzione di acqua e stati di poliuria;*

g) *fame esagerata ed anoressia assoluta;*

h) *iperglicemia insulinoresistente e crisi ipoglicemiche gravi anche mortali.*

III. La terza categoria di sintomi riguarda *le alterazioni dei ritmi biologici* con incoordinazione ed atassia dei processi funzionali neurovegetativi regolatori di tali ritmi: *le disritmie o atassie diencefaliche.*

a) *alterazioni del ritmo veglia-sonno:* inversione del ritmo: ipersonnia prolun-gatissima per mesi e mesi, letargia, crisi di narcolessia (sindrome di GELINEAU), ovvero insonnia prolungata e ribelle per mesi;

b) *alterazioni dei ritmi auxologici e delle fasi evolutive-involutive vitali:* precocità o ritardi di sviluppo somatico, sessuale, psichico, *auxopatie cronopatiche
di Marañon; senescenza precoce e gerodermia; diencefalosi climateriche, pubertà
precoce ipotalamica* (THOMAS e SCHAEFFER, DE CARDENAS, VON ECONOMO, LANGE
e COSAK);

c) *disritmie diencefaliche stagionali e cosmobiologiche;* disadattabilità diencefalica termoregolatrice-metabolica (di MACCO, PELLEGRINI) stagionale e barometrica e climatica;

d) *atassia neurovegetativa parasimpatica-simpatica* (BIRKMAYER), con disordine
a tipo dissociato della regolazione neurovegetativa del cervello, del cuore, del
respiro, dell'apparato genitale, del sistema cutaneo, del sistema vasomotore,
delle glandole esocrine ed endocrine.

IV. Una quarta categoria è quella delle *discrinie diencefaliche endocrine,* dei
sintomi diencefalici-disormonali, con partecipazione alla sintomatologia diencefalica di una o più glandole endocrine — caratteristica qui la dissociazione dei
tipi di sintomi endocrinopatici.

a) *basedovismi diencefalici,* esoftalmo maligno con o senza tireotossicosi, crisi
ipotiroxinemiche acute (MAHAUX);

b) *stati d'ipogonadismo diencefalico — impotenza* virile, amenorree, frigidità,
galattorrea o agalassia: sindrome di ZONDEK-BROMBERG-ROZIN;

c) stati *d'iper-ipoinsulinismo:* diabete da shock emotivo, diabete giovanile,
sintomi d'eccessiva secrezione di glucagone, diabete del tuber (da tumori),
ipoglicemie iperinsulinichegravi da ipersensibilità dei centri diencefalici, anomalie
di reazione all'insulina (STURM);

d) *obesità diencefalo-ipofisarie,* con caratteristica polifagia; lipodistrofie a tipo
BARRAQUER-ROVIRALTA, lipomatosi multiple, fame morbosa, obesità tipo
FROEHLICH, obesità paradossa, obesità psicosomatica, obesità iperormonale
con strie rubre simmetriche, nelle giovani donne;

e) *magrezza diencefalo-ipofisaria, sindrome di Simmonds, di Sheenan,* anoressia mentale.

f) *diabete insipido,* oppure *sindromi oliguriche idropessiche* (ZONDEK);

g) *sindromi d'iperestrogenismo* con *cloroidroritenzione* (ZONDEK), sindromi
d'eccesso d'adiuretina;

h) *sindromi di iposurrenalismo dissociato,* con mancata risposta eosinopenica
alla *prova di Thorn insieme con l'ACTH* (FEDELI, CEI e CURRI).

V. In una quinta categoria noi riuniamo i sintomi diencefalici riguardanti
anomalie morfologiche-morfogenetiche, le embriopatie e le disgenopatie pre e
post natali, illustrate dalla scuola di MARAÑON, PENDE, LUNEDEI.

Dismorfismi diencefalopatici: malformazioni varie interessanti l'occhio, le dita
delle mani e dei piedi (polidattilia, sindattilia), il sistema osteocartilagineo, la
pelle, cuore e grossi vasi, l'intestino, i reni, i genitali, la cute, i peli ecc.: *Sindrome
di Turner, di Moon-Biedl,* displasia poliostotica fibrosa di ALBRIGHT, discondro-
osteosi varie, nanoinfantilismi viscerali vari, dislipoidosi, miopatie atrofiche
(MARAÑON), mongolismo, acondroplasia, craniosinostosi fetale (ROSSELLI DEL
TURCO, MATTEINI e ARCANGELI, N. e VITO PENDE); turbe trofiche del reticolo-
endotelio e dei tessuti neuroectoblastici (lipoidosi neuroectoblastiche secondo
BEAUVIEUX, ROUSSY e MOSINGER), dermatodistrofie, eritrodermia di SWIFT,
trofodermatonevrosi (SELTS, FRANCINI e VIGI, FRONTALI); edemi localizzati
atrofie cutanee, alopecie, vitiligine, malformazioni oculari e sindromi oculo-
diencefaliche (ALAIMO e A. RUBINO, BEAUVIEUX), degenerazione pigmentaria

retinica, sindrome di MARFAN (VINCKELMANN e CAVK, FALDI, PALOMAR, CAMPOAMAR, MAYER);

Cataratte endocrine di FRANCESCHETTI, oculo-meningiti linfocitarie di RUBINO e CORAZZA con oftalmia simpatica, glaucoma infantile (POTRIN).

VI. Una sesta categoria è quella delle *Psicopatie diencefaliche*, e soprattutto le *timogenie* o sindromi morbose della sfera affettiva.

    a) distimie dissociative;

    b) psicodistonie cicloidi (GAMPER);

    c) psicosindrome amnestica di KORSAKOW;

    d) psicosindrome diencefalica apatica adinamica di STERTZ;

    e) stati catatonici acinetici;

    f) crisi isteroidi spettacolari (OTTONELLO);

    g) reazioni esogene confusionarie di HOFF;

    h) stati paranoidi;

    i) encefalopatia anicotinica di JOLIFFE.

VII. Una settima categoria è quella dei sintomi di *Labilità vascolare diencefalica*. Un importante posto devono occupare nella sintomatologia diencefalica gli squilibri vasomotori e pressori, su cui recentemente hanno insistito H. ZONDEK e E. KRETSCHMER, che hanno parlato di *labilità vascolare cerebrale* (E. KRETSCHMER) e di *diencefalopatia vascolare* (H. ZONDEK). Io credo richiamare l'attenzione sopra un segno studiato dalla mia allieva G. GIOCOLI, che consiste nel forte abbassamento della pressione diastolica, restando la sistolica pressocchè normale o un po' bassa: l'ipotensione diastolica persiste coll'ortostatismo. E'prezioso indice di diencefalopatia che spesso si accompagna al sintoma di KERNIG. Le osservazioni su parecchie centinaia di casi permettono di dare ad esso un grande valore, come indice di lesione endocranica diencefalica. ALVES GARCIA ha trovato che l'estratto dell'ipotalamo posteriore — regione retromammillare — dà una ipotensione. Meno frequente nella patologia diencefalica è il sintoma opposto, dell'ipertensione con tachicardia (BRAUN e MENENDEZ).

VIII. L'ottava categoria è data dalle *distermie diencefaliche*. Sono i disturbi della regolazione termolitica e termogenetica: soprattutto a tipo di crisi ipertermiche fugaci alte, o di piccole febbricole monotone, con elevazione termica della durata di poche ore: più raramente si hanno stati d'ipotermia.

IX. Importante è lo studio delle *alterazioni elettroencefalografiche diencefaliche*. Si sa che è caratteristica della interruzione del collegamento della corteccia col diencefalo la comparsa di *onde teta* a bassa frequenza e di grande estensione da un lato o da ambedue i lati del cranio (WALTER e DINEY, KRENKEL e WEBER, NAPOLITANO e LONGO).

Si può anche osservare disritmia diffusa elettrica generale o diminuzione generale di tensione (per alterazione della sostanza reticolata secondo MORUZZI, NAPOLITANO e LONGO).

X. Ed infine noi accenneremo alle *Anomalie cranioradiografiche*. Grande valore vanno sempre più acquistando per la diagnosi del diencefalo, secondo le numerose ricerche mie e di VITO PENDE, le alterazioni radiologiche dell'endocranio, soprattutto lo studio del 3° ventricolo, e delle conseguenze che l'idrope del 3° ventricolo e della regione infundibulare producono sulla figura radiografica della sella turcica. Così la forma della sella a V maiuscolo o minuscolo, che per me è indice sicuro di dilatazione della regione infundibulare dell'ipotalamo. Ma soprattutto hanno valore diagnostico i fatti d'idrocefalo esterno od interno, sia comunicante, a tipo di aracnite sierosa diffusa, sia e più spesso per blocco da occlusione dell'acquedotto di Silvio (ependimite cistica, gliosi congenita) o dei forami di Magendie, di Vieussens, di Luschka. In tali casi si ha sempre dilatazione del 3° ventricolo. Così lesioni ipotalamiche notevoli possono aversi per dilatazione con essudato delle cisterne optopeduncolare e soprasellare. Noi diamo anche importanza di fattori possibili di lesioni ipotalamiche a quelle frequenti alterazioni di *craniosi flogistica produttiva aracnitica basale*, che si svolgono attorno all'ingresso della sella turcica. Esse possono verosimilmente irritare o comprimere l'infundibolo e l'eminenza mediana, turbando le importanti comunicazioni nervose e vascoloportali ipotalamo — ipofisarie, cui oggi si dà tanto valore, per le reciproche interferenze neurosecretorie tra ipotalamo — soprattutto il tuber — e l'ipofisi.

Non faremo che un cenno fugace sul valore diagnostico, non ancora ben precisato, che possono avere per la diagnosi di diencefalosi, alcune *prove funzionali*. Così la fotostimolazione (Pellegrini, Serra e de Natale, Barone, Ventra, Mastrogiovanni, Scorbato), l'introduzione di aria negli spazi subaracnoidei del midollo (Boschi, Cavalca e Reggiani), la manovra del *pumping* alla Speransky (Bottone e Pardelli), l'azione di estratti lipidici di diencefalo (Bianchi, Curri, Bonati, Cucurachi), la risposta al test di Thorn con adrenalina, o con ACTH (Greppi e Bardelli — Santini — Zurlo); le iniezioni di adrenalina e hydergina (Zacco, Perrini, d'Addabbo).

E poche parole devo dire sulla terapia medica delle diencefalosi, omettendo qui quanto riguarda i tentativi di terapia chirurgica con le varie topectomie. Io uso da qualche anno la inibizione roentgen del ganglio cervicale superiore, soprattutto contro alcuni sintomi diencefalici, come l'esoftalmo grave e le distermie, associate a certe forme di basedow. Si tratta di risultati ancora poco numerosi per poter trarre conclusioni; ma che m'incoraggiano a sperare in questa terapia, che parte dal presupposto di agire in senso inibitore sull'ortosimpatico, che decorre attorno alle arteriole — (rami delle carotidi interne), che si sfioccano nella preipofisi e nei glomeruli vascolari, i quali mettono in comunicazione neurosecretoria la pars tuberalis e la eminenza mediana dell'ipotalamo coll'ipofisi.

Potrebbero così essere inibiti i fenomeni di sovreccitazione diencefalica. Anche il Regner di Parigi ha proposto l'infiltrazione del ganglio cervicale superiore come capace di regolare le turbate funzioni diencefaliche. Assai più usata è la roentgenterapia del diencefalo (vedi relazione di Toniolo al XIX Congresso nazionale di Genova 9—12 aprile 1956). Le conclusioni di questo autore sono però giustamente riservate.

La clinica del diencefalo è ancora nella sua *fase embrionale*, ma è già assai promettente e ricca d'acquisizioni certe. Da quel che ho brevemente riferito, possiamo ammettere di possedere già i criteri clinici fondamentali non per individuare delle sindromi morbose che possono essere di numero illimitato, ma per *impostare una diagnosi generica di diencefalosi* o di squilibrio diencefalico funzionale, ciò che per ora interessa soprattutto la medicina clinica funzionale.

Riassunto

L'A. dopo aver premesso che il diencefalo non è isolabile fisiologicamente, patologicamente e clinicamente dalle formazioni subcorticali e corticali viciniori, traccia il quadro generale dei sintomi di sofferenza diencefalica o *diencefalosi*. Distingue tali sintomi in dieci categorie, a scopo pratico. La prima è quella delle *incontinenze* o *disinibizioni diencefaliche*, come la irrequietezza motoria continua, l'epileptoidismo diencefalico, l'aggressività incontrollata ecc. La seconda delle *bipolarità sintomatiche diencefaliche*, cioè coesistenza o brusca inversione di stati opposti — obesità e magrezza estrema, ipercinesia — acinesia, iperattività psicomotoria — apatia, fame morbosa — anoressia assoluta ecc. La terza delle *disritmie e atassie diencefaliche* che riguardano i ritmi biologici, soprattutto sonno-veglia, ritmi di crescenza e di fasi vitali, ritmi stagionali ecc. La quarta delle *discrinie diencefaliche* o sindromi disormonali diencefaloendocrine. La quinta dei *dismorfismi diencefalici* o anomalie embriopatiche e disgenopatie a carico dei vari organi e tessuti. La sesta delle *psicopatie diencefaliche* soprattutto *distimie*. La settima delle *sindromi di labilità vascolare;* l'ottava delle sindromi di *distermia;* la nona delle *alterazioni elettroencefalografiche;* la decima delle *alterazioni radiologiche endocraniche* soprattutto a carico del 3° ventricolo, di cui l'A. con V. PENDE ha fatto oggetto di lunghe ricerche.

L'A. rileva che il raggruppamento di sintomi appartenenti a queste varie categorie è caratteristico delle *diencefalosi,* e può dar luogo alle più varie sindromi, di cui alcune individuate con nomi speciali di AA. E rileva la grande difficoltà di separare i sintomi d'eccitazione da quelli di insufficienza di zone del diencefalo, dato che in questo è stata dimostrata una coordinazione di sfere funzionali antagoniste, come la sfera trofoendofilattica e la dinamogena di HESS, per cui la depressione funzionale dell'una si accompagna ad iperattività dell'altra e viceversa. Rileva pure la grande frequenza delle lesioni congenite d'origine materno-fetale, oltre a quelle infettive, emotive, craniotraumatiche.

Summary

The Author, after stating that it does not seem possible to isolate the diencephalon from the nearby cortical and sub-cortical formations, either from the physiological, pathological or clinical points of view, traces the general outlines of the symptoms of diencephalic pathology or *diencephalosis*. He divides these symptoms in ten categories, for pratical reasons. The first one includes *diencephalic incontinences and disinhibitions,*i.e.,continuous motor restlessness,diencephalic epileptoidism,uncontrolled aggressivness, etc. The second one includes *symptomatic diencephalic bipolarities,* i. e., co-existence of abrupt inversion of opposite conditions: extreme obesity or meagerness, hyperkinesis — akinesis, psychomotor hyperactivity — apathy, pathologic hunger — absolute anorexia, etc. The third one includes *diencephalic dysrhythmia or ataxia*, relating to biological rhythms; particularly sleep-awakeness, rhythm of growth and of life-phases, seasonal rhythms, etc. The fourth one includes *diencephalic dyscrinic conditions* or diencephalo-endocrinic dyshormonal syndromes. The fifth one includes *diencephalic dysmorphoses* or embryopathic and dysgenopathic anomalies relating to various organs and tisseus. The sixth one includes *diencephalic psychopatic* and especially dysthymic *conditions*. The seventh includes syndromes of *vascular lability;* the eight *dysthermic syndromes;* the ninth *electro-encephalo-graphic alterations;* the tenth, *radiologic endocranial alterations* especially concerning the third ventricle, on which the Author has carried out an extensive research in collaboration with V. PENDE.

The Autor states that the groups of symptoms included in these various categories are characteristic of diencephaloses and can originate the most various syndromes, some of which are known by the names of certain Authors. He points out the great difficulty in the discrimination of symptoms of excitation from those of insufficiency of the various diencephalic regions, since a coordination of antagonistic functional areas has been demonstrated, like HESS dynamogenic and tropho-endophilactic areas, for which the functional depression is accompanied by hyperactivity of the other and vice-versa. He also points out the great frequency of congenital lesions of fetal and maternal origin, besides those of infections, emotional and craniotraumatic nature.

Zusammenfassung

Unter der Voraussetzung, daß das Diencephalon weder physiologisch noch pathologisch und klinisch von den subcorticalen und corticalen Formationen zu trennen ist, gibt der Verfasser einen allgemeinen Plan der Symptome des diencephalen Leidens oder der *Diencephalose*. Er teilt, aus praktischen Erwägungen, diese Symptome in zehn Kategorien ein. Die erste bezieht sich auf die *Inkontinenzen* oder ,,*Dysinhibitionen*", wie die kontinuierliche motorische Unruhe, die epileptoiden diencephalen Erscheinungen, unkontrollierbare Aggression usw. Die zweite Kategorie umfaßt *die symptomatischen diencephalen Bipolaritäten*, d. h. die Koexistenz oder die abrupte Inversion von gegensätzlichen Zuständen sowie Fettleibigkeit und abnorme Magerkeit, Hyperkinese und Akinesie, psychomotorische Hyperaktivität, Apathie, krankhaftes Hungergefühl, vollkommene Anorexie usw. Die dritte beinhaltet *die Dysrhythmien und Ataxien des Diencephalon*, die die biologischen Rhythmen, vor allem Schlaf- und Wachzeiten, Wachstum und Lebensphasen, jahreszeitlich bedingten Rhythmen usw. betreffen. Die vierte behandelt die *Dyskrinien* des Diencephalon oder *dishormonalen Syndrome des Diencephalon* und des *innersekretorischen Drüsensystems*. Die fünfte bezieht sich auf *die diencephalen* oder embryopathischen Mißbildungen, die verschiedenen Organen oder Geweben zugehören. Die sechste Gruppe stellt *die diencephalen Psychopathien* und vor allem die Dysthymien dar. Die siebente behandelt die Syndrome der *Gefäßlabilität*, die achte die *dysthermischen Syndrome*; die neunte die EEG-Veränderungen; die zehnte die radiologisch feststellbaren Veränderungen des Endocranium; vor allem die Veränderungen, die den dritten Ventrikel betreffen, wurden zusammen mit V. Pende Gegenstand längerer Untersuchungen.

Der Verfasser beobachtete, daß die Vereinigung von Symptomen, die diesen verschiedenen Kategorien angehören, *für die Diencephalose* charakteristisch ist; sie können die verschiedensten Syndrome bilden, von denen einige mit besonderen Autorennamen bezeichnet wurden. Er betont die große Schwierigkeit, die Symptome der Excitation von denen der Insuffizienz gewisser diencephaler Zonen zu unterscheiden, nachdem im Diencephalon eine Koexistenz antagonistischer Gebiete bewiesen wurde, wie im Falle der trophoendophylaktischen und der dynamogenen Sphäre von Hess, wo die funktionelle Depression des einen die Hyperaktivität des anderen begleitet, und umgekehrt. Der Autor weist auch auf die große Häufigkeit der angeborenen Verletzungen, mütterlich fötalen Ursprungs, neben den infektiösen, emotionellen und cranio-traumátischen Schädigungen hin.

Résumé

L'auteur après avoir déclaré d'abord que le diencéphale n'est pas isolable physiologiquement et pathologiquement et cliniquement des formations subcorticales et corticales les plus proches exquisse le tableau général des symptômes de souffrance diencéphalique, ou diencéphalose. Il distingue ces symptômes en dix catégories dans un but pratique. La première est celle des *incontinences* ou *disinhibitions diencéphaliques*, telles que l'inquiétude motrice continuelle, l'épileptoïdisme diencéphalique, l'agressivité sans contrôle. La deuxième est celle des *bipolarités symptomatiques diencéphaliques*, c'est-à-dire coexistence ou brusque inversion des états opposés: obésité ou maigreur extrême, hypercinésie, acinésie, hyperactivité psychomotrice, apathie, faim morbide, anorexie absolue, etc. La troisième est celle des *dysrythmies et ataxies diencéphaliques*, qui se rapportent aux rythmes biologiques, surtout à la somnolence, aux rythmes de croissance et de phases vitales, aux rythmes de saison, etc. La quatrième est celle des *dyscrinies diencéphaliques* ou syndromes désormonales diencéphalo-endocriniens. La cinquième est celle des *déformismes diencéphaliques* ou anomalies embryoplastiques et dysgénopathies à la charge de différents organes et tissus. La sixième est celle des *psychopathies diencéphaliques*, surtout des *dysthymies*. Le septième est celle des *syndromes de labilité vasculaire*. La huitième est celle des syndromes de *dysthermie*, la neuvième celle des *altérations électroencéphalographiques*. La dixième est celle des *altérations radiologiques endocrâniennes*, surtout à la charge du troisième ventricule. duquel l'auteur avec V. Pende a fait objet de longues recherches. L'auteur relève que le groupement des symptômes appartenant à ces différentes catégories est la caractéristique des *diencéphaloses* et peut donner lieu aux plus différents syndromes, quelques uns desquels sont individualisés avec des noms spéciaux par les auteurs.

L'auteur relève la grande difficulté de séparer les symptômes d'excitation de ceux dûs à l'insuffisance des zones du diencéphale, étant donné que dans celui-ci a été démontré une coordination des sphères fonctionnelles antagonistes, c'est-à-dire la sphère trophoendophilactique et la dynamogène de Hess, pour laquelle le dépression fonctionnelle de l'une s'accompagne à l'hyperactivité de l'autre et vice versa. L'auteur relève aussi la grande fréquence des lésions congénitales d'origines maternelle-fétale outre à celles infectantes, émotives et craniotraumatiques.

Professor Dott. Nicola Pende, Via Anapo 20, *Roma*, Italia.

Die Beziehung zwischen Gehirn und Schilddrüse*

Von

A. Sturm, Wuppertal

Mit 12 Abbildungen

Am 16. Mai 1934 habe ich bei einem Vortrag in der Medizinischen Gesellschaft der Universität Jena für die Zwischenhirn-Hypophysen-Schilddrüsenbeziehung folgendes Korrelationsschema entworfen:

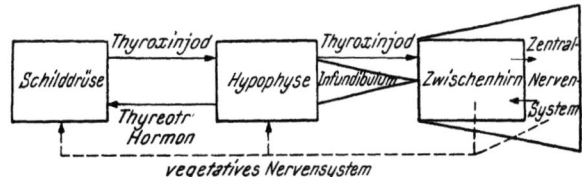

Die Berechtigung, ein solches Wirkungsschema aufzustellen, leitete ich damals — vor 22 Jahren — aus der mit mikrojodanalytischen Methoden gewonnenen Erkenntnis ab, daß Hypophyse und Zwischenhirn sich selektiv mit Schilddrüsenjod anreichern, daß diese Hormonjodanreicherung nach Thyreoidektomie fehlt und daß auch nach Hypophysektomie das Zwischenhirn seinen Reichtum an Hormonjod verliert. Hierzu einige Zahlen aus meinen jodanalytischen Studien der Jahre 1933/34:

Spezies	Hypophyse	Zwischenhirn	Tuber cinereum	Pallium	Kleinhirn	Medulla oblongata	Bemerkungen
Mensch	80,0	—	28,8	13,9	6,4	8,3	Mittelwerte von 8 Untersuchungen
Hund	490,8	27,3	—	6,4	9,2	8,8	Mittelwerte von 11 Untersuchungen
	711,1	—	317,7	24,0	20.2	21,7	Mittelwerte von 4 Untersuchungen 4 Stunden nach *Thyroxin* 1 mg/kg intravenös injiziert

Fortsetzung der Tabelle auf der nächsten Seite.

* Das Mailänder Referat wurde in klinischer Hinsicht durch den am 24. April 1956 in Wien gehaltenen Vortrag ergänzt.

Fortsetzung der Tabelle

Spezies	Hypo- physe	Zwischen- hirn	Tuber cinereum	Pallium	Kleinhirn	Medulla oblongata	Bemerkungen
Katze	—	—	10,4	—	—	—	Mittelwerte von 2 Unter- suchungen 7 Wochen nach *Hypophys- ektomie*
Kanin- chen	323,5	—	154,5	18,1	—	—	nach mehr- tägiger *Thyreoidea- fütterung* (mit 15,8 bzw. 13,8 mg Hormonjod)
	1000,0	—	266,7	14,5	—	—	

Jodwerte in γ %.

Die Mühseligkeit der Mikrojodanalyse, die gerade bei der Gehirnveraschung besondere Schwierigkeiten bietet, sowie die Kleinheit der Organeinwaage bei Versuchen an Gehirnen von Kaninchen, Katzen und Hunden führten zu einem jahrelangen Stillstand in der Hirnjodforschung. Ohne Kenntnis meiner Vor- arbeiten haben 1951 — also 18 Jahre später — COURIER sowie JENSEN und CLARK mit den überaus empfindlichen und bequem zu handhabenden Radiojodmethoden die Thyroxinanreicherung im Hypophysenhinterlappen und im Hypophysenstiel, d. h. im Zwischenhirn, bestätigt. Bei der vorwiegend auf das periphere Schild- drüsenorgan ausgerichteten Radiojodforschung der letzten zehn Jahre wurde die Frage nach dem Gehirnjod nicht weiter beachtet, obwohl meines Erachtens dem erstmalig geglückten Nachweis einer selektiven Affinität bestimmter Hirn- teile zu einem peripher produzierten Hormon eine große allgemeine Bedeutung zukommen konnte. Ich nahm daher vor etwa zwei Jahren zusammen mit meinem Mitarbeiter WERNITZ, unterstützt durch cand. med. FINKENTEY, meine früheren Gehirnjodstudien wieder auf, diesmal allerdings mit radiojodtechnischen Methoden. Es konnten folgende Ergebnisse erzielt werden:

Spritzt man Meerschweinchen 1,0 mC J^{131} in die Bauchhaut und mißt zwei Stunden später, also zu einem Zeitpunkt, in dem noch das anorganische Jod im Blut kreist, in der sogenannten Jodidphase, die spezifische Aktivität der einzelnen Organe, so zeigt sich, daß alle Hirnteile noch relativ jodarm sind und daß sich kein Hirnteil wesentlich von anderen unterscheidet. Im Autoradiogramm sehen wir daher eine gleichmäßige Schwärzung aller Hirnteile als Zeichen der gleich- mäßigen hämatogenen Jodierung. Wesentlich anders wird das Bild, wenn wir erst 24 oder 48 Stunden nach der anorganischen Radiojodgabe die Versuchstiere töten und die spezifische Aktivität der einzelnen Hirnteile bestimmen; jetzt, d. h. in der sogenannten Hormonphase, in der das anorganische Jod bereits von der Schilddrüse aus dem Blut weitgehend eliminiert ist, zum spezifischen Hormonjod aufgebaut und bereits als organisch gebundenes Jod wieder ins Blut abgegeben wird, übertreffen die Jodgehaltswerte des Hypophysenhinterlappens, des Tuber cinereum und überraschenderweise auch der Großhirnrinde wesentlich den Jodgehalt der übrigen Gehirnteile und auch der übrigen Körperorgane. Diesem Ergebnis entsprechend zeigt auch das Autoradiogramm die selektive Jodanreicherung im Tuber cinereum, in den Wandungen des dritten Ventrikels und in der Hirnrinde.

Wenn unsere Ausdeutung des in bestimmten Hirnteilen nachgewiesenen hohen Jodgehaltes als thyreogenes Hormonjod richtig ist, dann mußten nach Ausfall der Schilddrüsenfunktion die hohen Jodwerte im Zwischenhirn und Hirnrinde fehlen. Bekanntlich bedingt eine Hypophysektomie nach einigen Wochen eine sichere Schilddrüsenatrophie. Untersucht man Meerschweinchen vier Wochen nach Hypophysenentfernung unter Radiojodgabe in der Hormonphase, so ist in der Tat die selektive Jodanreicherung im Tuber cinereum und in der Hirnrinde nicht mehr nachweisbar; die genannten Hirnteile verhalten sich wie in der Jodidphase der Normaltiere, d. h. sie unterscheiden sich nicht von anderen Hirnregionen. Erweckt man aber die Schilddrüsenaktivität der hypophysektomierten Tiere durch künstliche Zufuhr von thyreotropem Hormon (TSH) in Form von Pretiron, so bedingt die sekretorische Schilddrüsenstimulierung einen mächtigen Anstieg des Jodgehaltes in Tuber cinereum und Hirnrinde. Diese Versuchsreihe zeigt zugleich, daß die Hypophyse bzw. der bei der Hypophysektomie stets mitentfernte Hypophysenhinterlappen nicht als Eintrittspforte des Hormonjods zum Zwischenhirn notwendig ist, sondern daß das Hormonjodangebot zur selektiven Jodstapelung in bestimmten Hirnteilen allgemeinhämatogen erfolgt[1].

Um einen lückenlosen Beweis für die Schilddrüsenjodnatur des nachgewiesenen Gehirnjods zu erbringen, wurde in einer weiteren Versuchsreihe reines Thyroxin, in dessen Molekülen Jodatome radioaktiv markiert waren, gesunden Meerschweinchen intraperitoneal injiziert und 12 bzw. 24 Stunden später eine genaue Jodanalyse der Körperorgane, besonders der einzelnen Hirnrindenregionen vorgenommen. Die Leber-Hirn-Relation ist in dieser Versuchsreihe allerdings dadurch vorbelastet, daß die Leber als das wichtigste thyroxinabbauende Organ sich unverhältnismäßig stark mit dem injizierten radioaktiven Thyroxin anreichert, so daß die Jodselektion bestimmter Hirnteile nicht mehr so markant hervortritt wie in früheren Versuchsreihen. Tuber cinereum, weniger stark Hypophysenhinterlappen und Hypophysenvorderlappen sowie die frontalen, parietalen und occipitalen Rindenzonen fielen jedoch auch in dieser Versuchsreihe durch ihre hohen, die Leber überragenden Jodwerte auf. Wählten wir als vergleichendes Bezugssystem nicht Lebergewebe, sondern Großhirngewebe insgesamt, so wird die Signifikanz der erhöhten Thyroxinjodaffinität in den frontalen, parietalen und occipitalen Rindenarealen sowie im Tuber cinereum besonders deutlich. Die temporalen Rindengebiete, Zwischenhirn insgesamt, Vierhügelplatte, Kleinhirn und Medulla oblongata lagen dagegen, wie das Großhirn insgesamt, in derselben Größenordnung der Jodwerte (Abb. 1).

Wiederholten wir diese Injektionsversuche mit markiertem Thyroxin an hypophysektomierten Meerschweinchen mit sekundär hochgradig hypothyreoten Schilddrüsen, so ergab sich zunächst überraschenderweise, daß die Thyroxinaufnahme in allen Organen gegenüber den normalen Tieren erheblich herabgesetzt war. Während die durchschnittliche spezifische Aktivität, d. h. die am Glockenzählrohr gemessene Impulszahl pro mg Trockengewicht, aller Organe (exklusive Schilddrüse und Hypophyse) bei den Thyroxinversuchen an Normaltieren 44,5 betrug, erreichte der entsprechende Mittelwert bei den hypophysektomierten Tieren nur 23. Es erscheint mir allerdings fraglich, ob wirklich der Hypophyse selbst eine besondere Aufgabe für den normalen Thyroxinstoffwechsel zukommt, wie WEISSCHEDEL mit seiner These „Die Intaktheit der Hypophyse ist die Voraussetzung für die Thyroxinwirkung" 1949 meinte; viel wahrscheinlicher ist,

---

[1] Ausführliche Mitteilung dieser Ergebnisse mit Tabellen, Diagrammen und Abbildungen einiger Originalautoradiogramme erfolgte bereits in Acta Neuroveg. **13,** 50 (1956).

daß die Trägheit des allgemeinen Stoffwechsels der sekundär hypothyreoten Tieren daran schuld ist, wenn die Organzellen nur sehr verlangsamt Thyroxinjod aufnehmen können. Lediglich die Leber als Thyroxinabbauorgan zeichnete sich hinsichtlich ihres Jodgehaltes gegenüber allen anderen Organen (einschließlich

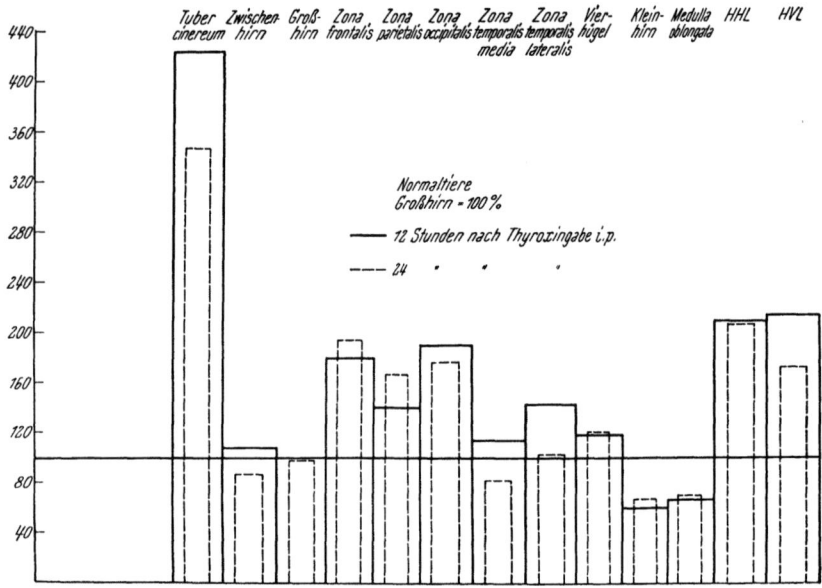

Abb. 1. Gehirnjod nach intraperitonealer Thyroxininjektion bei Normaltieren (Durchschnittswerte von fünf Versuchen)

Gehirn) aus. Betrachtet man aber die Jodverteilung in den einzelnen Hirnregionen näher, so wird bei dem Bezug: Großhirn insgesamt = 100 % wiederum für Tuber cinereum ein mächtiger Jodgipfel und für die frontalen, parietalen und occipitalen

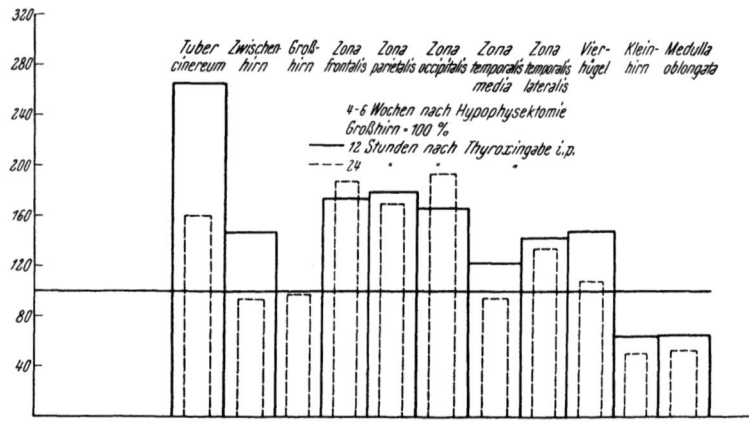

Abb. 2. Gehirnjod nach intraperitonealer Thyroxininjektion bei hypophysektomierten Meerschweinchen (Durchschnittswerte von fünf Versuchen)

Rindenzonen eine noch deutliche Signifikanz der Thyroxinjodselektion erkennbar. Der Verteilungsmodus des Thyroxinjods im Gehirn hat sich also auch bei kleiner absoluter Jodaufnahme gegenüber den Normalverhältnissen nicht verändert (Abb. 2).

Überblicken wir das Gesamtergebnis dieser Hirnjodstudien, so können wir feststellen: Die hormonale Schilddrüsentätigkeit teilt sich in besonderem Maße dem Tuber cinereum und den Seitenwänden des dritten Ventrikels, also dem markarmen Hypothalamus mit, dessen Beziehungen zur Hypophyse von SPATZ und seiner Schule auf Grund eingehender neurohistologischer Studien besonders hervorgehoben wurden. *Sobald die Schilddrüse ihr spezifisches Hormon sezerniert, erfolgt im markarmen Hypothalamus eine sehr beträchtliche — alle übrigen Gehirnteile weit überragende Anreicherung mit Hormonjod.* Die Schilddrüse orientiert also auf hormonalem Wege den markarmen Hypothalamus über seine sekretorischen Leistungen; hierbei fließt das Schilddrüsenhormon auf dem Blutwege (wahrscheinlich via Carotis interna) dem Hypothalamus zu; die Vermittlung eines zentripetalen Weges Hypophyse → Infundibulum ist nicht notwendig, da die Hormonjodanreicherung im Hypothalamus auch bei Hypophysenstieldurchtrennung erfolgt.

Nächst dem markarmen Hypothalamus wird die Hirnrinde vom Frontalhirn bis zum Occiput, nicht aber im Temporalbereich, Sitz einer selektiven Hormonjodstapelung, während die subcorticalen Teile, die Marklager, ebenso Thalamus, markreicher Hypothalamus, Vierhügelgebiet, Kleinhirn und Medulla oblongata keine besondere Beziehung zum Schilddrüsenhormon verraten. Wie sehr die Hirnerregbarkeit von der Schilddrüsenfunktion abhängt, zeigte WOODBURY mit der Beobachtung, daß Thyroxin die Hirnerregbarkeit steigert und daß nach Entfernung der Schilddrüse bzw. Hypophyse innerhalb einiger Wochen eine anhaltende Herabsetzung der Hirnerregbarkeit einsetzt.

Der Gedanke, daß möglicherweise der gesteigerte Stoffwechsel der Hirnrinde mit seinem erhöhten Sauerstoffbedarf eine unspezifische Anreicherung von Stoffwechselhormon notwendig macht, ist sicherlich abwegig, da sonst auch in anderen Hirnteilen, von denen ein besonderes Sauerstoffbedürfnis bekannt ist, so in den PURKINJEschen Zellen des Kleinhirns, in den Corpora geniculata usw., eine Hormonjodanreicherung vorkommen müßte. SOKOLOFF und Mitarbeiter beschäftigten sich mit dem Sauerstoffverbrauch des Gehirns bei Hyperthyreosen und stellten fest, daß das vollentwickelte Gehirn weitgehend unabhängig von der Schilddrüsenhormonproduktion atmet und auch bei Schilddrüsenüberfunktion einen normalen Sauerstoffverbrauch aufweist.

Nachdem also irgendeine Beziehung zwischen der regionären Hirnstoffwechselgröße und dem Hormonjodgehalt nicht erkennbar ist, kann ähnlich wie beim markarmen Hypothalamus nur *eine besondere funktionelle Verbindung zwischen den hormonjodaffinen Hirnrindenteilen und der Schilddrüse* vermutet werden. Daß die Gehirn-Schilddrüsen-Relation nicht nur, wie unsere vorgenannten Gehirnjodstudien zeigten, *zentripetal* orientiert ist, sondern daß es sich um eine echte *Korrelation* handelt, bewiesen vielfache tierexperimentelle Untersuchungen, die sich vor allen den *zentrifugalen* Wirkungsschenkel dieser Korrelation widmeten: *Corticale Effekte* auf die Schilddrüsentätigkeit brachten ENDRÖCZI und Mitarbeiter zum Nachweis, in dem sie durch chirurgische Eingriffe an neocorticalen Strukturen eine deutliche Steigerung der Schilddrüsenaktivität mit Erhöhung des an das Plasmaeiweiß gebundenen Jods und des Thyroxinjods im Blut herbeiführten, während sie durch Läsionen der rhinencephalen Strukturen keine Schilddrüsenwirkung erzielten.

Der Einfluß corticaler *Lichtreize* auf die Schilddrüsenfunktion via optico-hypothalamischer Bahnen war schon ASCHOFF bekannt, der 1922 auf Grund der Untersuchungen von SOROUR auf die Aktivierung der Schilddrüse in der Dunkelheit, auf die Inaktivierung derselben im Licht hingewiesen hat. Ähnliche Beobachtungen machten dann BERGFELD 1930, BIANCHI und HELLWIG, OEHME und SANTO 1934. Nach MILIN bewirkt weißes Licht im histologischen Bild der

Thyreoidea eine funktionelle Hemmung, rotes Licht dagegen eine funktionelle Stimulierung. Brands konnte 1954 ebenso wie schon vor ihm Puntriano und Meites (1951) nach elftägiger Lichteinwirkung bei Mäusen eine signifikante Senkung des gespeicherten radioaktiven Jods gegenüber den Normaltieren feststellen und vertrat die Ansicht, daß der Lichtreiz als nervöser Reiz den Hypophysenvorderlappen trifft und dort eine Hemmung der thyreotropen Hormonbildung verursacht.

Die anatomischen Untersuchungen von Becher über das vegetative Kerngebiet und die neurosekretorischen Leistungen der Ganglienzellen der Netzhaut sowie die Stoffwechselstudien Hollwichs haben in jüngster Zeit ganz allgemein die Bedeutung von Lichtreizen für vegetative, hypothalamisch gesteuerte Funktionen zur Diskussion gestellt. Pellegrini, Malamani und Fedeli werden auf dieser Tagung die Photostimulation des vegetativen Diencephalons in einem besonderen Referat würdigen.

Die Frage: Vermögen die vegetativen Kerngebiete im Boden des dritten Ventrikels die sekretorischen Funktionen des Hypophysenvorderlappens regulativ zu beeinflussen? fand im Mailänder Symposion eine so breite anatomische und physiologische bzw. patho-physiologische Erörterung, daß ich mir im Rahmen meines Referates weitere Hinweise ersparen kann. Es sei nur erinnert an die Referate und Vorträge, die sich mit der Übertragung neurosekretorischer Vorgänge im Hypothalamus auf dem Hypophysenhinterlappen und Hypophysenvorderlappen beschäftigten, an die tierexperimentellen Studien zum Nachweis der hypothalamischen Anregung der adrenocorticotropen, gonadotropen und thyreotropen Hypophysenvorderlappenfunktionen. Hierbei scheint dem von Popa und Fielding 1930 erstmals beschriebenen *hypophysären Pfortadersystem* mit Blutzuflüssen aus den Kapillaren des Tuber cinereum, aus den sogenannten Spezialgefäßen des Hypophysenstiels und aus den Sinuskapillaren des Vorderlappens (s. Abb. 3) eine besondere Bedeutung zuzukommen. Rabl wies jüngst darauf hin, daß der Nucleus infundibularis jenes Kerngebiet des Hypothalamus ist, das unmittelbar vasculär mit dem Hypophysenvorderlappen verbunden ist. Die Analyse der Funktionen des hypophysären Pfortadersystems unterstreicht das wechselseitige Verhältnis Gehirn-Hypophyse; denn, wie Romeis und Spanner hervorhoben, erfolgt wahrscheinlich die Blutströmung im hypophysären Pfortadersystem nicht nur vom Tuber cinereum zum Vorderlappen hin, sondern *die Strömungsrichtung kann je nach den Druckverhältnissen wechseln*, so daß auch rückläufig hypophysäre Vorderlappenhormone auf dem Blutwege durch die Pfortader zum Tuber cinereum gelangen können. W. C. Worthington jr. wies mit subtilen Operationsmethoden nach, daß im Pfortadersystem das Blut gegen die Pars distalis fließt.

Was die Hypothalamus-Schilddrüsen-Relation im besonderen betrifft, so hat bereits Harris durch den Nachweis der Bremsung der Schilddrüsensekretion nach stressbedingter ACTH-Stimulierung und der Schilddrüsenaktivitätssteigerung bei adrenektomierten Tieren unter Stress-Situationen sehr wichtige Mitteilungen gemacht. Ich möchte ferner die Tierexperimente von Westman und Jacobsohn 1938, von Uotila 1940, von Westman, Jacobsohn und Okkels 1942. Brolin 1947, Barrnett und Greep 1951, Greer 1951/52, Bogdanove und Halmi 1953 erwähnen, die Beweise für die *direkte Abhängigkeit der Thyreotropinbildung des HVL vom Hypothalamus* erbrachten: Hypophysenstieldurchtrennung oder gezielte Hypothalamusläsion im Bereich der ventromedialen Kerngebiete nahe dem Tractus supraopticohypophyseus (nicht aber im hinteren Hypothalamus in der Nähe der Corpora mamillaria) bedingen eine langsam fortschreitende Schilddrüsenatrophie im histologischen Bild, machen die Schilddrüse unfähig.

auf Propylthiourazil oder auf Kältereize mit entsprechender thyreotrop stimu-
lierter follikulärer Zellhyperplasie zu antworten und verhindern auch die hyper-
trophische Umgestaltung der thyreotropinbildenden basophilen Hypophysen-

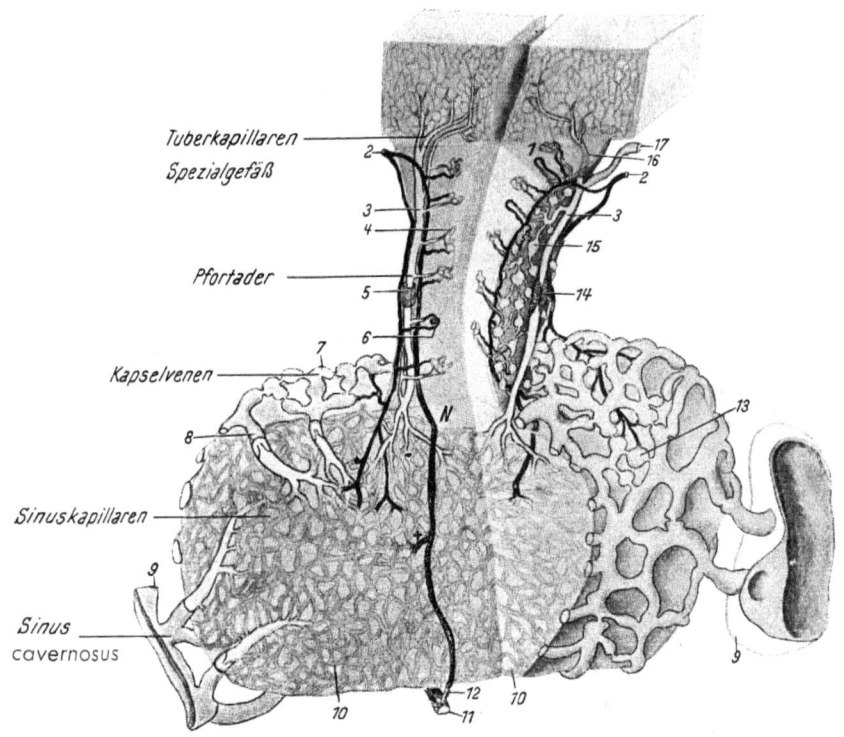

Abb. 3. Hypophysäres Pfortadersystem nach Spanner

vorderlappenzellen zu sogenannten Thyreoidektomiezellen nach Schilddrüsen-
entfernung.

Wenn wir bisher von der Thyreotropinwirkung des HVL auf die Schilddrüse
schlechthin sprachen, so müssen wir uns bewußt sein, daß sich diese Wirkung
aus recht verschiedenen Faktoren zusammensetzt, deren hypothalamische Beziehung durchaus nicht einheitlich ist. Im TSH ist eine *exophthalmusproduzierende
Substanz* (EPS nach Dobyns und Steelman) vorhanden, deren hypothalamische
Steuerung schon lange bekannt ist. Bereits 1879 gelang Filehne bei Kaninchen
nach Durchschneidung der vorderen Vierhügelgegend die Erzeugung eines mehr
oder minder beträchtlichen Exophthalmus (gelegentlich begleitet von Tachy-
kardien und Hyperämie der Schilddrüse). Die Tierexperimente Filehnes be-
stätigten sich bei der Nachprüfung durch Durdufi 1887 und Bienfait 1890.
Ich selbst erzielte 1932 bei Zwischenhirnläsionen an Katzen gelegentlich (aber
nicht sicher reproduzierbare) akut-exophthalmische Reaktionen. 1942 wies Velhagen auf den zwischenhirnläsionellen Exophthalmus hin. Neben der exophthal-
musproduzierenden Substanz enthält das TSH nach Greer einen *Wachstumsfaktor*
(Growth-factor, Thyroproliferin), der die Follikelzellproliferation bedingt und
nach Hypothalamusläsion in Wegfall kommt, und einen *Stoffwechselfaktor* (Meta-
bolism-factor, Thyrosekretin), der für die Jodaufnahmefähigkeit der Schild-

drüsenfollikel und für die Thyroxinbildung verantwortlich ist und auch nach Hypothalamusläsion noch wirksam bleibt (Abb. 4).

Aus allen diesen von mir genannten und auf dieser Tagung anderweitig mitgeteilten Beobachtungen geht hervor, daß die *Annahme einer cortico-hypothalamischen Beziehung zu HVL und Schilddrüse sowohl in zentripetaler als auch in zentrifugaler Hinsicht durchaus berechtigt ist.* Wenn auch die Thyroxin-Thyreotropin-Korrelation als periphere humorale Steuerung von HVL und Schilddrüse wahrscheinlich auch ohne die Mitwirkung des Zentralnervensystems möglich ist, so kommt doch den medioventralen Kerngebieten des Hypothalamus die Bedeutung einer die Hypophysen-Schilddrüsenfunktion übergeordneten *Relaisstation* zu, *welche die Reaktionsbreite und Leistungskapazität von HVL und Schilddrüse er-*

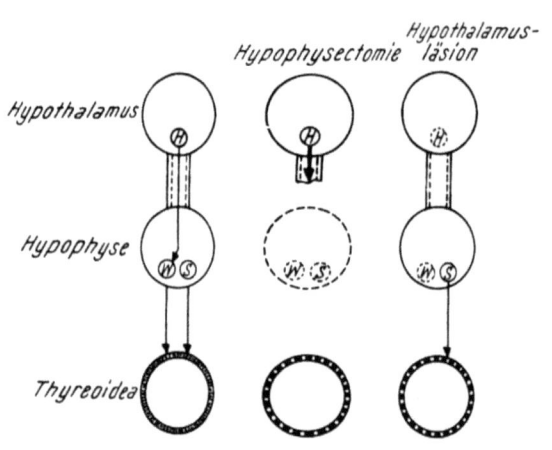

Abb. 4. Wirkungsfaktoren des thyreotropen Hormons (TSH) in Beziehung zur hypothalamischen Steuerung nach GREER; *W* = Wachstumsfaktor (Thyroproliferin), *S* = Stoffwechselfaktor (Thyrosekretin)

weitert und — um mit den Worten von W. R. HESS zu sprechen — „eine bestmögliche Ganzheitsleistung" sicherstellt.

Wenn wir uns nunmehr der *klinischen Seite* des cerebrothyreoiden Problems zuwenden, so lagen schon von mehr als 100 Jahren die ärztlichen Aspekte in der Beurteilung des sogenannten Morbus BASEDOW vorwiegend in der Richtung einer cerebralen, zentrogen-nervalen Ätiologie. Durch die gesamte klinische Literatur seit der ersten Beschreibung des Krankheitsbildes durch den Merseburger Arzt BASEDOW 1840 über die Arbeiten von CHARCOT und seiner Schule um die Mitte des vergangenen Jahrhunderts, von SAHLI 1913, CHVOSTEK 1917, KLIEN 1927, RIESE 1928, LICHTWITZ 1936 usw. zieht sich bis heute wie ein roter Faden der aus der klinischen Symptomatik abgeleitete Hinweis auf die wesentliche Mitwirkung des Zentralnervensystems am thyreogenen Krankheitsgeschehen. Da aber das Vorkommen von zentral-nervös deutbaren Krankheitszeichen in den großen Syndromen der Schilddrüsenkrankheiten zuweilen recht unkritisch pathogenetisch ausgewertet wurde, geriet trotz der Fülle gediegenster klinischer und auch therapeutischer Beobachtungen im Laufe der Zeit jede über den rein peripheren Krankheitsvorgang an der Schilddrüse hinausgehende ärztliche Betrachtung — oft sehr zu Unrecht — in den Ruf unwissenschaftlicher Spekulation. Die inzwischen sich mehr und mehr häufenden tierexperimentellen histologisch und chemisch ausgewerteten Befunde, die mosaikartig die wesentlichen Grundlinien der cerebrothyreoiden Beziehung erkennen ließen, wurden dabei von den Hütern der auf die rein peripherische VIRCHOWSche Organpathologie aufbauenden klassischen klinischen Medizin nicht weiter beachtet. Nunmehr gibt die Radiojodtechnik in Form der *Radiojodtestung schilddrüsenkranker Menschen* auch dem Kliniker die Möglichkeit, mit derselben Exaktheit wie der tierexperimentelle Forscher sich an der Lösung des cerebrothyreoiden Problems zu beteiligen, nur mit weit größerem Gewicht, da der Mensch selbst und nicht das Kleintier (Ratte, Maus, Kaninchen, Katze) der Gegenstand der Untersuchung ist. Der Grad der diencephalo-hypophysären Verantwortlichkeit für die periphere Schilddrüsenerkrankung kann heute im Radiojodtest (unter Umständen kombiniert mit Thorn-Test, Testung der Wasserstoffwechselregulationen, Bestimmung der 17-Ketosteroidausscheidung im Harn usw.) klar definiert und damit auch klar begrenzt werden. Da noch keine ganz einheitlichen Richtlinien für die Durchführung des Radiojodtestes bestehen, wenn auch heute über die Grundprinzipien der Testbeurteilung eine weitgehend einheitliche Meinung vorhanden ist, will ich in einigen Diagrammen von Radiojodtesten, wie sie sich an meiner Klinik bewährt haben, die Möglichkeiten einer differenzierten klinischen Diagnostik zur Unterscheidung cerebraler und peripherer Krankheitsformen aufzeigen:

Es ist heute allgemein bekannt, daß das *primär-periphere Myxödem* (nach Strumektomie, Röntgenbestrahlung der Schilddrüse, überdosierter Radiojodtherapie, atrophierender Strumitis) vom *diencephalo-hypophysären Myxödem* (unter dem klinischen Bild der postklimakterischen oder [sehr seltenen] hirntraumatischen Schilddrüsenunterfunktion oder auch getarnt als Sheehan-Krankheit) durch die Prüfung der Pretironaktivität der hypothyreoten Schilddrüse leicht unterschieden werden kann. Es erübrigt sich daher, solche Radiojodtests mit stark herabgesetztem Jodaufnahmevermögen der hypothyreoten Schilddrüse ohne und mit Steigerung der Jodaufnahme- und Jodabgabekurve nach Pretiron bei Myxödem-Kranken zu demonstrieren. Auch die üblichen Symptome des Radiojodtestes beim klassischen Morbus Basedow mit steilen Anstiegsgradienten der Jodaufnahmekurve, hoher Jodgier und rasch sich senkendem Abstiegsgradienten durch überstürzte Schilddrüsenhormonabgabe, die einen hohen Anstieg des eiweißgebundenen Jods im Blut zur Folge hat, setze ich als bekannt voraus. Neue und, wie ich glaube, wichtige Einblicke in die inneren Krankheitsmechanismen der hyperaktiven Schilddrüsenstörungen ergeben Radiojodtestungen unter *Belastung des Organismus mit thyreotropem Hormon* (in Form von Pretiron) *und mit Thyreoidin* bzw. *Thyroxin*. Hierdurch werden wir zu folgenden klinischen Differenzierungsmöglichkeiten in die Lage versetzt:

Wir unterscheiden:

1. *Den allgemeinen sympathischen Erregungszustand* (mit Tachykardie und Schwitzneigung, verstärkter Hautschrift, leichtem Fingertremor, vielleicht auch mäßig erhöhtem Grundumsatz) *ohne Schilddrüsenstörung* — dann, wenn der Radiojodtest unter Grundumsatzbedingungen normal ausfällt und sich zugleich unter Pretiron und Thyreoidingabe als normal reguliert erweist. Die *Symptome der normalen Regulation* sind: Mäßig steiler Anstieg der Jodaufnahmekurve, Erreichen eines Maximums der Jodspeicherung innerhalb 24 Stunden in Höhe von etwa 50% der Joddosis; nach i. m. Injektion von je 500 E Pretiron am fünften und sechsten Tag des Ruheradiojodtestes rasche Verstärkung des Neigungswinkels des Abstiegsgradienten infolge vermehrter Hormonausschüttung; 24 Stunden nach Absetzen des Pretirons zweiter Radiojodtest, der diesmal mit einem steileren Jodanstiegsgradienten einhergeht und zu einem höheren Jodmaximum infolge erhöhten Jodbedarfs der thyreotropinisierten Schilddrüse führt; nach weiteren drei Tagen perorale Gabe von Thyreoidin, täglich zweimal 0,1 g drei bis fünf Tage lang; dadurch Abflachung oder Stopp im Abstiegsgradienten, der bisweilen sogar in eine leicht ansteigende Kurve umgewandelt werden kann; 24 Stunden nach Absetzen des Thyreoidins dritter Radiojodtest, der nunmehr eine deutliche Bremsung des Jodaufnahmevermögens mit flachem Anstiegsgradienten und erheblich herabgesetzten Jodmaximum ergibt (siehe Abb. 5).

2. *Die regulierte Schilddrüsenhyperplasie* mit folgenden Kriterien im Ruhe-
und Belastungsradiojodtest: Infolge der diese Schilddrüsenstörung auszeich-
nenden Jodgier findet sich ein steiler Anstiegsgradient, der innerhalb eines Tages

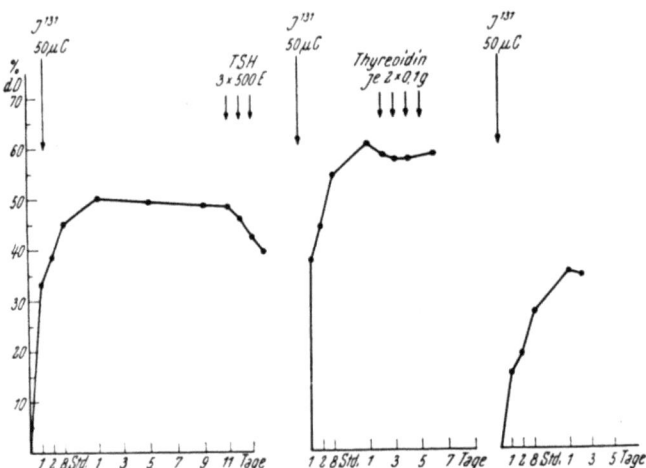

Abb. 5. Normale Radiojodteste nach TSH- und Thyreoidinbelastung

zu einem thyreoiden Joddepot von über 50% des verabreichten J131 führt und
in den nächsten Tagen noch weiter langsam ansteigende Tendenz zeigt, während
der Blutjodgehalt nach 24 Stunden im ganzen niedrig ist mit etwas erhöhter
Konversionsrate, d. h. relativ hohem prozentualem Anteil des eiweißgebundenen
Jods am Gesamtblutjod ohne wesentliche absolute Steigerung des Schilddrüsen-
hormonspiegels; normale Ansprechbarkeit auf Pretiron, ohne daß im zweiten

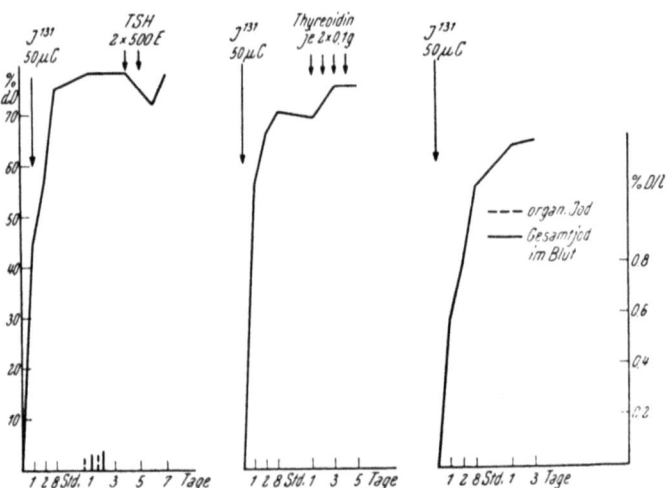

Abb. 6. Belastungsradiojodtest bei regulierter Schilddrüsenhyperplasie

Radiojodtest das schon von vornherein erhöhte Jodaufnahmevermögen der
Schilddrüse noch weiter gesteigert wird, normale Ansprechbarkeit auf Thyreoidin
mit deutlicher Bremsung der Jodkapazität der Schilddrüse im dritten Radiojodtest (Abb. 6).

Die Ursache dieser Schilddrüsenstörung ist eine *vermehrte Thyreotropin-bildung im HVL*, wodurch die Schilddrüse jodgierig und hyperplastisch wird. Am häufigsten ist ein exogener *Jodmangel*, d. h. ein Leben in einem jodarmen Milieu (z. B. in bestimmten Alpentälern Südbayerns, Österreichs und der Schweiz) daran schuld. Der *Jodmangelkropf* ist der Prototyp einer solchen regulierten Schilddrüsenhyperplasie, die in klinischer Hinsicht von keinerlei Krankheitszeichen begleitet zu sein braucht. Bisweilen beruht das ungenügende Jodangebot, das zur regulierten Schilddrüsenhyperplasie führt, auf einer gestörten Jodverwertung (durch Ernährungsschäden, Kohlnahrung, erhöhten Calciumgehalt des Trinkwassers und strumige chemische Verbindungen [Thiocyanat, Thioharnstoff] in bestimmten pflanzlichen Nahrungsstoffen) oder auch auf erhöhtem Jodbedarf während Pubertät, Gravidität und Klimax, durch Infektionsabwehr, Lichtmangel und Mangel an Vitaminen (besonders Vitamin A). Wenn BILLION-KÜHN und GILBERT-DREYFUSS den beschriebenen Schilddrüsenzustand bisher „kompensierte Hyperplasie“ nannten, dann mag diese Bezeichnung für den Jodmangelkropf, für die „große Schilddrüse“ im Sinne von HUNZIKER, insofern berechtigt sein, als die hyperplastische Schilddrüsenveränderung durch erhöhte Jodgier den exogenen oder endogenen Jodmangel ausgleicht. Das Beiwort „kompensiert“ ist aber nicht mehr bei jenen jodgierigen Schilddrüsen anwendbar, wie sie auch ohne Jodmangel in jodreichem Milieu, so z. B. in Norddeutschland vorkommen können. Hier geht der Reiz auf den Hypophysenvorderlappen zur vermehrten Thyreotropinbildung nicht vom niedrigen Thyroxinspiegel eines in Jodarmut lebenden Organismus aus, sondern wahrscheinlich von besonderen *zentrogenen Stressbedingungen*, die bei endogener vegetativ-stigmatisierter Reaktionsbereitschaft nicht wie üblich im corticotropen Funktionskreis des HVL wirksam werden (mit Bremsung der Schilddrüsenaktivität nach HARRIS), sondern auf den thyreotropen Funktionskreis des HVL umgeschaltet werden. Hierher gehören vor allem auch die sogenannten *Situationshyperthyreosen*, die nach BANSI und KRACHT das menschliche Analogon zu den Schreck- und Angsthyperthyreosen von gefangenen Wildkaninchen darstellen sollen. Vielfach gehen solche Situationshyperthyreosen mit Aufhören der Stresswirkung wieder in den Normalzustand zurück, da die Schilddrüse meist regulationsfähig geblieben ist. Die Situationshyperthyreose sollte daher nicht als „Schreck-BASEDOW“ bezeichnet werden, sofern nicht der seltene Übergang in einen echten Dauer-BASEDOW (s. unten) erfolgt.

Man muß sich stets bewußt bleiben, daß auch der klinisch gesunde Träger einer jodgierigen hyperplastischen Schilddrüse sich in einem latenten Reizzustand mit einem sehr labilen Gleichgewicht seiner Schilddrüsenfunktionen befindet. Darauf beruht die hohe *Jodempfindlichkeit der Bevölkerung in jodarmen Gegenden*, d. h. die latente Bereitschaft auf mehrwöchige oder gar monatelange perorale Jodgaben in Dosen, die bei Normalmenschen völlig harmlos sind, plötzlich mit der Entwicklung zum Jod-BASEDOW (s. unten) zu reagieren. Jene Menschen, die in jodreichem Milieu jodgierige hyperplastische Schilddrüsen bekommen, zeichnen sich so gut wie immer durch eine besondere vegetative (sympathikotone) Reaktionsverfassung aus; ihre zeitweise hyperthyreotischen Symptome sind möglicherweise Ausdruck intermittierender vermehrter Schilddrüsenhormonausschüttungen aus den hyperplastischen Schilddrüsen. Sie bleiben aber zum Unterschied vom echten BASEDOW reguliert, wie die Belastungsradiojodteste beweisen. Wenn BLUM den Kohlkropf auf Grund seines hyperplastischen histologischen Bildes als „Prä-BASEDOW“ bezeichnete, so erscheint mir diese Bezeichnung für die jodgierige Schilddrüse in jodreichem Milieu ganz besonders berechtigt. Aus dem Prä-BASEDOW einer jodgierigen Schilddrüse kann sich bei fortbestehenden zentralen Reizwirkungen auch eine echte Hyperthyreose entwickeln, wie folgender Krankheitsfall zeigt:

Ein bisher völlig gesunder und arbeitsfähiger, jetzt dreißigjähriger Schlosser (H. Fr.) erlitt im Oktober 1952 bei einem Betriebsunfall eine Contusio cerebri mit Contusio spinalis. Nach Rückgang der spinalen Querschnittssymptome entwickelte sich langsam ein allgemeiner sympathischer Erregungszustand. Der Radiojodtest zeigte nur die Kriterien der jodgierigen, aber durchaus regulierten hyperplastischen Schilddrüse (s. Kurve 1 in Abb. 7). Bei der Nachuntersuchung einige Monate später war die Jodgier der Schilddrüse noch größer geworden, der Hormonjodspiegel im Blut blieb aber weiterhin normal niedrig (s. Kurve 2 in Abb. 7). Wiederum einige Monate später hatte sich unter Auftreten postcontusioneller Persönlichkeitsänderungen eine Hyperthyreose mit Tachykardie, Fingertremor, Heißhunger, Gewichtsabnahme und Glanzauge entwickelt; nunmehr war auch der Radiojodtest im Sinne einer echten Hyperthyreose mit hohem Hormonspiegel im Blut verändert (s. Kurve 3 in Abb. 7).

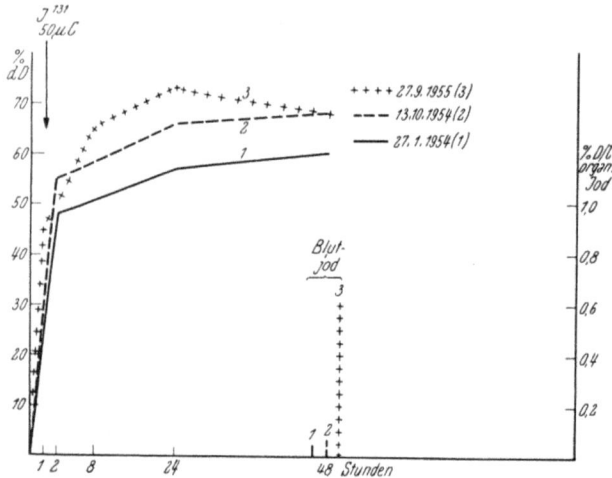

Abb. 7. Übergang einer regulierten Schilddrüsenhyperplasie in eine echte Hyperthyreose

Die Auffassung der jodgierigen hyperplastischen Schilddrüse als Thyreotropineffekt kann an folgendem Beispiel veranschaulicht werden:

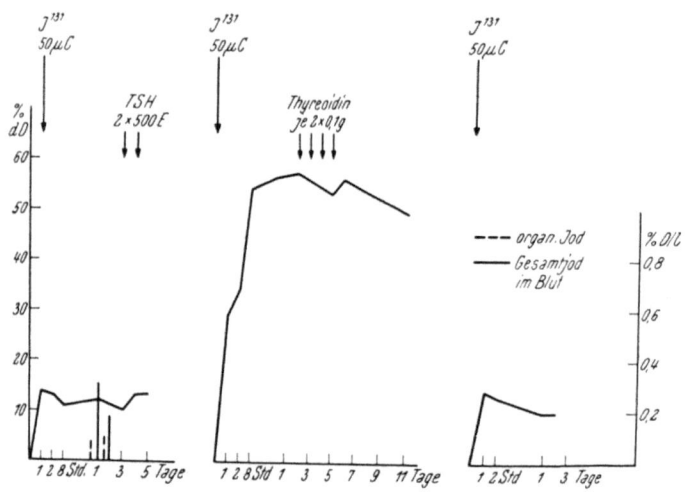

Abb. 8. Pretironeffekt bei einer jodüberfüllten normalen Schilddrüse

Die schilddrüsengesunde 48jährige Frau (E. L.) verwendet seit langem eine jodhaltige Zahnpaste beim morgendlichen Zähneputzen. Dadurch war die Schilddrüse mit Jod aufgetankt, so daß der Radiojodtest nur mehr zu einem maximalen Schilddrüsenjoddepot von 17 % des verabreichten J^{131} führte. Pretiron schwemmte rasch das gestapelte Jod aus und machte die Schilddrüse für neue Jodzufuhr aufnahmebereit. Durch Pretiron geriet die Schilddrüse vorübergehend in den Zustand der Jodgier, die als reinen Thyreotropineffekt alle Kriterien der regulierten Hyperplasie aufwies, d. h. der jodgierige Reizzustand der Schilddrüse bleibt normal reguliert, denn Thyreoidingabe vermochte rasch eine erhebliche Bremsung der Jodaufnahmefähigkeit der Schilddrüse herbeizuführen (s. Abb. 8).

Die *Fähigkeit zur Regulation trotz Jodgier bleibt das Kardinalsymptom dieser Schilddrüsenstörung*, so daß die bisherige Bezeichnung im wissenschaftlichen Schrifttum „kompensierte Hyperplasie" daher von mir in „regulierte Hyperplasie" umgeändert wurde.

3. *Die thyreotrop dysregulierte Schilddrüsenhyperplasie.* Bisweilen reagieren Kropfträger (mit normalem oder reguliert-hyperplastischem Radiojodtest) auf Thyreotropinbelastung mit erheblich *schmerzhafter akuter Schilddrüsenschwellung und Fieber.* Nach dem Absetzen der Pretirongaben gehen diese Erscheinungen rasch zurück. Im Radiojodtest zeigt sich ein charakteristisches Abweichen der normalen Regulation auf die Thyreotropingabe: der normale Abstiegsgradient wird unter TSH-Wirkung nicht durch vermehrte Hormonausschüttung in eine steilere Kurve abgeknickt, sondern plötzlich gestoppt (s. Abb. 9). Diese thyreotrope Dysregulation bei gleichzeitiger starker Schilddrüsenschwellung kann nur in dem Sinne gedeutet werden, daß der Thyroproliferinfaktor der TSH-Wirkung noch vorhanden ist, ja vielleicht sogar überwertig

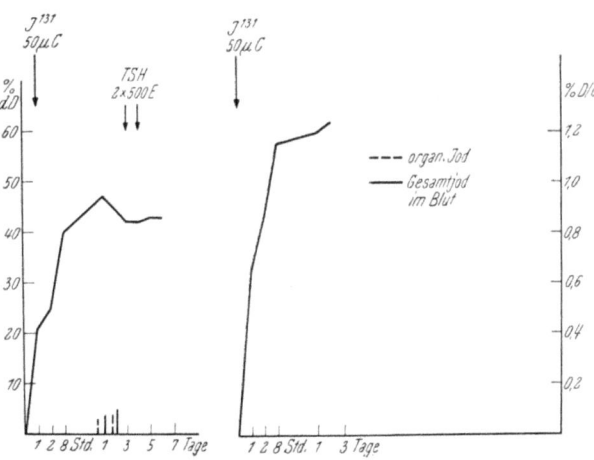

Abb. 9. Belastungsradiojodtest bei thyreotrop dysregulierter Schilddrüsenhyperplasie

ist, während der hormonausschüttende Thyrosekretinfaktor der TSH-Wirkung (infolge Ausfall hypothalamischer Steuerungsimpulse?) nicht zur Geltung kommt, so daß sich das vermehrt gebildete Thyreoglobulin in den Schilddrüsenfollikeln, vielleicht sogar in den Follikelzellsäumen selbst, aufstaut. Die schematischen Bilder von DE ROBERTIS von der tropfenförmigen Kolloidsekretion in den Follikelzellen mit Kolloidanhäufung in Richtung Follikellumen 30 Minuten bis 6 Stunden nach

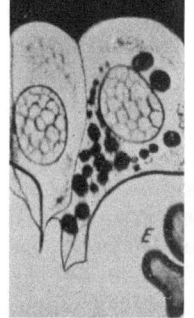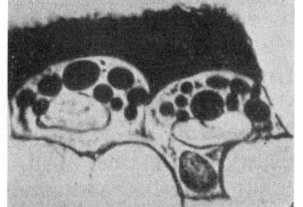

Abb. 10. Tropfenförmige Kolloidsekretion in den Schilddrüsenfollikelzellen nach DE ROBERTIS: a) 6 Stunden nach TSH-Gabe, b) 22 Stunden nach TSH-Gabe

TSH-Gabe, mit Kolloidanhäufung in Richtung Kapillaren 22 Stunden nach TSH-Gabe (s. Abb. 10a und b) veranschaulichen die Möglichkeiten der in den Follikelzellen sich abspielenden Vorgänge, wenn die Abgabe des Sekrettropfens in die Blut- oder Lymphgefäße nicht erfolgen kann. Da zu der Abgabe eine proteolytische molekulare Verkleinerung des Thyreoglobulins notwendig ist, könnte die Abgabehemmung auch auf dem Fehlen bestimmter Proteasen der Kropfträger mit thyreotrop-dysregulierter Schilddrüsenhyperplasie beruhen. Nähere Untersuchungen über den Mechanismus dieser dissoziierten Störung in den TSH-Wirkungsfaktoren sind zur Zeit noch im Gange.

4. *Die Thyreoidin- bzw. Thyroxin-resistente Schilddrüsenhyperplasie.* Alle echten Hyperthyreosen mit entsprechenden klinischen Krankheitszeichen verraten sich im Radiojodtest nicht nur in den steilen Anstiegsgradienten, in dem hohen, innerhalb weniger Stunden erreichten Jodmaximum, und in dem rasch abfallenden Abstiegsgradienten bei gleichzeitigem hohem Blutjodeiweißgehalt im 24-Stunden-Wert, sondern zeichnen sich vor allem durch die *Reaktionslosigkeit des Radiojodtestes gegen Thyreoidin* aus. D. h. Thyreoidin in der üblichen Dosierung bleibt ohne jeden Bremseffekt auf die Hormonabgabe und Jodaufnahme der Schilddrüse. BRÜGEL hat vor kurzem auf dieses Verhalten der Hyperthyreosen, das schon 1952 WERNER, HAMILTON und NEMETH bekannt war, hingewiesen. Wir können die Angaben BRÜGELs, die wir in Abb. 11 wiedergeben, nur bestätigen.

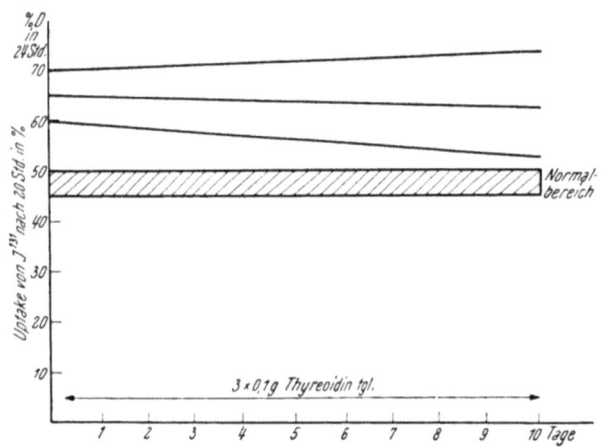

Abb. 11. Verhalten des 24-Stunden-Radiojodtestes bei drei Patienten mit Thyreotoxikose unter oraler Gabe von 3 × 0,1 g Thyreoidin nach H. BRÜGEL

Je schwerer die Hyperthyreose, desto thyroxinresistenter ist sie. Mittelschwere Hyperthyreosen können noch geringe Thyreoidineffekte auf den Abstiegsgradienten im Radiojodtest bei fehlender Wirkung auf den Wert der 24-Stunden-Uptake zeigen. — Die Reaktionslosigkeit der BASEDOW-Schilddrüse auf Thyreoidin muß in demselben Maße auch für den HVL angenommen werden; denn der hohe Schilddrüsenhormonspiegel im Blut des BASEDOW-Kranken führt nicht zu einer Eindämmung der TSH-Produktion des HVL, d. h. die normale Reizschwelle des HVL gegen das Blutthyroxin ist erhöht bzw. die Empfindlichkeit des HVL gegenüber Thyroxin ist herabgesetzt. Der Umstand, daß beim M. BASEDOW bisher niemals Veränderungen im Funktionszustand des HVL im Sinne eines Hyper- oder Hypopituitarismus nachgewiesen werden konnten (keine vermehrte Thyreotropinausscheidung usw.), spricht für eine Einregulierung der HVL-Funktion auf ein höheres Thyroxinniveau. Da für die HVL-Funktion eine übergeordnete hypothalamische Steuerung angenommen wird (s. oben), könnte man daran denken, ob nicht die Regulationsstörung, die der BASEDOWschen Krankheit zugrunde liegt, von der hypothalamischen Relaisstation verursacht wird, in dem auch hier infolge Unempfindlichkeit der tuberalen Kerngebiete gegen Thyroxin nicht die normale Hormonjodwirkung, sondern erst die überhöhte den regulatorischen Impuls für den HVL auszulösen vermag.

Nachdem, wie ich andernorts vielfach hervorhob, jede echte diencephale Störung nie monosymptomatisch, sondern immer nur syndromatisch, d. h. vielsymptomig verläuft, erscheint eine hypothalamische Ausdeutung der Jodstoffwechselregulationsstörung des Morbus BASEDOW nur dann berechtigt, wenn diese von anderen sicheren Zwischenhirnsymptomen begleitet wird. Dies ist in der Tat der Fall. Jeder vollentwickelte M. BASEDOW zeigt eine Fülle diencephalogener Krankheitszeichen: Ganz abgesehen vom Exophthalmus, finden sich regelmäßig zentrogene Störungen der Vasomotorik mit erhöhter Einstellung des Vasomotorentonus (Hypertonie), Störungen im Wasserhaushalt (polyurischer Reiztyp im VOLHARDschen Wasserversuch, der sich auf Kurzwellendurchflutung des Zwischenhirns oder auf Hypophysin vielfach dysreguliert erweist), Störungen im Zuckerstoffwechsel mit STAUB-TRAUGOTT-Tests vom echten Diabetestyp, psychoerethische Persönlichkeitsänderungen bei amimischer Physiognomik, wie sie für Stammhirnalterationen typisch sind. Diese Feststellungen berechtigen unseres Erachtens den *pathogenetischen Schwerpunkt des Morbus Basedow ins Zwischenhirn* zu legen, wie dies von LICHTWITZ 1936, VEIL-STURM 1942 und späterhin auch im anglo-amerikanischen und französischen Schrifttum bereits vielfach geschah.

Was kann nun die *Thyroxinresistenz der tuberalen Kerngebiete und ihre Einregulierung auf ein höheres Thyroxinniveau* verursachen? Neben einer endogenen (erblich verankerten) Bereitschaft zu Reizschwellenänderungen der zentralen Schaltstellen des Jodstoffwechsels — ähnlich der endogenen Bereitschaft zu essentieller Hypertonie oder zum Diabetes mellitus — können encephalitische bzw. postencephalitische, posttraumatisch-encephalopathische, fokal-toxische oder Blei- bzw. Kohlenoxyd-toxische diencephale Schäden die Reizschwellenänderung der tuberalen Kerngebiete verschulden. Wahrscheinlich können auch langanhaltende Schilddrüsenhormonsteigerungen im kreisenden Blut, wie sie bei jodgierigen Schilddrüsenhyperplasien oder kontinuierlichen Stressreizen vorkommen können, die Reizschwelle der zunächst primär intakten tuberalen Kerngebiete allmählich so erhöhen, daß daraus echte hyperthyreotische Dysregulationen mit Dauereinregelung auf einen erhöhten Thyroxinspiegel entstehen (=Übergang einer Situationshyperthyreose in einen echten M. BASEDOW). In ähnlicher Weise können bei der jodempfindlichen Bevölkerung jodarmer Gegenden kontinuierliche (wenn auch relativ klein dosierte) Jodsalzgaben die jodgierige hyperplastische Schilddrüse (durch fermentative Wirkungen des Jods zur Beschleunigung der Thyroxinsynthese?) in einen toxischen Jod-BASEDOW verwandeln. Endlich muß auch an Störungen im hormonalen Gleichgewicht von Veränderungen der Nebennierenrinden- oder Keimdrüsenfunktion gedacht werden, die (via Hypothalamus?) innersekretorische hypophysäre Umschaltungen auf den thyreotropen Funktionskreis zur Folge haben und damit bei endogener Bereitschaft den Anstoß zu einer echten Hyperthyreose geben.

An die Seite dieser vorwiegend zentrogenen Hyperthyreosen — bei denen der wechselnd große periphere Gewebsbedarf an Hormonjod ein oft recht wesentlicher zusätzlicher pathogenetischer Faktor ist — stellen sich die *rein thyreogenen peripheren Hyperthyreosen*, wie sie aus dem entzündlichen Reiz einer *Strumitis* oder dem blastomatösen Reiz eines „*toxischen Adenoms*" der Schilddrüse hervorgehen können.

Es ist selbstverständlich, daß alle diese aus den Ergebnissen der tierexperimentellen Forschung und der Radiojodtestung von Menschen abgeleiteten Erkenntnisse über die verschiedenen Erscheinungsformen der Schilddrüsenerkrankungen auch für die *Therapie* von großer Bedeutung sind.

Jodgierige Schilddrüsenhyperplasien müssen in erster Linie zur Bremsung ihrer Jodgier mit Thyreoidin behandelt werden. Sofern man einen zusätzlichen Stopp in der Schilddrüsenhormonsynthese durch Thyreostatica versucht, muß gleichzeitig die mit dieser Therapie verbundene TSH-Stimulierung durch zusätzliches Thyreoidin bzw. Thyroxin oder durch Röntgenbestrahlung der Hypophyse abgeschwächt werden, um der Entwicklung raumbeengender Schilddrüsenschwellungen und vor allem maligner Exophthalmusformen vorzubeugen. Anorganisches Jod darf in jodarmem Milieu nur in Gammadosen erfolgen, z. B. als Kropfprophylaxe durch jodiertes Kochsalz („Vollsalz"), das die Jodarmut der Natur Normalverhältnissen anzugleichen versucht; im jodreichen Milieu bietet die Joddosierung keine größere Gefahr; zur sekretorischen Beruhigung erregter Schilddrüsen bewährte sich die Jodstoßtherapie, d. h. kurzdauernde, hochdosierte Gaben von Lugolscher Lösung.

Die pharmakologische Wirkung des zuviel gebildeten Thyroxins aus hyperaktiven Schilddrüsen auf das vegetative Zentralorgan kann durch Stammhirnsedativa (Prominal, Chinin-Veronal als Sedovegan) wesentlich eingeschränkt werden. Eine Beeinflussung des veränderten thyreogenen Jodstoffwechsels ist dadurch allerdings nicht möglich, wie Untersuchungen meines Mitarbeiters Mukerji zeigten und wie auch schon vor uns F. Hoff, Gentzen und Klemm hervorhoben. Megaphen vermag nur die Grundumsatzsteigerung des Thyroxins zentral zu blockieren, ohne die erhöhte Thyroxinproduktion selbst herabzusetzen. Möglicherweise besitzen wir im Reserpin, dem Alkaloid der Rauwolfia serpentina, ein Mittel mit echtem Thyroxinantogonismus, nachdem Mukerji durch Reserpin einen Thyreotropineffekt in der Schilddrüse erzielen konnte, wie er normalerweise bei Senkung des Thyroxinblutspiegels durch Anregung der HVL-Inkretion eintritt; weitere Untersuchungen hierüber sind noch im Gange.

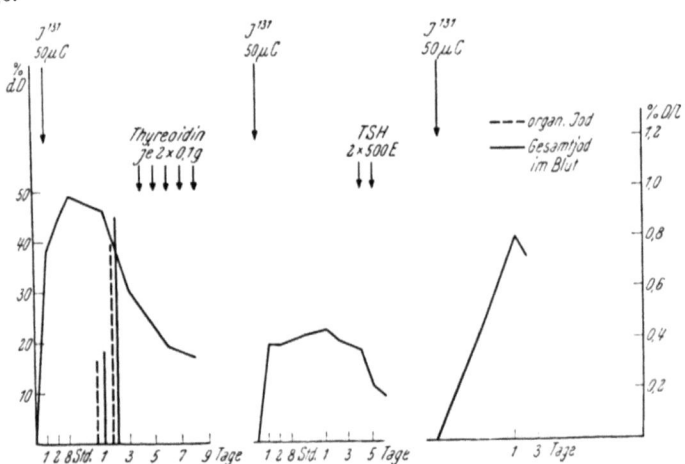

Abb. 12. Belastungsradiojodtest bei geheiltem Morbus Basedow mit wiederkehrender Thyreoidinempfindlichkeit

Werden die hyperthyreoten Schilddrüsenstörungen von erheblichen Nebennierenrinden-Unterfunktionszuständen begleitet, so vermag eine Nebennierenrinden-Hormontherapie eventuell auch eine Anregung der ACTH-Produktion wesentlich zur Beschränkung der Aktivität des thyreotropen hypophysären Funktionskreises beizutragen.

Bei allen echten, dysregulierten Hyperthyreosen kann auf die Dauer nur eine ausgiebige Verringerung des thyroxinbildenden Schilddrüsengewebes selbst den Organismus vor einer weiteren Thyroxinüberschwemmung bewahren. Das Mittel der Wahl hierzu ist die Radiojodtherapie, die zum Follikelzelluntergang führt. Die nach Radiojodtherapie oder auch nach Strumektomie verbleibenden Schilddrüsenreste behalten jedoch ihre thyroxinhyperrhoische Tendenz, auch wenn das gesamte Ausmaß der Thyroxinbildung sich in völlig normalen Grenzen bewegt. Bei einem solchen kompensierten, d. h. einem normalen Thyroxinumsatz angeglichenen M. Basedow. beginnen sich allmählich auch die zentralen Schaltstellen wieder zu erholen, indem sie wieder ihre Thyroxinempfindlichkeit zurückgewinnen, wie folgendes Beispiel eines geheilten Basedows zeigt.

Frau M. R., 57 Jahre alt, die infolge eines schweren M. Basedow hochgradig abgemagert war, erhielt in Abständen von 16 Wochen 6 und 8 mC J^{131} per os. 12 Monate später hatte die Patientin um 30 Pfund an Körpergewicht zugenommen, fühlte sich gesund und leistungsfähig. Die weiche pulsierende Struma war verschwunden, die Herzaktion hatte sich völlig beruhigt. Der Radiojodtest ergab jetzt, daß der noch vorhandene Schilddrüsenrest weiterhin gierig Jod aufnahm (steiler Anstiegsgradient!) und auch wieder rasch Hormon abgab (steiler Abstiegsgradient), das Maximum der thyreogenen Jodspeicherung lag aber im Normalbereich (48 % des verabreichten J^{131}). Thyreodingaben führten zu einer schnellen Bremsung der Hormonabgabe und der 24-Stunden-Uptake. Pretiron vermochte diese Uptake um das Doppelte zu steigern (s. Abb. 12). Die Regulation hatte sich also wieder in normale Verhältnisse eingespielt.

Ich habe Sie einen weiten Weg auf den verschlungenen Pfaden der tier-experimentellen Jodstoffwechsel- bzw. Schilddrüsenforschung und der Radiojod-testung geführt. Die Mühseligkeit dieses Weges hätte sich gelohnt, wenn es mir gelungen sein sollte, Sie mit dem, wie ich glaube, bereits recht fest gefügten, wenn auch noch sicher lückenhaften Grundlagen für die Existenz einer cerebro-thyreoiden Korrelation als Mittelpunkt der Schilddrüsenphysiologie und klini-schen Schilddrüsenpathologie (mit ihren therapeutischen Aspekten) nachhaltig vertraut zu machen.

Zusammenfassung

Schon 1933 konnte mit mikrojodanalytischen Methoden der Nachweis erbracht werden, daß Hypophyse und Zwischenhirn sich selektiv mit Schilddrüsenjod anrei-chern, daß diese Hormonjodanreicherung nach Thyreoidektomie und Hypophysektomie in Wegfall kommt. Die Wiederaufnahme der früheren Hirnjodstudien mit radiojodtech-nischen Methoden ergab die volle Bestätigung der alten Befunde, die in einigen Punkten wesentlich ergänzt werden konnten:

1. Nach 1 mC J^{131} in die Bauchhaut von Meerschweinchen injiziert ergibt sich in der Jodidphase (2 Stunden post. inj.) keine besondere Jodselektion der Hirnteile; erst in der Hormonphase (24 und 48 Stunden post inj.) wurde eine starke Hormonjod-stapelung im Tuber cinereum, in den Wandungen des dritten Ventrikels, in den fron-talen, parietalen und occipitalen Hirnrindenregionen nachweisbar. (Die Meßbefunde werden durch Autoradiographie bestätigt.) Temporale Hirnrinde, Subcortex, mark-reicher Hypothalamus, Vierhügelplatte, Kleinhirn und Medulla oblongata lassen keine Beziehung zum Schilddrüsenjod erkennen.

2. Solange im hypophysektomierten Tier eine Unterfunktion der Schilddrüse besteht, zeigt das Gehirnjod keine Besonderheiten. Erst nach Anregung der Schild-drüsenaktivität durch künstliche Zufuhr von TSH wird die Hormonaffinität der unter 1 genannten Hirnteile wieder deutlich.

3. Die intraperitoneale Injektion von radioaktivem Thyroxin führt zu demselben Verteilungsmodus des Gehirnjods, wie die Hormonphase nach Gabe von anorgani-schem J^{131}. Bei hypophysektomierten Tieren ist die Thyroxinaufnahme in die Organe verzögert und verringert, aber hinsichtlich des Verteilungsverhältnisses im Gehirn unverändert.

Aus den Gehirnjodstudien wird der Schluß gezogen: Die Schilddrüse orientiert auf hämatogen-hormonalen Wegen den markarmen (medioventralen) Hypothalamus und auch die Rindenregionen vom Stirnhirn bis zum Occiput über ihre sekretorischen Leistungen.

Auf Grund eines Überblicks über das bisher vorliegende tierexperimentelle Schrift-tum wird die Annahme einer corticohypothalamischen Beziehung zum Hypophysen-vorderlappen und zur Schilddrüse sowohl in zentripetaler als auch in zentrifugaler Richtung für berechtigt erachtet.

Die Radiojodtestung am Menschen gibt auch dem Kliniker die Möglichkeit, an der Lösung des cerebro-thyreoiden Problems sich zu beteiligen. Es können mittels Ruhe-Radiojodtest, TSH- und Thyreoidin-Belastungs-Radiojodtest folgende Schild-drüsenstörungen differentialdiagnostisch getrennt werden: Das primäre periphere Myxödem (nach Strumektomie, Röntgenbestrahlung der Schilddrüse, überdosierter Radiojodtherapie, atrophierender Strumitis), das sekundäre diencephalo-hypophysäre Myxödem (postklimakterisch, hirntraumatisch, SHEEHAN-Typ usw.), die regulierte Schilddrüsenhyperplasie (durch primären oder sekundären Jodmangel bzw. vermehrte Thyreotropinbildung), die TSH-dysregulierte Hyperplasie, die Thyroxin-resistente Hyperplasie, die sich vor allem beim Morbus BASEDOW findet. Der Morbus BASEDOW wird als eine Störung in der Homöostasis der hypothalamischen Regulation der Hypophysenvorderlappen-Thyreoidea-Funktion im Sinne einer starren Einregulierung auf ein erhöhtes Thyroxinniveau aufgefaßt.

Riassunto

Già nel 1933 è stato possibile dimostrare con metodi microiodoanalitici che l'ipofisi ed il diencefalo si arricchiscono selettivamente con lo iodio tiroideo e che questo peculiare trofismo dello iodio ormonale viene del tutto a mancare dopo tiroidectomia ed ipofisectomia. Riprendendo questo gruppo di ricerche con l'impiego di tecniche più moderne e l'uso di iodio radioattivo è stato possibile non solo confermare le acquisizioni precedenti, ma giungere ad un complesso di risultati di indubbio interesse tecnico e pratico, che possono venir così riassunti:

1) L'introduzione per via sottocutanea di 1 mC di I^{131} nella regione addominale della cavia non provoca, a 2 ore dall'iniezione — e quindi nella fase di ioduro — alcuna particolare variazione quantitativa del tasso iodico cerebrale; appena nella cosiddetta fase ormonale (24—48 ore dopo l'iniezione) si è potuto riscontrare un notevole accumulo di iodio in corrispondenza del tuber cinereum, nelle pareti del terzo ventricolo e nella corteccia frontale parietale ed occipitale. (I valori risultanti dalle misurazioni sono stati confermati con l'autoradiografia.) Per contro nella corteccia del lobo temporale, nelle regioni subcorticali, nell'ipotalamo riccamente mielinizzato, nella regione dei corpi quadrigemini, nel cervelletto e nel midollo allungato, non si sono potute evidenziare variazioni significative dello iodio tiroideo.

2) Il tasso di iodio cerebrale non subisce alcuna variazione anche nell'animale ipofisectomizzato, finchè perduri l'ipofunzione tiroidea da ipofisectomia: è solo dopo l'apporto di TSH esogeno che nelle regioni cerebrali ricordate nel paragrafo 1 si rileva un aumento dell'affinità ormonale.

3) L'iniezione intraperitoneale di tiroxina radioattiva è seguita dalle medesime modalità di distribuzione dello iodio cerebrale che si osservano nella fase ormonale dopo somministrazione di I^{131} inorganico negli animali ipofisectomizzati, la fissazione di tiroxina nei vari organi è ritardata e diminuita mentre inalterati rimangono i suoi rapporti distributivi nella massa encefalica.

Da questo gruppo di ricerche sullo iodio cerebrale si può prospettare l'ipotesi che la tiroide informi per via ematico-ormonale l'ipotalamo scarsamente mielinizzato (ipotalamo medio-ventrale) come pure le regioni corticali, dai lobi frontali a quelli occipitali, sulla propria attività secretoria.

In base ad una ampia rassegna della letteratura finora apparsa sull'argomento può ritenersi sufficientemente documentata la supposizione dell'esistenza di rapporti cortico-ipotalamici con il lobo anteriore ipofisario con la tiroide, in senso sia centripeto che centrifugo. L'impiego dello iodio radioattivo in patologia umana offre anche al clinico possibilità di contribuire alla soluzione della complessa problematica relativa ai rapporti encefalotiroidei: mediante l'impiego dello radioiodio in condizioni di base e dopo carico di TSH e tiroidina è possibile infatti chiarire in modo definitivo i quesiti diagnostici che possono sorgere nel corso di numerose manifestazioni patologiche della tiroide come il mixedema periferico (dopo strumectomia, irradiazione Röntgen della tiroide, iperdosaggio nella terapia radioiodica, strumite atrofica), il mixedema secondario a compromissioni funzionali della regione ipofisaria (post climateriche da trauma cerebrale, del tipo Sheehan ecc.), l'iperplasia tiroidea (per carenza di iodio primaria o secondaria da iperincrezione tireotropinica), l'iperplasia di disregolazione del TSH ed infine l'iperplasia tiroxino-resistente che si constata frequentemente nel morbo di Basedow interpretato alla stregua di un'alterata regolazione ipotalamica della funzione tireotropa anteipofisaria dell'attività tiroidea: si instaurerebbe infatti una omeostasi patologica nei rapporti funzionali ipotalamo-anteipofisi-tiroide, in relazione alla aumentata produzione di tiroxina da parte della ghiandola.

Summary

Already in 1933 it was possible to prove by iodine microanalytic methods that hypophysis and diencephalon selectively absorb thyroid iodine and that this absorption of hormonal iodine is interrupted after thyroidectomy and hypophysectomy. Continuing the old experiences on cerebral iodine with radioactive iodine methods, the early results were fully confirmed, and on certain points it was possible to complete them:

1) After injection of one millicurie of I^{131} in the skin of the abdomen of guinea pigs, no particular selection of iodine on the part of cerebral regions takes place in the iodid phase (two hours after injection); only in the hormonal phase (twenty four and forty eight hours after injection) does it become possible to show a marked uptake of hormonal iodine in the tuber cinereum, in the walls of the third ventricle, in the frontal, parietal and occipital cortical regions. (The results of these assays are confirmed

by means of autoradiography.) The temporal cortex, the subcortex, the hypothalamus rich in marrow, the corpus quadrigeminum, the cerebellum and the medulla oblongata do not show any relationship to thyroid iodine.

2) As long as in the hypophysectomized animal there is hypofunction of the thyroid, cerebral iodine does not show any peculiarity. Only after artificial stimulation of thyroid activity by means of the administration of TSH, does the hormonal affinity of the cerebral regions described in paragraph 1) become once more evident.

3) Intraperitoneal injection of radioactive thyroxine results in the same type of distribution of cerebral iodine that occurs in the hormonal phase after administration of inorganic I[131]. In hypophysectomized animals the uptake of thyroxine in the organs is delayed and diminished, but remains unaltered from the point of view of the distribution ratio in the brain.

From these researches on cerebral iodine the following conclusion is reached: the thyroid, through hematogeno-hormonal channels, informs the hypothalamus poor in marrow (medioventral hypothalamus), as well as the cortical regions from the frontal lobe to the occiput, on its secretorial activities.

On the basis of a survey of the literature existing up to the present on experimental work on animals, the assumption of a cortico-hypothalamic relationship with the anterior lobe of the hypophysis and with the thyroid, both in a centripetal and in a centrifugal direction, may be considered justified.

The radioactive iodine test on man gives also the clinician the possibility of taking part in the solution of the cerebro-thyroid problem. By means of the radioiodine test at rest and after load with TSH and thyroidine, it is possible to separate by differential diagnosis the following thyroid alterations: primary peripheral myxedema (after strumectomy, Roentgen treatment of the thyroid, hyperdosage in radioiodine therapy, atrophizing strumitis), secondary diencephalo-hypophyseal myxedema (post-climacteric, from cerebral trauma, SHEEHAN type, etc.), regular thyroid hyperplasia (through primary or secondary iodine deficiency, or respectively increased production of thyreotropine), irregular hyperplasia from TSH, thyroxine-resistant hyperplasia that is found especially in BASEDOW's disease. BASEDOW's disease is interpreted as an alteration in the homeostasis of hypothalamic regulation of the anterohypophyseal and thyroid function, in the sense of a regulation fixed on a higher thyroxine level.

Résumé

Déjà en 1933 on réussit, par des méthodes pour la microanalyse de l'iode, à prouver que l'hypophyse et le diencéphale s'enrichissent sélectivement d'iode thyroïdien et que cette accumulation d'iode hormonal est abolie après thyroïdectomie et hypophysectomie. En reprenant les vieilles recherches sur l'iode cérébral par des méthodes employant l'iode radioactif, on confirma parfaitement les vieux résultats, qu'on put compléter en quelques points d'une façon essentielle:

1) Après l'injection d'un mC de I[131] dans la peau abdominale du cobaye, aucune accumulation sélective d'iode arrive dans les régions cérébrales, dans la phase d'iodure (deux heures après l'injection); seulement dans la phase hormonale (24 et 48 heures après l'injection) on peut démontrer une accumulation remarquable d'iode hormonal dans le tuber cinereum, dans les parois du trosième ventricule, dans les régions corticales frontales, pariétales et occipitales; (les résultats des mesurages sont confirmés par l'autoradiographie). La région corticale temporale, la sous-corticale, l'hypothalamus riche en moelle, la lame quadripumelle, le cervelet et la moelle allongée ne montrent aucun rapport avec l'iode thyroïdien.

2) Tant que dans l'animal hypophysectomisé il y a une hypofonction de la tyroïde, de l'iode cérébral ne montre aucune particularité. Seulement après excitation de l'activité thyroïdienne par administration de TSH, l'affinité hormonale des régions cérébrales citées au paragraphe 1) devient encore évidente.

3) L'injection dans le péritoine de thyroxine radioactive produit la même distribution de l'iode cérébral que dans la phase hormonale après administration de I[131] inorganique. Dans des animaux hypophysectomisés l'accumulation de thyroxine dans les organes est retardée et diminuée, mais elle n'est pas altérée pour ce qui se rapporte à sa distribution dans le cerveau.

Les recherches sur l'iode cérébral nous amènent à la conclusion suivante: la thyroïde renseigne par un mécanisme hématogène-hormonal l'hypothalamus pauvre en moelle (médio-ventral), aussi bien que les régions corticales des lobes frontaux jusqu'aux occipitaux, sur son activité sécrétoire.

Sur la base d'une revue de la littérature parue jusqu'à présent sur les recherches expérimentales sur les animaux, on peut se considérer autorisés à supposer un rapport cortico-hypothalamique avec le lobe antérieur de l'hypophyse et la thyroïde, en direction tant centripète que centrifuge.

Le test avec iode radioactif dans l'homme offre au clinicien aussi la possibilité de contribuer à la solution du problème cérébro-thyroïdien. Au moyen du test avec de l'iode radioactif en conditions de repos et après charge de TSH et thyroïdine, on peut faire la diagnose différentielle des suivantes altérations thyroïdiennes: le myxoedème primaire périphérique (après strumectomie, irradiation Röntgen de la thyroïde, hyperdosage dans la thérapie radioiodique, strumite atrophiante), le myxoedème secondaire diencéphalo-hypophysaire (post-climatérique, après trauma cérébral, type Sheehan etc.), l'hyperplasie thyroïdienne régulière (par carence d'iode primaire ou secondaire ou respectivement augmentée formation de thyréotrophine), l'hyperplasie irrégulière par TSH, l'hyperplasie thyroxine-résistante qu'on trouve surtout dans la maladie de Basedow. La maladie de Basedow est interprétée comme une altération de l'homéostase de la régulation hypothalamique de la fonction adénohypophyséo-tyroïdienne, qui serait enraidie à un plus haut niveau de thyroxine.

Literaturverzeichnis

Aschoff, L.: Zbl. allg. Path. **33**, N. 1 (1922).
Bansi, H. W.: Handbuch der Inneren Medizin, Bd. 7/I, 4. Aufl., S. 457. Med. Klin. **1955**, 1948.
Barrnett, R. J. und R. O. Greep: Amer. J. Physiol. **167**, 569 (1951).
Basedow, K. A. v.: Caspers Wschr. ges. Heilk. **1840**, Nr. 13/14; 1848, 769; **1849**, 414.
Becher, H.: Auge und Zwischenhirn, Bücherei des Augenarztes, H. 23. Stuttgart: F. Enke. 1955; Acta Neuroveg. 8, 421 (1954).
Bergfeld: Endokrinologie **6**, 269 (1930).
Bianchi: Beitr. path. Anat. **90**, 539 (1932).
Bienfait, A.: Extr. d. Ann. Soc. méd.-chir. Liège 1895, Schmidts Jahrbücher 247, 22.
Billion, H. und P. Kühne: Z. klin. Med. **152**, 411 (1954).
Blum, F.: Schweiz. med. Wschr. 1941 II, 1612.
Bogdanove, E. M. und N. S. Halmi: Endocrinology **53**, 274 (1953).
Brands, K. H.: Ärztl. Forsch. 1954, H. 8 I, 36.
Brolin, S. E.: Acta anat., 2. Suppl., 3 (1945); Acta physiol. Scand. 14, 233 (1947).
Brügel, H.: Dtsch. med. Wschr. **1955**, 1305.
Charcot, J. M.: Gaz. méd. Paris 1856, 38, 39; **1857**, 14; Gaz. Hôp. **1856**, 117.
Chvostek: Morbus Basedow und die Hyperthyreosen. Berlin: Springer. 1917.
Courrier, R.: Acta endocrin. (K'hvn.) **7**, 54 (1951).
Dobyns, B. M. und S. L. Steelmann: Endocrinology **52**, 705 (1953).
Durdufi: Dtsch. med. Wschr. 1887, 448.
Endröczy, E., Lissak und andere: Acta physiol. **6**, 19 (1954).
Filehne: Sitzber. d. Phys. Med. Societät Erlangen **1879**, 177.
Fortier, C. und H. Selye: Amer. J. Physiol. **159**, 433 (1949); Acta Neuroveg. 5, 55 (1953).
Gilbert, P. und Dreyfus: Sem. Hôp. **1954**, 2472.
Greer, M. A.: J. Clin. Endocrin. 12, 1259 (1952).
Harris, G. W.: Transact. of a „Adrenal Cortex" 1952, 54; Brit. Med. J. **4732**, 627 (1951); dieser Sammelband S. 198.
Hellwig, A.: Arch. Path., Chicago **15**, 321 (1933).
Hess, W. R.: Das Zwischenhirn, Syndrome, Lokalisationen, Funktionen. Basel: B. Schwabe. 1949.
Hoff, F., G. Gentzen und H. Klemm: Klin. Wschr. 16, 1305 (1937).
Hollwigh, F.: Auge und Zwischenhirn, Bücherei des Augenarztes, H. 23. Stuttgart: F. Enke. 1955.
Hunziker, H.: Der Kropf, eine Anpassung an jodarme Ernährung. Bern: Francke. 1915.
Jensen, J. M. und D. E. Clark: J. Lab. Clin. Med. **38**, 663 (1951).
Klien, H.: Mschr. Psychiatr. **65**, 138 (1927).
Kracht, J.: Verh. Dtsch. Ges. Inn. Med. **1953**, 110.
Kracht, J. und M. Spaethe: Virchows Arch. **324**, 83 (1953).
Lichtwitz: Pathologie der Funktionen und Regulationen. Leyden 1935.
Long, C. N. H.: Fed. Proc. **6**, 461 (1947); Recent Progr. Hormone Res. 7, 75 (1952).
Miline, R.: Med. pregl. **1949**, N. 3; **1952**, N. 13.
Mukerji, G. S.: Die Beeinflussung der Schilddrüsenfunktionen durch verschiedene biologische und pharmakologische Substanzen. Inaug.-Diss., Düsseldorf 1955.
Popa, G. T. und U. Fielding: J. Anat. **65**, 88 (1931).

PUNTRIANO, G. und J. MEITES: Endocrinology **1951**, H. 48, 217.
RABL, R.: Virchows Arch. **327**, 716 (1955).
RIESE, W.: Klin. Wschr. **1928** II, 2479.
ROBERTIS, E. DE: Ann. N. Y. Acad. Sci. **50**, Art. 5, 279 (1949).
ROMEIS, B.: Handbuch der mikroskopischen Anatomie des Menschen, Bd. VI/3, Hypophyse. Berlin: Springer. 1940.
SAHLI: Korresp.bl. Schweiz. Ärzte **1913**, 275.
SANTO, E.: Z. exper. Med. **93**, H. 6 (1934).
SOKOLOFF, L., L. WECHSLER und andere: J. Clin. Invest. **32**, 202 (1953).
SOROUR: Beitr. Path. Anat. **71** (1923).
SPANNER, R.: Klin. Wschr. **1952**, 221.
SPATZ, H.: Acta Neuroveg. **3**, 1 (1951).
— R. DIEPEN und V. GAUPP: Dtsch. Z. Nervenheilk. **159**, 229 (1948).
STURM, A.: Z. exper. Med. **86**, 665 (1933), (zusammen mit R. SCHNEEBERG); **93**, 490 (1934); Zbl. inn. Med. **55**, 897 (1934); Klin. Wschr. **1956**, 93 und Acta Neuroveg. **13**, 50 (1956), (zusammen mit W. WERNITZ); Regensb. Jahrb. ärztl. Forsch. **2** (1952).
UOTILA, U.: Endocrinology **26**, 133 (1940).
VEIL, W. H. und A. STURM: Die Pathologie des Stammhirns. Jena: G. Fischer. 1942.
VELHAGEN, K.: Dtsch. med. Wschr. **1942** I, 81.
VOGT, M.: J. Physiol. (London) **103**, 317 (1944).
WEISSCHEDEL, E.: Langenbecks Arch. klin. Chir. **266**, 121, 503 (1950).
WERNER, S. C., H. HAMILTON und M. NEMETH: J. Clin. Endocrin. **12**, 1561 (1952).
WESTMAN, A. und D. JACOBSOHN: Acta Path. Scand. **15**, 435 (1938).
— D. JACOBSOHN und H. OKKELS: Acta Path. Scand. **19**, 42 (1942).
WOODBURY, D. M.: Recent Progr. Hormone Res. **10**, 65 (1954).
WORTHINGTON, W. C. JR.: Bull. Johns Hopkins Hosp. **97**, 343 (1955).

Professor Dr. ALEXANDER STURM, Städtische Krankenanstalten, Medizinische und Nervenklinik, *Wuppertal-Barmen*, Heusnerstraße 29, Bundesrepublik Deutschland.

Disputatio

R. MILIN (Sarajevo): Une autre question, que je voudrais poser à M. le Prof. STURM est la suivante: d'après la conception, qu'il nous a donnée aujourd'hui, d'une unité fonctionnelle du cortex, de l'hypothalamus et du lobe antérieur de l'hypophyse, une trinité, un axe unique par lequel réagit la glande thyroïde, est-ce que dans l'interprétation des différentes manifestations cliniques d'hypertyréose, que ce soit la maladie de BASEDOW, que ce soit une hypertyréose d'origine hypothalamique, d'origine hypophysaire ou d'origine corticale, nous devrions revoir maintenant nos différentes interprétations? Par les faits obtenus aujourd'hui, nous voyons que, dans l'interprétation de chaque réactivité thyroïdienne, nous devons examiner le centre hypothalamique, l'hypophyse et le cortex. Mais, chez les schizoïdes? Je prie M. STURM de bien vouloir nous dire, en qualité de clinicien, comment, chez les personnes schizophréniques, chez lesquelles nous avons remarqué une hyperthyréose, très souvent disparue après la lobectomie, pourrait on interpréter ces résultats par les conceptions de M. STURM? Et pour conclure, je voudrais dire que beaucoup de réflexions sont posées en ce qui concerne le système hypothalamo-hypophysaire par rapport à la thyroïde. Une glande thyroïde, séparée de l'organisme (dans le laboratoire de mon compatriote MARTINOVICH), une glande de rat, cultivée in vitro, était restée en vie pendant neuf mois, toujours capable de fixer le iode radioactif. Dans l'interprétation de nos résultats, nous devons toujours avoir en vue que l'hypothalamus et l'hypophyse présentent le centre anatomique et fonctionnel unique; que la fonction thyroïdienne devrait être toujours considérée par rapport à ce centre; que ce centre pourrait être le centre régulateur, centre-reflex du psychosomatisme; mais, en même temps, il peut être le miroir de ce qui se passe dans la périphérie éloignée. En rapport avec ce qui a été dit au sujet de la périphérie, nous devons toujours considérer que la périphérie avec le centre est un systemè tout-à-fait interdépendant.

A. STURM (Wuppertal-Barmen): Ich möchte zur Frage von Herrn MILIN antworten: die Bedeutung des Cortex für den menschlichen BASEDOW ist noch ganz unbekannt; die Befunde sind rein tierexperimentelle. Es ist selbstverständlich, daß man sich Gedanken darüber macht, ob nicht auch beim menschlichen BASEDOW Veränderungen der Hirnrinde für das typische Verhalten des Kranken Bedeutung haben. Man kann sich sehr wohl denken, daß verstärkte Thyroxinstapelung in der Hirnrinde sich auch in Funktionsänderungen der Hirnrinde auswirken, aber darüber weiß man heute noch gar nichts.

Centro di Studi Medico-Stomatologici, Clinica Odontoiatrica dell'Università degli Studi di Siena (Direttore Inc.: Prof. Dott. PAOLO ALBANESE)

Diencefalo e denti

P. Albanese

Con 3 Figure

Nel 1928 venivano descritte per la prima volta in alcuni infermi affetti da postumi di encefalite epidemica, delle lesioni a carico del sistema dentario, che avevano i seguenti caratteri:

Inizio con la comparsa di macchie bianche in corrispondenza dei colletti dentari, dal lato vestibolare, a carico della corona, con integrità dei tessuti smaltei. Successivamente detti tessuti corrispondenti alle macchie, subivano un processo distruttivo, sicchè la dentina risultava scoperta, poco sensibile, rammollita e perciò facilmente sondabile. In un tempo ulteriore anche i tessuti dentinali subivano un processo di disfacimento fino alla perdita completa dell'intera corona dentaria. Simili lesioni distruttive si presentavano quasi sempre *simmetriche, sistematiche*, a decorso più o meno rapido. e talvolta fino alla perdita. in pochi mesi, di tutti i denti.

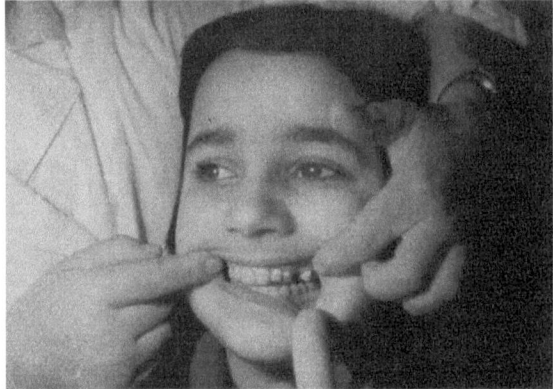

Fig. 1. Odontomalacia in soggetto affetto da postumi di meningite tubercolare

Successivamente la stessa sindrome fu riscontrata, dall' "ALBANESE e MATTEUCCI" nell'ulcera peptica, dal TEMPESTINI in un caso di morfinismo cronico, dal MAJ e BASSI in casi con segni indubbi di patimento diencefalo-ipofisario, dal MAJ e BUSCAROLI nei postumi di encefalite epidemica, dal JONATA e di recente da ALBANESE nella meningite tubercolare. A detta sindrome fu

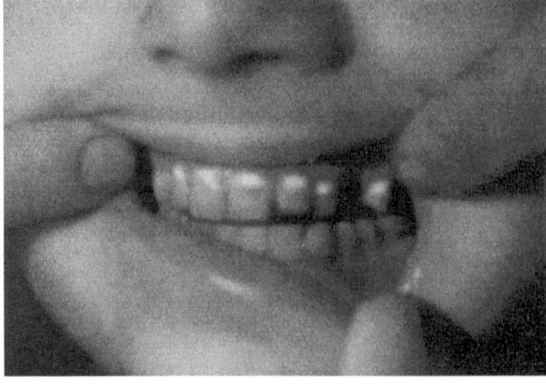

Fig. 2. Odontomalacia (particolare della Fig. 1)

assegnato il termine di *odontomalacia* (Fig. 1 e 2) per i suoi peculiari caratteri che la facevano nettamente distinguere da un comune processo carioso.

A nessuno dei citati Autori che si sono occupati dell'argomento è sfuggito il nesso tra lesioni dentarie e sistema diencefalico-ipofisario. Ed anche se, come nell'ulcera peptica e nel morfinismo cronico il rapporto può essere puramente ipotetico, ciò non è invece per l'encefalite epidemica e la meningite tubercolare, ove si sono potuti stabilire dei fatti oltrechè di ordine clinico, anche di ordine anatomo-patologico necroscopicamente repertati.

Ma quale il meccanismo d'azione?

E' opinione corrente che l'azione distruttiva a carico dei tessuti duri del dente in ogni processo carioso sia determinato da germi acidogeni, quali il bacillus acidophilus e lo streptococco acidogeno, ma nella sindrome odonto-malacica il fattore batterico, anche come semplice ipotesi di lavoro, risulta assolutamente insufficiente.

Già nella semplice carie dentaria, nonostante il tempo trascorso, regge ancora validamente la teoria trofo-microbica del BERETTA, enunciata poco prima della descrizione della sindrome odontomalacica, secondo la quale nel processo carioso non può rimanere estraneo il trofismo dei tessuti dentari. Ma allo stato attuale quali sono le nostre conoscenze in proposito?

Sappiamo soltanto con certezza che il sistema dentario è innervato dal trigemino, di cui troviamo centri nella zona diencefalica, e che in via ipotetica ed in base alle osservazioni cliniche ed anatomo-patologiche della sindrome odontomalacica, si può supporre che il trofismo dei tessuti dentari sia regolato dal centro della vita vegetativa che è il diencefalo ed in via subordinata che il trofismo dentario possa essere

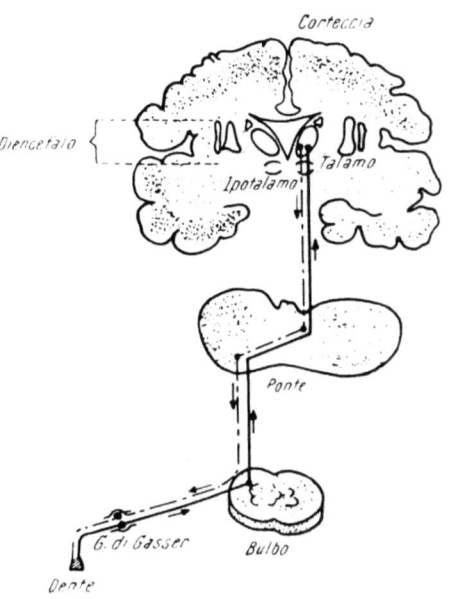

Fig. 3. L'unità metabolica dentaria (secondo ALBA-NESE). Schema delle vie nervose alle quali è legato l'organo dentario per il suo trofismo. ——— Via afferente, sensitiva trigeminale, · — · — · — · — Via efferente, vegetativa

governato direttamente dall'elemento nervoso trigeminale, destinato a formare, insieme all'organo dentario, una inscindibile *unità metabolica* (Fig. 3) (Teoria neuro-trofica dell'ALBANESE).

Riassunto

L'Autore, richiamandosi ai suoi studi sui rapporti tra lesioni diencefaliche e odontomalacia, sindrome da lui descritta per la prima volta nel 1928 in alcuni infermi affetti da postumi di encefalite epidemica, ed agli Autori che lo hanno seguito, ne ribadisce il valore clinico sia sotto l'aspetto semeiologico e diagnostico che dottrinale per la interpretazione patogenetica di ogni processo carioso a carico dell'organo dentale.

Summary

The author, referring to his studies on the relation of diencephalic injuries to "odontomalacia", a syndrome described by himself for the first time in 1928 in some patients affected with troubles subsequent to epidemic encephalitis, and to the other authors who have followed him, stresses its clinical value under the semiologic and diagnostic aspect as well as under the doctrinal one for the pathogenetic interpretation of every carious process charged on the dental organ.

Bibliografia

Albanese, P.: Stomatologia n. 1 (1928).
— Stomatologia n. 3, 4, 5 (1928).
— Stomatologia n. 3 (1930).
— Forze san. n. 5 (1933).
— Clin. odontoiatr. 30, 9 (1944).
— Riv. Ital. Stomat. n. 10 (1949).
— Atti Accad. Fisiocrit. Siena, Fasc. 3 (1951).
— Atti del primo Simp. Internaz., Ann. Stomat. 1955.
Beretta, A.: Stomatologia n. 5 (1927).
Gamma e Ceresa: Relazione Congresso Soc. It. Med. Int. Montecatini 1950.
Jonata, J.: Riv. Ital. Stomat. n. 7 (1949).
Maj, G.: Boll. Soc. Med.-Chir. Modena n. 5, 6 (1942).
Maj, G. e Bassi: Stomat. Ital. n. 10 (1942).
Maj, G. e Buscaroli: Riv. Ital. Odont. Ortop. n. 5 (1947).
Matteucci, A.: Riv. Ital. Stomat. n. 4 (1937).
Tempestini, E.: Stomat. Ital. n. 5 (1950).

Professor Dr. Paolo Albanese, Direttore della Clinica Odontoiatrica dell'Università di Siena, *Siena*, Italia.

Gli estratti diencefalici nella cura dell'asma bronchiale

C. Alice

Delegato Nazionale per l'Italia dell'Associazione Internazionale di Asmologia
(INTERASMA)

Con 2 Figure

Fra asma bronchiale e diencefalo esistono correlazioni ampiamente studiate dal punto di vista dottrinale, sperimentale e terapeutico.

Le varie teorie formulate nell'intento di chiarire il complesso problema eziopatogenetico della sindrome asmatica passano quasi tutte attraverso il diencefalo.

Sperimentalmente le classiche ricerche di HESS indicano con sicura evidenza che la stimolazione elettrica sul diencefalo determina nette modificazioni nella frequenza e nella ampiezza degli atti respiratori. HESS ha inoltre sottolineato che nel diencefalo hanno sede importanti centri di correlazione e di coordinamento fra funzione circolatoria e funzione respiratoria.

La terapia antiasmatica si vale ampiamente di medicamenti a chiara azione diencefalica.

E' interessante ricordare a questo proposito che nel diencefalo esistono vari e distinti centri interdipendenti e coordinati per una singola funzione. Quasi tutti i farmaci agiscono specificamente *su un unico centro* del diencefalo ed inoltre solo temporaneamente. Si verificano infatti nel diencefalo compensazioni (da parte di altri centri) che finiscono con l'annullare l'effetto di un farmaco, che allo inizio aveva agito su quel determinato centro.

Per questi motivi si è cercato di curare l'asma bronchiale con mezzi terapeutici diretti a *tutto* il diencefalo. Da anni la terapia antiasmatica si vale dei barbiturici, della piretoterapia, della narcosi, dello shock ottenuto con vari farmaci (insulina, cardiazol, ecc.) ed infine dell'elettrosquasso. Recentemente sono stati comunicati i risultati conseguiti con Roentgen-terapia diencefalica.

La possibilità di agire sulla sindrome asmatica con estratti globali di diencefalo si è pertanto prospettata alla mia attenzione come degna di notevole interesse. Infatti l'azione degli estratti diencefalici è specifica e plurivalente, cioè si esplica *contemporaneamente su tutti i centri* del diencefalo.

Osservazioni cliniche

Durante 15 mesi ho seguito 78 casi di asma bronchiale, che si possono riunire in tre gruppi: forme neurogene (15 casi), forme allergiche (25 casi), forme infettive (38 casi).

Si tratta di asmatici di ambo i sessi, e di età compresa fra i 16 ed i 74 anni.

Prima di riferire sui risultati conseguiti mediante il trattamento con estratti di diencefalo, ritengo opportuno inquadrare questi tre gruppi di malati, precisando i criteri che mi hanno guidato nella impostazione clinica e nel raggruppamento.

Forme neurogene

Si tratta di malati nei quali l'anamnesi, i dati clinici e le ricerche radiologiche e di laboratorio non consentono di mettere in evidenza alcun elemento allergico, infettivo, disendocrino ecc.

In questi asmatici sono invece evidenti tare neuro-psichiche familiari e personali: frequenti le psicosi, notevole la facilità alle convulsioni nell'infanzia, numerosi i casi di sonnambulismo, di piccolo male ed anche di vere e proprie forme comiziali.

Molti di questi soggetti presentano onicofagia, tricotillomania, tics di vario tipo e particolarmente piccoli colpi di tosse, oppure brevi espirazioni a scatto tendenti a liberare una inesistente impervietà nasale.

In questi pazienti l'elettroencefalogramma rivela talora disordini di vario tipo nelle onde elettriche.

L'apparato cardiovascolare risente con facilità le conseguenze degli squilibri neuro-vegetativi che in questi soggetti si manifestano nella loro massima evidenza. Perciò sono quì frequenti spasmi vascolari periferici, facilità alle aritmie, sovente in correlazione con il modificarsi degli atti respiratori.

Anche il rapporto cardio-respiratorio risulta quasi sempre modificato.

Le prove di funzionalità cardio-respiratoria sono proprio in questi casi variabilissime, da giorno a giorno ed anche nel corso degli stessi esami.

E' inoltre importante rilevare che si riscontra sovente intensa fosfaturia nelle urine.

La terapia di fronte a questi asmatici presenta incertezze ed irregolarità di azione proporzionali alla instabilità psichica e neuro-vegetativa del soggetto. Capita così di osservare azioni immediate ed inaspettate con mezzi terapeutici suggestivi o con medicamenti indifferenti o comunque inadeguati alla sintomatologia asmatica.

Forme allergiche

In questi asmatici sovente la stessa anamnesi familiare e personale può orientare verso la origine allergica. Nel quadro familiare vi sono manifestazioni allergiche, che possono esprimersi in forme cliniche assai diverse (asma, orticaria, pruriti, eczemi, emicrania, edema angio-neurotico, enterocoliti ecc.).

Ma questi rilievi evidentemente sono solo il presupposto per le indagini successive.

Le cutireazioni e le intradermoreazioni dovranno provare l'esistenza di allergeni specificamente responsabili. La interpretazione di queste ricerche deve essere condotta con senso critico e in ogni caso deve trovare conferma nell'atteggiamento clinico.

Nell'esame ematologico tre elementi sono importanti; *leucocitosi* normale, *eosinofilia* elevata (15—20%), *indice di Katz* molto basso (1—5) nella velocità di eritrosedimentazione.

Nell'espettorato sono abbondanti gli eosinofili.

Il ripetersi delle crisi asmatiche è sovente legato ad evidenti caratteristiche ambientali (polvere di abitazioni, piume, peli, pollini ecc.), o professionali (sostanze chimiche nelle più diverse lavorazioni ecc.).

L'esame clinico e le diverse prove di funzionalità respiratoria possono mettere in evidenza un certo grado di insufficienza respiratoria e di enfisema polmonare, quest'ultimo documentabile anche radiologicamente.

Questi asmatici non presentano quasi mai reazioni febbrili durante le crisi anche più gravi (fanno eccezione i bambini).

In questi casi la crisi cede ai medicamenti sintomatici e con l'allontamento o con la protezione dagli allergeni.

Forme infettive

Sono forme frequentemente iniziate con processo febbrile bronco-polmonare e che presentano riaccensioni prevalentemente autunnali ed invernali, con febbre.

Nell'espettorato: numerosi leucociti neutrofili e germi di vario tipo. A carico del sangue si nota aumento della velocità di eritrosedimentazione (con indice di Katz talora elevatissimo) ed inoltre si ha frequentemente aumento dei leucociti, soprattutto dei neutrofili, con spostamento dello schema di Arneth verso sinistra. I globuli rossi sono spesso ridotti di numero e possono presentare anisocitosi e poichilocitosi. Nelle forme tubercolari prevale la linfocitosi.

L'esame radiologico rivela i danni del processo infettivo.

La funzionalità respiratoria risulta quasi sempre ridotta, in maniera proporzionale alla estensione del processo infettivo ed al grado dell'enfisema polmonare che ne consegue.

Le prove diagnostiche cutanee possono essere utili ai fini pratici in una buona percentuale dei casi.

La terapia di queste forme si vale oggi di farmaci notevolmente attivi, i quali recano vantaggio alla maggior parte dei casi.

Risultati della terapia con estratti diencefalici

La terapia da me istituita nella presente casistica è stata praticata con serie di 15—20 fiale, contenenti ciascuna mg. 2,5 di residuo secco di sostanza diencefalica, sospesa in acqua distillata, a pH costante ed a punto isoelettrico costante.

Questi estratti diencefalici sono stati iniettati per via intramuscolare, sottocutanea ed intradermica, in differenti territori: regione glutea, regione deltoidea, lato esterno della coscia, regioni infrascapolari, oppure anche seguendo determinati spazi intercostali, sulla guida di particolari richiami anamnestici (specialmente nelle forme infettive).

Le iniezioni sono state praticate ad intervalli di 24—48—72 ore: i casi favorevolmente influenzabili hanno rivelato miglioramento entro i primi 10 giorni; solo rari casi hanno manifestato segni soddisfacenti più tardivamente, per esempio dopo 20—30 giorni.

In qualche asmatico il benessere si è nettamente accentuato durante la cura con una seconda serie di fiale, iniettate a distanza di alcune settimane.

Altri malati hanno conseguito miglioramenti notevoli dalla associazione terapeutica di estratti lipoidei cerebrali.

Valutazione dei risultati terapeutici

Il miglioramento conseguito con la cura a base di estratti diencefalici è stato valutato seguendo i benefici soggettivi degli asmatici, ma soprattutto quelli obiettivi (clinici, radiologici, di laboratorio e di funzionalità respiratoria).

Vorrei qui sottolineare l'importanza, anzi la necessità di completare appunto l'abituale studio clinico con numerose ricerche che all'estero già da qualche anno si sono diffuse: intendo riferirimi alle molteplici indagini con le quali si cimenta la *funzionalità respiratoria*.

Accanto alle cifre spirometriche, sono indispensabili indicazioni pneumatometriche e sulla potenza respiratoria; molto utili sono le ricerche spirografiche con le quali è possibile analizzare il rapporto fra inspirazione ed espirazione, l'ampiezza, il ritmo e le caratteristiche del respiro.

Sono convinto che, in armonia con i principî enunciati da HESS (sulla correlazione cardio-respiratoria diencefalica), le ricerche pneumo-sfigmo-oscillografiche possano sovente offrire interessanti elementi diagnostici e consentire di valutare obiettivamente la efficacia di un determinato mezzo di cura.

Da oltre venti anni ho l'abitudine di documentare lo studio clinico degli asmatici con il sussidio di tracciati pneumo-sfigmo-oscillografici, dei quali sono qui riportati alcuni esempi indicativi.

Considerazioni riassuntive

I risultati da me ottenuti con gli estratti diencefalici in 78 casi di asma bronchiale si possono così riassumere: 35 ad esito negativo, 43 ad esito positivo.

1. Asma neurogeno: 15 casi, senza alcun vantaggio.

2. Asma allergico: 25 casi, dei quali 13 con beneficio (buoni in 5 casi, ottimi in 8 casi).

3. Asma infettivo: 38 casi, dei quali 30 con beneficio (11 mediocri, 12 buoni, 7 ottimi).

I soggetti, da me seguiti durante 15 mesi, sono di ambo i sessi e di età compresa fra i 16 ed i 74 anni.

Mentre le forme di asma neurogeno rimangono invariate, le forme di asma allergico presentano vantaggi in circa la metà dei casi.

Le forme di asma con bronchite cronica ed enfisema hanno avuto i migliori risultati: ripresa del sonno, diminuzione della tosse, vantaggio nelle condizioni generali. I dati spirometrici tendono a valori più elevati; il rapporto cardio-respiratorio diviene più regolare e le curve pneumo-sfigmo-grafiche documentano la migliorata efficienza della funzione respiratoria, sia in condizioni di riposo, sia sotto il cimento di varie prove, sia infine dopo sforzo.

In base a queste osservazioni ritengo che la terapia dell'asma bronchiale, ad esclusione delle forme puramente psicogene, si sia arricchita con gli estratti diencefalici di un nuovo farmaco, che merita di essere più ampiamente considerato e studiato.

Commento ai tracciati

Pneumo-sfigmogrammi ottenuti con l'oscillografo di DE FAZIO-ZUCCO de "La Filoiatrica" (Milano): i tracciati sono qui riprodotti a grandezza metà del naturale. su nastri registrati alla velocità di 200 mm. al minuto primo, ed in alcuni tratti alla velocità di 800 mm. al minuto. Nel tratto superiore è indicata la pressione arteriosa. nel tratto medio i movimenti respiratori, inferiormente le oscillazioni del polso arterioso periferico.

In un tracciato sono registrati contemporaneamente gli sfigmogrammi delle due braccia.

Riassunto

L'Autore sottolinea l'interesse dottrinale e pratico degli estratti lipoidei di diencefalo, con i quali ha conseguito vantaggi degni di segnalazione in 43 casi di asma bronchiale.

Summary

The author underlines the doctrinal and practical interest of lipoid extracts of the diencephalon by means of which he has attained advantages worth of communication in 43 cases of bronchial asthma.

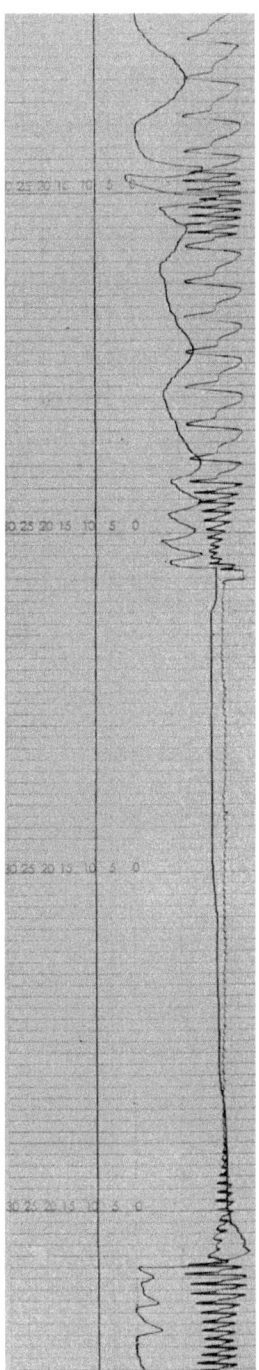

Fig. 1. Prova di Valsalva

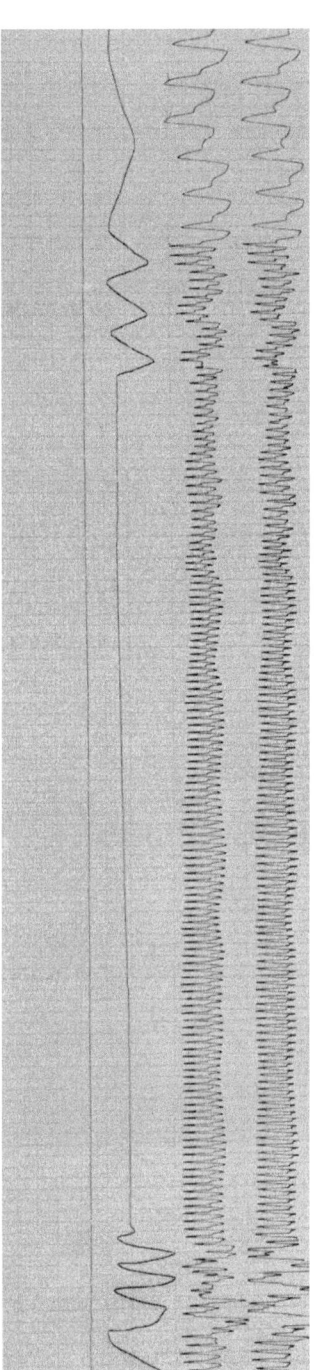

Fig. 2. Apnea volontaria espiratoria

Bibliografia

ALICE, C.: Studio pneumo-sfigmo-oscillografico sulla pressione arteriosa. Osp. Maggiore Novara n⁰ 3 (1937).
— Asma e Dispnee: Classificazione e Terapia. Osp. Maggiore Novara n⁰ 2 (1944/45— 1948).
— L'Asthme. II⁰ Congrès Internat. Ed. Expansion Scientif. (1950).
— Classificazione delle sindromi asmatiche. Quad. Allergia 10, n⁰ 2 (1952).
— Classificazione e valutazione dell'asma bronchiale. Profess. Med., Maggio 1956.
— Rapporto cardio-respiratorio e aritmie cardio-respiratorie. Therap. Nova, Febbraio 1956.
CAPUANI, G. F.: Psicosomatismo e Allergia. Med. Internaz. Feb. 1952.
— Allergia e Malattie Allergiche. Ed. Minerva Med. 1945.
GOSIO e COLLICELLI: Asma bronchiale dal punto di vista neuro-vegetativo. Roma: Ateneo. 1948.
HANSEN, K.: Allergia, nel Trattato di Medicina Interna di DENNIG. Ed. Macrì. 1955.
HESS, W. R.: Il Diencefalo. Milano: Martello. 1952.
— Die Regulierung der Atmung. Leipzig: Thieme. 1931.
— Die Rolle des Vagus in der Selbststeuerung der Atmung. Pflügers Arch. **237**, 24 (1936).
HESS, W. R. e O. A. M. WYSS: Physikalische Atmungsregulierung. Pflügers Arch. **237**, 761 (1936).
MARTINI, E.: Regolazione riflessa del respiro. Boll. Soc. Ital. Biol. Sper. Ott. 1940.
PARMEGGIANI, L. e A. PINEROLO: Modificazioni della potenza respiratoria nei silicotici. Med. Lavoro **41**, 8—9, 237 (1950).
PASARGIKLIAN, M., E. SARTORELLI e E. GIORGI: Sulla insufficienza respiratoria di origine polmonare e di origine cardio-circolatoria. Med. Lavoro **44**, 8—9 (1953).
PASTEUR VALLERY RADOT: "Allergie 1953." Ed. Expansion Scientif. (1953).
VAUGHAN, W. T. e J. H. BLACK: Practice of allergy. London: Kimpton. 1948.
WEISS, E. e O. S. ENGLISH: Medicina Psicosomatica. Roma: Astrolabio. 1950.

Dr. CARLO ALICE, Piazza S. Agostino 24, *Milano*, Italia.

Istituto di Clinica Medica Generale e Terapia Medica dell'Università di Bologna
(Direttore: Prof. G. Sotgiu)

Contributo alla clinica delle piccole sindromi diencefaliche

L. L. Barbieri

Con 1 Figura

Nel vasto e così eterogeneo campo delle neurosi vegetative desidero tratteggiare i lineamenti di una particolare forma, sulla quale da tempo il mio Maestro ha richiamato la nostra attenzione, e che mi pare meriti di essere individuata come sindrome caratteristica, sebbene certi tratti di essa meritino un'ulteriore precisazione.

Mi limito in questa nota ad una sintetica figurazione clinica e ad induzioni patogenetiche molto brevi.

Si tratta di soggetti giovani, tra i 20 e i 30 anni circa, quasi sempre di sesso maschile, di costituzione longilinea o mediolinea, nei quali sono così chiare le note di ipersimpaticotonia, che solitamente vengono considerati ipertiroidei; ed in realtà tali sembrano a tutta prima, benchè non ci sia mai un deciso esoftalmo. L'osservazione un poco più attenta dimostra invece che la tiroide è scarsamente interessata, e che evidentemente è in gioco sopratutto un esaltamento del tono simpatico. La sintomatologia è infatti la seguente: ad un certo momento questi soggetti cominciano ad accusare uno stato di irrequietezza, emotività esagerata, scarso rendimento intellettuale e fisico e diminuita efficienza sessuale; presentano turbe del sonno (prevalentemente insonnia) e dell'umore, inappetenza con senso di pesantezza in zona epigastrica, alvo irregolare, facilità alle vertigini e alla lipotimia, claustrofobia e, spesso, cefalea. Costante è in tutti i soggetti una *spiccata sensibilità ai rumori e nausea per cattivi odori*.

Obiettivamente hanno ben chiare tutte le note di una accentuata simpaticotonia: instabilità vasomotoria, eretismo, tachicardia e midriasi; la pressione arteriosa è normale o lievemente bassa. E' presente in questi malati un *arrossamento della congiuntiva bulbare*, talvolta accompagnato da disturbi soggettivi (bruciori, fotofobia); costante è il dermografismo rosso e il segno di Maraňon. Si rileva un fine tremore delle mani ed una sudorazione fredda delle palme, entrambi accentuantisi per cause emotive. Alcuni di essi hanno positivo il segno di Graefe ed un accenno al segno di Chvostek; il M.B. è modicamente elevato, tra + 10 e + 18, ma talvolta anche in limiti più bassi.

Spesso in questi malati vi è una storia di riniti e sinusite, quest'ultima non sempre radiologicamente dimostrabile, ed è possibile rilevare qualche segno di pressione endocranica lievemente aumentata.

Ma sopratutto spicca in essi un particolare aspetto della cute della regione bassa del collo e parte alta del petto, ove la pelle è arrossata con un disegno reticolare, o meglio ad areole pallide assai minute corrispondenti ai centri follicolari, anche in soggetti glabri. Queste minute areole sono talvolta disposte in serie lineari ondulate e nell'insieme ne risulta un aspetto quasi a pelle d'oca, in cui le parti rilevate corrispondono alle areole pallide, mentre lo sfondo è rosso vivo (vedi Fig. 1). Questo segno, che si trova frequentemente in tutti i simpatico-tonici e quindi anche negli ipertiroidei, è certamente molto più netto in questo particolare gruppo di soggetti.

Tale aspetto della cute compare assieme all'instaurarsi della sindrome, e si rende molto evidente o appena visibile a seconda dell'intensità dei fenomeni vegetativi. Molto spesso noi lo abbiamo visto quasi completamente scomparire nei soggetti che avevano ottenuto la remissione della sintomatologia. Questo aspetto cutaneo è in genere, ma non sempre, più evidente in primavera quando interviene l'azione dei raggi solari; ma in questa stagione vi è anche la recrudescenza della sintomatologia vegetativa, per cui è difficile dire se l'azione delle radiazioni attiniche possa avere qualche influenza nell'evidenziare tale segno.

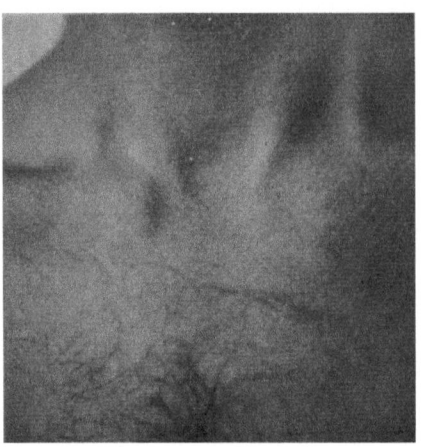

Fig. 1

L'insieme di questi dati non lascia dubbio che in questi soggetti esiste una spiccata simpaticotonia, manifestantesi essenzialmente attraverso l'ipereccitabilità, l'iperreattività, la sudorazione e il dermografismo rosso; clinicamente, secondo le osservazioni del mio Maestro, ha particolare rilievo il costante arrossamento delle congiuntive.

Quale può essere l'eziopatogenesi di questa sindrome? Noi abbiamo studiato a lungo questi malati, e riferiremo altrove dati sui vari possibili agenti eziologici, sul comportamento delle prove farmacodinamiche, ecc. Qui mi limito a dire in breve che mi è sembrato di dover ammettere in tutti i soggetti un interessamento delle più fini strutture vascolari dell'estremità craniale, che anatomicamente risultano riconducibili quasi sempre a lesioni dei seni. Verosimilmente una flogosi lieve delle cavità connesse con la parte alta delle vie aeree finisce col coinvolgere in patimento formazioni più profonde. Forse attraverso vie linfatiche, o altrimenti, la sofferenza raggiunge i centri vegetativi della base cranica, dando luogo all'esaltazione funzionale di quelli tra essi che regolano il tono del simpatico. Confesso che in un piccolo numero di casi (6 su 22) non ho trovato segni attuali nè pregressi di flogosi delle cavità paranasali. Non saprei dire se in questi casi si tratta di sinusiti che sono decorse in modo subclinico, oppure se la condizione morbosa accennata possa essere realizzata da altri fattori, come del resto riteniamo probabile.

Non vorrei potesse sembrare da quanto sopra, essere nostro pensiero che tale sia l'aspetto di sofferenza endocranica susseguente a sinusiti e perisinusiti. E' chiaro che da queste possono venire varie altre sofferenze endocraniche, specialmente stati di ipertensione endocranica per ipersecrezione liquorale; tale ultima condizione appare qualche volta, ma non sempre, anzi non frequentemente, nei nostri casi. Altre volte da condizioni focali del tipo accennato prendono origine quelle iperostosi frontali interne che nelle forme più avanzate costituiscono la nota sindrome di Morgagni-Stewart-Morel.

Evidentemente, quindi, a seconda delle condizioni fisiologiche o anatomiche, della reattività del soggetto, della sua condizione allergica o meno, ecc. possono realizzarsi quadri morbosi molteplici, i quali non di rado svariano l'uno nell'altro. Il quadro da noi descritto rappresenta in questa molteplicità clinica un tipo, mi sembra, assai ben individuabile e caratteristico.

Nel nostro particolare aggruppamento di malati nullo è il risultato di terapie antitiroidee; buono, anche se non sempre del tutto soddisfacente, l'uso di terapie sedative e simpaticolitiche. Un discreto miglioramento si ottiene con l'associazione di vitamine del complesso B e della C prolungato per molto tempo (1 o 2 anni). Ove sia evidente o anche sospetta la responsabilità di foci sinusali, occorre naturalmente attuare anche una terapia sterilizzante in tale senso.

Riassunto

Descrizione clinica di una sindrome in cui la responsabilità del quadro sembra da imputare a patimento diencefalico. Si tratta di soggetti maschi (20 – 30 anni) con chiare note di simpaticotonia e turbe di tipo ipertiroideo, senza che la tiroide sia interessata. Caratteristici sono in questi malati un arrossamento della congiuntiva bulbare ed un particolare aspetto della cute della regione bassa del collo e parte alta del petto.

Sono frequenti nell'anamnesi episodi di rinite e di sinusite, e clinicamente è presente qualche segno di aumentata pressione endocranica. L'insieme autorizza il concetto che una flogosi sinusalle possa aver creato una blanda reazione endocranica, a cui è probabilmente seguita l'irritazione dei centri neurovegetativi realizzante la sindrome simpaticotonica.

Summary

Clinical description of a syndrome in which the responsiveness of the picture seems to point to diencephalic troubles. Subject to investigation were male patients (from 20 to 30 years of age) with clear symptoms of sympathicotonia and troubles of a hyperthyroid type, the thyroid not being affected, however. In these patients a reddening of the bulbar conjunctiva and a particular aspect of the skin of the lower region of the throat and of the upper part of the breast are characteristic.

In the case reports appear frequently rhinitis and sinusitis and clinically some sign of augmented endocranial pressure is present. This altogether justifies the concept that a sinusal inflammation may have created a slight endocranial reaction to which the irritation of the neurovegetative centers had followed, bringing about the sympathicotonic syndrome.

Dr. Luigi L. Barbieri, Istituto di Clinica Medica Generale e Terapia Medica dell'Università di Bologna, *Bologna*, Italia.

Clinica Medica Generale dell'Università di Firenze (Direttore: Prof. E. GREPPI)

Rapporti tra soglia istaminica e test di Thorn II°

S. Bardelli, L. Santini, A. Zurlo

Con 1 Figura

Nello studio di una ricca casistica di cefalee mediche al quale si é dedicata ormai da vari anni la nostra Scuola si è andata sempre meglio delineando una figura clinica che GREPPI ha definito "da ipostenia centrale" [1, 2, 3] per la quale, non senza ragione, si è spesso chiamato in causa il diencefalo.

Non è il caso, dopo quanto é stato detto, anche in questo Congresso, da GREPPI e coll. di insistere in una definizione del quadro clinico: diremo soltanto che generalmente si tratta di soggetti in età relativamente giovanile nei quali il mal di capo ha un carattere continuo, sordo e profondo. La sintomatologia dolorosa è insorta in genere in seguito ad un disturbo, ad una forte emozione, ad una grave malattia. Oltre alla cefalea possono esistere astenia più o meno accentuata, una certa torpidità psico-intellettiva, talvolta dimagramento od ingrassamento o passaggio rapido dall'una all'altra situazione, ed in qualche caso anche uno squilibrio della vita sessuale.

In questi casi dunque, il test di THORN da adrenalina ha dato risultati di un certo interesse, interesse che non ci pare possa essere svalutato dalle riserve che sono state avanzate a proposito di questo test da vari AA. ed in parte da noi condivise in precedenti pubblicazioni [4]. Tuttavia a noi sembra che, qualora la determinazione del test di THORN con adrenalina venga eseguita in un gruppo piuttosto numeroso di soggetti, ad esso debba essere dato un valore abbastanza indicativo.

L'interesse dei risultati da noi ottenuti sta nella osservazione di una risposta per lo più negativa al test adrenalinico in questo gruppo di cefalee "di tipo centrale o diencefalico" in contrasto con quanto si osserva nelle cefalee "di tipo flogistico" nelle quali il test di THORN II° dà risultati del tutto normali. Nel primo gruppo di soggetti, a riprova della mancanza di un quadro flogistico in atto, si osserva anche una scarsa sensibilità all'istamina che è dimostrata dal riscontro di una elevata soglia cefalalgica, mentre nel secondo gruppo detta soglia è bassa (cefalee istamino-sensibili) a riprova della presenza di fatti flogistici endocranici.

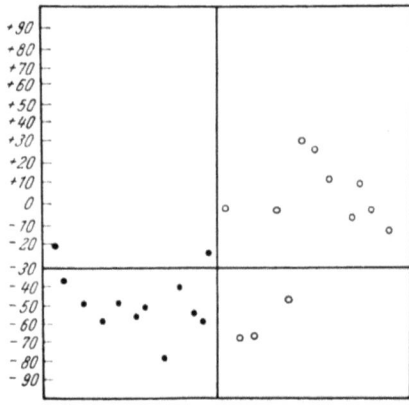

Fig. 1. Variazioni degli eosinofili circolanti dopo adrenalina (II° test di THORN) in soggetti cefalalgici. Sono rappresentati col segno • i soggetti con soglia bassa, col segno ○ i soggetti con soglia alta

Secondo i nostri dati più recenti noi abbiamo osservato su 12 casi di cefalee flogistiche solo 2 risposte insufficienti al test di THORN II° (percentuale del 20%) mentre su 12 casi di cefalee da ipostenia centrale si é verificata una risposta deficitaria in ben 9 casi (percentuale del 75%) (Fig. 1).

Ci sembra quindi che questi nostri dati confermino l'esistenza di un interessamento diencefalico nei casi di cefalee presi in considerazione.

Riassunto

Nello studio semeiologico-clinico di numerosi casi di "cefalee mediche" è stato osservato come talvolta si abbia una debole risposta al test di THORN II (con adrenalina), vale a dire che il numero degli eosinofili circolanti subisce in media una diminuzione di gran lunga inferiore a quella osservata nei soggetti normali. Inoltre in siffatti casi abbiamo trovato valori di soglia cefalalgica all'istamina endovenosa piuttosto alti (scarsa sensibilità).

Un comportamento del tutto opposto dimostrano invece i soggetti portatori di cefalea a "tipo flogistico" nei quali la sensibilità istaminica è molto spiccata (soglia bassa) mentre il test di THORN II mostra un comportamento pressochè normale.

Gli AA. pensano che nei soggetti del I gruppo possa essere avanzata l'ipotesi di un deficit funzionale del sistema diencefalo-ipofisi-surreni, come dimostrerebbe appunto la scarsa risposta eosinopenica che è solita essere indotta dall'adrenalina; al contrario nei soggetti del II gruppo la normale risposta all'adrenalina conferma l'integrità dell'asse diencefalo-ipofisi-surrene.

Summary

In the semiologico-clinical study of numerous cases of "medical headache" it was observed how sometimes a weak response to the THORN II test (with adrenaline) may be noted, i. e., the number of the circulating eosinophils undergoes on the average a diminution which is by far minor to the one observed in normal subjects. Besides in such cases, we found considerably high cephalic threshold values (weak sensibility) following intravenous histamine.

An entirely opposite behavior, however, show the subjects with headache of the "flogistic type" in whom the sensibility to histamine is very distinct (low threshold) while the THORN II test shows an almost normal behavior.

The authors think that in the subjects of the first group one may advance the hypothesis of a functional deficiency of the diencephalo-hypophyseo-suprarenal system, as may be shown by the weak eosinophenic response which is usually induced by adrenaline. Contrary thereto, the normal response to adrenaline in the subjects of the second group confirms the integrity of the diencephalo-hypophyseo-suprarenal axis.

Bibliografia

1. GREPPI, E.: Le cefalee. Relazione al 49° Congresso della Società Italiana di Medicina Interna. Roma: L. Pozzi. 1948.
2. — Cefalee degli studenti. Gazz. San. **24**, 366 (1953).
3. BARDELLI, S. e L. SANTINI: Il test di Thorn in soggetti cefalalgici. Fol. Endocrin. **8**, 645 (1955).
4. ZURLO, A. e S. BARDELLI: Motivi di cautela nella valutazione del test di Thorn. Sperimentale **104**, 260 (1954).

Professor Dr. SERGIO BARDELLI, Dr. L. SANTINI e Dr. A. ZURLO, Clinica Medica Generale dell'Università di Firenze, Viale Morgagni, *Firenze*, Italia.

Istituto Psichiatrico di S. Lazzaro in Reggio Emilia
(Direttore: Prof. Virginio Porta)

Ricerche sulla regolazione idrica in soggetti sottoposti ad intensa stimolazione emotiva

P. Benassi, D. Munarini

Con 2 Figure

Le note ricerche di Verney e Coll. hanno dimostrato come stimoli emotivi nocivi per l'animale da esperimento ed anche per l'uomo provocano una inibizione della diuresi a seguito di ingestione di acqua; infatti in animali sottoposti a svariati stimoli quali traumi chirurgici, scosse meccaniche, intensi stimoli luminosi, iniezioni di istamina ecc. compare una marcata diminuzione dell'urina escreta; contemporaneamente è stata osservata quella sindrome umorale descritta da Selye come "reazione d'allarme"; gli estratti ipotalamici degli animali così trattati mostravano una marcata diminuzione di concentrazione dell'ormone antidiuretico. Esperienze abbastanza simili a quelle di Verney, furono compiute da Dumas e Malloizel, ma i risultati appaiono totalmente diversi: nel corso di svariate situazioni emotive (amore, paura, collera), la secrezione renale era aumentata; anche Delay e Coll. hanno eseguito numerose ricerche biologiche nel corso di uno shock emotivo cui erano sottoposti soggetti convinti di sottostare ad una applicazione di elettroshock: per quanto riguarda la secrezione urinaria, essa diminuisce in coincidenza di tale stato emotivo; uguale reperto era già stato osservato dagli stessi AA. in conseguenza dell'elettroshockterapia.

Recentemente (1955) Mirsky ha eseguito esperienze quasi analoghe effettuate sia sull'animale che sull'uomo: situazioni stressanti provocano l'immissione nel circolo sanguigno di una sostanza ad effetto antidiuretico che l'A. identifica appunto con l'ormone antidiuretico; in base a queste ricerche, Mirsky ripropone le due classiche ipotesi circa la sede d'origine dell'ormone antidiuretico, e cioè per secrezione della neuroipofisi in connessione col nucleo paraventricolare e, soprattutto, col nucleo sopraottico; oppure questi nuclei hanno una funzione secretoria, mentre alla pars nervosa dell'ipofisi spetterebbe la funzione di deposito: di fronte a queste teorie, entrambe corredate da numerosi dati sperimentali e clinici, Mirsky, riprendendo il concetto già esposto da Bodian e ormai accettato, seppure con diversa interpretazione, da numerosi studiosi, ritiene che l'intera regione ipotalamo-ipofisaria intervenga in questa funzione ormonica.

Esulerebbe dal compito che ci siamo proposti discutere o, più semplicemente, ricordare i contributi clinici e sperimentali intorno a questo sempre appassionante problema di neuroendocrinologia: la metodica da noi usata nella presente ricerca non permette certo di chiarire con risultati sicuri le nostre conoscenze al riguardo, ma vuole più semplicemente studiare l'eventuale attività antidiuretica dell'uomo in una particolare situazione emotiva, prodotta artificialmente mediante la somministrazione in alte dosi di un derivato benzidrinico. Come ha giustamente

osservato Moruzzi, non sono certamente esenti da critiche le ricerche di neurofisiologia condotte usando sostanze farmacodinamiche, di cui non è possibile
controllare con esattezza o la specifica attività, o la sede elettiva di azione, o le
eventuali modificazioni biochimiche che avvengono a contatto dei liquidi organici
ecc.; tuttavia il metodo da noi usato offre il vantaggio di studiare il comportamento
della regolazione idrica direttamente sull'uomo, senza turbare in misura apprezzabile il soggetto in esame, e in condizioni che si avvicinano a sufficienza a quelle
fisiologiche.

Come abbiamo sopra accennato, nelle nostre ricerche abbiamo preferito
adoperare un farmaco di riconosciuto e ben stabilito effetto "emotivizzante",
anziché usare stimoli fisici non facilmente controllabili né esattamente valutabili,
secondo cioè le tecniche adottate da Verney e da Mirsky; ci siamo serviti della
Methedrine o Metilamfetamina, iniettata endovena alla dose di 30 mgr., secondo
la modalità introdotta da Delay nel 1947 sotto il nome di shock amfetaminico.
Si tratta di uno shock emotivo nel senso psicologico del termine, che, per molti
aspetti (anche, come vedremo, biologici) appare assai simile alle situazioni
emotive naturali, cioè non provocate artificialmente: brusca modificazione del
comportamento, dell'attività ideativa che appare quasi sempre accresciuta, più
raramente indebolita o paralizzata; variazioni dell'attività motoria che può
assumere un carattere iperprassico. incoordinato e scarsamente finalistico;
maggior vivacità di tutte le manifestazioni mimiche, ecc.; in ogni fenomeno è
comunque. quasi sempre presente una netta diminuzione del controllo della
volontà, per cui facilmente si evidenziano, ipertrofizzate, tutte le componenti
emotivo-affettive abitualmente controllate e regolate dai centri superiori.

L'azione del farmaco, secondo le ricerche, complessivamente univoche, di
molti A.A. (Delay e Coll., Bovet e Bovet-Nitti, Hoch, Cattell e Pennes,
Jacobsen e Wollstein, Myerson ecc.) si esplica sopra diversi livelli dell'asse
cerebrospinale, ma gli effetti più evidenti sono a carico del diencefalo: oltre ai
rilievi clinici sopra accennati, si nota infatti un effetto antisonno, un'azione
ipertermizzante ed ipertensiva, di stimolo della sezione ortosimpatica, un'azione
sul senso della fame, un effetto scatatonizzante, un'influenza sul metabolismo
basale, un'efficacia nelle sindromi narcolettiche ecc., che trovano la loro correlazione negli effetti osservati sugli animali e sull'uomo durante interventi chirurgici su ben delimitate aree cerebrali, soprattutto ipotalamiche (v., in particolare, i lavori di Hess, Cannon e Britton, Bard, Hinsey, Ranson e Magoun,
Foerster e Gagel, Fulton e Bailey, Cushing, Cox ecc.).

Inoltre le ricerche elettroencefalografiche sia in campo clinico (Cutts e
Jaspers, Levine e Coll., Sercle e Coll. ecc.) che sperimentale (Bradley)
avrebbero confermato il meccanismo d'azione sottocorticale dei preparati
amfetaminici. Secondo Colombati i derivati benzidrinici agirebbero sia sulla
corteccia che sul diencefalo; Guareschi ammette un'azione sincronizzante,
sia diretta sulla corteccia, sia indiretta con l'intermediario dei centri diencefalici; anche Porta arriva ad analoghe conclusioni.

Dal punto di vista biologico, lo shock amfetaminico determina una sindrome
che può essere paragonata a quella della reazione di allarme di Selye (Delay,
Lidell e Weil-Malherbe, Simon e Taube, ecc.), e, in genere, una reazione
non specifica diencefalo-ipofisaria del tipo di reazione di difesa secondo Cannon,
accompagnata da una iperattività neurovegetativa (Hoff). Alcune di queste
modificazioni sono osservabili clinicamente: aumento della pressione arteriosa,
accelerazione del polso, aumento ed irregolarità del ritmo respiratorio, aumento
della traspirazione, reazioni vasomotorie, tremori, ecc. e corrispondono a modificazioni umorali: variazione del tasso adrenalinemico, iperglicemia, variazione

del rapporto K/Ca, leucocitosi con eosinofilia, ecc. Come abbiamo accennato, non esiste evidentemente una elettività di sede delle amfetamine in quanto la loro azione, pur esplicandosi essenzialmente sul centrencefalo, si svolge pure sulla corteccia e si ripercuote anche su ghiandole endocrine (in particolare tiroide e corteccia surrenale) e sulla sezione ortosimpatica che viene intensamente stimolata; tuttavia, ed è ciò che ci preme sottolineare, la possibilità di ottenere una marcata reazione emotiva dimostrabile (come si è detto) sia psicologicamente che con le modificazioni umorali che ad essa conseguono, spiega il significato di questa ricerca sia sul piano teorico che per i riflessi che la clinica psichiatrica può eventualmente offrire. E' noto infatti come l'evidente facilitazione o, addirittura, l'esplosione emotiva così provocata è già chiaramente dimostrabile in soggetti normali nei quali rivela la disposizione anteriore dell'umore e potenzia gli elementi temperamentali ed istintivi; nei malati, le attitudini timiche sono messe a nudo ed ipertrofizzate, talora con chiara drammaticità: in questo caso (ci riserviamo appunto di proseguire le nostre ricerche in questo senso) lo studio della regolazione idrica risulta non privo di interesse, in base alle conoscenze attuali sull'argomento.

Materiale e tecnica

Abbiamo scelto tredici soggetti, degenti nel nostro Istituto perché affetti da "oligofrenia biopatica" di grado peraltro non elevato e senza che presentassero turbe psichiche di un qualche rilievo (da noi considerati, quindi, soggetti "normali", almeno per quanto riguarda il carattere della presente ricerca), tutti di sesso femminile, in età compresa tra i quindici e i quaranta anni. A tutti abbiamo saggiato l'attività antidiuretica del siero di sangue prelevato sia a digiuno che dopo dieci e dopo trenta minuti dall'iniezione endovenosa rapida di 30 mgr. di Methedrine. Tutti i soggetti, a seguito dell'iniezione, hanno presentato un'intensa reazione emotiva, già evidente dopo i primissimi minuti, con gli abituali caratteri propri dello shock amfetaminico. Il potere antidiuretico è stato saggiato secondo la tecnica recentemente proposta da STEIN, JINKS e MIRSKY (su ratti albini maschi del peso medio di gr. 200) leggermente modificata in quanto la diuresi propria dei ratti non è stata misurata subito prima dell'iniezione intraperitoneale del siero, ma circa una settimana prima, al fine di non disturbare eccessivamente gli animali da esperimento. Per ogni soggetto ci siamo serviti di un lotto di quattro ratti, da cui abbiamo ricavato i valori medi della diuresi di controllo, della diuresi con iniezione intraperitoneale di 2 cc. di siero prima dello shock e dopo 10 e 30 minuti dallo shock: al fine di controllare più esattamente i dati, nei primi otto casi l'iniezione intraperitoneale è stata eseguita un'ora dopo il primo carico di acqua.

Risultati e commento

I risultati ottenuti appaiono condensati nella seguente tabella:

Tabella 1

Caso		Ratti di controllo	Prima dello shock	10' dopo lo shock	30' dopo lo shock
I	cc. di soluz. fisiol.	92	92	92	92
	cc. di urina elimin. ...	29,9	40,9	38,4	47,4
	valori in %	32,50	44,56	41,73	51,52

Caso		Ratti di controllo	Prima dello shock	10' dopo lo shock	20' dopo lo shock
II	cc. di soluz. fisiol.	90	90	90	90
	cc. di urina elimin.	41,1	36,8	32,6	30
	valori in %	45,66	40,88	36,22	33,33
III	cc. di soluz. fisiol.	97	97	97	97
	cc. di urina elimin.	40	35,5	61,6	52
	valori in %	41,23	36,59	63,50	53,6
IV	cc. di soluz. fisiol.	100	100	100	100
	cc. di urina elimin.	53,3	50,6	55	65
	valori in %	53,3	50,6	55	65
V	cc. di soluz. fisiol.	92	92	92	92
	cc. di urina elimin.	29,9	42,4	52,8	49,6
	valori in %	32,60	46,08	57,39	53,91
VI	cc. di soluz. fisiol.	90	90	90	90
	cc. di urina elimin.	41,1	49,9	57	53,6
	valori in %	45,66	55,44	63,33	59,55
VII	cc. di soluz. fisiol.	100	100	100	100
	cc. di urina elimin.	53,3	61,8	52	51
	valori in %	53,3	61,8	52	51
VIII	cc. di soluz. fisiol.	97	97	97	97
	cc. di urina elimin.	40	40,40	62	60
	valori in %	41,23	41,64	63,91	61,95
IX	cc. di soluz. fisiol.	88	88	88	88
	cc. di urina elimin.	46,5	20,7	25,6	35,4
	valori in %	52,84	23,52	29,09	41,36
X	cc. di soluz. fisiol.	89	89	89	89
	cc. di urina elimin.	52,2	27,1	45,4	42,4
	valori in %	58,65	30,44	51	47,64
XI	cc. di soluz. fisiol.	91	91	91	91
	cc. di urina elimin.	63	41,5	44,6	56
	valori in %	69,23	45,60	49,01	61,53
XII	cc. di soluz. fisiol.	90	90	90	90
	cc. di urina elimin.	41,1	43,1	54,6	51
	valori in %	45,66	47,88	60,66	56,66
XIII	cc. di soluz. fisiol.	92	92	92	92
	cc. di urina elimin.	29,9	30,7	52	64
	valori in %	32,60	33,36	56,52	69,56

I risultati sopra riportati che, nel complesso, appaiono abbastanza univoci, si possono così sintetizzare:

I) Rispetto alla prova di controllo, l'eliminazione urinaria dei ratti dopo l'iniezione intraperitoneale di siero di sangue dei soggetti prima dello shock appare in tre casi (oss. VIII, XII, XIII) invariata, in quattro casi (oss. I, V, VI, VII) aumentata; nei restanti sei soggetti diminuita.

II) A seguito dello shock amfetaminico il ricambio idrico risulta modificato in misura evidente, nel senso di un aumento dell'escrezione urinaria, che in otto casi è notevolmente accentuata (oss. III, IV, V, VI, VIII, IX, X, XIII); in un caso (oss. VII) l'eliminazione è rimasta invariata, in un altro (oss. II) è diminuita.

III) Non si apprezzano variazioni costanti della diuresi dopo 10' e dopo 30' seguenti lo shock emotivo; ma, verosimilmente, variazioni individuali.

IV) I valori della diuresi in rapporto al fattore tempo, come si può osservare sui diagrammi esemplificativi sotto riportati (Fig. 1 e 2) mostrano come durante i primi 30—45 minuti l'eliminazione urinaria sia estremamente ridotta o talora assente ("tempo di inibizione" di Burn), mentre nei successivi 60—90 minuti viene in genere escreta più della metà della soluzione fisiologica introdotta.

Per quanto ci riguarda, in particolare rileviamo dunque come uno shock emotivo artificialmente provocato determina nel siero di sangue del soggetto una stimolazione della diuresi, come abbiamo potuto rilevare e misurare negli animali da esperimento.

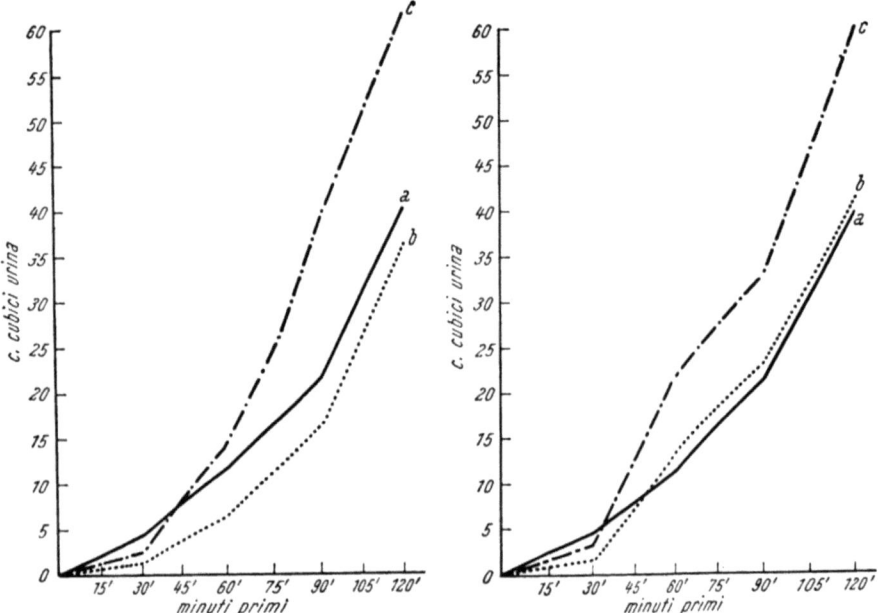

Fig. 1. Caso III. *a* controllo (——————), *b* prima dello shock (....), *c* 10' dopo lo shock (— · — · — ·)

Fig. 2. Caso VIII. *a* controllo (——————), *b* prima dello shock (....), *c* 30' dopo lo shock (— · — · — ·)

I risultati da noi ottenuti ci permettono di prospettare qualche ipotesi interpretativa, ma non certamente delle opinioni conclusive: riteniamo comunque che, date le caratteristiche farmacodinamiche della Methedrine, sia più corretto ritenere che l'aumentata attività diuretica ottenuta nel corso dello shock emotivo dipenda da più cause che hanno agito contemporaneamente.

I nostri risultati sono sovrapponibili a quelli di Dumas e Malloizel, divergono da quelli di Verney, di Mirsky, di Delay: la diversità dei metodi usati, che determinano verosimilmente reazioni della zona diencefalo-ipofisaria di differente intensità sia per la diversa natura degli stimoli che per la loro azione non sempre esattamente valutabile, può forse spiegare i risultati, anche contrastanti. Nel nostro caso, come si è detto, l'azione amfetaminica si ripercuote pure sul sistema ortosimpatico e su quello endocrino, in particolare sulla tiroide; ma occorre pure ricordare che molti A.A. postulano l'esistenza di un ormone stimolante la diuresi in antagonismo all'ormone antidiuretico. E' noto infatti che la poliuria diencefalica si ottiene solo se la lesione del tuber è molto superficiale, mentre lesioni più profonde (fino alla sostanza grigia centrale) inibiscono la poliuria: ciò fa supporre la esistenza, accanto ad un centro tuberale antidiuretico, di un centro antagonista, eccitatore della diuresi, localizzato probabilmente nella sostanza grigia centrale dell'ipotalamo. Anche il lobo ipofisario anteriore entrerebbe in causa nella elaborazione di un ormone diuretico: Cushing, Homans e Crowe hanno infatti osservato come la asportazione dell'ipofisi non determini una sindrome poliurica tipo diabete insipido, come invece avviene se in questi casi si trapianta il lobo anteriore; Ingram e Barris hanno ottenuto poliuria mediante la stimolazione elettrica del lobo anteriore, mentre Downs e Geiling, Biasotti, Teel, Barnes hanno rilevato un effetto diuretico degli estratti di lobo anteriore. Von Hann, Roussy e Mosinger hanno d'altro canto messo in evidenza un'attività funzionale ipotalamo-antipofisaria, cioè un sistema diuretogeno regolato dalla pars anterior: infatti, secondo Roussy e Mosinger, il diabete insipido può ottenersi non solo per distruzione dei segmenti ipofisari sercernenti il principio antidiuretico, ma ugualmente per interruzione delle vie ipotalamo-antipofisarie: la presenza e la funzione di queste vie sono state studiate da Futcher (1929), Koster e Geesink (1929), Greving (1931), Cushing (1932), Verney (1933), Roussy e Mosinger (1933), Biggart (1935), Fisher, Ingram e Ranson (1938).

Un'altra ipotesi, che, secondo la nostra opinione, integra le precedenti, parte dalla constatazione di un ipertono simpatico che si ottiene appunto mediante i derivati benzidrinici: la stimolazione dell'ortosimpatico provoca una mobilizzazione di acqua dai tessuti al sangue circolante, mobilizzazione favorita pure dalla stimolazione (diretta o indiretta che sia) che subisce la tiroide, onde aumento dell'ormone tiroideo con conseguente azione mobilizzatrice sul contenuto idrosalino dei tessuti, con esito in poliuria.

Ci sembra quindi che le nostre ricerche confermino esattamente la nota influenza di fattori psichici sul ricambio dell'acqua, dimostrata appunto dall'esistenza di una poliuria emozionale, e che ci permettano di prospettare i meccanismi che intervengono nel modificare il ricambio idrico; l'osservazione clinica, da noi più volte rilevata, di una poliuria che compare con l'insorgere di un disturbo psicopatologico a tipo di depressione o di mania, può essere, in base a quanto sopra riferito, un tema di ricerca di indubbio interesse.

Riassunto

L'intensa stimolazione diencefalica che si ottiene con alte dosi di preparati anfetaminici iniettati per via venosa, e che produce delle evidenti reazioni emotive, viene saggiata mediante lo studio dell'attività antidiuretica del siero di sangue di soggetti "normali" su ratti albini, secondo il metodo di Stein e Mirsky.

Prospettata l'attività farmacodinamica dei derivati anfetaminici, vengono discussi i risultati ottenuti.

Summary

The intense diencephalic stimulation which is obtained by means of high doses of amphetamine preparations intravenously injected and which produces evident emotive reactions, is investigated by studying the antidiuretic activity of the blood serum of "normal" subjects on albino rats, following the method of Stein and Mirsky.

Having in view the pharmacodynamic activity of the amphetamine derivations, the results obtained are discussed.

Bibliografia

Benassi, P. e R. Canestrari: Sugli effetti di un potenziamento farmacodinamico nella diagnostica psichiatrica. Riv. Sper. Freniatr. **79,** 1 (1955).

Biasotti: Citato da Roussy e Mosinger.

Biggart: Citato da Roussy e Mosinger.

Bodian: Citato da Mirsky.
Bovet, D. e F. Bovet-Nitti: Médicaments du Système Nerveux Végétatif. Bâle: Karger. 1948.
Bradley: Citato da Bovet e Bovet-Nitti.
Cannon, W. B. e S. W. Britton: Studies on the condition of activity in endocrine glands. Amer. J. Physiol. **79**, 433 (1927).
Cavini, A.: Di alcune attività a tipo ormonico del liquor umano. Riv. Pat. Nerv. **62**, 320 (1942).
Cox, L. B.: Tumors of the base of the brain; their relation to pathological sleep and other changes in the conscious states. Med. J. Australia **1**, 742 (1937).
Cushing, H.: The pituitary body and hypothalamus. Springfield 1929.
Cushing, H., Homans e Crowe: Citati da Roussy e Mosinger.
Cutts, K. e H. Jasper: Effect of benzedrine sulfate and phenobarbital on behavior problem children with abnormal e. e. g. Arch. Neurol. Psychiatr. **41**, 1138 (1939).
Delay, J.: Méthodes biologiques en Clinique Psychiatrique. Paris: Masson. 1950.
Delay, J., B. Lainé, J. Puech e J. Clavreul: Recherches biologiques sur le shoc émotionnel. Encéphale **42**, 289 (1953).
Delay, J., P. Pichot e R. Genest: Le shoc amphétaminique. Ann. Med. Psychol. **2**, 271 (1947).
Downs e Geiling: Citati da Roussy e Mosinger.
Dumas e Malloizel: De l'expression pluri-glandulaire des émotions. J. Psychol. II (1917).
Fisher, Ingram e Ranson: Citati da Roussy e Mosinger.
Foerster, O. e O. Gagel: Ein Beitrag zur Frage der Beziehungen psychischer Störungen zum Hirnstamm. Z. Neurol. **149**, 312 (1933).
Fulton, J. F. e P. Bayley: Tumors in the region of the third ventricle: their diagnosis and relation to pathological sleep. J. Nerv. Ment. Dis. **69**, 1, 145, 261 (1929).
Futcher: Citato da Roussy e Mosinger.
Greving, R.: Die zentralen Anteile des vegetativen Nervensystems. Handbuch der mikroskopischen Anatomie des Menschen. Berlin: Springer. 1931.
Hann, von: Citato da Roussy e Mosinger.
Hess, W. R.: Il Diencefalo. Milano: Martello. 1952.
Hoch, H. P., J. P. Cattell e H. H. Pennes: Effect of Drugs. Amer. J. Psychiatr. **108**, 585 (1951/52).
Ingram e Barris: Citati da Roussy e Mosinger.
Jacobsen, E. e A. Wollstein: Die Wirkung einiger Amine auf das zentrale Nervensystem. Klin. Wschr. **17**, 1580 (1938).
Koster e Geesink: Citati da Roussy e Mosinger.
Levine e Coll.: Citati da Delay.
Liddell, D. W. e H. Weil-Malherbe: The effect of Methedrine and of lysergic acid diethylamide on mental processes and on the blood adrenaline level. J. Neurol. **16**, 7 (1953).
Mirsky, A.: Secretion of antidiuretic hormone in response to noxious stimuli. Arch. Neurol. Psychiatr. **73**, 135 (1955).
Myerson, A.: Effect of benzedrine sulfate in mood and fatigue in normal and in neurotic persons. Arch. Neurol. Psychiatr. **36**, 816 (1936).
Ranson, S. W. e H. W. Magoun: The Hypothalamus. Erg. Physiol. **41** (1939).
Roussy, G. e M. Mosinger: Traité de Neuro-Endocrinologie. Paris: Masson. 1946.
Sercle e Coll.: Citati da Delay.
Simon e Taube: Citati da Delay.
Stein, M., R. Jinks e A. Mirsky: The bioassay of pitressin and antidiuretic substances in blood and urine. Endocrinology **51**, 492 (1952).
Teel e Barnes: Citati da Roussy e Mosinger.
Verney e Coll.: Citati da Mirsky.

Dr. P. Benassi e Dr. D. Munarini, Istituto Psichiatrico di S. Lazzaro, *Reggio Emilia*, Italia.

Aus der neurochirurgischen Klinik der Universität (Prof. Dr. W. Tönnis) und dem
Max-Planck-Institut für Hirnforschung, Abteilung für Tumorforschung und experimentelle Pathologie (Prof. Dr. W. Tönnis), Köln

Endokrinologische Phänomene bei cerebralen Prozessen und Verletzungen

Von

H. Brilmayer

Mit 5 Abbildungen

Ich möchte über Untersuchungen berichten, die an 124 neurochirurgischen Patienten der Tönnisschen Klinik in Köln vorgenommen wurden.

Registriert wurden bei diesen stationären Patienten, deren Kost weitgehend standardisiert war:

1. das tägliche Urinvolumen,
2. die tägliche Ausscheidung von freien, alkaliempfindlichen reduzierenden Corticoiden im Urin und
3. die Menge der täglichen Natrium- und Kaliumelimination im Urin.

Aus diesen Messungen wurden gebildet und gegenübergestellt: der *Quotient* aus Kalium- und Natriumausscheidung im Urin und die *Summe* der Natrium- und Kaliumionen pro Liter Urin.

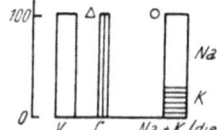

Abb. 1.

V: Urinvolumen
C: Corticoid-Ausscheidung } pro die
Na + K: Ausscheidung
△: mEq/l K/Na
○: mEq/l K + Na
100: normal

Die Mittelwerte dieser fünf Kriterien aus den jeweiligen Patientenserien sind in Schemata wie Abb. 1 dargestellt, wobei die Größe 100 den bei normalen Versuchspersonen ermittelten Werten entspricht.

Abb. 2 zeigt die Untersuchungsergebnisse bei einer Serie von Patienten mit Hypophysen-vorderlappeninsuffizienz, hervorgerufen durch ein chromophobes Hypophysenadenom. Man erkennt eine Verminderung des Urin-volumens, der Corticoidausscheidung und des K/Na-Quotienten, wogegen bei normaler täglicher Natrium- und Kaliumeliminierung im Urin die Konzentration dieser beiden Ionen im Urin erhöht ist.

Durch ACTH-Zufuhr lassen sich in diesen Fällen Corticoidausscheidung, Urinvolumen und der K/Na-Quotient erhöhen, desgleichen

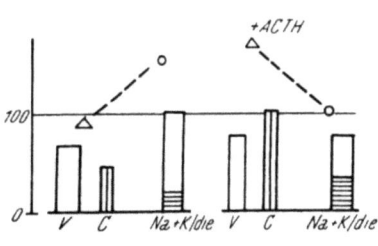

Abb. 2. HVL-Insuffizienz.
△ K/Na, ○ mEq/l K + Na

steigt die tägliche Kaliumausscheidung, wogegen die Natriumausscheidung stark gedrosselt wird. Die Summe der Konzentrationen von Natrium und Kalium pro Liter Urin normalisiert sich.

Ich habe diese bekannten Phänomene rekapituliert, um — sozusagen am menschlichen Experiment — zwei Grundtypen zu demonstrieren: die Hypophysenvorderlappen*unter*funktion und die Substitution dieser Unterfunktion mittels ACTH, die bereits einige Merkmale der Hypophysenvorderlappen*über*funktion zeigt. In Abb. 3 werden Ihnen diese beiden Typen wieder begegnen.

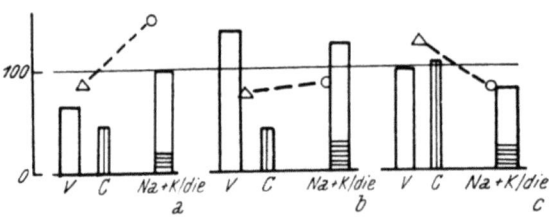

Abb. 3. Intra- und suprasellāre Tumoren. *a Intra*sellāres chromophobes Adenom (27 Fālle), *b intra- + supra*sellāres, *c supra*sellāres Craniopharyngeom (31 Fālle). △ K/Na, ○ mEq/l K + Na

In Abb. 3a finden wir wieder den Typ der Hypophysenvorderlappeninsuffizienz, bewirkt durch einen rein *intrasellär* entwickelten, endokrinologisch inaktiven Tumor: durch das chromophobe Hypophysenadenom.

Das Diagramm Abb. 3c erinnert an den Typ der Hypophysenvorderlappenüberfunktion. Es unterscheidet sich jedoch hiervon durch eine nur geringe Erhöhung des K/Na-Quotienten und eine Verminderung der Summen der Konzentrationen von Natrium und Kalium. Diese Konstellation wird beim *suprasellär* entwickelten Craniopharyngeom vorgefunden.

In Abb. 3b sind die Befunde beim Craniopharyngeom wiedergegeben, das *sowohl intra- als auch suprasellär* entwickelt ist. Es findet sich eine Kombination der Zustandsbilder des intra- und des suprasellären Tumors: bei reduzierter Corticoidausscheidung ein kleiner K/Na-Quotient und eine Verminderung der Summe der Natrium- und Kaliumkonzentrationen.

Aber nicht nur anatomisch in oder über die Sella präzisierte Prozesse beeinflussen die genannten Untersuchungsergebnisse. Auch der Anstieg des Schädelinnendruckes, verursacht durch sellaferne Hirntumoren, macht sich bemerkbar (Abb. 4).

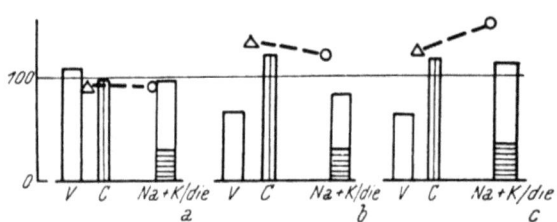

Abb. 4. Hirndruck. *a* − (13 Fälle), *b* akut (13 Fälle), *c* chronisch (22 Fälle). △ K/Na, ○ mEq/l K + Na

Sellaferne Hirntumoren, die keine Hirndruckerhöhung bewirken, bieten ein normales Bild. Stellt sich jedoch eine Erhöhung des Schädelinnendruckes ein, so findet man innerhalb von Wochen oder wenigen Monaten bei einer Verminderung des Urinvolumens eine Erhöhung der Corticoidausscheidung und des K/Na-Quotienten im Urin. Auch die Summe der Konzentrationen dieser beiden Ionen ist erhöht, wenn auch ihre tägliche Ausscheidungsrate vermindert ist.

Persistiert die Hirndruckerhöhung durch Monate und Jahre, so steigt die Summe der Konzentrationen von Natrium und Kalium im Urin weiterhin, womit die tägliche Natrium- und Kaliumeliminierung im Urin sich etwas normalisiert.

Als letztes darf ich Ihnen die Vorgänge demonstrieren, die ablaufen nach schweren Schädel-Hirn-Verletzungen mit günstiger Prognose, d. h. das Trauma traf einen gesunden, reaktionsfähigen Organismus; der posttraumatische Verlauf war komplikationslos (Abb. 5).

Am ersten Tag nach dem Trauma sind der K/Na-Quotient sowie die Summe der Konzentrationen von Natrium und Kalium im Urin erhöht. Dann jedoch divergieren die beiden Kriterien. Der K/Na-Quotient bleibt einige Tage erhöht, sinkt unter die Norm, steigt wieder an und spielt sich über den 7. bis zum 8. Tag nach dem Trauma auf den Normalwert ein. Die Summe der Konzentrationen von Natrium und Kalium verhält sich vom 2. Tag ab gegensinnig.

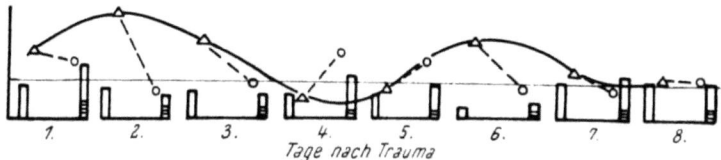

Abb. 5. Schädel-Hirnverletzung (18 Fälle). △ K/Na, ○ mEq/l K + Na

Ich wollte einige endokrinologische Phänomene bei cerebralen Prozessen und Verletzungen zur Diskussion stellen. Erlauben Sie mir nun zum Abschluß den Vorschlag einer Interpretation dieser Phänomene.

Die Reaktionen des Elektrolythaushaltes auf ACTH (bei funktionstüchtiger Nebennierenrinde) einerseits und auf Adiuretin andererseits sind bekannt. Auch die Beziehungen des Hypophysen-Vorderlappen-Nebennierenrinden-Systems (HVL-NNR) zum Zwischenhirn-Hypophysenhinterlappen-System (ZH-HHL) sind seit SILVETTE und BUTTON, SARTORIUS und ROBERTS, SLESSOR, RANSOHOFF und Mitarbeiter, GAUNT, LLOYD, COLE und anderen weitgehend erforscht.

In den Abbildungen, die ich Ihnen vorlegte, ist links der *K/Na-Quotient*, dessen Anstieg eine Parallelität mit der Verstärkung des *adrenocorticotropen Effekts* zeigt, und rechts die *Summe der Konzentrationen* von Kalium und Natrium pro Urinvolumeneinheit, die abhängig von der Wirkung des *Hypophysenhinterlappenhormons* sein dürfte, aufgeführt.

Stabilisiert wird dieses System von Kalium-Natrium-Quotient und -Summe im Urin durch die Größe der täglichen Corticoidausscheidung im Urin, die ihrerseits, eine funktionsfähige Nebennierenrinde vorausgesetzt, ein Indikator für die Aktivität der adrenocorticotropen Hypophysenvorderlappenfunktion ist.

Es ließe sich also an Hand der bisher geschilderten Untersuchungen ein gewisses Bild über den Funktionsgrad des HVL-NNR-Systems und des ZH-HHL-Systems entwickeln und durch die Lage des die Größen des K/Na-Quotienten und der K+Na-Summe im Urin verbindenden „Waagebalkens" kennzeichnen. In Tab. 1 finden Sie eine entsprechende Auswertung der Ihnen vorgelegten Befunde.

Tabelle 1

	HVL-NNR	ZH-HHL
A. Hirntumoren		
27 intrasellär	—	+
(unter ACTH)	+	normal
15 intra- + suprasellär	—	—
16 suprasellär	+	—
13 ohne Hirndruck........................	normal	normal
13 akuter Hirndruck	+	+
22 chronischer Hirndruck	+	++
B. 18 Schädel-Hirnverletzungen		

1. Der intraselläre, endokrinologisch inaktive Tumor führt zu einer Reduktion der Vorderlappenfunktion und einer Erhöhung der Hinterlappenfunktion. Durch

ACTH reduziert sich die Tätigkeit des Hinterlappenprinzips, die Vorderlappenfunktion erhöht sich über die Norm.

2. Tumoren, die sowohl intra- als auch suprasellär entwickelt sind, weisen einen verminderten Funktionszustand beider Systeme auf.

3. Suprasellär entwickelte Tumoren haben eine erhöhte Vorderlappenaktivität, wogegen die Hinterlappenfunktion eingeschränkt ist.

4. Bei intrakraniellem Druckanstieg aktiviert sich die Funktion beider Systeme.

5. Nach Schädel-Hirn-Traumen mit günstigem Verlauf stellt sich ein wellenförmiger, vom 2. Tag ab antagonistischer Verlauf der Funktionszustände des HVL-NNR-Systems und des ZH-HHL-Systems ein, die sich beide um den 8. Tag nach der Verletzung auf ein normales Niveau einspielen.

Zusammenfassung

Es wird berichtet über die Auswirkungen von Schädel-Hirn-Verletzungen und cerebralen Prozessen auf den Elektrolyt-Haushalt als einen Indikator des Zwischenhirn-Hypophysenhinterlappen- sowie des Hypophysenvorderlappen-Nebennierenrindensystems.

Riassunto

L'Autore riferisce sull'influenza di pregressi traumatismi cranici o di altri processi morbosi cerebrali sul quoziente elettrolitico, che viene considerato un indicatore sufficientemente fedele dell'attività funzionale del sistema diencefalo-postipofisario e del sistema anteipofisi-surrenalico.

Literaturverzeichnis

Cole, D. F.: Ciba Found. Coll. on Endocrinol. **4**, 553 (1952).
Gaunt, R.: Ciba Found. Coll. on Endocrinol. **4**, 455 (1952).
Lloyd, C. W.: Recent Progr. Hormone Res. **7**, 469 (1952).
Ransohoff, W., A. A. Brust, M. F. Reiser, I. A. Mirsky und E. B. Ferris: Clinical ACTH **1**, 160 (1951).
Sartorius, O. W. und K. Roberts: Endocrinology **45**, 273 (1949).
Silvette, H. und S. W. Button: Amer. J. Physiol. **123**, 630 (1938).
Slessor, A.: J. Clin. Endocrin. **11**, 701 (1951).

Dr. Herbert Brilmayer, Neurochirurgische Universitätsklinik, *Köln-Lindenthal*, Joseph-Stelzmann-Straße 9, Bundesrepublik Deutschland.

Clinica delle Malattie Nervose e Mentali della Università di Bologna

Un test biologico dell'attività diencefalo-ipofisaria

G. G. Cavalca, R. Reggiani

Recentemente diversi A. A., specie francesi, hanno studiato i rapporti che intercorrono tra l'introduzione di aria negli spazi subaracnoidei dell'encefalo — quale si pratica nell'esame pneumoencefalografico — e le manifestazioni cliniche e biochimiche della conseguente stimolazione diencefalo-ipofisaria.

Particolare attenzione si è rivolta alla increzione ipofisaria dell'ormone corticotropo, del tireotropo e dell'antidiuretico.

Noi abbiamo voluto portare un contributo all'argomento studiando la risposta del sistema diencefalo-ipofisario nel particolare settore della gonadostimolazione. E precisamente abbiamo valutato il tasso dei gonadotropi totali urinari saggiati con il criterio dell'incremento ponderale dell'utero di topine impuberi prima e dopo l'introduzione endorachidea di 50—80 cc di aria servendoci del ricco materiale che la nostra Clinica Neurologica ci ha offerto nella pratica della encefalografia gassosa.

Ci siamo indirizzati al saggio dei gonadotropi urinari perchè ci è sembrato particolarmente suggestivo il disporre di un criterio biologico immediato della secrezione ipofisaria, che possa integrare i reperti indiretti ottenuti da altri A. A. con lo studio delle ghiandole endocrine periferiche che sottostanno al controllo diencefalo-ipofisario: ad es. determinazione di I^{131} per la tiroide, dei 17-chetosteroidi per il surrene ed il testicolo, ecc.

I risultati che abbiamo ottenuto e che verranno pubblicati diffusamente nel lavoro in extenso si presentano di notevole interesse.

La risposta allo stimolo della introduzione dell'aria è in rapporto con lo stato funzionale della ghiandola ipofisaria.

In soggetti prepuberi, con assenza di gonadostimolinuria basale, nemmeno dopo il pneumoencefalo compaiono gonadotropi nelle urine. A maggior ragione se la prepubertà si accompagna a note di distrofia adiposo-genitale. Significativo il reperto negativo in un soggetto che era stato sottoposto qualche anno prima ad intervento d'ipofisectomia per adenoma ipofisario.

Soggetti anziani hanno un debole tasso urinario di gonadotropi che non aumenta con l'introduzione dell'aria oppure non presentano gonadostimoline nelle urine nè prima nè dopo il pneumo.

La maggior parte degli altri soggetti, compresi tra l'età pubere e i 40—50 anni, danno una risposta positiva al pneumo con incremento della gonadostimolinuria anche di notevole grado.

* * *

La risposta avuta nella prova è una risposta ipofisaria. Il punto di attacco della stimolazione dell'aria è con ogni verosimiglianza diencefalico. Ci siamo allora chiesto se per caso la prova poteva essere applicata a saggiare l'efficienza del relais diencefalo-ipofisario, qualunque ne possa essere il meccanismo, nervoso o neuroendocrino. A prendere in considerazione questa possibilità ci hanno indotto le risultanze ottenute in quei soggetti che in età da rispondere al pneumo con l'aumento dei gonadotropi, e con anamnesi ed esame oggettivo negativi per eventuali deficienze ipofisarie e specificamente gonadotropiche, pure non rispondevano alla sollecitazione stimolatrice della introduzione dell'aria. Proprio in questi casi caratteristicamente era evidente una sintomatologia riferibile ad insufficiente integrazione regolatrice del diencefalo: labilità neurovegetativa, disturbi del ritmo del sonno, della diuresi, ecc.

Potrebbe supporsi che la mancata trasmissione dello stimolo dal diencefalo all'ipofisi sia da imputarsi ad un certo grado di inerzia del diencefalo, forse espressione di una sua insufficienza.

La nostra casistica è limitata. I dati ottenuti non sono forse univocamente interpretabili. Però crediamo rimanga l'interesse dei risultati che ci stimola a proseguire lo studio di questo particolare aspetto clinico del problema neuroendocrino dei rapporti diencefalo-ipotisari.

Tabella 1

n.	N. N.	Età	Diagnosi	Attività gonadotropa urinaria: unità topo/24 ore prima e dopo il pneumo	
1	B. S.	10	distrofia adiposo-genitale	−5	−5
2	P. G.	10	distrofia adiposo-genitale	−5	−5
3	P. O.	13	sindrome meningea	−5	−5
4	S. E.	14	ipofisectomizzato	−5	−5
5	R. M.	15	epilessia centroencefalica	−5	+5 −15
6	F. P.	16	epilessia jacksoniana	+5 −15	+5 −15
7	C. E.	17	epilessia centroencefalica	−5	+5 −15
8	T. P.	18	obesità surrenalica	+15 −45	+45
9	C. G.	21	epilessia jacksoniana	+5 −15	+15
10	C. A.	24	epilessia centroencefalica (Largactil)	−5	−5
11	T. A.	30	epilessia post-traumatica	−5	+5 −15
12	B. F.	39	epilessia jacksoniana	+5 −15	+45
13	G. L.	40	sindrome neurovegetativa	−5	−5
14	L. G.	41	disturbi comportamento e neurovegetativi	−5	−5
15	R. T.	42	sindrome postcommotiva	−5	−5
16	G. G.	44	tumore endocranico	−5	+5 −15
17	B. E.	45	epilessia tardiva	−5	−5
18	F. A.	56	epilessia tardiva	+5 −15	+5 −15
19	L. G.	58	sindrome post-traumatica	−5	−5
20	T. O.	69	epilessia temporale	−5	−5

Riassunto

L'introduzione di aria negli spazi subaracnoidei del midollo, eseguita nella pratica del pneumoencefalo, si è dimostrata possedere una attività stimolante sulla ipofisi, rilevabile con l'aumento del tasso urinario delle gonadotropine.

Esposti i risultati della casistica studiata, si discutono le modalità di partecipazione del diencefalo al meccanismo di stimolazione ipofisaria e si prospetta la possibilità di applicare la metodica allo studio della funzionalità diencefalo-ipofisaria.

Summary

The introduction of air into the subarachnoid spaces of the medulla, executed in the practice of the pneumoencephalon, has proved to possess a stimulating activity on the hypophysis, revealable by means of the increase in the urinary level of the gonadotropines.

After presentation of the results of the cases studied, the modality of participation of the diencephalon in the mechanism of hypophyseal stimulation is discussed and the possibility of applying the methods to the study of the diencephalo-hypophyseal functions is taken into consideration.

Bibliografia

1. BOUDIN, G., J. BARBIZET e J. LEPRAT: La réaction diencéphalo-endocrinienne de l'encéphalographie gazeuse. Presse méd. **62,** 1243 (1954).
2. DELAY, J., A. SOULAIRAC e P. DESCLAUX: Recherches sur le syndrome biologique de l'encéphalographie gazeuse. Ann. méd.-psychol. **4,** 357 (1945).
3. DELAY, J., P. DESCLAUX, A. SOULAIRAC e M. RENARD: Pneumothérapie cérébrale. Sem. Hôp. **25,** 3850 (1949).
4. FAGE, P.: Contribution à l'étude des centres thermo-régulateurs hypothalamiques et des perturbations thermiques et biologiques de la ventriculographie. Thèse de Toulouse 19 juillet **1946.**
5. GROS, C., J. MINVIELLE e B. VLAHOVITCH: L'éosinophilie sanguine dans les explorations neuro-chirurgicales. Ann. méd.-psychol. **1,** 521 (1952).
6. — — — Retentissement de la pneumo-encéphalographie sur le système diencé-phalo-pituito-surrénalien. Ses variations dans les divers états encéphalitiques. Montpellier Méd. **1951,** 338.
7. LAZORTHES, G., G. BRUNE e P. FAGE: Modifications hématologiques en relation avec l'hypertension intracranienne et la ventriculographie. Toulouse Méd. juillet **1947.**
8. LEREBOULLET, J. e. R. BENDE: Le test de l'éosinopénie au cours de l'encéphalo-graphie gazeuse. Les rapports avec le syndrome d'alarme de Selye. Bull. Soc. Méd. Hôp. Paris **66,** 1207 (1950).
9. TOULET, M.: Contribution a l'étude des variations de la cytologie sanguine et des 17-cétostéroides après l'injection d'ACTH et après pneumo-encéphalo-graphie. Thèse de Toulouse 1952.
10. TURON, R. e R. GIACCARDY: Incidences endocrino-biologiques nouvelles de la pneumo-encéphalographie. Presse méd. **63,** 202 (1955).

Dr. G. G. CAVALCA e Dr. R. REGGIANI, Clinica delle Malattie Nervose e Mentali dell'Università di Bologna, Porta Saragozza, *Bologna*, Italia.

Istituto di Clinica Pediatrica della Università di Modena (Direttore: Prof. R. Pachioli)

Diencefalo e obesità infantili

E. Cheli

A chi affronti lo studio delle obesità infantili non sfuggiranno le incertezze e le difficoltà relative alla loro classificazione; le quali spiegano la esistenza di un vero e proprio coacervo di schemi classatori, nessuno dei quali é stato diffusamente accolto perché i medesimi, spesso superati dal continuo divenire delle conoscenze nuove, risultano per lo più insufficienti o incompleti, comunque non indenni da critiche fondamentali.

Sono state proposte classificazioni informate a criteri descrittivo-morfologici (VAGUE), patogenetici (MOSSBERG, ANDERES, DELBARRE, DI MACCO, PENDE, BUFANO), biometrico-auxologici (COTELLESSA, TATAFIORE e coll.), cronologici (SALVIOLI), clinici o anatomo-clinici (DUCAS, SANSOT, DE TONI). Altre, poi, hanno solo la pretesa di chiamarsi classificazioni: in realtà costituiscono solo un'arida elencazione dei vari tipi di obesità, riuniti senza traccia preordinata. Ne consegue la necessità di formulare uno schema classatorio nel quale trovino razionale posizione le diverse evenienze di patologia adiposa infantile, impostate secondo un criterio unitario.

Nella mia correlazione al tema di Relazione su "Le obesità nell'infanzia", svolto dal mio Maestro, Prof. R. Pachioli, al XXIV⁰ Congresso della Società Italiana di Pediatria (Perugia, 1955), ho trattato gli argomenti della patogenesi e della clinica delle obesità infantili ed ho creduto di potere impostare la classificazione delle stesse sulla base di un criterio unitario, fondato sui tre capisaldi, sinteticamente combinati, della medicina clinica: la patogenesi, l'anatomia patologica, la clinica. Ritengo che, nella classificazione da me proposta (che riporto al termine di questa nota, dopo averla delucidata nei dettagli), la unitaria fusione dei tre criteri, complessivamente integrantisi, sia sufficiente ad ovviare alle manchevolezze dei singoli.

Ho distinto i vari eventi della patologia adiposa infantile in obesità diffuse, adiposità distrettuali, distrofie adipose distrettuali.

Il Prof. Pachioli ritiene che si debbano denominare *obesità* le forme, grossolanamente evidenti, nelle quali l'accumulo di grasso, diffuso a tutto il soma, rappresenta il sintomo unico o, per lo meno, preminente: ed é opportuno mantenere per esse la dizione "obesità", ormai invalsa nella lingua nostra e di comune comprensione per secolare uso.

Altre forme, invece, secondo il Pachioli, non meritano l'appellativo di obesità, vuoi perché l'abnorme accumulo di grasso non é diffuso a tutto il soma, vuoi perché il medesimo rappresenta solo uno dei tanti sintomi del mosaico clinico: il Pachioli le chiama *adiposità*. Esse, per essere limitate ad alcuni distretti del soma, si possono definire adiposità distrettuali.

Il terzo tipo riguarda quelle forme che non meritano neppure l'appellativo di adiposità, per la troppo circoscritta limitazione e per il tipo istologico della patologia adiposa che le caratterizza. Si tratta di quadri improntati ad una anomalia tessutale distrofica (in senso regressivo o produttivo o combinatamente regressivo-produttivo), che costituiscono pertanto entità ibride, a svariata eziologia, dalla flogistica alla neoplastica. Poichè esprimono una turba tessutale molto limitata del metabolismo adiposo sembrano in certo senso esulare dal novero delle obesità; peraltro, per completezza dottrinale, non si possono escludere dalla classificazione. Le ho chiamate distrofie adipose distrettuali.

Senza soffermarmi sui dettagli dell'annoso dilemma, tanto discusso ed ancora non risolto, relativo alla patogenesi esogena od endogena delle obesità (propendo per la dottrina eclettica, equilibrata espressione di atteggiamento conoscitivo sui problemi biologici, tra gli oltranzisti della dottrina esogena ed i partigiani irriducibili della endogena), ricordo che l'intervento diencefalico, nella patogenesi delle obesità, é ormai indiscutibilmente confermato dalla medicina sperimentale e clinica.

Le esperienze di Aschner (1912), Camus e Roussy (1913), Bailey e Bremer (1921), Smith (1927), Hetherington e Ranson (1939—1942), Heinbecker e coll. (1942), Keller e coll. (1936—1945), Brobeck e coll. (1943—1948), Brooks e coll. (1938—1948), Kennedy (1950—1953), Anand e Brobeck (1951), hanno dimostrato che, a produrre adiposità, é sufficiente, senza intervento ipofisario alcuno, la sola lesione ipotalamica. L'adiposità é stata determinata in varie specie animali con tecniche diverse, ledendo i nuclei ipotalamici mediali e posteriori. Le adiposità così ottenute sono rimarchevoli per la rapidità di insorgenza e per l'intensità e conseguono all'abnorme aumento dell'appetito (che insorge già pochi minuti dopo l'intervento), straordinario, indiscriminato, inverosimile. Ciò avviene perché la lesione ipotalamica agisce modificando il senso della fame, che in tal modo non é più controllata dal proprio centro specifico. La distruzione bilaterale dei nuclei laterali dell'ipotalamo determina invece anoressia, fino alla cachessia.

L'esperienza clinica arreca conferma alla patogenesi ipotalamica di molti eventi di obesità. Ricordo: la obesità c. d. materna, che insorge in molte donne dopo il parto, battendo le orme di una iniziale iperfagia che successivamente si attenua; le adiposità da gravi traumatismi generalizzati, interpretabili come reazioni ipotalamiche allo stress; le adiposità successive ai gravi traumatismi cranici; nonché quelle conseguenti a turbe dell'idraulica liquorale, a flogosi meningee croniche della base, a processi diencefalitici, a neoplasie intracraniche, specie se basilari. E ricordo ancora le obesità che accompagnano eventi patologici del lobo frontale (tumori, lobotomie), integrate da un meccanismo iperoressico e comprensibili sulla base dei rapporti di correlazione anatomo-funzionale tra corteccia cerebrale e diencefalo, con liberazione delle strutture diencefaliche dal freno corticale. Particolarmente nell'infanzia sono degne di rilievo (frequentissime secondo la Bruch, 15% nella nostra casistica) le obesità psicogene, riferibili ad un meccanismo ipotalamico, le quali si costituiscono su base iperoressica, sotto lo stimolo di stati complessuali varî, essendo l'ipotalamo considerato il centro dell'integrazione psicosomatica.

Tali cenni sulla importanza del momento patogenetico diencefalico giustificano dunque la prima grande differenziazione delle obesità ipotalamiche; e fanno anche emergere il preminente ruolo che l'errore diencefalico giuoca, la turba ipotalamica rappresentando il denominatore comune al quale si deve fare appello per spiegare il sintomo cardinale di ogni evento adiposo, funzionale od organico che sia: l'iperfagia.

I momenti endocrini, nella patogenesi delle obesità, hanno avuto un periodo di grande prestigio, tuttora sottolineato da alcuni Studiosi, ma la maggior parte degli AA. tende oggi a limitarne l'importanza. Il PACHIOLI ritiene che, ad eccezione di pochi quadri morbosi in cui appare evidente la dipendenza della condizione di obesità da una alterazione endocrina ben dimostrabile (come avviene nell'obesità che si accompagna alla malattia di CUSHING), nella maggior parte delle forme di obesità dell'età evolutiva le turbe endocrine a volte rilevabili non abbiano un ruolo causale e determinante, ma rappresentino semplici manifestazioni collaterali del quadro morboso.

I limiti di spazio concessimi non mi permettono di intrattenermi sul dottrinale relativo all'intervento delle singole ghiandole endocrine nella patogenesi delle obesità. Rimando, per detto tema, alla nostra già citata Relazione di Congresso, ricordando che, relativamente alla ipofisi, alla epifisi, al timo, il loro ruolo é assai controverso o dubbio o dedotto da semplici illazioni o destituito ormai di qualsiasi fondamento scientifico.

Per quanto attiene alla tiroide, l'orientamento attuale é generalmente contrario alla patogenesi ipotiroidea delle obesità, pur non potendosi escludere che in qualche caso un ipotiroidismo esista, quale fenomeno collaterale e senza alcun rapporto con l'obesità stessa.

Anche il ruolo delle gonadi ha perduto molto del prestigio che un tempo aveva, pur non potendosi escludere che in molti bambini obesi esista una condizione, peraltro non obbligatoria, di ipogenitalismo, svelabile prevalentemente con le metodiche di dosaggio gonadostimulinico.

Le uniche obesità endocrine biologicamente e clinicamente documentate sono le sindromi cushinghiane e le obesità iperinsuliniche.

In tal modo precisate le distinzioni fondamentali di indole patogenetica, le attuali nozioni anatomo-cliniche necessarie ad integrare la impostazione unitaria delle obesità permettono di distinguere due grandi gruppi di evenienze: 1) quello delle forme che, non riconoscendo, a tutt'oggi, alcuna sicura base anatomica (per essere, cioé, *sine materia* anatomo-patologica), possiamo definire funzionali, semplici, comuni o, come il PACHIOLI preferisce, essenziali (termine che l'A. adotta a denotare la primitività del quadro morboso e la sua indipendenza dalle forme di obesità secondarie a lesioni anatomiche o ad alterazioni endocrine ben definite); 2) quello delle forme che, al contrario, per essere sostenute da una documentata alterazione anatomo-patologica, dalla quale chiaramente la nosologia sembra derivare, possiamo denominare organiche o sintomatiche.

Nelle forme funzionali (obesità essenziale) l'adiposità é il sintomo unico o per lo meno emergente; gli esami clinici e biologici possono svelare alcune alterazioni, peraltro non costanti né caratteristiche: sono le più frequenti nell'infanzia; riconoscono una base ereditaria-costituzionale (80,8% nella nostra casistica; COLOMBO e PANICHI); la patogenesi sembra riportabile ad un errore ipotalamico dal quale paiono discendere gli eventuali, non necessari, squilibri funzionali discrinici; la prognosi é benigna e si avvantaggia favorevolmente della terapia, prevalentemente antioressica, eventualmente ormonale.

Nelle obesità organiche l'adiposità é uno dei tanti sintomi, e spesso neppure il prevalente, del mosaico clinico; l'esame clinico e quelli biologici svelano particolari caratteristiche specifiche; costituiscono evenienze di patologia rara, con o senza impronta eredo-familiare; non sembrano avere relazione di età; riconoscono una patogenesi che, pur non univoca, può essere in ogni modo riportata fondamentalmente alle alterazioni anatomo-patologiche degli apparati diencefalico od endocrino (quest'ultimo limitatamente al corticosurrene ed al pancreas insulare); comportano per lo più, per il grave danno anatomico che le sostiene, una prognosi infausta o riservata, subordinatamente alla terapia attuabile.

Per quanto attiene ai dettagli nosologici dell'obesità essenziale, rimando alla mia correlazione, limitandomi a ricordare gli elementi utili a sottolinearne la patogenesi disfunzionale ipotalamica.

Il profilo morfotico della disposizione adiposa non é caratteristico (forme androidi, ginoidi, froehlichiane, cushingoidi). Esiste per lo più ipersomia staturale (adiposità-gigantismo degli AA. tedeschi; gigantismo adiposo di DE TONI). Il tema dello sviluppo genitale é assai controverso: noi riteniamo, in base alle conclusioni altrui ed alle nostre ricerche, cliniche (CHELI) e biologiche (OLIVI e coll.), che: l'ipogenitalismo, anche se frequente nei maschi (50% circa dei casi), non é elemento fondamentale per la diagnosi né indispensabile della forma; si tratta, nei maschi, di un semplice ritardo, che si avvia spesso spontaneamente verso il normale destino evolutivo; nelle femmine l'ipogenitalismo manca quasi sempre e vi é anzi per lo più accelerazione puberale. I bambini obesi hanno in genere grande appetito (86% dei soggetti da noi studiati), che tradisce la disfunzione ipotalamica. Manca in questi individui qualsiasi lesione anatomo-patologica organismica.

Nei limiti dell'obesità essenziale, secondo il pensiero del PACHIOLI, vanno inclusi alcuni tipi di obesità infantili descritti da alcuni AA. come quadri clinici a sé stanti. Intendo parlare delle c. d. obesità da ipertimismo puro costituzionale (PENDE), da ipertimismo ed ipopituitarismo (BUFANO), da ipertimismo, ipopituitarismo ed ipotiroidismo (BUFANO), da iperpituitarismo totale (PENDE). Si tratta di forme che tali Studiosi hanno scisso dal tronco della obesità essenziale in base sia ad argomentazioni patogenetiche variamente formulate — spesso su base teorica, non comprovata — sia alla valutazione soggettiva di sintomi che ben spesso sono riportabili o del tutto sovrapponibili a quelli della obesità essenziale stessa. Si tratta dunque, secondo la interpretazione patogenetica unitaria della obesità essenziale (PACHIOLI), di semplici varianti della medesima.

Il PACHIOLI, infatti, ritiene che, nella obesità essenziale infantile, al danno disfunzionale primitivo ipotalamico possano conseguire turbe discriniche dell'apparato ipofisario, intimamente correlato con quello diencefalico: ne consegue che nel quadro più comune e più frequente trovano diritto di domicilio anche alcune varianti le quali non giustificano la creazione di entità cliniche a sé, in quanto appaiono determinate dalla iper — o ipoincrezione dei vari ormoni ipofisari, secondariamente sollecitati o inibiti dalla disregolazione ipotalamica: forme con iperevolutismo staturale, le più frequenti (da eccessiva increzione di STH); forme ipogonadiche (da ipoincrezione gonadostimulinica); forme con ipercorticalismo surrenalico (conseguenti ad iperincrezione di ACTH); forme con ipotiroidismo, piuttosto rare (da ipoincrezione tireostimulinica). Tale concezione primitivamente ipotalamica disfunzionale e secondariamente (non necessariamente) discrinica é tale da giustificare, in un armonico concetto unitario, l'apparente polimorfismo clinico della obesità essenziale infantile.

Ho distinto le obesità ipotalamiche organiche in forme acquisite e congenite. Mi é sembrato inoltre opportuno suddividere le acquisite, relativamente alla sede anatomica del processo determinante il danno ipotalamico, in forme da lesione anatomica locale e a distanza, ma tali da riflettere il danno sullo ipotalamo stesso; per le prime la patogenesi diencefalica é indubbia; per le seconde é meno evidente, ma come tale ammessa dagli AA. che hanno descritto la sindrome (adiposità nefrogene).

Fra le obesità da processi patologici locali meritano diritto di domicilio, relativamente all'ormai certo danno ipotalamico, la sindrome di FROEHLICH e le obesità c. d. epifisiogene.

Per quanto attiene alla s. di FROEHLICH (sebbene in essa siano stati inclusi molti quadri clinici solo affini per la fisionomia morfologica, ma mancanti, in tutto o in parte, della classica sintomatologia) si ritiene oggi (WILKINS, WAR-KANY) che si debba limitarne l'autonomia ai soli eventi nei quali esista un danno anatomico della regione diencefalo-ipofisaria. Dal vasto dottrinale via via susseguitosi circa la patogenesi della sindrome si può concludere che attualmente — sulla base conoscitiva degli intimi rapporti, reversibili e a circolo chiuso, esistenti tra centri nervosi infundibulo-tuberiani ed ipofisi (comando ipotalamico sulla ghiandola; neurocrinia ipofisaria) — la patogenesi diencefalo-ipofisaria (più diencefalica che ipofisaria) é la più comunemente accolta. La suddetta patogenesi giustifica, nella turba fisiopatologica, il tripode sintomatico della malattia: adiposità (lesione ipotalamica); ipoevolutismo genitale (secondariamente diminuita increzione di gonadostimuline); ipoevolutismo staturale (conseguenziale turba discrinica dell'STH).

Nessun dubbio che l'adiposità c. d. epifisiogena sia di origine ipotalamica. Neoplasmi epifisari, parafisari, quadrigeminali, dell'infundibulo, del chiasma ottico sono i responsabili della sindrome, erroneamente, per lungo tempo, ritenuta di esclusiva genesi pineale. La turba idrocefalica (da facile compressione dell'acquedotto, per ovvie ragioni topografiche) o la compressione diretta o l'infiltrazione neoplastica della regione ipotalamica ne costituiscono il momento patogenetico. Infatti la distruzione esattamente limitata all'epifisi o i processi patologici strettamente circoscritti ad essa non determinano né adiposità né precocità sessuale.

Le adiposità nefrogene costituiscono quadri clinici rari. Spetta al DE TONI di aver segnalato, inquadrando unitariamente i pochi casi della letteratura in una patogenesi unica, "forme particolari di adiposità che si manifestano in corso di nefropatie croniche". Sulla base della impostazione patogenetica formulata dal DE TONI (turba ipotalamica tossica da nefropatia cronica, onde adiposità da polifagia ed ipogonadismo da discrinia ipofisaria) ho creduto di includere le adiposità nefrogene tra le forme ipotalamiche a substrato anatomico.

Le adiposità ipotalamiche organiche congenite si possono dividere in due categorie: distrofiche (o dismorfiche) e tesaurosiche.

Tra le prime ho incluso la sindrome di LAURENCE-MOON-BIEDL. Essa ha diritto di domicilio tra le obesità diencefaliche. Si tratta di una disgenopatia ereditaria integrata da un'alterazione ipotalamica primigenia (GUALANDI e coll.). La patogenesi diencefalica poggia non solo sulla distrofia congenita dell'ipotalamo (riduzione numerica delle cellule nervose; BRATTGARD), ma anche sulle connessioni ipotalamo-retiniche (v. la retinopatia pigmentaria), integrate attraverso il nervo ottico (ROUSSY e MOSINGER), nel quale é compresa una radice ipotalamica (FREY). Inoltre, essendo l'ipotalamo considerato il centro primordiale della morfogenesi, regolatore della architettonica del soma (MARAÑON), si intuisce, attraverso la sua turba genotipica, la patogenesi delle multiple distrofie (ivi compresa l'adiposità), nonché, attraverso la secondaria patia ipofisaria, il frequente ipogenitalismo.

La inclusione della tesaurismosi di von GIERKE tra le obesità ipotalamiche mi é stata suggerita dalla valutazione di alcuni dati di fatto: presenza di glicogene é dimostrabile nelle cellule dei nuclei diencefalici (UNSHELM); la clinica profila un momento diencefalo-ipofisario nella iperfagia, nella distrofia adiposogenitale, nell'infantilismo, nella iposomia, nella turba glicidica, nel miglioramento della sindrome in periodo puberale. Comunque, tale posizione classatoria dell'adiposità glicogenica é, per il momento, del tutto provvisoria.

A questo punto si esaurisce la trattazione delle obesità infantili a patogenesi ipotalamica. Per completezza di classificazione non posso esimermi dal far cenno alle attuali acquisizioni relative alla posizione nosologica delle obesità a patogenesi endocrina.

E' indubbio che la leva patogenetica della sindrome di CUSHING é rappresentata dall'ipercorticismo surrenalico: il quale può essere primitivo o secondario (da iperfunzione ipofisaria corticotropinica). Manca per ora un accordo sulla patogenesi dell'adiposità, intesa da taluni come iperalimentare (SELYE, NEWBURG), da altri come conseguenza della turba ormonale (per iperincrezione cortisonica, distruzione proteica, neoglicogenesi e quindi neolipogenesi). Sono peraltro suggestivi i reperti di HEINBECKER (in 4 casi su 5 di s. di CUSHING, atrofia dei nuclei ipotalamici paraventricolari), i quali profilano l'intervento diencefalico nel determinismo dell'adiposità, evidentemente su base iperoressica. Purtuttavia le attuali cognizioni non mi permettono, per il momento, di escludere la s. di CUSHING dal novero delle obesità endocrine.

Per completare la classificazione di queste ricordo che: se sperimentalmente si possono con facilità determinare adiposità iperinsuliniche, la clinica dimostra frequentemente, nell'infanzia (e specialmente nel sesso femminile), obesità instauratesi in corso di diabete trattato con insulina. Le forme iperinsuliniche costituiscono un'efficace argomentazione per i sostenitori della patogenesi esogena iperalimentare delle obesità (spiccato, ben noto, senso di fame determinato, con meccanismo multiplo, dalla insulina).

Ed ora, solo qualche cenno sulla impostazione classatoria delle adiposità distrettuali, nei cui confronti qualsiasi classazione risente della più assoluta provvisorietà, perché la patogenesi di tali forme é del tutto imprecisata.

Ho creduto di includere la lipodistrofia progressiva (m. di BARRAQUER-SIMONS) fra le adiposità a presumibile patogenesi ipotalamica in quanto, nel 50% dei casi, sono descritti sintomi riportabili a turbe della centralità vegetativa diencefalica (disturbi vasomotori e trofici, crisi sudorali, tics, tachicardia, distermia, nistagmo, sconcerti metabolici idroglicidici); si é inoltre osservata insorgenza della forma a seguito di meningiti o di encefaliti e si sono rilevati viraggi verso forme fruste di distrofia adiposo-genitale.

Ancora più provvisoria ed incerta é la sistemazione nosologica della m. di DERCUM. L'affezione é eccezionale nell'infanzia.

Il gruppo delle forme che ho denominato distrofie adipose distrettuali é quant'altri mai ibrido e comprende processi neoplastici (lipomatosi idiopatiche, traumatiche, della facomatosi di RECKLINGHAUSEN), eventi distrofici da causa nota (lipodistrofie insuliniche), processi vicarianti in sede di amiotrofia.

La classificazione che ho proposto é pertanto raccolta nel sottostante schema.

Schema di classificazione dei diversi eventi di patologia adiposa infantile

Obesità diffuse	Ipotalamiche	Funzionali	Obesità essenziale (con le diverse varianti)	Con iperevolutismo staturale / Con ipogenitalismo / Con ipercorticalismo surrenalico / Con ipotiroidismo
		Organiche	Acquisite da processi patologici locali	Sindrome di Froehlich / Obesità c. d. epifisiogena
			Acquisite da processi patologici, non locali	Adiposità nefrogene
			Congenite distrofiche	Sindrome di Laurence-Moon-Biedl
			Congenite tesaurosiche	Adiposità della malattia glicogenica
	Endocrine		Corticosurrenaliche (organiche e funzionali)	Sindrome di Cushing e quadri affini
			Pancreatiche (iperinsuliniche)	Obesità dei bambini diabetici trattati con insulina
Adiposità distrettuali	Ipotalamiche (?)			Lipodistrofia progressiva (sindrome di Barraquer-Simons)
	Da turba neurovegetativa indeterminata (ipotalamica o periferica?)			Adiposità dolorosa (m. di Dercum)
Distrofie adipose distrettuali	Lipomatosi delle miopatie pseudoipertrofiche			
	Lipomatosi traumatiche			
	Lipomatosi delle facomatosi (m. di Recklinghausen)			
	Lipodistrofie insuliniche			

Ritengo di avere razionalmente riunito, in esso, le principali evenienze di patologia adiposa infantile, giusta il dottrinale esistente sul tema e la nostra esperienza. Non mi nascondo peraltro la contingente provvisorietà della classificazione proposta.

Riassunto

L'A., premessi i risultati delle acquisizioni sperimentali e della esperienza clinica relativi al controllo ipotalamico del metabolismo lipidico e all'intervento diencefalico nella patogenesi delle obesità, illustra la propria classificazione (impostata su base unitaria anatomo-clinico-patogenetica) delle diverse forme cliniche di obesità dell'età evolutiva.

Da detta classificazione (già formulata nella Relazione al XXIV Congresso Italiano di Pediatria ed ulteriormente elaborata) emerge il preminente ruolo che la turba diencefalica giuoca nella maggior parte di obesità dell'infanzia.

Summary

The author, having communicated the results of his experimental research work and of his clinical experience concerning the hypothalamic control of the lipoid metabolism and of the diencephalic intervention in the pathogenesis of obesity, illustrates his own classification (imposed on an anatomo-clinico-pathogenetic basis) of the diverse clinical forms of obesity of the age of growth.

From this classification (already formulated in the "Relazione al XXIV Congresso Italiano di Pediatria" and recently elaborated) emerges the important part which the diencephalic trouble takes in the majority of the cases of infantile obesity.

Bibliografia

ANAND, B. K. e J. R. BROBECK: Yale J. Biol. **24,** 123 (1951).
— — Proc. Soc. exper. Biol. Med. **77,** 323 (1951).
ANDERES, R.: Inaugural-Dissertation, Zürich (1949).
ASCHNER, B.: Pflügers Arch. Physiol. **146,** 1 (1912).
BAILEY, P. e F. BREMER: Arch. Int. Med. **28,** 773 (1921).
BRATTGARD, S. O.: Acta Path. Microbiol. Scand. **26,** 525 (1949).
BROBECK, J. R., J. TEPPERMANN e C. N. H. LONG: Yale J. Biol. **15,** 831 (1943); **15,** 893 (1943).
BROOKS, C. Mc. C.: Amer. J. Physiol. **121,** 157 (1938).
BROOKS, C. Mc. C., D. N. MARINE e E. F. LAMBERT: Amer. J. Physiol. **147,** 717 (1946).
BUFANO, M.: Medicina **1,** 3 (1951); **1,** 771 (1951).
CAMUS, J. e G. ROUSSY: Compt. Rend. Soc. Biol. **75,** 483 (1913).
COLOMBO, G. P. e F. PANICHI: Atti XXIV Congr. Ital. Pediatria (vol. II, Comunicaz., pag. 130). Perugia (1955).
COTELLESSA, G.: Aggiorn. Ped. **4,** 761 (1953).
DELBARRE, F.: Biochimie des obésités. In POLONOWSKI, M.: Pathologie Chimique. Paris: Masson. 1952.
DE TONI, G.: Atti delle VIe Giornate Mediche Triestine. Trieste (1953).
DI MACCO, G.: Patologia del metabolismo lipidico. In: Patologia del metabolismo. Torino: Minerva Medica. 1954.
DUCAS, P.: Encyclopédie Medico-Chirurgicale (Pédiatrie — IIe Enfance) **26016** (1953).
GUALANDI, G., A. BERNARDONI, B. BONATI e A. GOVONI: Medicina 4, 567 (1954).
HEINBECKER, P.: Ann. Surg. **124,** 252 (1946).
HEINBECKER, P., H. C. WHITE e D. ROLF: Amer. J. Physiol. **141,** 549 (1944).
HETHERINGTON, A. W. e S. W. RANSON: Proc. Soc. exper. Biol. Med. **41,** 465 (1939).
— — Anat. Rec. **78,** 149 (1940).
— — J. Comp. Neurol. **76,** 475 (1942).
KELLER, A. D., W. K. HARE e M. C. D'AMOUR: Proc. Soc. exper. Biol. Med. **30,** 772 (1933).
KENNEDY, G. C.: Proc. Roy. Soc. Med. London **137,** 535 (1950); **138,** 899 (1951); **140,** 578 (1953).
MOSSBERG, H. O.: Obesity in Children. Acta Paed. Scand. **35,** suppl. II (1948).
NEWBURGH, L. H.: Obesity. In WILLIAMS, R. H.: Textbook of Endocrinology, cap. XI. Philadelphia: Saunders, 1950.
PACHIOLI, R., E. CHELI e O. OLIVI: Le obesità nell'infanzia. Atti XXIV Congr. Ital. Pediatria, Perugia (1955).
PENDE, N.: Medicina **2,** 557 (1952).
SALVIOLI, G.: Clin. Ped. **35,** 207 (1953).
— Giorn. Clin. Med. **34,** 388 (1953).
SANSOT, M.: Contribution à la pathogénie des obésités infantiles. Soc. du "Petit Marseillais". Marseille (1940).
SELYE, H.: Stress. Acta Inc., Montréal (1950).
SMITH, D. E.: J. Amer. Med. Ass. 88, 158 (1927).
TATAFIORE, E. e A. VESCE: Le adiposità del bambino e dell'adulto (in corso di pubblicazione).
VAGUE, J.: Biol. Méd. **36,** 33 (1947).
— Presse méd. **30,** 339 (1947); **57,** 556 (1949).
— Rev. Prat. **2,** 1003 (1952).

Professor Dr. ENRICO CHELI, Istituto di Clinica Pediatrica dell'Università, Via Ramazzini 11, *Modena*, Italia.

Ospedale Mauriziano, Torino

Insufficienze e contraddizioni nell'attuale concetto di relais tireo-ipofisario. Interferenze di superiori centri della vita di relazione e vegetativa sulla funzionalità tiroidea

A. Costa

L'odierno dottrinale della funzionalità tiroidea stabilisce che la funzione tiroidea di captare lo iodio, di legarlo alla tirosina, di formare l'ormone tiroideo e di incretarlo si adegua alle esigenze dell'organismo mediante un "relais". Questo "relais" si svolgerebbe come segue: l'increto tiroideo, rappresentato dal PBI ed elettivamente dalla frazione tiroxinica di questo, quando raggiunge in circolo valori sovranormali, frenerebbe l'increzione ipofisaria di TSH, determinando così una diminuzione della funzione tiroidea: quando detto valore scendesse sotto la norma, determinerebbe una iperincrezione di TSH e, attraverso questa, una iperstimolazione della funzione tiroidea, volta a correggere la scarsità dell'ormone iodato in circolo. Il PBI non agirebbe direttamente sulla ipofisi sibbene su centri nervosi superiori non chiaramente indovati, genericamente indicati come "diencefalici", dai quali partirebbero gli stimoli inibitori o eccitatori alla increzione ipofisaria di tirotropina. Questo dottrinale trova il suo appoggio in una sperimentazione ampia (non sempre univoca nei risultati, nè sempre sicura nella loro interpretazione); tuttavia esso male si accorda a taluno dei principali quadri di patologia tiroidea.

Ad esempio nel caso della malattia di BASEDOW si osserva la notoria contraddizione di una continua iperincrezione tiroidea nonostante l'elevata iodoprotidemia. E' stato proposto di considerare questa una eccezione, anzi l'eccezione stessa, questo sregolamento cioè del "relais" tiroipofisario, costituirebbe il fulcro della malattia: ma anche questo adattamento della teoria male si conviene alla realtà clinica.

Infatti se il relais tiroipofisario non fosse in atto, ma pronto solo a scattare ad un livello iodoprotidemico più elevato che di norma, dovremmo trovare nella ipertireosi gli elementi di una autolimitazione e di un autocompenso: ciò non si avvera, la malattia potendo procedere, qualora non si intervenga, fino all'esaurimento o delle difese dell'organismo o della capacità incretoria della ghiandola. Similmente, i tentativi ripetutamente fatti di correzione della malattia di BASEDOW mediante tiroxina o sostanze chimicamente analoghe — che dovrebbero determinare un'ipoincrezione di tirotropina — non hanno mai sortito effetto terapeutico, neppure durante il tempo di latenza di azione della tiroxina, anzi quest'ultima suol determinare un peggioramento della malattia e financo di quelle manifestazioni che più direttamente sogliono venire riferite al TSH, come l'esoftalmo. Ancora recentemente BARTELS [1] ha ricordata la possibilità di provocare ipertiroidismo ed esoftalmo mediante una protratta terapia con preparati tiroidei. Nè ad oggi le pur fragili tecniche di dosaggio del TSH han potuto dimostrare un eccesso di questa sostanza in circolo, o nei tessuti, o nei cataboliti dell'ipertiroideo.

In un'altra malattia della tiroide il concetto del "relais" suddetto si dimostra insufficiente e contradditorio, vale a dire nel gozzo endemico. Si ammette, dalle Scuole Americane elettivamente, che allorquando l'assunzione dello iodio dall'ambiente è insufficiente al normale fabbisogno, il tasso dell'ormone iodato presente in tiroide ed in circolo vada scemando; si metterebbe allora in moto un'iperincrezione di TSH che porta alla iperplasia della ghiandola e pertanto ad una sua aumentata capacità di fissare, elaborare, metabolizzare lo iodio. Orbene noi non abbiamo trovato nei portatori di gozzo endemico nè negli indigeni di zone di endemia gozzigena, neppure nelle prime età della vita, iodoprotidemie basse, che potessero spiegare la messa in moto di una iperincrezione tireotropinica, atta a dar l'avvio al gozzo. Nè il gozzo endemico suole accompagnarsi ad alcuna di quelle manifestazioni che sogliono essere attribuite alla iperincrezione di tireotropina: esoftalmo, placche mucipare pretibiali, ecc. La normalità del tasso iodoprotidemico nel portatore di gozzo endemico è stata riconosciuta anche da studiosi che, come Riggs [2] e Stanbury [3], tanto peso danno alla teoria della carenza iodica nella patogenesi del gozzismo.

L'osservazione clinica poi ha chiaramente messo in luce che centri nervosi superiori dimostrano un ruolo talora di primo grado nella genesi e nell'andamento della malattia Basedowiana. Questa non è ripetibile, se anco possa talora venir messa in moto, dal semplice apporto di preparati tiroidei, l'ipertirossinemia non rappresentando in nessun caso la malattia basedowiana nel suo assieme. La famigliarità della malattia, le caratteristiche costituzionali degli individui da questa più di frequente colpiti, i consensi degli altri organi endocrini, elettivamente dei surreni, lo stretto intrecciarsi delle manifestazioni della patologia tiroidea con i cicli della vita sessuale sopratutto femminile (fatti sui quali è inutile dilungarsi perchè recentemente oggetto di esaurienti messe a punto nel I⁰ e II⁰ Congresso Italiano sulle malattie della tiroide [4]), la chiara evidenza di Basedow da emozione, il concorrere in una stessa famiglia e talora nello stesso individuo della malattia di Basedow con altre malattie neuropsichiche o del ricambio, sono tutti fatti che testimoniano una stretta dipendenza della funzione e della fisiopatologia tiroidea da centri che regolano nel corpo umano cicli biologici, coordinando le singole ghiandole endocrine, ipofisi compresa, ed il loro concerto, centri solo con grande incertezza localizzabili nell'encefalo.

Voglio qui richiamare l'attenzione sulla discreta frequenza con la quale si riscontra nell'anamnesi di un morbo di Basedow il precedere di una fase di rapido, notevole ingrassamento, al pari di quanto è dato ritrovare nell'anamnesi di non pochi diabetici. Di particolare interesse in questo argomento sono le ricerche di Vojtkevic e Coll. [5] i quali avrebbero dimostrato una regolazione corticale diretta della funzione tiroidea, in quanto il trofismo e la funzione di questa ghiandola appaiono influenzabili con riflessi condizionati, ai quali necessariamente partecipa la corteccia cerebrale.

L'odierna fisiologia attribuisce all'ipofisi una azione precipuamente stimolatrice sulla tiroide, che si estrinsecherebbe elettivamente mediante una o più tirotropine. Le lesioni ipofisarie conducono di fatti, nel massimo numero di casi, a quadri di ipofunzione della ghiandola (cosidetti ipotiroidismi secondari). Rari e non mai particolarmente conclamati e gravi, sovente fugaci, sono gli ipertiroidismi ipofisari: così quelli che si accompagnano alla acromegalia. Invece danni, malattie corticali e sopratutto diencefaliche, portano più di frequente alla iperfunzione della tiroide, quasi fossero stati lesi centri inibitori della ipofisi o comunque di subordinati centri stimolatori tiroidei (Langeron [6]). Anche le nostre ricerche sul ricambio iodico tiroideo nella narcosi, nello elettroshock, nel decorso di svariati tipi di shock, sembrano accordarsi a questa interpretazione.

In conclusione il "relais" tiroipofisario appare essere un solo momento del governo del trofismo e della funzione tiroidea, governo che è ben lungi dal compendiarsi nel trinomio: tiroide, iodoprotidemia, tireotropina. La tiroide ha una sua propria capacità trofica e funzionale, come può vedersi nel caso della tiroide degli anencefali e nella casistica clinica che riconosce una discreta funzione ghiandolare anche dopo vaste distruzioni dell'ipofisi, purchè lentamente progressive. La tiroide ha nella ipofisi un fattore del suo governo, sopratutto in senso stimolatore, che non è unicamente condizionato al livello della iodoprotidemia; ha nei centri nervosi superiori, forse elettivamente in quelli diencefalici, ma sicuramente anche nella corteccia, elementi di regolazione trofica e funzionale e sopratutto di coordinazione nel più ampio quadro dell'intera vita psicofisica del soggetto.

Riassunto

Il concetto attuale di un relais "tiroide — tasso dello iodio organico — ipotalamo — ipofisi — tirotropina", il quale assicurerebbe una omeostasi legata essenzialmente al livello ematico dello iodio ormonale, appare nella clinica contraddetto dalla situazione biochimica che si osserva in due tra le più diffuse malattie tiroidee: l'ipertiroidismo ed il gozzo endemico. Nella prima difatti abbiamo una iperfunzione tiroidea nonostante l'elevata iodoprotidemia, nella seconda abbiamo una ipertrofia tiroidea nonostante una normale iodoprotidemia.

Inoltre una funzione tiroidea quasi normale può osservarsi in taluni casi nei quali l'ipofisi sia soggiaciuta ad una distruzione praticamente totale, purchè lenta e progressiva; così in taluni casi di tumore endo- e perisellare.

L'importanza della emozione nella genesi della malattia di Basedow, e soprattutto nell'andamento di taluni suoi sintomi (così quelli oculari), le turbe molteplici di funzionalità endocrina concorrenti (soprattutto in campo sessuale), le alterazioni degli equilibri metabolici e la loro distribuzione, la partecipazione della tiroide a molteplici quadri di distonia neurovegetativa, testimoniano nella clinica la dipendenza del trofismo e della funzione di questa ghiandola da centri superiori della vita di relazione e vegetativa.

Vengono presentati documenti clinici e sperimentali di questi asserti.

Summary

The present concept of a relay "thyroid — organic iodine level — hypothalamus — hypophysis — thyrotropine", which would assure a homeostasis essentially tied to the hematic level of hormonal iodine, seems, clinically, to be contradictory to the biochemical situation which is observed in two of the most frequent thyroid diseases: hyperthyroidism and endemic goiter. In the first one we have, indeed, a thyroid hyperfunction notwithstanding the increased iodoproteidemia; in the second one there is a thyroid hypertrophy notwithstanding a normal iodoproteidemia.

Besides, an almost normal thyroid function can be observed in some diseases in which the hypophysis is subjected to practically total destruction, though slow and progressive; the same is the case in endo- and perisellar tumors.

The importance of the emotion in the genesis of Basedows disease and, above all, in the course of some of its symptoms (as in the ocular ones), the manifold concurring functionality troubles (above all in the sexual field), the alterations in the metabolic equilibriums and their distribution, the participation of the thyroid in manifold pictures of neurovegetative dystonia, testify, clinically, to the dependence of the trophism and the function of this gland on superior centers of relational and vegetative life.

Clinical and experimental documents are presented to support these assertions.

Bibliografia

1. Bartels, E. e Coll.: Lahey Clin. Bull. 9, 3, 81 (1955).
2. Riggs, D. S.: Pharmacol. Rev. 4, 284—370 (1952).
3. Stanbury, J.: Endemic goiter. Harvard University Press. 1954.
4. "Le Tireopatie" Voll. I° (1951), II° (1952), III° e IV°. Torino: Checchini. 1954.
5. Vojtkevic, A. e Coll.: Zurnal Vyssej ... "I. P. Pavlov" 4, 3, 439—447 (1954).
6. Langeron: Conferenze di endocrinologia. Soc. Edit. Univ. Firenze. 1950.

Professor Dr. Aurelio Costa, Ospedale Mauriziano, Corso G. Ferraris 51, *Torino*, Italia.

Clinica Ostetrica e Ginecologica della Università degli Studi di Milano
(Direttore: Prof. S. M. Massazza)

L'azione di estratti lipidici ipotalamici in tema di regolazione diencefalica delle gonadi

L. D'Incerti Bonini

Con 5 Figure

Lo spunto per una prima valutazione della supposta azione gonadotropa o gonadostimolante delle frazioni estrattive ricavabili dal tessuto diencefalico è stato offerto da una osservazione clinica: Gagel, infatti, con l'uso di estratti bruti ha provocato la ricomparsa del ciclo mestruale in una paziente amenorroica da un lungo periodo di tempo e portatrice di un tubercoloma del tuber.

Un'azione sovrapponibile nel suo effetto hanno ottenuto anche Fedeli, Cei e Curri in tre casi di amenorrea ipotalamica somministrando frazioni lipoidee dei nuclei diencefalici, mentre condizioni di ipogenitalismo e stati di amenorrea non sono stati modificati trattando le pazienti con le "neurotrofine" contenute nell'estratto di Garçia privo di lipidi e lipine.

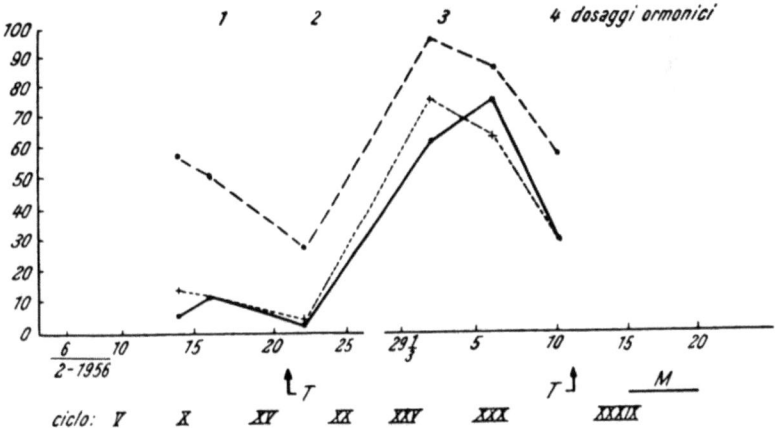

Fig. 1. Il grafico illustra l'effetto determinato dalla terapia con estratti lipoidei di diencefalo in un caso di evidente deficienza funzionale dell'ovaio (paziente amenorroica)
Leggenda: *T* inizio e fine del trattamento, *M* mestruazione, numeri romani = giorni del ciclo, ――――― indice di picnosi,   indice di acidofilia, _.._.._.._ cellule superficiali

Questi reperti clinici sono isolati e difficilmente paragonabili date le diverse tecniche di allestimento degli estratti; più ampia è invece la documentazione sperimentale intesa a porre in rilievo l'attività ormonica o pseudoormonica di estratti diencefalici sull'apparato genitale.

Le prime ricerche, risalenti al 1926, furono effettuate dal Pighini il quale, mediante un estratto di sostanza nervosa triturata e sospesa in soluzione fenicata, affermò l'esistenza nel tessuto nervoso del tuber cinereum di principi ormonici simili a quelli della preipofisi, agenti sullo sviluppo maturativo delle gonadi di ratte impuberi.

In studi più recenti Garçia e Cruz Ferreira hanno sperimentato con frazioni estrattive della regione ipotalamica denominate, come si è detto, "neuro-

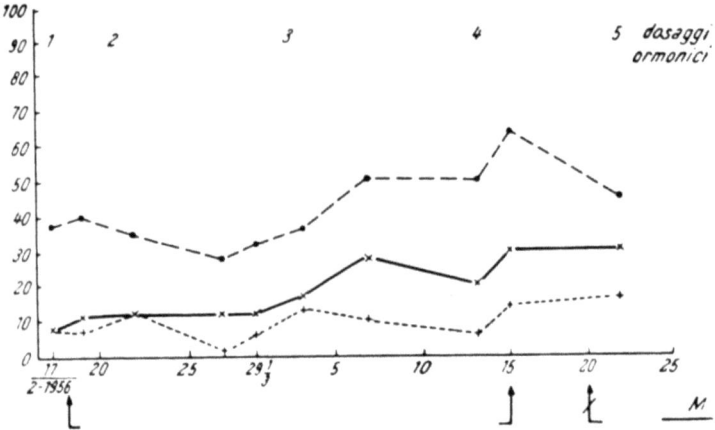

Fig. 2. Grafico illustrante la comparsa di una mestruazione in soggetto amenorroico (ipoovarico) dopo trattamento misto per via intramuscolare ed endovenosa con estratto lipoideo diencefalico

trofine" su piccoli mammiferi e su ratte ipofisectomizzate. Tali AA. affermano che la sostanza contenuta nel diencefalo non è gonadotropa, ma genitotrofica e che comunque gli estratti ipotalamici così preparati hanno un'azione analoga o superiore a quella degli estratti ipofisari essendo capaci, negli animali ipofisectomizzati, di impedire l'atrofia secondaria dei genitali.

Quanto alla più stretta localizzazione delle zone ipotalamiche attive, anche i nuclei sopraottici e paraventricolari sembrano dimostrare il loro influsso sulla regolazione delle gonadi, ove si consideri che la loro distruzione provoca l'insorgenza di squilibri nella funzione ovarica ed alterazioni nel regolare sviluppo dell'utero (Flerkó).

I fenomeni neurosecretori delle cellule dei nuclei ipotalamici subiscono evidenti modificazioni nel corso della gestazione e dell'allattamento (Azzali, Stutinsky, Cavallero e Malandra), mentre la somministrazione di dietilstilbestrolo, di benzoato di estradiolo (Weil e Zondek, Vazquez-Lopez, Gastaldi) è seguita da una ipersecrezione o da un accumulo della sostanza neurosecretoria del citoplasma cellulare.

I segni istomorfologici di una deficiente funzione diencefalica sono costituiti pertanto dall'accumulo di neurosecreto, mentre l'ipertrofia delle cellule gangliari, la scomparsa della sostanza Gomori positiva, la mancata reazione di Schiff, l'aumento dell'attività fosfatasica, l'addensamento periferico delle zone di Nissl e la basofilia citoplasmatica indicano un'iperattivazione metabolica degli elementi neurosecretori (Báchrach e Coll.).

Da ciò sussistono fondati motivi per ritenere che l'attività neurosecretoria degli elementi cellulari che costituiscono il nucleo sopraottico, paraventricolare ed infundibolare sia in relazione non solo con la secrezione di STH (Curri e

Paoletti), di ACTH (Curri e Fedeli), di TH (Ottaviani e Azzali, Bartolomei e Marchetto) ma anche con l'attività gonadotropa dell'adenoipofisi.

Questi presupposti in campo sperimentale, i primi risultati di estese ricerche in corso — in diverse condizioni sperimentali — su lotti di ratte albine impuberi ipofisectomizzate od integre e la carenza di rilievi diretti, in campo umano, hanno costituito lo spunto per il presente studio.

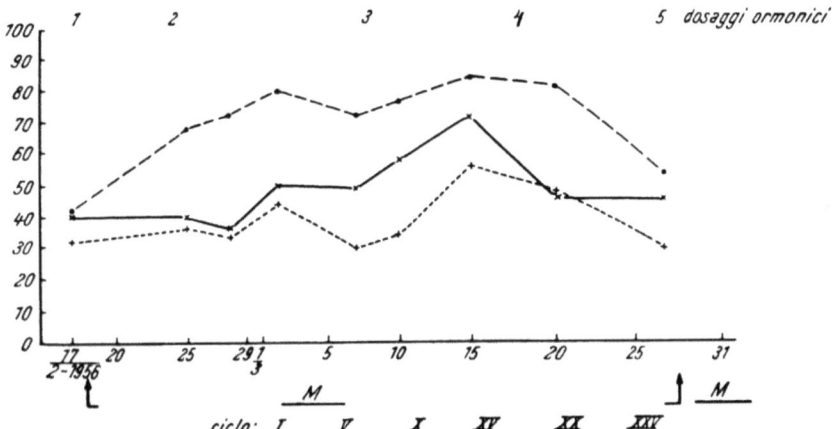

Fig. 3. Lo stimolo funzionale, determinato dalla terapia con estratto lipoideo diencefalico, su una paziente abitualmente ipomenorroica, appare nel grafico evidente

Per ogni paziente trattata, sia dal punto di vista citologico che endocrinologico sono sempre stati eseguiti esami in condizioni di base. Per l'interpretazione degli strisci, colorati con il metodo di Shorr, si è proceduto ad un conteggio differenziale di 100 elementi suddivisi in cellule dello strato superficiale medio e profondo e calcolando inoltre l'indice di picnosi e di acidofilia.

I dosaggi ormonici urinari sono stati eseguiti con le seguenti metodiche. Il metodo di Jayle e Coll. per la determinazione delle quote attive (estrone) e dei fenolsteroidi totali, con applicazione della equazione di Allen sulle letture colorimetriche eseguite mediante lo spettrofotometro di Beckmann. Il metodo di Calow e Calow con lievi modifiche, reazione di Zimmermann e lettura sec. l'equazione di Allen (per la correzione dei cromogeni interferenti) per l'eliminazione chetosteroidea.

Il metodo cromatografico di Wattewille e Coll. per i metaboliti del pregnano ed infine il metodo di Piotti e Bonomi che permette la determinazione dei corticoidi chetonici riducenti totali mediante la reazione di Heard-Sohel e dei 17—21 diidrossi-20-chetocorticosteroidi mediante la reazione di Porta e Silber.

Oltre alle pazienti trattate in via preliminare e per controllo con estratti di lipidi ricavati, anziché dal diencefalo, dalla corteccia cerebrale e nelle quali un'azione stimolatrice sulla funzione delle gonadi è completamente mancata, i casi studiati sono stati complessivamente undici. Il numero limitato di essi è in relazione a comprensibili fattori, quali la complessità delle ricerche che per ogni soggetto devono essere effettuate, il numero piuttosto scarso di pazienti ginecologiche affette da squilibri endocrini di scarsa entità presenti in clinica con possibilità di una degenza così lunga come richiedono le indagini da effettuarsi; la difficoltà di convincere pazienti ambulatoriali a sottoporsi ad esami visite e cure per un così lungo periodo di tempo.

Nel presente studio pertanto sono stati presi in considerazione solo pazienti
con un quadro di discrinopatia di origine ovarica primitiva, o secondaria in senso
deficitario.

Il trattamento è consistito nella somministrazione intramuscolare di due

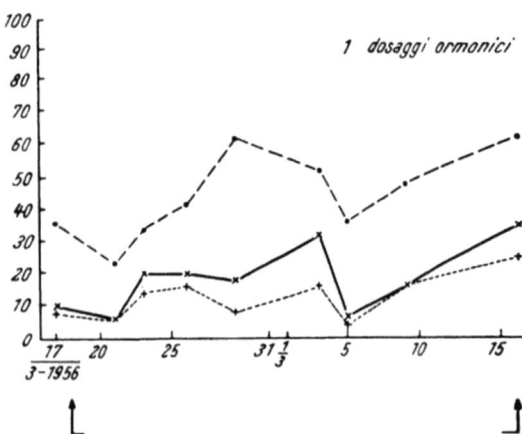

fiale giornaliere (pari a mg. 5)
di estratto lipoideo di diencefalo (CURRI, 1954—1956) per
un periodo non inferiore ai
20 giorni. In alcuni casi il
trattamento è stato effettuato
con due fiale giornaliere per
via endovenosa e protratto
per una diecina di giorni.

Il maggior gruppo di pa-
zienti si riferiva a soggetti in
età giovane (otto casi dai 14
ai 23 anni) affette da ipomenorrea con periodi intercalati più o meno lunghi di
amenorrea primitiva o secondaria, non coniugate e senza
prole; le rimanenti tre pazienti
erano di età compresa fra 32
e 38 anni coniugate con prole
e pure affette da evidente

Fig. 4. La terapia attuata su una paziente amenorroica da tre
mesi ha determinato una spinta notevole in senso estrogenico
culminata con una probabile ovulazione in 17° giornata.
Insufficiente è apparsa invece dal grafico la funzionalità del
C. L.

ipomenorrea o con amenorree saltuarie ed irregolari di breve durata.

In tre pazienti del primo gruppo l'effetto stimolante della terapia in senso
gonadotropo è stato netto; in due casi le curve citologiche ed i dosaggi dei metaboliti urinari hanno dimostrato la capacità degli estratti lipidici diencefalici di
determinare nelle pazienti stesse una evidente stimolazione funzionale in senso

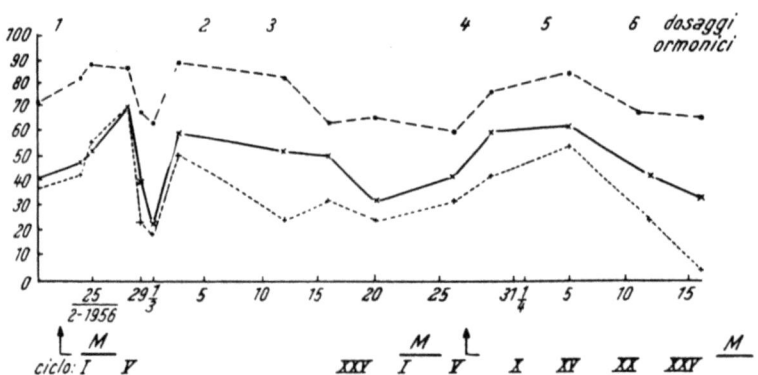

Fig. 5. Il grafico illustra il sicuro effetto di stimolazione portato dalla terapia con estratti lipoidei
diencefalici per la durata di due cicli funzionali completi

estrogenico, senza però condurre all'espletamento di una fase ciclica completa;
in due casi infine l'effetto è stato molto ritardato nel primo, ed assente nel secondo.
Particolari condizioni somatiche dei soggetti e soprattutto l'esaurimento della
reattività funzionale delle gonadi a seguito di una precedente terapia da carico

gonadotropico, sono state invocate per interpretare correttamente questi reperti. Nelle tre pazienti del secondo gruppo la risposta è stata decisamente positiva.

Sembra pertanto di poter concludere tale studio affermando che i lipidi semplici e complessi estratti dall'ipotalamo anteriore e posteriore possiedono in effetti un'azione stimolatrice sulle gonadi in senso estrogenico ed a volte capace anche di determinare fasi funzionali complete.

La stimolazione gonadotropa, in tutti i casi presi in esame, è sempre apparsa associata ad un'azione più complessa, capace di eccitare anche intensamente la surrenale, con eliminazione di tutte le quote di metaboliti urinari della ghiandola e soprattutto dei 17-chetosteroidi.

Riassunto

Sulla base di una serie di ricerche sperimentali in corso di elaborazione, si è ritenuto opportuno esaminare in un gruppo di pazienti con discrinopatie di tipo ipo-ovarico, il comportamento della curva citologica, con prelievi molto ravvicinati e per un lungo periodo di tempo. Contemporaneamente sono stati eseguiti dosaggi paralleli dei fenolsteroidi totali, dei 17-chetosteroidi, del pregnandiolo urinario, dei 17-idrossicorticoidi e dei corticoidi chetonici riducenti totali. La ricerca è stata condotta in condizioni di base e dopo somministrazione parenterale od endovenosa di particolari complessi lipidici, estratti dal diencefalo di bovini.

L'analisi di questi primi risultati, pur con le riserve inerenti al materiale inevitabilmente non omogeneo, ha permesso di constatare accanto ad un effetto quasi generalmente riscontrato di stimolazione della funzione ovarica, altre interessanti azioni che si riferiscono all'escrezione dei metaboliti surrenalici.

Summary

On the basis of a series of experimental investigations in the course of elaboration, it was considered useful to examine, in a group of patients with dyscrinopathia of the hypoovarian type, the behavior of the cytologic curve, with very close elevations, and that for a long period of time. At the same time, there were administered parallel doses of the total phenolsteroids, the 17-ketosteroids, the urinary pregnandiole, the 17-hydroxycorticoid, and the total reducing ketonic corticoid. The investigation was conducted in basic conditions and after parenteral or intravenous administration of particular lipid compounds from the diencephalon of bovines.

The analysis of these first results, taking into account the inevitably nonhomogenous material, had permitted to establish, in addition to an almost generally observed effect of stimulation of the ovarian function, other interesting actions which are connected with the secretion of the suprarenal metabolites.

Bibliografia

AZZALI, G.: Histophysiologische Beobachtungen über die Wirkung von Lipoidfraktionen aus den Zwischenhirnkernen auf die neurovegetativen Hypothalamuszentren, besonders im Hinblick auf das Neurosekret. Acta Neuroveget. 13, 456 (1956).

BÁCHRACH, O., K. KOVÁCS, A. TRAUB, E. HORVÁTH e B. KORPÁSSY: Histo-morphological signs of hyperfunction in the magnocellular nuclei of the anterior hypothalamus of the Rat. Acta Morphol. Acad. Sci. Hung. 4, 179 (1954).

BARTOLOMEI, G. e G. MARCHETTO: Modificazioni morfofunzionali indotte dalla frazione lipoidea dei nuclei diencefalici sull'ipofisi, tiroide e surrene di ratte castrate. Biol. Lat. 8, IV (1955).

CAVALLERO, C., C. CORBETTA e B. MALANDRA: The antidiuretic power of Rat neurohypophysis after ovariectomy and remplacement therapy. Arch. Internat. Pharmacodyn. Thérap. 87, 310 (1953).

CURRI, S. B. e S. FEDELI: Modificazioni morfofunzionali delle ghiandole endocrine in animali trattati con estratti lipoidei dei nuclei diencefalici. Boll. Soc. Ital. Biol. Sper. 31, 255 (1955).

CURRI, S. B. e B. PAOLETTI: In corso di stampa su Boll. Soc. Ital. Biol. Sper.

FEDELI, S., C. CEI e S. B. CURRI: Di un possibile orientamento terapeutico nelle distonie neurovegetative. Riv. Endocrin. Sci. Costituz. 23, II (1956).

Flerkó, O.: Zur hypothalamischen Steuerung der gonadotrophen Funktion der Hypophyse. Acta Morphol. Acad. Sci. Hung. **4**, 475 (1953).

Gagel, O.: Eine Granulationsgeschwulst im Gebiet des Hypothalamus. Z. Neurol. **172**, 710 (1941).

Garçia, J. A.: As funcôes endocrinas do diencefalo. J. Brasil. Psiquiatr. **1**, 29—61 (1949).

Garçia, J. A. e A. Cruz Ferreira: Experimentelle und klinische Untersuchungen mit Hypothalamusextrakten. Acta Neuroveget. **2**, 74 (1954); Effeitos do extracto de hipotalamo en animais hipofisectomizados (estratto).

Gastaldi, A.: Quadri istologici ottenuti con una modificazione del metodo di Gomori alla paraldeide-fuxina nel diencefalo di animali normali e trattati con benzoato di estradiolo e progesterone. Boll. Soc. Ital. Biol. Sper. **28**, 1095 (1952).

Ottaviani, G. e G. Azzali: Ricerche sull'azione di estratti di frazioni lipoidee di diencefalo sulla tiroide. Acta Neuroveget. **13**, 80—92 (1956).

Pighini, G.: Sulla presenza dell'ormone anteipofisario nel tuber cinereum e nel liquor ventricolare dell'uomo. Riv. Sper. Freniatr. **56**, 575 (1932).

Stutinsky, F.: Sur l'origine de la substance Gomori-positive du complexe Hypothalamo-hypophysaire. Compt. Rend. Soc. Biol. Paris **145**, 367 (1951); La Neurosécrétion au cours de la gestation et le post-partum chez le rat. Ann. Endocrin. **14**, 722 (1953).

Vazquez-Lopez, E.: Innervation of the Rabbit adenohypophysis. J. Endocrinol. **6**, 158—166 (1949).

Weil, A. e M. Zondek: Endocrinology **25**, 114 (1939).

Professor Dr. Luigi D'Incerti Bonini, Clinica Ostetrica e Ginecologica della Università di Milano, Via Commenda 12, *Milano*, Italia.

Clinica Medica Generale dell'Università di Firenze (Direttore: Prof. E. Greppi)

Azione della clorpromazina sul test di Thorn all'adrenalina

M. Ficini, R. Gallini

E' di recente introduzione nella pratica clinica la clorpromazina e sono ancora vive le discussioni sull'intimo suo meccanismo di azione.

Una singolare ipotesi interpretativa è stata quella di Decourt che ha attribuito alla clorpromazina proprietà depressive verso ogni tipo di cellula e in particolare verso quelle nervose per azione competitiva con alcuni fermenti respiratori.

Queta ipotesi "narcobiotica" non trova solidali la massima parte degli AA. i quali sulla base di suggestive ricerche cliniche e sperimentali preferiscono interpretare le proprietà centrali del farmaco mediante una azione sinaptotropa di tipo neuroplegico sul sistema reticolato attivatore del tronco cerebrale. Questa ipotesi interpretativa è stata successivamente confermata da altri AA. e lo studio di alcuni riflessi non condizionati ad arco diastaltico conosciuto e facente capo alle formazioni diencefaliche (ad es. riflesso ortostatico pressorio, stimolazione del moncone centrale del vago) ha sufficientemente dimostrato un'azione "centrale" della clorpromazina a livello diencefalicobulbare.

La principale difficoltà nell'interpretazione dell'azione centrale della clorpromazina é data dal fatto che essa possiede anche una notevole ed intensa azione antiadrenergica periferica capace da sola di sopprimere i riflessi già ricordati bloccando all'estrema tappa efferente cioè a livello del recettore cellulare periferico il mediatore chimico adrenergico.

I diversi AA. che si sono occupati dell'argomento ritengono tuttavia che piccole dosi di clorpromazina siano insufficienti all'evidenziarsi dell'effetto periferico lasciando libero campo all'azione precipuamente centrale.

Nelle nostre ricerche abbiamo voluto osservare gli effetti della clorpromazina sul test di Thorn all'adrenalina; ricordiamo infatti come recenti lavori della letteratura internazionale sottolineano la necessità dell'integrità della zona talamico-ipotalamica per la positività del II° test di Thorn.

Infatti Perloff e coll. hanno avuto occasione di osservare una mancata caduta degli eosinofili in seguito alla somministrazione di adrenalina in pazienti schizofrenici o a cui erano state chirurgicamente provocate lesioni del talamo o dell'ipotalamo; in questi stessi pazienti la stimolazione surrenale con l'ACTH condizionava una netta caduta degli eosinofili.

McCanne ha confermato successivamente questi risultati provocando in alcuni ratti lesioni dell'eminenza mediana dell'ipotalamo ed osservando, negli animali così operati, una mancata risposta al test di Thorn all'adrenalina.

Sulla base di questi dati abbiamo voluto osservare in soggetti trattati con piccole dosi di clorpromazina la risposta eosinopenica all'adrenalina confrontando i risultati con quanto ottenuto negli stessi pazienti in condizioni di assoluta normalità.

Abbiamo pertanto con questa metodica esplorato dieci pazienti; gli eosinofili sono stati contati su camera di Fuchs-Rosenthal dopo esser stati colorati con il metodo di Randolph.

Come metodo per il II° test di Thorn l'adrenalina è stata iniettata intramuscolo alle dosi di 0,30 mg. e gli eosinofili sono stati contati prima e dopo 4 ore dall'iniezione.

Risultati

1° La percentuale media di caduta degli eosinofili nei soggetti in condizione di base è stata sotto adrenalina del 64% con punte massime dell' 83% e minime del 39%.

2° Questa stessa percentuale è stata sotto terapia Cloropromazinica del 26,9% con punte massime del 55% e minime del 6%.

3° La differenza di caduta percentuale ha raggiunto nei singoli casi puntate massime del 69% e minime del 14%.

Commento

I nostri risultati confermano in parte i motivi su cui erano stati impostati.

Resta in discussione se l'azione inibitrice sulla eosinopenia da adrenalina da parte della clorpromazina sia dovuta ad una reale azione di blocco da parte di quest'ultima sulle formazioni diencefaliche e sulle connessioni diencefalo ipofisarie oppure se i risultati osservati siano espressione di quell'effetto adrenolitico che ha gran parte nella farmacologia della clorpromazina.

Tuttavia quest'ostacolo che si frappone ad ogni ipotesi interpretativa sull'azione "centrale" della clorpromazina è stato in gran parte superato dai farmacologi i quali hanno somministrato dosi base del farmaco in questione, insufficienti a bloccare perifericamente l'effetto costrittore delle amine adrenergiche.

Queste dosi sono state anche da noi adoperate nella esperienza in discussione e pertanto con una certa approssimazione possiamo ritenere comprovata una azione clorpromazinica di blocco sulle connessioni diencefalo ipofisarie.

Un altro dato è per noi favorevole a questa ipotesi interpretativa e cioè che l'adrenalina adoperata nell'esperienza ha costantemente in tutti i casi determinato le classiche variazioni soggettive e oggettive proprie del suo effetto vasocostrittore in contrasto con l'eventuale possibilità di un'adrenolisi periferica clorpromazinica.

Riassunto

In 14 soggetti trattati con clorpromanzina a piccole e medie dosi è stata osservata una evidente diminuzione della caduta eosinofila da adrenalina. In base alle attuali concezioni sul 2° test di Thorn e sulla farmacodinamia della clorpromanzina appare verosimile che il fenomeno possa essere spiegato mediante l'azione neuroplegica a livello del sistema reticolato attivatore del tronco cerebrale.

Summary

In 14 subjects treated with small and medium doses of chloropromazine was observed an evident diminution of the eosinophil fall of adrenaline. On the ground of the present conceptions of the Thorn II test and of the pharmacodynamics of chloropromazine it appeared to be highly probable that the phenomenon can be activating reticulate system of the cerebral trunk.

Bibliografia

Decourt, P.: Thérapie 8, 846 (1953).
Perloff, W. H., L. M. Lewy e A. Despoulos: J. clin. Endocrinol. 12, 36 (1952).
McCann, S. M.: Amer. J. Physiol. 175, 13 (1953).

Dr. Mauro Ficini e Dr. Renzo Gallini, Clinica Medica Generale dell'Università, Viale Morgagni, *Firenze*, Italia.

Nuove osservazioni sulla ipotensione arteriosa diastolica quale segno diencefalo-ipofisario

Gigliola Giocoli

Già in due note e precisamente nella Rivista Medicina[1] e in Folia Clinica Internacional[2] ho richiamato l'attenzione su di un segno, frequentissimo nelle alterazioni diencefaliche o diencefalo-ipofisarie. Si tratta di un abbassamento grave della pressione arteriosa diastolica; in taluni casi è così bassa che difficilmente si può misurare con l'ascoltazione dei toni dell'arteria alla piega del gomito. La pressione sistolica può essere normale o abbassata, talvolta esiste un'altezza relativa della pressione sistolica, con aumento della pressione differenziale.

Fino ad ora pochi AA. si sono interessati degli stati ipotensivi in rapporto alle funzioni dell'apparato ipofisario-ipotalamico.

Da molti anni il LUNEDEI[3] aveva ammesso e discusso tale rapporto. Così N. PENDE nel trattato di Endocrinologia e quello di Patologia Medica. In un lavoro di BUFANO si accenna alla ipotensione arteriosa nell'insufficienza ipofisaria, mentre ANTOGNETTI insiste sul rapporto probabile fra ipertensione essenziale e iperpituitarismo. Si sa che nel Morbo di SIMMONDS la ipotensione arteriosa è costante. Così l'ipertensione nel Morbo di CUSHING. Il PELLEGRINI al 53° Congr. della Società Italiana di Medicina Interna di Venezia, 1952, ricorda che MARTINI e PIERROCH[4] hanno incontrato riduzione della sella in alcuni stati ipotensivi. MADDOCH in un caso di ipotensione grave, di tipo intermittente, ha constatato un ipopituitarismo parziale anteriore, con funzione persistente del solo ormone tireotropo. Il PENDE nel 1934 ha descritto una sindrome col nome di Adinamia periodica neuroipofisaria, nella quale ha trovato costante una grave ipotensione arteriosa. Lo stesso Autore dichiara essere frequente una ipotensione arteriosa nella acromegalia, (almeno in una prima fase) e negli adenomi cromofobi endosellari e nelle adiposità ipopituitariche dell'adulto. PELLEGRINI opina che la ipotensione arteriosa negli ipopituitarici sia da attribuire all'ipocorticalismo dipendente da deficiente corticotropina ipofisaria. LUNEDEI è della stessa idea. Drouet consiglia la roentgenterapia sull'ipofisi nell'ipertensione essenziale. Sappiamo l'importanza della neuroipofisi, con la vasopressina, nella regolazione della pressione arteriosa. Quindi è probabile che uno stato di ipotonia circolatoria possa essere espressione di un ipopituitarismo sia anteriore che posteriore. Ma dobbiamo ricordare che nell'ipotalamo esistono importanti centri pressori che secondo W. HESS sono localizzati in una ampia regione che abbraccia la parte laterale dell'infundibolo e il tuber cinereum e davanti si estende fino all'area sopraottica e dietro fino al diencefalo e mesencefalo. Non è possibile

[1] Riv. med. Fasc. 2, 5 (1955).
[2] Fol. clin. internac., Barcelona, Junio 1955.
[3] Trattato di Medicina di CECCONI, Vol. II.
[4] Klin. Wschr. 1926.

separare facilmente nei casi clinici di iper o ipotensione arteriosa lo stato dell'ipofisi e delle glandole da essa comandate (surrene—tiroide), dallo stato di detti centri ipotalamici, regolatori del circolo.

La nuova ampia casistica riguarda 75 osservazioni diagnosticate dal mio Maestro NICOLA PENDE, nelle quali ho ricercato quale fosse il comportamento della pressione arteriosa. Tali osservazioni concernono:

15 casi di BASEDOW diencefalico.
3 casi di Schizotimia.
6 casi di Infantilonanismo ipofisario.
3 casi di Magrezza diencefalica.
4 casi di Epilessia diencefalica.
19 casi di Diencefalosi con Endocraniosi flogistica.
3 casi di CUSHING.
2 casi di Eunucoidismo.
1 caso di acromegalia.
7 casi di obesità diencefalica.
6 casi di Paniperpituitarismo.
2 casi di Psicosi ossessiva.
3 casi di Idrocefalo.
1 caso di Omosessualità.

In tutte le 75 osservazioni che si aggiungono alle numerissime altre già precedentemente studiate si tratta, come hanno dimostrato le radiografie craniche ed i sintomi, di endocrinopatie a genesi diencefaloipofisaria o diencefalica pura, a volte con alterazione dell'asse ipofiso-tiroideo od ipofiso-surrenalico. In tutti è presente una grave ipotensione diastolica, persistente con l'ortostatismo; spesso è associato il segno di KERNIG. Forse il segno dell'ipertensione differenziale, con abbassamento della pressione diastolica e pressione sistolica abbastanza alta, segno che da NICOLA PENDE ed altri Autori era stato ritenuto caratteristico della tireotossicosi, si dovrebbe considerare oggi, come si fa per l'esoftalmo, piuttosto un segno di compromissione diencefaloipofisaria.

Tale segno può essere utilissimo nella diagnosi differenziale per esempio fra CUSHING diencefaloipofisario e CUSHING ipersurrenalico; fra BASEDOW diencefaloipofisario e BASEDOW tireopatico; fra diabete diencefaloipofisario e cushingoide. L'esistenza quindi di tale segno può aiutare nella diagnosi di una patogenesi prevalentemente diencefaloipofisaria di alcune endocrinopatie. Tale segno acquista così un valore importantissimo nella semeiologia diencefalica.

Riassunto

L'A. richiama l'attenzione, portando una nuova casistica riguardante 75 osservazioni, che si aggiungono a numerose altre dallo stesso A. precedentemente studiate, sulla costante presenza del Segno della Ipotensione Diastolica grave in Endocrinopatie a genesi diencefaloipofisaria o diencefalica pura.

Summary

The author, presenting new cases concerning 75 observations, which add themselves to numerous others made before by the same author on the constant presence of the "sign of diastolic hypotension" in endocrinopathies of diencephalo-hypophyseal or purely diencephalic genesis, reports on his investigations.

Dottoressa GIGLIOLA GIOCOLI, Viale Bruno Buozzi 87, *Roma*, Italia.

Clinica Medica Generale dell'Università, di Firenze (Direttore: Prof. E. Greppi)

Sindrome di "ipostenia centrale giovanile" con cefalea del tipo diencefalico (istamino-insensibile) e torpore reattivo all'adrenalina (II⁰ test di Thorn)

E. Greppi

Nel quadro di una vasta esperienza su cefalee a relativa autonomia clinica, GREPPI e compagni hanno posto attenzione di recente ad un complesso clinico-funzionale abbastanza caratteristico. Si tratta di soggetti giovani, uomini in forte prevalenza, di aspetto florido e di sana obiettività, spesso colpiti da qualche precedente psiconervoso di sofferenza o strapazzo: pressione arteriosa normale o sub-normale ma nessun segno di iposurrenalismo nonostante la spiccata astenia subiettiva con discreta depressione psichica e per lo più anche sessuale. In parallelo, come disturbo subiettivo, figura una cefalea alquanto torpida ma duratura, senza rapporto obbligato con patologia rinosinusale e senza segni di patimento meningeale: negativo di regola il radiogramma cranico.

Il rilievo più caratteristico, e davvero singolare, è quello di una *scarsa sensibilità del paziente all'istamina usata per via endovenosa come prova di cefalea*: la "soglia" appare del tutto normale o anche meno sensibile, non riuscendo nemmeno a dosi di 1/50 a provocare cefalea. Per questi motivi, nella classificazione in 10 voci delle cefalee secondo GREPPI, questi casi figurano nel gruppo delle forme centrali o "diencefaliche" del tipo depressivo astenico, come quadro sui generis minore della classica nevrastenia.

In osservazioni più recenti — una dozzina di casi — come nota caratteristica nuova nella figura neurovegetativa e sostanzialmente concorde con la "apatia" all'istamina, si è osservato che praticando con scrupolosa tecnica (BARDELLI, SICUTERI) i cosidetti test di THORN, quello all'adrenalina (test II⁰) offre di regola risultati scarsi e cioè una caduta del numero degli eosinofili inferiore al 30—35%. Si viene così ad indicare anche per questo lato un certo torpore reattivo da parte dell'asse diencefalo-ipofisario-surrenale ma soprattutto della sua stazione centrale. Infatti il test I⁰ di THORN negli stessi casi suole dimostrare un effetto ACTH vivace normale, d'accordo con l'assenza clinica e ormonale di ogni altro segno di iposurrenalismo. In pochi casi è stata fatta la ricerca ormonale più completa in senso ipofisario e questa comunque ha dato valori normali bassi o subnormali di gonadotropine.

Il complesso subiettivo e funzionale parla chiaramente per un certo grado di deficit, di depressione dei centri diencefalici e dell'atmosfera psichica e neuro-vegetativa che da essi dipende, con risposta torpida agli stimoli dell'istamina e dell'adrenalina ma senza più marcate sofferenze locali e a distanza. Cure fisiche e d'ambiente, terapia acidificante (limonea fosforica) vitaminica e stimolante (acido glutammico, stricnina, simpamina) valgono assai più degli ormoni e dei ricostituenti, in aggiunta all'influenza psichica di recupero del tono psiconervoso.

Se vi sono note clinico-funzionali più marcate, per es. come ingrassamento o come ipogenitalismo, allora i rilievi obiettivi si fanno più concreti. Ciò vale per es. per il complesso di "iperostosi frontale interna-ipogonadismo" descritto esso pure in soggetti maschili giovani da Warter e Moise e confermato da Gallini e Vallecorsi nella Clinica di Firenze nel 1953. In questi casi il dato radiografico cranico e il quadro ormonale deficitario (bassi valori di gonadotropine e di 17-chetosteroidi) parlano per un più deciso disturbo funzionale a carico del sistema diencefalico-ipofisario, com'è facile in genere osservare sul motivo delle endocraniosi sia maschili e sia femminili, per lo più accompagnate a cefalea vivace e molesta.

Summary

In the frame of a large experience on headaches with a relative clinical autonomy, Greppi et al. have directed their attention to a clinical functional syndrome, which is quite characteristical. Usually it appears in young subjects who mostly are of male sex, and often have been previously affected by a certain psychoneurosis: they look health, show a normal or subnormal arterial pressure, no hint of hypoadrenalism in spite of the severe asthenia with psychical and often sexual depression.

Simultaneously, as interior trouble, there is a light but durable headache, which shows no relationship with a possible rhinosinusitis or signs of meningeal suffrance: the radiogram of the skull is usually negative.

The most characteristical and singular aspect indeed is the low sensibility of the patient to histamine, administered intravenously in order to provoke an attack of headache: usually in most cases a dose of $1/50$ mg is ineffective.

A dozen of cases recently observed showed a new characteristical aspect of the neurovegetative picture, which substantially agrees with the insensitivity to histamine: the so called Thorn tests with epinephrine, made with a scrupulous technique (Ficini, Sicuteri, Bardelli) gives usually negative results, that is a fall of eosinophiles less than $30-35\%$.

This phenomenon indicates a certain reactive apathy of the diencephalic-pituitary-adrenal axis, particularly of the central organs.

In fact the first test by Thorn, applied in the same cases, shows a normal ACTH effect and agrees with the clinical and hormonal absence of other signs of hypoadrenalism.

In a few cases the pituitary function has been investigated completely and has shown low normal or subnormal values of gonadostimulines.

The subjective and functional picture clearly shows a certain depression of the diencephalic centers and of psychical and neurovegetative balance that depends from them, with low sensitivity to epinephrine and histamine, with no marked local or distant pathology. Physical and environmental treatment, acidifying therapy, vitamins and stimulating therapy are much more valuable than hormones and reintegrating medicines, in addition to a psychical influence of the recovery in itself.

If there are more evident clinical and functional signs like obesity and hypogonadism, then the objective signs too become more evident.

This is true, for instance, for the hyperostosis frontalis interna with hypogonadism, which has been described even in young males by Warter und Moise and confirmed by Gallini and Vallecorsi in my department at Florence in 1953.

In such cases the radiographic signs of the skull and the hormonal deficit (low values of gonadotrophines and 17-ketosteroids) indicates a more evident functional trouble of the diencephalic-pituitary system, as usually observed in cases of endocraniosis (in the male as well as in the female) generally with a severe and disturbing headache.

Professor Dr. Enrico Greppi, Direttore della Clinica Medica Generale dell'Università di Firenze, Viale Morgagni, *Firenze*, Italia.

Clinica Medica Generale dell'Università di Firenze (Direttore: Prof. E. Greppi)

Esoftalmo centrale, dopo modesto periodo basedovico, in portatori di endocraniosi flogistica diffusa con cefalea. Origine emilaterale ipotalamica della "oftalmina"?

E. Greppi

Lo studio si riferisce a 3 casi di diffusa endocraniosi flogistica giovanile, su base rinosinusale e disergica, in donne sofferenti da lungo tempo di spiccata cefalea tipicamente sensibile all'istamina (soglia bassa secondo Greppi e Martinetti). Si era instaurato in ciascun caso una sindrome recente di Basedow di discreta entità, con spiccata preferenza per la sintomatologia psiconeurovegetativa. Risolto il periodo basedovico dopo pochi mesi con periodi di cura a base di antitiroidei di sintesi, in un caso anche dopo roentgenterapia, si è instaurato in tutti i soggetti uno schietto esoftalmo a spiccata unilateralità.

Si può ammettere un rapporto patogenetico fra endocraniosi e cause "centrali" per la sindrome oculare e nervosa, fino a proporre l'ipotesi di un *risentimento emilaterale dell'ipotalamo*. Ciò spiegherebbe la unilateralità stessa dell'esoftalmo, per azione endocrino-nervosa capace di propagarsi dai centri all'apparato oculare omologo senza obbligato rapporto con la tireostimolina ipofisaria a produzione mediana e diffusione ematica.

Ultimamente è stata compiuta la ricerca della oftalmina sierica sul pesce "Carassius auratus" secondo Frassineti e Conti nella Clinica di Firenze, di attuazione assai più facile di quella classica sulla specie "Fundulus heteroclitus". Siffatta ricerca è stata positiva in un caso a rapido sviluppo recente, negativa in un altro caso più antico come pure — logicamente — in uno orientato anche clinicamente in senso ipertiroideo schietto (pseudoesoftalmo bilaterale): comunque è da segnalare per più larga applicazione nel campo degli esoftalmi e di altri sintomi attribuibili alle varie azioni "tireotrope".

La figura clinica qui descritta offre motivi di interesse circa i contraccolpi fra "endocraniosi" e squilibri neuro-endocrini a punto di partenza centrale. Si direbbe che nelle forme a base flogistica diffusa, in donne giovani, gli stimoli irritativi a sede ipotalamo-ipofisaria possano orientarsi verso fatti di Basedow e di esoftalmo mentre in seguito, nel più comune quadro clinico dell'iperostosi frontale interna delle donne anziane o senili, prevalgono chiaramente i risentimenti ipofisario-surrenali in senso obesità, diabete, artrosi e pletore ipertensive.

E' verosimile che ciò dipenda dalla più lenta insorgenza e lunga durata, forse anche da disposizioni eredo-costituzionali operanti verso l'età presenile come dismetabolismi e neuroendocrine complesse. Senza dubbio nei soggetti anziani la base dominante per la figura clinica e funzionale è quella di tipo "ACTH" e cioè dall'ipofisi al corticosurrene, mentre nella figura qui descritta prevale l'orientamento diencefalico-neurovegetativo-tiroideo con predominio della risultante "oftalminica".

Si noti anche la differenza neuro-endocrina dalla più rara "iperostosi frontale interna precoce maschile", dominata dall'ipogenitalismo e dall'obesità secondo la descrizione di WARTER e MOISE e la riconferma datane da GALLINI e VALLECORSI nella Clinica di Firenze nel 1953. Anche in questi casi è frequente la cefalea, ma in essi l'influenza della lesione intracranica si svolge più decisamente in senso depressivo a carico del sistema diencefalo-ipofisario con prevalente ipogenitalismo (bassa eliminazione di gonadotropine e di 17-chetosteroidi in 3 casi di GALLINI e VALLECORSI) anziché in senso irritativo sul settore tiroideo-simpatico e soprattutto sulla esoftalmina. Tuttavia la presenza nella letteratura di soggetti maschili colpiti da esoftalmo primitivo, verosimilmente dopo fasi distiroidee, con frequente cefalea, fa ritenere probabile l'esistenza di endocraniosi ed esoftalmo centrale anche in qualche caso maschile.

In via generale, dunque sia pure con maggiore importanza per la donna, possiamo segnalare l'interesse di una più esatta e regolare indagine craniografica e funzionale (soglia istaminica, test di THORN all'adrenalina) rivolta all'eventuale dimostrazione di endocraniosi flogistica diffusa sotto il quadro clinico della cefalea, dell'ipertiroidismo, dell'esoftalmo.

Summary

The author has observed three young women affected by juvenile inflammatory diffused endocraniosis, which was due to a rhinosinusitis or a dysergic situation and appeared after a long period of severe headache typically sensitive to the test.

In every patient a moderate hyperthyroidism had appeared recently and symptoms and signs of neurovegetative imbalance were present.

The patients were treated for a few months with synthetic antithyroid drugs and recovered very quickly; one case was treated with roentgenotherapy too.

After recovery from hyperthyroidism clearly unilateral exophthalmos appeared in every patient.

A pathogenetic relationship between endocraniosis and "central" causes can be admitted insofar is concerned the ocular and nervous symptomatology and one could propose the hypothesis of an emilateral disturbance of the hypothalamus. This concept could explain the unilaterality of the exophthalmos: the nervous endocrine effect would be transmitted from the nervous centers to the homolateral ocular organ and there would be necessarily no relationship with the pituitary thyrostimuline, which is produced in the middle of the brain and is poured in the blood.

Recently in this department, according to the technique of FRASSINETI and CONTI, who use the fish "Carassius auratus", ophthalmine was measured in the blood of the patients. This method appears to be easier then that which utilizes the "Fundulus heteroclitus".

The ophthalmine was found in one patient, in whom hyperostosis had appeared recently; no ophthalmine was found in the patient in whom the condition had appeared since a longer period of time, as well as in the patient which showed clinically a clear hyperthyroidism (bilateral pseudoexophthalmos): anyway the presence of ophthalmine should be investigated more frequently in the cases affected by exophthalmos and other symptoms and signs due to "thyrotrophic" effects.

The clinical picture above described is quite interesting insofar it concerns the relationship between "endocraniosis" and neuroendocrine imbalance of central origin.

One could say that in the forms of endocraniosis which are inflammatory and diffused and appear in young women, the irritative factors, affecting hypothalamus and the pituitary, predispose to hyperthyroidism and exophthalmos; instead in the more common clinical picture of hyperostosis frontalis interna in older or senile women, the pituitary repercussions appear more clearly and manifest as obesity, diabetes, arthrosis and hypertensive pletoras. It is likely that the different evolution is depending from the fact that in the last group of women the appearance is slower and the condition lasts longer; perhaps hereditary and constitutional factors are effective in the presenile age and predispose to dysmetabolic and neuroendocrine imbalances.

One should underline the difference of the neuro-endocrine picture from the more rare "early hyperostosis frontalis interna in the male", in which prevails the hypogonadism and obesity, according to the description of WARTER and MOISE, and which GALLINI and VALLECORSI in my department in 1953 confirmed the clinical picture of.

In those patients too headache frequently appears, but the depressing influence of the intracranic lesion on the diencephalic pituitary centers is greater and we have a prevalent hypogonadism (low elimination of gonadostimulines and of 17-ketosteroids in the 3 cases described by GALLINI and VALLECORSI); there is very little influence on the thyroid sympathetic section and on the production of exophthalmine.

Anyway in the literature are described cases of males in which a primitiv exophthalmos had appeared, likely after a period of thyroid imbalance, with frequents bouts of headache; on the base of those phenomena one can suppose the existence of endocraniosis and central exophthalmos also in some male.

It can be concluded that specially for the female it is interesting to investigate the patients with a more exact and methodic technique (threshold to histamine, THORN test with epinephrine, X-rays) in order to demonstrate eventually the presence of inflammatory diffused endocraniosis which appears with headache, hyperthyroidism, exophthalmos.

Professor Dr. ENRICO GREPPI, Direttore della Clinica Medica Generale dell' Università di Firenze, Viale Morgagni, *Firenze,* Italia.

Università degli Studi di Modena, Istituto di Clinica Medica Generale e Terapia Medica
(Direttore: Prof. Mario Coppo), Semeiotica Medica (Direttore Inc.: Prof. G. Gualandi)

Sulla patogenesi della sindrome di Laurence-Moon-Bardet-Biedl

G. Gualandi, B. Bonati

Con 3 Figure

In epoca recente abbiamo avuto occasione di studiare e discutere sotto vari aspetti una larga casistica (10 casi) di soggetti affetti da sindrome di Laurence-Moon-Bardet-Biedl (L.M.B.B.).

In 4 dei nostri pazienti sicuramente affetti da sindrome di L.M.B.B. per ragioni cliniche ed eredofamigliari, mentre erano presenti la oligofrenia, la retinite pigmentosa, la polidattilia, *mancavano sia l'ipogenitalismo che l'adiposità*.

Ora la mancanza di segni di patimento ipofisario in 4 su 10 dei nostri casi e in una parte di quelli consegnati alla letteratura (Weill e Payeur, Casini) ci hanno convinti della necessità di rimettere in discussione la classica concezione che fa dell'ipofisi il preminente, se non il solo fattore operante. Concezione che è stata ritenuta per tanti anni soddisfacente per il solo fatto che nei primi casi descritti la distrofia adiposo genitale rappresentava l'aspetto più clamoroso della sindrome.

Oggi affermare per definizione che la sindrome di L.M.B.B. è una forma particolare di distrofia adiposo-genitale a patogenesi ipofisaria significherebbe escludere casi come i nostri senza adiposità e senza ipogenitalismo.

La stessa esigenza di revisione ha sentito François quando a proposito della interpretazione ipofisaria della sindrome scriveva "... que l'on a un peu l'impression que ce qui n'était qu'une hypothèse au départ, est devenu une certitude a l'arrivée, sans avoir été étayé au cours de route par des arguments indiscutables et des faits évidents".

Noi riproporremo pertanto in questa sede le stesse considerazioni critiche da noi fatte nel predetto studio e citeremo alcuni dati e alcune ipotesi che ci consentono di prospettare una patogenesi ipotalamica della sindrome di L.M.B.B. comprensiva anche di quei casi, come i nostri, in cui manca l'anello ipofisario intermedio.

Di volta in volta la sindrome di L.M.B.B. è stata considerata: 1) l'espressione di un danno esercitato sui tessuti embrionali (blastoftoria) riferibile a cause varie: impianto difettoso dell'uovo su di una mucosa uterina alterata per Wuite (citato da Streiff e Zeltner); alterazioni precoci dei tessuti ectoblastici e mesodermici per Paton; azione distrofizzante della eredolue per Morax, Weill e Payeur o di un'infezione virale materna che favorisce la emergenza della tara degenerativa per Niederer, o di agenti chimici o fisici; 2) una affezione germinale "totius substantiae" dell'individuo per modificazione dei cromosomi (Lhermitte);

3) una sindrome malformativa disembriogenetica; da riferire ad un eccesso di curvatura dell'asse midollare con inerente azione distrofizzante sulla proliferazione cellulare del midollo (Crouzon e de Santa Maria); o inerente all'esistenza di uno stato disrafico per anomalia di chiusura della doccia neurale nella sua parte prosencefalica (Balduzzi, Pirisi e Mesina); o da apparentare, secondo Menzel (citato da Azzolini), a quel complesso di manifestazioni polimorfe che va sotto il nome di "status Bonnevie-Ulrich". 4) Una tara degenerativa ereditaria che fa perno sul sistema diencefalo-ipofisario; inerente ad alterazioni primitivamente ipofisarie (Bardet); diencefaliche (Ornsteen, Biedl), oppure ad agenesia ereditaria di gruppi cellulari del diencefalo e della retina (Weissberg).

In casi particolari si potrebbe arrivare ad uno stato di sofferenza ipofisaria attraverso un idrocefalo interno (Ruggeri, Spektor e Sokolov, Jachs, Krueckmann, Mayer, Raab, Monzardo e Trabucchi); o per strozzamento del peduncolo ipofisario da retroinclinazione delle apofisi clinoidee posteriori, reperto radiografico questo ultimo che da Raab è considerato come un segno tipico della sindrome di L.M.B.B. (Raab citato da Azzolini). Opinione che noi non condividiamo perché il reperto è incostante e non specifico.

Delle interpretazioni ricordate alcune hanno un valore storico. Tra queste è da mettere quella che riferisce la sindrome di L.M.B.B. ad un danno dei tessuti embrionali operato dalla lue. L'ipotesi non può essere seriamente sostenuta da quando si è dimostrato che il manifestarsi della sindrome obbedisce a leggi eredobiologiche e che l'incidenza della positività delle reazioni sierologiche non è superiore a quella che si ha in altre forme morbose. Essa ha le sue radici, molto verosimilmente nella tendenza ormai superata di chiamare in causa la sifilide ogni qualvolta l'eziologia di una sindrome disgenopatica appare oscura.

Niederer ha richiamato l'attenzione, sulla scorta di un suo caso, sull'eventuale ruolo patogenetico delle infezioni virali durante la gravidanza. L'importanza delle virosi materne come fattore di disembriopatia nei primi due mesi di gravidanza, quando l'embrione è più vulnerabile, è un fatto ben documentato dalle ricerche di Gregg, condotte nel corso di una epidemia di rosolia in Australia tra il 1940 e il 1941, e da quelle successive di Bardram e Braendstrup. La cataratta, il microftalmo, la degenerazione pigmentaria della retina, il coloboma irideo, le cardiopatie congenite, alterazioni morfologiche del tronco e degli arti, la microcefalia, l'oligofrenia, la sclerosi glomerulare, sono tutte alterazioni riscontrate in bambini nati da madri che avevano sofferto, nei primi mesi di gravidanza, di rosolia. Di più, secondo osservazioni recenti (Dumont), si possono avere alterazioni congenite gravi (cisti cervico-dorsali, lifangiomi, idrocefalia, fissura velopalatina, spina bifida) anche in bambini nati da madri che, pure non avendo sofferto di rosolia, hanno vissuto nel periodo della gravidanza accanto a pazienti affetti da rosolia.

Pure di questi ultimi anni è la nozione dell'esistenza di embriopatie protozoarie (toxoplasmosi) che possono esprimersi con malformazioni del cervello, idiozia, colobomi della macula, corioretinite (Giordano). Anche l'azione distrofizzante dei raggi X è nota: essa può essere causa di malformazioni delle estremità dei feti del topino; in campo umano l'irradiazione terapeutica all'inizio di una gravidanza scambiato per un fibroma, o nel corso di una sciatica ribelle, o la esposizione a raggi gamma dopo esplosioni atomiche, o al radium sono causa di disturbi psichici, di microcefalia, di aracnodattilia ecc. (Albeaux-Fernet et al.). Aschner (citato da Sussman) riferisce di una paziente affetta da sindrome di L.M.B.B. la cui madre durante la gravidanza aveva lavorato come infermiera in un reparto radiologico.

Anche abnormi stimoli chimici (antifolici [Sansone e Zunin], sulfamidici,

Sintomi　　　Cardinali

Casi	Nome età	Sesso	Consanguineità nei genitori	Retinite pigmentosa	Oligofrenia ritardo mentale	Adiposità	Ipogenitalismo	Polidattilia	Sindattilia o malformazione digit	Eredo-familiarità
1	Maria R. a. 44	F.	presente	+	+	+	+	+	+	+
2	Lino R. a. 41	M.	presente	+	+	+	+	+		+
3	Pasquina a. 19 R.	F.	presente	+	+			+		+
4	Pacifico R. a. 17	M.	presente	+	+			+		+
5	Renzo R. a. 15	M.	presente	+	+			+		+
6	Gildo N. a. 37	M.	presente	+	+	+	+		+	+
7	Clorinda N. a. 27	F.	presente	+	+	+	+		+	+
8	Giacomo C. a. 13	M.	presente (zio e nipote)	+				+		+
9	Luigi B. a. 5	M.	manca	+	+				+	+
10	Emo B. a. 11	M.	manca	+	+	+	+	+	+	+

Sintomi Facoltativi

Già descritti	Inediti	Altri dati significativi
Nistagmo, ittiosi cutanea, strabismo divergente, palato ogivale, piede piatto bilaterale	Teleangectasie nell'orofaringe. Megascafoide. Segno di Babinski bilat.	Alterazioni ecgrafiche 17 Cs mg 4,85
Criptorchidia, strabismo, brachicefalia, cataratta. Diabete mellito, piede piatto bilaterale	Padiglione auricolare a conca, mancante di cartilagine. Megascafoide. Segno di Babinski. Teleangectasienell'orofaringe	Ipertensione 17 Cs mg 1,87
Cranio asimmetrico. Viso mongoloide. Palato ogivale. Piede piatto bilaterale	Teleangectasie orofaringe Megascafoide. os. tibiale Externum	17 Cs mg 2,98
Brachicefalia, microcefalia, microftalmo. Palato ogivale. Piede piatto bilaterale	Appiattimento della conca auricolare di S. Megascafoide Teleangectasia dell'orofaringe	17 Cs mg 6,5
Palato ogivale. Strabismo convergente. Piede piatto bilaterale	Teleangectasie all'orofaringe. Megascafoide	17 Cs mg 3,15
S. piede torto varo equino D. piede piatto. Nistagmo. Palato ogivale	Retroposizione del IV dito del piede S.	17 Cs mg 5,20
Megalomastia. Piede piatto bilaterale	Megascafoide. Retroposizione del IV dito dei piedi rispetto al V	17 Cs mg 6,92. Grave ipertensione
Strabismo convergente. Piede piatto bilaterale. Nistagmo	Megascafoide os tibiale externum	Normale secrezione urinaria dei 17 Cs (mg 8,15/24 h)
Nistagmo. Ipoevolutismo somatico	Anoftalmo Unilaterale Padiglione auricolare a conca	Bassa escrezione urinaria dei 17 Cs (mg 2,15 nelle 24/h)
Nistagmo. Rachischisi		Cospicua epatomegalia come da policoria 17 Cs mg 1,96

piombo) o particolari carenze (avitaminosi A, B_2 ac. pantotenico; jodio ecc.)
possono essere alla base di numerose malformazioni (microcefalia, idrocefalia,
colobomi, schisi multiple, cataratta, micromelia, piede torto) sia nell'animale
che nell'uomo.

Ma nonostante i sintomi ora ricordati ripetano in parte quelli della sindrome
di L.M.B.B. le interpretazioni patogenetiche suddette non possono essere valide
sotto un aspetto generale perchè, come si è detto sopra, le stigmate della sindrome
di L.M.B.B. hanno un carattere essenzialmente eredofamigliare. Ciò che anche
noi abbiamo potuto stabilire con lo studio della nostra casistica.

Tuttavia in casi particolari non si può escludere in via teorica: che la lue o
altre infezioni o particolari stimoli chimico-fisici, o carenze singole o multiple
abbiano potuto determinare negli ascendenti delle alterazioni del patrimonio
genico fino alla vera e propria mutazione; o che abbiano determinato la comparsa
della sindrome di L.M.B.B.; o abbiano favorito l'espressione del fenotipo, attraverso una disembriopatia, in quei soggetti a sindrome completa nei quali manca
il dato eredofamiliare e quando vi è nozione che una delle noxae surricordate
ha agito nei primi mesi della gravidanza materna.

Altre ipotesi etiopatogenetiche hanno un valore discutibile; come ad esempio
quella che attribuisce le alterazioni retiniche ad una patologica elaborazione
dell'ormone melanoforo. Meccanismo improbabile solo che si pensi che le alterazioni pigmentarie della retinite pigmentosa, a differenza di quelle determinate
dall'ormone melanoforo non sono reversibili (Lunedei) e che esse rappresentano
un punto di arrivo più che un punto di partenza. E' infatti ben nota l'esistenza
di casi di sindrome di L.M.B.B. con retinopatia pigmentosa ''sine pigmento''
(casi di Bietti con fondo puntato albescente).

Una interpretazione interessante, anche perché lascia intravvedere una correlazione tra sintomi apparentemente eterogenei, è quella di Pirisi e Mesina
secondo i quali lo stato disrafico sarebbe alla base della sindrome. Noi stessi
abbiamo osservato l'esistenza di una spina bifida (caso X) che secondo Bremer
e Curtius (citati da Wegelius) è il segno più importante dello stato disrafico
in uno dei tre pazienti in cui abbiamo cercato radiologicamente il segno. E analoga
osservazione hanno fatto recentemente in un loro caso Vannucchi et al.

Tuttavia è nostro avviso che lo stato disrafico, inteso, secondo la definizione
che ne ha dato recentemente Belloni, come quella condizione che ''raccoglie
la patologia riferibile ad anomalie della struttura della linea mediana del nevrasse,
riconducibili a errore embriogenetico'', rappresenti nella concatenazione dei
dati etiopatogenetici un anello intermedio facoltativo. Sia perchè lo stato disrafico è stato riscontrato solo in una parte dei casi di sindrome di L.M.B.B., sia
perché in molti casi di documentato stato disrafico (Wegelius) non si ritrova
alcuno dei segni fondamentali della sindrome di L.M.B.B. Sono molto interessanti
a questo proposito le osservazioni di Vannucchi et al. che su 31 soggetti con
dismorfismo di tipo disrafico e quadri disfunzionali diencefalici o ipofisari, trovano un solo caso con i segni cardinali della sindrome. Le stesse osservazioni
valgono per le altre alterazioni a cui alcuni AA. hanno attribuito un ruolo etio-
patogenetico.

Altrettanto improbabile ci sembra un'interpretazione puramente ipofisaria:
1) perché essa trae origine dal concetto che la adiposità associata all'ipogenitalismo, di così frequente osservazione nella sindrome di L.M.B.B. sia sempre
legata ad una disfunzione ipofisaria. Mentre secondo Gilbert-Dreyfus ''nessun
fatto clinico, nessuna esperienza di laboratorio permettono di attribuire un
ruolo diretto alla ipofisi nella obesità, o di ammettere l'esistenza di un ormone
ipofisario il cui eccesso o la cui carenza possa essere ritenuta responsabile della

obesità''. Esistono invece numerosi dati clinici (obesità da tumori cerebrali, da encefalite epidemica, da meningoencefalite, da traumi psichici, ecc.) e sperimentali (ricordiamo le esperienze di Bayley, di Graf, di Biggart, di Horsley, di Long (citati da Spahr), di Brobeck e di Herrington) che localizzano tra il nucleo mediano e i nuclei laterali dell'ipotalamo il centro della regolazione nutritiva; e quelle di Querido e van Putten che con lesioni ipotalamiche ottengono una obesità nel ratto; quelle di Stevenson che con una piccola lesione bilaterale dell'ipotalamo diretta ai nuclei centro-mediani o in loro vicinanza provocano una obesità con alterazioni quantitative del metabolismo degli idrati di carbonio, dei grassi, una ipertrofia di diversi organi, una atrofia delle gonadi e di altre ghiandole endocrine. Esperienze tutte concordi nel mettere in primo piano l'ipotalamo nella patogenesi delle adiposità, e che dimostrano l'esattezza della ipotesi formulata 50 anni fa da Erdheim il quale opinava che l'adiposità del m. di Froehlich fosse dovuta, non alla disfunzione ipofisaria, ma ad una perturbazione di qualche centro sconosciuto della base del cervello. Analogamente Comolli dopo un'accurata rassegna critica dei fatti e delle ipotesi in tema di obesità, conclude che tutte le teorie, per quanto abbiano una base di attendibilità, finiscono col riconoscere indispensabile il riferimento ad impulsi ipotalamici abnormi. Sul meccanismo d'azione di tali impulsi si può ricordare che nell'animale da esperimento l'ingrassamento da lesioni ipotalamiche è riferibile alla iperfagia che compare subito dopo l'intervento, prima ancora che siano del tutto dileguati gli effetti della narcosi. E senza volere per altro ritenere valide anche per l'uomo queste osservazioni sperimentali noi vogliamo accennare al fatto che nella maggior parte dei nostri pazienti esisteva una vera e propria voracità.

Lo stesso Pende che pure assegna un ruolo importante alle ghiandole endocrine in alcuni tipi di obesità, afferma che la distrofia adiposo-genitale di Froehlich è una sindrome mista diencefalo-ipofisaria, più diencefalica che ipofisaria.

2) Perchè essa si basa sul reperto radiologico di alterazioni sellari che sono incostanti e perciò più verosimilmente secondarie che primitive. Le quali, in ogni caso, non possono darci ragguagli sicuri sullo stato funzionale dell'ipofisi. E'noto del resto che il volume di una ghiandola non ne condiziona la funzione o la disfunzione, e che esso può variare notevolmente in più o in meno senza che il fenomeno sia radiologicamente apprezzabile.

3) Perché non ci darebbe ragione dei casi in cui mancano clinicamente i segni di un dispituitarismo anteriore (nostri casi III, IV, V, e VIII — vedi tabella. Nelle Fig. 1 e 2 sono riportati due casi limite della nostra casistica relativi, uno a una sindrome di L.M.B.B. completa con distrofia adiposo-genitale, l'altro a sindrome incompleta senza segni dispituitarici ed associata a ipergenitalismo).

4) Improbabile infine per ragioni cronologiche. Infatti per essere la sindrome di L.M.B.B. una disgenopatia su base ereditaria le alterazioni della struttura somatica devono esistere già in potenza nel plasma germinale. Ora è noto che il processo evolutivo degli abbozzi delle dita avviene nell'embrione tra la fine del II e l'inizio del III mese (in ordine di tempo il primo dito che si delinea è il 1⁰, secondo è il 5ᶜ mentre le tre dita interne si delineano successivamente (vedi Forni e Repaci). L'ipofisi assume invece la sua caratteristica struttura verso il III—IV mese di vita intrauterina (Selye). Cosicché la individualizzazione delle dita e la eventuale formazione di dita soprannumerarie sarebbe anteriore alla comparsa di una ipofisi funzionante. E in effetti se è fuori dubbio (come si è soliti ripetere a proposito della sindrome di L.M.B.B.) che l'ipofisi comanda la morfologia dell'accrescimento dell'organismo, con effetti in eccesso o in difetto

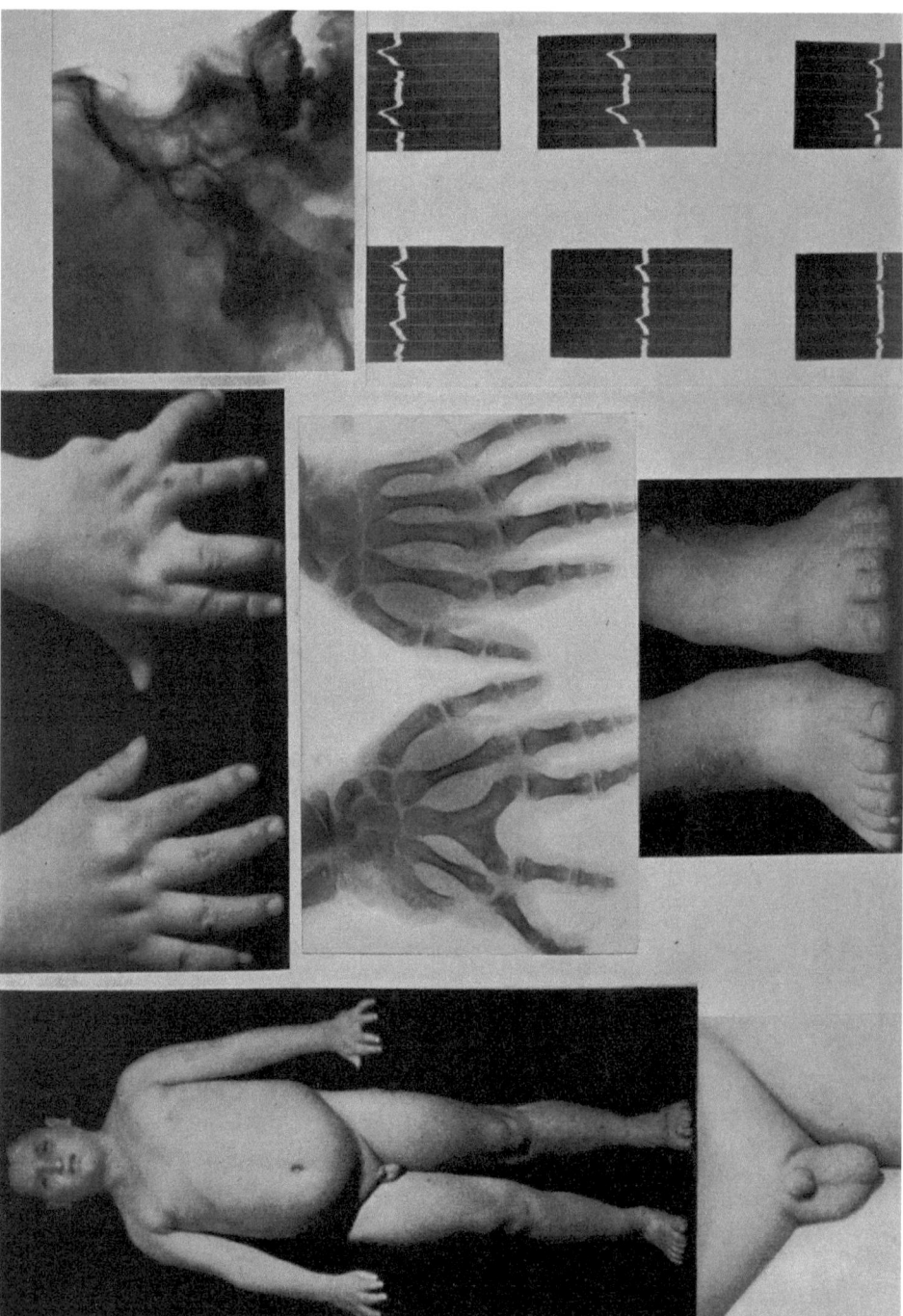

Fig. 1. Caso X° (Emo B. anni 11). Sindrome di L.M.B.B. completa; ritardo mentale, degenerazione tappeto-retinica, adiposità, ipogenitalismo, polidattilia, "pes planus", eredofamiliarità.

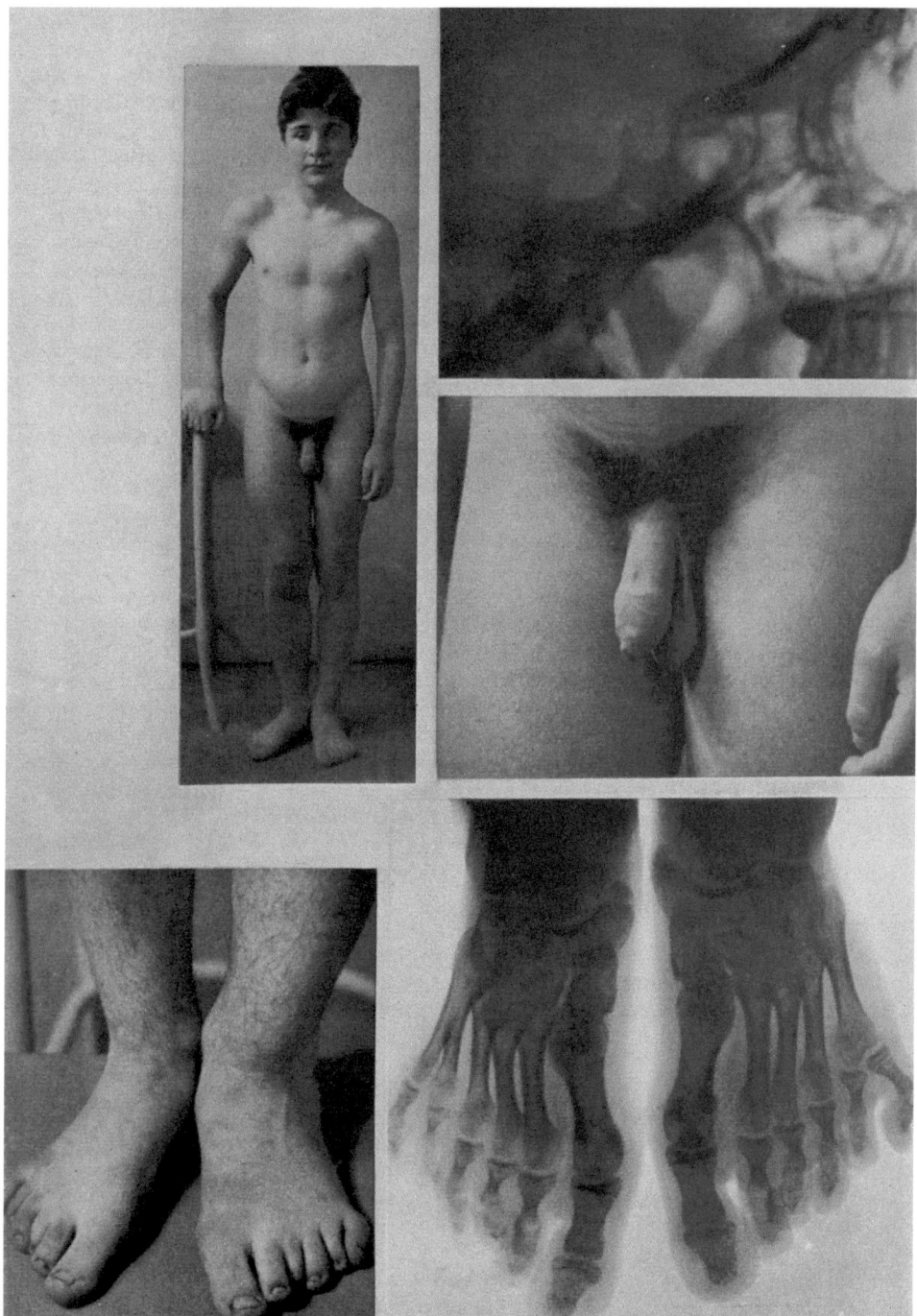

Fig. 2. Caso VIII° (Giacomo C. anni 13). Sindrome di L.M.B.B. incompleta con ipergenitalismo:
degenerazione tappeto-retinica, esadattilia, "pes planus", "os tibiale externum" eredofamiliarità

in rapporto alle sue disfunzioni, non é ancora provato che un dispituitarismo possa determinare la comparsa ex novo di organi soprannumerari (polidattilia, duplicità uterina) o sia causa di una oligofrenia evolutiva, o di una ipobiotrofia o di siringomielia, o di vizi congeniti di cuore, o di una atassia cerebellare. E'certo che in una notevole percentuale di casi esiste un dispituitarismo, ma questo deve essere inteso, a nostro avviso, come una condizione frequente, ma non obbligatoria, secondaria alla lesione diencefalica. Ed è proprio l'antica interpretazione diencefalica di BIEDL e della WEISSBERG che oggi raccoglie i maggiori consensi (per PENDE la sindrome di L.M.B.B. rientra nel campo delle malformazioni cerebrali ipotalamiche), anche perché si accorda con i dati di più recente acquisizione. E' infatti provato, per ricerche di anatomia patologica di BRATTGARD (1950), che nell'ipotalamo di pazienti affetti da sindrome di L.M.B.B. esiste una riduzione numerica delle cellule nervose. Fenomeno questo esattamente previsto dalla WEISSBERG nel 1935. Così è noto da tempo, per le ricerche di ROUSSY e MOSINGER, che il nucleo tangenziale ipotalamico è in connessione con la retina attraverso il centro ottico, mentre FREY (citato da AZZOLINI) avrebbe individuato una radice ottica ipotalamica. Come se nell'ipotalamo esistesse un centro troforegolatore degli elementi periferici della visione.

Ora, se noi interpretiamo questi fatti alla luce delle idee di KOURETAS, e di RICHET e MARAÑON sulla esistenza di un centro morfogenetico ipotalamico coordinatore e direttamente responsabile della architettura somatica, non riesce difficile trovare nelle lesioni ipotalamiche individuate de BRATTGARD una base anatomica comune che ci dia ragione del polimorfismo della sindrome. In questa concezione correlativa che fa perno sulle lesioni di un centro ipotalamico primordiale morfogenetico, che diventerebbe così secondo l'espressione di RICHET e MARAÑON "un véritable centre des anomalies", potrebbero convergere le ipotesi precedentemente ricordate, le quali considerano solo degli aspetti parziali del meccanismo patogenetico. Alla stessa concezione si richiama anche CUPPINI, in un recente lavoro, per dare una spiegazione alla camptodattilia e ad altre piccole deformazioni della mano, imparentate per alcuni aspetti (associazioni con alterazioni neuropsichiche) con la sindrome di L.M.B.B.

E idee analoghe esprimono FRACCARO e GASTALDI a conclusione di un loro interessante studio anatomo istologico su di un soggetto affetto da sindrome di L.M.B.B. ammettendo "la possibilità di una localizzazione al sistema nervoso centrale del disturbo iniziale".

Ovviamente non tutti i sintomi della sindrome sono sempre una conseguenza diretta delle lesioni ipotalamiche. Alcuni di essi, quali l'ipogenitalismo e l'ectopia testicolare, possono comparire con la mediazione delle ghiandole endocrine (ipofisi in particolare). Vogliamo ancora sottolineare che l'esistenza di una lesione che interessi un presunto centro morfogenetico potrebbe spiegarci l'oligofrenia, altrimenti inspiegabile con una interpretazione diencefalo-ipofisaria che non accetti un'azione coordinatrice morfogenetica dell'ipotalamo. A questa interpretazione non si oppongono le interessanti ricerche di FRANÇOIS et al. (v. s.) perché non vi sono elementi per decidere se quel disordine generale encefalico che emerge dal loro studio elettroencefalografico (anche dallo studio di un nostro caso — Fig. 3) sia da considerare una alterazione primitiva o secondaria.

Riassunto

Dopo avere ricordato tra le varie interpretazioni patogenetiche della sindrome di L. M. B. B. quelle che considerano la malattia espressione di un danno aspecifico su tessuti embrionali od affezione germinale "totius substantiae", o sindrome malformativa disembriogenetica, gli AA. si soffermano con particolare intendimento critico sulla interpretazione puramente ipofisaria non accettabile, a loro avviso, per motivi

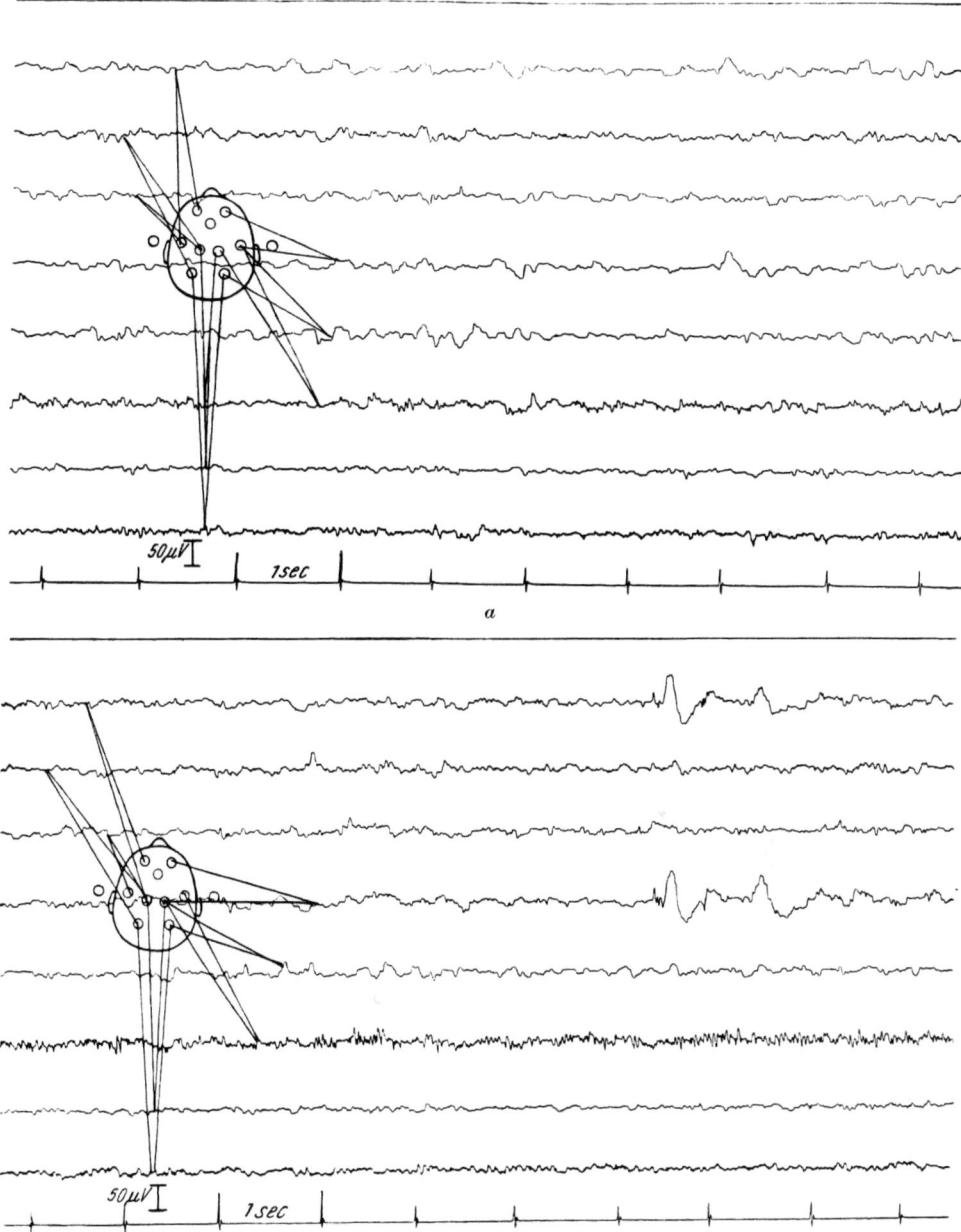

Fig. 3. Caso X⁰ (Emo B.). Esame elettroencefalografico. *a* Derivazione bipolare (WALTER) = in condizioni di riposo. *b* Derivazione bipolare (WALTER) = iperpnea (a 2 minuti e 50 secondi dall'inizio della prova). Conclusione: tracciato caratterizzato da attività irregolari di scarsissimo voltaggio diffuse a tutte le regioni dell'encefalo

molteplici (presenza di obesità a verosimile genesi ipotalamo-diencefalica, incostanza di alterazioni radiologiche sellari e dei segni riferibili ad un dispituitarismo anteriore, alterazioni della struttura somatica su base disgenopatica anendocrina).

Riferendosi alle osservazioni di ordine genetico, endocrino, sintomatologico su di un'ampia casistica personale (10 casi di cui 5 in forma completa e 5 in forma incompleta) gli AA. concludono che tale malattia possa essere inquadrata in una disgenopatia ereditaria, legata ad uno o più geni patogeni, trasmettentesi secondo la legge mendeliana recessiva: il polimorfismo della sindrome potrebbe trovare la sua base anatomica in una lesione dei centri organizzatori diencefaloipotalamici primordiali.

Summary

Having recorded among the various pathogenetic interpretations of the LAURENCE-MOON-BARDET-BIEDL — syndrome those which consider the disease as an expression of an aspecific injury to embryonal tissues, or as a germinal affection "totius substantiae", or a malformative dysembryogenetic syndrome, the authors dwell with particular critical interest on the purely hypophyseal interpretation, not acceptable, according to their opinion, for various reasons (presence of obesity of a hypothalamodiencephalic genesis, inconstancy of sellary radiologic alterations and of signs pointing to an anterior dyspituitarism, alterations of the somatic structure on an anendocrine dysgenopathic basis).

With reference to the observations of genetic, endocrine, and sympathological order based on a great number of personal case records (10 cases, 5 of which in complete form and 5 in incomplete form), the authors conclude that such disease can be incorporated in a hereditary dysgenopathy, connected with one or more pathogenic allelomorphs transmitting themselves according to MENDELs recessive law. The polymorphism of the syndrome could find its anatomical basis in an injury to primordial diencephalohypothalamic centers of organization.

Bibliografia

ASCHNER, B.: Wien. klin. Wschr. 40, 505 (1927).
AZZOLINI, U.: Riv. Oto-Neuro-Oftalm. 23, 308 (1948).
BALDUZZI, T.: Atti XX Congr. Soc. Ital. Psich. 1933.
BARDET, G.: Thèse de Paris, 1920.
BARDRAM, M. P. e A. BRAENDSTRUP: Acta Ophth. 25, 253 (1947).
BAYLEY, E. T.: Proc. Roy. Soc. Med. 48, 109 (1950).
BELLONI, G. B.: Riv. Neurol. 24, 228 (1954).
BRATTGARD, S. O.: Acta Path. Microbiol. Scand. 26, 525 (1949).
COMOLLI, E.: Minerva Med. 45, 1555 (1954).
COPPINI, R.: Med. Internaz. 61, 54 (1953).
ERDHEIM, J.: S. Ber. Akad. Wiss. Wien, Math.-naturw. Kl., Abt. III 113, 537 (1904).
FORNI, I. e G. REPACI: Gazz. Internaz. Med. 56, 291 (1952).
FRACCARO, M. e F. GASTALDI: Folia Hereditaria et Pathologica 2, 177 (1953).
GILBERT-DREYFUS: Stetoscopio 3, 19 (1953).
GRAF. E. e E. GRUNTHAL: Klin. Wschr. 8, 1013 (1929).
KOURETAS, D.: Rev. Neurol. 78, 215 (1946).
LHERMITTE, J. J. e J. BOLLACK: Rev. Neurol. 65, 679 (1936).
LUNEDEI, A.: Recensito da Minerva Med. 9, 428 (1946).
MONZARDO, E. e C. TRABUCCHI: Riv. Ital. Endocrinol. 6, 3 (1940).
PENDE, N.: Medicina 2, 557 (1952).
RICHET, Ch., G. MARAÑON e M. RYMER: Pathologie de l'hypophyse. Paris: J. B. Baillière et Fils. 1948.
ROUSSY, G. e M. MOSINGER: Traité de Neuro-endocrinologie, p. 841. Paris: Masson & Cie. 1946.
RUGGERI, R.: Pediatria 46, 337 (1938).
SELYE, H.: Trattato di endocrinologia, 292. C. E. A. Milano 1952.
SPAHR, A.: Thèse 2019, Université de Genève, 1951.
STREIFF, E. B. e E. ZELTNER: Arch. Ophtalm. 1938, 289.
SUSSMAN, J.: Arch. Ophtalm. 1951, 661.
VANNUCCHI, V., R. GALLETTI e B. MARABINI: Rass. Neurol. Vegetat. 10, 259 (1953).
WEGELIUS, C. O.: Acta Med. Scand. 138, 249 (1950).

Per la bibliografia completa sull'argomento vedasi il lavoro di GUALANDI, BERNARDONI, BONATI e GOVONI: Medicina 4, 567 (1954). Per la bibliografia sulla sindrome di L. M. B. B. fino al 1937 rimandiamo alla pubblicazione di STREIFF e ZELTNER (1. c.) e fino al 1951 alla pubblicazione di SUSSMAN (1.c.).

Professor Dr. G. GUALANDI e Dr. B. BONATI, Istituto di Clinica Medica e Terapia Medica dell'Università di Modena, Viale Cialdini 4, Modena, Italia.

Clinica Neuropatologica della Università di Pavia (Direttore: Prof. C. Berlucchi)

Rilievi cisternografici, biologici e terapeutici in un caso di diabete insipido di origine traumatica

A. Luzzatto, A. Zambianchi*

Con 10 Figure

Abbiamo avuto occasione di osservare recentemente un caso di diabete insipido (D.I.) di origine traumatica che ci sembra non privo d'interesse riguardo a certi aspetti di fisiopatologia del sistema diencefalo-ipofisario e surrenale nonché nell'ambito semeiologico e terapeutico di questa sindrome.

Si tratta di un giovane di 19 anni, senza precedenti anamnestici familiari e personali di rilievo, il quale in seguito ad incidente motociclistico riportò un grave trauma cranico accompagnato da frattura del frontale con interessamento di entrambi i seni frontali, specie del sinistro. Ripresa coscienza 4 ore dopo il trauma e ritornato in condizioni apparentemente normali fu colpito a distanza di circa tre settimane dal trauma da una tormentosa polidipsia e da un'intensissima poliuria.

Nel momento della nostra osservazione, che avvenne 2 mesi dopo il trauma, la quantità di urina emessa nelle 24 ore raggiungeva 19 litri circa, con peso specifico di 1002, mentre i liquidi extracellulari erano del 18% del peso corporeo ed il riassorbimento tubulare renale era del 93% dell'ultrafiltrato.

Abbiamo sottoposto allora il paziente ad un esame cisternografico rilevando un rallentato passaggio dell'aria attraverso alle cisterne basali con deficiente riempimento soprattutto della cisterna chiasmatica e della lamina terminale e scarsa visualizzazione degli spazi subaracnoidei frontali (Fig. 1, 2, 3). Questo reperto, corrispondente presumibilmente ad un processo di aracnite basale, ci suggerì l'opportunità di tentare un trattamento iodico per via endorachidea.

Dobbiamo a questo punto rilevare che sia la rachicentesi, sia l'esame cisternografico, sia quello pneumoencefalografico, avevano dimostrato analogamente a talune osservazioni della letteratura [11, 16, 5, 23, ecc.] un effetto favorevole nel ridurre la diuresi del nostro paziente che consecutiva-

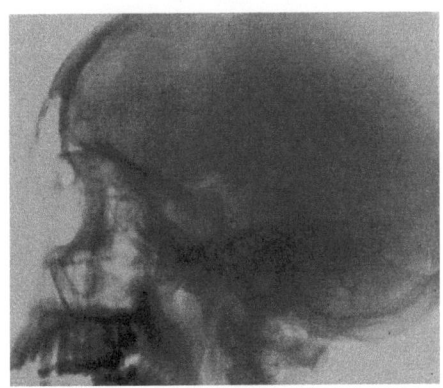

Fig. 1. Cisternografia alla Belloni (in fase di elevata poliuria). Dopo 30″: raccolta di aria prevalentemente in corrispondenza delle cisterne pontina ed interpeduncolare. Scarsa visualizzazione della cisterna chiasmatica e soprattutto degli spazi subaracnoidei frontali

---

* Il lavoro spetta ai due Autori in parti uguali.

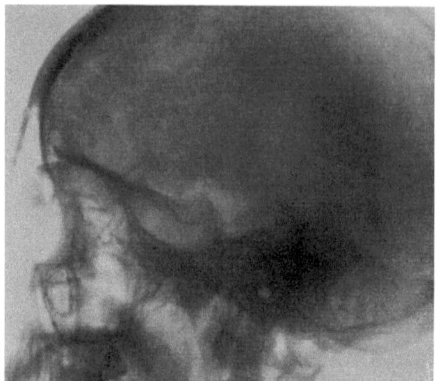

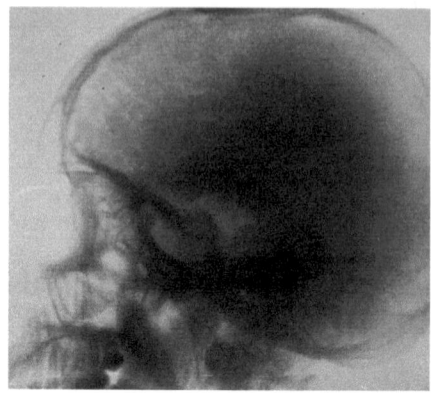

Fig. 2. Cisternografia alla BELLONI (in fase di elevata poliuria). Dopo 1'

Fig. 3. Cisternografia alla BELLONI (in fase di elevata poliuria). Dopo 5': la cisterna chiasmatica e gli spazi subaracnoidei anteriori permangono solo parzialmente visualizzati

mente a tali interventi diminuiva ogni volta sensibilmente (a circa 13 litri giornalieri); senonché nel nostro caso a distanza di qualche giorno da tali interventi la quantità di urina eliminata ritornava sempre a valori non molto lontani da quello iniziale.

Al contrario consecutivamente alla terapia iodica subaracnoidea[1], già dopo la seconda iniezione[2], non solo la diminuzione della diuresi fu assai più rilevante (da circa 19 litri iniziali con peso specifico 1002 a 4 litri di urina nelle 24 ore con peso specifico 1004), ma tale si mantenne costantemente anche cessata la somministrazione del farmaco. Non ci fu possibile protrarre ulteriormente questa terapia avendo a questo punto il paz. lasciato la Clinica, ma anche a distanza di alcuni mesi abbiamo avuto occasione di rilevare che la diuresi non oltrepassava tale quantità.

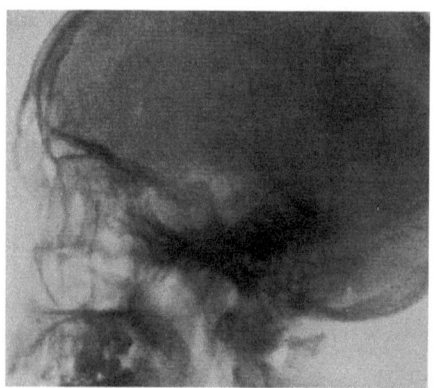

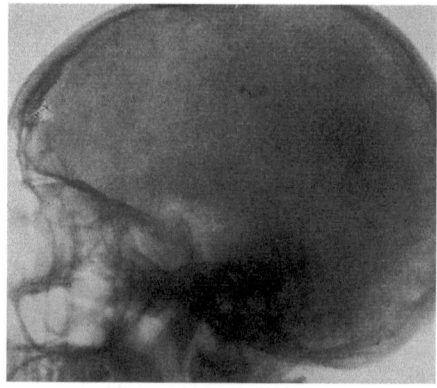

Fig. 4. Cisternografia alla BELLONI (in fase di diminuita diuresi consecutiva al trattamento iodico). Dopo 10": presenza di aria in corrispondenza delle cisterne pontina, interpeduncolare e parzialmente della ottico-chiasmatica e pericallosa

Fig. 5. Cisternografia alla BELLONI (in fase di diminuita diuresi consecutiva al trattamento iodico). Dopo 30": aumenta la quantità dell'aria in corrispondenza della cisterna ottico-chiasmatica

[1] Sulle importanti applicazioni di tale terapia nella patologia del sistema nervoso rinviamo ai ben noti contributi di BUSCAINO [3, 4] ed alle osservazioni di numerosi altri AA. [20, 30, 8, 25, 9, 21, 2].

[2] Praticammo complessivamente 4 iniezioni endorachidee di "Triod" Zambelletti in dose rispettivamente di cc. ½, 1, 2, 3, ad intervalli di una settimana l'una dall'altra.

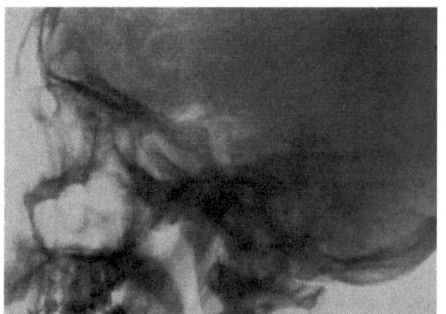

Fig. 6. Cisternografia alla BELLONI (in fase di diminuita diuresi consecutiva alla terapia iodica). Dopo 1'

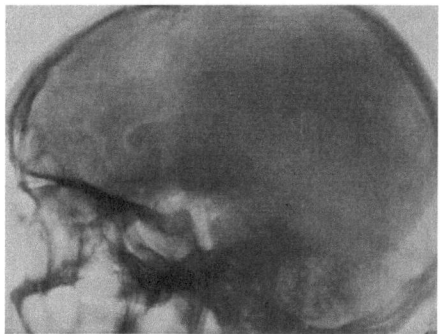

Fig. 7. Cisternografia alla BELLONI (in fase di diminuita diuresi consecutiva alla terapia iodica). Dopo 5': la visualizzazione delle cisterne ottico-chiasmatica, della lamina terminale, pericallosa e degli spazi subaracnoidei frontali appare sensibilmente migliorata rispetto all'equivalente radiogramma della fase di massima diuresi (cfr. Fig. 3)

Nella fase di diminuita diuresi praticammo un secondo esame cisternografico rilevando un più rapido passaggio (in confronto al precedente esame) dell'aria attraverso alle cisterne basali ed una migliore visualizzazione sia della cisterna chiasmatica e della lamina terminale sia degli spazi subaracnoidei frontali (Fig. 4, 5, 6, 7).

La riduzione della diuresi consecutiva alla terapia iodica coincise pure con una tendenza alla regolarizzazione nel ricambio degli idrati di carbonio. Infatti, mentre in fase di massima poliuria la curva glicemica da carico di glucosio (rispettivamente d'insulina) era spiccatamente alterata, dopo la terapia iodica le curve stesse apparivano notevolmente modificate con tendenza alla normalizzazione (Fig. 8, 9).

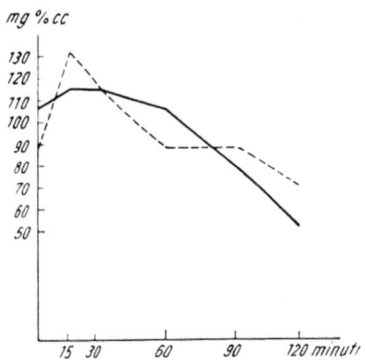

Fig. 8. Glicemia dopo carico di glucosio (cc. 50 ai 33% endovena): ——— in fase di elevata diuresi, – – – – – – in fase di diminuita diuresi consecutiva alla terapia iodica endorachide

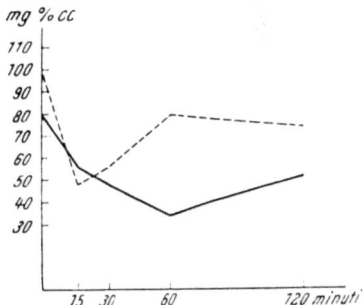

Fig. 9. Glicemia dopo carico di insulina (6 U.I. endovena): ——— in fase di elevata diuresi, – – – – – – in fase di diminuita diuresi consecutiva alla terapia iodica endorachide

Dal punto di vista della fisiopatologia del D.I. ci sembra meritevole di rilievo il reperto sul comportamento dei 17-chetosteroidi neutri urinari. In fase di massima poliuria rilevammo un tasso totale di questi steroidi di mg. 26,5 mentre in fase di ridotta poliuria questo tasso si ridusse a mg. 9. Il frazionamento cromatografico degli steroidi medesimi[1] dimostrò in fase di massima poliuria una cuspide abnormemente elevata in corrispondenza dell'androsterone con alterato rapporto percentuale tra la cuspide corrispondente al deidroandrosterone e l'androsterone stesso (cioé 0,13 contro un indice di 0,25—1,20 nel normale).

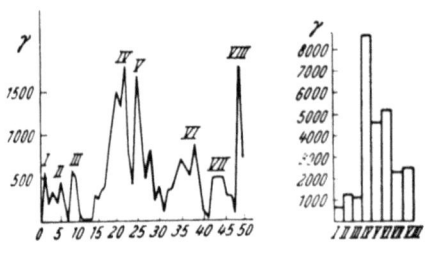

In fase di diminuita poliuria osservammo una cospicua riduzione nell'escrezione dell'androsterone (che passava dal 32,83% iniziale al 12,72% dopo la terapia iodica) con un indice deidroandrosterone: androsterone di 0,28 (Fig. 10).

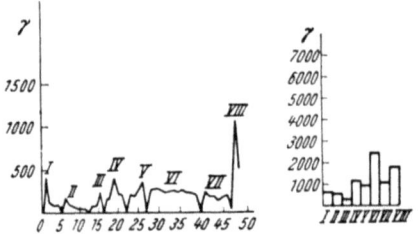

Fig. 10. Frazionamento cromatografico dei 17-chetosteroidi neutri urinari. Nel grafico in alto (in fase di elevata poliuria): $I = 0,70$; $II = 1,30$; $III = 1,20$; $IV = 8,70$; $V = 4,60$; $VI = 5,20$; $VII = 2,30$; $VIII = 2,50$ mg. Nel grafico in basso (in fase di diminuita diuresi): $I = 0,66$; $II = 0,57$; $III = 0,32$; $IV = 1,14$; $V = 0,98$; $VI = 2,49$; $VII = 1,04$; $VIII = 1,80$ mg. Sulle ascisse sono riportati i numeri delle provette corrispondenti alle singole frazioni di eluato, sulle ordinate i loro valori espressi in gamma

Noi pensiamo che dal complesso dei rilievi ora riferiti sul comportamento steroidurico sia anzitutto da desumere, in analogia con numerose indagini di indole prevalentemente sperimentale (v. letteratura in Gaunt [10]), che ad un'accentuata poliuria corrisponda un'attivazione corticosurrenale. In secondo luogo, tenendo presente che ad apporto esogeno di ACTH corrisponde normalmente un incremento nell'escrezione urinaria dei 17-chetosteroidi totali e percentualmente soprattutto dell'androsterone [6, 37, 13] siamo indotti a ritenere che la rilevata attivazione corticosurrenale sia a sua volta sotto la dipendenza di un'aumentata attività adenoipofisaria e che tale si estrinsechi in parte se pure non esclusivamente attraverso un'aumentata secrezione di ormone adrenocorticotropo.

Il motivo per cui in assenza o diminuzione dell'azione del fattore antidiuretico sul metabolismo idrico (come appunto avviene nel D.I.) si giunge all'attivazione adenoipofisaria da noi presunta trova spiegazione in recenti esperienze ed orientamenti che suggeriscono l'esistenza di una funzione di controllo esercitata da parte degli ormoni neuroipofisari sull'ipofisi anteriore. Secondo Itoh e Arimura [15] gli ormoni dell'ipofisi posteriore inibiscono normalmente la liberazione di ACTH da parte dell'ipofisi anteriore, per cui stando a quest'ipotesi si potrebbe dedurre che in condizioni di diminuita o mancante secrezione del fattore antidiuretico da parte della neuroipofisi (come é il caso del D.I.) l'ormone adrenocorticotropo sia liberato in maggiore quantità dall'ipofisi anteriore non più sottoposta al controllo di quella posteriore. Tuttavia contro questa interpretazione depongono numerosi dati di ricerche sperimentali che dimostrano come gli ormoni della postipofisi, la cui sede di elaborazione viene oggi identificata nei nuclei ipotalamici [1, 33, 14, 32, 12, 36, 35, 27, 19, ecc.] esercitino invece sull'ipofisi anteriore, attraverso al sistema dei vasi portali (v. letteratura in Zuckerman [38]), un'azione stimolante che ha per effetto prevalentemente la liberazione di ormone adrenocorticotropo [7, 28, 26, 27, 17, 31, 24, ecc.].

---

[1] Per la cromatografia abbiamo praticato il metodo su microcolonna di allumina di Henry e Thevenet con le modifiche illustrate in una nostra nota precedente [22].

Ora nel D.I. di origine traumatica, dove secondo la concezione patogenetica più comunemente accettata si realizza un'interruzione (temporanea o permanente, rispettivamente parziale o totale) del fascio sopraottico-ipofisario [29, 18] e di conseguenza della normale via attraverso cui le sostanze elaborate dai chemiotrasmettitori ipotalamici fluiscono nella neuroipofisi, é verosimile che in tale evenienza il neurosecreto si accumuli invece nell'adenoipofisi attivandone la secrezione dei suoi ormoni specifici fra cui anche di quello adrenocorticotropo. A favore di quest'ipotesi depongono le ricerche istochimiche di STUTINSKY [33,34] il quale dopo taglio del peduncolo ipofisario osservò una scomparsa del flusso neurosecretorio (sostanza GOMORI-positiva) nella parte del tratto sopraottico-ipofisario distale alla sezione. La sostanza GOMORI-positiva si accumulava invece sia nella parte prossimale sia anche nella zona dell'eminenza mediana e nelle anse capillari primarie del sistema portale.

Riassunto

Gli AA. discutono sul significato e sull'importanza di alcuni accertamenti collaterali (cisternografia, curve glicemiche, frazionamento cromatografico dei 17-chetosteroidi neutri urinari) eseguiti in un soggetto affetto da diabete insipido consecutivo a grave trauma cranico.

Summary

The authors discuss significance and importance of some collateral findings (cisternography, blood sugar curves, chromatographic fraction of the neutral urinary 17-ketosteroids) in a subject affected with consecutive insipid diabetes after grave cranial trauma.

Bibliografia

1. BARGMANN, W.: Das Zwischenhirn-Hypophysensystem. Berlin: Springer. 1954.
2. BUSCAINO, G. A.: Acta Neurol. 10, 61, 73, 153, 156, 163, 299, 304, 499, 509, 819 (1955).
3. BUSCAINO, V. M.: Boll. Soc. Med.-Chir. Catania 6, 105 (1938).
4. — Rass. Internaz. Clin. Terap. 20, 18 (1939).
5. CORRERA, M.: Rass. Neurol. Vegetat. 6, 336 (1947).
6. DOBRINER, K. e S. LIEBERMAN: Ciba Found. Coll. Endocrin. 2, 381 (1952).
7. ESER, S. e U. SIPAHIOGLU: Sem. Hôp. Paris 27, 3570 (1951).
8. FASANARO, G.: Giorn. Clin. Med. 20, fasc. 13 (1940).
9. GASTALDI, G. e G. BRAVI: Acta Neurol. 1, 381 (1946).
10. GAUNT, R.: Ciba Found. Coll. Endocrin. 4, 455 (1952).
11. GRAHAM, E. A.: J. Amer. Med. Ass. 69, 1498 (1917).
12. HANSTRÖM, B.: Kungl. Fysiogr. Sällsk. 22, 1 (1952).
13. HERVÉ, J.: Encyclopédie médico-chir.: Glandes endocrines, p. 1015, 1953.
14. HILD, W. e G. ZETLER: Pflügers Arch. Physiol. 257, 169 (1953).
15. ITOH, S. e A. ARIMURA: Nature, London 174, 37 (1954).
16. KING: cit. da MALECI.
17. KOVÁCS, K., D. BÁCHRACH, A. JAKOBOVITS, E. HORVÁTH e B. KORPÁSSY: Endokrinologie 31, 17 (1954).
18. LAZORTHES, G. e L. CAMPAN: Neuro-Chir. 1, 243 (1955).
19. LLOYD, C. W., E. LOEWI, S. PIEROG, K. BRADWICK e R. SOSTHEIM: Proc. Soc. Exper. Biol. Med. 85, 333 (1954).
20. LONGO, V.: Riv. Pat. Nerv. 57, 38 (1941).
21. LUZZATTO, A.: Riv. Pat. Nerv. 72, 180 (1951).
22. LUZZATTO, A. e A. ZAMBIANCHI: Boll. Soc. Med.-Chir. Pavia 69, 1037 (1955).
23. MALECI, O.: Riv. Neurol. 20, 159 (1950).
24. MARTINI, L.: Ann. Endocrin. Paris 16, 670 (1955).
25. MASPES, P. E. e G. GOMIRATO: Minerva Med. 32, 338 (1941).
26. McCANN, S. M. e J. R. BROBECK: Proc. Soc. Exper. Biol. Med. 87, 318 (1954).
27. MIRSKY, J. A., M. STEIN e G. PAULISCH: Endocrinol. 55, 28 (1954).
28. PALAY, J. L.: Amer. J. Anat. 93, 107 (1953).
29. PORTER, R. J. e R. A. MILLER: J. Neurol. 11, 258 (1948).

30. Rubino, Ag.: Riv. Pat. Nerv. **53**, 288 (1939).
31. Sluser, M. A. e R. Sidney: Endocrinol. **55**, 245 (1954).
32. Smith, S. W.: Amer. J. Anat. **89**, 195 (1951).
33. Stutinsky, F.: Compt. rend. Soc. Biol. Paris **144**, 1357 (1950).
34. — Compt. rend. Ass. Anat. **38**, 942 (1951).
35. Thomsen, E.: Pubbl. Staz. Zool. Napoli **24** (suppl.), 48 (1954).
36. Vogt, M.: Brit. J. Pharmacol. **8**, 193 (1953).
37. Zigmuntowicz, A. S., M. Wood, E. Christo e N. B. Talbot: J. Clin. Endocrin. **11**, 578 (1951).
38. Zuckerman, S.: Ciba Found. Coll. Endocrin. **8**, 551 (1955).

Professor Dr. Alberto Luzzatto e Dr. Attilio Zambianchi, Clinica Neuro-patologica dell'Università di Pavia, *Pavia*, Italia.

Istituto di Clinica Medica Generale e Terapia Medica dell'Università di Pavia
(Direttore: Prof. PAOLO INTROZZI)

Nuovi dati sul problema della regolazione ipofisaria dell'eritropoiesi

G. Marinone

Con 5 Figure

L'importanza che l'ipofisi riveste per la conservazione e la regolazione dell'attività emopoietica del midollo è nota da molto tempo (ASCHNER [3], MEYER e Coll. [11], VOLLMER e Coll. [22], CRAFTS [7, 8] etc.), ma è stata posta tuttavia in evidenza ancor maggiore recentemente, da una notevole serie di indagini rivolte a dimostrare un intervento diretto di questa ghiandola nella regolazione dell'eritropoiesi.

CONTOPOULOS e Coll. [4, 5, 6], VAN DYKE e Coll. [21] hanno ribadito con particolare insistenza il concetto che la ghiandola elabora un ormone ad attività eritropoietica specifica (ormone eritropoietico secondo gli Aa. americani) capace di stimolare direttamente il tessuto eritroblastico midollare. Alla mancanza di questo ormone sarebbe dovuta, secondo questi Autori, l'anemia degli animali ipofisoprivi.

In realtà, una delle principali difficoltà ad ammettere che l'ipoplasia eritroblastica che si instaura nel midollo degli animali ipofisectomizzati sia dovuta all'assenza di un unico increto ipofisario ad azione eritropoietica specifica, è rappresentata dal fatto che l'asportazione dell'ipofisi induce anzitutto l'ipotrofia di numerose ghiandole endocrine (tiroide, gonadi, surreni, etc.), la cui azione sul trofismo del tessuto midollare è indiscutibile. (ASCHKÉNASY e Coll. [2], CRAFTS [7, 8] etc.)

E' senza dubbio di grande interesse poter distinguere una eventuale azione dell'ipofisi sull'attività eritropoietica del midollo osseo indipendente dalla azione ipofisaria mediata attraverso le numerose ghiandole endocrine funzionalmente subordinate all'ipofisi stessa e direttamente o indirettamente interessate nello sviluppo cellulare midollare. A tale scopo lo studio dei caratteri dell'anemia da ipofisectomia non può avere molto valore poichè l'insorgenza dello stato anemico è tardiva e si verifica in piena atrofia plurighiandolare. E' più importante disporre, al riguardo, di un test biologico precoce, sensibile e selettivo che possa esprimere prontamente le minime variazioni dell'attività riproduttiva cellulare e che possa quindi immediatamente svelare le variazioni indotte su di essa dalle modificazioni dell'equilibrio endocrino dei soggetti studiati. (MARINONE [11]; MARINONE e Coll. [13, 14, 17].) Un dispositivo di questo genere può essere rappresentato dal test statmocinetico da colchicina.

La somministrazione di dosi adatte di colchina agli animali blocca in metafase le cariocinesi eritroblastiche. Nei ratti normali, dopo 9 ore dalla somministrazione di mg 1,75/Kilo di colchicina, per circa il 70% le cariocinesi eritroblastiche midollari sono bloccate in metafase: il fatto indica che negli animali normali, circa il 70% degli elementi eritroblastici entra in divisione cariocinetica in 9 ore.

Se gli animali vengono ipofisectomizzati, il numero di mitosi eritroblastiche bloccate dalla colchicina si riduce: press'a poco invariato 24 ore dopo l'intervento, il tasso di statmocinesi eritroblastiche cade al 25% dopo 48 ore, ed a questo livello resta per tutta la durata della nostra esperienza (10 giorni).

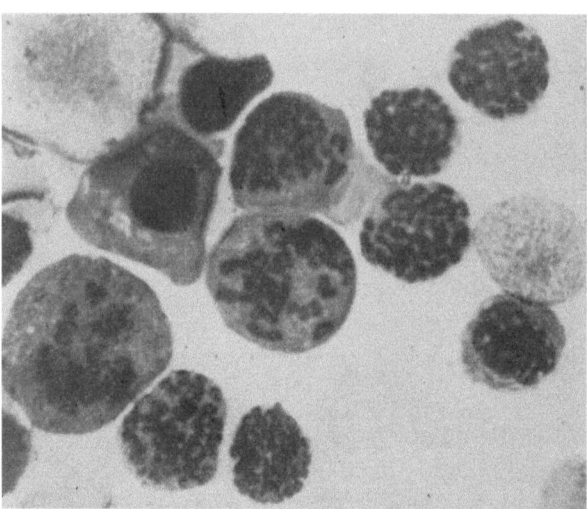

Fig. 1. Blocco mitotico eritroblastico da colchicina nel midollo di un ratto albino normale

Alla riduzione dell'attività proliferativa (Fig. 1 e 2) fa seguito una notevole riduzione del numero di eritroblasti, sì che già dopo 5—6 giorni dall'ipofisectomia nel midollo osseo degli animali ipofisectomizzati il riscontro di cellule eritroblastiche diventa raro ed il rapporto leucoeritropoietico si sposta decisamente a favore dei granuloblasti, esprimendo in tal modo la netta ipoplasia eritropoietica instaurata.

La tiroidectomia (Fig. 3), la surrenectomia (Fig. 4), la gonadectomia (Fig. 5) sono invece senza influenza sull'attività riproduttiva eritroblastica (MARINONE e Coll. [15, 19]) valutata col test statmocinetico da colchicina.

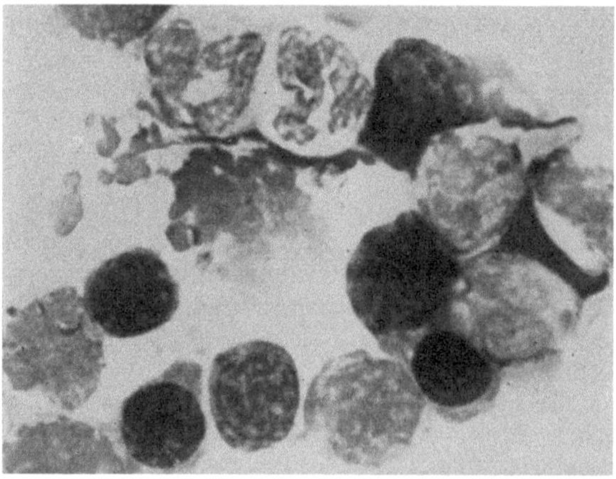

La modificazione dell'attività proliferativa eritroblastica provocata dall'ablazione dell'ipofisi ha dunque i caratteri della specificità, della precocità e dell'intensità. Per la sua specificità, l'asportazione di nessun'altra ghiandola endocrina riproduce esattamente la situazione funzionale eritropoietica provocata dall'ipofisectomia. Per la sua precocità, essa si verifica prima che si instauri una vera e propria atrofia delle ghiandole endocrine

Fig. 2. Nel midollo di un ratto ipofisectomizzato da 48 ore il numero delle mitosi eritroblastiche bloccate dalla colchicina può apparire fortemente ridotto

funzionalmente subordinate all'ipofisi. Per la sua intensità, la matrice eritroblastica non è più sufficiente a far fronte ai bisogni dell'emopoiesi normale nell'animale ipofisectomizzato.

L'ipofisi non è tuttavia indispensabile per la riproduzione eritroblastica in se stessa; la scomparsa delle mitosi eritroblastiche dopo ipofisectomia, infatti, non è mai completa. Essa è necessaria soltanto per conservare il ritmo mitotico al normale livello richiesto dalle esigenze dell'ematosi e l'asportazione della ghiandola non abolisce l'attività riproduttiva eritroblastica, ma induce solo una netta riduzione del ritmo di essa e provoca un maggior torpore nelle risposte alle stimolazioni eritropoietiche (FEIGIN e GORDON [9]).

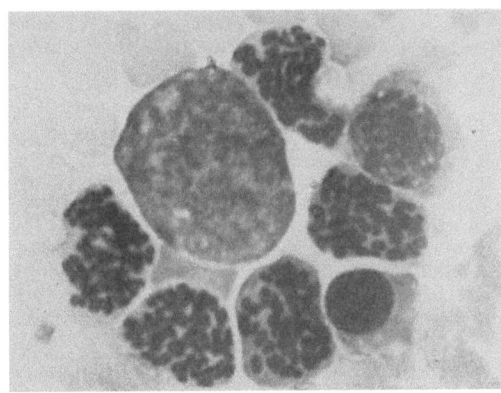

Fig. 3. La tiroidectomia non provoca una sensibile riduzione del numero delle mitosi eritroblastiche bloccate dalla colchicina nove giorni dopo l'intervento

Se dunque é indubbio che varie ghiandole endocrine funzionalmente subordinate all'ipofisi interferiscono sull'eritrocitopoiesi modificando i vari metabolismi materiali da cui dipendono la crescita degli eritroblasti, la formazione dell'emoglobina etc. pare anche dimostrato che sul fenomeno riproduttivo eritroblastico in senso stretto l'ipofisi può esercitare normalmente, anche da sola, uno stimolo adeguato. Si potrebbe dedurre da queste considerazioni che l'influenza ipofisaria sull'eritropoiesi si attua almeno attraverso due meccanismi fondamentali. Da una parte, questa ghiandola provvede indirettamente all'accrescimento ed alla maturazione eritroblastica stimolando le ghiandole endocrine subordinate che, con la loro funzione, intervengono nella regolazione del metabolismo materiale; dall'altra, con un meccanismo ormonale più rapido, essa può attivare, al di fuori di una stimolazione tiroidea, surrenale o genitale le cariocinesi eritroblastiche.

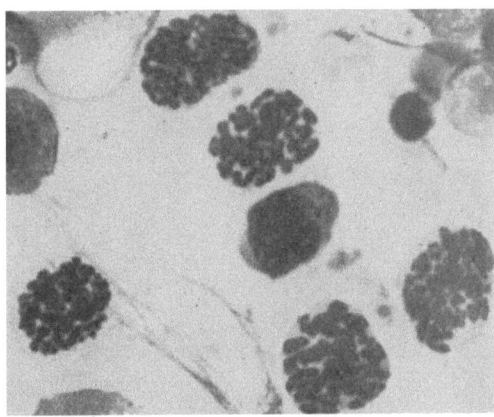

Fig. 4. Nel ratto surrenectomizzato il numero di mitosi bloccate dalla colchicina non appare diminuito dopo 48 ore dall'intervento

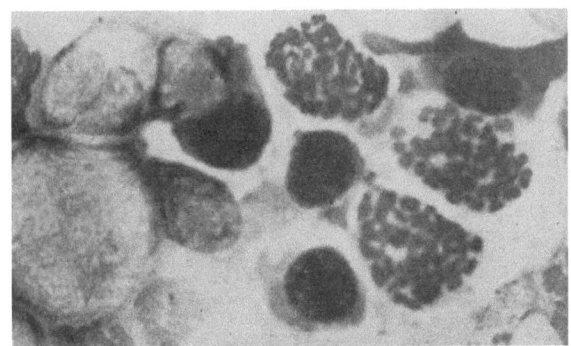

Fig. 5. Il numero delle mitosi eritroblastiche bloccate dalla colchicina nel midollo dei ratti maschi castrati non risulta sensibilmente ridotto nove giorni dopo l'intervento

Da questo punto di vista, le nostre ricerche confermano e completano quelle già antiche di FLAKS e Coll. [10] e quelle più recenti di VAN DYKE, CONTOPOULOS e Coll. [4, 5, 6, 21]. Esse precisano che il cosiddetto ormone eritropoietico ipofisario si comporta sostanzialmente come una stimulina, ed agisce come un fattore di eccitazione mitotica eritroblastica.

Riassunto

Il problema della regolazione neuro-ipofisaria dell'eritropoiesi ha ricevuto di recente una nuova precisazione ad opera delle ricerche dirette a dimostrare l'esistenza di un ormone ipofisario eritropoietico specifico. L'azione dell'ipofisi sull'eritropoiesi si traduce in una stimolazione del ritmo proliferativo eritroblastico. Varie condizioni fisiopatologiche possono far variare l'influenza ipofisaria sull'attività riproduttiva eritroblastica midollare. Vengono discusse le modalità secondo cui l'ipofisi modifica l'intensità della riproduzione del tessuto eritroblastico.

Summary

The problem of the neuro-hypophyseal regulation of the erythropoiesis was recently given a new definition by means of investigations conducted to show the existence of a specific erythropoietic hypophyseal hormone. The action of the hypophysis on the erythropoiesis consists of a stimulation of the erythroblastic proliferous rhythm. Various physiopathological conditions can vary the hypophyseal influence on the medullar erythroblastic reproductive activity. The modalities according to which the hypophysis modifies the intensity of the reproduction of the erythroblastic tissue are discussed.

Bibliografia

1. Arvy, L.: Rev. Hémat. **6**, 198 (1951).
2. Aschkenasy, A. e P. Pariente: Acta Haemat. **9**, 29 (1953).
3. Aschner, B: Pflügers Arch. Physiol. **146**, 1 (1912).
4. Contopoulos, A. N., S. Ellis e Coll.: Endocrinology **55**, 808 (1954).
5. Contopoulos, A. N., M. E. Simpson e Coll.: Anat. Rec. **118**, 290 (1954).
6. Contopoulos, A. N., D. C. Van Dyke e Coll.: Gaz. Méd. Portug. **7**, 99 (1954).
7. Crafts, R. C.: Endocrinology **39**, 401 (1946).
8. — Endocrinology **53**, 465 (1953).
9. Feigin, W. M. e A. S. Gordon: Endocrinology **47**, 364 (1950).
10. Flaks, J., J. Himmel e Coll.: Presse Méd. **46**, 1506 (1938).
11. Meyer, O. O., G. E. Stewart e Coll.: Folia Haemat. **57**, 99 (1937).
12. Marinone, G.: Vol. Jubilaire en honneur au Professeur Gérard, 1956.
13. Marinone, G. e F. Corso: Lancet **268**, 873 (1955).
14. — — Schweiz. Med. Wschr. **85**, 941 (1955).
15. — — Arch. Sci. Med., in corso di stampa.
16. — — Com. XII° Congr. Soc. Ital. Emat., Roma, 1955.
17. — — Boll. Soc. Ital. Emat., in corso di stampa.
18. Marinone, G., F. Corso e Coll.: Boll. Soc. Ital. Emat. **3**, 67 (1955).
19. — — Arch. Sci. Med., in corso di stampa.
20. — — Haematologica, in corso di stampa.
21. Van Dyke, D. C., A. N. Contopoulos e Coll.: Acta Haemat. **11**, 203 (1954).
22. Vollmer, E. P., A. S. Gordon e Coll.: Endocrinology **25**, 970 (1939).

Professor Dr. Giuseppe Marinone, Istituto di Clinica Medica Generale e Terapia Medica dell'Università di Pavia, *Pavia*, Italia.

Istituto di Clinica Ostetrica e Ginecologica della Università di Genova
(Direttore: Prof. E. MAURIZIO)

Il sistema acetilcolina-acetilcolinesterasi nell'ipofisi

N. Pasetto

In una serie di ricerche (PASETTO [1, 2, 3]) è stata indagata la presenza di attività enzimatica colinesterasica (specifica ed aspecifica) e lipasica (esterasica-tributirrasica) nell'ipofisi.

Lo scopo di tale gruppo di indagini è stato duplice, e cioè portare un contributo alle nostre conoscenze sugli aspetti metabolici della ghiandola e, sia pure indirettamente, contribuire alla chiarificazione del problema della natura chimica del meccanismo correlativo diencefalico-ipofisario; vale a dire al quesito se il controllo nervoso dell'ipofisi si sviluppi attraverso un meccanismo colinergico od adrenergico.

Secondo la classificazione di ADAMS e WHITTAKER [4] vi sarebbero tre gruppi principali di esterasi e cioè Aliesterasi (con inclusa anche la lipasi), colinesterasi specifica e colinesterasi aspecifica. Inoltre vi sarebbero la colesterolesterasi e le lecitinasi.

Si ammette l'esistenza di due tipi di enzimi colinesterasici per i quali sono stati proposti varì nomi, e cioè colinesterasi vera e Pseudocolinesterasi (MENDEL, MUNDELL e RUDNEY [5]), colinesterasi tipo "e" e tipo "s" (ZELLER e BISSEGGER [6]), colinesterasi specifica ed aspecifica (NACHMANSOHN e ROTHENBERG [7]) ed infine acetilcolinesterasi e colinesterasi (AUGUSTINSSON e NACHMANSOHN [8]).

E' noto come nell'ambito delle colinesterasi, vi siano due problemi di particolare interesse e cioè la specificità dell'enzima interessato nel metabolismo dell'acetilcolina ed il significato fisiologico dell'enzima aspecifico.

Riguardo ai rapporti coll'idrolisi fisiologica dell'acetilcolina nell'organismo, si ammette che solo un tipo di colinesterasi sia interessato e cioè la vera od acetilcolinesterasi.

La pseudo o l'aspecifica ingranerebbe nei processi metabolici, particolarmente lipidici (ZAMBOTTI e PASETTO [9]). Di qui l'interesse della ricerca associata all'attività lipasica, enzima che anche le recenti ricerche di MENDEL e MYERS [10] con T.O.C.P., tendono a considerare distinto dalla pseudocolinesterasi (ZAMBOTTI e PASETTO [11]).

Le ricerche sono state condotte sull'ipofisi anteriore e posteriore di bue. La attività colinesterasica, specifica ed aspecifica, è stata determinata mediante la tecnica manometrica del WARBURG, secondo il metodo di MENDEL, MUNDELL e RUDNEY [5].

L'attività lipasica (esterasica tributirrinasica) è stata pure determinata colla tecnica manometrica del WARBURG secondo le indicazioni di AUGUSTINSSON [12].

Nella tabella sono riportati nel loro valore medio i risultati ottenuti; essi sono espressi in μl CO_2 per 0,1 g. di tessuto fresco e per 40 minuti di reazione. L'attività acetilcolinesterasica è stata riportata anche in valori di μg. di acetilcolina idrolizzata.

Tessuto	Attività Colinesterasica (µg. CO_2/0,1 g./40')			Attività lipasica (tributirrinasica) (μl CO_2/0,1 g/40')
	Specifica	Aspecifica	Acetilcol. indrolizz. µg.	
Ipofisi anteriore	28,63	0,0	233,32	90,75
Ipofisi posteriore.......	77,51	0,0	618,20	84,77

Come appare dalla tabella, la colinesterasi specifica o acetilcolinesterasi è presente nell'ipofisi anteriore e posteriore di bue, con valori chiari e precisi. La concentrazione d'enzima presente nell'ipofisi anteriore è inferiore a quella presente nell'ipofisi posteriore. Inoltre, mentre la pseudocolinesterasi od aspecifica non è rilevabile nè nella ipofisi anteriore che posteriore, l'esterasi tributirrinasica (o lipasi) invece è presente in entrambe le parti dell'ipofisi con prevalenza lievissima nella preipofisi rispetto alla post-ipofisi.

La presenza di acetilcolinesterasi nell'ipofisi (anteriore e posteriore) autorizza a ritenere che in tale ghiandola l'acetilcolina viene metabolizzata, cioè sintetizzata ed idrolizzata.

E' in virtù di questo rilievo sperimentale che valutato accanto alle osservazioni di Taubenhaus e Soskin [13] sull'ovulazione in seguito alla applicazione diretta di acetilcolina sull'ipofisi, e di Foster, Haney e Hisaw [14] e di Sawyer, Markee e Townsend [15] sul blocco dell'ovulazione nella coniglia, dopo il coito, in seguito ad iniezione endovenosa di atropina, non ci è parsa inverosimile l'ipotesi che nell'ipofisi avvengano i fenomeni della trasmissione nervosa con mediatore chimico l'acetilcolina.

Riassunto

Delineato il problema della natura chimica della correlazione diencefalo-ipofisaria, l'A. riferisce le sue osservazioni sulla ricerca dell'attività colinesterasica specifica ed aspecifica dell'ipofisi.

Viene discusso infine il significato fisiologico dei rilievi conseguiti, nel quadro della natura chimica del meccanismo correlativo neuroumorale.

Summary

Having delineated the problem of the chemical nature of the diencephalo-hypophyseal correlation, the author reports his observations made at the investigation of the specific and aspecific cholesterasic activity of the hypophysis.

Finally, there was discussed the physiological significance of the findings made within the framework of the chemica naturel of the neurohumoral correlative mechnism.

Bibliografia

1. Pasetto, N.: Arch. Fisiol. 51, 52 (1951).
2. — Arch. Fisiol. 52, 1 (1952).
3. — Folia Endocrin. 6, 230 (1953).
4. Adams, D. H. e V. P. Whittaker: Biochem. J. 44, 62 (1949).
5. Mendel, B., B. D. Mundell e H. Rudney: Biochem. J. 37, 473 (1943).
6. Zeller, E. A. e A. Bissegger: Helvet. Chim. Acta 26, 1619 (1943).
7. Nachmansohn, D. e M. A. Rothenberg: J. Biol. Chem. 158, 653 (1945).
8. Augustinsson, K. B. e D. Nachmansohn: Science 110, 98 (1949).
9. Zambotti, V. e N. Pasetto: Boll. Soc. Ital. Biol. Sper. 26, 340 (1951).

10. MENDEL, B. e N. K. MYERS: Biochem. J. **53,** Proceed. XVI (1953).
11. ZAMBOTTI, V. e N. PASETTO: Boll. Soc. Ital. Biol. Sper. **28,** 373 (1952).
12. AUGUSTINSSON, K. B.: Biochem. J. **40, 343** (1946).
13. TAUBENHAUS, M. e S. SOSKIN: Endocrinology **29,** 958 (1941).
14. FOSTER, M. A., H. F. HANEY e F. L. HISAW: Proc. Soc. Exper. Biol. Med. **32,** 3 (1934).
15. SAWYER, C. H., J. E. MARKEE e B. F. TOWNSEND: Endocrinology **44,** 18 (1949).

Professor Dr. NINO PASETTO, Istituto di Clinica Ostetrica e Ginecologica dell'Università di Genova, *Genova*, Italia.

Clinica delle Malattie Nervose e Mentali dell'Università di Genova
(Direttore: Prof. CORNELIO FAZIO)

Diencephalon and Catalepsy
Experimental Researches on the Motor Initiative
By
U. Sacchi, F. Bonamini, G. Dolce and L. Garello
With 1 Figure

The numerous researches on experimental catalepsy have not yet made it possible to establish with certitude how and in which segment or place of the CNS the antaleptic substances work.

Even in Mammalia stripped of the cerebral hemispheres (cat) it is possible to provoke the catalepsy with bulbocapnine, if the experiment is performed some months after the operation.

Animals without "neopallium", show, like the fish [2—3] and the frog [4], the experimental catalepsy which had also been observed in the insects (Locusta viridissima) [5].

In order to better establish the place of action of the cataleptic substances a particular technique has been proposed: a rubber catheter (NELATON No. 7) is introduced in the aqueduct of SILVIO of the dog via the "cisterna magna" so that the end reaches the 3rd ventricle.

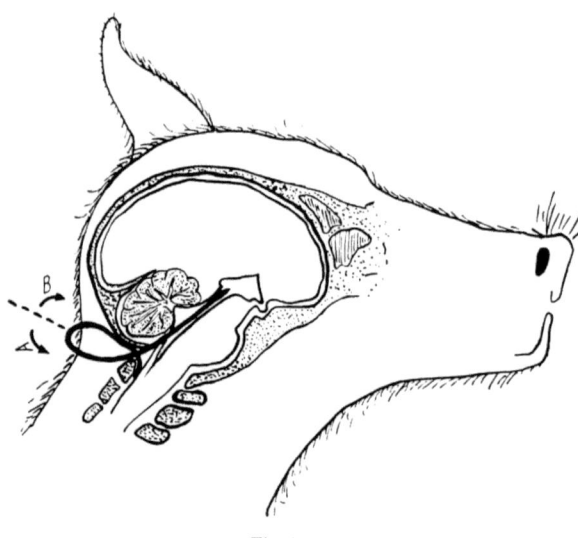

Fig. 1

The free part of the catheter is bent in order to form an ample bend which stretches from the cutaneous suture.

The free end is fixed to the atlanto-occipital membrane and draws into the "cisterna magna" (Fig. 1).

The muscular and cutaneous planes are sutured and the head of the animal is bandaged in plastered bandage in order to avoid too extensive "flexo-extension" movements.

After the wound is cured the animal behaves normally for its liquoral ways are pervious.

This method allows: (1) to introduce the medicaments into the 3rd ventricle or into the "cisterna magna", while the animal is awake and moves freely; (2) to avoid direct harms to the nervous textures by picking the ventricles; (3) to hold back the tested substances in the 3rd ventricle by applying a small tong to side of the catheter which stretches from the cutaneous plane, thus avoiding that the liquid flows back into the "cisterna magna".

Vice-versa it is possible to introduce, in the same way, the medicaments into the "cisterna magna", thereat avoiding that they reascend into the 3rd ventricle.

By this method it had been made possible to demonstrate that the calcium chloride introduced into the 3rd ventricle of the dog provokes a typical state of catalepsy which lasts for several hours.

If the same dose of substance, is put into the "cisterna magna" and therefore taken into the subarachnoid spaces no appraisable action is observed. The potassium chloride proceeds the reverse way. The KCl (dose of 5.6 mg) introduced into the "cisterna magna" has no effect, while, if introduced into the 3rd ventricle, it determinates a state of hyperkinesia which is sometimes violent.

The animal continues to run about quickly without stopping for 3 to 4 hours. It must be remembered that the dogs, when the effect of catalepsy of $CaCl_2$ fades away, appear to become aggresive, a fact which is unusual in animals which usually are quiet.

The same reactions have been observed [15] also in the cat and the mouse during the cataleptic action of the colibacillar toxin and are defined as manifestations of the so-called "negativisme actif".

By the name of "Affektive Abwehrreaktionen" it had been observed in the cat [16] by means of the electric stimulation with a fine electrode needle of a small diencephalic area, localized right under the intermediate mass and behind the anterior commissure.

Also the stimulation of the lateral hypothalamus may produce manifestations which were defined as "rage-like reactions" [17].

We have also used the above-mentioned method in the attempt to establish in which part of the CNS the 5 HT would act as a cataleptic substance.

The 5 HT introduced in the dose of 1200—1400 gamma into the "cisterna magna" of the dog determines an evident state of catalepsy [9—10] perfectly the same as the classic one of bulbocapnine [11—12].

The introduction of the 5 HT into the lateral ventricle of the cat [13] provokes an inhibition of the motility. These experiences, however, had been made with a pervious aqueduct of SILVIO and with the possibility that the drug reached the "cisterna magna".

In the dogs treated with our above-mentioned method, the 5 HT introduced into the 3rd ventricle [14] determines a typical cataleptic state, while, if taken into the "cisterna magna", it is without effect.

The introduction of a drug into the 3rd ventricle does not assure that the actions occur necessarily in the paraventricular centers of the diencephalon. Many elements, however, rely on such a hypothesis.

(1) The drugs which produce catatony, if injected into the 3rd ventricle, do not cause any action if introduced in the same doses into the subarachnoid spaces, but if given intravenously cataleptic states were demonstrated in animals to which meso-diencephalic injuries had been inflicted [18]; also injuries to the mammillary bodies may cause a state of catalepsy [19].

(2) The catalepsy from bulbocapnine is demonstrable in cats without cerebral hemispheres [1].

(3) The experimental catalepsy is evident in the animals without "neopallium" [2—3—4].

(4) The rage-like reactions which are produced experimentally by electrical stimulations of the diencephalon are shown also in the terminal phase of the catalepsy of $CaCl_2$ introduced into the 3rd ventricle [20].

(5) Men with diencephalic and paraventricular injuries (from war wounds) which become evident by autopsy, had shown, during life cataleptic phenomena [21].

Several facts back the hypothesis that in the diencephalon exist anatomical levels on which cataleptic drugs may act. This does not naturally exclude the possibility of an action even at lower levels (mesencephalic, pontine, bulbar, spinal levels), probably with prevalence on the elements which exercise a function on the motility.

Summary

The authors have studied, following a particular technique, the motor initiative action in the dog of particular substances, having introduced and maintained these substances in the 3rd ventricle, and in the subarachnoid spaces of the cerebral hemispheres. $CaCl_2$ and 5 HT have demonstrated a cataleptic action if introduced in the 3rd ventricle, while they show no substantial action if brought in contact with the cerebral cortex. KCl, instead, shows a stimulating action on motor initiative with hyperkinetic manifestations, only if this substances is introduced and maintained in the 3rd ventricle.

Riassunto

Gli Autori hanno esaminato seguendo una particolare metodica l'azione sull'iniziativa motoria del cane esercitata da sostanze introdotte nel terzo ventricolo e negli spazi subaracnoidei degli emisferi cerebrali. Il $CaCl_2$ e la 5 HT, introdotte nel terzo ventricolo esercitano un'azione catalettica, che non si manifesta quando queste sostanze vengono poste a contatto con la corteccia cerebrale. Il KCl provoca una stimolazione netta dell'iniziativa motoria con manifestazioni ipercinetiche solo quando venga introdotto e mantenuto per un certo periodo di tempo a contatto con le pareti del terzo ventricolo.

References

1. Schaltenbrand, G. and S. Cobb: Pflügers Arch. Physiol. **218**, n. 3—4 (1926).
2. Aragona, F.: Arch. Ital. Med. Sper. **1**, 193 (1937).
3. Sacchi, U. and G. Gianniotti: Boll. Soc. Ital. Biol. Sper. **32** (3—4—5), 175 and 177 (1956).
4. Garello, L. and G. Dolce: Boll. Soc. Ital. Biol. Sper. **32** (6), 441 (1956).
5. Steiniger: Z. Morph. Tiere **26**, 591 (1933).
6. Gutierrez-Noriega, C.: Compt. Rend. I Congrès Mondial de Psychiatrie, Paris 1950, vol. III°, 243, 1953.
7. Adami, E. and U. Sacchi: Arch. Ital. Sci. Farmacol. **12**, n. 5 (1943).
8. Sacchi, U.: Spazio, tempo, iniziativa motrice. Milano: Redi. 1947.
9. Sacchi, U., L. Garello, F. Bonamini and G. Dolce: Boll. Soc. Ital. Biol. Sper. **31**, 663 (1955).
10. Garello, L. and G. Dolce: Sistema nerv. 8 (1956).
11. Baruk, H.: Psychiatrie médicale physiologique, etc. Paris: Masson. 1938.
12. De Jong, H.: Experimental Catatonia. Baltimore: Williams and Wilkins. 1945.
13. Feldberg, W. and S. L. Sherwood: J. Physiol. **123**, 148 (1954).
14. Sacchi, U., L. Garello, G. Dolce and F. Bonamini: Boll. Soc. Ital. Biol. Sper. **32** (3—4—5), 179 (1956).
15. Baruk, H.: Psychiatrie médicale physiologique, etc. Paris: Masson. 1938.
16. Hess, W. R. and Brügger: Helvet. Physiol. Pharmacol. Acta **1**, 33 (1943).

17. KABAT, E. A., B. J. ANSON, H. W. MAGOUN and S. W. RANSON: Amer. J. Physiol. **112**, 214 (1935).
18. RANSON, S. W. and H. W. MAGOUN: Erg. Physiol. **41**, 56 (1939).
19. RANSON, S. W. and W. R. INGRAM: Catalepsy caused by lesions between the mammillary bodies etc. Amer. J. Physiol. **1932**, 690.
20. ADAMI, E. and U. SACCHI: Arch. Ital. Sci. Farmacol. **12**, n. 5 (1943).
21. KLEIST, K. Gehirnpathologie. Leipzig: Barth. 1934.

Dr. U. SACCHI, Dr. F. BONAMINI, Dr. L. GARELLO e Dr. G. DOLCE, Clinica Neuropsichiatrica dell'Università di Genova, *Genova*, Italia.

Allan Memorial Institute of Psychiatry, McGill University, Montreal, Canada

An In Vitro System for the Study of the Neural Control of ACTH Secretion

By

M. Saffran and A. V. Schally

With 4 Figures

The brilliant work of HARRIS and of others (reviewed in [1]) has established that there must be in the hypothalamus a substance that acts on the anterior pituitary to accelerate the secretion of adreno-corticotrophic hormone, ACTH. In spite of the efforts of several years, it was not possible to isolate this substance because of the lack of a specific method for the detection of its activity. In a normal animal it is impossible to assure the specificity of a biological test. There-fore, a degree of specificity may be attained in two ways: the first, by the removal of the tissues which are supposed to contain the material being measured, such as the use of hypophysectomy in the assay of hypophysial hormones; or, the second way, by a test on isolated tissues. We have chosen the second method of attaining specificity.

Working with the isolated adrenal of the rat, we have developed a method for the assay of ACTH based on the stimulation of the formation of corticoids by the addition of ACTH to the tissue [2]. This test enables us to measure ACTH activity quickly and easily. Our success with the isolated adrenal gland encouraged us to attempt the utilization of the isolated anterior pituitary gland in a test for the corticotrophin-releasing factor (CRF) in the hypothalamus.

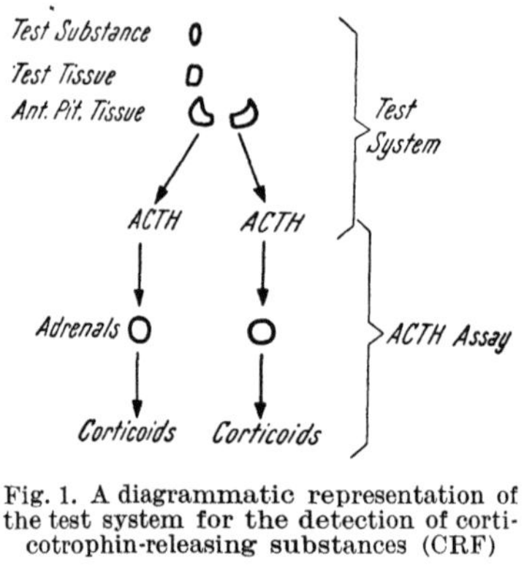

Fig. 1 outlines the method [3]. In effect, the pituitary-adrenal system of a rat is cut in two down the mid-line. One half of the anterior lobe of the pituitary serves as the control tissue to indicate the level of secretion of ACTH by the isolated tissue. The other half is exposed to the materials under test. Then, the response of the adrenal is used to measure the ACTH liberated by each half of the pituitary. The results are expressed either as the secretion of ACTH, in milliunits, by one milligram of pituitary tissue in one hour, or as the ratio of the ACTH liberated by the experimental pituitary tissue to the amount liberated by the control tissue. The incubations are carried out with about 5 mg. of tissue suspended in 0.5 ml. of KREBS-RINGER-bicarbonate medium, containing 0.2% glucose, in an atmosphere of $95\% \ O_2$-$5\% \ CO_2$ in a WARBURG flask kept at 38^0.

Fig. 1. A diagrammatic representation of the test system for the detection of corti-cotrophin-releasing substances (CRF)

Fig. 2 shows our first results with the test system [3]. The control tissue liberates about 5 to 7 milliunits of ACTH per mg. in one hour. Adrenaline and nor-adrenaline do not significantly increase the amount of ACTH leaving the tissue, but in a more recent larger series of tests, the slight stimulation has always been found. A few milligrams of hypothalamic tissue, added to the flasks along with the anterior pituitary tissue, failed to change the ACTH secretion; posterior pituitary tissue was also without activity. However,

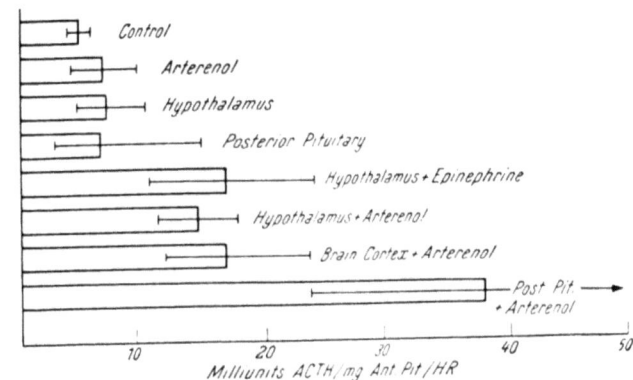

Fig. 2. The effect of various tissues on the release of ACTH by anterior pituitary tissue *in vitro*. The 95% confidence limits are indicated by the thinner lines

hypothalamic tissue, posterior lobe, and even brain cortex slices, added along with either adrenaline or noradrenaline, significantly increased the rate of liberation of ACTH. The most potent combination seems to be posterior pituitary plus nor-adrenaline.

We now chose to explore the known hormones of the posterior pituitary for activity in this system [4]. Fig. 3 shows that a posterior lobe extract is active in stimulating ACTH-release. The activity is increased, but not significantly, by nor-adrenaline. Oxytocin and vasopressin, both prepared by Prof. STEHLE, had some activity, but the combination of vasopressin and nor-adrenaline was the most po-

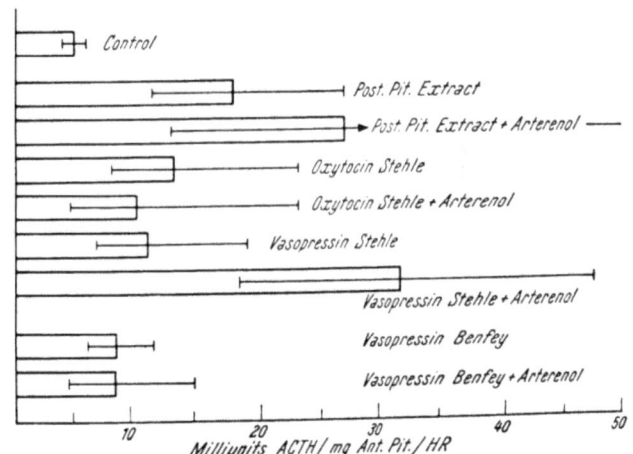

Fig. 3. The effect of posterior pituitary preparations on the release of ACTH by anterior pituitary tissue *in vitro*. The 95% confidence limits are indicated by the thinner lines

tent. However, when STEHLE's vasopressin was further purified by BENFEY [5], it lost its CRF activity. The activity in the original vasopressin was found in one of the impurities separated from the vasopressin spot by paper chromatography (Fig. 4).

Using "Protopituitrin", a posterior lobe preparation supplied by Parke, Davis and Company as starting material we have separated a small amount of CRF by consecutive chromatography in 3 different solvent systems. The purified CRF is active in our test system in doses as low as 0.02 microgram and does not require nor-adrenaline for activity. While its nature is still unknown, the chromatographic properties suggest that it is a peptide. Other investigators have reported the preparation of extracts with similar biological properties. Guillemin et al. [6] have described the extraction of CRF from both neurohypophysial and hypothalamic tissue; Porter et al. [7] have prepared protein fractions with CRF activity from the blood that collects in the sella turcica after hypophysectomy; Swingle and his group [8] have claimed that commercial preparations of vasopressin contain an HCl-extractable material, with both CRF and histamine-like properties. From the information available, only the preparation of Guillemin seems to be similar to ours. It is not unlikely that Porter's material is a protein that either carries the active moiety, or is contaminated with it. The Swingle preparation is different, because in our hands the activity present in crude extracts is destroyed by the procedure that they use for the extraction of their active material. It is of interest that both Guillemin and Swingle used our test system, or a modification of it, for the detection of the CRF.

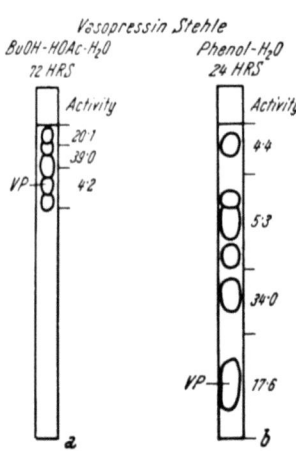

Fig. 4. Separation of CFR from Stehle's vasopressin by paper chromatography. The activity is milliunits of ACTH released by one mg. of anterior pituitary tissue in one hour

Thus, by the use of isolated tissues in a simple test system, we have been able to detect and to concentrate a potent neurohumoral substance, which seems to be present in relatively large amounts in diencephalic structures. While only the ACTH-trophic agent has been detected, the possibility remains that other hypophysiotrophic substances exist in this area, and only await the development of the proper detection systems for their discovery.

Acknowledgments

We are grateful to Dr. Benfey, of the Department of Pharmacology, McGill University, Mr. K. Antoft, of Nordic Biochemicals Limited, and to Dr. D. A. McGinty, of Parke, Davis and Company, for generous supplies of materials.

This work was supported by a grant from Charles E. Frosst and Company Limited, by a Federal-Provincial Mental Health Grant to Dr. R. A. Cleghorn, and by a grant from the Foundations' Fund for Research in Psychiatry to Dr. R. A. Cleghorn.

Attendance at the Symposium was made possible by funds provided by the Hosmer Fund of McGill University, by Nordic Biochemicals Limited and by Ayerst, McKenna and Harrison Limited.

Summary

An in vitro system has been developed to study the control of the release of ACTH from the anterior pituitary. This system circumvents some of the difficulties inherent in studies in the whole or operated animal. The isolated rat anterior pituitary is used to detect substances that have the property of influencing the rate of release of ACTH. The ACTH released by the anterior pituitary tissue into the incubation medium is then assayed by its corticosteroidogenic effect on rat adrenals in vitro.

This in vitro system has yielded the following observations: The release of ACTH is increased to a minor extent by epinephrine and norepinephrine. Hypothalamus, brain cortex, and posterior pituitary tissue have little, if any, influence by themselves, but in combination with norepinephrine, these tissues stimulate the release of ACTH. The greatest effect is exerted by the posterior lobe. The active material in the posterior lobe seems to be similar to, but distinct from, the beef posterior lobe principles, oxytocin and vasopressin.

Riassunto

Mediante un opportuno sistema di culture in vitro è stato possibile studiare le modalità del controllo nell'increzione dell'ACTH adeno-ipofisario, superando le difficoltà tecniche legate all'indagine sull'animale integro o sottoposto ad interventi operatori. L'adenoipofisi isolata di ratto è stata impiegata come test biologico per l'analisi di sostanze che possano influenzare la increzione di ACTH: l'ACTH liberato nel mezzo di cultura è stato opportunamente dosato valutando l'azione corticoido-genetica del medium su surrenali di ratto, in vitro.

La liberazione di ACTH dalle cellule adenoipofisarie viene lievemente modificata nel senso di un aumento sia dall'adrenalina che dalla nor-adrenalina. L'ipotalamo, la corteccia cerebrale e la postipofisi del ratto, ridotto ad omogenati ed aggiunti alle culture in vitro di cellule adenoipofisarie esercitano soltanto una scarsa influenza sull'increzione di ACTH, ma tutti questi tessuti — in combinazione con la noradre-nalina — hanno una spiccata proprietà ACTH-stimolante. L'effetto maggiore si ottiene con il tessuto postipofisario; la sostanza attiva del lobo posteriore sembra essere simile, ma non identica, ai principi isolati dalla postipofisi di bue, l'ossitocina e vasopressina.

References

1. HARRIS, G. W. and C. FORTIER: Fourth Annual Report on Stress, H. SELYE and G. HEUSER, Editors. Acta, Montreal (1954).
2. SAFFRAN, M. and A. V. SCHALLY: Endocrinology **56**, 523 (1955).
3. — — Canad. J. Biochem. Physiol. **33**, 408 (1955).
4. SAFFRAN, M., A. V. SCHALLY and B. G. BENFEY: Endocrinology **57**, 439 (1955).
5. BENFEY, B. G.: Brit. J. Pharmacol. **8**, 435 (1953).
6. GUILLEMIN, R., W. R. HEARN, W. R. CHEEK and D. E. HOUSHOLDER: Fed. Proc. **15**, 84 (1956).
7. PORTER, J. C. and H. W. RUMSFIELD JR.: Endocrinology **58**, 359 (1956).
8. SWINGLE, W.W., L. J. BRANNICK, W. BARRETT, S. J. LEBRIE and A. F. PARLOW: Proc. Soc. Exper. Biol. Med. **91**, 223 (1956).

Dr. MURRAY SAFFRAN and Dr. A. V. SCHALLY, Allan Memorial Institute of Psychiatry, McGill University, 1025 Pine Avenue West, *Montreal*, P. Q., Canada.

Ospedale Fatebenefratelli, Fatebenesorelle, Ciceri, Agnesi di Milano, Divisione Medica II
(Primario: Prof. R. Scalabrino)

Sistema diencefalico e crasi emato-midollare

R. Scalabrino, P. G. Bianchi

Con 2 Figure

Da gran tempo è risaputo che il sistema nervoso contiene importanti "centri ematopoietici", i quali possono agire sugli organi emo-linfopoietici con meccanismi *nervosi diretti* o con meccanismi *neuro-ormonici*. Tali "centri" sono indovati nel diencefalo e, in particolare, nell'ipotalamo (Roussy e Mosinger).

La stimolazione sperimentale dell'ipotalamo può, infatti, determinare *leucocitosi* e *reazione normoblastica* quale risposta a distanza del midollo osseo (Rosenow); l'iniezione di sostanze inerti in prossimità dei centri diencefalici può determinare *poliglobulia* (Schulhof e Matthies). Nel cane, in cui sia stato sperimentalmente leso il "tuber cinereum" si è osservata *ipoglobulia* ed *ipoemoglobinemia* (Houssay, Royer, Orias).

Leucocitosi neutrofila con *deviazione a sinistra della formula di* Arneth fu pure rilevata dopo stimolazioni ipotalamiche (Greep, Salus, Porta, Hoff), dopo emorragie intraventricolari dell'encefalo o dopo encefalografie (Hoff), in certi tumori cerebrali limitrofi al terzo ventricolo (Boukis e Hoff); in tali condizioni si è anche osservata *diminuzione del numero dei reticolociti circolanti* (Hoff).

Dal punto di vista clinico si è potuto constatare che soggetti affetti da *idrocefalia* presentano, talora, aumento del tasso dei reticolociti circolanti con deviazione a sinistra della formula di Arneth (Ginzberg e Heilmeyer); negli stessi pazienti si avrebbe, consensualmente, diminuzione dei linfociti e degli eosinofili.

I *processi encefalitici* a localizzazione diencefalica determinano essi pure varie modificazioni abbastanza caratteristiche del sangue (Model e Wolf) e la legittimità di tale azione diencefalica diretta sarebbe dimostrata dal fatto che, dopo sezione midollare, l'inoculazione di prodotti batterici non è seguita, come d'ordinario, da leucocitosi (Hoff). Le suddette modificazioni della crasi ematica sarebbero costituite principalmente da poliglobulia, analogamente a quanto si verifica in corso di *commozione cerebrale* (Hecht e Weil).

In corso di *narcolessia* fu osservata frequentemente una marcata linfocitosi (Redlich, Weech, Kahler, Thiele, Strauss, Wilder, Munzer).

Questo complesso di nozioni assai imprecise e contraddittorie trova una certa sistematizzazione nella recente monografia di Weill e Bernfeld sulla così detta "sindrome ipotalamica". In essa viene alquanto assiomaticamente affermato che diverse osservazioni permettono oggi di dedurre come l'ipotalamo influenzi nettamente la crasi ematica: se sconosciuto rimane il meccanismo in virtù del quale si verificano le poliglobulie caratteristiche dei tumori a sede ipotalamica e degli esiti della encefalografia gassosa (sic!), non è meno vero, secondo gli Autori citati, che lesioni ipotalamiche di diversa natura provocano talora sensibili variazioni della leucocitosi, pur senza rapporto topografico costante con il punto leso.

Così, la stimolazione della regione posteriore del "tuber cinereum" o dei corpi mammillari provoca una linfopenia assimilabile a quella dei fenomeni di *stress*, mentre la distruzione di tali distretti abolisce la linfopenia consecutiva allo *stress* medesimo (De Groot e Harris). La stimolazione del "tuber cinereum" favorisce del pari l'aumento dell'attività specifica dei fagociti, annullato invece dalla contemporanea sezione del midollo spinale e dalla splancnicectomia (Weill e Bernfeld): il che farebbe supporre — almeno nella fattispecie — l'esistenza anche di una mediazione del sistema nervoso vegetativo periferico, con evidenti interferenze sulla milza (la milza, infatti, rielaborerebbe il "prosplen", ormone ad azione incrementante i fenomeni di fagocitosi). Questi dati e quelli dianzi citati, relativi alle analogie presentate fra effetti della stimolazione diencefalica e fenomeni di *stress*, suggeriscono l'indagine sui rapporti eventuali che sistema diencefalico, sistema nervoso vegetativo periferico e sistema endocrino possono reciprocamente avere, nei confronti della crasi emato-midollare.

Tutti e tre i sistemi — e, in particolare, il diencefalico con la mediazione degli altri due — possono infatti agire con influenze dirette sui tessuti emolinfopoietici, nel senso di intensificare o frenare i processi riproduttivi o maturativi dei singoli gruppi di cellule sanguigne, poichè i nervi vegetativi, seguendo le arterie nutritizie delle ossa, penetrano nel tessuto midollare terminandovi con libere espansioni; ovvero possono agire con influenze vasomotorie e contrattili sugli organi viscerali ricchi di sangue.

Così, la prevalenza simpatica del neurotono vegetativo porta ad aumento nel sangue periferico sia dei globuli rossi (con aumento dei reticoliciti), sia dei leucociti (con prevalenza neutrofila) i quali — dallo scarso polimorfismo nucleare — appaiono di recente formazione; contemporaneamente si verifica diminuzione relativa dei linfo-monociti e scomparsa o rarità estrema degli eosinofili (Bufano). Invece, la prevalenza vagale del neurotono vegetativo induce lieve tendenza a diminuzione dei leucociti, con diminuzione relativa dei neutrofili, che hanno nuclei molto suddivisi, con aumento degli eosinofili e aumento relativo o anche assoluto dei linfociti e talvolta anche dei monociti (Bufano).

Argomenti tratti da innumerevoli ricerche cliniche e sperimentali inducono attualmente alla pacifica acquisizione di tali importante dati (Dittmar, Baena, Mueller, Pagniez, Camus, Czubalski, Tinel, Santenoise, Nakamura, Ino, Okinara, Somogyi, Morikawa, Roesler, Walterhofer). Altrettanto cospicua messe di nozioni è stata poi negli ultimi lustri consegnata alla letteratura medico-biologica circa le influenze esercitate sulla crasi emato-midollare da parte delle varie stazioni del sistema endocrino.

L'*adenoipofisi* influenzerebbe considerevolmente la funzionalità degli organi emo-linfopoietici: talora, infatti, l'acromegalia si accompagna a poliglobulia (Sabrazzes, Bonnes, Naegeli, Lichtwitz, Guillain) e talaltra a ipoglobulia (Carnot, Rathery, Dumont) con eosinofilia (Steiger, Mendel, Cushing, Messedaglia), leucocitosi (Borchardt, Meyer, Grellier) o monocitosi (Falta). Ad analoghe modificazioni ematiche sono esposti i soggetti affetti da morbo di Simmonds (Mariano, Castex). Sperimentalmente si è constatato che l'ipofisectomia determina, negli animali di laboratorio, ipoglobulia ed ipoemoglobinemia (Houssay, Royer, Orias) con caduta del tasso dei reticolociti circolanti (Overbecke), mentre reazioni diametralmente opposte vengono determinate dalla somministrazione prolungata di estratti ipofisari (Friedgood).

Anche la *neuroipofisi* influenzerebbe notevolmente la crasi ematica, tanto che una protratta somministrazione di pituitrina può indurre, sempre negli animali, gravi forme anemiche (MacFarland, MacPrail, Dodds, Noble, Smith).

Quanto alla *tiroide*, è pure noto che i suoi ormoni influenzano potentemente e in senso positivo la funzione eritropoietica del midollo osseo (Kocher, Roos, Mannsefeld, Dubois, Heilmeyer, Stewart) e che, d'altro canto, la tiroidectomia induce aplasia midollare, la quale non reagisce nemmeno alla somministrazione di estratti epatici e alla diminuzione della pressione atmosferica (Thaddea, Stewart, Geep, Meyer). Notissime sono le alterazioni della serie bianca, nella crasi ematica, in corso di morbo di Basedow: leucopenia, linfocitosi, presenza di granulazioni basofile nelle emazie (Blank, Schlesinger, Sainton); ipoglobulia con poichilocitosi, ipoleucocitosi, linfocitosi, monocitosi e talora eosinofilia sono, invece, appannaggio ematologico del mixedema (Dieterle, Maresch).

Le *surrenali* hanno modernamente assunto importanza tutta particolare, anche nei confronti della crasi ematomidollare: mentre da tempo è noto che la surrenalectomia può indurre agranulocitosi (Corey e Britton) è oggi accertato che la somministrazione di preparati di tipo cortisonico fa spesso regredire le sindromi agranulocitosiche per stimolazione della leucopoiesi neutrofila (Scalabrino, Curtarelli, Bombelli) e, in individui normali, dopo la fase linfolitica può talvolta stimolare una iperplasia linfatica diffusa, con linfomonocitosi del sangue circolante (Muley, Baumann, Crowe, Marine). Troppo noti i rapporti fra ACTH, cortisone e cortisonici ed eosinofilia ematica (Thorn) perchè si debba insistervi qua.

Eosinofilia del sangue si osserverebbe anche dopo somministrazione di estratti di *paratiroidi* (Lenart) e in tal senso agirebbero pure l'insulina e, più, gli estratti di *pancreas* desinsulinizzati (Grandpierre, Grognot).

Estratti di *timo* (De Candia) e di *testicolo* (Silvestroni e Bianco, Damble, Mansfeld) gioverebbero a correggere lo stato anemico e nello stesso senso agirebbero anche gli estratti di *ovaio*, frazione follicolinica (Feuchtinger). Questi stessi agirebbero anche aumentando le quote leucocitaria e linfocitaria del sangue circolante (Cramern, Brodersen, Schone).

Questo complesso di dati, assai cospicuo ma tuttaltro che univoco, ci ha indotto a riesaminare, sperimentando sull'uomo, i rapporti che esistono fra sistema diencefalico e crasi emato-midollare. Ci siamo serviti a tale scopo di estratti diencefalici (*frazione lipoidea*: Epstein, Lorenz, Curri, Fedeli, Ottaviani e Azzali ecc.) in pazienti sani e affetti da varie forme emopatiche, isolatamente o in associazione ad altre tarapie, secondo i casi. *Nella presente comunicazione riferiamo solo i dati relativi all'uomo maschio adulto normale, ottenuti unicamente con somministrazione di estratti diencefalici.*

Abbiamo studiato, prima e dopo somministrazione di detti estratti diencefalici, in vari pazienti da tempo convalescenti di forme infettive banali, per le quali erano stati occasionalmente ricoverati presso la nostra Divisione Medica, le variazioni dei seguenti dati ematologici:

a) *esame cromocitometrico e morfologico del sangue circolante;*

b) *quota reticolocitaria;*

c) *resistenza globulare;*

d) *curva eritrocitometrica di Price-Jones;*

e) *emogramma di Arneth;*

f) *mielogramma.*

Gli *estratti diencefalici* di cui ci siamo serviti per le nostre indagini consistevano — come si è detto — in frazioni lipoidee di estrema purezza, ricavate dal diencefalo di giovani animali macellati di fresco; il trattamento da noi riserbato ai nostri pazienti è consistito nella somministrazione di mg. 7,5 di residuo secco di estratto diencefalico in dispersione acquosa, per via intramuscolare, ripartito in tre dosi quotidiane, per un periodo di dieci giorni per ciascun soggetto.

Riferiamo, pertanto, in sintesi i risultati delle nostre ricerche, non senza sottolineare che la nostra casistica è tutta costituita di soggetti di sesso machile, adulti (di età compresa fra i 40 e i 65 anni) e senza pregresse forme morbose degne di rilievo, d'origine lombarda e svolgenti — fino a pochi giorni prima del ricovero — attività manuali varie, comunque non attinenti con lavorazioni ad interferenze interessanti la patologia professionale in senso emopatico.

Osservazioni personali

(cfr. anche Fig. 1, 2 e Tab. 1.)

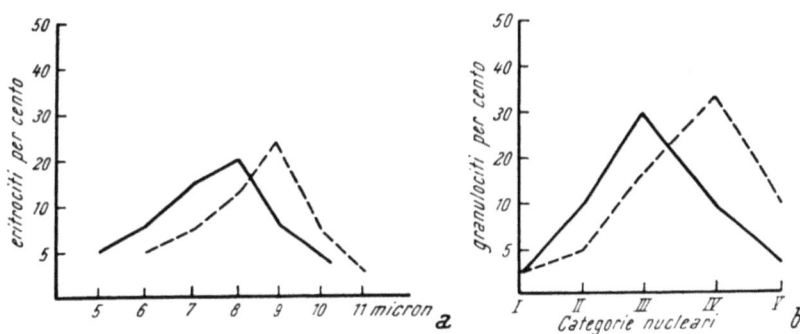

Fig. 1. Variazioni ematiche (dopo dieci giorni di trattamento con estratti diencefalici). *a* Curva di PRICE-JONES, *b* Emogramma di ARNETH. ———— Prima della cura, - - - - - - - - dopo la cura

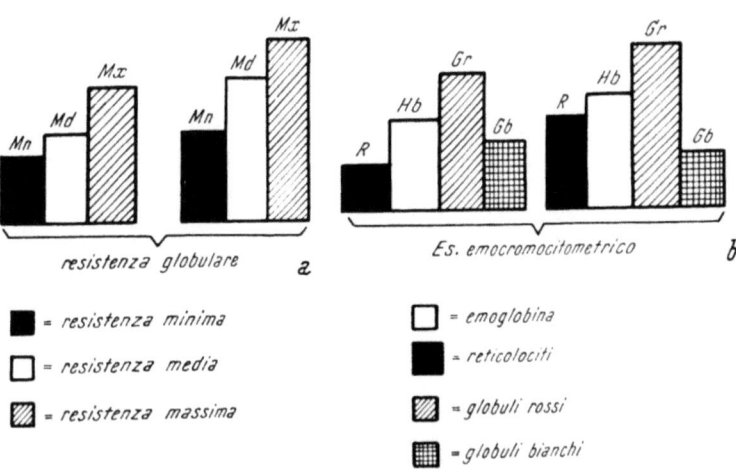

Fig. 2. Variazioni ematiche. *a* Prima della cura, *b* dopo la cura

50*

Tabella 1. *Variazioni del mielogramma dopo dieci giorni di trattamento con estratti diencefalici*

Elementi	Valori medi per cento	
	Prima della cura	Dopo la cura
Mieloblasti	1,52	5,52
Promielociti	2,98	5,95
Mielociti	12,82	20,85
Metamielociti	9,76	5,76
Granulociti giovani.............	13,20	10,20
Granulociti vecchi	17,70	9,70
Mielociti e promielociti eosinofili ...	4,20	4,20
Polinucleati eosinofili	2,90	2,90
Basofili	0,10	0,10
Emocitoblasti	0,19	0,19
Linfociti	3,18	3,18
Monociti	2,44	2,44
Istiociti	1,78	1,78
Megacariociti	1,00	1,00
Plasmacellule	1,02	1,02
Proeritroblasti	3,06	1,06
Eritroblasti basofili	2,50	1,50
Eritroblasti policromatofili	10,50	12,50
Eritroblasti ortocromatici	9,40	10,40

a) Esame cromocitometrico e morfologico del sangue:
1) *Emoglobina* = tendenza all'aumento dei valori relativi dal 3 al 12%);
2) *Globuli rossi* = tendenza all'aumento numerico (da 100.000 fino a 600.000 per mm³) senza variazioni apprezzabili di ordine morfologico;
3) *Globuli bianchi* = tendenza alla diminuzione numerico globale (da 500 a 2000 per mm³) con netta neutropenia relativa (dal 6 al 14%) a favore di una corrispettiva linfocitosi relativa (dal 3 al 14%); non significative variazioni della quota eosinofila, nè della quota monocitica;
4) *Piastrine* = tendenza all'aumento numerico (da 20.000 a 45.000 per mm³).

b) Quota reticolocitaria: Sempre più o meno accresciuta (da 3 a 8 unità per mille); mai presenza di affinità tintoriali equivalenti di processi eritrorigenerativi di ordine patologico.

c) Resistenza globulare: Sempre più o meno accresciuta (Mx = da 0,2 a 0,6; Md = da 0,2 a 0,4; Mn = da 0,2 a 0,4).

d) Curva eritrocitometrica di Price-Jones: Spostamento dei diametri eritrocitari nel senso dell'aumento degli stessi (variazioni percentuali da 5 a 12 elementi nei gruppi compresi fra i 7 e i 10 micron, a favore rispettivo di questi ultimi).

e) Emogramma di Arneth: Costante deviazione a destra (con spostamenti da 4 a 11 elementi per cento nei gruppi granulocitari a tre e quattro nuclei).

f) Mielogramma: Per quello che concerne la *granulocitopoiesi* si osserva un costante per quanto lieve aumento degli elementi più immaturi (dal 4 al 5% dei mieloblasti, dal 3 al 5% dei promielociti, dal 3 al 9% dei mielociti) con proporzionale riduzione dei metamielociti, dei granulociti giovani e di quelli polinucleati, rispettivamente e indirettamente proporzionale col grado di immaturità.

Per quello che concerne la *eritropoiesi* si osserva un netto aumento degli elementi più maturi (dal 2 al 3% degli eritroblasti policromatofili, dal 3 al 4 per cento degli eritroblasti ortocromatici) con proporzionale riduzione dei proeritroblasti e degli eritroblasti basofili.

Per quello che concerne la *piastrinopoiesi* e le quote istiocitarie (*emoistioblastiche, emocitoblastiche, plasmacellulari* e *linfo-monocitarie*) non si constatano variazioni significative, rispetto agli scarti dalla norma.

In conclusione: possiamo affermare che, nella nostra casistica piuttosto omogenea per soggetti allo studio e per trattamento, la somministrazione di estratti diencefalici ha sortito i seguenti effetti: a) aumento numerico dei reticolociti e dei globuli rossi; b) aumento del valore globulare e aumento del diametro cellulare delle emazie; c) aumento della resistenza globulare; d) segni di attivazione midollare della serie eritrocitaria. Abbiamo visualizzato inoltre: e) lieve tendenza all'aumento numerico delle piastrine, nel sangue circolante, senza tuttavia evidenti segni di attivazione megacariopoietica midollare; f) diminuzione numerica assoluta dei globuli bianchi, con granulopenia e deviazione a destra dell'emo-gramma di ARNETH; g) linfocitosi relativa periferica e, infine, h) segni di inibizione maturativa midollare della serie granulocitopoietica.

In altre parole, quindi, un certo incremento della eritropoiesi con emazie in circolo a caratteristiche giovanili; inibizione — per quanto modesta — della granulocitopoiesi con percentuale, in circolo, di elementi piuttosto vecchi ed aumento relativo dei linfociti; lieve piastrinosi.

Sulla scorta dei dati forniti dalla letteratura, è nostra impressione che nella genesi di tali risposte emato-midollari alla somministrazione di estratti diencefalici in soggetti normali, non sia estraneo il sistema endocrino, sollecitato indiretta-mente tramite l'ipofisi (SHEEHAN, BLOOM e BRISON, WITTS, MARINONE, ecc.) i cui diretti rapporti con il diencefalo sono ormai ben conosciuti.

Riassunto

Gli AA. hanno studiato, in alcuni pazienti convalescenti di varie forme morbose (per lo più infezioni acute), il comportamento della crasi emato-midollare, sotto trattamento con estratti di diencefalo (lipidi ex-organo) somministrati con diverse modalità e in varia misura.

Hanno studiato mielogrammi, formule di ARNETH, curve di PRICE-JONES, resistenza globulare, variazioni numeriche e morfologiche degli elementi figurati del sangue, reticolociti e piastrine comprese, ecc.

Concludono per una influenza sensibile degli estratti diencefalici suddetti, soprat-tutto nei confronti del comportamento degli elementi della serie eritrocitaria, nel senso di una accelerazione dei processi proliferativi e maturativi rivelata dalle varie indagini sopra elencate.

Summary

The authors had studied, in several patients convalescent from various morbid forms (mostly acute infections), the behaviour of the hemato-medullar crasis, under the treatment of diencephalic extracts (lipoids ex-organo) administered in various ways and in various doses.

They had studied myelograms, ARNETH's formulas, PRICE-JONES' curves, globulary resistance, numerical and morphological variations of the figurate elements of the blood, reticulocytes and compressed plates etc.

They conclude that there is a sensible influence in the above-mentioned dience-phalic extracts, above all at the confrontation of the behaviour of the elements of the hematocytarian series, in the sense of an acceleration of the proliferous and maturative processes revealed by the various above-listed investigations.

Bibliografia

1. BAENA, V.: Kongr. Zbl. inn. Med. **76,** 736 (1934).
2. BLOOM, A. e C. C. BRYSON: Brit. Med. J. **2,** 75 (1948).
3. BONATI, F. e L. CUCURACHI: Ateneo Parmense **27** (1956).
4. BUFANO, M.: La patologia e la clinica del sistema nervoso vegetativo. Milano: S. E. L. 1940.
5. CURRI, S. B. e S. FEDELI: Ann. Endocrin., Paris **16,** 529 (1955).
6. DITTMAR, E.: Dtsch. med. Wschr. **65,** 500 (1939).
7. EPSTEIN, E. e K. LORENZ: Wien. med. Wschr. **6** (1940).
8. FEDELI, S., S. B. CURRI e S. TAMBUSCIO: Boll. Soc. Ital. Biol. Sper. **31, 326 (1955).
9. HOFF, F.: Erg. inn. Med. **46,** 1 (1934).
10. — Verh. Dtsch. Ges. inn. Med. 49. Kongr. (1937).
11. HOUSSAY, B. A.: Rev. franç. Endocrin. **9** (1931).
12. MARINONE, G.: cfr. p. 769.

13. Morikawa, W.: Klin. Wschr. **17,** 57 (1938).
14. Mueller, E. F.: Klin. Wschr. **5,** 706 (1928).
15. Nakamura, Y.: Kongr. Zbl. inn. Med. **75,** 340 (1934).
16. Okinara, S. e Coll.: Klin. Wschr. **17,** 1752 (1938).
17. Ottaviani, G. e G. Azzali: Acta Neuroveg. **13,** 80 (1956).
18. Rathery, F.: Maladies de la nutrition. Paris: Masson & Cie. 1936.
19. Roesler, G.: Med. Klin. **170,** 558 (1931).
20. Roussy, G. e M. Mosinger: Traité de Neuro-endocrinologie. Paris: Masson & Cie. 1946.
21. Scalabrino, R., G. Gurtarelli e R. Bombelli: Haematologica **36,** 8 (1952).
22. Sheehan, H. L.: Quart. J. Med. **8,** 277 (1939).
23. Thaddea, S.: Erg. inn. Med. **54** (1938).
24. Tinel, J. e D. Santenoise: Presse Méd. **15,** 4 (1922).
25. Weill, J. e J. Bernfeld: Le Syndrome Hypothalamique. Paris: Masson & Cie. 1954.
26. Witts, L. J.: Lancet **2,** 307 (1942).

Professor Dr. R. Scalabrino e Professor Dr. Pier Gildo Bianchi, Ospedale Fatebenefratelli, *Milano*, Italia.

Aus der inneren Abteilung des Juliusspitales Würzburg
(Chefarzt: Privatdozent Dr. R. Schwab)

Traumatischer M. Cushing

Von

R. Schwab

Mit 4 Abbildungen

Zwei eigene Fälle von Cushing-Syndrom nach Schädeltrauma, die wir erst kürzlich zu begutachten hatten, veranlassen uns, zur Frage dieser Zusammenhänge Stellung zu nehmen. Die beiden Fälle sind in der Anamnese wie im Befund so ähnlich, daß nur auf einen der beiden Kranken näher eingegangen werden soll, bei dem innerhalb eines halben Jahres ein voll ausgeprägtes Cushing-Syndrom auftrat, während beim anderen das Cushing-Bild etwa zwei bis drei Jahre nach einer Commotio cerebri im Jahre 1942 sich allmählich bildete.

Beim ersteren handelt es sich um einen 23jährigen Mann, der bis zu seinem Unfall am 11. September 1954 immer gesund war. Nach dem Motorradunfall wurde er in stark benommenem Zustande in die Klinik eingeliefert, wo durch den Unfallchirurgen eine schwere Commotio cerebri mit Verdacht auf Contusio cerebri festgestellt wurde. Es bestanden eine Schürfwunde am Nasenrücken, eine Rißplatzwunde am Hinterkopf und eine typische Radiusfraktur rechts. Das Erinnerungsvermögen des Patienten beginnt erst vom dritten Krankheitstage an, als ihn seine Mutter besuchte. Während seines Klinikaufenthaltes hatte er gelegentliche Kopfschmerzen, im übrigen aber fühlte er sich wohl. Am 23. September 1954 wurde er aus der Klinik entlassen. Zu Hause begann er mit kleinen Spaziergängen, wobei sich aber vermehrte Kopfschmerzen einstellten. Desgleichen verstärkten sich seine Kopfschmerzen im Sonnenlicht und bei starkem elektrischem Licht, ebenso wenn er länger als eine Stunde las. In der ersten Zeit nach der Klinikentlassung beobachtete er auch einen vorübergehend stärkeren Haarausfall. Seine Kopfhaut war damals so berührungsempfindlich, daß er beim Kämmen Schwierigkeiten hatte und keinen Hut und keine Mütze vertrug. In dieser ersten Zeit nach Klinikentlassung trat auch häufig ein pelziges Gefühl in den Händen auf. Beim Bücken wurde ihm schwarz vor den Augen. Er ermüdete leichter als vor dem Unfall und hatte vermehrtes Schlafbedürfnis; seine Schlafdauer betrug schon damals mindestens 12 Stunden. Auch der Appetit wurde nach dem Unfall geringer. Er glaubt mit Sicherheit angeben zu können, daß er nach dem Unfall weniger aß als vorher. Sein Körpergewicht stieg laufend an; es betrug vor dem Unfall (bei einer Körpergröße von 184 cm) 90 kg, im Mai 1955 100 kg, Ende Februar 1956 113 kg.

Während der stationären Untersuchung und Beobachtung in meiner Klinik vom 21. Februar 1956 bis 2. März 1956 gab er folgende Beschwerden an: Dauernde Schmerzen in der Stirngegend und im Hinterkopf, manchmal einhergehend mit Druckgefühl hinter dem rechten Auge. Die Kopfschmerzen verschlimmern sich bei grellem Sonnenlicht, nach Kinobesuch, vor Witterungswechsel, bei längerem Lesen. Er schwitzt jetzt mehr und verträgt Alkohol weniger gut als vor dem Unfall. Unter schwüler Hitze und auch unter Kälte leidet er mehr als früher. Sein Arbeitstempo ist gegenüber früher deutlich verlangsamt.

Er ist stumpfer, vergeßlicher und auch leichter erregbar geworden. Bekannte, die ihm auf der Straße begegnen, erkennt er manchmal nicht mehr, was ihm vor dem Unfall nie passierte. Er unternimmt nichts mehr, liegt am liebsten im Bett und schläft. Seine Mutter muß ihn energisch veranlassen, gelegentlich ins Kino oder Gasthaus zu gehen. Er wäscht, badet und rasiert sich nicht mehr mit der gleichen Sorgfalt und Häufigkeit wie früher. Am Sonntag hat er keine Lust mehr, sich besser anzuziehen. Sein Schlafbedürfnis ist sehr groß geworden. Während vor dem Unfall ihm trotz der Tagesarbeit sieben bis acht Stunden Schlaf vollauf genügten, schläft er jetzt von abends 8 Uhr bis zum Mittag des nächsten Tages, manchmal auch bis 15 Uhr. Auch für Mädchen interessiert er sich nicht mehr. Am liebsten ist er für sich allein und hat seine Ruhe.

Von besonderem Interesse erscheint ein Hinweis auf die Familienanamnese: In der Familie sind keine Erbleiden und Nervenleiden bekannt, die Eltern sind gesund. Bezüglich des Vorkommens von Fettleibigkeit in der Familie ergibt sich. soweit der Kranke hierzu Angaben machen kann, folgendes Bild:

Größe	Körpergewicht	Bemerkungen
Vater 173 cm	80 kg	
Mutter mittelgroß ...		pyknischer Habitus, nicht ausgesprochen adipös
Bruder 182 cm	etwa 96 kg	25jähriger Schlosser, wog vor zwei Jahren 90 kg. Innerhalb der beiden letzten Jahre Gewichtsanstieg auf 100 kg, was auf sehr reichlichen Biergenuß (bis zu zehn Flaschen Bier täglich) zurückgeführt wurde. Seitdem er vor kurzem das Biertrinken völlig eingestellt hat. rasche Gewichtsabnahme
Schwester 170 cm ...	schlank	
Vater des Vaters 186 cm..........	wog vor einigen Jahren 95 kg, jetziges Körpergewicht unbekannt	
Schwester der Mutter		blind, ziemlich stark

Befund: Ausgeprägte Stammfettsucht mit Vollmondgesicht, Doppelkinn, Stiernacken, blauroten Striae an den vorderen Achselfalten und Oberarmbeugeseiten. am Unterbauch und in der linken Hüftgegend. Mittelstarke Behaarung an Brust. Rücken, Achselhöhlen und Schamgegend, keine Hypertrichose. Mäßig starker Bartwuchs. Beide Mammae stärker ausgebildet als es der Norm entspricht. Akne der oberen Brustgegend. Nervenaustrittspunkt rechts supraorbital druckschmerzhaft. Keine Schilddrüsenvergrößerung. Normaler klinischer und röntgenologischer Herzbefund. Neurologisch keine Störungen nachweisbar. Blutdruck bei Klinikaufnahme 140/85 mm Hg, bei Klinikentlassung 110/80 mm Hg. Blutkörperchensenkungsgeschwindigkeit 2/8 mm nach Westergren. Urin: Albumen negativ, Sacharum positiv, Aceton negativ, Urobilinogen leicht vermehrt, Bilirubin negativ; im Urinsediment vereinzelt Leukocyten. Blutstatus: Hb 15,6 g %, Erythrocyten 5.42 Millionen, HbE 28,8 $\gamma\gamma$. Leukocyten 8500. Differentialblutbild: *Promyelocyten* 2 %, *basophile Myelocyten* 1 %, Stabkernige 1 %, Segmentkernige 54 %, Eosinophile 8 %, Monocyten 6 %, Lymphocyten 26 %, Basophile 2 %. Elektrokardiogramm im Liegen. Stehen und nach Belastung: Angedeuteter Linkspositionstyp ohne pathologische Veränderungen. Wassermannsche Reaktion und Nebenreaktionen negativ. Blutkalzium 9,8 mg %. Reststickstoff 36,6 mg %. Grundumsatz −1,5 %. Wasserversuch (Trinkmenge 1000 ccm): In den ersten fünf Stunden wurden insgesamt nur 420 ccm ausgeschieden, niedrigstes spezifisches Gewicht 1006; zweiter Diuresegipfel am Nachmittag, sieben Stunden nach Wasserzufuhr. Insulinbelastung nach Radoslav und Traubenzuckerdoppelbelastung nach Staub-Traugott s. Abb. 4. Neutrale C-17-Ketosteroide im Urin (bestimmt nach Zimmermann in der Modifikation von Ruppert) 17,9 mg/24 Stunden, bei Wiederholung 14,9 mg/24 Stunden. Gesamtkortikosteroide (bestimmt nach Staudinger und Schmeisser) 1.58 mg/24 Stunden. Röntgenaufnahme der Hypophyse: in Form und Größe normale Sella. Röntgenaufnahmen der Hals- und Brustwirbelsäule: ohne krankhaften Befund, insbesondere ohne Anhalt für Osteoporose.

Die aufgeführten Befunde lassen keinen Zweifel zu an der Diagnose eines Cushing-Syndroms. Hervorgehoben sollen nur werden:

1. Die stark erhöhte Gesamtkortikosteroid-ausscheidung im Urin, während die Bestimmung der C-17-Ketosteroide normale bis leicht erhöhte Werte ergab.

2. Der hämatologische Befund. Der Blutstatus zeigt zwar nicht die ausgeprägte Polyglobulie des progredienten, „malignen" Morbus Cushing. Immerhin liegen Hb- und Erythrocytenwerte an der oberen Grenze der Norm. Sehr wesentlich erscheint uns dagegen der Nachweis von *Promyelocyten* und *Myelocyten* im Blutausstrich. Das Vorkommen solcher unreifer Zellen der myeloischen Reihe im peripheren Blut ist immer als pathologisch zu werten. Nachdem sich bei dem Patienten

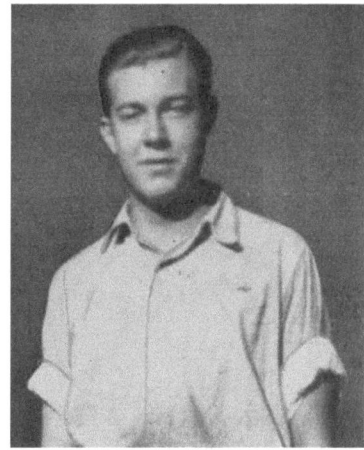

Abb. 1. Zwei Jahre vor dem Unfall

keine Milzvergrößerung und keine Anhaltspunkte für das Vorliegen einer primären Bluterkrankung oder einer Knochenmarksreizung infolge Infekt oder Knochencarcinose finden, darf man den Nachweis von Promyelocyten und Myelo-

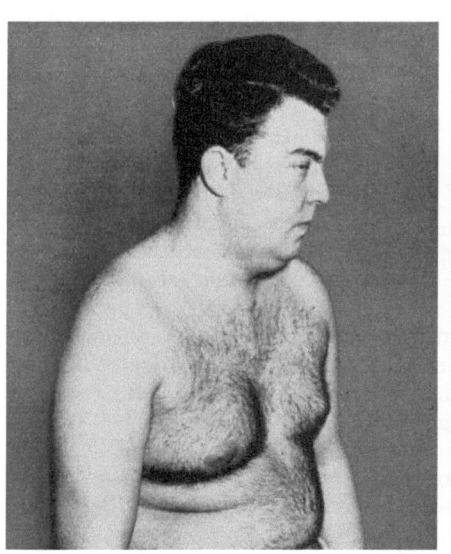
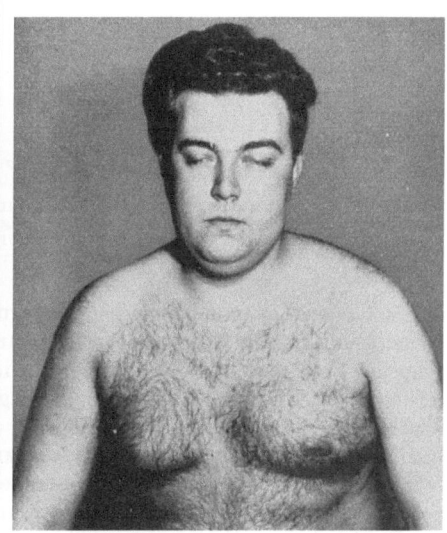

Abb. 2 und 3. Zwei Jahre nach dem Unfall

cyten mit großer Wahrscheinlichkeit auf eine hormonale, im Rahmen des Cushing-Syndroms erfolgende Reizung des Knochenmarks beziehen. Wir haben im einschlägigen Schrifttum nur wenige diesbezügliche Mitteilungen gefunden (Medvey und Wermer; Sundermann), möchten aber darauf hinweisen, daß nach den Erfahrungen der genannten Autoren ein derartiger Blutbefund als diagnostisches Zeichen für ein Cushing-Syndrom gewertet werden kann.

3. Die Oligurie dürfte unter den für den Wasserversuch allgemein geltenden Vorbehalten als Zeichen einer diencephalen Regulationsstörung zu werten sein und wurde beim Cushing-Syndrom schon wiederholt beschrieben (Mohnike und Mohnike). Die vermutlich zentrale Oligurie unseres Patienten läßt sich somit den gegensinnigen Störungen des Wasserstoffwechsels, nämlich der Polyurie und dem Diabetes insipidus (Oswald) als ebenbürtig an die Seite stellen.

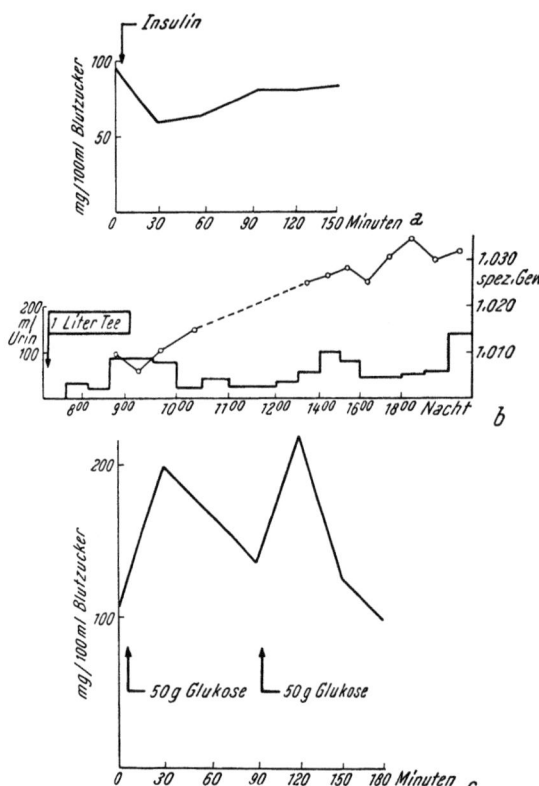

Abb. 4. Horst R., 29. Februar 1956. *a* Insulinbelastung mit 12 E. Altinsulin i. v. (nach Radoslav). *b* Wasserbelastung mit 1 Liter Flüssigkeit. *c* Orale Glukosebelastung nach Staub-Traugott

4. Die psychischen Veränderungen. Als wichtigstes Merkmal in der Veränderung der Psyche unseres Patienten möchten wir eine zunehmende Stumpfheit und Antriebslosigkeit nennen, die in den letzten Monaten auch zu einer Vernachlässigung der Körperpflege geführt hat. Weiterhin scheint eine gewisse Schlafsucht zu bestehen, die wir auf Grund unserer persönlichen Beobachtung bestätigen können. Es handelt sich hierbei um psychische Auffälligkeiten, die vom psychiatrischen Standpunkt aus gesehen zunächst keineswegs typisch sind und auch in einem psychiatrischen Fachgutachten nicht als endogen angesprochen werden konnten. Trotzdem können sie durchaus als ein charakteristisches Begleitsymptom eines Cushing-Syndroms bezeichnet werden, wenn man nur erst vom Vorliegen eines Cushing-Syndroms ausgeht. Denn im ganzen gesehen und in Beziehung gesetzt zum Körperbefund entsprechen sie dem beim Cushing-Syndrom in einem hohen Prozentsatz zu beobachtenden Bild des psychischen Zwischenhirnsyndroms (Stähelin) bzw. endokrinen Psychosyndroms (Bleuler), dessen Bedeutung durch die Beobachtungen ähnlicher Störungen bei ACTH- und Cortisonbehandlung noch erhöht wird (Schrifttum bei Schwab). Wir halten die erwähnten psychischen Veränderungen für diagnostisch sehr wichtig. Sie können vor allem bei noch gering ausgebildetem Krankheitsbild bzw. vorübergehendem Auftreten der somatischen Cushing-Symptome einen manchmal ausschlaggebenden Hinweis auf die zugrunde liegende Störung darstellen, wie wir an Hand eines Falles von transitorischem Cushing-Syndrom mit zur Kriminalität führenden psychischen Veränderungen demonstrieren konnten.

Die Frage des *ursächlichen Zusammenhanges zwischen Schädeltrauma und*

Cushing-*Syndrom* schließt die Frage ein, welche krankhaften Prozesse zur Entwicklung eines erworbenen Morbus Cushing führen können.

Während man früher zu der Ansicht neigte, daß lediglich Geschwulstbildungen des Hypophysenvorderlappens oder der Nebennierenrinde einen Morbus Cushing auslösen können, hat die weitere Forschung und klinische Beobachtung auf diesem Gebiet erwiesen, daß auch Störungen außerhalb des endokrinen Systems dieses Krankheitsbild auslösen können. In Frage kommen krankhafte Prozesse verschiedenster Art im Bereiche des Hypothalamus. Bezüglich Einzelheiten verweisen wir auf unsere Mitteilung (Schwab) sowie auf die Arbeiten von Prick und von Zondek und Leszynsky. In diesen Arbeiten finden sich zahlreiche Hinweise auf die funktionelle Verknüpfung von Hypothalamus und Hypophyse, die das wesentliche Moment für die Entstehung eines Cushing-Syndroms infolge Zwischenhirnläsionen darstellen dürfte.

Auch ein Schädeltrauma kann gelegentlich ein Cushing-Syndrom verursachen. Die Weltliteratur enthält nur einige wenige klinische Beobachtungen zur Frage der Entstehung eines Cushing-Syndroms nach Schädeltrauma. Sie sind von Jores und Boenheim zusammengestellt. Voraussetzung für die Bejahung des ursächlichen Zusammenhanges ist, wie vor allem Jores betont, der enge zeitliche Zusammenhang zwischen Schädeltrauma und Cushing-Syndrom, der in vorliegendem Falle zweifellos gegeben ist und auch bei dem zweiten von uns gesehenen Patienten angenommen werden darf. Der Patient, über den wir ausführlich hier berichtet haben, klagt seit seinem Unfall über Kopfschmerzen, die bereits einige Wochen nach dem Unfall stärker wurden und bis heute bestehen. Die Cushing-Symptome, insbesondere Fettsucht und psychische Veränderungen, setzten allmählich ein, so daß ein exakter Zeitpunkt nicht angegeben werden kann. Es ist jedoch aus der Vorgeschichte einwandfrei zu entnehmen, daß das jetzt nachweisbare Cushing-Syndrom innerhalb der auf den Unfall folgenden sechs Monate seinen Anfang nahm. Wichtig erscheint uns der Umstand, daß dieser Patient nach seinem Unfall keine längere Bettruhe eingehalten hat. Eine Gewichtszunahme infolge langen Krankenlagers, die bei Kriegs- und Unfallverletzten mit Schädeltrauma zunächst immer in Betracht zu ziehen ist (Wedler, Bahner), darf also im vorliegenden Falle ganz abgelehnt werden. Näher einzugehen ist dagegen auf den praemorbiden Habitus unseres Patienten. Dieser bedarf wie in allen anderen Fällen von starker Gewichtszunahme (und -abnahme) nach Schädeltrauma einer eingehenden Prüfung, damit geklärt werden kann, welche Erscheinungen des posttraumatischen Verlaufes Unfallfolge und welche durch eine konstitutionelle Neigung zu Fettansatz oder Abmagerung bedingt sind (Wedler, Bahner). Es darf nach Aktenlage und Vorgeschichte als sicher angenommen werden, daß vor dem Unfall unseres Patienten zwar gute Fettpolster, aber keine auf ein Cushing-Syndrom hinweisenden Symptome (Diabetes mellitus, blaurote Striae, psychische Veränderungen) bestanden. Wir möchten dabei, wie schon oben ausgeführt, der Entwicklung der psychischen Alterationen im Sinne des endokrinen Psychosyndroms besondere Bedeutung gerade in diesem Zusammenhang beimessen, da sie häufig ein ausgesprochenes Frühsymptom darstellen. Solche psychische Veränderungen werden bei genauer Prüfung bekanntlich in einer sehr großen Zahl von Cushing-Fällen beobachtet, und zwar sowohl bei solchen, die durch einen Hypophysen- oder Nebennierenrindentumor bedingt sind, als auch bei erworbenem Cushing-Syndrom anderer Genese, z. B. nach Encephalitis.

Zusammenfassung

Zwischenhirnläsionen nach Schädeltrauma werden nicht selten beobachtet. Sie betreffen den Kohlenhydrat-, Wasser- und/oder Fettstoffwechsel und haben als traumatischer Diabetes mellitus oder insipidus, traumatische (cerebrale) Fettsucht usw.

Eingang in die Literatur und Unfallbegutachtung gefunden. Sehr selten sind dagegen bisher unfallbedingte diencephale Störungen mit Entwicklung eines echten Cushing-Syndroms beschrieben worden. Die Weltliteratur enthält unseres Wissens nur fünf derartige Mitteilungen. Sie sind von besonderer Bedeutung deswegen, weil sie nicht primär von den endokrinen Drüsen ausgehen und auch durch ihren benignen Charakter und ihre spontane Rückbildungsfähigkeit eine Sonderstellung einnehmen. Mit Rücksicht auf ihre diencephale Entstehung lassen sie sich den von Zondek kürzlich besprochenen Fällen und dem von uns veröffentlichten Fall von transitorischem Cushing-Syndrom (Schwab 1954) an die Seite stellen. Man darf sie wohl als einen weiteren Beweis dafür ansehen, daß ein Cushing-Syndrom vom Diencephalon seinen Ausgang nehmen kann.

An Hand von zwei eigenen Fällen von Cushing-Syndrom nach Schädeltrauma werden die Möglichkeiten der kausalen Zusammenhänge unter besonderer Berücksichtigung der psychischen Veränderungen erörtert. Unsere Beobachtungen, die mit den wenigen bekanntgewordenen traumatischen Cushing-Fällen im Einklang stehen, können als Bestätigung betrachtet werden für die insbesondere von Veil und Sturm, Reinwein und anderen vertretene Auffassung, wonach exogene Faktoren, insbesondere Schädeltraumen, durch Einwirkung auf das Diencephalon Krankheitsbilder unmittelbar auslösen können, die sonst nur bei Funktionsstörungen endokriner Drüsen auftreten.

Riassunto

Le lesioni diencefaliche secondarie a traumatismi cranici sono abbastanza frequenti, implicando generalmente una turba nel metabolismo dei carboidrati, in quello idrosalino o lipidico che sfocia nei quadri clinici del diabete mellito od insipido e nelle obesità post-traumatiche. Molto rare sono invece le alterazioni diencefaliche a cui segue una vera sindrome di Cushing, e nella letteratura ne sono stati descritti finora solo cinque casi. Questo tipo di Cushing assume una fisionomia del tutto particolare nella nosologia della sindrome, perchè non è dovuto ad un'alterazione surrenalica primitiva, ed in secondo luogo perchè spesso si assiste ad un decorso benigno con frequenti remissioni del quadro clinico. Sotto questo punto di vista i due casi descritti brevemente da Zondek ed il caso personale osservato nel 1954 possono venire inquadrati sotto la denominazione di sindrome di Cushing a partenza diencefalica e con carattere transitorio. Si può pertanto ritenere fondata la supposizione emessa da diversi Autori che in qualche caso una sindrome di Cushing può essere la conseguenza di un'alterazione primitiva dei centri ipotalamici.

In base all'analisi di due osservazioni personali di Cushing-traumatico l'Autore ritiene giustificata la tesi di Veil e Sturm, Reinwein ed altri, secondo i quali determinati fattori esogeni ed in particolare i traumi cranici possono modificare in senso patologico la funzionalità diencefalica, provocando quadri morbosi che nella maggior parte dei casi sono l'esito di turbe funzionali delle ghiandole andocrine.

Literaturverzeichnis

Bahner, F.: Handbuch der inneren Medizin, 7. Bd., 1. Teil, 4. Aufl. Berlin 1955.
Boenheim, F.: Dtsch. Gesundheitswesen 7, 681 (1952).
Jores, F.: Handbuch der inneren Medizin, 7. Bd., 1. Teil, 4. Aufl. Berlin 1955.
Medvey, C. V. und P. Wermer: Med. Klin. 30, 992 (1934).
Mohnike, G. und A. Mohnike: Z. inn. Med. 1, 45 (1946).
Oswald, A.: Die Erkrankungen der endokrinen Drüsen. Bern 1949.
Prick, J. J. G.: Acta physiol. pharmacol. Neerl. 3, 278 (1954).
Reinwein, H.: Das ärztliche Gutachten im Versicherungswesen. Leipzig 1939.
Schwab, R.: Z. inn. Med. 9, 299 (1954).
Sundermann: zit. n. L. Heilmeyer und H. Begemann: Handbuch der inneren Medizin, 2. Bd., 4. Aufl. Berlin 1951.
Trautmann, H.: Mschr. Unfallhk. 55, 146 (1952).
Veil, W. H. und A. Sturm: Die Pathologie des Stammhirns. Jena 1946.
Wedler, H. W.: Stammhirn und innere Erkrankungen. Berlin 1953.
Zondek, H. und H. E. Leszynsky: Brit. Med. J. No. 4960, 197 (1956).

Privatdozent Dr. Robert Schwab, Chefarzt der inneren Abteilung des Juliusspitales, *Würzburg*, Juliuspromenade 19, Bundesrepublik Deutschland.

Dalla Clinica delle Malattie del Sistema Nervoso dell'Università di Napoli
(Direttore: Prof. V. M. Buscaino)

Risposte diencefaliche alla stimolazione luminosa intermittente. 1°: Effetti umorali

C. Serra, F. Pariante, F. Ventra, P. D. Mastrogiovanni, G. Scarlato

Il metodo della stimolazione luminosa intermittente (S.L.I.), di recente introdotto nella tecnica EEG per l'attivazione dei tracciati, presenta interessanti problemi di neurobiologia cui il nostro laboratorio ha tentato, seppure in parte di portare il suo contributo, col fine ultimo di chiarire l'intimo meccanismo d'azione della fotostimolazione.

Le numerose esperienze sull'animale (cfr. lavori di Benoit, di Bissonnette, di Koller e Rodewald, di Hollwich) e sull'uomo (Cavallacci e Bassi-Rubino al. e coll., Kunze, Hoff, per non citare che alcuni nomi) han dimostrato che gli impulsi luminosi, attraverso le vie connessione esistenti tra retina e diencefalo, esercitano un sicuro influsso sull'ipotalamo, determinando risposte a carico principalmente della glicoregolazione e dell'equilibrio neurovegetativo.

In queste ricerche è stato prevalentemente impiegato lo stimolo luminoso continuato, naturale od artificiale, nel passagio dal buio alla luce o nelle variazioni nictemerali. — La stimolazione luminosa intermittente, invece, non è stata finora, per quanto ci risulta, studiata da questo punto di vista, per cui ci è parso utile comunicare in questa sede i risultati ottenuti con questo stimolo impiegato per brevi periodi di irradiazione (30″), a carico delle seguenti costanti biologiche:

a) equilibrio elettrolitico (rapporto K/Ca) e potere colinesterasico serico;
b) glicemia di base e glicemia da carico di zucchero;
c) glicemia da carico di acido adenosintrifosforico.

A) *Le modificazioni degli elettroliti e del potere colinesterasico serico* (p. c. s.) sono state studiate sia in rapporto alla frequenza (5—10—20 Hz) con luce intermittente integrale, sia in rapporto alla lunghezza d'onda, mantenendo costante la frequenza stimolatrice [1].

Nel primo caso abbiamo osservato (in un gruppo di 25 soggetti):

1°) *la S.L.I.a 5 Hz* provoca la caduta del rapporto K/Ca ematico nella maggioranza dei casi (17/25), comportamento strettamente dipendente dall'abbassamento della potassiemia, oscillando le variazioni della calcemia entro limiti trascurabili; il potere colinesterasico serico ha un comportamento perfettamente corrispondente;

2°) *la S.L.I.a 10 Hz* determina modificazioni costanti, ma non univoche, sia rispetto ai valori di base, che rispetto a quelli determinati con la S.L.I. a 5 Hz: si hanno, infatti, in egual percentuale aumenti e diminuzioni dei valori del rapporto K/Ca. Il potere colinesterasico varia di poco, ma sempre nel senso della diminuzione;

3°) *la S.L.I. a 20 Hz* determina modificazioni bene evidenti e tutte dello stesso segno, sia rispetto ai valori basali, che a quelli ottenuti con la S.L.I. a 5 od a 10 Hz: tale comportamento si è ottenuto in 23/25 casi (92%), con aumento del valore del rapporto K/Ca. Ancor più univoco il comportamento del P.C.S.

il cui valore ha avuto sempre tendenza ad aumentare, rispetto ai valori basali ed a quelli osservati dopo S.L.I. con 5 e 10 Hz.

Le modificazioni degli stessi componenti ematici, col variare della lunghezza d'onda, a frequenza stimolatrice costante (5 Hz) sono state studiate in due gruppi di soggetti, nei quali abbiamo rispettivamente osservato gli effetti umorali con S.L.I. colorate di lunghezze d'onda estreme (rosso, violetto) e con cromatostimoli di lunghezze d'onda medie (giallo, verde).

Con la luce bianca intermittente il rapporto K/Ca, come già abbiamo visto nel precedente gruppo, diminuisce quasi costantemente. La S.L.I. rossa aumenta il valore del rapporto e del p. c. s., sia rispetto al valore iniziale, che a quello determinato dalla S.L.I. bianca. La S.L.I. violetta fa aumentare il rapporto K/Ca ed il p. s. c., sia rispetto ai valori iniziali che dopo S.L.I. bianca e rossa.

Con le lunghezze d'onda intermedie abbiamo:

con la S.L.I. gialla il rapporto K/Ca aumenta in quasi tutti i soggetti, rispetto ai valori basali ed in tutti i soggetti, rispetto ai valori dopo S.L.I. bianca; meno univoco il comportamento del p. c. s. — Con la S.L.I. verde il rapporto K/Ca invece si abbassa sia rispetto ai valori basali che rispetto a quelli da S.L.I. gialla. Del pari si comporta il p. c. s. [2].

B) *Il comportamento della glicemia dopo S.L.I. bianca e colorata* a frequenza costante (5 Hz) è caratteristicamente variabile secondo lo stimolo impiegato [3]:

*la S.L.I.*determina una immediata caduta della glicemia dell'ordine dell'8%, seguita da una risalita (19%) ed una seconda, più importante, caduta (34%) al 15° e 30° min. rispettivamente;

la S.L.I. rossa provoca caduta della glicemia, col suo massimo al 15° min. (34%) per poi ritornare lentamente ai valori iniziali;

la S.L.I. gialla provoca una pressoché uguale caduta, col massimo al 15° min. (34%), con risalita più rapida;

la S.L.I.verde determina la più forte caduta iniziale della glicemia, con ulteriore abbassamento fino al 15° min. e ripresa rapida della glicemia al 30° min.;

la S.L.I. violetta produce un effetto ipoglicemizzante minimo, limitato solo all'inizio, subito compensato da un rapido ritorno ai valori iniziali (entro il 15° min.), che vengono superati al 30° min.

La curva glicemica da carico è stata studiata, sia dopo una sola S.L.I. allo inizio della curva, sia sotto l'effetto di ripetute S.L.I., durante le varie fasi della curva di Straube [4].

La curva da carico, per effetto della S.L.I., viene depressa fino alla metà dei valori controllo, mentre la S.L.I. rossa, col suo altissimo effetto ipoglicemizzante, frena al massimo la salita della glicemia dopo il carico, riducendo ad un 15° la variazione iniziale, alla metà ed a un terzo rispettivamente quelle del 20° e del 30° min. Anche la S.L.I. gialla riduce notevolmente la curva da carico e pari effetto, seppure proporzionalmente minore, si osserva con la S.L.I. verde e con la S.L.I. violetta.

Se poi la S.L.I. viene ripetuta ad ogni fase della curva, le modificazioni della glicemia sono ancor più sensibili: la curva risulta appiattita, invertita addirittura. Osserviamo così che con la S.L.I. bianca e con la S.L.I. rossa la salita della glicemia della I e della II fase è addirittura annullata, con l'impiego dello stimolo rosso al posto del bianco. Anche con le altre luci si osserva un netto influenzamento della curva da carico, molto più sensibile che con una semplice irradiazione all'inizio della curva.

C) Studiando l'E.E.G. da carico di A.T.P. due di noi [5] hanno osservato un frequente influenzamento della S.L.I., nel senso della comparsa di ritmi di trascinamento, non evidenziabili senza il farmaco. Per tale motivo siamo stati indotti a controllare le curve glicemiche da S.L.I. sotto carico di A.T.P., arrivando ad evidenziare un influenzamento della curva da carico da S.L.I., caratteristicamente diverso secondo le luci impiegate [6]:

a) l'A.T.P. potenzia, infatti, l'effetto ipoglicemizzante della S.L.I. bianca, specie nella seconda fase della curva;

b) la S.L.I. rossa, sotto carico di A.T.P., esplica un effetto ipoglicemizzante ancor maggiore (onde una maggiore frequenza di reperti E.E.G. patologici sotto carico di A.T.P. durante la S.L.I. rossa);

c) la S.L.I. gialla viene pure influenzata dal carico di A.T.P. in senso opposto all'inizio ed alla fine della curva. con effetto ipoglicemizzante finale maggiore che con la semplice S.L.I.,

d) l'azione del verde sulla glicemia viene ridotta dall'A.T.P. fino ad essere invertita:

e) l'azione del violetto è appena influenzata all'inizio, mentre l'effetto finale della S.L.I. sulla glicemia è praticamente identico, senza e sotto carico di farmaco.

Viene così ad essere dimostrato un vero potenziamento farmacologico della S. L. I. a punto di attacco quasi sicuramente diencefalico [7].

I sovraesposti dati, tutti chiaramente indicatori di un punto di attacco diencefalico della S.L.I., ci hanno indotto a controllare altri due aspetti della risposta diencefalica:

a) gli effetti vegetativi;

b) le modificazioni della perimetria visiva che verranno esposti nelle note successive.

Riassunto

La S.L.I., bianca e colorata, a 5 e 20 Hz, determina caratteristiche modificazioni del tasso ematico di K, Ca, dell'equilibrio tra questi due elettroliti, del potere colinesterasico serico, della glicemia basale e della curva glicemica da carico e da A.T.P., rapportabili alle influenze diencefaliche che ogni impulso luminoso determina, secondo le caratteritiche fisiche (lunghezza d'onda, intensità, frequenza) di cui è dotato.

Summary

The I.L.S., white and colored, at 5 and 20 hz, determines characteristic modifications of the blood K/Ca level, the equilibrium between these two electrolytes, the serous cholinesterasic power, the basic blood sugar level and the blood sugar level after charge and after A.T.P., to be related with the diencephalic influences which every light impulse determines according to its physical characteristics (wave lenght, intensity, frequency).

Bibliografia

1. SERRA, C., F. PARIANTE e F. VENTRA: Effetti biologici della S.L.I.: 1°) Modificazioni della Potassiemia, della Calcemia e del potere colinesterasico serico sotto S.L.I. bianca a varie frequenze. Acta Neurol. 11, 441 (1956).
2. PARIANTE, F., C. SERRA e F. VENTRA: Effetti biologici della S.L.I.: 2°) Modificazioni della potassiemia, della calcemia e del potere colinesterasico serico sotto S.L.I. bianca e colorata. Acta Neurol. 11, 501 (1956).
3. SERRA, C. e F. PARIANTE: Effetti biologici della S.L.I.: 3°) Influenza della S.L.I. bianca e colorata sulla glicemia. Acta Neurol. 11, 530 (1956).
4. SERRA, C. e G. SCARLATO: Effetti biologici della S.L.I.: 4°) Modificazioni della curva glicemica da carico sotto S.L.I. bianca e colorata. Acta Neurol. 11, 865 (1956).
5. SERRA, C. e P. D. MASTROGIOVANNI: Studio della attività elettrica corticale sotto carico di ac. adenosintrifosforico. Acta Neurol. 11, 912 (1956).
6. MASTROGIOVANNI, P. D. e C. SERRA: Modificazioni della curva glicemica da S.L.I. bianca e colorata sotto carico di A.T.P. Acta Neurol. 11, 899 (1956).
7. SERRA, C.: Potenziamento farmacologico della S.L.I. VII conv. ann. Soc. Ital. EEG, 8/4/56.

Le altre voci bibliografiche vengono omesse, per brevità, perché ampiamente riportate nei lavori soprariferiti.

Dr. CARLO SERRA, Dr. FERDINANDO PARIANTE, Professor Dr. FERDINANDO VENTRA, Dr. PIERO DONATO MASTROGIOVANNI e Dr. GUGLIELMO SCARLATO, Clinica Neurologica dell'Università di Napoli, Via M. Gaetani 22, Napoli, Italia.

Dalla Clinica delle Malattie del Sistema Nervoso dell'Università di Napoli
(Direttore: Prof. V. M. BUSCAINO)

Risposte diencefaliche alla stimolazione luminosa intermittente. 2°: Modificazioni campimetriche

C. Serra, L. de Natale

Tenuti presenti gli effetti biologici sovraesposti e le recenti acquisizioni (HESS, DE MORSIER, V. M. BUSCAINO e coll., FRANCESCHETTI ecc. [1]) sui meccanismi diencefalici regolatori della funzione visiva, abbiamo sottoposto a controllo perimetrico un gruppo di 20 soggetti esenti da malattie oculari e con campo visivo normale, prima e dopo periodi costanti (30″) di stimolazione luminosa intermittente con luce integrale e con le quattro luci colorate (ROSSA, GIALLA, VERDE, VIOLETTA) di cui alla nota precedente.

La stimolazione luminosa intermittente veniva eseguita a mezzo dello *strobotest* con filtri colorati per la cromato-stimolazione, ogni giorno con una luce diversa, con brevi periodi di stimolazione intermittente: prima a 5 Hz, poi a 10 Hz, poi a 15 ed infine a 20 Hz, con una durata per frequenza di 30″. L'esame della perimetria visiva veniva eseguito a mezzo del perimetro di FOERSTER con mira mobile a corsoio del diametro di 4 mm e con illuminazione uniforme.

Si è potuto così osservare, nella quasi totalità dei casi, un restringimento del campo visivo sia per il bianco che per il rosso, sotto l'azione dei vari stimoli luminosi colorati.

Con la luce bianca: si otteneva un restringimento del campo visivo per il bianco in 18 casi su 20; in due casi non si otteneva alcuna modificazione apprezzabile. Il campo visivo per il rosso si restringeva invece in 13 casi su 20; in 6 casi non si ottenevano modificazioni degne di rilievo; in 1 caso si otteneva un lieve allargamento.

Con la luce rossa: il campo visivo per il bianco si restringeva in 16 casi su 20; in 3 casi restava immutato, in 1 caso si modificava nel senso di un lieve allargamento. Il campo visivo per il rosso, invece, in 16 casi si restringeva, in 4 restava pressocchè immutato.

Tabella 1. *Valori medi assoluti del restringimento del campo visivo per il bianco e del campo visivo per il rosso dopo stimolazione luminosa intermittente con luci colorate*

campo visivo per il bianco			campo visivo per il rosso		
S.L.I.	bianca:	= 4°, 360	S.L.I.	bianca:	= 3°, 347
S.L.I.	rossa:	= 5°, 550	S.L.I.	rossa:	= 4°, 533
S.L.I.	gialla:	= 5°, 897	S.L.I.	gialla:	= 4°, 619
S.L.I.	verde:	= 5°, 610	S.L.I.	verde:	= 3°, 909
S.L.I.	violetta:	= 6°, 124	S.L.I.	violetta:	= 5°, 331

Con la luce gialla: il campo visivo bianco in 18 casi su 20 si restringeva; in 1 caso restava immutato; in 1 caso si aveva un modico allargamento. Il campo visivo rosso in 13 casi si modificava nel senso del restringimento; in 7 casi non si avevano modificazioni apprezzabili.

Con la luce verde: il campo visivo per il bianco si restringeva in 15 casi su 20; in 1 caso subiva un lieve allargamento; in 4 casi, infine, restava immutato. Il campo visivo per il rosso in 14 casi su 20 veniva ad essere ristretto, in 6 casi restava immutato.

Con la luce violetta: si otteneva un restringimento del campo visivo per il bianco in 18 casi su 20; in 1 caso si osservava un lieve allargamento; in un caso non si avevano modificazioni apprezzabili. Il campo visivo per il rosso si restringeva, invece, in 17 casi su 20; in 1 caso restava immutato; in 2 casi si otteneva un lieve allargamento.

L'intensità del restringimento variava a seconda dello stimolo luminoso colorato adoperato e secondo il campo visivo esplorato.

Cosicchè il campo visivo per il bianco appariva, in media, maggiormente ristretto dopo stimolazione luminosa intermittente con luce di colore violetto, veniva poi in ordine di dominanza il giallo, poi il verde ed infine il rosso.

Il campo visivo per il rosso appariva, invece, in media, ristretto maggiormente dopo stimolazione luminosa intermittente con luce di colore violetto, poi in ordine veniva il giallo, ma seguiva nell'ordine prima il rosso e poi il verde.

Per il rosso, quindi, tenuti presenti i dati di MOTOKAWA [2] circa l'ordine di dominanza dei processi di eccitabilità per i quattro colori a livello della retina, risultava esistere un rapporto esatto tra eccitabilità delle singole funzioni cromatiche alla periferia della retina e intensità delle modificazioni perimetriche.

Per il campo visivo per il bianco tale rapporto non sembra sussistere, ma, secondo gli AA. si tratterebbe di una discrepanza soltanto apparente, non essendo conosciute, allo stato attuale, le risposte che l'ipotalamo può dare alla diverse lunghezze d'onda ed essendo ormai nota l'influenza del diencefalo (preconizzata da HESS e documentata dai recenti lavori della scuola di V. M. BUSCAINO [3, 4, 5, 6, 7]) sulla funzione visiva. Tale influenza è ormai confermata da numerosi dati anatomici e fisiologici ed è da tener presente nella valutazione dei risultati da noi ottenuti, per la chiara azione diencefalica della stimolazione luminosa intermittente, confermata dagli effetti biologici [8, 9] e neurovegetativi [10] recentemente studiati dalla nostra Scuola.

Riassunto

La S.L.I. determina, sia con la luce bianca che con luci monocromatiche (rossa, gialla, verde, violetta) un restringimento costante del campo visivo per il bianco e per il rosso, che varia di intensità secondo la lunghezza d'onda dello stimolo intermittente impiegato, in misura inversamente proporzionale: lunghezze d'onda minori, infatti (verde e violetto) presentano il massimo effetto sul campo visivo, mentre le variazioni campimetriche sono progressivamente minori con luci di lunghezza d'onda maggiore e con la luce pancromatica.

Summary

The I.L.S., with white light as well as with monochromatic (red, yellow, green, and violet) lights, determines a constant restriction of the visual field for white and red, the intensity of which varies, according to the wave length of the intermittent stimulus applied, in an inversely proportional measure. Smaller wave lengths (green or violet) present, indeed, the maximum effect on the visual field, while the campimetric variations are progressively smaller with lights of a greater wave length and with panchromatic light.

Bibliografia

1. Vedi lavoro di DE NATALE, L. e C. SERRA, che riporta tutte queste voci bibliografiche: Variazioni perimetriche da stimolazione luminosa intermittente. Acta Neurol. 11, 657 (1956).
2. MOTOKAWA, K.: Retinal processes and their role in color vision. J. Neurophysiol. 12, 291 (1949).
   — Physiological induction in human retina as basis of color and brightness contrast. J. Neurophysiol. 12, 475 (1949).
3. DE NATALE, L.: Campo visivo e centri neurovegetativi diencefalici. Acta Neurol. 11, 490 (1956).
4. RUBINO, AG.: Disturbi retinici funzionali nella sindrome allucinatoria del delirium tremens. Acta Neurol. 6, 151 (1951).
5. RUBINO, AG. e A. SCOPPA: Variazioni campimetriche in rapporto a stati emotivi indotti farmacologicamente. Acta Neurol. 9, 603 (1955).
6. — — Influenze diencefaliche nella genesi dei disturbi campimetrici dei nevrotici. Acta Neurol. 9, 603 (1955).
7. SCOPPA, A. e L. DE NATALE: Contributo alla conoscenza dei rapporti funzionali talamo-retinici. Acta Neurol. 10, 187 (1955).
8. SERRA, C., F. PARIANTE e F. VENTRA: Effetti biologici della stimolazione luminosa intermittente: 1°: Variazioni della K-emia, della Calcemia e del potere colinesterasico serico a varie frequenze della S.L.I. Acta Neurol. 11, 441 (1956).
9. SERRA, C. e G. SCARLATO: Effetti biologici della stimolazione luminosa intermittente: 3°: Modificazioni della curva glicemica da carico sotto lo stimolo luminoso intermittente bianco e colorato. Acta Neurol. 11, 865 (1956).
10. SERRA, C. e A. BARONE: Risposte diencefaliche alla stimolazione luminosa intermittente: effetti vegetativi. Vedi p. 803.

Dr. CARLO SERRA e Dr. LUCIANO DE NATALE, Clinica Neurologica dell'Università di Napoli, Via M. Gaetani 22, *Napoli*, Italia.

Dalla Clinica delle Malattie del Sistema Nervoso dell'Università di Napoli
(Direttore: Prof. V. M. Buscaino)

Risposte diencefaliche alla stimolazione luminosa intermittente. 3°: Effetti vegetativi

C. Serra, A. Barone

In 85 soggetti degenti nella nostra Clinica per forme epilettiche, nevrotiche o per malattie varie è stato studiato il comportamento del S.N.V. da S.L.I. con luce bianca o con luci colorate (rossa, gialla, verde, violetta) impiegando sistematicamente due frequenze diverse per ogni colore (5 e 20 Hz), per periodi brevi di irradiazione (30").

L'esame preliminare dello stato vegetativo consentiva di distinguere i soggetti nelle tre grandi categorie:

1. normotonici;
2. simpaticotonici;
3. vagotonici.

Tenendo presenti le condizioni neurovegetative di base abbiamo osservato quanto segue:

1. nei soggetti in cui alle prove cliniche non erano state rilevate modificazioni vegetative (normotonici), la S.L.I. ha prodotto, per tutti i colori ad accezione del violetto, diminuzione della frequenza cardiaca durante la S.L.I. e ritorno alla norma nel periodo successivo, con la luce bianca e la luce rossa, mentre con la S.L.I. gialla e verde si è osservato il permanere delle variazioni già in atto durante la stimolazione (rallentamento); per il violetto, invece, ad una azione indifferente rilevata durante la fotostimolazione è seguito un aumento di frequenza nel periodo successivo.

Il rallentamento è risultato massimo con lunghezze d'onda maggiori, minore con la luce integrale (bianco a 20 e 5 Hz), minimo con la luce violetta.

Più importante della frequenza dello stimolo ci è parsa la lunghezza d'onda impiegata e, pertanto, volendo esprimere in sintesi quanto sopra accennato, riportiamo il seguente schema:

Rosso > giallo > verde > bianco > (20 e 5 Hz) > violetto.

Sui riflessi vegetativi la S.L.I. agisce nello stesso senso, riducendo maggiormente il R.O.C. ed il riflesso solare, se si impiega la luce rossa, ed in minor misura con la luce violetta.

2. il gruppo dei pazienti con orientamento simpaticotonico presenta invece delle risposte alla S.L.I. che, relativamente alla lunghezza d'onda impiegata, possono — a grandi linee — contrapporsi ai risultati del precedente gruppo. Vediamo, infatti, che la risposta, sempre diretta nel senso del rallentamento, è maggiore con la S.L.I. gialla e violetta, minore con quella verde e rossa, minima con la luce integrale:

Giallo > violetto > verde > rosso > bianco > (5 Hz e 20 Hz).

3. il gruppo dei soggetti con orientamento parasimpaticotonico presenta alla
S.L.I. modificazioni più univoche (tendenza all'aumento costante della frequenza
del poso), maggiori con S.L.I. bianca e rossa a 5 Hz, minori rispettivamente col
violetto, il verde, il rosso. E' da notare, impiegando la frequenza di 5 Hz, che
anche quando l'effetto iniziale è nullo o negativo, al cessare della S.L.I. si verifica
sempre una tendenza all'aumento, come risulta dalla tabella allegata. Con la
frequenza di 20 Hz osserviamo un effetto prevalente nullo col rosso ed il violetto,
negativo col bianco, il giallo, il verde. Anche qui si nota una tendenza all'accele-
ramento col cessare della S.L.I.

Consideriamo ora il nostro materiale da un punto di vista nosografico:

A) *nel gruppo dei soggetti normali:* v'è sempre un rallentamento iniziale, maggiore con la luce verde e con la S.L.I. gialla, persistente dopo S.L.I. verde e
violetta, con ritorno alla norma dopo S.L.I. bianca, rossa, gialla;

B) *nel gruppo dei nevrotici* si osserva una maggiore labilità della frequenza
del polso, poichè in nessun caso, dopo S.L.I., il polso ritorna ai valori basali,
ma tende a persistere nella diminuzione e, qualche volta, ad invertirsi, come
dopo la S.L.I. verde.

I valori medi di rallentamento in questo gruppo sono nettamente maggiori
a quelli del 1⁰ gruppo;

C) *nel gruppo degli epilettici* si hanno effetti peculiari, del tutto diversi da
quelli ottenuti negli altri gruppi. Infatti l'effetto della S.L.I. bianca e della S.L.I.
rossa, visto soprattutto a distanza, è l'aumento della frequenza del polso;
lo stesso si verifica dopo luce verde, previo rallentamento con la frequenza a
20 Hz, mentre la luce gialla e la luce violetta danno effetti opposti con le due
frequenze studiate (5 e 20 Hz) e precisamente:

giallo   5 e violetto 20: rallentamento che persiste dopo S.L.I.;

giallo 20 e violetto   5: rallentamento con normalizzazione finale.

Tabella 1. *Tabella riassuntiva delle modificazioni della frequenza del polso secondo il
tono neurovegetativo dei soggetti*

S.L.I.	Vagotonici	Normotonici	Simpaticotonici
Bianca 5	+ +	− 0	− −
20 Hz	− 0	− 0	− 0
Rossa 5	+ +	− 0	− −
Gialla 5	− 0	− −	− −
Verde 5	0 0	− −	− 0
Violetta 5	0 +	0	− −

Leggenda: Il segno + indica: aumento della frequenza del polso;
il segno − indica: rallentamento;
il segno — indica: effetto indifferente;
il primo segno indica la modificazione durante la S.L.I., il secondo
segno la modificazione osservata nei 30'' successivi.

Modificazioni qualitative dell'elettrocardiogramma, rilevate costantemente
dopo le varie S.L.I. nei diversi gruppi nosografici, sono allo studio e saranno
riferite in una nota a parte.

Tabella 2. *Modificazioni del polso secondo le varie categorie nosografiche*

S.L.I.	I: normali	II: nevrotici	III: epilettici
Bianca 5	− −	− +	− −
20	− 0	− +	+ −
Rossa 5...............	− 0	− −	0 +
20...............	− 0	− −	± 0
Gialla 5	− 0	− −	− −
20	− 0	− +	− 0
Verde 5...............	− −	− +	0 −
20...............	− −	− −	− +
Violetta 5.............	− −	− −	− 0
20.............	− −	− −	− −

Leggenda: come nella Tab. 1.

Riassunto

Durante la S.L.I. bianca e colorata (rossa, gialla, verde e violetta) a 5 e 20 Hz, per periodo di irradiazione costanti (30″) in un gruppo di 85 soggetti, (normali, nevrotici, epilettici) insorgono costanti modificazioni dell'equilibrio vegetativo, consistenti in: *rallentamento della frequenza cardiaca, accentuazione od inversione dei riflessi vegetativi* (R.O.C.; R.S.; con regressione od inversione dell'effetto col cessare della fotostimolazione. Le modificazioni più intense sono state notate nei nevrotici e negli epilettici, espressione della caratteristica instabilità neurovegetativa presente in questi malati. In base ai reperti ottenuti è possibile stabilire un "profilo biologico" diverso per ogni luce, caratterizzato dalla risposta diencefalica variabile con la lunghezza d'onda dello stimolo.

Summary

During the white and colored (red, yellow, green, and violet) I.L.S. at 5 and 20 Hz, through constant periods of irradiation (30″) in a group of 85 (normal, neurotic, and epileptic) subjects occur constant modifications of the vegetative equilibrium: *diminution of the heart frequency, accentuation or inversion of the vegetative reflexes* (R.O.C., S.R.) with regression or inversion of the effect after ceasing of the photostimulation. The most intense modifications are noted in neurotics and epileptics where they constitute an expression of the characteristic neurovegetative instability. On the ground of the findings obtained it is possible to stabilize a "biological profile" different at every light and characterized by the diencephalic response variable with the wave length of the stimulus.

Bibliografia

BARONE, A. e C. SERRA: Modificazioni neurovegetative indotte dalla S.L.I. bianca e colorata nei soggetti normali e nei nevrotici. Acta Neurol. **11,** 1100 (1956).
SERRA, C. e A. BARONE: Modificazioni del sistema nervoso vegetativo degli epilettici da S.L.I. Comunicazione al XII Congresso Nazionale della Società Italiana di Neurologia (Padova, 4−7 aprile 1956).

Dr. CARLO SERRA e Dr. ANTONIO BARONE, Clinica Neurologica dell'Università di Napoli, Via M. Gaetani 22, *Napoli,* Italia.

Un cas d'amaigrissement progressif avec asthénie grave, hirsutisme et aménorrhée provoqués par compression du diencéphale par une méningite cloisonnée de la fosse postérieure avec arachnoïdite, guéri par cure chirurgicale[1]

Par

C. Stora

Nous avons voulu présenter cette observation dans ce symposium parce qu'elle nous a posé un problème diagnostic difficile et que la guérison de ce syndrome diencéphalo-hypophysaire par cure chirurgicale nous a paru apporter des précisions intéressantes sur le fonctionnement des centres neuro-sécrétoires hypothalamo-hypophysaires. Il s'agit en effet d'une malade agée de trente trois ans et venue consulter à la consultation d'endocrinologie et des tumeurs de la clinique chirurgicale de l'Hotel Dieu de Paris (Service du Professeur Brocq) pour un amaigrissement progressif avec asthénie grave et amenorrhée. Le début semble remonter assez loin, trois ans environ. Vers cette époque la malade commença à maigrir ses règles devinrent douloureuses et diminuèrent progressivement en ce qui concerne le débit, la périodicité étant respectée. L'interrogatoire très poussé ne nous permit pas de mettre en évidence, à cette époque, une cause quelconque (émotionnelle, toxique ou infectieuse) pouvant expliquer la constitution de ce syndrome. A l'examen, nous nous sommes aperçus que cette malade qui mesurait 1,68 m et pesait 45 kgs 300, présentait des signes d'hirsutisme très nets (pilosité exagérée des joues et de la lèvre supérieure ainsi que des jambes et des cuisses); par ailleurs, l'examen clinique était extrêmement discret: appétit conservé, pas de troubles digestifs, systèmes nerveux et pulmonaire: RAS. Orienté par l'hirsutisme et l'asthénie vers la surrénale, nous avons d'abord demandé un bilan hormonal qui a montré l'existence d'un taux de F.S.H. à cinq unités souris et de 17 céto-stéroïdes à 4 mg. Le métabolisme de base était à plus de 59% avec une tension artérielle à 10-6 ½ et un pouls à 92. Les constats ophtalmologiques (champ visuel, examen fond de l'œil) étaient normaux ainsi que le constat otho-rhino-laryngologique. La radiographie du crâne nous permit de constater l'existence d'une selle turcique paraissant normale. Nous avons demandé à ce moment un constat neurologique qui a été pratiqué par le Docteur Brun qui notait: "Je ne trouve chez elle que peu de choses, légère paralysie faciale gauche, légère hyper-réflectivité gauche, facies un peu figé. Elle se plaint en outre de douleurs dans le maxillaire supérieur droit. Etant donné les troubles hypophysaires et ces quelques signes, je crois que cette malade pourrait bénéficier d'une encéphalographie gazeuse." Pendant ce temps nous avions essayé par un bilan humoral de préciser l'état de la surrénale. Outre le chiffre bas de *17 céto-steroides*, l'existence d'un potassium sérique a 165 mg par litre, le taux du sodium étant normal tandis

---

[1] Travail de la Clinique Chirurgicale de l'Hotel Dieu réalisé grâce à l'aide de l'Institut d'Hygiène (Professeur Bugnard).

que le calcium sérique était 88 mg par litre, la glycémie à 1 gr 12, le cholestérol total à 3 gr 15, estérifié 2,10 les lipides 6 gr 05 confirma la participation surrénale. Les examens sérologiques: Wassermann, Kahn, Meinicke, Werchodt étaient négatifs. Le taux des protides 65 grs pour mille (sérine 49, globuline 16), était très diminué. Le test de Thorn montrait une réponse positive de la surrénale à l'hormone corticotrope. Tous ces examens orientaient notre diagnostic vers le diencéphale. La cisternographie gazeuse par voie lombaire suivant la méthode habituelle (injection de 40 cm³ d'air) montra l'existence d'une citerne postérieure très grande débordant autour du cervelet: image que l'on voit dans les atrophies cérébelleuses. En outre, la citerne chiasmatique était légèrement plus grande que normalement. Les conclusions du Docteur Brun, en ce qui concerne cet examen sont les suivantes: "L'aspect du cervelet fait penser à un facteur infectieux. La citerne chiasmatique peut expliquer les troubles d'origine hypophysaire." Notre malade continuant à maigrir (elle pesait à la fin des examens 41 kgs 800), nous prescrivons un traitement d'attente par extraits cortico-surrénaux en injections intra-veineuses en même temps que de l'iode en injections intra-veineuses contre le facteur infectieux. Sous l'effet de ce traitement, la malade reprit 2 kgs 500. Nous avons essayé ensuite l'ACTH avec des résultats peu satisfaisants en ce qui concerne surtout l'asthénie et l'amaigrissement. Le poids se maintenait autour de 40 kgs 400. Une seconde série d'extraits corticaux n'ayant pas donné de résultats appréciables et la malade se plaignant de céphalées rebelles et permanentes s'accompagnant de névralgies faciales rebelles aux traitements médicaux, nous la confions au neuro-chirurgien en vue d'une intervention. Compte rendu opératoire de l'intervention pratiquée par le Docteur Brun: "Incision suboccipitale gauche de Dandy. Dure mère très tendue laissant échapper après incision un flot de liquide céphalo-rachidien. Exploration de l'angle: nombreux tractus arachnoïdiens autour des nerfs. On les débride — hémostase. — Dure mère laissée ouverte remplacée par un amnios — fermeture. Les suites opératoires furent bonnes; la malade sortit de l'hôpital en excellent état avec un mois de convalescence. Nous avons revu cette malade à son retour de convalescence. Elle avait repris 12 kgs, se sentait en parfaite santé. Les règles étaient réapparues vingt jours environ après l'intervention, elles avaient duré quatre jours, étaient normales, en abondance et sans douleurs. Ainsi donc la cure chirurgicale avait complètement guéri cette malade qui présentait un dysfonctionnement pluriglandulaire (thyroïde surrénale, ovaire) d'origine diencéphalo-hypophysaire.

Discussion

Il est intéressant de noter que cette malade avait à plusieurs reprises été hospitalisée dans différents services parisiens dans lesquels elle avait été considérée et traitée comme anorexie mentale. Il faut dire que son psychisme particulier: il s'agissait d'une malade extrêmement timide et craintive, un peu taciturne et paraissant hantée par la crainte d'être considérée comme une simulatrice ou une malade mentale; pouvait autoriser un tel diagnostic. Cependant, malgré l'extrême discrétion des signes cliniques, il existait un bilan endocrinien et humoral chez notre malade de dysfonctionnement pluriglandulaire (thyroïde, surrénale, ovaires) d'origine diencéphalo-hypophysaire. Le mécanisme de la constitution de ce syndrome et les résultats des examens neurologiques d'une part, et de la cure chirurgicale d'autre part, montrent qu'il s'agissait chez notre malade d'une simple compression mécanique produite par un excès de liquide céphalo rachidien au niveau des centres de l'hypothalamus. Cette compression retentissait secondairement sur l'hypophyse. C'est la première observation de ce genre que nous avons pu faire, nous espérons que la présentation de cette observation amènera la publication d'autres cas similaires. Nous tenons en terminant, à souligner l'intérêt de l'encéphalographie gazeuse dans l'appréciation de la pathogénie et le traitement des affections endocriniennes d'origine diencéphalique ou diencéphalo-hypophysaire.

Résumé

L'observation que nous avons présentée montre la labilité des mécanismes régulateurs diencéphalo-hypophysaires. En effet, une simple compression au niveau de ces centres, a suffit à provoquer chez notre malade la constitution d'un syndrome pluriglandulaire à évolution progressive.

Le diagnostique a été posé grâce à l'encéphalographie gazeuse et nous tenons à souligner l'importance de cette exploration dans l'appréciation de la pathogénie des syndromes diencéphaliques ou diencéphalo-hypophysaires.

La guérison par cure chirurgicale de ce syndrome a montré l'intégrité des glandes de notre malade.

L'hypophyse étant protégée dans la selle turcique la compression n'a donc pu agir qu'au niveau de l'hypothalamus.

Riassunto

L'osservazione da noi riportata dimostra la peculiare labilità dei meccanismi regolatori diencefalo-ipofisari, poichè una semplice compressione di tali centri ha provocato l'insorgenza di una sindrome plurighiandolare ad evoluzione progressiva. La diagnosi è stata fatta mediante l'encefalografia gassosa, di cui vengono prospettati i vantaggi nell'interpretazione patogenetica delle sindromi diencefaliche o diencefalo-ipofisarie. La guarigione della sindrome dopo l'intervento chirurgico mostra che l'apparato endocrino periferico era funzionalmente intatto.

Poichè l'ipofisi era protetta dalla compressione tramite le strutture ossee della sella turcica, il meccanismo genetico non può aver esplicato la sua azione che a livello dello ipotalamo.

Dr. Claude Stora, 13 Rue Bassano, *Paris* 16e, France.

Istituto di Clinica Medica dell'Università di Bari (Direttore: Prof. V. Chini)

Studio clinico e sperimentale dell'inibizione farmacologica dell'esoftalmo endocrino

M. Zacco, N. D'Antona, U. Nerini

In numerosi casi di evidente disordine neuro-ormonale diencefalo-ipofisario abbiamo somministrato, per lunghi periodi di tempo, una serie di farmaci sedativi del sistema nervoso vegetativo, variamente associati in modo da sfruttarne le azioni additive e sinergiche riferibili al diverso punto di attacco e alle diverse modalità di azione. Per il criterio di scelta dei singoli farmaci e delle diverse combinazioni, ci siamo basati sulle attuali nozioni di fisiofarmacologia del sistema nervoso vegetativo. Lo scopo che ci eravamo prefisso era quello di proteggere in via farmacologica i centri della vita vegetativa dall'affollamento di stimoli che normalmente vi pervengono dall'ambiente esterno, attraverso le vie sensoriali e corticali, e dall'ambiente interno, attraverso le vie simpatiche della sensibilità viscerale e somatica. Sappiamo che, in affezioni quali quelle indicate, il diencefalo reagisce spesso in eccesso [9] non solo di fronte alle "afferenze" di ordine stimolante, ma anche di fronte a quelle normalmente inibitrici, così da consentire l'instaurarsi di un circolo vizioso che ben difficilmente trova una soluzione spontanea. La ricerca degli effetti che ne risultano ha indicato che in molti casi l'attività secretiva ipofisaria è in giuoco [15].

I cosiddetti "frenatori ipofisari" di cui tanto necessita la terapia clinica, hanno in genere un'azione mediata dal diencefalo, e la loro utilità è appunto in rapporto all'inibizione delle stimoline ipofisarie che possono considerarsi agenti umorali dell'attività correlativa del diencefalo.

Noi abbiamo in studio da tempo una serie di farmaci ad azione sedativa o bloccante sul sistema nervoso vegetativo centrale e periferico di cui abbiamo cercato di conoscere gli effetti in pazienti affette da sindrome premestruale e da esoftalmo endocrino.

Nella sindrome premestruale, quale viene intesa dalla nostra Scuola, il frequente riscontro di elevata gonadostimolinuria con o senza iperestrinismo, sembra essere in rapporto con una primitiva vulnerabilità del diencefalo di fronte a stimoli corticali e viscerali. La reazione diencefalica è generalmente esagerata e, comunque, inadeguata al finalismo dello stimolo stesso [17]. Così l'iperestrinismo, che normalmente rappresenta uno stimolo inibitore del sistema diencefalo-ipofisario, viene, in questi casi, interpretato all'opposto [10], risultandone un progressivo aumento della stimolazione gonadotropa e dell'iperestrinismo.

Alla complessità di questa sindrome, del resto, possono contribuire anche altri aspetti dell'iperpituitarismo anteriore (eccesso di ormone tireotropo (ipertiroidismo), surrenocorticotropo (irsutismo), luteotropo (ipertecosi) e posteriore (incremento della adiuretina) il che non è indifferente, caso per caso, nella composizione del quadro clinico della sindrome premestruale.

Analogamente, in caso di esoftalmo endocrino, il diencefalo non risulterebbe normalmente sensibile all'ormone tiroideo circolante, così che la tireotropina ipofisaria subirebbe un progressivo aumento instaurando a sua volta, un circolo vizioso con la tiroide.

Si ammette che esistano due principi ipofisari tireotropici [6, 8], l'uno, tireoproliferina, che ha effetto sulla attività proliferativa dell'epitelio tiroideo, si identificherebbe con la collagenina (o esoftalmina) e sarebbe responsabile delle alterazioni del tessuto retroorbitario e dell'esoftalmo vero; l'altro, tireosecretina, che ha effetto sui processi di sintesi e passaggio in circolo dell'ormone tiroideo. Il primo soltanto di questi principi parrebbe dotato di un centro di regolazione diencefalica e di un sottocentro ipofisario anteriore, mentre il secondo disporrebbe di un solo centro secretivo ipofisario. Queste nozioni di fisiologia spiegano perchè l'esoftalmo vero sia inteso come un disordine diencefalico tireotropinico, il che non sempre è vero per l'ipertiroidismo.

Il mancato effetto inibitore di stimoli specifici come la follicolina e l'ormone tiroideo, nelle sindromi disreattive diencefaliche, ha la massima importanza alterativa, con il concorso di innumerevoli altri stimoli aspecifici dall'ambiente esterno ed interno, cui il diencefalo si trova esposto e che ne aumentano il disagio funzionale. Appare pertanto conveniente attuare una terapia possibilmente capace di isolare il diencefalo mettendolo temporaneamente "fuori circuito" così da consentire, nel contempo, una maggiore autonomia ai centri riflessogeni periferici della vita vegetativa, normalmente soggetti a quelli diencefalici [16].

Oggetto della presente comunicazione è lo studio clinico e sperimentale della inibizione farmacologica dell'esoftalmo endocrino, mentre dei risultati ottenuti nei numerosi casi di sindrome premestruale da noi trattati sarà detto dettagliatamente in altra sede.

I farmaci che abbiamo scelto a questo scopo, combinati quantitativamente secondo una formula (F 18) che al momento consideriamo ottimale, sono i seguenti:

Dose per 24 ore (suddivisa in quattro frazioni da raggiungere progressivamente in 3—5 giorni):

1⁰ — Dietilbarbiturato sodico 135 mg.; Feniletilbarbiturato sodico 65 mg.; Allilisobutilbarbiturato sodico 75 mg.

2⁰ — Ergotamina tartrato 0,6 mg.; Diidroergotamina metansolfonato 0,48 mg.

3⁰ — Bellafolina 0,2 mg.; Scopolamina idrocloruro 0,24 mg.

4⁰ — 3-o-tolossi-1, 2-propandiolo 1 gr. (Mefenesina); 3-(N-piperidil)-1-fenil-1-cicloesil-1-propanolo cloridrato 2 mg. (Triesifenidile).

5⁰ — (1-dimetilamino-1-metil)-etil-N-dibenzoparatiazina 25 mg. (Fenergan).

Le proprietà farmacologiche dei vari componenti la formula F 18 si riassumono così brevemente:

1⁰) I barbiturici inibirebbero le proiezioni sensitive e sensoriali afferenti della sostanza reticolata ponto-mesencefalica, senza influire sulle grandi vie di proiezione corticale della sensibilità. Essi eserciterebbero dunque un effetto ipnotico e sedativo a livello diencefalico [1, 12]. In base ai rapporti noti tra struttura chimica e azione farmacologica [11], si deve ritenere che i vari barbiturici usati siano in grado di esercitare un effetto sinergico e non semplicemente additivo, in rapporto ai diversi tempi di latenza ed alla diversa durata della loro azione. E' difficile affermare se vi sia una azione sinergica fra barbiturici e altri composti della formula F 18. Sembra che la Mefenesina sia in grado di potenziare l'effetto di uno o più di essi [5].

2⁰) Degli alcaloidi della segala cornuta abbiamo usato la Ergotamina e la

Diidroergotamina che, oltre ad un'azione sedativa centrale, presentano un effetto di blocco adrenergico periferico in quanto inibiscono gli effetti della immissione postgangliare di adrenalina. Il meccanismo di azione di questi alcaloidi è di tipo competitivo rispetto ai ricettori periferici dell'adrenalina e delle amine simpaticomimetiche ad esse più strettamente correlate [5 b].

3°) Ioscina (Scopolamina) ed l-Iosciamina (Bellafolina e Atropina) strutturalmente molto simili, sono state impiegate per la loro importante azione di blocco colinergico. Secondo le vedute correnti la Iosciamina si combina reversibilmente con i gruppi ricettori delle cellule effettrici periferiche, in competizione con l'Acetilcolina, senza tuttavia bloccare (nelle dosi terapeutiche abituali) le sinapsi ganglionari nè le terminazioni nervose motrici (colinergiche).

La Scopolamina agisce con lo stesso meccanismo della Iosciamina. Somministrata per os possiede anche, a differenza della Iosciamina, un certo effetto soporifico.

Atropina e Scopolamina sono impiegate anche nel trattamento della rigidità muscolare, in sindromi e malattie che derivano da lesioni dei gangli della base. In analogia ai loro effetti periferici è possibile che blocchino la trasmissione di impulsi nervosi in certi sistemi neuronali del sistema nervoso centrale. Per quanto poco si sappia sul meccanismo della trasmissione nervosa sinaptica centrale vi sono criteri per ritenere che l'Atropina deprima specificamente le formazioni reticolari ponto-mesencefaliche, e così pure la Scopolamina [5 c].

4°) Ancora alla ricerca empirica di effetti potenziatori e non semplicemente additivi, abbiamo aggiunto alla nostra formula altri agenti capaci di deprimere l'attività riflessogena centrale, particolarmente quella legata a riflessi di natura multineurale: così la Mefenesina e il Triesifenidile che posseggono un effetto deprimente selettivo sui neuroni intermedi dei cordoni spinali e del peduncolo cerebrale, conduttori dei riflessi motori, senza avere attacco sulle placche mioneurali. La loro azione centrale, nell'uomo, determina un senso di stanchezza con un minimo di azione sedativa che si è dimostrato utile in certe psicosi [5 d].

5°) Il Fenergan è stato infine aggiunto per la sua azione antiistaminica riferibile ad un meccanismo di inibizione competitiva a livello dei ricettori periferici e per la sua probabile azione antijaluronidasica che potrebbe farne un antagonista della tireotropina in certi settori del connettivo. In dose adeguata il Fenergan presenta inoltre un'azione adrenolitica centrale [7] indipendentemente dalla sua potenza antiistaminica e induce un notevole effetto sedativo in molti soggetti.

(Altri farmaci sono in studio come la Cloropromazina [7] la Ioinbina [13] e derivati [2] ecc., ma non ne abbiamo ancora sufficiente esperienza.)

Ricerche cliniche

In 10 casi di esoftalmo endocrino con e senza segni di ipertiroidismo, in cui avevamo dimostrato una elevata tireotropinuria [14], ci eravamo proposti di studiare comparativamente l'efficacia di diversi mezzi terapeutici quale la roentgenterapia diencefalica, la somministrazione di paraossipropiofenone, di estratti lipoidei diencefalici, di un complesso di composti barbiturici con Diidroergotamina e Scopolamina (Plexonal), e di una formula come quella sopra specificata (F 18), terapie cui lo stesso malato doveva essere successivamente sottoposto.

Ogni caso fu potuto trattare con non più di 2 o 3 dei su accennati espedienti curativi.

Il trattamento con la formula F 18 e la roentgenterapia, si sono dimostrati di efficacia all'incirca equivalenti, a giudicare dalla riduzione dell'attività tireotropa nelle urine, oltre che dagli effetti clinici. Con nessun altro dei mezzi su indicati fu ottenuto un risultato clinico o biologico apprezzabile, nei nostri casi.

Effetti clinici della terapia con F 18 nell'esoftalmo endocrino: Raggiunta gradualmente, entro il termine di 3—5 giorni, la dose pro die ritenuta generalmente sufficiente (quella indicata nello schema riassuntivo a volte è stata anche raddoppiata e mantenuta per un mese o più), si osserva che il paziente acquista un sonno più prolungato e più riposante, mentre è completamente vigile nelle ore di veglia. Qualche paziente, tuttavia, nei primi giorni di trattamento, specie se in cura ambulatoria, accusa un certo senso di depressione e sonnolenza nell'esercizio delle sue occupazioni.

Entro 2 o 3 giorni dall'inizio del trattamento è la componente simpatica dell'esoftalmo che si elimina rapidamente, così che fin da principio si ottiene una riduzione della apertura della rima palpebrale. Successivamente (circa 10 giorni) si rileva il ridursi della protrusione del bulbo oculare ed eventualmente del volume della tiroide. In maniera meno appariscente si riducono anche alcuni sintomi tiroxinici come sudorazione, palpitazione, tachicardia, dimagramento, metabolismo basale, in rapporto forse con l'inibizione, indotta in via neurogena, della sensibilità tessutale periferica alla tiroxina. In genere solo più tardivamente, dopo 20—30 giorni, questi sintomi raggiungono una sensibile attenuazione.

Questa dissociazione terapeutica tra involuzione dei sintomi tireotropinici e tiroxinici, che dimostrano un tempo di latenza notevolmente più lungo, è verosimilmente dovuta sia alla disponibilità di ormone tiroideo preformato, sia anche al fatto che l'azione neurotropa dei farmaci componenti l'F 18 si rivolge essenzialmente alla tireoproliferina (esoftalmina) che dispone di un centro di regolazione ipotalamico oltre che di un sottocentro ipofisario, mentre non controlla direttamente la secrezione della tireosecretina (che regola secrezione e passaggio in circolo di ormone tiroideo) che sembra possedere esclusivamente un centro ipofisario, privo di una sovrastazione ipotalamica.

Nell'esoftalmo endocrino, la terapia con F 18 si è dunque dimostrata efficace sia in senso assoluto che relativo ai vantaggi, spesso modesti, che si possono ottenere con altri trattamenti. Fra questi ultimi il più utile è sembrato quello dell'irradiazione roentgen sul diencefalo, ma il trattamento farmacologico da noi suggerito è meno costoso di più facile applicazione e, soprattutto, non corre rischio di lasciare sequele irreversibili nel territorio irradiato. In due casi gravi di morbo di Basedow con sindrome complessa tireotropinica e tiroxinica (tireotossica), successivamente trattati presso il Centro Isotopi — Ospedale Civile — Ancona, abbiamo avuto occasione di controllare anche gli effetti della somministrazione di I[131]. Il beneficio ottenuto con questa terapia ci è sembrato realmente molto notevole, tanto più interessante in quanto si poté constatare una sensibile regressione dei sintomi tireotropinici-diencefalici e non solo di quelli tiroxinici.

Ricerche sperimentali

Effetti sperimentali di F 18 sull'esoftalmo di cavie tiroidectomizzate: I favorevoli risultati clinici di F 18 sono stati controllati, nella cavia tiroidectomizzata, in confronto con alcuni altri dei mezzi terapeutici sopra indicati.

L'F 18 si è dimostrato di gran lunga il più efficace (dose giornaliera minima 1/32 e massima 1/8 rispetto a quella media somministrata nell'uomo, in cavie di 300—350 gr.) nell'inibire la comparsa di esoftalmo nella cavia tiroidectomizzata. Questo risultato ha ricevuto conferma dallo studio istologico comparativo dell'ipofisi degli animali controllo e trattati con F 18 o con barbiturici più Diidroergotamina e Scopolamina (Plexonal) in dose corrispondente al quantitativo contenuto in F 18.

Le cellule basofile dell'ipofisi, nella cavia tiroidectomizzata, si differenziano da quelle della cavia normale [4] perché più numerose e in parte (verosimilmente quelle che controllano la funzione tireotropa) con note di iperfunzione (come viene suggerito dalla formazione dell'apparato di Golgi e dalla ricchezza in granuli di glicoproteina nel citoplasma) e infine di esaurimento (come può dedursi dalla vacuolizzazione citoplasmatica). Le cellule acidofile invece si presentano in diminuzione (che eccede l'aumento delle basofile) mentre aumenta, in rapporto, il numero delle cromofobe.

Nelle cavie tiroidectomizzate e trattate con F 18, le cellule basofile, dopo un mese, sono in percentuale leggermente superiore alla norma ma molto inferiore rispetto al quadro della tiroidectomia. Il dato più saliente è la quasi totale assenza di cellule del tipo tiroidectomia, o comunque con segni di iperfunzione o di sofferenza citoplasmatica e nucleare. Le eosinofile e le cromofobe sono nei limiti normali, sia dal punto di vista numerico che morfologico. Il trattamento con Plexonal comporta un quadro degli elementi basofili sovrapponibile a quello della cavia tiroidectomizzata, mentre si riscontra un notevole miglioramento nella morfologia delle cellule eosinofile, normali anche per numero.

Conclusioni

Le applicazioni pratiche finora tentate della formula F 18 hanno dato risultati che noi riteniamo senz'altro soddisfacenti in senso assoluto e relativo alla efficacia degli altri mezzi di cui disponiamo.

Dagli elementi di fisiologia e di fisiofarmacologia sopra ricordati e dai risultati clinici ottenuti in un discreto numero di pazienti affetti da sindromi cliniche che trovano la loro origine in un disordine di regolazione neuro-ormonale a sede centrale, riteniamo sia possibile concludere che l'uso della formula F 18 da noi adottata presenta notevoli vantaggi sulle altre terapie e che se la sua composizione è verosimilmente ancora passibile di ulteriore miglioramento, l'idea di "isolare" temporaneamente il diencefalo (realizzando chimicamente, con gli effetti additivi e sinergici di certi farmaci, una "lobotomia frontale" e nel contempo una "simpaticectomia cervicale") si presenta, dopo questi primi risultati, molto vicina a divenire un'idea conduttrice capace di concretarsi in una realtà terapeutica di ampia applicazione nella medicina clinica.

Riassunto

In casi di evidente disordine neuro-ormonale diencefalo-ipofisario, come la sindrome tireotropica dell'esoftalmo endocrino e quella gonadostimolinica della sindrome premestruale e menopausale, si è studiata l'efficacia terapeutica di alcuni farmaci sedativi del sistema nervoso vegetativo combinati in modo da sfruttarne l'azione additiva riferibile al diverso punto di attacco ed alle diverse modalità di azione.

Lo studio clinico è stato corredato dalla determinazione del titolo tireotropo nell'urina e da osservazioni sperimentali condotte nella cavia tiroidectomizzata.

Summary

In cases of evident diencephalo-hypophyseal neurohormonal disorder, as in the case of the thyrotropic syndrome of the endocrine exophthalmos and of the gonadostimulative one of the premenstrual and menopausal syndrome, the authors had studied the therapeutical efficacy of several sedative drugs on the vegetative nervous system, combined to obtain the additive action to be related with the diverse points of aggression and with the diverse modalities of action.

The clinical study included the determination of the thyrotropic titre in the urine and experimental investigations conducted in the thyroidectomized guinea pig.

Bibliografia

1. Bain, J. A.: Fed. Proc. **11**, 653 (1952).
2. Besancon, J. e Bovet: Compt. rend. Soc. Biol. 9 febbr. 1935.
3. Chini, V.: Medicina **3**, 277 (1951).
4. Desclaux, P.: Arch. Anat. Microsc. **43**, 1 (1954).
5. Drill, V. A.: Pharmacology in Medicine. a) p. 14/11, b) p. 28/3, c) p. 27/1, d) p. 15/11. New York: McGraw-Hill Co. 1954.
6. Greer, M. A.: J. Clin. Endocrin. **12**, 1259 (1952).
7. Hiebel, G., M. Bonvallet e P. Dell: Sem. Hôp. **30**, 2346 (1954).
8. Levitt, T.: The Thyroid. Edinburgh: Livingstone Co. 1954.
9. Pavlov, I. V., N. K. Petrova e N. E. Wedensky: XIV Congrès de Physiologie, Roma, 1932.
10. Perrault, M., J. Vignalomu e J. B. Bouvier: Sem. Hôp. **24**, 2569 (1948).
11. Tatum, A. L.: Physiol. Rev. **19**, 472 (1939).
12. Winler, A.: Fed. Proc. **11**, 647 (1952).
13. Yonkmann, F. F., D. Stilwell e R. Jeremias: J. Pharmacol. Exper. Therap. **81**, 111 (1944).
14. Zacco, M. Dalfino: L'esplorazione funzionale endocrina e le sue basi fisio-patologiche. Roma: Universo. 1956.
15. Zacco, M., L. Bonomo, M. Perrini, G. Dalfino, L. Ferrara e M. Leonardi: Relazione IV Congr. Soc. Ital. Endocrinol., Napoli, 1954.
16. Zacco, M., G. Dalfino e M. Perrini: Policlinico (Sez. Prat.) **61**, 1341 (1954).
17. Zacco, M.: (Relazione orale). Atti IV Congr. Soc. Ital. Endocrinol., Napoli, 1954.

Professor Dr. Michele Zacco, Dr. N. D'Antona e Dr. U. Nerini, Clinica Medica dell'Università di Bari, Via del Collettore 7, *Bari*, Italia.

Istituto di Clinica Medica dell'Università di Bari (Direttore: Prof. V. Chini)

Adrenalina e hydergina nello studio della reattività diencefalica

M. Zacco, M. Perrini, A. D'Addabbo

Con 1 Figura

L'attività funzionale e l'integrità del sistema ipotalamico-ipofisario-surrenalico viene abitualmente saggiata nella pratica clinica con la misura della eosinopenia adrenalinica [19] o anche con la determinazione urinaria di 11-OCS, 17-CH e acido urico dopo somministrazione di adrenalina [20]. Ipotalamo, ipofisi e corteccia surrenale sarebbero successivamente stimolati dall'adrenalina a produrre prima ormone surrenocorticotropo e poi ormoni della corteccia surrenale che condizionano la eosinopenia, tra gli altri effetti periferici di questi ultimi. Analogamente agirebbe l'adrenalina secreta dalla midollare del surrene [2, 3, 8, 13, 23, 26].

Sappiamo che non si può fare sicuro assegnamento sulla prova della eosinopenia adrenalinica per lo studio della reattività del sistema secretivo ACTH-cortisone, perchè risultati positivi sono stati riscontrati non solo in soggetti affetti da morbo di Addison [11, 12], ma anche in altri totalmente surrenectomizzati e trattati con cortisone [16]. Questi risultati apparentemente paradossi hanno suggerito che l'adrenalina potrebbe aumentare la utilizzazione periferica degli ormoni corticali [22, 25]. Analogamente devono essere interpretate le variazioni della uricuria dopo somministrazione di adrenalina in quanto anche l'escrezione dell'acido urico, come è il caso per gli altri fenomeni dello stress, è un effetto dello shock adrenalinico in cui è necessaria la presenza di ormoni corticali e non della corteccia surrenale [9].

Rimane comunque probabile che l'adrenalina rappresenti uno stimolo adeguato per la secrezione e liberazione di ACTH dall'ipofisi anteriore, visto l'aumento di 11-OCS e 17-Ch che si verifica nel sangue e urine dopo somministrazione di adrenalina. Non si è trovata in ogni caso una sostanza che più dell'adrenalina sia dotata della capacità di stimolare specificamente la secrezione surrenocorticotropa ipofisaria. Il meccanismo di questo effetto adrenalinico non è noto.

L'adrenalina, a questo effetto, potrebbe considerarsi uno stimolo ideale qualora per la sua struttura chimica trovasse ricezione specifica nel centro di regolazione diencefalica dell'attività corticotropa ipofisaria, senza che sullo stesso potessero aspecificamente influire nè *fattori di attivazione*, costituiti da afferenze nervose (sensoriali, nocicettive, interocettive, corticali) o umorali (simpatina), nè *fattori di inibizione* rappresentati essenzialmente da afferenze vagali e seno-carotidee ed eventualmente da stimoli umorali (istamina, sostanze istamino-simili, acetilcolina).

Poichè tali fattori di attivazione e di inibizione, deputati a controllare con la mediazione del sistema reticolare ponto-mesencefalico lo stato vigile della corteccia cerebrale [14, 15], sono in varia misura sollecitati dalla somministrazione di adrenalina o dalla liberazione endogena di essa nel corso di eventi aggressivi [1], occorre che essi siano in qualche modo eliminati, quando si voglia ricercare un eventuale effetto adrenalinico, idealmente specifico, riferibile alla sua peculiare struttura chimica, così da averne una risposta più facilmente dimensionabile e quindi più strettamente correlata al grado di reattività diencefalica.

Tentativi in tal senso sono stati avviati associando la somministrazione di adrenalina a sostanze capaci di prevenire i suddetti effetti attivatori o inibitori indiretti.

Sappiamo che certi narcotici (cloralosio, barbiturici) [6], in piccola dose, e certi antiistaminici di sintesi (Fenergan) [7] dimostrano un'azione deprimente generica sull'attività delle formazioni reticolate ponto-mesencefaliche e che la cloropromazina inibisce fortemente gli effetti nervosi centrali di dosi di adrenalina sufficienti a provocare crisi ipertensive arteriose [7]. Nel caso di un altro antiistaminico, il Benzoxale, sappiamo di più, che non inibisce l'effetto adrenocorticotropo dell'adrenalina [4].

Con lo scopo di intercettare gli stimoli che pervengono all'ipotalamo attraverso le proiezioni nervose simpatiche e per studiare l'eventuale esistenza di un'azione chimica elettiva dell'adrenalina sul centro attivatore della secrezione corticotropa, noi abbiamo sperimentato con certi idroderivati della segala cornuta (Hydergina) dotati di proprietà farmacologiche adrenolitiche [21].

La Hydergina è costituita dall'associazione, in parti uguali, di diidroergocornina, diidroergocristina e diidroergocriptina, alcaloidi idrogenati della segala cornuta [24]. Essa possiede azione sedativa centrale sull'attività ipotalamica in genere (così da ridurre l'eccitabilità psicomotoria e l'azione di disturbo sulle funzioni autonome) e sui centri vasomotorio e vagale (depressione del tono vasomotorio, bradicardia, inibizione dei riflessi propriocettori presso-sensibili), e inoltre azione periferica adrenosimpaticolitica per cui si realizza un'inibizione degli effetti dell'immissione post-gangliare di adrenalina.

Noi abbiamo realizzato la prova della eosinopenia e dell'escrezione urinaria di 17-Ch neutri totali dopo somministrazione di adrenalina, modificandola, rispetto agli schemi noti, per aver fatto precedere la iniezione di 1—2 mg. di Hydergina.

Raccolte le urine corrispondenti alla diuresi di 4 ore si inietta sotto cute 1,00 cc. di adrenalina in soluzione all'1 per mille dopo aver prelevato un campione di sangue citratato per la conta degli eosinofili [18] e somministrato circa 200 cc. di acqua da bere. Si raccolgono poi le urine delle 4 ore successive all'iniezione e si preleva il sangue per una nuova conta di eosinofili. Nei due campioni urinari si determina l'escrezione totale di 17-Ch neutri e di creatinina. Considerando che la quantità di creatinina escreta esprime il volume del filtrato glomerulare nelle 4 ore corrispondenti, si calcola il rapporto 17-Ch per 100 mg. di creatinina quale espressione dell'attività della corteccia surrenale prima e dopo la somministrazione di adrenalina.

La prova su descritta va ripetuta una seconda volta, dopo un intervallo di due giorni, con la somministrazione di sola Hydergina intramuscolare (2 mg.) e, una terza volta, con la somministrazione di Hydergina più (a distanza di 20') adrenalina, nelle dosi indicate.

La indagine così concepita è stata condotta in 20 soggetti di sesso femminile di cui 8 considerati normali e 12 affetti da evidenti disordini di ordine reazionale del diencefalo (diencefalopatie-diencefalosi con flogosi fronto-basilare sinusitica, iperostosi frontale interna, sindromi surrenogenitali con aumento dello stimolo corticotropo ipofisario, irsutismo, obesità di tipo surrenalico, diminuita tolleranza al carico glicidico e resistenza all'insulina, sindrome premestruale con ipergonadostimolinuria, esoftalmo tireotropinico), talora variamente associati a disturbi del senso di fame, sete, sonno.

I risultati ottenuti sono riassunti nella tabella 1 e nella Fig. 1.

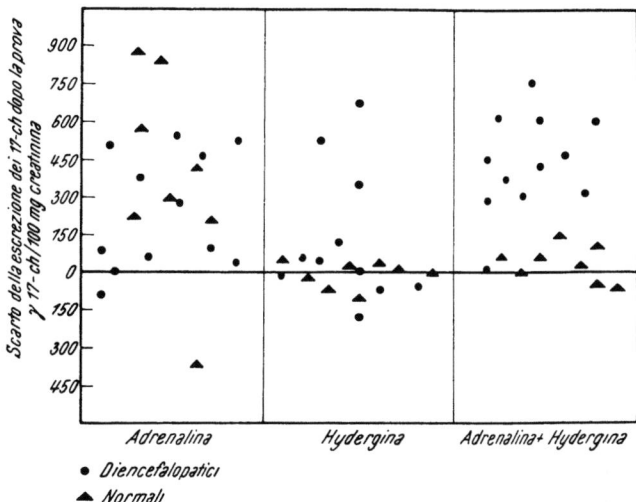

Fig. 1

Nello sperimentare l'associazione Adrenalina-Hydergina nelle dosi e con le modalità indicate, abbiamo potuto rilevare 1°) che la Hydergina antagonizza gli effetti periferici soggettivi ed oggettivi dell'adrenalina, mentre non ne inibisce l'effetto corticotropo; 2°) che il grado di attivazione della corteccia surrenale è generalmente più significativo, per effetto dell'associazione Adrenalina-Hydergina, in individui affetti da lesioni diencefaliche di quanto non sia in soggetti normali; 3°) che l'adrenalina da sola invece provoca reazioni corticali corticotrope sia nei soggetti normali che diencefalopatici; 4°) che l'Hydergina da sola non costituisce che eccezionalmente uno stimolo sufficiente per la reazione surrenale corticotropa; 5°) che la prova della eosinopenia eseguita in una parte dei casi ha dimostrato variazioni non correlate a quelle dei 17-Ch urinari [10, 12] sia nei soggetti considerati normali che diencefalopatici; 6°) che l'Hydergina non sembra in grado di inibire gli effetti derivanti dall'aumento della utilizzazione periferica degli ormoni corticali, determinato dall'adrenalina [22, 25], a giudicare dalla caduta degli eosinofili circolanti, nei casi da noi esaminati.

Discussione

A mezzo di vari reattivi biologici si sono ricavati elementi sufficienti per ritenere che l'adrenalina in dose fisiologica possa sollecitare la liberazione di ACTH dall'ipofisi anteriore. Questa conclusione tuttavia non appare definitiva in primo luogo perchè ne manca una dimostrazione diretta e poi perchè, con l'uso associato di sostanze antiadrenaliniche non si impedisce sempre l'azione corticotropa dell'adrenalina. Le varie sostanze antiadrenaliniche hanno infatti un'azione più o meno limitata a certi effetti centrali e periferici dell'adrenalina.

E' nozione oramai accettata che attraverso afferenze nervose corticali e viscerali e attraverso afferenze umorali di tipo adrenalinico ad ogni aumento del tono simpatico delle formazioni reticolari ponto-mesencefaliche corrisponde una attivazione della corteccia surrenale. La molteplicità delle vie attraverso cui si realizza questo stato reattivo lascia intendere perchè solo nel sonno profondo fisiologico o provocato può realizzarsi la loro completa inibizione, mentre

Tabella 1

Numero dei casi e diagnosi	Farmaco somministrato	γ 17-Ch/100 mg. creatinina Scarto della escrezione di 17-Ch dopo la somministrazione del farmaco	Caduta eosinofili circolanti %
1 – C. M. Sindrome premestruale (Iperostosi frontale interna)	A	– 90	
	H	+ 52	
	H+A	+285	
2 – Q. I. Sindrome premestruale – Ipergonadostimolinuria – Aumento sostanze antidiuretiche	A	+ 82	
	H	– 45	
	H+A	+308	
3 – I. A. Sindrome premestruale Iperfollicolinismo	A	0	
	H	0	
	H+A	0	
4 – Q. A. Distonia neuro-vegetativa Febbricola – Ipertiroidismo lieve	A	+375	
	H	– 15	
	H+A	+366	
5 – P. C. Distonia neuro-vegetativa febbricola – Ipertiroidismo lieve	A	+ 60	
	H	+113	
	H+A	+300	
6 – B. M. Distonia neuro-vegetativa Febbricola – Sinusite Flogosi frontobasilare	A	+278	100
	H	–187	35
	H+A	+420	39
7 – S. A. Febbricola neurogena? Obesità	A	+465	
	H	+352	
	H+A	+458	
8 – P. L. Distonia neuro-vegetativa in mitralica	A	+ 90	70
	H	– 75	23
	H+A	+608	45
9 – D. A. Gozzo nodulare – lieve esoftalmo – Febbricola	A	+ 30	76
	H	0	30
	H+A	+450	69
10 – L. M. Distonia neuro-vegetativa in obesa	A	+549	88
	H	+525	5
	H+A	+600	66

Tabella 1

Numero dei casi e diagnosi	Farmaco somministrato	γ 17-Ch/100 mg. creatinina Scarto della escrezione di 17-Ch dopo la somministrazione del farmaco	Caduta eosinofili circolanti %
11 — R. C. Distonia neuro-vegetativa in menopausa	A	+525	58
	H	— 60	24
	H+A	+600	50
12 — C. M. Meningite tb. — amenorrea — Ritenzione idrica — Ipersonnia — Cefalea	A	+510	75
	H	+675	88
	H+A	+750	91
13 — L. M. Calcolosi epatica	A	+840	88
	H	+ 15	20
	H+A	+150	5
14 — P. T. Pleurite essudativa	A	— 360	60
	H	0	0
	H+A	+ 30	76
15 — P. M. Sinusite frontale Non disturbi neurogeni	A	+292	
	H	+ 22	
	H+A	+ 60	
16 — C. R. Pleurite essudativa	A	+413	
	H	— 67	
	H+A	— 37	
17 — P. I. Pleurite essudativa	A	+880	
	H	—105	
	H+A	— 60	
18 — G. P. Colecistite	A	+225	
	H	+ 45	
	H+A	+112	
19 — F. A. Pachipleurite	A	+210	
	H	+ 52	
	H+A	0	
20 — P. R. Normale	A	+570	
	H	— 15	
	H+A	+ 60	

l'uso di questo o quell'antiadrenalinico non può dimostrare che un effetto parziale. I fatti più rilevanti apparsi con la somministrazione combinata di Adrenalina-Hydergina sono la mancata inibizione della secrezione corticotropa ipofisaria e l'osservazione che quest'ultima appare generalmente insignificante nei soggetti normali [10, 17], mentre è elevata nei soggetti affetti da evidente disordine neuro-ormonale diencefalo-ipofisario [5].

Essendo i vari centri ipotalamici verosimilmente in equilibrio funzionale fra loro è possibile spiegarsi come, quando la diencefalopatia non comporti proprio la compromissione del centro corticotropo, esso possa reagire in eccesso rispetto al normale mancando il controllo abitualmente esercitato da altre funzioni. La maggiore uniformità della risposta corticotropa all'adrenalina in associazione con l'Hydergina è probabilmente riferibile all'inibizione della maggior parte delle afferenze simpatiche che pervengono al diencefalo dalla periferia dove sono suscitate aspecificamente da un qualunque stimolo e dall'azione farmacodinamica dell'adrenalina: all'Adrenalina rimarrebbe pertanto la sua azione specifica sul centro corticotropo. E' prevedibile che si possa arrivare a dimostrare, ampliando il numero delle osservazioni, che l'uso associato di adrenalina e Hydergina può offrire un mezzo di esplorazione funzionale del diencefalo. Importante è naturalmente definire la dose di adrenalina da somministrare a questo scopo, in quanto dosi molto superiori a quelle fisiologiche, come è stato possibile realizzare in associazione all'Hydergina attraverso l'uso di Epinergone [27], si sono dimostrate inadeguate ad ottenere una reazione surrenalica facilmente dimensionabile.

Conclusione e riassunto

L'adrenalina risulta qualitativamente indicata a stimolare la secrezione surrenocorticotropa ipofisaria, ma l'entità della risposta, determinata dall'aumento dei 17-Ch urinari (e non dalla caduta degli eosinofili circolanti), non fornisce, per la sua imprevedibile variabilità, un criterio attendibile per giudicare dello stato funzionale del sistema ipotalamo-ipofiso-surrenalico nè di soggetti normali nè di soggetti affetti da evidenti disordini neurovegetativi riferibili al diencefalo. La somministrazione Adrenalina-Hydergina, associate nelle dosi rispettive di 1 mg. e 2 mg. e somministrate sottocute, sembra essere in grado di liberare quantità significative di ACTH solo in casi in cui il sistema ipotalamico-pituitarico sia iperattivo, non in casi normali.

Summary

Adrenaline, qualitatively indicated, stimulates the hypophyseal suprarenocorticotropic secretion, but the entity of the response, determined by the increase in the 17-k urinaries (and not by the fall of the circulating eosinophils), does not furnish, because of its unforseeable variability, a reliable criterion for judging the functional state of the hypothalamo-hypophyseo-suprarenal system either of normal subjects or of subjects affected with evident neurovegetative disorders referable to the diencephalon. The administration of adrenaline-hydergine associated in the respective doses of 1 mg and 2 mg, and administered subcutaneously, seems to be capable of liberating significant quantities of ACTH only in those cases in which the hypothalamico-pituitary system is hyperactive, but not in normal cases.

Bibliografia

1. Bonvallet, M., P. Dell e G. Hiebel: Compt. Rend. Soc. Biol. 147, 1162 (1953).
2. Cannon, W. B. e A. Rosenblueth: Autonomic Neuro-Effector Systems. New York, 1937.
3. Cope, O., J. P. Labbe, J. W. Raker e E. F. Bland: J. Clin. Endocrin. 12, 875 (1952).
4. Costa, E.: Quad. Sci. Smeraldo 16, 3 (1953).
5. Forsham, P. H., G. W. Thorn, T. F. Frawley and D. L. Wilson: J. Clin. Endocrin. 10, 825 (1950).
6. French, J. D., M. Verzeano e H. W. Magoun: Arch. Neurol. Psychiatr. 69, 519 (1953).

7. HIEBEL, G., M. BONVALLET e P. DELL: Sem. Hôp. **30**, 2346 (1954).
8. HUME, D. M. e G. J. WITTENSTEIN: Proc. 1st Clinical ACTH Conference, Chicago, pg. 134, 1950.
9. INGLE, D. J., E. O. WARD e M. H. KUIZENGA: Amer. J. Physiol. **149**, 510 (1947).
10. JEFFRIES, W. MCK., A. K. BOCHNER e R. I. DORFMAN: J. Clin. Endocrin. **12**, 924 (1952).
11. KARK, R. M. e R. C. MUEHRCKE: Lancet, June 14, 1189 (1952).
12. KNOWLTON, A. I.: Med. Clin. North America **36**, 721 (1952).
13. LONG, C. N. H.: Fed. Proc. **6**, 461 (1947).
14. LORENZINI, P. e E. NANNI: Endocrin. Sci. Costituz. **22**, 41 (1954).
15. MAGOUN, H. W.: Physiol. Rev. **30**, 455 (1950).
16. MORUZZI, G.: Medicina **2**, 577 (1952).
17. MUEHRCKE, R. C., T. W. STAPLE e R. M. KARK: J. Lab. Clin. Med. **40**, 169 (1952).
18. NELSON, D. H., A. A. SANDBERG, J. G. PALMER e E. M. GLEUN: J. Clin. Endocrin. **12**, 936 (1952).
19. PILOT, M. L.: Amer. J. Clin. Path. **20**, 870 (1950).
20. RECANT, L., D. M. HUME, P. H. FORSHAM e G. W. THORN: J. Clin. Endocrin. **10**, 187 (1950).
21. ROBINSON, W. D., J. W. CONN, W. D. BLOCK, L. H. LOUIS e J. KATZ: cfr. Rheumatic Diseases, pg. 241. Philadelphia, 1952.
22. ROTHLIN, E.: Bull. Schweiz. Akad. med. Wiss. **2**, 249 (1946—47).
23. SAYERS, G. in SOSKIN, S.: Progress in Clinical Endocrinology, pg. 122. New York, 1950.
24. SELYE, H.: The Physiology and Pathology of Exposure to Stress. Montreal, 1950.
25. STOLL, A. e A. HOFMANN: Helvet. Chim. Acta **26**, 2070 (1943).
26. THORN, G. W., P. H. FORSHAM, T. F. FRAWLEY, D. L. WILSON, A. E. RENOLD, D. S. FREDRICKSON e D. JENKINS: Amer. J. Med. **10**, 595 (1951).
27. VOGT, M.: J. Physiol. **103**, 317 (1944).
28. WOLFSON, W. Q.: J. Clin. Endocrin. **13**, 125 (1953).

Professor Dr. MICHELE ZACCO, Dr. M. PERRINI e Dr. A. D'ADDABBO, Clinica Medica dell'Università di Bari, Via del Collettore 7, *Bari*, Italia.

VIII. EPILOGUS

Université d'Aix-Marseille, Faculté de Médecine, Institut de Médecine Légale, de Médecine du Travail et d'Hygiène Industrielle, Marseille, France, et Institut d'Anatomie Pathologique de l'Université de Coimbra, Portugal

Le Diencéphale élargi et sa signification physiologique et physiopathologique, dans le cadre de la Neuro-ergonologie, de la Pathologie corrélative et de l'Agressologie

Par

Michel Mosinger

Avec 97 Figures

Travail dédié à la mémoire de Gustave Roussy.

Nous avons eu le privilège d'avoir été inspiré, dans notre formation scientifique, par deux Ecoles qui ont joué dans l'étude du diencéphale un rôle de premier plan: celle de GUSTAVE ROUSSY qui avait consacré en 1907, au thalamus une thèse mémorable et avait publié en 1913—14, avec JEAN CAMUS, des travaux classiques sur le rôle de l'hypothalamus en Pathologie, et l'Ecole endocrinologique de Nancy-Strasbourg fondée par ANCEL et BOUIN et dont l'un des Maîtres: RÉMY COLLIN, nous enseigna l'histophysiologie de l'hypophyse, glande endocrine directrice.

En 1931, ROUSSY nous demanda notre collaboration pour de nouvelles recherches sur le complexe hypothalamo-hypophysaire et le diencéphale. Il fut, lui-même, élève de DEJERINE, qui avait fait des travaux anatomiques classiques sur le diencéphale, et avait constitué une importante collection que nous avons pu étudier à Paris. Il fut aussi élève de PIERRE MARIE, qui avait décrit avec MARINESCO, l'acromégalie et fut l'un des collaborateurs de JEAN CHARCOT, fondateur, avec HUGHLINGS JACKSON et SHERRINGTON, de la Neurologie moderne.

Les travaux que nous avons entrepris avec G. ROUSSY, nous ont conduit à définir une science de synthèse: la Neuro-endocrinologie et la Neuro-ergonologie, et une Pathologie de synthèse: la Pathologie Corrélative ou d'Intégration.

Au début de cet exposé qui est une prise de position basée sur une expérience personnelle de 25 années d'histophysiologie et de pathologie humaine et expérimentale, nous désirons rappeler la mémoire de ce Maître de la Neurologie moderne qui fut l'un des fondateurs de cette Science qu'est devenue l'étude du Diencéphale.

Ce travail sera divisé en 13 parties intitulées:

1° Historique de nos recherches personnelles (1933—1956);

2° Définition et délimitation du diencéphale élargi, du sous-thalamus élargi et du système neuro-endocrinien du cerveau;

3° Cytoarchitectonie, voies de conduction et signification physiologique du diencéphale élargi;

4° L'histophysiologie des neurones diencéphaliques et les phénomènes de neuricrinie neuronale ou neuronosécrétion neuronale (neuronicrinie) dans le diencéphale et en général;

5° Les phénomènes de neurocrinie dans le diencéphale et la neurocrinie en général;

6° Le complexe ventriculo-hypothalamo-cervico-hypophysaire;

7° Le système neuro-endocrinien du cerveau et le complexe ventriculo-épithalamo-cervico-épiphysaire;

8° La place du diencéphale dans le système neuro-endocrinien et neuro-ergonal;

9° Le rôle du diencéphale dans la physiologie et la pathologie corrélative ou d'intégration et en agressologie;

10° Pathologie d'origine ergonale;

11° Hétérergie. Constitution réactionnelle;

12° Diencéphale et milieu extérieur;

13° Conclusions.

1. Bref historique des recherches personnelles

Nous avons publié, en 1946, avec G. Roussy, le premier Traité de la littérature consacré à la Neuro-endocrinologie et à la Pathologie Corrélative. Cet ouvrage est le seul, parmi nos publications, qui soit généralement cité dans la littérature.

En réalité, nos publications sur le "complexe hypothalamo-hypophysaire" et la description du "faisceau hypothalamo-hypophysaire" datent de 1933, nos études personnelles sur la neuricrinie de 1934, et nos recherches sur la cyto-

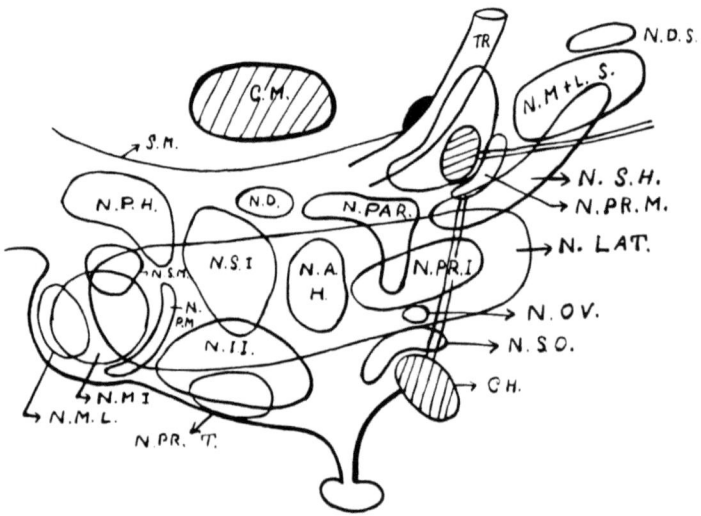

Fig. 1. Projection approximative, sur la coupe sagittale médiane, des formations nucléaires les plus importantes du sous-thalamus élargi (moins le subthalamus). *N. D. S.*, noyau dorsal du septum; *N. M. + L. S.*, noyau médial et latéral du septum; *N. S. H.*, noyau septo-hypothalamique; *N. PR. M.*, noyau préoptique médian; *N. LAT.*, noyau latéral préoptique et hypothalamique; *N. PR. I.*, noyau préoptique interne; *N. OV.*, noyau ovoïde; *N. S. O.*, noyau supraoptique; *N. PAR.*, noyau paraventriculaire; *N. A. H.*, noyau antérieur de l'hypothalamus; *C. M.*, commissure moyenne; *N. D.*, noyau dorsal de l'hypothalamus; *N. S. I.*, noyau supéro-interne; *N. I. I.*, noyau inféro-interne; *N. PR. T.*, noyaux propres du tuber; *N. P. M.*, noyau prémamillaire; *N. P. H.*, noyau postérieur de l'hypothalamus; *N. S. M.*, noyau supramamillaire; *N. M. I.*, noyau mamillaire interne; *N. M. L.*, noyau mamillaire latéral

architectonie et les voies nerveuses du diencéphale furent publiées en 1934—36 (*in* Revue Neurologique et Encéphale). Une première vue d'ensemble de nos investigations (travail qui n'est jamais cité) avait été publié dans le Nouveau Traité de Physiologie de Roger et Binet (Paris: Masson & Cie., 1936).

1° — *Recherches préliminaires.* — En 1907, Gustave Roussy avait consacré sa thèse inaugurale, dans une étude clinique, anatomo-physiologique et expérimentale, au thalamus et au syndrome thalamique (dit de DEJERINE et ROUSSY). Dans ce travail, G. ROUSSY avait signalé l'existence, dans certains syndromes thalamiques, de troubles neuro-végétatifs.

En 1913—14, J. CAMUS et G. ROUSSY, dans des recherches notoires, ont montré, à la suite de ASCHNER (de Vienne), que certains syndromes dits hypophysaires pouvaient être obtenus, en réalité, par les lésions hypothalamiques. Ils proposèrent une conception neurogène pure du diabète insipide, du syndrome adiposogénital et des glycosuries hypothalamiques.

Personnellement, nous avions consacré, à Nancy, à partir de 1927, une série d'investigations à la Pathologie d'origine endocrinienne génitale et à la Pathologie viscérale d'origine nerveuse centrale et périphérique. Sans connaître, à cette époque, les travaux de SPERANSKY et de RICKER, nous arrivions à la conclusion que le système neurovégétatif central et périphérique jouait un rôle capital en Pathologie viscérale. L'ensemble de nos observations anatomo-cliniques et expéri-

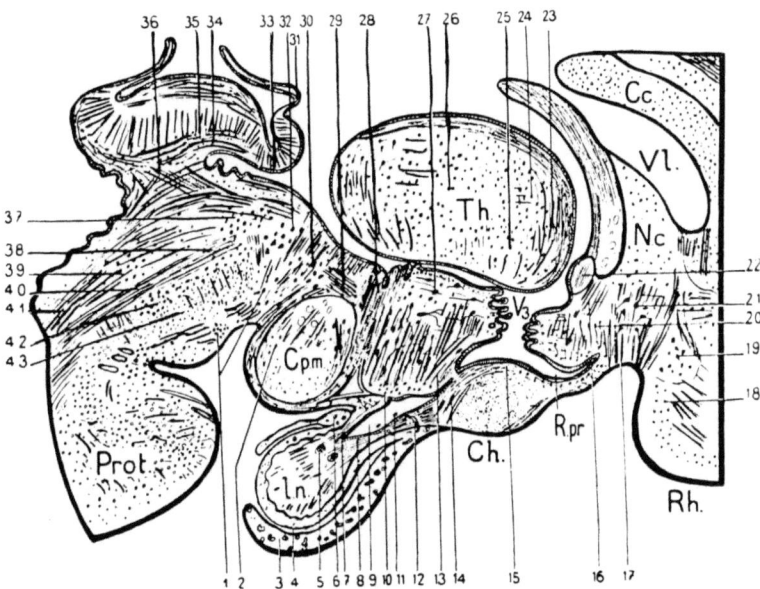

Fig. 2. Coupe sagittale paramédiane passant par l'hypothalamus chez le chien. *Prot.*, protubérance; *Cp. m.*, corps mamillaires; *l. n.*, lobe nerveux; *Th.*, thalamus; *Ch.*, chiasma; *R. pr.*, récessus préoptique; *Rh.*, rhinencéphale; *C. c.*, corps calleux; *N. c.*, noyau caudé; *Vl.*, ventricule latéral; *1*, noyau inter-pédonculaire; *2*, noyau mamillaire interne; *3*, lobe antérieur de l'hypophyse; *4*, lobe intermédiaire de l'hypophyse: *5*, ilots de tissu glandulaire périvasculaire pénétrant dans la tige pituitaire; *6*, pars tuberalis; *7*, segment antérieur du faisceau hypothalamo-hypophysaire; *8*, segment postérieur du faisceau hypothalamo-hypophysaire; *9*, recessus infundibuli; *10*, noyau périventriculaire inférieur ou noyau infundibulaire de l'hypothalamus: *11*, colloïde hypophysaire déversé dans le recessus infundibulaire (hydrencéphalocrinie); *12*, vaisseau porte hypophyso-hypothalamique; *13*, fibre paraventriculo-hypophysaire; *14*, noyau tangentiel; *15*, faisceau suprachiasmatique; *16*, fibres trigono-préoptiques; *17*, espace perforé antérieur: *18*, cortex olfactif; *19*, extrémité interne du nucleus accumbens; *20*, noyau préoptique interne; *21*, noyau parolfactif interne

mentales, recueillies en grande partie avec G. ROUSSY, A. HAMANT et L. CORNIL, fut publié dans notre thèse inaugurale (Nancy, 1931). Nous y étudiions les troubles et lésions pulmonaires, digestifs, hépatiques, urinaires et vasculaires dans des lésions pathologiques et expérimentales diencéphaliques, bulbaires, spinales et sympathiques périphériques.

2° — *Etude cytoarchitectonique de l'hypothalamus, du sous-thalamus élargi et du diencéphale.* — Au début de 1933 (Soc. Biol. et Ann. Méd., mars 1933), nous avons décrit le "faisceau hypothalamo-hypophysaire" comportant, outre le faisceau supraoptico-hypophysaire de Pines, Greving, Nicolescu et Raileanu, 3 autres faisceaux nerveux [5. 1⁰ et 5. 2⁰].

De 1934 à 1936, nous avons consacré (in Rev. Neur. et Encéphale) plusieurs mémoires à l'étude cytoarchitectonique et aux voies de conduction du diencéphale, chez l'homme, le chien et le cobaye, sur du matériel argenté (voir 2). Nous avons pu décrire, au cours de ces recherches, près de 30 faisceaux nerveux nouveaux intrahypothalamiques ou interposés entre : d'une part, l'hypothalamus ; d'autre part, l'allocortex antérieur, l'allocortex postérieur, l'isocortex, le septum, la zone préoptique, le pallidum et le striatum, le thalamus (6 faisceaux thalamo-hypothalamiques), les noyaux amygdaliens, le subthalamus, la substance réticulaire, le ruban de Reil, les voies cérébello-rubrales, la bandelette longitudinale interne. Dans la littérature, il n'est qu'exceptionnellement tenu compte de ces descriptions.

Dans l'hypothalamus, nous isolions notamment le noyau de l'infundibulum (notre terminologie) et le noyau hypothalamo-mamillaire et distinguions 45 segments et sous-segments nucléaires.

Nous proposions déjà, dans ce travail, de réunir l'hypothalamus à la zone préoptique, à une zone sous-lenticulaire contenant notamment la substance de Reichert, à la zone pallidale comportant le pallidum et le noyau entopédonculaire et à la zone sous-thalamique proprement dite (subthalamus), pour constituer une "région sous-thalamique élargie".

Ultérieurement (1946—54), nous définissions le sous-thalamus élargi par l'ensemble du septum, de la zone préoptique, du subthalamus et d'une zone limitante.

L'étude des connexions du diencéphale nous a permis, dès 1936 [2. 7⁰, 2. 8⁰ 2. 14⁰], de proposer des schémas anatomo-physiologiques interprétant les tendances et instincts ainsi que les émotions et les réflexes conditionnés végétatifs, et dès cette époque, nous pouvions écrire, en raison des connexions cortico-diencéphaliques, qu'on ne pouvait attribuer au seul diencéphale la régulation de l'affectivité et émotivité et des tendances et instincts [2. 14⁰].

Elle nous permettait aussi d'affirmer le rôle végétatif du cortex frontal et temporal, du thalamus, du striatum, du pallidum, de la zone préoptique, du cervelet et de proposer des schémas anatomo-physiologiques pour interpréter les réflexes à centre hypothalamique, thalamique, allocortical et isocortical.

Dès 1934, nous insistions aussi sur l'intimité des connexions végétativo-extrapyramidales, dans la zone sous-thalamique. Les formations neuro-végétatives et les formations extrapyramidales reçoivent, par ailleurs, des connexions afférentes semblables et multiples. C'est pourquoi le sous-thalamus élargi peut jouer un rôle d'intégrateur.

Dès 1935 aussi, nous proposions une systématisation du système neuro-végétatif périventriculaire [2. 10⁰] et du système réticulaire du névraxe [2. 11⁰] qui, suivant nos recherches, est interposé entre toutes les formations associatives et les formations extrapyramidales et neuro-végétatives.

Une systématisation complète de l'appareil nerveux a été proposée dans le Traité de Neuro-endocrinologie (1946).

Au Congrès International de Neurologie en 1949, nous avons insisté sur la nécessité de décrire dans son ensemble, le diencéphale, en raison de l'interpénétration du thalamus, du subthalamus et de l'hypothalamus.

Une nouvelle étude du sous-thalamus élargi fut réalisée en 1950 [2. 17⁰].

3⁰ — *Complexe hypothalamo-hypophysaire. Neuro-régulation de l'hypophyse. Neurocrinie et Neuricrinie hypothalamo-hypophysaires.* — Dès 1933, nous avons défini, avec G. Roussy (Soc. Biol. et Ann. Méd.) un "complexe hypothalamo-hypophysaire" constitué par l'hypothalamus antérieur, la neuro-hypophyse et l'adéno-hypophyse en admettant que ces trois formations s'influencent réciproquement. Cette notion de complexe hypothalamo-hypophysaire était basée sur plusieurs types de constatations:

1) Si Pines, Greving, Nicolescu et Raileanu avaient décrit le faisceau supraoptico-hypophysaire, nous décrivîmes, chez le chien et l'homme, au moyen de coupes argentiques sériées, le "faisceau paraventriculo-hypophysaire", le "faisceau tubéro-hypophysaire" et le "faisceau infundibulo-hypophysaire". Il nous sembla logique d'attribuer à l'ensemble de ces 4 faisceaux le nom de "faisceau hypothalamo-hypophysaire" (1933), terme généralement adopté aujourd'hui, sans

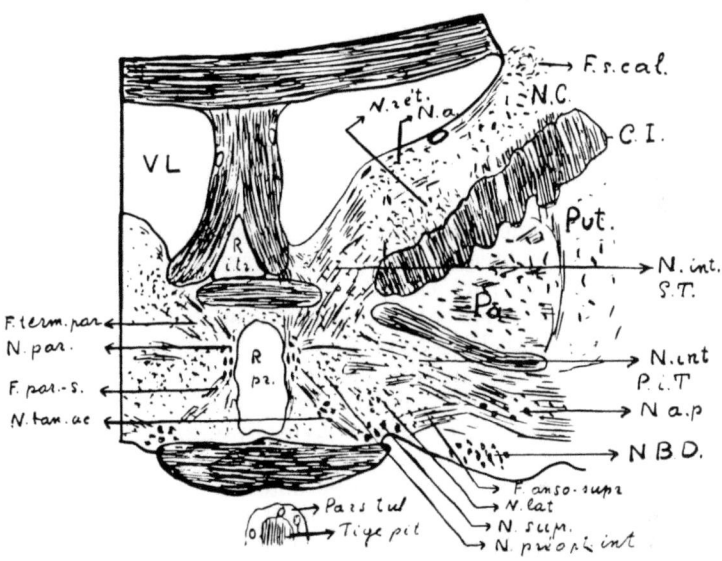

Fig. 3. Coupe vertico-frontale par le recessus préoptique. *V. L.*, ventricule latéral; *R. i. tr.*, recessus intertrigonal; *R. pr.*, recessus préoptique; *F. term. par.*, faisceau termino-para-ventriculaire; *N. par.*, noyau paraventriculaire; *F. par.-s.*, faisceau paraventriculo-supraoptique; *F. s. cal.*, faisceau souscalleux; *N. C.*, noyau caudé; *N. a.*, noyau antérieur du thalamus: *N. rét.*, noyau réticulaire; *C. I.*, capsule interne; *Put.*, putamen; *Pa.*, pallidum; *N. int.*, noyau interstitiel du pédoncule; *N. a. p.*, noyau de l'anse pédonculaire; *N. B. D.*, noyau de la bande diagonale; *F. anso-supr.*, faisceau ansosupraoptique; *N. lat.*, noyau latéral de l'hypothalamus; *N. supr.*, noyau supraoptique; *N. préopt. int.*, segment postérieur du noyau préoptique interne; *N. tan. ac.*, noyau tangentiel accessoire supéro-interne

que la plupart des auteurs veuillent nous en reconnaître la paternité. Le terme de faisceau hypothalamo-hypophysaire est indiscutablement préférable à ceux de faisceau diencéphalo-hypophysaire ou de faisceau hypothalamo-pituitaire parfois utilisés.

Ayant décrit les origines multiples du faisceau hypothalamo-hypophysaire, nous insistions aussi, dès 1933, sur les terminaisons multiples de la même voie nerveuse, en décrivant des terminaisons dans la neuro-hypophyse, les travées épithéliales contenues dans celle-ci et dépendant du lobe intermédiaire, le lobe intermédiaire, la pars tuberalis et les zones avoisinantes du lobe antérieur. Nous décrivions des terminaisons en bouton dans les cellules épithéliales du lobe intermédiaire.

Nous arrivions à la conclusion que le faisceau hypothalamo-hypophysaire est en premier lieu une voie nerveuse effectrice stimulant les sécrétions neuro-hypophysaires et adéno-hypophysaires.

2) Toutefois, certains faits, notamment le caractère bipolaire des cellules supraoptiques, l'existence de voies non hypophysopètes d'origine supraoptique et la réalité de voies sensitives dans le faisceau préoptico-hypophysaire des Téléostéens nous faisait admettre que le faisceau hypothalamo-hypophysaire pouvait aussi avoir des fonctions sensitives. RAMON Y CAJAL et TELLO avaient auparavant, comme l'on sait, admis des fibres sensitives hypophysaires, et, récemment SPATZ attribue des fonctions réceptrices au faisceau infundibulo-hypophysaire. Quoi qu'il en soit, nous pensions, personnellement, que l'hypophyse pouvait influencer l'hypothalamus par un mécanisme nerveux.

3) Tout en étudiant, en 1933, les liaisons nerveuses interhypothalamo-hypophysaires, nous avions repris, à la même époque, l'étude de la neurocrinie hypophysaire décrite par notre Maître R. COLLIN et distinguions une neurocrinie cellulaire, une neurocrinie colloïde et une neurocrinie pigmentaire. Nous admettions, comme R. COLLIN, que, par l'intermédiaire de la neurocrinie, l'adéno-hypophyse pouvait influencer la neurohypophyse et par son intermédiaire, l'hypothalamus.

C'étaient ces corrélations réciproques entre l'hypothalamus et l'hypophyse qui nous firent admettre le concept de "complexe hypothalamo-hypophysaire" (1933).

Nous nous autorisions de ce concept pour proposer une nouvelle interprétation des syndromes dits hypophysaires. Alors que CUSHING et BIEDL avaient admis une pathogénie endocrine pure et que ASCHNER, CAMUS et ROUSSY étaient arrivés à une conception purement neurogène, nous proposions une conception neuro-endocrinienne hypothalamo-hypophysaire (voir Ann. Méd., 1933) [9. 16°].

Nous insistions sur le fait qu'une lésion hypothalamique pouvait agir à la fois par des mécanismes nerveux et des mécanismes neuro-hypophysaires et adénohypophysaires. Ainsi les adénomes hypophysaires relevés dans certaines lésions hypothalamiques nous semblaient dus à une irritation des fibres hypothalamo-hypophysaires se rendant au lobe antérieur (adénomes "corrélatifs"). Dans les années qui suivirent nous avons contribué à développer ce concept.

4) En 1934, nous avons décrit les premiers en France et après POPPI, SCHARRER et GAUPP, les phénomènes de sécrétion dans certains neurones hypothalamiques et proposé le terme de *neuricrinie* pour les désigner, SCHARRER ayant utilisé celui de *neurocrinie* déjà réservé à un autre phénomène (excrétion dans les tissus nerveux). Pour nous, dès 1934, toute élaboration de substances métaboliques doit entrer dans le cadre de la neuricrinie. C'est pourquoi nous nous sommes attachés, dès la même époque, à l'étude des rapports entre les pigments nerveux et les autres produits métaboliques neuronaux. Nous attribuions les intimes rapports neurono-vasculaires et les phénomènes de "neuronolyse physiologique" et de plurinucléose au même groupe de processus d'hypermétabolisme.

5) Nous confirmions aussi la réalité du déversement de colloïde dans le 3e ventricule (hydrencéphalocrinie de R. COLLIN).

6) La même année (1934 [3. 7°]), nous avons obtenu, les premiers, des phénomènes réactionnels hypothalamo-hypophysaires, par l'extirpation, chez le chien, des ganglions cervicaux supérieurs et consistant en la présence massive, dans la neuro-hypophyse et l'hypothalamus, de gouttelettes de colloïde cheminant le long des diverses voies nerveuses hypothalamiques tels que le faisceau supra-optico-hypophysaire, le faisceau paraventriculo-hypophysaire, les faisceaux intra-hypothalamiques, le pédoncule inféro-interne de l'hypothalamus, le pilier antérieur du trigone, les voies hypothalamiques descendantes.

Nous pensons que ces constatations furent les premières se rapportant au cheminement, le long des voies nerveuses hypothalamiques, de "colloïde" hypo-

thalamo-hypophysaire et elles montrèrent immédiatement que le faisceau hypothalamo-hypophysaire n'a pas le monopole de ce cheminement.

Or, par définition, tout cheminement d'un produit d'élaboration, le long d'une
voie nerveuse, est une neurocrinie. C'est pourquoi nous publiions ces résultats
sous le titre d'hyper-neurocrinie. C'était la première publication concernant une
hyper-neurocrinie expérimentale.

Chez les mêmes animaux, nous relevions d'intenses phénomènes réactionnels
au niveau des cellules ganglionnaires des noyaux supraoptiques et paraventri-

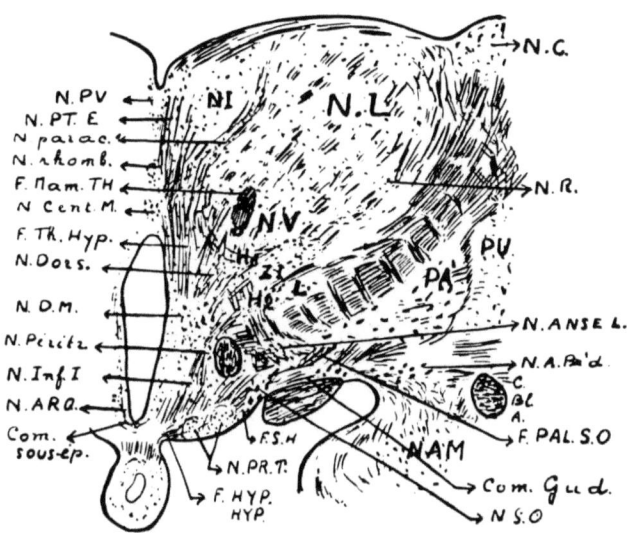

Fig. 4. Coupe vertico-frontale par l'hypothalamus moyen. *N. PV.*, noyau paraventriculaire du thalamus; *N. PT. E.*, noyau parataenial externe; *N. parac.*, noyau paracentral; *N. rhomb.*, noyau rhomboïdal; *F. Mam. TH.*, faisceau mamillo-thalamique; *N. Cent. M.*, noyau central médian; *F. Th. Hyp.*,
faisceau thalamo-hypothalamique; *N. Dors.*, noyau dorsal; *N. D. M.*, noyau dorso-médial; *N. Péritr.*,
noyau péritrigonal; *N. Inf. I.*, noyau inféro-interne; *N. ARQ.*, noyau arqué; *Com. sous-ép.*, commissure
sous-épendymaire; *N. I.*, noyau interne du thalamus; *N. L.*, noyau latéral du thalamus; *N.V.*, noyau
ventral du thalamus; *N. C.*, noyau caudé; *N. R.*, noyau réticulaire; *PU.*, putamen; *PA.*, pallidum;
Z. I., zona incerta; *Hl*, Zone Hl; *L.*, corps de LUYS; *N. ANSE L.*, noyau de l'anse lenticulaire; *N.A. Péd.*,
noyau de l'anse pédonculaire; *C. Bl. A.*, commissure blanche antérieure; *F. PAL. S. O.*, faisceau pallido-
supraoptique; *N. AM.*, noyau amygdalien; *Com. Gud.*, commissure de GUDDEN; *N. S. O.*, noyau
supraoptique; *F. S. H.*, faisceau supraoptico-hypophysaire; *N. PR. T.*, noyaux propres du tuber;
F. HYP. HYP., faisceau hypothalamo-hypophysaire

culaires avec présence d'abondantes gouttes de colloïde dans le cytoplasme,
homogénéisation éosinophile et phénomènes abondants de neuronolyse.

Jugeant, à cette époque, que la colloïde suivait un trajet ascendant, nous
admettions qu'elle était activement englobée par les cellules nerveuses ("colloïdopexie neuronale") et soumise à un travail d'élaboration secondaire (neuricrinie
secondaire).

En réalité, nous sommes nous-même (1950) revenu sur cette interprétation
qui figure encore dans notre Traité de Neuro-endocrinologie publié avec G. ROUSSY
(1946). Les processus réactionnels neuronaux sont primitifs. Il sont à la fois du
type dégénératif de neuronolyse massive et du type sécrétoire avec production
abondante de colloïde (hyperneuricrinie) suivie d'hyperneurocrinie et aussi d'hyperhydrencéphalocrinie massive. Dans le faisceau hypothalamo-hypophysaire, la
colloïde suit essentiellement un trajet ascendant. Cependant, arrivée dans l'éminence médiane, elle peut rebrousser chemin et, devenant ascendante, se déverser
dans le 3e ventricule.

De toute façon, la colloïde produite provient. en grande partie, de la dégénérescence réactionelle des neurones. On peut dire cependant que nos résultats
de 1934 concernent de *l'hyperneuricrinie* suivie *d'hyperneurocrinie*.

Il convient de noter que la neuricrinie est souvent associée à la neurocrinie
étant donné que dans le système nerveux central, les produits d'élaboration,
lorsqu'ils sont éliminés par les cellules, passent forcément dans le tissu nerveux,
ce qui est par définition, une neurocrinie (excrétion endonerveuse) par opposition
à la neuricrinie ou sécrétion d'origine nerveuse.

7) En 1935, nous tentions pour la première fois, une interprétation physiologique d'ensemble des phénomènes de neurocrinie et de neuricrinie.

Quant à la première, nous la comparions d'une part au cheminement le long
des voies nerveuses de divers produits actifs notamment de certaines toxines
(neuroprobasie de Levaditi), d'autre part nous admettions qu'elle était en rapport
avec une action stimulatrice exercée par les produits en cause les tissus nerveux
intéressés.

Nous considérions la neuricrinie comme l'expression anatomique de la transmission humorale des excitations nerveuses, c'est-à-dire de la production des
neuro-hormones de transmission et pouvions écrire que la neuricrinie observée
au niveau des péricaryones montrait que ceux-ci prenaient part au même titre
que les terminaisons nerveuses à la production des neuro-hormones.

Cela signifiait, au niveau du complexe hypothalamo-hypophysaire, que les
noyaux d'origine des voies hypothalamo-hypophysaires agissaient sur la neuro-
hypophyse et l'adéno-hypophyse, par des neuro-hormones dont la production
se manifeste par des phénomènes histophysiologiques particulièrement nets.

8) En 1934, nous montrions que les nerfs optiques contiennent deux sortes
de fibres en relation avec les noyaux supraoptiques:

a) Des fibres d'origine rétinienne aboutissant au noyau supraoptique ou
tangentiel et que nous réunissions sous le nom de faisceau rétino-tangentiel.
Ces fibres, signalées antérieurement, comme nous le notions dans un travail,
par divers auteurs, montraient par quel mécanisme anatomo-physiologique le
monde extérieur peut influencer le fonctionnement neuro-endocrinien.

b) Des fibres d'origine supraoptique et rétinopètes (faisceau tangentio-
rétinien). Rappelant que Ramon y Cajal avait décrit dans la rétine, des fibres
neurovégétatives, nous pensions que celles-ci représentaient les terminaisons
de ce faisceau qui nous paraissait régir l'excitabilité rétinienne.

9) En 1934—35, nous publiions les premières études d'ensemble des connexions
afférentes aux centres hypophysaires et montrions que ceux-ci reçoivent des
fibres d'origine olfactrice, optique et acoustique, ainsi que des fibres provenant
de la bandelette longitudinale interne, des tubercules quadrijumeaux, des voies
cérébello-rubrales, des corps mamillaires, des noyaux amygdaliens (voies courtes
et voies longues), du thalamus, du pallidum, de la strie terminale. du pilier
antérieur du trigone (voies allocortico-hypothalamiques) et du cortex cérébral
(par le pédoncule inféro-interne du thalamus et la commissure de Ganser). Ces
constatations mettaient en évidence un jeu hypophysaire réflexe d'une grande
richesse et montraient, dès 1935, que le fonctionnement hypophysaire est sous
l'influence de toutes les excitations sensitivo-sensorielles, du pallido-striatum. du
tectum, du thalamus, de l'allocortex et de l'isocortex.

Ces constatations montraient aussi que les noyaux d'origine des voies hypothalamo-hypophysaires, richement pourvus de fibres afférentes. ne peuvent être
considérés comme de simples formations endocriniennes et qu'ils doivent trans-
mettre par voie nerveuse, les stimulations reçues de tous les points du névraxe.

10) Lorsque Popa et Fielding eurent décrit leur système porte, nous avons

aussitôt admis que ces voies n'arrivaient pas, en haut, jusqu'aux noyaux supra-optiques et paraventriculaires, mais n'étaient interposés qu'entre l'infundibulum et l'hypophyse. Nous avons insisté sur le fait que les dilatations pathologiques de ce système se font de manière autonome et que le sens du courant circulatoire doit se faire dans les deux sens, suivant les conditions hydrauliques ventriculaires et vasculaires.

11) Ayant décrit, à la suite d'autres auteurs, des voies hypothalamiques descendantes dans le névraxe et relevé, le long des artères hypophysaires, d'abon-

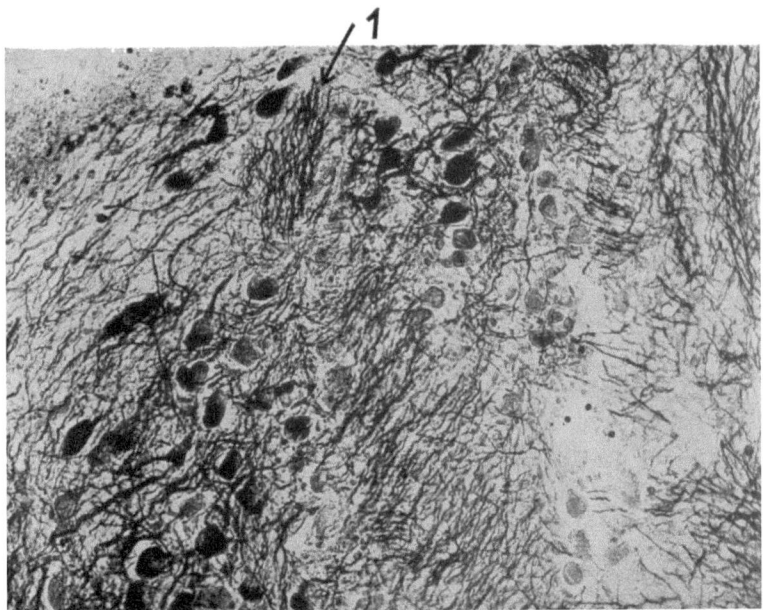

Fig. 5. Noyau supraoptique et les fibres afférentes provenant de l'anse pédonculaire (1)

dantes fibres provenant des ganglions cervicaux supérieurs, nous proposions, en 1935 (Presse Méd.) un schéma anatomo-physiologique d'ensemble interprétant la neuro-régulation hypophysaire [5. 4°]. Suivant ce schéma (1935), l'hypothalamus intervient dans le fonctionnement hypophysaire par deux groupes de centres :

a) Des centres orthosympathiques supérieurs, reliés par les voies hypothalamiques descendantes, à un centre hypophyso-spinal dont partent des fibres préganglionnaires aboutissent aux ganglions cervicaux supérieurs (et peut-être stellaires). Les fibres post-ganglionnaires aboutissent à la neuro-hypophyse et à l'adéno-hypophyse.

b) Des centres effecteurs représentés par les noyaux d'origine des voies hypothalamo-hypophysaires et que nous rattachions au parasympatique cranial, avec les centres épiphysaires et les centres rétino-régulateurs. Il est évident, cependant, que ces centres occupent une place particulière, car embryologiquement, ils ne proviennent pas, comme les autres centres parasympathiques, de la lame basilaire de His mais de la lame alaire, étant donné que le sulcus limitans n'arrive pas jusqu'à la zone hypothalamique. Comme les voies épithalamo-épiphysaires, les voies hypothalamo-hypophysaires sont par ailleurs des voies névraxiales.

La présence probable, dans chacun de ces systèmes, de fibres sensitives particulières pouvant être comparées aux fibres provenant chez certains vertébrés inférieurs de l'œil pinéal et du sac vasculaire, leur confère également un caractère particulier.

Suivant notre schéma de 1935, chaque lobe hypophysaire est sous l'influence : d'une part, de fibres cervicales et par conséquent du centre hypophyso-spinal et des centres orthosympathiques supérieurs de l'hypothalamus ; d'autre part, de fibres hypothalamiques c'est-à-dire des centres effecteurs qui sont à l'origine du faisceau hypothalamo-hypophysaire.

Nous laissions ouvert le problème des voies parasympathiques vasculaires admises par Stanley et Cobb.

Nous insistions à nouveau sur l'existence de nombreuses voies nerveuses afférentes aux centres hypophysaires, montrant que toutes les stimulations sensitivo-sensorielles pouvaient influencer directement ou par l'intermédiaire de

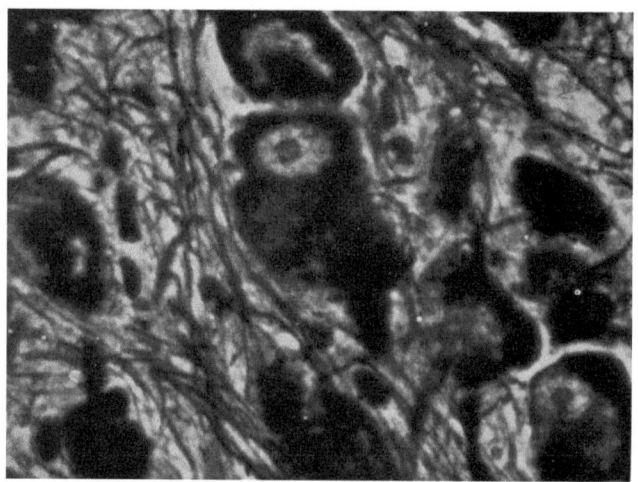

Fig. 6. Cellules du noyau supraoptique imprégnées à l'argent. On ne saurait nier à ces cellules une capacité conductrice

centres d'association le fonctionnement hypophysaire et que le thalamus, les corps striés, le noyau amygdalien, l'allocortex et l'isocortex intervenaient à leur tour, dans ce fonctionnement.

12) En 1936, nous donnions (*in* Nouveau Traité de Physiologie de Roger et Binet [1.4⁰]) une vue d'ensemble de nos recherches sur le complexe hypothalamo-hypophysaire, ses fonctions et l'interprétation des syndromes hypophysaires.

13) En 1938, sur une hypophyse de bœuf traitée par la méthode de Biel-schowsky-Gros-Schultze-Stöhr et coupée sagittalement, nous avons pu mettre en évidence de nombreuses fibres hypothalamo-hypophysaires pénétrant, sur les coupes latérales, à travers la pars tuberalis et le lobe intermédiaire, dans le lobe antérieur. Ces fibres présentaient des épaississements analogues à ceux que l'on observe dans la neuro-hypophyse ainsi que des terminaisons intraépithéliales [5.3⁰].

14) En 1942, nous avons décrit, sous le nom d'*orocrinie* [4.5⁰] la pénétration dans le lobe intermédiaire, de cellules neuro-hypophysaires. Ces constatations montrent que si l'adéno-hypophyse peut influencer le fonctionnement neuro-hypophysaire grâce à la neurocrinie adéno-neuro-hypophysaire, la neuro-hypo-

physe peut aussi influencer le fonctionnement adéno-hypophysaire. Il existe, en d'autres termes, des corrélations réciproques entre la neuro-hypophyse et l'adéno-hypophyse.

15) En 1946, nous donnions, dans notre *Traité de Neuro-endocrinologie* avec G. Roussy, une nouvelle étude d'ensemble, anatomo-physiologique, de la région hypothalamo-hypophysaire.

16) Au cours des dernières années, nous nous sommes attachés à montrer que le complexe hypothalamo-hypophysaire doit être élargi en complexe ventriculo-hypothalamo-cervico-hypophysaire.

4^0 — *Complexe épithalamo-épiphysaire et système neuro-endocrinien du cerveau* — (voir bibliographie 8). — En 1938, nous avons décrit une neurocrinie épiphysaire, l'innervation et les centres régulateurs de l'épiphyse, des corrélations épithalamo-hypophysaires et le système neuro-endocrinien du cerveau.

5^0 — *Neurocrinie en général* (voir bibliographie 6). — Dès 1935, nous avons insisté sur le caractère général des phénomènes de neurocrinie, décrit une neurocrinie pancréatique (1937), une neurocrinie épiphysaire (1938), une neurocrinie surrénale (1954) et obtenu, les premiers, de l'hyperneurocrinie hypothalamo-hypophysaire (1935) et de l'hyperneurocrinie pancréatique (1937) expérimentales. Nous avons aussi insisté sur l'intérêt des hyperneurocrinies spontanées.

6^0 — *Neuricrinie en général et Histophysiologie du système neuro-végétatif* (voir bibliographie 3). — Ayant décrit, en février 1934, pour la première fois en France, dans l'hypothalamus humain, la neuricrinie que SCHARRER appela plus tard neurosécrétion, nous avons insisté, des 1937, sur le caractère général de ce phénomène dans tout le système nerveux. Nous avons aussi, les premiers, insisté sur les rapports entre ces phénomènes et les processus métaboliques, neuronaux, notamment la production des pigments jaunes et noirs [voir 3, 2^0 et 3^0].

En 1935, nous avons décrit les phénomènes de neuronolyse et de plurinucléose [3. 4^0]. En 1936, nous avons obtenu de la plurinucléose expérimentale, au moyen d'extraits antéhypophysaires [3. 9^0] et montré, en 1937 [3. 10^0], que le système neuro-végétatif présente des processus de remaniement constants.

Nous avons décrit divers types histologiques de neuricrinie et décrit une neuricrinie périphérique (1937-43), une neuricrinie cérébelleuse (1951) et décrivions, dans ce travail, une neuricrinie innominée [3. 18^0], une neuricrinie dentelée [3. 19^0] et insisterons sur le fait que dans certains syndromes humains, tels que les comas, on peut relever une hyperneuricrinie généralisée, associée à une micro-amyloïdose névraxiale. Nous avons distingué des neuricrinies cytonale, axonale, terminale et synaptique [2. 9^0, 1. 7^0, 1. 8^0].

Nous insisterons aussi sur les rapports entre la neuricrinie et l'amyloïdose en général [3. 20^0].

Nous avons, les premiers, en 1937 [3. 11^0], insisté sur les rapports possibles entre la neuricrinie et la transmission humorale des excitations nerveuses.

De l'hyperneuricrinie expérimentale associée à de l'amyloïdose, a été obtenue chez le lapin, au moyen d'une hypercholestérolémie alimentaire.

7^0 — *Pathologie expérimentale et spontanée d'origine diencéphalique* (voir bibliographie 9). — Les recherches de CAMUS et ROUSSY concernant l'obtention expérimentale des syndromes hypothalamo-hypophysaires datent de 1913.

Nous avons décrit, dans notre Thèse (1931) et ultérieurement certains syndromes viscéraux d'origine diencéphalique.

Plus récemment, nous avons décrit [9. 21^0, 9. 22^0] des syndromes expérimentaux complexes, neuro-somatiques et neuro-végétatifs viscéraux d'origine diencéphalique.

Des mégaœsophages expérimentaux ont été obtenus, à notre Institut de Coimbra, par Montezuma de Carvalho (1952).

Nous avons, les premiers, avec G. Roussy, en 1933 [9. 16⁰], proposé une conception neuro-endocrinienne des syndromes métaboliques d'origine hypothalamique et défini les mécanismes hormono-neural et neuro-hormonal, hormonal et nerveux. En 1936 (*in* Traité de Physiologie [1. 4⁰]), nous avons insisté sur le rôle pathogène de l'hypothalamus que dès cette époque, nous considérions comme le centre réactionnel principal de l'organisme. Nous admettions, dès cette époque, qu'il intervient dans l'ensemble des processus pathologiques. — Le problème du rôle du diencéphale a été étudié en détail dans nos ouvrages d'ensemble [1. 6⁰, 1. 7⁰, 1. 8⁰].

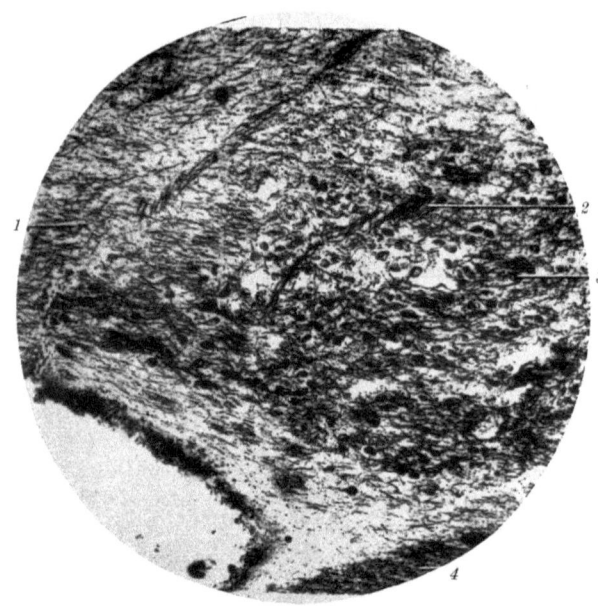

Fig. 7. Noyau supraoptique. *1.* Fibres afférentes provenant de l'anse pédonculaire; *2,* faisceau optico-thalamique; *3,* noyau supraoptique; *4,* bondelette optique

8⁰ — *Pathologie neurogène* (voir bibliographie 10). — En 1931, sans connaître les ouvrages de Speransky et de Ricker, mais inspirés par les idées de Leriche, nous avons décrit, du point de vue clinique, anatomique et expérimental, les troubles et les lésions viscérales d'origine névraxiale et neuro-végétative périphérique. Nous n'avons cessé, depuis, d'étudier systématiquement les réactions neuro-végétatives, phlogistiques, nécrotiques et prolifératifs dans les lésions spontanées et expérimentales des divers segments du système nerveux central et périphérique et obtenues dès 1941, de tels syndromes par des lésions du cortex préfrontal [10. 20⁰, 10. 21⁰].

9⁰ — *Conception d'ensemble de la Médecine* (voir bibliographie 11). — Dès 1935—36, nous avons développé la conception qu'à côté de processus pathologiques directs, il existe des processus indirects ou corrélatifs, constituant la Pathologie corrélative. Dès la même époque, nous insistions sur le fait que cette Pathologie corrélative était à la fois d'origine nerveuse et endocrinienne.

En 1942 [11. 3⁰] nous avons défini le système neuro-endocrinien et neuro-ergonal et la Neuro-ergonologie.

En 1946, nous avons publié avec G. Roussy le premier Traité de Neuro-endocrinologie de la littérature.

Nous avons appliqué notre conception à tous les processus pathologiques (cancer, inflammation, syndromes métaboliques et dégénératifs, pathologie professionnelle, etc.).

Dans la pathologie corrélative ou d'intégration, le diencéphale et le complexe hypothalamo-hypophysaire, comme nous l'avons soutenu dès 1933—36, jouent un rôle de premier plan, mais le diencéphale n'est que l'un des segments du système d'intégration neuro-ergonal.

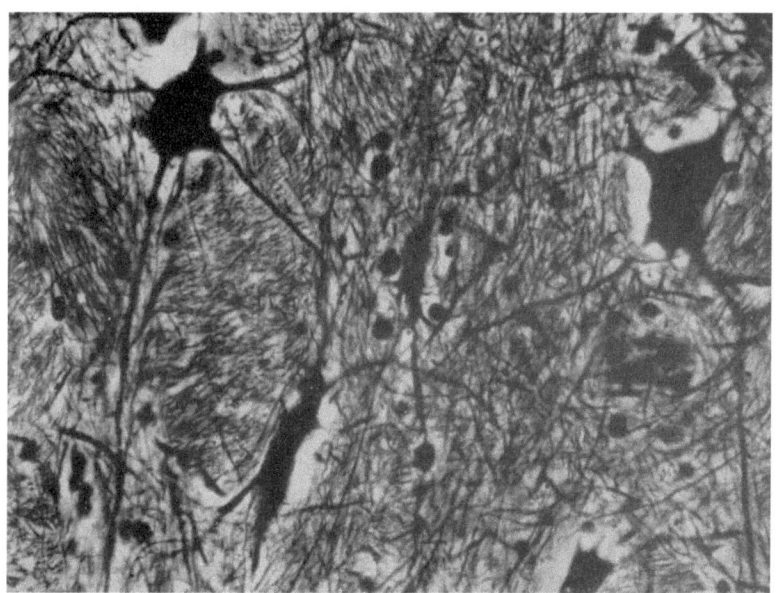

Fig. 8. Noyau réticulaire du thalamus imprégné à l'argent

2. Définition et délimitation du diencéphale élargi, du sous-thalamus élargi et du système neuro-endocrinien du cerveau

Comme nous l'avons souligné plus haut, nous sommes arrivés dès 1934 à la conclusion qu'il convient de réunir en une région anatomo-physiologique: l'hypothalamus, la zone préoptique, le septum, le subthalamus et un territoire latéral (zone limitante) qui forment notre sous-thalamus (ou infra-thalamus) élargi.

Cette notion n'est pas conforme à la subdivision classique du système nerveux en territoires distincts du point de vue embryologique. En effet, le septum et une partie de la zone préoptique sont indiscutablement d'origine télencéphalique. Toutefois, il y a continuité entre le septum, la zone préoptique et l'hypothalamus, et ces territoires ont une signification physiologique comparable.

Le signification embryologique de la zone limitante est encore imparfaitement élucidée.

Par ailleurs, le subthalamus se continue directement par certaines formations mésencéphaliques.

La notion d'un sous-thalamus élargi entraine cette autre d'un diencéphale élargi qui comprend:

1) le thalamus dorsal ou thalamus proprement dit;
2) l'épithalamus;
3) l'infrathalamus élargi avec 5 territoires:
    a) le septum
    b) la zone préoptique
    c) l'hypothalamus

  d) le subthalamus ou thalamus ventral et les formations subthalamo-mésen-
     céphaliques
  e) l'infrathalamus limitant ou latéral.

Ainsi défini, le diencéphale élargi présente des limites imprécises en avant,
latéralement et en arrière.

Quant au système neuro-endocrinien du cerveau, nous le définirons par
toutes les formations glandulaires annexées au diencéphale élargi. Nous avons
distingué à ce sujet:

  1) des formations épendymo-choroïdiennes;
  2) des formations épendymo-hypendymaires:
  3) des formations neuro-physaires comprenant:
     a) le complexe hypothalamo-hypophysaire
     b) le complexe épithalamo-épiphysaire.

3. Cytoarchitectonie, voies de conduction et signification physiologique du diencéphale élargi

A. Cytoarchitectonie

La grande complexité structurale du diencéphale fait que le groupement des
nombreuses formations diencéphaliques est présenté de manière très différente
par les divers auteurs. Nous en avons donné une description d'ensemble dans
notre Traité de Neuro-endocrinologie (1946). On trouvera une discussion de ce problème dans les récents ouvrages de Kuhlenbeck (1954) et de Peele (1954).

1° — *Cytoarchitectonie de l'hypothalamus.* — L'étude cytoarchitectonique de l'hypothalamus a donné lieu, ces dernières années. à de nombreux travaux. Nous signalerons spéciale-ment ceux de Hugo Spatz et de son Ecole. Personnelle-ment, nous avons donné une première systématisation en 1934—35 et ultérieu-rement en 1946 et en 1948—50. Nous avons utilisé dans nos recherches la méthode des coupes sériées, sur du matériel argenté ou coloré par le bleu de toluidine ou des méthodes mixtes (hom-me, chien, cobaye, rat. lapin). Nous proposons le nouveau groupement sui-vant en distinguant 9 grou-pes de formations:

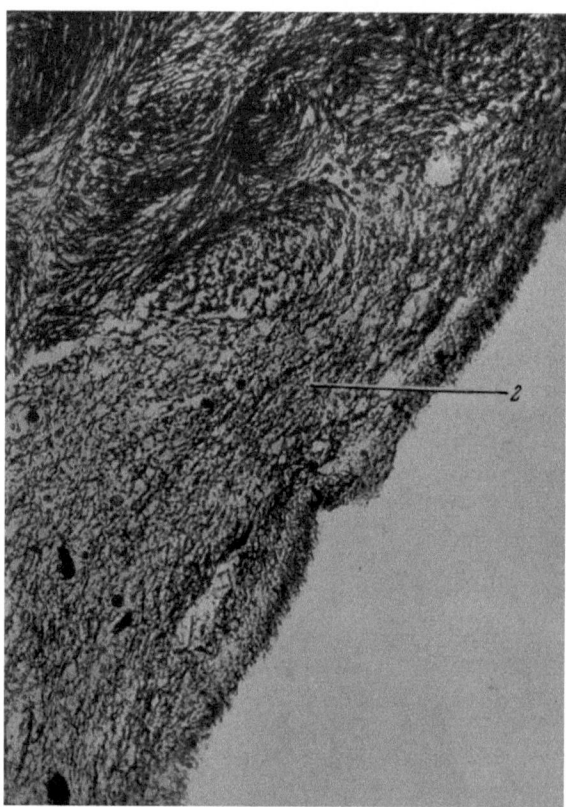

Fig. 9. Fibres trigono-périventriculaires (*2*). En haut et à gauche. le pilier antérieur du trigone

1) L'hypothalamus périventriculaire qui comporte: 1. la substance grise périventriculaire; 2. le noyau périventriculaire supérieur; 3. le noyau périventriculaire inférieur ou noyau de l'infundibulum (Roussy et Mosinger, 1933) ou noyau périventriculaire arqué; 4. le noyau périventriculaire postérieur.

2) L'hypothalamus paraventriculo-supraoptique qui comprend: 1. le noyau paraventriculaire avec trois segments (antéro-supérieur, principal, postéro-supérieur ou horizontal). 2. le noyau supraoptique ou tangentiel avec quatre segments (préchiasmatique, antéro-externe, rétrochiasmatique, postéro-interne). 3. les noyaux supraoptiques accessoires (interne, externe, cellules éparses).

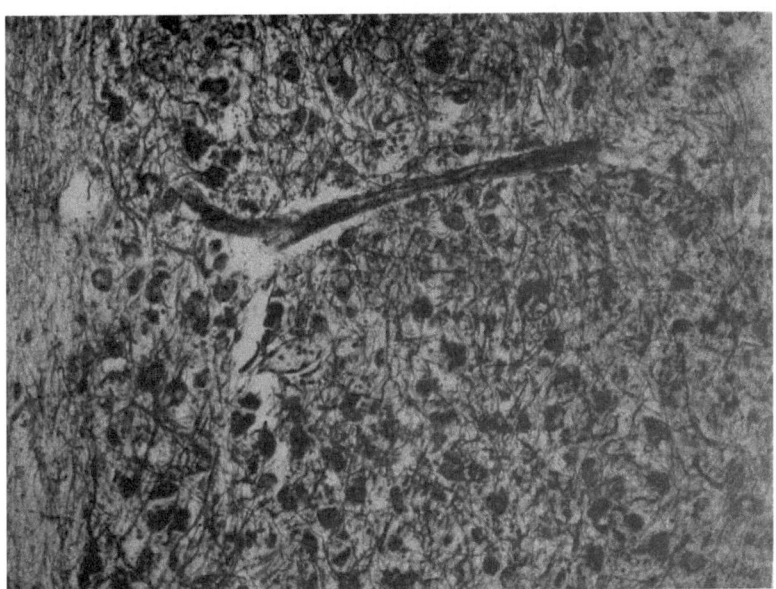

Fig. 10. Noyau paraventriculaire imprégné à l'argent

3) L'hypothalamus antérieur et interne comportant cinq noyaux: 1. le noyau antérieur de l'hypothalamus; 2. le noyau supraoptique diffus; 3. le noyau ovoïde; 4. le noyau dorso-médial de l'hypothalamus; 5. le noyau inféro-médial de l'hypothalamus.

4) L'hypothalamus dorsal comprenant le noyau dorsal de l'hypothalamus.

5) L'hypothalamus latéral avec quatre noyaux: 1. le noyau latéral de l'hypothalamus; 2. les noyaux propres du tuber; 3. le noyau pallido-infundibulaire; 4. le noyau intercalé.

6) L'hypothalamus mamillaire comportant: 1. le noyau mamillaire interne (avec un segment interne et un segment externe); 2. le noyau mamillaire latéral; 3. le noyau prémamillaire (avec un segment ventral et un segment dorsal).

7) L'hypothalamus postérieur qui présente à considérer: 1. le noyau postérieur de l'hypothalamus; 2. le noyau supramamillaire ou noyau interstitiel de la commissure postérieure.

8) L'hypothalamus hypothalamo-mamillaire représenté par le noyau hypothalamo-mamillaire (avec des segments péritrigonal, intertrigonal, latéral, postérieur, prémamillaire).

9) L'hypothalamus réticulaire.

2⁰ — *Cytoarchitectonie du thalamus dorsal ou thalamus proprement dit.* —
Suivant notre classification antérieure, nous distinguerons six groupes de formations
nucléaires:

1) Le thalamus périventriculaire et paramédien qui comporte 7 formations:
1. la substance grise périventriculaire du thalamus; 2. le noyau paraventriculaire
antérieur du thalamus; 3. le noyau paraventriculaire postérieur du thalamus;
4. le noyau parataenial; 5. le noyau rhomboidal; 6. le noyau d'union; 7. le noyau
central médial.

2) Le thalamus antérieur qui comprend 3 noyaux: 1. le noyau antéro-dorsal;
2. le noyau antéro-ventral; 3. le noyau antéro-médial.

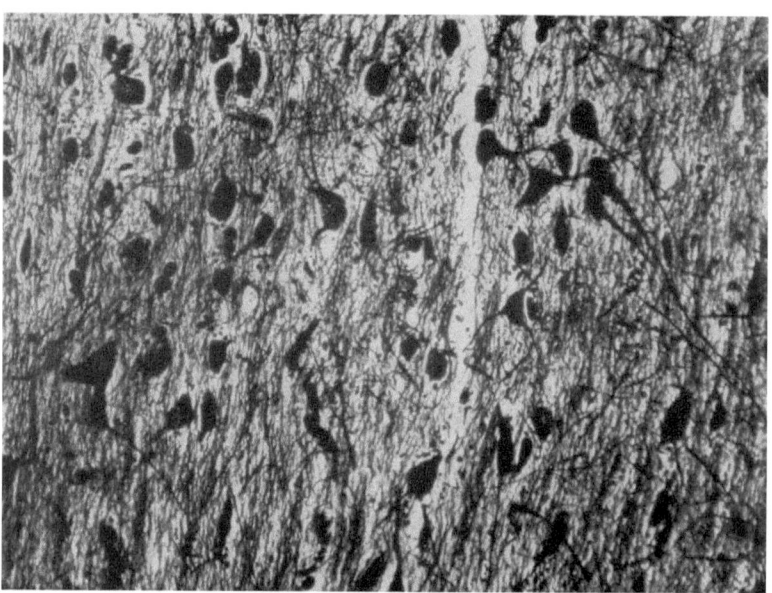

Fig. 11. Substance de Reichert imprégnée à l'argent

3) Le thalamus interne comportant 6 formations nucléaires: 1. le noyau
dorso-médial; 2. le nucleus submedius; 3. le noyau ventro-médial; 4. le noyau
parafasciculaire de d'Hollander; 5. le noyau sous-fasciculaire; 6. le noyau
du faisceau habénulo-pédonculaire avec deux segments (noyaux sous-habénulaires
interne et externe).

4) Le thalamus intralamellaire qui comprend: 1. le centre médian de Luys;
2. le noyau paracentral; 3. le noyau central latéral.

5) Le thalamus dorsal ventral constitué de quatre noyaux: 1. le noyau ventral
antérieur; 2. le noyau ventral latéral; 3. le noyau postéro-latéral; 4. le noyau
ventral postéro-médial ou noyau arqué ou semilunaire de Flechsig.

6) Le thalamus réticulaire comprenant des segments antérieur; latéral et
ventral et postérieur. (Nous ne pensons pas que l'on puisse considérer les noyaux
intralamellaires comme de la substance réticulaire.)

7) Le thalamus latéral avec deux noyaux: 1. le noyau latéral dorsal; 2. le
noyau latéral postérieur.

8) Le thalamus postéro-latéral avec deux noyaux: 1. le pulvinar; 2. le noyau
supra-géniculé.

9) Le métathalamus constitué de deux noyaux: 1. le noyau géniculé latéral dorsal; 2. le noyau géniculé médial dorsal.

10) Le thalamus postérieur et médian ou prétectal avec trois noyaux: 1. le noyau postérieur du thalamus; 2. le noyau prétectal; 3. l'aire prétectale.

11) Le segment péricommissural postérieur du diencéphale élargi qui comprend un sous-segment thalamique et un sous-segment mésencéphalique. Le premier est constitué des noyaux péri-commissuraux du thalamus (5 noyaux), tandis que le sous-segment mésencéphalique offre à considérer 4 noyaux: 1. le noyau interstitiel tegmental de la commissure postérieure; 2. le noyau interstitiel de CAJAL; 3. le noyau de DARKSHEWICH; 4. le noyau lentiforme du mésencéphale.

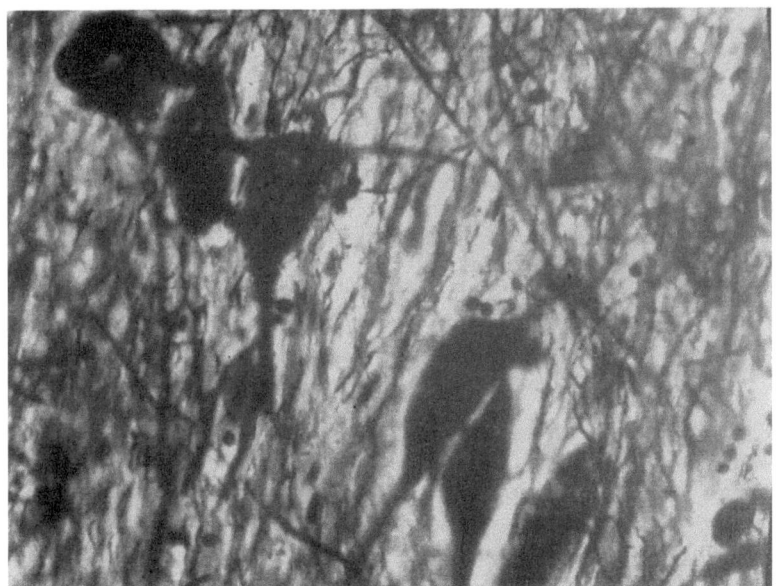

Fig. 12. Substance de REICHERT imprégnée à l'argent. Fort grossissement

3° — *Cytoarchitectonie du subthalamus ou thalamus ventral.* — Nous décrirons au subthalamus, comme dans notre Traité de Neuro-endocrinologie (1946); 12 noyaux: 1. le noyau de la zone incerta; 2. le noyau interstitiel de la zone H; 3. le noyau interstitiel de la zone H1; 4. le noyau interstitiel de la zone H2; 5. le noyau filiforme du subthalamus; 6. le nucleus reuniens ventral; 7. le noyau réticulaire interne du subthalamus; 8. le noyau géniculé latéral ventral; 9. le noyau géniculé médial ventral; 10. le noyau réticulaire externe du subthalamus; 11. le corps de LUYS; 12. le noyau prérubral.

Nous avons insisté antérieurement (1938) sur le fait que tous ces noyaux se sont développés au sein de la substance réticulaire qui s'étend sans discontinuité du thalamus antérieur au mésencéphale.

4° — *Cytoarchitectonie du septum.* — Dans la zone septale on peut décrire 6 noyaux: 1. le noyau dorsal médial du septum; 2. le noyau dorsal latéral; 3. le noyau médial; 4. le noyau latéral; 5. le nucleus accumbens; 6. le noyau septo-hypothalamique qui s'étend du septum à l'hypothalamus.

5° — *Cytoarchitectonie de la zone préoptique.* — Dans cette zone, on peut distinguer 5 formations nucléaires: 1. la substance grise périventriculaire de la

zone préoptique; 2. le noyau médian; 3. le noyau médial; 4. le noyau latéral;
5. le noyau magnocellulaire.

6⁰ — *Cytoarchitectonie de la zone limitante du diencéphale* (diencéphale limitant).
— Nous répartirons les formations constitutives du diencéphale limitant en trois
groupes:

1) Le groupe paraolfactif qui comprend: 1. les îlots de CALLEJA; — 2. le noyau
de la bandelette diagonale.

2) Le groupe ansiforme comportant: 1. le noyau de l'anse pédonculaire
(substance innominée de REICHERT); — 2. le noyau de l'anse lenticulaire; —
3. le noyau du pédoncule inféro-interne du thalamus.

3) Le groupe pallido-entopédonculaire comprenant: 1. le pallidum; — 2. le
noyau entopédonculaire.

* * *

Ce groupement, qui modifie et amplifie ceux que nous avons proposé antérieurement, montre à lui seul la complexité fonctionnelle du diencéphale.

Beaucoup d'auteurs, en parlant du diencéphale, ont surtout en vue l'hypothalamus. Il s'agit là d'une singulière simplification, car l'hypothalamus ne
représente qu'une infime partie d'une vaste région anatomo-physiologique qui
mérite d'être considérée dans son ensemble. Bien plus, la notion du diencéphale
élargi doit être présente à l'esprit.

Par ailleurs, le fonctionnement du diencéphale ne peut être compris qu'en
fonction de ses connexions, montrant que cette région anatomique n'est qu'une
partie du système nerveux central et est sous la dépendance étroite, comme
nous y insistions, avec G. ROUSSY, dès 1935—36, de l'allocortex et de l'isocortex.

B. Connexions du diencéphale élargi

Nos premières recherches, dans ce domaine, datent de 1934—35, et nous
avons donné, depuis, à plusieurs reprises, des systématisations des connexions
diéncéphaliques. Nous avons essentiellement utilisé les méthodes argentiques qui
seules mettent en évidence de nombreux faisceaux ou la terminaison de faisceaux
myélinisés. C'est ainsi, que nous avons pu décrire, avec G. ROUSSY, en 1935—36,
30 faisceaux nerveux nouveaux dont des voies isocortico-hypothalamiques,
thalamo-hypothalamiques, termino-hypothalamiques, trigono-hypothalamiques,
strio et pallido-hypothalamiques, amygdalo-hypothalamiques directes, rétino-
hypothalamiques.

Nous proposons la systématisation suivante des connexions du diencéphale
élargi en distinguant: des connexions intradiencéphaliques, des connexions afférentes et des connexions efférentes.

1⁰ — *Les connexions intradiencéphaliques* se répartissent en deux groupes:

1) Les connexions intrarégionales relient entre elles les différentes formations
qui constituent le thalamus dorsal (connexions intrathalamiques), l'épithalamus
(c. intraépithalamiques), l'hypothalamus (c. intrahypothalamiques), le subthalamus (c. intrasubthalamiques), le septum (c. intraseptales), la zone préoptique
(c. intrapréoptiques) et la zone limitante (c. intralimitantes). Ces voies sont
multiples. Nous avons insisté sur leur importance.

2) Les connexions interrégionales sont interposées entre les différents territoires qui constituent le diencéphale élargi. On peut distinguer: 1. les connexions
thalamo-régionales (thalamo-septales, thalamo-préoptiques, thalamo-épithala-
miques, thalamo-hypothalamiques, thalamo-subthalamiques, thalamo-limitantes).
Ces connexions peuvent être multiples. C'est ainsi que nous avons décrit 6 faisceaux thalamo-hypothalamiques. 2. Des connexions hypothalamo-régionales

(hypothalamo-thalamiques, -préoptiques, -septales, -subthalamiques, -épithala-
miques, -limitantes). 3. Des connexions septo-régionales (septo-thalamiques, -hypo-
thalamiques, -épithalamiques, -subthalamiques, -limitantes). 4. Des connexions
préoptico-régionales (préoptico-thalamiques, -hypothalamiques, -septales, -épitha-
lamiques, -subthalamiques, -limitantes). 5. Des connexions subthalamo-régionales
(subthalamo-thalamiques, -hypothalamiques, -limitantes, épithalamiques). 6. Des
connexions limito-régionales (limito-thalamiques, -épithalamiques, -hypothala-
miques, -subthalamiques, -préoptiques, -septales).

L'intimité et la multiplicité de ces connexions interrégionales montrent que
le diencéphale élargi mérite constamment d'être considéré dans son ensemble,

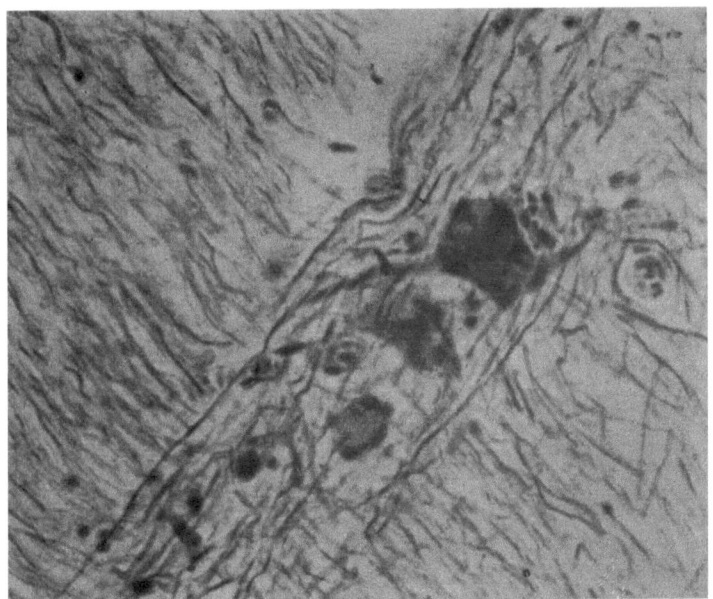

Fig. 13. Faisceau paraventriculo-hypophysaire traversant un noyau tangentiel accessoire

comme une entité fonctionnelle et que le diencéphale présente de grandes capacités d'intégration.

2⁰ — *Les connexions afférentes au diencéphale* sont d'ordre très divers:

1) Les connexions allocortico-diencéphaliques proviennent de l'allocortex antérieur et de l'allocortex postérieur (connexions allocortico-thalamiques, -hypo-
thalamiques, -septales, -préoptiques, -subthalamiques, -limitantes). Nous avons
les premiers décrit, dans le groupe des voies allocortico-hypothalamiques, des
fibres termino-paraventriculaires et -supraoptiques ainsi que des fibres trigono-
paraventriculaires et supraoptiques montrant ainsi que l'allocortex antérieur et
postérieur peuvent agir sur l'hypophyse.

2) Les connexions isocortico-diencéphaliques sont d'une particulière importance et sont du type isocortico-thalamique, -hypothalamique, subthalamique.
Parmi ces voies, certaines se subdivisent, comme nous l'avons montré, en fibres
isocortico-thalamiques et en fibres thalamo-hypothalamiques. C'est le cas des
voies afférentes contenues dans le pédoncule inféro-interne du thalamus.

3) Les connexions optico-diencéphaliques, sensitivo-diencéphaliques, tri-
gémino-diencéphaliques, acoustico-diencéphaliques, vestibulo-diencéphaliques,

cérébello-rubro-diencéphaliques aboutissent au thalamus, au subthalamus et à l'hypothalamus ainsi qu'à l'épithalamus. Nous avons insisté sur le fait que presque toutes ces voies fournissent des fibres directes à l'hypothalamus et notamment à l'hypothalamus paraventriculo-supraoptique et peuvent ainsi être à l'origine de réflexes hypophysaires.

Deux autres notions méritent d'être à nouveau mises en relief: 1. Beaucoup de fibres afférentes aboutissent d'une part au subthalamus extrapyramidal, d'autre part à l'hypothalamus végétatif. Elles sont ainsi capables de déterminer simultanément des réactions motrices et des réactions végétatives. 2. Certaines fibres afférentes au thalamus se projettent secondairement sur le subthalamus et l'hypothalamus.

4) Les connexions strio-diencéphaliques aboutissent au thalamus, à l'hypothalamus, au subthalamus, au septum, à la zone préoptique et à la zone limitante. Nous avons décrit, parmi ces voies, des fibres pallido-supraoptiques et caudato-supraoptiques directes.

5) Les connexions amygdalo-diencéphaliques sont à long trajet (par le pilier antérieur du trigone) ou à court trajet. Nous avons les premiers décrit des fibres amygdalo-supraoptiques à court trajet.

La multiplicité des connexions afférentes au divers territoires du diencéphale n'est pas toujours suffisamment prise en considération. Elle montre que le fonctionnement diencéphalique doit être étudié dans le cadre de la totalité du système nerveux.

3⁰ — *Les voies efférentes du diencéphale* peuvent être réparties, comme nous l'avons proposé dès 1935—36, en deux grands groupes:

1) Les connexions ascendantes sont diencéphalo-corticales (thalamo-corticales, hypothalamo-corticales, réticulo-corticales). Nous avons, dès 1936, montré l'intérêt des voies hypothalamo-corticales et figuré, les premiers, en 1937, des fibres réticulo-corticales dont la valeur physiologique apparaît, à l'heure actuelle, d'importance transcendante. L'hypothalamus peut par ailleurs agir sur le cortex soit directement, soit par l'intermédiaire du thalamus, les corps mamillaires jouant, à cet égard, un rôle particulièrement important.

2) Les connexions descendantes du diencéphale se répartissent en quatre groupes: 1. les voies descendantes d'origine hypothalamique unissant l'hypothalamus végétatif aux centres végétatifs orthosympathiques et parasympathiques sous-jacents ainsi que l'hypothalamus mamillaire à diverses formations mésencéphaliques. 2. les voies descendantes d'origine thalamique rejoignant les voies végétatives hypothalamiques descendantes. 3. les fibres descendantes d'origine septale et préoptique qui rejoignent également ces voies. 4. les voies descendantes d'origine subthalamique et réticulaire.

3) Les connexions hypothalamo-hypophysaires et épithalamo-épiphysaires sont d'un intérêt particulier. Nous avons également décrit des fibres supraoptico-rétiniennes qui régissent sans doute l'excitabilité et la trophicité de la rétine.

L'énumération de toutes ces connexions suffit à montrer que leur étude est une nécessité pour la compréhension de la physiologie diencéphalique.

C. Déductions physiologiques

Nous nous tiendrons à quelques notions générales, telles que nous avons pu les formuler, dès 1936 (*in* Encéphale) et en 1946 (*in* Traité de Neuro-endocrinologie).

1) Les fonctions attibuées à l'hypothalamus reviennent, en réalité, au sous-thalamus élargi. Les recherches expérimentales de HESS et de l'Ecole de Chicago

ont d'ailleurs été éloquents à ce sujet. De même, il faut substituer la notion ana-tomo-physiologique de diencéphale élargi à celle de diencéphale tout court.

2) Les nombreuses connexions entre les formations extrapyramidales et les formations neuro-végétatives du diencéphale expliquent l'intimité des asso-ciations fonctionnelles extrapyramidalo-végétatives.

3) La multiplicité des formations diencéphaliques et de leurs connexions explique la haute capacité intégrative du diencéphale et le fait que celui-ci a des fonctions psychomotrices et régit la vie émotive, ainsi que celle des instincts et tendances. Elle montre que le diencéphale est en mesure de créer des réflexes conditionnés.

4) L'existence de voies allocortico-hypothalamiques, isocortico-hypothala-miques, thalamo-hypothalamiques, strio-hypothalamiques et amygdalo-hypo-

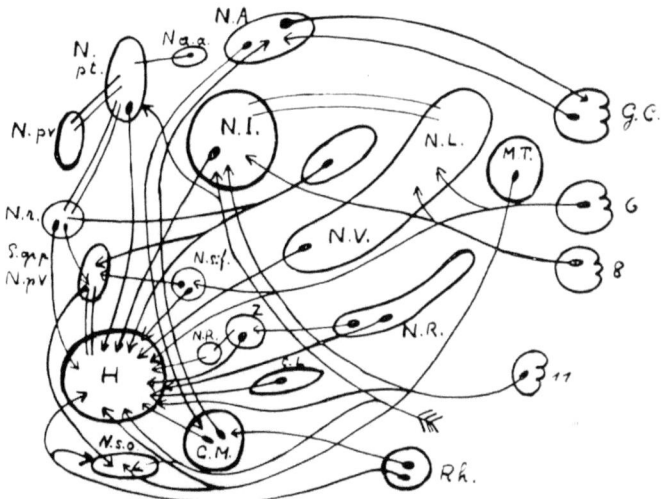

Fig. 14. Connexions thalamo-subthalamo-hypothalamiques. *N. A.*, noyau antérieur du thalamus; *N. a. a.*, noyau antérieur accessoire; *N. pt.*, noyau parataenial; *N. pr.*, noyau paraventriculaire du thalamus; *N. r.*, noyau rhomboïdal; *S. gr. p.*, *N. pv.*, substance grise périventriculaire et noyau paraventriculaire de l'hypothalamus; *H.*, hypothalamus; *N. s. o.*, noyau supraoptique; *N. I.*, noyau interne du thalamus; *N. s. f.*, noyau sous-fasciculaire; *Z.*, zona incerta; *N. R.*, noyau réticulaire du subthalamus; *C. L.*, corps de Luys; *C. M.*, corps mamillaires; *N. L.*, noyau latéral du thalamus; *N. V.*, noyau ventral; *N. R.*, noyau réticulaire du thalamus; *M. T.*, métathalamus; *Rh.*, rhinencéphale; *G. C.*, gyrus calleux

thalamiques montre, comme nous y avons insisté dès 1935-36, que les formations nerveuses qui sont à l'origine de ces voies, ont des fonctions végétatives.

5) La réalité des mêmes voies montre qu'on ne saurait faire abstraction, dans l'interprétation, des diverses fonctions du diencéphale, du cortex cérébral ni des corps striés. Dès 1936, nous avons pu proposer des schémas anatomo-physiologiques interprétant les émotions, les tendances et les instincts dans lesquels nous faisions figurer ces formations, et dès 1939, nous obtenions, par des lésions du cortex préfrontal, des syndromes psychomoteurs et végétatifs analogues à ceux dus à des lésions de la région sous-thalamiques.

6) La parfaite délimitation et le caractère individuel des connexions de nom-breuses formations diencéphaliques permet de penser que des localisations fonctionnelles sont possibles dans le diencéphale et que celui-ci n'a pas que des fonctions d'intégration.

7) Etant donné que toutes les voies sensitivo-sensorielles aboutissent, directement on indirectement à l'hypothalamus il est évident que celui-ci est le principal centre réflexe végétatif.

8) Les voies thalamo-hypothalamiques et cortico-hypothalamiques indiquent que les réflexes végétatifs peuvent se faire au-dessus du mésencéphale, sur trois étages.

4. Histophysiologie des neurones diencéphaliques et neuricrinie en général

En 1934, nous avons décrit, avec G. Roussy, dans l'hypothalamus humain, des phénomènes sécrétoires analogues à ceux décrits antérieurement par Scharrer et Gaupp et par Poppi. Scharrer ayant utilisé, pour désigner ce phénomène, le terme de *neurocrinie* qui avait été cependant retenu antérieurement par Masson et Berger (1924) pour désigner l'excrétion endonerveuse de certains produits d'élaboration, nous avons proposé celui de *neuricrinie* (1934) pour dénommer la sécrétion d'origine neuronale. Plus tard, Scharrer et son Ecole ont parlé de neurosécrétion.

Nous avions relevé la neuricrinie histologique, en 1934, dans les noyaux supraoptiques et paraventriculaires qui sont à l'origine du faisceau hypothalamo-hypophysaire ainsi que dans le noyau hypothalamo-mamillaire indépendant de ce faisceau.

La même année, nous avons décrit, dans l'hypothalamus, l'intimité des rapports neurono-vasculaires, les phénomènes de cytolyse neuronale physiologique (notre "neuronolyse physiologique") ainsi que les phénomènes de plurinucléose neuronale interprétés comme une tentative de régénération neuronale.

Nous insistions, aussi, cette année, sur les rapports entre la neuricrinie et la production, par les cellules nerveuses, de pigment lipochrome et de mélanine et décrivions les intenses réactions des neurones hypothalamiques chez le chien à ganglions cervicaux supérieurs extirpés (hyperneuricrinie expérimentale). Nous montrions pour la première fois, chez les mêmes animaux, le cheminement, le long de toutes les voies nerveuses de l'hypothalamus, de la colloïde hypothalamo-hypophysaire (hyperneurocrinie).

En 1937, nous obtenions de la plurinucléose expérimentale grâce à l'administration d'extrait antéhypophysaire de croissance.

La même année, nous insistions sur le caractère général de la neuricrinie (neuronale) et admettions qu'elle pouvait être en rapport avec la transmission humorale des excitations nerveuses. Nous insistions aussi sur le fait que le système neuro-végétatif présente une grande réactivité histologique et est soumis à des remaniements constants avec phénomènes de dégénérescence et de régénération. Nous décrivions aussi une neuricrinie périphérique et signalions la présence, dans les péricaryones latéro-vertébraux, de granulations éosinophiles et de mélanine.

En 1939, nous montrions l'abondance, dans les péricaryones du système neurovégétatif périphérique, de vitamine C (Mosinger, Ollivier et Bentoux), et en 1934, décrivions, avec Manuel da Silva, des granulations éosinophiles dans le plexus solaire.

Dans le Traité de Neuro-endocrinologie (1946), nous avons proposé, avec G. Roussy, d'appeler neuricrinie toute sécrétion d'origine nerveuse. A côté d'une neuricrinie neuronale (neuronicrinie), il existe ainsi une neuricrinie hypendymaire, épiphysaire, neurohypophysaire, névroglique (gliicrinie), une neuricrinie périphérique (phéochrome, non phéochrome, adrénalinique, noradrénalinique, acétylcholinique, histaminique, mélanique).

En 1951, nous avons décrit la neuricrinie cérébelleuse et l'hyperneuricrinie cérébelleuse de choc et consacré, dans des ouvrages (1952 et 1954), des études d'ensemble aux processus de neuricrinie. En 1952 également, nous distinguions une neuricrinie cytonale, une neuricrinie dendritique, une neuricrinie axonale et une neuricrinie terminale ou synaptique. Nous avions en effet, relevé des granulations gomoriphiles dans les glomérules du cervelet qui sont des synapses d'étude aisée.

En 1956, nous avons décrit une neuricrinie dentelée, une neuricrinie reichertienne, des hyperneuricrinies généralisées pathologiques et leurs rapports avec les amyloïdoses du système nerveux central.

Dans une vue d'ensemble des processus de neuricrinie, il convient de distinguer, croyons-nous, cinq problèmes:

1° — *Classification des phénomènes de neuricrinie suivant les tissus sécréteurs.* — Ces tissus peuvent être répartis en deux groupes:

A) Les glandes neuricrines spécialisées qui sont centrales ou périphériques:

a) Les glandes neuricrines centrales sont représentées par l'épendyme et les plexus choroïdes, les glandes épendymo-hypendymaires (ROUSSY et MOSINGER) et les glandes physaires (épiphyse et neurohypophyse).

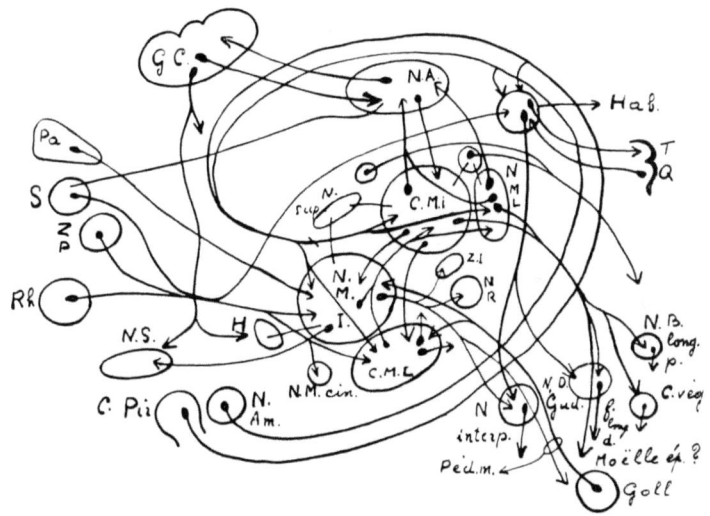

Fig. 15. Connexions entre l'allocortex et la zone sous-thalamique. *G. C.*, gyrus calleux; *Pa.*, pallidum; *S.*, septum; *Z. P.*, zone préoptique; *Rh.*, rhinencéphale; *N. S.*, noyau supraoptique; *C. Pir.*, cortex piriforme; *N. Am.*, noyau amygdalien; *N. A.*, noyau antérieur du thalamus; *Hab.*, habénula; *T. Q.*, tubercules quadrijumeaux; *N. M. L.*, noyau mamillaire latéral; *C. M. i.*, corps mamillaire interne; *N. M. I.*, noyau mamillaire interne; *C. M. L.*, corps mamillaire latéral; *N. sup.*, noyau supramamillaire; *Z. I.*, zona incerta; *N. R.*, noyau rouge.

b) Les glandes neuricrines périphériques représentées par les paraganglions phéochromes et les paraganglions non phéochromes.

B) Les formations neuricrines non spécialisées qui sont les neurones, les cellules névrogliques et les mélanoblastes.

a) La neuricrinie neuronale ou neuronicrinie peut s'observer dans les différentes parties constitutives des neurones, et l'on peut ainsi distinguer: une neuricrinie cytonale; une neuricrinie dendritique, une neuricrinie axonale et une neuricrinie terminale ou synaptique.

b) La neuricrinie névrolique constitue une gliicrinie.

c) La neuricrinie mélanoblastique est celle qui s'observe dans les mélanoblastes dont l'origine nerveuse est actuellement bien établie.

2^0 — *Classification histologique des neuricrinies physiologiques.* — Suivant les caractères morphologiques des processus élaborateurs que l'on observe au niveau des neurones, on peut schématiquement distinguer:

1) la neuronicrinie éosinophile,
2) la neuronicrinie lipochromique,
3) la neuronicrinie mélanique,
4) la neuronicrinie gomoriphile dont la connaissance due à Bargmann, a fait faire un pas considérable,
5) la neuronocrinie PAS-positive ou Mac Manus-phile,
6) la neuronicrinie gomoriphile et PAS-positive,
7) le neuronicrinie adrénalinique,
8) la neuronicrinie histaminique,
9) la neuronicrinie acétylcholinique, mise en évidence par la recherche de la cholinestérase,
10) les neuronicrinies orthochromariques et métachromatiques,
11) la neuronicrinie nucléaire.

3^0 — *Classification topographique des neuronicrinies.* — Nous distinguerons les variétés suivantes (en dehors de la production de lipochrome):

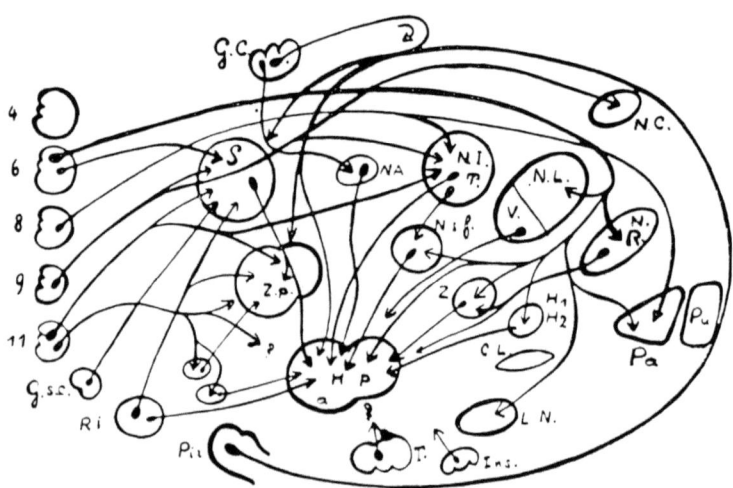

Fig. 16. Connexions cortico-sous-thalamiques. *4, 6, 8, 9, 11,* aires corticales; *G. C.,* gyrus cinguli; *S.,* septum; *Z. p.,* zone préoptique; *G. s-c.,* gyrus sous-calleux; *Ri.,* zones olfactives; *Pir.,* cortex piriforme; *H. a. p.,* hypothalamus antérieur et postérieur; *N. A.,* noyau antérieur du thalamus; *N. I. T.,* noyau interne du thalamus; *N. C.,* noyau caudé; *N. L.,* noyau latéral du thalamus; *V.,* noyau ventral; *N. s. f.,* noyau sous-fasciculaire; *Z.,* zona incerta; *H1, H2.* champs H1 et H2 de Forel; *Pa.,* pallidum; *Pu.,* putamen; *C. L.,* corps de Luys; *L. N.,* locus niger; *Ins.,* Insula de Reil; *T.,* cortex temporal

1) La neuronicrinie hypothalamique s'observe, de manière marquée, au niveau du groupe paraventriculo-supraoptique, du noyau hypothalamo-mamillaire et des noyaux propres du tuber. Elle peut également s'observer au niveau du noyau latéral, du noyau postérieur, des noyaux supéro-interne et inféro-interne et du noyau mamillaire latéral.

2) D'autres formations du sous-thalamus élargi présentent des processus de neuronicrinie. Celle-ci est particulièrement marquée au niveau du noyau de l'anse

pédonculaire (neuricrinie reichertienne). Du matériel gomoriphile ou PAS-positif peut aussi se rencontrer dans le noyau de l'anse lenticulaire, le noyau interstitiel du pédoncule inféro-interne du thalamus, le pallidum et la substance réticulaire.

3) Au niveau du cervelet, nous avons distingué une neuricrinie purkinjienne, une neuricrinie dentelée et une neuricrinie glomérulaire:

4) Dans tous les territoires du système nerveux central, nous avons pu relever, dans certains cas, du matériel gomoriphile ou Mac Manus-phile.

5) La neuronicrinie périphérique peut s'observer dans le sympathique latéro-vertébral, les ganglions prévertébraux et intramuraux. Elle peut être intense au niveau des ganglions cervicaux supérieurs et des ganglions stellaires.

4^0 — *Classification suivant l'intensité des processus de neuronicrinie.* — On peut distinguer, à ce sujet, plusieurs groupes de neurones: a) des neurones à capacité neuricrine intense et constante (cas des noyaux supraoptiques et paraventriculaires, des noyaux du tuber, de la substance de Reichert, des noyaux dentelés).

b) Des neurones à capacité neuricrine inconstante mais pouvant être intense (ces des cellules de Purkinje). c) des neurones à capacité neuricrine inconstante et faible. Cependant, dans certaines conditions pathologiques, tous les neurones centraux et périphériques peuvent contenir, un matériel sécrétoire abondant.

5^0 — *Neuronicrinies pathologiques.* — Nous en distinguerons plusieurs types:

1) Des hyperneurocrinies qui peuvent s'observer dans des conditions pathologiques ou dans des conditions expérimentales.

a) Nous avons pu relever des hyperneuronicrinies pathologiques dans certains comas (hypoglycémique, diabétique). Dans ces cas, toutes les cellules nerveuses peuvent contenir du matériel gomoriphile et Mac Manus-phile. L'hyperneuricrinie purkinjienne isolée est fréquente.

b) Des hyperneuronicrinies expérimentales ont été obtenues dans nos expériences, par des chocs divers. Chez le lapin traité par l'ingestion répétée de cholestérol, nous avons relevé d'une part, de la paraamyloïdose cérébrale, d'autre part la présence, dans presque toutes les cellules nerveuses centrales, de substance PAS-positive.

2) Des hyponeuronicrinies se caractérisent par la diminution du neurosécrétat dans des cellules nerveuses qui normalement en sont abondamment pourvues. Dans les noyaux paraventriculaires et supraoptiques de l'homme, ce phénomène est particulièrement fréquent, dans des conditions pathologiques très diverses. De nombreux types de choc produisent le même phénomène, chez le chien et le cobaye, dans notre matériel.

3) Nous proposons le terme de paraneuricrinie pour désigner l'accumulation, dans le système nerveux central ou périphérique, de produits d'élaboration anormaux. Dans ce groupe de phénomènes, on peut faire entrer les paraamyloïdoses nerveuses, la glycogénose nerveuse, les lipoïdoses nerveuses, certaines protéinoses et mucopolysaccharidoses nerveuses.

4) Un processus particulier est représenté par la production de substances d'élaboration dans des cellules nerveuses ganglionnaires tumorales. Nous avons pu étudier un ganglioneurome thoracique dans lequel presque tous les éléments tumoraux contenaient du matériel PAS-positif.

6^0 — *Signification physiologique des phénomènes de neuricrinie.* — Comme nous y avons insisté à de nombreuses reprises, il ne convient pas de donner une interprétation univoque des phénomènes de neuricrinie neuronale. Trois explications sont possibles qui ne s'excluent nullement.

1) Il nous paraît certain que la plupart des neuricrinies neuronales correspondent à des phénomènes métaboliques. C'est pourquoi nous avons cru nécessaire, dès 1934, d'inclure dans l'étude de la neuricrinie neuronale, la production des

pigments neuronaux. Il existe, d'ailleurs, des rapports indiscutables entre ces pigments et les granulations éosinophiles et Mac Manus-philes.

2) Comme nous l'avons supposé les premiers, les phénomènes de neuricrinie neuronale peuvent correspondre au phénomène de la transmission humorale des excitations nerveuses (1937). Nous avons aussi les premiers relevé des granulations gomoriphiles dans des synapses, en particulier les glomérules du cervelet (neuronicrinie synaptique). La présence de granulations gomoriphiles dans la synapse à distance et les cellules intercalaires de Wiedmann de Vienne (1954) est un phénomène de première importance. La mise en évidence d'histamine, d'acétylcholine et d'adrénaline dans les fibres nerveuses est un phénomène du même ordre. Nous rappellerons ici, que les cellules intercalaires interposées entre les terminaisons nerveuses et les cellules d'exécution, suivant certains auteurs (Jabonero, Wiedmann) sont de nature mésenchymateuse. Nous avons décrit, depuis 1951, dans de nombreuses communications, les rapports intimes qui existent entre le système nerveux et les mastocytes qui sécrètent, comme l'on sait, outre l'héparine, l'histamine, l'une des neurohormones de transmission.

3) Suivant une troisième possibilité, les phénomènes de neuricrinie neuronale correspondent à la production d'hormones spéciales telle que l'adiurétine sécrétée, suivant certains, par les noyaux paraventriculaires et supraoptiques. On ne saurait exclure cette possibilité en face d'arguments de valeur. Mais comme nous l'avons souvent souligné, on ne peut davantage exclure la production, par les neurones et les voies hypothalamiques-hypophysaires, de neurohormones de transmission. En d'autres termes, si ces neurones sécrètent le principe antidiurétique, ils produisent également des neurohormones de transmis-

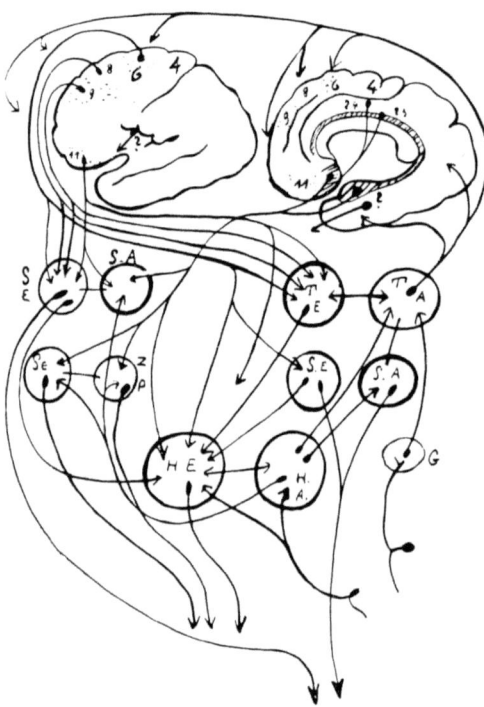

Fig. 17. Connexions cortico-sous-thalamiques et voies sous-thalamiques efférentes descendantes. En haut: Faces externe et interne de l'hémisphère cérébral montrant les zones neuro-végétatives. *Se*, formations striées effectrices; *S. A.*, formations striées associatives; *Se*, septum; *Z. p.*, zone préoptique; *T. E.*, thalamus effecteur; *T. A.*, thalamus associatif; *S. E.*, subthalamus effecteur; *S. A.*, subthalamus associatif; *H. E.*, hypothalamus effecteur; *H. A.*, hypothalamus associatif; *G.*, noyau de Goll

sion agissant sur l'adénohypophyse. Une hypothèse de conciliation admet, comme on sait, que les principes neurohypophysaires stimulent, en plus de leur action spécifique, le fonctionnement adéno-hypophysaire. Ces principes seraient ainsi en même temps des hormones spéciales et des neurohormones de transmission de l'influx nerveux hypothalamique.

Quoi qu'il en soit, nous croyons que la parole est aux chimistes et aux pharmacodynamistes. Les premiers se doivent de faire l'étude de la constitution chimique des produits actifs contenus dans les extraits de tissus nerveux. Les seconds étudieront les divers effets de ces extraits. Les histochimistes et morphologistes expérimentateurs auront évidemment à associer leurs méthodes à celles des autres chercheurs.

Les investigations de S. B. Curri (1956) concernant les effets sur le diencéphale et les glandes endocrines des extraits lipidiques d'hypothalamus constituent une première base expérimentale qui est à amplifier. Nous pensons qu'il sera nécessaire de vérifier la spécificité des importants effets observés par ces auteurs.

La réalité de la capacité sécrétoire des neurones qui ne pouvait faire de doute, comme y nous insistions dès 1935, depuis la mise en évidence des neuro-hormones de transmission, par Loewi et Dale, incite à nouveau à réviser le problème du fonctionnement nerveux.

En considérant l'ensemble des cellules et tissus d'origine neuro-ectoblastique, on peut leur reconnaître 11 groupes de fonctions:

1) des fonctions métaboliques et sécrétoires banales;
2) des fonctions de réactivité histophysiologique et anatomo-pathologique;
3) des fonctions de revêtement;
4) des fonctions d'excitabilité-réceptivité;
5) des fonctions de soutien;
6) la fonction de produire le liquide céphalo-rachidien;
7) des fonctions de conductivité et de transmission;

8) la fonction de produire des neuro-hormones de transmission synaptique (adrénaline, noradrénaline, acétylcholine et histamine) à côté desquelles il existe, peut-être, des substances d'un chimisme différent (glucido-lipido-protéique). Cette fonction doit avoir des rapports définis avec les modifications de l'équilibre ionique (rapport Ca: K) au niveau des synapses;

9) la fonction de produire des neuro-hormones spéciales capables d'activer ou d'inhiber des formations nerveuses ganglionnaires (neuro-hormones neuro-tropes);

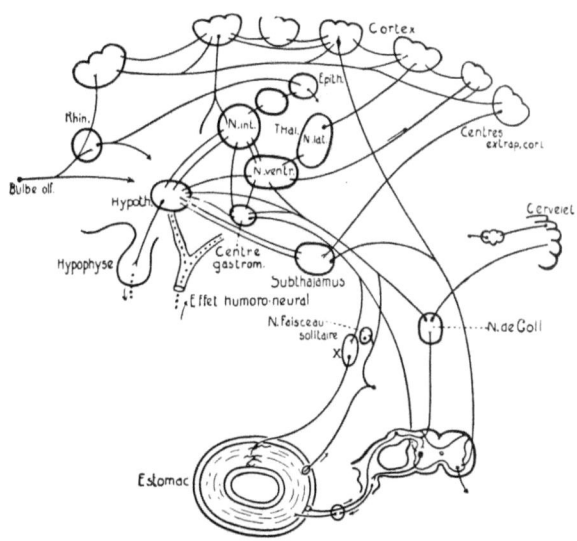

Fig. 18. Mécanisme anatomo-physiologique de la faim (Schéma de 1936)

10) la fonction de produire des neuro-hormones spéciales capables d'activer ou d'inhiber des glandes endocrines (neuro-hormones endocrinotropes);

11) la fonction de produire des neuro-hormones spéciales capables d'inhiber ou d'activer des organes d'exécution (neuro-hormones viscérotropes).

Nous répartirons ces 11 fonctions en 6 groupes:

a) les deux premières (fonctions métaboliques et sécrétoires banales, fonction de réactivité histophysiologique et anatomo-pathologique) sont des propriétés communes à tous les tissus;

b) les fonctions de revêtement et de soutien (fonctions 3° et 4°) sont inhérentes à des cellules d'origine embryologique diverse;

c) la cinquième fonction (f. d'excitabilité-réceptivité) est également une fonction cellulaire générale, mais est particulièrement développée dans les cellules nerveuses dont certaines se spécialisent dans la fonction réceptrice;

d) la fonction n° 6 appartient spécifiquement à certaines cellules nerveuses;

e) les fonctions n° 7 (conductivité et transmission physique) et n° 8 (production de neuro-hormones de transmission synaptiques) sont des fonctions spécifiquement neuronales;

f) les tissus nerveux partagent les fonctions n° 9, 10 et 11 avec d'autres tissus. Ce sont, en effet, des fonctions hormonales dans le sens classique.

Ce groupement appelle plusieurs remarques:

1) Comme toutes les autres cellules, les cellules nerveuses possèdent des fonctions métaboliques et sécrétoires banales. Or, il est extrêmement difficile de distinguer, par les méthodes histologiques, ces fonctions banales des processus de sécrétion d'hormones spéciales en l'absence de procédés histochimiques spécifiques. Les méthodes d'extraction hormonale, de caractérisation pharmacodynamique et chimique paraissent une nécessité.

2) En vertu d'une loi biologique et évolutive (ontogénétique et phylogénétique) générale, les divers types de cellules nerveuses ont tendance à se spécialiser dans les diverses fonctions définies plus haut.

Cependant, il est à prévoir que toutes les cellules nerveuses ou certains groupes de cellules nerveuses conservent plusieurs parmi ces fonctions ou peuvent reprendre, dans certaines conditions, diverses fonctions parmi celles qui ont été perdues au cours de l'évolution.

Or, on peut répartir les cellules nerveuses, pensons-nous, en 8 groupes, dont il convient d'envisager séparément les capacités fonctionnelles:

1) Les neurocytes de revêtement qui comprennent d'une part les cellules épendymaires, d'autre part les méningocytes faisant partie, suivant certains, du neuro-mésenchyme. Les épendymocytes banaux présentent, dans certaines conditions, des aspects sécrétoires. C'est ce que nous avons noté chez le cobaye soumis à l'intoxication chronique par l'oxyde de carbone.

2) Les épendymo-choroïdocytes qui revêtent les plexus choroïdes et se sont spécialisés dans une fonction de perméation et de sécrétion. Ils exercent une fonction de neuricrinie liquidienne qui est aussi une hydrencéphalocrinie directe.

3) Les gliocytes qui présentent outre une fonction nutritive, une fonction de soutien, une fonction réactionnelle (celle-ci dite de défense), ainsi que des fonctions métaboliques et sécrétoires (gliicrinie). Nous avons insisté sur le fait que dans certaines hyperneuricrinies pathologiques et microamyloïdoses, les cellules névrogliques peuvent être pourvues d'abondantes granulations PAS-positives, comme les péricaryones.

4) Les hypendymocytes, suivant le terme que nous avons proposé pour désigner ces éléments, sont des cellules sous-jacentes à l'épendyme. Ils s'accumulent dans certains territoires et, tout en prenant des aspects cytologiques divers, constituent alors des organes particuliers dont nous avons les premiers fait une étude de synthèse (organe sous-commisural, organe sous-trigonal, organe paraventriculaire, organe pré-optique) et qui présentent des signes histophysiologiques sécrétoires. A côté de ces hypendymocytes différenciés, d'autres, restant isolés, s'apparentent cytologiquement aux gliocytes (astrocytes). Il est très probable, aussi, qu'ils sont doués de la capacité de subir la différenciation neuro-

nale. L'étude des hypendymocytes et des organes hypendymocytaires présente ainsi, le plus grand intérêt.

5) Nous avons proposé (1937) le terme de physocyte pour dénommer les neuro-

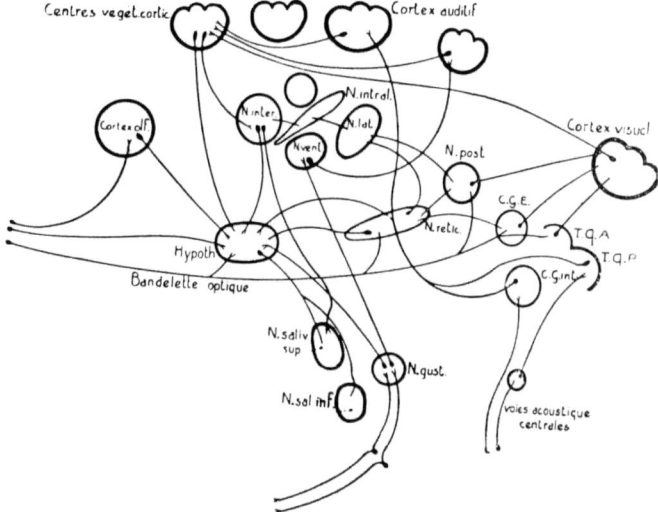

Fig. 19. Interprétation anatomo-physiologique du réflexe conditionné salivaire (Schéma de 1936)

cytes qui constituent l'épiphyse (ou physe dorsale) et la neuro-hypophyse (physe ventrale du cerveau). Les premiers mériteraient l'appellation d'épiphysocytes

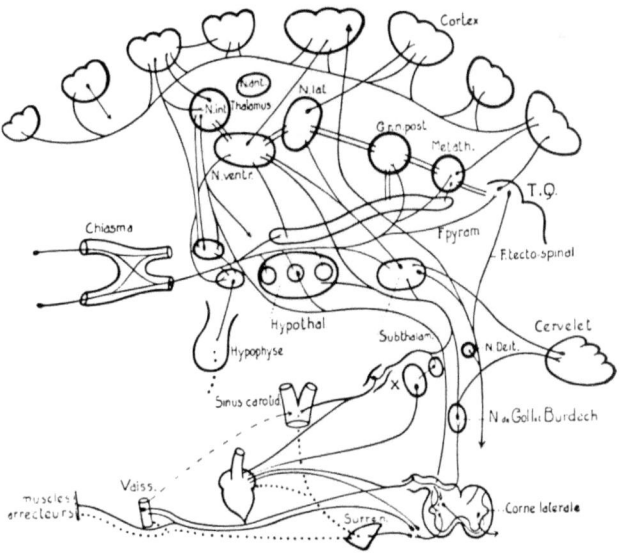

Fig. 20. Interprétation anatomo-physiologique des phénomènes réactionnels dans l'émotion d'origine visuelle (Schéma de 1936)

(épicytes ou pinéocytes), les seconds celle de neuro-hypophysocytes ou d'hypo-cytes bien qu'ils aient été dénommés malheureusement par Bucy pituicytes.

Les deux types de cellules ont une parenté évidente avec les hypendymocytes. Ils présentent les signes d'activité sécrétoire et doivent être considérés comme des neurocytes spécialisés dans une fonction sécrétoire (voir plus loin).

Notons par ailleurs que les hypocytes peuvent contenir, comme les péricaryones, du lipochrome. C'est pourquoi nous ne comprenons pas que certains auteurs veuillent nier à ces cellules des propriétés sécrétoires qu'ils reconnaissent aux péricaryones.

6) Les mélanocytes sont des neurocytes spécialisées dans la fonction mélanogénétique. Mais il faut rappeler que du pigment mélanique est aussi produit dans certains péricaryones soit abondamment (locus niger humain), soit en moindre abondance (noyau hypothalamo-mamillaire du chien) soit accessoirement (ganglions sympathiques humains), et qu'il existe des mélanocytes dans certaines épiphyses et neuro-hypophyses, de provenance physocytaire probable. La mélanogenèse, chez les mammifères, se présente ainsi comme une neuricrinie (neuricrinie mélanique).

Nous rappellerons aussi que dans les mélanomes, on peut relever des aspects endocrinoïdes très nets avec production de vacuoles juxta-capillaires. La production de substances actives par ces tumeurs, à la biologie si particulière, est probable.

Par ailleurs, suivant nos constatations, on peut relever, dans les mélanocytes tumoraux, des granulations éosinophiles analogues à celles qui s'observent dans les péricaryones du noyau hypothalamo-mamillaire, du locus niger embryonnaire et des péricaryones sympathiques.

Enfin, nous ferons noter qu'il existe une parenté chimique entre certaines mélanines et l'adrénaline.

7) Les paraganglio-cytes phéochromes ou non phéochromes sont des neurocytes spécialisés dans la fonction de sécréter les uns l'adrénaline et la noradrénaline (adrénocytes), les autres l'acétylcholine (cholinocytes).

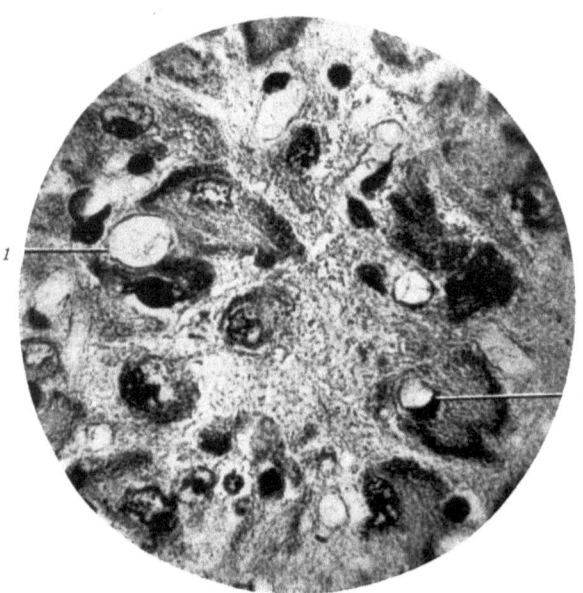

Fig. 21. Noyau paraventriculaire. *1*, capillaire interneuronal; *2*, capillaire intraneuronal

Il est significatif que ces cellules proviennent de la même souche cellulaire qui donne naissance aux neuronocytes sympathiques (sympathoblastes).

Il est d'ailleurs important d'ajouter que les cellules ganglionnaires sympathiques sécrètent, elles aussi, comme les cellules paraganglionnaires, de l'adrénaline ou de l'acétylcholine.

8) Les cellules nerveuses ganglionnaires ou neuronocytes se répartissent en neuronocytes récepteurs (sensoriels, sensitifs), associatifs effecteurs (somato-

moteurs, neuro-végétatifs) et associativo-effecteurs, suivant notre classification.

Ils sont doués des fonctions du premier groupe (fonctions métaboliques et fonctions de réactivité), présentent celle d'excitabilité-réceptivité, la fonction de conductivité et des fonctions sécrétoires.

On peut formuler une loi suivant laquelle les neurones ont tendance à agir simultanément par des mécanismes de conduction et des mécanismes hormonaux pour remplir trois tâches: 1) celle d'influencer le fonctionnement d'autres cellules nerveuses; 2) l'activation ou l'inhibition du fonctionnement et du trophisme des organes dits d'exécution; 3) l'activation ou l'inhibition du fonctionnement et du trophisme des glandes endocrines.

Nous appelons "centre" toute agglomération ganglionnaire pourvue de voies afférentes et de voies efférentes ou dont la stimulation provoque des effets physiologiques donnés.

Les divers centres nerveux s'influencent réciproquement de manière diverse:

1) Ils se transmettent l'influx nerveux dans le sens classique, au niveau des

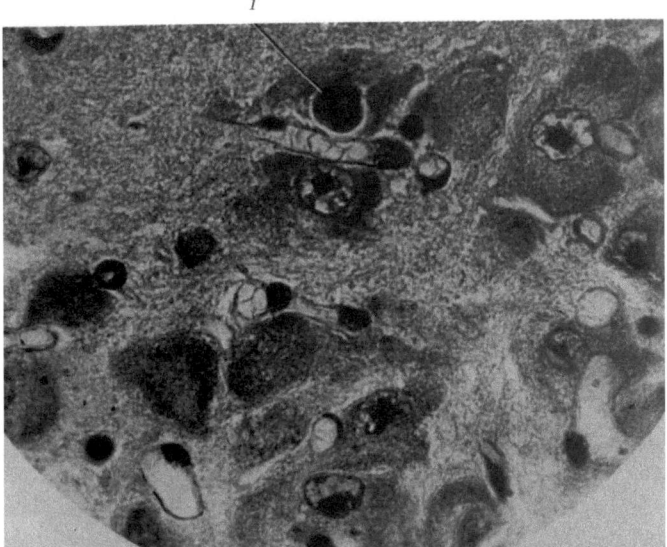

Fig. 22. Noyau paraventriculaire. *1*, goutte de colloïde intracellulaire

synapses neuro-neuronales. Cette transmission synaptique neuro-neuronale se fait avec intervention de phénomènes physiques et de phénomènes humoraux, notamment de la production d'acétylcholine. Celle-ci est produite probablement par les terminaisons axonales de neurone sensitif ou associatif ou associativo-effecteur, mais il est possible que les cellules d'aspect névroglique de la synapse interviennent également. De toute façon, il s'agit ici d'une neuricrinie synaptique dans le sens physiologique. Nous rappellerons que nous avons pu décrire une telle neuricrinie histologique, dans les glomérules du cervelet.

2) La transmission de l'influx dans les synapses inter-neuronales peut se faire avec "facilitation" relevé par les méthodes physiques et physiologiques. On peut penser que cette facilitation est due à une modification particulière du conditionnement physique et humoral habituel de la transmission synaptique. Cette facilitation doit avoir comme corollaire une "difficultation" (si ce néologisme est permis) grâce aux modifications physiques et humorales inverses.

3) Un neurone subordinateur peut exercer une action inhibitrice sur un neurone subordonné par un mécanisme non élucidé et d'autant plus extraordinaire qu'il a été acquis au cours de l'évolution phylogénétique. Etant donné que les rapports interneuronaux directs sont régis, suivant une loi probablement générale, par des mécanismes neuro-hormonaux, il faut admettre que dans cette action inhibitrice interviennent soit des neuro-hormones spéciales à déterminer, soit des antineuro-hormones du type cholinestérase ou autre.

4) Des centres ou des neurones reliés directement entre eux par des synapses, peuvent s'influencer réciproquement. Dans ces cas, le neurone activé par un neurone subordinateur ou bien inactive celui-ci ou bien l'active (mécanisme du feed back). De tels mécanismes constituent en outre une sorte d'autorégulation neuronale. Il est probable que des neuro-hormones activatrices et inactivatrices particulières interviennent dans ces mécanismes. On sait que le système réticulaire auquel nous avons, avec G. Roussy consacré, en 1937, une étude d'ensemble, joue, en la matière, un rôle de premier plan.

5) Des centres ou des neurones peuvent inhiber ou activer d'autres neurones ou d'autres centres auxquels ils ont liés indirectement par des neurones inter-médiaires. On sait combien est difficile à résoudre le problème de l'aiguillage du courant nerveux vers certaines voies nerveuses plutôt que vers certaines autres. Ici encore, il faut admettre, comme pour tout phénomène de facilitation, l'intervention de facteurs physiques du type de ceux admis par Lapicque et de processus neuro-hormonaux.

6) On peut admettre aussi que des centres ou des neurones peuvent inhiber ou activer d'autres neurones ou d'autres centres à distance, par des neuro-hormones d'un type particulier. Les substances hypnogènes et les substances épileptogènes libérées dans le système nerveux central au cours du sommeil ou des crises d'épilepsie (suivant certains auteurs) pourraient être rangées dans ce groupe de neuro-hormones.

7) Enfin, il faut penser que certains centres sont capables de s'influencer eux-mêmes par voie hormonale si l'on accepte, avec Curri, que les extraits hypothalamiques augmentent ou diminuent, suivant les doses, le neuro-sécrétat, dans les noyaux paraventriculaires et supraoptiques.

Toutes ces considérations montrent l'importance des recherches qui doivent être poursuivies dans le domaine de ce grand chapitre de la Neuro-endocrinologie.

Un problème non moins important reste posé par le mode d'action du système neurovégétatif sur les glandes endocrines et les viscères. On doit poser comme principe, de manière générale, que cette action se fait par l'intermédiaire de neuro-hormones de transmission terminale (adrénaline, noradrénaline, acétylcholine, histamine) bien que l'existence de terminaisons nerveuses dans certaines cellules permette aussi, à première vue, un mode d'action purement physique.

On doit aussi poser comme principe que chaque glande endocrine et chaque viscère présente une innervation double orthosympathique et parasympathique avec les neuro-homones correspondantes.

Existe-t-il des exceptions à ces règles ? Elles sont plutôt apparentes si l'on tient compte du fait que toutes les glandes endocrines et tous les viscères présen-tent une vascularisation influencée par les deux systèmes agoniste et antagoniste. Quant aux faits histologiques négatifs en matière d'innervation parenchymateuse, ils doivent être jugés avec la plus grande prudence.

Ainsi, le lobe antérieur de l'hypophyse est souvent considéré comme une exception à la règle générale. Cependant, suivant nos recherches, ce lobe reçoit des fibres parenchymateuses d'origine hypothalamique, et des fibres périvascu-laires provenant des ganglions cervicaux supérieurs.

Quels sont, enfin, les éléments histologiques qui sécrètent les neurohormones terminales ?

1) Les propres fibres nerveuses, comme l'ont montré CHAMPY et son Ecole, paraissent pouvoir sécréter l'adrénaline et l'histamine. Fait important, la même fibre nerveuse semble pouvoir produire les deux neuro-hormones. Il est vraisemblable, pensons-nous, pour cette raison, que les fibres dites orthosympathiques (adrénergiques) et celles dites parasympathiques (cholinergiques et histaminergiques) se distinguent du point de vue neuro-hormonal uniquement par le taux différent d'adrénaline-noradrénaline et d'histamine- acétylcholine qu'elles peuvent sécréter.

D'un autre côté, selon WIEDMANN, la "synapse à distance" contient dans la peau, des granulations gomoriphiles, fait qui confirme la notion du caractère général de la neuricrinie. (Nous rappelons que nous avons décrit, les premiers, des granulations gomoriphiles dans les synapses glomérulaires de cervelet.)

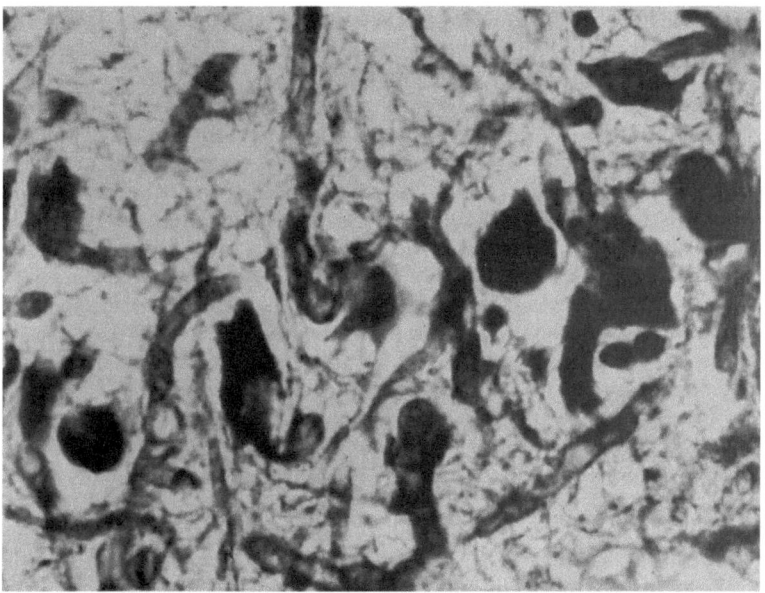

Fig. 23. Noyau paraventriculaire. Richesse vasculaire

Les constatations de WIEDMANN démontrent aussi, à nouveau qu'il doit exister des rapports entre certaines neuricrinies et la transmission humorale des excitations nerveuses, suivant l'hypothèse que nous avons soulevée dès 1937.

2) Suivant certains auteurs (JABONERO, WIELAND), les neurohormones terminales sont produites par des cellules mésenchymateuses. Nous croyons pouvoir avancer qu'à ce sujet, les mastocytes qui sécrètent d'une part l'héparine, d'autre part l'histamine. peuvent jouer un certain rôle. Depuis 1951, en effet, nous insistons sur les rapports entre les mastocytes et le système nerveux et avons défini, à ce sujet, un système neuro-mastocytaire.

Au Congrès de Milan, KISS a décrit autour des nerfs périphériques, des cellules granuleuses qui, à notre avis, correspondent à des mastocytes.

Faut-il penser qu'en plus des actions hormonales déjà citées, certains centres névraxiaux puissent agir sur les viscères, dont ils conditionnent le fonctionnement, par l'intermédiaire d'hormones spéciales à action trophique ? Les centres en question seraient, dans ces cas, à la fois des centres nerveux et des glandes endocrines.

L'avenir dira ce que valent cette spéculation et les effets thérapeutiques décrits par divers auteurs dans le traitement d'affections viscérales, par des extraits encéphaliques divers.

Quoi qu'il en soit, on voit le développement considérable que prennent les notions de neuricrinie et de neuro-hormone.

Les recherches histophysiologiques ont montré que suivant la notion que nous défendons depuis 1935, la neuricrinie neuronale est un processus général. C'est aux méthodes chimiques, pharmacodynamiques et expérimentales qu'est actuellement la parole pour scruter les différentes hypothèses que soulève ce phénomène. Au Congrès de Milan, la neuricrinie neuronale a fait l'objet de nombreuses communications.

W. Bargmann (Kiel) a étudié, en détail, l'Anatomie microscopique des noyaux paraventriculaires et supraoptiques et les rapports entre la neurosécrétion dans ces noyaux et la synthèse des hormones neuro-hypophysaires. Il a défendu avec force, la conception de Scharrer et la sienne suivant laquelle ces noyaux constituent une véritable glande endocrine. Nous pensons que si l'on ne peut nier à ces noyaux une fonction endocrine — et toutes les cellules nerveuses ont une fonction hormonale — on ne peut davantage leur nier le caractère de fonctions conductrices. Les nombreuses voies afférentes à ces noyaux d'origine corticale, thalamique, striée, etc., ne peuvent pas être considérées comme de simples voies effectrices ne faisant que stimuler une glande endocrine nerveuse comparable à la médullo-surrénale. Et le faisceau hypothalamo-hypophysaire est-il réellement dépourvu de pouvoir conducteur ? Nous sommes de l'opinion de Emmi Hagen lorsqu'elle écrit que les méthodes d'argentation convainquent facilement l'observateur que ces noyaux sont aussi des formations neuronales dans le sens classique.

J. Barry (Nancy) décrit dans l'hypothalamus du rat blanc, de la souris blanche, du cobaye et de la taupe, des cellules neurovégétatives distinctes par leur topographie et leur morphologie, des noyaux supraoptiques et paraventriculaires, et contenant des inclusions colloïdes acidophiles et gomori-négatives. Ces cellules sont fréquentes dans la région hypothalamique latéro-dorsale du cobaye et dans la région hypothalamique latérale de la taupe. Dès 1934, nous avons décrit ce phénomène chez l'homme et le chien où ces inclusions et d'autres sont fréquentes dans les noyaux du tuber et le noyau hypothalamo-mamillaire qui comporte de nombreux éléments dans l'hypothalamus latéral et postérieur. De telles inclusions existent aussi dans de nombreux autres territoires du névraxe et dans le système neuro-végétatif périphérique.

F. Stutinsky (Paris) décrit la pénétration de fibres neurosécrétoires et de neurosécrétat dans la pars intermedia, la pars tuberalis et la pars distalis. Il insiste sur le fait que les fibres gomoriphiles perdent souvent rapidement leur pouvoir tinctorial en pénétrant dans l'adénohypophyse et que chez l'animal hypophysectomisé ou posthypophysectomisé, le neurosécrétat s'accumule autour et dans les gaines des vaisseaux portes tout en pénétrant profondément dans la pars tuberalis, en même temps que dans celle-ci apparaissent, au bout de 8 à 12 mois, des cellules basophiles. Le même auteur a relevé des granules de neurosécrétat dans les capillaires de l'éminence médiane.

Les recherches de Stutinsky apportent de nouvelles constatations confirmant notre description et notre illustration concernant l'existence de fibres hypothalamo-antéhypophysaires (qui arrivent à la préhypophyse par la pars tuberalis et les régions latérales du lobe intermédiaire). Le lobe antérieur peut être influencé par le faisceau hypothalamo-hypophysaire à la fois par des fibres nerveuses et les neuro-hormones de transmission (histologiquement apparentes ou non) et le système porte, voie vasculaire de transport complémentaire.

Dans les recherches commencées en 1954, DA LAGE montre que chez divers Téléostéens des fibres provenant du noyau préoptique et colorables par la méthode de GOMORI, gagnent l'adéno-hypophyse et, d'aspect moniliforme, se terminent sur les deux types de cellules basophiles, d'aspect piriforme.

Nous pensons donc que l'existence de fibres hypothalamo-préhypophysaires ne peut plus être niée. Le fait que ces fibres sont gomoriphiles ne contredit pas, nous tenons à l'affirmer, nos recherches, car nous avons toujours estimé que les fibres hypothalamo-antéhypophysaire agissent comme toutes les fibres nerveuses, par des neuro-hormones de transmission.

B. KORPÁSSY (Szeged) considère que les altérations histophysiologiques obtenues au niveau des noyaux supraoptiques et paraventriculaires par une solution hypertonique de NaCl, la soif et divers stress, notamment le choc traumatique sont des signes d'une neurosécrétion excessive. Ils s'accompagnent de la présence de substance antidiurétique dans l'urine.

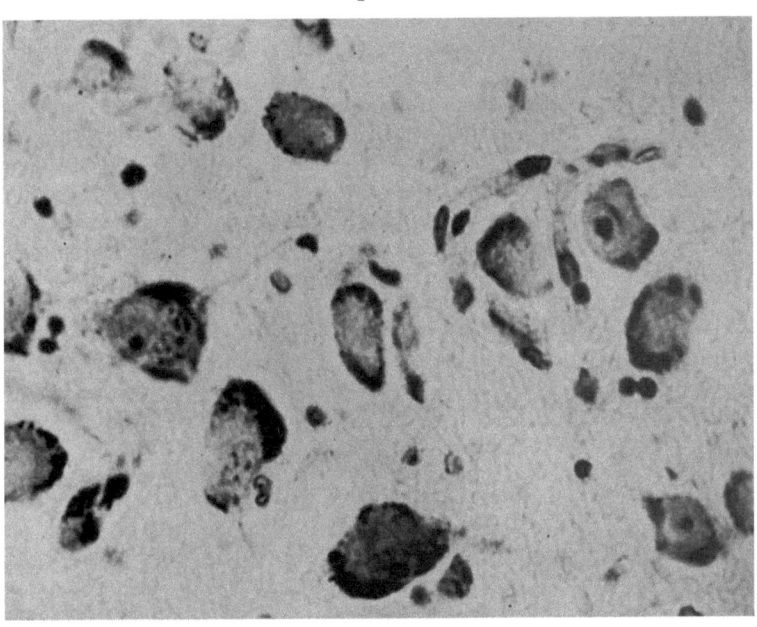

Fig. 24. Substance de REICHERT colorée au bleu de toluidine. Aspect "végétatif". Corpuscules périnucléaires

Madame C. CORONINI, W. KOVAC et J. SMEREKER (Vienne) étudient deux cas de pathologie humaine (un cas d'atrophie des glandes génitales; un cas de cancer prostatique traité par des œstrogènes avec gynécomastie et lymphoréticulose généralisée) dans lesquels il existe des analogies réactionnelles dans les cellules neurosécrétoires de l'hypothalamus, la thyroïde et le pancréas.

H. HELLER (Bristol) estime que les expériences qui ont conduit à la conception de SCHARRER et BARGMANN, suivant laquelle les hormones dites neuro-hypophysaires sont produites par les noyaux paraventriculaires et supraoptiques, méritent une révision et une critique. Il insiste sur la nécessité de déterminer les rapports d'activité dans l'hypothalamus et le lobe postérieur et de faire une étude histochimique précise du neurosécrétat. Il pense qu'il existe une sécrétion différentielle des principes actifs de la neuro-hypophyse. Nous pensons que les remarques et recherches de Heller méritent le plus large considération.

A. G. Everson Pearse (Londres) étudie le contenu des cellules supraoptiques et paraventriculaires en estérases non spécifiques de l'acide carboxylique et la relation entre l'estérase et l'acide nucléique. Une grande activité de ces cellules (obtenue par la déhydratation) s'accompagne d'une réduction marquée des estérases intracellulaires, tandis que l'administration de thiouracile provoque l'augmentation de ces estérases.

E. Borghese (Pavie) a obtenu et étudié, dans les recherches prometteuses des cultures in vitro de cellules hypothalamiques.

Dans une importante communication, R. Diepen et Fr. Engelhardt (Giessen) montrent que chez l'embryon du chien, le neurosécrétat apparaît en premier lieu dans la neuro-hypophyse, ensuite successivement dans les cytoplasme des péricaryones paraventriculaires et supraoptiques, le segment infundibulaire des axones et le segment tubérien. Le neurosécrétat est constant, dans toutes les espèces, à partir du sillon hypothalamo-hypophysaire de Kuhlenbeck et Haymaker où commence l'infundibulum. Il manque, durant toute la vie, dans le tuber de nombreuses espèces. En d'autres termes, le lobe postérieur n'est pas un organe d'accumulation du neurosécrétat, mais son organe de production. Les corps de Herring sont des terminaisons secondaires des fibres hypothalamo-hypophysaires. Ils sont riches en neurosécrétat et résultent d'une perte en substance des axones à la suite de la production d'hormones. L'aspect moniliforme de certaines fibres représente une dégénérescence rétrograde.

Nous pensons que cette conception est conforme à la nôtre suivant laquelle la capacité sécrétoire des fibres hypothalamo-hypophysaires est l'intensification du phénomène général de la production de neurohormones, par toutes les terminaisons nerveuses.

Suivant Gastaldi (Milan), les œstrogènes augmentent, de manière marquée, le neurosécrétat dans les noyaux hypothalamique standis que la progestérone, la testostérone et la DOCA sont moins actives. Les œstrogènes diminuent, en outre, le neurosécrétat posthypophysaire. Ces modifications ne s'accompagnent pas d'altérations parallèles du pouvoir antidiurétique du sérum.

E. Legait et H. Legait (Nancy) décrivent, chez divers oiseaux un faisceau neurosécrétoire ascendant de fibres qui, provenant des noyaux supraoptiques et paraventriculaires, entoure la commissure antérieure et se termine d'une part dans les noyaux de la commissure palliale de la région septale, d'autre part dans l'organe sous-trigonal dans lequel on peut relever de nombreuses chaînettes dans certaines conditions physiologiques (ponte ovulaire) ou expérimentales (injection de T.S.H.).

La communication de Legait et Legait appelle deux ramarques:

1) Elle montre à nouveau que la neurosécrétion axonale n'est pas spécifique du faisceau hypothalamo-hypophysaire;

2) Qu'il est improbable que cette neurosécrétion soit spécifique des hormones neuro-hypophysaires.

W. Müller (Köln-Lindenburg) obtient la coloration du neurosécrétat avec la méthode au bleu d'alcian d'Adams et Slopper ou avec le bleu Astra de la maison Bayer.

Enfin, au Congrès de Milan, un groupe d'auteurs ont étudié les effets d'extraits diencéphaliques.

H. Croxatto, V. Silva, Fernandez, Ampuere et B. Zamorano (Santiago) obtiennent, avec des extraits d'hypothalamus, des effets antidiurétiques différents de ceux obtenus avec des extraits de neuro-hypophyse. Dans le lobe antérieur, il existe également une substance antidiurétique qui se transforme en ocytocine sous l'influence de la trypsine, de la pepsine et de la carboxypeptidase. L'hypothalamus contient aussi une substance vaso-constrictive qui se transforme en vasopressine sous l'influence des enzymes protéolytiques. L'hypophysectomie fait augmenter l'activité ocytocique dans l'hypothalamus. Le lobe antérieur renferme également un principe ocytocique qui est détruit par la chymotrypsine.

S. B. Curri (Padoue) insiste sur les phénomènes suivants : 1) les extraits bruts de diencéphale contenant des glucido-lipidoprotéines possèdent des propriétés antidiurétiques, ocytocique, vasopressique et gonadotrophique; 2) partant des constatations de Garçia qui pense avoir relevé dans les fonctions lipidiques simples et complexes (lipines), des neurotrophines, l'auteur a préparé des lipides non saponifiables, par la méthode de Slusher et Roberts modifiée, à partir de l'hypothalamus antérieur et postérieur; 3) etant donné que la région diencéphalique est riche en phospholipides non saturés, il pense que cette richesse est en rapports avec la production du neurosécrétat;

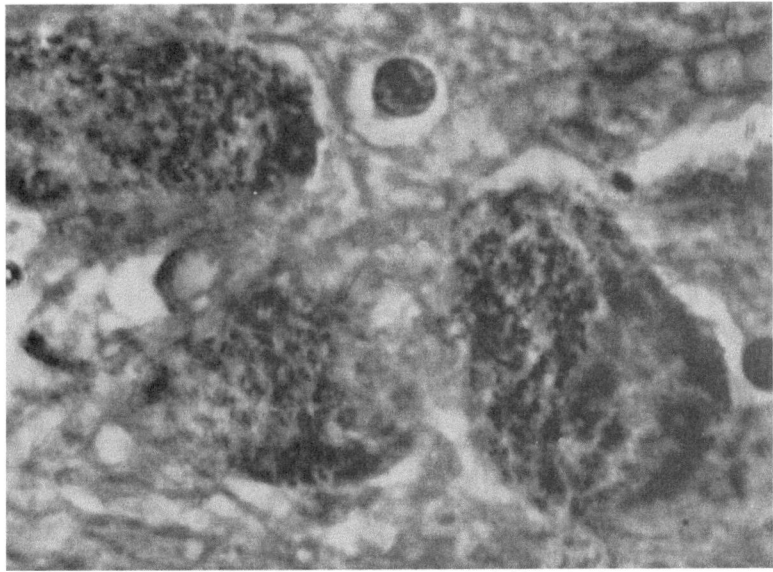

Fig. 25. Substance de Reichert colorée à la methode de Gomori. Granulations gomoriphiles (et Mac Manus-philes)

4) pour éviter la désaturation des lipides il n'a pas utilisé des solvants huileux ni des solutions hydroglycémiques ou phéniques, mais une suspension hydrique à pH neutre et à point isoélectrique constant; 5) suivant Slusher et Roberts ainsi que Buchanan et ces collaborateurs, la fonction lipidique insaponifiable provoque une augmentation de la consommation d'oxygène par l'hypophyse, une diminution de l'acide ascorbique surrénal et de la leucopénie; 6) la fonction lipidique obtenue contient, pour 100 grammes de substance sèche, 71,88 % de phospholipides saturés et non saturés, 23,84 % de stérols et esters de cholestérol, 4,28 % d'acides gras neutres et de lipides non identifiés; 7) la fonction lipidique étudiée est dépourvue de pouvoir antidiurétique alors que celle-ci est présente dans les fonctions protéiques. Au contraire, elle augmente la diurèse; 8) aux petites doses (2,5 à 5 mgrs), elle provoque chez la souris, le rat, le hamster, le chat, la lapin et le chien, une mobilisation du neurosécrétat supraoptique et paraventricu-

laire, au bout de 7 à 15 jours, suivant la taille de l'animal. Toutefois, les cellules nerveuses de ces noyaux présentent un aspect hyperfonctionnel, comme le montrent leur hypertrophie, leur basophilie, l'épaississement périphérique de la substance tigroïde et l'activité phosphatasique alcaline. Dans la neuro-hypophyse, la substance gomoriphile est toujours présente; 9) chez les mêmes animaux, il existe des signes réactionnels d'hyperfonctionnement préhypophysaire (basophilie), thyroïdienne (hyperplasie épithéliale), surrénale (hyperplasie de la fasciculée), gonadale (maturation follicullaire, hypertrophie utérine et ovarienne), insulaire (hyperplasie des cellules A et hyperproduction de glucagon); 10) ces réactiones font défaut lorsqu'on administre des extraits lipidiques de cortex cérébral; 11) l'administration de doses élevées (10 à 25 mgrs de substance sèche) provoque une accumulation de neurosécrétat dans les noyaux supraoptiques et paraventriculaires, en même temps que des signes d'hypofonctionnement endocrinien, notamment au niveau de la thyroïde. Ces recherches semblent indiquer que les extraits lipidiques en question déterminent une stimulation ou une inhibition de l'activité hypophysaire.

Ces importantes recherches soulèvent plusieurs questions; 1) les effets observés sont-ils vraiment spécifiques? L'impossibilité d'obtenir les mêmes réactions avec des extraits lipidiques de cortex est une notion importante, mais il conviendrait de préparer des extraits lipidiques de viscères et d'autres segments du système nerveux. Nous avons pu étudier les effets d'extraits lipidiques non saponifiables du foie, et nous avons pu noter des réaction nerveuses, endocriniennes et viscérales multiples. Nous avons considéré ces réactions comme non spécifiques; 2) un certain paradoxe doit être relevé dans les résultats expérimentaux de Curri. Les principes actifs contenus dans les extraits proviennent, pense-t-on, des noyaux paraventriculaires et supraoptiques et sont hypophysotropes. Or, en cas d'hyperfonctionnement hypophysaire, ces noyaux devraient prendre l'aspect de repos, et en cas d'hypofonctionnement hypophysaire, un aspect hyperactif. Or, c'est le contraire qui s'observe. Il conviendra de pratiquer les mêmes injections chez l'animal à tige sectionnée; 3) le fait que des doses différentes donnent des effets opposés ne plaide pas forcément en faveur de la spécificité hormonale car les phénomènes d'inversion s'observent aussi avec des substances pharmacodynamiques; 4) chez le cobaye, les extraits utilisés par Curri n'ont pas les mêmes effets que dans les autres espèces, suivant nos constatations. Ce fait ne plaide pas contre la réalité des résultats obtenus par les auteurs italiens, car le cobaye présente de nombreuses autres particularités neuro-endocriniennes.

G. Ottaviani et G. Azzali (Parme) précisent qu'à petites doses, les extraits lipidiques déterminent un tableau d'hyperactivité sécrétoire au niveau de la thyroïde. Les fortes doses produisent au bout de 24 heures, de l'hyperfonctionnement, tandis qu'un hypofonctionnement survient le quatrième ou le cinquième jour. Il fait place à un nouvel hyperfonctionnement un à deux jours plus tard. Les auteurs estiment que les extraits agissent par l'intermédiaire d'une stimulation de la neurosécrétion. Nous répéterons ici, que les expériences doivent être répétées chez l'animal hypophysectomisé. De toute façon, ces recherches présentent le plus grand intérêt.

C. Alice (Milan) obtient des résultats encourageants, avec les extraits de diencéphale dans le traitement de l'asthme.

G. Bartolomei et G. Marchetto (Padoue) obtiennent de bons résultats, avec les mêmes extraits dans le traitement des syndromes de castration opératoire.

C. Bianchi, F. Bonati et L. Cucurachi (Parme) notent que chez le chien médullectomisé (extirpation de la moëlle osseuse de 2 à 8 os longs), l'anémie est moins marqués que chez les animaux traités par les extraits lipidiques. En même temps, le sang contient moins de réticulocytes et d'hématies nucléées et le tissu de cicatrisation dans la moëlle osseuse est plus lâche.

Nous ferons remarquer ici que nous avons obtenu avec des extraits lipidiques insaponifiables de foie, des réactions réticulo-endothéliales marquées.

F. BONATI et S.B. CURRI ont obtenu de bons résultats dans des cas de syndrome de SHEEHAN, d'anorexie psychique, d'obésité diencéphalique, de lipomatose diffuse, d'hyperthyroïdie (doses intenses prolongées).

U. BUTTURINI (Bologne) obtient des modifications de métabolisme glucidique.

L. GIANAROLI (Bologne) constate des signes réactionnels vaginaux obtenus avec les mêmes extraits.

D. DE WIED (Groningen) rappelle que SLUSHER et ROBERTS ont obtenu, avec des extraits protéiques et lipidiques non saponifiables d'hypothalamus postérieur, une excrétion d'ACTH.

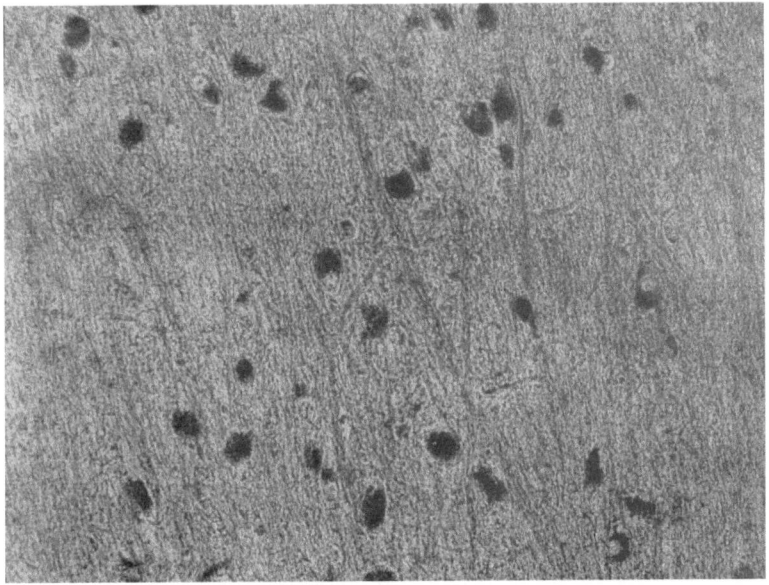

Fig. 26. Substance de REICHERT colorée au Soudan III. Grande richesse en lipides des péricaryones

DE WIED obtient, avec le même extrait, une diminution, chez le rat, de l'acide ascorbique surrénal, diminution qui fait défaut chez l'animal hypophysectomisé.

Comme l'a montré KEUSKAMP (1955), le nembutal prévient la diminution de l'acide ascorbique due à certains stimuli non spécifiques. Mais le nembutal n'empêche pas la diminution due à l'extrait hypothalamique. Elle est empêchée par l'administration simultanée de nembutal et de chlorpromazine (OLLING et DE WIED 1956).

L'extrait est encore actif chez le rat nembutalisé et traité avec la dihydro-ergotamine, l'atropine, l'antallergan et l'hexaméthonium ce qui montre que son action n'est pas influencée par les sympathomimétiques, les parasympathomimétiques, la transmission ganglionnaire ni l'histamine.

Il est inactif chez les animaux traités avec de la morphine qui selon MUNSON et BRIGGS (1955) bloque l'hypothalamus. Par conséquent, la présence de l'hypothalamus paraît nécessaire à la production des effets dus aux extraits lipidiques d'hypothalamus.

Chez des malades hypoovariques, L. D'INCERTI BONINI a obtenu, avec les extraits lipidiques, une stimulation de la fonction ovarienne.

Nous ne voudrions pas terminer ce chapitre sans signaler que CLARA d'un côté, PICARD de l'autre, ont récemment souligné comme nous l'avons fait dès 1934, le caractère général de la neuricrinie (neuronale).

A Coimbra, KEATING, travaillant dans le laboratoire de OLIVEIRA E SILVA, l'un des promoteurs de l'endocrinologie diencéphalique, est arrivé aux mêmes conclusions.

Récemment, PICARD et STAHL (Marseille) et leurs collaborateurs, ont montré que des phénomènes de sécrétion s'observent dans de nombreux types de cellules nerveuses.

STAHL (1956) fait une étude comparative des cellules neuro-sécrétoires diencéphaliques et des autres types de neurones encéphaliques, chez Mugil capito,

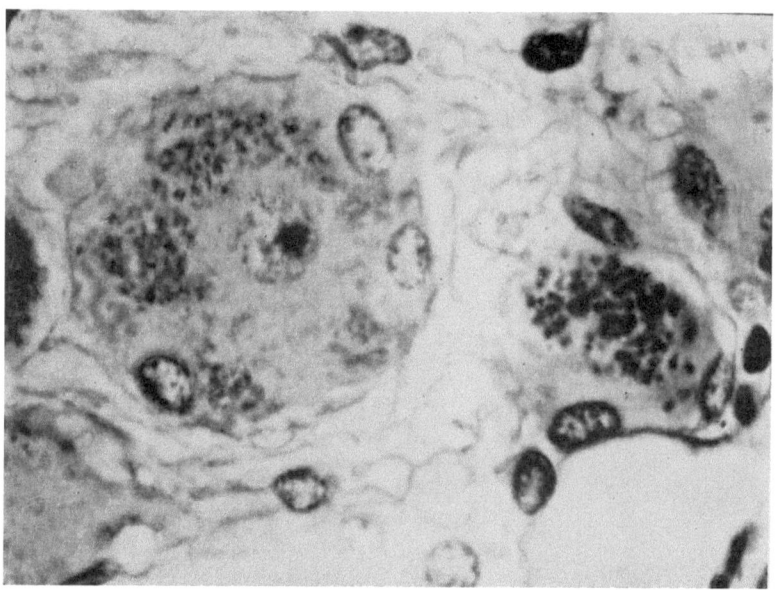

Fig. 27. Plexus solaire. Péricaryones à granulations MAC MANUS-philes

Mugil auratus, Mugil cephalus; Morone labrax, Gadus capelanus et Motella tricirrata.

L'activité des neurones préoptiques se traduit par la formation, dans le cytoplasme, de grains ou de sphérules qui suivent la voie axonale pour gagner la neurohypophyse. Cette activité élaboratrice paraît en rapport avec l'osmorégulation.

L'activité neurosécrétoire du noyau tubéral est saisonnière et parait en rapport avec la gonadostimulation.

Après fixation au HELLY, l'étude par les techniques cytologiques et cytochimiques montre que des formations figurées complexes sont élaborées dans le noyau, sous l'influence ou aux dépens du nucléole, dans les neurones les plus divers. L'extrusion dans le cytoplasme de substances formées dans le noyau tubéral, du télencéphale, du noyau du nerf terminal, du ganglion de l'habenula, du noyau du Vague, et dans les cellules de PURKINJE du cervelet. Ces substances pénètrent et cheminent à l'intérieur des prolongements des cellules nerveuses. L'analyse cytochimique y décèle de l'acide ribonucléique, des lipides et des protéines sulfhydrilées. Ces élaborations neuronales d'origine nucléaire dont vraisemblablement en rapport avec l'activité neuro-humorale de la cellule nerveuse, conformément à l'hypothèse de Seite (1955).

En conclusion, pour Stahl (1956), ainsi que pour Picard et Stahl (1956), il y a lieu de distinguer d'une part *une neurosécrétion glandulaire hormonogène*, strictement localisée — dans l'état actuel de nos connaissences — au diencéphale, d'autre part une *activité neuro-humorale*, commune à toute cellule nerveuse. Seules la physiologie et la cytochimie, à l'exclusion des techniques purement morphologiques, permettent de distinguer les deux types d'activité neuronale. (Résumé dû à Stahl.)

Ainsi, suivant l'assertion que nous avons faite dès 1935, avec G. Roussy, le phénomène de neuricrinie neuronale (neuronicrinie) est un phénomène général.

Il n'y a pas de territoire nerveux central ou périphérique où nous n'ayons pu le relever, chez l'homme.

Comme nous l'avons souligné plus haut, il doit correspondre: 1) à des processus métaboliques; 2) à la production de neuro-hormones de transmission; 3) à la production d'hormones spéciales.

5. Les phénomènes de neurocrinie dans le diencéphale et la neurocrinie en général

En 1934, Remy Collin nous a placé devant le dilemme suivant: "Neurocrinie ou neuricrinie?". Nous avons répondu par la sentence: "Neuricrinie et neurocrinie!" et affirmé que comme la neuricrinie, la neurocrinie est un phénomène général.

La neurocrinie (Masson et Berger 1923) est toute excrétion, dans un tissu nerveux quelconque, de tout produit d'élaboration quel que soit le tissu sécréteur: épithélial, mésenchymateux ou nerveux. Lorsqu'une cellule nerveuse déverse un produit de sécrétion dans un tissu nerveux, il y a coexistence de neuricrinie et de neurocrinie.

Lorsqu'un produit a pénétré dans un tissu nerveux, il a tendance à cheminer le long de voies nerveuses qu'il rencontre. Toute migration d'un produit le long d'une voie nerveuse est effectivement une neurocrinie.

Suivant la classification que nous avons proposé en 1934—37, ces produits peuvent être des substances toxiques (neurocrinie toxique correspondant à la neuroprobasie de Levaditi), des cellules à caractère glandulaire (neurocrinie cellulaire), des produits d'aspect structural colloïde (neurocrinie colloïde); des granulations pigmentaires (neurocrinie pigmentaire).

De même, le cheminement de granulations gomoriphiles ou Mac Manus-philes, le long des voies nerveuses, est une neurocrinie granuleuse gomoriphile ou Mac Manus-phile.

Suivant le lieu où se produit le phénomène, on peut décrire une neurocrinie chromo-argentaffine, la première décrite (Masson et Berger 1933), une neurocrinie génitale, ovarienne et testiculaire (Masson et Berger), une neurocrinie hypophysaire (R. Collin 1926), ou mieux hypothalamo-hypophysaire (cellulaire épithéliale, mastocytaire, plasmocytaire, mélanocytaire, pigmentaire, colloïde, granuleuse gomoriphile et Mac Manus-phile), une neurocrinie épiphysaire (Roussy et Mosinger 1937), une neurocrinie pancréatique (Roussy et Mosinger 1936), une neurocrinie cortico-médullo-surrénale (Mosinger 1952), une neurocrinie surréno-solaire (Mosinger 1952), une neurocrinie mastocytaire périphérique (Mosinger 1952), une neurocrinie mélanocytaire périphérique (Roussy et Mosinger 1937).

Suivant le tissu nerveux récepteur du produit de sécrétion on peut distinguer une neurocrinie endo-tronculaire périphérique, endosynaptique, plexulaire gastro-intestinale, solaire nerveuse centrale, hypothalamique, neuro-hypophysaire, médullo-surrénale, ainsi qu'une hydrencéphalocrinie (R. Collin) et une méningo-crinie (R. Collin et Oliveira de Silva).

Dans certaines conditions pathologiques, la neurocrinie est intensifiée (hyper-neurocrinies pathologiques, Roussy et Mosinger). Il existe des hyperneurocrinies chromo-argentaffine, hypophysaire, génitale, cortico-médullo-surrénales.

Les produits d'élaboration histologiques capables de migrer le long des voies nerveuses centrales et périphériques peuvent être eux-mêmes de nature patholo-gique ou paraphysiologique. C'est le cas des substances paraamyloïdes qui, chez les sujets d'un certain âge, sont de nature paraphysiologique et peuvent s'observer dans tous les territoires du système nerveux central. Les corpuscules migrent

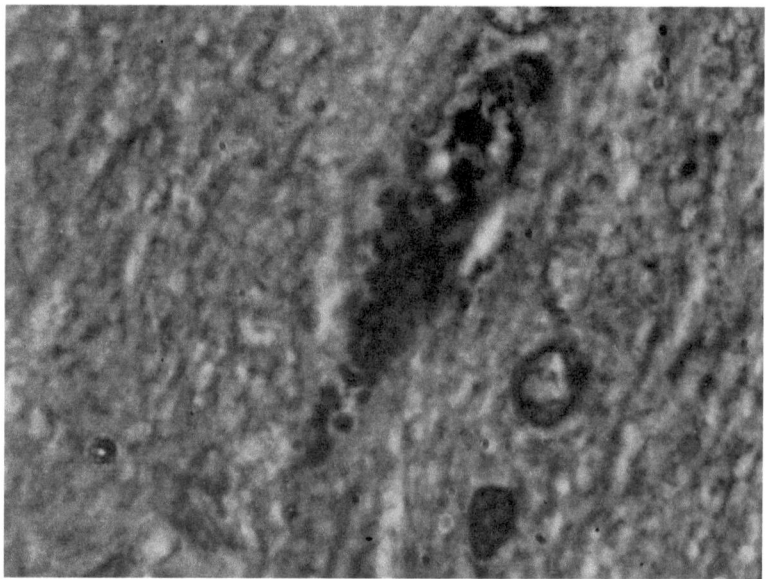

Fig. 28. Une cellule de Reichert colorée à la méthode de Mac Manus. Les corpuscules Mac Manus-philes se continuent dans l'arcone (A 1722)

le long des voies nerveuses et des gaines périvasculaires et subissent d'une part l'hydrencéphalocrinie, d'autre part la méningocrinie. Nous attirons l'attention sur ce fait. Il montre mieux que tout autre que le phénomène de la neurocrinie est régi par une loi générale, et que la migration d'un produit, qui dépend de facteurs physiques, n'indique pas forcément le sens d'une action physiologique.

A côté des paraamyloïdoses nerveuses centrales, il existe des paraamyloïdoses nerveuses périphériques qui peuvent accompagner les amyoïdoses générales ou s'observer à l'état isolé.

Par ailleurs, les hyperneuricrinies de choc signalées plus haut et décrites par nous, s'accompagnent constamment aussi d'hyperneurocrinie granuleuse avec migration massive le long des voies nerveuses centrales, de granulations Mac Manus-philes et gomoriphiles.

En raison des propriétés tinctoriales de ces produits, nous considérons ce processus comme une microamyloïdose. Cette microamyloïdose est à la fois une hyperneuricrinie et une hyperneurocrinie pathologiques. Elle correspond à un trouble métabolique avec production abondante d'une substance qui se forme dans les conditions physiologiques, dans le système nerveux central des sujets âgés.

En d'autres termes, il existe des neurocrinies purement métaboliques, comme il existe des neuricrinies métaboliques.

Mais cela ne veut pas dire qu'il ne faille pas accorder à certaines neurocrinies histologiques une valeur physiologique. Il est évident, au contraire, que lorsqu'une cellule déverse un produit de sécrétion dans une formation nerveuse centrale ou périphérique, dans un nerf, une voie nerveuse ou une glande nerveuse, il faut en déduire que cette cellule exerce une action régulatrice sur le centre nerveux récepteur ou la glande nerveuse réceptrice. Ce que nous avons dit pour la neuricrinie vaut aussi pour la neurocrinie, phénomène général: l'heure de l'expérimentation en série est venue.

Nous avons obtenu les premiers, des phénomènes d'hyperneurocrinie expérimentale.

En 1934, nous avons décrit, chez le chien, ayant subi une extirpation des ganglions cervicaux supérieurs, une véritable inondation de l'hypothalamus, de la tige pituitaire et de la neurohypophyse par de la substance colloïde s'accompagnant de réactions neuronales intenses particulièrement marquées au niveau des noyaux supraoptiques et paraventriculaires.

Nous insistions sur le fait que cette colloïde suivait dans l'hypothalamus, non seulement les voies hypothalamo-hypophysaires, mais de nombreuses autres voies nerveuses, y compris le pilier antérieur du trigone et le pédoncule inféro-interne du thalamus.

Nous croyons ainsi avoir été les premiers à avoir décrit le cheminement de la colloïde hypothalamo-hypophysaire le long des voies nerveuses hypothalamiques.

Chez les mêmes animaux, nous relevions (1934) la colloïde le long des voies hypothalamo-hypophysaires, mais admettions, sous l'influence des idées de notre Maître R. COLLIN, que la colloïde suivait un chemin ascendant. Nous pensions, en outre, que les réactions dégénératives que nous décrivions dans les péricaryones des noyaux paraventriculaires et supraoptiques, étaient secondaires à l'absorption de la colloïde ("colloïdopexie neuronale"). Ayant été les premiers, en France, à avoir décrit les phénomènes de neuricrinie neuronale (1934), nous jugions que les intenses réactions nucléaires et cytoplasmiques dans les péricaryones étaient en rapports avec une métabolisation de la colloïde absorbée (neuricrinie secondaire à la colloïdopexie).

Après de nouvelles recherches, nous sommes revenus sur cette opinion (1950). Il est évident qu'il s'agit de neuricrinie colloïde primitive et que les réactions neuronales d'allure dégénérative sont dues directement à la ganglionectomie cervicale supérieure. Il s'agit là d'ailleurs d'une constatation de grand intérêt montrant que le fonctionnement des noyaux supraoptiques et paraventriculaires est sous l'influence des ganglions cervicaux supérieurs.

Or, nous avons pu récemment étudier l'hypothalamus d'un chien mort 5 jours après une section expérimentale de la tige pituitaire. Nous avons été frappé par le fait que les réactions neuronales dégénératives qui s'observent, chez cet animal et sont dues à la section du faisceau hypothalamo-hypophysaire sont assez semblables à celles que nous avions relevées chez le chien à ganglions cervicaux supérieurs extirpés. Ces réactions dégénératives déterminent par holocrinie, la production de colloïde (hyperneuricrinie post-dégénérative), et cette colloïde, comme chez les animaux ganglionectomisés, inonde l'hypothalamus où elle suit les divers faisceaux nerveux. Elle s'accumule aussi dans le bout proximal de la tige pituitaire sectionnée. Ce phénomène a déjà été décrit par Stutinsky. Il n'est pas dû à un hyperfonctionnement neuricrine simple de l'hypothalamus. Il est dû au fait que les péricaryones et leurs prolongements, en subissant la dégénérescence se transforment en colloïde, de même que certains neurones dégénératifs chez le vieillard, subissent la transformation en corpuscules para-amyloïdes (Mac Manus-philes et faiblement gomoriphiles). Il est possible, cependant, que la substance dégénérative produite renferme des neuro-hormones.

Nous insisterons enfin sur le fait, comme antérieurement (1950), que la colloïde qui inonde l'éminence médiane subit secondairement un chemin ascendant en se déversant, en abondance, dans le 3e ventricule (hyperhydrencéphalocrinie). Cette inondation ventriculaire a lieu aussi directement à partir du noyau para-ventriculaire.

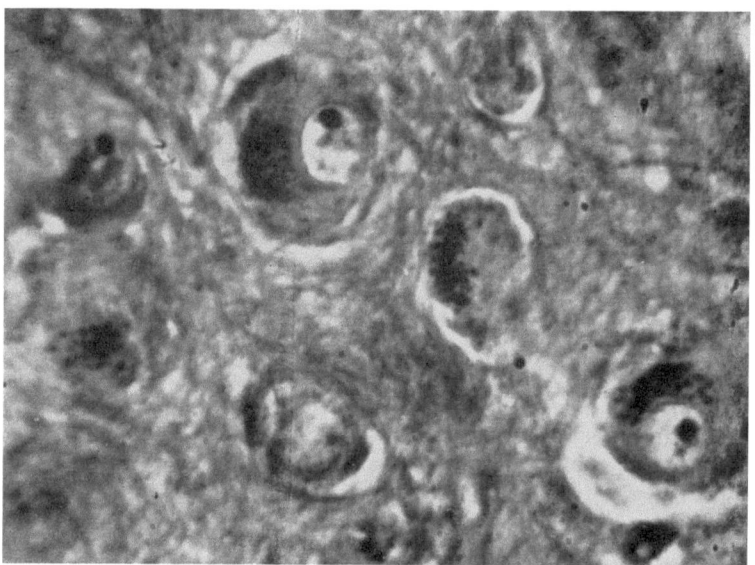

Fig. 29. Noyau propre du tuber. Péricaryones contenant des grains de substance gomoriphile

Il est difficile d'attribuer une valeur physiologique précise à cette hyper-neurocrinie consécutive à une neuricrinie dégénérative. Elle rappelle de près l'hyperneuricrinie et l'hyperneurocrinie micro-amyloïdosique de choc qui est de nature dysmétabolique.

6. Le complexe hypothalamo-hypophysaire et ventriculo-hypothalamo-cervico-hypophysaire

En 1943, nous avons reconnu les premiers, avec G. Roussy, que les corrélations entre l'hypothalamus et l'hypophyse étaient réciproques et que l'hypothalamus innervait tous les lobes de l'hypophyse. C'est pourquoi nous avons dès la même époque, utilisé le terme de complexe hypothalamo-hypophysaire.

En 1934, nous avons insisté sur l'importance du rôle qu'il faut attribuer aux ganglions cervicaux supérieurs, et en 1946, sur celle, possible du 3e ventricule.

Nicola Pende, dans de nombreux travaux, a montré, par ailleurs, tout l'intérêt qu'il convient d'attacher au 3e ventricule et à ses distensions, en pathologie humaine.

Nous avons donc pensé (1952) qu'il faut élargir le concept de complexe hypo-thalamo-hypophysaire en celui de complexe ventriculo-hypothalamo-cervico-hypophysaire comportant 5 formations et groupes de formations distinctes: 1) le 3e ventricule; 2) l'hypothalamus hypophysaire et le faisceau hypothalamo-hypophysaire; 3) la neuro-hypophyse; 4) l'adénohypophyse avec ses trois lobes (pars tuberalis, lobe intermédiaire, lobe antérieur); 5) les ganglions cervicaux supérieurs, le centre hypophyso-spinal, et les centres orthosympathiques supé-rieurs de l'hypothalamus qui sont en relation, par des fibres descendantes, avec ce centre dont il faut admettre l'existence; 6) le système porte hypophysaire.

Les corrélations entre ces 6 groupes de formations sont d'une grande complexité.

1⁰ — *Le 3e ventricule* doit jouer, comme y a insisté NICOLA PENDE et comme nous l'avons soutenu personnellement, un rôle considérable.

a) Il reçoit, par hydrencéphylocrinie, des produits de sécrétion hypothalamique et neuro-hypophysaire ainsi, que des produits métaboliques divers, comme le montre l'hydrencéphalocrinie paraamyloïdique. Son degré de distension est très variable comme le montrent lés études radiologiques de PENDE et comme on peut le vérifier dans les recherches nécropsiques en série.

b) Les modifications du volume du 3e ventricule et de la pression liquidienne ainsi que les modifications chimiques du liquide céphalo-rachidien: 1) peuvent agir sur les centres végétatifs de l'hypothalamus et les noyaux d'innervation hypophysaire par stimulation mécanique directe; 2) mais aussi par l'intermédiaire du réseau sensitif sous-épendymaire que nous avons décrit avec G. ROUSSY et qui fait partie du système végétatif périépendymaire; 3) les modifications de la pression liquidienne doivent pouvoir influencer comme nous y avons insisté, le courant circulatoire dans le système porte infundibulo-hypophysaire.

2⁰ — *L'hypothalamus hypophysaire* comme nous l'avons montré, dès 1933, est représenté par les noyaux paraventriculaires, supraoptiques accessoires, tubériens (en partie) et infundibulaires. Ces noyaux donnent naissance aux faisceaux supraoptico-hypophysaires (PINES, GREVING, NICOLESCU et RAILEAM), paraventriculo-hypophysaire (ROUSSY et MOSINGER), tubéro-hypophysaire (ROUSSY et MOSINGER) et infundibulo-hypophysaire (ROUSSY et MOSINGER) dont l'ensemble constitue le faisceau hypothalamo-hypophysaire (ROUSSY et MOSINGER).

Suivant notre description (1933—38), ce faisceau se termine dans la neuro-hypophyse, la pars tuberalis, le lobe intermédiaire et le lobe antérieur.

L'existence des voies hypothalamo-antéhypophysaires a été et est encore contestée, et récemment, par HARRIS (Congrès de Milan). Les recherches de DA LAGE et celles, plus récentes de BARGMANN (Congrès de Milan) ont tendance à confirmer notre description et notre illustration.

En faveur de l'existence, dans le lobe antérieur, de fibres d'origine hypo-thalamique, nous avions invoqué le fait que certaines fibres nerveuses dans le lobe antérieur, présentent des épaississements analogues à ceux présents dans la neurohypophyse. Nous ne comprenons pas qu'EMMI HAGEN qui décrit dans le lobe antérieur un réseau nerveux serré et note une continuité entre les réseaux neuro-hypophysaires, intermédiaire et antérieur nie, malgré cette continuité, l'aboutissement, au lobe antérieur, de voies d'origine hypothalamique.

Nous croyons devoir à nouveau affirmer que l'hypothalamus peut intervenir dans le fonctionnement du lobe antérieur par un mécanisme nerveux et neuro-hormonal classique, c'est-à-dire avec intervention de neuro-hormones de trans-mission dont la nature reste à déterminer.

Il s'agit de rechercher, par ailleurs, quelles sont les cellules d'origine des fibres hypothalamo-antéhypophysaires et quelles sont les fonctions antéhypophysaires influencées par ces fibres. D'autres problèmes restent posés:

1) L'une ou l'autre des neuro-hormones de transmission classique (adrénaline, noradrénaline, acétylcholine, histamine) sont-elles libérées par le faisceau hypothalamo-hypophysaire ? Ces neuro-hormones interviennent-elles dans la régulation de certaines fonctions antéhypophysaires ? Les recherches d'une série d'auteurs, dans ce domaine, n'ont pas été concordantes et sont à reprendre.

2) Ces neuro-hormones sont elles présentes dans le neurosécrétat hypothalamo-hypophysaire ?

3) Les noyaux hypophysaires et le faisceau hypothalamo-hypophysaire produisent-ils une neuro-hormone de transmission de nature encore inconnue ? Et cette neuro-hormone spéciale à définir est-elle présente dans le neurosécrétat ?

4) Dans quelle mesure l'une ou l'autre des hormones dites neuro-hypophysaires (pitocine, pitressine, adiurétine) qui agissent directement sur certains organes

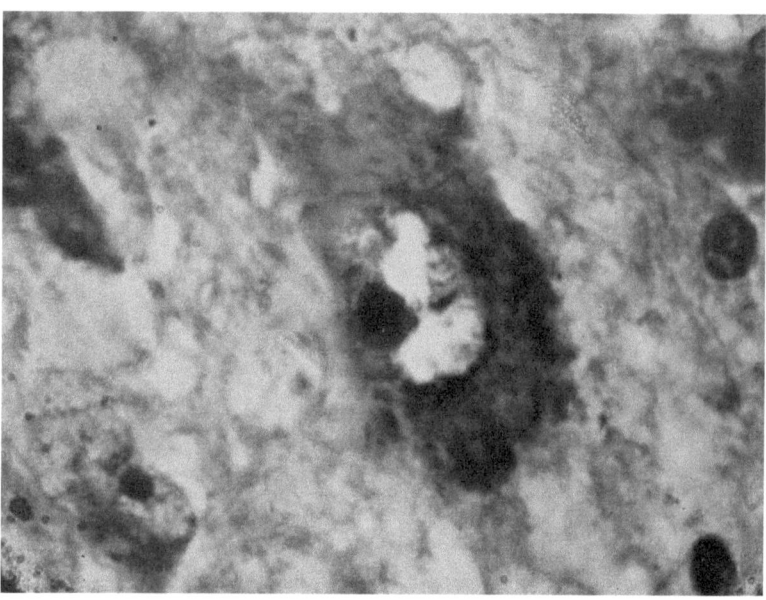

Fig. 30. Noyau hypothalamo-mamillaire. Péricaryone à grains gomoriphiles. Noyau vésiculisé. Gros bloc de chromatine nucléaire marginé (A 1733)

périphériques sont-elles en même temps des principes stimulateurs des fonctions antéhypophysaires ? En admettant que ces principes sont produits par les neurones hypothalamo-hypophysaires, ils seraient à la fois des hormones spéciales et des neuro-hormones de transmission. En admettant qu'ils sont sécrétés par la neurohypophyse, l'hypothalamus agirait sur l'antéhypophyse par l'intermédiaire d'une autre glande: la neurohypophyse. De fait, les expériences ont montré que certains extraits dits posthypophysaires exercent une action stimulatrice sur la production de l'ACTH.

5) Quelle est la signification hormonale exacte du neurosécrétat ? Correspond-elle à une ou plusieurs hormones et neuro-hormones ou en est-elle le support ? Nous avons insisté plus haut sur le fait que dans certaines conditions, le neurosécrétat, résultant de la dégénérescence massive des neurones, n'a pas forcément la signification d'une hyperproduction hormonale. Nous pensons, pour cette raison, qu'il est plutôt un support complexe de substances métaboliques et actives.

6) Quelle est l'origine histologique du neurosécrétat ? Certains auteurs admettent avec BARGMANN, que ce sont essentiellement les péricaryones qui produisent et excrètent les granulations sécrétoires qui migrent ensuite le long des fibres du faisceau hypothalamo-hypophysaire. Personnellement, nous avons admis que le neurosécrétat est formé à la fois par les péricaryones ou cytones (neuricrinie cytonale), les cylindraxes (neuricrinie axonale) et les terminaisons du faisceau hypothalamo-hypophysaire (neuricrinie synaptique terminale). Il semble d'ailleurs exister, dans ce domaine, des différences raciales importantes. Ainsi, chez le chien, les trois modes de neuricrinie sont présentes tandis que chez l'homme et le cobaye, la neuricrinie cytonale est beaucoup moins développée que chez le chien.

7) Comment les neuro-hormones qui stimulent le fonctionnement adéno-hypophysaire arrivent-elles à l'adénohypophyse ?

a) Pour nous, qui avons décrit des fibres hypothalamo-antéhypophysaires

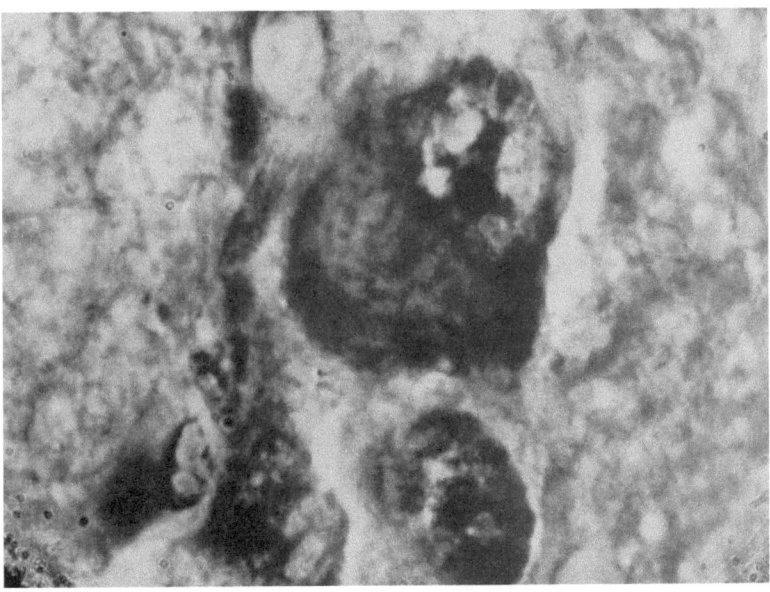

Fig. 31. Noyau hypothalamo-mamillaire. Grains gomoriphiles cytoplasmiques. Chromatine nucléaire massive (A 1733)

dès 1938, il ne peut faire de doute que ces fibres, comme toutes les fibres nerveuses, libèrent des neuro-hormones d'un type à déterminer. Cette certitude est indépendante de l'existence ou non, dans l'adénohypophyse, de neurosécrétat. Toutefois, DA LAGE a relevé dans le lobe antérieur de certains Téléostéens, des fibres nerveuses accompagnées de granulations gomoriphiles. Nous devons dire, cependant, qu'à notre avis, ces constatations de DA LAGE ne montrent pas forcément que ces fibres sont d'origine hypothalamique. Il est très vraisemblable que de telles granulations existent dans de nombreuses synapses terminales, si nous rappelons les recherches de WIEDMANN, au niveau de la peau. Néanmoins, les fibres à granulations gomoriphiles du lobe antérieur proviennent très probablement de l'hypothalamus.

Par ailleurs, l'étude de nombreuses hypophyses humaines colorées à l'héma-toxyline chromique, nous a permis de constater, de manière fréquente, la péné-tration, dans le lobe intermédiaire, de granulations gomoriphiles qui au fur et à mesure qu'ils pénètrent dans l'adénohypophyse, subissent un pâlissement puis la lyse. Il est évident que les neuro-hormones portées par la substance gomoriphile, une fois libérées de leur substrat histologique, peuvent diffuser dans le lobe antérieur et exercer leur action effectrice.

D'ailleurs, les auteurs qui admettent l'existence de fibres nerveuses hypothalamo-fuges dans le lobe intermédiaire et nient la présence de fibres hypothalamiques dans le lobe antérieur doivent admettre avec nous qu'une diffusion de neuro-hormones peut se produire vers ce dernier lobe, à partir des fibres nerveuses du lobe intermédiaire.

Nous ne cesserons pas de répéter que ce qui compte, ce n'est pas tant la terminaison nerveuse, mais la neuro-hormone de transmission terminale pouvant provenir de "toute synapse à distance".

Par conséquent, même en l'absence de système porte et en présence de fibres nerveuses allant à l'adénohypophyse, des neuro-hormones doivent pouvoir arriver, du moins dans certaines espèces, au lobe antérieur;

b) Le système porte peut servir, toutefois, de moyen de transport pour les neuro-hormones produites par les noyaux hypophysaires et le faisceau hypothalamo-hypophysaire. En effet, dans la tige pituitaire et l'éminence médiane, on peut voir souvent de la colloïde péricapillaire sans qu'il soit possible d'en relever la pénétration dans les capillaires (alors qu'il est facile de voir cette pénétration dans le 3e ventricule). Chez le canard, J. BENOIT et I. ASSENMACHER y relèvent avec une particulière netteté des images de granulations péricapillaires analogues à celles que l'on observe dans la neuro-hypophyse intrasellaire.

Chez le même animal, la section du tractus porto-tubéral (tractotomie), qui contient les veines portes, entraîne l'atrophie génitale (testiculaire) lorsqu'on empêche la régénération de ces veines par l'interposition d'une lame de sclérotique (J. BENOIT et I. ASSENMACHER). Le système porte apparaît ainsi nécessaire au transport à la préhypophyse, de la neuro-hormone stimulant la fonction gonadotrope, chez le canard.

Par ailleurs, les greffes de préhypophyse, chez le canard préhypophysectomisé, n'empêchent pas l'atrophie testiculaire, malgré un éclairement artificiel prolongé. Les neuro-hormones hypothalamiques produites dans ces conditions n'arrivent donc pas à influencer, à distance, les greffes de lobe antérieur.

L'éminentiotomie (BENOIT et ASSENMACHER) qui fait disparaître le neurosécrétat en même temps que dégénèrent les fibres nerveuses, entraîne également l'atrophie génitale bien que le système porte reste, dans ce cas, intact. Le neurosécrétat paraît ainsi le support de la neuro-hormone active. BENOIT et ASSENMACHER admettent que la régulation de la fonction gonadotrope nécessite, chez le canard, l'intégrité des liaisons entre le système porte et la "zone spéciale" de l'éminence médiane riche en neurosécrétat.

Subdivision fonctionnelle des voies hypothalamo-hypophysaires. Il est très probable que les différentes fascicules qui constituent le faisceau hypothalamo-hypophysaire ont une signification physiologique différente.

1) Tout d'abord, en effet, les différents noyaux d'origine de ces voies ont une constitution cellulaire neuronale différente. Le noyau paraventriculaire qui donne naissance au faisceau paraventriculo-hypophysaire (ROUSSY et MOSINGER, 1933) se distingue du noyau supraoptique et des noyaux supraoptiques accessoires par l'interposition entre les éléments de grande taille, de cellules petites.

Les péricaryones des noyaux tubériens donnant naissance au faisceau tubéro-hypophysaire, que nous avons décrit avec G. ROUSSY en 1933, mais dont la paternité est attribuée par SPATZ (1956) à WINGSTRAND, se distinguent très nettement des cellules supraoptiques et paraventriculaires. Ils contiennent, comme nous y insistions dès 1934, du neurosécrétat (qui est MAC MANUS-phile et gomoriphile), mais la disposition intracellulaire du matériel sécrétoire est différente. Dans les mêmes neurones, le pigment lipochrome est très abondant chez l'homme alors qu'il est rare dans les cellules supraoptiques et paraventriculaires.

Les péricaryones du noyau infundibulaire qui donnent naissance au faisceau infundibulo-hypophysaire sont de petite taille et du type périépendymaire. Ils ne contiennent pas de matériel gomoriphile.

Les péricaryones du noyau neuro-hypophysaire qui donnent naissance au faisceau hypophyso-hypophysaire, sont des éléments particuliers d'allure peu différenciée mais qui peuvent subir la fonte holocrine gomoriphile.

2) Les faisceaux qui partent de ces noyaux ont également une constitution et une histophysiologie différentes. Les faisceaux supraoptico- et paraventriculo-

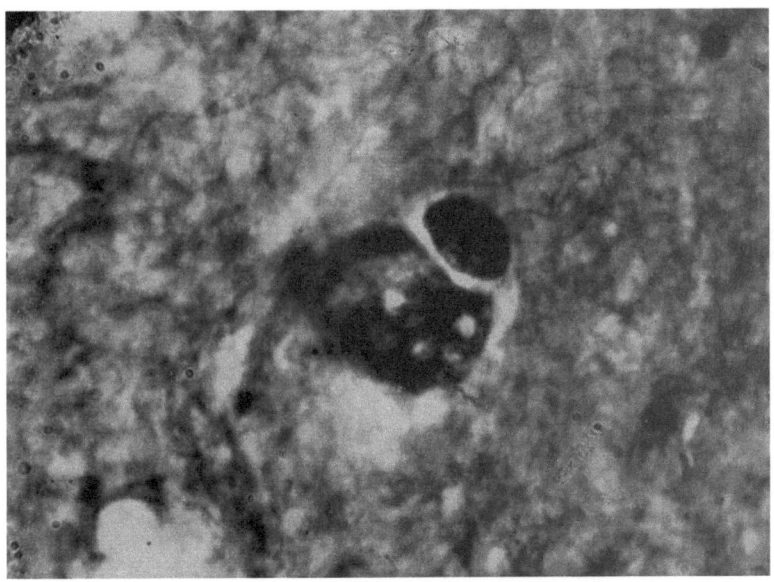

Fig. 32. Noyau hypothalamo-mamillaire. Péricaryone dégénératif gomoriphile (A 1733)

hypophysaire sont constitués de fibres épaisses et riches en neurosécrétat qui fait défaut ou est rare dans les faisceaux tubéro- et infundibulo-hypophysaires. Il existe ainsi, dans le faisceau hypothalamo-hypophysaire, des fascicules gomori-positifs et des fascicules gomori négatifs, distinction particulièrement nette, topographiquement dans certaines espèces (STAHL). Dans la neuro-hypophyse, suivant nos constatations, les fascicules gomori-positifs et gomori-négatifs sont entremêlés.

3) Dans certaines espèces, les voies hypothalamo-hypophysaires dont formées d'une part de fibres myéliniques, d'autre part de fibres amyéliniques.

4) Le faisceau hypothalamo-hypophysaire des Téléostéens comporte des fibres de nature sensitive certaine (fibres hypothalamo-sacculaires).

5) Seules les voies supraoptico-hypophysaires semblent intervenir dans la régulation du métabolisme de l'eau (RANSON et ses collaborateurs). Mais la stimulation des noyaux paraventriculaires et supraoptiques détermine l'excrétion d'ocytocine (B. A. CROSS).

6) Chez le canard, les fibres sectionnées par mischotomie (ASSENMACHER et BENOIT) n'ont aucune influence sur la fonction gonadotrope.

7) Il est évident que les fibres qui se terminent dans l'infundibulum et le lobe nerveux n'ont pas la même signification fonctionnelle que celles qui se terminent dans le lobe intermédiaire, le lobe antérieur et la pars tuberalis.

8) Les fibres qui réalisent un lacis autour des vaisseaux portes, dans l'infundibulum, doivent intervenir dans le fonctionnement de ces vaisseaux.

Toutes ces données montrent que la multiplicité des noyaux d'origine du faisceau hypothalamo-hypophysaire que nous avons les premiers démontrée (1933) et la complexité structurale de ce faisceau doivent avoir comme corollaire une grande complexité fonctionnelle qui correspond à la complexité du fonctionnement hypophysaire.

Fonctions sensitives du faisceau hypothalamo-hypophysaire. — RAMON Y CAJAL

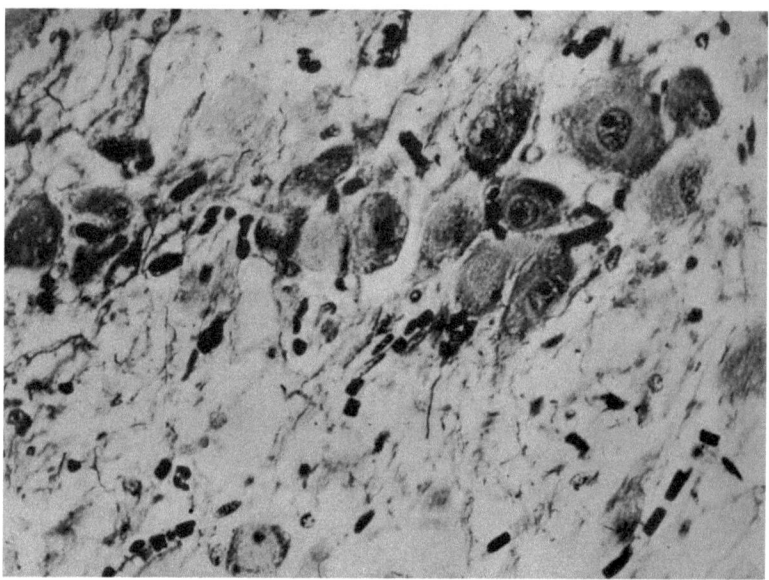

Fig. 33. Noyau supraoptique humain. Aspect "alvéolaire". Microvacuoles dans les cellules. Réseau capillaire

et TELLO ainsi que R. COLLIN avaient admis une fonction sensitive des nerfs hypophysaires. Personnellement, nous avons apporté une série d'arguments permettant de penser que le faisceau hypothalamo-hypophysaire présente des fonctions sensitivo-sensorielles même chez les mammifères (*in* Traité de Neuro-endocrinologie).

L'innervation sensitive, chez les Téléostéens, du sac vasculaire, organe sensoriel épendymo-vasculaire enregistrant les pressions liquidiennes et vasculaire est due, par ailleurs, au faisceau hypothalamo-hypophysaire.

HUGO SPATZ attribue une fonction sensitive au seul faisceau infundibulo-hypophysaire. Les terminaisons nerveuses de ce faisceau autour des "vaisseaux spéciaux" (appartenant aux vaisseaux portes) seraient sensibles aux hormones hypophysaires gonadotropes circulant dans ces vaisseaux. Le noyau de l'infundibulum transmettrait les sensations chimiques enregistrées à des centres névraxiaux sous-jacents et constitueraient ainsi le centre génital de l'hypothalamus.

Une fonction sensorielle des fibres nerveuses enlaçant les vaisseaux spéciaux ne peut être exclue ni une fonction associative du noyau de l'infundibulum qui fait partie du système végétatif périépendymaire dont les neurones transmettent l'influx nerveux dans les deux sens. Mais la taille réduite des péricaryones de l'infundibulum ne permet pas de penser que ce noyau puisse donner origine à un faisceau descendant à long trajet. Tout au plus pourraient-ils donner naissance à un faisceau court transmettant l'influx à un autre centre hypothalamique. Ce faisceau reste à trouver.

3° — *La neuro-hypophyse* comprend d'une part l'éminence médiane et la tige pituitaire représentant l'infundibulum (segment nerveux de l'hypophyse proximale ou suprasellaire de SPATZ), d'autre part le lobe postérieur (segment nerveux de l'hypophyse intrasellaire de H. SPATZ). Elle pose un problème de grand intérêt.

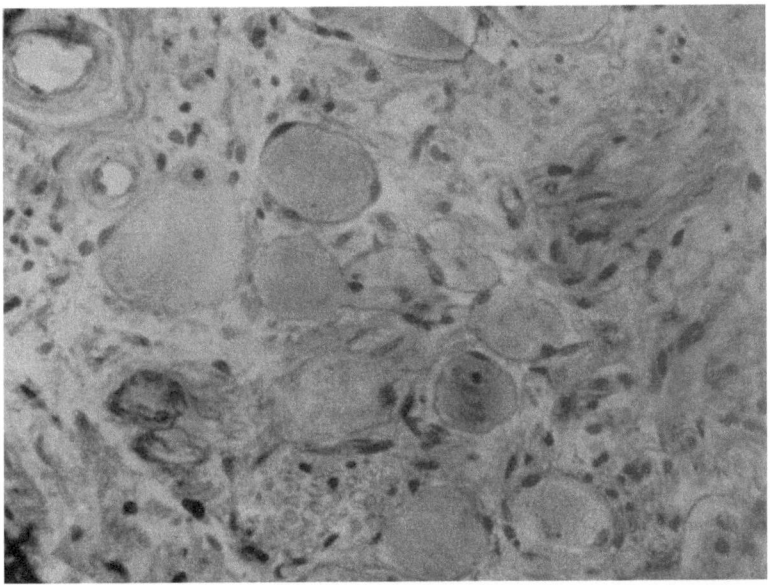

Fig. 34. Ganglioneurome. Cellules nerveuses tumorales remplies de substance colloïde

Certains auteurs, avec BARGMANN, lui nient une valeur glandulaire propre et la considèrent comme un réceptacle pour le neurosécrétat produit par les noyaux supraoptiques et paraventriculaires et les faisceaux supraoptico- et paraventriculo-hypophysaire. Les pituicytes (hypocytes) ne seraient, dans ce cas, que des cellules d'accompagnement des voies hypothalamo-hypophysaires, c'est-à-dire des cellules névrogliques particulières. Dans la neuro-hypophyse, le neurosécrétat ne serait pas produit, mais simplement excrété dans les vaisseaux neuro-hypophysaires autour desquels il s'accumule.

Par ailleurs, dans l'infundibulum notamment l'éminence médiane et dans la tige, le neurosécrétat est excrété dans les anses du système porte qui transporte au lobe antérieur, les neuro-hormones correspondantes. Cette conception correspond seulement, en partie, à la réalité. En effet:

1) Le neurosécrétat se forme en grande partie sur place, dans la neuro-hypophyse, par neuricrinie axonale et neuricrinie terminale et aussi par neuricrinie

cytonale, à partir des cytones du noyau hypophysaire. La neuro-hypophyse est par conséquent, pour le moins une glande neuricrinie axonale synaptique et ganglionnaire.

2) Toutes les fibres nerveuses de la neuro-hypophyse ne sont pas dotées du pouvoir neuricrine histologique. Ces fibres s'arrêtent en partie dans la neuro-hypophyse où elles présentent soit des fonctions effectrices (dans ce cas, il faut reconnaître à la neuro-hypophyse une fonction d'exécution) soit des fonctions sensitivo-sensorielles (et dans ce cas, la neuro-hypophyse représente, comme le sac vasculaire des Téléostéens, un organe sensorio-végétatif) soit simultanément les deux types de fonctions. Les fibres nerveuses qui traversent la neuro-hypophyse pour pénétrer dans la pars tuberalis, le lobe intermédiaire et le lobe antérieur ont certainement des fonctions effectrices et libèrent, comme toutes les fibres nerveuses, des neuro-hormones de transmission. On ne peut donc éliminer l'hypothèse que certaines fibres s'arrêtant dans la neuro-hypophyse, ont également une fonction effectrice. Nous avons d'ailleurs décrit, comme Tavares de Sousa, des terminaisons en bouton sur les pituicytes.

3) Ces derniers éléments se distinguent nettement des cellules névrogliques banales et présentent des signes histophysiologiques d'activité sécrétoire.

Comme les péricaryones, les hypocytes peuvent contenir chez l'homme, du lipochrome parfois abondant, des granulations mélaniques et de fines granulations éosinophiles qui peuvent aussi être rencontrées dans les interstices intercellulaires et sont indépendantes des granulations gomoriphiles et des granulations Mac Manus-philes, d'abondance très variable, chez l'homme, suivant les individus et suivant les conditions pathologiques.

Les pituicytes, pourvus d'un appareil de Golgi bien développé (Romieu et Stahl) peuvent contenir aussi des granulations argentophiles non mélaniques (Tavares de Sousa, nous-mêmes).

Chez le cobaye, certains pituicytes peuvent être remplis de substance colloïde (colloïdo-pituicytes), et chez le chien, ils peuvent contenir des granulations gomoriphiles. Leur noyau présente souvent chez l'homme un aspect réactionnel vésiculeux, et comme dans les pinéocytes, des phénomènes d'excrétion nucléaire. Pour toutes ces raisons, nous croyons qu'il est imprudent de nier aux pituicytes toute capacité de sécréter des hormones propres.

L'atrophie de la neuro-hypophyse, après section de la tige pituitaire, n'est pas un argument suffisant contre cette hypothèse, ni la présence d'hormones "neuro-hypophysaires" dans l'hypothalamus chez les animaux hypophysectomisés.

La neurohypophyse garde un secret analogue à celui qui entoure l'épiphyse. On ne peut douter de l'importance fonctionnelle de cette dernière glande qui présente certaines analogies évidentes avec la neuro-hypophyse.

Les deux organes physocytaires font partie, avec d'autres organes d'aspect glandulaire et de signification fonctionnelle non encore élucidée, du système endocrinien annexé au diencéphale élargi.

Nous insisterons aussi sur le fait que dans la neuro-hypophyse, on peut relever, comme dans l'épiphyse et la thyroïde, des mastocytes parfois abondants (neurocrinie mastocytaire). Il existe, par ailleurs, entre la neuro-hypophyse et l'adénohypophyse, des corrélations réciproques analogues à celles qui relient la cortico-surrénale à la médullo-surrénale.

1) La neurocrinie hypophysaire est caractérisée par l'immigration, dans la neuro-hypophyse, de cellules glandulaires basophiles et plus ou moins fortement Mac Manus-philes qui restent isolées ou s'ordonnent en travées et parfois en

tubes. Cette invasion peut être massive (hyperneurocrinie cellulaire) et s'accompagner de la formation d'adénomes basophiles neuro-hypophysaires.

L'hyperneurocrinie cellulaire s'accompagne souvent d'une transformation de cellules épithéliales en substance colloïde hyaline (corpuscules hyalins d'origine épithéliale), de réactions pituicytaires caractérisées par une tuméfaction nucléaire et de l'hyperpigmentation, et de la production abondante de corps hyalins gomoriphiles ou non gomoriphiles. Ces réactions montrent que les cellules épithéliales hypophysaires exercent une action sur l'histophysiologie et par conséquent sur le fonctionnement de la partie pituicytaire et de la partie nerveuse fibrillaire de la neuro-hypophyse.

2) L'orocrinie est la pénétration de pituicytes dans l'adénohypophyse. Ce phénomène que nous avons décrit en 1943 montre que la neuro-hypophyse pituicytaire exerce probablement sur l'adénohypophyse une action régulatrice différente

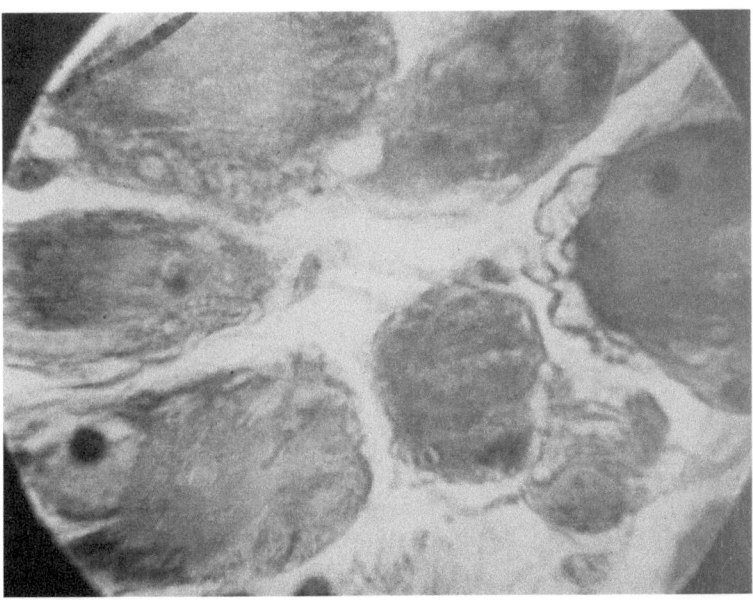

Fig. 35. Ganglioneurome. Aspects cellulaires

de celle due aux fibres hypothalamo-adénohypophysaires et aux neuro-hormones correspondantes.

En résumé, la neuro-hypophyse apparaît comme une glande neuricrine complexe. Elle représente d'une part une expansion terminale du segment gomoriphile et du segment non gomoriphile du faisceau hypothalamo-hypophysaire, d'autre part une formation physocytaire faisant pendant à l'épiphyse. L'expansion fibrillaire gomoriphile et la formation physocytaire, paraissent l'une et l'autre des organes neuricrines dont les corrélations physiologiques restent à déterminer.

Tous les deux sont placés sous l'influence des noyaux hypophysaires de l'hypothalamus. Toute stimulation et toute réaction de ces noyaux entraîne des phénomènes de neuricrinie axonale et terminale dans la neuro-hypophyse et la production de neuro-hormones, comme dans toute terminaison nerveuse, avec cette différence que le phénomène est particulièrement net dans le segment gomoriphile du faisceau hypothalamo-hypophysaire. Il reste à savoir si la ou les neuro-hormones supposées sont identiques aux hormones dites neuro-hypophysaires qui agissent directement sur certains viscères ou s'il s'agit de substances distinctes.

La neuro-hypophyse présenterait avec la médullo-surrénale une similitude parfaite si les pituicytes sécrétaient une neuro-hormone de transmission et s'ils avaient une origine commune avec certaines cellules ganglionnaires. Ce desideratum embryologique n'est pas rempli. Toutefois, les pituicytes ont une certaine parenté avec les hypendymocytes apparentés aux neurones périventriculaires. Il existe, par ailleurs, dans la neuro-hypophyse des cellules ganglionnaires d'aspect rudimentaire où la substance de NISSL est peu développée et qui peuvent être considérées comme intermédiaires entre des neurones à haute différenciation et certains pituicytes à noyau vésiculeux d'allure neuronoïde.

De toute façon, la neuro-hypophyse est comme l'épiphyse une glande neuricrine. C'est pourquoi l'hypophyse totale présente une analogie évidente avec la

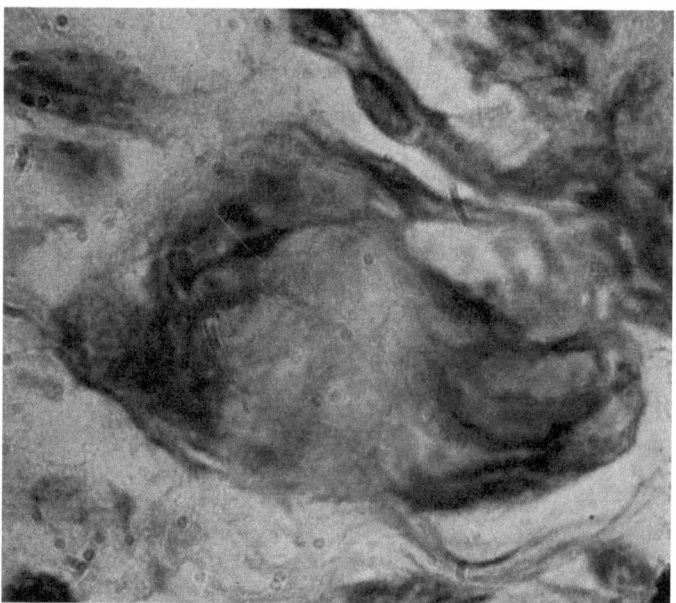

Fig. 36. Ganglioneurome. Une cellule tumorale au fort grossissement

surrénale totale dans laquelle la glande neuricrine est une formation paraganglionnaire constituée de cellules glandulaires de provenance neuroblastique et sécrétant des mêmes neuro-hormones que les neurones orthosympathiques périphériques adultes.

La neuro-hypophyse est placée sous l'action régulatrice des formations suivantes: 1) les noyaux d'origine du faisceau hypothalamo-hypophysaire; 2) les ganglions cervicaux supérieurs et les centres spinaux et hypothalamiques supérieurs correspondants qui agissent essentiellement sur les vaisseaux neurohypophysaires; 3) peut-être les centres parasympathiques vasodilatateurs admis par STANLEY et COBB; 4) l'adéno-hypophyse.

Elle régit elle-même non seulement le fonctionnement de certains organes d'exécution (glande rénale, vaisseaux, muscle utérin) mais aussi celui de l'adéno-hypophyse.

4⁰ — *L'adéno-hypophyse* qui comprend la pars tuberalis, le lobe intermédiaire et le lobe antérieur, présente des fonctions hormonales multiples. Elle régit presque tous les métabolismes, le fonctionnement de presque toutes les glandes endocrines, la fonction génitale et le trophisme de presque tous les tissus : mésenchymateux, épithélieux, coelomiques, nerveux, mélanoblastiques. Elle intervient dans tous les processus réactionnels organiques notamment inflammatoires et sclérosants car elle a sous sa dépendance le fonctionnement du système réticulo-endothélial et des organes hémo-lymphopoïétiques.

Cette glande d'importance capitale est sous l'influence régulatrice de l'hypothalamus, comme nous le soutenions dès 1933, après avoir décrit le faisceau hypothalamo-hypophysaire et en insistant sur l'existence, dans certaines lésions hypothalamiques, d'adénomes anté-hypophysaires qui nous paraissaient dus à une irritation des centres hypophyso-régulateurs. Nous avons plus haut signalé

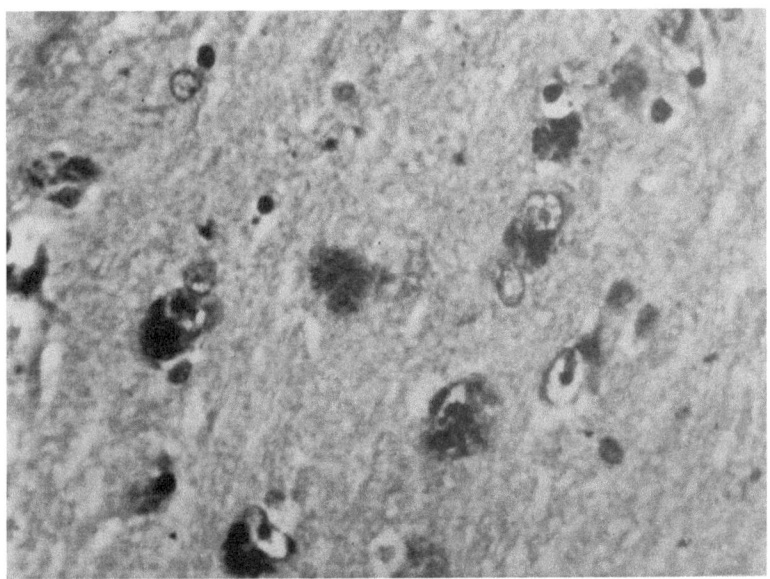

Fig. 37. Paraamyloïdose cérébrale. Noyau interstitiel de l'anse lenticulaire. Cellules nerveuses remplies de corpuscules gomoriphiles. Microcorpuscules interstitiels. (Autopsie 1722, Coimbra)

les mécanismes nerveux et neuro-hormonaux qui peuvent intervenir dans la régulation, par l'hypothalamus, du fonctionnement et de la trophicité de l'adéno-hypophyse et notamment du lobe antérieur.

Comme la neuro-hypophyse, l'adéno-hypophyse est aussi placée sous l'influence des ganglions cervicaux supérieurs et, par leur intermédiaire, de centres hypophyso-spinaux et de centres hypothalamiques supérieurs ainsi que sous celle, probable, de centres parasympathiques vasodilatateurs. Toutes ces formations doivent essentiellement régir la vasomotricité hypophysaire.

L'adéno-hypophyse est aussi influencée, comme nous l'avons indiqué plus haut, par la neuro-hypophyse qu'elle influence à son tour, comme le montrent la neurocrinie hypophysaire et l'orocrinie.

5⁰ — *Les ganglions cervicaux supérieurs* ont un rôle complexe dans le fonctionnement hypothalamo-hypophysaire.

Ils innervent, en premier lieu, les vaisseaux artériels et capillaires de la neuro-hypophyse et de l'adéno-hypophyse. Mais des fibres à destination parenchymateuse proviennent également de l'orthosympathique cervical et forment même, selon Emmi Hagen, un plexus périparenchymateux serré.

Ils régissent, aussi, la vasomotricité des vaisseaux hypothalamiques, vasomotricité particulièrement importante, si nous rappelons l'extraordinaire richesse en capillaires des noyaux végétatifs de l'hypothalamus. Nous rappelons aussi que la ganglionectomie cervicale supérieure a déterminé, dans nos expériences, d'intenses réactions hypothalamiques avec hyperneuricrinie, hyperneurocrinie et hyperhydrencéphalocrinie.

Ainsi, les ganglions cervicaux supérieurs peuvent agir sur le fonctionnement hypophysaire soit directement par des fibres à destination vasculaire ou parenchymateuse, soit indirectement en influençant le fonctionnement des centres hypophyso-régulateurs de l'hypothalamus.

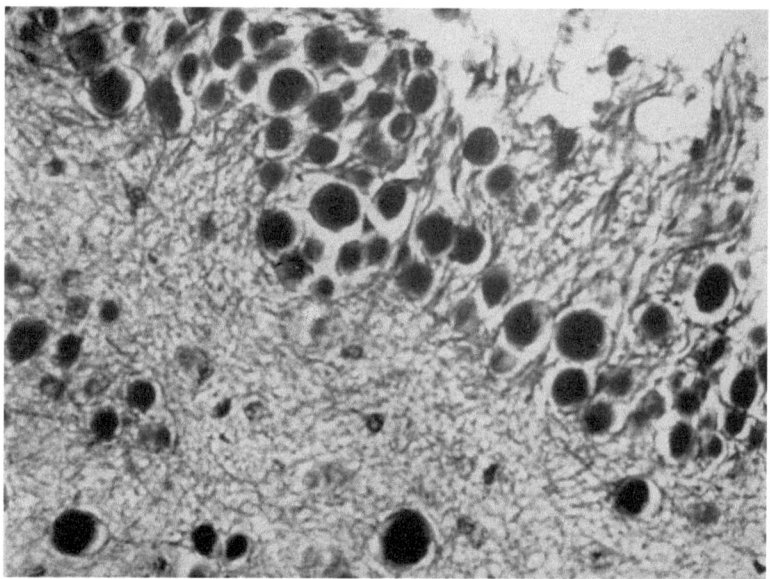

Fig. 38. Paraamyloïdose cérébrale. Corpuscules gomoriphiles dans le voile marginal basilaire (A 1722)

Il est évident que cette action régulatrice doit se faire par l'intermédiaire de neuro-hormones de transmission qui devraient être l'adrénaline et la noradrénaline. Il est important de noter, à ce sujet, que la noradrénaline peut libérer de l'ACTH, in vitro, par action directe sur le tissu adénohypophysaire (Saffran et Schally 1955).

L'adrénaline inhibe, par contre la sécrétion de principe thyréotrope (Harris).

Cependant, Pasetto (1956) relève aussi dans l'hypothalamus une activité cholinestérasique.

Nous insisterons, d'un autre côté, sur le fait que les ganglions cervicaux supérieurs présentent, comme les noyaux magno-cellulaires de l'hypothalamus, une grande sensibilité réactionnelle dans les chocs et offrent des phénomènes de neuricrinie et de vacuolisation marquée, même dans les conditions physiologiques, comme nous le signalions en 1937.

En raison de l'importance des ganglions cervicaux supérieurs, dans le fonctionnement hypophysaire, il nous a paru logique d'admettre, en 1935, l'existence, dans la moëlle épinière, d'un centre hypophyso-spinal. En raison de la réalité de voies hypothalamiques descendantes spinopètes, il n'était pas moins logique de supputer l'existence, dans l'hypothalamus, de centres orthosympathiques supérieurs préposés au fonctionnement hypophysaire.

En adoptant cette manière de voir, on arrive à la conclusion que par l'intermédiaire d'un centre hypophyso-spinal, et des ganglions cervicaux supérieurs, l'hypothalamus régit le fonctionnement des noyaux d'origine des voies hypothalamo-hypophysaires.

L'infiltration anesthésique des ganglions cervicaux supérieurs et la ganglionectomie sont utilisées, comme l'on sait, en thérapeutique, non seulement dans le but d'influencer la vascularisation cérébrale, mais aussi pour modifier le fonc-

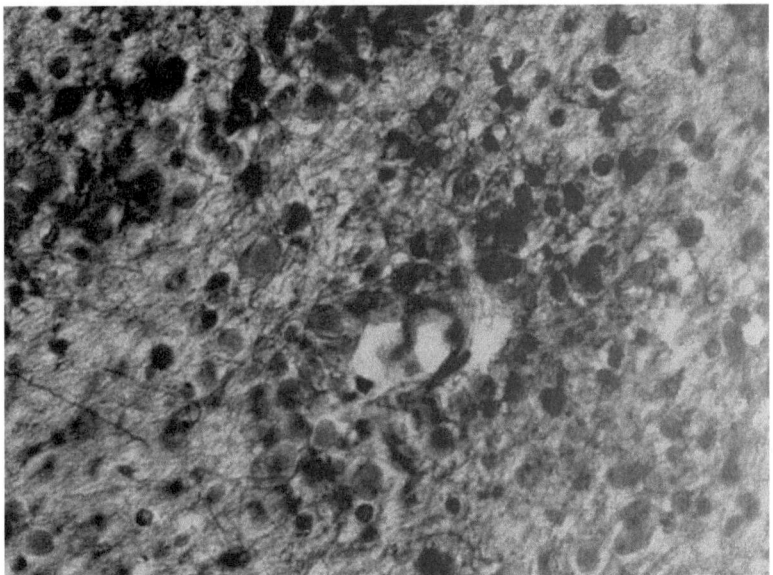

Fig. 39. Paraamyloïdose cérébrale. Gomoriphile faible

tionnement hypothalamo-hypophysaire. Au Congrès de Milan, plusieurs communications ont trait à ce sujet.

Selon J. REGNER (Paris) l'infiltration novocaïnique des ganglions cervicaux supérieurs produit une modification des fonctions hypothalamiques en provoquant une vasodilatation hypothalamo-hypophysaire. Cette opinion est d'accord avec nos expériences.

G. LEGRAND (Paris) admet que l'infiltration du ganglion cervical supérieur agit par l'intermédiaire du diencéphale, non seulement sur les glandes endocrines, mais aussi sur le mésenchyme actif dont ferait partie le tissu osseux. Les ostéopathies généralisées pourraient ainsi être influencées par l'anesthésie des ganglions cervicaux supérieurs. Les effets mésenchymateux nous paraissent dus avant tout à l'intervention du lobe antérieur de l'hypophyse.

Y. THÉBAUT (Paris) considère à son tour, le tissu osseux comme un mésenchyme actif et un système endocrinien diffus et pratique l'infiltration thérapeutique des ganglions cervicaux supérieurs dans différents types de mésenchymatoses (ostéofibroses, notamment la maladie de Paget; arthroses vertébrales, réticuloses osseuses, affections hématiques et médullaires). Il utilise la même thérapeutique dans l'acromégale, le diabète insipide et des affections thyroïdiennes, ovariennes, surrénales et testiculaires.

6⁰ — *Le système veineux porte de Popa et Fielding* joue certainement un rôle important dans le fonctionnement hypothalamo-hypophysaire. Il est interposé entre l'infundibulum et la tige pituitaire d'une part, la pars tuberalis et le lobe antérieur d'autre part. En d'autres termes, il relie beaucoup plus la neuro-hypophyse suprasellaire à l'adéno-hypophyse que l'hypothalamus proprement dit à l'adéno-hypophyse.

Le segment terminal infundibulaire du système est constitué de vaisseaux veineux et capillaires décrivant des anses à convexité supérieurs qui peuvent se situer immédiatement sous l'épendyme du troisième ventricule et du recessus infundibuli. D'autres restent éloignés de l'épendyme et sont enlacées par les fibres du faisceau hypothalamo-hypophysaires, plus ou moins perpendiculaires au trajet du segment afférent et du segment efférent des anses. Dans la tige pituitaire, on note le même aspect. Ces anses représentent les vaisseaux spéciaux de Spatz. Les fibres nerveuses en enlaçant les anses vasculaires peuvent changer de trajet et accompagner le segment afférent ou le segment efférent en direction de la pars tuberalis.

D'un autre côté, les capillaires arrivent aussi en contact direct avec le neurosécrétat contenu dans le faisceau hypothalamo-hypophysaire. Ce phénomène s'observe nettement chez le chien et dans d'autres espèces, mais n'est pas apparent chez l'homme, alors que dans le lobe postérieur, le matériel gomoriphile s'accumule autour des vaisseaux qui ne font pas partie du système porte.

Le système porte pose plusieurs problèmes:

1) Le système porte présente-t-il une vasomotricité propre et quels sont les facteurs régulateurs de cette motricité? Nous avons insisté sur le fait que chez l'homme, le degré de distension du système porte est extrêmement variable suivant les individus et qu'il est indépendant de celui des autres vaisseaux hypophysaires. Dans certains cas, la distension est énorme, tandis qu'il n'y a aucune congestion des capillaires adéno- et neurohypophysaires banaux. Par conséquent, la vasomotricité du système porte est indépendante de celle des autres vaisseaux hypophysaires. C'est pourquoi il est logique de penser qu'elle est régie par les voies hypothalamo-hypophysaires.

2) Quel est le sens du courant circulatoire dans le système porte? Suivant un premier groupe d'opinions, il était ascendant, et à cette opinion était liée cette autre que les hormones anté-hypophysaires contenues dans le sang portal influencent le jeu fonctionnel hypothalamique. Rappelons que selon Spatz, les hormones stimulent les terminaisons nerveuses du faisceau infundibulo-hypophysaire.

Suivant une autre hypothèse, le courant est descendant de telle manière que le système porte transporterait vers le lobe antérieur les neuro-hormones contenues dans le neurosécrétat des voies hypothalamo-hypophysaires. Les expériences de Harris et de Benoit et Assenmacher plaident en faveur de la réalité de ce mécanisme.

Toutefois, rien ne s'oppose à l'idée que le sens du courant peut être variable dans le système porte. Les énormes distensions que nous avons pu relever dans certaines hypophyses humaines, évidemment dans les conditions pathologiques, en imposent pour des états de stase permettant l'inversion du courant. Nous avons admis que le sens du courant dépendait, en grande partie, de l'état de distension du troisième ventricule et de la pression du liquide céphalo-rachidien ainsi que de la tension vasculaire dans les artères hypophysaires.

3) Quelle est la signification histologique générale du système porte hypophysaire? Il ne peut faire de doute que grâce au système porte, des échanges humoraux très actifs s'établissent entre l'infundibulum et l'adéno-hypophyse. Or, l'infundibulum et la tige pituitaire font partie intégrante de la neuro-hypophyse (neuro-hypophyse proximale). Il s'agit donc d'un lien vasculaire particulièrement puissant entre les deux segments de l'hypophyse totale: la neuro-hypophyse et l'adéno-hypophyse.

Nous avons insisté sur le fait que de manière comparative, il existe des liens vasculaires encore plus intimes entre la cortico-surrénale et la médullo-surrénale bien qu'il soit admis que l'adrénaline stimule le fonctionnement cortico-surrénalien non pas directement, mais seulement par l'intermédiaire du lobe antérieur.

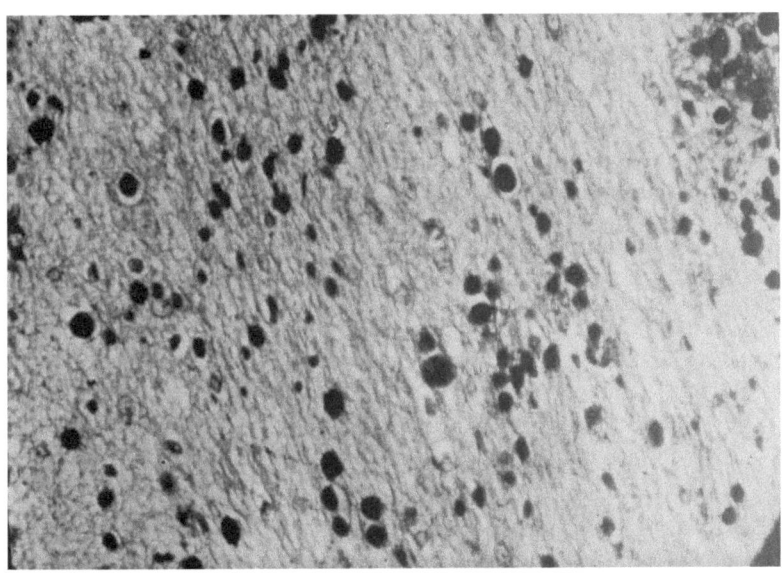

Fig. 40. Paraamyloïdose cérébrale. Anse pédonculaire remplie de corpuscules gomoriphiles (A 1722)

Ce qui est certain, c'est que les liens vasculaires intimes entre la médullo-surrénale et la cortico-surrénale permettent des corrélations humorales intimes et réciproques entre ces deux glandes, l'une neuricrine, l'autre cœlomique. L'interpénétration des deux tissus (phéochrome et cortico-surrénal) qui réalise une neurocrinie cortico-médullaire et une endocrinie médullo-corticale, plaide dans le même sens.

Dans l'hypophyse, les deux glandes, l'une neuricrine, l'autre épithéliale, s'influencent également de manière réciproque, comme le montrent les phénomènes de neurocrinie et d'endocrinie neuro-hypophyso-adéno-hypophysaire. Le système porte rend ces corrélations puissantes permettant l'afflux massif, à chacune des deux glandes, des hormones de l'autre. Etant donné, cependant, que le lobe antérieur joue un rôle considérable dans toutes les réactions de choc et que ces réactions sont régies par l'hypothalamus et les voies hypothalamo-hypophysaires, il est permis d'admettre que le système porte est venu doubler l'action neurohormonale exercée par le faisceau hypothalamo-hypophysaire, sur l'adéno-hypophyse. Il complète, par un transport vasculaire, la transmission humorale de l'excitation nerveuse. Mais l'on ne peut éliminer d'autres fonctions du système porte.

Excitabilité du complexe ventriculo-cervico-hypothalamo-hypophysaire. — Le fonctionnement du complexe peut être influencé par de nombreux facteurs. Toutes les excitations sensitivo-sensorielles peuvent être en cause grâce aux connexions qui existent entre les voies sensitivo-sensorielles et les noyaux d'origine du faisceau hypothalamo-hypophysaire. Nous avons, les premiers, avec G. Roussy, fait une étude d'ensemble de ces connexions (1934—35). Les excitations sensitives générales, olfactives, optiques, gustatives, acoustiques, vestibulaires présentent, avec ces noyaux, comme nous y avons insisté, des connexions directes ou indirectes et peuvent ainsi déterminer des réflexes hypophysaires. Les mêmes noyaux reçoivent des fibres d'origine isocorticale, allocorticale, antérieure et postérieure, thalamique, striée, pallidale, amygdalienne, mamillaire, subthalamique, quadri-géminale, cérébelleuse. C'est pourquoi il convient d'admettre l'existence, dans l'isocortex, l'allocortex et le thalamus, de centres hypophyso-régulateurs super-posés aux centres hypothalamiques. Les connexions entre le cortex cérébral et les noyaux hypophysaires régulateurs montrent comment les influx psychiques sont en mesure de provoquer des réactions organiques par l'intermédiaire de l'hypophyse ? Il s'agit là de l'un des mécanismes fondamentaux de la biologie psychosomatique.

N'oublions pas de rappeler que les centres orthosympatiques supérieurs qui doivent intervenir dans le fonctionnement hypophysaire, reçoivent des connexions semblables. Il s'agira de rechercher si ces centres sont antagonistes des noyaux d'origine du faisceau hypothalamo-hypophysaire ou complètent leur action. Le rôle possible du centre hypophyso-spinal en tant que centre réflexe mérite aussi d'être étudié.

Des excitations d'ordre humoral peuvent également agir sur le complexe neuro-endocrinien le plus important de l'organisme. Nous avons indiqué que l'extraordinaire richesse vasculaire des noyaux hypophyso-régulateurs avec apposition directe des capillaires sur les péricaryones permet une action rapide de toute modification humorale sur ces centres qui, effectivement se montrent d'une grande sensibilité réactionnelle. Les dénivellations métaboliques et endo-criniennes normales ainsi que les troubles humoraux et les intoxications se réper-cutent sur le fonctionnement hypophysaire. Mais ce fait n'exclut pas la possibilité d'une action directe sur l'hypophyse qui est également richement vascularisée.

Les modifications de la pression et de la composition chimique du liquide céphalo-rachidien, rappelons-le, sont également susceptibles d'influencer le fonctionnement hypothalamo-hypophysaire.

L'entrée en jeu du complexe hypothalamo-hypophysaire, dans les syndromes de choc, est due à des mécanismes divers, de nature nerveuse et humorale. Nous pensons que les excitants peuvent être variables suivant les divers types de choc.

Dans ce chapitre de l'excitabilité du complexe hypothalamo-hypophysaire, nous citerons une série de communications présentées au Congrès de Milan.

1⁰ L'excitabilité par les radiations optiques qui s'explique anatomiquement par les voies décrites par nous avant Frey, a été l'objet d'intéressantes recherches.

G. Pellegrini, V. Malamani et S. Fedeli (Pavie) ont étudié les effets de la photostimulation diencéphalique chez l'homme normal ou chez des sujets atteints de diverses maladies du système nerveux central, notamment du diencéphale. La photosensibilisation détermine normalement des modifications du méta-bolisme glucidique, des fonctions rénales, gastriques et vasculaires. Ces réactions sont altérées chez les sujets atteints de syndromes diencéphaliques.

C. Serra et A. Barone (de Naples) constatent que la stimulation lumineuse intermittente à la lumière blanche ou monochromatique produit des modifications du système cardiaque qui sont variables suivant l'intensité de la lumière et la radiation utilisée et sont d'allure particulière chez les épileptiques. Ils font entrer en jeu essentiellement le faisceau rétino-tangentiel (décrit par nous).

C. Serra, F. Pariante, F. Ventra, P. D. Mastrogiovanni et G. Scarlato (Naples) ont étudié les effets humoraux dus à la stimulation lumineuse intermittente, de couleur variable. Ils ont constaté des modifications significatives de la kaliémie, du rapport K/Ca, du pouvoir cholinestérasique du sérum, de la glycémie. De l'hypoglycémie est obtenue avec toutes les radiations. Elle est intensifiée par la carence en A.T.P.

C. Serra et L. De Natale (Naples) notent que la stimulation lumineuse intermittente avec de la lumière blanche ou monochromatique détermine un rétrécissement constant du champ visuel pour le blanc ou le rouge. Les auteurs pensent qu'il y a ici en jeu un réflexe rétino-hypothalamo-rétinien.

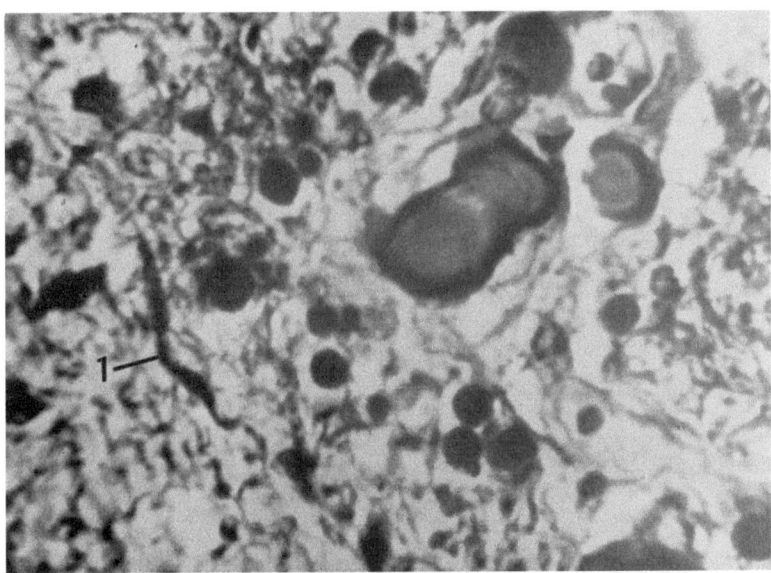

Fig. 41. Epithalamus humain coloré à la méthode de Gomori. Corpuscules paraamyloïdes. Deux "calcosphérites". *1*, une fibre nerveuse colorée

R. Milin (Sarajewo) a étudié les effets de la lumière blanche permanente (30 jours) et de l'obscurité permanente (30 jours) sur l'histophysiologie des noyaux supraoptiques et paraventriculaires chez le rat. Dans le premier cas, il y a aspect hyperfonctionnel caractérisé par de l'hypertrophie cellulaire, nucléaire et nucléolaire avec excentricité nucléaire, hyperchromatolyse, neurosécrétat abondant et dispersé et congestion capillaire. La médullo-surrénale est d'aspect hypofonctionnel. L'obscurité entraîne les phénomènes inverses.

A. Rubino (Palerme) admet, sur la foi de ces recherches, que l'hypothalamus exerce, par ses voies hypothalamo-rétiniennes, une influence importante sur la sensibilité lumineuse et la vision périphérique.

G. Favaloro (Catania) doute de l'existence de voies hypothalamo-rétiniennes. Le tuber agirait sur l'œil par des voies hypothalamo-mésencéphaliques. La racine optique hypothalamique de Frey (que nous avons décrite avant Frey en novembre 1934, en même temps que nous décrivions la voie tangentio-rétinienne) ne lui semble pas davantage un faisceau bien défini.

2⁰ L'excitabilité d'origine ventriculaire bien établie par J. DELAY, a été à nouveau reconnue. L'introduction d'air dans les espaces sous-arachnoïdiens détermine, selon G. G. CAVALCA et R. REGGIANI (Bologne), une augmentation des gonadotropines urinaires.

Selon E. BOTTONE et L. PARDELLI (Pisa), la manœuvre du "pumping" de SPE-RANSKY détermine des signes électro-encéphalographiques de souffrance corticale et de souffrance diencéphalique.

Suivant U. SACCHI, F. BONAMINI, G. DOLCE et L. GARELLO (Gènes), l'intro-duction dans le 3e ventricule de certaines substances a certains effets sur l'ini-tiative motrice qu'on n'obtient pas avec leur introduction dans les espaces sous-arachnoïdiens. Ainsi, le chlorure de calcium et le 5 H T ont une action cataleptique tandis que le chlorure de calcium détermine des effets hypercinétiques.

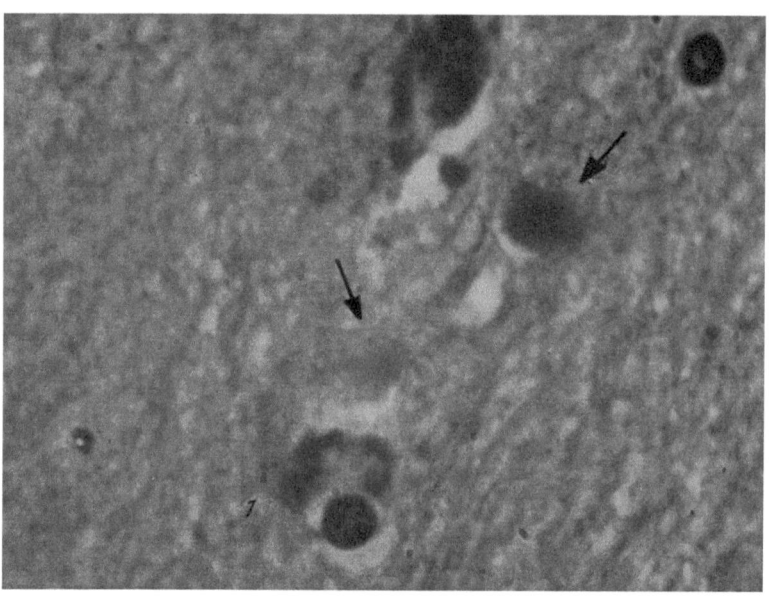

Fig. 42. Paraamyloïdose cérébrale. Les flèches indiquent des corpuscules paraamyloïdes. *1*, cellule névroglique contenant des granules gomoriphiles (A 1722)

Personnellement, nous avons obtenu, par l'injection dans le 3e ventricule, un syndrome complexe (syndrome du 3e ventricule) caractérisé par des phéno-mènes psychomoteurs évoluant en deux phases: une phase d'hyperactivité psychomotrice suivie d'une phase catatonique, et des phénomènes neurovégétatifs complexes.

3⁰ La réactivité du diencéphale à des substances pharmacodynamiques a été utilisée par beaucoup d'auteurs soit pour stimuler des fonctions hypothalamo-hypophysaires définies (substances diencéphalo-stimulatrices), soit pour les inhiber (substances diencéphalo-plégiques). Cette méthode a été surtout utilisée pour l'étude de la fonction adréno-corticotrope (voir plus loin). La réserpine est l'une des substances les plus utilisées, avec la chlorpromazine.

Dans les expériences de P. ŠTERN, R. MILIN, E. ŠERSTNEV et A. MIHAJLOV (Sarajewo) la réserpine [0,05 mgr (Kgr)] détermine au niveau des noyaux supraoptiques une hypertrophie nucléolaire marquée (sans hyperthyréose). Etant donné que l'entéramine a le même effet, les auteurs se demandent si la réserpine n'agit pas en libérant de l'entéramine. L. NAPOLITANO et V. G. LONGO (Rome) ont étudié l'action de diverses substances pharmacodynamiques sur la triade réactionnelle que l'on obtient par une stimulation de la zone réticulaire de l'hypothalamus, chez le chien. Cette triade comprend : 1) une réponse motrice (réaction d'alarme et de fugue); 2) une réponse neuro-végétative (hypertension, tachypnée, mydriase); 3) une réponse électro-encéphalographique (tableau de réveil). Les substances étudiées se répartissent en 4 groupes : 1) celles qui dépriment les trois réactions (barbituriques); 2) celles qui dépriment la réaction motrice et électro-encéphalographique (parpanit, phénergan, chlorpromazine, réserpine); 3) celles qui dépriment seulement la réaction électro-encéphalographique (scopolamine, atropine); 4) celles qui dépriment seulement la réaction motrice (antipyrine).

7. Le système neuro-endocrinien du cerveau et le complexe épithalamo-épiphysaire

En étudiant, en 1938, l'épithalamus et l'épiphyse et leurs connexions, nous sommes arrivés à la conclusion que la glande pinéale constitue, avec l'épithalamus, un complexe neuro-endocrinien comparable au complexe hypothalamo-neuro-hypophysaire. En effet, l'épithalamus est uni à la pinéale par un puissant faisceau nerveux que nous avons appelé: faisceau épithalamo-épiphysaire qui innerve la glande neuricrine [8].

Les épiphysocytes ou pinéocytes s'ordonnent en pseudolobules caractéristiques. Ils peuvent contenir des granulations éosinophiles et des granulations de mélanine. Les noyaux cellulaires présentent des phénomènes d'excrétion nucléaire qui peuvent aussi s'observer au niveau des pituicytes.

Sous le nom de neurocrinie épiphysaire, nous avons décrit le cheminement, le long du faisceau épithalamo-épiphysaire, de pigment mélanique épiphysaire qui arrive aussi à se déverser dans le troisième ventricule (hydrencéphalocrinie).

La pigmentation mélanique est d'intensité très variable suivant les espèces. Elle est très marquée, suivant nos constatations, chez le cheval. Chez cet animal, la glande pinéale est abondamment pourvue de mélanocytes qui offrent deux types d'aspect. Tantôt, ces éléments sont à l'état contracté, arrondis et de petite taille : tantôt au contraire, ils sont épandus, allongés et ramifiés.

Dans l'épiphyse, on note aussi, comme dans la neuro-hypophyse des masto-cytes qui peuvent être abondants. On peut encore parler, ici, de neurocrinie mastocytaire épiphysaire.

Par ailleurs, l'épithalamus reçoit des fibres afférentes non moins multiples que l'hypothalamus [8]. Nous avons invoqué ces constatations en faveur de l'importance physiologique exceptionnelle que doit présenter l'épiphyse.

Parmi les fibres afférentes, certaines proviennent de l'hypothalamus latéral. Ce fait montre que l'hypothalamus régit non seulement le fonctionnement hypo-physaire, mais intervient également dans le fonctionnement de l'épiphyse.

En d'autres termes, il existe des corrélations fonctionnelles d'un type parti-culier entre l'épiphyse et l'hypophyse, grâce à l'hydrencéphalocrinie hypothalamo-hypophysaire et à l'hydrencéphalocrinie épiphysaire. Dans les conditions patho-logiques, la dilatation de ce ventricule consécutive au développement de tumeurs épiphysaires détermine des réactions adéno-hypophysaires non spécifiques.

Dans le faisceau épithalamo-épiphysaire humain, on relève, dans un certain nombre de cas seulement, une grande richesse en granulations MAC MANUS-philes et plus rarement gomoriphiles ainsi que parfois des globules volumineux gomoriphiles analogues à ceux que l'on observe si communément dans le faisceau hypothalamo-hypophysaire du chien. Des granulations MAC MANUS-philes se rencontrent aussi parfois dans les interstices intercellulaires de la glande.

Nous signalerons, enfin, que les vaisseaux épiphysaires chez l'homme, peuvent présenter un état de distension marquée et qu'autour des anses qu'ils forment le matériel MAC MANUS-phile peut s'accumuler comme dans la neuro-hypophyse.

Quant à l'épithalamus, il comporte, comme l'hypothalamus, outre les centres épiphyso-régulateurs, des centres supérieurs qui sont reliés au subthalamus postérieur. Il présente aussi aves le thalamus, d'intimes connexions.

Du point de vue phylogénétique, l'épiphyse se développe, comme nous l'avons fait remarquer [8], dans la zone qui donne naissance, dans certaines espèces, à un organe sensoriel; l'œil pinéal (riche aussi en mélanocytes) de même que la neuro-hypophyse apparaît dans une région qui donne naissance, chez les

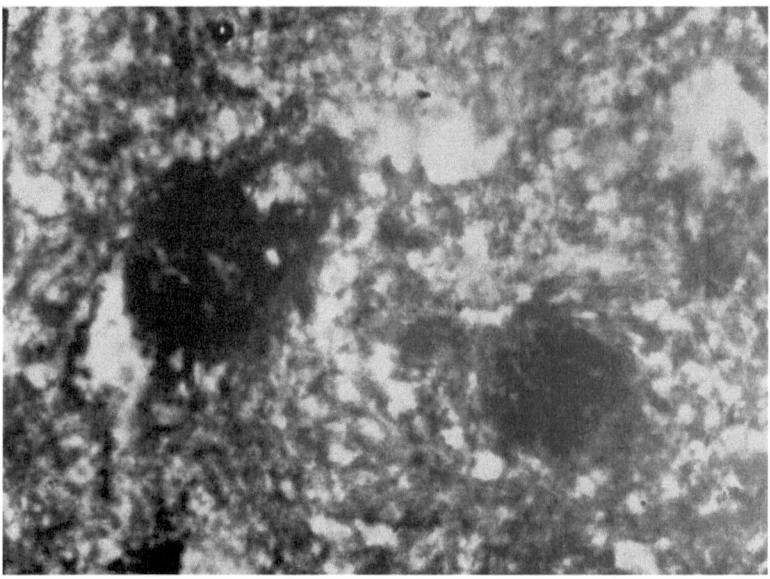

Fig. 43. Coma purpurique. Granulose cérébrale MAC MANUS-phile

Téléostéens au sac vasculaire doué de fonctions sensorielles. C'est pourquoi il est possible que le faisceau épithalamo-épiphysaire possède, lui également, des fonctions sensorielles.

A côté de la neuro-hypophyse et de l'épiphyse qui constituent des organes "physocytaires", il existe, dans le diencéphale élargi, et annexés à l'épendyme, en dehors des plexus choroïdes glandes neuricrines spéciales, une série d'organes neuricrines dérivés de l'épendyme. C'est le cas, chez les mammifères, de l'organe sous-commissural, de l'organe préoptique, de l'organe paraventriculaire de l'hypothalamus, de l'organe para- et sous-trigonal. La paraphyse entre dans le même groupe de formations.

Dans tous ces organes, nous avons relevé des granulations MAC MANUS-philes et plus rarement gomoriphiles. Nous pensons, par conséquent, que leur nature glandulaire neuricrine que nous admettions dès 1938 (voir le Traité de Neuro-endocrinologie) doit être admise. Dans leur ensemble, ils forment, avec l'épiphyse et la neuro-hypophyse, le système endocrinien du cerveau. Ils sont en rapports étroits avec le système neuro-végétatif périventriculaire qui doit influencer leur fonctionnement. C'est pourquoi nous avons parlé d'un système neuro-endocrinien du cerveau.

Pour comprendre la genèse de ces organes, il est utile d'étudier le comportement de l'épendyme banal. Nous avons fait remarquer, à ce sujet, qu'on trouve, dans la couche sous-épendymaire, de fréquents éléments cellulaires de taille relativement élevée qui se distinguent nettement des cellules névrogliques et dont le nombre s'accroît dans de nombreuses conditions pathologiques. Nous avons appelé ces cellules: "hypendymocytes". Il existe une parenté certaine entre ces éléments et ceux qui constituent les organes neuricrines annexés au diencéphale élargi et auxquels LEGAIT a consacré d'importants travaux.

Nous avons rapproché de ces organes, en 1946 (*in* Traité de Neuro-endo-

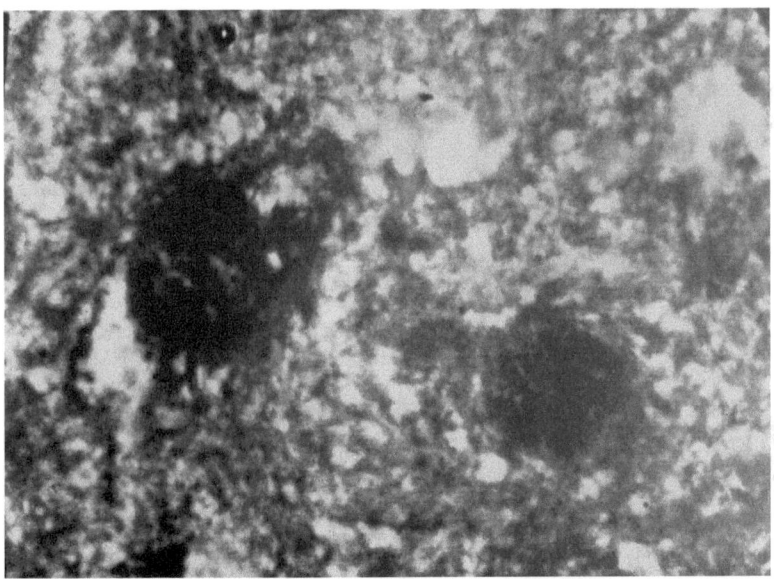

Fig. 44. Substance de REICHERT. Cellules surchargées de granulations gomoriphiles. Granulose gomoriphile interstitielle

crinologie): 1) l'organe mésencéphalique, représenté par des invaginations tubuleuses de l'épendyme qui revêt l'aqueduc de SYLVIUS et des groupements hypendymocytaires sous-jacents; 2) Les nodules hypendymocytaires qui résultant de l'oblitération partielle du canal médullaire et forment un organe épendymaire spinal qui nous avons étudié avec L. CORNIL; 3) l'organe de l'area postrema (WISLOCKI et PUTNAM 1920) qui a été étudié, récemment par XAVIER MORATO et d'autres auteurs.

L'organe de l'area postrema subit, chez le hamster hibernant, suivant H. WEISS (Padoue) une hypertrophie-hyperplasie, pendant que la préhypophyse, la thyroïde et les surrénales présentent une involution. Cet organe semble antagoniste du diencéphale et conditionner l'hibernation.

Nous pensons que tous ces organes posent à la neuro-endocrinologie un de ses plus importants problèmes.

8. La place du diencéphale dans le système neuro-endocrinien et neuro-ergonal

L'intimité des corrélations entre le système nerveux et les hormones ne permet plus de séparer la Neurologie végétative de l'endocrinologie. Il convient de réunir, comme nous l'avons fait avec G. ROUSSY, les deux Sciences en une seule; la Neuro-endocrinologie à laquelle nous avons consacré le premier Traité de la Littérature (1946).

Cette nécessité s'imposait déjà lorsqu'il apparut, à la suite des travaux de LOEWI, DALE et CANNON que le système nerveux agissait, en majeure partie lui-même par l'intermédiaire de neuro-hormones de transmission et qu'une telle neuro-hormone se libérait dans toutes les synapses interneuronales. Le système nerveux dans son ensemble présente ainsi l'apanage d'une vaste glande endocrine.

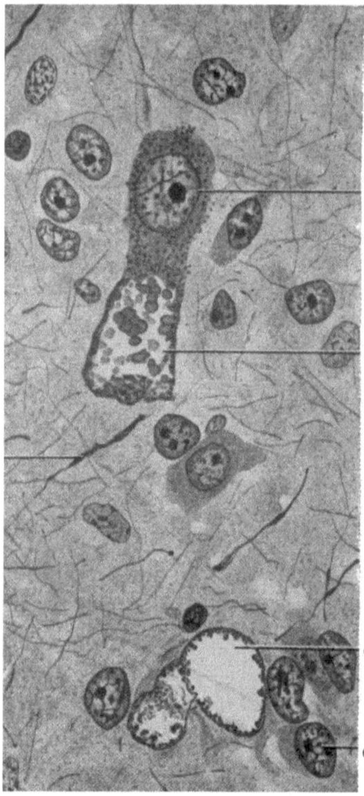

Fig. 45. Neurones hypothalamo-mamillaires à grosses vésicules (b et c) contenant des grains éosinophiles

La notion de la transmission humorale de l'influx nerveux fit mieux comprendre le fait que certaines cellules glandulaires sécrètant l'adrénaline provenaient de la même souche cellulaire, sympathoblastique, qui donne naissance aux cellules ganglionnaires du sympathique adulte, et l'on pouvait se rappeler aussi qu'anciennement, POLL et SOMMER d'une part, GASKELL et VIALLI d'autre part avaient décrit des granulations phéochromes dans certaines cellules nerveuses, dans diverses espèces. Ces constatations constituaient, en outre, la véritable découverte de la neuricrinie et lui conféraient par avance la valeur d'une transmission hormonale des stimulations nerveuses. Elles montraient pour le moins que certaines cellules nerveuses pouvaient agir en même temps par conduction et par la libération, au niveau du péricaryone lui-même, d'une hormone.

Mais le système nerveux régit aussi le fonctionnement des glandes endocrines spéciales. Certains centres nerveux constituent avec les glandes qu'ils innervent et commandent, de véritables complexes neuro-glandulaires. C'est le cas du complexe hypothalamo-hypophysaire tel que nous l'avons défini en 1933. C'est le cas aussi du complexe épithalamo-épiphysaire que nous avons défini en 1938, en même temps que nous décrivions le système neuro-endocrinien du cerveau annexé à ce que nous proposons d'appeler le diencéphale élargi.

Le rôle de celui-ci dans l'ensemble du système neuro-endocrinien, qui comprend le système nerveux et toutes les formations endocrines, apparaît ainsi considérable.

Il apparaît d'autant plus prépondérant qu'il commande le fonctionnement de la glande endocrine qui dirige toutes les autres glandes à sécrétion interne. Nous croyons avoir été les premiers à avoir affirmé, avec G. ROUSSY, que l'hypothalamus a sous sa dépendance le lobe antérieur de l'hypophyse. Nous pensions même, dès 1933, que l'irritation lésionnelle de l'hypothalamus expliquait les adénomes éosinophiles et basophiles qui peuvent survenir dans certaines lésions hypothalamiques ou juxta-hypothalamiques. En d'autres termes, pour nous, certains syndromes de CUSHING et certaines acromégalies étaient, déjà en 1933, des syndromes endocriniens corrélatifs d'origine hypothalamique, et nous jugions l'hypothalamus capable de déterminer, par stimulation prolongée, des tumeurs hyperfonctionnelles analogues aux adénomes thyroïdiens hyperfonctionnels que nous savons aujourd'hui pouvoir survenir dans le dysfonctionnement diencéphalique.

De grands Cliniciens avaient aussi reconnu, depuis longtemps, qu'il n'est pas possible de séparer la Neurologie végétative de l'endocrinologie, et il est assez significatif que PIERRE MARIE, élève de CHARCOT et Maître de ROUSSY, ait décrit, avec MARINESCO, l'acromégalie. Nous désirons citer, ici, parmi les promoteurs les plus brillants de ce mouvement. NICOLA PENDE de Rome et GREGORIO MARAÑON de Madrid.

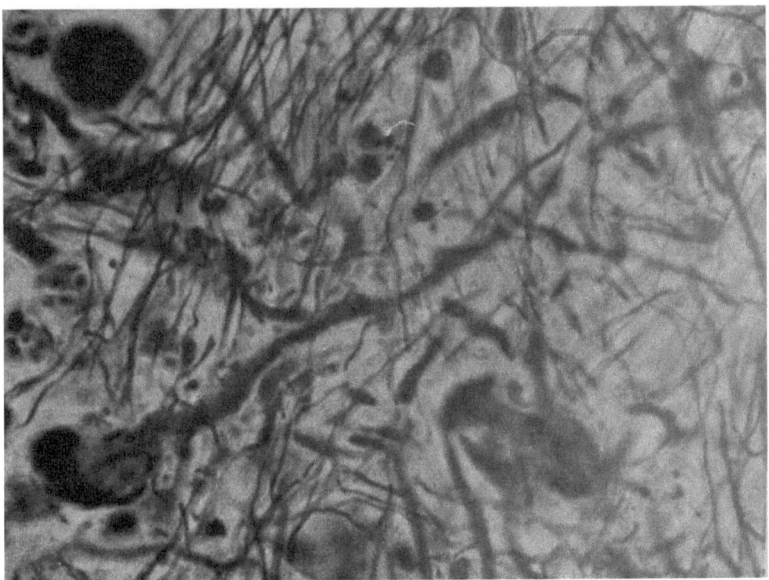

Fig. 46. Noyau paraventriculaire imprégné à l'argent. Axones tortueux et irréguliers

En raison des corrélations intimes entre les hormones, les vitamines, les diastases et d'autres substances actives, et en raison des corrélations que ces substances offrent avec le système nerveux, nous avons cru nécessaire, en 1942 (Coimbra), d'élargir la notion de système neuro-endocrinien.

U. S. VON EULER, de Stockholm, qui a consacré de nombreux travaux à ces substances et aux neuro-hormones, avait proposé l'excellent terme d'"ergones" pour désigner l'ensemble des hormones, vitamines et diastases (biocatalyseurs de certains auteurs). Nous avons pensé que ce terme convenait pour désigner toutes les substances biologiquement actives : gènes, diastases, vitamines, hormones, ergones minérales, métabolines. Les hormones elles-mêmes peuvent être réparties en neuro-hormones de transmission, hormones spéciales sécrétées par les glandes endocrines différenciées, et cythormones sécrétées par des cellules isolées et disposées de manière diffuse dans les tissus.

Le système neuro-ergonal est l'appareil d'intégration, dans la totalité de l'organisme ou dans certaines régions anatomiques, de toute stimulation biologique.

Mais il fallait aussi définir les relations entre ce système intégrateur et les milieux cellulaires et intercellulaires. Nous avons cru nécessaire de considérer la cellule sous l'angle dynamique. Or, les organites qui constituent la cellule et gardent toute leur valeur, ne sont que le support de substances actives: nucléoprotéines, diastases, vitamines, lipoïdes, ergones minérales. Chaque cellule représente ainsi un "système ergonal" d'une grande complexité si nous rappelons que de nombreux millions de gènes existent dans le noyau et dans le cytoplasme de chaque cellule. Des corrélations très précises existent, dans tout élément cellulaire, entre ses ergones de telle sorte que toute modification physiologique et toute altération pathologique est intégrée dans la totalité du système ergonal cellulaire. Ces phénomènes d'intégration cellulaire nous ont permis, d'ailleurs,

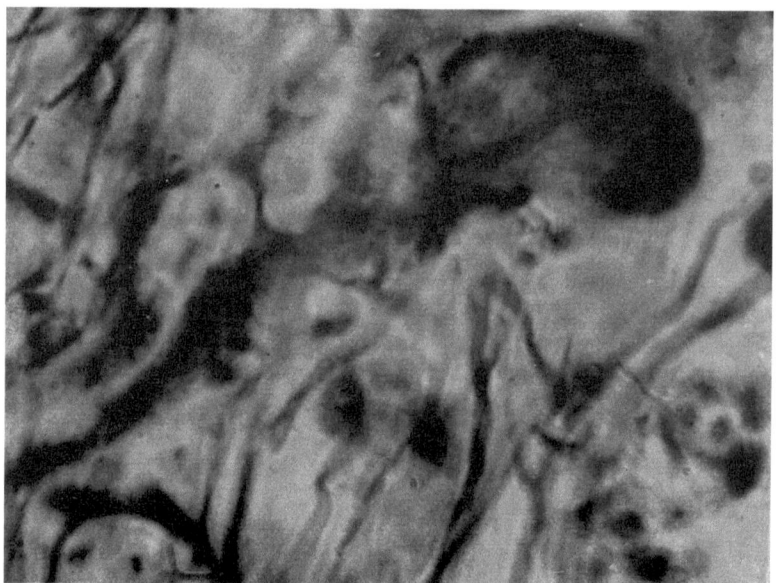

Fig. 47. Idem. Un péricaryone et son axone au fort grossissement

de proposer, dès 1942, une conception pluriergonale pour expliquer la carcinogénèse.

Toute modification d'une ergone cellulaire et par conséquent du système ergonal cellulaire est un phénomène d'effectorisation, si nous utilisons un terme de la chimie biologique dynamique actuelle. Le système neuro-ergonal, agissant en dernière analyse sur les cellules, devient un appareil effecteur des systèmes ergonaux cellulaires. En tenant compte du fait que les milieux intercellulaires comportent à leur tour des systèmes d'ergones, on peut ajouter que le système intégrateur est aussi un appareil effecteur des systèmes ergonaux intercellulaires.

Ces corrélations nous paraissent constituer le principe fondamental de la Biologie actuelle, à tendance corrélative et dans laquelle les processus d'intégration sont au premier plan de la Recherche. Ils le furent d'ailleurs depuis CLAUDE BERNARD bien qu'il ait fallu arriver à SHERRINGTON pour définir l'action intégrative du système nerveux.

Le diencéphale joue le principal rôle intégrateur dans le système neuro-ergonal de même qu'il est pourvu de fonctions essentiellement intégratives dans les domaines neurovégétatif et neurosomatiques purs (W. R. HESS).

a) Il commande, par des voies nerveuses effectrices, *l'épiphyse, la neuro-hypophyse et l'adéno-hypophyse*. Par l'intermédiaire de celle-ci, il régit le fonctionnement de la plupart des autres glandes endocrines.

b) Par des voies descendantes, il agit, en outre, sur ces mêmes glandes et d'autres qui échappent à l'influence de la préhypophyse. C'est le cas de la *médullo-surrénale* dont le fonctionnement est sous la dépendance, comme l'a montré récemment U. S. VON EULER (Congrès de Milan), par une vaste région diencéphalique, l'hypothalamus ayant une action certaine. Suivant B. A. CROSS, l'excrétion d'adrénaline est obtenue par la stimulation des régions dorsales, latérales et postérieure de l'hypothalamus. FOLKOW et EULER ont montré (1954) qu'il exite, dans l'hypothalamus, des centres spéciaux pour la sécrétion d'adrénaline et pour celle de la noradrénaline, par les médullo-surrénales. De tels effets différenciés s'obtiennent aussi par la stimulation de territoires corticaux et d'autres territoires du système nerveux central. Les centres adrénalino-stimulateurs de l'hypothalamus sont mis en jeu, comme l'on sait, sous l'influence des émotions. Ils sont aussi influencés par les modifications de la glycémie. En effet, l'hypoglycémie augmente la sécrétion d'adrénaline qui est diminuée par l'hyperglycémie (DUNER, 1953).

Il existe, par ailleurs, des relations réciproques entre l'hypothalamus et l'adrénalino-sécrétion. En effet, comme y insiste VON EULER, l'hypothalamus nécessite des quantités assez élevées d'adrénaline (VOGT). On peut admettre que la neuro-hormone orthosympathique ou bien stimule le fonctionnement des neurones hypothalamiques, ou bien agit sur les vaisseaux et capillaires de l'hypothalamus. Rappelons que les ganglions cervicaux supérieurs dont les terminaisons doivent libérer de l'adrénaline exercent, comme nous l'avons montré, une action régulatrice sur l'hypothalamus.

c) L'action stimulatrice que le diencéphale exerce sur la *thyroïde* est actuellement bien connue. Les syndromes de BASEDOW postémotifs sont d'origine diencéphalique, comme ceux qui surviennent à la suite de lésions diencéphaliques encéphalitiques ou traumatiques. Il existe aussi, comme l'on sait, des myxoedèmes d'origine diencéphalique.

L'action de l'hypothalamus sur la thyroïde se fait essentiellement par l'intermédiaire de la préhypophyse. La section de la tige pituitaire entraîne une diminution de l'activité thyroïdienne mesurée par la vitesse d'émission d'hormone radioactive par la thyroïde (G. W. HARRIS, 1956).

Mais l'hypothalamus exerce aussi une action inhibitrice sur le fonctionnement thyroïdien, car la stimulation électrique prolongée pendant un à 7 jours du tuber cinereum inhibe généralement la thyroïde (plus rarement, elle reste sans effet ou augmente l'émission d'hormone). Au contraire, la même stimulation provoque la sécrétion de l'hormone thyroïdienne chez le chapin surrénalectomisé et traité avec de la cortisone (HARRIS).

De nombreux types de choc, dont l'émotion, déterminent, par l'intermédiaire de l'hypothalamus, une inhibition de l'activité thyroïdienne. Cet effet inhibiteur disparaît après section de la tige pituitaire (HARRIS). L'action inhibitrice sur la sécrétion de thyroxine obtenue avec de fortes doses d'adrénaline ou des doses physiologiques d'ACTH ou de stéroides cortico-surrénales (composés D, E et F) semble également due à l'intervention de l'hypothalamus (HARRIS).

Les relations entre l'hypothalamus et la thyroïde sont douées de réciprocité. On sait que suivant SCHITTENHELM et EISLER (1933), l'iode se fixe électivement sur l'hypothalamus. Cette constatation n'a pas été confirmée par d'autres auteurs. Selon R. COURRIER et ses collaborateurs, la thyroxine radioactive se fixe sur la neuro-hypophyse.

Suivant les recherches récentes de A. STURM (1956), l'iode radioactif et la thyroxine radioactives sont accumulés sélectivement dans le tuber cinereum et la paroi du troisième ventricule (hypothalamus médio-ventral). Il se localise également dans le cortex frontal, pariétal et occipital. Cette accumulation est retardée et diminuée par l'hypophysectomie et rétablie, chez l'animal hypophysectomisé, par l'administration d'hormone thyréotrope. Les centres hypothalamiques et corticaux sont ainsi "renseignés" sur le fonctionnement thyroïdien et doivent jouer un rôle dans sa régulation (autorégulation thyroïdienne). La thyroïde semble, enfin, également influencée par d'autres territoires diencéphaliques. Selon J. SZENTÁGOTHAI (de Pécs) des lésions bilatérales des ganglions habénulaires inhibent le fonctionnement thyroïdien, mais l'administration de thyroxine

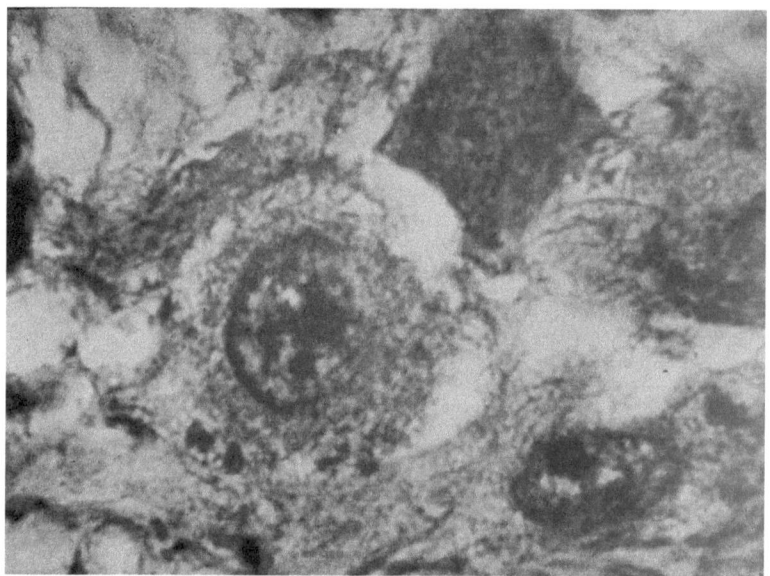

Fig. 48. Noyau supraoptique de chien traité par la ricine. Diversité d'aspect des cellules

n'empêche pas cet effet inhibiteur. Chez les mêmes animaux la thyroxine entraîne une inhibition bien moindre de la sécrétion d'ACTH que chez les animaux normaux. En outre, le goitre provoqué par carence iodée disparaît à la suite d'une lésion bilatérale des ganglions habénulaires.

A. COSTA (Torino) a invoqué, au Congrès de Milan, les nombreux arguments qui plaident en faveur de l'existence de centres supérieurs de la vie de relation et de la vie végétative dans le trophisme et le fonctionnement de la thyroïde. Il insiste, par ailleurs, sur le fait qu'il ne semble pas en réalité y avoir des rapports définis entre le niveau de la iodémie, l'état fonctionnel de l'hypothalamus et l'état fonctionnel de la thyroïde. En effet, dans l'hyperthyroïdisme, l'iodoprotidémie est élevée, et celle-ci devrait entraîner de l'hypofonctionnement thyroïdien, par l'intermédiaire de l'hypothalamus. De même, dans le goitre endémique, l'iodoprotidémique est normale alors que la thyroïde est hypertrophique. Pour expliquer ces apparentes contradictions, on peut invoquer les expériences de

HARRIS suivant lesquelles l'hypothalamus semble contenir deux centres antagonistes, l'un stimulateur, l'autre inhibiteur de la fonction thyroïdienne.

M. ZACCO, N. D'ANTONA et U. NERINI (Bari) obtiennent avec diverses substances
pharmacodynamiques sédatives, des effets curatifs sur des syndromes thyréo-
tropes avec diminution de la thyréotropinémie sur des syndromes génitaux.

F. SILVESTRINI, G. PERSANI et M. LAMPERTI ont obtenu chez 8 malades hyper-
thyroïdiens, avec l'irradiation rœntgenienne de la région hypothalamo-hypophysaire une nette diminution de la thyréotropinémie.

d) L'hypothalamus semble régir également le fonctionnement des *parathyroïdes*, car le pentobarbitol modifie le métabolisme du calcium et du phosphore
ainsi que les résultats de l'épreuve de la parathormone de ELLSWORTH et HOWARD
(A. FABBRINI, G. F. MAZZUOLI et G. P. ZUCCHELLI 1956).

e) Le fonctionnement des *îlots de Langerhans* est également placé sous l'influence de l'hypothalamus qui peut agir par ses voies descendantes sur les centres

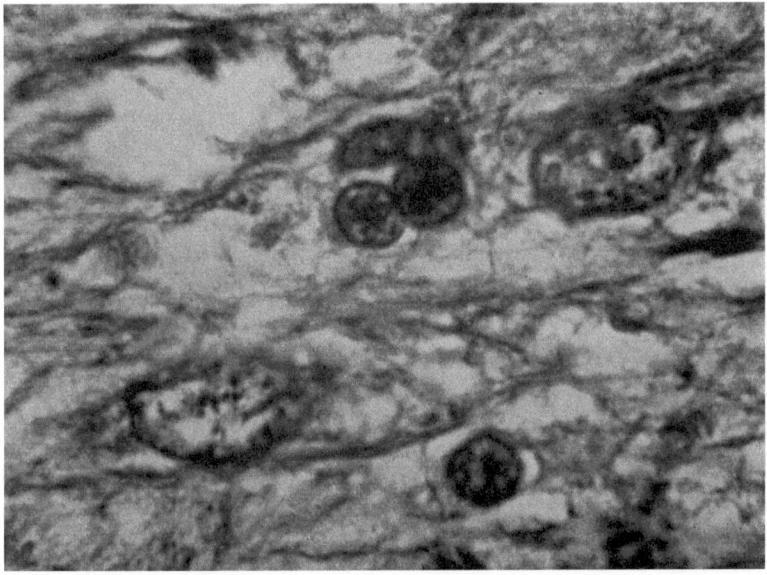

Fig. 49. Idem. Fort grossissement. Noyaux à gros blocs chromatiques. Granulations et grains cytoplasmiques gomoriphiles

parasympathiques stimulant la sécrétion d'insuline ou par l'intermédiaire de
l'hypophyse qui semble stimuler par l'hormone somatotrope, la sécrétion du
glucagon, par les cellules A.

Nous avons montré les premiers (1956) que les extraits de croissance hypophysaires déterminent une hypertrophie des îlots de LANGERHANS et une hyperneurocrinie pancréatique. Nous avons aussi obtenu avec la somatotrophine, des états
diabétiques caractérisés.

f) De nombreuses recherches ont analysé la régulation, par le complexe
hypothalamo-hypophysaire, du fonctionnement *cortico-surrénal*. De telles
recherches ont été présentées au Congrès de Milan par de nombreux auteurs.

1) Effets des hormones dites neuro-hypophysaires sur la sécrétion de l'ACTH. —
N. W. NOWELL et I. CHESTER JONES démontrent le rôle de l'hormone antidiurétique (ADH) sur la production d'ACTH. Chez le rat neuro-hypophysectomisé
et atteint de diabète insipide, les noyaux paraventriculaires et supraoptiques

sont dégénératifs. Le lobe antérieur fonctionne normalement en ce qui concerne la croissance et les gonadotropines. Mais l'exposition au froid ne détermine pas, comme normalement, la diminution de l'acide ascorbique surrénal qui est rétabli par l'administration préalable de ADH ou de vasopressine.

L. MARTINI note que l'hormone antidiurétique et l'ocytocine déterminent une chute des éosinophiles ainsi que de l'acide ascorbique et du cholestérol surrénaliens. Ces effets manquent chez les animaux hypophysectomisés. Ils s'observent chez les animaux hypophysectomisés et porteurs d'une greffe hypophysaire dans la chambre antérieure de l'œil.

L'ocytocine, selon H. CROXATTO, B. ZAMORANO, R. ROSAS et I. GONZÁLEZ (Santiago) stimule l'élimination d'urine et de sodium chez les rats normaux. L'hypophysectomie empêche cet effet qui est rétabli par la cortisone et la DOCA. L'ocytocine semble ainsi stimuler la production d'ACTH.

Selon B. KORPÁSSY, l'hormone antidiurétique n'exerce aucune influence sur la

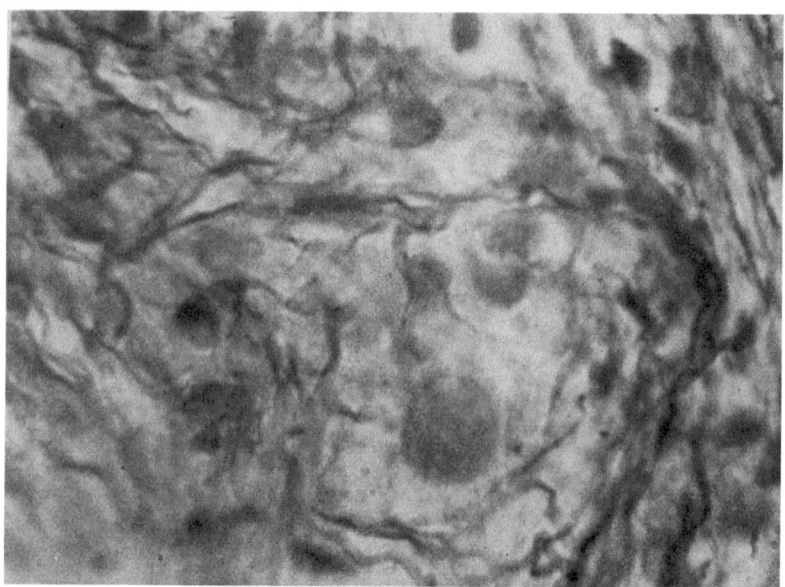

Fig. 50. Idem. Cellules neuronoïdes de la tige pituitaire réactionnelles

sécrétion d'ACTH car l'hyperhydratation qui entraîne l'hypofonctionnement des noyaux supraoptiques et paraventriculaires, n'empêche pas l'hypersécrétion d'ACTH.

S. ESER et P. TÜZÜNKAM (Istambul) rappelle qu'il a obtenu, dès 1950, avec les extraits posthypophysaires, une chute des éosinophiles sanguins qui ne se produit pas chez les animaux surrénalectomisés. Les mêmes extraits produisent une diminution du taux de l'acide ascorbique surrénalien. Ces effets font défaut chez les animaux hypophysectomisés. Ils sont donc dus à une stimulation de la sécrétion d'ACTH.

Les extraits posthypophysaires stimulent directement la préhypophyse et non pas en provoquant primitivement une chute du taux de la cortisone dans le sang.

2) Etude comparative des effets de l'adrénaline, des extraits posthypophysaires et des extraits hypothalamiques. — M. SAFFRAN et A. V. SCHALLY (Montréal),

constatent sur du lobe antérieur cultivé in vitro, que l'adrénaline et la noradréna-line déterminent la libération d'ACTH. Mais les extraits posthypophysaires sont bien plus actifs. Le tissu d'hypothalamus, de cortex cérébral et de lobe postérieur sont peu actifs ou inactifs de par eux-mêmes, mais deviennent actifs en présence de noradrénaline.

M. ZACCO, M. PERRINI et A. D'ADDABBO (Bari) estiment que l'épreuve de la réponse corticotrope à l'adrénaline comporte des difficultés d'interprétation. L'asso-ciation adrénaline-hydergine leur paraît constituer un stimulus plus spécifique.

3) Effets sur la fonction adrénocorticotrope chez les animaux à hypothalamus lésé, de divers agents. — D. M. HUME a étudié par des méthodes de dosage de l'ACTH (NELSON et HUME) et des corticosteroïdes dans le sang veineux surré-nalien (HUME et NELSON, NELSON et SAMUELS), les effets de divers "stress" sur l'excrétion d'ACTH chez des animaux à hypothalamus lésé ou stimulé, à tige pituitaire sectionné ou traité par des neuro-hormones ou des anesthésiques ou bien ayant subi une dénervation de la zone traumatisée.

J. SZENTÁGOTHAI confirme l'observation faite par d'autres auteurs que les lésions de l'hypopthalamus postérieur (prémamillaire), empêchent les réactions cortico-surrénales d'origine agressive.

Selon R. GEORGE et E. WAY (S. Francisco), la diminution de l'acide ascorbique surrénalien due à l'aspirine fait défaut chez les animaux chez lesquels on a détruit 60 % de l'éminence médiane. L'aspirine agit donc par l'intermédiaire de l'hypo-thalamus antérieur. L'adrénaline n'intervient pas dans le mécanisme.

4) Effets de certains agents diencéphalotropes sur l'excrétion provoquée d'ACTH. — Le phényl-éthyl-barbiturate sodique empêche la forte diminution de l'acide ascorbique surrénal obtenu normalement par l'exposition au froid (CHESTER JONES et NOWELL), mais la chlorpromazine n'influence pas ce phéno-mène.

P. PREZIOSI, B. LOSCALZO et F. REDUZZI (Naples) ont étudié l'action possible de l'hydroxydione (21-hydroxypregnanedione-hémysuccinate) narcotique puissant. sur les modifications surrénaliennes qui surviennent dans le choc opératoire. Ils ont, en outre, étudié les effets des ganglioplégiques sur les réactions consécu-tives à l'administration d'adrénaline.

E. BOTTONE et G. GIORDANI (Pisa) constatent que le Dial n'empêche pas la chute de l'acide ascorbique surrénal dû à l'injection sous-cutanée d'ACTH. Ils pensent pour cela que l'hypothalamus n'est pas le médiateur de l'effet (l'ACTH cutané agit à la manière d'un stress aspécifique, suivant ces auteurs).

D'après A. ZURLO et S. BARDELLI (Florence), la réserpine à la dose de 1 mg par jour pendant 7 jours diminue la réponse éosinopénique à l'adrénaline (test de THORN n⁰ 2) mais n'influence pas celle à l'ACTH (test de THORN n⁰ 1). Ces auteurs pensent que la réserpine agit essentiellement sur un territoire diencéphalique.

5) Présence de corticotrophine dans la neuro-hypophyse. — Selon C. MIALHE-VOLOSS (Paris), la neuro-hypophyse possède une action corticotrope qui se constate même chez le rat hypophysectomisé. Le contenu en corticotrophine du lobe prostérieur disparaît sous l'influence de stimuli neurotropes mais persiste dans les chocs systémiques (qui font disparaître la corticotrophine préhypophy-saire).

6) Syndromes adrénocorticotrophes posttraumatiques. — H. BRILMAYER (Co-logne) insiste sur l'intérêt de l'étude, dans les traumatismes cranio-encéphaliques, des métabolismes électrolytiques qui renseignent sur les altérations hypothalamo-hypophysaires et hypophyso-surrénales.

R. SCHWAB relate trois cas de syndrome de CUSHING consécutif à un traumatisme cranien. D'autres observations ayant été publiées par ROBBERS (deux cas),

Wijnbladh et Nielsen, Bookjans et Trautmann. L'un des cas de Schwab était transitoire.

7) **Fait particulier.** Chez le rat neuro-hypophysectomisé avec diabète insipide, la corticosurrénale est hypertrophique et la fasciculée hyperfonctionelle. Chester Jones et Nowell pensent, en se basant sur un ensemble de faits, que les corticostéroïdes interviennent dans l'hyperdiurèse de ces animaux.

g) *La fonction gonadotrope* est sous la dépendance étroite d l'hypothalamus. — Les recherches de Harris, celles de Benoit et Assenmacher paraissent indiquer que la neuro-hormone hypothalamique qui intervient est transportée par le système porte. Ce problème a été discuté plus haut.

Une certaine contradiction existe entre les recherches de Benoit et Assenmacher et celles de Desclin.

Chez le canard, les greffes de préhypophyse dans la chambre antérieure sont inactives (Benoit et Assenmacher). Mais suivant les expériences de L. Desclin

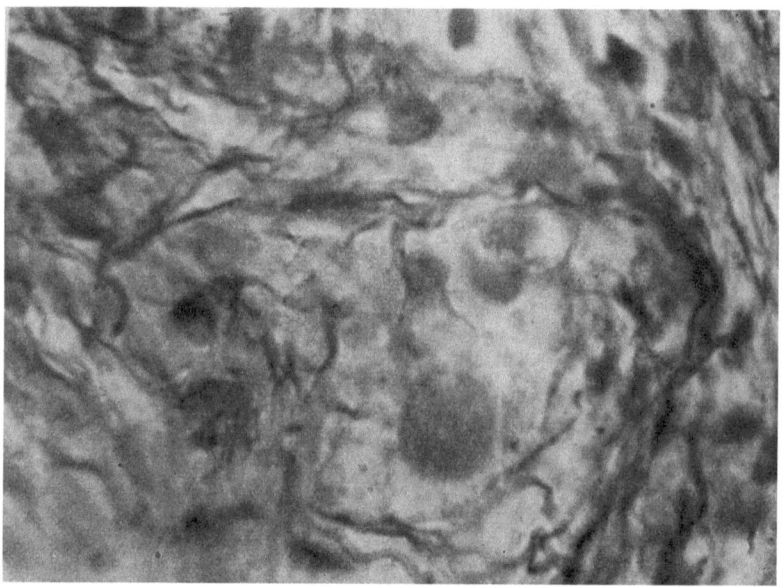

Fig. 51. Idem. Corps hyalin en voie de formation d'origine cellulaire

(Bruxelles), le lobe antérieur greffé dans le rein (séparé de ses connexions) est encore capable de sécréter l'hormone lutéotrophe. Il est encore susceptible de produire en excès cette hormone sous l'influence des substances œstrogènes.

Les voies hypothalamo-hypophysaires et le système porte ne sont donc pas indispensables à la sécrétion des gonadotrophines. De manière générale d'ailleurs, les tissus endocriniens ne sont pas complètement inactivés par une dénervation.

Rappelons que selon Spatz, le noyau de l'infundibulum représente le centre génital de l'hypothalamus. On ne peut nier le rôle des noyaux d'origine du faisceau paraventriculo- et supraoptico-hypophysaire.

A. Soulairac, M. L. Soulairac et J. Giabicani-Teysseyre (Paris) ont étudié les modifications du comportement sexuel et du trophisme génital chez le rat porteur de lésions hypothalamiques: 1) les lésions antérieures bilatérales de l'hypothalamus (intéressant les noyaux préoptiques et suprachiasmatiques) et les lésions postérieures bilatérales (intéressant les noyaux mamillaires médians et latéraux) provoquent la disparition totale de tout comportement sexuel (intromission, éjaculations); 2) les lésions unilatérales provoquent une diminution de ce comportement; 3) les lésions moyennes sont inactives. Par ailleurs, seules les lésions postérieures provoquent une atrophie marquée de l'appareil génital.

Des lésions hypothalamiques antérieures déterminent, selon DEY et HILLARP, de l'hyperœstrogénisme et une inhibition de la lutéinisation.

SZENTÁGOTHAI et FLERKÓ notent que chez les animaux présentant une lésion bilatérale de l'hypothalamus située aux dessous et en arrière du noyau paraventriculaire, les œstrogènes ne déterminent pas d'atrophie ovarienne et n'inhibe pas la formation de corps jaunes.

Comme le montre cet exposé, le diencéphale contient d'une part lui-même un vaste système endocrinien, mais agit, en outre, sur toutes les autres glandes endocrines.

9. Le rôle du diencéphale dans la physiologie et la pathologie corrélative ou d'intégration et en agressologie. La Pathologie d'origine nerveuse en général

La Pathologie corrélative (1933—36) ou d'Intégration (1952) comporte, suivant notre définition, tous les processus pathologiques dus à des troubles primitifs ou apparemment primitifs du système neuro-ergonal (ou mieux neuroergono-vasculaire) (syndromes corrélatifs primitifs) ou à des troubles secondaires de ce système provoqués par des agressions biologiques exogènes (physiques, chimiques, infectieuses, coniotiques), exo-endogènes ou endogènes (allergiques, neuro-psychiques, mécaniques, vasculogènes, etc.). Dans ce dernier cas, nous parlons de syndromes corrélatifs secondaires.

La Pathologie corrélative s'oppose à la Pathologie directe qui comprend tous les processus pathologiques dus à l'action directe, sur les tissus, des agents pathogènes.

Pour prendre un exemple concret: dans l'inflammation due aux bactéries, on doit distinguer: d'une part, les phénomènes dus à l'action directe des bactéries et de leurs toxines sur les tissus (certains phénomènes de nécrose, par exemple); d'autre part, les phénomènes réactionnels médiats (indirects) locaux (érythème par exemple) et généraux (fièvre, leucocytose, par exemple). Ces phénomènes indirects constituent des processus pathologiques corrélatifs ou d'intégration. Ils sont dus à l'intervention, comme nous l'avons soutenu les premiers, non seulement du système nerveux (conceptions neurogènes) ou des glandes endocrines (conceptions endocriniennes) mais à la totalité du système neuro-endocrinien (1933—36) ou mieux encore du système neuro-ergonal (1942) auquel il faut adjoindre l'appareil vasculaire (système neuro-ergono-vasculaire). De manière générale, tous les syndromes de choc ou syndromes agressifs (dont l'étude constitue une véritable science, l'"agressologie"), comportent des processus directs et des processus corrélatifs.

Or, le diencéphale joue un rôle basilaire dans le mécanisme pathogénique de tous les processus corrélatifs, dont l'étude tend à dominer la Médecine actuelle.

Mais nous avons insisté sur l'importance considérable que continuent à présenter les processus directs, c'est-à-dire les altérations cellulaires et intercellulaires provoquées de manière immédiate par les agents physiques, toxiques et infectieux.

Les cancers d'origine exogène sont dus essentiellement à de telles actions directes.

Dans un ouvrage antérieur (Médecine et Chirurgie Pathogéniques. Cancer.

Paris: Masson & Cie., 1952), nous avons passé en revue les différentes conceptions qui ont cherché à expliquer le déterminisme pathogénique des syndromes morbides.

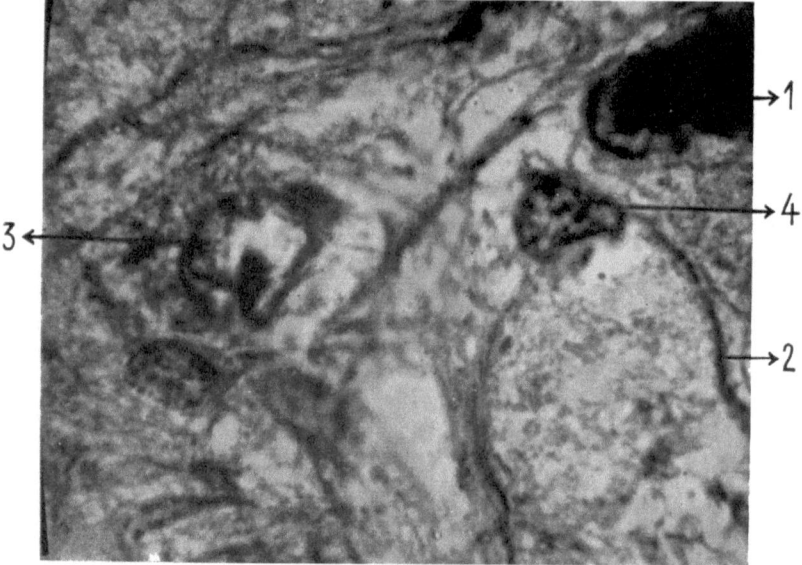

Fig. 52. Hypothalamus réactionnel. Noyau supraoptique de chien traité par de la ricine. *1*, cytone homogénéisé; *2*, péricaryone géant et granuleux pâle dont le noyau (*4*) est devenu fortement excentrique: *3*, péricaryone à noyau réactionnel (clarification irrégulière)

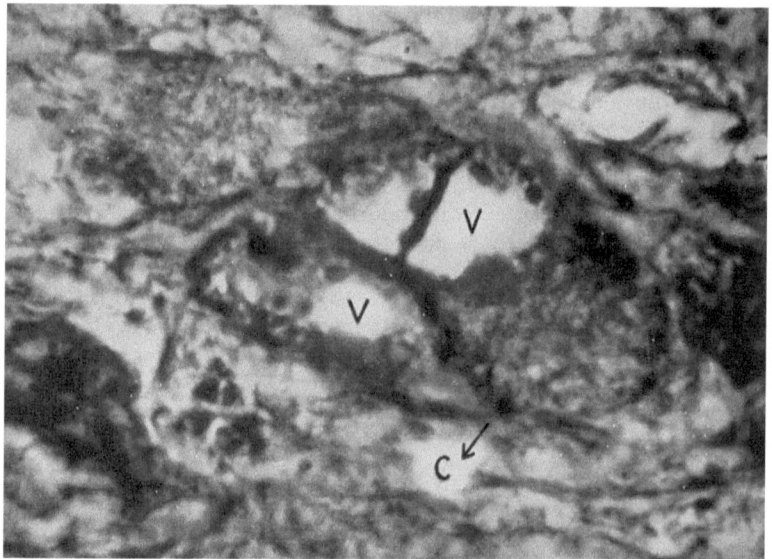

Fig. 53. Péricaryone du noyau supraoptique en état d'hyperneuricrinie. *V*, vacuole géante appendue au péricaryone *P* qui présente un cytoplasme granuleux et un nucléole très volumineux. Dans la vacuole, il existe des gouttelettes d'une substance fortement colorée en rouge à l'azan de HEIDENHAIN
(*S*)

Nous avons distingué, à ce sujet: la théorie humorale primitive; les conceptions anatomiques, les concepts cellulaires et intercellulaires, les conceptions physiologiques, allergiques, hormonales, neurogènes, chimiques et physiques.

La conception de synthèse que nous avons proposée, est basée sur un ensemble de recherches expérimentales et histophysiologiques commencées en 1907, par G. Roussy, en 1927 par nous-mêmes, recherches que nous avons continuées, en 1931, en collaboration avec G. Roussy.

Suivant notre vue synthétique, le système neuro-ergonal est préposé à l'intégration, dans les divers territoires ou la totalité de l'organisme, de toute excitation biologique (appareil d'intégration). Nous y avons adjoint l'appareil vasculaire (système neuro-ergono-vasculaire).

Par rapport aux cellules et au milieu intercellulaire, il est un appareil effecteur.

Par ailleurs, chaque cellule doit être considérée comme un système d'ergones, en étroites corrélations les unes avec les autres. Une altération de l'une de ces ergones cellulaires est intégrée, grâce à ces corrélations, dans la totalité du milieu cellulaire.

Or, les ergones cellulaires peuvent être modifiées soit par les différents agents du système neuro-ergonal, en corrélation les unes avec les autres, soit directement par les agents exogènes. Nous croyons que notre conception est une synthèse pathogénique qui s'impose par l'évolution actuelle de la Biologie. La notion de système neuro-ergonal ne s'oppose pas au fait qu'il existe d'une part une pathologie d'origine nerveuse, d'autre part une pathologie d'origine hormonale, vitaminogène, etc.

Suivant cette notion, toute modification de l'une des partie, constitutives du système neuro-ergonal provoque l'entrée en jeu de tout le système.

Ainsi, une lésion irritative du système nerveux central ou périphérique détermine des réactions endocriniennes généralisées qui ne peuvent manquer d'intervenir dans le déclenchement des syndromes viscéraux dus à la lésion nerveuse. En d'autres termes, les syndromes viscéraux neurogènes sont dus en partie, aux réactions endocriniennes (et aux neuro-hormones) que la lésion nerveuse provoque.

Ceci est surtout vrai lorsque la lésion nerveuse intéresse le diencéphale qui commande tout le système endocrinien.

A. Syndromes viscéraux neurogènes

Le rôle pathogène du système nerveux en Pathologie Chirurgicale et Médicale est, actuellement, bien établi, grâce à un chirurgien de génie, René Leriche et à de nombreux expérimentateurs dont le chef de file fut Magendie qui, en 1824, obtient le premier, par des lésions nerveuses, des réactions inflammatoires en provoquant des syndromes de kératite par l'excitation électrique du ganglion de Gasser. Nous avons fourni, dans un ouvrage déjà cité (Médecine et Chirurgie Pathogéniques, Cancer) un historique détaillé du problème. Depuis le début de ce siècle, des conceptions pathogéniques nerveuses ont été défendues, dans l'interprétation de nombreux processus pathologiques, par une série d'auteurs, notamment Leriche, Spéransky, Ricker et Reilly. En nous basant sur des résultats de recherches anatomo-cliniques et expérimentales réunis dans notre thèse (1931) ou publiés avec G. Roussy, nous avons formulé, en 1933—36, une conception pathogénique d'ensemble de la Pathologie dans laquelle nous attribuons au système nerveux, à côté de l'appareil endocrinien, un rôle basilaire. Nous avons, les premiers, insisté sur la nécessité d'attribuer au diencéphale, et surtout au sous-thalamus élargi, une importance majeure, dans le déterminisme des processus pathologiques réactionnels.

La notion du rôle pathogène du système nerveux a reçu sa consécration par les résultats obtenus dans le traitement de nombreux syndromes chirurgicaux et médicaux, par les thérapeutiques neuro-chirurgicales et pharmacodynamiques

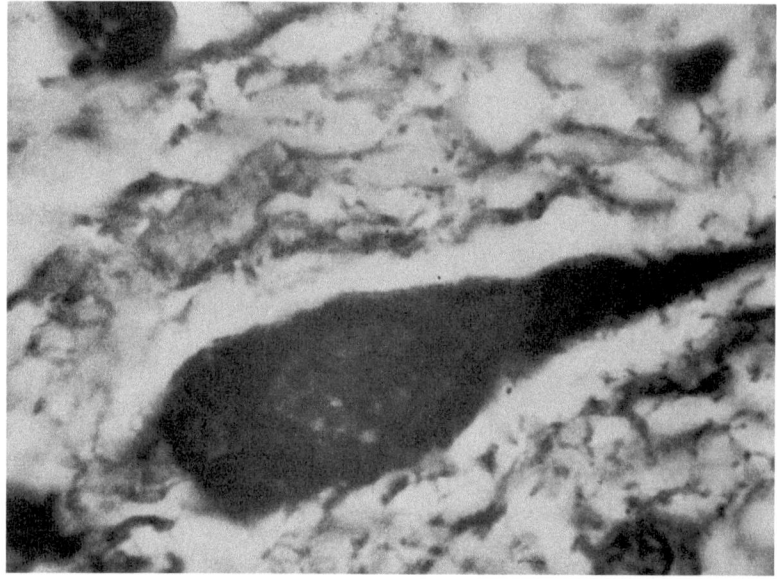

Fig. 54. Péricaryone dégénératif du noyau supraoptique en état d'"hyperneuricrinie". Présence de deux grandes vacuoles *V* contenant des gouttelettes de substance colloïde fortement colorées en rouge à l'azan de HEIDENHAIN. Le cytoplasme *C* est fortement granuleux

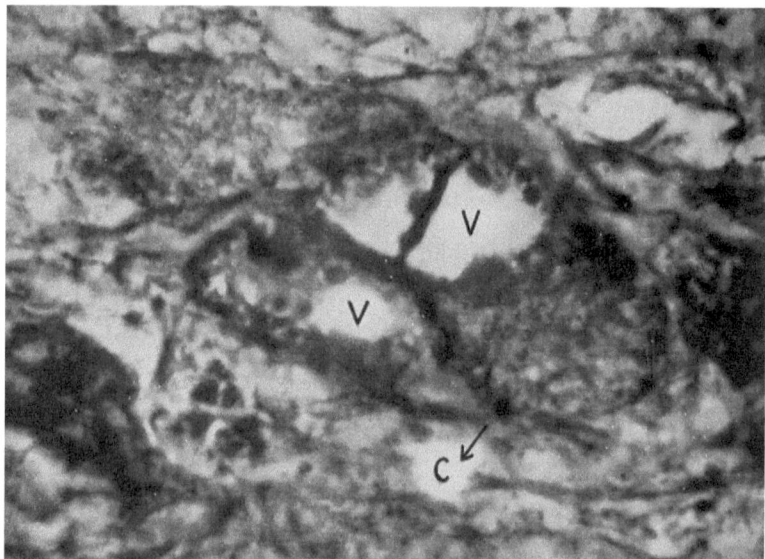

Fig. 55. Noyau supraoptique de chien traité par de la ricine. Une cellule homogénéisée gomoriphile

neurotropes. Initiées par R. LERICHE, ces méthodes ont connu, un développement considérable.

Cinq ordres de constatations ont permis de mettre en évidence le rôle du système nerveux en pathologie chirurgicale et médicale: 1) l'apparition de syndromes viscéraux et vasculaires dans certains syndromes nerveux centraux et périphériques; 2) la production de syndromes identiques dans certaines lésions expérimentales du système nerveux; 3) l'existence de lésions nerveuses anatomopathologiques dans certains syndromes pathologiques viscéraux; 4) les modifications de la réactivité tissulaire et vasculaire dans certains syndromes nerveux: 5) les résultats obtenus dans le traitement ou la prévention de syndrome vasculaires et viscéraux par les méthodes neuro-chirurgicales, anesthésiques et neuroplégiques. Nous avons apporté une contribution personnelle à l'étude de ces divers groupes de phénomènes.

1º — *Syndromes réactionnels viscéraux et vasculaires dans certains processus nerveux centraux et périphériques.* — G. ROUSSY, ROUSSY, LHERMITTE et L. CORNIL avaient décrit les complications pulmonaires chez les traumatisés du rachis,

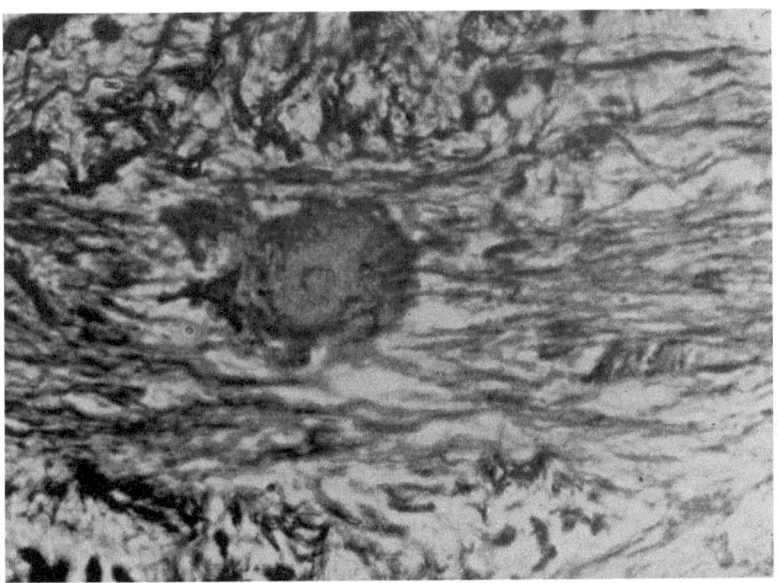

Fig. 56. Corps hyalin d'origine cellulaire. Noyau reconnaissable

au cours de la première guerre mondiale. GUILLAIN et BARRÉ, à leur tour, avaient signalé la survenance, chez certains traumatisés de la moëlle, de troubles abdominaux pouvant aboutir à des hémorragies péritonéales.

A notre tour, nous avons pu recueillir, de 1928 à 1931, un ensemble d'observations anatomo-cliniques concernant ces mêmes syndromes d'origine traumatique nerveuse, dans les Services des Professeurs A. HAMANT et A. BINET (de Nancy). Ces observations ont été réunies, en grande partie, dans notre thèse (1931) et ont donné lieu à des publications d'ensemble consacrées, en collaboration avec L. CORNIL et A. HAMANT, aux syndromes pulmonaires et aux "syndromes abdominaux aigus" des traumatismes médullaires.

Les phénomènes aigus consistent notamment en oedème pulmonaire aigu, infarcissement pulmonaire hémorragique, bronchopneumonie précoce à tendance hémorragique, dilatation aiguë de l'estomac, iléus paralytique accompagné, parfois, de contracture des muscles abdominaux, péritonite hémorragique.

MONDOR a insisté sur l'intérêt pratique du syndrome abdominal qui peut en imposer pour une complication péritonéale due à une lésion directe des viscères abdominaux, associée au traumatisme spinal.

Nous avons insisté sur le fait que les complications pulmonaires et abdominales aiguës peuvent s'observer aussi bien dans les commotions que dans les sections ou les écrasements médullaires et signalé, les premiers, qu'elles surviennent après un temps de latence qui peut être court (24 heures) ou long et atteindre plusieurs jours. Ce temps de latence pose un problème pathogénique intéressant et imparfaitement résolu.

Nous décrivions les syndromes vasomoteurs périphériques qui peuvent accompagner les complications viscérales aiguës et signalions des hémorragies et ulcérations gastro-intestinales.

A côté des syndromes aigus, il existe, comme nous le notions, des syndromes pulmonaires chroniques sous forme de bronchopneumonies tardives.

Nous avions également, en 1931, noté la présence de lésions hépatiques dégénératives étudiées ultérieurement (1935) avec L. CORNIL.

En résumé, nous avions relevé dans les traumatismes médullaires, dès 1931, des syndromes vasomoteurs, dégénératifs et inflammatoires, des troubles gastrointestinaux (moteurs, vasomoteurs, hémorragiques et ulcératifs), des syndromes urinaires (moteurs, vasomoteurs, sécrétoires, hémorragiques et inflammatoires) des lésions hépatiques dégénératives ainsi que les syndromes vasomoteurs périphériques.

Dans notre travail de 1931, nous décrivions, par ailleurs, des syndromes vasomoteurs et viscéraux du même ordre, observés dans des traumatismes cranio-encéphaliques, en insistant sur le fait que ces syndromes viscéraux sont particulièrement importants lorsque le traumatisme détermine des lésions diencéphaliques qui peuvent occasionner, en outre, des phénomènes d'hypersommie et d'hyperthermie ou d'hyperthermie.

Nous pouvions affirmer, en 1931, que les syndromes viscéraux d'origine diencéphalique sont plus durables que les troubles végétatifs d'une autre origine.

Ces notions ont été confirmées, depuis, par d'autres auteurs tels que M. ARNAUD en France, STURM en Allemagne.

Nous montrions, par ailleurs, en 1931, que les syndromes viscéraux consécutifs à des lésions traumatiques du crâne et du rachis étaient analogues à ceux qui surviennent dans certaines interventions chirurgicales sur la moëlle épinière et le crâne et furent décrits antérieurement par CL. VINCENT et DE MARTEL. Des syndromes identiques peuvent se produire dans certaines myélites aiguës, notamment les myélites ascendantes, après certaines rachianesthésies, dans certaines lésions bulbaires aiguës, dans certaines embolies et hémorragies cérébrales.

Nous avons pu également observer des syndromes viscéraux pulmonaires et abdominaux chez des malades ayant subi des ramisections cervicales ou lombaires.

Dans une série d'autres observations, nous avions relevé des crises vasomotrices périphériques survenant dans certaines lésions chroniques du système nerveux central (syndrome pseudobulbaire; syndrome pariétal post-traumatique avec épilepsie; syndrome thalamique).

En 1933, nous avons décrit, avec G. ROUSSY et CHASTENET DE GÉRY, dans un cas de syringomyélie, une hyperplasie mammaire postménopausique marquée avec galactorrée et signalions avec CORNIL que l'on peut observer l'hypergenèse nerveuse dans la métrose hyperplasique et l'hypertrophie du pylore. Ces faits plaident en faveur d'un rôle du système nerveux dans les processus prolifératifs.

Depuis 1931, nous avons pu compléter notre documentation par l'étude des syndromes viscéraux et vasomoteurs relevés à l'autopsie de nombreux sujets morts de syndromes traumatiques cranioencéphaliques ou spinaux ou de syndromes encéphaliques et spinaux aigus (méningo-encéphalites, encéphalo-myélites, méningites, apoplexie cérébrale, hématomes cérébraux).

Dans de nombreux cas, nous avons pu pratiquer l'étude histologique complète du système nerveux, des glandes endocrines et des viscères. Nous insisterons sur les constatations suivantes:

1) Dans tous les cas étudiés, nous avons observé des réactions histologiques neuro-végétatives diffuses qui, cependant, sont toujours particulièrement marquées au niveau des noyaux végétatifs de l'hypothalamus.

2) Dans tous les cas aussi, il existe des réactions généralisées à toutes les glandes endocrines dont le rôle, dans les déterminismes des syndromes observés, doit être retenu.

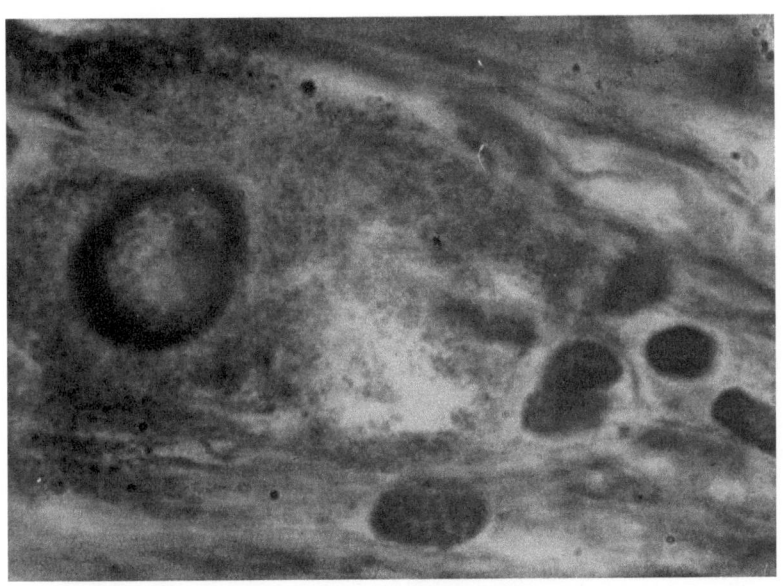

Fig. 57. Autre corps hyalin d'origine cellulaire

3) Les réactions anatomiques viscérales peuvent être réparties en quatre groupes: a) Des réactions vasculaires et exsudatives caractérisées par de la vaso-dilatation, de l'œdème, de l'endothéliite et des raptus hémorragiques; b) des réactions clastiques cellulaires isolées ou des foyers de nécrose. Ceux-ci s'observent dans le foie, le rein, le myocarde, la rate et le tube digestif. Les ulcérations gastro-intestinales peuvent être comparées, à ce sujet, aux foyers de nécroses insulaires relevés au niveau de la glande hépatique et des autres viscères; c) des phénomènes réactionnels cellulaires intéressant notamment le système réticulo-endothélial (réticulo-endothélioses d'origine nerveuse); d) des phénomènes prolifératifs. C'est ainsi que nous avons pu décrire de l'hyperplasie mammaire avec galactorrée survenue après la ménopause chez une malade atteinte de syringomyélie.

4) Ces réactions anatomiques sont comparables à celles relevées dans les syndromes de choc d'origine physique, chimique, allergique ou infectieuse.

5) Certains syndromes aigus d'origine nerveuse ont leur correspondance chronique. C'est ainsi que nous avons pu observer des mégacolons chez des individus ayant subi, plusieurs mois auparavant un écrasement médullaire, ou atteints de paraplégie par mal de POTT.

6) Les syndromes viscéraux peuvent s'observer chez le nouveau-né. C'est ainsi que nous avons relevé des mégacolons chez des nouveaux-nés anencéphaliques ou hydrocéphaliques et des syndromes thoraco-abdominaux chez les nouveaux-nés lors d'accidents cranio-encéphaliques. Dans l'un de ces cas, il existait une péritonite hémorragique.

7) La topographie des lésions viscérales est extrêmement variable suivant les syndromes observés.

8) Nous avons pu relever des ulcères gastriques et des invaginations intestinales débutantes dans certaines lésions corticales méningo-encéphaliques.

9) Nous avons pu relever des phénomènes de pancréatite aiguë hémorragique

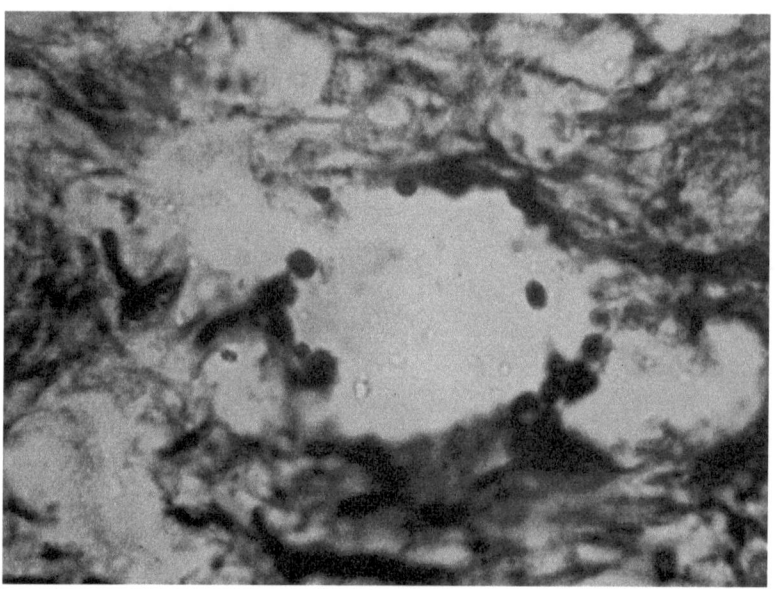

Fig. 58. Reste vésiculeux d'une cellule nerveuse contenant des corpuscules gomoriphiles et MAC MANUS-philes

et de péritonite hémorragique chez des sujets morts de cancer ayant envahi le plexus solaire.

Ces constatations montrent l'intérêt de recherches systématiques, à l'autopsie, d'une part des lésions nerveuses, d'autre part des syndromes viscéraux pouvant être associés à ces lésions nerveuses.

L'anatomo-pathologiste peut ainsi apporter une importante contribution à l'étude pathogénique des syndromes viscéraux d'origine chirurgicale ou médicale.

2º — *Syndromes viscéraux expérimentaux d'origine nerveuse centrale et péri- phérique.* — Depuis, 1931, nous avons pu réaliser, au Laboratoire de Physiologie de Nancy (Prof. LAMBERT), à l'Institut du Cancer de Paris (Prof. ROUSSY), au Laboratoire d'Anatomie Pathologique et de Médecine expérimentale (Prof. L. CORNIL) et au Laboratoire de Médecine Légale de Marseille ainsi qu'à l'Institut d'Anatomie Pathologique de l'Université de Coimbra, un ensemble d'expériences portant actuellement sur 1872 animaux traités par des lésions expérimentales du diencéphale (thalamus, hypothalamus, subthalamus), du cortex olfactif, frontal, temporal, pariétal et occipital, du mésencéphale, du cervelet, du bulbe, de la moëlle spinale, des ganglions supérieurs, des ganglions stellaires, du vago-sympathique, du nerf splanchique, du plexus solaire et des plexus génitaux.

Ces lésions ont consisté en lésions traumatiques, ou en l'implantation ou injection de divers corps : huile de croton, violet de gentiane, ricine, silice, paraffine, substances cancérigènes. Nous avons pu produire au moyen de ces lésion, une pathologie viscérale complexe ; respiratoire, digestive, urinaire, hépatique, génitale, cutanée, vasculo-cardiaque et hémo-lymphopoïétique. D'une manière synthétique, nous avons pu obtenir ;

1) des syndromes gastro- et entéromoteurs consistant en distension généralisée ou en distensions partielles, gastriques ou intestinales, pouvant coexister avec une contracture de certains segments (colon transverse et descendant, jéjunum, iléon, pylore), des hémorragies gastriques et intestinales en foyers ; des ulcérations et ulcères aigus intestinaux et gastriques pouvant aller jusqu'à la perforation ; des gastrites nécrosantes diffuses ; des gastro-duodénites et des typhlites œdémateuses et hémorragiques ; des péritonites séro-hémorragiques analogues à celles qui s'observent chez les traumatisés médullaires, avec réaction inflammatoire congestive, œdémateuse et infiltrative sous-péritonéale et mésentérique. Le Docteur MONTEZUMA DE CARVALHO a pu obtenir, par ailleurs, dans notre Institute à Coimbra, du mégaœsophage par des lésions diencéphaliques (Thèse Coimbra) ;

2) des hépatites dégénératives sous forme d'hépatite nécrosante miliairé, nécrosante diffuse, dégénérative diffuse ou séreuse ;

3) des néphrites épithéliales tubuleuses ectasiantes, glomérulo-épithéliales, hémorragiques et nécrosantes insulaires ;

4) des processus de réticulo-endothéliite diffuse avec turgescence histiocytaire, mobilisation mono-histiocytaire, réticuloclasie et multiplication histiocytaire avec présence de mitoses ; des réactions lymphoïdes avec hypertrophie centro-folliculaire et lymphoclasie avec aspects dégénératifs centro-folliculaires pouvant aboutir à une lyse complète avec parfois production d'une substance hyaline centro-folliculaire ; des réactions thymoclasiques (bien que nous ayons souvent relevé une dissociation réactionnelle entre le thymus et les ganglions lymphatiques) ; des réactions myéloïdes cytoclastiques et hémorragiques ; des réactions spléniques avec spléno-contraction ou au contraire splénite congestive, lymphoclasie corpusculaire, splénocytose, foyers hémorragiques ou nécrotiques, hyperpigmentation ;

5) des processus pulmonaires constants avec alvéolite catarrhale, histiocytose, interalvéolaire, réaction lymphoclasique, œdème pulmonaire aigu hémorragique, bronchopneumonie œdémateuse et hémorragique, atélectasie pulmonaire par foyers ou intéressant la totalité d'un poumon ou au contraire emphysème avec dilatation bronchique ;

6) des phénomènes de rhinite séreuse ou muco-purulente ou ulcérative et papillaire et de conjonctivite ;

7) des réactions endocardiques et endovasculaires avec endothéliite turgescente et infiltrats sous-endothéliaux, des phénomènes de péricardite congestive, œdémateuse et infiltrative, d'adventicite péri-artérielle et périveneuse, myocardite et parfois des foyers de nécrose insulaire myocardique ;

8) des foyers de nécrose s'observent aussi dans le pancréas, la rate, le rein, la cortico-surrénale, l'hypophyse. Ils sont comparables, pensons-nous, aux ulcérations digestives (nécroses insulaires digestives).

En résumé, les lésions expérimentales du système nerveux peuvent produire des syndromes agressifs et phlogistiques avec troubles vasomoteurs, œdémateux et hémorragiques; réactions histiocytaires, endothéliales et infiltratives, processus de viscérite souvent hyperergique (rhinites, conjonctivites, pulmonites, gastroentérites, typhlites hémorragiques, péritonites hémorragiques, hépatites, néphrites et hépato-néphrites, endocardo-endartérite, péricardite, périartérite); troubles viscéro-moteurs très divers (dilatation de l'estomac, de l'intestin grêle ou du gros intestin, contracture du pylore, du grêle ou du gros intestin, diffuse ou segmentaire; atélectasie pulmonaire lobaire, unilatérale, totale ou bilatérale, spasme du sphincter vésical avec distension vésicale); des processus de nature clastique réalisant de la réticuloclasie, de la lymphoclasie et de la thymoclasie, des nécroses insulaires pouvant s'observer au niveau de nombreux viscères (foie, rein, rate, pancréas, cortico-surrénale, antéhypophyse, myocarde, testicule); des ulcérations et ulcères digestifs que nous avons signalés antérieurement avec

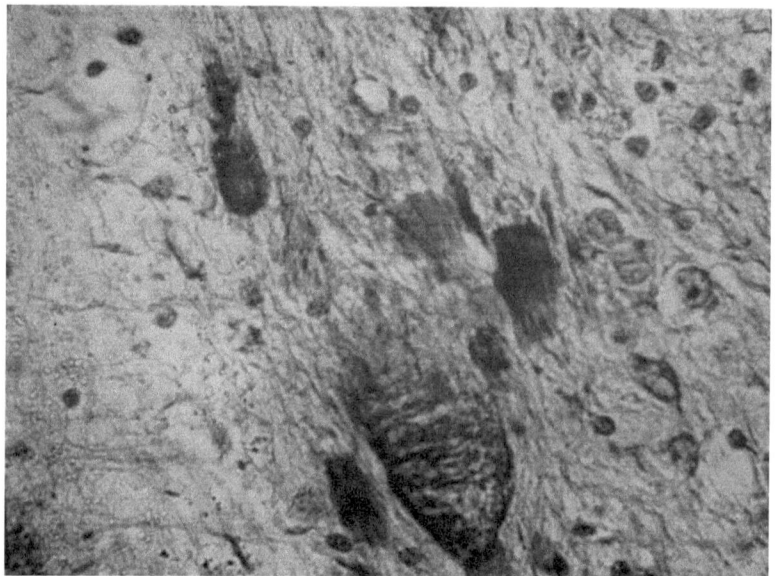

Fig. 59. Corps hyalins de forme curieuse

Roussy chez les animaux à hypothalamus lésé (1946) et qui sont, pour nous, des nécroses insulaires digestives; des nécroses diffuses telles que nous les avons relevées au niveau du foie (hépatite nécrosante diffuse) et de l'estomac (gastrite nécrosante). Nous insisterons aussi sur le fait que la réticuloclasie s'accompagne, dès la phase de choc, de multiplication et de mitoses (processus blastologique ou prolifératif).

Nous désirons insister, par ailleurs, sur les notions suivantes:

1) Les lésions diencéphaliques sont particulièrement actives dans la production expérimentale des syndromes viscéraux.

2) Les syndromes viscéraux d'origine diencéphalique ou préfrontale s'accompagnent en outre, fréquemment, de troubles extrapyramidaux et psychomoteurs, particulièrement marqués dans les lésions du 3e ventricule ("syndrome expérimental du 3e ventricule").

3) Les lésions endocriniennes sont constantes dans les syndromes d'origine

nerveuse expérimentale. Elles sont particulièrement marquées dans les lésions de l'hypothalamus et des ganglions cervicaux supérieurs.

4) Les réactions viscérales sont extrêmement variables, suivant les animaux, en intensité et du point de vue topographique.

5) Dans certaines lésions nerveuses, les troubles viscéraux apparaissent du même côté que la formation nerveuse lésée (cas des atélectasies pulmonaires ou de l'infarcissement pulmonaire unilatéral dans les lésions expérimentales du sympathique cervical correspondant).

6) La lésion d'une formation nerveuse détermine des réactions histologiques de l'ensemble du système nerveux.

7) Certains irritants produisent plus facilement des réactions viscérales chroniques que d'autres. C'est ainsi qu'avec l'implantation de 3, 4-benzopyrène, nous avons obtenu d'une part avec GORINCOUR, de l'atrophie surrénale, d'autre part des phénomènes de cirrhose évolutive.

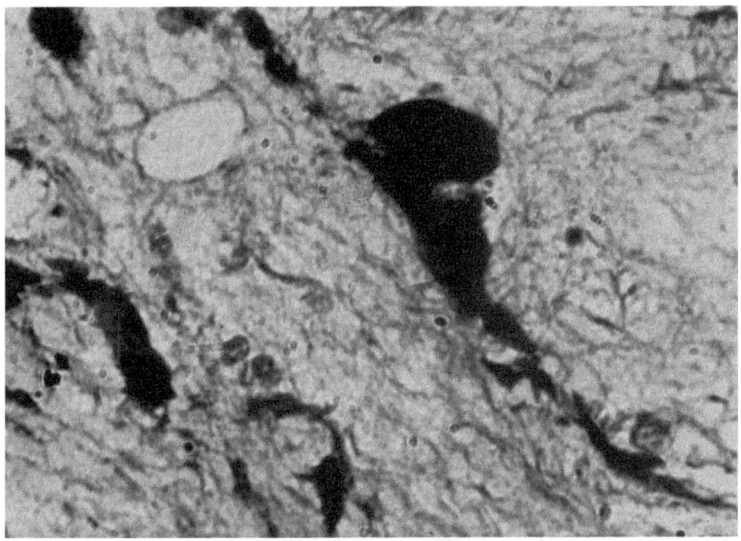

Fig. 60. Axones du faisceau hypothalamo-hypophysaire chez un chien traité par de la ricine (Méthode de GOMORI). Gonflement irrégulier ("neuricrinie axonale")

8) Nous avons complété nos séries expérimentales en étudiant les syndromes réactionnels obtenus par l'administration de neuro-hormones de transmission (acétylcholine, histamine, adrénaline). Or, il est important de noter que des doses suffisantes de n'importe laquelle de ces hormones, déterminent des syndromes viscéraux comparables à ceux obtenus par des lésions nerveuses directes.

Ces constatations montrent aussitôt que les neuro-hormones de transmission peuvent jouer un rôle important dans le déterminisme des syndromes réactionnels d'origine nerveuse.

Nos recherches de 1931, antérieures à celles de REILLY, ont en grande partie confirmé celles de SPERANSKY et de G. RICKER. Depuis, la pathologie neurogène a été étudiée par une série d'auteurs. Du point de vue expérimental, nous citerons les travaux de REILLY et de ses élèves, notamment de TARDIEU qui a confirmé l'importance pathogène du diencéphale, de STURM en Allemagne qui a consacré d'importants ouvrages au sujet et plus récemment les travaux de COUJARD.

3^0 — *Modification de la réactivité sous l'influence d'altérations nerveuses.* — Dans notre thèse, nous avions insisté sur le fait que les réflexes vasomoteurs sont modifiés chez les sujets ou chez les animaux porteurs de lésions nerveuses, tant centrales que périphériques. Ainsi, comme nous l'avions noté, dès 1931, les réflexes vasomoteurs aux bains et les réactions à l'injection d'adrénaline peuvent être modifiés et même inversés au niveau des membres après ganglionectomie (stellectomie) ou ramisection.

Avec G. ROUSSY, nous avions décrit les premiers, les importantes modifications de la réaction cutanée locale à l'histamine, dans de nombreux syndromes nerveux centraux et périphériques. Chez une pseudobulbaire, nous avions décrit, avec L. CORNIL, des crises d'œdème pulmonaire aigu récidivant surveant sous l'influence d'émotions. Dans un syndrome thalamique, à crises douloureuses intenses, nous avons produit, par une sympathectomie périfémorale, au niveau du membre hyperalgique, non pas la vasodilatation escomptée, mais une vaso-

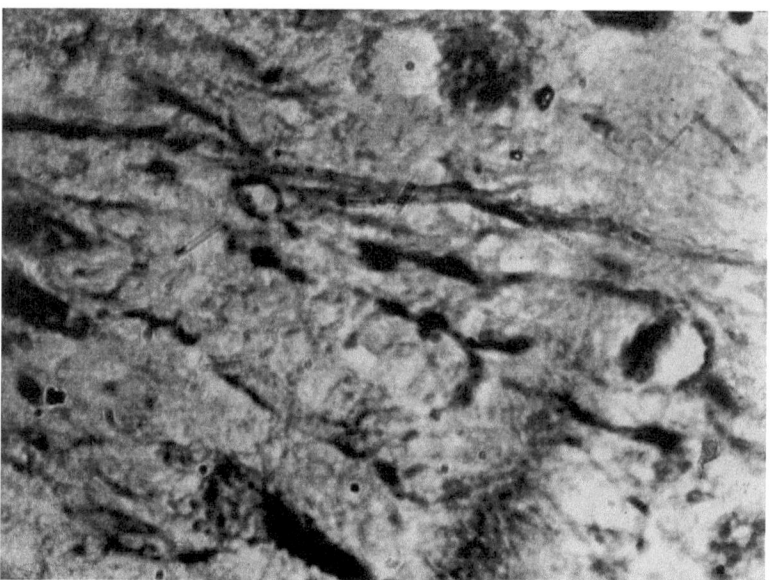

Fig. 61. Même animal. Aspect des axones

constriction prolongée avec aggravation notable du syndrome hémialgique. Chez une de nos malades syringomyéliques, une hystérectomie pratiquée par CHASTENET DE GÉRY, a déterminé un syndrome végétatif viscéral complexe avec ileus mortel.

Au point de vue expérimental, nous avons noté, avec G. ROUSSY, que l'injection intratrachéale d'une culture de streptocoque hémolytique détermine, chez le cobaye à moëlle épinière sectionnée, une bronchopneumonie hyperergique hémorragique, alors que celle-ci est normergique chez le cobaye à système nerveux intact.

Avec CORREIA DE OLIVEIRA et HERMÉNIO CARDOSO, nous avons pu obtenir (1953) des hémorragies cérébrales expérimentales, en associant une lésion encéphalique nécrotique (obtenue par une injection intracérébrale d'huile de croton) à une irritation du sympathique cervical (obtenue en injectant dans le ganglion stellaire de l'huile de croton), alors que l'injection intracérébrale d'huile de croton seule ne produit jamais, ni chez le chien, ni chez le cobaye, de lésions hémorragiques. Ces constatations expérimentales peuvent être rapprochées d'une observation de POURSINES, PAILLAS, ALLIEZ et BONNAL dans laquelle une stellectomie associée à une artériectomie carotidienne (entraînant obligatoirement, comme le font remarquer ces auteurs, une énervation sinu-carotidienne) pour thrombose de la carotide, a déterminé l'infarcissement hémorragique du foyer malacique cérébral.

Habituellement d'ailleurs, on ne relève *qu'exceptionnellement* dans les foyers encéphalomalaciques, par thrombose carotidienne, de petites suffusions hémorragiques (POURSINES et PAILLAS, FISHER). (Il est intéressant de signaler que la ganglionectomie cervicale supérieure, suivant l'expérience des auteurs marseillais, est plus favorable dans le traitement des thromboses carotidiennes, que la stellectomie.)

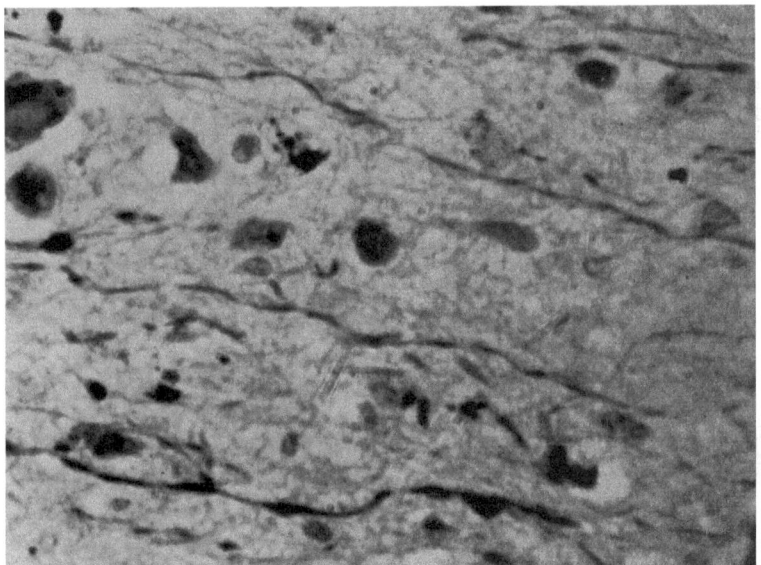

Fig. 62. Même animal. Axones moniliformes

Ainsi, certaines lésions spontanées ou expérimentales du système nerveux central ou périphérique, de même que certaines interventions chirurgicales sur le système nerveux central ou périphérique, entraînent une exacerbation (ou hyperergisation) des phénomènes réactionnels dus à des excitants divers.

Ces syndromes hyperréactifs s'opposent à l'affaiblissement des réactions obtenues par les méthodes neuroplégiques ou les dénervations chirurgicales.

Il est important de noter qu'une stellectomie peut déterminer les mêmes effets hyperergisants que l'irritation du ganglion stellaire par une substance chimique très active, telle que l'huile de croton.

Dans leur ensemble, toutes ces constatations contribuent à montrer que les syndromes réactionnels peuvent s'intensifier dans certaines conditions fonctionnelles nerveuses. Depuis toujours, rappelons-le, les chirurgiens ont remarqué que les états d'anxiété et d'hyperémotivité prédisposent aux complications peropératoires et postopératoires.

4⁰ — *Réactions histologiques du système nerveux, dans les syndromes de choc, et certains syndromes viscéraux.* — Nous avons les premiers, avec G. Roussy, insisté sur le fait que dans tous les syndromes de choc, qu'elle qu'en soit l'étiologie, on relève des réactions histologiques dans tout le système neurovégétatif, bien que particulièrement marquées au niveau de l'hypothalamus. Ces constatations que nous avons vérifiées en pathologie humaine et expérimentale, montrent à elles seules, que le système nerveux doit jouer un rôle dans le mécanisme pathogénique de tous les syndromes dits agressifs.

Avec L. Cornil, nous avons décrit en détail, en 1935—36, les lésions du système neurovégétatif intraviscéral dans de nombreux processus pathologiques (cutanés, hépatiques, gastriques, génitaux, mammaires, intestinaux, appendiculaires). Nous avons retrouvé de telles lésions, avec F. Carcassonne et R. Imbert, au niveau du sympathique caténaire, dans certains processus pathologiques vasculaires des membres. Ces mêmes réactions furent décrites également, plus tard, par L. Cornil, F. Carcassonne, J. Paillas et Haimovici.

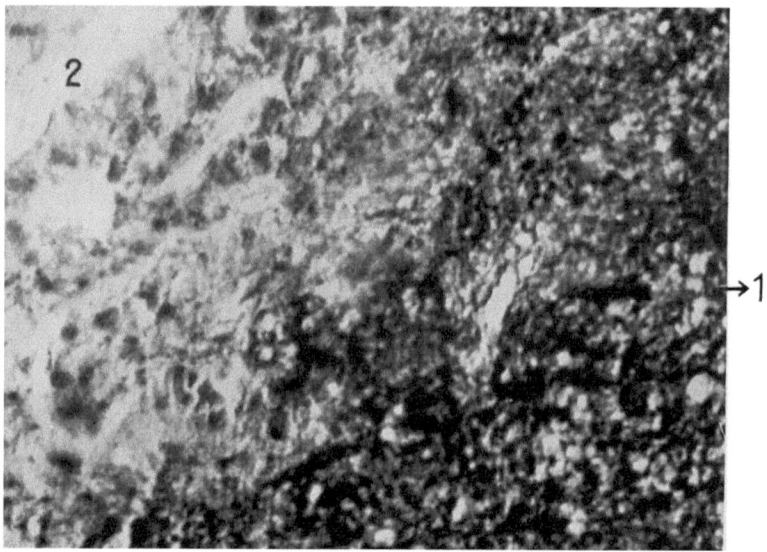

Fig. 63. Passage de substance gomoriphile dans le lobe intermédiaire (*3*). *1.* lobe nerveux; *2.* lobe intermédiaire

Ces constatations qui s'ajoutent à celles faites par d'autres auteurs, parmi lesquels nous citerons Herzog et Stöhr, ne font que confirmer l'importance du système neuro-végétatif périphérique, en pathologie viscérale. Certaines, parmi les lésions observées, ont d'ailleurs manifestement une capacité irritative. Ainsi, comme nous y avons insisté, les proliférations neurofibrillaires qui s'observent dans l'ulcère gastrique, sont tout à fait comparables aux névromes de régénération des membres qui sont à l'origine, comme l'a montré Leriche, des syndromes neurovégétatifs parfois graves qui peuvent s'observer chez les amputés.

Il paraît évident que les phénomènes "d'hypergenèse nerveuse" (suivant le terme que nous avons utilisé avec L. Cornil) relevés dans l'ulcère gastrique comme dans l'appendicite neurogène de P. Masson, jouent un rôle dans la pathogénie des troubles neuro-végétatifs observés dans ces affections.

Comme nous l'avons souligné avec L. Cornil, les phénomènes de périnévrite infiltrative peuvent se propager à longue distance et atteindre les formations ganglionnaires prévertébrales (plexus solaire) et latéro-vertébrales.

Dans un cas de gros ulcère de la petite courbure pénétrant dans le pancréas (syndrome terminé par une mort subite) et que nous avons publié avec J. Monges (1936), nous avons relevé des lésions nerveuses gastriques et pancréatiques particulièrement intenses, et admis que la mort subite, dans ce cas, peut s'expliquer par un réflexe à point de départ irritatif gastro-pancréatique.

Nous pensons aussi que les importantes lésions nerveuses associées à des lésions de vascularite hypertrophique que l'on rencontre dans l'ulcère gastrique chronique, plaident en faveur de la gastrectomie large.

5⁰ — *Prévention et traitement des syndromes réactionnels par les méthodes neuro-chirurgicales et neuro-plégiques.* — On doit attribuer à LERICHE le mérite

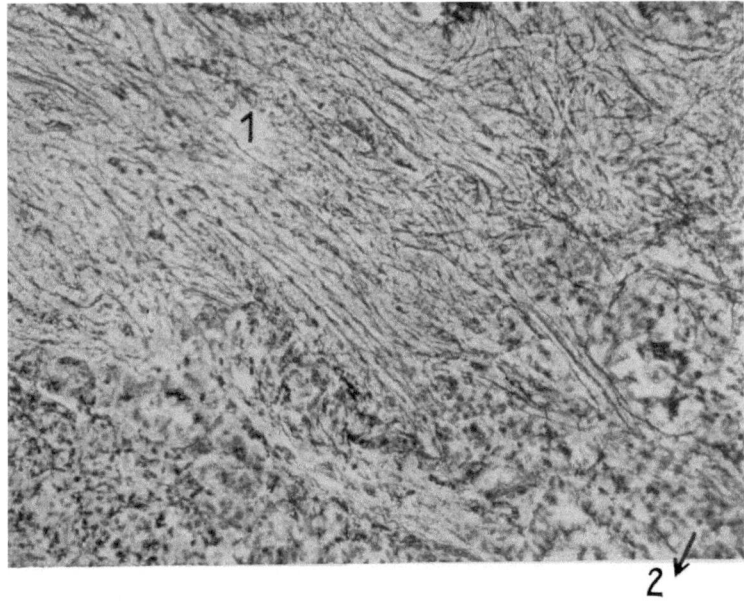

Fig. 64. Hypophyse de boeuf imprégnée par la méthode de GROSS. Coupe sagittale latérale. Dans cette zone, le lobe intermédiaire est en continuité directe avec le lobe antérieur. Les fibres du faisceau hypothalamo-hypophysaire après avoir traversé le lobe nerveux (*1*) continuent leur trajet descendant et pénètrent par fascicules dans le lobe intermédiaire (*2*)

d'avoir tiré les premières conclusions pratiques de la notion que le système nerveux intervient par hyperfonctionnement dans le déterminisme de nombreux processus pathologiques. En effet, les sympathectomies de même que l'anesthésie locale dans les entorses, ont essentiellement pour but, d'inhiber des réflexes végétatifs pathologiques, aboutissant à de la vasoconstriction, à de la vasodilatation avec œdème et inflammation et à des troubles trophiques.

Ces méthodes thérapeutiques nerveuses empêchent les réflexes que l'hyperfonctionnement nerveux, envisagé dans le paragraphe 3, peut intensifier. Nous rappellerons, par ailleurs, qu'une ganglionectomie peut, dans la phase opératoire immédiate, produire des phénomènes d'irritation, de même que la manipulation opératoire d'une glande endocrine peut déterminer le déversement massif d'hormones dans la circulation. C'est pourquoi l'anesthésie de la formation nerveuse à réséquer ou à traiter, est aussi indispensable que la ligature préalable des veines d'une glande ou d'une tumeur endocrine que l'on s'apprête à extirper.

Dans un rapport sur l'inflammation que nous avons présenté au Congrès de la Société Internationale de la Chirurgie en 1953, nous avons insisté sur le fait que si l'irritation nerveuse, à elle seule, est capable de réaliser des processus inflammatoires, et si une irritation nerveuse peut intensifier une réaction inflammatoire (voir § 3), une dénervation complète n'empêche pas tous les processus réactionnels.

Effectivement, dans les territoires cutanés complètement dénervés, une substance chimique irritante ou un germe microbien réalisent encore des réactions inflammatoires vasculaires, nécrosantes et infiltratives, bien que la vasodilatation soit nettement diminuée.

De même, l'injection cutanée locale d'histamine, détermine encore, sur

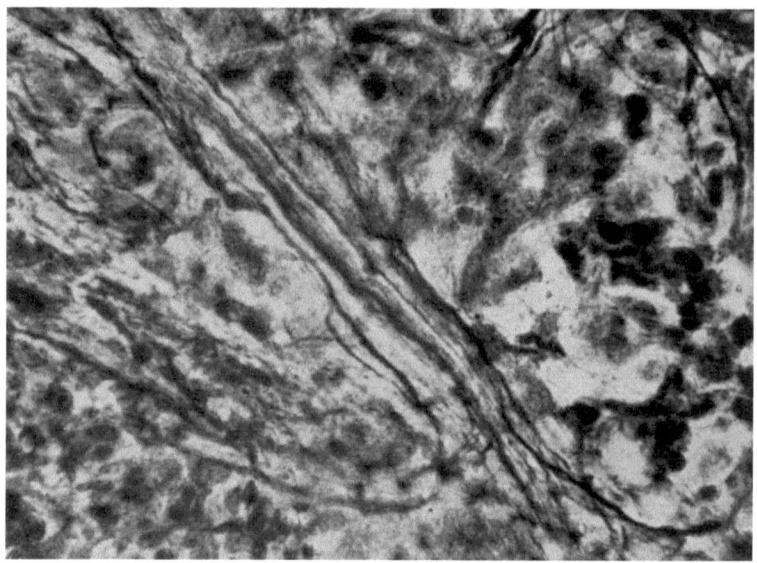

Fig. 65. Fascicule de fibres nerveuses, continuant le trajet du faisceau hypothalamo-hypophysaire, dans la zone de transition entre le lobe intermédiaire et le lobe antérieur

peau anesthésiée par section nerveuse ou anesthésie, une réaction, bien que distincte de la réaction obtenue sur peau normale. En effet, alors que l'érythème réflexe disparaît complètement, la rougeur locale et l'œdème local sont intensifiés, comme nous l'avons montré avec G. ROUSSY.

Ces constatations suffisent à montrer que les méthodes neuro-inhibitrices ne peuvent empêcher toutes les réactions biologiques.

La méthode de la neuroplégie et de l'hibernation, et celle du sommeil thérapeutique, ainsi que les topectomies ou électrocoagulations corticales et thalamiques, et dans un sens plus large, la lobotomie de EGAS MONIZ et les psychothérapies entrent avec les ganglionectomies et les anesthésies thérapeutiques, dans un même groupe de processus thérapeutiques.

L'Ecole Marseillaise a entrepris sur une large échelle, l'étude, en thérapeutique et en expérimentation, des méthodes de neuroplégie et d'hibernation mises au point par LABORIT et ses collaborateurs. Nous rappellerons, à ce sujet, les travaux et publications de R. DE VERNEJOUL, METRAS et collaborateurs; MARCEL ARNAUD, M. ARNAUD et VIBOT; COTTALORDA, PAILLAS.

Personnellement, nous avons consacré un ensemble d'études expérimentales au même problème dans le but d'étudier chez le chien, le lapin, le cobaye et le rat : 1°. Les réactions histologiques neuro-endocriniennes et viscérales consécutives à l'administration des gangliopégi-ques associés ou non à l'hyperthermie directe; 2°. Les modifications que peuvent subir les syndromes d'origine nerveuse, sous l'influence de la théra-peutique neuroplégique ou hiber-nante; 3°. Les modifications que peuvent subir d'autres types étio-logiques de syndromes réactionnels; 4°. L'utilisation possible de l'hiber-nothérapie dans le traitement de certaines formes de cancer par les méthodes clastiques.

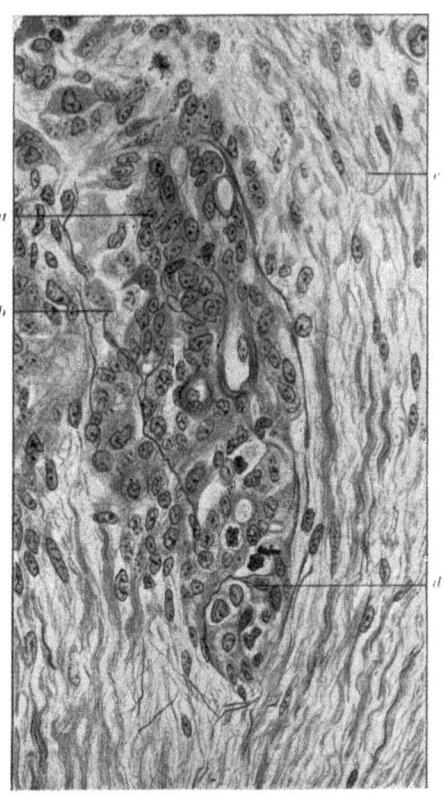

Fig. 66. Ilot glandulaire dans la neuro-hypophyse de chien, centré par des capillaires. *a*, épithélium glandulaire; *b*, terminaison nerveuse dans une cellule épithéliale; *c*, neuro-hypophyse; *d*, ter-minaison nerveuse intraépithéliale. (Fig. de 1933, dessin de A. BESSIN)

Nous désirons insister, en outre, sur les constatations suivantes;

1) Le gangliopégique utilisé dans nos recherches (chlorpromazine) détermine certains effets histologi-ques de grand intérêt, notamment une mastocytose hyperplasique. On sait, en effet, que les mastocytes sécrètent l'héparine et l'histamine. L'hypothermie directe associée aug-mente cet effet dont la signification est à approfondir.

2) La neuroplégie et l'hiberno-thérapie empêchent essentiellement les processus réactionnels vasculaires et hémorragiques observés dans les syndromes expérimentaux, obtenus par irritation nerveuse. Ainsi, l'in-jection d'huile de croton dans le vagosympathique ne détermine pas, chez le chien hibernisé, l'infarcisse-ment pulmonaire que l'on observe chez le chien non hibernisé. De même, nous avons montré, en 1953 (Congrès International de Neurologie) avec CORREIA DE OLIVEIRA et HERMÉNIO CARDOSO, que l'hibernation empêche l'hémorragie cérébrale provoquée chez l'animal non hibernisé par l'injection, dans le ganglion stellaire, d'huile de croton associée à l'injection intracérébrale du même toxique irritant et nécrosant.

Nous rappellerons, ici, les résultats obtenu par MARCEL ARNAUD, dans le traitement des syndromes de choc consécutifs aux traumatismes cranio-encé-phaliques ainsi que ceux non moins démonstratifs obtenus par PAILLAS, dans le traitement des hémorragies cérébrales, par l'hibernothérapie.

3) La neuroplégie et l'hibernothérapie n'empêchent qu'imparfaitement les phénomènes de nécrose viscérale (nécroses insulaires des viscères pleins, ulcéra-

tions digestives) que l'on peut observer dans les syndromes réactionnels d'origine nerveuse. Ces constatations montrent que les phénomènes de nécrose d'origine nerveuse ne sont pas uniquement dus aux troubles vasculaires qui, eux, sont empêchés par l'hibernation.

4) La neuroplégie et l'hibernation ne préviennent pas davantage les nécroses qui surviennent chez les animaux traités par certains toxiques du type radiomimétique telle que la ricine.

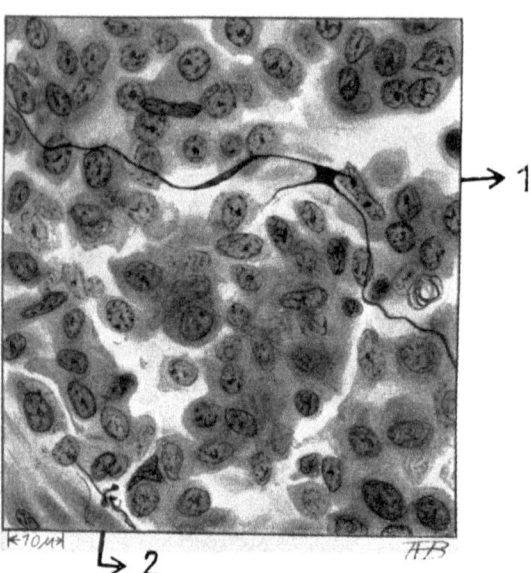

5) Elles diminuent la vasodilatation et l'œdème dus à l'injection de substances chimiques irritantes ou d'une culture de staphylocoque, mais n'empêchent pas les réactions cellulaires qui caractérisent l'inflammation.

6) Dans une série expérimentale, nous avons traité des rats sarcomateux: a) par de la ricine qui exerce une action nécrosante sur le tissu sarcomateux comme sur certains viscères; b) par de la somatotrophine qui stimule la prolifération sarcomateuse et dont l'utilisation peut sensibiliser les cellules tumorales à l'action de la substance agressive radiomimétique; c) par l'hibernation qui peut permettre une

Fig. 67. Fibres nerveuses dans le lobe antérieur. *1*, fibre nerveuse présentant un volumineuse épaississement quadrangulaire dont partent 4 fibres: *2*, appareillage à boutons terminaux. La fibre d'en haut est intraparenchymateuse. (Fig. de 1938, dessin de A. BESSIN, Méthode de GROSS)

augmentation de la survie à une thérapeutique agressive. Effectivement, l'hibernation a nettement augmenté le pourcentage des animaux ayant survécu à ce traitement. Les processus de nécrose tumorale et viscérale n'ont pas été modifiées, tandis que les phénomènes hémorragiques, si importants dans l'intoxication ricinique, ont fait défaut. La même thérapeutique complexe a produit une mastocytose péritumorale et générale des plus marquées.

6⁰ — *Vue d'ensemble.* — Les observations anatomo-cliniques que nous avons pu recueillir depuis 1931 dans des services cliniques ou à la table d'autopsie montrent que les lésions nerveuses centrales, aiguës ou chroniques peuvent à elles seules entraîner une pathologie viscérale variée, aigüe ou chronique, comportant des syndromes fonctionnels, inflammatoires ou prolifératifs.

Des lésions expérimentales intéressant les divers segments du système nerveux central ou périphérique nous ont permis de reproduire, chez l'animal, les mêmes syndromes.

Parmi tous les centres nerveux qui interviennent dans le déterminisme des processus pathologiques neurogènes, le diencéphale et notamment l'hypothalamus ou mieux le sous-thalamus élargi, jouent, comme nous l'avons soutenu dès 1931. le rôle le plus important.

C'est pourquoi nous avons fait, avec G. ROUSSY, une étude anatomique et histophysiologique approfondie de cette région de l'encéphale qui constitue le principal Centre de la Pathologie Réactionnelle ou Pathologie "Corrélative".

L'étude des connexions diencéphaliques montre que le sousthalamus élargi régit d'une part toutes les formations végétatives, orthosympathiques et parasympathiques sous-jacentes, d'autre part, grâce aux voies hypothalamo-hypophysaires décrites par nous avec G. ROUSSY, en 1933, tout le système endocrinien.

Il contient à la fois des formations végétatives supérieures et des formations extrapyramidales, reliées entre elles par de nombreuses voies d'association et recevant de multiples voies afférentes en provenance du thalamus, des corps striés, du noyau amygdalien, de l'allocortex et de l'isocortex.

L'existence de faisceaux isocortico-sousthalamiques que nous avons décrits les premiers avec G. ROUSSY, montre, comme nous le soutenons depuis 1936, que l'hypothalamus constitue le Centre de transmission obligatoire des influx psychosomatiques.

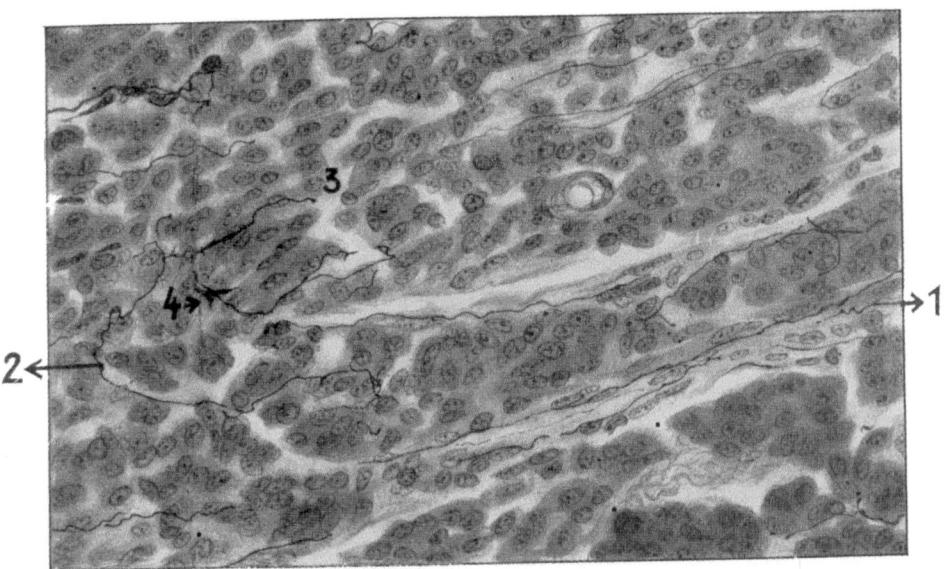

Fig. 68. Fibres nerveuses dans le lobe antérieur de l'hypophyse. *1*, fibres dans le tissu conjonctif; *2*, fibre dans le parenchyme; *3*, aspect de bouton terminal; *4*, epaississement lamelleux. (Fig. de 1938, dessin de A. BESSIN, Méthode de GROSS)

La pathologie psychosomatique n'est d'ailleurs qu'un chapitre de la pathologie neurogène. Les observations publiées récemment par M. ARNAUD montrent que la Chirurgie doit largement tenir compte de la capacité pathogène trophique des émotions dont le mécanisme est essentiellement diencéphalique.

Une donnée importante nous paraît constituée par le fait que des troubles nerveux ou des lésions nerveuses à caractère hyperfonctionnel peuvent intensifier de nombreux processus réactionnels.

A cette hyperréactivité d'origine nerveuse s'oppose l'hyperréactivité obtenue par des méthodes neuro-chirurgicales ou pharmacodynamiques.

La neuroplégie et l'hibernation expérimentale permettent une analyse du mécanisme pathogénique intime des processus réactionnels et mérite, à ce titre, d'être utilisées sur une large échelle. Les récentes recherches de COTTALORDA et de ses élèves sont à ce sujet, concordantes avec les nôtres.

Nous ne pensons pas que l'irritation nerveuse, pour employer le terme de

SAMUEL et de REILLY, produise ses effets uniquement par l'intermédiaire de
perturbations vasculaires. Par exemple, suivant nos constatations, les phénomènes de nécrose d'origine nerveuse semblent en grande partie indépendante
des phénomènes vasculaires, car elles sont moins influencés que ces derniers
par la neuroplégie.

Les réactions constantes que nous avons relevées au niveau de la totalité
du système endocrinien, dans les syndromes d'origine nerveuse, en pathologie
humaine comme chez l'animal d'expérience, montrent que dans le mécanisme
pathogénique de ces syndromes, il faut faire intervenir non seulement des effets
nerveux directs, mais aussi l'hyperexcrétion d'hormones spécifiques bien que la
surrénalectomie et l'hypophysectomie, comme nous l'avons noté, laisse persister,
en grande partie, les effets nocifs de l'irritation nerveuse.

Nous avons cru nécessaire d'appliquer, à l'interprétation de ces phénomènes

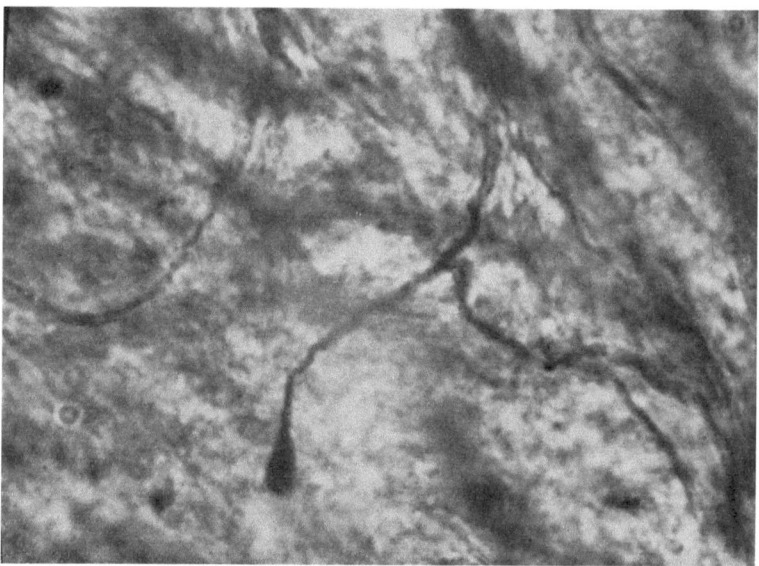

Fig. 69. Terminaison en semelle, dans le lobe postérieur, d'une fibre hypothalamo-hypophysaire
(Méthode de GROSS, hypophyse de bœuf)

réactionnels la conception neuro-endocrinienne qu'avec G. ROUSSY nous avons
formulé, en 1933 ? pour expliquer toute la Pathologie réactionnelle et corrélative.

La mastocytose hyperplasique que nous avons relevée chez les animaux
traités par la chlorpormazine ou l'hibernation est importante à souligner, dans
le cadre de ce problème. Ces éléments qui constituent, dans leur ensemble, une
vaste glande endocrine mésenchymateuse, sécrètent, en effet, comme l'on sait,
d'une part l'héparine qui est une cythormone jouant un rôle important dans
les syndromes de choc, d'autre part l'histamine qui est à la fois une cythormone
et une neuro-hormone de transmission.

*Classification des fonctions intégratives du diencéphale et du système neuro-
ergonal et classification des symptômes dus à la souffrance du diencéphale et du
système neuro-ergonal (et neuro-ergono-vasculaire).* En 1936, nous avons proposé
avec G. ROUSSY, dans notre article sur la région hypothalamo-hypophysaire.
un groupement d'ensemble des fonctions biologiques, en insistant sur le fait

que cette région intervient dans la régulation (pour enlever toute signification finaliste à cette proposition, il convient de parler plutôt d'intégration) de toutes ces fonctions.

Nous avons suivi une classification analogue dans le Traité de Neuro-endocrinologie (1946).

Le diencéphale n'étant que la partie centrale du système neuro-ergonal, on peut dire, à plus forte raison, que celui-ci régit l'intégration de toutes ces fonctions.

Tout trouble d'une fonction (intensification, diminution, viciation) est un symptôme morbide.

Par conséquent, à une classification des fonctions correspond une classification des symptômes qui par leurs associations diverses, réalisent des syndromes.

Nous proposons dans ce travail, de classer les fonctions biologiques en 20 groupes:

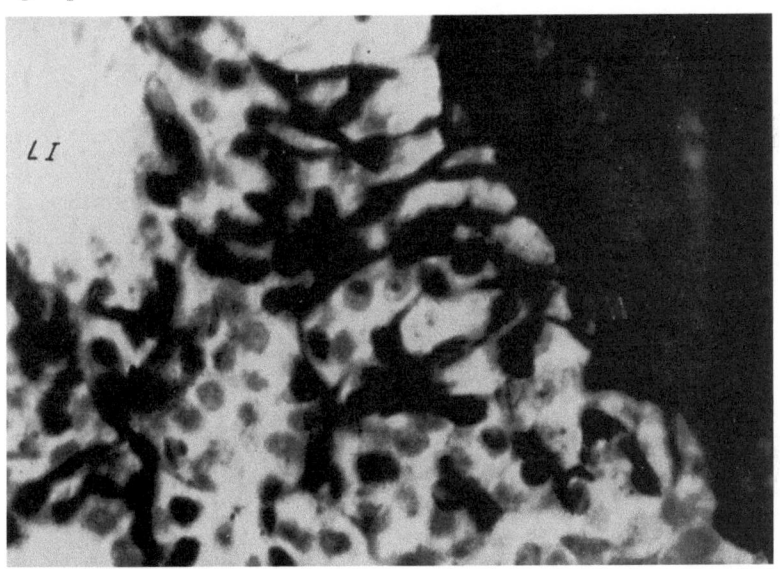

Fig. 70. Orocrinie. Pénétration de pituicytes dans le lobe intermédiaire (*LI*)

1⁰. Les fonctions métaboliques sont: 1) les processus d'oxydation, d'oxydoréduction et de métabolisme basal; 2) le métabolisme de l'eau; 3) le métabolisme des substances minérales; 4) le métabolisme des glucides; 5) le métabolisme des lipides; 6) le métabolisme des protides et nucléoprotéines.

A l'échelle cellulaire et tissulaire, ces métabolismes sont le fait de diastases multiples (systèmes ergonaux cellulaires). Le système neuro-ergono-vasculaire agit essentiellement en tant qu'effecteur (stimulateur et inhibiteur) de ces diastases actives. Il régit aussi les phénomènes de membrane et de perméabilité qui jouent un rôle considérable dans tous les métabolismes.

A chaque fonction métabolique correspondent des troubles définis dans le sens de l'intensification ou de la diminution de l'anabolisme ou du catabolisme ou dans le sens d'une dissociation. Ainsi, pour ce qui concerne le métabolisme des lipides, il existe des cachexies et des obésités généralisées et localisées et des associations maigreur-obésité qui sont d'allure constitutionnelle (J. VAGUE) ou pathologique (cas de la maladie de BARRAQUER-SIMONS).

Au Congrès de Milan, A. Lunedei (Florence), a rapporté les résultats des recherches de grand intérêt montrant comment des enquêtes poussées permettent de retrouver les phénomènes psychiques qui interviennent dans l'obésité et plaident en faveur d'une viciation de la tendance de la faim; fonction diencéphalique primordiale.

W. Tangheroni et L. Pardelli (Pise) ont relevé chez 74% d'enfants obèses de 8 à 12 ans, des anomalies électroencéphalographiques de deux types: a) l'apparition de potentiels lents se substituant au rythme basal; b) la présence d'ondes lentes symétriques hypersynchromes et monomorphes de haut voltage qui s'expliqueraient par une souffrance de centres diencéphaliques intervenant dans l'électrogénèse corticale, alors que les anomalies du premier type indiqueraient un retard dans la maturation cérébrale.

E. Cheli (Modena) insiste sur le rôle du diencéphale dans l'obésité notamment infantile, facteurs dont il faut tenir compte dans la classification des obésités.

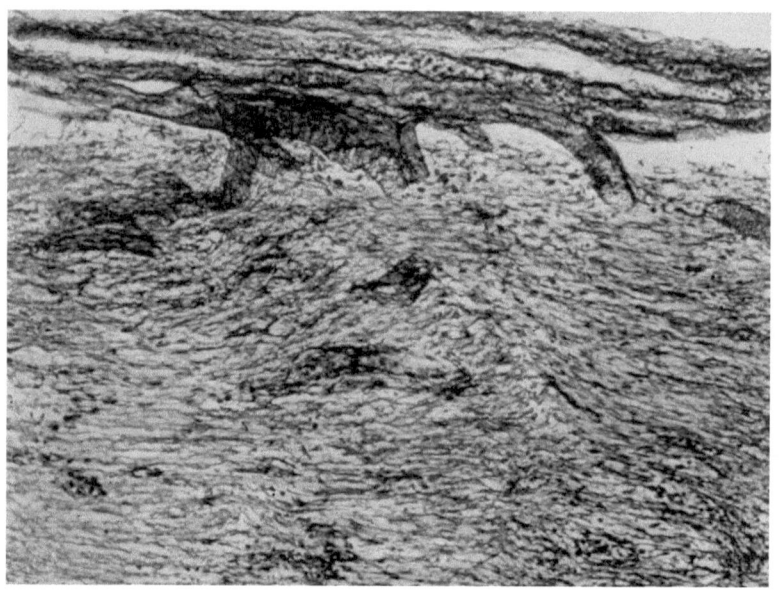

Fig. 71. Vaisseaux spéciaux pénétrant dans la tige pituitaire

2⁰. La régulation de la température, par le grand nombre de facteurs qui interviennent (métaboliques, endocriniens, vasculaires, musculaires, sécrétoires externes, digestifs, etc.) est le type d'une fonction intégrative dirigée de manière dominante, par le diencéphale. Il y a une homéostase thermique, pour utiliser le mot de Cannon, comme il y a une homéostase métabolique. Les hyperthermies et hypothermies pathologiques sont dues en grande partie à des perturbations diencéphaliques.

3⁰. Comme nous venons de le signaler; toutes les sécrétions internes dépendent du diencéphale et du système neuro-ergonal. Nous rappellerons à ce sujet, notre classification des tissus endocriniens en deux groupes. Nous avons distingué:

1) Les glandes endocrines spécialisées comprenant: a) les glandes neuricrines (neuro-hypophyse, épiphyse, organes hypendymocytaires dont l'organe de l'area postrema, les paraganglions phéochromes et non phéochromes); b) les glandes d'origine digestive (adénohypophyse, thyroïde, parathyroïde, thymus, pancréas.

organe chromo-argentaffine); c) les glandes d'origine cœlomique (cortico-surrénale, glande interstitielle et gland de SERTOLI, thèque interne et corps jaune);
d) les glandes mésenchymateuses notamment la glande mastocytaire.

2) Les tissus à capacité endocrinienne mais non spécialisés. Presque tous les
tissus ont des fonctions endocrines, histologiquement apparentes ou non. Les
cellules isolées de nombreux organes (cas par exemple des cellules de BECHER-
PETER de l'appareil juxtaglomérulaire de GOORMAGHTIGH) semblent constituer
une glande endocrine disséminée (HAMPERL).

Comme nous y avons insisté plus haut, le diencéphale régit le fonctionnement
de toutes les glandes endocrines et de tous les jeux hormonaux. D'un autre côté,
il est probable que toutes les hormones influencent le fonctionnement diencéphalique.

En agissant sur leurs propres centres excito-sécrétoires, elles déterminent
le phénomène de l'autorégulation. En influençant le fonctionnement des centres
excito-sécrétoires d'autres hormones, elles régissent le rythme sécrétoire de
celles-ci. Elles peuvent en outre influencer tout autre centre diencéphalique.

3) L'existence des voies cortico-, thalamo- et strio-hypothalamiques montre que
les centres d'origine de ces voies peuvent également fonctionner comme centres
excito-sécrétoires des hormones. Il est logique d'accepter, en particulier, l'existence, dans le cortex cérébral, de centres hypophyso-régulateurs.

De nombreuses hormones exercent, en outre, une action importante sur le
fonctionnement cortical, et OLIVEIRA E SILVA a pu ébaucher récemment, une
carte endocrinologique du cortex cérébral.

4) Les fonctions sécrétoires externes sont les sécrétions sudorale, sébacée,
lactée, muqueuses, gastriques, intestinales, lacrymale, salivaire, biliaire, pancréatique, urinaire, génitales. Toutes dépendent, en grande partie, du système
neuroergono-vasculaire et notamment du diencéphale.

Dès 1933, par exemple, à propos d'un cas de galactorrhée d'origine syringo-
myélique, nous avons fait intervenir la totalité du système neuro-endocrinien.

C. CAVALLERO et B. MALANDRA (Pavie) ont étudié le rôle du système diencéphalo-
neuro-hypophysaire dans l'allaitement. Il est établi que ce système intervient,
par des hormones, dans l'élaboration et l'éjection du lait. Par ailleurs, chez
le rat allaitant, les noyaux hypothalamiques présenteraient des modifications
cytologiques qui témoignent d'une diminution du neurosécrétat, apparaissent
après l'accouchement et disparaissent à la fin de l'allaitement. Elles s'accompagnent de mitoses dans le lobe postérieur en même temps que se modifie le
pouvoir antidiurétique et ocytocique de ce lobe. L'adiurétine et l'ocytocine
semblent ainsi intervenir dans la sécrétion et l'éjection du lait.

5) Toutes les fonctions lissomotrices dépendent du complexe diencéphalo-
hypophysaire et du système neuro-ergonal. Ce sont: a) la gastro- et entéro-
motricité; b) la bilio-motricité; c) la cysto- et urétéro-motricité; d) la broncho-
motricité; e) la vasomotricité; f) la motricité des canaux excréteurs pourvus
de muscles lisses.

Nous avons insisté plus haut sur l'importance des phénomènes vasomoteurs
et gastro-entéromoteurs dans les lésions nerveuses et notamment diencéphaliques.

6) Nous avons défini la cytomotricité par la motricité de toutes les cellules
dépourvues de fibres lisses et distingué ainsi: a) la mélanomotricité; b) la motricité histiocytaire et celle des cellules mésenchymateuses libres (leucocytes,
mastocytes); c) la motricité des capillaires sanguins et lymphatiques. Nous
pensons que la contraction comme la dilatation capillaires sont des phénomènes
actifs; d) la motricité des alvéoles pulmonaires. En effet, nous pensons que les
atélectasies et emphysèmes pulmonaires d'origine nerveuse, tels que nous avons

obtenus, ne peuvent s'expliquer que par des phénomènes actifs, c'est-à-dire moteurs. La même opinion a été exprimée par Sturm.

Toutes ces mobilités dépendent du système neuro-ergonal et notamment du diencéphale.

Pour l'une de ces cytomotricités, celle des mélanocytes, une hormone spéciale est produite (intermédine). La vasopressine posthypophysaire intervient dans la motricité capillaire.

E. Kretschmer, H. Zondek, Krenkel et Weser ont signalé l'importance des troubles vasculaires dans les syndromes diencéphaliques que nous avons personnellement signalés (1933) avec G. Roussy et avec L. Cornil. Mlle Giocoli (Rome) est revenue, au Congrès de Milan, sur les syndromes d'hypotension diastolique grave qu'elle a relevée depuis 1955, chez 98 malades présentant d'autres symptômes diencéphaliques et souvent les signes de la craniose phlogistique de Pende (voir plus loin); souvent aussi, ils présentent un signe de Kernig

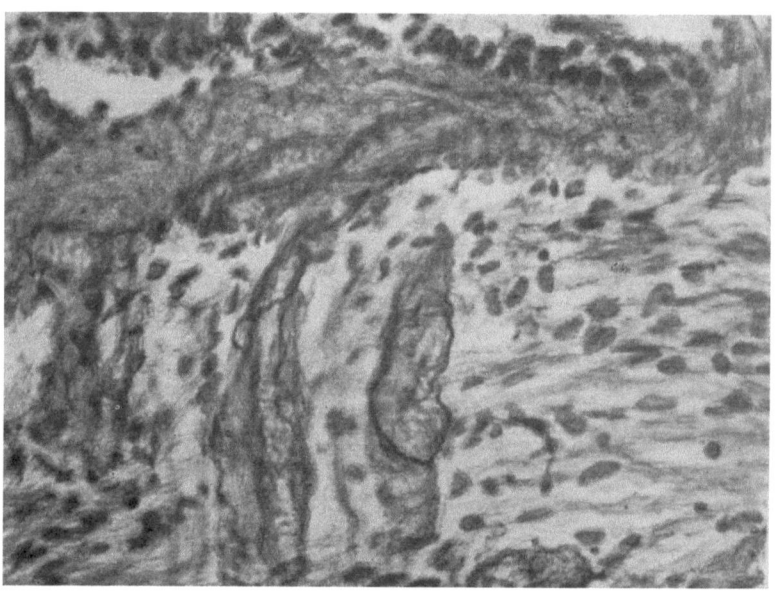

Fig. 72. Ces vaisseaux à un plus fort grossissement

positif. Chez ces malades, la pression systolique est de 11 à 11,5. La pression diastolique est très basse. Mlle Giocoli attribue ce phénomène à une déficience en vasopression et en hormones diencéphaliques déterminant une atonie grave des capillaires veineux. Ces malades sont des psychonévrotiques notamment sexuels et parfois des diabétiques ou basedowiens à type diencéphalo-hypophysaire.

7) La régulation de la perméabilité des membranes organiques est l'une des fonctions les plus importantes. Elle est due à des mécanismes neuro-ergonaux complexes avec intervention, notamment des neuro-hormones posthypophysaires qui interviennent dans la perméabilité rénale et capillaire. Les raptus hémorragiques relevés dans les syndromes neurogènes sont essentiellement dus à une diapédèse globulaire par hyperméabilité capillaire. La diapédèse leucocytaire est également due en grande partie à une hyperméabilité.

Le rôle de l'hyaluronidase, de l'héparine, de la cortisone et de l'histamine dans la perméabilité est connu depuis peu. Les phloghormones (MENKIN) sont des ergones pathologiques de nature polypeptidique.

8) La striomotricité végétative est représentée par la cardio-motricité et la spiro-motricité. Elle est sous l'influence étroite du diencéphale et d'autres facteurs neuro-ergonaux. Les troubles cardio-moteurs et spiromoteurs sont fréquents en pathologie diencéphalique.

9) La motricité somatique dépend, en grande partie, du diencéphale. Celui-ci contient tout d'abord, de véritables centres extrapyramidaux notamment dans le subthalamus. Ces centres présentent, comme nous y avons insisté, de multiples connexions avec les formations neuro-végétatives diencéphaliques ce qui explique, en partie, l'intimité des corrélations végétativo-motrices. Mais le diencéphale est aussi un coordonnateur (intégrateur) de mouvements d'attitudes, de préhension, de marche, de défécation, de copulation, de fuite, d'attention, d'agression,

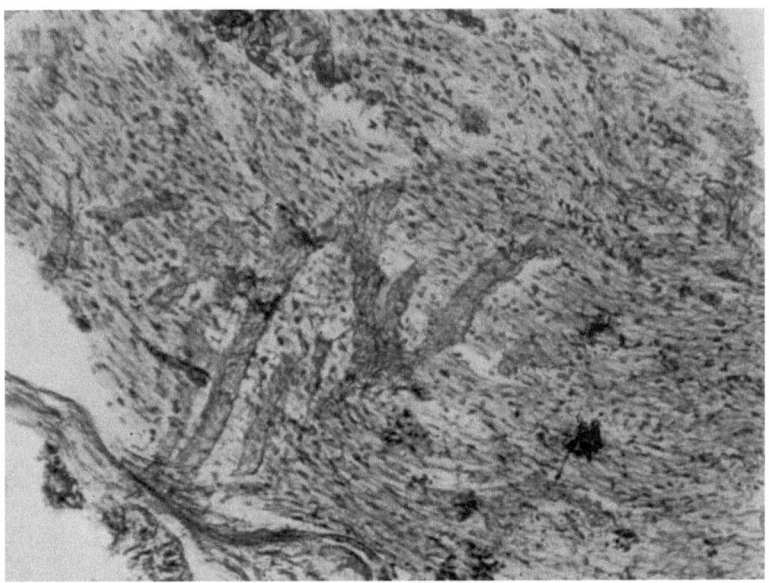

Fig. 73. Trajet de ces vaisseaux

de colère, tous mouvements remarquablement étudiés par W. R. HESS, en rapports avec la vie végétative instinctive et automatique.

Nous avons personnellement insisté sur la similitude entre certains mouvements et attitudes obtenus par des lésions diencéphaliques et par des lésions du cortex préfrontal. C'est le cas des mouvements circulaires, des attitudes recourbées, de torsion, de déviation conjuguée, de course.

Par l'injection, dans le 3e ventricule, de violet de gentiane, nous avons obtenu, dans une première phase, de l'agitation psychomotrice et dans une seconde phase des états catatoniques. SACCHI, BONAMINI, DOLCE et GARELLO ont obtenu (Congrès de Milan) de l'hypercinésie par l'injection dans le 3e ventricule de chlorure de potassium alors que le bromure est cataleptisant. Des troubles de cet ordre s'observent en pathologie diencéphalique humaine.

10) La sensibilité neuro-somatique et le fonctionnement des organes sensoriels sont influencés par le système neuro-végétatif et le diencéphale.

Cette notion a des bases anatomiques en ce sens que les corpuscules sensitifs et les organes sensoriels présentent une innervation végétative. La rétine ne fait pas exception à cette règle (RAMON Y CAJAL). Le faisceau tangentio-rétinien décrit par nous paraît représenter l'origine de ces fibres qui suivant l'opinion que nous avons exprimée en 1934, peuvent régir la trophicité et l'excitabilité de la rétine. Certaines, parmi les recherches exposées au Congrès de Milan et relatées plus haut (voir le chapitre sur l'excitabilité du diencéphale) viennent à l'appui de cette manière de voir.

De manière générale, il convient d'admettre que l'excitabilité des organes sensitivo-sensoriels est sous l'influence du système neuro-végétatif et de neuro-hormones.

11) Le psychisme inférieur est représenté par l'émotivité et l'affectivité et par les tendances et les instincts, la faim, la soif, l'instinct génital, le sommeil et l'éveil, l'instinct d'activité, l'instinct de conservation de l'individu.

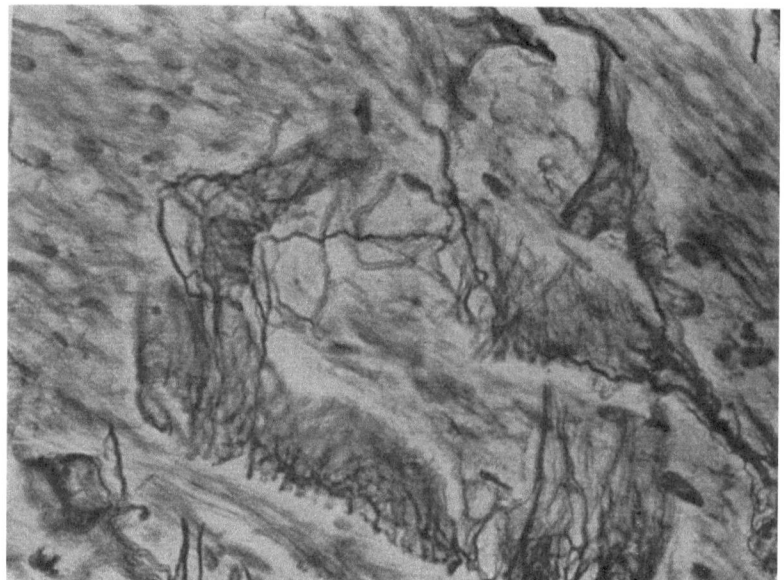

Fig. 74. Réseau fibrillaire périvasculaire

Toutes ces fonctions psychiques dépendent étroitement du diencéphale.

Mais en nous basant sur l'existence des voies cortico-hypothalamiques décrites par nous, nous insistions, dès 1936, sur la nécessité de tenir compte du cortex cérébral dans le déterminisme de ces fonctions, et nous avons pu fournir à ce sujet, à cette époque, des schémas anatomo-physiologiques interprétant les émotions, la faim et la soif. En 1939, nous avons pu obtenir, chez le cobaye, de la boulimie par des lésions expérimentales du cortex préfrontal.

Avec G. ROUSSY et R. KOURILSKY, nous avons pu, en 1947, décrire deux cas de diabète insipide sans lésions hypothalamiques. L'un de ces syndromes était consécutif à une hémiplegie. Ces observations plaident en faveur de l'existence de centres de la polydipsie extrahypothalamiques.

Certaines, parmi les manifestations de nos animaux à diencéphale lésé, présentent des manifestations d'agressivité et d'homosexualité qui peuvent être comparées à certains actes de criminalité. Nous avons insisté sur cette notion au Congrès International de Criminologie (Paris 1952). Le diencéphale joue

certainement en tant que centre des instincts, un rôle considérable en criminologie.

R. LACCHIN (Milan) invoquant les expériences de HESS insiste sur le rôle du
diencéphale dans les névroses et l'immoralité.

La dilatation du 3e ventricule relevée par N. PENDE, chez un grand nombre
de criminels plaide également dans ce sens.

Mais ici encore, nous croyons qu'il ne convient pas d'amenuiser le rôle de
la corticalité.

Sans doute, des manifestations émotives peuvent avoir lieu chez les animaux
sans cortex, comme dans les expériences classiques de BARD et de CANNON.
Mais cela ne permet pas d'éliminer l'intervention du cortex qui peut agir soit
en stimulant, soit en inhibant les centres diencéphaliques. C'est pourquoi le
problème des connexions et corrélations cortico-diencéphaliques et notamment

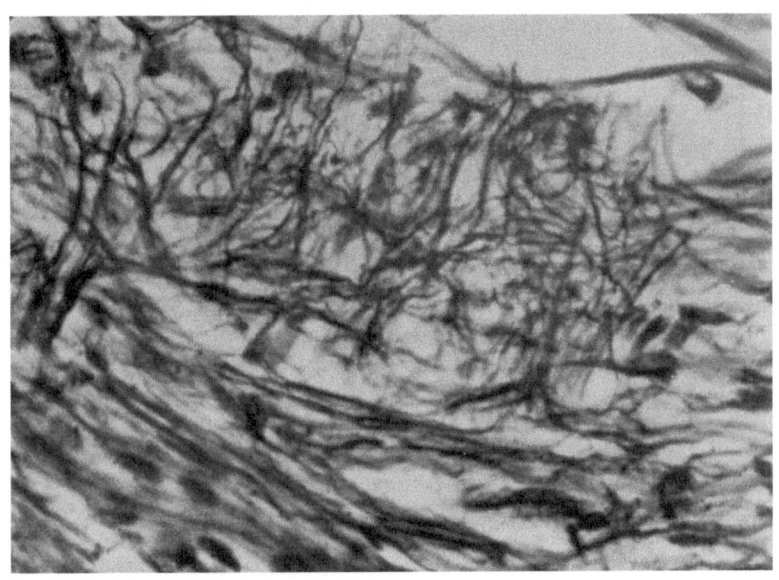

Fig. 75. Idem à un fort grossissement

cortico-sous-thalamiques est l'un des plus importants de la Neurobiologie et
de la Neuropsychiatrie.

12) L'activité électrique du cerveau est sous l'influence du diencéphale et,
en particulier, comme l'on sait, du système réticulaire qui est à la fois un activateur et un inhibiteur de l'activité corticale;

Nous avons à ce sujet, dès 1937, insisté avec G. ROUSSY dans un travail
d'ensemble sur le système réticulaire, sur le fait que le système réticulaire qui
s'étend du thalamus antérieur à la moëlle sacrée, est interposé entre les formations extrapyramidales, neuro-végétatives et associatives qu'il relie dans les
deux sens bien que certains segments, dans le subthalamus, le mésencéphale
et le myélencéphale se soient transformés en centres associativo-effecteurs.

Nous avons figuré, dans notre travail de 1937, des fibres cortico-réticulaires
et réticulo-corticales.

Certains auteurs admettent que les noyaux lamellaires du thalamus font
partie du système réticulaire. Cette hypothèse mérite une conformation embryologique.

Nous avons signalé aussi, dès 1936-37, des fibres hypothalamo-corticales qui sont indépendantes des fibres mamillothalamiques agissant indirectement sur le cortex cérébral, proviennent de l'hypothalamus latéral et rejoignent la substance réticulaire thalamique et la capsule interne. D'autres fibres s'engagent dans l'anse pédonculaire et peuvent ainsi rejoindre le cortex temporal.

L'hypothalamus, placé sous l'influence du cortex, peut donc aussi agir sur celui-ci à la fois par sa substance réticulaire et par d'autres formations, établissant ainsi le mécanisme du feedback.

Les modifications électroencéphalographiques d'origine diencéphalique et réticulaire ont fait récemment l'objet de recherches de l'Ecole marseillaise (G. Morin, Gastaut, Corriol).

Au Congrès de Milan, E. Bottone et L. Pardelli se sont crus autorisés à attribuer certaines variations électroencéphalographiques à une souffrance diencéphalique, dans la manœuvre du "pumping" de Speransky.

W. Tangheroni et L. Pardelli ont interpreté certains de leurs tracés de la même manière.

Nous pensons que de telles recherches méritent d'être entreprises sur une large échelle.

13) Le psychisme supérieur est sous l'influence du diencéphale en vertu du contrôle exercé par celui-ci sur l'activité corticale. Ce contrôle est dû aux voies réticulo-hypothalamiques et thalamo-corticales et se manifeste, physiquement par l'action régulatrice exercée sur l'électroencéphalogramme.

L'interprétation des effets de la lobotomie de Egas Moniz, dans les affections mentales, doit pour cette raison être revisée. On admettait jusqu'ici que cette action était due essentiellement à la section des voies cortico-corticales et cortico-diencéphaliques. Il faut se demander, à la lumière de nos connaissances actuelles sur les corrélations diencéphalo-corticales, si les lobotomies chirurgicales et pharmacodynamiques n'agissent pas en supprimant, en partie, ces influx corticopètes.

Par ailleurs, beaucoup d'auteurs étaient trop imbus de l'idée que le cortex cérébral n'exerce sur le fonctionnement souscortical qu'une action inhibitrice et que l'exclusion de la corticalité entraîne une libération des centres diencéphaliques, d'où une reprise de la vie instinctive primitive. En réalité, le cortex est inhibiteur et activateur du diencéphale de même que le souscortex est activateur et inhibiteur de la corticalité. Sans doute les centres activateurs et inhibiteurs ont une topographie distincte et produisent, au niveau de leurs terminaisons, des neurohormones distinctes.

Le problème de la démence précoce doit être envisagé, croyons-nous, sous cet angle. Les troubles endocrinologiques souvent importants telle que l'aménorrhée qui s'observe dans les crises évolutives de cette affection et que nous avons pu étudier avec H. Fiorentini plaident, de toute façon, en faveur d'un rôle du diencéphale.

On peut présumer que toutes les fonctions psychiques sont sous l'influence du diencéphale.

Nous rappellerons la capacité de certaines lésions sous-corticales de provoquer des hallucinations (hallucinose pédonculaire de Lhermitte).

Kleist a défendu l'idée que le diencéphale peut être considéré comme le siège même de la conscience dont les perturbations sont apparentes dans certaines lésions diencéphaliques. On doit dire, cependant, que ces lésions retentissent automatiquement, sur le fonctionnement cérébral, et l'argument anatomique perd, pour cette raison, sa valeur.

Rappelons, enfin, que certaines lésions hypothalamiques entraînent des syndromes psychiques bien déterminés. C'est le cas des lésions mamillaires qui accompagnent le syndrome de KORSAKOFF. Ayant révisé l'étude des connexions des corps mamillaires, nous avons insisté sur le fait que ces formations reçoivent non seulement des fibres olfactives et allocorticales antérieures et postérieures,

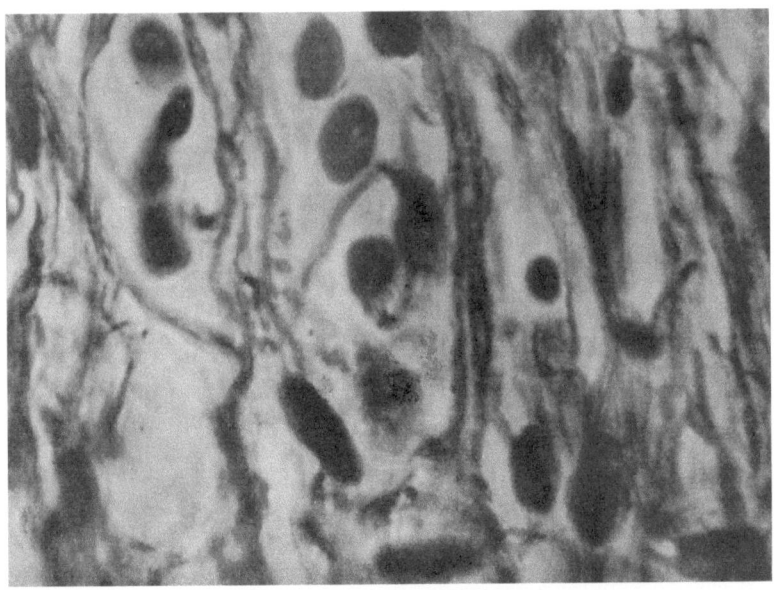

Fig. 76. Pituicytes de la tige pituitaire

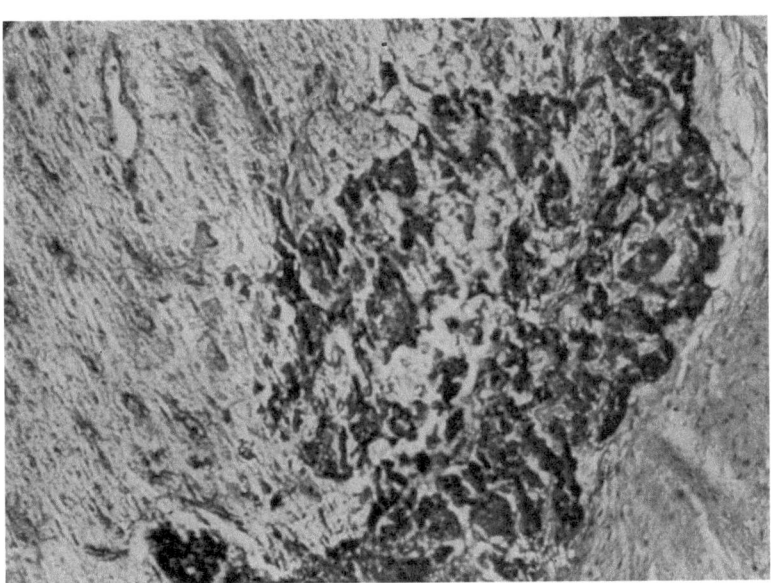

Fig. 77. Neurocrinie cellulaire hypophysaire

mais aussi des fibres sensitives générales, comme l'avait déjà vu RAMON Y CAJAL. Ils sont aussi en connexions avec le système réticulaire, le subthalamus, l'hypothalamus hypophysaire (notre faisceau mamillo-tangentiel) et influencent le lobe frontal par le faisceau mamillo-thalamique.

Toutes ces connexions montrent l'importance considérable de l'hypothalamus mamillaire, dans le fonctionnement du système nerveux central. Ce rôle n'est pas moins important que celui du système réticulaire.

14) Dans notre Traité de Neuro-endocrinologie (1946), nous avons développé l'idée que le diencéphale et le complexe hypothalamo-hypophysaire qui interviennent dans la croissance postembryonnaire jouent aussi un rôle dans le développement embryonnaire. Certaines malformations à caractère fréquemment prolifératif, les phakomatoses ou nœvimatoses, dont nous avons donné dans le même Traité une classification, pourraient être dues, pour cette raison, à un dysfonctionnement hypothalamique hypophysaire embryonnaire. Le lecteur trouvera dans ce Traité les arguments invoqués.

Nicola Pende, qui est revenu sur ce problème au Congrès de Milan, et Grégorio Marañon ont défendu indépendamment l'un de l'autre des idées analogues.

G. Gualandi et B. Bonati (Modène) pensent (Congrès de Milan) qu'on ne peut expliquer le syndrome de Laurence-Moon-Bardet-Biedl par une conception hypophysaire pure. En se basant sur l'étude de 10 cas, ils admettent qu'il s'agit d'une dysgénopathie héréditaire liée à un ou plusieurs gènes. Mais le polymorphisme du syndrome s'expliquerait par une lésion des centres organisateurs de l'hypothalamus.

15) La croissance somatique post-embryonnaire dépend, comme l'on sait, étroitement du lobe antérieur de l'hypophyse. La sécrétion de la somatotrophine est elle-même placée sous l'influence de l'hypothalamus, car, comme nous y insistions dès 1933, certaines lésions hypothalamiques peuvent provoquer des hyperplasies éosinophiles et même des adénomes éosinophiles hypophysaires. Dans ces cas, le syndrome acromégalique est de nature corrélative et d'origine hypothalamique.

Mais l'existence d'acromégalies unilatérales montre que le système nerveux doit pouvoir jouer, en outre, un rôle plus direct dans les troubles de la croissance. Les gigantismes partiels plaident dans le même sens.

Il est probable aussi que les gigantismes postinfectieux sont dus non pas à une action directe sur le lobe antérieur mais à une action sur l'hypothalamus.

Il serait utile, par ailleurs, d'étudier l'hypothalamus dans des cas de nanisme hypophysaire et héréditaire (par manque de cellules éosinophiles).

16) Les phénomènes de différenciation morphologique (puberté, différenciation gravidique, vieillissement) sont sous l'influence de nombreux facteurs neuro-endocriniens et de l'action intégration du diencéphale. Les syndromes d'infantilisme et de puberté précoce, le syndrome adiposo-génital, les syndromes d'hétérosexualité (Marañon) sont en grande partie d'origine diencéphalique directe ou indirecte. Quant au syndrome du vieillissement précoce de Simmonds, il peut être dû, comme l'on sait, non seulement à des lésions hypophysaires destructives, mais, dans certains cas, à des lésions hypothalamiques.

17) La réactivité physiologique et anatomique est essentiellement placée sous l'action intégrative du système diencéphalo-hypophysaire.

En 1933, nous avons les premiers, affirmé avec G. Roussy, que l'hypothalamus (zone sous-thalamique élargie) est le principal centre réactionnel de l'organisme, qu'il est le centre de la Pathologie corrélative et qu'il agit sur les viscères; 1) par des mécanismes hypothalamo-préhypophyso-viscéraux; 2) par des mécanismes hypothalamo-préhypophyso-endocrino-viscéraux; 3) par des mécanismes hypothalamo-endocrino-viscéraux; 4) par des mécanismes hypothalamo-neuro-viscéraux.

Nous avons montré aussi les premiers que les noyaux hypophyso-régulateurs de l'hypothalamus sont parmi les centres nerveux les plus sensibles à tous les types de choc, qu'ils soient physiques, toxiques ou nerveux. Nous avons expliqué la sensibilité réactionnelle de l'hypothalamus par deux faits: 1) la multiplicité, démontrée par nous, des connexions afférentes aux centres excito-sécrétoires de l'hypophyse; 2) l'extraordinaire richesse vasculaire des mêmes noyaux dans lesquels les capillaires sont directement apposés aux péricaryones de telle sorte que toute altération humorale peut se répercuter directement sur ces noyaux. (Mais d'autres formations présentent également une grande sensibilité réaction-nelle. C'est le cas des ganglions cervicaux supérieurs qui interviennent également dans le fonctionnement hypophysaire.)

Nous expliquions les réactions dégénératives constantes observées dans les noyaux hypophysaires régulateurs par des réactions de choc paraphysiologiques (microchocs).

Ayant aussi les premiers (1937) admis une action de l'hypothalamus sur la

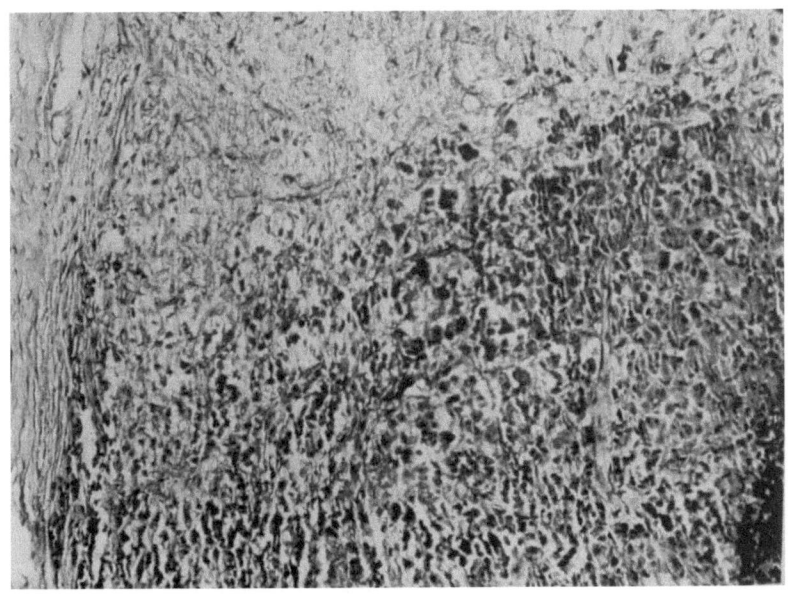

Fig. 78. Hyperneurocrinie hypophysaire

préhypophyse et décrit des voies hypothalamo-antéhypophysaires, nous ne pouvions pas avoir de doute sur le rôle de l'hypothalamus comme centre réac-tionnel.

Les manifestations réactionnelles viscérales et endocriniennes multiples obtenues par nous au moyen de lésions hypothalamiques et nerveuses ne faisaient que confirmer une conception que nous défendions dès 1933 et suivant laquelle il faut tenir compte, en pathologie corrélative, de tout le complexe hypothalamo-hypophysaire et non pas seulement de l'hypothalamus ou seulement de l'hypo-physe.

L'étude des chocs ou syndromes agressifs (dus aux agressions biologiques) est devenue l'une des branches les plus importantes de la Médecine. Nous avons proposé le terme d'"agressologie" pour la désigner.

Dans tous les syndromes de choc (ou de stress suivant le terme mis en avant par les recherches de SELYE) s'observent d'une part des réactions physiologiques (syndromes de choc physiologique), d'autre part des réactions anatomiques (syndrome de choc anatomique).

Le syndrome anatomique comporte des phénomènes nécrosants (ou clastiques) des phénomènes inflammatoires (ou phlogistiques), des phénomènes dégénératifs-dysmétaboliques et des phénomènes prolifératifs (ou blastiques).

Ces différents phénomènes caractérisent autant de chapitres de la Pathologie qui méritent d'être individualisés.

Nous avons proposé le terme de "Clastologie" et de "Phlogologie" pour désigner la science des processus nécrotiques et ulcératifs et celle des inflammations.

Nous désirons rappeler ici, quelques lois fondamentales en matière d'agressologie :

1) Toute agression d'intensité suffisante est intégrée dans la totalité de l'organisme avec production de réactions histologiques nerveuses, endocriniennes,

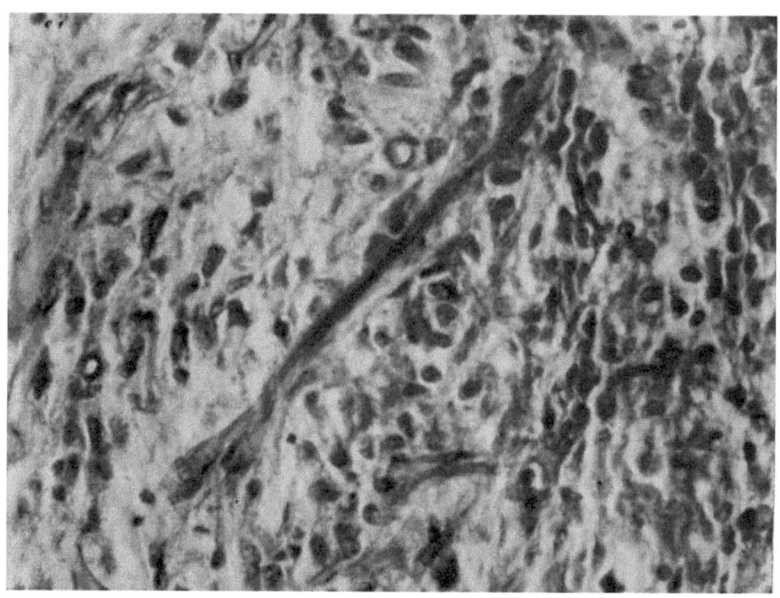

Fig. 79. Hyperneurocrinie hypophysaire

pulmonaires, digestives, hépatiques, rénales, génitales et mésenchymateuses et même vestigiaires (kystisation des vestiges embryonnaires paragénitaux). (Loi de l'intégration totale.)

2) L'appareil d'intégration des agressions est le système neuro-ergono-vasculaire dans sa totalité.

3) Dans les syndromes agressifs, il existe un mélange intime de processus directs (pathologie directe) et des processus indirects d'origine neuro-ergonale (pathologie corrélative ou intégrative).

4) Même les microchocs déterminent des réactions histologiques au niveau des tissus les plus sensibles.

Par ailleurs, nous appelons *normergie* la réactivité d'intensité habituelle, *hyperergie* celle d'intensité marquée et *hypoergie* celle d'intensité réduite.

L'hétérergie (allergie au sens large) est toute réactivité anormale, quel qu'en soit le mécanisme, nerveux ou ergonal. Nous avons longuement insisté sur le fait que la production d'anticorps qui dépend d'ailleurs étroitement du système neuro-ergonal (et les anticorps ne sont que des ergones spéciales) n'est que l'un des modes susceptibles d'entraîner de l'hypoergie ou de l'hyperergie.

18) Le maintien de la vie cellulaire et tissulaire nous paraît une fonction intégrative inhérente aux organismes élevés. Cette fonction est sous la dépendance de nombreux facteurs neuro-ergonaux contrôlés par le complexe diencéphalo-hypophysaire. Dans les conditions normales, les cellules de la plupart des tissus subissent la mort. Dans les conditions pathologiques cette mort est accélérée. La cellule subit une clasie, suivant le terme de DUSTIN, lorsqu'elle est frappée de mort brutale. Lorsque la nécrose atteint un viscère en totalité, on parle de viscérite nécrosante. Nous avons obtenu de telles nécroses par des lésions diencéphaliques.

Le plus souvent, les nécroses pathologiques se produisent par foyers (nécroses

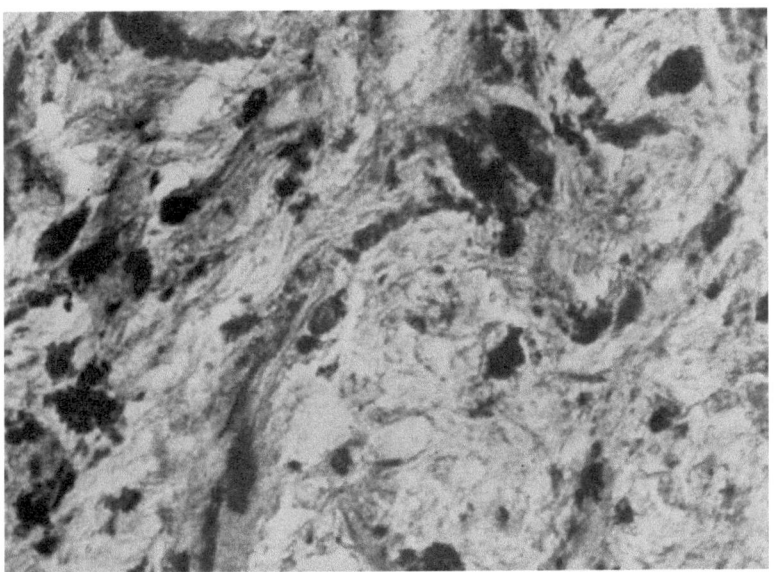

Fig. 80. Neuro-hypophyse humaine. Disposition des grains gomoriphiles

insulaires) comme dans tous les types de choc et dans les lésions nerveuses centrales ou périphériques, suivant nos constatations. Les ulcérations et ulcères digestifs ne sont, pour nous, pas autre chose que de telles nécroses insulaires.

Comme d'autres auteurs, nous avons obtenu des ulcères gastro-duodénaux, par des lésions frontales et hypothalamiques.

Au Congrès de Milan, M. VENTURA (Udine) a étudié à nouveau le rôle du diencéphale dans le déterminisme de l'ulcère gastro-duodénal. — G. B. BELLONI et S. RIGOTTI (Padoue) ont insisté sur le rôle du diencéphale dans les phénomènes de trophisme et de réactivité tissulaire et sur les difficultés d'apprécier la part respective des glandes endocrines et du système nerveux dans les dystrophies et les syndromes dysréactionnels périphériques. Les thérapeutiques neuroplégiques ont apporté une contribution importante à l'étude du problème de la dysréactivité neurogène.

19) Le maintien de la structure normale des divers organes est une fonction

d'intégration au premier chef et nécessité l'intervention de nombreux facteurs neuro-ergonaux.

La structure d'un organe peut être considérée comme normale 1) lorsque le parenchyme est en quantité normale et fonctionne normalement; 2) lorsque les rapports entre le parenchyme d'une part, le mésenchyme actif et le mésenchyme de soutien d'autre part et la vascularisation sont normaux.

Dans toutes les autres conditions, nous parlons de dystrophies qui se caractérisent souvent par l'exubérance du mésenchyme de soutien (tissu de sclérose). Le complexe diencéphalo-hypophysaire joue certainement un rôle important dans de nombreuses dystrophies qui sont de manière générale d'origine neuro-endocrinienne.

Mais le rôle de l'hypothalamus n'est pas exclusif.

G. AGOSTINI (Perugia) ayant relevé dans une myopathie du type LEYDEN-MOEBIUS, des altérations de certains noyaux du tuber, pense que les myopathies

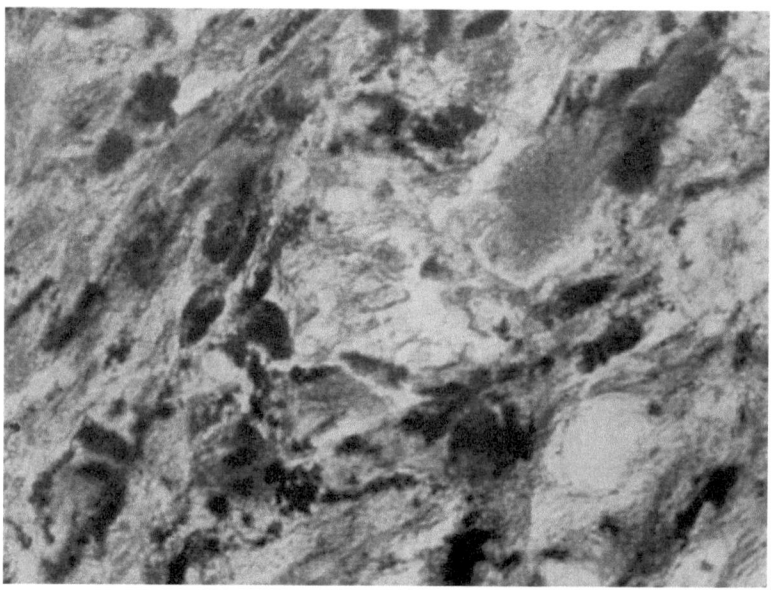

Fig. 81. Neuro-hypophyse humaine. Traînées de grains gomoriphiles

sont dues, essentiellement, à l'hypothalamus et cite, à ce sujet, les opinions comprobatives de KRETSCHMER, CURSCHMANN et D'ANTONA. Des lésions dégénératives hypothalamiques ont été relevées dans les myopathies, par de nombreux auteurs (WESTPHAL, KRETSCHMER, D'ANTONA, GUILLAIN et BERTRAND, SOUQUES, WEILL, BRAUMLER, PRISMAY).

Cependant, dans un cas de syndromes de STEINERT-BATTEN associés à une hyperostose frontale interne, nous n'avons pas relevé, avec CORREIA DE OLIVEIRA, d'altérations hypothalamiques.

P. ALBANESE (Siena) rappelle qu'il a décrit, en 1948, des syndromes d'odontomalacie survenus à la suite d'encéphalites épidémiques et pense qu'il faut tenir compte du diencéphale, dans la pathogénie des caries dentaires en général.

20) La régulation des processus prolifératifs et régénératifs et l'inhibition des processus prolifératifs normaux et pathologiques constituent des fonctions biologiques essentielles.

Nous croyons important, pour la compréhension des processus prolifératifs et du cancer, de considérer ensemble ces deux fonctions qui à première vue semblent s'opposer, mais qui en réalité sont étroitement associées.

A. — Dans les conditions physiologiques, la plupart des cellules meurent au bout d'un temps donné et sont remplacées par régénération. Cette régénération a lieu, pour certains types cellulaires par "ondes" c'est-à-dire de manière rythmée. Les ondes de mitoses qui s'observent au niveau de la muqueuse intestinale constituent, à cet égard, l'exemple le plus classique. Elles se produisent à des périodes déterminées de la journée, ce qui paraît démontrer l'intervention de facteurs externes. Mais ceux-ci, mal connus, n'agissent en toute probabilité que par l'intermédiaire du système neuro-endocrinien et notamment diencéphalo-hypophysaire. Dans le cas de la régénération intestinale, les ergones qui sont en cause ne sont pas connues.

Le déterminisme neuro-ergonal de la régénération de la muqueuse utérine

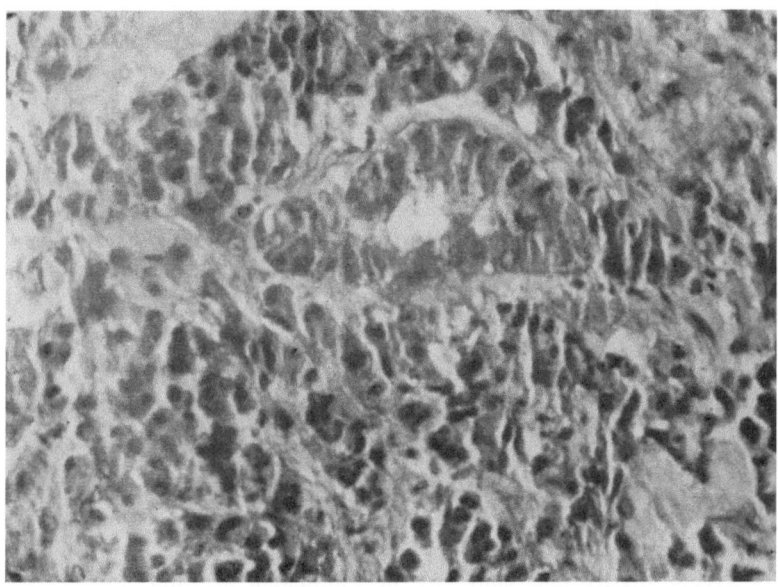

Fig. 82. Hyperneurocrinie hypophysaire. Aspect trabéculé de l'épithélium d'immigration

est mieux élucidé. Le rôle du complexe hypothalamo-hypophyso-ovarien est bien connu dans la nécrose menstruelle autant que dans la reconstitution et la prolifération postmenstruelle. Il serait urgent de mettre en évidence tous les facteurs de croissance qui régissent la régénération et les proliférations physiologiques de tous les tissus, car il est évident que les ergones qui stimulent la prolifération physiologique d'un tissu interviennent aussi dans la prolifération des tissus cancéreux qui en proviennent et sont même nécessaires à la cancérisation.

Ce fait est particulièrement net dans le cas de la glande mammaire qui subit, comme la muqueuse utérine, des proliférations et régressions cycliques. Les principes hypophysaires et œstrogènes qui sont responsables de la prolifération mammaire normale sont également indispensables à la cancérisation de la glande mammaire.

B. — L'inhibition des processus prolifératifs normaux et pathologiques est une fonction tout aussi importante. Toute prolifération et régénération est limitée par un ensemble de facteurs neuro-ergonaux d'inhibition et grâce à des mécanismes d'autorégulation et d'équilibre ergonal.

Ainsi, la prolifération utérine et mammaire est limitée par l'effet inhibiteur que les œstrogènes exercent sans doute par l'intermédiaire de l'hypothalamus, sur la sécrétion de la gonadotrophine A et l'effet stimulateur qu'ils exercent sur la production de la gonadotrophine B. Les hormones androgènes interviennent dans le même sens. Il existe normalement, un équilibre hormonal entre les gonadotrophines, les hormones stéroïdes génitales, et les hormones stéroïdes surrénales et d'autres hormones, équilibre variable dans les différentes phases du cycle œstral. Une grandeur donnée de ce rapport stimule la prolifération utérine et mammaire, une autre l'inhibe et détermine la régression de la prolifération et même la nécrose de la muqueuse utérine.

La croissance prostatique est également favorisée et limitée par de tels équilibres d'autorégulation.

De même, l'hypertrophie compensatrice du rein restant, après néphrectomie unilatérale, s'arrête grâce à des effets inhibiteurs d'autorégulation au moment précis où le volume du rein hypertrophique atteint le volume primitif des deux reins grâce à un équilibre entre les hormones stimulatrices (androgènes, somatotrophine) et les hormones inhibitrices.

La régénération du foie après hépatectomie partielle, s'arrête pour les mêmes raisons, au moment où le volume primitif de la glande hépatique est atteint.

Tous les organes et tissus normaux paraissent stimulés et inhibés dans leur prolifération par des mécanismes d'équilibre et d'autorégulation du même ordre.

Le système neuro-endocrinien en tant qu'effecteur des diastases cellulaires et des gènes dont dépend, en dernière analyse, la croissance, intervient dans la stimulation et dans l'inhibition de la prolifération et la régénération des tissus. Le diencéphale et le complexe hypothalamo-hypophysaire jouent ici également un rôle d'intégration.

Des processus prolifératifs anormaux apparaissent non seulement lorsqu'il y a hyperproduction d'une hormone donnée ou hyperfonction d'un centre nerveux donné, mais lorsqu'il y a rupture de l'équilibre ergonal en faveur de la prédominance des facteurs stimulateurs ou de la diminution des facteurs inhibiteurs.

Le rôle des centres nerveux, direct ou indirect, ne peut être négligé dans ce domaine.

Nous avons insisté plus haut sur la production possible d'hyperplasies et d'adénomes basophiles ou éosinophiles de l'hypophyse dans certaines lésions de l'hypothalamus; d'adénomes thyroïdiens et de syndromes de Cushing, dans certaines diencéphaloses; d'hyperplasies mammaires dans certaines lésions spinales.

Il est important de noter que la prolifération des tissus cancéreux, contrairement à d'anciennes opinions, est stimulée et inhibée par les mêmes facteurs qui régissent ou inhibent la prolifération des tissus normaux dont ils proviennent.

Ainsi la prolifération du cancer mammaire est inhibée, dans une certaine mesure, par la testostérone, un excès d'œstrogène et l'absence des hormones antéhypophysaires.

C'est à l'existence de facteurs inhibiteurs qu'il faut attribuer la faculté de certains individus et de certaines espèces de tolérer, sans cancérisation, l'action de facteurs cancérigènes.

Ayant analysé le cas du cobaye, nous avons proposé (1944) le terme de *carcino-résistance* pour désigner cette propriété qui dépend, croyons-nous, de deux groupes de facteurs:

1) Une constitution particulière des systèmes ergonaux cellulaires représentés par les gènes cytoplasmiques et nucléaires, les nucléoprotéines non géniques et

les diastases. Suivant notre conception, polyergonale, la cancérisation ne résulte pas automatiquement d'une seule mutation nucléaire ou cytoplasmique ou de l'introduction d'un virus, mais d'altérations de l'ensemble d'un système ergonal cellulaire. Les altérations d'ergones différentes peuvent aboutir, suivant ces vues, par intégration cellulaire, au même effet de cancérisation. La carcino-résistance de nature cellulaire résulterait d'une constellation particulière des systèmes ergonaux cellulaires, apte à empêcher l'intégration cancérisante.

2) Une constitution particulière du système neuro-ergonal qui est l'appareil effecteur des systèmes ergonaux cellulaires. La cancérisation est favorisée par une augmentation des facteurs stimulateurs de la capacité proliférative d'un tissu donné par rapport aux facteurs inhibiteurs de la prolifération du même tissu (augmentation du rapport stimulateurs : inhibiteurs). Les chances de cancérisation sont affaiblies par l'augmentation de facteurs inhibiteurs par rapport aux facteurs stimulateurs (diminution du rapport stimulateurs : inhibiteurs).

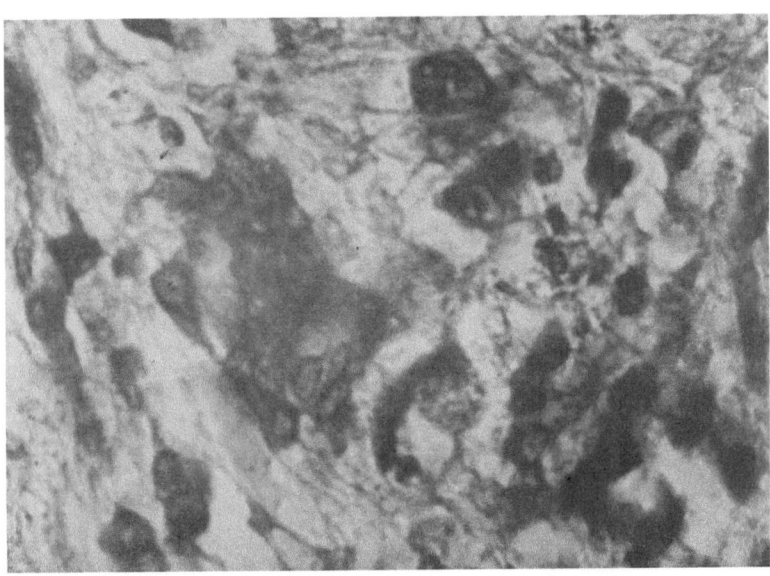

Fig. 83. Hyperneurocrinie hypophysaire. Une travée cellulaire en voie de fonte colloïde

Nous avons les premiers soulevé l'hypothèse (1942) de l'existence d'une substance inhibitrice particulière, présente dans les espèces carcino-résistantes (cas du cobaye) et cherché à obtenir au moyen d'extraits aqueux ou lipidiques de viscères de cobaye une inhibition de la croissance des sarcomes expérimentaux. Les extraits lipidiques insaponifiables de cobaye ont à cet égard donné des résultats non négligeables.

Il paraît plus logique d'admettre un groupe de substances inhibitrices pour chaque tissu cancérisable de même qu'il existe pour certains tissus tel que le tissu mammaire, un groupe de substances stimulatrices. Cette cancérisation montre, une fois de plus, que chaque type morphologique de cancer a sa biologie propre.

Il y a autant de types de cancer que de tissus cancérisables. Chaque tissu présente une capacité de cancérisation (carcinophilie) propre et une capacité de carcino-résistance propre. Ces capacités sont dues en partie à la constitution des systèmes ergonaux cellulaires. Mais elles dépendent aussi de la constitution du système neuro-ergonal, et en particulier du rapport facteurs stimulateurs: facteurs inhibiteurs.

Ce rapport pouvant présenter une grandeur variable, la carcinophile et la carcino-résistance sont des fonctions de valeur variable. A cet égard, les individus cancéreux peuvent être répartis en plusieurs groupes: 1) les individus porteurs d'un cancer non métastasant parce que la capacité proliférative inhérent au système ergonal cellulaire est réduit ou parce qu'il existe, chez cet individu, une carcino-résistance encore élevée; 2) les individus porteurs d'un cancer et de métastases quiescentes dont le développement est empêché par des facteurs inhibiteurs présents en quantité voulue. Ces métastases se mettent à proliférer parfois au bout de nombreuses années lorsque le rapport stimulateurs: inhibiteurs augmente; 3) les individus cancéreux à métastases évolutives par capacité

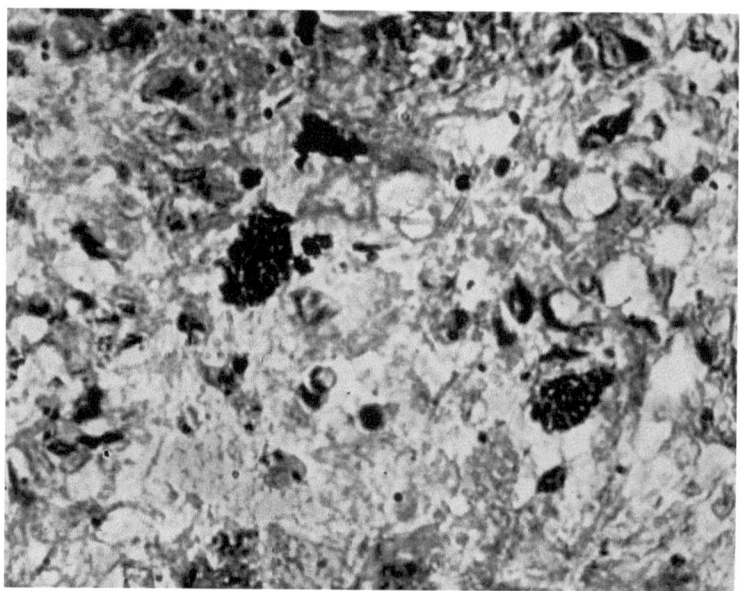

Fig. 84. Mastocytes neuro-hypophysaires

proliférative inhérente au tissu cancéraux ou par diminution du rapport stimulateurs: inhibiteurs.

Le développement d'un cancer chez un individu donné constitue ainsi une véritable maladie: la maladie cancéreuse dans laquelle le système d'intégration joue un rôle considérable.

Nous insisterons aussi sur le fait qu'il ne semble pas y avoir de carcino-résistance absolue vis-à-vis de certains facteurs cancérigènes. Chez le cobaye, nous avons obtenu des sarcomes par l'administration de doses très élevées de cancérigènes, alors que cet animal résiste à des doses sûrement actives chez le rat (carcinorésistance relative vis-à-vis des agents donnés).

Mais le cobaye ne présente, sous l'influence de doses considérables d'œstrogènes que des tumeurs bénignes ou envahissantes (carcino-résistance élevée vis-à-vis des œstrogènes).

Les tumeurs bénignes posent un problème particulier. On peut penser qu'elles sont dues à une augmentation du rapport stimulines: antistimulines sans altération dans le sens cancéreux, des ergones cellulaires.

Toutefois, les cellules tumorales bénignes présentent une certaine altération ergonale qui favorise la cancérisation. Nous avons insisté, à ce sujet, sur les nombreuses formes de transition entre les tumeurs bénignes et les malignes.

En résumé, la conception que nous avons proposée pour interpréter l'ensemble des processus pathologiques, s'applique aussi au problème du cancer, et nous avons pu distinguer plusieurs types pathogéniques de cancer; 1) des cancers par altérations endogène, d'origine constitutionnelle, du système ergonal cellulaire; 2) des cancers par altération du système ergonal cellulaire d'origine agressive cellulaire directe (cancers directs); 3) des cancers par altération primitive du système neuro-ergonal (cancers corrélatifs primitifs); 4) des cancers par altération secondaire d'origine agressive de ce système (cancers corrélatifs secondaires).

De toute façon, ces considérations montrent que le système neuro-ergonal, dans le cadre duquel le diencéphale et le complexe hypothalamo-hypophysaire constituent le principal centre intégrateur, jouent un rôle capital dans les proliférations cellulaires normales et pathologiques.

Ce problème auquel nous avons récemment consacré un travail d'ensemble, mérite l'attention. En ce qui concerne les rapports entre le diencéphale et certains processus prolifératifs, G. MARINONE (Pavie) acceptant (Congrès de Milan) l'existence d'une hormone érythropoïétique spécifique de la préhypophyse, indique une série de facteurs nerveux qui agissent sur l'hypophyse et modifient l'intensité de la reproduction du tissu érythroblastique.

Suivant R. SCALABRINO et P. G. BIANCHI (Milano) les extraits lipidiques de diencéphale ont une action accélératrice sur la prolifération et la maturation des lignées médullaires, surtout de la lignée érythroïde.

B. Anatomie Pathologique de la région diencéphalo-hypophysaire

Dans le Traité de Neuro-endocrinologie, nous avons donné avec G. ROUSSY (1946) un groupement d'ensemble des lésions anatomo-pathologiques qui peuvent intéresser la région hypothalamo-hypophysaire, en distinguant trois groupes topographiques de processus: 1° – des lésions hypophysaires intrasellaires; 2° – des lésions suprasellaires inter-hypothalamo-hypophysaires; 3° — des lésions diencéphaliques proprement dires qui peuvent intéresser le 3e ventricule ou les territoires anatomiques nerveux. Nous renvoyons le lecteur à cette description.

Nous rappellerons, ici, uniquement le fait que nous avions, les premiers, insisté sur l'extraordinaire sensibilité réactionnelle de certaines formations diencéphaliques et notamment des noyaux paraventriculaires et supraoptiques. A cette sensibilité dont nous avons fourni une interprétation, correspond la fréquence des réactions dites dégénératives observées, en Pathologie, au niveau de ces noyaux et qui existent même chez des animaux apparemment normaux. Les méthodes de coloration du neurosécrétat ont apporté à ce sujet de nouvelles données. La disposition des inclusions gomori-positives, gomori-négatives et PAS-positives ou leur augmentation dans les noyaux paraventriculaires, supra-optiques, hypothalamo-mamillaire, tubérien et intrapédonculaires doivent toujours être recherchées de même que leur présence dans les voies nerveuses. Le matériel gomoriphile ou MAC MANUS-phile interstitiel est particulièrement abondant, comme nous l'avons souligné, dans certains comas.

L'intensité de la praamyloïdose diencéphalique doit toujours aussi être précisée.

Au Congrès de Milan, G. DE GAETANI (Modena) a étudié l'hypothalamus chez de nombreux animaux trai téspar des agressions chimiques et physiques. Il insiste sur le fait que les altérations observées sont toujours "parcellaires" c'est-à-dire n'intéressent que certains groupes cellulaires. Le même phénomène s'observe dans l'hypothalamus humain. L'auteur pense que dans le même noyau, les différents groupes de cellules sont chargés de fonctions différentes.

Les constatations de GAETANI consacrent un phénomène général. Dans tous les organes, les réactions consécutives aux agressions exogènes ou endogènes sont de nature parcellaire. Nous avons insisté plus haut sur la fréquence des nécroses insulaires au niveau de nombreux organes, dans les syndromes agressifs.

La localisation préférentielle des processus pathologiques dans certains foyers, réalise une "topopathologie" dont l'interprétation n'est pas univoque. L'explication de GAETANI doit être la bonne, pour certains cas. D'autres explications sont possibles. Ainsi, dans un organe donné, — ce fait est bien démontré pour le foie et le rein — des divers territoires ne sont pas toujours fonctionnels simultanément. Ce sont évidemment les territoires en activité, qui sont les plus sensibles. Ce

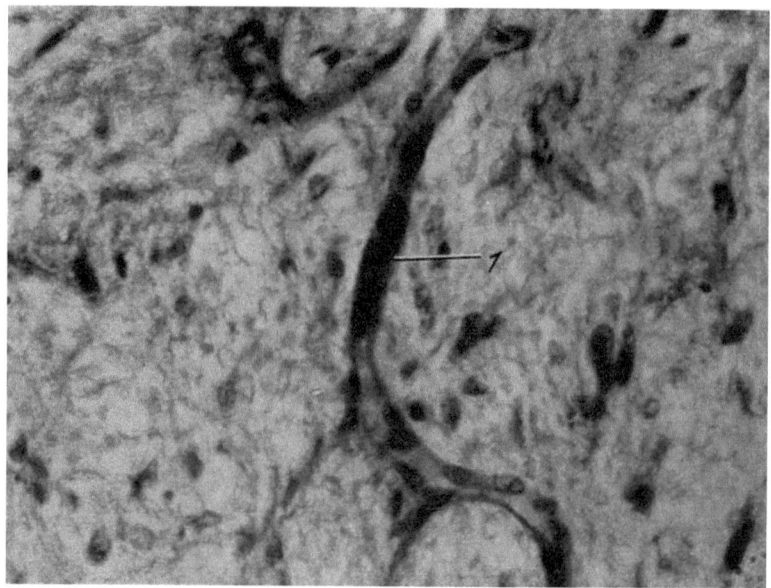

Fig. 85. Capillaire à contenu colloïde (1)

phénomène est valable même à l'échelle cellulaire, si nous rappelons qu'à la phase de mitose, toute cellule est particulièrement sensible aux agressions.

Les conditions d'innervation jouent également un grand rôle. Rappelons que suivant HILLARP, les divers segments des médullo-surrénales sont innervés par des segments spinaux différents et entrent séparément en activité.

Dans le cas des noyaux hypothalamiques, il s'agirait d'étudier le lieu de terminaison exact, sur les différents groupes cellulaires, des nombreuses voies afférentes.

Dans les divers viscères, les troubles vasculaires notamment hémorragiques s'observent également par foyers, et ces troubles vasculaires conditionnent des réactions parenchymateuses également parcellaires. Or, ces troubles vasculaires dépendent du système nerveux qui paraît ainsi le grand responsable en matière de topopathologie.

Il reste à déterminer pourquoi une excitation donnée se transmet plutôt à un groupe de neurones qu'à un autre et quelles sont les raisons de cette facilitation préférentielle.

C. Etiologie des lésions diencéphaliques

Toutes les agressions d'origine physique, toxique, bactérienne, virusale et allergique peuvent déterminer des réactions lésionnelles diencéphaliques.

Les réactions hypothalamiques sont constantes dans les syndromes agressifs.

De nombreux types d'encéphalite s'accompagnent d'altérations diencéphaliques qui peuvent être prédominants comme dans le cas de la poliencéphalite supérieure hémorragique de WERNICKE et le syndrome de KORSAKOFF.

Dans notre Institut, RAUL DE AZEVEDO a récemment décrit un cas de diencéphalité à type périveineuse prédominant et d'étiologie inconnue.

Les agressions neuro-psychiques peuvent produire, comme toutes les agressions, des réactions hypothalamiques.

Ainsi l'émotion obtenue chez le lièvre en le plaçant en présence de chiens de chasse, détermine, selon ŠTERN, MILIN et ŠERSTNEV, des réactions supraoptiques intenses avec hypertrophie nucléaire.

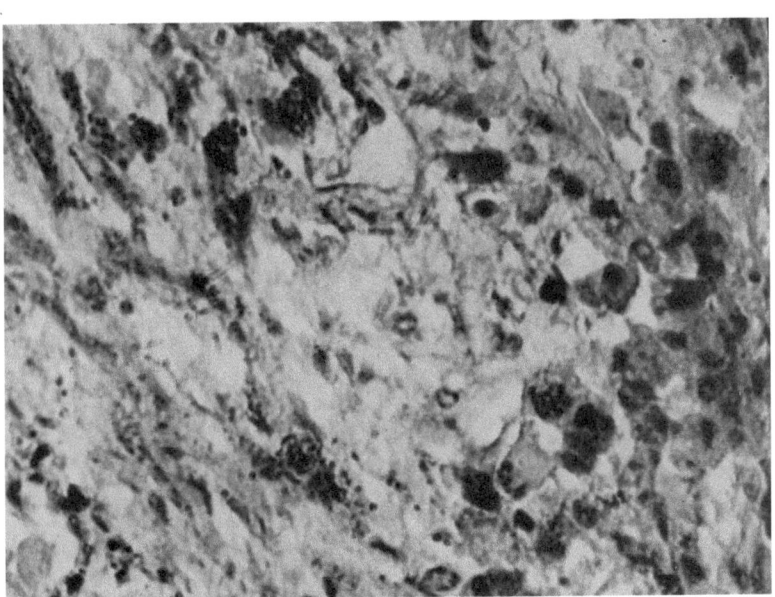

Fig. 86. Neuro-hypophyse humaine avec hyperneurocrinie et grains éosinophiles

Dans les traumatismes craniens, les lésions diencéphaliques sont fréquentes et déterminent des troubles correspondants, comme nous le signalions dès 1931 et comme y a insisté avec force MARCEL ARNAUD (Marseille).

On connaît aussi le grand intérêt des syndromes diencéphaliques posttraumatiques, dont le diabète insipide est le plus frappant.

Nous avons signalé plus haut, les syndromes de CUSHING posttraumatiques étudiés à nouveau par SCHWAB.

Au Congrès de Milan, W. BIRKMAYER (Vienne) a insisté à son tour, sur les conséquences diencéphaliques des traumatismes crâniens. L'énergie mécanique se répartit régulièrement au contenu de la boîte crânienne (DENNY-BROWN). Mais l'énergie potentielle se transforme en énergie cinétique dans les zones où se juxtaposent des milieux de constitution physique différente. De telles zones existent dans le diencéphale (3e ventricule, base du diencéphale, citernes basilaires).

Les lésions produites répondent à la tixotropie de HALLERVORDEN. Les hémorragies de DURET ont été remises à l'honneur (BERNER).

Enfin, le rôle des lésions diencéphaliques dans le syndrome "subjectif" post-traumatique, doit être considérable.

En ce qui concerne l'étiologie des diencéphaloses, N. PENDE admet qu'elles sont souvent dues à des lésions congénitales d'origine maternelle et embryopathique.

Le diencéphale peut enfin être intéressé par des lésions cranio-méningées. Le syndrome de N. PENDE mérite à ce sujet toute l'attention des diencéphalologues. La craniose phlogistique de PENDE se caractérise par des craniosynostoses précoces, des réactions sellaires et périsellaires, une calcification de la pinéale et de l'hydrocéphalie. Le signe de KERNIG est parfois positif en même temps que se développent des syndromes diencéphaliques d'aspect divers.

Certains syndromes diencéphaliques sont secondaires à des rhinites et à des

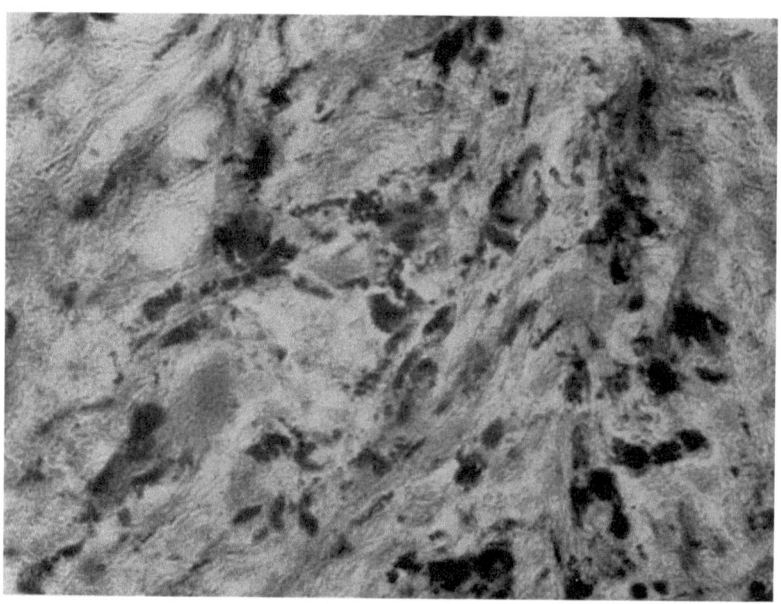

Fig. 87. Neuro-hypophyse humaine contenant des grains éosinophiles

sinusites. R. KOURILSKY (Paris) a invoqué cette étiologie à l'origine de certains diabètes insipides.

Les mêmes facteurs interviennent dans le syndrome décrit par L. BARBIERI (Bologne). Il s'agit, suivant l'auteur italien, d'un syndrome diencéphalique mineur parfois pris pour de l'hyperthyroïdisme. Il survient chez des sujets mâles de 20 à 30 ans, longilignes ou médiolignes avec hyperémotivité, instabilité vaso-motrice, tachycardie, mydriase, rougeur des conjonctivites, dermographisme rouge, signe de MARAÑON, dessin réticulaire particulier au niveau du cou et de la poitrine, céphalées fréquentes, M. B. légèrement élevé. Ces sujets ont eu souvent des rhinites et des sinusites qui ont pu déterminer la diencéphalose.

De nombreux troubles endocriniens peuvent entraîner une souffrance du diencéphale, comme le montrent les symptômes de la série diencéphalique qui accompagnent ces syndromes.

Les syndromes du type auto-intoxication d'origine rénale, hépatique et métabolique atteignent également le diencéphale. Les comas qui les terminent, et s'accompagnent, comme nous l'avons noté de réactions diencéphaliques importantes, sont de manière générale d'origine diencéphalique (TARDIEU).

V. SCAFFIDI (Catania) insiste sur la fréquence, chez les hépatiques, de symptômes diencéphaliques, en particulier d'hypersomnie ou d'insomnie.

Le même auteur signale aussi la relative fréquence avec laquelle on relève une souffrance diencéphalique dans les entéropathies dans lequel un syndrome de diabète insipide s'est développé au moment d'une crise grave du type sprue. Chez un jeune malade de 17 ans, la guérison de l'entérocholite à caractère de sprue, par l'auréomycine, a normalisé un hypoévolutisme génital somatique.

L'auteur admet, pour expliquer cette souffrance diencéphalique, l'intervention d'autotoxines et une labilité métabolique particulière des centres diencéphaliques en cause.

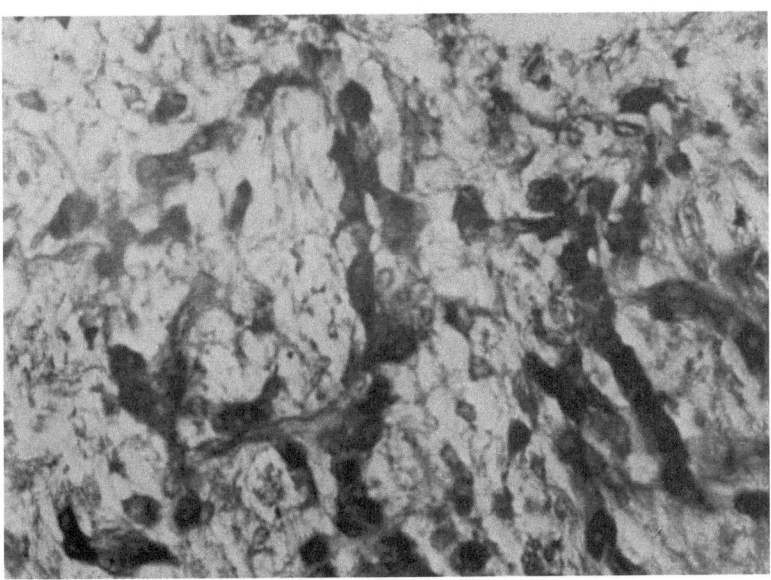

Fig. 88. Neuro-hypophyse contenant de nombreuses cellules épithéliales allongées périvasculaires

D. Classification des syndromes diencéphaliques

Nous avons donné plus haut une classification des fonctions dévolues au diencéphale et au système neuro-ergonal. A chaque fonction correspondent, en pathologie, des troubles et des symptômes définis.

Dans les lésions et perturbations diencéphaliques, on peut relever, en outre, des signes objectifs de nature radiologique, des céphalées à caractère diencéphalique (GREPPI) ou certaines conditions étiologiques qui ont une grande valeur pour le diagnostic.

Les signes de souffrance diencéphalique s'associent de manière très variée, en syndromes que l'on peut classer de manière diverse.

Une manière simple que nous avons adoptée est de les grouper suivant le nombre des troubles diencéphaliques qu'ils comportent. On obtient ainsi 4 groupes : 1º Les syndromes monosymptomatiques qui se distinguent par la prédominance d'un trouble (cas du diabète insipide où le trouble concerne le métabolisme de l'eau); 2º Les syndromes bisymptomatiques (cas du syndrome adiposo-génital, du syndrome acromégalie-diabète); 3° Les syndromes trisymptomatiques; 4° Les syndromes polysymptomatiques. Mais d'autres critères de classification peuvent être adoptés.

Dans un important travail, N. Pende, après avoir insisté sur le fait que le diencéphale n'est pas isolable, ni physiologiquement ni pathologiquement ou cliniquement, des formations corticales et sous-corticales proches, propose une classification des symptômes d'origine diencéphalique en 10 catégories de diencéphaloses.

1) Les incontinences ou dysinhibitions diencéphaliques comprenant: l'inquiétude motrice continuelle, l'épileptoïdisme diencéphalique, l'agressivité sans contrôle.

2) Les bipolarités symptomatiques diencéphaliques caractérisées par la coexistence d'états opposés ou leur inversion brusque: obésité-maigreur, hypercinésie-acinésie, hyperactivité psychomotrice-apathie, boulinie-anoréxie.

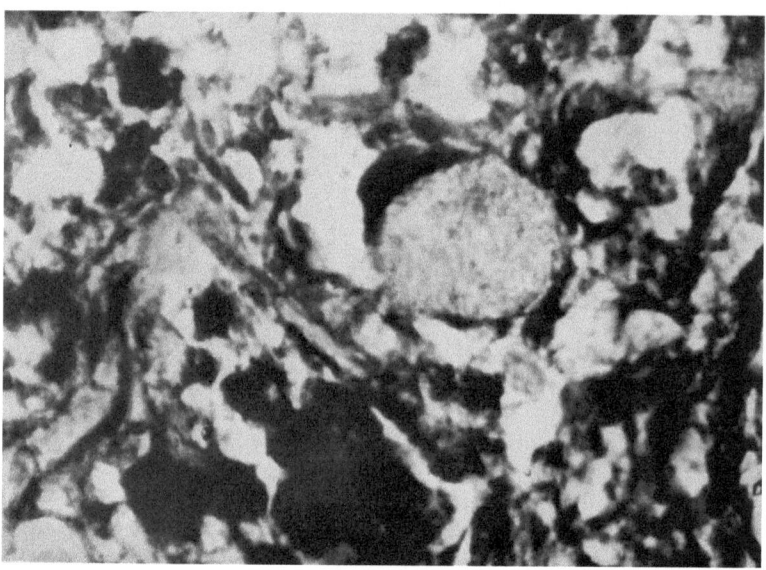

Fig. 89. Un corps de HERRING gomori-négatif

3) Les dysrythmies ou ataxies diencéphaliques caractérisées par les troubles des fonctions diencéphaliques à caractère rythmique: sommeil-éveil, rythmes de croissance et de phases vitales, rythmes saisonniers.

4) Les dyscrinies diencéphaliques ou syndromes dyshormonaux diencéphalo-endocriniens.

5) Les dysmorphismes diencéphaliques ou anomalies embryopathiques et dysgénopathies de divers organes et tissus.

6) Les psychopathies diencéphaliques surtout les dysthymies.

7) Les syndromes de labilité vasculaire.

8) Les syndromes dysthermiques.

9) Les altérations électro-encéphalographiques.

10) Les altérations radiologiques endocriniennes surtout du 3e ventricule, auxquelles N. Pende et V. Pende ont consacré de longues recherches.

Ces symptômes peuvent se grouper de la manière la plus diverse en syndromes diencéphaliques (diencéphaloses) individualisables.

N. Pende insiste sur la difficulté qu'il y a à séparer les symptômes d'excitation des signes de déficience. Il l'explique par le fait qu'il existe dans le diencéphale, des zones fonctionnelles antagonistes. W. R. Hess décrit, comme le rappelle Pende, une zone dynamogène et une zone trophoendophylactique. La dépression de l'une peut s'accompagner de l'hyperactivité de l'autre et inversement.

De nombreux auteurs ont décrit des diencéphaloses particulières, et notamment des diencéphaloses frustes.

L'ataxie végétative de Birkmayer se manifeste par des troubles végétatifs polymorphes, une hypersensibilité aux substances toxiques (alcool, nicotine), une diminution des capacités physiques et intellectuelles.

Les épreuves à l'adrénaline et à l'insuline donnent des réponses diminuées (aréflexie végétative) ou exogénées (hyperréflexie) ou dissociées.

Ce syndrome peut être d'origine traumatique, infectieuse (encéphalite thyphique, polio-encéphalite) ou toxique (alcool, barbiturates).

E. Greppi, F. Sicuteri, S. Bardelli et M. Ficini (Florence) décrivent un syndrome diencéphalique d'hyposthénie centrale juvénile caractérisée par une asthénie subjective avec dépression psychique discrète souvent sexuelle chez des individus présentant une céphalée torpide mais durable et histamino-insensible (type diencéphalique de Greppi). Par ailleurs, le test de Thorn à l'adrénaline démontre une hyporéactivité de l'axe diencéphalo-hypophyso-surrénal.

C. Stora (Paris) relate un syndrome diencéphalique complexe avec amaigrissement progressif, asthénie grave, et aménorrhée provoqué par une compression du diencéphale due à une arachnoïdite cloisonnée de la fosse postérieure. Ce syndrome fut guéri par l'intervention chirurgicale.

10. Pathologie d'origine ergonale

Dans le paragraphe précédent, nous avons donné une vue d'ensemble de la pathologie d'originie diencéphalique et nerveuse (Pathologie "neurogène"), en insistant sur le fait que les lésions nerveuses à caractère stimulateur (irritatif suivant la terminologie de Samuel et de Reilly) s'accompagnent de réactions endocriniennes constantes. De manière générale, toute lésion nerveuse perturbe l'ensemble du système neuro-endocrinien et neuro-ergonal.

Il en est de même dans les syndromes d'origine ergonale.

Cette notion capitale ne s'oppose pas cependant, à l'existence, à côté de la Pathologie neurogène, d'une pathologie ergonogène qui comporte :

1) La pathologie hormonogène par carence ou hyperfonctionnement (d'origine neuro-hormonale, cythormonale, hormonale).

2) La pathologie vitaminogène par carence (avitaminoses) ou hyperfonctionnement.

3) La pathologie enzymogène qui se confond, en partie, avec la précédente, en raison du fait que les vitamines entrent, en grande partie dans la constitution des diastases.

4) La pathologie minéralogène due à la carence ou à la présence excessive d'ergones minérales. Cette pathologie tend à prendre une importance considérable si nous rappelons la pathologie d'origine potassique, sodique, cobaltique, ferrique, dans laquelle l'ensemble du système neuro-ergonal entre en souffrance.

5) La pathologie métabolinique non moins importante si nous rappelons le rôle pathogène du cholestérol.

6) A ces pathologies neurogènes, il faut ajouter la pathologie héréditaire ou dysgénétique due à une altération transmissible des gènes héréditaires qui agit

essentiellement dans la phénogénèse des troubles héréditaires par l'intermédiaire du système neuro-ergonal.

Toutes ces pathologies sont en plein développement. Il nous a paru essentiel, dans nos recherches personnelles, de réaliser des hyperfonctionnements expérimentaux aigus, subaigus et prolongés, en administrant, en quantités très variables, et pendant des périodes très variables, allant jusqu'à plusieurs années, d'ergones diverses.

Avec la même ergone, nous avons ainsi pu obtenir, les processus pathologiques les plus divers, allant des viscérites et des viscéroses dégénératives aux tumeurs

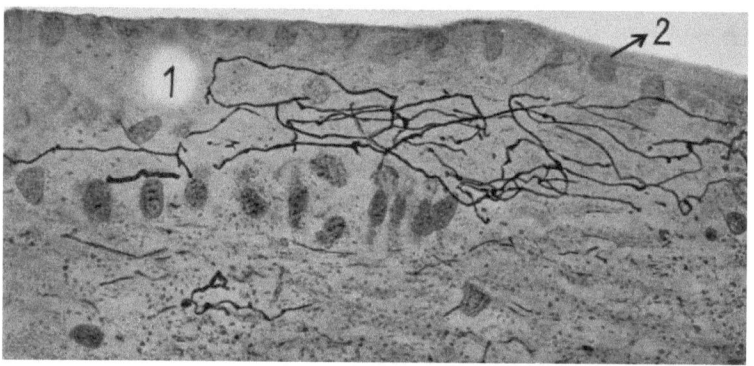

Fig. 90. Réseau sensitif sous-épendymaire (Méthode de GROSS) (ROUSSY et MOSINGER, Traité de Neuro-endocrinologie, Paris: Masson & Cie., 1946). *1*, réseau sensitif; *2*, épendyme

malignes. Mais la Pathologie obtenue est d'allure très variable suivant les espèces traitées.

Ainsi les œstrogènes produisent chez le cobaye un syndrome de "blastomatose multiple" avec tumeurs mésenchymateuse, endocriniennes, épithéliales, cœlomiques, ovariennes, mélaniques et embryomes qui fait défaut chez le rat où se produisent des sarcomes et des tumeurs hypophysaires (qui font défaut chez le cobaye) et chez la souris où se produisent des tumeurs de la glande interstitielle, beaucoup plus rares dans les autres espèces.

Quoi qu'il en soit, presque tous les processus de la pathologie humaine peuvent être obtenus expérimentalement par des troubles ergonaux expérimentaux.

11. Hétérergie. Constitution réactionnelle

Etant donné que le terme d'allergie est trop souvent réservé à la réactivité modifiée par un mécanisme antigéno-anticorpique, nous utilisons (1947) le terme d'hétérergie pour désigner toute réactivité modifiée par un mécanisme quelconque (allergie au sens large) dans le sens de l'hyperergie ou dans le sens de l'hypoergie. La pathologie de ROESSLE correpond à peu près aux mêmes états.

On peut distinguer 4 types étiologiques d'hétérergie ou allergie au sens large.

1º Dans le § 10, nous avons insisté sur les hétérergies d'origine nerveuse. Nous avons montré les premiers que des lésions et troubles nerveux peuvent entraîner soit une intensification des réactions neuro-végétatives et inflammatoires (hyperergie neurogène), soit une diminution (hypoergie neurogène), soit une inversion de ces réactions (dyrergie neurogène) (voir plus haut § 10).

2º De même, les ergones peuvent augmenter (hyperergie ergonogène) ou diminuer (hypoergie ergonogène) les réactions dégénératives, inflammatoires ou prolifératives et tumorales dues à des agressions biologiques, à des traitements nerveux ou à d'autres traitements ergonaux. Nous avons réalisé une abondante expérimentation pour nous rendre compte de cette notion.

3⁰ Les divers types d'agressions modifient, à leur tour, la réactivité vis-à-vis d'autres agressions (hétérergies agressogènes).

4⁰ L'agression antigénique, est à cet égard l'une des plus en vue en raison de sa fréquence. Elle se distingue par l'intervention d'ergones pathologiques particulières, les anticorps qui sont produits essentiellement par le système histiocytaire, les lymphocytes et les plasmocytes et sans doute par d'autres éléments cellulaires. Les anticorps peuvent par ailleurs, être absorbés par de nombreux éléments cellulaires qui peuvent ainsi devenir le siège de la réaction antigène-anticorps et sont "sensibilisés" à l'antigène.

Les cellules nerveuses peuvent elles-mêmes être sensibilisées. L'on doit penser que le contact de neurocytes sensibilisés avec l'antigène spécifique détermine leur stimulation irritative et une réaction hyperfonctionnelle corrélative du viscère innervé.

Certaines cellules nerveuses sont-elles plus aptes que d'autres à absorber les anticorps ? On peut admettre que les centres nerveux qui présentent la vascularisation la plus riche et sont en contact étroit avec les capillaires (qui peuvent eux-mêmes se sensibiliser) sont prédisposés à la fois à absorber des anticorps et à subir le contact avec l'antigène. Les noyaux végétatifs de l'hypothalamus appartiennent à cette catégorie de formations, Ce sont des centres réactionnels en matière d'agressologie antigénique comme dans tous les processus réactionnels d'origine agressive.

Mais en outre, ils président à la production même des anticorps en ce sens qu'il commandent, par l'intermédiaire de l'hypophyse, la trophicité des mésenchymes actifs, producteurs des anticorps et qu'ils dirigent le métabolisme des protides.

A ces faits, il faut ajouter que la réaction antigène-anticorps dans les tissus, s'accompagne de la production de neuro-hormones et de cythormones parmi lesquelles l'histamine, l'acétylcholine et l'héparine jouent le rôle le plus important. Il faut admettre que les mastocytes qui constituent une glande endocrine mésenchymateuse diffuse jouent un rôle important, dans les réactions allergiques.

Des phloghormones polypeptidiques et l'hyaluronidase sont également libérées.

CHARPY fait intervenir, dans les réactions allergiques cutanées, les ganglions spinaux qui seraient spécifiquement sensibilisés.

Il ne peut faire de doute que dans les réactions allergiques générales, le système neuro-endocrinien, dirigé par l'hypothalamus intervient dans sa totalité.

En résumé, dans tous les types d'hétérergie, le diencéphale et notamment le sous-thalamus élargi et tout le système neuro-endocrinien et neuro-ergonal jouent un rôle déterminant. Ce système représente d'ailleurs, comme nous le soutenons, le terrain des auteurs classiques. Instrument d'exécution des gènes, il est responsable de la constitution anatomique et physiologique et des capacités réactionnelles ou réactivité de chaque individu.

La complexité du système neuro-ergonal montre qu'il peut y avoir une grande variabilité réactionnelle suivant les individus.

Etant donné le rôle du diencéphale comme centre réactionnel, on peut se demander si la constitution anatomique du diencéphale ne présente pas la même variabilité suivant les individus que la réactivité.

L'étude cytoarchitectonique de nombreux hypothalamus humains nous a fait arriver à la conclusion qu'il existe, en réalité, de nombreux types structuraux hypothalamiques. Gruenthal et Feremutsch ont abouti aux mêmes conclusions.

Il y a donc là une première base-neuro-anatomique pour l'étude de la constitution réactionnelle.

Elle s'ajoute à l'étude des types somatiques de Kretschmer qui résultent d'ailleurs de l'activité du système neuro-endocrinien.

Signalons que le développement embryologique du diencéphale comme celui des glandes endocrines dépend de gènes agissant par l'intermédiaire de substances inductrices (organisateurs) et de diastases. Rossi (Gènes) a fait une étude très suggestive des diastases qui interviennent dans les différentes étapes du développement embryonnaire du diencéphale.

De telles recherches présentent le plus grand intérêt si l'on veut pouvoir influencer un jour, dans un sens utile, le développement du système neuro-endocrinien, chez l'embryon.

12. Diencéphale et milieu extérieur

Le milieu extérieur agit sur l'organisme de trois manières : 1) en lui fournissant les matériaux nutritifs nécessaires à son fonctionnement et à sa reconstruction constante; 2) en lui fournissant des ergons exogènes (vitamines, ergones minérales); 3) en agissant directement, par certaines radiations, sur les cellules de l'organisme; 4) en produisant les agressions exogènes physiques, chimiques et infectieuses; 5) en influençant le fonctionnement du système neuro-endocrinien.

La transmission des influences exogènes sur l'organisme se fait au niveau du diencéphale où affluent toutes les stimulations sensitivo-sensorielles. Certaines y arrivent directement, C'est le cas des radiations optiques qui influencent, par le faisceau rétino-tangentiel décrit par nous en novembre 1934, les centres hypophyso-régulateurs. C'est en nous basant sur cette constatation que nous avons pu dès cette époque admettre que c'est l'hypothalamus qui transmet à l'organisme les excitations du monde extérieur, c'est-à-dire du milieu dans lequel il vit. Il nous a paru utile, pour cette raison, de réunir au système neuro-ergonal qui comprend déjà des ergones exogènes, les facteurs ambientiels physiques biologiquement actifs.

Parmi les facteurs ambientiels, les facteurs psychosociaux jouent un rôle considérable. Ils modèlent le psychisme individuel qui agit lui aussi sur l'organisme végétatif, par l'intermédiaire du diencéphale. Le système d'intégration biologique devient ainsi un système neuro-ergono-physico-vasculaire et psychosocial.

Grâce à lui, l'individu forme, avec son milieu, une unité organique, actionnelle-réactionnelle.

13. Conclusions

Nous tirerons de cette étude des conclusions pathogéniques et des conclusions thérapeutiques :

A. Conclusions pathogéniques

Il apparaît que le diencéphale et le complexe hypothalamo-hypophysaire constituent le segment le plus en vue du système neuro-ergonal (par ampliation système neuro-ergono-physico-vasculaire et psychosocial) qui régit toutes les corrélations interorganiques et est l'intégrateur, dans la totalité de l'organisme ou dans les diverses régions organiques, de toutes les stimulations biologiques d'origine exogène ou d'origine endogène.

Toutes les fonctions biologiques dont nous venons de donner une classification personnelle d'ensemble, du psychisme supérieur au trophisme cellulaire, sont régies par ce système et le diencéphale. Le diencéphale élargi tel que nous l'avons défini présente les fonctions intégratives les plus développées.

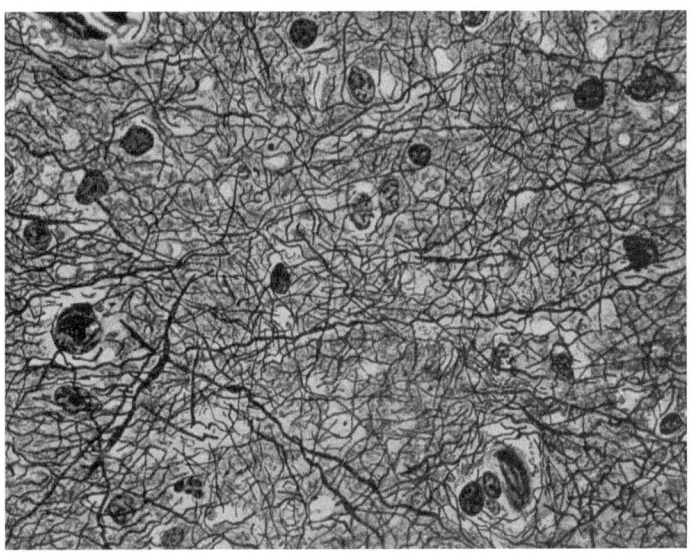

Fig. 91. Le système fibrillaire sous-épendymaire (Méthode de REUMONT)

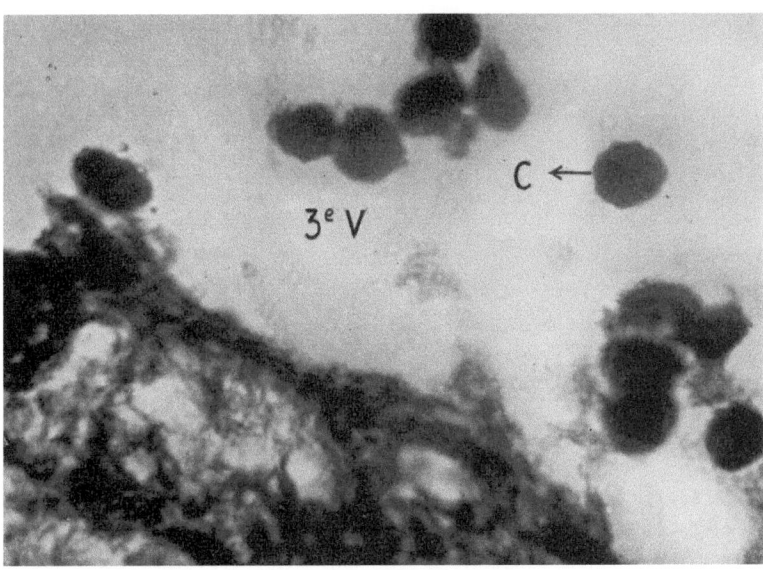

Fig. 92. Boules de substance colloïde *(C)* ayant pénétré dans le 3e ventricule (Hydrencéphalocrinie intensifiée ou hyperhydrencéphalocrinie)

Cette notion s'applique non seulement à la biologie normale. Elle s'applique aussi toute la pathologie. Comme nous venons de le montrer, le diencéphale joue un rôle primordial non seulement dans la pathologie fonctionnelle endocrinienne, sécrétoire externe, lissomotrice, cytomotrice, striomotrice végétative, strimotrice somatique et psychique, mais aussi dans la pathologie anatomique dystrophique, inflammatoire et proliférative bénigne et maligne.

Il contient les principaux centres réactionnels de l'organisme vis-à-vis de tous les types d'agressions. Il transmet à l'organisme les incitations venues du monde extérieur et les influx psychiques.

Il est, en d'autres termes, le centre de la réactivité et le centre de transmission des influx psychosomatiques.

Mais il n'est qu'une partie du système neuroergonal qui est le véritable appareil d'intégration biologique et le responsable de la Pathologie corrélative directe et indirecte.

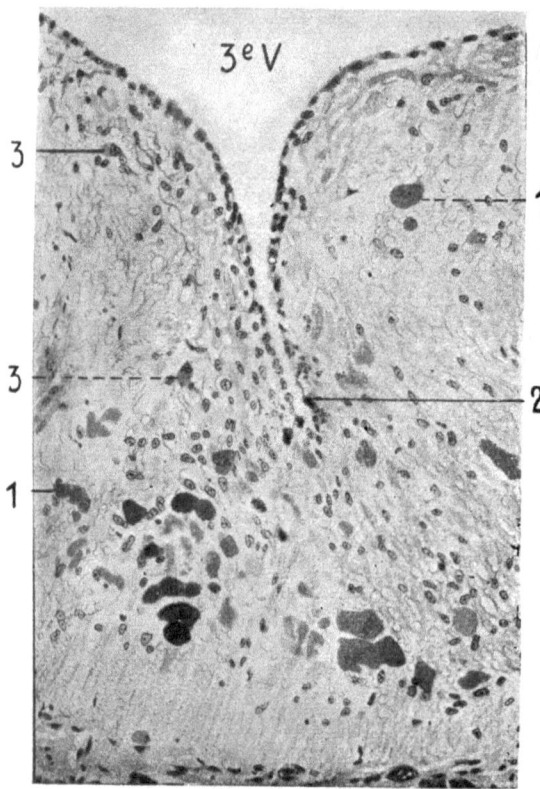

Fig. 93. Inondation hypothalamique par de la colloïde (1) chez un chien ayant subi une extirpation du vagosympathique gauche. La colloïde est d'origine hypothalamique, mais présente un trajet ascendant vers le 3e ventricule. 2, pénétration dans le ventricule; 3, pituicytes gonflés et d'aspect colloïde

B. Conclusions thérapeutiques

La mise en évidence du rôle du système nerveux et neuro-ergonal en Pathologie générale et viscérale donne lieu à de nombreuses applications thérapeutiques.

Ces thérapeutiques peuvent être utilisées dans des circonstances différentes.

1° En cas de syndromes neurogènes hyperfonctionnels ou hyperergiques, des thérapeutiques hypoergisantes neurochirurgicales ou pharmacodynamiques peuvent être utilisées. Les premières consistent à intervenir sur le segment récepteur d'incitation irritative (type anesthésie articulaire de LERICHE, dans les entorses), sur les ganglions sympathiques latéro-vertébraux (infiltration anesthésique, ganglionectomies), les trajets nerveux périphériques (sympathectomies, radicotomies), le système nerveux central (tractotomies, électrocoagulation, topectomies, alcoolisation, lobotomies). L'avenir dira quels effets salutaires pourront être obtenus par l'électrocoagulation des différents territoires du diencéphale, de l'allocortex et de l'isocortex.

Les méthodes pharmacodynamiques sont représentées par l'utilisation des synaptolytiques, sympathicolytiques, parasympathicolytiques, neuroplégiques, du sommeil induit et des méthodes dites d'hibernation utilisant les cocktails mis à l'honneur par LABORIT et ses collaborateurs.

2° En cas de syndromes neurogènes hypofonctionnels, des thérapeutiques

hyperergisantes doivent être recherchées. Elles sont essentiellement pharmacodynamiques ou physiques. L'utilisation de neuro-hormones, sympathico-mimé-
tiques et anticholinesterasiques équivaut, ici, à une thérapeutique neurotrope
hyperergisante.

3⁰ Les méthodes physiques peuvent avoir des effets stimulateurs ou inhibiteurs
sur le système nerveux.
Leurs possibilités méritent
d'amples investigations. Il
serait en particulier utile de
rechercher les effets des
différents types de radiations sur les différents
centres nerveux notamment
l'hypothalamus. CARLOS
SANTOS, utilise à ce sujet
la microirradiation hypo-
thalamique.

4⁰ Le jeu fonctionnel
de l'hypothalamus (et du
complexe hypothalamo-
hypophysaire) pourra aussi
être influencé directement
par les thérapeutiques in-
traventriculaires et les interventions sur les ganglions
cervicaux supérieurs, qui,
rappelons-le, entraînent
d'importantes réactions
hypothalamiques histophy-
siologiques (voir le chapitre
consacré au rôle des gan-
glions cervicaux supérieurs
dans le fonctionnement du
complexe ventriculo-hypo-
thalamo-cervico-hypophy-
saire).

5⁰ Le problème de l'uti-
lisation, en thérapeutique,
des extraits obtenus à partir

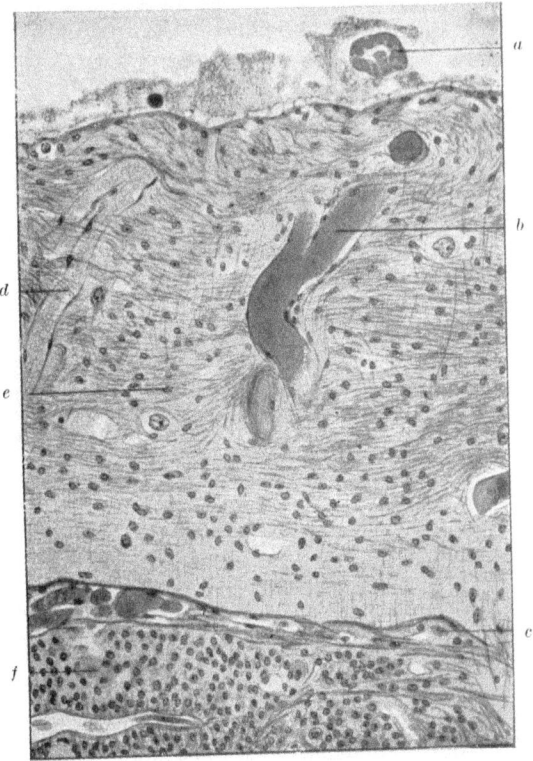

Fig. 94. Tige pituitaire chez un chien ayant subi une extirpation
du vagosympathique gauche. a, boule de colloïde en voie d'excrétion intra-ventriculaire; b, vaisseau porte colmaté; c, pie mère;
d, vaisseau non colmaté; e, névroglie; f, pars tuberalis. Méthode
de COWDRY (Gross. 300)

de divers territoires nerveux, est posé. Au Congrès de Milan, les auteurs italiens
ont rapporté notamment les résultats obtenus avec les extraits lipidiques d'hypothalamus notamment en ce qui concerne leur action endocrino-régulatrice. Nous
avons soulevé plus haut le problème de la spécificité de ces effets.

6⁰ L'action régulatrice exercée par le système nerveux sur les glandes endocrines paraît insuffisamment exploité. Les interventions sur les ganglions cervicaux
supérieurs agissent, par l'intermédiaire du complexe hypothalamo-hypophysaire,
sur l'ensemble du système endocrinien tout en influençant directement le fonctionnement thyroïdien.

Mais les dénervations des glandes endocrines ne semblent pas appelées à un
grand avenir en raison du fait que leur fonctionnement dépend, en grande partie,
d'hormones spéciales, que la dénervation complète est difficile à réaliser, que
les neuro-hormones peuvent supplanter les nerfs extirpés et que ceux-ci sont

capables de régénération. Il est évident, par exemple que les ganglionectomies thoracolombaires ne peuvent rivaliser avec la surrénalectomie double en tant que thérapeutique endocrinienne.

7⁰ Le rôle joué en Pathologie par les ergones donne lieu à d'importantes applications thérapeutiques.

Des carences thérapeutiques sont obtenues par des antiergones ou par des endocrinectomies. Celles-ci sont utilisées en cas d'hyperfonctionnement ou dans le but de supprimer la production d'hormones dont on peut administrer les doses

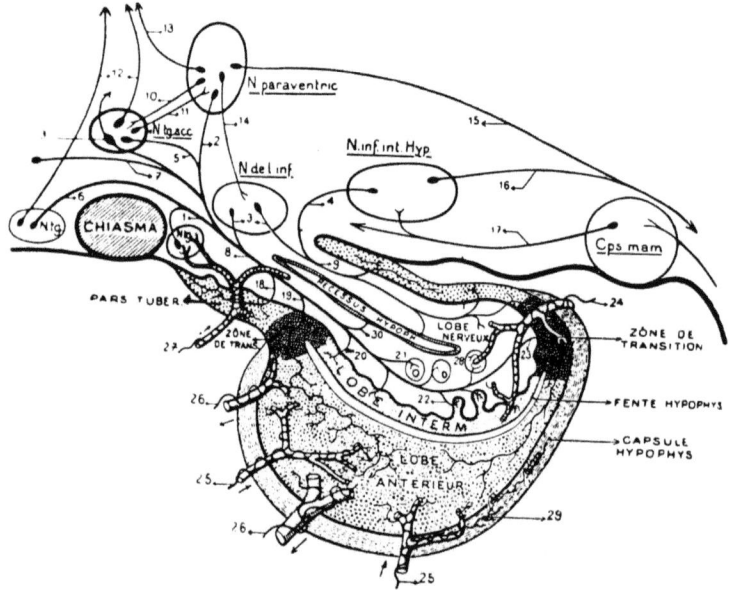

Fig. 95. Innervation antagoniste de l'hypophyse (Schéma de 1939). *1*, faisceau supraoptico-hypophysaire (pré-optico-hypophysaire des vertébrés inférieurs); *2*, faisceau paraventriculo-hypophysaire; *3*, faisceau infundibulo-hypophysaire; *4*, faisceau tubéro-hypophysaire; *5*, faisceau supra-optico-hypophysaire accessoire; *6*, faisceau tangentio-hypophysaire supratractal; *7*, faisceau préoptico-hypophysaire des mammifères; *8*, contingent antérieur du faisceau hypothalamo-hypophysaire; *9*, contingent postérieur du faisceau hypothalamo-hypophysaire; *10*, faisceau paraventriculo-tangentiel; *11*, faisceau tangentio-paraventriculaire; *12*, faisceau tangentio-épithalamique et épiphysaire; *13*, faisceau paraventriculo-épithalamique et épiphysaire; *14*, faisceau para-ventriculo-infundibulaire; *15*, contingent paraventriculaire des voies hypothalamiques descendantes; *16*, contingent tubérien des voies hypothalamiques descendantes; *17*, faisceau mamillo-hypothalamique et tangentiel; *18*, fibre hypothalamo-tubérale du faisceau hypothalamo-hypophysaire; *19*, fibre allant à la zone de transition et au lobe antérieur (fibre hypothalamo-anté-hypophysaire); *20*, fibres allant au lobe intermediaire (hypothalamo-intermédiaire); *21*, fibre allant à un îlot de pituicytes périvasculaire; *22*, fibre allant à un îlot glandulaire intra-nerveux; *23*, fibre allant à la zone de transition et au lobe antérieur; *24*, voie orthosympathique périvasculaire périartérielle allant au lobe postérieur et au lobe intermédiaire; *25*, voie orthosympathique périartérielle allant à la capsule hypophysaire et au lobe antérieur; *26*, voie orthosympathique périveineuse allant au lobe antérieur; *27*, fibre accompagnant un vaisseau se rendant à la tige et à l'hypothalamus; *28*, îlot de pituicytes recevant une fibre parasympathique; *29*, fibre capsulaire; *30*, fibre à destination épendymaire; *31*, cellule bipolaire du noyau tangentiel

vitales. C'est le cas de la surrénalectomie double dans le traitement de l'hypertension; celui de la castration, de la surrénalectomie et de l'hypophysectomie, traitement logique dans le cancer mammaire.

L'administration d'hormones en tant que thérapeutique stimulatrice ou inhibitrice des processus pathologiques les plus divers, fonctionnels ou anatomiques (dystrophiques, métaboliques, inflammatoires, prolifératifs bénins et malins) est entrée dans l'usage courant. On connaît le danger de certaines thérapeutiques hormonales prolongées (thyroxine, cortisone, DOCA, œstrogènes). Nous avons

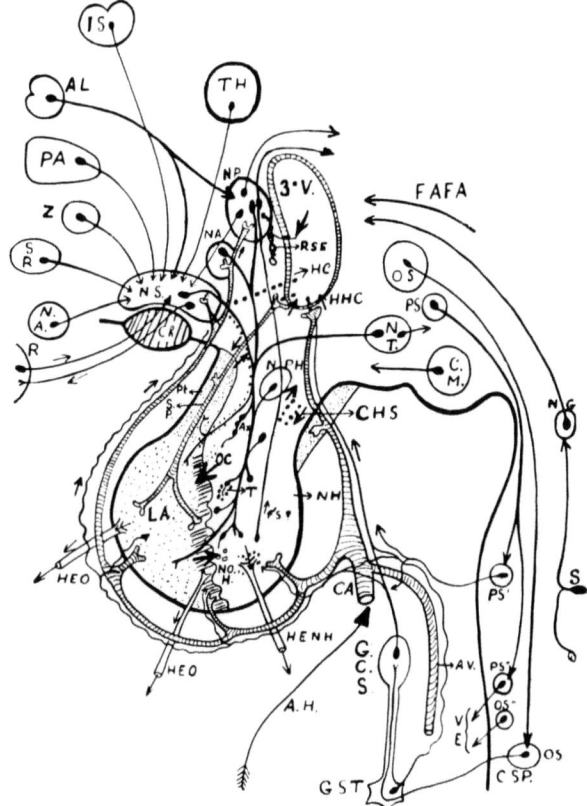

Fig. 96. Le complexe ventriculo-cervico-hypothalamo-hypophysaire.

1. L'hypophyse a été représenté avec son lobe antérieur *LA* (ponctué), le lobe intermédiaire (strié), la pars tuberalis *Pt*, la neuro-hypophyse *NH*.

2. Les corrélations réciproques entre la neuro-hypophyse et l'orohypophyse ont été représentées par des flèches. La flèche supérieure désigne l'orocrinie (*OC*), la flèche inférieure la neurocrinie hypophysaire (*NO. H.*).

3. Les formations nerveuses qui sont à l'origine du faisceau hypothalamo-hypophysaire représentées sur la figure, sont le noyau supraoptique (*NS.*), le noyau paraventriculaire (*NP*), les noyaux tangentiels accessoires (*NA.*), les noyaux tubériens (*NT.*) qui cependant donnent aussi naissance à des voies descendantes, le noyau hypophysaire *NPH*. Les fibres du faisceau aboutissent, comme il est indiqué sur le schéma, à la neurohypophyse, au lobe intermédiaire, à la pars tuberalis et au lobe antérieur.

4. Parmi les voies nerveuses qui aboutissent aux centres hypophysorégulateurs, nous avons figuré celles qui proviennent du thalamus *TH*, des corps mamillaires *C. M.*, du noyau de GOLL *NG*, de l'isocortex *IS*, de l'allocortex *AL*. du pallidum *PA*, de la zone préoptique *Z*, de la substance de REICHERT *SR*, du noyau amygdalien *N.A.*, de la rétine *R*.

5. Le système nerveux cervico-hypophysaire est représenté: a) par des fibres provenant des ganglions cervicaux supérieurs *G. C. S.* et qui suivent les branches de la carotide interne *CA* pour aboutir aux différents lobes de l'hypophyse et au propre hypothalamus; b) de rares fibres, provenant du ganglion stellaire, suivent l'artère vertébrale *AV*.

6. Nous avons figuré, sur notre schéma, les fibres parasympathiques vasculaires possibles provenant du système parasympathique facial *PS*, qui est sous l'influence des centres parasympathiques hypothalamiques.

7. Nous avons également représenté des fibres sensitives (*FS*) pouvant exister dans le système hypothalamo-hypophysaire.

8. Le courant sécrétoire dû à la production de produits de sécrétion par certains neurones hypothalamiques a été représenté par des granulations épaisses qui suivent les voies nerveuses, notamment les voies hypothalamo-hypophysaires et se déversent dans le 3e ventricule (hydrencéphalocrinie. *HC*).

9. Dans le système porte-hypophysaire (*S. P.*), le courant présente, suivant notre conception, un sens variable suivant les circonstances. Deux flèches à sens inverse représentent cette vue.

10. Dans la tige pituitaire le courant humoral sécrétoire (*CHS*) présente également un sens variable, comme nous l'avons indiqué par deux flèches. Le courant descendant correspond à une neurocrinie après neuricrinie hypothalamique, le courant ascendant correspond à une neurocrinie d'origine neuro-hypophysaire.

11. Le 3e ventricule peut agir sur le système hypothalamo-hypophysaire par l'intermédiaire du réseau sensitif sous-épendymaire (*RSE*). Il reçoit des produits de sécrétion d'origine hypothalamique (hydrencéphalocrinie) après neuricrinie hypothalamique (*HC*) ou provenant du système porte (hémo-hydrencéphalocrinie, *HHC*).

insisté sur le fait que les syndromes tumoraux multiples que nous avons obtenus avec les œstrogènes, nécessitent des doses importantes de ces corps correspondant à plus de 300 mgrs par semaine, chez une malade de 60 kgrs. Toutefois, il faut tenir compte des sensibilités individuelles.

Certains résultats obtenus avec les thérapeutiques hormonales semblent à première vue paradoxaux. C'est le cas des effets inhibiteurs exercés par les œstrogènes sur le cancer mammaire, alors que les mêmes hormones sont nécessaires à la cancérisation. On peut expliquer ce paradoxe par l'action inhibitrice exercée

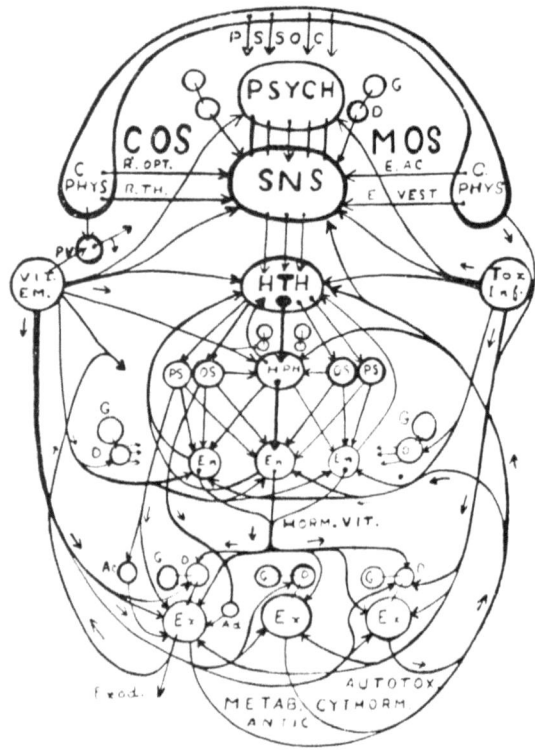

Fig. 97. Le système neuro-ergonal. *Ac*, acétylcholine; *Ad*, adrénaline; *Antic*, anticorps; *Autotox.*, autotoxines; *Cosmos*, cosmos: *C. phys.*, cosmos physique; *Cythorm.*, cythormones; *D*, diastases: *E. Ac.*, excitations acoustiques; *E. M.*, ergones minérales; *En.*, glande endocrines autres que l'hypophyse; *Ex*, organes d'exécution; *Exod.*, exodiastases; *E. vest*, excitation vestibulaires; *G*, gènes; *Horm*, hormones; *HPH*, hypophyse; *HTH*, hypothalamus: *Inf.*, agent infectieux; *Metab.*, métabolines; *OS*, orthosympathique; *PS*, parasympathique; *Psych*, psychisme; *PV*, provitamines; *PSSOC*, cosmos psychosocial; *R. opt.*, radiations optiques; *R. TH.*, radiations thermiques; *Tox*, agents toxiques; *Vit.*, vitamines

par les œstrogènes sur la production des principes mastotropes hypophysaires et par une action effectrice dépressive produite par les fortes doses d'œstrogènes sur les systemes ergonaux des cellules cancéreuses mammaires, au contraire de ce que produisent les doses physiologiques.

8⁰ En raison de l'importance que conserve la Pathologie directe, les thérapeutiques physiques et pharmacodynamiques à action cellulaire directe conservent toute leur valeur.

9⁰ La complexité des mécanismes pathogéniques, dans la plupart des syndromes de la Pathologie appelle, dans de nombreux cas, des thérapeutiques associées. Ces associations peuvent complètement modifier les effets d'une thérapeutique monoergique. Ainsi la cortisone utilisée seule aggrave les granulies tuberculeuses alors qu'utilisée avec la streptomycine, elle favorise l'action antibiotique de celle-ci, en permettant son accès plus facile au centre des granulations.

Dans le traitement des syndromes agressifs, l'association des thérapeutiques nerveuses, hormonales directes et transfusionnelles a donné des résultats particulièrement intéressants.

Nous avons appliqué le même principe au traitement de certains sarcomes expérimentaux chez le rat, en employant simultanément un anticancérigène cytoclastique (ricine); une hormone stimulant la prolifération sarcomateuse (somatotrophine) (utilisée dans le but d'augmenter le nombre des mitoses et la sensibilité cytoclastique) et l'hibernothérapie utilisée dans le but de faire supporter aux animaux d'expérience des doses plus élevées de cytoclastique. Les traitements destructeurs des cancers constituent en effet une thérapeutique agressive. Il y a donc intérêt, d'une part, à augmenter la sensibilité des cellules cancéreuses à l'agent cytoclastique, physique ou chimique, d'autre part à favoriser la résistance à l'organisme au syndrome agressif thérapeutique.

L'utilisation d'un principe stimulateur de la croissance cancéreuse est peut-être aussi apte à empêcher la résistance que les cellules cancéreuses développent à la longue vis-à-vis des rayonnements et des substances chimiques clastiques (radiorésistance, chimiorésistance). Cette résistance s'explique sans doute par une adaptation particulière, à l'agent agressif, des systèmes ergonaux cellulaires, dont le rôle, une fois de plus, apparaît capital.

Bibliographie personnelle

1. Traités et travaux d'ensemble

1° ROUSSY, G.: La couche optique. Etude anatomique, physiologique et clinique. Le syndrome thalamique. Thèse Paris 1907.

2° MOSINGER, M.: Contribution à l'étude des syndromes sympathiques viscéraux dans les lésions de l'axe cérébro-spinal, en particulier dans les traumatismes médullaires. Complications infectieuses et syndromes vasomoteurs qui les accompagnent. Etude anatomique, clinique et expérimentale. Thèse Nancy 1931.

3° — Titres et travaux scientifiques. Paris: Masson & Cie. 1933.

4° ROUSSY, G. et M. MOSINGER: Physiologie de la région hypothalamo-hypophysaire. In Nouveau Traité de Physiologie normale et pathologique, de ROGER et BINET, Tome IV, 2° Edition. Paris: Masson & Cie. 1936.

5° MOSINGER, M.: Le problème du Cancer. 600 pages, 182 figures. Paris: Masson & Cie. 1946.

6° ROUSSY, G. et M. MOSINGER: Traité de Neuro-endocrinologie. Le système Neuro-endocrinien. Le complexe hypothalamo-hypophysaire. La Neuro-ergonologie et son évolution récente. 1106 pages, 261 figures, planches en couleurs. Paris: Masson & Cie. 1946.

7° MOSINGER, M.: Médecine et Chirurgie Pathogéniques. Cancer. Paris: Masson & Cie. 1952.

8° — Neuro-endocrinologie et Neuro-ergonologie. Leur rôle en Pathologie. Paris: Masson & Cie. 1954.

2. Cytoarchitectonie et voies de conduction du diencéphale. Corrélations végétativo-cérébrospinales. Système nerveux en général

1° ROUSSY, G. et M. MOSINGER: Etude anatomique et physiologique de l'hypothalamus. Rev. Neur. 41, 848 (1934).

2° — — Sur la zone préoptique. Rev. Neur. 41, 655 (1934).

3° — — La substance innominée de Reichert. Rev. Neur. 41, 873 (1934).

4° — — Les voies d'association homolatérales de l'hypothalamus. Rev. Neur. 63, 935 (1935).

5° — — Sur le noyau tangentiel de l'hypothalamus et ses connexions. Rev. Neur. 41, 651 (1934) [8. 11°].

6° Roussy, G. et M. Mosinger: L'hypothalamus chez l'homme et le chien (2° mémoire). Rev. Neur. **63**, 1—35 (1935).

7° — — Les voies de conduction de la région sous-thalamique. Voies d'association homolatérales et voies commissurales de la région sous-thalamique (1° mémoire). Encéphale **30**, 1—19 (1935).

8° — — Les voies de conduction de la région sous-thalamique. Voies afférentes et efférentes (2° mémoire). Encéphale **30**, 613—648 (1935).

9° — — Les formations nucléaires de la commissure moyenne, la substance grise périventriculaire du thalamus et leurs connexions. Rev. Neur. **63**, 935 (1935).

10° — — Le système neuro-végétatif périventriculaire ou sous-épendymaire. Rev. Neur. Juillet 1935 (n° 1).

11° — — Le système réticulaire du névraxe et ses rapports avec les centres végétatifs supérieurs. Rev. Neur. **63**, 948 (1935), figures p. 937—945.

12° — — Les rapports entre le système neuro-végétatif et le système cérébro-spinal. C. R. Soc. Biol. **119**, 1068 (1935).

13° — — Le subthalamus et les formations subthalamo-mésencéphaliques. Rev. Neur. **64**, 637 (1935).

14° — — La systématisation du système nerveux et les corrélations entre le système neuro-somatique et le système neuro-végétatif. J. Physiol. Paris **34**, 486 (1936).

15° Mosinger, M.: Sur la systématisation du système neuro-végétatif et son intérêt anatomo-clinique et physiologique. Soc. Méd. Marseille, 28 novembre 1941.

16° Roussy, G. et M. Mosinger: Anatomie du diencéphale. In Traité de Neuro-endocrinologie. Paris: Masson & Cie. 1946.

17° Mosinger, M.: Anatomie de l'hypothalamus et du sous-thalamus élargi (Cytoarchitectonie, voie de conduction, histophysiologie). Arch. Suiss. Neur. **45**, 135—186 (1950).

3. Histophysiologie du système neuro-végétatif. Neuricrinie

1° Roussy, G. et M. Mosinger: Processus de sécrétion neuronale dans les noyaux végétatifs de l'hypothalamus de l'homme. La neuricrinie. C. R. Soc. Biol. février 1934.

2° — — Le pigment jaune de la région thalamo-sous-thalamique. C. R. Soc. Biol. **117**, 1054 (1935).

3° — — Sur le pigment noir de la région sous-thalamique. C. R. Soc. Biol. **118**, 324 (1935).

4° — — Sur la neuronolyse physiologique dans l'hypothalamus des mammifères. C. R. Soc. Biol. **118**, 414 (1935).

5° — — Sur la plurinucléose neuronale dans les noyaux végétatifs de l'hypothalamus des mammifères. C. R. Soc. Biol. **118**, 736 (1935).

6° — — Sur le pouvoir hypophysopexique des neurones végétatifs de l'hypothalamus. Neurocrinie et Neuricrinie. C. R. Soc. Biol. **119**, 929 (1935).

7° — — Sur les réactions neuronales de l'hypothalamus consécutives à l'hyperneurocrinie hypophyso-hypothalamique expérimentale. C. R. Soc. Biol. **119**, 797 (1935).

8° — — Sur les rapports entre les péricaryones et les capillaires dans la région sous-thalamique. C. R. Soc. Biol. **122**, 709 (1936).

9° — — Plurinucléose neuronale expérimentale consécutive à l'injection répétée d'extrait antéhypophysaire. C. R. Soc. Biol. **122**, 1290 (1936).

10° — — Quelques données fournies par l'étude histophysiologique du système neuro-végétatif. Presse Méd. **1937**, 433—437.

11° — — Neurocrinie, neuricrinie et transmission humorale des excitations nerveuses. Presse Méd. **1937**, 1187—1189.

12° Mosinger, M., H. Ollivier et Y. Bontoux: Sur la présence de granulations réductrices dans certains neurones du système neuro-végétatif périphérique. C. R. Soc. Biol. **132**, 158 (1939).

13° Roussy, G. et M. Mosinger: Sur la fréquence des granulations éosinophiles et des granulations de mélanine dans les ganglions sympathiques latéro-vertébraux. C. R. Soc. Biol. **126**, 1066 (1937).

14° Mosinger, M. et Manuel da Silva: Contribution à l'étude des inclusions éosinophiles dans les péricaryones du système neuro-végétatif. Arq. Anat. Patol., Patol. Correl., Neuro-Ergon. **30**, 93 (1943).

15° Roussy, G. et M. Mosinger: Histophysiologie du système neuro-végétatif. In Traité de Neuro-endocrinologie. Paris: Masson & Cie. 1946.

16° Mosinger, M.: Sur la neuricrinie cérébelleuse et l'hyperneuricrinie cérébelleuse de choc. Acad. Sci. Paris, 22 octobre 1951, 233, 982.

17° Mosinger, M.: *In* Médecine et Chirurgie Pathogéniques 1952. Neuro-endocrinologie et Neuro-ergonologie 1954.
18° — Sur la substance innominée de Reichert et la neuricrinie innominée. Soc. Biol. (en voie de publication).
19° — Nouvelles recherches sur la neuricrinie cérébelleuse. La neuricrinie purkinjienne, dentelée et glomérulaire. Soc. Biol. (en voie de publication).
20° — Sur les phénomènes de la neuricrinie et leur signification physiologique (en voie de publication).
21° — Sur l'amyloïdose cérébrale et ses rapports avec la neuricrinie (en préparation).

4. Histologie hypophysaire — Orocrinie

1° Roussy, G. et M. Mosinger: Sur l'excrétion intravasculaire des produits hypophysaires. C. R. Soc. Biol. **112**, 775 (1933).
2° — — Les îlots paramalpighien de l'hypophyse humaine. Leur histogénèse et leur intérêt. Rev. Neur. **63**, 31 (1935).
3° — — Etude du lobe intermédiaire de l'hypophyse. Ann. Anat. Path. **1934**, 695.
4° — — Les méninges périhypophysaires. Leurs rapports avec l'hypophyse. Rev. Neur. **41**, 568 (1934).
5° Mosinger, M.: A orocrinia. Nova correlaçâo inter-hipofisaria. Arq. Anat. Patol., Patol. Correl., Neuro-Ergon. **30**, 85—92 (1943).

5. Neurorégulation de l'hypophyse

1° Roussy, G. et M. Mosinger: Rapports anatomiques de l'hypothalamus et de l'hypophyse. C. R. Soc. Biol. **112**, 557, 1933
2° — — La régulation nerveuse du fonctionnement hypophysaire. Les conséquences physiologiques et thérapeutiques. Presse Med. **1938**, 1521.
3° — — L'innervation de l'hypophyse. Son importance dans l'interprétation des syndromes dits hypophysaires. Rev. Neur. **215**, 437—447 (1939—40).
4° — — Le jeu de neurorégulation de l'hypophyse. C. R. Soc. Biol. **119**, 931 (1935).
5° Mosinger, M.: A inervaçâo e a regulaçâo nervosa da hipofisa. Arq. Anat. Patol., Patol. Correl., Neuro-Ergonol. **30**, 47—83 (1943).

6. Neurocrinie hypophysaire et hypothalamique et neurocrinie en général

1° Roussy, G. et M. Mosinger: A propos de la neurocrinie hypophyso-tubérienne directe. C. R. Soc. Biol. **112**, 1048 (1933).
2° — — A propos de la neurocrinie hypophyso-tubérienne indirecte. C. R. Soc. Biol. **112**, 1203 (1933)
3° — — A propos de l'hydrencéphalocrinie hypophysaire. C. R. Soc. Biol. **112**, 1317 (1933).
4° — — La neurocrinie pigmentaire hypophysaire et la neurocrinie périphérique. C. R. Soc. Biol. **119**, 795 (1935).
5° — — Sur les réactions neuronales de l'hypothalamus consécutives à l'hyperneurocrinie hypophyso-hypothalamique expérimentale. C. R. Soc. Biol. **119**, 797 (1935).
6° — — La neurocrinie hypophysaire et les processus neurocriniens en général. Ann. Anat. Path. **14**, 165 (1937).
7° — — Sur la neurocrinie pancréatique et sa stimulation par l'extrait antéhypophysaire. C. R. Soc. Biol. **126**, 1064 (1937).
8° — — La neurocrinie épiphysaire et le complexe neuro-endocrinien épithalamo-épiphysaire. C. R. Soc. Biol. **127**, 655 (1938).
9° — — Le champ d'action de l'hypophyse par neurocrinie. C. R. Soc. Biol. **122**, 643 (1936).
10° Voir Traité de Neuro-endocrinologie (1946), Médecine et Chirurgie Pathogéniques (1952) et Neuro-endocrinologie et Neuro-ergonologie (1954).

7. Le complexe hypothalamo-hypophysaire

1° Roussy, G. et M. Mosinger: Rapports anatomiques entre l'hypothalamus et l'hypophyse. Soc. Biol. Paris, 11 février 1933.
2° — — Rapports anatomiques et physiologiques de l'hypothalamus et de l'hypophyse. Ann. Méd. **33**, 301, 324 (1933).
3° — — Les corrélations anatomiques et physiologiques de l'hypothalamus et de l'hypophyse. Bruxelles Méd. 12 janvier 1936.

4° ROUSSY, G. et M. MOSINGER: Le fonctionnement du système hypothalamo-hypophysaire. *In* Traité de Neuro-endocrinologie, p. 692. Paris: Masson & Cie. 1946.

5° — — Le complexe hypothalamo-hypophysaire. Neurocrinie, neuricrinie et orocrinie. Rev. Neur. **1945**, 177.

6° MOSINGER, M.: Sur l'histophysiologie normale et pathologique de la région hypothalamo-hypophysaire. Congrès de l'Association des Anatomistes de Langue Française, Lyon 1949.

7° — Sur l'histophysiologie normale et pathologique du complexe hypothalamo-hypophysaire et le rôle du diencéphale en pathologie corrélative. Ann. Endocrin. **12**, 901—916 (1951).

8° — L'anatomo-physiologie du complexe hypothalamo-hypophysaire considéré dans ses relations avec le métabolisme des glucides. Acta Neuroveg. **9**, 5 (1954).

8. Complexe épithalamo-épiphysaire, système neuro-endocrinien du cerveau et système neuro-endocrinien en général

1° ROUSSY, G. et M. MOSINGER: La neurocrinie épiphysaire et le complexe neuro-endocrinien épithalamo-épiphysaire. C. R. Soc. Biol. **127**, 655 (1938).

2° — Le complexe épithalamo-épiphysaire. Ses corrélations avec le complexe hypothalamo-hypophysaire, le système neuro-endocrinien du cerveau. Rev. Neur. **69**, 449—458 (1938).

3° — — Les corrélations épithalamo-hypophysaires. Le système neuro-endocrinien du cerveau. Ann. Anat. Path. **1938**, 847.

4° — — Les glandes neuricrines de l'encéphale. Formations épendymaires, hypendymocytaires et physocytaires. Rev. Neur. **73**, 521—546 (1941).

5° — — Le système neuro-endocrinien du diencéphale et le complexe hypothalamo-hypophysaire. Fol. Anat. Univ. Conimbr. **17**, n° 12 (1943).

6° MOSINGER, M.: Corrélations neuro-endocriniennes. Encyclopédie Médico-Chirurgicale 1938, 11001-B.

7° ROUSSY, G. et M. MOSINGER: Le correlazioni istologiche e funzionali tra i sistema neuro-vegetativo e le ghiandole endocrine. L'istofisiologia del sistema neuro-vegetativo. Riforma Med. **4**, n° 4 (1938).

8° LAIRE, G.: Sur le système épithalamo-épiphysaire. Ses connexions avec le complexe hypothalamo-hypophysaire. Thèse Marseille 1939.

9° ROUSSY, G. et M. MOSINGER: L'épithalamus végétatif. *In* Traité de Neuro-endocrinologie, p. 180. Paris: Masson & Cie. 1948.

10° — — La régulation nerveuse de l'épiphyse (ou glande pinéale). *In* Traité de Neuro-endocrinologie, p. 618. Paris: Masson & Cie. 1946.

11° — — Corrélations histo-physiologiques endocrino-neuro-végétatives. *In* Traité de Neuro-endocrinologie. Paris: Masson & Cie. 1946.

12° — — Corrélations histo-physiologiques interglandulaires. *In* Traité de Neuro-endocrinologie. Paris: Masson & Cie. 1946.

13° — — Régulation nerveuse des glandes endocrines. *In* Traité de Neuro-endocrinologie. Paris: Masson & Cie. 1946.

14° — — Anatomie pathologique générale de l'ensemble du système neuro-endocrinien. *In* Traité de Neuro-endocrinologie, p. 764. Paris: Masson & Cie. 1946.

15° — — Glandes neuricrines ou neuro-ectoblastiques. *In* Traité de Neuro-endocrinologie. Paris: Masson & Cie. 1946.

16° MOSINGER, M.: Toxicologie, système neuro-endocrinien et pathologie corrélative. 24e Congrès International de Médecine Légale de Langue Française. Lausanne 1948. Ann. Méd. Lég. 1948, n° 5.

17° ROUSSY, G. et M. MOSINGER: Le système neuro-endocrinien du diencéphale. *In* Traité de Neuro-endocrinologie, p. 729. Paris: Masson & Cie. 1946.

18° — — Le fonctionnement du système neuro-endocrinien en général. *In* Traité de Neuro-endocrinologie, p. 692. Paris: Masson & Cie. 1946.

19° MOSINGER, M.: Sur l'importance anatomo-clinique et physiologique du système neuro-endocrinien du cerveau. Soc. Méd. Marseille, 11 février 1942.

20° CORNIL, L. et M. MOSINGER: Sur les processus prolifératifs de l'épendyme médullaire (Rapports avec les tumeurs intra-médullaires et la syringomyélie). Rev. Neur. **1933**, n° 5.

21° MOSINGER, M.: Mastocytoses et système neuro-endocrinien. C. R. Soc. Biol. **147**, 1138 (1953).

22° — Médecine et Chirurgie Pathogéniques. Cancer. Paris: Masson & Cie. 1952.

23° — Neuro-endocrinologie et Neuro-ergonologie. Paris: Masson & Cie. 1954.

9. *Syndromes expérimentaux et pathologiques d'origine diencéphalique. Valeur physiologique du diencéphale*

1° Roussy, G. et J. Camus: Hypophysectomie et atrophie génitale. Contribution expérimentale à l'étude du syndrome adiposo-génital. Rev. Neur. n° 24, 30 décembre 1913.

2° Camus, J. et G. Roussy: Présentation de sept chiens hypophysectomisés depuis quelques mois. C. R. Soc. Biol. **74,** 1386 (1913).

3° — — Polyurie expérimentale par lésions de la base du cerveau. La polyurie dite hypophysaire. C. R. Soc. Biol. **75,** 628 (1913).

4° — — La glycosurie hypophysaire. Paris Méd. n° 18, 4 avril 1914.

5° — — Diabète insipide et polyurie dite hypophysaire. Régulation de la teneur en eau de l'organisme. Presse Méd. **1914,** 517.

6° — — Polyurie expérimentale permanente. Diabète insipide. C. R. Soc. Biol. **83,** 764 (1920).

7° Roussy, G. et J. Camus: Syndrome adiposo-génital et polyurie expérimentale. Rev. Neur. n° 12 (1920).

8° Camus, J. et G. Roussy: Les syndromes hypophysaires (anatomie et physiologie pathologique). Rapport à la III° Réunion neurologique internationale annuelle, Paris 2 et 3 juin 1922. Rev. Neur. n° 6 (1922).

9° — — Les fonctions attribuées à l'hypophyse: étude anatomo-pathologique. J. Physiol. Path. gén. **20,** 535 (1922).

10° Camus, J., G. Roussy et A. le Grand: Etude anatomo-pathologique des lésions expérimentales provoquant le syndrome polyurique et le syndrome adiposo-génital chez le chien. Proc. Soc. Biol. **1922,** 719.

11° — — — Diabète sucré par lésion nerveuse. Bull. Acad. Méd. **92,** 1107 (1924).

12° Roussy, G.: Les fonctions de la région infundibulo-tubérienne et ses rapports avec l'hypophyse. Ann. Méd. n° 6, 407 (décembre 1925).

13° Roussy, G. et M. Mosinger: Troubles vasomoteurs dans les lésions traumatiques de la région diencéphalo-hypophysaire (Etude de l'oscillogramme; de la tension artérielle, de la réaction à l'histamine et de l'extrait posthypophysaire). Rev. Neur. **1932,** n° 2.

14° Cornil, L. et M. Mosinger: Sur les troubles vasomoteurs du syndrome thalamique. Action de l'adrénaline, de la diélectrolyse transcérébrale médiane, puis de la sympathectomie péri-fémorale du côté douloureux dans un cas de syndrome thalamique du type hémialgique pur (Société de Neurologie, séance du 4 février 1932). Rev. Neur. **39,** 290 (1932).

15° — — Sur les troubles vasomoteurs d'origine diencéphalique (Etude physio-pathologique comparative des résultats de la diélectrolyse transcérébrale médiane et de la sympathectomie périfémorale dans le syndrome thalamique). Arch. Méd. Gén. Colon. **1932,** 234.

16° Roussy, G. et M. Mosinger: Le tuber cinereum et son rôle dans les principales fonctions du métabolisme. Métabolisme de l'eau, des glucides et des lipides. Ann. Méd. **33,** 193 (1933).

17° — — Le diencéphale et les mécanismes régulateurs de la vie organique. Bull. Acad. Méd. **125,** 377 (1941).

18° Roussy, G., R. Kourilsky et M. Mosinger: Etude anatomo-physiologique du diabète insipide (à propos de cinq observations anatomo-cliniques). Le mécanisme neuro-régulateur du métabolisme de l'eau et de la soif. Rev. Neur. **78,** 313 (1946).

19° Mosinger, M.: Hypothalamus, centre psychosomatique et centre réactionnel supérieur en pathologie corrélative. Sem. Hôp. Paris **25,** 73 (1949).

20° — Sur les troubles végétatifs du syndrôme thalamique et les corrélations thalamo-sous-thalamiques. 4e Congrès International de Neurologie. Vol. III, p. 117. Paris 1949.

21° — Syndromes corrélatifs agressifs phlogistiques et prolifératifs aigus d'origine sous-thalamique expérimentale. C. R. Soc. Biol. **144,** 1621 (1950).

22° — Syndrome expérimental psychomoteur et phénomènes végétatifs et viscéraux par injection de violet de gentiane dans le 3e ventricule (syndrome expérimental du 3e ventricule). C. R. Soc. Biol. **144,** 1623 (1950).

23° — L'anatomo-physiologie du complexe hypothalamo-hypophysaire considéré dans ses relations avec le métabolisme des glucides. Acta Neuroveg. **9,** 5 (1954).

10. Syndromes expérimentaux et pathologiques d'origine nerveuse en général

1° Mosinger, M.: Contribution à l'étude des syndrômes sympathiques viscéraux dans les lésions de l'axe cérébro-spinal, en particulier dans les traumatismes médullaires. Complications infectieuses et syndrômes vasomoteurs qui les accompagnent. Etude anatomique, clinique et expérimentale. Thèse Nancy 1931.

2° Roussy, G. et M. Mosinger: A propos des lésions pulmonaires infectieuses consécutives à la section médullaire expérimentale chez le rat. Leurs rapports avec la pyélonéphrite. Soc. Neur. Paris, Janvier 1932.

3° Hamant, A., L. Cornil et M. Mosinger: Les syndromes pulmonaires des sections physiologiques de la moëlle. Ann. Méd. 8, 453 (1930).

4° Cornil, L. et M. Mosinger: Sur un cas de commotion médullaire cervicale par fracture des apophyses épineuses de C4 et C5 avec tétraplégie et œdème pulmonaire aigu précoco. Soc. Méd. Nancy, 8 mai 1929, Rev. Méd. Est **1929**, 410.

5° Hamant, A., L. Cornil et M. Mosinger: Syndrome abdominal aigu des sections physiologiques de la moëlle. Soc. Méd. Nancy, 12 mars 1930.

6° – – – Syndrome thoraco-abdominal aigu consécutif à une fracture de D3 ayant déterminé un écrasement médullaire. Soc. Méd. Nancy, 14 mai 1930.

7° – – – Le syndrome abdominal aigu des sections physiologiques de la moëlle. Considérations cliniques et pathogéniques. Presse Méd. **1930**, 2, 857.

8° Roussy, G. et M. Mosinger: Troubles pulmonaires végétatifs consécutifs à des lésions médullaires expérimentales. Soc. Neur. Paris **1**, 72 (1932).

9° Cornil, L. et M. Mosinger: Syndrome cérébello-pyramidal avec paralysie pseudo-bulbaire et troubles végétatifs. Crises d'œdème pulmonaire aigu émotives ou déclenchées par un traumatisme périphérique. Soc. Neur. Paris, 2 juin 1932, Rev. Neur. **39**, 1453 (1932).

10° Roussy, G. et M. Mosinger: Troubles végétatifs abdominaux consécutifs à la section médullaire combinée à la gastroentérostomie. Ulcérations peptiques, troubles vasomoteurs et entéromoteurs. Soc. Neur. Paris, 4 février 1932.

11° Roussy, G., Chastenet de Gery et M. Mosinger: A propos d'un cas de syringomyélie avec galactorrhée et ileus post-opératoires. Soc. Neur. Paris, 4 février 1932.

12° Mosinger, M.: Sur l'origine neurogène de l'ulcère gastroduodénal. Conséquences pratiques. Coimbra Méd. 9, n° 7 (1942).

13° – Sur l'origine neurogène des ulcérations et de l'ulcère gastrique (bases expérimentales). Soc. Méd. Marseille, 28 novembre 1941.

14° Cornil, L. et M. Mosinger: Sur les lésions hépatiques dans les traumatismes médullaires. Soc. Méd. Marseille, 11 mai 1933.

15° Roussy, G. et M. Mosinger: Le rôle du système neuro-végétatif et des glandes endocrines dans le fonctionnement normal et pathologique de la glande mammaire. Ann. Méd. **35**, 108.

16° Cornil, L., M. Mosinger et Mlle Hennequin: Sur les lésions pulmonaires post-opératoires survenant chez le chien après extirpation du ganglion stellaire. C. R. Soc. Biol. 11, 107 (1933).

17° Roussy, G., L. Cornil et M. Mosinger: Les complications urinaires au cours des traumatismes médullaires. Rev. Neur. 41, 416 (1934).

18° Roussy, G. et M. Mosinger: Infection pulmonaire expérimentale après section médullaire et anesthésie (injection intratrachéale d'une culture de streptocoques hémolytiques). Soc. Neur. Paris, 14 janvier 1932.

19° Cornil, L. et M. Mosinger: Sur l'inversion des réactions vasomotrices à l'adrénaline dans les lésions nerveuses centrales. Marseille Méd. **72**, 327 (1935).

20° Mosinger, M.: Sur les modifications du comportement et les troubles viscéraux neuro-végétatifs chez le cobaye à cortex préfrontal lésé. C. R. Soc. Biol. **135**, 1446 (1941).

21° – Sur les troubles extrapyramidaux consécutifs aux lésions extrapyramidales unilatérales du cortex chez le cobaye. C. R. Soc. Biol. **135**, 1447 (1941).

22° – Syndromes corrélatifs agressifs phlogistiques et prolifératifs aigus d'origine sous-thalamique expérimentale. C. R. Soc. Biol. **144**, 1621 (1950).

23° – Syndrome expérimental psychomoteur et phénomènes végétatifs et viscéraux par injection de violet de gentiane dans le 3e ventricule (syndrome expérimental du 3e ventricule). C. R. Soc. Biol. **144**, 1628 (1950).

24° Mosinger, M. et H. Fiorentini: Sur la fonction gonadotrope dans la démence précoce. C. R. Soc. Biol. **132**, 156 (1939).

25° Mosinger, M.: Médecine et Chirurgie Pathogéniques. Cancer. Paris: Masson & Cie. 1952.
26° — Neuro-endocrinologie et Neuro-ergonologie. Leur rôle en Pathologie. Paris: Masson & Cie. 1954.
27° Cornil, L. et M. Mosinger: Les interactions neuro-hépatiques. Nutrition 7, 69 (1937).
28° Monges, J. et M. Mosinger: Gros ulcus de la petite courbure pénétrant dans le pancréas. Mort subite. Importance des lésions nerveuses gastriques et pancréatiques. Arch. Mal. App. digest. 26, n° 8 (1936).
29° Mosinger, M. et J. de Oliveiro Firmo: Contribuiçâo ao estudo da Patologia do sistema neurovegetativo périférico. Arq. Anat. Patol., Patol. Correl., Neuro-Ergon. 30, 105—138 (1943).

11. *Conception d'ensemble. Pathologie corrélative. Neuroergonologie*

1° Roussy, G. et M. Mosinger: Physiologie de la région hypothalamo-hypophysaire. *In* Nouveau Traité de Physiologie normale et pathologique, de Roger et Binet, Tome IV, 2° Edition. Paris: Masson & Cie. 1936.
2° Mosinger, M.: Titres et travaux scientifiques. Paris: Masson & Cie. 1933.
3° — Neuro-endocrinologie et Neuro-ergonologie. Arq. Anat. Patol., Patol. Correl., Neuro-Ergon. 30, 11, 37 (1943).
4° Roussy, G. et M. Mosinger: *In* Traité de Neuro-endocrinologie. Paris: Masson & Cie. 1946.
5° Mosinger, M.: Le problème du cancer. Paris: Masson & Cie. 1946.
6° — Agressologie ou science des chocs. Arq. Anat. Patol., Patol. Correl., Neuro-Ergon. 34, 1—109 (1947—48).
7° — Une conception pathogénique d'ensemble de la Médecine. Ann. Endocrin. 12, 893—900 (1951).
8° — Une conception pathogénique d'ensemble de la Médecine neuro-ergonologie, pathologie corrélative et arélative. Médecine Intégrative. Ann. Endocrin. 12, 893—900 (1951).
9° — Médecine et Chirurgie Pathogéniques. Cancer. Paris: Masson & Cie. 1952.
10° — Une conception pathogénique d'ensemble de la pathologie et de l'action du milieu. Pathologie directe et Pathologie corrélative ou d'Intégration. Le système neuro-ergono-physique et psychosocial. Application à la Médecine Légale, à la Criminologie et à la Médecine du Travail. 36e Congrès International de Médecine Légale, Médecine Sociale et Médecine du Travail de Langue Françaises, Luxembourg 27—29 Mai 1953.
11° — Inflammation, régénération et système neuro-ergonal. Congrès International de Chirurgie. Lisbonne 1954.
12° — Neuro-endocrinologie et Neuro-ergonologie. Leur rôle en pathologie. Paris: Masson & Cie. 1954.
13° — Le rôle de l'Anatomie Pathologique en Médecine. Pathologie expérimentale. Une conception pathogénique de synthèse. Le nouvel Institut d'Anatomie Pathologique de l'Université de Coimbra. Coimbra Méd. 1955.
14° — Cancer y sistema neuro-ergonal. Investigaciones cancerologicas. Fol. Clin. internac. 6, 1 (1956).

Professeur Dr. Michel Mosinger, Université d'Aix-Marseille, Faculté de Médecine, Institut de Médecine Légale, de Médecine du Travail et d'Hygiène Industrielle, Palais du Pharo, *Marseille*, France.

Collaboratores

Druck: Steyrermühl, Wien VI.

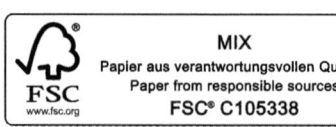